MANUEL D'OPHTHALMOLOGIE

18439. — Imprimeries réunies, A, rue Mignon, 2, Paris.

MANUEL
D'OPHTHALMOLOGIE

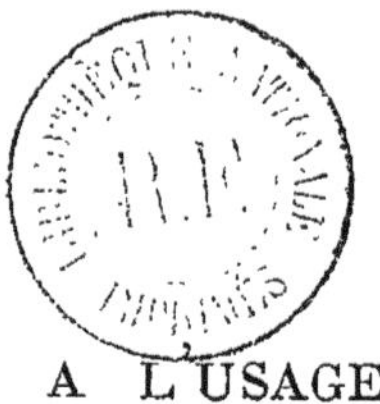

GUIDE PRATIQUE

A L'USAGE DES ÉTUDIANTS ET DES MÉDECINS

PAR

L. DE WECKER ET J. MASSELON

Avec 576 figures intercalées dans le texte

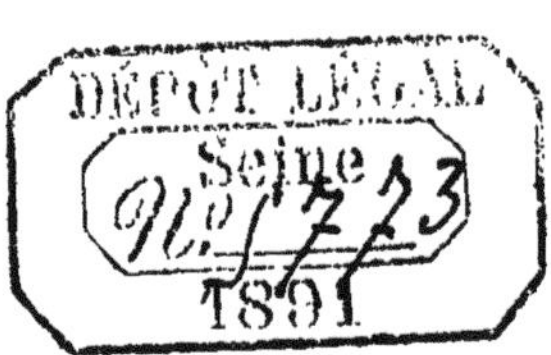

PARIS
LECROSNIER ET BABÉ, LIBRAIRES-ÉDITEURS
PLACE DE L'ÉCOLE-DE-MÉDECINE
1889

PRÉFACE

En livrant à la publicité notre *Traité complet*, dont le dernier volume vient à peine de voir le jour, nous nous étions proposé de fournir au public médical un exposé intégral de la science ophthalmologique contemporaine. Dans quelle mesure avons-nous réussi? La presse médicale a bien voulu le dire avec une grande bienveillance. Nous l'en remercions.

Mais nous avons aussi voulu donner aux étudiants et aux médecins un guide pratique dans lequel ils puissent trouver un résumé complet de l'ophthalmologie moderne. C'est grâce au précieux concours de M. *Masselon*, notre fidèle collaborateur, que le *Manuel* a pu suivre de si près la terminaison de notre grand ouvrage; qu'il veuille bien, lui aussi, recevoir nos sincères remerciements.

Ce qui différencie particulièrement le *Manuel* des autres ouvrages du même genre, c'est un exposé très étendu de l'anatomie normale et pathologique de l'œil, que des centaines de figures mettent en lumière. Nous pensons que c'est sur cet ordre de connaissances que doit tout particulièrement s'appuyer notre spécialité. Assise sur cette base solide, elle peut faire abandon d'un luxe éphémère de discussions théoriques, en ne relatant que les enseignements acquis dans une longue carrière de clinicien.

Une certaine originalité a ainsi été dévolue au *Manuel :* tout en résumant les connaissances que renferment le grand ouvrage de *Graefe-Saemisch* et notre *Traité complet*, il place au premier rang les faits pratiques de l'enseignement journalier de la clinique, ainsi que les grandes ressources actuelles de la chirurgie oculaire.

Notre *Manuel* ne fera pas, pour cela, double emploi avec notre grand ouvrage. Le lecteur, avare de son temps, préférera parfois recourir au *Manuel*, qui le renverra au grand *Traité* toutes les fois qu'il voudra pénétrer dans des développements complets. Le premier sera ainsi comme la table analytique des matières du second.

Notre plus ardent désir serait que le but proposé ait été atteint en créant un ouvrage véritablement utile aux étudiants et aux praticiens, et qui contribue à répandre de bonnes et solides connaissances ophthalmologiques.

L. de WECKER.

Juin, 1889.

PAUPIÈRES ET CONJONCTIVE

ANATOMIE [1]

On peut considérer chaque paupière comme formée par un repli du tégument externe, et par conséquent composée de deux feuillets : un feuillet superficiel cutané, un feuillet profond (conjonctive), ayant revêtu dans les couches les plus internes, à partir du bord libre en contact avec le bulbe, le caractère des muqueuses. L'espace compris entre ces deux feuillets sert de gaine à un muscle peaucier à fibres striées. C'est le muscle orbiculaire des paupières. L'étude des paupières comprend donc celle de la peau, de son repli muqueux et des muscles, le soi-disant cartilage tarse n'étant qu'une modification spéciale du tissu sous-conjonctival.

De la peau de la paupière. — La peau de la paupière présente une structure différente suivant qu'on l'étudie à la *face dorsale* ou dans cette partie qui, limitant la fente palpébrale, a reçu en raison de sa conformation le nom de *bord tranchant.*

A la paupière le derme peu épais est constitué par des faisceaux ondulés et extensibles de tissu conjonctif : il contient des *papilles* peu développées, lesquelles sont sans exception des papilles vasculaires (Waldeyer). A la région du bord libre, ces deux éléments se modifient d'une façon remarquable : ici, en effet, le derme composé de tissu conjonctif compact renferme des papilles bien développées, dans les sinus desquelles s'enfoncent à la manière ordinaire les cônes épidermiques. Ces papilles renferment en partie des corpuscules du tact.

L'épiderme de la face dorsale est mince; mais ses trois couches sont parfaitement visibles, à savoir : la couche cornée, la couche moyenne avec ses cellules dentelées, ainsi que la plus profonde, composée de cellules cylindriques. A la région du bord libre, l'épiderme est plus épais, parce que les sinus sont plus profonds et les papilles plus grosses.

Les *poils*, en assez grand nombre, courts, fins, très peu profondément implantés, présentent des directions variées. Les glandes sébacées qui s'ouvrent dans leur follicule sont petites, mais développées avec une grande régularité. Les glandes sudoripares sont aussi remarquables, tant par leur grand nombre que par leur petit volume. Un fait à signaler parce qu'il se répète du reste dans tous les tissus analogues, c'est que toutes les productions implantées dans la peau, là où elle présente une densité relative, telles que les poils, les glandes sébacées de leurs follicules, les glandes sudoripares, sont enveloppées de petits tractus de tissu conjonctif adventitiel plus lâche. Ces tractus lâches se poursuivent jusque dans le tissu conjonctif sous-cutané, si abondamment développé. Dans aucune autre région, ce dernier ne saurait mieux mériter le nom de tissu conjonctif lâche. L'épaisseur de la couche qu'il forme, la largeur de ses mailles, sont éminemment propres à toutes sortes de distorsions et d'allongements et, par suite, entièrement favorables aux infiltrations.

Portion tarsale, cils et glandes. — La charpente du cartilage tarse de la paupière est formée par un tissu conjonctif extrêmement compact et résistant. Ce dernier, comme celui de la cornée et de la sclérotique, est creusé d'un système de lacunes et de canaux remplis de lymphe. Si le stroma du tarse n'était point traversé par des réseaux vasculaires et nerveux, eux-mêmes entourés d'un tissu conjonctif plus lâche, il apparaîtrait comme presque complètement homogène.

(1) Résumé d'après Waldeyer (voy. *Traité complet d'ophthalmologie*, t. I, p. 1).

Le *tarse* est séparé du muscle palpébral par une mince couche de tissu cellulaire lâche en avant il s'épuise dans le tissu conjonctif compact du bord libre. A la paupière supérieure, les fibres tendineuses du muscle élévateur, largement aplati, s'implantent directement à la partie moyenne de sa circonférence. Les fibres lisses de Müller s'insèrent en arrière, vers le cul-de-sac conjonctival, pendant que le tissu connectif compact qui compose le tarse se perd peu à peu, sans limites précises, dans le tissu sous-conjonctival à larges mailles.

Les *cils* sont de forts poils qui s'enracinent profondément et affectent une direction déterminée. Ils présentent un intérêt spécial eu égard à leur direction précise et à leur rapide régénération persistant jusqu'à l'âge le plus avancé. D'après les recherches de Moll et Donders, chaque cil a une durée d'évolution d'environ cent jours. A la paupière supérieure, les cils forment une concavité qui regarde en haut; à la paupière inférieure, une concavité qui regarde en bas, et cette direction est déjà déterminée par une inflexion correspondante de leur portion implantée dans le bord palpébral; situés toujours au-dessus ou au-dessous des glandes de Meibomius, suivant qu'on les considère à l'une ou à l'autre paupière, ils n'ont rien à faire avec ces dernières et possèdent des glandes propres. Les cils trouvent en outre, dans le tissu compact du bord libre, un point d'appui solide, renforcé encore par les fibres de l'orbiculaire qui rampent dans ce bord.

Les différentes variétés de *glandes* qui entrent dans la composition des paupières et de la conjonctive sont: 1° les *glandes de Meibomius;* 2° les *glandes sudoripares normales,* déjà citées à propos de la peau des paupières; 3° les *glandes sudoripares modifiées* du bord libre et de la caroncule lacrymale; 4° les *glandes de Krause* ou *acino-tubuleuses;* 5° les *glandes de la conjonctive,* connues sous le nom de *glandes de Manz.*

Bien que les *glandes de Meibomius* soient enfouies dans l'épaisseur du tarse, elles appartiennent, par leur développement et leur structure histologique, à la peau de la paupière. Elles se forment de l'épithélium du bord libre, pour autant qu'il comporte les caractères d'un véritable épiderme. Leur conduit excréteur, très large, est tapissé, sur une vaste étendue, d'un épithélium possédant, comme à l'ordinaire, ses trois couches, la couche moyenne ayant ici ses cellules dentelées bien développées. Sur les parties latérales du conduit excréteur s'élèvent perpendiculairement de tous côtés des appendices courts, renflés en massue, qui, pour la plupart, se ramifient une ou deux fois. La surface interne des acini est recouverte d'un épithélium cubique qui, vers le centre, passe dans la masse sébacée.

Nous trouvons des formations bien remarquables dans les *glandes sudoripares modifiées* ou *glandes tubuleuses* du bord libre (*glandes de Moll*). Une coupe transversale de la paupière atteint presque constamment quelques-unes de ces glandes entre les cils et la portion cutanée du muscle ciliaire de Riolan. Leur canal excréteur débouche en dehors dans un follicule sébacé, en dedans dans un long cul-de-sac très large et peu sinueux, qui produit sur la coupe l'apparence d'une large vésicule ronde. Ce cul-de-sac est revêtu d'une simple couche de cellules cylindriques.

Les *glandes de Krause* occupent chez l'homme une place déterminée. On les rencontre dans le tissu sous-conjonctival du fornix et dans ses environs, mais de préférence du côté interne (nasal). On les trouve là, aussi bien le long du tarse qu'en partie même dans son tissu propre. Elles sont plus nombreuses à la paupière supérieure qu'à l'inférieure; leur nombre oscillerait entre 12 et 18 à la paupière supérieure, et entre 2 et 6 à l'inférieure. Le nombre des éléments glandulaires qui appartiennent à un même conduit excréteur est relativement grand, et les éléments sont composés de courtes cavités utriculaires, auxquelles tiennent fréquemment des appendices sacciformes. Le nom de glandes acino-tubuleuses s'applique donc aussi bien à ces formations qu'aux glandes intestinales de Brunner.

Manz a mentionné des variétés de glandes connues sous le nom de *glandes de Manz* D'après l'opinion actuelle, elles consisteraient en un petit sac présentant une fine ouverture, des cellules épithéliales, des noyaux libres, de petites cellules rondes et un détritus finement granuleux. Ces productions se rencontrent de préférence tout près du bord de la cornée.

Conjonctive. — La face palpébrale tournée vers le bulbe, et la face antérieure de celui-ci, sont recouvertes par une membrane muqueuse connue sous le nom de *conjonctive.* Cette dernière passe sur la cornée, en modifiant sa structure, et forme ainsi un sac ouvert du côté de la fente palpébrale, qui communique avec les cavités nasales, au moyen des voies lacrymales.

Sur une coupe verticale, la conjonctive montre trois couches distinctes : l'*épithélium*, la *tunica propria conjunctivæ* et le tissu cellulaire lâche sous-conjonctival. Elle comprend, en outre, des vaisseaux sanguins et lymphatiques, et un riche réseau nerveux. La portion palpébrale ou tarsale de la conjonctive commence à l'angle postérieur du bord libre, e s'étend aussi loin que le tarse, c'est-à-dire jusqu'à l'insertion des fibres lisses de Müller. Sa structure histologique. de même, d'ailleurs, que sa constitution macroscopique, permet de la partager en deux parties, une antérieure, l'autre postérieure. La portion postérieure se distingue par la disposition festonnée que présente l'épithélium, comme par la grande quantité de corpuscules lymphatiques infiltrés dans son tissu. La portion antérieure est moins épaisse et ne montre qu'un petit nombre de sinuosités aplaties. L'infiltration lymphatique y est également moins prononcée.

L'ÉPITHÉLIUM DE LA CONJONCTIVE palpébrale se compose de deux couches de cellules. La couche supérieure est formée de cellules cylindriques au-dessous desquelles on remarque une seule assise de cellules rondes aplaties. Cette disposition n'est cependant pas aussi parfaitement indiquée dans toutes les parties. La portion postérieure de la conjonctive tarsale comprend une zone transversale de plis et de sillons plus ou moins profonds, formant entre eux un réseau de mailles rondes qui renferme les éminences de différentes grandeurs du tissu conjonctival, aplaties à leur surface supérieure. Sur une coupe perpendiculaire, ces sillons donnent l'image trompeuse d'une simple glande utriculaire; dans leur profondeur l'épithélium change quelque peu de caractère. Comme il est dit plus haut, l'épithélium présente ici, en général, les mêmes couches, savoir : des cellules cylindriques à la superficie, de petites cellules rondes dans la profondeur. Cependant les cellules cylindriques situées dans la profondeur du sinus sont plus longues et mieux formées que celles comprises entre les sillons. M. Krause parle de papilles existant dans cette région de la paupière ; mais, tout en admettant qu'à cause de l'irrégularité des éléments anatomiques de cette région on pourrait rencontrer çà et là des formations d'apparence de papilles, on trouve toujours, sur des coupes parallèles à la surface, la disposition en crêtes et en sillons.

La TUNIQUE PROPRE DE LA CONJONCTIVE, support de l'épithélium, se compose de l'unique couche que la conjonctive possède encore à sa portion tarsale ; il n'existe pas, dans le sens ordinaire du mot, de couche sous-muqueuse dans la portion de la membrane correspondant au tarse. La charpente de la tunique propre ne contient que peu de fibres élastiques, du moins dans la portion de la muqueuse sous-jacente aux paupières.

Toute la portion de tissu conjonctival contiguë au tarse est infiltrée de corpuscules lymphoïdes jusqu'au fornix. Cette infiltration est surtout considérable à la région qui correspond aux sillons. La tunique propre revêt tout à fait l'aspect du tissu adénoïde, tel que nous le rencontrons à la muqueuse du canal intestinal. Si, avec un pinceau, on racle légèrement une fine coupe horizontale du tissu conjonctival de cette région, il reste un réseau de fibres à fines mailles au point d'intersection desquelles sont de nombreux noyaux ; de plus, on reconnaît facilement, au milieu de cet entrelacement de fibres, surtout chez les jeunes individus, des cellules anastomosées. Les espaces compris entre ces réseaux de fibres ou de cellules sont remplis d'une assez grande quantité de corpuscules lymphatiques, on y trouve aussi de grosses cellules isolées et des cellules pigmentées.

La CONJONCTIVE DU FORNIX, qui se délimite nettement de celle du tarse, passe insensiblement sur la portion sclérale. Elle est remarquable par la grande quantité de fibres élastiques qui traversent le tissu sous-conjonctival. La couche sous-épithéliale est ici plus lâchement tissée, sans séparation bien précise avec le tissu sous-muqueux, et plus riche en fibres élastiques qu'à la conjonctive des paupières. L'épithélium est formé de plusieurs couches; tout en haut se trouvent de courtes cellules cylindriques; au-dessous, deux, jusqu'à trois assises de cellules irrégulièrement rondes, acheminement à la transformation en cellules pavimenteuses de l'épithélium du bulbe.

La CONJONCTIVE DU BULBE conserve, jusqu'au limbe, les mêmes caractères que celle du cul-de-sac, du moins en ce qui concerne la tunique propre et le tissu sous-conjonctival. Elle possède en plus, ici, une circulation bien plus complète, notamment des veines relativement larges, un plus riche développement lymphatique et des groupes de cellules graisseuses que l'on voit aussi dans la conjonctive du fornix. Les fibres du tissu sous-conjonctival s'unissent avec celles de la sclérotique ; quelques fibres isolées de la tunique propre et de cette couche sous-conjonctivale s'attachent aux tendons des muscles de l'œil. Cette dernière disposition s'oppose à un plissement trop considérable de la membrane pendant les excursions du bulbe. L'épithélium qui, en arrière, présente la même structure que celui du cul-de-sac, revêt en avant, de plus en plus, les caractères de l'épithélium cornéen. L'anneau conjonctival est remarquable par les attaches solides que le tissu sous-conjonctival contracte avec les fibres ascendantes qui viennent de la sclérotique et passent presque à angle droit dans la tunique propre.

Muscles. — La disposition qu'affectent les FIBRES DE L'ORBICULAIRE DES PAUPIÈRES (dont la description sera donnée plus loin, à propos des *maladies musculaires*) est très remarquable. La portion depuis longtemps connue sous le nom de muscle de Riolan, muscle ciliaire, est presque complètement séparée de la masse principale, insérée entre le tarse et la trame sous-cutanée, par les cils et les glandes sudoripares modifiées, décrites plus haut. Cette portion, en rapport immédiat avec les glandes sudoripares, les cils et les glandes de Meibomius, se subdivise en de nombreux faisceaux isolés. Ces faisceaux parallèles au bord libre rasent la racine des cils, les éléments glandulaires, principalement les canaux excréteurs des glandes de Meibomius et paraissent avoir une action particulière, soit sur la direction des cils pendant le clignement, soit sur l'évacuation des produits sécrétés par ces glandes.

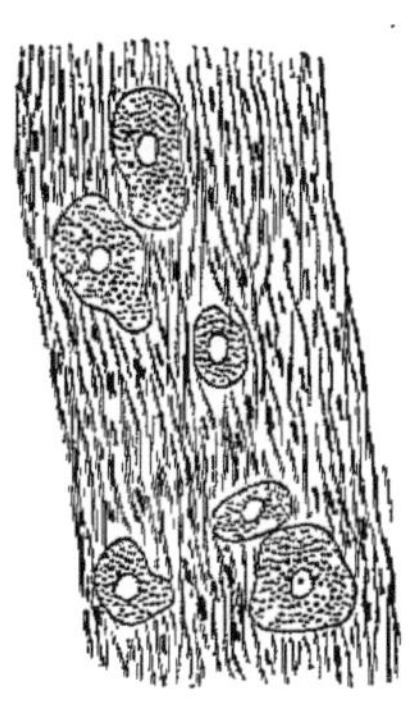

Fig. 1. — Fragment du muscle palpébral supérieur avec de grosses cellules à contours grumeux foncés (Hartnack, *Système* VIII, tube rentré).

Le muscle à fibres lisses découvert par H. Müller, MUSCLE PALPÉBRAL SUPÉRIEUR (fig. 1) ET INFÉRIEUR, s'étend à l'une et l'autre paupière, de la partie postérieure du tarse au cul-de-sac conjonctival. Son expansion membraneuse aplatie occupe toute la longueur de la paupière de droite à gauche, et ses fibres marchent dans leur principale direction d'avant en arrière, par conséquent dans le sens des glandes de Meibomius; les plus postérieures sont situées immédiatement sous la peau de la paupière. Elles s'insèrent au tarse par des tendons qui se fondent avec la substance conjonctive de celui-ci.

Membrane clignotante. Caroncule lacrymale. — A l'angle interne sont deux productions, dont nous toucherons ici un mot: nous voulons parler de la TROISIÈME PAUPIÈRE et de la CARONCULE LACRYMALE située du côté interne de celle-ci.

La MEMBRANE CLIGNOTANTE, OU TROISIÈME PAUPIÈRE, est un repli de la conjonctive très peu développé chez l'homme, qui contient des vaisseaux et une trame cellulaire un peu plus forte que dans les autres parties de la membrane. Cette troisième paupière présente latéralement un bord libre légèrement concave, immédiatement à côté de la caroncule lacrymale. Çà et là dans son tissu conjonctif fondamental sont d'assez nombreux agglomérats de corpuscules lymphathiques.

La CARONCULE LACRYMALE, exactement située dans l'angle interne, est un petit îlot conique, dépendance du tégument externe. Sa situation est déterminée par le fait qu'à l'angle interne, la fente des paupières diverge légèrement en deux branches et que ces branches circonscrivent de tous les côtés, chez l'homme, une petite parcelle de peau située dans le lac lacrymal. Presque tous les éléments signalés dans la paupière sont ici contenus dans un bien plus petit espace. On distingue : 1° un épithélium; 2° un corps papillaire ramifié, dans les sinuosités duquel s'enfonce l'épithélium; 3° quelques fibres lisses isolées (de H. Müller); 4° vers son bord médian, et jusque sur sa surface, des fibres de l'orbiculaire; 5° dans la dépression qui existe entre la caroncule et le bulbe, un sillon profond, à partir duquel l'épithélium s'enfonce à la façon d'un cul-de-sac glandulaire; 6° plusieurs poils fins, avec des gaines relativement grandes et des glandes pileuses; enfin, 7° quelques grosses glandes sudoripares modifiées, qui présentent la même structure qu'au bord libre.

La richesse vasculaire de la caroncule est considérable; tout près des vaisseaux, immédiatement sous l'épithélium, se trouvent de nombreux corpuscules lymphatiques. Le tissu cellulaire sous-conjonctival présente ici de petites grappes graisseuses isolées. Située au milieu de l'angle interne, la caroncule, constamment huilée par les sécrétions de ses glandes, s'oppose complètement à ce que les larmes s'écoulent par l'angle interne.

Vaisseaux. Nerfs. Lymphatiques. — Les VAISSEAUX DE LA CONJONCTIVE sont plus ou moins développés, suivant les régions. Tels sont ceux qui forment l'anneau conjonctival, ceux de la caroncule et de ses environs, enfin ceux qui rampent dans la zone des sillons de la conjonctive tarsale. Abstraction faite du cercle vasculaire péri-cornéen, ils ne présentent rien de particulier.

Jusqu'à présent, les **NERFS** de la paupière n'ont guère été l'objet de recherches particulières, du moins en ce qui concerne la manière dont ils se comportent dans la peau de la paupière, et par rapport aux éléments glandulaires de celle-ci. Pour les nerfs de la *conjonctive*, au contraire, il s'inaugure, par les travaux de Krause et de Cohnheim, une nouvelle série de recherches touchant ce point spécial. Parmi ces ramifications nerveuses, les unes appartiennent exclusivement à la conjonctive, les autres ne font que traverser cette membrane pour gagner les tissus voisins, en particulier celui de la cornée. Les nerfs de la conjonctive, qui tirent leur origine des nerfs lacrymal, infra-trochléaire, en partie aussi des nerfs ciliaires, pénètrent à l'angle externe et à l'angle interne, et se ramifient principalement sur la portion scléroticale de la membrane.

Krause a récemment démontré, dans la conjonctive palpébrale, particulièrement dans celle qui avoisine le bord ciliaire, l'existence de papilles vasculaires et nerveuses; ces dernières, contenant de véritables corpuscules du tact, appartiennent à la plus petite espèce. La plupart des petits troncs nerveux de la conjonctive, composés de cinq à six fibres nerveuses primitives, se ramifient dichotomiquement d'une façon assez rapide en filets simples isolés qui s'avancent de plus en plus vers l'épithélium. De ceux-ci, un certain nombre se répandent isolément sur la surface conjonctivale. D'autres, pendant ce trajet, subissent trois à quatre divisions dichotomiques sans se dépouiller de leur moelle. Sur des coupes fraîches, on voit les nerfs complètement intacts courir à peu de distance de l'épithélium, et on reconnaît facilement, dans les espaces réguliers, les anneaux constricteurs de Ranvier qui, fréquemment, se trouvent immédiatement aux points de ramification. Après un trajet quelquefois court, quelquefois long, les fibres nerveuses perdent tout à coup leur myéline et continuent leur marche comme cylindre d'axe, cependant encore entourées de la gaine de Schwann. Les fibres dépourvues de moelle forment, immédiatement au-dessous de l'épithélium, un réseau à larges mailles d'où rayonnent, dans l'épithélium lui-même (principalement au niveau de l'anneau conjonctival), d'autres fibres peu nombreuses qui, s'entremêlant entre les cellules épithéliales en un réseau plus serré, semblent se terminer par des extrémités libres effilées. Une portion des nerfs conjonctivaux enlace de fines fibrilles les vaisseaux de la conjonctive.

La terminaison la plus remarquable des nerfs, dans la conjonctive, est celle que W. Krause a découverte en 1858. Il donne à ces terminaisons le nom d'*Endkolben*. D'après cet auteur, ces derniers représentent de petits corps ellipsoïdes, presque ronds, ayant chez l'homme et chez le singe, en moyenne de 0,03 à 0,05 de millimètre de long sur 0,03 à 0,045 de millimètre de large. Les nerfs se divisent et se replient plusieurs fois sur eux-mêmes au moment où ils arrivent aux corpuscules de Krause, dans lesquels ils pénètrent, ayant encore conservé leur substance médullaire. Souvent ils se divisent encore au moment d'entrer dans le corpuscule. Ces corpuscules sphériques sont entourés d'une double capsule, dans laquelle on observe des noyaux. La plus interne paraît être la continuation de la membrane de Schwann; la plus externe, celle du névrilème; et entre les deux il existe un espace lymphatique. Ces éléments contiennent dans leur enveloppe une masse finement granulée, dans laquelle apparaissent (après addition de soude) des corpuscules brillants et des noyaux ; ces derniers, du reste, se présentent aussi sur l'enveloppe. Les corpuscules terminaux sphériques de l'homme et du singe reçoivent plusieurs fibres nerveuses terminales, pâles. Mais, en dernière analyse, Krause reste dans l'incertitude au sujet de la fine structure du contenu des corpuscules, et de la façon exacte dont s'y terminent les fibres nerveuses. Waldeyer donne comme un résultat parfaitement certain de ses recherches la composition cellulaire du contenu de ces corpuscules sphériques. Il tient aussi pour sûr que les fibres nerveuses terminales pâles passent, en dernier lieu, dans ces cellules, que l'on doit considérer comme des cellules ganglionnaires terminales.

Les VAISSEAUX LYMPHATIQUES des paupières présentent, suivant Sappey, un réseau externe et un interne. Les lymphatiques profonds accompagneraient ceux qui courent le long de la veine faciale, et se jetteraient avec ceux-ci dans les glandes sous-maxillaires; les lymphatiques superficiels se joindraient aux vaisseaux qui accompagnent la veine temporale ou déboucheraient dans les glandes parotidiennes, avec les lymphatiques de la joue.

Sur ce qui concerne les voies lymphatiques des parties profondes de la paupière et de la *conjonctive des paupières*, nous avons les publications de Schmidt et de Colasanti. Le premier a réussi à injecter, à partir du limbe conjonctival, dans toute la conjonctive, aussi bien celle du bulbe que des paupières, un double réseau superficiel et profond. A l'anneau conjonctival, il a vu sortir des vaisseaux lymphatiques des prolongements effilés. Colasanti mentionne, dans une courte notice, un réseau lymphatique à larges mailles dans les environs des glandes de Meibomius.

Les lymphatiques de la *conjonctive du bulbe* ont été, pour la première fois, exactement décrits par Teichmann. Il distingue ceux de la conjonctive cornéenne de ceux de la conjonctive sclérale. Les premiers forment, autour du bord cornéen, un élégant réseau large de 1 millimètre. Leur diamètre est très variable, et leur dilatation infundibuliforme à leurs points d'anastomose leur donne une apparence qui rappelle celle des cellules étoilées. Vers la cornée, les vaisseaux forment des arcs fermés. Les capillaires lymphatiques de la conjonctive sclérale constituent un réseau composé de branches plus fortes, marchant parallèlement au rebord cornéen, dont ils sont distants de 4-5 millimètres; ils gagnent de plus fortes dimensions et débouchent dans des troncs pourvus de valvules, lesquels se dirigent vers l'angle interne et l'angle externe. Ils sont situés au-dessous des plus fins capillaires sanguins. Leur union avec le réseau lymphatique cornéen a lieu directement ou indirectement, ou par un vaisseau limite plus volumineux ayant un cours

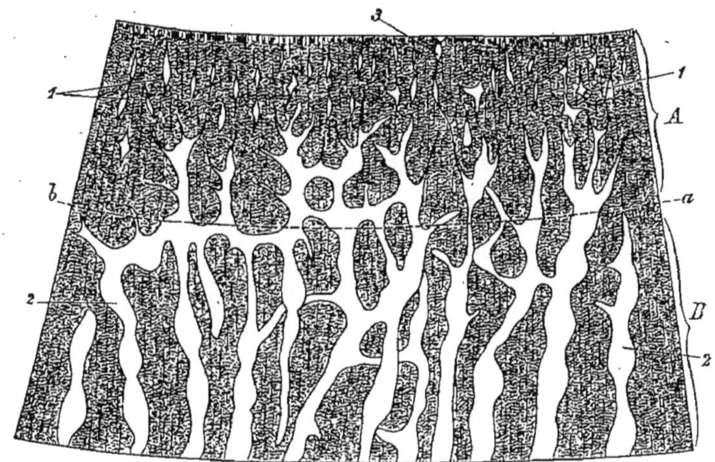

FIG. 2. — Vaisseaux lymphatiques de la conjonctive sclérale et cornéenne injectés par la cornée (Hartnack, *Système* IV, tube rentré).

A, cornée. — B, sclérotique. — *a*, *b*, ligne qui limite approximativement la sclérotique et la cornée. — 1, 1, espaces lacunaires de la cornée remplis par l'injection. — 2, vaisseaux lymphatiques. — 3, lacunes unies entre elles et, à l'origine d'un vaisseau lymphatique, par un prolongement.

circulaire et intercalé entre les deux réseaux. Waldeyer a pu, en général, confirmer les descriptions de Teichmann; seulement, il ne trouve au bord cornéen aucune espèce de réseau, mais des prolongements effilés (voy. fig. 2).

De nombreuses injections ont démontré (Waldeyer) les communications directes qui existent entre les lymphatiques de la conjonctive et le système de canaux et de lacunes de la cornée et de la sclérotique. Déjà, de Recklinghausen et Leber avaient réussi à injecter, par la cornée, les lymphatiques de la conjonctive du bulbe. Le premier a vu même, une fois, la masse injectée pénétrer dans les vaisseaux sanguins; mais on doit considérer comme exceptionnelle toute communication entre les lymphatiques de la conjonctive et les vaisseaux sanguins. Une injection poussée sous une faible pression suffit non seulement à remplir toujours les voies lymphatiques, mais même les espaces lacunaires de cette partie de la sclérotique la plus voisine de la cornée. La figure 2 montre les connexions entre les espaces et les vaisseaux lymphatiques.

MALADIES DES PAUPIÈRES

La division des différentes affections morbides ayant pour siège les paupières sera aisément indiquée, si l'on se reporte à la constitution anatomique de ces voiles membraneux : la peau, le tarse et les muscles s'offriront successivement à notre étude, ainsi que les altérations consécutives de ces diverses parties portant particulièrement sur la conformation et la position des paupières. Une description des difformités congénitales terminera ce chapitre, et renfermera en même temps quelques données embryologiques. Nous aurons donc à nous occuper :

I. *Des maladies de la peau des paupières.*
II. *Des affections du tarse.*
III. *Des maladies musculaires.*
IV. *Des anomalies de position et de conformation.*
V. *Des corps étrangers, des blessures et de la blépharoplastie.*
VI. *Des anomalies congénitales.*

CHAPITRE PREMIER

I. — MALADIES DE LA PEAU DES PAUPIÈRES

Anatomie topographique (1). — Les paupières, du côté de la face, sont délimitées en haut par le sourcil et en bas par le repli palpébro-malaire. Le sourcil correspond au rebord orbitaire supérieur, tandis que le repli palpébro-malaire est situé un peu plus bas que le rebord orbitaire inférieur. La paupière supérieure mesure ainsi de 22 à 25 millimètres, tandis que l'inférieure n'atteint que la moitié de cette étendue.

La peau des paupières se différencie de celle de la face par son exquise finesse. En outre elle n'est garnie que par un lanugo très rare et très fin (fig. 3). Elle montre chez l'adulte de nombreuses rides affectant surtout une direction transversale (fig. 3) ; ce n'est qu'à un âge avancé qu'il s'y adjoint de petites rides verticales. Le tissu sous-cutané des paupières se distingue aussi par sa flaccidité et son extensibilité, permettant aux suffusions pathologiques de produire des tuméfactions parfois excessives des paupières. Notons encore l'absence de tout dépôt de graisse.

La peau des paupières ne représente pas, à proprement parler, une simple duplicature, car les deux feuillets sont séparés par la musculature de l'orbiculaire (fig. 3, M). D'autre part, entre le feuillet conjonctival et la couche musculaire est interposé le tarse (fig. 3, T), qui assure aux paupières leur configuration.

Nous adoptons, pour les affections cutanées siégeant de préférence sur les paupières, la classification usitée en dermatologie ; nous tâcherons aussi de faire res-

(1) Résumé d'après Merkel (voy. *Traité complet d'ophthalmologie*, t. I, p. 25).

sortir, dans leur étude, les progrès réalisés en clinique et en thérapeutique par cette importante spécialité.

Les maladies de la peau des paupières se divisent comme il suit :

A. *Hypérémie et anémie.*
B. *Épanchements sous-cutanés.*
C. *Inflammations.*
D. *Hypertrophies et atrophies.*
E. *Néoplasies, tumeurs des paupières.*
F. *Sécrétions morbides.*

Les maladies parasitaires seront traitées à l'occasion des altérations morbides des cils, qui, de leur côté, feront partie intégrante des inflammations du bord libre de la paupière.

ARTICLE PREMIER

A. — Hypérémie et anémie. Érythème des paupières.

Hypérémie de la totalité des paupières. — Cette hypérémie peut être *active*, et précède alors généralement les inflammations du voisinage (périostite du pourtour de l'orbite), ou se manifeste comme prélude de maladies inflammatoires généralisées de la peau (morbilles, scarlatine, variole). D'autre part, cette forme active peut résulter d'une irritation directe des téguments des paupières (frottement).

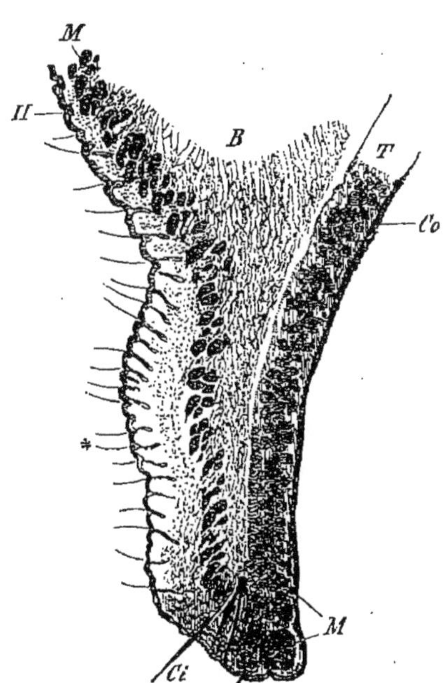

Fig. 3. — Section à travers la paupière supérieure.

Gross., 5. — Co, conjonctive. — T, tarse renfermant une glande tarsienne. — B, tissu sous-cutané. — M, section du muscle orbiculaire. — H, peau externe. — Ci, cils. — *, lanugo de la peau palpébrale sortant des rides cutanées.

La forme *passive* d'hypérémie se montre dans tous les cas où il existe un obstacle à la circulation en général, ou en particulier à la circulation de la veine faciale ou de l'ophthalmique supérieure.

Ces deux formes d'hypérémie sont désignées, lorsqu'elles se présentent avec une certaine persistance, sous le nom d'*érythème des paupières*, et offrent, comme caractères essentiels, une rougeur plus ou moins intense et une légère tuméfaction de ces voiles membraneux, rougeur et tuméfaction qui s'arrêtent généralement au sourcil et au repli palpébro-malaire.

L'érythème palpébral peut encore se présenter comme un état stationnaire et chronique, et constitue alors une affection fort rare, mais néanmoins nettement caractérisée par l'aspect qu'elle donne au visage du malade, aspect d'autant plus frappant qu'il coïncide avec un teint moins coloré, comme c'est le cas le plus commun. La rougeur disparaît sous la pression du doigt, ou, plus exactement, il apparaît ainsi une nuance jaunâtre, sans que d'ailleurs on puisse remarquer le moindre changement morbide dans l'épiderme de la partie affectée.

Le *traitement* de cette affection, comme on doit bien le penser, n'offre guère de chances de succès, vu la persistance des causes primitives du mal. Tout ce qu'on peut tenter rationnellement, c'est de modifier par une irritation directe et passagère la circulation du tégument des paupières. Dans ce but, on essayera l'application de compresses imbibées d'acétate de plomb (4 grammes pour 300 grammes), ou l'on cautérisera, de temps à autre, la peau avec une solution de nitrate d'argent au vingtième. Si ces moyens ne réussissent pas, on enduira les paupières d'une couche imperméable, au moyen du collodion riciné ou de l'huile de cade pure, ou mêlée à parties égales d'esprit-de-vin.

A côté de l'érythème des paupières, signalons ici, en passant, la teinte plombée que les paupières de certaines personnes (notamment les paupières inférieures) présentent quelquefois, surtout après une fatigue physique ou morale. Cette teinte, d'un bleu sale, occupe de préférence la région située au-dessus du repli palpébro-malaire; elle est surtout manifeste chez les sujets à peau fine et chez ceux qui souffrent de troubles circulatoires.

Hypérémie du bord des paupières. — L'hypérémie du bord ciliaire des paupières est une affection bien plus commune que l'affection précédente. Elle se rencontre presque constamment dans les inflammations chroniques de la conjonctive; mais elle peut aussi se manifester avec le type de l'idiopathie et donner lieu elle-même à l'irritation des parties voisines. Elle est caractérisée par une rougeur du bord des paupières, dont les vaisseaux, principalement les veinules, sont gonflés et dilatés : cette rougeur est sujette à s'accroître notablement quand les yeux sont exposés à l'action d'un air vicié, d'un froid vif, d'un vent violent, etc. Il s'y ajoute alors un gonflement léger du bord ciliaire, avec aspect luisant résultant d'une hypersécrétion glandulaire. Cette affection ne mériterait guère de fixer l'attention du praticien, si, assez souvent, elle n'était le signe précurseur d'une altération plus sérieuse, la blépharite ciliaire, et si, par elle-même, elle ne constituait une affection assez gênante, soit par les changements qu'elle produit dans la physionomie, soit par la propension qu'elle donne aux yeux de subir l'influence des moindres causes d'irritation. En outre, l'état dont nous nous occupons offre parfois une persistance extrême et se montre rebelle aux divers traitements qu'on dirige contre lui.

Les causes les plus communes de cette affection sont l'hypersécrétion des glandes sébacées, l'irrégularité dans la chute et la reproduction des cils, la rétention du contenu des glandes de Meibomius, qui deviennent parfois le siège de productions calcaires, le défaut d'élimination des larmes. Enfin cette affection, ainsi que l'hypérémie conjonctivale, se rencontre encore chez les personnes qui, à cause d'une anomalie de réfraction (hypermétropie, astigmatisme), sont contraintes de faire des efforts continuels d'accommodation.

La marche de cette maladie est presque toujours chronique, ce qu'on s'explique facilement en considérant que la cause dont elle dépend est généralement persistante. Quant au *traitement*, nous renvoyons à l'article SÉBORRHÉE ou à celui de la BLÉPHARITE.

L'*anémie des paupières* ne se rencontre qu'en compagnie d'un état général anémique, et ne peut guère faire le sujet d'une étude spéciale.

ARTICLE II

B. — Épanchements sous-cutanés.

Les épanchements qui se présentent au médecin sont, suivant leur fréquence, de nature séreuse, sanguinolente ou gazeuse et sont connus sous la désignation : *a*. d'œdème ; *b*. d'ecchymoses (hématome) ; *c*. d'emphysème des paupières.

a. Œdème des paupières.

La laxité du tissu cellulaire qui unit la peau des paupières aux parties sous-jacentes rend cette région très sujette aux collections séreuses. Aussi arrive-t-il souvent, à la suite d'une inflammation qui occupe, soit l'orbite, soit les parties voisines de cette cavité, soit les paupières, qu'il se manifeste dans ces voiles membraneux un œdème considérable. Les différentes formes de conjonctivite nous en fournissent des exemples remarquables. Enfin citons particulièrement l'œdème palpébral que l'on observe chez de jeunes sujets, faibles et d'une constitution lymphatique, ou chez des personnes âgées, atteintes de marasme.

Il est bien entendu que cet état n'est parfois qu'un signe précurseur, une première manifestation de l'anasarque, conséquence elle-même d'une grave altération du cœur, du foie ou des reins.

Le gonflement œdémateux des paupières peut varier en intensité. Tantôt transformant les parties qu'il occupe en de véritables bourrelets épais semi-transparents et luisants, il anéantit complètement la fente palpébrale ; tantôt, n'atteignant que la paupière inférieure, il en fait une sorte de poche pendante et vacillante qui, fortement tuméfiée le matin, perd notamment de son volume dans le cours de la journée. Dans presque tous ces cas, l'œdème s'accompagne d'un relâchement manifeste de la conjonctive bulbaire ou d'un chémosis séreux.

Alors que l'œdème traumatique des paupières et celui qui n'est que le symptôme d'une phlogose des parties voisines disparaissent rapidement, après la suppression de la cause qui les a produits, l'œdème idiopathique se montre en général fort tenace et réclame l'emploi de la compression, appliquée surtout la nuit.

Parfois on doit recourir à l'excision d'un pli horizontal de la peau, plus ou moins large selon les circonstances. Il va sans dire que l'état général doit être l'objet d'une attention toute spéciale, et qu'il est bon, s'il n'existe pas de contre-indication, de hâter la disparition de l'œdème par l'administration des diurétiques.

b. Ecchymoses palpébrales (*hématome*).

Les extravasations de sang dans le tissu lâche des paupières s'observent, soit à la suite d'une lésion directe, soit spontanément, dans quelques cas rares où elles constituent une sorte d'apoplexie ; enfin, on les rencontre consécutivement à un traumatisme grave ayant intéressé les parois de l'orbite, ou même la base du crâne. On les désigne comme *symptomatiques* lorsqu'elles s'opèrent par diapédèse, sans rupture des parois vasculaires.

Si la collection sanguine, qui suit une forte contusion des paupières, est très abondante, il est tout naturel de songer à une blessure sérieuse des parois de l'orbite et d'examiner avec soin l'œil, caché derrière les bourrelets violacés que constituent les paupières contuses.

En général, même des collections énormes se résorbent facilement dans l'espace de quelques semaines. La formation d'un kyste rempli d'une sérosité sanguinolente (*hématome*) ne survient que par exception, et encore ces kystes sanguins, à paroi mince, constituée par du tissu cellulaire condensé, et dont le contenu est formé d'une sérosité sanguinolente, dans laquelle on retrouve longtemps des globules sanguins inaltérés, sont-ils susceptibles de disparaître spontanément.

On a depuis longtemps attribué aux ecchymoses des paupières une importance capitale pour le diagnostic non seulement des fractures qui intéressent les parois orbitaires, mais aussi de celles du crâne, en général, et en particulier de la base crânienne. Lorsqu'il s'agit d'une extravasation sanguine entre le périoste et la voûte orbitaire, le sang apparaît alors, en premier lieu, sous la peau de la paupière supérieure; mais, si l'hémorrhagie se montre d'abord dans le tissu cellulaire de l'orbite, puis sous la conjonctive oculaire, et fuse ensuite dans les paupières, l'aspect qui se présente alors est, si cela arrive après une blessure de la tête, très caractéristique pour une fracture de la base du crâne. Toutefois il faut faire remarquer que des ecchymoses peuvent apparaître dans un ordre semblable, à la suite de blessures contondantes de l'abdomen et du thorax. Notons d'ailleurs que le mode de production de ces extravasations n'est pas encore complètement élucidé; mais on peut actuellement expliquer comment, à la suite d'une énucléation, on voit parfois le lendemain des ecchymoses palpébrales se montrer du côté opposé près des angles interne et externe, et cela sans que le malade ait éprouvé des vomissements, par la fusion du sang le long des gaines des nerfs optiques.

Les épanchements sanguins des paupières sont très rarement spontanés; ils ont, en pareil cas, été signalés comme un prodrome des apoplexies cérébrales. Encore moins fréquentes sont les ecchymoses symptomatiques, telles qu'on les rencontre à la suite du scorbut, de la maladie de Werlhof (purpura). On les a vues alors, conjointement avec un œdème considérable des paupières, apparaître dans la profondeur du derme, du côté de la conjonctive.

Pour ce qui est du *traitement*, nous devons avouer que nous n'avons qu'un seul moyen propre à accélérer la résorption du sang, c'est la compression méthodique.

c. EMPHYSÈME DES PAUPIÈRES.

L'introduction de l'air dans le tissu cellulaire des paupières, sans lésion du tégument et sans généralisation de cet accident, peut se produire de différentes manières. Le plus souvent, il résulte d'une déchirure des voies lacrymales ou d'une fracture de la paroi osseuse des fosses nasales. Dans un troisième ordre de faits, ce sont les sinus frontaux qui ont livré passage à l'air : dans ce dernier cas, il envahit en même temps, presque constamment, le tissu cellulaire de l'orbite. Il arrive enfin que l'emphysème palpébral est la suite d'un désordre très grave, d'une fracture de la base du crâne ayant ouvert une communication entre l'orbite et les sinus sphénoïdaux et ethmoïdaux (Menière).

Au point de vue pratique, l'emphysème qu'on rencontre le plus fréquemment est celui qui survient par suite d'une déchirure du conduit lacrymal inférieur, lorsqu'on pousse la sonde de Bowman vers le canal nasal, sans l'avoir fait entrer dans le sac, et sans avoir pris comme guide la paroi osseuse. Cet emphysème, qui survient au moment où le malade se mouche, peut être assez considérable pour s'opposer à l'ouverture des paupières. Le crépitement particulier que donne l'emphysème sous le doigt, le moyen de pouvoir le pousser d'un côté des paupières à l'autre, s'il n'est pas trop étendu, le manque de compressibilité de la partie emphysémateuse, ainsi que le son tympanique que donne la percussion, ne peuvent faire persister aucun doute sur la nature du mal.

L'emphysème des paupières constitue, dans la majorité des cas, une affection très bénigne et susceptible de disparaître en peu de jours. Il faut engager les personnes qui en sont atteintes à éviter tout effort intense d'expiration, et aider, par l'application du bandeau compressif, la résorption de la collection aérienne.

ARTICLE III

C. — Inflammations de la peau des paupières.

1. **L'inflammation de la totalité du tégument des paupières** comprend : *a.* l'érysipèle ; *b.* le phlegmon (abcès) des paupières ; *c.* le furoncle, l'orgelet, l'anthrax, le bouton d'Alep, l'œdème malin et la pustule maligne ; *d.* les affections exanthématiques ; *e.* les éruptions eczémateuses, les affections herpétiques.

2. **L'inflammation du bord libre des paupières** renferme : *a.* la blépharite ; *b.* les lésions syphilitiques ; *c.* les altérations morbides des cils.

1. Inflammation de la totalité du tégument des paupières.

a. ÉRYSIPÈLE DES PAUPIÈRES.

Symptômes anatomiques. — L'érysipèle se distingue du simple érythème par une rougeur et une tuméfaction plus intenses, par une chaleur plus vive et par les différentes phases que cette maladie doit parcourir pour arriver à sa terminaison, c'est-à-dire par la desquamation et une pigmentation plus ou moins passagère. Les symptômes généraux, frisson et fièvre, qui manquent rarement dans l'érysipèle, peuvent encore servir au diagnostic différentiel.

Les paupières sont très gonflées, rouges et luisantes. L'exsudat qui produit cette tuméfaction de la peau et du tissu sous-cutané s'épanche souvent, par places, sous la couche épidermique, où il forme des vésicules remplies d'un liquide fortement albumineux et légèrement alcalin (érysipèle vésiculeux, phlycténoïde). Le gonflement des paupières empêche le malade de les entr'ouvrir ; bientôt le sac conjonctival participe à la phlogose et sécrète du muco-pus, qui, accumulé dans la fente palpébrale, agglutine les cils. Il persiste parfois, après disparition des phénomènes inflammatoires, une certaine induration avec léger ptosis de la paupière supérieure.

L'anatomie pathologique de l'érysipèle palpébral (voy. la fig. 4 empruntée à *Michel*) nous démontre, outre les streptococci en chaînettes, qu'il s'agit ici d'une transsudation séreuse et d'une infiltration de leucocytes qui, en s'accumulant en masse dans le tissu sous-cutané, peuvent constituer de véritables abcès arrondis et d'une étendue variable (fig. 4, *a*). L'infiltration purulente se montre jusque dans le sarcolemme des muscles, mais c'est particulièrement dans le tissu graisseux (fig. 4, *b*) et autour des glandes (fig. 4, *c*) que les corpuscules de pus s'accumulent en masses.

L'érysipèle, en se localisant sur les paupières, bien que peu grave en général, offre cependant le danger de certaines complications dignes de fixer l'attention du praticien :

a. L'inflammation de la peau peut se terminer par suppuration et donner lieu à un phlegmon diffus (pseudo-érysipèle des auteurs). Un des plus fâcheux caractères du phlegmon diffus est la mortification étendue de tissu cellulaire qui l'accompagne,

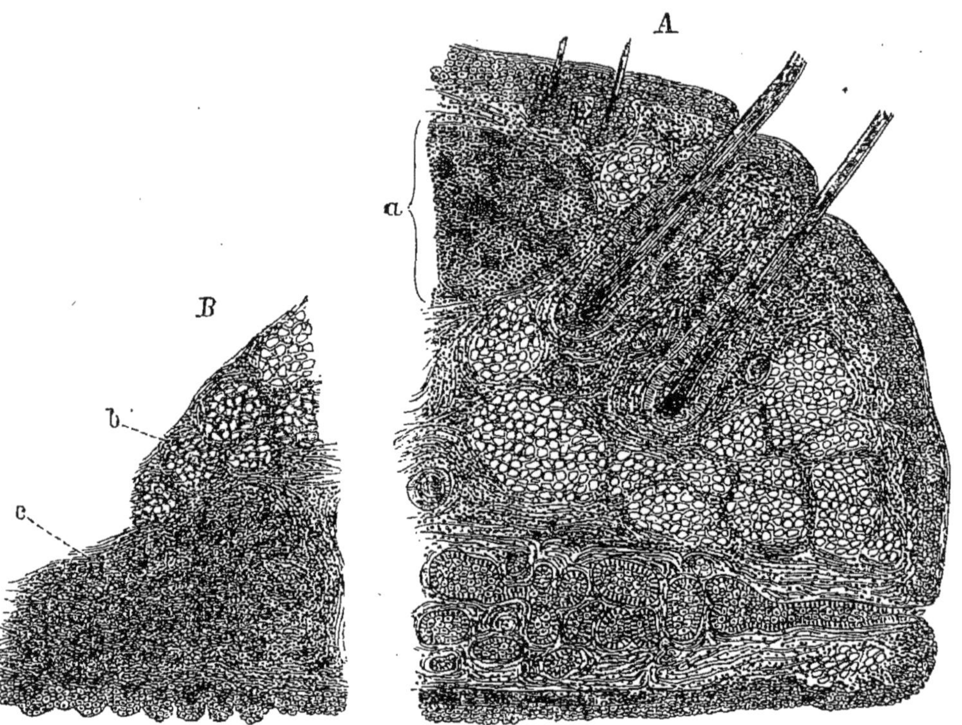

FIG. 4. — Érysipèle de la paupière supérieure ayant débuté du côté de la tempe. Section sagittale à travers le milieu de la paupière supérieure.

A, partie antérieure. — B, partie postérieure. — *a*, abcès; *b*, tissu graisseux infiltré de pus; *c*, glande tarsienne, imbibée de globules purulents. Coloration au carmin. Préparation avec le baume de Canada. Hartnack, IV, 3.

mortification assez considérable, dans certains cas, pour causer des pertes de substance irréparables et des déformations très difficiles à guérir.

b. L'inflammation gagne le tissu graisseux de l'orbite et le tissu cellulaire qui tapisse la capsule de Tenon, en se propageant vers le fond de l'orbite. Cette extension est signalée par une protrusion généralement peu prononcée de l'œil, dont la motilité diminue. La conjonctive bulbaire se prend d'un chémosis notable; la cornée reste intacte et l'iris montre une paresse inaccoutumée. La vue peut être totalement abolie par atrophie de la papille suite de névrite optique. On ne saurait, en outre, nier la possibilité d'une migration des symptômes inflammatoires vers les méninges, le long de la gaine du nerf optique et des vaisseaux.

c. L'érysipèle n'a été qu'une des manifestations d'une maladie bien plus grave, la phlébite faciale. De petites plaies suppurantes (ulcères, furoncles, etc.) sont susceptibles, dans quelques cas, de devenir le point de départ d'une forme particulière d'érysipèle palpébral, caractérisée par la distension et la dureté des veines, avec abcès multiples se formant dans la profondeur de l'orbite et le long des veines frontale et temporale. Ajoutons que l'on peut voir éclater soudain, par suite de la thrombose des sinus, les phénomènes les plus graves, tels que le délire, le coma et les convulsions.

Quant à l'*étiologie* de l'érysipèle localisé sur les paupières, il semble ressortir d'une observation attentive qu'il a toujours son point de départ dans une lésion traumatique, un petit foyer purulent (furoncle, orgelet), une affection du sac lacrymal avec infection consécutive.

Le *traitement* de l'érysipèle des paupières ne doit en rien différer de celui que l'on oppose aux autres inflammations franches de la peau. Si le mal est peu intense, on devra s'en tenir à l'expectation, ou se contenter d'administrer une légère purgation contre l'embarras gastrique; si le gonflement des paupières est considérable et si le sac conjonctival est le siège d'une sécrétion muco-purulente, on appliquera sur les paupières des compresses antiseptiques froides ou glacées. Dans les cas de phlegmon ou de véritable phlébite, on devra ouvrir au plus tôt les foyers purulents et recourir aux frictions mercurielles le long des veine gonflées.

b. PHLEGMON DES PAUPIÈRES. ABCÈS.

Comme dans l'érysipèle, on observe dans les cas de phlegmon (abcès), dont les causes sont pour la plupart traumatiques et infectieuses, une rougeur diffuse de la paupière malade; mais le toucher révèle, presque dès le début, un point induré qui présente parfois la consistance du cartilage. A mesure que le gonflement augmente, ce noyau s'agrandit; bientôt il se ramollit au centre, son sommet prend une coloration jaunâtre et donne assez distinctement la sensation de la fluctuation. Si l'abcès est alors ouvert, ou s'il perce spontanément, le pus s'échappe en abondance, l'induration se dissipe, et la paupière se dégonfle sans qu'on voie s'éliminer des produits de mortification, comme il arrive dans le phlegmon diffus et gangreneux, ou dans les affections qu'il nous reste à décrire (furoncle, anthrax). A la paupière supérieure, l'abcès peut parfois acquérir le volume d'un œuf de poule, et lorsqu'il siège vers le grand angle (anchilops), il peut être fort difficile de juger si le sac lacrymal est intéressé.

Les réfrigérants réussissent rarement à prévenir la suppuration et, lorsqu'on aura senti nettement l'induration, on aura recours aux émollients, en se tenant prêt à débrider la paupière dans les parties déclives, parallèlement au bord palpébral, dès que la fluctuation commencera à se manifester.

c. FURONCLE, ORGELET (HORDEOLUM). ANTHRAX DES PAUPIÈRES. BOUTON D'ALEP ET PUSTULE MALIGNE (ŒDÈME CHARBONNEUX).

Ces affections se distinguent de l'inflammation phlegmoneuse simple, telle que nous venons de la décrire, en ce qu'elles s'accompagnent de gangrène des parties envahies, gangrène bornée, pour le furoncle, au tissu sous-cutané; mais intéressant aussi la peau, dans l'anthrax. L'un et l'autre diffèrent du phlegmon diffus (pseudo-érysipèle), par leur localisation et par la réaction inflammatoire qui tend, dès le début, à circonscrire le mal en l'isolant dés parties saines.

Le *furoncle* gagnant plus en profondeur que les maladies précédentes, il est clair que la conjonctive doit participer plus manifestement à l'irritation inflammatoire et donner aisément lieu à une certaine sécrétion avec chémosis. Malgré le gonflement de la paupière, on ne confondra pas avec une ophthalmie purulente, à cause de la vive sensibilité que le malade accuse spontanément, ou au toucher, dans une partie circonscrite de la paupière, et à cause aussi de l'intégrité de la conjonctive des tarses.

Les petits furoncles, qu'on a le plus souvent occasion d'observer, sont localisés autour d'un follicule pileux du bord de la paupière, et sont connus sous le nom d'*orgelet* (hordeolum). Sans intéresser les glandes de Meibomius, l'orgelet apparaît sous la forme d'un bouton dur, très sensible au toucher, occupant le bord libre de la paupière et juxtaposé au tarse. Il se développe dans l'espace de quelques jours, détermine souvent un gonflement œdémateux considérable de la paupière et finit par percer.

L'orgelet n'a d'importance aux yeux du praticien que parce qu'il est sujet à récidiver fréquemment, de manière à devenir parfois, pour celui qui en est affecté, un véritable tourment. Cette particularité n'a d'ailleurs rien qui puisse surprendre si l'on considère l'orgelet comme un furoncle, c'est-à-dire comme la manifestation d'une sorte d'infection locale et contagieuse assez nettement caractérisée pour qu'on ait pu la désigner sous le nom de diathèse furonculeuse (Elle n'a de même rien de surprenant lorsque l'orgelet ne représente qu'un simple bouton d'acné). Cette affection peut aussi résulter de causes infectantes répétées et extérieures.

Lorsque l'orgelet tarde à percer, on peut en pratiquer l'ouverture ou la faciliter au moyen de topiques émollients. Les lotions boriquées ou carboliques chaudes, l'épilation des cils qui tardent à s'éliminer, les pommades conseillées contre la blépharite pourront trouver un utile emploi.

S'il est vrai qu'un furoncle, en prenant un développement inusité, et en amènant la tension et la mortification de la peau, puisse se transformer en *anthrax*, il faut avouer que cette métamorphose se fait le plus souvent sous l'influence d'une infection particulière et de mauvaises conditions générales, par défaut d'activité des fonctions nutritives dans les parties affectées. Les compresses froides ou glacées seront employées au début pour réduire et limiter autant que possible le mal, mais on débridera largement dès que la suppuration apparaîtra.

Le *bouton d'Alep* est regardé par une partie des observateurs comme un simple furoncle, tandis que d'autres le considèrent comme une affection résultant d'une infection cutanée bien plus grave, c'est-à-dire comme une forme de lupus tuberculeux. Notons que dans des régions où la température est très élevée, tels que Biskra, Bagdad, on observe une affection analogue.

La *pustule maligne*, lorsqu'elle se développe sur les paupières, accident dû au transport de matières animales en décomposition, ou du microbe de la morve ou du farcin, ne présente aucune particularité digne de remarque, si ce n'est que, dans cette région, cette affreuse maladie laisse des traces indélébiles et souvent funestes pour l'œil. Les parties centrales de la tumeur, siège de la pustule, sont prises d'une gangrène susceptible de bientôt s'étendre ; à ce moment, la rougeur et le gonflement augmentent souvent jusqu'au point d'envahir la moitié ou la totalité de la face. C'est alors qu'éclatent les symptômes d'une véritable intoxication : frissons, nausées, prostration des forces pouvant se terminer par la mort.

L'*œdème malin ou charbonneux* est une forme de phlegmon diffus de la peau, où la tendance à la gangrène par vastes plaques est accusée. Quoique aussi, dans cette affection, l'infection joue un rôle important, elle peut néanmoins éclater, dans quelques cas, sans que la contamination puisse être nettement établie par la présence d'une pustule formée.

Le *traitement* consiste, lorsqu'on est appelé à temps, à détruire autant que possible le foyer infectant. Dans ce but, on fait sur la paupière une ou plusieurs incisions horizontales ; et, protégeant le globe de l'œil par l'interposition d'une plaque d'ivoire, on cautérise énergiquement au moyen de la galvanocaustique ou d'un petit thermocautère. Le pansement sera fait avec des solutions désinfectantes et l'on prescrira à l'intérieur la quinine et les toniqnes.

Dès que l'élimination des parties gangrenées s'est effectuée, on songera à prévenir autant que possible les suites fâcheuses des pertes de substance qu'ont subies les paupières, en ayant recours à la greffe dermique en minces languettes (Thiersch) et au besoin à la tarsorrhaphie.

d. AFFECTIONS EXANTHÉMATIQUES.

Les éruptions exanthématiques contagieuses, lorsqu'elles se localisent aussi sur la face, intéressent généralement les paupières, et c'est principalement le gonflement de la paupière supérieure qui nous frappe dans ce cas ; mais avec la disparition de l'éruption, sa localisation sur ces voiles membraneux ne laisse plus de traces, à l'exception de l'éruption varioleuse qui, seule, mérite d'attirer ici notre attention.

La difformité que subit, dans un certain nombre de cas, le bord marginal des paupières, et consistant dans une destruction partielle des cils et dans la déviation de ceux qui subsistent (trichiasis), résulte du développement particulier des pustules varioliques en cet endroit. Elles se forment de préférence vers les commissures et dans les follicules pileux des cils. C'est particulièrement la paupière supérieure qui est le siège de nombreuses pustules, et s'il s'agit d'une variole confluente, il peut se faire que tout le bord libre de la paupière soit garni d'une série contiguë de pustules.

Suivant M. Michel, il se développe dans les follicules pileux des cils, aussi bien que dans ceux de la peau des paupières, un réseau à mailles et à plaques irrégulièrement enfeutré (fig. 5) qui pénètre très profondément et paraît composé de faisceaux de structure fibrillaire, mais qui ne sont autre chose que des cellules épidermiques aplaties. Tout le follicule pileux semble très élargi et le cil comme comprimé (fig. 5, *a*). On trouve entre la gaine externe du follicule pileux et la couche épidermique, ainsi qu'entre la gaine externe et interne du follicule pileux même, entassés dans le tissu cellulaire lâche tout à l'entour, de nombreux corpuscules de pus. Les vaisseaux sont extrêmement distendus (fig. 5, *c*) et sur divers points des corpuscules rouges sont extravasés (fig. 5, *d*).

En outre, les conduits excréteurs des glandes de Meibomius peuvent devenir le siège de pustules aboutissant à l'oblitération de ces glandes. Enfin, on voit souvent persister longtemps sur le bord palpébral exulcéré et irrité par la sécrétion conjonctivale, de petits bourgeons charnus qu'il faut cautériser ou exciser.

Dès le début de l'éruption on doit appliquer sur les paupières des bandelettes de taffetas de Vigo. Plus tard, à la période de dessiccation, on combattra la sécrétion conjonctivale et son action irritante par des lotions désinfectantes (acide carbolique, sublimé).

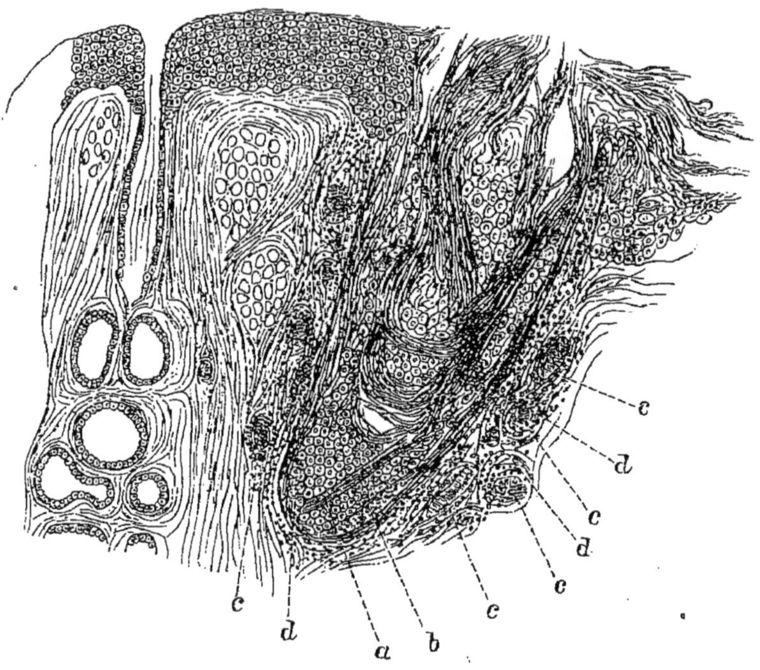

Fig. 5. — Variole de la paupière supérieure. Coupe sagittale. Siège de l'efflorescence dans le follicule pileux d'un cil.

a, cils; *b*, globules de pus; *c*, vaisseaux distendus; dans le tissu cellulaire lâche, se trouvent partout répartis de nombreux corpuscules de pus, dont le nombre semble s'accroître davantage près des vaisseaux; *d*, accumulation de corpuscules rouges du sang. Coloration à l'hématoxyline. Préparation au baume de Canada. Gross. Hartnack, VII. Oculaire, 3.

Nous ne traitons pas en particulier des autres éruptions non contagieuses des paupières, telles que le *lichen*, le *pemphigus*, le *psoriasis*, la *pellagre*, la *lèpre*, etc., car rien de particulier n'est à signaler ici relativement à leur localisation sur ces voiles membraneux.

e. ÉRUPTIONS ECZÉMATEUSES ET HERPÉTIQUES.

1° *Eczéma.*

L'eczéma des paupières deviendra un sujet particulier de nos recherches, lorsque nous aurons à traiter de l'inflammation du bord libre, de la blépharite; nous ne dirons ici que quelques mots sur l'eczéma généralisé de la peau des paupières, qui se rencontre assez fréquemment chez les enfants. L'affection peut prendre son point de départ dans la conjonctive, c'est-à-dire être provoquée par le contact des sécrétions morbides, ou survenir spontanément et devenir elle-même la cause d'une inflammation conjonctivale.

La peau des paupières qui, on le sait, est extrêmement fine, manifeste, lorsque l'eczéma date de quelque temps et surtout lorsqu'il siège à la paupière inférieure, une certaine tendance à se rétracter, à attirer en dehors le bord libre et à dévier le point lacrymal. Le larmoiement ajoute alors son action irritante à celle des produits de sécrétion morbide épanchés, et ces causes, par leur continuité, entretiennent la maladie, déjà si rebelle de sa nature au traitement, surtout chez les sujets qui subissent l'influence d'une prédisposition diathésique héréditaire.

La meilleure méthode de traitement local consiste dans l'emploi des compresses imbibées de faibles solutions astringentes, sulfate de zinc, sous-acétate de plomb, nitrate d'argent (1 gramme pour 300 grammes). Si l'humidité est mal tolérée, on aura recours à une poudre composée à parties égales d'oxyde de zinc et d'amidon, ou de 5 grammes d'acide salicylique pulvérisé et tamisé pour 50 d'amidon. Les corps gras, les pommades à l'oxyde de zinc, au précipité rouge, etc., l'huile de cade ne réussissent que lorsque les parties malades sont protégées par une couche épidermique assez épaisse. Si l'on a à combattre l'éversion du point lacrymal signalée plus haut, on y remédiera en le fendant suivant la méthode de Bowman.

2° *Éruptions herpétiques.*

Parmi les éruptions herpétiques des paupières il faut distinguer deux variétés : l'une, tout à fait bénigne, est l'analogue de l'*hydroa fébrile*, l'autre consiste en une forme de *zona* d'une gravité souvent surprenante.

La première forme, semblable à l'herpès labial, est dépourvue de toute gravité et se développe principalement sur la paupière supérieure, qui se montre à peine gonflée et faiblement rougie. L'apparition de cet herpès est signalée au malade par la sensation d'une assez vive brûlure, mais les douleurs névralgiques font défaut.

Le *zona* ou *herpes ophthalmicus* est une maladie bien autrement sérieuse. Ici l'éruption des vésicules, ou plutôt des groupes vésiculaires, est manifestement liée à la distribution de la première et de la deuxième branche du trijumeau.

Le siège le plus commun du zona ophthalmique est la région de l'épanouissement de la *première* branche, c'est-à-dire la région de la paupière supérieure et celle du front. L'éruption occupe-t-elle en pareil cas de préférence l'angle interne et la paroi correspondante du nez, c'est le nerf sous-trochléaire qui est le conducteur de la phlegmasie ; l'herpès a-t-il apparu vers la commissure externe, il faudra accuser le nerf lacrymal. Les éruptions siégeant dans la région du sourcil et du front se répartissent difficilement, quant à leur origine, entre l'action du nerf sus-orbitaire et celle du sus-trochléaire.

Les éruptions du zona ophthalmique sur la paupière inférieure se rapportent à une irritation de la deuxième branche du trijumeau et en particulier du nerf sous-orbitaire. Rarement toutes les ramifications de la première branche du trijumeau sont atteintes, mais quelques filets de cette dernière branche peuvent simultanément être pris avec la deuxième. Enfin il peut se faire que toutes les ramifications des première et deuxième branches et tout l'épanouissement du trijumeau d'un ou des deux côtés soient à la fois compris dans l'altération morbide.

La forme la plus commune du zona ophthalmique est celle qui intéresse les nerfs sous-trochléaire, sus-orbitaire et sus-trochléaire, c'est-à-dire qui siège sur la moitié interne de la paupière supérieure, longe le dos du nez et la ligne médiane du front et se propage sur la région sus-sourcilière. Comme pour le zona en général, son apparition est fréquemment précédée par des symptômes généraux de malaise, maux de tête, frissons, nausées, abattement et léger état fébrile De même, il apparaît des douleurs névralgiques localisées exclusivement dans les parties où doit se montrer l'éruption, ou bien s'irradiant sur toute la moitié de la tête (hémicrânie). Ces douleurs peuvent aussi faire absolument défaut, mais il n'y a guère de malades qui n'accusent dans la paupière une brûlure ou une cuisson ayant précédé d'au moins quelques heures l'éruption.

Qu'il y ait eu des phénomènes prodromiques ou non, il apparaît des plaques érythémateuses gonflées, parfois confluentes, d'autres fois disséminées et très distancées, qui frappent par la netteté avec laquelle elles se délimitent le long de la ligne médiane du front ou le long du dos du nez, rappelant ainsi qu'elles sont liées à une distribution d'éléments anatomiques. Ces plaques se garnissent plus ou moins rapidement (un à deux jours) de petites vésicules, qui, de leur côté, peuvent être clairsemées ou entassées de façon à devenir confluentes. Cette éruption de vésicules, accompagnée parfois d'une élévation de température du côté malade, se fait par poussées, de manière que les phlyctènes peuvent apparaître à des périodes différentes, soit sur les diverses plaques, soit aussi sur une seule et même plaque (*Hybord*). La transformation de ces phlyctènes en pustules, à contenu trouble, et leur dessiccation s'effectuent souvent avec une telle rapidité qu'on n'a pas le temps, si on ne voit ses malades qu'une fois toutes les vingt-quatre heures, d'assister à ces diverses phases. La durée de l'éruption peut varier sensiblement suivant sa gravité; dans la généralité des cas il faut compter trois semaines pour l'évolution totale de la maladie. De l'intensité de l'éruption dépend aussi si elle laissera des traces cicatricielles ou non.

Ce qui rend le zona ophthalmique particulièrement pénible pour le malade, ce sont les *suites* fâcheuses et les *complications* graves qu'il peut présenter.

Il a déjà été question des névralgies qui précèdent l'apparition du zona. Celles-ci peuvent se continuer d'une manière permanente, dans la région occupée par l'éruption, et persister, alors que les cicatrices seules révèlent encore la maladie primitive. En même temps que ces névralgies persistent, la peau occupée par l'éruption du zona se montre plus ou moins anesthésiée. Comme l'a observé *Bowman*, il peut se faire que cette anesthésie rétrograde en même temps que les douleurs névralgiques, et qu'une hyperesthésie cutanée la remplace et concorde avec une recrudescence des douleurs névralgiques.

Les *complications du zona palpébral* les plus sérieuses consistent dans l'extension de la maladie aux branches du trijumeau, qui fournissent à la conjonctive, à la cornée et à l'iris.

Une éruption d'herpès conjonctival, semblable à la conjonctivite phlycténulaire, s'observe exceptionnellement, échappe facilement à l'observation, à cause du gonflement des paupières qui accompagne l'éruption cutanée, et semble précéder la formation des vésicules sur le derme (*Hybord*). Cette éruption a pour effet d'augmenter la sécrétion conjonctivale, elle accentue le larmoiement, laisse plus facilement persister une anesthésie de la muqueuse, mais ne présente guère d'autre importance.

Un fait bien autrement sérieux est la productien d'un herpès cornéen, accompagné dans la presque totalité des cas de symptômes d'iritis. Cette complication, annoncée par la photophobie et de vives douleurs, se révélant par l'injection périkératique, ainsi que par l'apparition d'un nombre variable de petites ulcérations (car on ne peut guère voir l'éruption même d'herpès sur la cornée), s'observe à peu près dans la moitié des cas. Nous renvoyons, quant à la description de l'altération cornéenne, à l'article spécial (herpès cornéen). Comme *Hutchinson* l'a fait ressortir, les complications du côté de la cornée et de l'iris n'apparaissent que lorsque l'éruption du zona est en pleine évolution, ou même sur son déclin (sixième ou septième jour). On peut formuler, comme *Hybord* l'a fait, que « dans le zona ophthalmique, l'iris et la cornée souffrent rarement quand l'éruption ne siège pas sur le territoire des branches du nerf nasal; ils souffrent habituellement quand tout le côté du nez est envahi; l'iris et la cornée sont d'autant plus exposés à souffrir, et peut-être à souffrir gravement, que l'éruption recouvre tout le côté du nez ou l'aile du nez. »

Comme il a été dit à propos de la participation de la conjonctive au zona, une anesthésie analogue et parfois complète peut persister longtemps du côté de la cornée; la paresse de l'iris semble, elle aussi, se rapporter à un état semblable. Dans un nombre restreint de cas, des paralysies musculaires plus ou moins complètes peuvent accompagner le zona.

Pour ce qui regarde l'anatomie pathologique du zona, sur laquelle les travaux de Charcot ont jeté une vive lumière, on peut dire que le zona en général est la manifestation cutanée d'une névrite infectieuse (et à prédisposition héréditaire), localisée, dans la forme ophthalmique, au ganglion de Gasser, mais que la voie de transmission n'est guère élucidée.

C'est entre soixante et soixante-dix ans qu'on observe le plus souvent le zona ophthalmique qui, comme le zona en général, frappe plus fréquemment le côté droit que le gauche, et diminue de fréquence progressivement jusqu'à l'âge adolescent. Les hommes paraissent plus spécialement exposés à cette maladie que les femmes.

Le *traitement* pendant l'éruption doit consister dans l'emploi de poudres desséchantes (poudre de riz et oxyde de zinc ou acide salicylique pulvérisé) et l'usage de la pommade antiblépharitique sur des bandelettes de toile. Les lésions oculaires seront soignées suivant les données ordinaires. Des injections de morphine doivent être employées contre les névralgies ou l'hyperesthésie tourmentant le malade. Pour combattre les névralgies persistantes intenses, on aura rarement besoin de recourir à la section nerveuse (*Bowman*, *Hutchinson*), car on trouvera un agent puissant dans les courants continus.

2° Inflammation du bord libre des paupières.

Le but essentiellement clinique de cet ouvrage explique pourquoi nous avons, d'une part, dissocié des maladies inflammatoires de la totalité des paupières, celles de son bord libre, et d'autre part, comment nous comprenons sous le nom de phlogoses, non seulement *a.* les altérations désignées sous le titre général de blépharite, mais encore *b.* les affections syphilitiques et *c.* les altérations morbides des cils.

a. BLÉPHARITE CILIAIRE, BLÉPHARO-ADÉNITE.

Les causes qui produisent l'hypérémie du bord ciliaire peuvent, lorsqu'il s'y ajoute en même temps un élément infectieux, déterminer une inflammation d'intensité et de gravité variables. L'irritation vient, soit de la conjonctive devenue le siège d'une sécrétion morbide, soit des follicules pileux, des glandes sébacées, sudoripares ou de Meibomius, soit enfin du contact prolongé des larmes, lorsqu'un obstacle quelconque s'oppose à l'élimination de ce produit. Tout en admettant cette multiplicité de causes, il ne faut pas perdre de vue que le résultat final est la production d'une des diverses variétés d'*eczéma*, et qu'à part la forme d'eczéma qu'on peut avec *Gayat* appeler *traumatique*, il arrive encore que l'on observe une forme *spontanée*, ou idiopathique, chez des individus prédisposés. Dans ce dernier cas les paupières ne sont qu'un point de prédilection, comme le pourtour des orifices naturels, les replis tégumentaires (pavillon des oreilles, aines, aisselles, etc.).

Au point de vue pratique, on peut distinguer trois variétés de blépharite, ce sont :

1° La blépharite ciliaire simple;

2° La blépharite ciliaire hypertrophique ;

3° La blépharite ciliaire exulcéreuse.

1° La *blépharite simple* est celle dont l'évolution n'entraîne aucune altération anatomique importante dans les parties constituantes du bord ciliaire. Celui-ci est rouge, offre des vaisseaux turgescents, et la partie du derme qui supporte les cils, légèrement tuméfiée, est enduite de pellicules peu épaisses qui couvrent parfois de faibles excoriations, succédant à de petites pustules développées entre les cils ou à leur base. A côté de cet *eczéma* rappelant la forme *aiguë*, on peut rencontrer la variété d'*eczéma sycositeux*, dans laquelle la racine du cil se montre déjà, à l'inspection directe, très gonflée et jaunâtre. La gaine externe adhère ici au poil, les couches épithéliales qui la composent se trouvent fortement gonflées et imbibées, et comme la racine du cil lui-même, farcies de bacilles et de globules de pus D'autres fois ce sont des pellicules fines et friables qui recouvrent les cils suivant une hauteur variable. Dans cette forme d'*eczéma squameux* (de séborrhée sèche), les cils se montrent aussi sensiblement altérés, souvent leur pointe apparaît dédoublée et, en les enlevant, on entraîne la gaine interne du cil qui est gonflée et ramollie. La masse médullaire du poil est pigmentée jusque vers la racine, et quoique pareille chose s'observe aussi normalement, le nombre de ces cils à racine pigmentée frappe l'observateur.

2° La *blépharite hypertrophique* peut procéder de la forme précédente. Elle se caractérise par ce fait que les follicules pileux prennent, à l'inflammation, encore beaucoup plus de part. Le tissu connectif, par suite d'une accumulation de cellules lymphoïdes, s'hypertrophie, d'où il résulte un gonflement souvent très marqué du bord de la paupière correspondante. C'est dans cette variété de blépharite que l'on a lieu d'observer une production exagérée des éléments épithéliaux et graisseux que le follicule renferme. Le chorion se trouve infiltré de cellules et ses papilles gonflées et hypertrophiées.

3° La *blépharite exulcérative* a pour caractère essentiel la destruction par suppuration des follicules pileux. Il est possible que l'inflammation primitive ait été assez intense pour déterminer cette suppuration ; mais il est bien plus fréquent de voir le mal débuter par la blépharite simple ou hypertrophique, et déterminer dans les orifices des follicules un rétrécissement tel, que les produits qu'ils sont destinés à évacuer soient retenus dans le sac du bulbe, où ils deviennent le point de départ d'une inflammation suppurative.

Dans cette variété de blépharite, on voit s'élever, sur les bords gonflés des paupières, des pustules assez larges, perforées par un cil. Lorsqu'on arrache le poil au moyen d'une traction modérée, il est quelquefois possible d'amener avec lui une gouttelette de pus enveloppée dans une sorte de poche composée de cellules épithéliales. Ces pustules deviennent le point de départ d'ulcérations profondes et de croûtes, occupant toute la longueur du champ d'implantation des cils et donnant lieu finalement à une traînée cicatricielle. A mesure que le tissu inodulaire se développe, le bord libre de la paupière cesse de s'appliquer exactement contre le globe de l'œil, et se tourne en dehors; en même temps les orifices des glandes de Meibomius prennent une direction curviligne et s'oblitèrent. L'éversion du bord palpébral, rougeâtre et complètement arrondi, augmente progressivement et il se forme alors un véritable ectropion. Les conduits lacrymaux, tournés en dehors, perdent ainsi leurs fonctions, et la stagnation des larmes qui en résulte est encore une cause puissante d'irritation, car elle agit en excoriant les parties exposées au contact de ce liquide. Les paupières sont presque absolument dépourvues de cils (*madarosis*) et ceux-ci sont remplacés par quelques poils incolores.

La *marche* de la blépharite, quelle que soit la forme qu'elle affecte, est généralement chronique. Il est rare d'observer une inflammation aiguë du bord ciliaire.

Nous croyons peu nécessaire d'insister sur *l'étiologie* de la blépharite, car les différentes sources de cette affection ont déjà été indiquées. Les points d'implantation des cils sont, même chez les personnes soigneuses, des nids de bactéries, aptes à infecter cette région. Il est de fait que les sujets qui paraissent prédisposés à la séborrhée, qui souffrent de l'acné, ou dont la peau est couverte de comédons nombreux, sont plus exposés que les autres à la blépharite ciliaire. Il en est de même des personnes, ordinairement blondes, dont la peau est irritable à l'excès et devient aisément le siège d'un eczéma. Quant aux blépharites unilatérales, on a presque toujours lieu de les rapporter soit à l'obstruction de quelque partie des voies lacrymales, soit à une simple déviation des points lacrymaux.

Traitement. — Il importe tout d'abord de rechercher si la blépharite n'est que la

FIG. 6.

conséquence d'une autre affection contre laquelle il faudra premièrement porter toute son attention. Dans ce chapitre, nous nous occuperons spécialement de la dermatose. Un praticien attentif doit se renseigner exactement sur la source d'où elle a pris naissance et d'où elle tire les éléments qui l'entretiennent. Si, par exemple elle est le fruit d'une hypersécrétion des glandes sébacées, on doit faire consister le traitement dans l'emploi des moyens recommandés contre la séborrhée. Les soins d'une propreté minutieuse, au moyen de lotions aseptiques chaudes, sont indiqués ici d'une façon toute spéciale : les malades doivent débarrasser régulièrement leurs cils et le bord libre de la paupière des croûtes qui y restent adhérentes, et dans ce but, on conseille aux personnes intelligentes l'emploi d'une petite pince à curettes pleines (fig. 6), très apte à entretenir une propreté scrupuleuse si nécessaire en pareil cas. Il est indispensable pour les personnes atteintes de blépharite ou qui y sont prédisposées de se nettoyer chaque matin les paupières avec de l'eau aussi chaude qu'il sera possible de la supporter, et l'usage des cataplasmes doit jouer un rôle essentiel dans le traitement des blépharites invétérées.

Comme il s'agit généralement dans ces cas d'un simple pityriasis ou d'un eczéma rubrum, l'emploi de l'huile de cade, indiqué à l'occasion de l'érythème des paupières, peut suffire. S'il n'en est pas ainsi, l'emploi de pommades faibles à l'oxyde de zinc et au précipité rouge ou blanc (5 centigrammes pour 5 grammes de vaseline) dont on étend, au moyen d'un pinceau, une couche très mince sur les parties affectées, suffit pleinement pour maîtriser la maladie. La pommade que nous désignons sous le nom de *pommade antiblépharitique* et qui se rapproche de celle que Hebra employait dans les affections eczémateuses, donne particulièrement d'excellents résultats. En voici la formule :

℞ Emplâtre de plomb simple.............	}	30 grammes.
Huile de lin........................	}	
Baume du Pérou......................		1gr,20.

Le mode d'emploi est le suivant : on recouvre des rondelles de toile d'une couche de cette pommade, et on les applique le soir sur les paupières fermées, pour ne les enlever que le matin.

Mais il n'en est pas ainsi lorsque le bord ciliaire est très tuméfié, excorié, et surtout lorsqu'il présente de petites ulcérations; un corps gras quelconque ne ferait alors qu'augmenter l'irritation. Dans ces cas, on commencera le traitement par l'usage de topiques astringents, c'est-à-dire de comoresses longuettes imbibées d'une solution de sous-acétate de plomb (4 grammes pour 300 grammes), de sulfate de zinc ou de nitrate d'argent (1 gramme pour 300 grammes). Si les ulcérations du bord palpébral tendent à gagner en profondeur, il faudra les toucher tous les deux ou trois jours avec un crayon très effilé de nitrate d'argent mitigé et porter immédiatement sur les points cautérisés un pinceau mouillé d'eau salée.

L'épilation des cils, surtout des cils malades, est nécessaire tous les trois ou quatre jours et réclame beaucoup de soin dans l'exécution, lorsqu'il est avéré que l'inflammation a son point de départ dans les follicules pileux, c'est-à-dire qu'il s'agit d'une forme d'eczéma sycositeux.

Aussitôt que le bord libre des paupières manifeste la moindre tendance à se porter en dehors, on doit se hâter de remédier à la déviation des points lacrymaux inférieurs, en fendant le conduit dans une longueur proportionnée au degré d'éversion et de tuméfaction de la paupière malade. Si la coaptation vicieuse de la paupière inférieure rend impossible l'élimination régulière des larmes, il faut recourir à un des procédés opératoires indiqués à l'article « Ectropion », et ici, principalement, les procédés recommandés par M. A. Weber peuvent trouver leur application.

Chez les personnes à prédisposition herpétique (eczémateuse), l'usage des ferrugineux et de l'arséniate de soude ne sera jamais négligé ; en même temps on prescrira aux enfants des lotions générales sur la peau avec de l'eau salée (eau de mer).

b. LÉSIONS SYPHILITIQUES.

Les *ulcères syphilitiques primitifs* se rencontrent quelquefois sur les paupières, ce qui n'est pas surprenant, si l'on considère combien sont fréquents les attouchements de ces parties avec les mains et les lèvres. On peut y rencontrer toutes les diverses formes de chancre. Ce qui renseignera surtout le médecin sur la nature spécifique de l'ulcération, ce sont les antécédents du malade, les résultats positifs de l'inoculation et l'essai fructueux d'un traitement interne approprié. La coloration plus foncée des bords de l'ulcère, la disposition d'après laquelle ils semblent taillés à pic, l'induration, parfois de consistance cartilagineuse, que présente sa base, et le gonflement des ganglions préauriculaires, sont ici des caractères d'une valeur moins sûre.

Lorsqu'on n'a pas le soin de combattre énergiquement ces ulcérations syphilitiques, elles peuvent amener des désordres considérables, et quand elles ont pris une certaine étendue, elles sont presque constamment suivies de la déviation, sinon de la destruction partielle ou totale des paupières.

Les *ulcérations syphilitiques de la période secondaire*, ordinairement accompagnées d'autres lésions secondaires, s'observent en général chez des sujets au-dessous de la quarantaine; c'est le contraire qui arrive pour les ulcérations cancéreuses, dont il est souvent très difficile de les différencier. Les diverses variétés de lupus (exfoliatif, tuberculeux, hypertrophique) mettent le praticien dans le même embarras. Il se servira, pour éclairer son diagnostic, du mode d'après lequel cette affection exerce son action destructive, soit que la peau rougie et indurée disparaissse sous une exfoliation continue, soit que les boutons (tubercules) subissent la fonte purulente et deviennent ainsi la cause d'une perte de substance progressive. Mais il est bien rare, lorsque le mal prend un grand développement et qu'il est de nature spécifique, que d'autres manifestations syphilitiques fassent défaut.

Les ulcérations syphilitiques secondaires et tertiaires présentent dans leur évolution une particularité digne de remarque : c'est que la destruction successive et complète des paupières n'entraîne pas nécessairement la fonte du globe oculaire, qui trouve souvent, pendant le sommeil, une suffisante protection sous les vestiges de paupières qui ont pu persister.

Chez les enfants en bas âge, les éruptions pustuleuse et papuleuse sont bien plus fréquentes que les ulcères. Presque toujours s'y joignent, chez eux, d'autres accidents secondaires. Mais les kératites destructives doubles qui se présentent souvent chez les enfants chétifs peuvent être considérées comme névro-paralytiques.

Il est bien entendu que d'autres manifestations secondaires (condylomes, plaques muqueuses, pustules) peuvent se rencontrer sur les paupières; mais elles font alors partie d'autres manifestations de la seconde période de l'infection et ne présentent rien qui soit digne de description. Seule, l'apparition, très rare d'ailleurs, de *productions gommeuses* isolées, sur les paupières, peut facilement induire en erreur même un observateur attentif. Cette erreur est d'autant plus aisée que la gomme a acquis un développement peu considérable, siège sur la région tarsienne et ressemble, même comme éléments histologiques, au chalazion. Dans la forme *chronique*, sous laquelle se présentent d'ordinaire les gommes des paupières, il se développe une série de petites tumeurs qui donnent, sous le doigt, absolument la sensation de chalazions. Ces gommes n'atteignent guère plus du volume d'un gros pois, finissent par s'exculcérer et guérissent sans laisser d'autres traces qu'une cicatrice tendineuse, blanchâtre, qui longe, sous l'aspect d'une ligne fine, le bord des paupières, ou forme une succession de petites cavités étroites recouvertes d'une peau luisante, fine comme du papier de soie. Suivant les observations de M. Hirschler, il existe aussi une forme d'infiltration gommeuse aiguë des paupières simulant la blépharite hypertrophique.

On a publié quelques observations de manifestations de syphilis *héréditaire* des paupières, pemphigus, gommes, ulcères.

Traitement. — Quant au *traitement* de ces différentes affections, il est indéniable que la médication mercurielle et principalement la méthode mixte (frictions avec l'onguent mercuriel, injections sous-cutanées de sublimé, lavements d'iodure de potassium, sirop de Gibert) donnent ici des guérisons souvent surprenantes par leur rapidité. Les petits enfants supportent mieux le calomel, qu'on leur administre dans du lait. Comme traitement local, on fera usage de compresses avec de faibles solutions de sublimé, et si les ulcérations primaires marquaient de la tendance à se propager, il serait bon de les cautériser avec le nitrate d'argent.

c. ALTÉRATIONS MORBIDES DES CILS.

Il est connu que la persistance des cils, destinés à tomber et à être remplacés par de nouveaux cils, peut amener un état de congestion de la peau qui, chez certaines personnes, va même jusqu'à produire la formation réitérée de petits furoncles (orgelets). En outre, à cette chute tardive peut s'adjoindre une altération de la constitution anatomique de la racine du cil, qui devient le siège d'une pigmentation foncée très intense. Il est vrai que, physiologiquement, en épilant les cils, on en rencontre presque constamment un certain nombre dont la racine est foncée ; mais ces cils sont rares, tandis que chez les personnes atteintes d'hypérémie du bord palpébral, qui peut leur occasionner une véritable asthénopie, on observe ces cils en nombre disproportionné relativement aux conditions normales, et l'enlèvement de ces cils fait cesser parfois instantanément les symptômes asthénopiques (sensibilité pour la lumière, fatigue rapide à chaque application).

L'état inverse s'observe sur les cils, à savoir que ceux-ci perdent leur pigment. La *canitie* ou *poliosis* peut être répandue sur tous les cils d'un seul côté, ou même seulement sur la moitié ou un tiers d'une paupière. Chez certains malades on voit même des portions, ou la totalité du sourcil, atteintes de poliosis. On sait que la coloration des cils et des sourcils persiste bien plus longtemps dans un âge avancé que cela n'a lieu pour les cheveux et la barbe.

Il paraîtrait que cette dépigmentation peut être le résultat d'une innervation morbide (*poliosis nervotica*, Michel) ; on a observé que les cils se décoloraient sur des yeux qui devenaient le siège d'une ophthalmie sympathique. L'influence nerveuse sur la nutrition des cils peut aussi être observée, à la suite d'une commotion violente de la région sourcilière ; les cils et les poils du sourcil, ainsi qu'une partie de ceux du cuir chevelu du côté correspondant, ont grisonné et sont tombés (Rayer).

Une pareille *alopécie* de la région du bord palpébral et du sourcil peut être congénitale ; bien plus fréquemment elle est acquise et s'observe comme un signe du *pityriasis rubrum*, ou concorde avec le *defluvium capillorum* des manifestations secondaires de la syphilis, ou enfin est en rapport avec l'*alopécie areata*.

Un *accroissement exagéré du nombre des cils* s'observe aussi comme anomalie congénitale, de manière qu'une double rangée de cils garnit le bord palpébral ou qu'une triple rangée s'y trouve implantée (*distichiasis* et *tétrastichiasis congénital*). Ce qui distingue cette conformation congénitale, c'est que l'implantation de la rangée supplémentaire est absolument rectiligne.

L'*hypertrophie* des cils s'observe quelquefois exceptionnellement sur une partie circonscrite du bord de la paupière, si celle-ci a été le siège d'une ulcération n'ayant pas intéressé et détruit le support des follicules.

L'*atrophie* des cils concorde presque constamment avec un *déplacement* et une *déviation* qu'on désigne sous le nom de *trichiasis*. Le trichiasis ne doit être décrit ici qu'au point de vue des altérations que les causes occasionnelles ont fait subir aux cils, altérations dont nous empruntons la description microscopique à M. Michel.

Chez des personnes âgées, à peau très fine, fortement ridée, on peut observer une déviation des cils (trichiasis partiel) qui se rencontre sur divers points, principalement à la paupière supérieure. Les cils, incurvés vers la fente, sont très fins et souvent décolorés dans toute leur étendue. « L'examen microscopique démontre une altération particulière du cil consistant dans un épaississement uniforme de la racine qui se termine au col du poil, pour donner ainsi à celui-ci une conformation qu'on ne peut mieux comparer qu'à une baguette de fusil (fig. 7, *a*). La racine du cil est uniformément relâchée, la tige elle-même, çà et là épaissie, offre sur un point

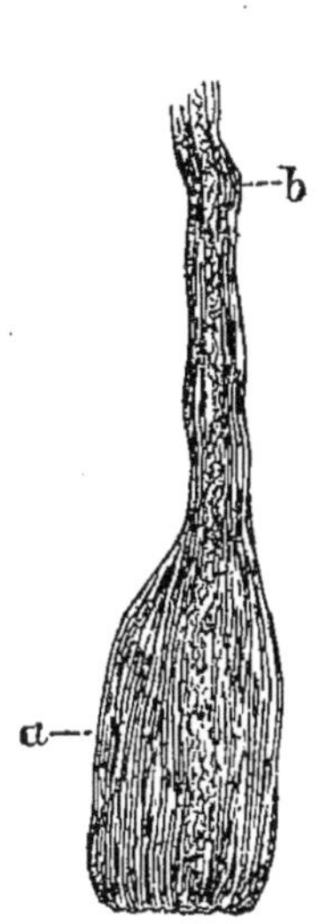

FIG. 7. — Épaississement uniforme de la racine, le léger épaississement en bouton n'occupant guère qu'une petite étendue de la gaine.

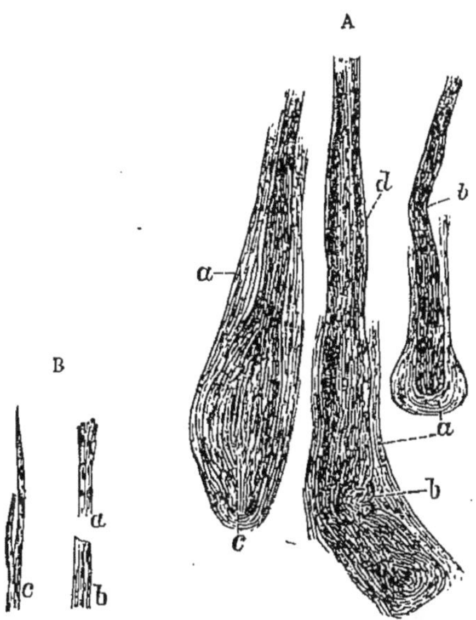

FIG. 8. — Cil épilé d'un trachome (trichiasis).

A, racine avec gaine du poil : *a*, gaine interne; *b*, inflexions du cil; *c*, épaississement irrégulier de la racine; *d*, épaississement en bouton de la tige. — B, pointe du poil : *a*, pointe fendillée; *b*, cassée; *c*, partagée. — Préparation à la glycérine. Grossissement, Hartnack, VIII. Oculaire, 3.

ou un autre de son étendue une incurvation (fig. 7, *b*). Cette altération morbide, dont la cause est encore inconnue, finit par la chute du poil malade et semble être ainsi une forme transitoire. »

A la suite de blépharites ulcéreuses prolongées ou d'un trachome invétéré, l'état suivant peut se présenter : les cils sont rares, mal développés, chétifs, et, au lieu de prendre une direction normale, ils se recourbent vers la fente, c'est-à-dire qu'ils affectent une disposition inverse à leur état ordinaire. « La structure microscopique montre diverses altérations. Les pointes semblent pour ainsi dire cassées et l'on voit fréquemment des cils offrant un fendillement qui s'étend assez loin, de façon qu'une moitié du cil l'emporte en épaisseur sur l'autre (fig. 8, B, *a*, *b* et *c*). Sur la tige du poil, moins souvent sur la racine, se rencontrent des épaississements en forme de boutons qui se succèdent en nombre assez considérable (fig. 8, A, *d*). La racine du cil ne paraît ordinairement épaissie que d'un côté (fig. 8, A, *c*). Dans la majorité des cas, elle est atrophiée et il n'est plus possible d'y apercevoir de noyaux. Ce qu'on appelle d'habitude le col du poil manque ordinairement tout à fait (fig. 8, A, *b*), en ce sens qu'il existe une transition insensible avec amincissement progressif de la racine vers la tige. Souvent la racine se montre fortement pigmentée, mais toute pigmentation peut aussi faire défaut. En épilant le cil, la gaine interne de la racine accompagne le poil (comme le montre la figure 8, A); elle est de même atrophiée ou encore comme gonflée sur divers points. Il est à remarquer que la tige (fig. 8, A, *b*) aussi bien que la racine (fig. 8, A, *b*) présentent des inflexions qui portent souvent même sur la gaine interne (fig. 8, A, *b*). Le terme de pareilles altérations est l'*atrophie* du poil.

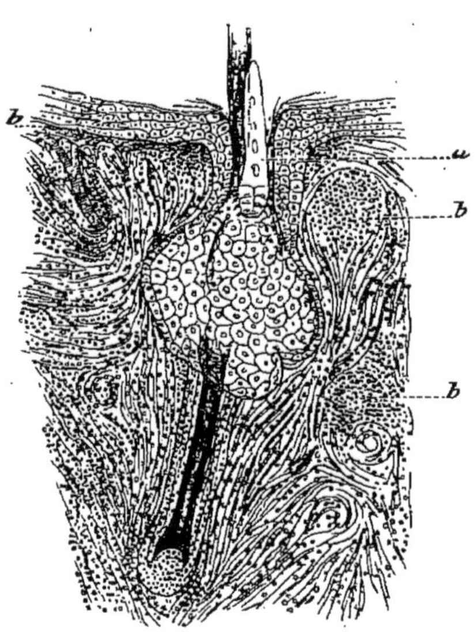

Fig. 9. — Coupe perpendiculaire à travers un pli de la paupière supérieure.

a, Acarus folliculorum; *b*, cellules lymphoïdes accumulées dans le tissu sous-cutané (abcès microscopiques). Hartnack, VII. Oculaire, 3.

Parmi les *parasites végétaux* qu'on rencontre sur les paupières, et particulièrement près des cils, citons la présence de croûtes de favus qui ne se différencient guère de celles des autres régions. M. Schiess a trouvé qu'en pareil cas les éléments caractéristiques du favus ne pénétraient que jusqu'à la gaine interne de la racine, mais non dans le cil même.

Il est d'un médiocre intérêt de s'arrêter aux *parasites animaux* qui peuvent être observés aux paupières, comme, d'ailleurs, sur les autres régions du corps. La figure 9, représentant une coupe pratiquée par le professeur Sattler sur une paupière atteinte d'engorgement chronique (scrofuleux), nous montre dans un poil du derme de la paupière un acarus folliculorum, ainsi que cela se rencontre, chez des sujets absolument sains, dans la région de l'aile du nez et de la joue.

ARTICLE IV

D. — Hypertrophie et atrophie.

Hypertrophie. — 1° On peut regarder comme une hypertrophie *partielle* de la peau des paupières, portant de préférence sur le corps papillaire et la couche épidermique, la formation *a.* de *verrues*, *b.* de *papillomes*, *c.* de *télangiectasies* et *d.* d'*excroissances cornées.*

a. Les *verrues* sont presque toujours le résultat de l'hyperplasie du tissu connectif constituant des papilles, dans une partie circonscrite de la peau. Les papilles s'hypertrophient, se ramifient, et il peut même s'en développer de nouvelles dans l'intervalle de celles qui existaient primitivement. La préexistence de papilles dermiques n'a rien à faire avec ce genre de productions.

b. Le *papillome*, nævus folliculeux, qui n'est autre chose qu'une production hypertrophique isolée d'un nombre très restreint de papilles qui prennent un développement considérable, siège de préférence entre la rangée des cils et le bord tranchant des paupières. Les papillomes se différencient des verrues ordinaires, en ce que celles-ci montrent une base bien plus large et sont recouvertes d'une couche épidermique non fendillée. Ils peuvent acquérir un développement énorme et montrer un aspect fibreux, avec un revêtement épithélial très peu considérable (fig. 10). Mais on voit aisément la diversité de structure que peut présenter ce genre de production, en se reportant à la coupe faite par M. Michel (fig. 11), sur laquelle

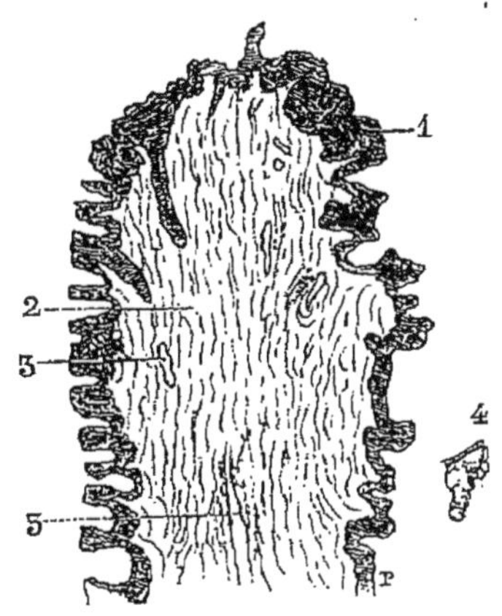

FIG. 10. — Papillome palpébral.
1, revêtement épithélial; 2, réseau fibreux en faisceau; 3, vaisseaux peu abondants; 4, diamètre grandeur naturelle, de la verrue. — Gross. 30. Dessin de M. Poncet.

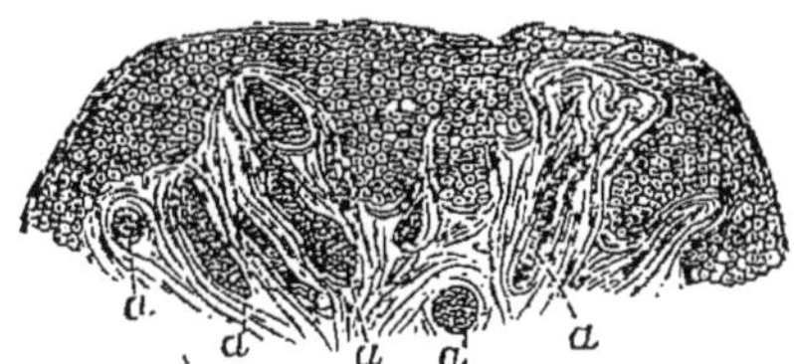

FIG. 11. — Verrue du rebord externe de la paupière inférieure.
Section transversale; *a*, vaisseaux. Hartnack, VII. Oculaire, 3.

on est déjà assez embarrassé d'établir la différence avec un épithéliome commençant.

On ne devra pas aussi oublier que la formation, chez des personnes âgées, de pareilles productions dénote une certaine tendance aux hypertrophies épidermiques et en particulier aux épithéliomes.

c. Nous nous contenterons d'arrêter l'attention sur l'une de ces espèces de verrues, à cause de l'intérêt pratique qu'elle présente : nous voulons parler des *nævi materni vasculaires* ou *tumeurs érectiles*, suivant quelques auteurs. Elles sont, comme les autres verrues, le résultat de la prolifération des papilles cutanées; mais, à mesure qu'une papille augmente isolément de volume, le vaisseau qui la traverse se développe et se dilate, de façon qu'il ne subsiste qu'une mince couche du tissu cellulaire hyperplasié, doublé lui-même, lorsque la verrue est superficielle, d'un stratum épidermique très peu épais.

Les caractères des nævi materni vasculaires subissent des variations très sensibles, suivant que des vaisseaux artériels ou veineux y prédominent. Les premiers forment des verrues proéminentes, d'un rouge écarlate, devenant manifestement turgescentes toutes les fois que la face est congestionnée. Elles ont plus de tendance à s'accroître avec rapidité que celles dont la constitution est plus particulièrement veineuse.

Ces tumeurs érectiles sont fréquemment congénitales (un de leurs sièges de prédilection est l'angle externe de la paupière supérieure ou du sourcil correspondant); elles sont susceptibles de changer brusquement d'aspect et de passer rapidement d'un état en apparence stationnaire à un accroissement des plus rapides. Elles peuvent ainsi envahir toute l'étendue de la paupière, en largeur et en épaisseur, proéminer, sous la conjonctive, se porter dans l'orbite et recouvrir une portion notable du visage.

Il faut distinguer de ces tumeurs télangiectasiques, les simples nævi rouges qui ne proéminent pas, ne font que gagner les paupières, et dont le siège principal est sur la joue ou le front (*nævi vaso-moteurs*).

Le *traitement* consiste à provoquer l'oblitération des vaisseaux, et le moyen le plus efficace pour atteindre ce but est l'électrolyse. La galvanocaustique, pratiquée avec un fil de platine dont on traverse la tumeur en plusieurs points, peut aussi donner de bons résultats.

Les injections de liquides coagulants (perchlorure de fer), après avoir, bien entendu, isolé la partie sur laquelle on agit avec une pince de Desmares, ne sont pas dépourvues de danger; il en est de même de la ligature exécutée en traversant la base du nævus avec une aiguille courbe munie d'un fil solide et double, au moyen duquel on lie séparément chaque moitié de la tumeur.

d. Une hypertrophie portant essentiellement sur la couche épidermique, et moins sur les papilles, donne lieu aux excroissances cornées, *cornua cutanea*, qu'on rencontre parfois sur les paupières.

Ces cornes cylindriques, à surface rugueuse et fendillée, d'une coloration grisâtre ou jaune brunâtre, ont une dureté cornée et se montrent, sous le microscope, composées de masses épithéliales juxtaposées et de ramifications vasculaires qui ne dépassent pas beaucoup leur point d'implantation (fig. 12). On peut les regarder comme une variété de verrue sur lesquelles elles se développent du reste aisément.

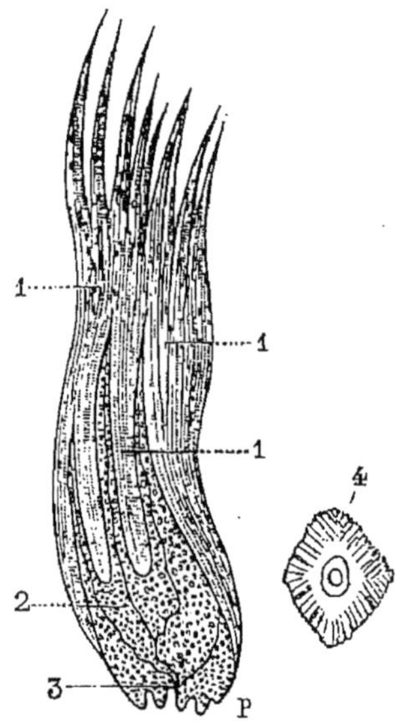

FIG. 12.

1, partie formée d'épithélium pavimenteux, souvent disposé en globes épidermiques; 2, centre de la corne formé par des cellules embryonnaires, devenant très rapidement épidermiques; 3, vaisseaux; 4, élément épithélial dentelé, constituant le revêtement. — Dessin de M. Poncet. (Cette corne, enlevée à la clinique, avait 15 millimètres de longueur sur 6 millimètres de diamètre.)

Ces cornes atteignent parfois un développement tel que, lorsqu'elles sont implantées sur le milieu de la paupière inférieure (comme cela a habituellement lieu), elles peuvent, ainsi que le démontrent les figures 13 et 14, empruntées à Schaw et à Sœlberg Wells, produire un ectropion. Dans le premier cas, la corne mesurait un pouce et demi de longueur, dans le second un pouce.

Lorsqu'on pratique l'ablation de ces excroissances cornées, il faut avoir soin d'en circonscrire la base avec le bistouri et d'enlever la partie du derme qui leur avait donné naissance.

2° Comme *hypertrophie cutanée* intéressant la *totalité* du tégument de la paupière, nous avons à nous occuper ici : *a.* du *lymphangiome*, *b.* des diverses variétés d'*éléphantiasis*, *c.* des *fibromes* et *d.* des *xanthomes*.

a. M. *Michel* a décrit une forme de *lymphangiome circonscrit* qui se développe principalement sur la crête de la paupière, vers l'angle interne, formant très lentement de petites tumeurs de la grosseur de la moitié ou de la totalité d'un pois, à

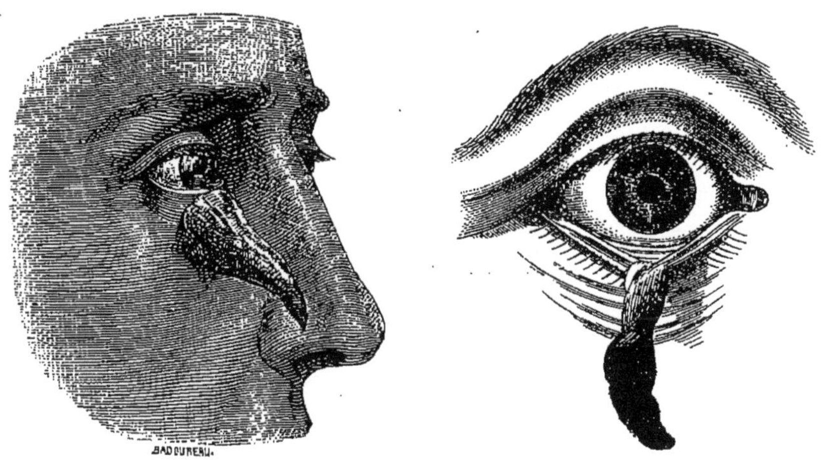

FIG. 13. FIG. 14.

surface lisse et de couleur rouge sale. En certains points, la procidence paraît un peu transparente. Lorsqu'on enlève ces petites tumeurs, il s'écoule un liquide clair. Des préparations, sous le microscope, montrent un tissu cellulaire fibrillaire, contenant des espaces libres plus ou moins grands et qui ont acquis sur certains points un développement considérable. Dans ces espaces, se trouve une masse finement granulée contenant des corpuscules lymphoïdes (fig. 15, *b*), tandis que les parois sont garnies de plaques d'endothélium (fig. 15, *a'* et *a''*). Il faut donc regarder ces tumeurs comme des lymphangiomes caverneux.

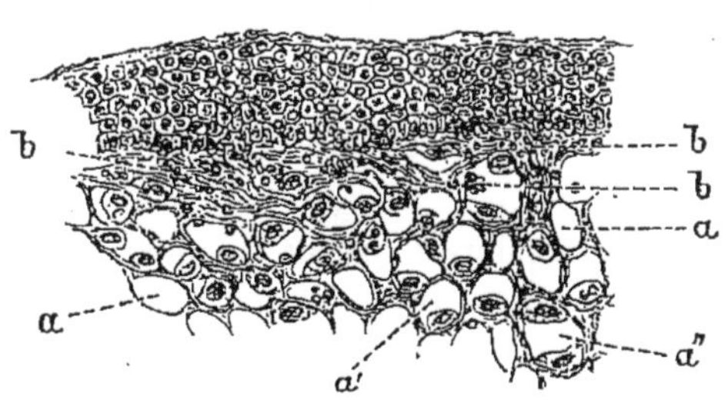

FIG. 15. — Lymphangiome de la crête externe de la paupière inférieure, coupe frontale. Coloration à l'hématoxyline. Préparation au baume du Canada. Hartnack, Object. VIII.

a, espaces caverneux; *a*, vide; *a'*, avec une plaque celluleuse; *a''*, avec deux plaques; *b*, corpuscules lymphoïdes.

Le lymphangiome, œdème lymphatique de Virchow, peut dans certains cas rares s'étendre sur la totalité des paupières et déterminer alors une difformité très choquante. Les paupières prennent l'aspect de poches flasques non pédiculées, ressemblant assez aux paupières œdémateuses, mais offrant un empâtement bien plus dense ; par une pression continue, on déplace le liquide, mais il persiste un épaississement du derme plus considérable que dans la distension par un simple œdème. La peau est lisse et pâle.

Broca a, en pareil cas, essayé l'emploi d'injections de perchlorure de fer, mais, là encore l'électrolyse nous paraît préférable et nous a donné de bons résultats.

b. Ces sortes de lymphangiomes ne sont évidemment qu'une variété de ce qu'on est convenu d'appeler *éléphantiasis arabum* et qui prend, suivant que la dilatation et l'hypergenèse du système vasculaire ont de préférence porté sur les vaisseaux lymphatiques ou sanguins, le nom d'éléphantiasis *lymphangoïde* ou *télangiectoïde*.

A la suite d'eczémas très tenaces du tégument de la paupière on peut observer un gonflement persistant, porté parfois à un très haut degré, et qui, anatomiquement parlant, n'est qu'une ébauche des altérations hypertrophiques de la peau. Ce qui différencie ces hyperplasies dermiques, aussi bien que les lymphangiomes,

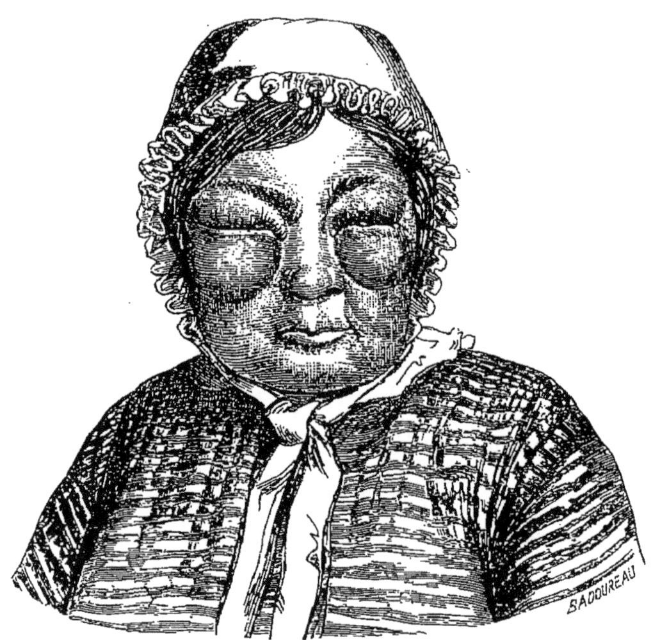

Fig. 16. — Gravé d'après une photographie.

du véritable *éléphantiasis*, c'est qu'elles n'acquièrent jamais un développement capable de constituer de véritables tumeurs, comme dans le cas représenté ci-dessus (fig. 16) et qui se rapporte à une femme d'une soixantaine d'années, d'une santé parfaite, dont les paupières s'étaient progressivement développées, sans qu'elles eussent jamais été le siège de douleurs ou d'une inflammation quelconque.

Toutefois la pachydermie a, en général, pour point de départ une succession d'inflammations érysipélateuses réitérées, comme on le voit dans d'autres parties du corps (scrotum, grandes lèvres), ou bien l'hypertrophie du tégument, particulièrement dans la forme télangiectasique, est un vice congénital capable de s'accroître ultérieurement jusqu'au point d'amener une véritable monstruosité.

Le microscope ne décèle aucune autre altération que l'hyperplasie du tissu cellulaire préexistant, qui se trouve infiltré d'une sérosité claire tenant en suspension un nombre considérable de cellules lymphoïdes. Les muscles et les autres éléments de la paupière peuvent paraître intacts, ou au contraire visiblement atrophiés. Le mode de développement de la tumeur et la mollesse de sa consistance empêchent de la confondre avec des productions morbides de nature maligne.

L'ablation de ces tumeurs est surtout indiquée, lorsque, par suite de leur pesanteur, elles se sont pédiculées et que leur enlèvement peut s'effectuer sans causer des déviations morbides des paupières.

c. Les *fibromes* sont constitués par une hyperplasie du tissu connectif moins généralisée que dans la forme précédente, et succédant moins manifestement à des altérations de nature inflammatoire. Ce sont des tumeurs presque toujours nettement circonscrites, variables dans leur consistance et dans leur configuration. Elles se composent essentiellement de tissu cellulaire et se développent parfois particu-

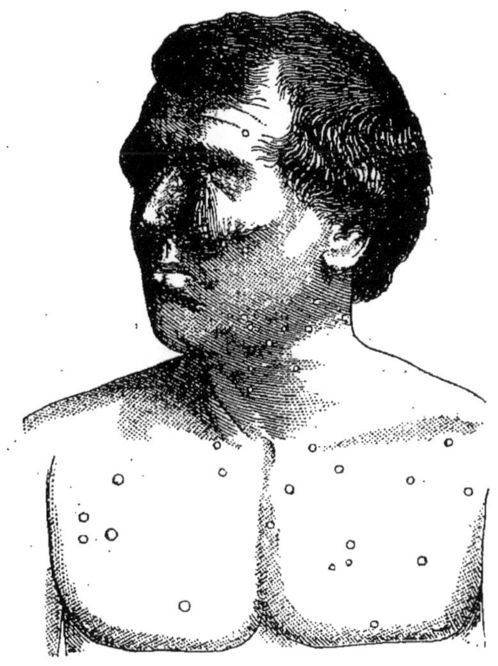

Fig. 17.

lièrement aux dépens de la gaine des nerfs. Pour ce qui regarde les paupières, elles prennent ordinairement leur point de départ dans celle des couches du tégument qui offre le plus de solidité, dans le corps papillaire.

Certaines de ces tumeurs, très souvent congénitales, se font remarquer par une excessive sensibilité au toucher, ce sont alors des *fibro-névromes*, se présentant ordinairement sous forme de nodosités ou de cordons ramifiés, dans lesquels on peut reconnaître des vestiges de fibres nerveuses. Mais on rencontre aussi aux paupières le simple fibrome, auquel on a assigné le nom de *fibroma molluscum.* Lorsque de très nombreuses tumeurs, datant pour la plupart de la naissance, recouvrent tout le corps, ces tumeurs forment, surtout là où le tissu sous-cutané est lâche, comme aux paupières, des poches qui se pédiculisent et acquièrent parfois des dimensions considérables, comme dans le cas relaté par Horner et représenté par Michel (fig. 17). Le fibrome occupait la paupière supérieure gauche et avait presque la grosseur d'un œuf. Tout le tronc était parsemé de petites tumeurs du volume d'un pois ou d'un noyau de cerise. La tumeur palpébrale existait déjà à la naissance, elle augmenta de volume jusqu'à l'âge de sept ans, resta alors stationnaire, mais deux ans après elle prit de nouveau un accroissement rapide. Les petites tumeurs éparpillées sur le corps ne se seraient développées que pendant la deuxième année. L'examen histologique permit de constater la composition de la tumeur palpébrale, formée par un tissu cellulaire mollasse avec fibrilles fines renfermant peu de cellules.

Il est évident que ces tumeurs, de nature bénigne, ne méritent un *traitement*

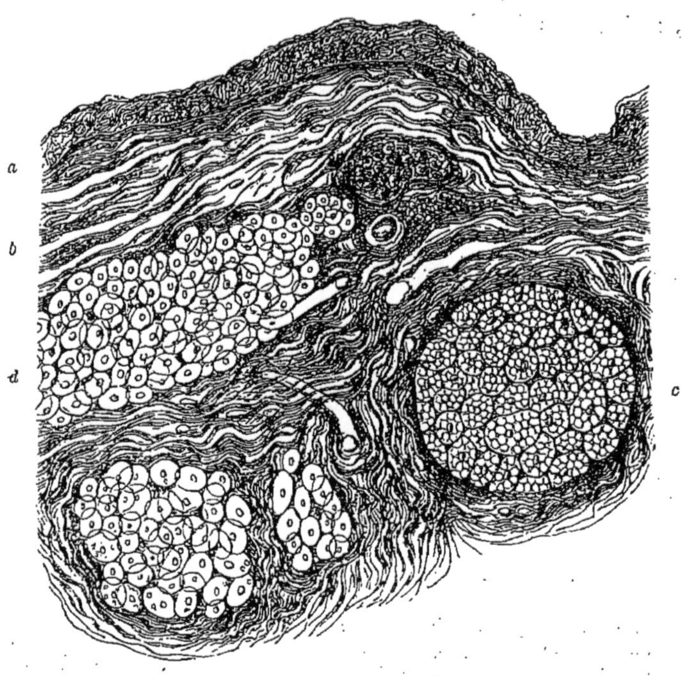

Fig. 18. — Xanthélasma, d'après Geber et Simon.

a, rete Malpighi; b, tissu cellulaire du derme; c, glande sébacée à très larges cellules (Euchymzellen); d, plaque de cellules sébacées repullulées.

que lorsqu'elles augmentent progressivement de volume, de manière à gêner les mouvements des paupières ou à défigurer les malades. Il peut exister de sérieuses difficultés pour leur ablation, à cause de l'impossibilité de conserver la peau qui, souvent, sur une grande étendue, adhère intimement aux fibromes et à cause des hémorrhagies auxquelles on s'expose en poursuivant ces tumeurs, pour les enlever complètement, dans la profondeur des régions qu'elles occupent.

d. Comme *fibromes lipomatodes*, a longtemps figuré une dégénérescence hypertrophique de la peau qu'on désigne actuellement sous le nom de *xanthome* ou de *xanthélasma* (taches jaunes). Il ne faut pas confondre avec le vrai xanthélasma, *xanthoma planum*, une forme de milium confluent à laquelle on a assigné le nom de *xanthoma tuberosum*, et qui n'a absolument rien de commun avec la maladie qui nous occupe, sinon une ressemblance peu accusée.

Le *xanthelasma*, ou xanthoma planum, apparaît presque toujours sous forme d'une plaque ovalaire ou irrégulière siégeant au-dessus du ligament palpébral interne (plus souvent à gauche qu'à droite). Cette plaque isolée a une coloration jaunâtre, argileuse, et sa surface est parfaitement lisse ou légèrement plissée, si la plaque a une étendue considérable. Il se forme après un certain temps plusieurs taches autour de la plaque primitive, qui, au toucher, donnent une sensation veloutée. Dès qu'un groupe considérable de taches s'est développé sur la paupière supérieure, il en apparaît une au-dessous du ligament palpébral interne, et, après un temps plus ou moins long, un cercle de ces groupes de taches a longé les paupières. Habituellement il se trouve sur les paupières, du côté opposé, un cercle semblable, mais moins étendu.

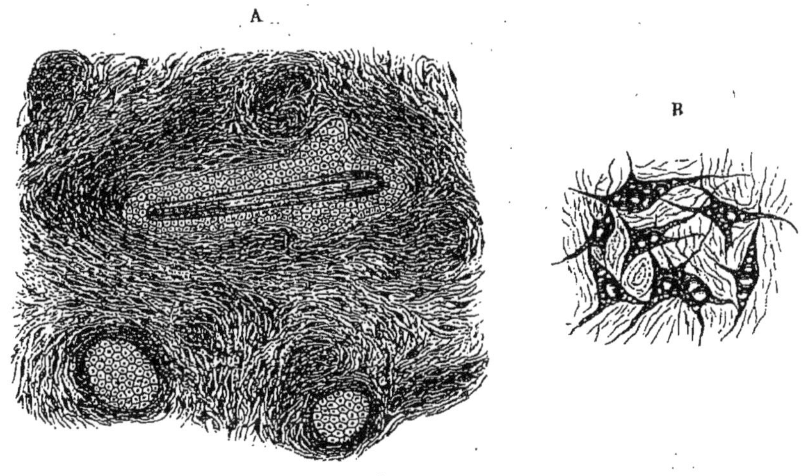

Fig. 19. — Xanthélasma (Waldeyer).

A, parcelle d'un foyer de xanthélasma à un grossissement de 200 à peu près. Bulbe pileux avec poil se présentant sur une coupe longitudinale, entouré d'un nombre considérable de cellules dégénérées. — B, quelques cellules du tissu cellulaire avec dégénérescence graisseuse, vues à un fort grossissement

Le *xanthelasma tuberosum* se présente sous forme de petites plaques arrondies d'un jaune plus clair, constituées par un cercle de petites élevures entourant l'orifice d'une glande sébacée et sillonnées de très fins vaisseaux. En réalité, il s'agit d'un milium confluent. C'est ce que l'on peut voir sur la figure 18, démontrant que l'on a eu affaire à un faux xanthélasma, le xanthélasma tuberosum, qui ne consiste en rien autre chose qu'en un développement hyperplasique des glandes sébacées, en partie oblitérées, en partie élargies. Ces glandes montrent une grandeur excessive, ainsi que les éléments épithéliaux qu'elles renferment (fig. 18, *c*). Des agglomérations de semblables cellules se trouvent réparties dans le voisinage des glandes (fig. 18, *d*).

La figure 19, empruntée à Waldeyer, révèle le vrai caractère du xanthélasma planum, qui réside dans une dégénérescence des corpuscules du tissu cellulaire hyperplasiés. Ces corpuscules de tissu cellulaire ont augmenté autour des bulbes pileux, des glandes, des vaisseaux et des nerfs, mais les glandes sont hors de cause.

La prolifération du tissu cellulaire et sa dégénérescence graisseuse consécutive (fig. 19, B) s'opèrent suivant des groupes situés entre les bulbes pileux et les glandes sébacées (fig. 19, A).

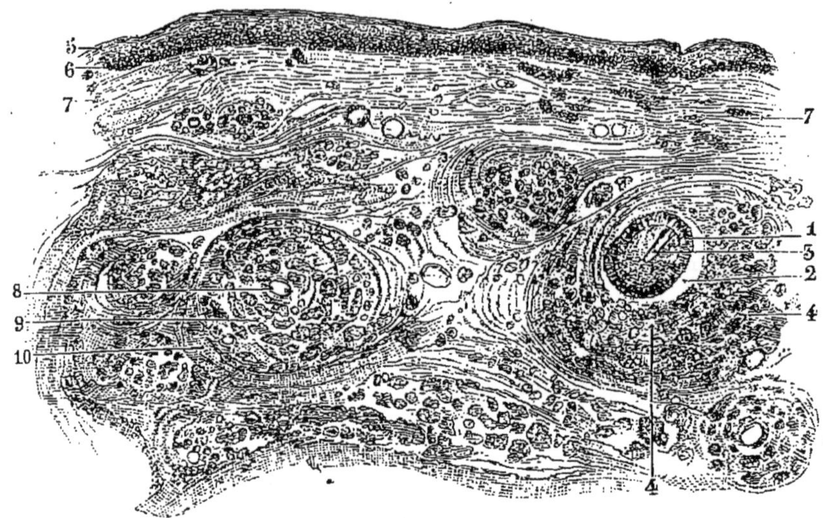

FIG. 20. — Coupe à travers une plaque excisée de xanthélasma des paupières, par M. Poncet.

1, épithélium des gaines d'un poil; 2, gaine connective saine; 3, poil; 4, nodule de xanthélasma; 5, couche cornée de l'épithélium; 6, épithélium profond pigmenté; 7, zone sous-épithéliale avec petits vaisseaux et taches de pigment noir (hématique); 8, vaisseau profond autour duquel, 9, le dépôt de cellules xanthélasmatiques; 10, faisceaux concentriques de tissu connectif.

Suivant M. Poncet, c'est particulièrement dans la gaine des vaisseaux que se passent les phénomènes principaux du xanthélasma (fig. 20). Autour d'un vaisseau

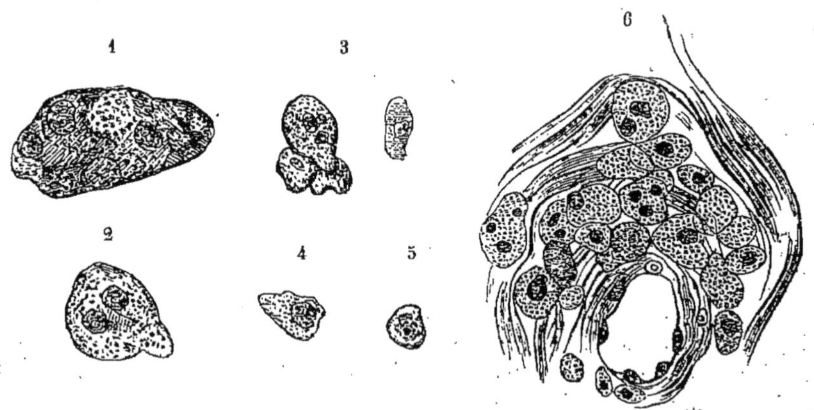

FIG. 21. — Éléments isolés et nodule. Gross. 400 (Poncet).

1, éléments jaune vert, avec granulations en groupes et trois gros noyaux, dont un en voie de division; 2, 3, 4, 5, différentes périodes d'altération; 6, nodule xanthélasmatique.

central, se voient des bandelettes concentriques de tissu conjonctif, séparées irrégulièrement les unes des autres par de gros éléments nouveaux, larges cellules pathognomoniques de la maladie contenant souvent plusieurs noyaux isolés, à nucléoles multiples, au milieu de molécules de matière graisseuse spéciale au xanthélasma (fig. 21).

L'*étiologie* du xanthélasma est encore tout à fait obscure. Malgré la fréquence d'un ictère antérieur, il ne peut pas être question d'un dépôt de pigment biliaire. On a constaté une influence héréditaire, principalement transmise de la mère à la fille. Il est avéré que c'est surtout chez des femmes mariées et ayant dépassé la quarantaine, qu'on observe cette maladie qui, lorsqu'elle a une fois pris une extension considérable en faisant un cercle plus ou moins complet autour des yeux, reste absolument stationnaire.

Au point de vue *thérapeutique*, on procède à l'ablation des plaques xanthélasmatiques, lorsque la difformité est assez accusée pour que cette opération cosmétique soit réclamée par le malade.

Atrophie. — A part les cas d'*aplasie lamineuse*, où l'atrophie atteint de préférence le muscle orbiculaire, nous ne rencontrons un amincissement atrophique de la peau palpébrale que chez certains vieillards à peau très flasque, et chez lesquels celle-ci forme alors du côté du grand angle des replis considérables qui peuvent, jusqu'à un certain point, voiler la fente (épiblépharon de Ammon).

ARTICLE V

E. — NÉOPLASIES, TUMEURS DES PAUPIÈRES.

En les classant suivant leur fréquence et leur bénignité, nous aurons à nous occuper ici :

1° Des granulomes ou chalazions;
2° Des tumeurs kystiques (*a*. athéromes; *b*. cysticerques) ;
3° Du lipome ;
4° De l'épithéliome ;
5° Du sarcome ;
6° Du carcinome.

1. — CHALAZION (*granulome palpébral*).

Le chalazion doit être envisagé comme un granulome et non comme une simple transformation kystique d'une glande meibomienne. Toutefois ce sont des changements morbides de la glande, en particulier l'infarctus de son contenu (1), qui, exerçant une irritation sur les parties voisines du tarse, provoquent dans ces points le développement de cette tumeur. En outre, dès que le granulome a acquis un certain développement, il fait en quelque sorte invasion dans la cavité glandulaire et donne alors lieu à des phénomènes de cloisonnement, de rétention et de déliquescence du contenu glandulaire.

(1) M. Sattler (*Compte rendu du Congrès de Heidelberg*, 1888, p. 372) a rencontré dans le contenu gris jaunâtre du chalazion un coccus blanc qui, cultivé, ressemblait au staphylococcus pyogenes blanc; il ne donna, inoculé dans la cornée, aucune irritation de l'œil et ne produisit qu'une infiltration un peu boursouflée. Injecté dans le tarse, ce coccus engendrait de petites tumeurs qui ressemblaient microscopiquement d'une manière surprenante à des chalazions.

Le chalazion est constitué par une quantité de petites cellules arrondies et ovalaires, fortement entassées et munies d'un large noyau (Michel, fig. 22, A, *c*). Dans ces masses celluleuses se trouvent englobés des vaisseaux sanguins munis d'une gaine d'endothélium continue (fig. 22, B, *d*). Le tarse lui-même est traversé par de nombreux vaisseaux de nouvelle formation et qui sont pourvus de gaines endothéliales (fig. 22, A, *b* et B, *d*) ; ces vaisseaux circonscrivent des espaces carrés, plus ou moins réguliers, dans les angles desquels se trouvent le plus souvent un nombre plus considérable des cellules susdécrites (fig. 22, A). Ces cellules s'accumulent dans le tissu cellulaire lâche de la surface antérieure du tarse et se répandent entre les fascicules musculaires. La coupe (fig. 23), empruntée à M. de Vincentiis, démontre combien le tissu bourgeonnant du granulome pénètre en outre dans la trame du tarse. Les cellules géantes que renferment en abondance les granulomes ont pour origine, suivant M. de Vincentiis, l'épithélium des glandes de Meibomius.

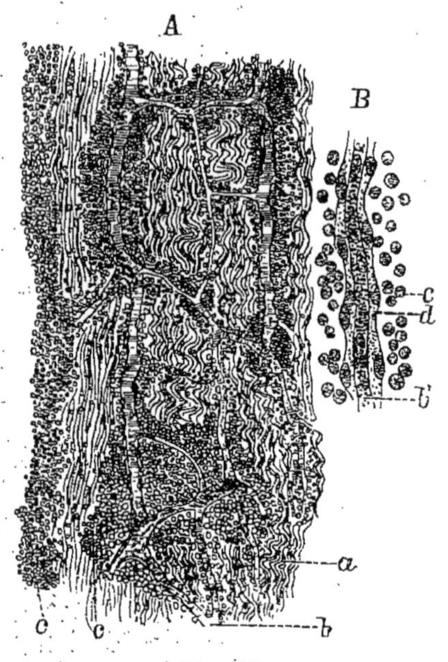

FIG. 22.

A, coupe d'un soi-disant chalazion de la paupière (enlevé sur le vivant), coupe frontale : *a*, tissu du tarse ; *b*, vaisseaux de nouvelle formation ; gaines endothéliales visibles sur divers points ; *c*, accumulation de cellules rondes. La limite antérieure est celle exclusivement composée de cellules rondes. Coloration à l'hématoxyline. Préparation au baume de Canada. Hartnack, VII. Oculaire, 3
B, vaisseau isolé de la même coupe (solution de Müller) : *b'*, capillaire ; *c*, cellules rondes ; *d*, gaine endothéliale. Hartnack, IX. Oculaire, 3.

Le granulome palpébral peut, suivant la plus ou moins grande rapidité avec laquelle il se développe, se présenter de deux façons différentes au clinicien. Le développement se fait-il avec beaucoup de lenteur, on voit que le granulome s'étale surtout vers la face externe du tarse, proémine sous la peau, qu'il amincit considérablement, et peut progressivement former une tumeur de la grosseur d'une forte fève ou même d'une petite noisette. Si le granulome se développe très rapidement, il empiète de préférence vers le tarse et se révèle lorsqu'on renverse la paupière, par une coloration brunâtre. Une incision pratiquée dans ce point laisse souvent échapper une partie fluide ; parfois aussi l'ouverture s'en fait spontanément et donne lieu à un petit bourgeon aplati par la pression de la paupière sur le globe de l'œil. Pratiquement, on doit aussi distinguer un chalazion marginal proéminent le long du bord palpébral.

L'*étiologie* des chalazions, de nature probablement microbienne, est encore assez obscure ; tout ce qui est capable de provoquer une irritation des glandes tarsiennes peut indirectement amener le développement de ces granulomes (altération du contenu glandulaire, hypérémie prolongée du bord libre des paupières).

Le *traitement* du chalazion interne consiste à renverser la paupière et à inciser la petite tumeur ; puis on introduit dans la plaie une cuillère à bords tranchants (fig. 24), afin de racler les parois de la cavité du chalazion et d'enlever tout le tissu néoplasique.

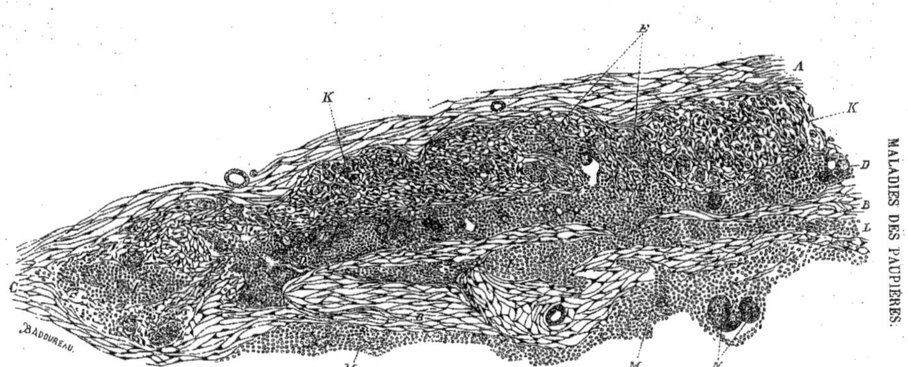

Fig. 23. — Section verticale d'un chalazion.

A, couche postérieure de tarse; BB, couche antérieure du tarse, se rencontrant à leur extrémité supérieure. — DD, canal excréteur d'une glande de Meibomius avec quelques nodules. — Follicules glandulaires E, remplis de cellules épithéliales, dans le milieu desquelles on voit une masse sébacée FFF et des éléments gigantesques polynucléolaires HH. — KK, nodules de tissu formés d'un stroma connectif se continuant avec le tarse, de cellules offrant dans quelques points une disposition épithéliale, et de cellules gigantesques polynucléolaires de grandeur variée. — LL, infiltration de petites cellules dans le tissu du tarse. — MM, tissu de granulation du chalazion contenant des cellules gigantesques N.

Si le chalazion est très volumineux et proémine de préférence vers la peau qui se trouve fort amincie, il est préférable d'en pratiquer l'énucléation, opération que l'on rend très simple au moyen de la pince de Desmarres (fig. 25), ou de celle qui a été modifiée par M. Snellen (fig. 26), ou mieux encore de la pince à verrou de de Wecker, qui, dépourvue de la saillie formée par la vis des deux pinces précédentes, se place instantanément et rend plus aisées toutes les manœuvres nécessitées par l'opération, avantage surtout appréciable lorsqu'on a affaire à un chalazion marginal. On s'efforce, en ne ménageant pas la section, d'enlever, avec les ciseaux courbes, toute la masse du granuloma; si la peau est très amincie, on en excisera au besoin une partie ovalaire et on réunira avec une ou deux sutures.

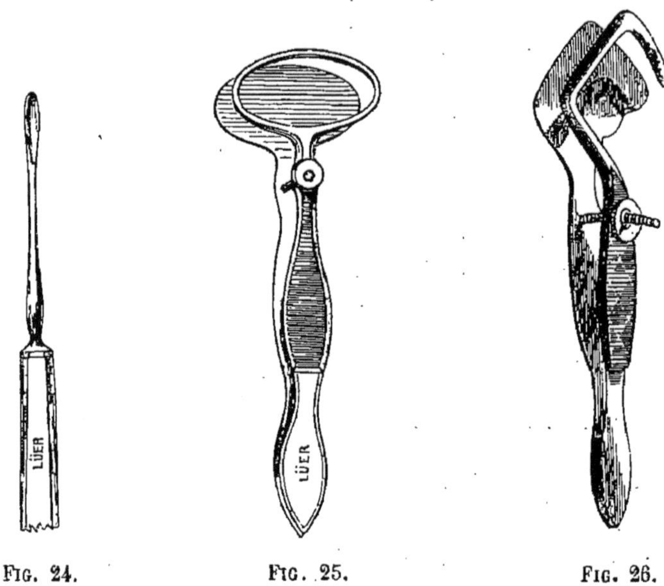

FIG. 24. FIG. 25. FIG. 26.

2. — TUMEURS KYSTIQUES.

a. ATHÉROME (*kystes sébacés*).

Ce sont les follicules pileux qui donnent manifestement naissance aux tumeurs vulgairement désignées sous le nom d'*athéromes* ou de *kystes sébacés*. Des agrégations notables de masses épithéliales et sébacées ne se voient guère aux paupières que vers le bord orbitaire de ces voiles membraneux où le tégument commence à gagner en épaisseur. Leur siège de prédilection est le bord orbitaire supérieur et externe. Mais on peut aussi les observer du côté du nez, au-dessus de la suture du frontal avec l'unguis et les os propres du nez.

Ces kystes sébacés forment, en général, des excroissances de la grandeur d'un pois ou d'une fève; ils sont rarement pédiculés, et la peau qui les revêt ne montre aucune altération. Ils sont constitués par une membrane d'enveloppe, composée d'éléments épithéliaux condensés, à laquelle s'ajoute une fine lamelle de tissu cellulaire (*pericysticum*) et un contenu pultacé composé de masses épithéliales et graisseuses, fréquemment entremêlées de cristaux de cholestérine. Selon la proportion de globules graisseux qui entrent dans le contenu du kyste, ce dernier est plus ou moins fluide, et peut même prendre la consistance de l'huile d'olive (*hystes huileux*). On peut aussi rencontrer dans ces kystes un nombre considérable de poils. Ce sont principalement les athéromes congénitaux qui renferment de nombreux poils et un contenu épaissi par des dépôts calcaires.

Les *causes* sont celles qui concourent aux autres altérations morbides des follicules pileux. Ce seraient les personnes qui vivent surtout en plein air qui seraient plus particulièrement affectées de ces productions (marins, soldats). On les a souvent reconnues comme congénitales ou comme s'étant développées dans la première enfance. La fréquence des athéromes dans la région de la queue du sourcil est rapportée à une disparition tardive de la fente branchiale supérieure, un pli cutané pouvant se trouver pincé entre les procidences osseuses (Verneuil). Le meilleur moyen d'extirper ces tumeurs consiste à les énucléer. Si le péricysticum est mince et vient à se déchirer, on se contente de l'arracher par lambeaux. Pour tous les athéromes adhérents au périoste, cette méthode d'arrachement est indiquée.

b. CYSTICERQUE.

Le cysticerque n'a été rencontré qu'un petit nombre de fois sous la peau des paupières. Il faut avouer que, vu l'extrême rareté de cas semblables, la tumeur, qui acquiert rarement un volume dépassant celui d'une petite fève, a toujours été prise pour un athérome; pourtant quelques signes pourraient attirer l'attention du praticien. Le petit kyste est dur, rénitent, élastique, à surface très égale, sans trace aucune de fluctuation, *très mobile*, n'adhérant ni aux parties profondes, ni à la peau, parfaitement saine du reste.

3. — LIPOME.

Ainsi que les tumeurs précédentes, les lipomes des paupières sont très peu fréquents; ils sont constitués par l'hyperplasie du tissu adipeux sous-cutané. Si cette hyperplasie envahit tout le tissu graisseux de la paupière, comme l'éléphantiasis pour le tissu cellulaire de ce voile membraneux, celui-ci perd également son aspect et sa configuration normale; si au contraire, comme pour le fibrome, l'hyperplasie se borne à une partie restreinte de la paupière, le lipome affecte la forme d'une véritable tumeur nettement circonscrite. C'est ce genre de tumeurs *similaires* qu'on rencontre parfois symétriquement sur les deux paupières supérieures. Dans les cas où la tumeur prend naissance en avant du tarse, elle peut se pédiculiser.

L'opération est d'autant plus facile à exécuter par l'énucléation, que les lipomes des paupières sont ordinairement mobiles, et qu'il est aisé de conserver la peau qui les recouvre.

4. — ÉPITHÉLIOME.

De toutes les tumeurs malignes qu'on a l'occasion d'étudier sur les paupières, l'épithéliome ou cancroïde est la plus fréquente. Il débute ordinairement par le bord ciliaire des paupières, et notamment des paupières inférieures, dont il occupe plus souvent l'angle nasal que les autres points; et c'est, en effet, cette partie qui reste toujours la plus exposée aux irritations qui dépendent du contact des sécrétions morbides.

Nous pouvons distinguer avec M. Michel trois espèces d'épithéliomes : 1° une forme plate; 2° une variété phagédénique; et 3° un épithéliome papilliforme.

1° L'épithéliome plat débute généralement aux paupières sous la forme d'une ou de plusieurs petites excroissances peu élevées au-dessus du niveau du bord ciliaire; elles offrent la coloration normale de la peau, ou une teinte gris jaunâtre, et présentent dans quelques cas une certaine transparence. Tout d'abord, l'élevure de l'épithéliome est bosselée; mais, à mesure qu'elle augmente en étendue, elle peut

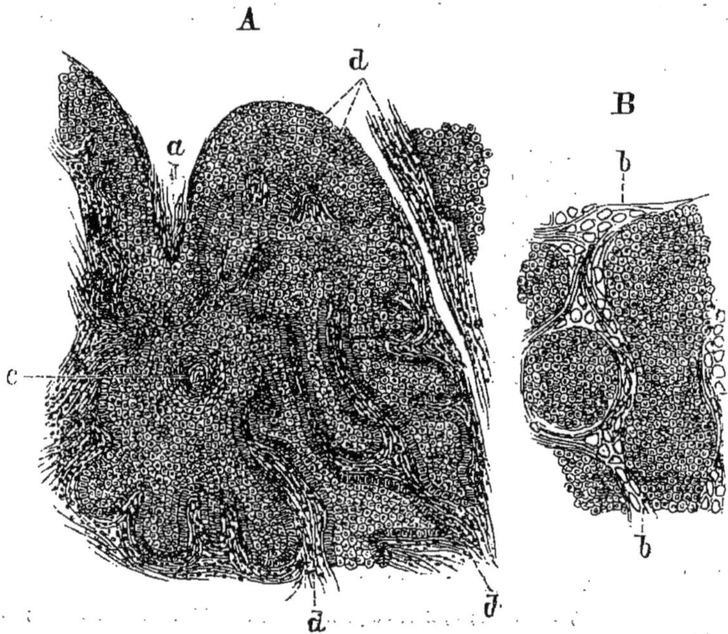

Fig. 27. — Section sagittale d'un cancroïde de la paupière inférieure, d'après Michel.

A, bord externe de la paupière: *a*, gaine de la racine d'un cil tombé; *c*, prétendue boule perlée; *d*, tissu cellulaire, infiltré de globules de pus. — B, muscle orbiculaire : *b*, section à travers des faisceaux musculaires qui sont emprisonnés dans des masses épithéliales. Hartnack, VII. Oculaire, 3.

perdre insensiblement ce caractère pour donner au doigt la sensation d'une plaque cartilagineuse. Plus tard, la tumeur s'excorie extérieurement et elle donne naissance à un ulcère dont le fond, le plus souvent, taillé à pic, saigne facilement, présente des bosselures et une induration plus ou moins considérable. En général, les progrès du mal sont très lents.

2° La tumeur, qui acquiert d'abord le volume d'un pois ou d'une petite fève, et que sillonnent de nombreux vaisseaux, s'ulcère au centre et gagne rapidement en étendue, se creusant profondément et amenant en peu de temps une destruction complète de la peau, de la muqueuse et du périoste. Ces vastes ulcères, d'une coloration rouge foncé, sécrètent une petite quantité de liquide, qui se dessèche en croûtes noirâtres sur les bords renversés et indurés de la plaie.

3° La troisième variété *papilliforme* n'est habituellement qu'une transformation de la forme d'épithéliome plat, sur lequel se développent des excroissances rougeâtres qui se fendillent et saignent aisément.

L'examen microscopique des diverses variétés de cancroïde, dont la coupe présente un aspect blanchâtre, lardacé, montre que le point de départ de la dégénérescence est principalement dans les glandes sébacées. Celles-ci envoient des prolongements bourgeonnants qui pénètrent profondément et forment des cônes allongés montrant une tendance à se grouper concentriquement. On rencontre alors les prétendues boules en boutons perlés (fig. 27, A, *c*). Tout autour de ces cônes proéminents, se trouve dans le stroma du tissu cellulaire ambiant une quantité plus ou moins grande de corpuscules de pus (fig. 27, A, *d*). Si la maladie gagne une glande sébacée d'un follicule, le cil tombe rapidement et la gaine s'atrophie totalement (fig. 27, A, *a*). De la même manière que les glandes sébacées, le rete Malpighi

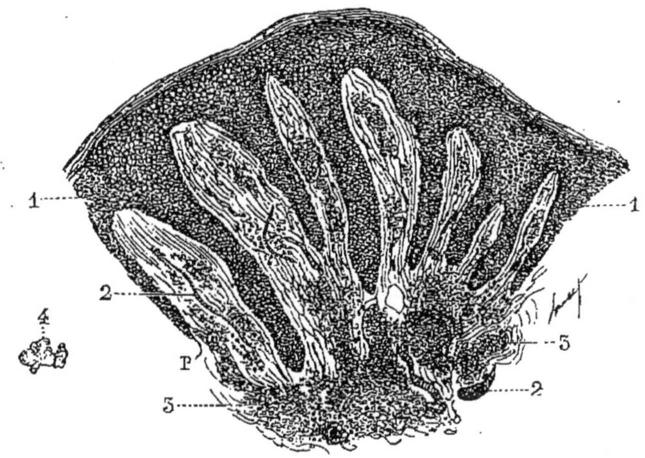

Fig. 28. — Verrue d'épithélium.

1, papilles épithéliales; 2, vaisseaux; 3, îlots de prolifération au milieu du tissu fibreux; 4, la verrue grandeur naturelle.

envoie des cônes d'épithélium dans la profondeur, qui ultérieurement s'insinuent entre les fibres de l'orbiculaire (fig. 27, B, *b*).

Quant à l'*étiologie*, il est permis d'avancer que ces formes de cancer, propres aux sujets âgés, s'observent rarement avant la quarantaine, et que, dans plusieurs cas signalés, une lésion traumatique ou une irritation prolongée a précédé le mal.

De tout temps on a admis que le cancroïde pouvait se développer par suite de la dégénérescence de verrues. La conformation de ces verrues, qui en grande partie sont composées d'un épais stratum d'épithélium, est déjà un signe de prédisposition au développement de néoplasies, et, comme le montre la figure 28 dessinée par M. Poncet, cette transformation a lieu dès que, dans le sein du stroma du tissu fibreux de la verrue, apparaissent des foyers de masses épithéliales.

Le *pronostic* est grave. Les récidives sont d'autant plus à redouter après l'extirpation qu'on répugne souvent à exciser une partie considérable de la paupière.

Lorsqu'on s'abstient de tout traitement, on voit, sauf pour la forme phagédénique, l'épithéliome marcher avec une lenteur souvent remarquable, mais sûrement, vers une terminaison funeste. Aussitôt que le mal dépasse l'épaisseur de la peau, les ganglions voisins s'engorgent et la cachexie survient sans que l'on ait d'ordinaire à signaler l'apparition d'un foyer secondaire.

Le *traitement* consiste dans l'extirpation de la néoplasie. Si l'épithéliome ne dépasse que fort peu le bord de la paupière, on peut le comprendre avec les ciseaux courbes dans une double section ovalaire ou en forme de V, en se rappelant que l'instrument tranchant doit rester de 3 ou 4 millimètres au delà des tissus morbides. Puis on réunit par des sutures. Lorsque l'épithéliome n'est déjà plus localisé sur une paupière et qu'il a gagné la commissure et les parties circonvoisines, on doit s'efforcer de dissimuler la perte de substance qu'on est contraint de faire par la greffe, ou en y fixant des lambeaux de tégument taillés sur le front, sur le nez ou sur la joue.

Nous n'avons recours aux caustiques (pâte de Canquoin, acide acétique, etc.) que lorsque le mal a gagné tellement en étendue qu'une extirpation totale paraît impossible. En règle générale, le globe de l'œil doit être sacrifié si la néoplasie a gagné la conjonctive bulbaire.

M. Bergeron a prôné le chlorate de potasse, à solution saturée, *intus et extra*, contre les épithéliomes, et cela, autant qu'il est aujourd'hui permis d'en juger, avec un succès quelquefois vraiment surprenant.

5. — Sarcome.

Le sarcome, ou tumeur fibro-plastique, ne se rencontre primitivement aux paupières que très exceptionnellement; moins rarement, on le voit gagner les paupières, après avoir pris son point de départ dans l'orbite ou le voisinage des paupières.

On peut dire qu'il est presque impossible de le distinguer du fibrome, avant l'examen microscopique que permet l'extirpation. Toutefois la rapidité du développement et l'extension propres au sarcome engageront le médecin à une prompte intervention.

Ce n'est que bien exceptionnellement que l'on a vu débuter aux paupières le cysto-sarcome et le mélano-sarcome.

6. — Carcinome.

Le carcinome ne s'observe presque jamais aux paupières, ni sous la forme dure du squirrhe, ni sous la forme molle de l'encéphaloïde, si toutefois on exclut le cas où ces deux néoplasies, après avoir pris leur point de départ dans l'orbite, se propagent aux paupières, en émanant des sinus maxillaires, etc.

F. — Sécrétions morbides.

1° Anomalies de sécrétion des glandes sébacées.

a. **Séborrhée.** — Elle consiste dans une augmentation de la sécrétion sébacée, avec ou sans altération des produits. La sécrétion peut garder sa consistance normale et couvrir la peau d'une couche d'apparence huileuse (séborrhée fluide), ou bien le produit d'hypersécrétion change de caractères chimiques et se coagule à l'air libre (séborrhée sèche). Dans le premier cas, la peau de la figure, en général, participe à cette anomalie fonctionnelle et l'on voit fréquemment dans les plis de la face s'amasser et s'accoler les corpuscules colorés qui flottent dans l'air; dans le second, il se forme uniquement sur le bord des paupières une couche d'étendue et d'épaisseur variables, composée de petites lamelles ou d'écailles jaunâtres, et ce ne sont que les sourcils et le cuir chevelu qui sont simultanément atteints de cette sorte de pityriasis simple.

La séborrhée, et tout particulièrement la forme sèche, détermine facilement l'hypérémie du champ d'implantation des cils, un faible gonflement de cette partie de la peau et la rougeur du bord de la conjonctive palpébrale (blépharo-adénite), comme on le constate sans peine lorsqu'on a débarrassé ces parties des produits de la séborrhée avec une éponge imbibée d'eau chaude. Notons encore, dans la séborrhée sèche, l'alopécie furfuracée qui peut atteindre le bord ciliaire, ainsi qu'on l'observe parfois en même temps pour la région sourcilière et le crâne.

A quoi faut-il attribuer cette hypersécrétion sébacée et cette altération des produits sécrétés? Tout ce qu'on peut en dire, c'est que, chez les personnes qui en souffrent, on constate fréquemment un trouble fonctionnel des organes génitaux et particulièrement la dysménorrhée chez les femmes.

Pour ce qui est du *traitement*, il consiste, à part les soins que réclame l'état général, à enlever soigneusement toutes les masses sébacées, ce à quoi l'on arrive, pour la séborrhée fluide, par de simples lotions avec de l'eau de savon chaude. S'il s'agit de la séborrhée sèche, il est bon d'imprégner préalablement les croûtes d'un peu de vaseline, de glycérine ou d'huile d'amandes douces. Ces précautions prises, il ne reste qu'à modifier l'état de la peau et à resserrer les orifices dilatés des glandes sébacées à l'aide de l'eau de Cologne, que l'on passe sur les paupières soigneusement fermées, ou encore d'un mélange à parties égales d'huile de cade et d'alcool.

b. **Milium ou millet des paupières.** — Le milium n'atteint généralement que la dimension d'un grain de millet, dont il a la forme et d'où il tire son nom. Il provient d'un changement morbide qui se manifeste dans les glandes sébacées de la peau, que l'on voit généralement aboutir dans les follicules pileux. Si le contenu de ces glandes, qui représentent, on le sait, des replis en cul-de-sac du tégument externe, vient à se condenser; si les agglomérations épithéliales et graisseuses qu'ils contiennent ne s'épanchent pas au dehors, ces petits réservoirs se distendent et il se développe de petites tumeurs qui ont reçu le nom de *comédons*, sur les parties du corps où la peau est épaisse et les poils forts, et de *millet* sur les points où le tégument est très mince comme les paupières.

Le développement du millet sur la peau du visage et particulièrement des paupières peut être assez prononcé pour simuler une éruption cutanée (*herpes miliaris*).

Le traitement, si toutefois il est requis, consiste à éroder avec une aiguille à cataracte le sommet du milium et à en extraire le contenu avec la pointe de cet instrument.

c. **Acné.** — L'acné n'est que le résultat inflammatoire de l'irritation produite par la rétention, dans les follicules, des éléments épithéliaux et graisseux qui les remplissent et qui peuvent eux-mêmes avoir d'abord éprouvé dans leur qualité, par le séjour de divers micro-organismes, quelques modifications. Le tissu cellulaire, qui engaine le follicule, s'enflamme et une grande quantité de globules de pus peut s'y rencontrer. Il se forme alors un bouton qui, s'il résulte d'un comédon, laisse voir à son point culminant des produits d'une coloration jaune (acné ponctuée) et qui, s'il vient d'un milium enflammé, comme c'est l'ordinaire quand il s'agit des paupières, montre une élevure d'un rouge intense, sur laquelle pointe bientôt une pustule blanchâtre (acné rosée).

Ce bouton, sensiblement plus fréquent sur la paupière supérieure que sur l'inférieure, occupe de préférence le bord ciliaire et le voisinage des cils (acné ciliaire); son sommet est traversé par un poil, et le bouton peut atteindre le volume d'un pois. Un œdème plus ou moins prononcé accompagne son développement qui aboutit à la suppuration et rarement à l'induration.

L'une des indications les plus essentielles du *traitement* réside dans les soins d'une propreté minutieuse; par exemple, dans l'emploi de lotions répétées avec l'eau de savon chaude, dans le but de chasser les moindres poussières ou éléments microbiens irritants. Les cils, près de tomber, seront enlevés de temps en temps par une légère traction et l'on pourra faire usage, sur le bord des paupières, d'une pommade au précipité rouge. Une petite incision pratiquée sur un bouton d'acné douloureux en hatera la disparition.

d. **Molluscum contagieux ou sébacé.** — Le molluscum contagieux ou sébacé tire, comme l'acné, son origine de la transformation d'une glande sébacée. Dans l'acné, l'irritation produite par le contenu des follicules amène l'hyperplasie du

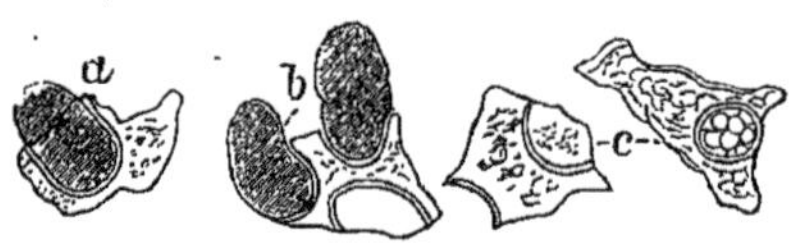

FIG. 29. — Cellules épidermiques avec des corpuscules de molluscum invaginés (d'après Virchow).

a et *b*, corpuscules du molluscum imbriqués dans des enfoncements infundibuliformes; *c*, cellules épidermiques avec infundibulum figurant des noyaux.

tissu cellulaire circonvoisin, hyperplasie qui se termine presque constamment par la suppuration. Dans le molluscum, au contraire, on observe une hypergenèse très lente du même tissu, et, consécutivement, la production d'une petite tumeur arrondie. Le follicule dilaté proémine alors au-dessus du niveau de la peau et laisse échapper de son sommet, par la compression, un contenu pultacé de consistance caséeuse.

Au microscope, cette masse pultacée est essentiellement composée d'éléments épithéliaux et de corpuscules propres au molluscum. Ces corpuscules de nature albuminoïde, et ressemblant aux corpuscules d'amidon gonflé, ont, suivant les recherches de Virchow qui admet la possibilité d'une contagion du molluscum, un rapport particulier avec les cellules épithéliales dans lesquelles ils se trouvent englobés, comme un œuf dans un coquetier (fig. 29, *a* et *b*).

Le molluscum contagieux, lorsqu'il affecte des parties revêtues d'une peau mince (la périphérie des paupières, qui rentre dans ce cas, est le siège préféré de cette altération), peut, en faisant un relief de plus en plus prononcé, se pédiculiser et former une sorte de petite corne d'apparence polypeuse, au sommet de laquelle on peut apercevoir l'orifice dilaté du follicule. C'est surtout chez les enfants qu'on a l'occasion de compter sur un même sujet un nombre considérable de ces petites excroissances cornées, tant sur la paupière qu'au voisinage.

Il suffit, pour évacuer le contenu de ces petites tumeurs, de les comprimer entre les branches d'une pince à cils, puis d'arracher avec ces mêmes pinces la membrane enveloppante qui cède à une traction modérée. Une très grande propreté de la peau est indiquée pour remédier à la reproduction du molluscum.

2° Anomalies de sécrétion des glandes sudoripares.

a. L'*éphidrose* ou *hyperidrose*, affection très rare, se caractérise par une hypersécrétion des glandes sudoripares. Les paupières, un peu rouges, sont couvertes d'une couche d'un liquide visqueux. Les angles des yeux se trouvent excoriés par le contact incessant de ce liquide, qui détermine aisément l'apparition d'un catarrhe cononctival.

L'hypersécrétion des glandes sudoripares s'arrête, le plus souvent, au rebord orbitaire. En essuyant la peau avec un linge fin, on peut voir, à la loupe, que le liquide qui, quelques instants auparavant, s'offrait sous l'aspect d'une couche continue, suinte par un nombre considérable de petites ouvertures et se réunit en gouttelettes.

L'*étiologie* de cette affection très tenace est tout à fait inconnue. Elle s'observe chez des personnes prédisposées manifestement aux transpirations abondantes générales ou localisées (plante des pieds, paume des mains).

La meilleure méthode de *traitement* consiste à soigner les excoriations par les moyens qu'on oppose à l'eczéma des paupières.

b. L'*hématidrose*, résultant de petits épanchements sanguins qui se font dans l'intérieur des glandes sudoripares, a été observée sur un malade atteint d'autres troubles de la motilité, de la sensibilité et d'anomalies des sécrétions.

c. De même que nous avons vu que l'occlusion du conduit excréteur d'une glande sébacée peut donner lieu au développement d'une petite tumeur connue sous le nom de millet, de même aussi l'oblitération d'un conduit excréteur d'une glande sudoripare peut engendrer la formation d'un petit kyste. Ces petites tumeurs des paupières, à contenu parfaitement limpide (*kystes transparents, vésicules transparentes*), occupent presque toujours le bord libre des paupières et ne dépassent guère les dimensions d'une lentille.

Si leur présence devient gênante, si leur voisinage est irritant pour la conjonctive, il suffit de piquer leur paroi avec la pointe d'une aiguille, ou de l'exciser avec des ciseaux courbes, lorsque le petit kyste a atteint un certain développement. Dans quelques cas exceptionnels, on retrouve ces kystes transparents sur la paupière même.

d. L'apparition de sueur colorée sur les paupières, la *chromidrose*, est une maladie fort rare et qui a suscité bien des polémiques. Elle consiste dans une coloration bleu foncé des paupières, en particulier de l'inférieure, coloration que dissipent les frictions oléagineuses pour un temps plus ou moins long. On trouve alors la peau intacte; à peine les veines y sont-elles légèrement dilatées. La coloration épargne constamment les poils; elle est surtout intense dans les replis des paupières, y apparaît sous forme de taches irrégulières et occupe parfois d'autres parties de la figure. L'origine de cette étrange coloration est encore très obscure (elle est due probablement à un bacille particulier), et il est incontestable que nombre de fois elle a été simulée. La solubilité partielle de ces masses pigmentées dans les corps gras, leur insolubilité absolue dans l'eau, font supposer qu'elles tiennent probablement à une irrégularité survenue dans la fonction des glandes sébacées.

L'examen microscopique (1), si facile en pareille circonstance, une surveillance des plus attentives, l'application d'une couche de collodion sur les paupières préalablement nettoyées, sont les meilleurs moyens pour se prémunir contre les pièges que l'excentricité de certaines femmes hystériques tend quelquefois, avec une persévérance digne d'une cause plus sérieuse.

Les *traitements* les plus divers ont été successivement dirigés contre cette affection, surtout observée chez des jeunes femmes présentant des troubles menstruels, mais aucun d'eux n'a produit un résultat bien manifeste. Nous croyons rationnel de s'en tenir au traitement de la séborrhée. Suppose-t-on une supercherie, on emploiera surtout des moyens propres à lasser la persévérance et la patience du sujet.

3° Anomalies d'excrétion de la glande lacrymale.

La *dacryops* peut être regardée comme le type des tumeurs formées par la rétention d'un produit de sécrétion normale. C'est une petite tumeur (fig. 30) qui ne se

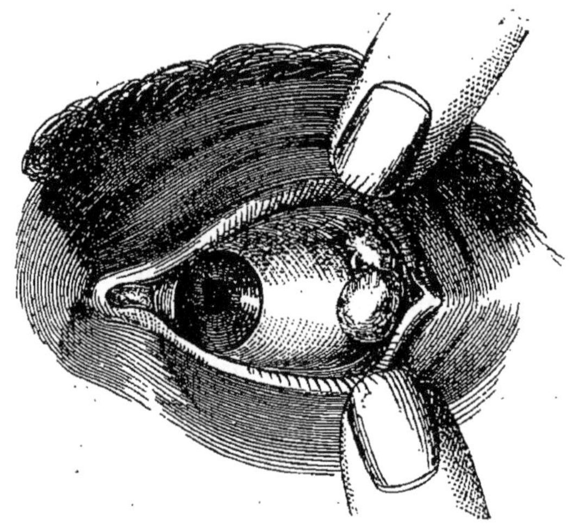

FIG. 30.

rencontre que fort rarement, et dont les dimensions varient entre celles d'un pois ou d'une noisette. Elle est située vers l'angle externe de la paupière supérieure et

(1) Voici les traits principaux de la description de la substance colorante de la chromidrose que donna le professeur Gubler, description qui concorde parfaitement avec les observations de Robin : « Cette substance est d'un noir profond ; c'est tout à fait accidentellement qu'elle présente un reflet bleuâtre pendant qu'on fait varier la distance focale du microscope. Elle offre parfois également, sous certaines incidences, un reflet brun. Les éléments de la couche colorée ont des dimensions très variables..... Les plus grands ont la forme de tables, peu épaisses eu égard à leur largeur et à leur longueur, d'un contour irrégulier..... Il est impossible de découvrir dans l'aspect des parcelles noires aucune configuration qui rappelle les tissus pigmentaires..... L'ammoniaque, les acides nitrique, chlorhydrique et acétique n'ont sur elles aucune action et ne modifient que les éléments épidermiques auxquels elles sont mêlées. »

presque immédiatement au-dessous de la conjonctive du cul-de-sac. La dacryops résulte de la dilatation d'un des conduits excréteurs de la glande lacrymale, dont les parois se sont probablement épaissies à la suite des tiraillements causés par la distension. Parfois, son embouchure n'est pas oblitérée, mais seulement rétrécie, et se montre à la surface du kyste, soit directement, soit lorsque en comprimant la dacryops on en fait suinter quelques gouttes de liquide. Si le kyste est très petit, il se cache entre les replis de la conjonctive et il faut, pour l'apercevoir sous forme d'une ampoule bleuâtre, renverser la paupière supérieure; tandis que s'il offre quelque développement, il se reconnaît à la saillie qu'il détermine sur la paupière, vers l'angle externe de ce voile membraneux.

On peut traverser la dacryops avec un fort fil de soie, et laisser l'anse séjourner pendant plusieurs jours; mais cette pratique paraît moins rapide et moins sûre dans ses résultats que l'ablation de la partie antérieure du kyste.

CHAPITRE II

II. — AFFECTIONS DU TARSE

Anatomie topographique (1). — Le *tarse*, formé non d'un tissu cartilagineux, mais d'un tissu connectif très serré, se montre intimement uni avec les parties avoisinantes, surtout avec le feuillet sous-jacent de la conjonctive. Si nous faisons des deux tarses une préparation aussi exacte que possible, nous obtenons deux organes myrtiformes, courbés suivant la configuration des paupières, avec une pointe médiale obtuse et une latérale plus pointue. Le bord adhérent du tarse a une courbure convexe; le bord libre du tarse inférieur est tout à fait rectiligne ou même faiblement concave, tandis que le bord correspondant du tarse supérieur est ou également droit ou un peu convexe. La hauteur du tarse supérieur atteint 9 millimètres, tandis que le tarse inférieur a une hauteur moitié moindre. La longueur des deux tarses est de 20 millimètres, et leur épaisseur de 1 millimètre environ.

Dans le tissu même des tarses se trouvent placées des glandes sébacées (glandes de Meibomius), qui, rangées et serrées les unes à côté des autres, occupent toute la hauteur des tarses (fig. 31). Elles sont par conséquent plus longues dans le milieu de la paupière, moins étendues vers les côtes. Celles du milieu sont étalées suivant des lignes droites, tandis que latéralement ces glandes s'incurvent.

La configuration des tubes glandulaires rappelle surtout celle qu'on observe pour le pancréas (fig. 32). Au milieu se trouve un canal excréteur autour duquel se groupent, dans la plus grande partie de son parcours, des lobules glandulaires globuleux. Le canal excréteur aboutit à un orifice perceptible à l'œil nu sur le bord palpébral, lorsqu'on renverse quelque peu celui-ci. Examine-t-on les paupières du côté de leur mince revêtement conjonctival, on voit apparaître aussitôt les glandes avec une coloration faiblement jaunâtre. Le contenu des glandes tarsiennes sert à lubrifier le rebord palbébral. Le bord palpébral se fait encore remarquer par une garniture de poils rigides, les *cils*, qui occupent le pourtour de l'ouverture palpébrale.

Les cils envoient leur racine jusqu'à 2 millimètres dans la profondeur du derme. Dans les interstices des glandes tarsiennes, les follicules pileux pénètrent encore davantage (fig. 32). Les cils forment une triple rangée et se trouvent sur la paupière supérieure plus écartés d'avant en arrière que sur la paupière inférieure. Ils ont une courbure convexe

(1) Résumé d'après Merkel (*Traité complet d'Ophthalmologie*, p. 127).

et les courbures ainsi formées sont dirigées l'une vers l'autre. L'inclinaison des cils de la paupière supérieure est plutôt en forme de toit dirigé en bas, tandis que les cils de la paupière inférieure prennent une direction plus horizontale. Les pointes des cils s'inclinent par leurs extrémités de façon à ne former qu'une ligne unique. La coloration des cils est en harmonie avec celle de la chevelure.

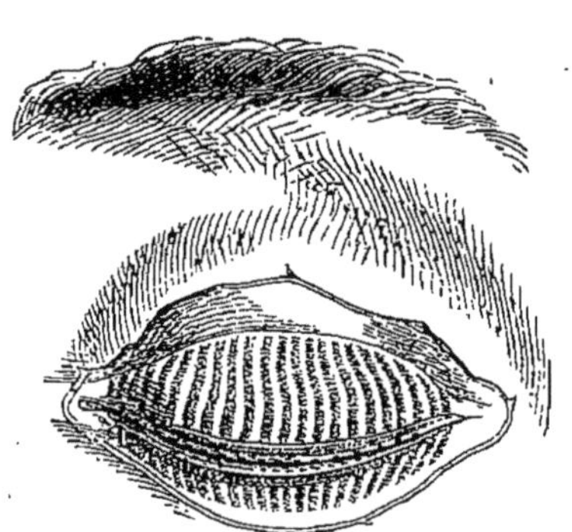

FIG. 31. — Aspect des paupières fermées, après avoir enlevé la peau des deux tarses pour montrer les glandes tarsiennes. On voit, en avant, sur le bord palpébral, les ouvertures un peu irrégulières dans lesquelles sont implantés les cils ; en arrière, se trouve la simple rangée des conduits excréteurs des glandes tarsiennes.

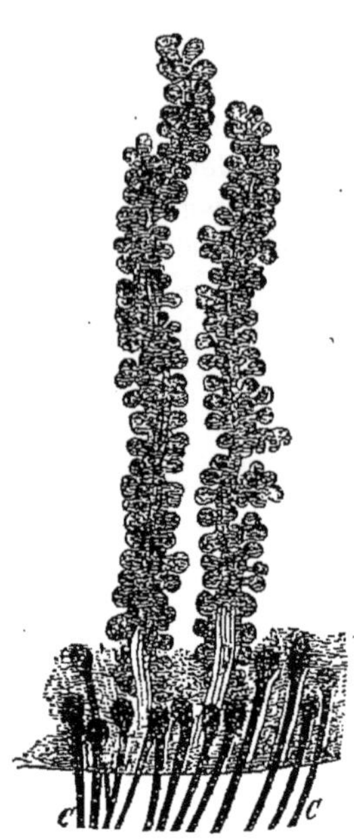

FIG. 32. — Deux glandes tarsiennes, agrandies, de la paupière supérieure. Dans le bord libre se trouvent implantés un certain nombre de cils, C.

ARTICLE PREMIER

ANOMALIES DU CONTENU DES GLANDES TARSIENNES

Une inactivité dans la sécrétion des glandes tarsiennes, ou de Meibomius, peut se rencontrer dans des cas de séborrhée généralisée, ou chez des personnes qui ont longtemps souffert d'affections conjonctivales avec hypérémie du bord palpébral. Une écume blanchâtre occupe le rebord des paupières (particulièrement la commissure externe) et se répand pendant les clignotements, qu'exécutent très fréquemment ces personnes, sur la conjonctive oculaire.

On combattra cet état par des lotions légèrement astringentes (eau blanche) ou avec une solution d'acide borique chaude.

Chez des personnes dont la figure et le corps sont le siège de nombreux comédons on peut voir qu'un nombre plus ou moins considérable de glandes tarsiennes subissent, quant à leur contenu, une altération semblable. Dans une longueur variable du conduit excréteur de la glande, parfois dans toute sa longueur, on voit un amas formé par un contenu jaunâtre ressemblant assez à du sagou cuit. De petits corps en forme de perles allongées, d'une consistance très ferme et d'une transparence parfaite, peuvent s'échapper des glandes et donner la sensation de corps étrangers.

Une gêne bien autrement accusée peut résulter de la rétention du contenu glandulaire, avec infarctus calcaire, constituant la *lithiase palpébrale*. Souvent une glande est occupée par plusieurs petites concrétions au-dessous desquelles la conjonctive est légèrement soulevée et hypérémiée, mais laissant toutefois voir parfaitement l'aspect crayeux de la concrétion. Une simple piqûre permet de faire sortir, soit une masse sébacée entremêlée de grumeaux calcaires et de cristaux de cholestérine,

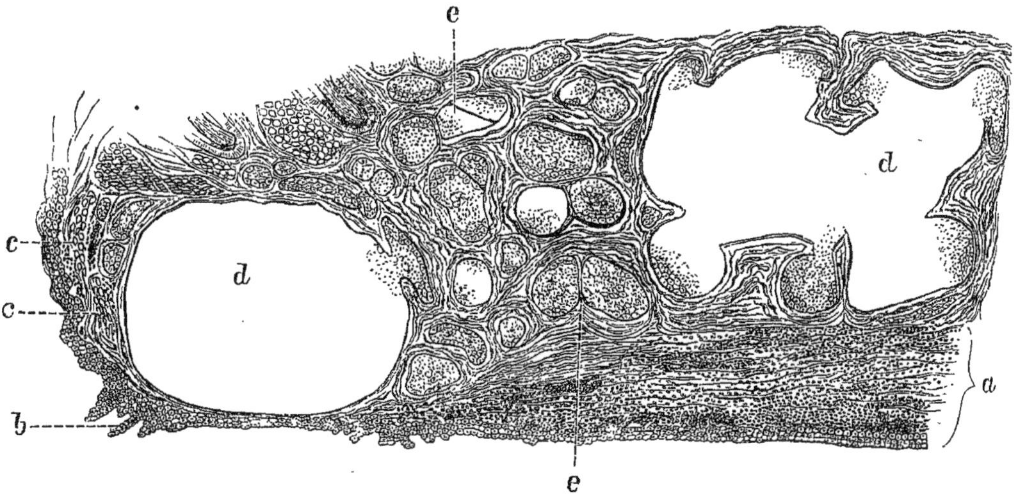

Fig. 33. — Section sagittale occupant à peu près le milieu de la paupière inférieure. Conjonctivite chronique (Michel).

a, accumulation de corpuscules lymphoïdes; *b*, élevures villeuses de l'épithélium; *c*, fibres musculaires, repoussées et comprimées; *d*, distension d'un diverticule latéral et du conduit excréteur de la glande; *e*, tissu intermédiaire atrophié du tarse. Coloration avec l'hématoxyline. Préparation au baume de Canada. Hartnack, IV. Oculaire, 3.

soit, dans d'autres cas, un contenu transformé en une véritable petite concrétion pierreuse, pouvant parfois acquérir le volume d'un noyau de cerise.

Sur les coupes, on peut voir que, par la distension des espaces glandulaires, les tissus voisins sont comprimés, les fibres orbiculaires pressées (fig. 33, *c*); la paroi du conduit glandulaire qui est dirigée vers la conjonctive ne s'aperçoit que par une zone très étroite qui la sépare de la couche épithéliale. Sur certains points, le commencement de la distension est annoncé par un amincissement du tissu interposé entre diverses vacuoles glandulaires (fig. 33, *e*).

Il est bien entendu que les manifestations inflammatoires qui s'associent à cette rétention de produits, avec tendance à les éliminer, peuvent faire ressembler l'affection à une pustule d'acné, à un petit furoncle (orgelet) ou à un véritable abcès siégeant dans le tarse. Notons en terminant que ce qu'on désigne sous le nom de *chalazion enflammé* n'est, dans nombre de cas, qu'un abcès formé autour d'un infarctus d'une glande tarsienne.

ARTICLE II

INFLAMMATION DU TARSE (*tarsitis*).

La *tarsite* est ordinairement la conséquence d'inflammations chroniques des tissus voisins. C'est ainsi qu'à la suite de rechutes fréquentes d'érysipèle, d'eczéma, on peut observer une inflammation subaiguë avec épaississement des tarses. Chez des enfants scrofuleux sujets à des attaques fréquentes d'eczéma palpébral, il se développe un épaississement chronique des paupières qui porte en grande partie sur le tarse de la paupière supérieure. La difficulté qu'on rencontre à renverser le tarse épaissi, dont la compression s'accompagne d'une sensibilité extrême, nous fait voir aussi par le palper que le tarse a subi un changement considérable de forme, sans que la conjonctive ni le tégument externe se montrent altérés. Cette tarsite disparaît insensiblement en relevant la nutrition, en conseillant le séjour au bord de la mer et en instituant une hygiène bien ordonnée de la peau au moyen de l'hydrothérapie.

Une autre variété de tarsite chronique s'observe à la suite de la blépharite gommeuse et laisse aussi une induration prolongée qui fait apparaître les bords palpébraux comme deux épais bourrelets bosselés en divers points. Mais à part cette tarsite transmise en quelque sorte par le tégument externe, on peut, chez des sujets qui ont passé par la série des manifestations secondaires de la syphilis, rencontrer un épaississement indolent des tarses qui acquiert parfois des proportions effrayantes.

A la suite des formes de tarsite chronique (scrofuleuse, spécifique), nous devons encore ranger une variété de *dégénérescence amyloïde* (aussi de nature infectieuse) qui n'a été jusqu'à présent observée que très rarement et qui de même donne lieu à un accroissement marqué du volume des tarses. On trouve à l'entour du tarse, dans le tissu cellulaire lâche ambiant, un tissu granuleux très abondant montrant des cellules de nouvelle formation très larges qui rappellent le sarcome à cellules rondes. Les fibres du tarse, imbibées de sérosité et épaissies, sont sur divers points dissociées par la pénétration de ce tissu nouveau. Le tissu feutré du tarse change sur certains points complètement d'aspect et laisse voir une substance homogène. La réaction au moyen de l'acide sulfurique et de l'iodure de potassium montre que ces parties altérées du tarse ont subi une dégénération amyloïde.

Nous ne saurions abandonner les changements morbides du tarse sans jeter un coup d'œil rapide sur les transformations que subit le tarse par suite de la désorganisation de son revêtement conjonctival. C'est principalement à la période de transformation en tissu cicatriciel des granulations que le tarse éprouve une *atrophie* consécutive. Le tarse s'incurve et se ratatine. Parfois il subit une absorption telle, qu'il n'est plus représenté que par une mince bandelette occupant seulement le tiers moyen de la paupière; il apparaît alors comme une trame cicatricielle blanchâtre. Le tissu du tarse semble, par suite de cette rétraction en tout sens, s'être condensé, et les glandes qu'il renferme sont réduites à un état rudimentaire.

Entre les fibrilles de tissu cellulaire rigides et fortement enlacées, on trouve, à l'examen microscopique, des plaques de cellules entassées de façon à former en quelque sorte des nids, qui se présentent en groupes d'étendue variable et se montrent accumulés çà et là en telle abondance qu'ils sont à peine séparés par d'étroites travées de fibrilles de tissu cellulaire (voy. fig. 34, *a*). La gaine endothéliale des vaisseaux montre d'une manière saisissante des excroissances et des élargissements variqueux (fig. 34, *c*). En ces endroits on trouve des entassements de noyaux qui ressemblent, comme forme, tout à fait aux noyaux de la gaine endothéliale normale. Les glandes de Meibomius paraissent encore sur certains points

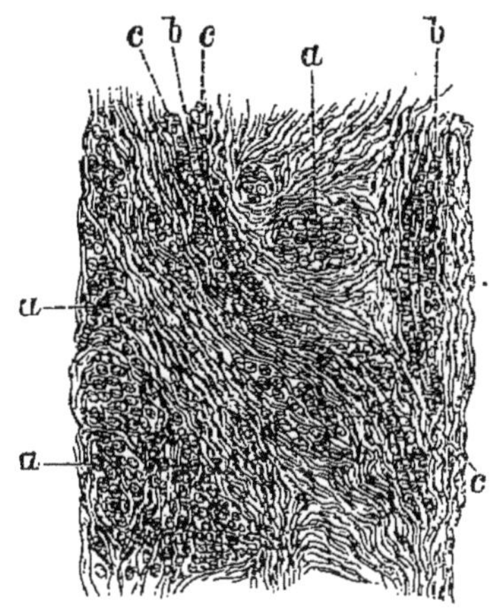

Fig. 34. — Portion excisée d'un tarse de la paupière supérieure atteinte de trachome. Section verticale (Michel).

a, accumulation de plaques de cellules; *b*, vaisseaux de nouvelle formation; *c*, gaine endothéliale avec distension variqueuse en divers points, où se trouve amassée une quantité considérable de noyaux. Coloration à l'hématoxyline. Préparation au baume de Canada. Hartnack, VII. Oculaire, 3.

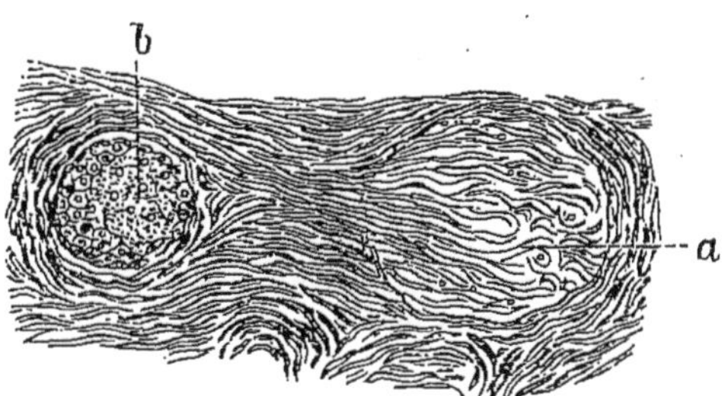

Fig. 35. — Tarse de la paupière supérieure atteinte de trachome. Section verticale (Michel).

a, oblitération d'un diverticule latéral d'une glande meibomienne, par du tissu cellulaire proliférant; *b*, diverticule latéral d'une pareille glande entouré de tissu cellulaire dense. Préparation à la glycérine. Hartnack, VII. Oculaire, 3.

conservées, ailleurs elles sont détruites par une prolifération de tissu cellulaire. Au début on observe un épaississement très marqué du tissu tout autour d'une glande (voy. fig. 35, *b*), de manière qu'elle paraît réduite dans ses dimensions, puis les cellules de la glande deviennent de moins en moins distinctes, de sorte qu'à la place de la glande on ne trouve qu'un détritus graisseux et finalement un tissu connectif rétracté très peu abondant.

CHAPITRE III

III. — MALADIES MUSCULAIRES

Anatomie topographique (1). — Les muscles des paupières, qui ont particulièrement été étudiés par M. Merkel, ont pour effet d'élargir et de rapetisser la fente palpébrale.

Pour l'élargissement de cette fente, la paupière supérieure doit être relevée, l'inférieure abaissée. Le relèvement de la paupière supérieure s'obtient par action musculaire, grâce à l'intervention du muscle releveur. L'abaissement de la paupière inférieure est sollicité par la pesanteur.

Le *muscle orbiculaire*, dont l'action est de fermer les paupières, représente une couche musculaire plate, circulaire, très mince dans la plus grande partie de son étendue, et d'apparence pâle. Il dépasse, comme étendue, l'ouverture osseuse de l'orbite; d'autre part, le centre du cercle, que ses faisceaux circonscrivent, n'est pas situé au milieu de la fente, mais un peu latéralement en dehors; en d'autres termes, le muscle dépasse le bord orbitaire externe un peu plus que le bord médian. Les faisceaux les plus externes ne continuent pas leur parcours circulaire, mais se détachent en prenant une direction centrifuge pour se réunir avec les muscles voisins ou se perdre dans la peau ou les fascias (fig. 36).

On peut distinguer dans le muscle orbiculaire trois portions différentes qui ont été désignées par Henle, sous les noms de *M. palpébral* (supérieur et inférieur), *M. orbitaire* et *M. malaire*.

Les faisceaux périphériques de l'orbiculaire naissent, pour la plupart, de l'os au voisinage du rebord orbitaire médian (interne), et, après un circuit circulaire plus ou moins complet, s'insèrent aussi au rebord osseux ou dans la peau, ou enfin se replient, comme il a été dit, vers d'autres muscles. Les faisceaux qui sont placés plus au centre, plus près de la fente, et qui circonscrivent un cercle plus étroit que le rebord osseux de l'orbite, se servent, pour leur insertion, d'un ligament d'un brillant tendineux près de l'angle médian, et adhèrent, après un parcours en demi-cercle, à une masse de tissu cellulaire enfeutré, qui part de l'angle palpébral latéral pour s'étendre vers le rebord orbitaire latéral (externe).

Le *ligament palpébral médian* (fig. 36, *Lm*) forme un arc tendineux, qui naît du processus frontal du maxillaire (à un peu plus de 1 centimètre au-dessous de son extrémité frontale), court en décrivant un arc au-devant de l'extrémité supérieure du sac lacrymal vers l'intérieur de l'orbite, et s'insère ici à la crête lacrymale postérieure. L'insertion (l'origine), ou faisceau antérieur de ce ligament, a une longueur de 3 à 4 millimètres. Le faisceau postérieur s'élargit et acquiert une étendue double en s'étalant sous forme d'éventail. Le faisceau antérieur se voit aisément, même sur le vivant, surtout si la personne est maigre. Chez une personne présentant plus d'embonpoint, il faut, pour le voir, saisir la paupière latéralement et l'attirer en haut et en dehors. Par son bord supérieur, ce faisceau touche la coupole du sac lacrymal, dont le tissu se confond avec lui.

Le *ligament palpébral latéral* (externe), représenté seulement par une masse de tissu cellulaire enfeutré, un peu plus résistante, naît à l'angle palpébral externe et s'insère au rebord orbitaire latéral, souvent aussi immédiatement en arrière de ce bord, sur la paroi latérale de l'orbite. Les trois portions du muscle orbiculaire peuvent être ainsi décrites :

Les parties du muscle, placées le plus au centre, les *deux muscles palpébraux* qui reposent sur les paupières mêmes, naissent du ligament palpébral médian dans toute son étendue. Dans leur parcours, ces muscles se divisent en deux couches, une superficielle et une profonde. La première prend naissance du faisceau antérieur du ligament palpébral médian. Arrivés, après un parcours plus ou moins arqué, à l'angle externe, les deux muscles palpébraux, en venant à la rencontre l'un de l'autre, aboutissent au ligament palpébral latéral.

La couche profonde du muscle palpébral, qui affecte un parcours semblable à la portion superficielle, naît par deux arcs superposés qui, dans leur étendue, s'adossent comme deux

(1) Résumé d'après Merkel (*Traité complet d'Ophthalmologie*, I, p. 130).

branches d'un éventail déplié, et de telle sorte que les faisceaux qui partent plus en avant sont situés plus loin du bord palpébral que ceux partis de points plus en arrière. Les fibres postérieures, qui sont en plus grand nombre, ont aussi le plus d'importance (M. de Horner, *M. sacci lacrymalis*, *M. tensor tarsi* de Merkel, *M. lacrymalis post.* de Henke), attendu que certaines de ces fibres entourent les conduits lacrymaux (fig. 37, Pl) et ne sont pas sans action sur la marche des larmes.

A la paupière inférieure, certains faisceaux de la couche superficielle s'irradient, sous forme d'éventail, en dehors et en bas dans la peau de la joue (fig. 38,*). Cette portion du muscle des paupières entre principalement en fonction pendant les mouvements de clignotement. Pendant cet acte, la paupière inférieure est sensiblement soulevée, et la partie

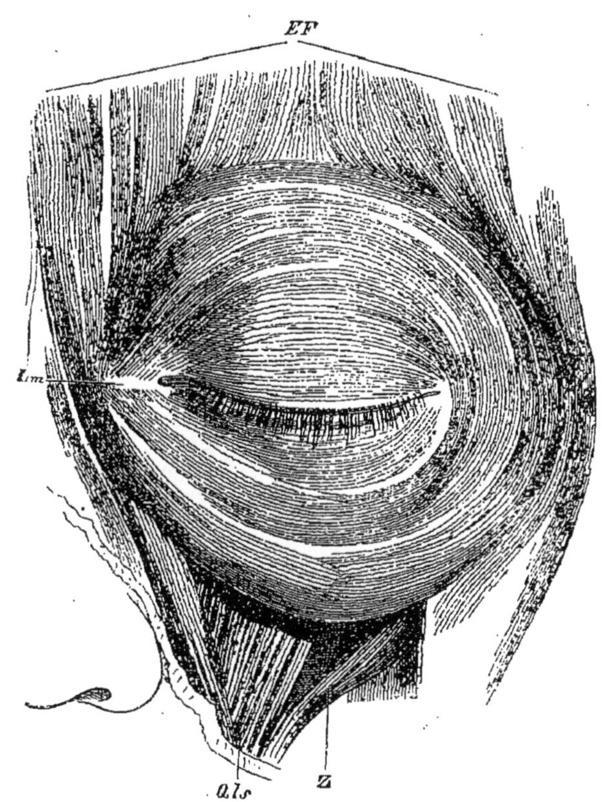

FIG. 36. — M. orbiculaire gauche préparé avec les muscles voisins.

Lm, ligament palpébral médian; EF, M épicranius frontalis; Qls, M. quadratus labii superioris Z, M. zigomaticus.

de la peau à laquelle se rendent ces faisceaux musculaires est enfoncée en plis crépus, qui, à un âge avancé, ne disparaissent plus.

Le *M. orbitalis*, qui s'adosse immédiatement au *M. palpebralis*. s'insère, d'une part, au frontal et au processus frontalis du maxillaire et d'autre part, au rebord orbitaire qui appartient au corps du maxillaire supérieur.

L'origine de la portion qui se rend à la paupière supérieure commence aussitôt au-dessus du *ligament palpébral médian;* d'autres faisceaux ont leur insertion dans un champ triangulaire, limité en haut par l'éminence sourcilière du frontal et, à l'intérieur de l'orbite, par une saillie rugueuse formée par l'extrémité du rebord orbitaire supérieur et qui se recourbe assez près de la trochlée en arrière vers l'os lacrymal. Tout ce champ d'implantation sert aussi aux fibres du *M. frontalis*.

Pour ce qui regarde le parcours ultérieur des fibres du *M. orbitalis* supérieur, qui dépasse très notablement le rebord orbitaire supérieur, les faisceaux s'arrangent de telle façon que plus ils naissent de l'intérieur de l'orbite, plus ils s'adossent aux faisceaux supérieurs du *M. palpebralis superior* (fig. 38). Quelques faisceaux se terminent après un parcours peu étendu dans la peau de la moitié médiane du sourcil (fig. 38). Si ces faisceaux se contractent, ils indiquent manifestement leurs points d'insertion par de petites fossettes, comme on l'observe dans l'action de froncer les sourcils.

Le *M. orbitalis* de la paupière inférieure naît du côté inférieur du *ligamentum palpebrale mediale*, du sac lacrymal et, dans une courte étendue, du rebord orbitaire inférieur. Du côté de la tempe les deux moitiés du *M. orbitalis* se rencontrent, échangent des faisceaux et se confondent.

Le *M. malaris* est composé de deux faisceaux musculaires qui embrassent sous forme de V, à pointe dirigée en bas, le *M. orbitalis inferior*. La portion médiane du *M. malaris* naît

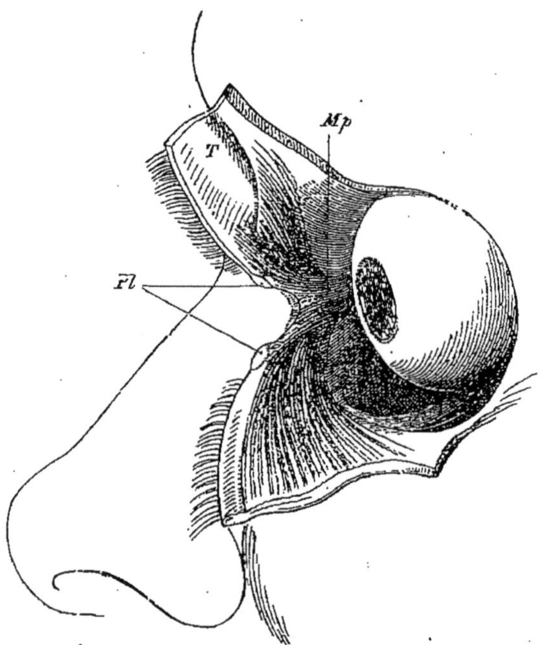

Fig. 37. — Les paupières sont divisées dans leur milieu par une coupe verticale; la supérieure est attirée en haut, l'inférieure en bas, de façon à laisser voir leur côté interne; la conjonctive, le fascia et le tissu cellulaire sont enlevés jusque derrière la crête lacrymale postérieure, afin de montrer l'insertion postérieure du M. palpebralis.

Mp, origine du M. palpebralis; Pl, points lacrymaux garnis de fibres musculaires; T, tarse de la paupière supérieure.

du côté inférieur et médian du *M. orbitalis inferior*. La dentelure la plus médiane n'a pas d'insertion séparée à l'os, mais n'est qu'une continuation d'un fort faisceau du *M. frontalis* qui, se repliant sur le dos du nez, vient se joindre au *M. malaris* (fig. 36, 38). Les faisceaux courent alors en bas et latéralement, en partie ils forment un arc peu courbé en rayonnant dans la seconde portion du *M. malaris*, en partie ils se dirigent vers l'angle de la bouche et la joue pour se perdre dans la peau de cette région.

La portion latérale naît en partie du fascia tout près du côté latéral du *M. orbitalis* et en partie se complète par une assez grande quantité de faisceaux du *M. orbitalis* qui, sur son côté le plus périphérique, se bifurquent en bas. Le parcours ultérieur de cette portion latérale est la répétition de celui de la portion médiane.

Il est rare que toutes les parties du muscle orbiculaire se contractent à la fois. Cela ne se rencontre qu'en deux circonstances : d'abord lorsqu'on serre violemment les paupières, et, d'autre part, à l'occasion de l'expression que l'on prend lorsqu'une vive lumière frappe l'œil et amène un grand éblouissement.

Des portions isolées de l'orbiculaire entrent en jeu suivant les attitudes et les expressions du visage. Ainsi les deux *MM. palpebrales* agissent isolément pendant certains mouvements du globe oculaire. Regarde-t-on en bas, celui de la paupière supérieure se contracte; relève-t-on le regard, celui de l'inférieure entre en action. Lorsque les deux muscles agissent, l'expression est celle que prennent les myopes lorsqu'ils veulent distinguer quelque

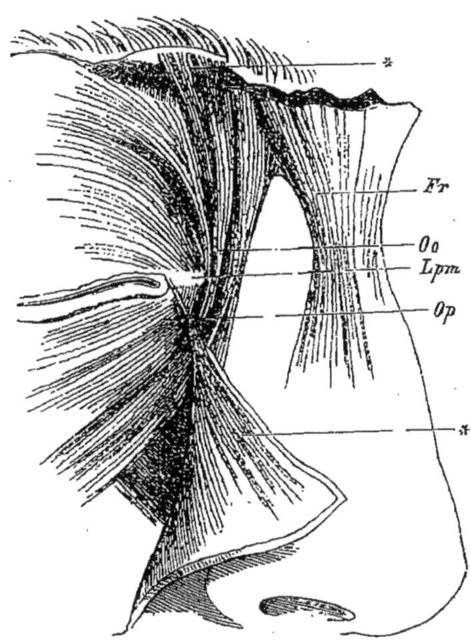

Fig. 38. — Muscles situés autour de l'angle palpébral médian. La peau de la région du sourcil et de la joue est renversée.

Lpm, ligament palpébral médian; *Oo*, M. orbicularis orbitalis de la paupière supérieure; il se continue sous la peau renversée de la joue sur la paupière inférieure; *Op*, M. orbicularis palpebralis de la paupière inférieure; * faisceaux musculaires qui quittent le parcours circulaire pour s'insérer dans la peau. En haut, ce sont des faisceaux du M. orbicularis orbitalis qui s'irradient dans le sourcil; en bas, ce sont ceux du M. orbicularis palpebralis infer. qui vont à la peau de la joue; *Fr*, faisceaux les plus internes (médians) du M. frontalis.

chose au loin. Dans l'expression du dédain les deux *MM. palpebrales* de l'*orbicularis* seuls entrent aussi en action. Dans le clignement, nous avons dit plus haut que les fibres du *M. palpebralis inferior* se rendant à la peau de la joue, intervenaient. Le *M. orbitalis* ne paraît jamais se contracter isolément. Il se contracte en commun avec le *M. malaris* et alors l'œil prend l'expression du dégoût ou de l'horreur, ou bien ce n'est que la moitié médiane de son arc supérieur qui agit et l'expression revêt alors le sérieux le plus profond. Si au contraire, comme cela se peut, la portion latérale du muscle se contracte en commun avec le *M. malaris*, alors naît l'expression de la gaieté et du rire. Au contraire, dans l'expression de la douleur, ce sont les parties du muscle situées du côté médian et supérieur de l'ouverture orbitaire, c'est-à-dire ce qu'on appelle le *corrugator supercilii*, ainsi que les parties médianes du *M. frontalis* qui se contractent. Si à ce mouvement s'adjoint encore celui qui a été décrit pour le rire, on arrive à l'expression des pleurs.

Les *muscles à fibres lisses* des paupières ont déjà été décrits plus haut (voy. p. 4).

ARTICLE PREMIER

RÉTRACTION (SPASME) SYMPATHIQUE DES PAUPIÈRES

Comme conséquence d'une excitation des fibres du sympathique qui se rendent aux faisceaux des muscles lisses des paupières, on observe une rétraction particulière des paupières, principalement de la supérieure, qui se révèle par les symptômes suivants :

Le malade regarde-t-il directement devant lui, la paupière supérieure laisse à nu une bandelette de sclérotique et l'inférieure descend un peu plus bas qu'on ne l'observe normalement, de manière à simuler un léger degré d'exophthalmie. Dans le regard en bas, tandis que la paupière supérieure reste plus ou moins immobile, le retrait de la paupière inférieure montre une notable exagération. Un état inverse se présente lorsque le regard est dirigé en haut.

Ce spasme s'observe principalement dans trois circonstances particulières :

a. Chez des femmes hystériques et souvent chez des femmes enceintes atteintes de troubles nerveux portant un caractère hystérique.

b. La rétraction peut faire partie de la symptomatologie du goitre exophthalmique, précéder son apparition, ou même constituer, du côté de l'œil, le seul symptôme de la maladie de Basedow, et cela indépendamment de l'exophthalmie.

c. Dans l'ataxie locomotrice, il se manifeste au début, avec une mydriase très accusée, une rétraction spasmodique de la paupière supérieure.

Nous n'avons pas à entrer dans les détails relatifs au *traitement* de cette affection qui ne constitue qu'un symptôme ; disons seulement que pour se renseigner sur la nature de cette rétraction, on peut momentanément la faire disparaître au moyen d'une injection hypodermique de morphine (1).

ARTICLE II

PARÉSIE SYMPATHIQUE DES PAUPIÈRES

La *parésie sympathique* des paupières (Horner, Nicati) est une affection peu connue. Les symptômes résultent principalement de la prépondérance que le muscle orbiculaire prend comme antagoniste sur les faisceaux de fibres musculaires lisses. Ainsi il existe un léger ptosis de la paupière supérieure, mais qui n'empêche pas le malade de relever spontanément la paupière, en appelant néanmoins à son aide un léger déplacement de la peau ambiante, grâce à l'action des *MM. frontalis et corrugator supercilii*. En outre la fente palpébrale se trouve encore un peu rapetissée par un faible soulèvement de la paupière inférieure.

(1) Nous devons faire mention ici d'une anomalie du releveur de la paupière qui, joint à un faible ptosis congénital, se manifeste avec les mouvements d'abaissement forcé et de latéralité (du côté opposé) de la mâchoire inférieure. Cette anomalie s'expliquerait parce que le releveur serait à la fois innervé par le noyau de l'oculo-moteur et du trijumeau, qui fournit aussi au ptérygoïdien externe, fait signalé pour la première fois par M. Marius Gunn (Société d'ophthalmologie de Londres, 6 juillet 1883). Depuis il n'a été relaté qu'un nombre très restreint de cas, dont un a été présenté par de Wecker à la Société d'ophthalmologie de Paris (séance du 8 janvier 1889).

D'autres symptômes émanant du grand sympathique viennent heureusement faciliter le diagnostic, ce sont :

1° Du côté de l'œil, un myosis accusé, n'abolissant pas la motilité, mais retardant l'action de l'atropine; une légère réduction de la tension oculaire et l'élargissement des veines de la papille;

2° Du côté de la face, la turgescence et la rougeur, avec accroissement de température, de toute la moitié de la figure (comme l'oreille, chez le lapin, lorsqu'on sectionne le grand sympathique).

Cette maladie a plus spécialement été observée chez des femmes qui avaient subi des pertes (après des couches), et chez des hommes ayant présenté une compression plus ou moins directe du grand sympathique (goitre, tumeurs).

Comme *traitement*, on recommande l'emploi des courants continus, en plaçant le pôle négatif sur le *manubrium sterni*, le positif sur l'angle de la mâchoire inférieure. Des injections d'atropine trouveraient ici leur emploi comme la morphine dans l'affection précédemment décrite.

ARTICLE III

SPASME DU MUSCLE ORBICULAIRE (CLONIQUE ET TONIQUE)]

Le spasme de l'orbiculaire s'observe sous la forme *clonique* ou *tonique*.

Dans la première, le muscle est pris de contractions produisant des clignements répétés, pendant lesquels le relâchement du muscle n'est généralement pas assez complet pour permettre aux paupières un écartement normal. Les contractions cloniques peuvent encore ne se produire que dans une portion de l'orbiculaire, et alors elles ont pour effet de mettre en mouvement, soit l'une des paupières, soit même une partie de ces voiles membraneux.

Les contractions cloniques qui occupent les deux paupières à la fois, de beaucoup les plus tenaces, résistent souvent au traitement, lorsqu'elles sont idiopathiques. Mais, dans nombre de cas, ce clignement résulte uniquement d'une action réflexe des nerfs sensitifs de la conjonctive irritée sur les filets de la septième paire, et il disparaît alors avec l'irritation de la muqueuse. Les contractions cloniques que provoquent dans l'orbiculaire certains troubles fonctionnels ayant leur siège dans la rétine (hyperesthésie), sont bien moins fréquentes qu'il ne semble au premier abord.

On observe assez fréquemment chez des enfants, lorsqu'ils commencent à fréquenter l'école, un spasme nictitant auquel participent aisément les fibres musculaires qui se rendent du muscle orbiculaire à la lèvre supérieure. Ce n'est souvent, chez ces petits malades anémiques, qu'une manifestation de la chorée mineure. Une attention particulière doit néamoins être portée ici sur l'état de réfraction de ces enfants, afin de leur éviter tout excès d'accommodation qui favorise siugulièrement la production de ce clignement.

On signale encore, chez des femmes anémiques, un spasme clonique unilatéral qui s'observe essentiellement après que des causes débilitantes ont affaibli ces malades, comme l'allaitement, les pertes, les maladies utérines, etc. Quelquefois ce spasme gagne, chez elles, d'autres régions de la face et du cou; il saute alors, après quelque temps, sur le côté opposé.

La seconde forme de blépharospasme, forme *tonique*, offre à l'observateur deux variétés principales, qu'on pourrait désigner sous les noms de *blépharospasme intermittent* et *continu*. Dans le blépharospasme intermittent qui, le plus souvent, occupe les deux paupières à la fois, les contractions toniques apparaissent à des intervalles plus ou moins éloignés, et ne durent souvent que quelques instants. Bien que le temps durant lequel les malades sont privés de la vue soit extrêmement court, ils ont beaucoup de peine à supporter cet état; car, ne pouvant pressentir le spasme, ils sont toujours sous le coup d'une cécité complète, quoique très passagère.

Toute excitation morale, toute privation de sommeil contribue à abréger les intervalles de repos, et il n'est pas rare que cette forme intermittente de blépharospasme se transforme peu à peu en une forme *continue*, par le rapprochement des attaques. Le blépharospasme ne diminue ou ne cesse alors que pendant le sommeil.

Nous rangerons les différentes variétés connues de blépharospasme en trois groupes distincts, d'après la cause à laquelle on les attribue :

A. *Blépharospasme traumatique;*

B. *Blépharospasme coïncidant avec certaines inflammations de la conjonctive et de la cornée, ou consécutif à ces maladies;*

C. *Blépharospasme qui n'est que le symptôme d'une névrose générale du facial.*

A. Le blépharospasme traumatique s'observe ordinairement dans les cas où un corps étranger a pénétré dans le sac conjonctival, et y a sejourné un certain temps. La lésion que produit sa présence, plus ou moins passagère, est quelquefois insignifiante. Le spasme, d'abord intermittent, devient graduellement continu et peut, à mesure qu'il gagne en intensité, s'étendre aux muscles voisins. Généralement le blépharospasme débute par l'œil où se trouve la lésion, puis il gagne l'autre, et les parties musculaires, qui sont prises de convulsions du côté sain, correspondent exactement à celles que la maladie a successivement atteintes du côté de la blessure.

B. Le blépharospasme coïncidant avec des altérations siégeant dans l'œil, ou consécutif à ces lésions, est surtout fréquent dans la conjonctive phlycténulaire, et principalement dans la variété où les phlyctènes gagnent de proche en proche les parties centrales de la cornée et qu'on désigne sous le nom de kératite en forme de bandelette. Cette forme de blépharospasme (photophobie) existe encore dans les cas où les phlyctènes siègent d'emblée au voisinage du centre de la cornée et où la couche épithéliale est altérée en différents points. Un autre blépharospasme fort tenace peut accompagner le développement d'un ulcère ou d'un abcès, lorsque le mal s'est produit avec rapidité, et les contractions forcées des paupières alors retardent souvent la guérison.

C. Le blépharospasme s'observe encore comme symptôme d'un tic convulsif de la face, et l'on peut dire que, dans un nombre assez imposant de faits observés, les contractions des muscles faciaux ont débuté par l'orbiculaire. De plus, on a signalé une hyperesthésie ou des névralgies intenses des parties correspondantes de la peau, comme ayant précédé les contractions spasmodiques. Ainsi on a vu le blépharospasme succéder à une névralgie sus-orbitaire. Ce qui doit surtout nous intéresser ici, c'est la corrélation qui existe entre ces névralgies de la cinquième paire et le tic convulsif, corrélation importante au point de vue étiologique et surtout au point de vue thérapeutique. Dans la majorité des cas, ce sont les femmes anémiées et principalement les personnes hystériques qui sont atteintes de blépharospasme.

D'après des observations nombreuses, on est en droit de considérer les troubles fonctionnels qui se montrent dans les muscles innervés par le nerf facial, comme une *névrose réflexe* de la cinquième paire, et l'on y est d'autant plus autorisé qu'on a vu les contractions spasmodiques céder à la compression exercée sur le rameau principal de la cinquième paire qui se répandait dans les parties où l'irritation des fibres sensitives avait siégé primitivement. Ainsi, chez certains malades atteints de tic convulsif, particulièrement de blépharospasme, on a remarqué qu'il existait dans les parties innervées par la cinquième paire, *un ou plusieurs points précis où la compression du nerf contre un plan résistant* suffisait pour arrêter les mouvements convulsifs, points que les malades eux-mêmes connaissent quelquefois, pour s'être observés avec soin.

Notons que l'on peut aussi, dans certains cas, modérer ou même arrêter le blépharospasme, en comprimant directement le nerf facial, à son point d'émergence par le trou stylo-mastoïdien, entre l'angle du maxillaire inférieur et l'apophyse mastoïde.

Le tic convulsif provient rarement d'une affection cérébrale, sauf les cas où il coïncide avec des attaques d'épilepsie. Il semble, suivant Romberg, qu'on n'ait pas encore observé des affections spasmodiques des muscles de la face résultant d'une lésion du facial siégeant à la base du crâne; mais il faut explorer avec le plus grand soin toutes les parties auxquelles la cinquième paire se distribue, car il peut arriver qu'une branche de ce tronc soit comprimée dans les parois osseuses qu'elle traverse, et que cette compression donne lieu à une action réflexe capable de déterminer le blépharospasme. L'attention du médecin doit encore se porter sur des blessures anciennes et sur les cicatrices qui peuvent, en comprimant des filets de la cinquième paire, provoquer un blépharospasme que l'excision de la cicatrice fait cesser.

Pour terminer l'étiologie du blépharospasme, nous rappellerons qu'on a invoqué le rhumatisme pour expliquer le tic convulsif, après avoir vu cette affection se développer brusquement, dans certains cas, à la suite d'un refroidissement rapide de la figure chez des personnes surprises par un courant d'air froid au milieu d'une transpiration abondante. Les irritations provoquées dans le tube digestif par des vers intestinaux, les spasmes hystériques, survenus sous l'influence d'un trouble des fonctions génitales de la femme, doivent encore trouver une mention.

Le *pronostic* du blépharospasme est, en général, grave, si l'on excepte les cas où l'affection spasmodique accompagne ou suit des maladies inflammatoires de l'œil.

Le *traitement* de cette singulière affection dépendra des données étiologiques propres à chaque cas, et l'on n'aura véritablement de chance de succès qu'à la condition de préciser avec exactitude le point de départ de la maladie. Par exemple, on recherchera minutieusement si le blépharospasme ne tient pas à une action réflexe exercée sur le facial par la cinquième paire et s'il n'est pas causé par un ulcère de la bouche, du voile du palais (de Graefe), une dent cariée, une cicatrice, ou par la présence d'un corps étranger dans le sac conjonctival. Si le blépharospasme est sous la dépendance d'une affection de la conjonctive ou de la cornée, toute l'attention du médecin se portera sur cet état.

En l'absence d'indications fournies par l'étiologie, on peut avoir recours aux injections de morphine et à l'emploi des courants continus. Suivant Remak, on applique le pôle négatif sur les muscles atteints de spasmes et le positif sur l'apophyse transverse de la cinquième vertèbre cervicale (ganglion moyen de la portion cervicale du grand sympathique). Ce traitement pourra être combiné aux instillations répétées de la cocaïne et à une cure d'ésérine (1 à 4 milligrammes par jour en solution), ce dernier médicament contribuant à diminuer la tendance aux transmissions réflexes.

Ce traitement pacifique n'ayant pas abouti, on aura recours à l'opération; c'est le plus souvent à la section du nerf sus-orbitaire, d'après la méthode recommandée par Romberg, qu'on s'adresse. Il est bien difficile de s'expliquer l'influence que la section d'une branche nerveuse qui préside à la sensibilité exerce sur les nerfs moteurs du muscle qu'elle traverse; mais ce n'en est pas moins un fait acquis.

Pour pratiquer la section du nerf sus-orbitaire, il faut prendre soin de tendre la peau du sourcil en haut et en dehors, afin d'éprouver moins de difficultés pour faire glisser le ténotome qu'on enfonce sous la peau de dehors en dedans. On tourne le tranchant de l'instrument vers le rebord orbitaire supérieur, en incisant avec une certaine force le périoste, à la réunion du tiers moyen et du tiers interne de cette saillie osseuse. Aussitôt après l'opération, on applique un bandeau compressif, pour prévenir la formation de larges ecchymoses. L'anesthésie cutanée qu'on obtient ainsi n'occupe généralement, après la section du nerf, qu'une partie assez restreinte du front; mais quelques heures ou, au plus tard, un jour après, elle gagne en étendue.

Nous devons avouer que, sur quelques malades, les simples sections nerveuses sans excision n'ont donné qu'un résultat tout à fait passager. C'est surtout le blépharospasme qui accompagne le tic convulsif de la moitié ou de la totalité de la face qui se montre le plus rebelle. Parmi les *points de compression* les plus habituels révélant l'indication de la névrotomie, nous citerons le point d'immergence du nerf sus-orbitaire, qu'on peut comprimer contre l'os frontal; celui du filet malaire qui repose, à sa sortie, sur l'os de ce nom, et celui du nerf dentaire inférieur qu'on peut comprimer dans la bouche, contre la branche montante de l'os maxillaire inférieur. La distension du tronc du facial est certainement un moyen excellent pour arrêter le blépharospasme invétéré, mais elle est d'une exécution quelque peu périlleuse. Nous avons récemment tenté d'obtenir pareille distension au moyen de la suspension répétée journellement pendant deux ou trois minutes.

ARTICLE IV

PARALYSIE DE L'ORBICULAIRE (*lagophthalmos*).

La paralysie de la septième paire entraîne dans la coaptation des paupières une certaine difficulté, caractérisée tantôt, dans les cas légers, par du larmoiement, tantôt, dans les cas extrêmes, par une coaptation incomplète des paupières et par la chute de la paupière inférieure. Si la paralysie porte sur les paupières supérieure et inférieure à la fois, la fente palpébrale reste constamment béante de 2 à 4 millimètres. La paupière supérieure, n'obéissant plus qu'à l'action de son muscle propre, le releveur, peut s'élever outre mesure; toutefois, il faut le dire, on n'observe cette prépondérance d'action du releveur que quand le malade regarde en haut. Le défaut qui survient dans la coaptation des paupières, quand l'orbiculaire est paralysé, a été désigné sous le nom de *lagophthalmos paralytique*.

Comme la paralysie faciale est le plus souvent bornée à un côté, on trouve dans cette circonstance quelques symptômes propres à la maladie qui nous occupe. Ainsi, le sourcil est relevé, la joue affaissée de même que l'aile du nez, et la bouche attirée du côté sain. Lorsque la cause du mal siège dans l'intérieur du crâne, près de l'origine du nerf facial, il survient le plus souvent un trouble dans les fonctions du nerf uaditif correspondant. Si la cause paralysante est sur le trajet du nerf et si le voile du palais montre des symptômes de paralysie, cette cause réside au-dessus du ganglion géniculé, situé, on le sait, au genou ou à la première courbure du canal de Fallope, ganglion qui reçoit le grand nerf pétreux superficiel. Lorsque, au contraire, le voile du palais est intact, on pense que la cause de la maladie est au-dessous du ganglion ci-dessus désigné.

Le plus souvent, on observe des paralysies du facial où la cause de la maladie siège tout près du trou stylo-mastoïdien et n'affecte que les branches qui composent le *pes anserinus major*. Dans ces cas, le nerf peut être comprimé par des ganglions engorgés, des tumeurs, un gonflement inflammatoire de la glande parotide, etc. On voit encore la paralysie du facial survenir à la suite de refroidissements brusques qui ont amené une périostite par laquelle le nerf est comprimé, ou enfin consécutivement à un traumatisme qui a porté directement sur le trajet du nerf ou intéressé la caisse du tympan. L'otite interne (syphilitique) peut ne pas intéresser ou comprendre la septième paire, mais porter sur la totalité ou une partie des fibres de l'orbiculaire.

Le *traitement* doit nécessairement se baser sur la connaissance de l'origine du mal. Lorsqu'on soupçonne une cause inflammatoire ayant amené une compression du nerf, on peut diriger contre elle un traitement antiphlogistique, consistant en déplétions sanguines locales, frictions mercurielles, calomel à l'intérieur, etc. Une fois la paralysie établie d'une manière permanente, il sera indiqué d'exciter directement les filets du nerf paralysé par des injections sous-cutanées de strychnine. Dans le même but on fera usage des courants continus.

On songera à un traitement chirurgical, notamment à la tarsorrhaphie, soit dans les cas où la difformité de la paupière inférieure, renversée en dehors, est arrivée à un degré tel, que la guérison de la paralysie doive laisser après elle un vice de conformation choquant, soit dans les cas où la coaptation des paupières est assez défectueuse pour que le globe de l'œil coure quelques dangers.

ARTICLE V

PARALYSIE DU MUSCLE RELEVEUR. — CHUTE DE LA PAUPIÈRE SUPÉRIEURE PTOSIS

La chute de la paupière supérieure peut provenir des causes les plus diverses, et depuis longtemps on est convenu, pour ce motif, de reconnaître plusieurs variétés de cette affection. Nous distinguerons trois formes de ptosis : celle qui résulte d'une insuffisance du releveur de la paupière, celle qui provient de la paralysie de ce même muscle, et enfin le ptosis congénital, dont il sera question à l'occasion des anomalies congénitales.

La chute de la paupière provoquée par l'*insuffisance* du muscle releveur peut avoir des causes très diverses; car cette affection se produit tantôt par l'effet d'un vice de conformation du releveur, tantôt par un défaut d'innervation, ou enfin, à la suite d'une violence quelconque, lorsque le muscle a été blessé de manière à ne pouvoir fonctionner qu'incomplètement, ou que l'aponévrose tarso-orbitaire s'est trouvée sectionnée horizontalement. Dans un autre ordre de faits, le releveur a conservé toute son intégrité d'action, mais cette dernière est masquée par l'effort que lui oppose soit la résistance de la paupière (granulations, éléphantiasis localisée, lipomes), soit le muscle orbiculaire lui-même. Dans la première forme, l'insuffisance est *absolue;* dans la seconde, elle n'est que *relative.*

Le ptosis *paralytique*, la forme qu'on a le plus souvent occasion d'observer, se rattache généralement à la paralysie de la troisième paire; mais, dans quelques cas rares, il s'observe aussi isolément, à la suite d'une compression directement exercée sur le nerf qui se rend au muscle releveur, comme il arrive quand un abcès s'est développé à la voûte orbitaire, lorsque cette paroi est devenue le siège d'une exostose (syphilitique), d'une tumeur osseuse éburnée, etc.

Des indications qui précèdent, il résulte que le *pronostic* de la maladie qui nous occupe doit varier suivant la cause qu'elle reconnaît dans un cas particulier.

Le *traitement* est lui-même évidemment sous la dépendance du caractère du ptosis, des causes et de la durée de la maladie. Ainsi, dans les cas d'insuffisance du muscle releveur de la paupière par défaut d'innervation, à la suite d'une paralysie complète ou incomplète, on devra s'efforcer de combattre la cause du mal en s'abstenant, du moins au début, de tout traitement chirurgical. L'emploi des courants continus, des injections de strychnine, l'usage des frictions et des lotions aromatiques, joints à un traitement interne approprié, sont des moyens auxquels il sera bon de recourir dans cette circonstance.

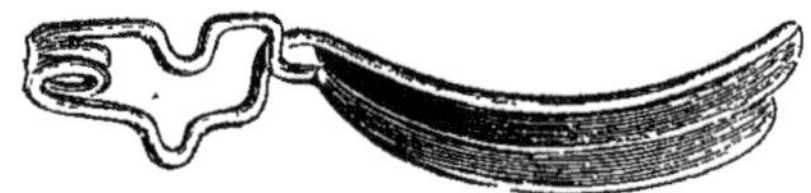

Fig. 39.

Avant d'en arriver à des moyens chirurgicaux, il faut s'être bien convaincu que la maladie est dans un état de stabilité parfaitement caractérisé et que l'on n'a, en aucune façon, à espérer un retour complet ou incomplet de l'innervation du releveur. Tout en consacrant un certain temps aux tentatives de thérapeutique indiquées plus haut, il sera bon, si le ptôsis est complet, d'y remédier provisoirement, au moyen d'une petite pince à ptosis (fig. 39), dans les cas où le malade est contraint de se servir de l'œil affecté.

Parmi les opérations proposées pour combattre le ptosis, citons d'abord le procédé indiqué par de Graefe et qui se pratique de la façon suivante: on incise, à 5 millimètres de son bord libre, le tégument de la paupière supérieure dans toute sa longueur; en exerçant ensuite des tractions verticales sur les lèvres de la plaie, on les écarte assez fortement, surtout si l'on a pris le soin de disséquer légèrement le tissu sous-cutané. Cela fait, on saisit avec des pinces à crochets une portion du muscle orbiculaire, large de 8 à 10 millimètres, qu'on excise avec des ciseaux, en laissant l'aponévrose orbitaire intacte. Deux ou trois points de suture suffisent: ils doivent comprendre les bords de la plaie musculaire aussi bien que ceux de la plaie cutanée. L'effet que produit cette opération consiste, on le voit, dans le raccourcissement de la portion sous-cutanée de la paupière supérieure, combiné à l'affaiblissement du muscle orbiculaire. Si la paupière a subi un allongement anormal, on peut à l'excision de l'orbiculaire joindre celle d'un lambeau cutané.

Un procédé très ingénieux, dû à M. Dransart, consiste à transporter sur le muscle frontal, à l'aide d'un tissu cicatriciel réunissant le tarse à ce muscle, le soin de faire l'office de releveur de la paupière supérieure. Voici comment l'auteur décrit son procédé :

1° Incision de la paupière supérieure, tout le long du bord supérieur du cartilage tarse ;

2° Dissection de la peau jusque sous le muscle sourcilier, de façon à mettre à nu la partie supérieure du muscle orbiculaire ;

3° Une aiguille, armée d'un fil de catgut, traverse le bord supérieur du cartilage tarse à sa partie moyenne, de sa face superficielle vers sa face profonde ; quand le cartilage est traversé dans presque toute son épaisseur, l'aiguille est dirigée vers le muscle sourcilier, en ayant soin de la faire voyager sous une certaine épaisseur de fibres musculaires et de tissu cellulaire. Arrivée sous le sourcil, l'aiguille, retirée, entraîne le fil de catgut dans le trajet qu'elle vient de parcourir. On passe de la même façon deux autres fils, à droite et à gauche du fil médian, à

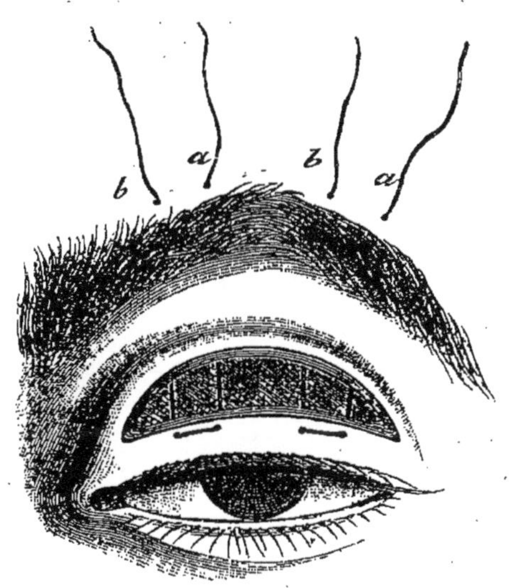

Fig. 40.

une distance de 6 à 8 millimètres, puis on noue fortement les fils de catgut, on coupe ces fils au ras du nœud, et on laisse retomber le lambeau de peau disséquée, qui vient reprendre sa place tout naturellement.

M. H. Pagenstecher, pour atteindre le même but, se contente de passer verticalement sous la peau de la paupière une simple suture, allant d'un point situé au-dessus du sourcil jusqu'au milieu du bord ciliaire. Cette ligature ayant été fermée est progressivement serrée chaque jour jusqu'à ce que la peau se trouve coupée. Si une bride cicatricielle aussi puissante n'est pas jugée nécessaire, l'auteur, respectant la peau de la paupière, établit une traînée cicatricielle purement sous-cutanée, en procédant comme il suit : un fil étant muni d'une aiguille à chacune de ses extrémités, on prend sur le fil, au voisinage du bord ciliaire et parallèlement à ce bord, un petit pont de peau de 1 ou 2 millimètres, puis chacune des aiguilles est passée par le point de sortie du fil et conduite verticalement sous la peau, pour sortir au-dessus du sourcil où se fait la ligature.

Par un mode de sutures élévatrices combinées avec l'ancienne opération de de Graefe de Wecker, a recours au procédé suivant : on résèque un lambeau ovalaire comprenant la peau et le muscle orbiculaire, ou encore n'intéressant que le muscle seul, à l'aide d'une incision courant à 4 ou 5 millimètres du bord libre de la paupière. La fermeture de la plaie et le relèvement de la paupière s'obtiennent à l'aide de deux sutures que l'on place comme il suit : on pénètre avec une aiguille munie d'un fil de soie en un point situé au-dessus du sourcil (en *a*, fig. 40); glissant sous la peau et le tissu musculaire, on ressort à la partie supérieure de la plaie, au-dessous du muscle orbiculaire excisé. On pénètre alors de nouveau au-dessous du muscle orbiculaire près de la plaie inférieure, et l'on ressort au milieu de la bandelette cutanée. Un pont de 5 à 6 millimètres étant ménagé, on suit la marche inverse, c'est-à-dire que l'aiguille est dirigée sous la peau et le muscle, ressort dans la plaie, pour rentrer à la partie supérieure de celle-ci, chemine sous le sourcil, et sort définitivement à 5 millimètres du point d'entrée, au-dessus du sourcil (en *b*, fig. 40). Une seconde suture semblable est placée à côté, à une distance de 1 centimètre à peu près.

Une douce traction permet de fermer la plaie qui se coapte merveilleusement; puis on lie, à la manière d'un nœud de cravate, les extrémités de la suture au-dessus d'un petit morceau de tube à drainage désinfecté. Si l'on a pris soin de bien désinfecter les fils de soie, on peut, pendant des semaines, laisser séjourner les sutures, que l'on resserre de temps en temps sur le drain. Les fils finissent alors par couper le petit pont de peau laissé au-dessous de la section, qui, elle, s'est depuis longtemps guérie par première intention, et il s'établit une traînée cicatricielle longitudinale figurant le pli naturel d'une paupière supérieure relevée.

CHAPITRE IV

IV. — ANOMALIES DE POSITION, DE CONFORMATION

Anatomie topographique (1). — Il est avant tout nécessaire de bien circonscrire la région oculaire telle qu'elle se présente en regardant directement la face. Cette limite n'est pas, dans les conditions ordinaires, si saillante qu'elle saute aux yeux dès la première inspection; mais, si un œdème, des extravasations, ou d'autres états morbides font saillir la peau de cette région, celle-ci se sépare alors aisément des parties environnantes, ce qui résulte de ce que la peau, dans ce point, n'est attachée à son support (le muscle) que par un tissu cellulaire lâche, dépourvu de graisse. A l'endroit donc où les tissus cellulaires sous-cutanés adipeux et non adipeux se touchent, la délimitation est très nette.

La disposition des parties qui concernent la paupière supérieure est simple. Ici la limite entre le front et la région oculo-orbitaire est formée par le repli sourcilier nettement dessiné qui, on le sait, concorde avec le rebord orbitaire supérieur. L'épaississement de la peau du sourcil saute aux yeux et, sur une coupe, elle se différencie de la peau fine des paupières par une texture plus dense et par de petites grappes de graisse relativement nombreuses.

A la paupière inférieure, la délimitation est loin d'être aussi nette. Toutefois on remarquera que la paupière s'adapte ici à la convexité du globe et rentre, par conséquent, tandis que la joue fait une saillie en bas, même si la personne est très maigre. De cette dispo-

(1). Résumé d'après Merkel (voy. *Traité complet d'ophthalmologie*, t. I, p. 164).

sition résulte une dépression à laquelle *Arlt* a donné le nom de rainure palpébro-malaire. Le commencement et le parcours de cette rainure (fig. 41, *Wlm*) se conforment à la musculature sous-jacente, de façon à correspondre à la région où le bord inférieur de la partie cutanée du *M. palpebralis inferior* touche au bord supérieur de la portion médiane du *M. malaris*. A un âge avancé, il se forme encore une autre ligne de démarcation qui apparaît à la hauteur de l'angle palpébral externe, descend en bas et en dedans jusqu'à ce qu'elle atteigne le pli palpébro-malaire (portion ascendante du pli palpébro-malaire de Arlt). Cette seconde rainure (*Wll*, fig. 41) correspond à la portion latérale du *M. malaris*.

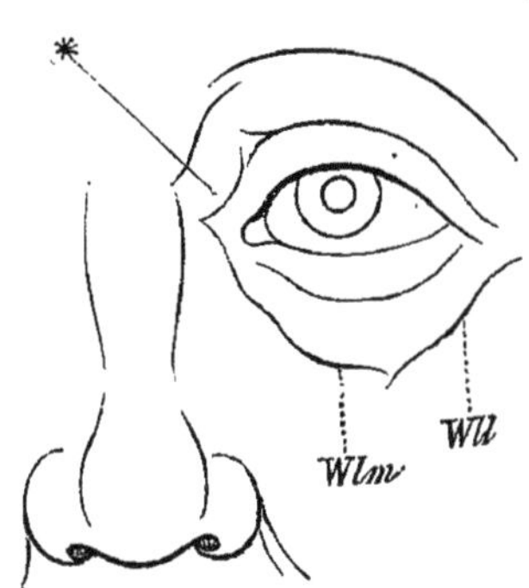

Fig. 41. — Aspect de la région palpébrale d'un vieillard.

Wlm, rainure palpébro-malaire (partie descendante, *Arlt*); *Wll*, partie ascendante; * portion bombée de la région qui est, pendant la jeunesse, la plus profondément située.

La région du *ligamentum palpebrale laterale* indique la limite supérieure de la rainure latérale. Entre celui-ci et l'extrémité externe du sourcil reste un espace qui est occupé par plusieurs petits plis horizontaux qui se creusent et augmentent beaucoup avec l'âge. Du côté médian, le *ligamentum palpebrale* forme encore la limite, aussi bien du côté du nez qu'entre les paupières supérieure et inférieure; aussi, lorsqu'un épanchement sanguin se montre seulement dans une paupière, la coloration tranche-t-elle par une ligne nette correspondante au ligament.

Chez les sujets âgés, signalons, au-dessus de l'angle interne, dans le point le plus enfoncé de la région palpébrale pendant la jeunesse, l'apparition d'une saillie de la peau (fig. 41,*), résultant de l'atonie des fascias qui ne retiennent plus le tissu cellulo-graisseux d'une manière aussi ferme.

Le point central de la région oculaire est, tant au point de vue topographique que fonctionnel, l'entrée du sac conjonctival, c'est-dire la fente palpébrale. Celle-ci peut, par suite du déplacement des bords des paupières qui l'entourent, prendre des positions foncièrement différentes, et qui, par conséquent, méritent d'être étudiées séparément. C'est d'abord l'aspect que présente la fente palpébrale d'un homme éveillé, tenant la tête droite et regardant devant lui d'une manière insouciante, et, en second lieu, l'état de la fente palpébrale doucement close, comme elle se montre pendant le sommeil.

La fente palpébrale ouverte offre une configuration que l'on compare à une amande; toutefois on notera que le maximum de courbure de la paupière supérieure se rapproche davantage de l'angle interne, tandis que le contraire a lieu pour l'inférieure. La direction de toute la fente n'est pas absolument horizontale, mais inclinée vers l'angle interne de 4 à 6 millimètres (fig. 42). Lorsque les paupières sont ouvertes, on observe un pli très accusé de la paupière supérieure (comp. fig. 42). En effet, par suite de l'attraction du tarse par le *levator palpebræ superioris*, la peau lâche qui se trouve placée entre le tarse et le rebord orbitaire se plisse; il se forme un bourrelet qui recouvre la portion tarsienne de la paupière, assez souvent même les cils, et qui projette d'en haut une ombre sur l'œil.

L'étendue de la fente varie et comme hauteur et comme largeur. En moyenne, on peut prendre comme longueur de la fente palpébrale, chez l'homme, d'un angle à l'autre, 30 millimètres. La hauteur de la fente normalement ouverte, dans le point où elle se trouve le plus écartée, c'est-à-dire en la mesurant à égale distance de l'angle externe et des points lacrymaux, est de 14 millimètres; très souvent elle a 2 ou 3 millimètres de moins. Les dimensions de la fente palpébrale sont généralement, chez la femme, de quelques millimètres plus petites. L'enfant présente une fente palpébrale dont le diamètre longitudinal est surtout plus petit, tandis que le diamètre vertical est peu diminué, comparativement à ce que l'on observe pour l'adulte : de là cet aspect particulier d'écarquillement. Chez la plupart des peuples orientaux la fente palpébrale est moins ouverte que chez les Européens. Les Mongols et certaines peuplades arctiques offrent une fente qui se trouve plus inclinée que pour les autres races.

Quant aux rapports de la fente ouverte avec le rebord orbitaire et le globe oculaire, on notera, comme le montre la figure 42, que l'extrémité externe de la fente est située à 5 à 7 millimètres du rebord orbitaire. D'autre part, l'emplacement de la grande circonférence du globe oculaire coïncide, du côté latéral, avec l'angle latéral ou externe, tandis que du côté médian la fente dépasse le globe qui touche exactement la naissance du lac lacrymal dans la région des points lacrymaux. La cornée est en contact, sur un œil ouvert, avec le bord palpébral supérieur; souvent elle est un peu recouverte par celui-ci. La pau-

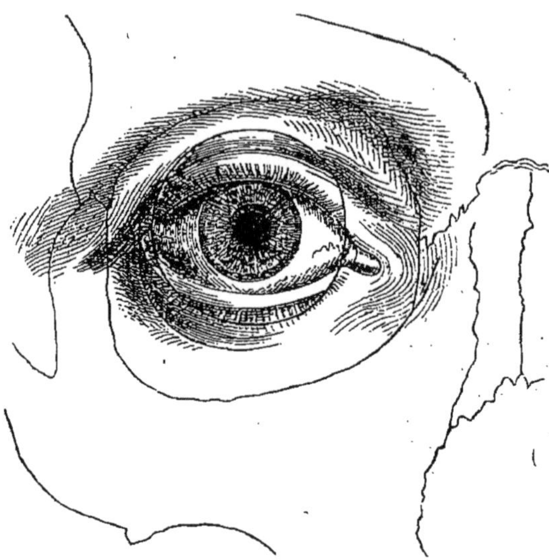

Fig. 42. — Vue de face de l'œil ouvert. Les contours du rebord orbitaire, ainsi que la délimitation de l'œil, sont tracés sur la figure afin de permettre une appréciation plus exacte de la disposition topographique.

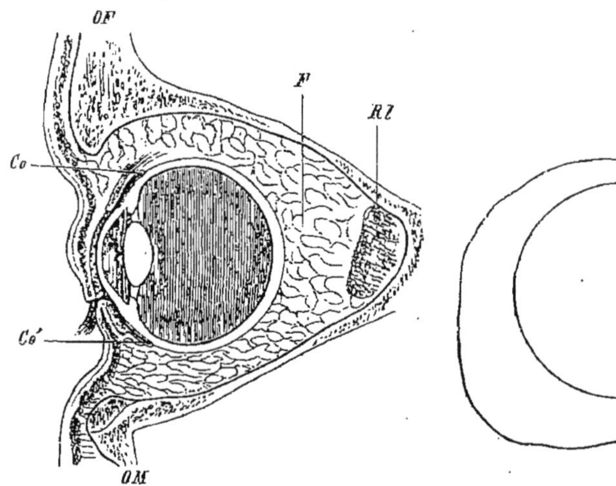

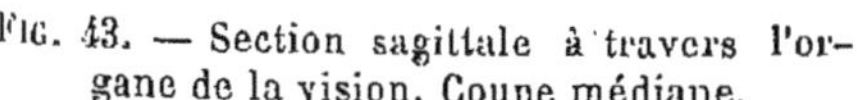

Fig. 43. — Section sagittale à travers l'organe de la vision. Coupe médiane.

Co, fornix conjunctivæ de la paupière supérieure; Co', de l'inférieure; F, tissu graisseux de l'orbite; Rl, coupe oblique du M. droit externe; OF, coupe de l'os frontal; OM, coupe de l'os maxillaire supérieur.

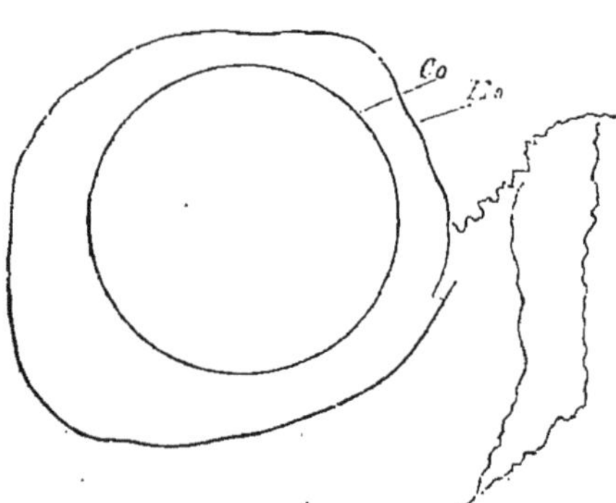

Fig. 44. — La ligne formée par le fornix conjonctival Co, est indiquée par un contour, pour montrer ses rapports avec le tracé Mo du rebord orbitaire.

pière inférieure n'atteint pas la cornée; il se trouve entre elles un espace libre de 1 à 2 millimètres (voy. fig. 42).

Lorsque l'œil se ferme, seule l'extrémité médiane de la fente ne change pas de place, parce qu'elle est retenue par des attaches solides avec le *ligamentum palpebrale mediale* sous-jacent; toutes les autres parties subissent une modification dans leur emplacement. Le rapprochement des deux bords palpébraux se fait de manière que la paupière supérieure est attirée au-devant de la cornée et ne s'arrête que près du bord inférieur de celle-ci (voy. la coupe, fig. 43). La paupière inférieure exécute une excursion bien moindre et ne parcourt qu'une étendue de 2 à 3 millimètres pour coapter son bord avec celui de la paupière supérieure. Les deux bords, qui ont à peu près l'épaisseur de 2 millimètres, s'appliquent de façon qu'ils se touchent sur tous les points. Ils sont disposés d'une manière congruente, comme on peut déjà le voir sur l'œil ouvert, et de telle sorte que les bords des deux paupières sont inclinés, l'arête externe de la paupière supérieure descendant plus que l'interne, contrairement à ce qui a lieu pour la paupière inférieure.

La fente palpébrale fermée représente une ligne convexe en bas qui commence par une extrémité un peu arrondie près de l'angle médian et se termine par une pointe très arrondie à l'angle externe. Celui-ci est abaissé d'à peu près 5 millimètres, de manière que, la fente étant fermée, il se trouve situé un peu plus bas que la commissure médiane.

Le sac conjonctival, dont nous dirons un mot en terminant, peut être parfaitement comparé à un entonnoir dont l'ouverture large regarde l'orbite et l'étroite la fente palpébrale. Sa plus grande profondeur est en haut, la moindre vers l'angle médian, où l'on aperçoit sans difficulté sa terminaison, sur l'œil ouvert, près du sac lacrymal. Le srapports du sac conjonctival avec le bord orbitaire ressortent du dessin (fig. 44) où l'un et l'autre sont représentés. On voit que c'est du bord supérieur que le fornix se rapproche le plus, tandis que c'est du bord inféro-externe qu'il se trouve le plus éloigné.

ARTICLE PREMIER

ANOMALIES DE LA FENTE PALPÉBRALE

a. *Élargissement de la fente* (lagophthalmos, tarsorrhaphie).
b. *Rapetissement de la fente. Blépharophimosis* (ankyloblépharon, canthoplastie).
c. *Épicanthus* (rhinorrhaphie).

a. Élargissement anormal de la fente palpébrale.

(Lagophthalmos, tarsorrhaphie.)

La fente palpébrale est sujette à des variations physiologiques dans ses deux dimensions; mais, lorsqu'elles sont minimes, elles ne constituent pas un état choquant.

Un défaut de symétrie sensible dans l'écart des fentes palpébrales peut résulter d'une cause siégeant dans les paupières elles-mêmes. Ainsi on observe un élargissement de la fente, ordinairement unilatéral, à la suite du spasme du releveur de la paupière, affection qui peut, en outre, lorsqu'elle est très prononcée, simuler une exophthalmie légère. On voit encore la fente palpébrale se distendre outre mesure et pathologiquement dans la paralysie du nerf facial, où la paupière inférieure tombe sur la joue (lagophthalmos).

L'écartement morbide des paupières s'observe encore à la suite de la propulsion du contenu de l'orbite, se rattachant ordinairement à l'existence dans cette cavité de tumeurs qui chassent l'œil au dehors. On l'observe à la suite de la transformation staphylomateuse de la portion antérieure de l'œil, principalement chez les enfants. Mais ces affections exigent un traitement propre, et le symptôme dont nous parlons ne saurait devenir ici l'objet de soins particuliers.

Il n'en est pas ainsi de quelques autres états morbides, où la cause de l'écartement anormal des paupières, tout en étant persistante, ne se prête guère à un traitement direct, tandis que l'incommodité qui en résulte mérite d'être prise en sérieuse considération : tels sont le goitre exophthalmique (maladie de Basedow), l'augmentation de volume de l'un des yeux, enfin l'état qui succède à quelques opérations de strabisme.

1° Dans le goitre exophthalmique, l'écartement des paupières peut être porté assez loin pour qu'elles ne puissent plus suffire à recouvrir les yeux, ce à quoi l'on est obligé de remédier, pour prévenir les accidents sérieux qui en pourraient résulter pour ces organes délicats ;

2° Le développement excessif de l'axe antéro-postérieur d'un œil, tel qu'on peut l'observer dans des cas de staphylomes postérieurs très développés, engage de même le chirurgien à pratiquer le rétrécissement de la fente palpébrale, à cause de la difformité qui en résulte ;

3° A la suite de l'opération du strabisme, lorsqu'on n'a pas assez soigneusement ménagé la capsule de Tenon et le tissu sous-conjonctival, on peut voir la fente palpébrale gagner sensiblement en largeur du côté où l'opération est faite; aussi se trouve-t-on alors dans la nécessité de rapetisser la fente anormalement élargie, à moins que l'on ne juge plus avantageux de procéder à l'élargissement de la fente palpébrale du côté opposé, ou de combiner ces deux modes opératoires.

On remédie à l'affection dont nous nous occupons en réunissant, dans une étendue variable, les bords libres des paupières vers l'angle externe de l'œil, procédé connu sous le nom de *tarsorrhaphie*, et introduit dans la chirurgie oculaire par de Walther. Dans l'exécution de cette opération, il est urgent, contrairement à la pratique ancienne, de ménager les cils, soit que la réunion des paupières soit définitive, et alors ces organes contribuent à masquer la cicatrice, soit qu'il s'agisse d'une tarsorrhaphie temporaire, comme dans certaines opérations de blépharoplastie, où il est de la plus grande importance de ne pas priver les bords palpébraux de leur plus précieux ornement. Aussi doit-on procéder de la façon suivante :

1° On avive les bords des paupières, tendues sur la plaque d'écaille, au moyen du couteau à cataracte de Beer, en ayant soin de n'enlever au-devant des cils qu'exactement la couche épithéliale. Cette excision est complétée dans la commissure externe (dépourvue de cils) au moyen de petits ciseaux courbes très fins. On a soin de n'effleurer, pendant cet avivement, ni glandes tarsiennes, ni bulbes pileux, et de dépasser de quelques millimètres l'étendue suivant laquelle on veut voir prendre les bords palpébraux ;

2° On réunit les paupières par plusieurs sutures métalliques profondes, et on laisse en place les fines anses d'argent, qu'on a placées suffisamment loin pour qu'elles ne puissent couper la peau, aussi longtemps qu'on le croit nécessaire pour être assuré d'une parfaite réunion.

La tarsorrhaphie (de de Wecker) ainsi exécutée perd beaucoup de ce qu'elle avait de défigurant par les anciens procédés, et, si l'on prend soin d'immobiliser les paupières pendant plusieurs jours sous le bandeau compressif, elle est aussi certaine dans ses résultats que les anciennes méthodes.

Dans les cas de *lagophthalmos* paralytique (joint, chez les petits enfants, aux symptômes de paralysie de la cinquième paire et de kératite neuro-paralytique), on peut arriver à l'occlusion temporaire des paupières, impérieusement réclamée ici, par l'excision de faibles traînées de couche épidermique au-devant des tarses supérieur et inférieur et par la réunion des replis cutanés.

b. Rapetissement de la fente palpébrale.

(Blépharophimosis, ankyloblépharon, symblépharon, canthoplastie.)

Les bords libres des paupières peuvent être anormalement réunis l'un à l'autre, par suite d'un vice de conformation congénital, dont il sera question à l'occasion des « anomalies congénitales », d'une lésion traumatique, d'une vive inflammation de la muqueuse et du bord ciliaire, d'une ophthalmie diphthérique ou granulaire, et notamment comme conséquence de brûlures (par la chaux vive, par les acides minéraux, etc.) observées dans cette région.

On désigne sous le nom de *blépharophimosis* la réunion anormale du bord des paupières qui porte principalement dans l'angle externe et n'atteint pas un degré considérable. Cette réduction en longueur de la fente palpébrale s'observe souvent chez des personnes âgées qui ont longtemps souffert de conjonctivite avec excoriations des bords palpébraux (blépharite angulaire).

On entend par *ankyloblépharon* la réunion d'une étendue plus considérable des

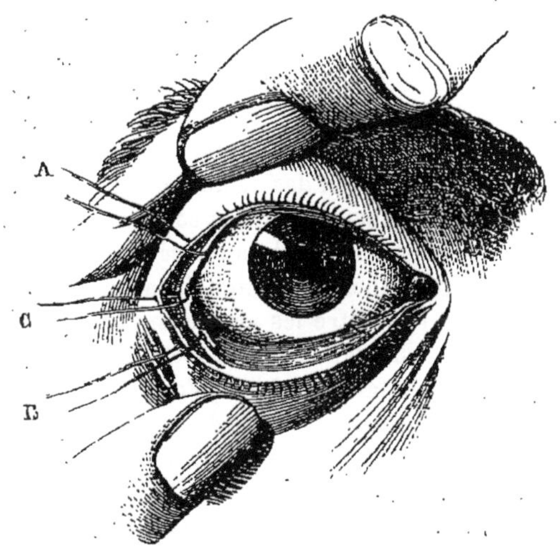

Fig. 45.

bords palpébraux ne se localisant pas à la commissure externe. Il est fort rare que l'ankyloblépharon soit complet. C'est aussi par exception que l'adhérence vicieuse est limitée aux bords libres et qu'elle n'empiète pas plus ou moins sur la face interne des paupières, en se compliquant de symblépharon.

Lors même qu'il existe un ankyloblépharon complet, on découvre presque constamment vers l'angle interne une petite ouverture par laquelle suintent les produits de sécrétion des glandes lacrymale et conjonctivales, si, toutefois, cette sécrétion n'est pas tarie. Il est très difficile de dire dans ces cas extrêmes quelle quantité de la muqueuse est restée intacte, et si l'on peut garder l'espoir de trouver la cornée, ou une portion de cette membrane, encore transparente et capable de fonctionner.

Traitement. — Lorsqu'une seule bride réunit les deux bords des paupières, on la divise d'un coup de ciseaux. Cela fait, on en pratique l'excision en se tenant le plus près possible des points où elle s'insère. Deux ou trois sutures comprenant un repli de la peau de la paupière inférieure, très rapproché de la plaie formée par l'excision de la bande, s'opposeront, grâce à l'ectropion passager ainsi provoqué, à la réunion des parties divisées.

Si l'on a affaire à des brides cicatricielles siégeant vers les angles de l'œil, ou s'il s'agit d'un blépharophimosis complet, on doit, dans tous les cas, pratiquer l'élargissement de la fente palpébrale (l'opération de la *canthoplastie* de de Ammon). Dans ce but, on y introduit un bistouri droit, dont on fait glisser la pointe dans la direction de la fente et sur le rebord orbitaire, ou, comme nous le faisons, une branche de forts ciseaux droits, en coupant les téguments dans une étendue de 1 à 2 centimètres. Il ne reste plus alors qu'à réunir la muqueuse aux lèvres de la plaie cutanée ; pour y arriver, on doit exercer verticalement sur les paupières des tractions assez ortes pour transformer la plaie horizontale en plaie verticale (fig. 45) (1), et on rapproche par des sutures la conjonctive de la peau. On saisit, pour les placer, la muqueuse d'abord et ensuite la peau, en plaçant trois sutures A, B et C.

C. Épicanthus, rhinorrhaphie.

C'est à l'occasion des anomalies congénitales que nous aurons surtout à nous occuper d'une affection qui n'est que très rarement acquise ; ce qu'on a pris comme épicanthus acquis n'était, dans la plupart des cas, pas autre chose que des brides cicatricielles consécutives à des blépharites intenses, à des brûlures, etc.

Parmi les variétés d'épicanthus acquis, celle qui se rapproche le plus de la forme congénitale, sans avoir été, ce nous semble, signalée par les auteurs, s'observe à la suite de la nécrose du vomer et des os du nez, dans laquelle ces derniers s'affaissent plus ou moins complètement. Presque constamment, cette difformité reconnaît pour cause la syphilis constitutionnelle ou héréditaire et est accompagnée d'ozène.

Le *traitement* de l'épicanthus congénital ou acquis a pour but de raccourcir la partie du tégument comprise entre les grands angles des yeux. Comme ce raccourcissement tend à se faire spontanément, à mesure que le dos du nez se relève, on ne doit pas trop, chez les enfants, se hâter d'opérer.

Suivant le procédé de *rhinorrhaphie* de de Ammon, on soulevait avec deux doigts, sur le dos du nez, un pli de peau assez élevé pour faire disparaître l'épicanthus, et on circonscrivait d'un trait à l'encre la base de ce pli. Cela fait, il ne restait qu'à enlever, au moyen d'un bistouri, le repli ainsi dessiné et à réunir les lèvres par une suture entortillée. Il est bien plus simple de traverser le repli soulevé avec deux ou trois aiguilles courbes, au-dessus desquelles on taille avec des ciseaux recourbés le lambeau cutané, et l'on achève la ligature à l'aide des fils de soie dont sont munies les aiguilles. M. Knapp (*Arch. f. Augen. u. Ohrenheil.*, III, p. 59) préfère exciser un lambeau rhomboïdal et joint à cette excision un dégagement latéral de la peau. Enfin, à l'imitation de Arlt, on peut attaquer directement chacun des replis cutanés.

(1) L'écartement difficilement obtenu par les doigts, ainsi que le représente la figure 45, peut aisément s'effectuer à l'aide d'un écarteur à ressort placé du côté du nez.

ARTICLE II

ANOMALIES DES BORDS PALPÉBRAUX ET DES PAUPIÈRES.

a. *Trichiasis* et *Distichiasis* (de θρὶξ, poil et δις στίχος, deux rangées).
b. *Ectropion*. — c. *Entropion*.

a. **Trichiasis et Distichiasis.**

On entend par *trichiasis* une direction vicieuse des cils, en vertu de laquelle ceux-ci se portent vers le globe oculaire, sans que la paupière soit en aucune façon altérée. Lorsque en outre les cils déviés, par une accentuation de ce que l'on observe physiologiquement, sont implantés de telle façon qu'ils forment distinctement plusieurs rangées, on a, suivant les auteurs, affaire à un distichiasis. En aucun cas, on ne saurait invoquer pour expliquer cette affection un accroissement dans le nombre des cils.

Si la déviation des cils occupe une étendue assez considérable du bord libre, il n'est guère possible qu'elle échappe à l'observation, et c'est à juste titre alors qu'on lui attribue le larmoiement, l'injection conjonctivale, les affections panneuses de la cornée, enfin les souffrances du malade et la sensation de corps étranger qu'il accuse. Lorsque les cils tournés vers le globe oculaire sont peu nombreux, on s'aidera de l'éclairage oblique pour établir le diagnostic.

A l'occasion des maladies inflammatoires, il a déjà été question des altérations trophiques que subissent les cils.

Étiologie. — Le trichiasis et le distichiasis sont presque toujours causés par une irritation prolongée du bord ciliaire. En parlant des différentes formes de blépharite, nous avons insisté sur ce fait que, dans la plupart des cas où une suppuration circonscrite a lieu dans plusieurs foyers, au bord de la paupière, il en résulte assez souvent, par suite du travail cicatriciel, consécutif une déviation des cils. Mais, faisant abstraction d'une cause aussi nettement déterminée, on nous accordera qu'il est peu de régions aussi exposées que le bord ciliaire à un gonflement inflammatoire de longue durée, avec hyperplasie du tissu cellulaire cutané, engendrant à la longue un changement dans la position des cils.

Assez souvent, lorsqu'on s'occupe des maladies inflammatoires des paupières, on a occasion de signaler une sorte de cercle vicieux, en vertu duquel une affection en engendre une seconde, qui, à son tour, entretient celle qui lui a donné naissance. Il en est ainsi pour la maladie dont nous traitons, qui occasionne souvent un spasme palpébral, un entropion qui a pour effet de tourner encore davantage vers le globe oculaire les cils déviés.

Traitement. — Le traitement du trichiasis et du distichiasis consiste à s'opposer à la direction vicieuse que prennent les cils et à combattre les causes qui l'entretiennent. Les divers modes de traitement sont :

1° *Méthodes d'épilation.* — On ne remplit qu'une de ces indications, si l'on se contente d'enlever avec une pince à cils (sans dents, à griffes plates) les poils déviés. Malheureusement il faut revenir à cette épilation à des intervalles parfois très rapprochés, et l'atrophie des follicules pileux qu'on espère obtenir de cette pratique se fait souvent attendre indéfiniment. Aussi a-t-on tenté d'obtenir la destruction des poils à l'aide de substances épilatoires, telles que le sulfure de calcium, ou même en se servant du thermocautère. Mais ces moyens, alors même qu'ils atteindraient le but désiré, auraient pour effet de laisser persister un madarosis fâcheux.

2° *Méthodes de déviation.* — La méthode ancienne de *Celse* a de nouveau été introduite dans la pratique par M. *Snellen.* Elle consiste à prendre le cil dans une anse de soie très fine pour le ramener dans sa ligne d'implantation normale, en lui faisant suivre l'aiguille qui porte cette anse. Outre que cette pratique est des plus fastidieuses si elle doit être appliquée à un certain nombre de cils, elle offre encore cet inconvénient qu'une semblable manœuvre devrait nécessairement être répétée tous les trois mois, la vitalité des cils ne dépassant pas ce terme.

Une méthode bien autrement rationnelle consiste à attaquer le mal dans sa source même, et à obtenir une déviation en sens opposé à celle qu'a prise vicieusement le champ d'implantation des cils.

Lorsqu'il s'agit d'un trichiasis circonscrit, l'application d'une ou deux sutures de *Gaillard* suffit parfaitement pour le but qu'on se propose d'atteindre. On saisit, très près du bord ciliaire, un repli de la peau de 3 à 4 millimètres de hauteur, on le

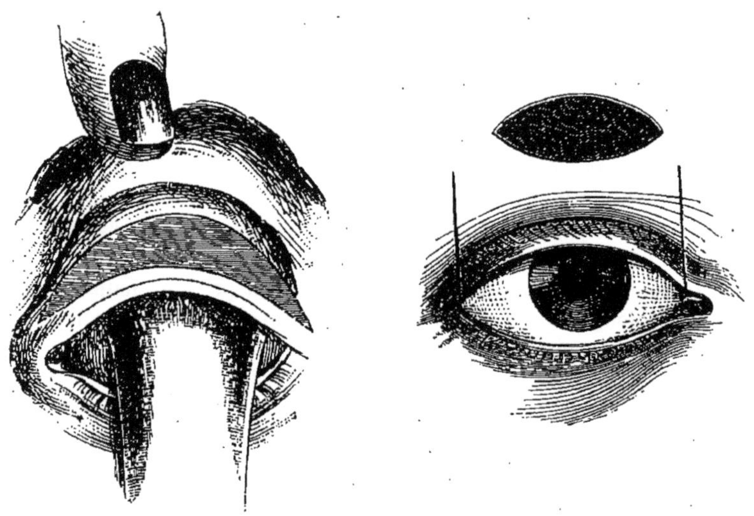

FIG. 46. FIG. 47.

traverse avec une aiguille courbe, munie d'un fort fil de soie, près des cils déviés et on la fait sortir à 6 ou 8 millimètres du bord palpébral, en glissant sur le tarse et en comprenant les fibres musculaires dans l'anse, qui est ensuite très fortement serrée, de façon à obtenir la mortification de tout ce qui a été embrassé par le fil. La formation consécutive d'une étroite bandelette cicatricielle a pour effet de maintenir le redressement des cils, qu'on obtient immédiatement en fermant l'anse.

Lorsque les cils ont pris une position vicieuse sur une étendue qui dépasse un demi-centimètre, il est bien préférable, pour éviter aussi la formation de cicatrices désagréables, de s'adresser à un mode de déplacement qui porte sur tout le champ d'implantation des cils, et qui est connu sous le nom de procédé de *Jaesche-Arlt.*

Premier temps. — Un assistant placé du côté de la tête du malade tend la paupière avec une plaque d'écaille que l'on fait pénétrer jusqu'au *fornix conjunctivæ.* L'opérateur, à l'aide d'un bistouri à double tranchant tenu à plat, divise, suivant une profondeur de 2 à 3 millimètres, le bord de la paupière, de façon à obtenir deux feuillets, dont l'antérieur comprend la peau, le muscle et le champ d'implantation des cils, et le postérieur, le tarse (avec les glandes autant que possible intactes) et la conjonctive. Ce dégagement peut au besoin s'étendre d'un angle palpébral à l'autre.

Deuxième temps. — On procède à l'ablation d'un pli cutané semi-lunaire (fig. 46), en incisant préalablement la peau suivant une ligne parallèle au bord palpébral, courant à 3 ou 4 millimètres de celui-ci, et en réunissant les extrémités de cette section par une incision courbe. Un lambeau, qui ne renferme pas les fibres musculaires et qui mesure, suivant les cas, de 2 1/2 à 3 centimètres sur une largeur de 4 millimètres environ, est dégagé avec les ciseaux. Une étendue de 3 centimètres suffit à dévier même les cils des angles palpébraux les plus penchés.

Troisième temps. — On réunit la plaie au moyen de cinq à six sutures. L'aiguille doit pénétrer, pour chaque point, près des cils, ramasser les fibres musculaires qui se trouvaient placées sous la peau enlevée et ressortir, en s'engageant dans la peau seulement, au-dessus de la section supérieure. Pour que l'opération réussisse, il faut que toute la plaie du bord marginal se montre béante. L'emploi de la pince de Snellen ou de Knapp facilitera l'opération, et l'on pourra, avec avantage, exciser tout d'abord le lambeau cutané, afin d'obtenir un dégagement plus complet du pont portant les cils.

De Graefe, qui reprochait à cette méthode de n'agir qu'imparfaitement sur les cils situés près des angles, procédait de la façon suivante : on pratique tout d'abord deux incisions verticales de 4 lignes de longueur qui, partant du bord libre, remontent en traversant la peau et le muscle orbiculaire (fig. 47). Ces sections doivent commencer, dans un cas de trichiasis complet, d'un côté, juste à la commissure externe, de l'autre, près du point lacrymal supérieur. C'est alors que l'on procède, comme plus haut, à la division intermarginale de la paupière; puis on fixe latéralement la couche cutanée de manière que le bord ciliaire soit remonté de 2 lignes. Pour augmenter l'effet de l'opération, on peut, ou exciser un pli ovale de la peau, ou se contenter de comprendre, sans excision préalable, un pli cutané entre deux ou trois sutures.

Le nombre des procédés opératoires pour combattre le trichiasis est si considérable que l'on ne saurait même les énumérer; citons, toutefois, celui de M. Gayet, qui consiste à transposer deux lambeaux triangulaires de peau, dont l'un contenant les cils est déplacé en haut.

b. **Ectropion.**

L'ectropion est une éversion de la paupière qui, tantôt se borne à une partie, tantôt affecte la totalité de ce voile membraneux. L'éversion porte, suivant les cas, sur toute une paupière ou sur les deux à la fois.

Nous appellerons tout d'abord l'attention sur trois considérations importantes :

1° Le bord palpébral ne quitte le globe de l'œil que si une traction est exercée sur lui, soit par le tégument raccourci, soit par une action musculaire, soit enfin par le poids exagéré des parties constituantes de la paupière même ;

2° Le bord palpébral et la paupière ne peuvent rester un certain temps attirés en dehors sans s'élargir et sans donner lieu à un changement dans la configuration du tarse ;

3° L'éversion de la paupière est rapidement suivie d'un trouble dans l'élimination des larmes et d'une altération morbide de la muqueuse, exposée anormalement au contact prolongé de l'air.

1° Le bord palpébral, surtout l'inférieur, peut se porter en dehors sous l'influence d'une rétraction de la peau, succédant à la blépharite et à l'eczéma des paupières. A cette cause d'éversion, il s'en ajoute bientôt une seconde qui n'est pas moins puissante; car l'inflammation, gagnant en profondeur, ne tarde pas à compromettre le jeu des fibres de l'orbiculaire les plus rapprochées du bord ciliaire (muscles palpébraux), dont l'action est d'appliquer le bord libre des tarses sur le globe oculaire. D'autre part les fibres musculaires qui se répandent dans les parties molles des paupières (muscles orbitaires), mises à chaque instant en contraction par l'excitation qu'elles reçoivent de la conjonctive irritée, sont presque constamment livrées à des mouvements *spasmodiques* qui ont pour effet de faire basculer le tarse, une fois que celui-ci n'est plus appliqué contre le globe de l'œil.

On peut encore voir l'*ectropion spasmodique* apparaître au cours de l'ophthalmie purulente, lorsque, sous l'influence du gonflement inflammatoire et du tiraillement qui en résulte, les fibres musculaires centrales sont privées de leur action, tandis que les parties périphériques du muscle continuent d'agir (paraphimosis conjonctival).

Dans l'*ectropion sénile*, qui affecte la paupière inférieure, la cause première du mal est le relâchement de la peau et du tarse, se manifestant tout d'abord par une adaptation incomplète de la paupière sur le globe de l'œil, par la déviation des points lacrymaux et par un larmoiement suivi d'une irritation plus ou moins intense de la conjonctive. L'atrophie, qui atteint souvent le muscle orbiculaire chez les vieillards, portant surtout ses effets sur la partie la plus mince de ce muscle, c'est-à-dire sur le muscle palpébral, il en résulte encore une prépondérance d'action du muscle orbitaire, tendant à imprimer au tarse un mouvement de bascule, qui est encore favorisé par le poids de la paupière fréquemment œdémateuse.

A côté de cette forme d'ectropion musculaire sénile, il s'en place une autre qui se rencontre dans la paralysie de la septième paire, d'où le muscle orbiculaire tire ses filets moteurs. A mesure que les paupières et le globe de l'œil perdent leur contiguïté, l'élimination des larmes devient plus difficile et finit par ne plus se faire, ce qui peut provoquer une irritation permanente de l'œil. L'*ectropion paralytique* atteint presque exclusivement la paupière inférieure; celle-ci se porte en bas, et, si la peau s'infiltre, elle contribue, par le poids qu'elle acquiert ainsi, à faire basculer le tarse.

Notons encore, comme une cause assez fréquente de la maladie qui nous occupe, la rétraction cicatricielle qui succède à une blessure ou à une suppuration des paupières ou des téguments voisins (*ectropion cicatriciel*). Une cicatrice est d'autant plus fréquemment suivie d'ectropion, qu'elle est plus proche du bord adhérent du fibro-cartilage et qu'elle intéresse davantage l'aponévrose tarso-orbitaire; car ces deux conditions concourent efficacement à faire basculer le tarse. Ainsi on peut dire que de toutes les lésions, celles qui prédisposent le plus à la formation d'un ectropion sont les cicatrices qui suivent la carie du rebord orbitaire.

2° L'ectropion complet, s'il dure quelque temps, ne peut manquer de changer la configuration de la paupière. Non seulement le relâchement sénile qui survient dans la peau et le tarse et qui agit comme cause prédisposante, mais aussi l'inflammation chronique de la muqueuse qui a des effets analogues, peut allonger la paupière et le fibro-cartilage. Dans les formes tout à fait chroniques, la muqueuse peut se dessécher et s'atrophier, ainsi que le tarse correspondant.

3° Le tristes effets de l'éversion des paupières, et surtout de l'inférieure, se font d'abord sentir par le trouble qui survient dans l'évacuation des larmes. Le conduit lacrymal inférieur perd rapidement ses fonctions et le repli muqueux, situé entre le globe de l'œil et la paupière, se remplit de larmes. Celles-ci coulent bientôt en abondance sur les joues et y déterminent des excoriations qui, en rétractant la peau, contribuent encore à augmenter le mal. Progressivement la conjonctive s'altère au contact prolongé de l'air, le corps papillaire s'hypertrophie, et quelquefois il survient un gonflement si considérable qu'il a valu à certains ectropions l'épithète de *sarcomateux*, à cause des gros bourrelets rougeâtres que présente alors la paupière. La cornée, particulièrement lorsque l'ectropion a frappé les deux paupières, n'étant plus protégée, peut devenir le siège d'ulcères profonds capables d'entraîner sa destruction.

Le *traitement* de l'ectropion est, on le comprend sans peine, très différent suivant qu'il s'adresse à l'une ou à l'autre des variétés énumérées plus haut. La plus simple, celle qui provient d'une tuméfaction aiguë de la muqueuse, est, en général, peu rebelle au traitement. Lorsque le mal est récent, il suffit de pratiquer la réduction des paupières déviées et de la maintenir au moyen du bandeau compressif fréquemment renouvelé. Parfois, on se trouvera dans l'obligation de faire précéder l'application du bandeau de scarifications multiples de la conjonctive, et même de fendre la commissure externe dans l'étendue de 1 centimètre.

Dans les cas si fréquents d'*ectropion musculaire sénile* de la paupière inférieure, qu'on rencontre chez des personnes atteintes de conjonctivite catarrhale chronique, le redressement au moyen des sutures, tel que l'exécute *Snellen*, est un des meilleurs et des plus simples procédés. Toutefois, lorsque la paupière renversée ne semble pas s'être très allongée et que la peau du voisinage est encore saine, comme dans l'ectropion de date récente, on peut, dans quelques cas, obtenir le redressement de la paupière, en se contentant de fendre, suivant le procédé de Bowmans, le conduit lacrymal inférieur et en pratiquant des sondages journaliers. En outre, on fera sur la muqueuse des cautérisations avec le nitate d'argent mitigé, puis des scarifications répétées, et on aura recours au bandeau compressif. Mais il faut avouer que c est la minorité des cas qui comporte un traitement aussi peu énergique.

Voici comment on place les sutures d'après la méthode de *Snellen :* A chaque extrémité d'un fil de soie, on passe une aiguille de moyenne grandeur et de moyenne courbure. On pique une de ces aiguilles au niveau du point le plus culminant de la conjonctive anormalement retournée, puis on fait cheminer la pointe de l'aiguille le plus près possible de la peau pour aller sortir à 2 centimètres au-dessous du bord de la paupière. On pratique avec l'autre aiguille la même manœuvre. Les deux fils devront être distants au niveau de leur introduction de 5 millimètres et au niveau de leur sortie de 1 centimètre. Cela fait, on tire sur chaque extrémité du fil, de manière à appliquer exactement et à serrer l'anse sur la conjonctive. On fait ainsi subir à la paupière un mouvement de bascule, de bas en haut et d'avant en arrière. Pour que les fils ne coupent pas le tégument de la joue, il faut appliquer, au niveau des trous de sortie, un petit morceau de tube à drainage ou de peau de gant sur lequel on lie le fil. Dans la majorité des cas, il convient, pour obtenir un résultat complet, de placer une seconde suture. Immédiatement après l'opération, il faut appliquer un bandeau compressif et l'on ne doit enlever les sutures que lorsque quatre jours pleins se sont écoulés.

S'il ne s'agit pas d'un ectropion encore bien accusé, si l'on a simplement affaire à une coaptation vicieuse, à un relâchement des paupières, sorte de lagophthalmos, on peut recourir aux méthodes opératoires que M. A. Weber a principalement recommandées contre certaines formes rebelles de blépharites, déterminées par un défaut dans l'écoulement des larmes, résultant de cette position vicieuse des paupières.

Ainsi, dans le cas d'un relâchement qui porte uniquement sur le bord palpébral, on excise, tout contre la commissure externe, une demi-lune dont la concavité regarde en dedans et qui intéresse la peau, l'aponévrose et le tendon, puis on ferme la plaie par des sutures comprenant la peau et le muscle.

S'agit-il d'exercer une tension sur toute la largeur des paupières, le relâchement portant sur toute l'étendue de celles-ci, et principalement du côté externe? On donne à l'excision le forme d'un V ouvert en dedans, dont la pointe s'applique à la commissure externe, et l'on réunit comme ci-dessus.

Enfin, veut-on obtenir, à part l'effet d'une coaptation plus exacte des paupières, un *relèvement* de la commissure externe déplacée anormalement en bas? On excise tout près de la commissure externe un rectangle comprenant la peau, le muscle et l'aponévrose. Le ligament doit rester absolument intact et la situation du rectangle

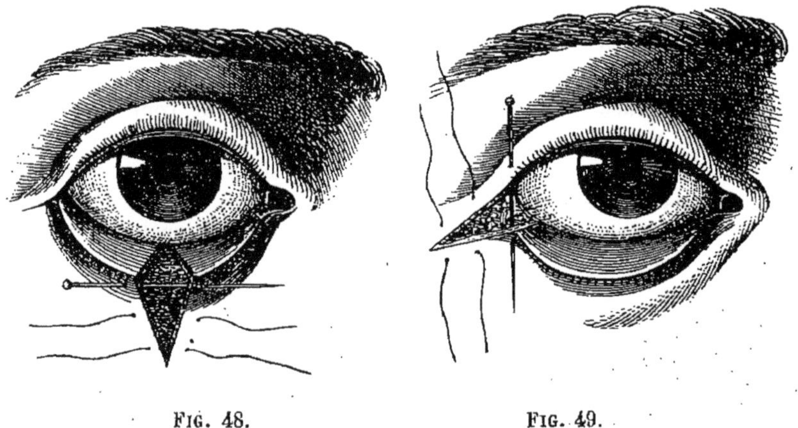

Fig. 48. Fig. 49.

être telle, que son côté inférieur corresponde au bord inférieur du ligament palpébral. La perte de substance est alors fermée en diagonale, en réunissant d'abord l'angle inféro-interne à l'angle supéro-externe.

Dans les cas de véritable ectropion, les méthodes opératoires les plus répandues sont les suivantes :

1° Le *procédé d'Adams* (fig. 48) consiste à enlever au milieu de la paupière un lambeau triangulaire, dont la base correspond au bord libre et dont le sommet est tourné vers la joue. Ce lambeau doit comprendre toute l'épaisseur du tégument, du cartilage et de la muqueuse, et il faut proportionner l'étendue de la base à celle de la déformation. Il suffit, en général, de lui donner 8 à 10 millimètres. La réunion de la plaie se pratique au moyen d'une simple suture entortillée, et l'on a soin de placer l'épingle tout près du bord libre de la paupière.

Il faut reconnaître à ce procédé opératoire plusieurs inconvénients, et le principal est qu'il expose à un coloboma de la paupière. En admettant qu'on échappe à ce danger, on a encore à craindre une coaptation vicieuse et la formation d'une cicatrice bosselée. Pour éviter ces accidents et donner à la cicatrice un emplacement qui la dissimule davantage, on peut, avec de Ammon (fig. 49), placer le lambeau triangulaire dans une position telle, que son côté externe soit le prolongement de la commissure externe.

2° *Combinaison du procédé d'Adams avec la tarsorrhaphie de de Walther.* — Dans ce procédé, après avoir tendu la commissure externe sur une plaque d'écaille, le lambeau triangulaire et à pointe dirigée vers la tempe est taillé de telle sorte que le ligament palpébral externe le divise en deux parties égales. On aura soin,

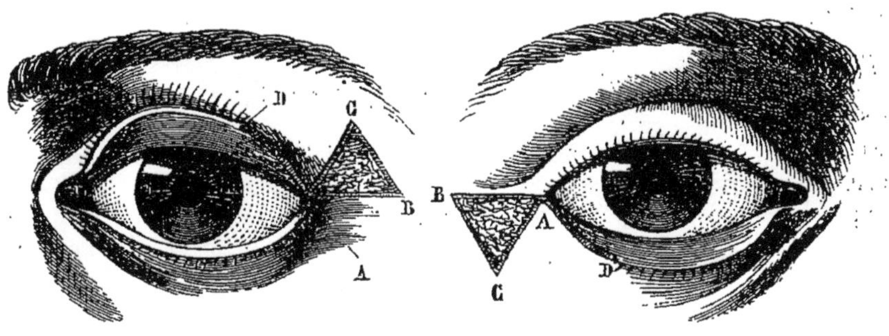

Fig. 50. Fig. 51.

bien que l'on enlève tous les bulbes pileux, de ménager le tarse et de n'intéresser que faiblement la muqueuse. Puis, comme dans la tarsorrhaphie simple, on prolonge l'avivement des bords libres des paupières de 2 à 3 millimètres vers l'angle interne en conservant les bulbes pileux, c'est-à-dire en n'excisant que la superficie du derme. Enfin, on réunit les bords avivés des tarses au moyen d'une suture entortillée,

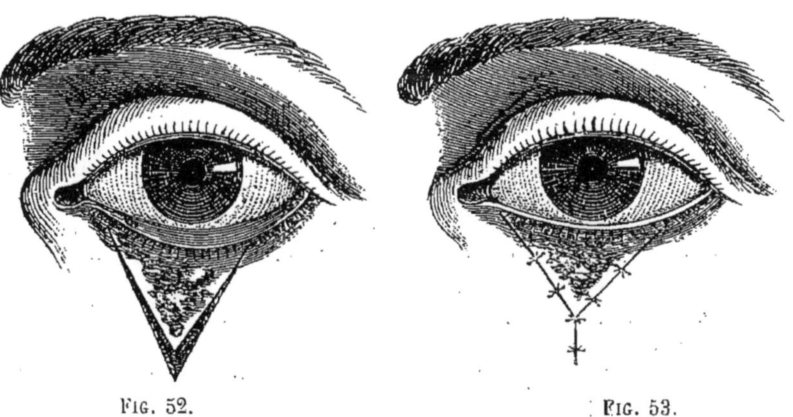

Fig. 52. Fig. 53.

tandis qu'on se contente de simples ligatures pour rapprocher les autres parties de la plaie.

L'emploi de cette opération mixte qui agit surtout en relevant la paupière, et particulièrement la commissure externe, rend d'excellents services dans des cas de lagophthalmos paralytique ancien où, à la rigueur, on pourrait avoir recours à un procédé analogue pour l'angle interne de l'œil malade (procédé de Arlt), si la première opération avait été insuffisante.

3° *Opération de Dieffenbach.*— On circonscrit, comme l'indiquent les figures 50 et 51, un lambeau cutané triangulaire, long de 6 à 8 millimètres, à base horizontale et contiguë par son extrémité interne à la commissure externe de l'œil, lambeau qu'on dissèque et qu'on enlève dans sa totalité. On incise alors la commissure et l'on dégage la paupière par des sections qui longent sa face profonde, puis on avive le bord de la paupière renversée à partir de l'angle externe, dans une étendue

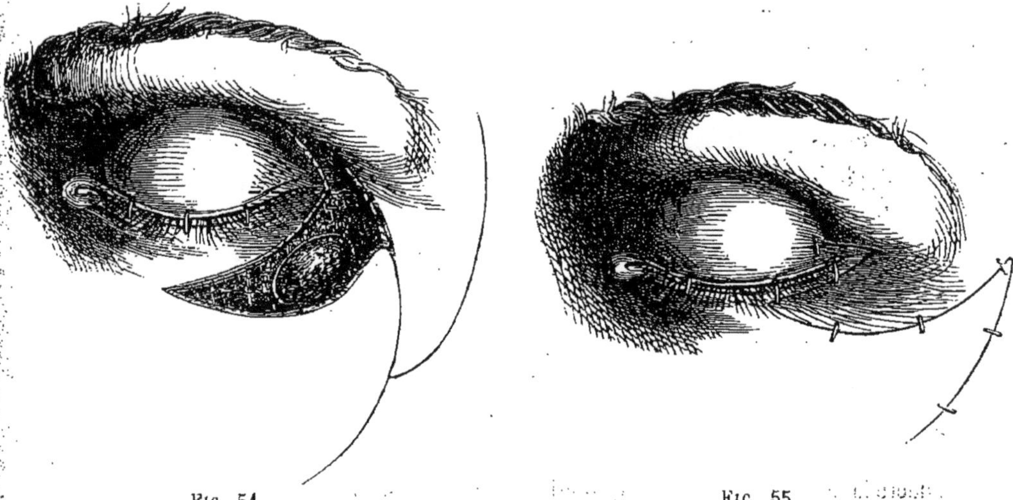

Fig. 54. Fig. 55.

égale à celle de la base du triangle détaché. La paupière est alors portée en dehors, et l'on réunit les points A et B, D et A.

Dans cette opération, tout consiste à porter en dehors l'angle externe de la paupière, qu'on peut même remonter ou descendre à volonté, en donnant à la base du lambeau qu'on excise une position plus ou moins inclinée.

Jusqu'ici nous avons eu surtout en vue les variétés d'ectropion où la paupière

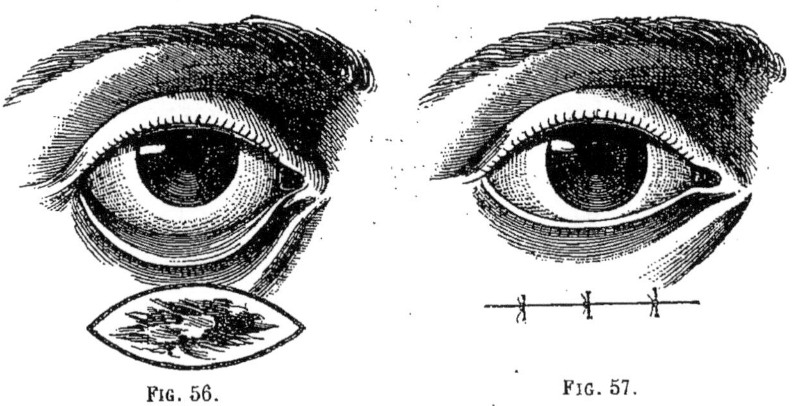

Fig. 56. Fig. 57.

renversée n'est retenue par aucune bride cicatricielle et peut, sous l'impulsion du doigt, reprendre momentanément sa position. Les procédés opératoires que nous allons maintenant exposer se rapportent, d'une manière générale, aux ectropions dans lesquels la rétraction d'une cicatrice a raccourci la peau de la paupière et fait basculer le tarse correspondant.

4° *Procédé de Sanson et de Wharton Jones.* — Lorsqu'il s'agit d'une cicatrice adhérente à l'os, comme dans la figure 52, on la circonscrit entre deux incisions qui, partant du voisinage du bord libre, comprennent la majeure partie de ce bord et convergent sur la joue ou sur le front au delà de la cicatrice. La réunion (après dégagement de la cicatrice et de la peau voisine) qu'on obtient par ce procédé,

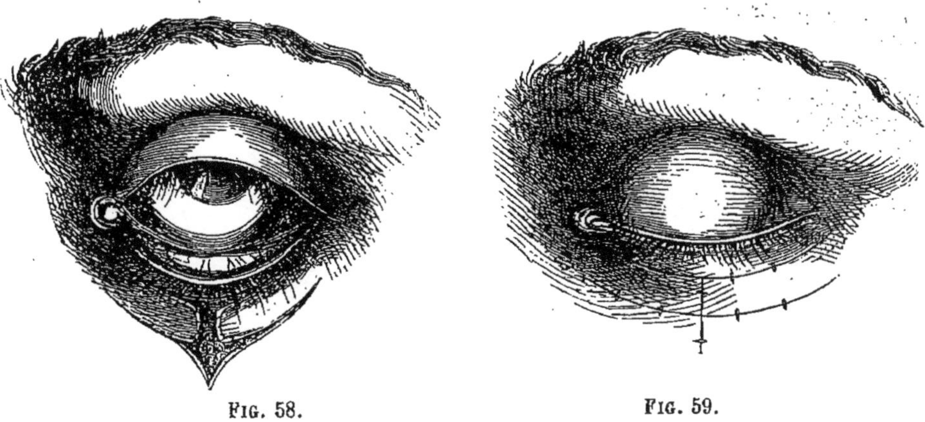

Fig. 58. Fig. 59.

affecte la forme d'un Y (fig. 53), tandis que section pratiquée dans le premier temps de l'opération présentait celle d'un V.

M. *Alph. Guérin* a modifié ce procédé en ce sens qu'il trace *deux* lambeaux en V ouvert en haut.

5° Un procédé surtout indiqué lorsqu'il s'agit d'un ectropion cicatriciel de l'angle

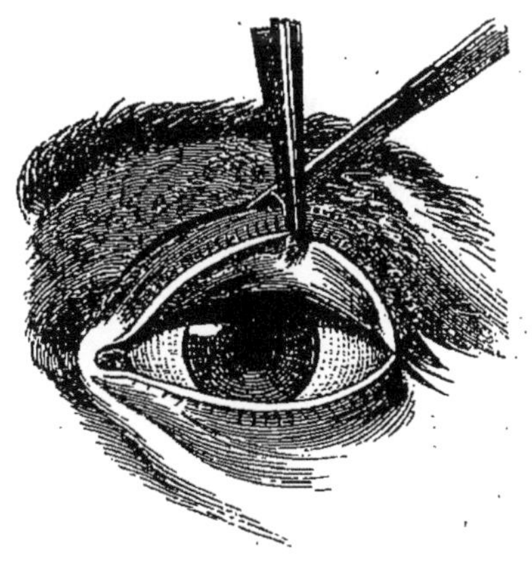

Fig. 60.

externe est celui de M. *Richet.* On circonscrit, comme l'indique la figure 54, la cicatrice à exciser par trois sections courbes, et, une tarsorrhaphie temporaire ayant été exécutée, l'on comble la perte de substance par un lambeau triangulaire incurvé, pris sur la tempe, de façon à obtenir une réunion comme le montre la figure 55.

6° *Procédé de de Ammon.* — Celui-ci diffère du procédé de *Sanson-Wharton Jones* en ce que la double incision qui circonscrit la cicatrice est de forme ovalaire (fig. 56). On avive très superficiellement la cicatrice, on dégage la peau et l'on réunit les lèvres de la plaie, après les avoir fait glisser au-dessus de cette surface avivée (fig. 57).

M. *Richet* a indiqué un procédé qui se rapproche de celui que nous venons de décrire. Une première incision (fig. 58) pratiquée à 2 millimètres du bord ciliaire permet de procéder à la tarsorrhaphie. Une seconde incision parallèle à la première, et distante de 1 centimètre, limite un pont que l'on dissèque et dont on

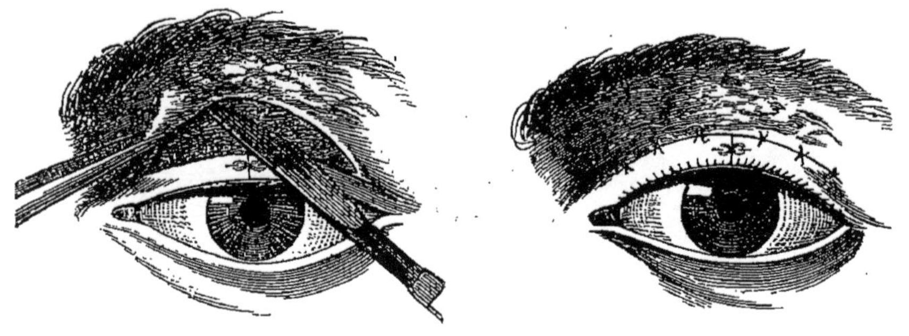

Fig. 61. Fig. 62.

excise au besoin la partie moyenne (trop longue ou amincie). La réunion se fait comme on le voit figure 59.

7° *Procédé de Fréd. Jæger.* — Cette opération a quelque analogie avec celle de de Ammon ; seulement, elle y ajoute l'excision d'une partie de la paupière allongée et expose, pour ce motif, autant et plus que le procédé d'Adams, au danger d'un coloboma artificiel. On détache, comme l'indique la figure 60, la paupière adhérente,

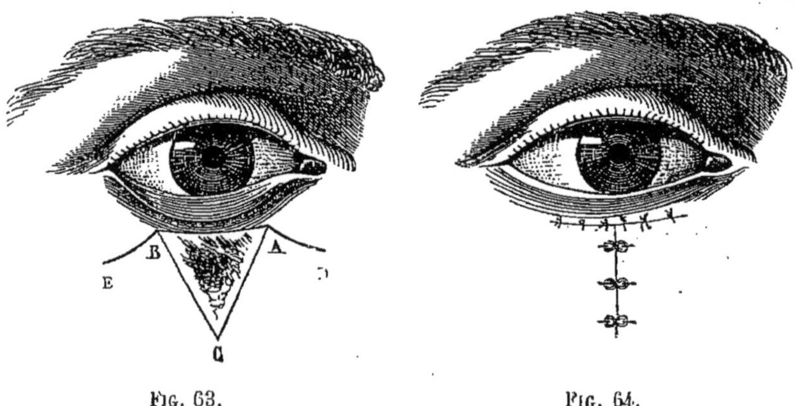

Fig. 63. Fig. 64.

par une incision située à 4 ou 6 millimètres de son bord. Une portion quadrangulaire est ensuite excisée dans la bandelette palpébrale libérée et l'on réunit par une suture entortillée. Enfin la peau étant soigneusement dégagée de la cicatrice adhérente à l'os (fig. 61), on réunit les bords de la plaie primitivement pratiquée par des sutures amples (fig. 62).

8° *Second procédé de Diffenbach.* — Comme le montre la figure 63, on comprend la cicatrice que l'on doit exciser dans une section triangulaire ayant sa base tournée vers la paupière. En prolongeant la section basale, on forme deux lambeaux que l'on dégage pour les réunir comme figure 64.

Nous pouvons dire qu'assez souvent, dans des cas d'ectropion produit par une rétraction cicatricielle, nous avons obtenu de très bons résultats en nous contentant, après dégagement du tissu cicatriciel de l'os, de faire la tarsorrhaphie dans une étendue proportionnée à la déviation.

9° *Procédé de de Graefe.* — Ce procédé est surtout indiqué pour un allongement

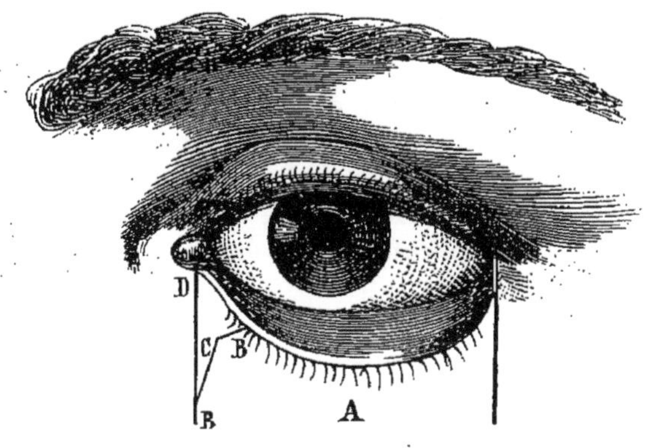

Fig. 65.

de la paupière s'accusant de préférence du côté du grand angle et survenu à la suite de blépharo-conjonctivite chronique. Une incision horizontale suit le bord intermarginal du point lacrymal inférieur à la commissure externe. Des extrémités de cette incision, on fait partir en bas deux sections verticales (fig. 65). Le lambeau cutané quadrangulaire A est dégagé en totalité, puis on le remonte fortement avec des pinces pour procéder à la réunion des sections verticales. Du côté interne, ce lambeau est raccourci par une section angulaire BCB et l'angle C suturé à

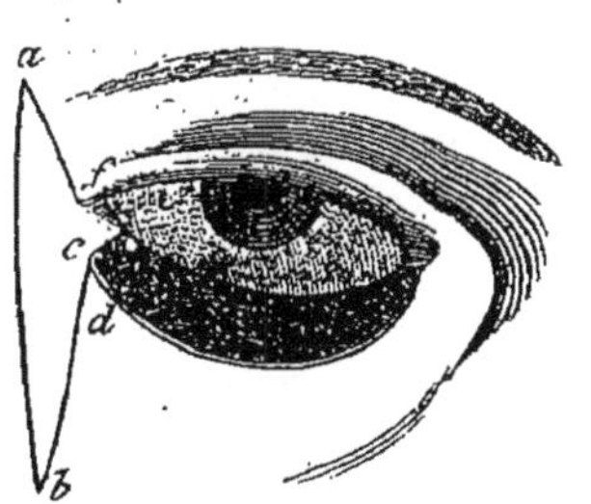

Fig. 66.

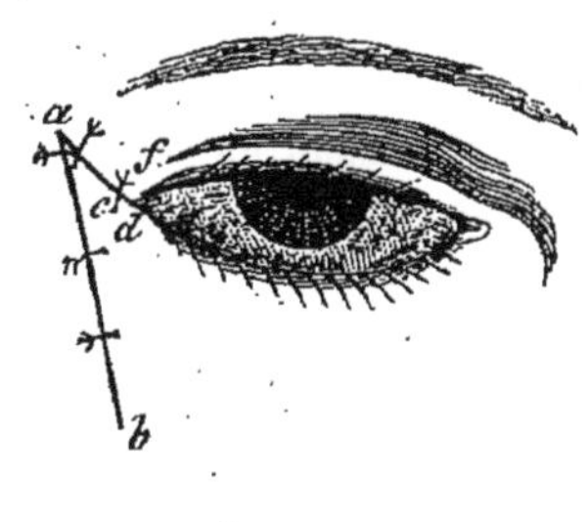

Fig. 67.

l'angle D. Enfin on réunit la section horizontale le long du bord palpébral et les fils, fortement attirés en haut, sont fixés sur le front.

10° *Procédé de Szymanowski.* — Cette méthode opératoire est particulièrement applicable lorsqu'il s'agit de faire porter le relèvement de la paupière sur la commissure externe. On excise près de l'angle externe un triangle cutané (fig. 66). La paupière est ensuite dégagée et la partie *cd* du bord ciliaire avivée. Puis le point *c* est exactement suturé en *a* et la plaie réunie comme l'indique la figure 67.

11° *Procédé de Fricke.* — Si la rétraction est très intense, si les glissements de la peau voisine de la cicatrice sont très difficiles, les procédés ci-dessus décrits peuvent être insuffisants, et l'on est obligé de recourir à la restauration du tégument altéré de la paupière, en empruntant des lambeaux aux parties circonvoisines. Nous entrons ainsi dans l'étude des opérations autoplastiques, de la blépharoplastie.

D'après Fricke, on comprend la cicatrice entre deux sections semi-elliptiques et on l'excise, ou, si la cicatrice est très étroite, on se contente d'une simple incision. Le bord de la paupière ayant été par la dissection ramené à sa situation normale, on mesure avec soin les dimensions de la plaie à combler et l'on taille dans la peau du front, ou de la joue, un lambeau suffisant pour remplir l'espace laissé vide par l'écartement des lèvres de la plaie, en tenant compte de la rétraction et en conservant un large pédicule.

Comme nous aurons encore occasion de l'exposer au sujet de la *blépharoplastie*, la greffe dermique, jointe à la tarsorrhaphie, supplantera, à l'avenir, la plupart de ces procédés, plus aisément exécutés sur le dessin qu'en nature et d'une valeur pratique assez contestable.

c. **Entropion.**

Quand le renversement des cils en dedans s'accompagne d'un déplacement analogue de la peau contiguë au bord libre, et de ce dernier lui-même, on a affaire à un *entropion*. L'entropion peut être plus ou moins prononcé : le renversement peut avoir pour effet de ne diriger que la pointe des cils vers le globe oculaire, ou de faire balayer toute l'étendue des cils sur la conjonctive, ou enfin d'enrouler la paupière en dedans de façon que la rangée des cils vienne se loger, sans grande irritation, dans le cul-de-sac conjonctival. L'entropion peut atteindre une seule paupière ou les deux en même temps. Nous nous attacherons ici à faire ressortir :

1° L'identité des causes qui donnent lieu aux différentes formes d'entropion;

2° La nature des altérations produites dans la configuration des paupières;

3° La gravité des suites que cette affection peut entraîner par rapport à l'œil.

1° Les causes prédisposantes de l'entropion peuvent se rapporter uniquement au raccourcissement du tégument interne de la paupière, comme celles de l'ectropion au raccourcissement du tégument externe. Non seulement la rétraction cicatricielle qui survient dans la conjonctive granulaire est souvent suivie de l'inversion du bord palpébral, mais encore cette déformation coïncide avec un changement de configuration du tarse. Si dans l'ectropion produit par la rétraction du tégument externe, le fibro-cartilage perd sa courbure, s'élargit et s'allonge, on peut vérifier que dans l'entropion, ayant une origine similaire, la courbure du tarse augmente, tandis que ses dimensions en largeur et en longueur diminuent. Le raccourcissement de la muqueuse est d'autant plus vite suivi de l'inversion du bord libre que la portion palpébrale de l'orbiculaire a mieux conservé sa contractilité, laquelle peut même avoir été augmentée par une action réflexe, consécutive à l'excitation de la muqueuse malade. Il en serait tout autrement si des poussées inflammatoires répétées, dans le cours de l'ophthalmie granulaire, avaient affaibli ou atrophié cette même portion centrale de l'orbiculaire. Ici les conditions seraient défavorables à la production de l'entropion.

Un *entropion spasmodique* peut apparaître dans l'ophthalmie purulente, à la suite d'un gonflement considérable et rapide des paupières. Dans ce cas la turgescence de ces voiles membraneux occupe principalement le bord orbitaire et distend la portion correspondante de l'orbiculaire, tandis que les fibres palpébrales, mieux respectées, prennent une prépondérance d'action.

L'entropion sénile résulte d'un défaut de coaptation exacte des paupières contre le globe de l'œil, par suite de l'enfoncement de cet organe qu'entraîne l'atrophie du tissu graisseux de l'orbite. La portion ciliaire de l'orbiculaire, par ce fait moins distendue qu'à l'état normal, a donc une tendance à se raccourcir et à porter les téguments vers la fente palpébrale, tendance qui s'accroît si l'œil devient le siège d'une irritation, particulièrement à la suite d'une opération pratiquée sur cet organe.

Citons ici la variété d'entropion spasmodique qui survient parfois dans la phthisie de l'œil et dont le développement est singulièrement aidé par toute irritation de la muqueuse, capable de donner lieu à des clignements répétés.

De même que pour l'ectropion, nous devons encore signaler l'*entropion cicatriciel* qu'on observe après les brûlures conjonctivales par la chaux vive, les acides minéraux, enfin après la destruction de la muqueuse qui survient dans la diphthérite.

2° Les altérations qui se montrent dans la configuration des paupières, à la suite du mal dont nous nous occupons, sont bien plus fréquemment la conséquence des causes primitives de l'entropion que de celui-ci même. Ainsi, le tarse, comme le prouve la pathogénie des granulations, est bien plus raccourci et recourbé qu'il ne le serait s'il existait une corrélation intime entre ces altérations et l'inversion de la paupière malade. D'ailleurs il est aisé de se convaincre que dans un entropion purement spasmodique, le renversement des paupières peut avoir atteint un degré considérable, sans que la déformation de ces voiles membraneux soit bien sensible. Notons enfin que dans toutes les formes chroniques d'entropion causées par le raccourcissement de la muqueuse, la fente palpébrale perd de son étendue, mais encore sous l'influence de l'altération causale.

3° On conçoit sans peine que l'inversion des paupières devienne, pour le malade, bien plutôt que l'ectropion, une source de tourments interminables. En outre, l'action réflexe, excitée dans l'orbiculaire par le frottement des cils, tend toujours très activement à faire progresser le mal. Faute de combattre cette position vicieuse des paupières, on pourrait voir la cornée perdre sa transparence (pannus), et même se détruire partiellement ou en totalité.

Traitement.— Lorsqu'on doit atteindre le double but de replacer la paupière dans sa position primitive et de combattre la déformation de ce voile membraneux, on peut dire que la plupart des procédés opératoires, malgré la multiplicité des moyens proposés, se montrent insuffisants ou inefficaces. C'est ce qui arrive pour la déviation des paupières en dehors qu'on se propose d'obtenir par la rétraction cicatricielle, en excisant, suivant Celse, plusieurs ovales verticaux dans la peau des paupières, ou encore en cautérisant cette dernière à l'aide de la galvanocaustique, du thermocautère, des acides minéraux, etc.

Ces procédés pourraient à la rigueur trouver leur application dans les cas où l'entropion n'est pas compliqué de déformation de la paupière, où il s'agit d'une affection spasmodique et souvent passagère; mais, comme nous le verrons tout à l'heure, ils peuvent être remplacés avec avantage, dans ces circonstances, par des moyens moins rigoureux. Le traitement de Gaillard (voy. p. 73), lorsqu'il y a altération tarsienne, se montre le plus souvent insuffisant, quoiqu'on puisse en retirer un bénéfice temporaire.

Dans les cas d'entropion spasmodique aigu, qui survient souvent à la suite d'opérations, les moyens les plus divers ont été recommandés, collodion, pinces à ptosis, serres-fines, bandelettes de diachylon, etc. Dans ce cas, une ou deux sutures de Gaillard nous paraissent mieux réussir que des pansements, qu'on est forcé de renouveler souvent, ou que l'emploi de moyens tels que les serres-fines, qui ne sont pas supportés, à cause de la douleur qu'ils occasionnent.

Toutefois nous signalerons l'ingénieux procédé recommandé par de Graefe en pareille circonstance. On saisit sur la paupière inférieure (car c'est de celle-ci qu'il s'agit constamment ici), tout près du bord ciliaire, un petit pli qu'on traverse avec un fil de soie. Le fil est alors noué; mais une seule extrémité est coupée près du nœud. Un même petit pli cutané est lié près du rebord orbitaire, et on coupe aussi un seul bout du fil. Les deux fils qui ont été ménagés seront alors liés ensemble, et le bord ciliaire se trouvera de cette façon attiré vers le rebord orbitaire.

Lorsque, dans l'entropion, la *déformation du tarse*, et particulièrement son incurvation, jouent un rôle important, c'est sur cette complication qu'il est urgent de diriger les efforts de la thérapeutique. Comme agissant dans ce sens, nous citerons le procédé de de Ammon connu sous le nom de *tarsotomie* longitudinale. Cette opération consiste à inciser le tarse parallèlement au bord palpébral, à 6 millimètres de celui-ci, comme d'ailleurs Richter l'avait recommandé. On enfonce le couteau de dedans en dehors, en commençant l'incision près du point lacrymal, pour l'achever à quelque distance de la commissure externe. A cette tarsotomie, on peut combiner l'excision d'un lambeau cutané horizontal; après quoi on procède à la réunion qui a pour effet de faire basculer les portions divisées du tarse.

Streatfeild a modifié cette opération de la façon suivante : il excise assez près du bord libre du fibro-cartilage, et dans l'épaisseur de ce dernier, un lambeau en coin, dont le sommet regarde vers l'œil, et dont la base étroite a presque l'étendue de la surface externe du tarse. Il enlève en même temps la portion correspondante du tégument, et attend que le travail cicatriciel opère le mouvement de bascule qu'il veut provoquer dans la partie du tarse contiguë au bord libre.

Le procédé de Streatfeild a été, de son côté, modifié par M. Snellen, qui y a ajouté un système de sutures très ingénieux, contribuant sensiblement à amener promptement le redressement du tarse et à hâter la guérison sans suppuration prolongée. Voici en quoi consiste ce procédé : à 3 millimètres environ du bord libre de la paupière et parallèlement à ce bord, on pratique une incision intéressant seulement la peau et occupant toute la longueur du bord palpébral. La rétraction de la peau, formant la lèvre supérieure de la plaie, est favorisée par une dissection qui met à découvert les fibres de l'orbiculaire. Tout le long de la lèvre inférieure de la plaie, on pratique alors l'excision d'une bandelette de l'orbiculaire, mesurant environ 2 millimètres de largeur. Le tarse est ainsi mis à nu, suivant une étendue semblable à la partie de l'orbiculaire excisée. C'est dans cette partie du tarse qu'il faut pratiquer, suivant toute la longueur de la paupière, une perte de substance ayant la forme d'un coin. Les sutures devront être au nombre de trois; voici comment on procède pour chacune d'elles : à 1 millimètre au-dessus de la perte de substance (fig. 68 et 69), on fait pénétrer un fil armé, à chacune de ses extrémités, d'une aiguille; le fil qui entre dans une partie intacte du tarse doit sortir au bord supérieur même de l'entaille qu'on y a pratiquée. Cela fait, chaque aiguille, étant portée au bord inférieur de la même entaille, est glissée sous la petite bandelette de peau qui a été ménagée à la partie inférieure de la paupière, et dirigée de façon à venir sortir un peu au-dessus de la ligne des cils. La distance entre les deux points de sortie des aiguilles doit être de 4 millimètres environ. Les deux autres sutures ayant été faites de la même manière, et étant placées de façon que *tous* les points près des cils soient distants l'un de l'autre de 4 millimètres, on passe une perle dans chaque fil et on serre les sutures, en faisant un nœud simple, mais deux fois enlacé; puis on ramène les extrémités des fils sur le front, où on les fixe avec du diachylon.

Pour tous les procédés de *redressement du tarse*, le mode de Streatfeild-Snellen

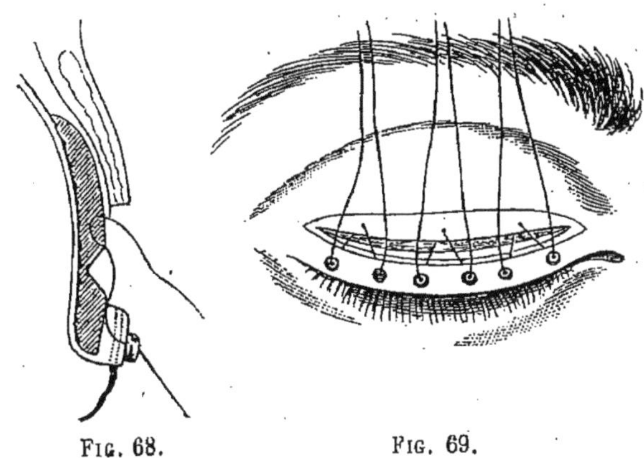

Fig. 68. Fig. 69.

peut servir de modèle; mais comme c'est un procédé compliqué, qui nécessite le séjour du malade à domicile, il sera souvent utile de disposer d'une méthode plus simple.

Le procédé de *Pagenstecher*, qui a pour but d'obtenir le redressement du tarse au moyen de l'élargissement de la fente (canthoplastie de de Ammon) et des sutures

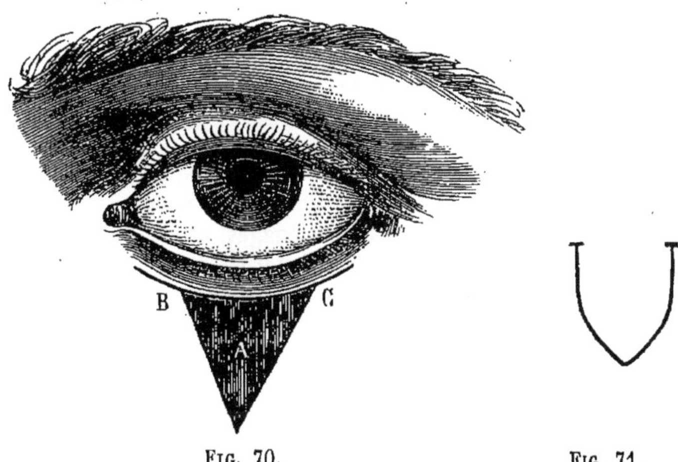

Fig. 70. Fig. 71.

de *Gaillard*, peut rendre de très bons services, surtout lorsque les granulations n'ont pas profondément désorganisé et déformé le tarse. On augmente sensiblement l'effet de l'opération lorsqu'on y adjoint la tarsotomie.

Une double action sur les cils déviés et sur l'entropion pourra être obtenue si, comme dans le *procédé de de Wecker*, on combine la canthoplastie et l'emploi des sutures de Gaillard avec le dédoublement du bord ciliaire. Ajoutons qu'en procédant ainsi le but pourra être atteint sans une application aussi large des sutures, ce qui n'est pas sans avantage, attendu que les cicatrices que laisse l'opération seront sensiblement atténuées. On procède comme il suit :

Après avoir élargi amplement la fente palpébrale et fixé la muqueuse par une seule suture à l'extrémité de l'incision cutanée, on procède au dégagement du champ d'implantation des cils. Pour cela, on saisit la paupière dans une pince à compression et l'on trace tout d'abord, avec un bistouri bien tranchant, la démarcation entre la ligne des cils et le bord ciliaire supportant les orifices glandulaires. Dans la rainure ainsi formée, on insinue un petit couteau à double tranchant, de façon à dégager, dans une profondeur de 5 à 6 millimètres, les parties situées au-devant du tarse qui seront graduellement attirées en haut avec une pince. Après s'être assuré que la peau qui supporte les cils est bien mobile sur le tarse, et cela dans

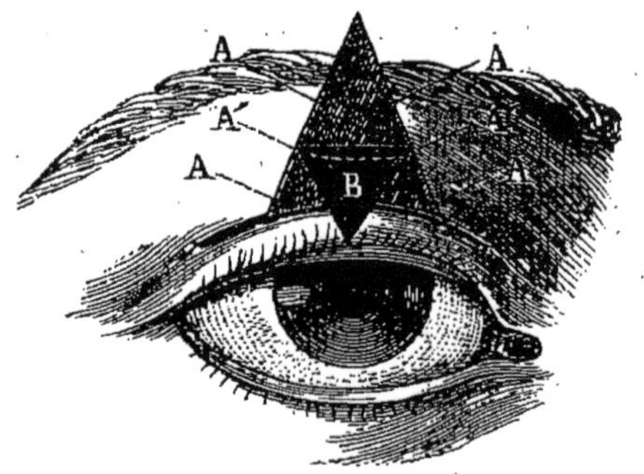

FIG. 72.

toute l'étendue de la paupière, on applique, suivant les besoins, trois ou quatre sutures de Gaillard qui glisseront en partie sur le tarse dénudé.

Nous indiquerons encore, en terminant, bien qu'elles nous paraissent inutilement compliquées, les méthodes opératoires recommandées par de Graefe dans l'entropion spasmodique.

A la paupière inférieure (fig. 70), après avoir pratiqué à 3 millimètres du bord palpébral une incision cutanée, on excise un lambeau triangulaire de peau A et l'on réunit les lambeaux B et C préalablement dégagés, en remédiant ainsi au relâchement des parties orbitaires. On accroîtra l'effet en donnant au lambeau à exciser une forme en coupole (fig. 71).

Dans les cas d'entropion spasmodique de la paupière supérieure, où le tarse correspondant a subi un ratatinement sensible, on procède d'abord comme ci-dessus, puis, après avoir incisé et repoussé en haut l'orbiculaire, on excise dans le tarse un triangle B (fig. 72) à base tournée en sens inverse du triangle cutané préalablement enlevé. Les sutures doivent être placées de manière que la moyenne (A'A') comprenne à la fois la peau et les couches superficielles du tarse. Ordinairement cette opération, de même que la précédente, doit être combinée à celle du blépharophimosis (canthoplastie).

CHAPITRE V

CORPS ÉTRANGERS, BLESSURES, ABSENCE DES PAUPIÈRES, BLÉPHAROPLASTIE

ARTICLE PREMIER

CORPS ÉTRANGERS

Des corps étrangers peuvent aisément, après avoir déchiré la peau fine qui recouvre les paupières à l'entour du rebord orbitaire, pénétrer dans le tissu cellulaire lâche et s'y loger définitivement après la cicatrisation de la plaie externe. Des grains de plomb, des fragments de pierre, de projectiles, etc., seront susceptibles de demeurer ainsi d'une façon définitive dans la paupière, en n'occasionnant pas d'autres inconvénients que ceux qui résultent de leur volume et de leur pesanteur.

D'autre part, il peut arriver que le corps étranger ait produit, après sa pénétration à travers la plaie cutanée, une ouverture, dans le sac conjonctival, d'étendue insuffisante pour lui laisser passage, et que la plaie d'entrée s'étant cicatrisée, il s'établisse une sorte de trajet fistuleux partant du corps étranger qui s'enkyste vers le sac conjonctival, l'ouverture de la fistule se trouvant cachée dans des bourgeons charnus aplatis par suite de la pression de la paupière contre le globe de l'œil. La présence du corps étranger détermine une irritation permanente de toute la conjonctive voisine, et occasionne des états inflammatoires contre lesquels nous avons vu employer pendant des mois des cautérisations énergiques et user des collyres les plus variés, dont l'inefficacité contrastait vivement avec la patience que le malade montrait à les supporter.

De ce qui précède il faut tirer l'enseignement que, surtout dans les cas où des états inflammatoires prolongés succèdent à des blessures des paupières, une exploration des plus minutieuses doit être pratiquée pour rechercher si cette irritation n'est pas occasionnée par la présence d'un corps étranger. Il importe d'ailleurs d'être prévenu que, à cause de la laxité extrême du tissu sous-cutané de cette région, des corps étrangers peuvent facilement se déplacer et fuir devant l'instrument explorateur, de manière à se soustraire même à une exploration attentive.

ARTICLE II

BLESSURES DES PAUPIÈRES ET DES SOURCILS

On trouve dans les traités un nombre considérable des faits relatifs à des blessures des paupières et des sourcils qui sont intéressants à double titre, soit à cause de la difformité consécutive, soit à cause des suites malheureuses qui, dans certains cas, en sont résultées pour l'œil correspondant.

Les plaies par instrument tranchant ont une gravité variable, suivant qu'elles sont plus ou moins profondes, qu'elles ont plus ou moins attaqué le bord libre de la paupière, et aussi suivant leur direction. Les plaies horizontales qui n'intéressent que la peau, le muscle et le tarse, se guérissent généralement avec beaucoup de facilité sans défigurer le malade. Une semblable lésion ne devient sérieuse que si elle porte sur la paupière supérieure, et si elle a blessé son ligament suspenseur et le fascia tarso-orbitaire. En pareil cas, le muscle releveur peut avoir été détaché, d'où résulte la chute de la paupière. On peut alors, comme M. Green l'a exécuté avec succès, aller, après la cicatrisation de la plaie, à la recherche de l'extrémité détachée du releveur pour le suturer avec le tarse.

Les blessures profondes, si elles ne guérissent pas par première intention, entraînent aisément, par rétraction cicatricielle, la formation d'un ectropion. Quant aux plaies intéressant le bord palpébral, elles peuvent donner lieu à un *coloboma* des paupières si elles ne sont pas réunies, ou à un trichiasis si la réunion a été inexacte.

Les plaies produites par des instruments piquants sont, dans la plupart des cas, rapidement cicatrisées; mais il ne faut pas ici perdre de vue une considération importante: c'est qu'elles peuvent, en traversant la paupière dans toute son épaisseur, avoir intéressé le globe de l'œil ou les parties situées dans l'excavation orbitaire et principalement le nerf optique. Si la conjonctive bulbaire a seulement été entamée, il peut encore en résulter un symblépharon.

Les plaies par déchirure des paupières se guérissent, en général, aussi bien que les plaies produites par des instruments tranchants, sauf les cas où la déchirure s'est compliquée d'une contusion très intense des parties. C'est alors qu'on peut observer un sphacèle plus ou moins étendu. En dépit de cette éventualité, on doit recommander, d'une manière générale, de réunir immédiatement toutes les plaies et déchirures (blessures par armes à feu) des paupières capables d'entraîner quelque difformité, et cela, même s'il s'est écoulé quelques jours depuis l'accident et si la suppuration a commencé.

Un point important de l'histoire des plaies du sourcil, accompagnées d'une blessure du nerf sus-orbitaire, est la complication redoutée qui survient parfois, c'est-à-dire la cécité de l'œil correspondant. Il est bien entendu qu'il faut exclure des cas de ce genre tous ceux où la blessure s'est accompagnée d'une commotion de la région orbitaire ou du crâne assez intense pour expliquer, à elle seule, les troubles fonctionnels immédiats de la vue (par déchirure des membranes internes de l'œil et fracture du canal optique). De plus, il faut négliger ici tous les cas où, la blessure ayant été faite par un instrument piquant, il n'est pas démontré que le corps vulnérant n'a pas pénétré profondément. Dans ces conditions ainsi restreintes, on a considéré l'amaurose comme sympathique et produite par l'intermédiaire du filet nerveux du rameau nasal qui concourt à la formation du ganglion ophthalmique. Une pareille influence ne s'expliquant guère que par une irritation continue qui partirait du point blessé, il faut rappeler ici le conseil de Beer qui engageait à terminer la section du nerf sus-orbitaire blessé, ou à pratiquer l'ablation de la cicatrice.

ARTICLE III

ABSENCE DES PAUPIÈRES. — BLÉPHAROPLASTIE

Dans le chapitre des anomalies congénitales des paupières, il sera question de l'absence congénitale des paupières.

On rencontre bien plus fréquemment l'absence des paupières quand ces voiles membraneux ont été détruits par la gangrène, comme après la pustule maligne, les inflammations phlegmoneuses intenses, des brûlures, etc. D'autres fois, c'est à la suite d'un lupus, d'une ulcération syphilitique ou d'un épithélioma, que les paupières ont été plus ou moins gravement entamées.

La restauration des paupières, la *blépharoplastie*, est indiquée toutes les fois que

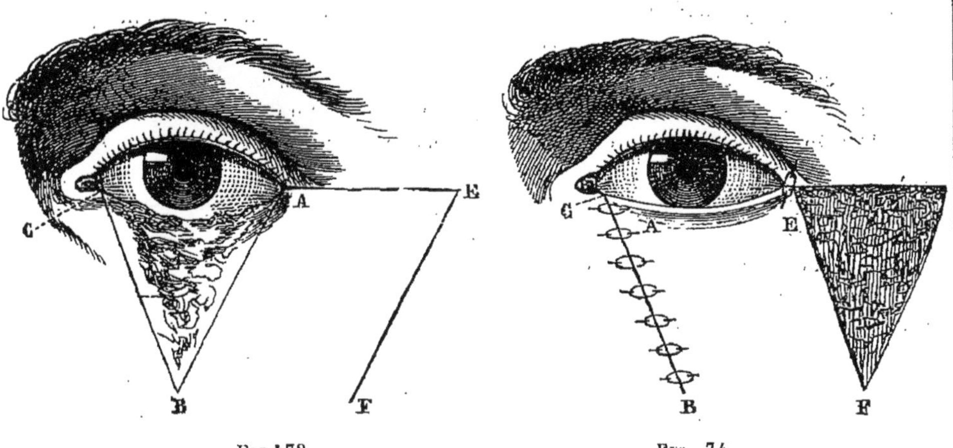

FIG. 73. FIG. 74.

l'œil est menacé, par manque de protection, ou même en l'absence de ce danger, lorsque la difformité est très choquante. Dans l'application de ce genre d'opération, deux règles doivent être suivies :

1° Conserver la plus grande partie possible de l'ancienne paupière, de son muscle orbiculaire et principalement de son bord libre;

2° Ménager complètement la muqueuse, si cela se peut.

Les différents procédés connus se divisent naturellement en deux groupes :

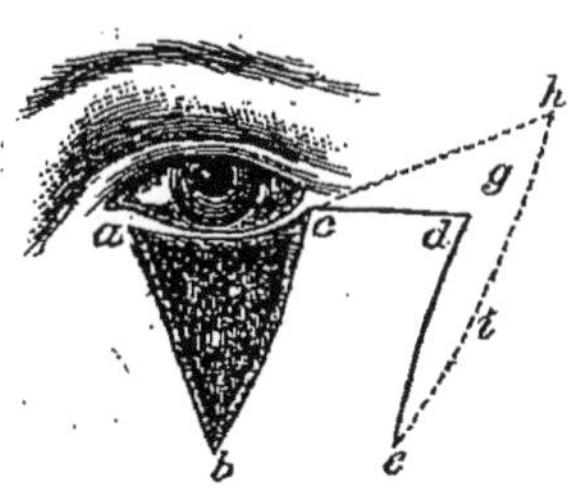

FIG. 75.

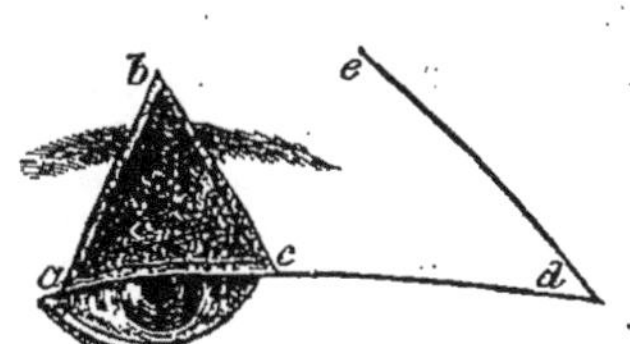

FIG. 76.

Dans le premier, on forme la nouvelle paupière au moyen d'un ou de plusieurs lambeaux déplacés par glissement; dans l'autre, les lambeaux sont rapprochés par torsion. Nous décrirons quelques opérations propres à servir de types et de guides dans la pratique.

Procédé de Dieffenbach. — Si la paupière inférieure a été complètement détruite, on comprend par deux incisions les parties malades dans le triangle A B C (fig. 73) et on les excise. L'espace triangulaire qui reste est alors recouvert par un lambeau qu'on obtient en prolongeant la commissure externe, dans une longueur A E, qui dépasse de 3 à 4 millimètres celle de la base du triangle, et en menant par l'extrémité de cette incision une parallèle à A B. La réunion se fait comme l'indique la figure 74. Si la conjonctive a pu être conservée, on la fixera au lambeau. Quant à la perte de substance laissée par l'opération, on devra actuellement la combler par la greffe.

Dans le cas où l'on ne disposerait pas des matériaux nécessaires pour recouvrir

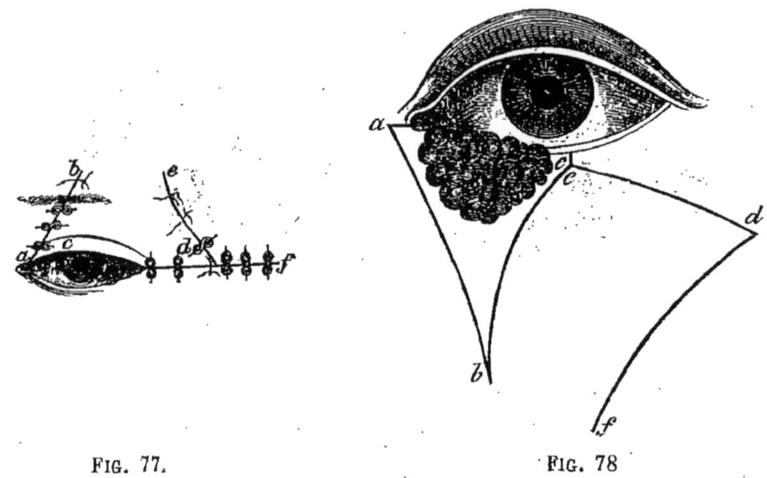

FIG. 77. FIG. 78

par la greffe la plaie laissée dans le procédé sus-décrit, on pourra y apporter la modification indiquée par *Szymanowsky*, et qu'il appelle *modification à angle aigu*, d'après laquelle le lambeau réparateur est allongé en pointe, ce qui permet, à partir de cette extrémité *h* (fig. 75), une réunion de la perte de substance. Les

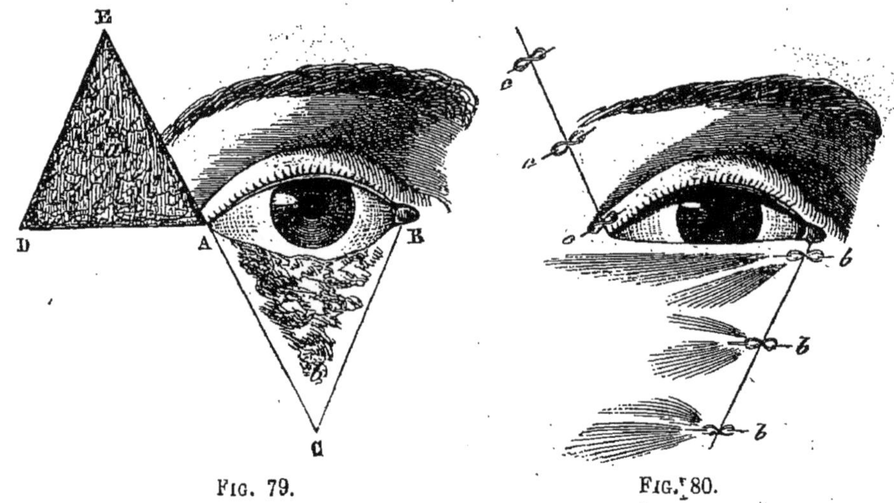

FIG. 79. FIG. 80.

figures 76 et 77 indiquent clairement la modification de *Szymanowsky* pour la paupière supérieure.

S'agit-il, non de restaurer une paupière entière, mais seulement la moitié, on peut employer une modification du procédé de Dieffenbach indiquée par *Arlt* (fig. 78). Le triangle *a b c* ayant été excisé, on donne au lambeau *b e d f* une forme incurvée. Quant à la partie découverte laissée par le transport du lambeau, l'angle aigu *d* se prête au rapprochement de ses bords.

On doit à *Burow* un procédé ingénieux qui permet de combler immédiatement toute perte de substance. La partie malade est d'abord excisée suivant un triangle A B C (fig. 79). Une incision horizontale, pratiquée à partir de la commissure externe,

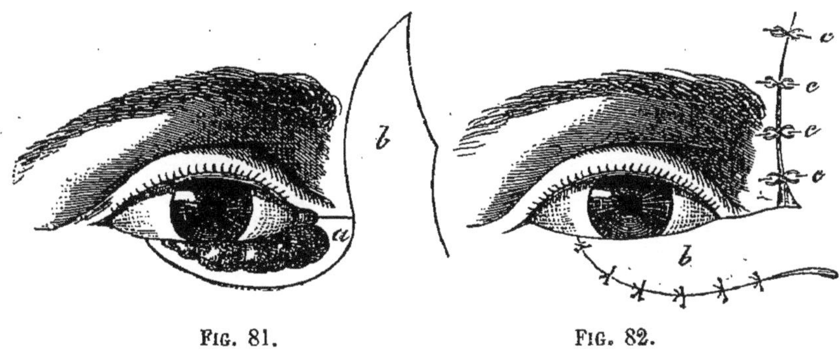

Fig. 81. Fig. 82.

doit former la base d'un second triangle A D E identique au premier et que l'on excise. Le lambeau D A C est dégagé jusqu'à sa base de façon à permettre de porter l'angle A en B et la réunion se pratique comme figure 80.

Un autre mode de restauration consiste à emprunter un lambeau à la peau du front, comme *Blasius* l'a fait pour la paupière inférieure. Après *torsion* du lambeau *b* (fig. 81) pour recouvrir la plaie laissée par l'ablation des parties malades, on rapproche les bords de la plaie du front (fig. 82).

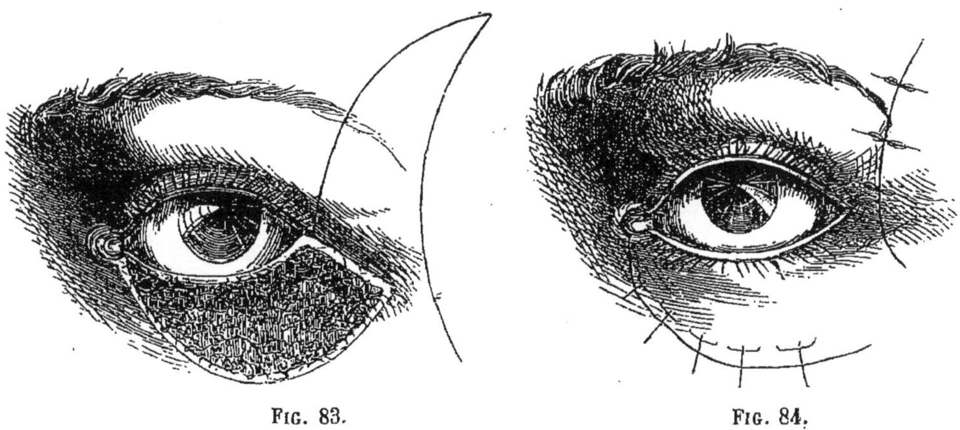

Fig. 83. Fig. 84.

Un procédé analogue, dans lequel on emprunte les lambeaux à la région temporale, est celui de *Denonvilliers* (fig. 83 et 84).

M. *Hasner* a employé, de la même manière, la méthode de torsion en se servant d'un lambeau pris sur le front ou sur le nez. Si le mal (épithélioma) occupe le grand angle (fig. 85 et 86), on taille, après ablation des parties malades, un lambeau *b* emprunté au tégument du nez, en donnant à ce lambeau une extrémité bifurquée destinée à la réparation du bord libre des paupières.

Dans la restauration des parties voisines de la commissure externe (fig. 87 et 88) on procède d'une façon semblable, en prenant alors le lambeau dans la région de la tempe.

Signalons encore la méthode de glissement employée par Knapp et dont les figures 89 et 90 donnent une suffisante explication.

Quelque ingénieuse que soit la méthode employée, transplantation de lambeaux par torsion ou glissement de lambeaux, tous ces procédés ont l'inconvénient d'exposer à une rétraction cicatricielle fâcheuse des lambeaux employés qui s'œdématient facilement, tombent par leur seul poids et manquent alors leur double but, qui

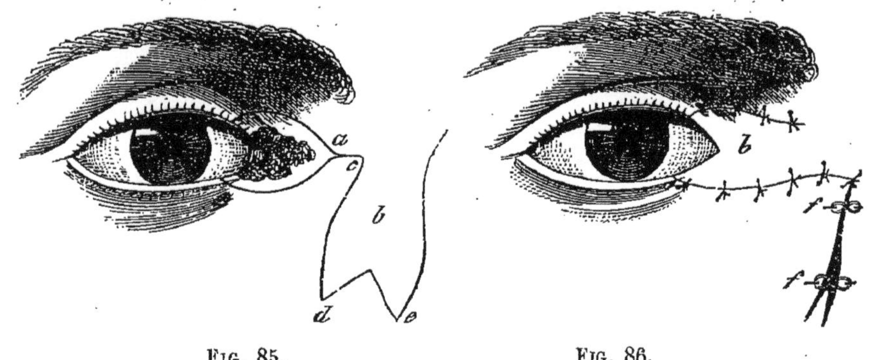

Fig. 85. Fig. 86.

est de protéger l'œil et de remédier à la difformité survenue dans le visage. A-t-on le malheur de ne pas obtenir une réunion par première intention et la suppuration vient-elle à détruire, en partie ou en totalité, les lambeaux empruntés, alors, au lieu de procurer un soulagement au malade, on aura aggravé sa situation. C'est pour ces raisons que nous engageons vivement à recourir autant que possible aux méthodes de greffes, qui ont l'avantage précieux, sur tous les procédés de blépharo-

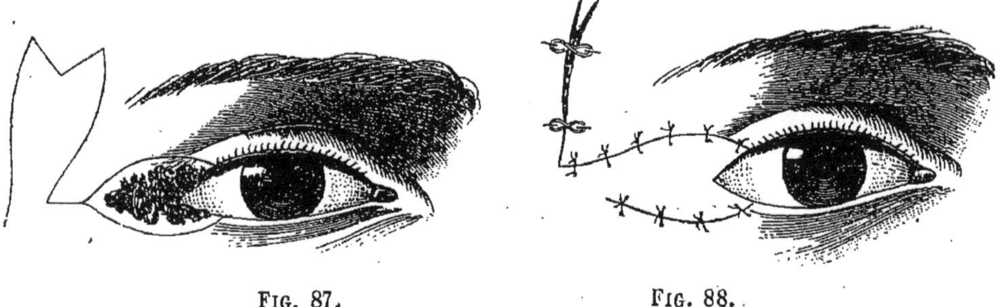

Fig. 87. Fig. 88.

plastie, de ne jamais exposer le chirurgien à rendre plus fâcheuse la situation de son malade.

Le procédé est le suivant :

On avive les parties qui avoisinent les bords orbitaires. Cela fait, on détache une bande de 1,5 à 2 centimètres de largeur sur le front et sur la joue, par des sections courbes qui viennent se rejoindre vers la tempe. Le dégagement doit être assez complet pour permettre un glissement facile de ces bandes cutanées et une coaptation très exacte de leur bord avivé. La réunion (tarsorrhaphie temporaire) est faite à l'aide de sutures métalliques. Les parties dénudées sont alors recouvertes par une mosaïque de petits lambeaux cutanés de 0,5 à 1 centimètre carré, empruntés à l'avant-bras du patient ou d'une autre personne. On peut utiliser à cet effet dans les services hospitaliers la peau des membres amputés. De Wecker a même réussi récemment à greffer de la peau prise sur le cadavre peu d'heures après le décès. Que la greffe soit pratiquée sur surface cruente ou sur surface bourgeonnante, le pansement consiste à recouvrir les greffes de gaze phéniquée enduite de vaseline boriquée, puis on applique le bandeau compressif, après avoir placé sur

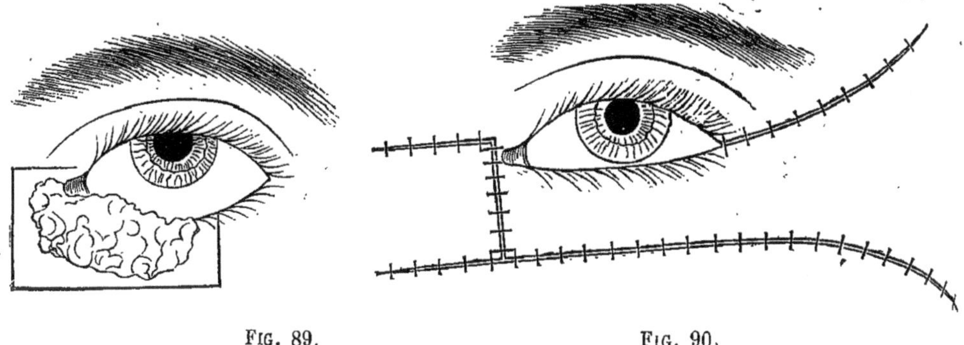

FIG. 89. FIG. 90.

le linge une petite quantité de ouate salicylée. Depuis l'introduction de la greffe épidermique, par Reverdin, de la greffe à lambeaux cutanés sur surface cruente, par Ollier, et de la greffe en mosaïque, par de Wecker, les nouvelles modifications portent exclusivement sur le dépouillement des lambeaux de tout tissu sous-cutané (Wolff), sur le raclage des bourgeons charnus, si l'on greffe sur surface non cruente; en comprenant dans les lambeaux à greffer l'épiderme, les papilles et la partie du derme où les vaisseaux cheminent horizontalement (Thiersch), ainsi que sur le pansement avec l'eau salée, la gaze iodoformée et la compression.

CHAPITRE VI

ANOMALIES CONGÉNITALES

Embryogénie. — Une des premières choses qui, chez l'embryon, se passe à l'entour des yeux, est la formation des paupières. Pour bien la comprendre, il faudra se rappeler que la majeure partie des arcs branchiaux, recouvrant la vésicule oculaire secondaire, ont servi à constituer l'enveloppe externe, en particulier la cornée, sur laquelle passe, comme dérivé du feuillet cornéen primitif, l'épithélium. En outre, il faut considérer que le soulèvement des paupières naissantes s'opère tout près du bord cornéen, du moins au bord supérieur et à l'inférieur.

La fixation du tégument près de la cornée amènera avec l'accroissement ultérieur, un plissement qui, au début, doit s'effectuer plus en arrière qu'en avant, et ne permettre jamais ainsi un détachement complet du bord du pli de la surface du globe oculaire. Une « conjunctiva » existe par conséquent toujours, si toutefois, au début et pendant un certain temps, elle ne constitue qu'un étroit pont épithélial entre les bords palpébral et cornéen, qui s'allonge ensuite et est nécessairement replié en arrière par la croissance en avant des paupières (Manz).

Le développement des paupières est placé par de Ammon à peu près au commencement du deuxième mois. Au troisième mois, il existe déjà une fente palpébrale, qui est à tel point « ouverte », que constamment presque toute la cornée est à nu, c'est-à-dire que les plis sont encore si peu longs que leur bord dépasse à peine la limite cornéenne. Peu à peu, les deux bords palpébraux se rapprochent à peu près horizontalement ; la fente, qui se montre vers l'extrémité médiane un peu inclinée en bas, se rapetisse de plus en plus, et finalement, c'est-à-dire du troisième au quatrième mois, se trouve fermée.

ARTICLE PREMIER

ABLEPHARIA TOTALIS ET PARTIALIS (*cryptophthalmos*).

En même temps que la peau fournit un repli au-devant de l'œil, le tarse apparaît ainsi que la conjonctive, l'appareil éliminateur des larmes, le cercle osseux de l'orbite et les muscles de l'œil et des paupières. Cette concordance dans le développement de tant de parties importantes, destinées à garantir l'œil, est une présomption en faveur de la rareté des cas où les paupières seules feraient défaut (ablépharon) sans que l'œil lui-même ou les organes voisins soient atteints d'un vice de conformation. La plupart des observations d'ablépharon se rapportent même à des fœtus monstrueux.

Que l'absence des paupières soit complète ou incomplète, elle peut se présenter sous deux formes tout à fait différentes ; dans l'une, la surface du globe oculaire se trouve dépourvue de tout voile protecteur et est placée en dehors de l'orbite (lagophthalmos cong.) ; dans l'autre, il y a absence de la fente et en général de tout le globe oculaire, et le tégument passe, sans interruption aucune, devant la région oculo-palpébrale (cryptophthalmos).

L'absence des paupières, sans que le globe oculaire fasse défaut, est très rare, et les cas observés laissaient néanmoins voir de petits renflements cutanés qu'on pouvait considérer comme des paupières rudimentaires ; il s'agissait donc plutôt d'une ablépharie partielle ou microblépharie.

ARTICLE II

COLOBOMA PALPÉBRAL (*schizoblépharie*).

Il faut envisager comme une variété d'ablépharie partielle le coloboma congénital. Cette difformité est presque toujours combinée à d'autres anomalies du même genre, comme la fente congénitale de la voûte palatine, des lèvres, etc.

La fente que forme le coloboma, qui peut être simple ou double, occuper les deux paupières du même côté, ou les paupières correspondantes des deux yeux, comprend la rangée des cils, la peau, le muscle et le tarse. Le plus souvent, une très mince peau, rappelant une membrane nictitante, unit vers le sommet de la fente les côtés du coloboma, ou on trouve intercalé dans cette portion un bourrelet de peau qui dédouble en quelque sorte le coloboma. Si cette languette de peau n'existe pas, on en retrouve des traces sur le globe oculaire sous forme de tumeurs dermoïdes.

Le cas rapporté par Manz est un exemple de coloboma siégeant des deux côtés (fig. 91). Ce qui rend encore remarquable ce fait, c'est l'existence d'une languette de peau partant du bord supérieur de chaque fente pour aller s'insérer sur les cornées.

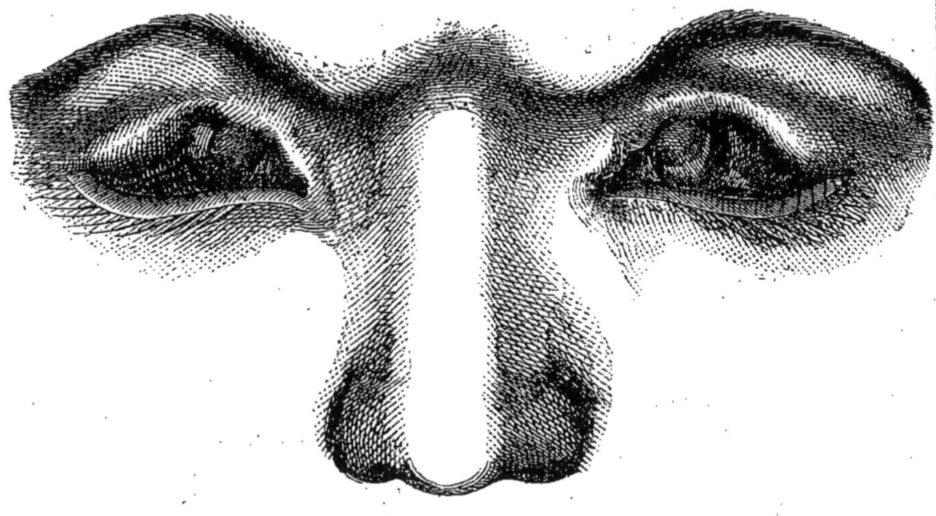

Fig. 91.

Dans le cas que nous avons observé (fig. 92), cette partie du derme se trouvait détachée et adhérait au bord interne de la cornée.

Pour ce qui regarde l'origine du développement du coloboma palpébral, M. Manz tire de son cas, fort curieux du reste, la conclusion suivante : « que ce vice de conformation repose essentiellement sur une transformation histologique anormale d'une partie qui réunit la surface du globe occulaire au reste du tégument général, transformation qui a arrêté le développement complet de la paupière supérieure ». Nous avons cru devoir rapporter ce vice non à une transformation histologique anomale, mais à un *arrêt* dans la transformation histologique; en d'autres termes, la peau qui doit devenir conjonctive est restée, pendant un espace de temps plus ou moins long, à l'état de derme.

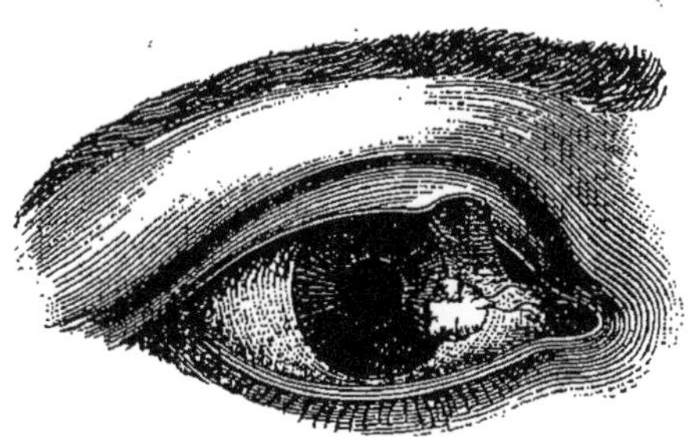

Fig. 92.

ARTICLE III

ÉPICANTHUS (ἐπὶ, *sur;* κανθός, *angle*).

On désigne ainsi un état particulier caractérisé par l'élargissement de l'espace qui sépare les grands angles des yeux et par un développement excessif du tégument qui recouvre ces parties.

Comme le montre la figure 93, empruntée à de Ammon, il s'agit ici d'une commissure formée par la peau de la paupière même qui voile le grand angle.

L'épicanthus le plus fréquent est celui où le pli recouvre le grand angle de chaque côté ; il est lié à un développement incomplet, en hauteur, des os du nez, des sinus frontaux, et très probablement à un écartement anormal des cavités orbitaires. Il n'est pas rare de le voir compliqué d'un arrêt de développement du globe

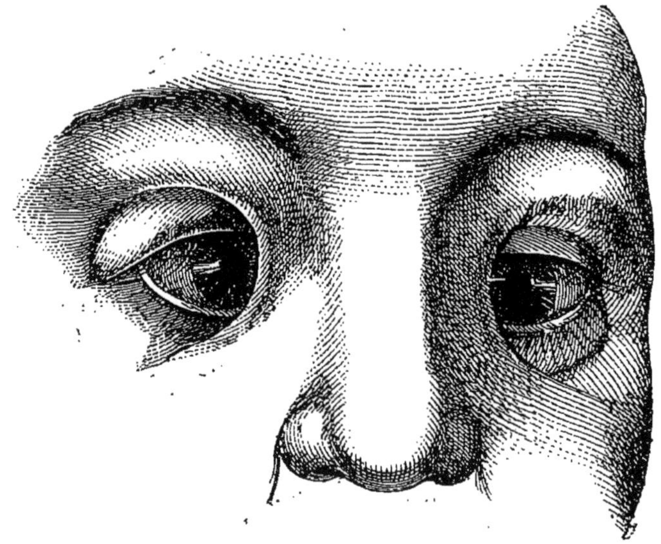

Fig. 93.

oculaire (microphthalmie), d'une chute congénitale de la paupière supérieure, de strabisme et de tumeurs lacrymales.

Des troubles dans l'élimination des larmes, qui sont presque constants chez les sujets atteints d'épicanthus, nous ont porté à croire que cet état se rattachait essentiellement à un vice de conformation des os de l'orbite, et en particulier de ceux qui concourent à la formation du rebord orbitaire interne.

Bon nombre d'enfants nouveau-nés offrent une disposition de la peau du dos du nez qui rappelle l'épicanthus ; mais, à mesure que les os de la face se développent, que le nez devient proéminent, on voit d'ordinaire se dissiper insensiblement ce vice de conformation, qui ne persiste que bien rarement chez l'adulte à un degré marqué, en imprimant alors à la physionomie quelque chose du type mongol.

Pour ce qui regarde les formes acquises d'épicanthus et le traitement, voyez page 71.

ARTICLE IV

ANOMALIES DE LA FENTE PALPÉBRALE

Ankyloblépharon (symblépharon).

Les cas de réunion partielle des bords des paupières (ankyloblépharon), jointe ou non à une adhérence de la paupière au globe de l'œil (symblépharon), sont excessivement rares, et les cas qu'on a rapportés font naître, pour ce qui regarde leur interprétation comme vice congénital, des soupçons sérieux.

Une anomalie bien moins rare est un rapetissement partiel (arrondissement) de la fente sous forme de blépharophimosis. Une mince peau semble tendue entre les parties externes du bord libre des paupières, et dans certains cas peut en imposer soit pour un épicanthus externe, soit pour une paupière supplémentaire.

Ces vices congénitaux sont presque constamment accompagnés de microphthalmie.

ARTICLE V

PTOSIS CONGÉNITAL

De toutes les anomalies congénitales, le ptosis est la plus fréquente et celle qu'on a le plus souvent occasion d'observer sans autre vice de conformation du globe oculaire et de ses annexes, sauf toutefois avec l'épicanthus (1).

On peut distinguer trois variétés de ptosis congénital : l'*hypertrophique*, l'*atrophique* et le *paralytique*.

Le *ptosis hypertrophique* repose sur un excès de développement du tégument de la paupière supérieure, qui vient surplomber sur la paupière inférieure.

Une variété bien plus fréquente, héréditaire dans certaines familles, où elle frappe toujours le même côté, est le *ptosis atrophique*, résultant d'un défaut de développement du releveur, sans allongement de la paupière et sans excès dans l'épaisseur du derme du voile palpébral. Ce ptosis, ordinairement incomplet et disparaissant dans le regard en bas, concorde le plus souvent avec une légère réduction de la fente palpébrale.

Une troisième variété, le *ptosis paralytique*, doit être regardée comme la conséquence d'une paralysie, souvent incomplète, de la troisième paire, par suite de la compression du crâne contre le rebord du bassin ou d'une pression malencontreuse exercée pendant l'accouchement. L'excès d'action de l'orbiculaire entraîne un allongement morbide de la paupière, mais sans épaississement du derme.

Pour le traitement nous renvoyons aux principes exposés à l'article *Ptosis*.

(1) On doit examiner tous les cas de ptosis congénital au point de vue de l'anomalie d'innervation que nous avons signalée plus haut (voy. p. 63).

ARTICLE VI

ECTOPIA TARSI, PAUPIÈRE SUPPLÉMENTAIRE. — KYSTES CONGÉNITAUX DES PAUPIÈRES

Les anomalies congénitales qui portent sur la position des paupières sont extrêmement rares, et les formes d'entropion ou d'ectropion qu'on a observées étaient en quelque sorte la simple conséquence d'une réduction ou d'une augmentation de volume du globe oculaire (microphthalmie ou buphthalmie).

Une déviation particulière de la paupière en dehors a très rarement été signalée. Elle était occasionnée par une sorte d'ectopie du tarse qui, étant placé entre le globe oculaire et le derme dans un repli de la muqueuse, se présentait en quelque sorte comme une paupière supplémentaire.

Ce que l'on a parfois décrit comme quatrième paupière n'était autre chose qu'un épaississement, sous forme de repli de la conjonctive, qui siégeait soit du côté de l'angle externe, soit sur la paupière inférieure, mais sans présenter trace de tarse.

Des kystes séreux congénitaux des paupières inférieures ont été rencontrés avec

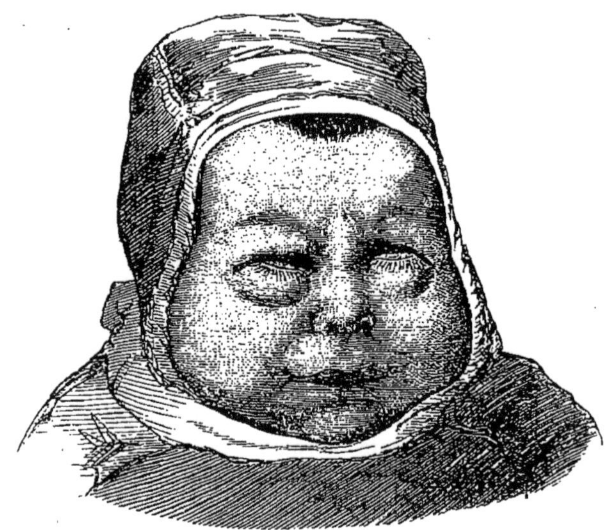

Fig. 94.

microphthalmie très prononcée ou avec anophthalmie. La figure 94 montre un exemple d'anophthalmie avec kystes congénitaux des paupières inférieures simulant une ectopie des yeux.

Cet enfant, de sexe masculin, âgé de six mois, très bien portant, fut amené à la clinique en juin 1876. Les paupières inférieures étaient le siège d'une tumeur de coloration bleuâtre, donnant au toucher l'impression de vésicules mollasses, fluctuantes, à parois minces, n'ayant aucune communication perceptible avec la partie postérieure des orbites. Quant aux cavités orbitaires, elles présentaient un sac conjonctival profond, en infundibulum, absolument dépourvu de quoi que ce soit que l'on pût regarder comme un globe oculaire mal formé ou atrophié. Une ponction de ces vésicules faite avec la seringue de Pravaz fournit un liquide privé de tout élément histologique. L'analyse chimique montra que ce liquide avait une certaine analogie avec l'humeur aqueuse.

MALADIES DE LA CONJONCTIVE

ARTICLE PPEMIER

HYPÉRÉMIE DE LA CONJONCTIVE. — CATARRHE SEC (*catarrhus siccus*).

Caractères anatomiques. — Le changement de *coloration* et la diminution dans la transparence, déterminés par l'injection anormale de la muqueuse, sont les premiers symptômes qui frappent le chirurgien, lorsqu'il examine une personne atteinte d'hypérémie de la conjonctive. Du côté de la conjonctive palpébrale, les petites branches vasculaires qui se ramifient entre les glandes de Meibomius se révéleront par une coloration plus marquée, et, si l'hypérémie est vive, l'injection ne permettra plus que difficilement de voir les glandes par transparence.

Sous l'influence de la maladie, la conjonctive du cul-de-sac perd la couleur pâle et jaunâtre qui lui est propre, elle devient rouge : un grand nombre de vaisseaux sinueux et entre-croisés apparaissent dans cette partie de la muquense, en même temps que sur la conjonctive bulbaire, et forment un réseau à mailles larges d'un rouge brillante et peu foncé. Ces vaisseaux peuvent se prolonger jusque vers la cornée, et même en partie sur l'anneau conjonctival. Mais, comme dans une hypérémie simple, seuls les vaisseaux de la muqueuse, *mobiles* sous le doigt, s'injectent, la rougeur diminue sensiblement du cul-de-sac conjonctival vers la cornée. Nous voyons donc que le changement de coloration déterminé par l'injection anormale des vaisseaux va en décroissant de la conjonctive du tarse vers le limbe conjonctival.

Ce caractère propre à l'hypérémie conjonctivale est donc tout opposé à ce que l'on désigne sous le nom d'*injection péricornéenne*. Cette autre forme de vascularisation résulte, soit d'une augmentation du calibre des vaisseaux ciliaires antérieurs, de façon à déterminer une injection foncée située sous la conjonctive, qui se laisse déplacer au-dessus d'elle, soit d'une hypérémie des branches superficielles de la conjonctive et des anses terminales du bord cornéen. Le plus souvent ces deux injections sus-conjonctivale (*épisclérale*) et conjonctivale se combinent. L'*injection sclérale*, qui est la troisième forme d'injection que l'on peut observer sur le globe de l'œil, est susceptible de se montrer indifféremment sur toute la moitié antérieure de la sclérotique. Elle affecte la forme de taches, couleur lie de vin, sur lesquelles on peut déplacer la conjonctive.

A l'engorgement des vaisseaux, qui constitue le signe essentiel de l'hypérémie, s'adjoint un autre symptôme qui en dérive naturellement, c'est l'*accentuation de l'irrégularité de surface* de la conjonctive. Si, à l'état normal, il n'est pas facile de voir nettement des papilles de la conjonctive, il n'en est plus de même pendant une hypérémie de cette membrane. Les petites élevures (qui n'ont rien à voir avec les granulations) sont surtout prononcées vers le bord interne des tarses, et en particulier vers les angles de l'œil. Les papilles donnent à la conjonctive un aspect rouge et velouté.

Enfin, comme conséquence de l'hypérémie, signalons encore une *légère transsudation* ayant pour effet de provoquer un minime gonflement de la conjonctive tarsienne et bulbaire. Une exsudation allant jusqu'à un véritable soulèvement et produisant un chémosis, ne s'observe pas dans la simple hypérémie conjonctivale.

Quand l'hypérémie aiguë passe à l'état chronique, le réseau vasculaire de la conjonctive du bulbe pâlit, et l'hypérémie abandonne cette partie de la muqueuse; elle persiste, au contraire, sur la conjonctive des paupières et du cul-de-sac.

Dans l'hypérémie chronique comme dans l'hypérémie aiguë, la sécrétion de la conjonctive n'est pas altérée; voilà pourquoi les anciens ont donné à cette forme le nom de *catarrhus siccus*, pour la distinguer de la conjonctivite catarrhale simple.

Symptômes généraux. — L'hypérémie conjonctivale cause d'autant plus de gêne et d'inquiétude au malade que les paupières sont naturellement, chez lui, plus étroitement appliquées sur le globe de l'œil. Les symptômes consistent en un malaise caractérisé par des picotements et des tiraillements, comme si un corps étranger s'était glissé entre le globe de l'œil et sa membrane protectrice; toute application, tout travail minutieux et prolongé, augmentent cet état. Sur le soir, ces légers phénomènes prendront de l'intensité, le malade éprouvera un sentiment de lourdeur dans la paupière supérieure, et, ne pouvant tenir longtemps les yeux ouverts, il se laissera aller à un clignotement souvent répété. Cet ensemble de petits tourments, dus au gonflement papillaire, prendra un plus grand développement, si le malade s'expose à la lumière vive, à un air vicié, à la fumée du tabac, etc.

Étiologie. — Nombreuses sont les causes qui provoquent l'hypérémie conjonctivale: aussi cette affection est-elle fréquente. C'est ainsi, par exemple, que des *cils*, peu développés, entretiennent une légère irritation de la conjonctive en se portant vers le globe de l'œil. Parfois il s'agit uniquement d'une pigmentation très accusée de la racine. Les *glandes de Meibomius infarctées*, c'est-à-dire remplies d'une sécrétion épaissie par des sels calcaires, déterminent également l'hypérémie de la conjonctive, mais une des causes les plus fréquentes de cette affection est le séjour forcé des larmes dans le sac conjonctival, par obstruction plus ou moins complète des conduits lacrymaux. Le contact des *corps étrangers* et de la *poussière*, qui restent quelque temps attachés à la conjonctive du tarse supérieur, un air vicié par la présence d'un grand nombre de personnes dans une même enceinte, la fumée de tabac ont aussi pour effet d'hypérémier la conjonctive.

Souvent l'hypérémie de la conjonctive n'est qu'un phénomène réflexe d'une hypérémie des membranes internes de l'œil. C'est ce que nous observons chez les personnes fréquemment exposées à une lumière très vive. La même influence résulte d'efforts accommodateurs exagérés, de l'insuffisance musculaire, des anomalies de la réfraction (hypermétropie, astigmatisme), lorsque ces états ne sont pas corrigés par des verres appropriés. Il existe alors à la fois une hypérémie de la rétine et de la conjonctive.

Traitement. — Avant tout, il sera indispensable d'éloigner, autant que possible, les causes directes de l'hypérémie; en agissant de la sorte, nous parviendrons, dans la plupart des cas, à obtenir la guérison, sans aucun autre traitement. Ainsi l'on portera son attention sur la direction des cils et l'on recommandera au malade d'exercer de temps en temps une légère traction sur le bord des paupières, afin de faciliter l'élimination des cils qui doivent tomber. Les infarctus des glandes de Meibomius seront vidés en les incisant avec une aiguille. L'état des voies lacrymales sera soigneusement exploré, afin de rétablir s'il y a lieu le cours des larmes. Enfin, si les phénomènes d'hypérémie ont été brusques, on s'assurera qu'un corps étranger ne s'est pas introduit dans le sac conjonctival.

Toute anomalie de réfraction devra être soigneusement corrigée et on défendra aux malades le séjour prolongé dans une enceinte populeuse, telle que théâtre, café, etc. Des verres fumés seront prescrits pour préserver les yeux au dehors contre la lumière vive et la poussière.

Dans certains cas, il sera nécessaire de recourir à un traitement local. Dans l'hypérémie peu intense, l'eau fraîche suffira, et l'on fera deux ou trois applications par jour de compresses imbibées d'eau froide, et cela pendant dix à vingt minutes chaque fois. L'effet du froid sera plus efficace, lorsqu'on l'administrera au moyen de la douche ou d'un pulvérisateur.

Parfois on devra s'adresser aux astringents qui seront employés sous forme de lotions, de compresses ou d'instillations. Pour les lotions ou les compresses, nous prenons généralement les médicaments suivants : sulfate de zinc, sulfate de cuivre, acétate de plomb, pierre divine. On emploie ces médicaments dans la proportion de 50 centigrammes à 1 gramme pour 300 grammes d'eau distillée, à laquelle on peut, au besoin, ajouter une eau aromatique. Pour les instillations, on augmentera la dose du sel prescrit. Ainsi, on pourra prescrire de 10 à 25 centigrammes des médicaments susmentionnés pour 20 à 30 grammes d'eau distillée.

Dans les cas d'hypérémie chronique de la conjonctive dépendant d'une irritation des paupières, on fera bien d'employer de faibles solutions astringentes sous forme de lotions chaudes, ou des solutions antiseptiques, telles que l'acide borique à 20/500, ou le sublimé à 0,20/500, que l'on coupera d'eau chaude au moment de l'emploi.

Ce n'est que bien rarement que l'on se trouvera dans l'obligation de faire usage de quelques cautérisations avec une solution de nitrate d'argent, sur les paupières renversées, à l'aide d'un pinceau, et en neutralisant aussitôt l'excès de caustique avec de l'eau salée.

ARTICLE II

INFLAMMATION DE LA CONJONCTIVE. CONJONCTIVITE SIMPLE OU CATARRHALE

Nous parlons d'une *inflammation* de la conjonctive, lorque aux symptômes exposés dans l'hypérémie viennent s'ajouter les *produits inflammatoires*. Ces produits, de nature variable, peuvent être déversés à la surface de la conjonctive sous forme de sécrétions, ou être déposés dans la trame même du tissu conjonctival.

En se basant sur ces différences anatomiques, on peut diviser les affections inflammatoires de la conjonctive comme il suit, les trois premières formes se rapportant à des produits inflammatoires qui siègent de préférence hors de la muqueuse et les quatre autres à des altérations opérées dans la trame conjonctivale même :

Conjonctivite simple ou catarrhale ;
Conjonctivite purulente ou blennorrhagique ;
Conjonctivite croupale (membraneuse) ;
Conjonctivite diphthéritique ;
Conjonctivite phlycténulaire ;
Conjonctivite folliculaire ;
Conjonctivite granulaire.

Nous étudierons d'abord la forme de CONJONCTIVITE SIMPLE OU CATARRHALE, désignée encore sous le nom d'OPHTHALMIE CATARRHALE.

Symptômes anatomiques. — La conjonctivite catarrhale n'est pas autre chose qu'une hypérémie conjonctivale développée à un degré supérieur, et à laquelle vient s'adjoindre une augmentation dans la sécrétion de la muqueuse. Aussi retrouve-t-on à propos de cette maladie les symptômes de l'hypérémie, seulement plus accentués.

La muqueuse d'un œil atteint de catarrhe aigu est plus injectée et le réseau vasculaire qui couvre les glandes de Meibomius est plus développé que dans le cas d'une hypérémie conjonctivale, à ce point que le défaut de transparence peut masquer complètement ces glandes. Les papilles sont plus saillantes et leur base plus élargie, ce qui résulte d'une infiltration séreuse marquée du tissu conjonctival.

De la conjonctive du cul-de-sac partent un grand nombre de vaisseaux, qui, en s'étendant vers la cornée, forment un réseau d'un rouge écarlate, se déplaçant facilement avec la muqueuse, réseau qu'il ne faut pas confondre avec les vaisseaux du tissu sous-conjonctival. On rencontre souvent des ecchymoses sur la conjonctive, et celles-ci peuvent même parfois prendre une assez grande extension. Comme le reste de la muqueuse, la conjonctive bulbaire peut être prise d'infiltration séreuse,ce qui, chez les personnes âgées, donne souvent lieu à un chémosis lâche et livide. Dans le catarrhe aigu, la peau des paupières sera légèrement rouge, surtout vers les angles de l'œil, et se montrera quelque peu gonflée et luisante.

Dans le catarrhe simple, la sécrétion de la conjonctive varie avec les périodes de la maladie. Au début, elle est formée d'un liquide peu consistant et légèrement albumineux, dans lequel nagent çà et là des flocons de mucus. Un peu plus tard, la sécrétion de mucus est plus abondante, et l'examen microscopique montre le bacille du catarrhe (Weeks, Kartulis) et dans les formes aiguës, assez régulièrement, le staphylococcus pyogenes dans une de ses variétés (Sattler); à part cela, on trouve une quantité de cellules épithéliales mêlées à un grand nombre de globules de mucus. Ces cellules, en s'agglutinant les unes avec les autres, forment des filaments dans le liquide transparent de la sécrétion et se cachent dans les plis du cul-de-sac. Au moment où la maladie a acquis sa plus grande intensité, la quantité de mucus diminue, et la sécrétion devient purulente. Le liquide est homogène, il s'accumule surtout dans le grand angle de l'œil, et se trouve chassé hors de cet organe, sur le bord des paupières, où il se dessèche et forme une croûte jaunâtre et vitreuse; ce dessèchement a lieu surtout pendant le sommeil.

Les croûtes sont bien différentes de celles qui se forment pendant une blépharite ciliaire; celles-ci ont leur siège à la base même des cils, et non à 1 ou 2 millimètres de cette base. A cause de la grande quantité de graisse qu'elles contiennent, elles sont friables et molles, tandis que les croûtes produites par la sécrétion catarrhale sont dures et cassantes.

Si la sécrétion de la conjonctive catarrhale est abondante, si elle est associée à un larmoiement considérable, on voit en pareil cas, et surtout chez les enfants qui ont la peau délicate, que les téguments des paupières s'excorient et deviennent le siège d'un eczéma souvent très opiniâtre.

En pratique, il sera toujours prudent de ne pas oublier que la sécrétion du catarrhe est inoculable et qu'il n'est nullement certain, vu la quantité et la variété de staphylococci qu'elle renferme, qu'elle provoque une inflammation analogue. La sécrétion d'une conjonctivite quelconque n'offre sous ce rapport rien de spécifique. La nature de l'inflammation qu'engendre l'inoculation sera dépendante de la *quantité* du produit inoculé, de sa *qualité* histologique, de sa *fraîcheur*, ainsi que de l'*état plus ou moins normal* (physiologique) de la muqueuse à inoculer et des *conditions hygiéniques* dans lesquelles vit le sujet inoculé (présence d'inflammations épidémiques ou endémiques) (Saemisch).

Symptômes généraux. — Nous avons encore à noter ici une exagération des symptômes propres à l'hypérémie conjonctivale. Le malade accuse tout d'abord un chatouillement comparable à celui que produirait la présence du sable dans les yeux. Cette sensation est sans doute produite par le frottement des anses vasculaires gonflées contenues dans les papilles, sur la conjonctive bulbaire, riche, comme on le sait, en nerfs sensitifs. Une fois que la sécrétion est plus prononcée, cette sensation de corps étranger disparaît, mais les malades éprouvent encore un prurit assez désagréable, qui les contraint à frotter souvent l'œil malade.

Ces phénomènes, si accusés chez les personnes dont les paupières sont tendues et appliquées fortement sur le globe oculaire, sont très atténués chez les sujets à paupières lâches et distendues. Vers le soir, tous les symptômes s'aggravent, que le malade se trouve dans l'obscurité ou qu'il soit exposé à la lumière. Mais cette aggravation est surtout marquée si le sujet veut appliquer ses yeux ou s'il séjourne dans un air vicié. Un autre symptôme assez caractéristique, c'est que les malades éprouvent souvent une grande difficulté à ouvrir les yeux, soit après le sommeil, soit après un simple assoupissement. Il s'agit sans doute là d'une action réflexe déterminée sur le muscle orbiculaire par les filets sensitifs de la conjonctive.

Autant les divers symptômes que nous venons d'énumérer sont accusés dans le catarrhe aigu, autant ils sont souvent faibles dans le catarrhe chronique.

Les altérations de la vue, qui se manifestent quelquefois par une diminution de l'acuité visuelle, de légers nuages, des cercles irisés autour des lumières, sont produites par des mucosités qui se déplacent à la surface de l'œil, ou résultent d'une élimination épithéliale qui rend alors les troubles visuels plus persistants.

Marche de la maladie. — Le catarrhe aigu, si l'on supprime les causes qui l'ont produit ou qui servent à l'entretenir, se termine dans l'espace de huit à quinze jours, sans l'intervention de l'art et sans laisser aucune trace. C'est, en effet, ce que l'on peut observer assez souvent. D'un autre côté, certains malades, qui continuent à s'exposer à ces causes irritantes, conservent leur catarrhe : c'est alors que de l'état aigu il passe à l'état chronique, pour avoir une durée plus ou moins longue, parfois indéfinie.

La conjonctivite catarrhale chronique a cela de particulier que les phénomènes d'injection vasculaire et de légère infiltration séreuse disparaissent sur la conjonctive bulbaire, tandis que les phénomènes inflammatoires persistent sur la conjonctive du cul-de-sac et des paupières. Parfois, surtout chez les sujets âgés, il se joint au catarrhe chronique un relâchement des paupières, avec larmoiement, et si sur cet état se greffe une blépharite marginale, on a alors une de ces ophthalmies chroniques et bénignes que l'on rencontre si fréquemment, et que les malades conservent des années entières, sans danger pour leur œil, les petites ulcérations transparentes qui peuvent quelquefois apparaître sur le bord de la cornée étant d'ordinaire sans gravité.

Étiologie. — Il est avéré actuellement que l'inflammation catarrhale est provoquée par un bacille mince et grêle, que Weeks (*Med. Record,* 21 May 1887) a découvert, et qui se montre surtout dans la forme aiguë de catarrhe en Égypte, où Kartulis l'a rencontré constamment (*Centralb. f. Bakteriologie u. Parasitenk.*, p. 289, 1887). Ce bacille, que Koch et Graffky ont déjà mentionné comme un petit bâtonnet dans les cellules du pus et à l'état libre, a été cultivé par Kartulis; il provoque, inoculé, la forme typique de catarrhe. Le rôle que jouent les staphylococci, que normalement on rencontre en nombre restreint sur beaucoup de conjonctives, n'est pas encore bien défini.

Les causes que nous avons énumérées à propos de l'hypérémie de la conjonctive sont à peu près les mêmes que celles qui déterminent le catarrhe aigu. Il n'est plus guère admissible qu'une suppression partielle des fonctions de la peau, un refroidissement puissent déterminer le catarrhe conjonctival; le plus souvent on a affaire à une contagion. Aussi devons-nous citer, comme cause adjuvante, tout d'abord le séjour prolongé dans un air confiné ou vicié, comme cela se présente dans les dortoirs des pensionnats, les casernes, les hôpitaux, etc. Les exhalaisons ammoniacales produites par les fosses d'aisances provoquent souvent aussi le catarrhe de la conjonctive (ophthalmie des vidangeurs). Il faut ici bien se rendre compte que les érosions de la couche épithéliale de la conjonctive, par le frottement des corps étrangers et l'action corrosive de certaines émanations, rendent faciles les inoculations, qui échouent avec une couche épithéliale lisse et intacte, sur laquelle les micro-organismes sont balayés par le clignement des paupières et lavés par les larmes.

Fréquemment, le catarrhe conjonctival paraît être un symptôme concomitant d'un catarrhe des autres muqueuses. Il n'est pas rare de le rencontrer dans les affections exanthémateuses, telles que la scarlatine, la variole, la rougeole, de même qu'on l'observe dans les affections cutanées de la face, surtout en compagnie d'un érysipèle.

Il est indubitable que le catarrhe conjonctival peut devenir épidémique, comme il arrive pour les autres affections catarrhales des muqueuses. Ces épidémies se remarquent surtout pendant les changements brusques de température, au printemps et à l'automne.

Quand le catarrhe se limite à un seul œil, il faut porter son attention sur deux points essentiels: on doit rechercher, d'abord, si un corps étranger ne s'est pas glissé dans le sac conjonctival, et s'il n'entretient pas l'inflammation; en second lieu, on examinera les conduits lacrymaux, pour s'assurer s'ils ne sont pas obstrués, et si ce n'est pas là la cause prédisposante du catarrhe (conjonctivite lacrymale).

Traitement.— Comme pour l'hypérémie conjonctivale, la première précaution à prendre, c'est d'éloigner, autant que possible, les causes nuisibles qui ont provoqué le catarrhe et qui servent à l'entretenir.

Lorsqu'on est contraint d'imposer un traitement contre un catarrhe aigu, on trouvera un excellent remède dans l'emploi de l'eau froide. Nous conseillons d'appliquer des compresses froides, toutes les heures ou toutes les deux heures, pendant un quart d'heure ou une demi-heure chaque fois, et en les humectant souvent. Ce mode de traitement antiseptique fait disparaître rapidement la sensation de chaleur et de cuisson dans les yeux, en même temps que les phénomènes inflammatoires perdent de leur intensité.

Si le froid, employé seul, est impuissant, ou s'il y a des obstacles à son application, on peut avoir recours à deux autres méthodes, savoir : le traitement abortif employé au début; ou, plus tard, dès que les premiers symptômes inflammatoires sont amendés, le traitement par les médicaments dits astringents.

Pour faire avorter le catarrhe, ce que l'on ne doit tenter que dans le cas de diagnostic absolument certain, nous nous servons d'un véritable germicide, d'une solution de nitrate d'argent, composée de 50 centigrammes à 1 gramme de cette substance pour 30 grammes d'eau, que nous appliquons sur les paupières renversées avec un pinceau, en ayant soin de laisser séjourner quelques moments le caustique sur la muqueuse, et de le neutraliser ensuite entièrement avec de l'eau salée. Il suffit quelquefois d'employer cette méthode abortive une seule fois pour obtenir la guérison, mais dans d'autres cas il est nécessaire d'y revenir.

Une fois les premiers symptômes calmés et aussitôt que l'injection s'est affaiblie sur la conjonctive bulbaire, on a recours aux médicaments antiseptiques; ils seront employés sous forme d'instillations. Ceux auxquels nous donnons la préférence sont les solutions de nitrate d'argent et de sulfate de zinc. Pour la première, nous prescrivons de 5 à 10 centigrammes de nitrate pour 30 grammes d'eau distillée; mais il faut bien se souvenir qu'un emploi prolongé de ce collyre exposerait à communiquer à la conjonctive une coloration noirâtre permanente des plus disgracieuses. Une solution de sel de zinc un peu forte sera d'un excellent effet dans le catarrhe chronique. Voici la formule dont nous nous servons généralement :

Sulfate de zinc................................	25 centigrammes.
Teinture d'opium................................	10 gouttes.
Eau distillée................................	20 grammes.

On instillera, tous les jours, deux ou trois gouttes de ce liquide, à deux ou trois reprises différentes.

Dans des catarrhes chroniques, nous employons souvent avec grand succès une solution, dont le zinc forme la base, empruntée à une vieille formule, connue sous le nom de *collyre astringent jaune* ou *aqua Horstii* :

Chlorhydrate d'ammoniaque..................	75 centigrammes.
Sulfate de zinc..................................	2 grammes.
Eau distillée..................................	150 —
Camphre (dissous dans l'alcool à 0,850)..........	45 centigrammes.
Safran..................................	10 —

Mêlez et faites digérer à 35 ou 40 degrés, jusqu'à parfaite résolution du safran. Laissez refroidir.

Ce collyre sera employé pur, ou mélangé avec parties égales d'eau distillée, et on l'insinue très abondamment entre les paupières avec un pinceau.

Autant il est facile de guérir le catarrhe aigu, autant il est parfois difficile de venir à bout du catarrhe ancien, compliqué de blépharite marginale. Pour ce dernier cas, on emploie souvent avec succès des antiseptiques sous forme de compresses : par exemple, le nitrate d'argent, le sulfate de zinc ou le sous-acétate de plomb (nitrate d'argent ou sulfate de zinc, 1 gramme, eau, 300 grammes; sous-acétate de plomb, 4 grammes, eau, 300 grammes; acide borique ou carbolique à 4 pour 100). Le malade entr'ouvrira de temps en temps les paupières sous les compresses.

Lorsqu'il s'agit plutôt d'un catarrhe conjonctival transmis par une irritation du bord palpébral, ce qu'une exploration minutieuse de cette région permettra d'établir, des lotions *chaudes* contenant les médicaments précités en moindre quantité (coupés avec moitié d'eau très chaude) se montreront particulièrement avantageuses. En même temps on emploiera le traitement indiqué pour l'hypérémie du bord palpébral.

Quand la blépharite est bien prononcée, sans qu'il y ait d'excoriations considérables, on peut employer simultanément la pommade au précipité rouge, dont on appliquera une très légère couche sur le bord des paupières, près du point d'implantation des cils. Voici la formule dont nous nous servons généralement :

Bioxyde de mercure........................	5 centigrammes.
Sous-acétate de plomb liquide................	10 gouttes.
Huile d'amandes douces......................	1 gramme.
Vaseline..................................	3 —

Mêlez avec soin pour faire une pommade.

Si on rencontre des excoriations profondes des paupières, il faut les cautériser avec le nitrate d'argent, en ayant soin de neutraliser l'excès du caustique. La pommade ne doit être appliquée qu'au moment où ces excoriations sont recouvertes d'une couche d'épithélium assez forte.

Une des conditions les plus favorables pour la guérison du catarrhe est le séjour du malade dans un air frais et pur; il garantira ses yeux d'une lumière trop intense, de la poussière et du vent, au moyen de lunettes à verres légèrement fumés et bombés. On interdira le séjour dans des lieux mal aérés et encombrés de personnes, comme les théâtres, les cafés, etc.; le malade évitera également l'action de la fumée de tabac, et l'application trop prolongée, surtout à l'éclairage artificiel.

Pour toutes les formes de catarrhe transmis directement ou indirectement par l'entremise d'un air vicié (cohabitation en masse), nous employons avec le plus grand avantage le traitement désinfectant, au moyen de compresses appliquées deux ou trois fois par jour pendant un quart d'heure à une demi-heure. Les formules dont nous nous servons sont :

Acide carbolique............................	5 grammes.
Eau distillée................................	500 —

ou

Acide salicylique............................	1 gramme.
Acide borique...............................	20 —
Eau distillée................................	500 —

ou

Sublimé corrosif............................	20 centigrammes.
Eau distillée................................	500 grammes.

Si la peau devient un peu sensible après quelques jours d'emploi de ces médicaments, on fait couper la solution avec moitié d'eau ordinaire.

Il va sans dire que toutes les conjonctivites catarrhales entretenues par une élimination incomplète des larmes, les prétendues conjonctivites lacrymales, doivent être traitées en rétablissant le courant régulier des larmes. On n'incisera uniquement que le sphincter du conduit inférieur et on procédera aux sondages.

ARTICLE III

CONJONCTIVITE PURULENTE, BLENNORRHÉE DE LA CONJONCTIVE
OPHTHALMIE PURULENTE

Symptômes anatomiques. — En étudiant attentivement les caractères de la conjonctivite purulente, on est conduit à la considérer comme n'étant qu'un degré plus avancé, qu'une aggravation de la conjonctive catarrhale aiguë.

Ainsi l'injection de la conjonctive, dans la conjonctivite purulente, est beaucoup plus forte ; à l'injection des vaisseaux superficiels vient s'adjoindre, sur le globe de l'œil, celle des vaisseaux sous-conjonctivaux ; cette injection, donnant aisément lieu à la formation d'ecchymoses, est bientôt voilée elle-même par le chémosis séreux habituel à cette affection. Ce chémosis, qui résulte d'une infiltration très accusée du tissu conjonctival et même sous-conjonctival, peut former des replis cachant en grande partie la cornée. L'empâtement séreux, avec immigration de cocci, de la conjonctive palpébrale, quoique moins considérable, à cause du tissu dense et résistant qui l'attache au tarse, est cependant suffisant pour produire, outre l'effacement complet des glandes de Meibomius, un léger ectropion, avec éversion des points lacrymaux, ce qui donne lieu à un larmoiement considérable. L'infiltration séreuse très considérable a encore pour effet de faire proéminer les papilles, au point de leur donner l'aspect de petits tubercules, dont les côtés sont aplatis par suite de leur pression les uns contre les autres. Ces papilles infiltrées, dépourvues de base nette, entassées par rangées, et qui se continuent insensiblement avec la muqueuse, ne doivent pas être confondues avec les granulations, et ont à tort reçu le nom d'*état granuleux*.

Notons qu'au début de l'ophthalmie purulente aiguë les villosités de la conjonctive manquent, elles sont dissimulées par l'infiltration séreuse, au point que la muqueuse est *uniformément lisse et luisante*.

L'infiltration séreuse du tissu conjonctival et sous-conjonctival se propage par le bord intermarginal des paupières, atteint le tissu sous-cutané de ces dernières, et y détermine un œdème qui ne fait jamais défaut dans la conjonctivite purulente aiguë. La paupière supérieure, surtout, est distendue par l'infiltration et tombe, par son propre poids, plus bas que de coutume.

Pour ce qui regarde la sécrétion, nous voyons plusieurs particularités qui permettent de distinguer la conjonctivite purulente du catarrhe. Au commencement de la maladie, on ne trouve qu'une forte augmentation dans la sécrétion des larmes, accompagnée de l'exsudation d'une sérosité aqueuse, à la surface de la conjonctive. Cette humeur claire et transparente prend, par la mixtion avec une petite quantité de la matière colorante du sang (produite probablement par les ecchymoses), une coloration légèrement citrine ; cette dacryorrhée est bientôt suivie de la sécrétion conjonctivale d'un liquide purulent assez épais, qui s'accumule en grande abondance dans le grand angle de l'œil, et recouvre bientôt la paupière inférieure, sur laquelle descend, comme un voile, la paupière supérieure. En écartant les paupières, on voit s'échapper quelques gouttes d'un pus épais, et cela surtout chez les nouveau-nés atteints de conjonctivite purulente ; si l'on renverse la paupière inférieure, on aperçoit la conjonctive palpébrale et celle du cul-de-sac couvertes d'une couche uniforme de liquide purulent qui, si on l'enlève, se renouvelle rapidement au contact de l'air. Cette sécrétion purulente, homogène, dure pendant toute la période aiguë de la maladie, et ce n'est que lorsque les symptômes d'irritation diminuent qu'elle devient muco-purulente ; on voit alors apparaître çà et là quelques filaments muqueux.

L'inoculabilité de la conjonctivite purulente (surtout à l'état aigu) ne saurait différencier cette affection du simple catarrhe, puisque ce dernier, ainsi que nous l'avons dit, peut être transmis par inoculation. La différence réside principalement dans le genre de micrococci que renferme la sécrétion. C'est Neisser (*Centralbl. f. d. med. Wissensche.*, n° 28, 1879) qui a trouvé la forme particulière de coccus de la gonorrhée et des formes virulentes d'ophthalmies purulentes. Ce sont des cocci tout à fait arrondis, remarquablement grands (jusqu'à 0μ,6), se colorant avec la plus grande facilité par le violet de méthyle et la fuchsine. Ils siègent à la fois librement dans le liquide, ainsi que dans le protoplasma des globules du pus et des cellules épithéliales.

Bumm (*Die Mikroorganismen der gonorrh. Schleimhauterkrankungen*, Wiesbaden, in-8°, 1885), à part qu'il a facilité la culture de ce genre de coccus dans le sérum du sang de l'homme et, par là, la faculté d'inoculation, a aussi davantage fait ressortir la valeur de la présence des gonococci, au point de vue du diagnostic, et insisté sur ce que, seul, ce genre de coccus est capable de pénétrer dans le protoplasma, de s'y augmenter, et de former autour des noyaux ces amas arrondis que l'on ne rencontre jamais de cette façon pour d'autres diplococci.

Pour nous, c'est cette immigration des bactéries qu'il nous importe surtout de connaître; d'après Bumm, ils pénètrent entre les cellules de l'épithélium jusqu'au corps papillaire; arrivés là, ils produisent alors une abondante diapédèse et une sécrétion fibrineuse enveloppant à la fois les cellules lymphoïdes, les gonococci et les cellules épithéliales. Il se produit donc, contrairement à ce qu'on observe pour les formes catarrhales, une inflammation parenchymateuse, différence sur laquelle nous avions déjà, depuis bien longtemps, insisté, avant qu'on eût su de quoi elle dépendait en réalité.

Un signe de diagnostic différentiel précieux et important, au point de vue clinique, est la très grande facilité qu'offre la cornée à participer à l'inflammation, alors que dans la conjonctivite catarrhale, cette complication est fort rare. Cette fâcheuse tendance de la conjonctivite purulente résulte évidemment de la *qualité* des produits sécrétés, c'est-à-dire du pouvoir immigrateur des gonocoques à la moindre lésion de la couche épithéliale cornéenne.

Symptômes physiologiques. — La maladie débute généralement par une démangeaison très forte, et le patient accuse une sensation de chaleur et de brûlure plus ou moins forte. La douleur n'existe généralement qu'au début de la maladie; aussitôt que la sécrétion purulente s'est établie, elle disparaît assez vite. Le début de complications cornéennes est souvent signalé par l'apparition de douleurs périorbitaires, qui disparaissent dès que les couches superficielles de la cornée ont été détruites. L'élévation de la température locale suit la même marche; au commencement elle est assez sensible au toucher, mais elle s'abaisse dès que la purulence se manifeste.

Dans la plupart des cas, la maladie suit son cours, sans que l'organisme, en général, soit le moins du monde affecté; ce n'est que chez des individus d'un tempérament, nerveux et facilement irritable, que nous voyons apparaître la fièvre, accompagnée d'un état gastrique.

Marche de la maladie. — De même que le catarrhe aigu, la conjonctivite purulente peut se guérir spontanément, grâce à l'élimination des bactéries par les cellules lymphoïdes et parce qu'à un moment donné, d'après Bumm, le terrain sur lequel le développement des bactéries a eu lieu, subit une modification chimique qui le rend inapte à la culture des gonococci. Cette guérison s'effectue au bout de quinze jours à trois semaines, sans laisser la moindre trace sur la muqueuse. Mais le plus souvent, chez les malades abandonnés à eux-mêmes, on voit se transformer la conjonctivite purulente aiguë en maladie *chronique*. Une diminution de l'œdème de la peau signale souvent cette transformation; c'est alors que l'inflammation commence à tomber autour de la cornée, où il se forme une zone blanchâtre, et peu à peu les symptômes de congestion et d'œdème de la conjonctive bulbaire disparaissent; du côté de la conjonctive palpébrale, on observe au contraire une proéminence plus marquée des papilles. Quant à la sécrétion purulente, elle persiste à un degré variable.

Changements anatomiques. — L'épaississement que présente la conjonctive dans cet état chronique, n'est pas dû seulement à une transsudation séreuse, mais du *stroma même de la conjonctive* partent des émanations en faisceaux qui se rendent dans les proéminences qu'on est convenu d'appeler papilles, et c'est au développement considérable de vaisseaux qu'est principalement dû leur accroissement, comme le montre le dessin de M. Saemisch (fig. 95). Les vaisseaux les plus volumineux se rencontrent à la partie moyenne de la base des papilles, tandis que les fines ramifications vasculaires occupent la superficie. Ce réseau superficiel s'étend d'une façon presque continue d'une papille à l'autre. Non seulement le proche voisinage des gros vaisseaux, mais surtout aussi celui des fines ramifications, est le siège d'une accumulation et d'un entassement d'éléments lymphoïdes parsemés entre les traînées de tissu cellulaire de la papille.

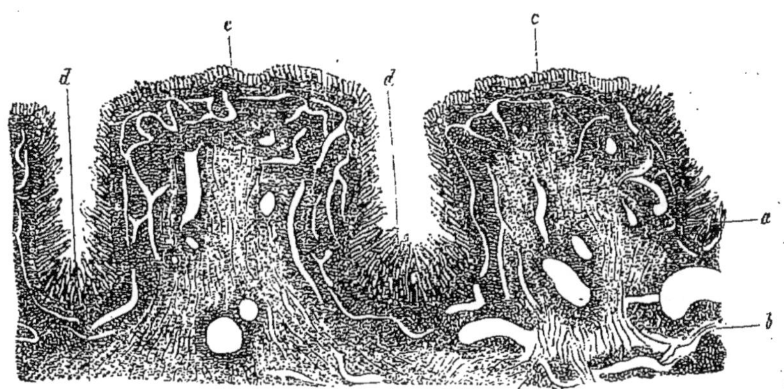

Fig. 95. — Papilles hypertrophiées d'une conjonctive atteinte d'ophthalmie blennorrhagique.

a, épithélium ; *b*, stroma de la conjonctive ; *cc*, papilles ; *dd*, intervalles laissés entre elles

La *couche épithéliale* est généralement épaissie dans l'ophthalmie purulente chronique. Cet épaississement peut même aller sur certains points assez loin pour se révéler macroscopiquement par des taches laiteuses qu'il ne faudrait pas confondre avec des cicatrices superficielles.

La *sécrétion purulente* est presque exclusivement composée de cellules qui proviennent des éléments lymphoïdes dont toute la conjonctive est infiltrée. Ces cellules lymphoïdes ont traversé la couche épithéliale entraînant à leur suite une certaine quantité de cellules de cette couche même.

Il est facile de comprendre que, dans la conjonctive purulente chronique, le tissu conjonctival devient beaucoup plus lâche que dans le catarrhe chronique. Plus souvent que dans cette dernière maladie, on voit la conjonctivite purulente chronique causer un tel relâchement des tissus, que la paupière inférieure peut être atteinte d'ectropion. Pendant toute cette période de chronicité, la maladie peut avoir des poussées aiguës avec leurs conséquences graves, dont nous nous occuperons tout à l'heure. Mais un fait capital à noter c'est que, du côté de la muqueuse, il ne se forme jamais d'altérations *qui ne soient susceptibles de rétrograder sans laisser la moindre trace.*

Une des différences les plus importantes qui existent entre la conjonctivite purulente et le catarrhe, c'est que la première est très souvent compliquée de maladies de la cornée, tandis que c'est un accident fort rare dans le catarrhe aigu. Dans la conjonctivite purulente, en effet, le genre de sécrétion et la façon dont celle-ci se comporte vis-à-vis du tissu cornéen sont tout autres.

Dans les cas aigus de conjonctivite purulente, on trouve souvent la cornée un peu ternie et légèrement opaline, ce qui résulte vraisemblablement d'une infiltration séreuse, d'un œdème de son tissu. S'il doit survenir une complication plus grave sur cette membrane, l'opacité prend une plus grande intensité en un point, le plus souvent périphérique, et la cornée se dépouille de son épithélium. Toutefois cet état œdémateux général de la cornée ne précède pas toujours le mal et une infiltration grisâtre d'une partie de la cornée peut apparaître d'emblée, sans que le reste de cette membrane ait perdu sa transparence. L'affection progressant, la teinte grisâtre s'étend et devient jaunâtre; bientôt les parties externes de la cornée s'exfolient, il se fait une perte de substance, et on a une véritable ulcération qui gagne en étendue par nécrose du tissu cornéen, à la suite de la migration directe des bacilles du dehors.

L'affection peut se terminer de deux manières : ou bien il y a arrêt de la nécrose, et il se fait une régénération du tissu; ou bien il survient une perforation de la cornée qui peut entraîner des suites diverses. Dans le premier cas, l'ulcère se vascularise et se recouvre d'une couche épithéliale, au-dessous de laquelle se fait une régénération plus ou moins complète du tissu cornéen, au point que la transparence de la cornée peut réapparaître presque parfaite. Dans le second cas, la progression de l'ulcère amène la perforation de la cornée, et, si celle-ci est assez circonscrite, la régénération se fait souvent assez rapidement; car, l'humeur aqueuse s'étant écoulée, la pression cesse presque complètement, outre que le lavage constant des bords de l'ulcère et de sa surface, par l'écoulement de l'humeur aqueuse, s'oppose en partie à la migration des éléments infectieux et purulents provenant du dehors. La formation d'un épanchement de pus dans la chambre antérieure, ou hypopyon, au cours de ces affections cornéennes, est rare. Il en est de même de l'iritis, quoique l'iris puisse parfois s'enfeutrer de gonococci.

Nous voyons les perforations de grande étendue avoir des conséquences d'un ordre bien différent. Un prolapsus considérable de l'iris se produit, le cristallin fait hernie dans la plaie et cause obstacle à sa réunion. Quand l'œil est ouvert sur une surface aussi considérable, l'inflammation, par suite de l'immigration des gonococci, peut se propager jusqu'à ses membranes profondes et entraîner la perte complète de l'organe. Dans d'autres cas, surtout lorsque le cristallin s'est échappé de l'œil, on voit l'iris s'accoler avec les restes de la cornée; ces tissus adhèrent alors ensemble par une couche plastique et s'organisent en cicatrice; très souvent, cette cicatrice n'est pas assez forte pour résister à la pression intra-oculaire anormalement accrue, et il se fait un staphylôme d'une étendue variable. Ce staphylôme, si la perforation a eu lieu en plusieurs points, sera bosselé et portera le nom de *staphyloma racemosum.*

Nous devons encore signaler une forme d'ulcération de la cornée (plus fréquente, il est vrai, dans la conjonctivite diphthéritique), qui mérite toute attention à cause de sa marche insidieuse. La cornée étant parfaitement transparente, il se fait, sur une étendue variable, souvent au centre de cette membrane, une exfoliation de la couche épithéliale qui donne lieu à une facette. Celle-ci gagne en étendue et en profondeur par une destruction insensible du tissu, et quand l'ulcération a atteint à peu près la moitié de l'épaisseur cornéenne, elle perd sa transparence et devient peu à peu opaque, en prenant une coloration jaunâtre. Puis, lorsque la facette a atteint les couches profondes et que la perforation est devenue imminente, on voit l'ulcère redevenir parfaitement clair et transparent. En même temps le plancher aminci de l'ulcère est poussé en avant par la pression intra-oculaire et remplit l'espace laissé par la perte de substance Cette disposition, jointe à la conservation de la vision, fait que le danger imminent d'une perforation, même de grande étendue, échappe facilement à l'observation.

Étiologie. — Il n'y a pas de doute que la cause de la conjonctivite purulente ne soit l'*inoculation*. Ceci est établi surtout pour l'ophthalmie purulente gonorrhéique et la conjonctivite purulente des nouveau-nés, sur lesquelles nous reviendrons plus tard. Il est démontré que le pus de certaines ophthalmies purulentes est de nature virulente, et comme on l'admet dans les cas d'uréthrite et de vaginite, grâce à la présence ou à l'absence des gonococci de Neisser.

La plus ou moins grande facilité d'inoculation dépend de l'intégrité de la couche épithéliale de la conjonctive, ainsi que de la constitution du sujet.

La facilité avec laquelle se fait l'inoculation est prouvée par la fréquence des cas où la maladie se transporte d'un œil à l'autre chez le même sujet. Aussi faut-il toujours avoir cette notion présente à l'esprit, et chercher à préserver l'œil sain par l'application d'un bandeau. On admet que l'air peut servir de véhicule à la contagion par le transport de globules de pus desséchés. Mais, lorsque la maladie se propage, il n'est guère besoin d'incriminer l'air, qui prépare seulement l'inoculation en charriant des corps étrangers aptes à éroder l'épithélium conjonctival; un examen attentif fera découvrir, le plus souvent, des causes plus directes. On a noté que ces inoculations, qui ont le plus ordinairement lieu par le contact des mains, se présentaient bien plus fréquemment chez les hommes que chez les femmes, et plus souvent sur l'œil droit que sur l'œil gauche.

Nous n'avons pas besoin de dire que l'hypothèse d'une métastase est bien inutile pour expliquer l'apparition d'une conjonctivite purulente, chez un sujet atteint de gonorrhée.

Pour ce qui regarde l'influence du climat, nous dirons que cette ophthalmie se rencontre bien plus fréquemment dans les pays chauds et à poussière incessante, et principalement dans quelques contrées de l'Égypte.

Diagnostic différentiel. — Nous ne reviendrons pas sur les différences entre le catarrhe aigu et la conjonctivite purulente. Pour établir le diagnostic différentiel entre la conjonctivite purulente et la conjonctivite diphthéritique, on devra se souvenir que celle-ci offre encore plus les caractères d'une inflammation parenchymateuse. Aussi la muqueuse est-elle davantage épaissie; elle est dure, lisse, d'une couleur gris jaunâtre et ne montre à sa surface qu'une exsudation fibrineuse et coagulée; tandis que, dans l'état purulent, la conjonctive, tout en étant épaissie, est molle, bosselée, très turgescente, rouge, et facilement saignante. Si dans la conjonctivite diphthéritique, les scarifications ne donnent que peu ou pas de sang, les incisions les plus légères faites sur la conjonctive laissent écouler, dans le cas d'ophthalmie purulente, une quantité de sang parfois assez forte.

La sécrétion d'une conjonctivite purulente bien développée couvre d'une couche uniforme de pus la muqueuse turgescente; dans la conjonctivite diphthéritique, les surfaces laissent transsuder un liquide séreux, d'une couleur jaune sale, dans lequel nagent de petits lambeaux de fibrine grisâtre. En outre, dans cette dernière affection, l'infiltration fibrineuse oppose un obstacle sérieux au renversement des paupières devenues rigides.

Il nous reste à séparer la conjonctivite purulente de la conjonctivite granulaire. Ici, à part la question bactériologique à étudier plus tard, toute l'attention doit se porter sur les caractères des granulations : ce sont de petites élévations lenticulaires, pâles, dépouvues de vaisseaux, qui peuvent être plus facilement observées sur la conjonctivite du tarse supérieur ; elles se montrent, à l'origine, comme de petites taches blanchâtres, sur cette membrane fortement injectée. Les taches, de la grandeur d'un grain de millet, s'élèvent, peu à peu, au-dessus de la surface de la conjonctive ; on ne voit pas de vaisseaux sur la granulation, mais souvent un rameau qui se dirige vers elle ou qui l'entoure. En se développant davantage, les granulations prennent une coloration gris sale et finissent par devenir légèrement transparentes.

La sécrétion nous montrera aussi des différences ; elle est très faible, vu l'injection de la conjonctive, et comparée à la sécrétion de la conjonctivite purulente. Si la conjonctivite granulaire, au lieu de se transformer en *trachome*, montre plutôt une tendance à la résorption des granulations, résorption qui s'effectue par une vascularisation beaucoup plus forte de la conjonctive et par un véritable état purulent, il est alors très difficile de distinguer cette phase purulente d'une véritable conjonctivite purulente.

Après la guérison, la persistance de cicatrices permet de poser un diagnostic rétrospectif : elles prouvent nettement que le malade a été atteint soit de granulations, soit de conjonctivite diphthéritique, la conjonctivite purulente simple ne laissant pas de cicatrices.

Pronostic. — Dans la plupart des cas de conjonctivite purulente, l'œil abandonné à lui-même est exposé à de grands dangers ; mais le pronostic est beaucoup moins grave *lorsque le malade est soumis à un traitement bien dirigé.*

Un premier danger de la conjonctivite purulente consiste dans la possibilité d'une complication diphthérique, heureusement fort rare en France. Lorsque les paupières se montrent un peu raides, que la conjonctive est moins turgescente et devient pâle, alors que les papilles ne sont que peu développées, et que la sécrétion purulente n'atteint pas un degré bien prononcé, il faut être sur ses gardes.

Une seconde complication redoutable a trait à la cornée. Le pronostic devient naturellement inquiétant, aussitôt qu'il survient une affection de cette membrane, surtout si elle a lieu au début de la maladie ; un petit abcès, une légère infiltration de pus au bord de la cornée, peuvent déjà devenir très dangereux. Une perforation de petite étendue et périphérique peut même, il est vrai, se faire parfois sans beaucoup de dommage ; le danger est beaucoup plus grand, si la perte de substance siège au centre de la cornée, surtout si elle est étendue. Des abcès isolés, se montrant sur plusieurs points, sont particulièrement à redouter, car en se réunissant ils peuvent amener un large ulcère circulaire et même une élimination complète de la cornée.

La vascularisation des parties attaquées de la cornée doit toujours être regardée comme un symptôme très heureux, telle est aussi la raison pour laquelle les complications cornéennes dans l'ophthalmie purulente chronique, où la virulence de la sécrétion a changé et où le développement de kératites panniformes prédomine, sont bien moins redoutables.

La formation d'un ulcère en facette donne lieu à un pronostic encore plus défavorable, et cela surtout quand cette facette se montre dès le début de la maladie.

Il est très rare alors de voir survenir une vascularisation avec régénération du tissu. Il se fait presque toujours une perforation centrale. Parfois celle-ci est assez brusque pour faire éclater la capsule du cristallin. Il se forme alors une cataracte, qui, par son gonflement et l'augmentation de la pression intra-oculaire, cause par elle-même une autre série de dangers pour l'œil. Des hémorrhagies abondantes au fond de cet organe, ou une inflammation (par infection) des membranes internes peuvent être la conséquence de la perforation.

Traitement. — De Graefe, un des premiers, s'est efforcé d'établir une méthode rationnelle de traitement de la conjonctivite purulente. Par un *emploi intelligent et convenable des caustiques*, et surtout du nitrate d'argent, on peut, presque à coup sûr, maîtriser cette affection tant redoutée ; mais il faut agir à temps.

Autrefois, dans le but de substituer à l'affection primitive une affection traumatique, on instillait une forte solution de nitrate d'argent (20 à 30 centigrammes sur 10 grammes d'eau distillée), après quoi, la conjonctive se couvrait d'une légère eschare blanchâtre, qui occupait aussi bien la surface de la conjonctive palpébrale que celle de la conjonctive bulbaire. Cette eschare était facilement éliminée de la conjonctive palpébrale très turgescente, tandis qu'elle se maintenait plus longtemps sur la conjonctive du bulbe, moins riche en vaisseaux. Aussi la régénération des strata superficiels de la couche épithéliale avait-elle déjà lieu sur la conjonctive palpébrale, pendant que celle du bulbe n'avait pas encore pu se débarrasser de son eschare. A part cette irrégularité d'action du caustique, on courait encore le risque d'enlever l'épithélium de la cornée et de favoriser ainsi les complications du côté de cette membrane.

La manière dont nous nous servons aujourd'hui du caustique diffère considérablement de l'ancienne méthode. D'abord, nous nous contentons de cautériser seulement la conjonctive palpébrale et celle du cul-de-sac. La conjonctive bulbaire n'étant affectée que d'une manière secondaire dans la conjonctive purulente, nous voyons disparaître, de plus en plus, son gonflement et son injection, aussitôt que les phénomènes diminuent du côté de la conjonctive des paupières.

On emploie, ou un caustique solide, composé d'un tiers d'azotate d'argent fondu avec deux tiers de nitrate de potasse (selon la prescription de Desmarres), ou une solution du sel d'argent à 4 pour 100, qui agit d'une façon plus égale. Voici comment nous procédons à la cautérisation : nous renversons les paupières, soit en même temps, soit séparément ; nous touchons, avec le crayon, ou avec un pinceau imbibé de la solution de nitrate d'argent, la conjonctive palpébrale, et autant qu'il nous est possible, en écartant les paupières renversées, la conjonctive du cul-de-sac Avec un pinceau trempé dans une solution de chlorure de sodium, nous neutralisons le superflu du caustique, et nous lavons alors avec le pinceau, trempé dans de l'eau pure et pas trop froide, la membrane que nous venons de cautériser. De cette manière, nous localisons parfaitement l'action du caustique ; la conjonctive est recouverte, après cette application, d'une eschare blanchâtre proportionnée au temps pendant lequel nous avons fait agir le caustique.

Après cette cautérisation, on voit bientôt, en même temps qu'il se fait une exsudation abondante mêlée de mucus, l'eschare s'éliminer en lambeaux. L'élimination se fait déjà sur le tarse, si la conjonctive est très turgescente, au bout de dix ou quinze minutes ; sur la conjonctive du cul-de-sac, l'eschare reste attachée, en s'en roulant, un peu plus longtemps, mais, après une demi-heure ou une heure, l'élimination est entièrement accomplie. Pendant ce temps, la température de l'œil est considérablement augmentée ; il se fait une abondante sécrétion de larmes et de mucosité, la douleur est assez forte, et les paupières ne peuvent être ouvertes qu'avec une grande difficulté.

Cette première période d'élimination de l'eschare achevée, il en survient une seconde, celle de la régénération des strata superficiels de la couche épithéliale; la turgescence de la muqueuse diminue, la sécrétion séro-muqueuse s'affaiblit en même temps que la sécrétion morbide. Cette diminution dans la sécrétion et dans les symptômes inflammatoires dure jusqu'à ce que la couche épithéliale soit tout à fait régénérée, et se prolonge même quelquefois un peu après. Nous pourrions encore appeler cette deuxième période, *période de rémission*. Une troisième succède à celle-ci, c'est la période de recrudescence pendant laquelle la sécrétion se rétablit et la maladie tend à revenir à son état antérieur.

Il faut donc, de toute nécessité, empêcher, par une nouvelle cautérisation, que le mal ne reprenne son intensité première. Les cautérisations répétées ont pour but de maintenir la maladie dans son deuxième stade et de l'empêcher d'atteindre sa troisième période; peu à peu, par cette pratique, on voit tomber le gonflement et la turgescence de la muqueuse, de sorte que la tendance à la recrudescence des symptômes va s'atténuant de jour en jour.

Quant à cet effet de la cautérisation, on ne peut l'expliquer que par une puissante action antiseptique et la destruction des gonococci. Voici aussi la raison pour laquelle on doit autant que possible faciliter la pénétration des caustiques, par des scarificateurs dans la trame de la muqueuse même. La transsudation séreuse nécessitée par l'élimination de l'eschare et l'excitation directe que la cautérisation a produite sur les vaisseaux causeront une augmentation momentanée de la diapédèse, qui se charge de débarrasser la conjonctive de l'invasion des bacilles. L'emploi des réfrigérants, qui doivent être appliqués immédiatement après la cautérisation, s'oppose à la formation des éléments infectieux et agit aussi comme antiseptique.

Généralement, il ne suffira pas de cautériser une fois toutes les vingt-quatre heures; la chute de l'eschare, la régénération de l'épithélium et la phase de recrudescence se succèdent avec une telle rapidité que, pour arriver à la guérison, on est obligé de cautériser deux fois dans les vingt-quatre heures.

Les cautérisations, qui sont d'une efficacité si puissante et si assurée contre la conjonctivite purulente, ne doivent être appliquées qu'après un diagnostic parfaitement certain. Au commencement de la maladie, si on a la moindre crainte de voir la conjonctivite purulente se transformer en diphthérite, il vaut mieux attendre; ce n'est que lorsque la muqueuse a perdu toute dureté, qu'elle est devenue turgescente et très gorgée de sang, que l'on peut sans crainte appliquer le caustique. Chez les nouveau-nés, et pour tous les malades en France, cette précaution est moins nécessaire, parce qu'ils ne sont jamais attaqués d'une véritable conjonctive diphthéritique.

Faut-il cautériser quand il y a complication du côté de la cornée? Il n'y a aucun doute qu'aussi longtemps que la conjonctivite purulente restera dans sa période de plein développement, il n'y a pas à espérer que l'affection de la cornée puisse rétrograder. C'est pour cette raison qu'il nous faut d'abord attaquer la conjonctivite purulente, pour tenter, par là même, la guérison de l'affection qui occupe la cornée. Comme il n'y a pas de moyen plus sûr et plus efficace contre la conjonctivite purulente que la cautérisation, c'est ce moyen qu'il faut d'abord employer, malgré l'affection de la cornée, et précisément pour la guérir; mais la cautérisation doit être faite avec précaution, en ménageant la bien cornée pendant les manœuvres de renversement des paupières, et il faut neutraliser exactement l'excès du caustique.

Un *deuxième moyen*, d'une très grande importance dans le traitement de la conjonctivite purulente, c'est le *froid*. Au début de la maladie, il faut faire un emploi continu de compresses trempées dans de l'eau glacée, et chercher, par un renouvellement suffisant, à obtenir que ces compresses ne s'échauffent pas sur l'œil, ce qui produirait un effet opposé.

Une fois que les symptômes de congestion et de gonflement de la conjonctive ont diminué, il ne faut appliquer ces compresses que toutes les heures ou toutes les deux heures, pendant vingt à trente minutes; plus tard, on peut se borner à ne les appliquer qu'immédiatement après la cautérisation, pour les discontinuer aussitôt que les douleurs ont cessé. Ces compresses seront toujours faites avec des solutions d'acide carbolique ou de sublimé, suivant les proportions données page 107. Ces mêmes solutions serviront également à faire de fréquents nettoyages à l'aide d'un petit tampon de ouate salicylée, que l'on passera sur le bord des paupières, et en faisant couler au moyen du tampon un filet de liquide entre les paupières. Si celles-ci sont agglutinées par la sécrétion desséchée, on coupera ces solutions d'eau chaude pour les détacher.

Un troisième moyen de traitement consiste dans les *scarifications*, avec lesquelles on tire directement le sang de la conjonctive; on peut enlever, par ce moyen, du sang en assez grande abondance pour causer une diminution de la turgescence et un collapsus de la conjonctive. Les scarifications, pratiquées très légèrement, doivent être faites *avant* la cautérisation pour faciliter la pénétration du caustique dans la muqueuse. A part la question de plus profonde désinfection obtenue par la cautérisation, les scarifications ont, en outre, l'avantage de raccourcir la période d'élimination de l'eschare et, par suite, les douleurs qui accompagnent cette période. On facilitera l'écoulement du sang, en étanchant celui-ci avec une éponge imbibée d'eau chaude.

Les *excisions des papilles* hypertrophiées, dans les formes de conjonctives purulentes chroniques, ont été recommandées par certains auteurs (Saemisch). On a aussi proposé d'exciser plus ou moins largement le chémosis (Baraquer) quand il est bien prononcé. C'est là un procédé qui peut préserver la cornée d'être infectée, si toutefois on ne la lèse pas pendant l'excision du chémosis même. La disparition du chémosis peut être parfois aussi obtenue en pratiquant des mouchetures dans la conjonctive, avec des ciseaux.

Il faut attacher la plus grande attention au traitement de la conjonctivite purulente, *lorsqu'il se présente une complication du côté de la cornée*. S'il existe un abcès, un ulcère, ou une facette de cette membrane, il faut instiller immédiatement une goutte d'une solution de sulfate neutre d'ésérine (5 centigrammes pour 10 grammes) et répéter cette instillation six à huit fois par jour. Notre intention est, en agissant ainsi, de diminuer la pression intra-oculaire, et, en même temps, de relâcher la cornée. Nous avons ainsi plus de chances d'obtenir la guérison, en facilitant la régénération.

Quand on suppose que l'ulcère, ayant acquis une profondeur considérable, ne peut se guérir que par une perforation, il vaut beaucoup mieux la faire directement, que d'attendre qu'elle ait lieu spontanément. On fait alors pénétrer l'aiguille à paracentèse dans le fond de l'ulcère même, et on cherche à faire sortir l'humeur aqueuse aussi lentement que possible. Après la fermeture de la fistule qui s'est établie, il faut répéter la paracentèse et la faire suivre d'une cautérisation ignée énergique, si l'on voit le plancher de l'ulcère poussé de nouveau en avant par une pression trop forte. Si l'ulcère s'étend très rapidement, la cautérisation ignée doit être énergiquement appliquée, après unelarge par acentèse du bord cornéen, qui permet journellement de vider la chambre antérieure par un attouchement facile et non douloureux, au moyen d'un stylet.

Si l'on traite un œil déjà atteint de perforation avec complication de prolapsus de l'iris, il est nécessaire de pratiquer la cautérisation ignée de la portion herniée de cette membrane, aussitôt que sa réduction par l'instillation de l'ésérine est devenue impossible. Lorsqu'une grande perforation centrale de la cornée s'est déjà opérée, perforation par laquelle le cristallin s'est engagé et fait hernie, il ne faut pas hésiter à faire sortir le cristallin. Si, dans ces cas, l'inflammation ne se propage pas aux parties internes de l'œil, on peut encore obtenir une guérison de l'affection cornéenne, qui laisse assez de transparence à la cornée pour justifier une opération de pupille artificielle.

En règle générale, dans tous les cas de complications cornéennes, nous tenons constamment sur l'œil (tant que la sensibilité de la peau le permet) une petite compresse imbibée d'une solution d'acide carbolique ou de sublimé. Ce traitement désinfectant, activé par un lavage fréquent du cul-de-sac et joint à l'emploi de l'ésérine, nous a toujours paru avoir une influence des plus favorables.

Il ne nous reste que peu de chose à ajouter au traitement de la conjonctivite purulente. Relativement à l'emploi des saignées ou des sangsues, nous dirons que nous préférons les déplétions sanguines, obtenues par les scarifications, qui enlèvent directement le sang de la conjonctive.

Pour obtenir un dégonflement des paupières et pour diminuer la compression qu'elles exercent sur le globe, on peut cautériser la peau avec du nitrate d'argent pur, après qu'on l'a humectée avec de l'eau. Mais il ne faut pas accorder trop de confiance à l'emploi de ce moyen ; il est infiniment plus ntile de se faciliter l'accès de la muqueuse par une large incision du ligament palpébral externe, sans qu'il soit besoin d'aller jusqu'à l'incision en croix des paupières (Critchett père).

Il est bon, au début de la conjonctivite purulente, d'agir d'une manière dérivative sur le canal intestinal, et le meilleur moyen est d'employer les purgatifs salins. Nous ne prescrivons le calomel comme purgatif que lorsque les paupières présentent une certaine raideur et que nous craignons une attaque de diphthérie.

A. — Conjonctivite purulente des nouveau-nés (ophthalmie des nouveau-nés).

Cette maladie, lorsqu'elle porte franchement le caractère purulent, est provoquée par l'inoculation ; nous en avons la preuve dans la manière régulière avec laquelle cette maladie apparaît le troisième ou le quatrième jour après la naissance. Quand la tête de l'enfant passe par le vagin, il peut se déposer quelques traces de pus blennorrhagique entre les paupières, et cela suffit pour l'infection. Mais nous ne voulons pas dire par là que toute femme attaquée de blennorrhée du vagin doive, par cela même, donner à son enfant une conjonctivite purulente, ce qui augmenterait singulièrement le nombre de ces affections ; d'un autre côté, nous voyons, être pris de conjonctivite purulente, des enfants dont les mères n'ont montré aucun signe de blennorrhée du vagin. Dans ce dernier cas, c'est la conjonctivite catarrhale qui peut, aussi bien chez un nouveau-né que chez un adulte, prendre un caractère de fausse purulence.

Au début de la maladie, les cils sont légèrement accolés, les paupières un peu gonflées, leurs bords rougis, et il apparaît une sécrétion muqueuse. Ces symptômes s'arrêtent quelquefois là, et l'on n'a affaire qu'à une irritation catarrhale de la conjonctive, qui passe sans laisser de suites; mais, aussitôt que ces signes se montrent chez un nouveau-né, il faut être bien sur ses gardes, et ne pas oublier qu'ils peuvent être les précurseurs d'une conjonctivite purulente.

Lorsqu'on a réellement affaire à une affection purulente, on observe, vers le deuxième ou troisième jour, que le gonflement et la rougeur des paupières s'accentuent davantage, et que le sac conjonctival est rempli d'un liquide citrin, résultant du mélange de traces de pigment sanguin avec une sécrétion claire, dans laquelle nagent quelques flocons de mucosités. Le gonflement et la rougeur de la conjonctive augmentent de plus en plus, et, si nous écartons les paupières, il s'en échappe une ou plusieurs gouttes d'une sécrétion purulente; alors le diagnostic devient certain. Au bout de peu de jours, le gonflement, le boursouflement de la conjonctive et la turgescence des vaisseaux se manifestent clairement, et une sécrétion purulente a lieu en abondance. La conjonctivite prend surtout son maximum d'intensité sur la conjonctive palpébrale et sur celle des culs-de-sac; aussi le chémosis est-il d'ordinaire peu accusé, tandis que le gonflement des paupières, aidé par l'étroitesse de la fente palpébrale, entraîne aisément un ectropion que l'on combattra par une pression externe.

Nous attirerons ici l'attention sur un point important. Dans les premiers jours de la maladie, on observe assez souvent une certaine raideur dans les paupières; la muqueuse est gonflée, lisse et cyanosée; elle ne présente pas tout d'abord le développement des papilles comme dans la conjonctivite purulente. En dépit de cette cyanose indiquant un trouble circulatoire sensible, il ne survient guère ici une véritable conjonctivite diphthéritique, et la formation d'une sorte de membrane sur la conjonctive, dont l'arrachement peut donner lieu à un écoulement de sang, résulte uniquement de la sécrétion d'éléments fibrineux qui, au contact de l'air, se coagulent sur la muqueuse.

Pour ce qui regarde la fréquence des complications du côté de la cornée et leur mode d'apparition, nous n'avons pas à signaler de différence entre la conjonctivite purulente des nouveau-nés et celle des adultes. Nous ne pensons pas que l'ophthalmie purulente des nouveau-nés soit plus souvent compliquée d'affections de la cornée, et cela, en dépit même de l'état de faiblesse des enfants. A cet égard, il ne faut pas oublier que l'on a souvent confondu la destruction des cornées par kératite neuro-paralytique avec l'ophthalmie purulente, ces deux affections pouvant atteindre, en réalité, des enfants chétifs et mal soignés.

On voit souvent l'ophthalmie des nouveau-nés produire des taches plus ou moins considérables de la cornée qui s'éclaircissent d'une manière parfois surprenante, ce qui doit engager le médecin à ne pas trop se hâter d'intervenir (iridectomie) si cette intervention n'est pas justifiée par la menace de la formation d'un staphylôme.

Les cataractes centrales (ou capsulo-lenticulaires), que l'on rencontre à la suite de l'ophthalmie des nouveau-nés, sont dues à une perforation de la cornée.

Traitement. — Nous n'avons pas grand'chose à ajouter à ce que nous avons dit pour la conjonctivite en général. Dans les premiers jours, où l'on observe une certaine raideur des paupières, il faut bien scarifier avant de cautériser. Il convient d'appliquer tout de suite des réfrigérants, qui sont très bien supportés par les petits malades, et de faire usage des solutions désinfectantes (acide carbolique, sublimé) on peut même, au besoin, donner un demi-centigramme de calomel, trois ou quatre fois par jour.

Nulle part, l'effet souverain des cautérisations, dès que la purulence se sera manifestée, n'éclatera plus manifestement que dans le traitement de la conjonctivite purulente des nouveau-nés ; en les appliquant avec exactitude, on peut, presque toujours, éviter des complications dangereuses du côté de la cornée, et l'on voit alors cette maladie tant redoutée prendre un caractère relativement assez bénin. Mais il faut bien appliquer ces cautérisations, et lorsque le gonflement et la sécrétion sont très prononcés, il devient urgent de les répéter deux fois par jour.

S'il y a turgescence de la muqueuse avec engorgement sanguin très prononcé, il faut toujours scarifier avant la cautérisation, et tâcher d'entretenir l'hémorrhagie aussi longtemps que possible. Lorsque la cornée se prend, on doit continuer les cautérisations, bien neutraliser, et scarifier avant toute cautérisation. Il devient alors surtout urgent de tenir l'œil presque constamment sous l'action des désinfectants. S'il y a des ulcères de la cornée, outre l'application de l'ésérine, il faut employer la cautérisation ignée et la paracentèse pour éviter des opacités cornéennes étendues, qui entraîneraient plus ou moins de troubles dans la vision. On détruit avec le galvanocautère les trop grands prolapsus de l'iris, et l'on cherche alors surtout à diminuer la pression intra-oculaire par l'emploi de l'ésérine; on peut même être obligé de faire sortir le cristallin, pour conserver une partie du tissu de la cornée.

L'emploi de la méthode préventive de Crédé, consistant à instiller chez tous les nouveau-nés un collyre de nitrate d'argent, tendra, en y joignant la désinfection des mères, à faire disparaître complètement l'ophthalmie purulente si fréquente dans les établissements hospitaliers. La crainte tout à fait illusoire de provoquer une ophthalmie traumatique ne doit jamais empêcher ces instillations préventives de nitrate d'argent.

B. — Ophthalmie gonorrhéique ou blennorrhagie des auteurs.

La sécrétion gonorrhéique est, par suite de la présence des gonococci de Neisser, très inoculable sur la conjonctive ; le grand nombre des cas malheureux où l'infection a eu lieu de cette manière, et, d'autre part, des expériences directes ont bien démontré ce fait, et le peu de fondement d'une prétendue métastase, accréditée à la suite de cas où l'on aurait cru constater, avec l'apparition d'une ophthalmie, une diminution sensible dans l'écoulement des organes génitaux. Il est triste de voir que, par suite de ces idées purement théoriques de métastase, on soit allé usqu'à vouloir combattre l'ophthalmie gonorrhéique en provoquant un écoulement de l'urèthre, soit par inoculation directe, soit par l'usage prolongé d'une sonde contaminée à demeure.

Si, en dépit du nombre considérable des gonorrhées, les conjonctivites gonorrhéiques sont relativement assez rares, cela tient à la protection naturelle et instinctive qu'opposent les paupières au contact des doigts malpropres sur la conjonctive, surtout lorsque la couche épithéliale en est intacte, et aussi aux raisons suivantes : la sécrétion gonorrhéique, de même que celle de la conjonctivite purulente, perd la faculté d'être inoculée, si elle est délayée, dans une grande quantité d'eau (avec 50 ou 100 fois son volume d'eau); elle n'est pas inoculable non plus, si elle a été desséchée sur du linge ou des habits et exposée pendant trente-six ou quarante-huit heures à l'air. Il est intéressant d'observer que l'inoculation se fait le plus souvent à l'œil droit et qu'elle est extrêmement rare chez la femme, de sorte que, même dans les grands services des maladies vénériennes (Lourcine), on ne la rencontre que très exceptionnellement. L'inoculation du produit d'une leucorrhée est par contre assez fréquent chez des petites filles ayant de mauvaises habitudes.

Un point important à savoir, c'est que la sécrétion de la gonorrhée peut produire par inoculation la conjonctivite diphthéritique; nous dirons plus, les cas foudroyants d'ophthalmie gonorrhéique qui ont été observés étaient, presque toujours, des cas de conjonctivite diphthéritique. Ce n'est que la diphthérite qui peut, avec une rapidité si effrayante, détruire un œil dans l'espace de douze à vingt-quatre heures; car c'est par la strangulation des vaisseaux et l'absence complète de nutrition que la cornée tombe nécrosée. Telle est la raison de la gravité du pronostic dans l'ophthalmie gonorrhéique.

Traitement. — Le traitement de l'ophthalmie gonorrhéique doit être aussi prompt qu'énergique. Au commencement de la maladie, si les paupières sont raides et si la conjonctive pâlit, on a conseillé (de Graefe) de poser de vingt–quatre à trente-six sangsues à l'angle interne de l'œil, sur le dos du nez ou à la tempe, et de les placer l'une après l'autre, pour obtenir un écoulement sanguin continu; pendant ce temps, il faut appliquer avec persévérance des compresses glacées. Nous donnons, toutes les heures ou toutes les deux heures, de 5 à 10 centigrammes de calomel, et faisons faire, toutes les deux heures, une friction avec l'onguent napolitain alternativement sur la poitrine, les bras et les cuisses; en même temps, il faut frictionner le front avec ce même onguent. Ce traitement doit être continué jusqu'à ce qu'il se fasse un boursouflement visible de la conjonctive avec décharge purulente. On n'aura le droit d'employer les cautérisations que lorsque la conjonctivite purulente sera évidente, et alors elles seront d'un effet souverain.

Lorsqu'un seul œil a été envahi par la maladie, on s'efforcera de préserver l'autre avec le bandeau compressif, ou avec des bandelettes de taffetas d'Angleterre imbriquées et recouvertes de collodion. Plus que dans toute autre ophthalmie, l'usage des désinfectants doit être ici généralisé.

ARTICLE IV

CONJONCTIVITE MEMBRANEUSE (*croupale*), CROUP CONJONCTIVAL

La conjonctivite membraneuse ou croupale se différencie du catarrhe aigu et de l'ophthalmie purulente aiguë en ce que le produit inflammatoire qu'elle fournit *se dépose sous forme de membranes*, dans une étendue variable, *sur* la muqueuse malade. A part ces masses croupales, la conjonctive, du moins au début, ne sécrète guère qu'un peu de sérosité, entremêlée de quelques fragments de membranes déjà éliminés. Cette conjonctivite revêt constamment un caractère aigu; elle est certainement de nature mycotique, quoique, jusqu'à présent, on n'ait pas encore réussi à isoler le micro-organisme qui lui est propre.

Le gonflement de la conjonctive est variable et non toujours en rapport avec l'épaisseur du dépôt fibrineux, plus ou moins infiltré d'éléments cellulaires, qui recouvre la muqueuse. A par la nature de la sécrétion, cette affection se distingue encore de l'ophthalmie purulente simple en ce que ni la conjonctive bulbaire, ni celle du tarse, ne se montrent très affectées, et que le gonflement porte de préférence sur le cul-de-sac conjonctival qui surplombe les tarses, principalement sur le supérieur.

Il est bien plus difficile de différencier la conjonctivite membraneuse à son début de l'ophthalmie diphthéritique, surtout lorsque toute la conjonctive se trouve couverte de membranes gris jaunâtre, car, primitivement, les membranes se confondent si intimement avec la couche épithéliale, qu'il est parfois très difficile de les détacher et de s'assurer que la muqueuse elle-même n'est pas infiltrée de masses fibrineuses. Pourtant, si les tentatives faites dans le but d'obtenir cette séparation sont aussitôt suivies d'un écoulement de sang assez abondant (tandis que même les scarifications dans la vraie diphthérie ne saignent pas), en même temps que les paupières se montrent souples, nous devons nous rassurer et conclure que nous n'avons pas affaire à une forme pernicieuse. Ce n'est qu'à une période plus avancée que les membranes, qui recouvrent toute la surface conjonctivale, sauf la conjonctive bulbaire, se détachent avec facilité ; et il est parfois possible d'obtenir un moule du sac conjonctival, comme on l'observe particulièrement dans la forme de conjonctivite croupale artificiellement provoquée par le jéquirity.

Toute conjonctivite membraneuse offre ce caractère remarquable qu'après la période de sécrétion des masses coagulables, qui se déposent sur la couche épithéliale, elle passe par une période de purulence pendant laquelle la couche épithéliale, qui a en grande partie été détruite avec l'élimination des membranes, se reconstitue ; de telle sorte que, cette ophthalmie purulente terminée, on retrouve la muqueuse dans un état d'intégrité parfaite. Elle se distingue ainsi sensiblement de la diphthérie conjonctivale, qui ne guérit qu'après une destruction plus ou moins complète de la conjonctive et la formation ultérieure de cicatrices.

Le croup conjonctival, *essentiellement contagieux*, et atteignant presque constamment les deux yeux, se rencontre (à Paris) surtout au printemps et à l'automne, et revêt alors quelquefois un caractère épidémique ; néanmoins, c'est une affection fort rare, et, si l'on a occasion d'observer à la fois plusieurs cas, c'est que frères et sœurs d'une même famille ont été atteints par cette maladie.

Le *pronostic* de la véritable ophthalmie menbraneuse est favorable, les complications cornéennes n'étant guère à redouter ; il l'est moins lorsque la tendance à la diphthérie s'accuse ou qu'un traitement mal dirigé pousse en quelque sorte l'affection dans cette voie, car il faut bien noter qu'elle ne supporte pas plus, dans sa première période, l'emploi des caustiques que la diphthérie.

Le *traitement* doit consister dans un emploi énergique du froid, joint à l'usage des désinfectants en compresses. On a aussi recommandé de saupoudrer les membranes de poudre de sulfate de quinine (Saemisch). Lorque la tendance à la formation des fausses membranes a cessé, que l'état de purulence se trouve bien établi, rien ne s'oppose à ce que l'on procède avec les cautérisations comme s'il s'agissait d'une ophthalmie purulente ordinaire.

On a récemment recommandé (Fieuzal) le jus de citron, ancien remède de l'arsenal thérapeutique, contre le croup conjonctival. L'emploide ce moyen inoffensif peut toujours être tenté pour voir si la reproduction des membranes est arrêtée par ces aspersions de jus de citron, que l'on fait largement au moyen d'un gros pinceau.

Plus que dans toute autre conjonctivite, il est recommandé, à cause du caractère éminemment contagieux de l'affection, de procéder tout de suite à l'occlusion de l'œil qui ne serait pas encore infecté, et d'engager les personnes qui soignent le malade à se laver les mains après chaque pansement dans une solution de sublimé à 1 pour 1000.

ARTICLE V

CONJONCTIVITE DIPHTHÉRITIQUE, OU DIPHTHÉRITE DE LA CONJONCTIVE

La conjonctivite diphthéritique est une maladie qui n'a été bien reconnue et décrite que dans ces derniers temps. C'est de Graefe, qui, exerçant dans une ville où les affections diphthéritiques sont très fréquentes, a, le premier, donné et précisé les caractères de cette affection et l'a nettement séparée de la conjonctivite membraneuse.

Symptômes anatomiques. — De Graefe a surtout bien su séparer l'infiltration fibrineuse dans le tissu de la conjonctive, de la formation de membranes fibrineuses à la surface de la conjonctive, c'est-à-dire du croup conjonctival. La conjonctivite diphthéritique débute, à peu près, avec les mêmes symptômes que la conjonctivite purulente. Les paupières sont fortement gonflées, luisantes; les plis de la peau y sont effacés; elles sont souvent d'un rouge foncé, surtout vers leur bord. La paupière supérieure est abaissée, et il est presque impossible au malade de la relever. Si l'on cherche à examiner les yeux, on éprouve une très grande difficulté à écarter les paupières, même la paupière inférieure, ce qui ne se rencontre pas dans la conjonctivite purulente. On a surtout beaucoup de peine à renverser la paupière supérieure, qui *est dure au toucher*, et l'on cause, par cette exploration, *de fortes douleurs au malade.*

Si l'on examine la conjonctive, on la trouve fortement épaissie, mais peu rouge; elle est lisse et luisante, et il manque même cette rugosité produite par la proéminence des papilles, qui se trouve à l'état normal. Dans les cas bien prononcés de diphthérie généralisée, la conjonctive présente une couleur jaunâtre. Par-ci par-là, on observe des vaisseaux plus distendus qui, après un court trajet, se perdent dans la profondeur de la muqueuse. En regardant de plus près, on peut apercevoir un grand nombre de petites ecchymoses. Lorsque la maladie a pris plus de développement, la vascularisation diminue, et la couleur jaune sale de la conjonctive devient de plus en plus prononcée. Cette couleur est due à l'infiltration fibrineuse de la conjonctive.

Il y a certains cas de conjonctivite diphthéritique où l'exsudation fibrineuse n'a pas lieu seulement dans le tissu de la muqueuse, mais encore à sa surface. Toutefois on observera que, tandis que dans la conjonctivite croupale l'exsudat peut s'enlever aisément, surtout dès qu'il se manifeste la moindre purulence, les véritables ausses membranes de la diphthérite ne se laissent détacher qu'avec difficulté et encore par petits lambeaux, au-dessous desquels la muqueuse se montre pâle.

Dans cette phase de la conjonctivite diphthéritique, la sécrétion purulente n'existe pas. C'est qu'en effet au lieu d'une transsudation séreuse occupant la muqueuse, comme dans la conjonctivite purulente, on a affaire à une exsudation fibrineuse et coagulable; cette exsudation, une fois coagulée, pénètre quelquefois tout le tissu de la muqueuse et enveloppe les vaisseaux d'une masse solide. La circulation et par suite la diapédèse sont entravées par cette exsudation coagulée. La gêne circulatoire de la conjonctive est telle que l'on ne rencontre plus de larges ecchymoses, comme dans la conjonctivite purulente, mais bien un grand nombre de petites ecchymoses. En scarifiant la conjonctive, ce qui permet de se rendre compte du grand épaississement de la muqueuse, on obtient une section jaunâtre, qu donne très peu de sang; quelquefois, la section reste tout à fait sèche.

Dans la diphthérie de l'œil chez l'homme, dit Cornil (*les Bactéries*, p. 459, 1886), on rencontre les mêmes bactéries, streptococci et bacilles, que dans la diphthérie ordinaire, et pourtant le rôle que le microsporum diphthericum de Kleps joue n'a pas été encore suffisamment élucidé, même par les nombreuses expériences de culture de Löffler (*Mittheilungen des K. Gesundheitsamte*, t. II, Berlin, 1884). Tout récemment Sattler (*Congrès internat. de Heidelberg*, 1888, p, 368) a émis encore cette supposition : « Plusieurs circonstances nous semblent plaider pour ce fait que, d'une façon semblable comme cela pourrait aussi se rencontrer pour la diphthérie du pharynx, ce seraient d'autres micro-organismes non directement pathogènes ou du moins non envahisseurs, qui, végétant sur la surface de la muqueuse et produisant des schistophytes, arrivent à être résorbés et préparent le terrain de telle façon qu'alors le bacille, réellement pathogène de la diphthérie, peut arriver à croître. »

D'un autre côté, ce qui ne paraît pas douteux, c'est que certains poisons, produits de bacilles, la jéquiritine, la phlogosine de Leber, peuvent engendrer des phénomènes semblables à la diphthérie, avec nécrose locale, et cela même en étant transportés sur la muqueuse absolument stérilisée. Une infiltration fibrineuse précède la nécrose. De nombreux éléments cellulaires, qui tombent ultérieurement en sphacèle dans les exsudats fibrineux, se présentent comme extra et intra-conjonctivaux.

Nous pouvons considérer, comme appartenant à une première période, cette *infiltration fibrineuse*. Pendant celle-ci, la sécrétion se montre très peu abondante, fluide, séreuse, d'un gris sale, et renferme des lambeaux de fibrine. Cette couleur grisâtre est due à un détritus de masses fibrineuses très sujettes à la fermentation et à la putréfaction.

Au bout d'un temps variable, cinq à six jours, la scène change. La conjonctive devient rouge par places et il se développe des vaisseaux pendant que la muqueuse commence à se boursoufler. Dans ces points, l'infiltration fibrineuse liquéfiée s'est résorbée ou a été éliminée, soit par lambeaux, soit d'une manière insensible ; la conjonctive est, pendant ce temps, ulcérée et présente des anses vasculaires gonflées, turgescentes, et facilement saignantes. Peu à peu, toute la muqueuse se montre très rouge, boursouflée et couverte de papilles vasculaires, comme dans un cas de conjonctivite purulente. En même temps il se fait un changement dans la sécrétion, qui devient de plus en plus purulente.

Nous nommerons *période purulente* cette deuxième période de boursouflement de la conjonctive. L'analogie d'aspect qui existe entre la diphthérite et l'ophthalmie purulente disparaît de nouveau quand l'affection atteint sa troisième phase.

Cette troisième période est celle de la *cicatrisation* et du rétrécissement de la conjonctive ; sa marche est en rapport complet avec celle de la première période. Si cette dernière a été bien prononcée et surtout généralisée, si elle a duré pendant quelque temps, la troisième période sera aussi très accentuée ; au contraire, si la première période n'a été que passagère, et si l'infiltration fibrineuse n'a été que superficielle et peu étendue, la troisième n'aura également qu'une faible importance. C'est aussi dans ce dernier cas que la période purulente aura le plus grand développement, tandis que celle-ci n'existe presque plus dans les cas extrêmes de diphthérie, qui d'ailleurs ne s'observent pas en France. Les cas les plus graves de conjonctivite diphthéritique sont ceux où, après une infiltration fibrineuse très prononcée et généralisée dans le tissu de la conjonctive, la cornée a été détruite par suite d'une stase presque complète de la circulation : une phthisie du globe oculaire en résulte et on observe enfin un rétrécissement cicatriciel très prononcé du sac conjonctival.

Il s'en faut que, dans la pratique, on observe toujours une séparation aussi nette des trois phases que nous venons de distinguer dans la conjonctivite diphthéritique. Ainsi à la deuxième période, une récidive de la première peut se faire, et une nouvelle exsudation fibrineuse ramènera l'affection à sa première période.

Nous avons déjà eu l'occasion d'insister sur la facilité avec laquelle la cornée peut être atteinte dans la conjonctivite purulente ; cette complication se produit plus aisément encore dans les cas de conjonctivite diphthéritique. On peut dire hardiment que là où l'infiltration fibrineuse, dans un cas de diphthérite, est bien prononcée, la cornée ne tardera pas à être attaquée. L'imbibition fibrineuse, à laquelle participe parfois même la cornée, et l'étranglement auquel les vaisseaux qui vont vers cette membrane sont soumis, amènent une mortification rapide du tissu cornéen, et cela quelquefois dans l'espace de douze à vingt-quatre heures, sans que la thérapeutique puisse, le moins du monde, s'y opposer.

La nécrose cornéenne commence alors sous forme d'une opacité centrale qui s'accentue particulièrement vers un point ; une coloration grisâtre lui succède, et l'épithélium ne tarde pas à disparaître au-dessus des parties grises, qui prennent bientôt une couleur jaunâtre. C'est là qu'il se forme un ulcère avec nécrose du tissu cornéen. L'ulcère transparent de la cornée, ulcère à facette, à marche si latente et si insidieuse qu'on en méconnaît l'existence avec la plus grande facilité, est une seconde forme très grave des complications cornéennes de la diphthérite.

Les complications qui surviennent dans la première période de la diphthérie sont surtout à redouter pour trois raisons : 1° elles dénotent leur origine par défaut de nutrition plus que dans toute autre maladie conjonctivale et nos ressources à opposer à ce défaut sont bien faibles ; 2° même dans les cas de diphthérie par plaques (non généralisée), l'apparition des affections de la cornée doit faire redouter une infection grave du tissu cornéen ; 3° la facilité avec laquelle se ferment les perforations de cette membrane (qu'elles aient eu lieu spontanément ou artificiellement), au moyen d'une exsudation agglutinante, est encore une circonstance des plus fâcheuses qui s'oppose à toute détente de l'œil. Lorsqu'un prolapsus de l'iris a eu lieu, celui-ci se couvre très rapidement d'une couche d'exsudation et ses bords s'agglutinent avec la cornée.

Plus tard, quand la seconde période est bien développée, les ulcères de la cornée ne se comportent pas autrement qu'il n'a été décrit pour l'ophthalmie purulente. Les complications cornéennes de la troisième période résultent du frottement des plaies conjonctivales qui se cicatrisent et rappellent les complications cornéennes d'origine analogue des granulations chroniques (kératites panniformes).

Symptômes physiologiques. — Tandis que l'ophthalmie purulente n'est douloureuse qu'au début, les douleurs que les malades éprouvent, dans la conjonctivite diphthéritique, sont plus marquées, leurs plaintes sont vives et continuelles ; l'examen des yeux cause des souffrances quelquefois insupportables ; il semble que les nerfs sensitifs, si nombreux dans la conjonctive, soient soumis, par la compression de l'exsudation fibrineuse qui les entoure, à ce même étranglement que nous avons observé pour les vaisseaux. Aussitôt que la seconde période commence, les douleurs vont en disparaissant graduellement.

Un autre symptôme caractéristique de la conjonctivite diphthéritique, c'est l'augmentation considérable de la température des paupières, qui persiste pendant toute la durée de la première période. Quant au gonflement des paupières, il est d'ordinaire très développé, mais sans affecter un rapport direct avec l'intensité de la diphthérie.

Marche de la maladie. — La conjonctivite diphthéritique est une des maladies les plus malignes qui puissent attaquer l'œil. Si l'infiltration dans le tissu de la conjonctive s'est faite d'une manière considérable, si le gonflement de la muqueuse et la diminution de la circulation sont très marqués, une opacité générale de la cornée avec nécrose rapide ne tarde pas à s'effectuer. Par contre, si l'infiltration fibrineuse n'a pas été très prononcée; si le boursouflement de la muqueuse s'est manifesté au bout de peu de jours, l'état de la cornée donnera l'indication de la gravité de la maladie. Mais il ne faut pas oublier que l'exsudation diphthéritique peut se répéter deux et même plusieurs fois. En outre, les cicatrices que laissent les conjonctivites diphthéritiques un peu accusées sont encore une cause d'affections chroniques de la cornée.

Étiologie. — Si la conjonctivite purulente est une affection simplement locale, qui n'a guère affaire avec la constitution générale, nous ne pouvons en dire autant de la conjonctivite diphthéritique. L'évolution de la diphthérie réclame, comme cela a été exposé plus haut, la préparation préalable du terrain pour l'inoculation, et cela sous l'influence de conditions climatériques, endémiques, et très probablement aussi diathésiques Sous l'influence de ces diverses causes, on voit une irritation inflammatoire qui n'aurait donné lieu, chez un individu sain, qu'à une affection bénigne de la conjonctive, prendre le caractère de la conjonctivite diphthéritique, qui d'ailleurs coïncide parfois avec une affection diphthéritique des autres muqueuses, et surtout des muqueuses des voies aériennes; c'est ce qui nous explique pourquoi nous voyons quelquefois l'inoculation du pus de la conjonctivite purulente produire une conjonctivite diphthéritique, et cela particulièrement à l'âge le plus favorable aux affections diphthéritiques, c'est-à-dire chez les enfants entre deux et huit ans; d'un autre côté, la sécrétion d'une conjonctivite diphthéritique, inoculée sur un sujet peu disposé à la diphthérite et non soumis à des influences épidémiques ou endémiques, ne provoque souvent qu'une conjonctivite purulente.

Une autre raison tendant encore à faire considérer la diphthérite comme dépendant, en partie au moins, d'une affection générale, c'est qu'elle n'attaque rarement qu'un seul œil. Les cas sont malheureusement peu fréquents où un bandeau compressif arrive à garantir l'œil non encore affecté.

Les symptômes généraux qui accompagnent l'inflammation de l'œil militent bien en faveur d'une prédisposition diathésique et d'une affection généralisée. Très souvent, les malades sont atteints d'une fièvre ardente, accompagnée d'une anorexie complète; la peau est brûlante, un manque absolu de sommeil et une grande agitation les tourmentent. Ces symptômes disparaissent généralement graduellement quand la première période tend à se terminer.

Un fait étiologique très important, c'est l'influence épidémique qui caractérise quelquefois cette maladie. Les épidémies de diphthérite, frappant particulièrement les enfants débiles et cachectiques, surviennent surtout au printemps ou à l'automne; non seulement de simples catarrhes de la conjonctive, mais encore des plaies conjonctivales peuvent prendre le caractère de la diphthérite.

Les observations prouvent que cette maladie est plus ou moins fréquente, suivant les pays; qu'il en est même où elle n'a pas été signalée (en Belgique). C'est principalement l'Allemagne du Nord (Berlin en particulier) qui est éprouvée par cette affreuse maladie.

Une *conjonctivite diphthéritique factice* se manifeste à la suite de brûlures de la conjonctive ; ce sont surtout les cautérisations avec la chaux, la potasse caustique et les acides qui ont cet effet. Il s'agit alors d'une coagulation de masses fibrineuses et albuminoïdes dans le tissu de la conjonctive et à sa surface, provoquée par l'action directe de l'agent chimique. Comme il se fait ici, encore plus fréquemment que dans les autres cas de diphthérite, une plaie ulcérée après l'élimination de l'exsudation fibrineuse, il survient plus facilement des adhérences entre le bulbe et les paupières ; adhérences qui produisent des symblépharons plus ou moins étendus.

Le *diagnostic différentiel* n'offre quelques difficultés que pour la distinction entre le croup de la conjonctive et la véritable diphthérie. Mais on remarquera que, dans le premier cas, l'ablation des masses fibrineuses met à découvert une conjonctive boursouflée, très vasculaire et facilement saignante ; tandis que, dans le second, la muqueuse est pâle, blafarde, fortement épaissie par l'infiltration ; en outre, les exsudats ne se détachent qu'avec une grande difficulté et la couche épithéliale manque constamment. Il n'y a en réalité que lorsque la conjonctivite diphthéritique entre dans sa deuxième période que la confusion est possible avec l'ophthalmie purulente.

Pronostic. — Toutes les fois que la diphthérite est assez prononcée, le pronostic est des plus inquiétants. C'est surtout dans les cas de conjonctivite diphthéritique chez les adultes, qu'il faut porter un pronostic fâcheux ; chez les enfants, la maladie est plus bénigne. Les premiers cas de diphthérite signalant le début d'une épidémie sont les plus dangereux. Les diphthérites causées par l'inoculation de la sécrétion d'une conjonctivite diphthéritique ou purulente, ou d'une gonorrhée, sont, en général, très graves.

Ce qui doit guider dans le pronostic, c'est : 1° l'intensité de l'exsudation fibrineuse dans le tissu de la conjonctive et l'épaississement qui en résulte pour cette membrane ; 2° la manière plus ou moins rapide avec laquelle la vascularisation se fait ; 3° l'apparition plus ou moins précoce des complications du côté de la cornée. Si l'exsudation fibrineuse est considérable, les accidents cornéens, dans la première période, sont imminents ; à la période cicatricielle, on a encore à redouter qu'il survienne des adhérences entre les paupières et le bulbe, et même entre deux parties du bord libre des paupières, qui participe quelquefois à cette diphthérite.

Le danger dans l'ophthalmie diphthéritique ne diminue que s'il se fait promptement une franche vascularisation ; mais il ne faut pas oublier que celle-ci peut s'être faite entièrement, sans que pour cela on soit sûr d'échapper à une récidive, présentant, de nouveau, une exsudation fibrineuse redoutable. Heureusement, ce sont des cas exceptionnels et la récidive offre généralement moins de gravité que la maladie première.

Traitement. — Le traitement de la conjonctivite diphthéritique est loin de donner les résultats éclatants dont nous pouvions nous flatter en parlant du traitement de la conjonctivite purulente. Nous voyons échouer tous nos remèdes dans les cas graves de diphthérite ; car nous ne possédons aucun moyen d'enlever l'exsudat fibrineux du tissu de la conjonctive, et d'éviter ainsi les influences pernicieuses de l'infection, de la compression et de l'étranglement auxquels sont soumis les vaisseaux nourriciers de la cornée.

Les cautérisations avec les caustiques solides doivent être complètement bannies du traitement et les cautérisations, avec les solutions, employées seulement lorsque la période de purulence est bien accusée. Encore ne faut-il pas oublier que l'état purulent est ici, en quelque sorte, un mode de guérison, les corpuscules lymphoïdes se chargeant de l'élimination des bacilles; aussi ne doit-on cautériser que si cet état purulent est trop intense, et dans les cas où il y a complication du côté de la cornée, cas dans lesquels un état bien établi de purulence est désavantageux pour cette membrane.

Lorsqu'on observe une vascularisation bien prononcée sur quelques points, tandis que de grandes plaques d'exsudation diphthéritique persistent et tardent à s'éliminer, si cette persistance *semble nuisible pour l'état de la cornée*, on peut tenter une cautérisation ; mais on fera toujours bien d'observer les règles suivantes :

1° Il ne faut faire les cautérisations que dans les points où la conjonctive est le plus vascularisée ;

2° Il est absolument nécessaire de bien observer l'effet de la cautérisation et de la suspendre immédiatement, si, au lieu d'augmenter la vascularisation, elle rend la muqueuse plus pâle et fait rétrograder l'état de vascularisation;

3° Il faut toujours faire précéder ces cautérisations d'essai, de scarifications et d'une application très énergique de réfrigérants, dans le but d'éliminer, le plus vite possible, l'eschare et d'accélérer la circulation. Lorsque le danger n'est pas urgent, on fera certainement mieux d'attendre que la vascularisation de la conjonctive soit bien établie. On peut d'ailleurs tenter d'accélérer une vascularisation qui débute trop lentement, par un autre moyen beaucoup moins dangereux : par l'application de compresses chaudes, faites avec une solution antiseptique (acide carbolique, sublimé).

Un des remèdes les plus recommandés contre la conjonctivite diphthéritique, c'est le froid. Les compresses glacées sont appliquées continuellement, et on les renouvelle très fréquemment, parce qu'elles se réchauffent avec une très grande rapidité. En faisant usage de solutions antiseptiques, on obtient ainsi un nettoyage partiel de l'œil. Ces compresses exercent une action sédative des plus marquées. Toutefois, hâtons-nous de dire qu'on ne saurait faire un usage constant du froid.

Ainsi, si l'exsudation diphthéritique est très accusée, le froid contribue, sans contredit, à augmenter les troubles nutritifs de la cornée. Aussi, est-il ici moins bien supporté par les malades, et l'on accélère beaucoup mieux le boursouflement de la muqueuse par l'application de compresses chaudes; mais il faut bien observer quel caractère la purulence de la conjonctive prend après leur application, et ne les continuer que si cette purulence ne devient pas excessive. Nous craignons surtout l'application des compresses glacées dans les cas d'ulcères étendus de la cornée, avec tendance à la nécrose; il faudra les remplacer, en pareil cas, par les compresses chaudes.

Un autre moyen efficace pour soulager le malade et pour accélérer la vascularisation de la conjonctive, consiste dans les émissions sanguines. Malheureusement, aucun écoulement de sang ne peut le plus souvent être obtenu par les scarifications, que nous avons trouvées si salutaires pour la conjonctivite purulente. On est alors obligé de recourir aux sangsues que l'on applique à la racine du nez ou à la tempe. Les scarifications ne sont suivies d'effet que quand la conjonctive commence à se vasculariser, et encore doit-on les faire profondément. L'*artériotomie*, qu'on pratique en fendant profondément la commissure externe, est un très précieux moyen si la diphthérie n'est pas très prononcée et ne menace pas de gagner les lèvres de la plaie cutanée.

De tous les remèdes qui, donnés à l'intérieur, facilitent la vascularisation de la conjonctive, le plus efficace est le mercure. Aussitôt qu'une certaine quantité de ce remède a pénétré dans l'organisme, et que les symptômes de salivation se montrent, presque immédiatement commence la vascularisation, qui se trouvera ainsi sensiblement et utilement hâtée, si toutefois l'exsudat n'a pas pénétré trop profondément la muqueuse. On donne aux adultes, toutes les deux heures, 5 à 10 centigrammes de calomel, et l'on ordonne une friction de 2 à 4 grammes d'onguent mercuriel simple, à faire toutes les deux heures, alternativement sur la poitrine, les bras ou les jambes ; il faut, en outre, frictionner le front toutes les deux heures, avec le volume d'un pois de l'onguent mercuriel belladoné (5 grammes d'extrait pour 10 grammes d'onguent). Aux enfants, on donne, suivant leur âge, 0,5 à 2 centigrammes de calomel, et l'on fait faire les frictions avec l'onguent mercuriel toutes les deux heures (5 à 1 gramme).

Chez les enfants, où la salivation tarde généralement beaucoup plus à apparaître, on ne doit cesser le remède que lorsque la vascularisation marche d'une manière satisfaisante et que l'on n'a plus à redouter une rechute d'infiltration.

Tandis que nous ne mettons aucune importance à faire garder la diète dans la conjonctivite purulente, nous soumettons le malade à un régime assez rigoureux dans les cas de diphthérite. La diète doit être sévère, surtout pendant la première période de la maladie ; mais, même quand celle-ci est passée, nous ne permettons que des aliments légers et en petite quantité.

Les formes mixtes de diphthérite et de conjonctivite purulente exigent aussi un traitement bien circonspect. Là où il n'y a pas d'accidents à craindre du côté de la cornée, on fera toujours bien d'attendre, pour cautériser, jusqu'à ce que le boursouflement de la muqueuse se soit bien déclaré.

ARTICLE VI

CONJONCTIVE PHLYCTÉNULAIRE, PUSTULEUSE (*catarrhe printanier, herpès, eczéma de la conjonctive*).

La conjonctivite phlycténulaire est une inflammation *circonscrite* de la conjonctive, caractérisée par des exsudations sous la couche épithéliale de la muqueuse, exsudations qui peuvent se présenter sous forme de petites vésicules à contenu transparent, pauvre en cellules (phlyctènes), ou à contenu trouble renfermant une quantité de globules de pus (pustules). Ces phlyctènes, ou pustules, siègent sur une portion infiltrée de la conjonctive ; l'infiltration est plus ou moins dense suivant l'intensité du mal. L'inflammation de la conjonctive est le plus souvent partielle, occupe la conjonctive bulbaire, *se propage facilement sur la cornée*, et laisse ordinairement la conjonctive palpébrale tout à fait intacte. On peut distinguer trois modes principaux suivant lesquels se présente la conjonctive phlycténulaire, se distinguant par une marche bien différente, et exigeant également un traitement différent.

1° La première forme, la *conjonctivite phlycténulaire simple*, se caractérise par l'apparition isolée de petites vésicules semi-transparentes ou de petits boutons d'une couleur grisâtre. La petite vésicule, ou le bouton, gros comme une tête d'épingle ou un grain de millet, est accompagné d'une injection partielle des vaisseaux de la conjonctive et du tissu sous-conjonctival, formant un triangle à sommet occupé par la vésicule et à base se perdant vers le cul-de-sac conjonctival.

Lorsque la vésicule ou le bouton a persisté pendant quelque temps, ils peuvent l'un et l'autre disparaître par résorption. La cessation de la maladie s'annonce par la disparition des vaisseaux, qui se fait de la manière suivante : les vaisseaux sous-conjonctivaux disparaissent en allant de la périphérie de la conjonctive à l'infiltration; les vaisseaux conjonctivaux s'effacent, au contraire, en allant de l'infiltration vers la périphérie de la muqueuse. D'un autre côté, il se présente qu'une pustule s'étant formée, celle-ci ne se guérit qu'après évacuation du pus et formation d'un petit ulcère.

L'éruption peut être multiple et se produire par poussées successives. Il arrive alors assez fréquemment que des vésicules se forment sur la cornée même, ou que des infiltrations situées près du bord cornéen gagnent ce dernier et se propagent sur la membrane. Dans le premier cas, la phlyctène se transforme rapidement en ulcère *vascularisé ;* dans le second, nous voyons que l'infiltration, d'un gris jaunâtre, proéminente, est comme poussée par des vaisseaux, en forme de bande, qui se propagent sur la cornée à partir de l'anneau conjonctival. On observe aussi quelquefois que l'infiltration se recourbe sous forme d'un fer à cheval, ou même se partage en deux parties, chacune étant accompagnée d'une moitié des vaisseaux. Tant que l'exsudation est jaune et boursouflée, avec vascularisation marquée, la photophobie est très prononcée. Cette infiltration laisse persister une opacité cornéenne occupant le trajet suivi par les vaisseaux. Il est assez rare que ces exsudations, connues sous le nom de *kératite pustuleuse* ou *kératite en bandelette*, donnent lieu à un ulcère profond et non vascularisé de la cornée, ulcère qui peut provoquer une perforation de cette membrane.

2° Une deuxième forme sous laquelle la conjonctivite pustuleuse peut se présenter est la *conjonctivite phlycténulaire miliaire;* elle est caractérisée par ce fait que la maladie est presque tout à fait localisée sur le bord de la cornée et sur l'anneau conjonctival, parfois sur la cornée même. L'anneau conjonctival, que fait proéminer l'injection des vaisseaux sous-conjonctivaux, devient le siège de nombreuses petites élevures, de petites pointes, souvent tellement serrées que cet anneau semble couvert de sable très fin. Ces petites élevures, qui ne sont ni des phlyctènes ni des pustules, sont constituées par des amas de cellules lymphoïdes et peuvent disparaître promptement. Parfois cependant, il arrive que ces petits soulèvements épithéliaux s'excorient, et qu'une série d'ulcères de très petite étendue se développe sur l'anneau conjonctival.

Cette variété de conjonctivite phlycténulaire, la plus bénigne, est accompagnée des manifestations irritatives les plus considérables, telles que photophobie intense, blépharospasme, larmoiement, douleurs souvent très intenses, ce que peuvent expliquer le tiraillement par cette multitude d'abcès microscopiques, de nombreux filets nerveux et l'action chimique des bacilles sur les nerfs qui se rendent sous la couche épithéliale.

3° La troisième variété de conjonctivite phlycténulaire est la *forme pustuleuse*, maligne, comme l'ont appelée quelques auteurs (Saemisch).

Ici, généralement, une partie beaucoup plus considérable de la conjonctive s'injecte ; l'injection sous-conjonctivale est surtout bien prononcée autour de la cornée et l'exsudation sous-épithéliale est plus considérable, de sorte qu'il se forme une ou plusieurs pustules aplaties, siégeant souvent d'une façon symétrique (en bas et en dedans et en bas et en dehors) tout près du bord de la cornée, ou sur ce bord lui-même. Les boutons, de 1 à 2 millimètres de diamètre, placés à cheval sur la cornée et la sclérotique, s'excorient et donnent lieu à un ulcère à fond grisâtre, qui aboutit souvent à la perforation. C'est cette forme de conjonctivite pustuleuse maligne qui, en amenant deux ou trois perforations marginales à la fois, se termine en laissant un état staphylomateux de la cornée d'une étendue variable.

Cette variété maligne, souvent assez peu douloureuse, s'accompagne dès le début d'une infection bien plus étendue de la conjonctive, se manifestant par une sécrétion telle, qu'elle prend chez certains enfants un véritable caractère purulent.

Complications. — Nous avons déjà dit combien la conjonctivite pustuleuse se complique fréquemment d'affections de la cornée. Mais, tandis que les variétés simple et miliaire se limitent le plus souvent aux couches superficielles de cette membrane, la forme maligne tend au contraire à l'envahir profondément.

Outre cette sorte de pannus partiel, auquel on donne le nom de *kératite en bandelette*, nous voyons encore assez souvent se former, lorsque les pustules se répètent, en divers endroits de la superficie cornéenne, un pannus superficiel plus ou moins complet, connu sous le nom de *pannus scrofuleux*. Ce pannus, parfois accompagné d'une photophobie prononcée, cède généralement assez vite à un traitement convenable.

Nous avons indiqué, comme un signe caractéristique de la conjonctivite phlycténulaire simple ou de la forme miliaire, sa limitation sur une partie circonscrite du sac conjonctival; la conjonctive des paupières est presque toujours intacte. Mais, lorsque des rechutes se sont succédé rapidement et ont atteint ainsi une grande étendue de la conjonctive bulbaire, on voit la conjonctive palpébrale participer à l'inflammation et un état catarrhal de la muqueuse se développer, qui, dans la forme maligne, se transforme bientôt en sécrétion muco-purulente assez prononcée.

Une complication très fréquente de la conjonctivite phlycténulaire, c'est l'apparition d'éruptions cutanées des paupières ou de la peau environnante, avant ou après le début de l'ophthalmie. Ces éruptions peuvent se présenter sous forme de blépharite, d'eczéma ou de zona au pourtour de l'œil; elles sont tellement fréquentes, que bien des auteurs ont été engagés par cette coïncidence à envisager (et avec raison ainsi qu'on le verra plus loin) cette conjonctivite comme une maladie exanthématique de la muqueuse, et à lui donner le nom d'*herpès* ou *eczéma conjonctival* (1).

Pronostic. — La conjonctivite phlycténulaire est une maladie assez bénigne qui disparaît souvent, dans l'espace de huit à quinze jours, sans laisser de traces. Sa guérison est rapide et franche tant que la maladie reste fixée sur la conjonctive. Elle traînera beaucoup plus en longueur quand la cornée sera prise, ou, ce qui peut arriver pour la troisième forme, si des affections graves de la cornée se sont développées et si une sclérite s'y est associée.

Dans ces cas de complications cornéennes, on aura à redouter non seulement la formation de taches de la cornée, mais encore des changements partiels de la courbure de cette membrane.

Étiologie. — La nature infectieuse et microbienne de la conjonctivite pustuleuse n'est pas à discuter, et les cocci pâles, jaunâtres, que renferment les pustules, et qui recouvrent leur surface exulcérée, sont identiques à ceux des ulcères du bord palpébral et des pustules cutanées du voisinage de l'œil, que présentent si souvent les petits malades. Ce coccus cultivé, plus pâle et moins grand que le staphylococcus aureus, n'est peut-être qu'une forme mixte (un mélange du staphylo-

(1) L'expression populaire « *la gourme lui est tombée sur les yeux* » n'est donc pas démentie scientifiquement.

coccus jaune et blanc), mais il se rencontre constamment dans l'ophthalmie phlycténulaire (Leber). La culture pure de ce coccus, appliquée avec un petit tampon de ouate sur la peau désinfectée du bras, provoque régulièrement de petites pustules; mais, même en grattant avec l'aiguille la conjonctive et en introduisant ce genre de coccus dans le sac conjonctival, on n'a pas encore réussi à produire autre chose qu'un catarrhe qui disparaît rapidement, mais on n'obtient pas de pustules (Leber, *Congrès international de Heidelberg*, 1888, p. 359). Néanmoins, la presque identité des phlyctènes avec les exanthèmes pustulés de la peau ne semble pas douteuse, et leur apparition simultanée jointe à des gonflements bénins des glandes, ainsi que du nez (habitus scrofuleux), paraît actuellement bien plus résulter d'infections ectogènes multiples que d'être l'expression d'une dyscrasie constitutionnelle.

La conjonctivite phlycténulaire est l'ophtalmie la plus fréquente et celle qui frappe surtout les enfants. Elle s'observe aussi chez les jeunes gens à l'époque de la puberté; mais on la trouve bien moins souvent chez les personnes qui ont passé l'âge de vingt-cinq ans. Assez souvent, on la rencontre chez des enfants mal nourris, faibles, et atteints d'engorgements ganglionnaires. Cette coïncidence si fréquente a décidé beaucoup de praticiens à donner à cette maladie le nom d'*ophthalmie scrofuleuse*.

On signale encore comme cause de cette maladie, un air vicié, le séjour dans des chambres humides et peu exposées au soleil. Toutes ces causes sont bien aptes à entraver la nutrition des enfants, surtout s'il s'y associe une nourriture malsaine et insuffisante. Un fait dont on a souvent exagéré la portée, c'est la coïncidence de l'ophthalmie pustuleuse avec la dentition; elle ne se rencontre pas très fréquemment.

Au printemps et à l'automne, nous voyons cette maladie se présenter plus particulièrement; ce sont aussi les époques où les enfants sont le plus exposés aux variations de température et à d'autres influences délétères.

La conjonctivite phlycténulaire est la seule forme de conjonctivite qui ne soit pas inoculable, tant qu'elle n'a pas changé de caractère et ne s'est pas transformée en catarrhe; encore ne se transmet-elle alors que comme forme catarrhale.

Le *pronostic* de la conjonctivite phlycténulaire est, à part la forme pustuleuse (maligne), très favorable. Deux circonstances rendent ce pronostic plus fâcheux : d'abord c'est la fausse sécurité à laquelle se laissent parfois aller les parents lorsqu'une ou plusieurs poussées de phlyctènes se sont spontanément guéries sans dommage sensible pour leur enfant, et, en second lieu, le retentissement sur l'état général qui résulte de la réclusion à laquelle se trouvent soumis les enfants affectés de conjonctivite phlycténulaire avec photophobie intense, d'où une disposition à des rechutes plus graves.

Traitement. — Trois règles sont particulièrement à observer dans le traitement de la conjonctivite phlycténulaire : 1° le traitement local doit être *irritant* (désinfectant); 2° toute idée de dérivation est à abandonner, et 3° l'application des moyens topiques doit encore être continuée longtemps après la disparition des symptômes inflammatoires.

Bien entendu, les soins hygiéniques se placeront ici en première ligne, et, avant tout, les *ablutions avec de l'eau salée* (en garantissant le cuir chevelu) sont appelées, chez les enfants à peau délicate, à jouer un rôle particulier pour fortifier le système cutané et par cela même le revêtement du globe oculaire; aussi devra-t-on en prolonger l'emploi bien au delà de la guérison. L'exercice en plein air ne sera pas défendu, les yeux étant protégés avec des lunettes fumées.

Les préparations ferrugineuses, arsenicales et iodées (huile de foie de morue) doivent être prescrites et adjointes à un régime roborant.

Pour accélérer la disparition des pustules, nous pouvons nous servir de deux remèdes qui jouissent d'une grande réputation : le calomel et le précipité rouge à doses élevées.

Le calomel s'emploie de la façon suivante : on en charge un pinceau bien sec, et, après l'avoir dégagé des particules un peu trop grosses de calomel en le secouant contre le médius, on jette, par le même mouvement, une couche très fine de calomel sur la conjonctive, en écartant les paupières et en renversant par cet écartement la paupière inférieure. Le calomel, qui séjourne longtemps dans le cul-de-sac inférieur, où il s'enroule en petits paquets, agit ici en se transformant insensiblement en sublimé. Une transformation en biiodure pourrait s'opérer brusquement et donner lieu à la formation d'une eschare conjonctivale, si le malade faisait en même temps usage d'iodure de potassium. Les insufflations de calomel seront répétées tous les jours; ce médicament abrège non seulement la maladie, mais il possède encore la faculté de prévenir les récidives, si on en prolonge l'usage, et si on tient ainsi l'œil constamment baigné dans un liquide désinfectant.

Le calomel ne doit pas être employé dans la forme maligne, ou lorsqu'il s'est formé sur la cornée des exsudations boursouflées ou des ulcères à bords irréguliers; il serait alors trop fortement irritant, ou blessant, pour l'épithélium cornéen, et pourrait donner lieu à une aggravation de l'affection cornéenne. En pareil cas, on emploiera des instillations d'ésérine (jointes à la cautérisation ignée et aux paracentèses), des compresses tièdes d'eau carbolisée, ou avec une solution de sublimé ou d'acide borique, et on frottera la région sus-orbitaire avec l'onguent mercuriel simple belladoné, ou avec la pommade suivante :

Précipité blanc (oxychlorure ammoniacal de mercure) ⎱	āā 2 grammes.
Extrait de belladone ⎰	
Vaseline	8 —

S'il y a menace de perforation, l'occlusion de l'œil avec le bandeau compressif (pansement à l'ésérine des opérés de la cataracte, voy. plus loin) pourra donner d'excellents effets. Lorsque l'infiltration boursouflée de la cornée commence à s'affaisser, à prendre une couleur grisâtre, ou que le petit ulcère qui s'était formé est en voie de guérison, qu'il devient gris avec des bords lisses, on peut avoir recours au calomel, à la lanoline hydrargyrée, à la pommade au précipité rouge, ou mieux au précipité jaune, dont la formule suit :

Bioxyde de mercure (obtenu par voie humide)	1 gramme.
Vaseline	8 —

On introduit gros comme une tête d'épingle de ces pommades, à l'aide d'un stylet ou mieux encore d'un fin rouleau de papier, qu'on jette ensuite (les pinceaux sont, à cause du danger de contagion, à éviter) dans le sac conjonctival, en essuyant le stylet ou le rouleau de papier sur la paupière inférieure renversée. Le médicament reste deux à trois minutes dans le sac conjonctival; pendant ce temps, on peut masser l'œil, et on enlève avec soin la pommade en nettoyant la conjonctive de la paupière inférieure avec un linge, ou simplement en faisant bien laver les yeux des malades avec un liquide désinfectant chaud. Les mêmes contre-indications que nous avons signalées plus haut pour l'emploi du calomel sont applicables à la pommade au précipité jaune; mais celle-ci donne les meilleurs résultats dans la conjonctivite phlycténulaire simple et miliaire, dans le cas où l'éruption a une tendance à se propager sur la cornée et particulièrement dans la forme en bandelette, dans le pannus scrofuleux, et même dans le cas de complication cornéenne, pourvu qu'il y ait *vascularisation* de la partie affectée.

Agnew a vanté avec raison, pour combattre le blépharospasme et la tendance aux rechutes, son opération de canthoplastie, qui sera décrite à l'occasion du traitement des granulations.

APPENDICE

CONJONCTIVITE PRINTANIÈRE

Une variété de conjonctivite phlycténulaire, qui se déclare surtout chez les enfants de cinq à douze ans, avec une périodicité remarquable à l'époque du printemps, a reçu le nom de *catarrhe du printemps* (*Brockhaus, Saemisch*), bien que cette affection ne s'accompagne guère, en réalité, d'une sécrétion morbide de la conjonctive.

La conjonctivite printanière, rappelant la forme miliaire, se distingue par sa localisation constante sur le limbe conjonctival (principalement le supérieur), qui paraît élargi, faiblement œdématié et parsemé çà et là de petits boutons jaune rosé ou même nettement blancs. Du limbe, part une injection sous-conjonctivale terne, rosée, qui contribue, par son siège, à donner à l'œil un aspect pouvant tout d'abord faire songer à un pannus granuleux en voie de développement; à une certaine distance du limbe, on rencontre parfois aussi, de place en place, de ces petits boutons blancs, solides. Les boutons de cette conjonctivite, qui se distinguent, par leur indolence et leur persistance, des phlyctènes et des pustules ordinaires, ne s'exulcèrent jamais, ne quittent pas non plus le limbe conjonctival pour atteindre la surface cornéenne, et réapparaissent en prenant de nouveau un développement considérable à chaque printemps, principalement au mois de mai.

Il arrive, chez certains, enfants que la maladie, qui ne provoque qu'une photophobie moyenne et très rarement une sécrétion anormale, traîne avec une indolence remarquable jusqu'à l'automne. On peut ainsi voir des malades, qui sont pris de cette affection à l'âge de cinq ans, et qui ont, pendant huit à dix années, sans une seule interruption, des rechutes à marche traînante.

La variété de conjonctivite phlycténulaire, dont nous traitons, a encore ceci de particulier : 1° qu'elle n'atteint pas de très jeunes enfants, c'est-à-dire qu'on ne voit guère cette affection avant quatre ans ; 2° qu'elle ne s'observe plus après la puberté (après quinze ou dix-sept ans au plus) ; 3° qu'elle frappe presque constamment des enfants en apparence bien portants, ne présentant nullement des symptômes de scrofule.

Le *pronostic* est favorable si, négligeant le côté fâcheux de la répétition périodique du mal qui a pour effet d'interrompre les études des enfants, on ne considère que la terminaison de l'affection. La durée peut être encore accentuée par le fait que cette conjonctivite entraîne quelquefois à sa suite un papillome de la conjonctive (voy. plus loin).

Le *traitement* présente ceci de particulier que cette forme de conjonctivite s'accommode très mal des moyens irritants (en particulier le précipité jaune). Les astringents et le nitrate d'argent sont d'autant moins supportés que la conjonctive ne sécrète pas. En pareil cas, si de très légères insufflations de calomel irritent l'œil, nous nous contentons d'applications de compresses ou de lotions avec une solution d'acide borique ou de sublimé. L'arsenic à l'intérieur, et en instillations, en lui adjoignant la pilocarpine (20 centigrammes āā pour 10 grammes d'eau), nous paraît ici d'un excellent emploi, ainsi que les lotions salées faites sur tout le corps.

ARTICLE VII

CONJONCTIVITE FOLLICULAIRE (*catarrhe infectant*).

La conjonctivite folliculaire se distingue du simple catarrhe conjonctival *par le développement exagéré du système folliculaire* de la conjonctive, qui rend l'inflammation bien plus tenace, la prédispose aux rechutes et lui imprime une tendance aux complications cornéennes qu'on n'observe pas pour le simple catarrhe.

Le *diagnostic* repose surtout sur l'inspection attentive de la conjonctive et la constatation de nombreux *follicules* occupant cette membrane. Il est vrai que le développement exagéré du système folliculaire ne s'observe pas exclusivement dans la conjonctivite folliculaire, qu'un pareil état se rencontre aussi parfois dans le croup conjonctival et la conjonctivite granuleuse (trachome); mais alors les caractères de ces dernières maladies dominent, tandis que, dans la conjonctivite folliculaire, ce développement de follicules joue le principal rôle en s'ajoutant aux symptômes du simple catarrhe, qui, eux, peuvent, comme nous le verrons, être parfois peu accusés. C'est surtout dans la forme chronique que l'on peut étudier cette hypertrophie des follicules lymphatiques (1).

Si l'on renverse la paupière inférieure d'une personne atteinte de conjonctivite folliculaire, on observe surtout dans le cul-de-sac inférieur et près des commissures, une masse de petites élevures semi-transparentes, rougeâtres ou gris rougeâtre, de forme ovalaire, à grand axe parallèle au bord palpébral. Ces élevures ont une surface tout à fait lisse, ne dépassant guère en étendue 1 millimètre; elles se présentent fréquemment en rangées linéaires, qui suivent les plis de la muqueuse, et elles diminuent de grandeur à mesure qu'on les rencontre sur la conjonctive tarsienne ; dans ce point elles ont parfois une assez grande transparence. Sur la conjonctive du cul-de-sac *supérieur* et du tarse correspondant, elles acquièrent un moindre développement et sont aussi moins répandues. L'aplatissement qu'elles subissent, par la pression du tarse sur le globe oculaire, fait qu'elles se montrent sous forme de petites taches arrondies, blanchâtres, à peine élevées au-dessus du niveau de la muqueuse.

L'examen anatomique montre que ces élevures ne sont autre chose que des folli-

(1) Actuellement on veut, en s'appuyant sur les recherches bactériologiques, encore fort peu avancées pour ce qui concerne la conjonctivite folliculaire et le trachome, confondre ces deux affections (Rhein), et soutenir, avec Michel (*Ueber den Microorganismus der egypt. Augenentzündung*, p. 20), que la soi-disant conjunctivitis follicularis et le trachome ne sont que des images variées d'une même maladie et sont à envisager comme des « affections d'intensité différente ». Il est difficile de comprendre comment un chirurgien peut confondre une affection absolument bénigne avec une maladie destructive pour la conjonctive. On rencontre, il est vrai, dans l'une et l'autre le développement de follicules, ainsi que des micro-organismes qui pénètrent dans le stroma connectif de la conjonctive, mais très probablement pour le trachome, il existe plusieurs espèces de coccus dont l'une exerce une action destructive dans la conjonctive.

cules lymphatiques clos. Pourtant, certaines de ces productions, et en particulier les taches qui siègent sur la conjonctive palpébrale supérieure (conjonctive tarsienne), sont analogues à ce que M. Waldeyer a trouvé, c'est-à-dire représentent des amas en plaques de cellules lymphoïdes sans membrane enveloppante (fig. 96). Il semble qu'il s'agit alors de follicules incomplètement développés, qui, à la paupière supérieure, n'ont pu atteindre un accroissement complet, par suite de la compression exercée par le tarse supérieur sur le globe de l'œil (Saemisch).

L'image de la conjonctivite folliculaire variera sensiblement suivant qu'on aura affaire à une forme aiguë ou chronique.

Indifféremment, dans l'une et l'autre variété, ce qui caractérise la conjonctivite folliculaire, c'est que, contrairement à ce que l'on observe dans la *conjonctivite granuleuse*, avec laquelle elle a quelque analogie d'aspect, elle guérit *sans laisser*

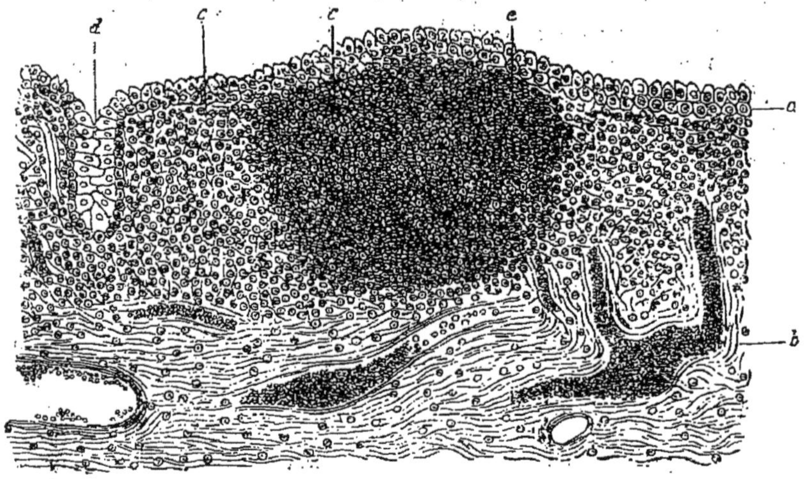

Fig. 96. — Amas considérable de cellules lymphoïdes sous l'épithélium de la conjonctive (Saemisch).

a, épithélium; *b*, stroma conjonctival; *cc*, accumulation de cellules; *d*, replis de la membrane.

de traces, attendu qu'il ne s'agit alors de rien autre chose que *d'un accroissement insolite d'éléments physiologiques de la muqueuse*. Il est certainement erroné de regarder l'apparition des follicules comme une production spécifique du processus trachomateux (Sattler), ou de prétendre que les follicules n'appartiennent qu'exclusivement au trachome et à aucune autre maladie de la muqueuse oculaire (Raehlmann). Que cet appel de cellules lymphoïdes, en des points isolés de la muqueuse, s'opère sous l'action irritante (attractive) d'un coccus, rien de plus probable; mais que dans la conjonctivite folliculaire cet appel aboutisse à une phagocystose (Metchnikoff), c'est-à-dire à une digestion des cocci, sans léser autrement les tissus, c'est ce qui paraît aussi probable.

La *conjonctivite folliculaire aiguë* se caractérise par une hypérémie considérable de toute la conjonctive, s'étendant jusqu'au limbe conjonctival qui est entouré d'une auréole d'injection périkératique plus ou moins prononcée. Une sécrétion assez abondante d'un liquide séro-purulent donne à la muqueuse un aspect particulièrement luisant. L'idée d'une ophthalmie purulente surgit tout de suite en voyant cette abondance de sécrétion qui rend la maladie si contagieuse (*catarrhe infectant*); mais, loin d'observer un développement très accusé du corps papillaire comme dans la conjonctivite purulente, on aperçoit que le gonflement résulte surtout d'une légère transsudation séreuse et du développement du système lymphatique de la muqueuse. Toutefois, les follicules ne ressortent pas isolément d'une manière aussi nette que dans la forme chronique. Ils se montrent surtout dans les culs-de-sac et même sur le globe; mais, si l'affection prend un caractère chronique, on les voit aussi apparaître sur la conjonctive des tarses.

Ce qui frappe encore dans cette affection, c'est la participation à l'inflammation de la conjonctive bulbaire qui longe le limbe conjonctival. Elle devient souvent le siège d'une injection sous-conjonctivale persistante, et l'on peut s'assurer alors, au moyen de l'éclairage oblique, que les parties périphériques de la cornée sont çà et là dépourvues de leur épithélium, ou que celui-ci se trouve soulevé en petites saillies grisâtres et qu'en très peu de temps il se forme des ulcérations d'une étendue variable qui se vascularisent rapidement.

Cet état folliculaire peut disparaître en une seule poussée aiguë, mais l'affection devient aisément chronique et peut ainsi persister des années.

La *conjonctivite folliculaire chronique primitive* se caractérise essentiellement par le développement lent, mais très accusé, du système lymphatique de la conjonctive, par l'absence absolue d'irritation et d'injection du côté de la conjonctive bulbaire et par une sécrétion peu abondante, filamenteuse, de la conjonctive, à peine suffisante pour déterminer un léger accolement des cils pendant le sommeil. C'est le cul-de-sac inférieur, et particulièrement les portions situées près des commissures, qui deviennent le siège de rangées de follicules très saillants lorsqu'on renverse les paupières. La conjonctive du tarse supérieur est le plus souvent indemne de taches lymphoïdes, et c'est à peine seulement vers les angles qu'on rencontre dans le cul-de-sac un certain nombre de follicules.

Au point de vue *étiologique*, la *transmission* joue un rôle bien plus important que dans le simple catarrhe. Il s'agit ici d'un micro-organisme jouissant d'un pouvoir bien plus prononcé de pénétrer dans la muqueuse que celui que possède le bacille de la conjonctivite simple. Il n'est pas douteux que c'est cette conjonctivite folliculaire qu'on rencontre de préférence à l'état endémique, sous l'influence d'une cohabitation nombreuse et d'un manque de ventilation, dans les écoles, les casernes, les navires, les orphelinats, etc.

Une irritation directe et prolongée de la muqueuse, par l'abus de collyres chargés de bacilles et de spores (collyres en putréfaction) et principalement de l'atropine et de l'ésérine, surtout si ces alcaloïdes ne sont pas employés dans des liquides aseptiques, et ne sont pas absolument neutres, peut engendrer la conjonctivite folliculaire.

Les prétendues granulations par abus d'atropine ou d'ésérine, c'est-à-dire la *conjonctivite folliculaire toxique*, se différencient de la forme simple par trois signes, ce sont : 1° la participation du derme des paupières à l'irritation sous forme d'œdème, d'érythème (d'eczéma), ou de rougeur érysipélateuse; 2° le nombre de petits follicules transparents qui se forment sur le tarse même et gagnent presque le bord tranchant de la paupière; 3° une infiltration lymphoïde autour du limbe conjonctival constituant dans des cas accusés un chémosis dur. La susceptibilité pour l'atropine est telle chez certaines personnes, qu'une seule instillation peut provoquer une poussée de conjonctivite folliculaire; chez d'autres malades qui ont une fois souffert de cette irritation toxique, une véritable idiosyncrasie reste acquise, de façon que, même après des années, lorsque toute trace de conjonctivite folliculaire a disparu, une unique instillation produit parfois un effet toxique.

Le *pronostic* de la conjonctivite folliculaire ne peut prendre un caractère sérieux que dans la forme aiguë.

Le *traitement* de la conjonctivite folliculaire, surtout lorsqu'elle se présente avec les caractères aigus du catarrhe infectant, réclame plus que toute autre conjonctivite une surveillance hygiénique attentive et persistante, ainsi qu'un emploi méthodique des désinfectants sous forme de compresses. Dans la variété aiguë, les cautérisations fortes ne sont nullement supportées et hâtent sûrement l'apparition de complications cornéennes. On n'aura recours aux cautérisations, particulièrement avec le sous-acétate de plomb additionné de moitié eau distillée, sur les paupières renversées qu'on lave ensuite soigneusement, qu'autant que l'injection périkératique et le gonflement du limbe conjonctival auront disparu. Le brossage journalier de tout le sac conjonctival au moyen d'un pinceau trempé dans une solution à 1 pour 1000 de sublimé, peut parfois ici suffire pour amener promptement la guérison

ARTICLE VIII

CONJONCTIVITE GRANULAIRE, GRANULATIONS, TRACHOME

Introduction. — La description de la conjonctivite granulaire, qui a déjà été l'objet de tant d'essais infructueux, semble enfin entrer dans une phase d'études précises et la lumière paraît se faire peu à peu sur cette ténébreuse question. On sait aujourd'hui que l'on ne doit pas attribuer pour point de départ à la granulation un élément physiologique de la conjonctive, papille ou follicule, bien que ceux-ci puissent être consécutivement atteints, mais qu'il s'agit en réalité d'une infection agissant à la façon de l'infection tuberculeuse.

Afin de rendre claire la description de la conjonctivite granuleuse, nous aurons donc tout d'abord :

A. *à séparer la vraie granulation de productions similaires, le follicule et la papille hypertrophiés;*

B. *à revendiquer pour la granulation son caractère de néoplasie et d'infection maligne.*

A. Il s'agit tout d'abord de différencier la granulation du follicule conjonctival avec lequel nombre d'auteurs l'identifient encore. En second lieu nous séparerons la granulation de la papille hypertrophiée.

Les différences reposent pour ce qui regarde le follicule :

1° *Sur la forme.* — La granulation a essentiellement une conformation *arrondie* ($0^{mm},5$ à 1 millimètre d'étendue); elle fait saillie sur la surface de la conjonctive de façon que la base d'implantation ne dépasse jamais la hauteur de la granulation. Pour le follicule, nous avons vu que, tout en proéminant sur la surface conjonctivale, la saillie se faisait d'une manière moins abrupte, qu'elle affectait le plus souvent une *forme ovalaire* à long axe couché. Par contre, les granulations, susceptibles de prendre un développement que les follicules n'atteignent pas, laissent entre elles des sillons profonds.

2° *Sur la coloration.* — Les teintes gris jaunâtre et gris rosé sont communes aux follicules aussi bien qu'aux granulations; néanmoins les follicules présentent plus de transparence et se colorent moins en rose ou en rouge que cela n'arrive pour les granulations.

3° *Sur l'emplacement.* — Les granulations se développent bien moins en rangées linéaires que cela n'a lieu pour les follicules. Tout en acquérant aussi dans les culs-de-sac et vers les bords adhérents des tarses un développement considérable, elles se délimitent mieux par leur emplacement isolé ou en forme d'îlots. Tandis que le siège de prédilection pour les follicules est le cul-de-sac inférieur et la conjonctive tarsienne inférieure, l'inverse a lieu pour les granulations qui, sans contredit, acquièrent leur maximum de développement dans les parties supérieures de la conjonctive.

4° *Sur l'aspect de la conjonctive ambiante.* — La conjonctivite folliculaire chronique, dans laquelle les follicules gris jaunâtre et diaphanes acquièrent un développement tel que l'on pourrait être amené à les confondre avec des granulations,

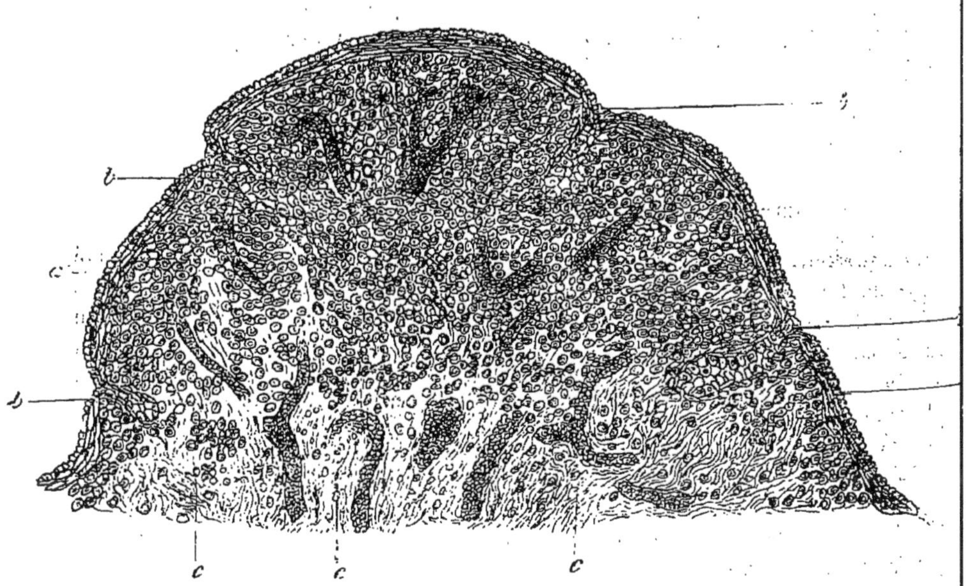

FIG. 97. — Granulation de la conjonctive.

aa, couche épithéliale; *bbb*, incurvations de la membrane; *ccc*, stroma de tissu cellulaire; entre celui-ci et la couche épithéliale se trouve la couche de noyaux.

offre une muqueuse qui, à part l'état folliculaire, est à peu près intacte. S'agit-il, au contraire, d'une production de granulations aussi nombreuses, le tissu conjonctival ambiant est le siège d'une participation bien plus accusée et le corps papillaire s'est sensiblement accru et hypertrophié.

5° *Sur la structure histologique.* — Le follicule est séparé par une enveloppe du reste de la conjonctive et la tache folliculaire même tranche par un entassement assez nettement délimité sur le voisinage. La granulation forme une élevure de la muqueuse, recouverte uniformément d'une couche épithéliale, et dont la base se joint sans limites précises au stroma conjonctival (fig. 97, dessin de Saemisch).

La base de la granulation est essentiellement composée d'un stroma de tissu cellulaire qui, émanant du stroma conjonctival, va en diminuant progressivement vers la surface de la granulation, où s'entasse alors un amas de cellules lymphoïdes. Un ou plusieurs vaisseaux se portent du stroma conjonctival dans la granulation et s'y ramifient jusque près de la surface épithéliale, ce qui explique aussi pourquoi la teinte rosée se mêle bien plus à la granulation qu'au follicule dépourvu de vaisseaux. A mesure que la granulation s'accroît, le nombre de cellules augmente, et les éléments fibrillaires du stroma qui s'élèvent dans la granulation disparaissent. En même temps que cet entassement s'accuse, la granulation perd aussi ses fines branches vasculaires, elle gagne en diaphanéité et devient grisâtre.

Si on fait l'examen à la période où les granulations s'affaissent, on voit de nouveau apparaître des traînées de tissu cellulaire, et, en même temps que l'affaissement de la granulation s'accuse davantage, un tissu cellulaire ondulé et très dense remplace les cellules arrondies ; *il y a substitution de tissu cellulaire avec amas de cellules rondes (lymphoïdes), en d'autres termes, la granulation se transforme en tissu cicatriciel, elle se cicatrise.*

La différence de la granulation avec la papille hypertrophiée se base sur les signes suivants :

a. *Sur l'aspect.* — La granulation s'élève au-dessus du niveau de la conjonctive sous forme d'une élevure arrondie, semi-sphérique, à base large ; la papille en s'hypertrophiant s'allonge essentiellement, la longueur dépassant la largeur.

La granulation, lorsqu'elle se développe sur une large surface, soulève parfois en quelque sorte une partie du corps papillaire, elle se montre alors avec des incurvations de la couche épithéliale (comme le représente la figure 97), mais jamais on n'observera entre les granulations des inégalités de niveau telles que les présentent entre elles les villosités formées par les papilles (fig. 95, p. 110).

b. *Sur la couleur.* — Elle est sensiblement différente, la richesse de vaisseaux, qui s'élèvent jusque vers la surface de la papille, lui communique une teinte carminée qui n'appartient pas à la granulation.

c. *Sur l'emplacement.* — Les granulations présentent ce caractère distinctif qu'elles peuvent se développer sur toute la surface de la muqueuse, et même sur le revêtement cornéen ; alors que, sur le globe oculaire et le limbe conjonctival, il n'existe pas de papilles et que le revêtement cornéen est dépourvu de follicules.

B. *Pour ce qui regarde la nature de la granulation, nous l'envisageons comme une maladie infectieuse maligne.* — Il se produit sur des points multiples de la muqueuse des infiltrations lymphoïdes, sous-épithéliales, amenant le développement d'un tissu de formation nouvelle et transitoire, qui laissera à la place de l'ancien foyer une cicatrice très rétractile.

Au point de vue nosologique, il est absolument indifférent que l'infiltration lymphoïde soit due à une prolifération des cellules du stroma conjonctival qui, en entrant en prolifération, disparaît, ou que la diapédèse, déterminant ces accumulations de cellules nouvelles, fasse disparaître le stroma en le repoussant et le comprimant. Ce qui n'est pas douteux, c'est que ces amas de cellules s'organisent et que la formation d'un tissu d'une existence très éphémère laisse après sa disparition, à l'endroit de l'infiltration bacillaire et lymphoïde (autrefois occupé par le stroma conjonctival), une cicatrice jouissant de la faculté de se rétracter sensiblement et d'entraver, par cette rétraction, la nutrition des parties voisines.

La granulation partage donc les graves inconvénients des infections malignes : usure de la matrice et dangers pour le voisinage au moment de sa disparition (élimination) ; reste à savoir jusqu'à quel point elle jouit du privilège de la propagation par infection. Ces qualités doivent à elles seules assigner à la granulation son caractère pernicieux et la différencier de toutes les autres altérations analogues de la muqueuse (conjonctivites folliculaire, purulente) dans lesquelles des éléments normaux de la conjonctive s'hypertrophient, mais pour revenir à leur état primitif ne menaçant en rien l'intégrité de la muqueuse.

La granulation a, sans contredit, quelque analogie avec le tubercule. Ainsi le tubercule, composé à son début de cellules et de noyaux contenant le bacille particulier, ne tarde pas à subir une dégénérescence graisseuse; dans la granulation, les cellules lymphoïdes disparaissent, il se forme un tissu cellulaire au début très diaphane, de très courte existence, et qui disparaît à son tour. La dégénérescence graisseuse de la granulation a même été observée, mais elle est très rare. Le tubercule cause la destruction de l'organe où il se développe, la granulation se comporte de même à l'égard des tissus où elle prend naissance.

Il existe néanmoins bien des différences entre les deux néoplasmes. Le tubercule, après s'être transformé en un détritus graisseux, agit en quelque sorte comme un corps étranger infectieux et provoque aisément la suppuration ou la formation d'ulcères ; ce que l'on n'observe pas pour la granulation, dont la cicatrisation rappelle la disparition de gommes cutanées, qui laissent souvent une cicatrice sans suppuration préalable.

En terminant cette introduction, nous devons encore dire un mot des prétendues *granulations aiguës*, constituant une forme de conjonctivite dans laquelle il se ferait une poussée aiguë de granulations qui, sous l'influence d'un état purulent se développant dans la conjonctive, avorterait en laissant une conjonctive intacte. Cette marche, qui jure avec le caractère pathologique essentiel de la granulation comme néoplasie destructive, n'existe pas ; la description que *de Graefe* a donnée des granulations aiguës, sous forme de taches de la conjonctive tarsienne, n'est autre chose qne la conjonctivite folliculaire aiguë et nous renvoyons à cette description.

D'après notre propre expérience (en France), nous pouvons affirmer qu'il ne se forme pas de véritables granulations à la suite d'une poussée aiguë, ayant quelque ressemblance avec une ophthalmie purulente; une forme aiguë, dans laquelle l'état purulent s'étant calmé, il resterait une conjonctive hérissée de granulations vraies (non de papilles hypertrophiées), n'existe pas. Les granulations ont une marche essentiellement chronique, interrompue parfois par des poussées inflammatoires qui, de l'avis de tous les auteurs, sont plutôt destructives que productives pour les granulations; aussi contentons-nous de décrire ce que la clinique enseigne, c'est-à-dire une seule variété de granulations ou de conjonctivite granuleuse, de trachome, qui présente, comme nous le verrons, diverses phases d'évolution, mais dont le terme fatal est toujours la cicatrisation.

La *conjonctivite granulaire* présente comme caractère fondamental les granulations; l'absence de phénomènes inflammatoires pendant un temps plus ou moins prolongé, parfois pendant toute la durée de la maladie, engage à supprimer même le nom de conjonctivite et à ne parler qne de *trachome conjonctival.* Parfois l'absence de réaction et de sécrétion anormale sensible est telle, que l'éveil est seulement donné par les deux phénomènes suivants : *un léger ptosis ou plutôt une paresse de la paupière supérieure* et *un manque de coaptation de la paupière inférieure sur le globe de l'œil*, de façon à laisser séjourner entre son bord libre et la conjonctive bulbaire une couche de liquide qui charrie parfois un ou quelques filaments de mucosités.

En renversant les paupières, on découvre alors, *sur la conjonctive du tarse supérieur*, des *élevures* arrondies, gris jaunâtre, diaphanes, qui sont absolument caractéristiques ; la présence simultanée de petites taches folliculaires ou de follicules, dans les culs-de-sac supérieur et inférieur, ne saurait infirmer le diagnostic de granulations.

Le mode d'évolution des granulations, qui couvent sous la paupière supérieure, offre encore un caractère des plus saillants : à peine si les granulations ont acquis un certain développement que la conjonctive de la partie supérieure du bulbe se vascularise jusqu'au limbe conjonctival, et que de là partent de fins vaisseaux qui se rendent sous la couche épithéliale pour constituer le signe pathognomonique de la complication cornéenne, le *pannus* plus ou moins généralisé, mais au début constamment circonscrit à la moitié supérieure de la cornée.

C'est habituellement à ce moment que le malade commence à se plaindre d'une sensation de pesanteur, de brûlure et qu'il se trouve contraint de faire examiner ses yeux. S'il survient une complication cornéenne, exfoliation de la couche épithéliale, petits ulcères, les plaintes du malade seront aussitôt plus vives, particulièrement lorsque les paupières sont étroitement appliquées sur le globe de l'œil.

La marche de cette affection peut présenter des différences marquées suivant l'apparition de poussées inflammatoires, avec purulence plus ou moins accusée et hypertrophie du corps papillaire, le développement abondant de follicules et d'affections ulcéreuses graves de la cornée, enfin la production de la néoplasie par poussées successives.

Cliniquement on peut diviser le trachome en granulations *simples*, *mixtes* et *diffuses*, mais à la condition de se rappeler que, seule, la granulation vraie mérite le nom de trachome et que l'élément qui se joint à elle, pour la rendre mixte ou diffuse, est probablement dû à la présence simultanée d'un autre micro-organisme que celui des véritables granulations.

1° Les *granulations* sont dites *simples*, lorsque la production des granules de nouvelle formation s'effectue sans que la muqueuse se prenne d'inflammation sensible. Ordinairement, c'est cette forme que l'on observe lorsque les granulations ne sont pas de date trop ancienne ; mais celles-ci peuvent aussi avoir pris un grand développement et remonter à une époque éloignée, sans qu'il existe une réaction inflammatoire marquée de la muqueuse.

2° *Granulations mixtes*. — Elles se caractérisent en ce qu'elles sont formées, en partie par du tissu granulaire, et en partie par les papilles gonflées. Il n'est nullement nécessaire que les granulations simples aient précédé les granulations mixtes ; un état imflammatoire de la muqueuse peut, dès le début, accompagner le développement du tissu granulaire, et donner lieu à la forme mixte. D'un autre côté, il ne faut pas croire que les granulations simples doivent absolument se transformer à un moment donné en granulations mixtes. Il se trouve des cas où toutes les granulations simples, après avoir persisté quelque temps, disparaissent ensuite par cicatrisation.

Si les granulations simples se sont développées en grande abondance, si la réaction inflammatoire est vive et que les papilles aient pris un grand développement, que des granulations mixtes se soient formées et que l'infiltration de la muqueuse par le tissu morbide envahisse les couches profondes, nous voyons bientôt se dessiner la troisième forme de granulations.

3° *Granulations diffuses*. — Ici, une hyperplasie lymphoïde semble s'être emparée de la muqueuse ; les granulations ont perdu leur forme ronde, bien circonscrite, elles sont plutôt diffuses, et tendent à perdre leur couleur grisâtre pour devenir plus rouges. A ce moment la distinction entre les granulations, les papilles gonflées et les follicules devient impossible, même par un examen histologique.

L'infiltration lymphoïde peut être portée à un tel point, que la conjonctive de la paupière supérieure acquiert une épaisseur considérable.

La *phase cicatricielle* caractérise la granulation sous quelque aspect qu'elle se présente et la différencie de la simple conjonctivite folliculaire. La cicatrisation, de même que les granulations, affecte surtout la conjonctive du tarse supérieur. On voit apparaître sur le tarse, à une distance de 2 millimètres à peu près de son bord, une forte traînée cicatricielle qui va en se perdant vers les angles de l'œil. Cette traînée fait un véritable sillon, avec incurvation du tarse dont le bord libre s'incline davantage vers le globe oculaire. Parallèlement à cette traînée principale, se montrent souvent vers le bord adhérent du tarse quelques petites traînées semblables mais moins accentuées.

Si la cicatrisation est arrivée à son summum, il part de la traînée la plus accusée plusieurs rayons, s'irradiant vers le cul-de-sac, qui attirent en quelque sorte la conjonctive du globe de l'œil vers le tarse incurvé, de manière à effacer le cul-de-sac supérieur. Cette cicatrisation entraîne une véritable déformation des paupières, principalement de la supérieure.

Les tarses, en particulier le supérieur, *s'atrophient* et se *ratatinent*, chose inconnue dans le catarrhe folliculaire. Une pareille désorganisation s'explique par ce fait que l'infiltration lymphoïde envahit le tissu sous-muqueux et les couches du tarse les plus voisines de la conjonctive malade. A mesure que les granulations s'affaissent et se cicatrisent, l'infiltration lymphoïde du tissu sous-muqueux disparaît. Celui-ci s'atrophie et les phases d'une dégénérescence graisseuse se développent, probablement à la suite d'une oblitération de nombreux vaisseaux nourriciers du tarse.

Comme le montre le dessin représenté figure 98, il se développe dans le tarse des foyers de cellules graisseuses. Les glandes meibomiennes s'atrophient, deviennent le siège d'infarctus, et à mesure que les parties dégénérées se résorbent, le tarse se ratatine et montre une déformation de plus en plus accusée. Cette désorganisation du tarse peut aller jusqu'à le faire disparaître presque complètement en le réduisant à une bandelette arrondie de très peu d'épaisseur, se confondant avec la traînée cicatricielle de la conjonctive. Il s'opère, en outre, un déplacement du bord tranchant de la paupière, ayant pour conséquence une déviation des follicules pileux avec déplacement des cils, déterminant les diverses variétés de *distichiasis*, de *trichiasis* et d'*entropion*.

Le dernier terme de la maladie est une disparition complète de la muqueuse qui est remplacée par un tissu cicatriciel fortement rétracté, avec un dessèchement absolu du revêtement du globe de l'œil et des paupières déformées. Un xérosis très accusé et une transformation calleuse de la cornée se sont développés.

On voit que cette maladie, plus que toute autre affection de la conjonctive, a une tendance à porter les désordres qu'elle provoque au delà même de la muqueuse, sur les parties sous-jacentes. Nécessairement, elle doit toujours atteindre, en agissant aussi bien du côté de la glande que du côté du défluvium dans le nez, l'élimination des larmes et donner lieu ainsi à une nouvelle source de complications. A part cela, une véritable production de tissu néoplasique peut s'effectuer sur la muqueuse qui tapisse les voies lacrymales, ou au moins près des conduits lacrymaux, sur le pli semi-lunaire, et déterminer par son gonflement un larmoiement persistant.

Les symptômes subjectifs des granulations sont trop variables pour que nous puissions en donner un tableau.

La marche de la maladie, essentiellement chronique, a été tracée, avec la description de ses diverses phases, nous n'avons pas à y revenir.

Il n'est pas douteux que même la plus légère production de granulations vraies dans la conjonctive implique pour cette membrane un *pronostic* fâcheux, car elle

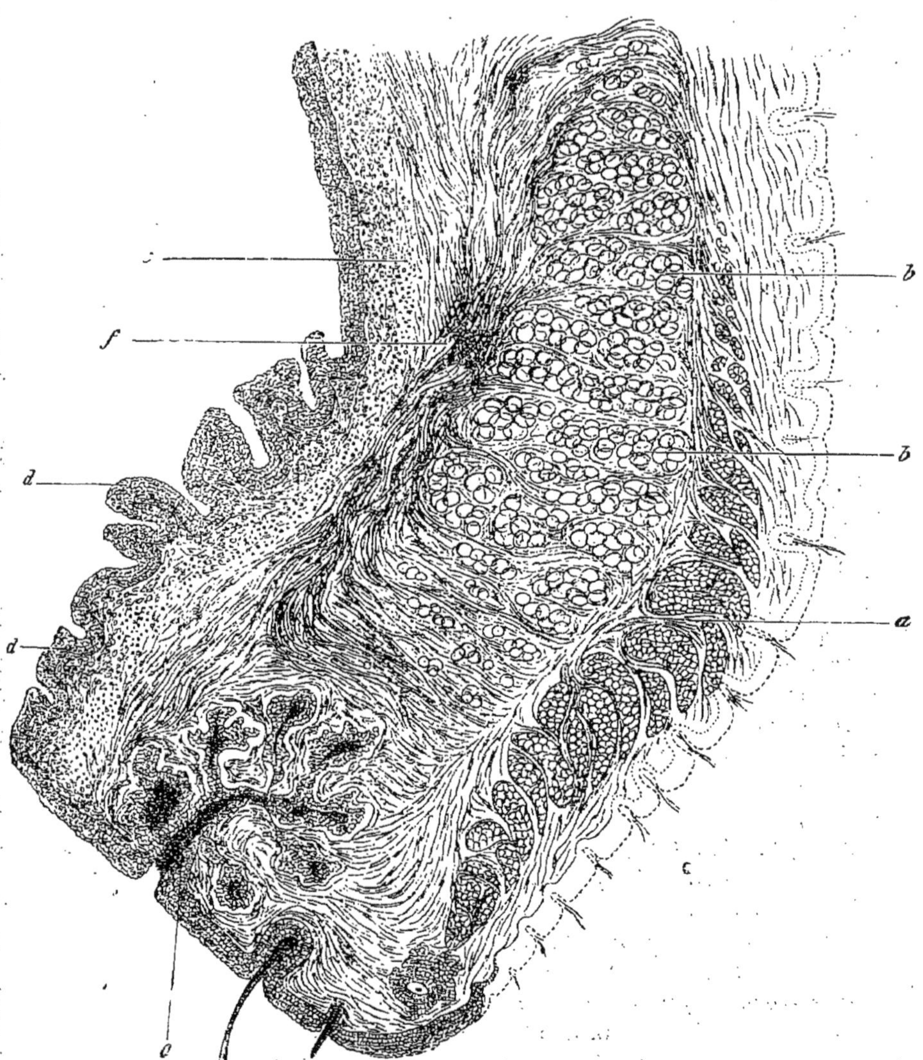

Fig. 98. — Section à travers une paupière supérieure dans la période de cicatrisation.

a, muscle; *bb*, tarse atteint de dégénérescence graisseuse; *c*, une glande meibomienne fortement rapetissée; *dd*, papilles hypertrophiées; *e*, tissu cicatriciel de la conjonctive; *f*, tissu du tarse (dessin du Dr Zartmann).

montre alors une prédisposition qui ne s'accuse que trop souvent par des poussées ultérieures.

Pour ce qui regarde l'*étiologie*, nous devons dire qu'il s'agit ici d'une affection microbienne. Le coccus de la granulation n'est pas encore démontré d'une manière définitive, et l'on commet évidemment une confusion regrettable en voulant admettre, dans des maladies qui se présentent cliniquement d'une manière si différente, un seul et même micro-organisme pour la conjonctivite folliculaire, la conjonctivite granuleuse et le trachome. Sattler (*Bericht über die Versammlung der Ophth. Gesellsch.*, p. 18, 1881), qui, le premier, s'est occupé de la question microbienne des granulations, n'est, lui-même, pas encore arrivé à un résultat définitif, et qui permettrait d'établir une classification clinique basée sur la bactériologie. Ce confrère dit (Compte rendu du Congrès de Heidelberg, 1888, p. 367) : « Vu l'inconstance et l'incertitude des essais de culture avec la sécrétion de la conjonctive trachomateuse, je me suis, dans ces dernières années, exclusivement tenu aux follicules, en les grattant, après désinfection de la surface conjonctivale, au moyen d'une petite cuillère tranchante, ou en pressant, après excision d'un morceau conjonctival, avec les précautions nécessaires, le contenu du follicule. » Sattler a alors cultivé un coccus caractérisé, « moins par l'aspect des divers individus que par la manière dont il se comportait relativement aux divers terrains de culture et quant à son mode de croissance, etc. » Sattler arrive néanmoins encore à cette conclusion peu encourageante pour donner l'espoir d'une prompte solution de la véritable nature microbienne des granulations : « Pourtant, une série de circonstances, la germination inconstante des cultures, la difficulté de donner la démonstration sur des coupes et sur l'objectif du microscope, sur lequel on a étalé la sécrétion ou le contenu des follicules, de quelques cocci caractéristiques, mais surtout le fait que le transport des cultures sur la conjonctive humaine, préalablement scarifiée ou non, ne donne un résultat positif que tout à fait exceptionnellement, et est dans la bien plus grande majorité des cas resté négatif, laissent paraître encore au moins très dubitatif, s'il revient à ces cocci le rôle d'engendrer le processus granulaire; qu'ils se trouvent en un certain rapport avec lui, c'est ce qui me paraît, il est vrai, être hors de doute. »

Cet aveu de Sattler plaide en faveur de notre séparation de la conjonctivite folliculaire et des granulations; mais l'habile expérimentateur n'a été plus heureux, ni avec la sécrétion de la conjonctivite granuleuse, ni avec le contenu de véritables granulations, il n'a donc pas plus réussi à résoudre cette question que ne l'ont fait les travaux récents de Michel (*Die Mikroorganismen der sogenannten Aegyptischen Augenentzündung*. Wiesbaden, in-8°, 1886); Goldschmidt (*Zur Aetiologie des Trachoms, Centralbl. f. klin. Med.*, n° 18, 1887); E. Schmidt (*Des microorganismes du trachome, Russkaja Medizina*, n° 4, 1887), et Kucharsky (*Kiosprozu mikroorganisme trachomi*, Chronique de la Soc. méd. du Kaukase, n° 45, 1887). M. Venneman a donc parfaitement raison de dire, dans le numéro jubilaire des *Annales d'oculistique*, p. 34, 1889 : « Mais encore le trachome d'aujourd'hui est-il l'ophthalmie infectieuse d'Égypte? La bactériologie doit répondre à cette question en démontrant le microbe virulent, le même dans les granulations des ophthalmies d'Europe et le même aussi dans les follicules des conjonctivites d'Afrique. *Jusqu'à ce jour, le microbe n'a pas été trouvé* dans l'intérieur du néoplasme conjonctival, ni en Europe, ni en Afrique. Pour l'affirmer aussi catégoriquement, je puis m'appuyer, non seulement sur mes propres recherches demeurées infructueuses jusqu'ici, mais aussi sur les informations de M. Koch et sur l'opinion exprimée récemment au Congrès de Heidelberg, avec une compétence incontestée, par M. Sattler. » M. Venneman ajoute : « Le microbe du trachome doit être cherché dans l'intérieur même des granulations et non à la surface de la muqueuse enflammée. » Certainement, mais pour cela il est tout d'abord nécessaire de ne pas prendre tout follicule que renferme même la conjonctive saine pour une granulation.

Les granulations peuvent débuter dès la première jeunesse, mais on les rencontre rarement avant l'âge de dix ans, et l'affection ne se déclare guère après la cinquantaine. Le trachome est la maladie des pauvres; chez eux, ce sont les conditions fâcheuses d'hygiène, le séjour dans un air vicié, l'alimentation insuffisante, le manque de soins de propreté, qui *préparent* leur conjonctive à devenir essentiellement apte à l'inoculation d'une maladie foncièrement *contagieuse*.

La contagion, qui réclame cette préparation, paraît directement liée à la *sécrétion*, celle-ci dépendant des phases inflammatoires plus ou moins accusées qui accompagnent la production du tissu néoplasique. Cette sécrétion ne doit pas nécessairement produire la même maladie, mais elle la provoquera aisément sur un terrain prédisposé et chez un sujet offrant une tendance à la production des néoplasies. Cette tendance, qu'il faut ranger dans les diathèses, n'a nullement besoin d'affecter les allures de la scrofule ou de la tuberculose, car on a très souvent occasion d'observer au cours d'une endémie de granulations, que des sujets vigoureux et très bien portants sont atteints par cette affection, pourvu que leur conjonctive ait déjà été malade.

La propagation de cette maladie dans les armées est connue, mais il ne faut pas croire que ce qui a été autrefois décrit sous le nom d'ophthalmie militaire se rapportait uniquement à la conjonctivite granulaire.

Sans contredit, les conditions telluriques jouent aussi un rôle important, et il est avéré qu'à certains degrés d'altitude, les granulations disparaissent complètement. La Suisse en donne un exemple remarquable; par contre, des pays plats (la Belgique) et marécageux sont les contrées des granuleux. On sait combien les granulations sont fréquentes en Égypte (1).

Traitement. — Il faut inscrire ici, en tête, *que tout traitement qui attaque directement la granulation pour la détruire est mauvais.* On doit suivre, chez les granuleux, la voie que la nature nous trace; un certain degré de vascularisation et de purulence de la muqueuse est nécessaire pour faire disparaître le tissu néoplasique déposé dans cette membrane. Nous nous proposerons donc de provoquer ou de maintenir, par des cautérisations réitérées, et surtout par l'ophthalmie factice que provoque le jéquirity, un certain degré de turgescence dans la muqueuse, turgescence dont l'intensité sera proportionnée à la masse du tissu néoplasique. Ici aussi des scarifications doivent constamment précéder toute cautérisation.

Cette manière d'envisager le traitement montre qu'il doit varier avec les différents cas de granulations chroniques. On peut voir un état de purulence naître spontanément sur la conjonctive granulée, et, cela, assez heureusement pour faire disparaître la production morbide. Chez d'autres personnes, la conjonctivite purulente qui s'associe aux granulations peut être tellement prononcée, qu'il faille avoir recours aux compresses froides et aux cautérisations avec une solution de nitrate d'argent (2 grammes sur 50 grammes d'eau distillée), pour combattre cet excès de purulence. L'emploi des acides carbolique et salicylique, ainsi que le sublimé, rend, pendant les poussées inflammatoires, des services signalés. Dans une troisième série de cas, et celle-ci est la plus nombreuse, l'inflammation qui accompagne le dépôt de granulations dans la conjonctive est loin d'être assez prononcée pour donner lieu à la résorption du tissu morbide. C'est alors, lorsque la sécrétion fait défaut, qu'un traitement irritant, consistant dans l'emploi du jéquirity et souvent suivi de cauté-

(1) Les granuleux d'Égypte guérissent en conservant une infarctation calcaire généralisée des follicules et des glandes conjonctivales que la maladie a respectés.

risations, qui alors acquièrent une efficacité dont elles auraient été dépourvues si on les avait employées seules, se trouve formellement indiqué.

Un point important, dans le traitement des granulations, c'est tout d'abord de placer le malade dans des conditions hygiéniques favorables, de lui procurer autant d'air pur que possible. Les malades doivent sortir et se promener autant que leur état sanitaire et les conditions atmosphériques le permettent. Ils doivent éviter, autant que possible, l'air vicié, la fumée, les exhalaisons irritantes, enfin tout excès de lumière. En relevant le moral abattu du malade, qui entrave ses fonctions nutritives, et en le plaçant dans de bonnes conditions hygiéniques, on aura déjà fait un grand pas vers la guérison.

Le traitement des granulations chroniques, qui constituent la forme de beaucoup la plus fréquente, devra débuter, ainsi que nous venons de le dire, par l'emploi de moyens propres à faire cesser la sécheresse de la conjonctive et à amener dans cette membrane un certain degré de purulence. A cet égard, l'inoculation jéquiritique doit être placée au premier rang. Le procédé le plus simple pour obtenir l'ophthalmie factice, consiste à saupoudrer les paupières renversées à l'aide d'un pinceau chargé de poudre finement tamisée de graines de jéquirity. Après trois à six minutes de contact de la poudre, les paupières ayant été ramenées à leur position normale, on renverse celles-ci de nouveau et on les lave largement avec un autre pinceau. Dès le lendemain, l'ophthalmie apparaît et il se forme à la surface de la conjonctive un dépôt croupal, souvent très dense, que l'on laisse se détacher spontanément à mesure que l'inflammation disparaît. L'heureuse influence de l'inoculation jéquiritique est manifeste dès la première application, et les malades accusent un bien-être qu'ils prennent déjà pour la guérison; toutefois il est souvent nécessaire de recourir à une deuxième ou à une troisième application du remède. Entre temps, on se trouvera très bien de faire usage des caustiques habituellement employés dans le traitement des granulations et dont l'action aura été décuplée par l'emploi préalable du jéquirity.

Parmi les substances appliquées à la cautérisation des granulations, nous citerons d'abord le sulfate de cuivre, qui peut s'employer sous la forme solide, en faisant usage d'un cristal, à pointe bien arrondie, que l'on promène sur les aspérités de la muqueuse, après avoir renversé les paupières. Le malade se lave ensuite amplement les yeux à l'eau fraîche. Notons que l'on commet souvent la faute de répéter trop souvent ces cautérisations; elles ne doivent être renouvelées que lorsque l'irritation produite par le précédent attouchement a complètement disparu. En Belgique, on emploie souvent le sulfate de cuivre sous forme de pommade glycérolée (1 gramme pour 8, Warlomont).

Un point important dans le traitement des granulations, c'est de *varier* le traitement et de ne pas s'arrêter à un seul médicament. Aussi trouverons-nous souvent un avantage à remplacer le sulfate de cuivre par le nitrate d'argent en faible solution, par le sous-acétate de plomb ou le sublimé. Nous faisons surtout usage de ces derniers caustiques, lorsqu'il s'agit de granulations mixtes ou diffuses. On applique le médicament (sous-acétate de plomb liquide et eau distillée, à parties égales; sublimé à 2 pour 1000) sur les paupières renversées; on le laisse pendant quelques instants, après quoi on lave l'œil avec de l'eau pure. Ces cautérisations sont répétées tous les jours ou tous les deux jours; en se servant du plomb, une légère couche blanchâtre subsiste sur la muqueuse, mais elle s'élimine assez facilement sans causer de gêne au malade.

Comment faut-il agir s'il y a complication du côté de la cornée, s'il se forme un pannus ? Le plus souvent, nous n'avons pas du tout à nous en occuper, car tout pannus, dû au simple frottement des granulations ou des cils sur la cornée, disparaîtra souvent d'une façon merveilleuse, en même temps que les granulations, sous l'action du jéquirity. Quand le pannus est dû à la production morbide des granulations sur la cornée même, nous nous bornons encore à traiter la muqueuse malade, et nous ne tardons pas, après la disparition des granulations, à la voir revenir à l'état normal. La distension de la cornée et les complications glaucomateuses, développées sous l'influence de l'entrave à l'excrétion au pourtour de la cornée, seront combattues par la sclérotomie et l'iridectomie.

Les affections ulcéreuses de la cornée peuvent devenir prépondérantes et exiger un traitement au moyen de fomentations chaudes, de compresses avec les désinfectants, d'instillations d'ésérine, etc. Y a-t-il excès d'inflammation, avec purulence de la muqueuse granuleuse, et craint-on cet état pour la complication cornéenne, on devra recourir aux scarifications et aux cautérisations énergiques ; mais celles-ci ne doivent uniquement être employées que sur les points où le gonflement des papilles est bien manifeste, où il y a des granulations mixtes ou diffuses avec un boursouflement assez prononcé de la muqueuse.

Nous rejetons, en général, les excisions des granulations, que nous ne croyons applicables que dans des cas bien exceptionnels, lorsqu'elles ont donné lieu à des masses pédiculées et comme polypeuses de la conjonctive. C'est pour la même raison que nous déconseillons les cautérisations avec les caustiques forts, tels que le nitrate d'argent mitigé ou pur, l'acide nitrique, l'acide chromique, etc., parce que tous ces moyens ne peuvent être employés sans donner lieu à la formation de cicatrices.

Lorsque les malades se présentent avec des cicatrices plus ou moins prononcées, que le tarse a changé de courbure, que le bord des paupières est arrondi et que les cils sont, en partie, tournés en dedans, que l'on observe enfin un entropion plus ou moins prononcé, il faut remédier à cet état à l'aide des moyens que nous avons indiqués à l'article *Entropion*.

S'il importe surtout de remédier à la pression qu'exercent, sur le globe de l'œil, les paupières granuleuses, sous l'influence des contractions du muscle orbiculaire, l'opération de la canthoplastie, indiquée par Agnew, se recommnade particulièrement. Après avoir écarté la commissure externe des paupières à l'aide d'un écarteur à ressort, placé du côté du nez, on divise, avec une paire de forts ciseaux à pointes effilées, le ligament palpébral externe jusqu'au fond du cul-de-sac conjonctival. La longueur de cette incision, dirigée horizontalement, variera de 12 à 15 millimètres, selon la profondeur du cul-de-sac. Ce premier temps achevé, on saisit la paupière supérieure entre le pouce et l'index et on l'attire un peu en haut et en dedans, jusqu'à ce qu'on sente que le ligament externe est bien tendu. On fait alors pénétrer les pointes des ciseaux dans la plaie, et on entaille le bord tendu du ligament au voisinage du rebord orbitaire (le bord du ligament externe à inciser est celui qui va du tarse supérieur au rebord temporal de l'orbite). Cette seconde incision doit être perpendiculaire à la section qui a divisé la commissure et être située à 4 à 5 millimètres du rebord temporal de l'orbite. Pendant cette seconde section, la branche supérieure des ciseaux glissera entre la peau et le ligament à inciser, l'autre sous ce même ligament et la conjonctive, ce qui s'effectue aisément lorsque en tirant la paupière supérieure en haut et en dedans, on tend le ligament à sectionner. En opérant cette section, on éprouve la sensation d'un tendon divisé. Une semblable section *n'est pas* effectuée pour la paupière inférieure. La plaie sera fermée par trois ou quatre sutures qui affronteront la conjonctive avec la peau, sans que les fils pénètrent dans le ligament incisé.

Naguère encore, dans les cas graves, lorsque la conjonctive était hérissée de granulations sèches, gélatineuses et plus ou moins entremêlées de cicatrices, que la cornée était recouverte d'un pannus épais, on recommandait, comme ressource ultime, sur le conseil de F. Jaeger et Piringer, l'inoculation du pus blennorrhagique; aujourd'hui, grâce au jéquirity, une inflammation conjonctivale bénigne pouvant être obtenue, ce dangereux et répugnant moyen est absolument à rejeter.

A défaut de jéquirity, les compresses chaudes, autrefois indiquées par de Graefe, pourraient être employées pour exciter la sécrétion conjonctivale. Mais ces compresses auront surtout une action favorable pour éclaircir la cornée, si la syndectomie ou abrasion conjonctivale en a précédé l'application.

Nous ne croyons pas qu'on puisse traiter convenablement les affections des muqueuses sans une médication générale, et nous sommes convaincus qu'en faisant disparaître des états maladifs généraux, on exerce une heureuse influence sur la marche de la maladie. C'est dans ce but que nous combattons les scrofules, les symptômes de tubercules, de syphilis, là où ils se présentent, et que nous tâchons surtout de placer les malades dans de bonnes conditions hygiéniques. Un déplacement sous un autre climat a souvent une heureuse influence.

Doit-on isoler les granuleux? Nous avons déjà dit que les granulations chroniques, le trachome, sont inoculables. Toutefois, elles le seront d'autant moins, que la sécrétion sera moins abondante, et que le sujet qui s'expose à l'inoculation est en meilleure santé. On peut dire aussi que les granulations chroniques non enflammées, la muqueuse étant presque sèche, ne le sont pas du tout. Pour ces derniers cas, il n'y aurait donc pas d'inconvénients à laisser les malades vivre de la vie commune; mais les plus grandes précautions devront cependant être prises pour éviter tout contage, car à chaque instant un état de purulence est susceptible de se déclarer, et les malades peuvent ainsi devenir subitement un danger pour leur entourage.

ARTICLE IX

DÉGÉNÉRESCENCE AMYLOIDE DE LA CONJONCTIVE

Cette affection, qui a surtout été décrite par M. Leber, et qui est très probablement de nature microbienne, doit trouver place à la suite du trachome conjonctival, car c'est avec ce dernier qu'on est le plus tenté de la confondre. La maladie se caractérise par une hypertrophie de la conjonctive, qui s'épaissit considérablement, gagne en étendue, de façon à se *plisser*, à *dédoubler* le repli conjonctival et à donner au pli semi-lunaire un volume excessif. Par suite de cet accroissement, les paupières paraissent gonflées, les supérieures atteintes d'un ptosis marqué; des plis de la conjonctive malade se pressent en dehors de la fente palpébrale, ou recouvrent en partie les bords supérieur et inférieur de la cornée. La conjonctive bulbaire se montre aussi épaissie, de préférence dans sa moitié supérieure.

La conjonctive dans les points malades (sur les tarses, dans les culs-de-sac, où elle est plissée, et sur le globe oculaire), présente une coloration jaunâtre, diaphane, comme gélatineuse. Dans l'épaisseur de la muqueuse malade, on distingue des masses arrondies, diaphanes, sous forme de grains qui feraient ressembler beaucoup l'affection à un trachome diffus, n'étaient l'uniformité et l'égalité dans l'épaississement. Un réseau continu de capillaires recouvre cette masse gélatineuse (Leber), ou bien celle-ci est très pauvre en vaisseaux et donne l'impression d'une couche de cire qui aurait été coulée sur les tarses (de Ottingen) et qui s'offrirait avec la consistance qui lui est propre. En outre, il faut noter l'épaississement notable des tarses, portant aussi sur leur bord libre, et contribuant ainsi beaucoup au gonflement des paupières, qui s'appliquent très inexactement sur les yeux.

Cette affection a une certaine tendance à se circonscrire à une région de la conjonctive; en outre, des épanchements sanguins, sans doute sous l'influence d'une dégénérescence amyloïde des parois vasculaires, se produisent aisément dans la conjonctive dégénérée.

Ce qui doit lever tout doute dans un cas de dégénérescence amyloïde, c'est l'examen histologique et la réaction chimique, pour lesquels on trouvera en abondance des matériaux en excisant les plis épaissis des culs-de-sac et la tumeur formée par le pli semi-lunaire.

L'*examen histologique* démontre que cette infiltration est constituée par une masse composée d'une substance claire, dans laquelle sont répartis d'innombrables corps de grandeur différente, d'un aspect luisant, donnant avec l'iode et l'acide sulfurique la réaction connue des corps amyloïdes. Ces corps, d'une forme arrondie ou cylindrique, montrent des procidences et des prolongements anguleux qui leur donnent les contours les plus tourmentés. Leur grandeur, très variable, n'excède guère $0^{mm},1$ de largeur. Tous ces corps étaient, dans les préparations de M. Leber, entourés d'une membrane très bien limitée qui, en tous points, correspondait comme structure à la gaine endothéliale des trabécules du tissu connectif. Cette gaine était à double contour là où elle renfermait des noyaux et offrait un contenu grumeux. Suivant cet auteur, il s'agit ici d'une *néoplasie avec dégénérescence amyloïde*, dans laquelle les parties néoplasiques offrent une certaine ressemblance avec le tissu cellulaire de la région malade.

Le *traitement* de cette affection, très rare en France, a jusqu'à présent consisté dans l'excision de larges plis de la conjonctive et dans l'ablation du tarse (Saemisch), dont il est résulté pour les malades un avantage incontestable.

ARTICLE X

PAPILLOME OU LYMPHOME DE LA CONJONCTIVE

Dans la précédente affection, nous avons vu que la dégénérescence amyloïde envahissait, en quelque sorte, sous forme d'une coulée uniforme la trame conjonctivale en y produisant un épaississement général très considérable. La dégénérescence colloïde et fibrillaire du papillome, ou lymphome, se localise au contraire en deux points très déterminés, qui sont : le pourtour de la cornée et la conjonctive tarsienne. Les deux localisations peuvent se présenter à la fois, se succéder (celle de la cornée ayant débuté), ou n'apparaître qu'exclusivement sur le pourtour cornéen ou la conjonctive tarsienne.

Le *lymphome péricornéen* représente, comme aspect, une conjonctivite printanière confluente. A l'entour de la cornée s'élève une saillie, en section d'anneau ou en anneau complet, assez bien délimitée du côté de la conjonctive, mais formant vers la cornée même des bosselures de largeur irrégulière, qui empiètent parfois assez loin sur la partie transparente de la cornée. La conjonctive dégénérée, surplombant la cornée, s'y soude et la prive dans une étendue variable de sa transparence, sans qu'elle-même présente en réalité une véritable opacité. Cette dégénérescence lymphoïde de la conjonctive péricornéenne se présente aussi par poussées annuelles coïncidant avec le printemps, mais sans disparaître complètement dans la saison froide; après un cycle de six à huit ans, elle laisse une cornée très peu endommagée et à peine sillonnée de quelques traînées cicatricielles blanchâtres occupant les parties marginales.

Le *papillome* ou *lymphome tarsien* apparaît sous forme d'élevures pâles, à aspect sec et résistant, séparées par de profondes rainures, sur lesquelles les papilles élargies et aplaties semblent former voûte. Toute la surface tarsienne est, en général, occupée par cette dégénérescence colloïde des papilles; mais c'est surtout sur celle du tarse supérieur, que l'altération évolue plus particulièrement, en se délimitant par une ligne nette et précise de la conjonctive saine du cul-de-sac supérieur. La conjonctive du tarse inférieur ne prend ordinairement pas part à cette dégénérescence, ou, si elle y participe, les papilles s'élèvent si peu que l'on reçoit l'impression d'une goutte de lait qui se serait répandue sur la muqueuse (Michel).

Les papilles de la conjonctive du tarse supérieur ont à la fois gagné en hauteur et en largeur; leur couche épithéliale s'est sensiblement épaissie; un tissu fibrillaire enlaçant les vaisseaux, pullule, non seulement dans l'intérieur de l'élevure, mais aussi dans le point d'implantation de la papille, qui, par suite de la transformation adénoïde de ce tissu, prolifère sans se pédiculiser d'une façon sensible et oppose à l'ablation une grande résistance.

D'après Michel, ce lymphome en durcissant concorderait avec une polyadénite généralisée, et toutes les glandes lymphatiques palpables présenteraient un endurcissement avec faible gonflement. Nos malades, qui offraient l'image de cette affection dans toute sa pureté, n'ont rien montré d'analogue et ils ne présentaient aucun symptôme permettant de conclure à un état diathésique ou héréditaire.

Cette maladie atteint exclusivement les garçons, à partir de sept jusqu'à dix-huit ans. Cette affection indolente qui ne donne guère lieu à une injection péricornéenne bien accusée, ni à une sécrétion prononcée, ne se reflétait nullement dans le tempérament de nos malades, dont quelques-uns présentaient même une précocité marquée dans leur développement physique.

La *marche* de la maladie est essentiellement chronique; débutant chez les tout jeunes garçons, on ne la voit guère disparaître qu'au moment de la puberté; ce n'est qu'à seize ou dix-huit ans que l'affection, après s'être notablement amendée pendant quelques années, disparaît définitivement.

Le *traitement* opératoire, ablation, cautérisation galvanique, raclage avec la curette tranchante (du chalazion), ne donne, en général, qu'un soulagement absolument passager. Ce raclage se recommande surtout lorsqu'il s'agit d'une dégénérescence colloïde bien délimitée à la périphérie cornéenne, et l'on se servira de la galvanocaustique aussi avec avantage en pareil cas. Pour le papillome tarsien, au contraire, nous conseillons de profondes scarifications journalières, suivies d'une imbibition prolongée avec une solution à 1 pour 1000 de sublimé, ou, ce qui est préférable encore, d'un véritable massage de la conjonctive scarifiée avec une pommade au précipité jaune (1 pour 8) ou avec de la lanoline hydrargyrique. L'introduction dans le sac conjonctival d'une petite quantité de ces pommades doit aussi suivre, pendant des semaines, l'ablation ou la cautérisation du lymphome péricornéen. A l'intérieur, les préparations arsenicales et ferrugineuses seront indiquées. Le séjour à une altitude élevée, dans un air pur, active notablement la guérison.

ARTICLE XI

ATROPHIE DE LA CONJONCTIVE, XÉROPHTHALMIE. — Xérosis [ἡ ξηρῶσις, le desséchement (de Ammon)].

L'atrophie de la conjonctive peut se présenter sous une forme généralisée ou localisée par plaques. Dans le premier cas, la maladie a atteint toute l'épaisseur de la conjonctive, dont l'épithélium se desquame, aussi lui a-t-on assigné le nom de *xérosis parenchymatosa* ou *squamosa* (*totalis*). Dans la seconde variété, l'atrophie porte plutôt sur les couches superficielles de la conjonctive, sur l'épithélium en particulier, qui, tout en se desséchant, reste plus lisse que dans la précédente forme; on a désigné cette variété sous le nom de *xérosis epithelialis, glabra, partialis.*

I. Le *xérosis parenchymateux* (squamosa, totalis), a été longtemps regardé comme résultant primitivement d'une oblitération des conduits de la glande lacrymale; c'est Weber qui a, avec raison, appuyé sur ce fait que l'atrophie de la conjonctive et la rétraction cicatricielle du stroma conjonctival étaient le véritable point de départ du mal.

Le xérosis parenchymateux et total peut se présenter sous trois formes différentes : *a.* il est en quelque sorte le dernier stade de certaines ophthalmies, ou bien le résultat de la cicatrisation de traumatismes de la conjonctive; *b.* il est la conséquence d'affections cutanées (desquamatives), qui se sont localisées aussi sur les muqueuses et parfois sur celle de l'œil; *c.* enfin il se développe à la suite d'une inflammation primitive, peu connue, de la conjonctive.

a. Il a déjà été exposé, dans les divers articles concernant la diphthérite conjonctivale et le trachome, que la muqueuse malade peut devenir le siège d'une atrophie comme on l'observe après la destruction de la conjonctive par des acides, de la chaux, des brûlures avec la vapeur d'eau, etc. La conjonctive, en pareil cas, revient sur elle-même à un tel point que les culs-de-sac sont tout à fait effacés, que les bords libres des paupières se réunissent plus ou moins avec le globe oculaire, en formant un symblépharon d'une étendue variable. La teinte de la conjonctive desséchée et rugueuse, par suite d'une cornification épithéliale, est grisâtre. Dans des cas extrêmes, la conjonctive est comme recouverte d'écailles entremêlées d'une masse farineuse blanchâtre. Des plis perpendiculaires, occupant le vestige de muqueuse, se montrent dans les culs-de-sac, si ceux-ci ne font pas complètement défaut. La conjonctive bulbaire forme, assez souvent, des plis circulaires autour de la cornée, laquelle est opaque, fréquemment atrophiée et raccourcie dans tous ses diamètres, lorsqu'elle n'a pas été détruite par l'affection primitive. La caroncule lacrymale manque ou est réduite à un état rudimentaire; le pli semi-lunaire s'est effacé. A cet état se joint habituellement une déviation des paupières en dedans, avec trichiasis. Les mouvements de l'œil sont très gênés et l'occlusion des paupières est parfois impossible (lagophthalmos).

Par suite de l'oblitération des conduits de la glande lacrymale, l'afflux des larmes est impossible, ce qui contribue à augmenter la sécheresse de l'œil. Les points lacrymaux sont souvent oblitérés, de même que le sac lacrymal.

En examinant au microscope la conjonctive ainsi atrophiée, nous trouvons qu'elle est privée non seulement de tout appareil glandulaire, mais même de papilles; cette membrane si riche en vaisseaux n'en présente plus qu'un nombre très limité.

Le tissu sous-conjonctival est fortement condensé et transformé en tissu cicatriciel. Kuschbert et Neisser ont trouvé, à la surface et dans la conjonctive xérosée, un bacille auquel on a donné le nom de bacille du xérosis. L'importance pathognomonique de ce bacille a notablement diminué depuis qu'on a vu qu'il se rencontrait sur la conjonctive saine (Leber), et surtout depuis que Reymond a retrouvé ce même bacille dans la sécrétion des glandes de Meibomius et dans l'écume graisseuse qui borde fréquemment les angles des yeux. Avec raison, Sattler suppose donc que, chez les sujets qui souffrent d'un xérosis conjonctival typique, les groupes de bacilles, renfermés dans une substance graisseuse, trouvent, grâce à la rugosité et à l'exfoliation des parties de la conjonctive bulbaire exposée librement dans l'étendue de la fente, l'occasion de se fixer, de s'accumuler en masse et d'augmenter. Mais aussi, dans ces conditions, les bacilles ne sont pas moins inoffensifs que l'est leur présence isolée dans le cul-de-sac normal (*Compte rendu du congrès de Heidelberg*, 1888, p. 376). Fränkel et Franc (*Ueber den Xerosis baccillus u. semi ätiologische Bedeutung. Arch. f. Augenheilk.*, XVII, 2, p. 176, 1887) étaient déjà arrivés à une conclusion semblable, ne pouvant nullement affirmer jusqu'à quel point le bacille du xérosis intervenait dans la production même du xérosis.

b. A la suite de quelques maladies desquamatives de la peau généralisées sur tout le corps, ou de préférence localisées sur la figure, on peut voir se développer un xérosis conjonctival des plus complets. Nous ne doutons pas qu'il puisse se produire un *psoriasis de la conjonctive*, comme nous voyons dans des cas exceptionnels un *pemphigus conjonctival* qui détermine la xérophthalmie la plus prononcée.

c. Dans des cas tout à fait exceptionnels, le xérosis conjonctival se développe à la suite de symptômes inflammatoires peu accusés, sans qu'on puisse le rattacher à un état général ou à une affection cutanée, et détermine, sans déviation des paupières, une adhérence complète de ces voiles avec le globe de l'œil, de façon à laisser la cornée plus ou moins à nu (lagophthalmos) et recouverte d'une fine couche opaque, rappelant une baudruche très ténue, ainsi qu'il en existe quelques rares observations. Cette forme a aussi été décrite comme *phthisie essentielle de la conjonctive*.

II. Le *xerosis epitheliale, xerosis squamosa, partialis*, se rencontre essentiellement sur les parties de la conjonctive exposées, pendant l'écartement des paupières, au contact de l'air. Il forme, lorsqu'il occupe la conjonctive bulbaire, un triangle dont le sommet regarde l'une des commissures et dont la base touche habituellement le bord cornéen. Cette portion conjonctivale fait l'impression d'être desséchée, elle es terne, et, surtout dans les parties centrales de la tache et près de la cornée, on distingue de petites plaques ou écailles semblables à de la stéarine. Il est fort rare de voir empiéter une pareille tache sur la conjonctive palpébrale, qui paraît, au contraire, être facilement le siège d'une irritation catarrhale et d'une sécrétion plus abondante.

Une seconde variété de xérosis épithélial, fort peu connue, occupe exclusivement le limbe conjonctival et empiète sur le revêtement épithélial de la cornée. Il se forme ainsi un épaississement du limbe conjonctival, principalement en dehors, qui s'élargit et sur lequel apparaissent des traînées qu'on ne saurait mieux décrire qu'en les comparant à des masses d'écume de savon qui s'y seraient desséchées. Concentriquement avec cet anneau élargi et desséché, se montre alors un soulèvement de la couche épithéliale sous forme d'un second anneau incomplet, qui finit par se réunir au premier, en couvrant une étendue plus ou moins considérable de la cornée.

Parfois ce xérosis épithélial se répète chez le même individu à des périodes assez régulières, et son apparition constante dans les mois du printemps et sa localisation près du limbe conjonctival font involontairement penser, s'il s'agit de jeunes sujets, à la variété de conjonctivite phlycténulaire que l'on a décrite sous le nom de conjonctivite printanière.

Sous le nom d'*ophthalmia Braziliana*, on a décrit un pareil xérosis de la conjonctive bulbaire envahissant la cornée, et se montrant, au Brésil, sur les enfants nègres, mal nourris, succombant pour la plupart au marasme.

Le xérosis épithélial peut disparaître sans laisser de traces, ce n'est qu'exceptionnellement qu'il donne lieu à une ulcération superficielle de la conjonctive qui, empiétant sur la cornée, fait traîner la maladie en longueur. La guérison dépend essentiellement de l'état général du malade et est aussi influencée par la tendance manifeste aux rechutes.

Au point de vue *étiologique*, on n'a pas tardé à reconnaître que cette forme partielle de xérosis concordait avec certains troubles de la nutrition, se manifestant d'ailleurs par un autre signe oculaire, la torpeur rétinienne, l'*héméralopie*. C'est ainsi que cette affection, combinée à l'héméralopie, se rencontre chez des personnes soumises aux jeûnes prolongés qu'exige le rite grec et disparaît dès que ces individus reviennent à une nourriture raisonnable.

Un xérosis partiel s'observe encore sur des personnes atteintes de maladies typhoïdes, alors que la nutrition a fortement souffert. Cette même maladie conjonctivale apparaît aussi, d'une façon tout à fait caractéristique, dans la période asphyxique du choléra et doit être rapportée à la dessiccation de la conjonctive, par suite de la perte considérable d'eau que les malades subissent dans un espace de temps fort restreint.

Le *traitement* du xérosis parenchymateux reste fort stérile, et cela d'autant plus qu'il s'est développé un symblépharon plus ou moins complet (phthisie essentielle de la conjonctive). La première indication à remplir est de restituer au malade la muqueuse qui fait défaut, par une greffe de conjonctive de lapin ou mieux de conjonctive humaine. En l'absence de symblépharon, un second mode de traitement consiste à fermer temporairement les paupières par la tarsorrhaphie. Enfin un troisième moyen a pour but de tenir la conjonctive humectée avec du lait, de la glycérine ou des solutions faiblement alcalines.

Pour le xérosis partiel, épithélial, l'indication capitale à remplir est de relever la nutrition, par l'emploi des préparations ferrugineuses et arsenicales, l'huile de foie de morue, et d'y joindre l'usage nocturne du bandeau compressif.

ARTICLE XII

SYMBLÉPHARON

Selon que la réunion de la conjonctive des paupières avec celle du globe est partielle ou totale, il y a *symblépharon incomplet* ou *symblépharon complet*. Le *symblépharon incomplet* peut encore se présenter sous deux variétés : dans l'une, il se montre sous la forme d'une bride plus ou moins large unissant la conjonctive palpébrale au bulbe, mais laissant le cul-de-sac conjonctival intact, et, par conséquent, permettant de passer, dans ce dernier, une sonde, d'un côté à l'autre du symblépharon. Ce genre de symblépharon peut alors être désigné par le nom de *symblé-*

pharon anterius. Dans la deuxième forme de symblépharon incomplet, le cul-de-sac est le siège principal de la réunion vicieuse, tandis que le bord libre de la paupière peut ne pas se trouver adhérent, on parle alors d'un *symblépharon posterius*, et le mal est beaucoup plus rebelle au traitement.

Cette réunion anormale des deux feuillets de la conjonctive peut être le résultat de brûlures, ou l'effet d'ulcérations ayant siégé sur la conjonctive palpébrale et sur celle du globe oculaire, comme il s'en produit quelquefois, par exemple, après la conjonctivite diphthéritique, ou consécutivement à l'ulcération de pustules conjonctivales mal soignées. Le symblépharon peut avoir succédé à la destruction des couches les plus superficielles des deux feuillets de la muqueuse ; si, en outre, cette dernière est le siège d'un gonflement et d'une hypertrophie papillaire considérables, le symblépharon se présente sous la forme d'une couche épaisse unissant les paupières au globe oculaire, ce qu'on a désigné sous le nom de *symblépharon sarcomateux*. Dans d'autres cas, la réunion des paupières au bulbe s'est effectuée après une destruction presque complète ou même complète de la conjonctive, et le symblépharon est alors *membraneux* ou *fibreux*. Cette distinction n'est pas sans importance relativement au pronostic.

Le symblépharon est d'autant plus fâcheux que son étendue est plus grande, qu'il s'avance plus profondément dans le cul-de-sac conjonctival, et que le tissu sous-muqueux s'est transformé, sur une plus grande surface, en tissu cicatriciel.

Traitement. — On ne doit attaquer le symblépharon par une opération qu'autant qu'il constitue une gêne sensible pour le malade. A-t-on affaire à un *symblépharon incomplet*, on procédera à sa dissection et on renversera les paupières, en tâchant, selon Arlt, de réunir la plaie conjonctivale sur le globe de l'œil et sur la paupière. Si la conjonctive fait défaut, on aura recours à la greffe d'un lambeau de conjonctive humaine, ainsi que l'abrasion conjonctivale pratiquée, par exemple, dans un cas de pannus scrofuleux, en fournit les moyens (de Wecker), ou de muqueuse conjonctivale du lapin (Wolfe). La muqueuse du vagin et celle des lèvres ont aussi été mises à contribution.

Le procédé de greffe conjonctivale permettra de tenter la cure de *symblépharons complets*, mais ce qui rend alors l'opération laborieuse, c'est la nécessité d'obtenir une exacte coaptation de la muqueuse à greffer, aussi se trouvera-t-on dans l'obligation de faire un large emploi des sutures que l'on ne devra pas craindre de multiplier.

Après avoir dégagé le symblépharon, on utilisera le temps nécessaire à l'arrêt de l'écoulement du sang, en préparant la muqueuse à greffer qui sera aussitôt appliquée sur la plaie qu'il s'agit de recouvrir. A cet effet, on renverse la paupière inférieure (s'il s'agit d'un symblépharon inférieur) et l'on attire le globe de l'œil fortement en haut ; on étale alors soigneusement la conjonctive sur la plaie, en prenant bien garde de faire erreur relativement aux surfaces du lambeau détaché. Puis, à l'aide de soie anglaise très fine, on commence à réunir tout autour les lambeaux avec les lèvres de la plaie. Les premières sutures sont surtout difficiles à placer, et l'on se trouve bien de faire usage, pour leur application, du porte-aiguille de de Wecker, sans ressort, que l'on tient en main comme tout autre instrument de l'arsenal de chirurgie oculaire. En outre, il sera bon, pour assurer le contact, de placer au milieu du lambeau une suture en anse, qui pénétrera au travers de la joue, à la manière de la suture dont Snellen fait usage pour l'ectropion, et de recourir à l'usage immédiat d'une coque en verre.

L'emploi de la greffe a actuellement relégué au second plan les méthodes de transplantation de la conjonctive par glissement (Knapp, Teale), et cela quelque ingénieux que soient certains procédés, en particulier celui de Teale, consistant à déplacer un pont de la conjonctive par-dessus la cornée, de façon à recouvrir, par exemple, la partie inférieure du globe de l'œil avec un demi-anneau de conjonctive empruntée au pourtour de la partie supérieure de la cornée.

ARTICLE XIII

PTÉRYGION (πτερύγιον, de πτερόν, aile), PTÉRYGOÏDE, ONGLET CELLULEUX

Caractères. — On désigne sous les noms de *ptérygion* et *ptérygoïde* un épaississement, un pli de la conjonctive en forme de triangle, dont le sommet repose sur l'anneau conjonctival ou sur la cornée même, et dont la base est tournée vers le cul-de-sac conjonctival. L'*onglet* forme ainsi un triangle dont la portion qui repose sur la cornée est appelée tête, et celle qui s'étale sur la sclérotique, *corps* du ptérygion. Une partie intermédiaire, et souvent peu attachée, qui se trouve placée entre la tête et le corps, a reçu le nom de *col*. La tête du ptérygion peut s'étendre jusque vers le centre de la cornée, qu'elle n'atteint que rarement et ne dépasse jamais; par contre, le corps s'étale très souvent jusque vers la caroncule ou le cul-de-sac.

A la suite de petits ulcères de la cornée qui siègent sur des yeux qui souvent sont déjà atteints d'une pinguicula, la conjonctive, au moment de la cicatrisation, est attirée vers le bord cornéen et forme des plis qui tendent à s'agglutiner en rayonnant vers le centre de la cornée.

Selon les différents degrés d'inflammation ou d'irritation que présente cette partie tiraillée de la conjonctive, on la trouve plus ou moins injectée, gonflée, pourvue d'une masse de vaisseaux rayonnant vers la cornée; tandis que, dans d'autres circonstances, le ptérygion est pâle, sec, peu saillant et peu injecté. Dans le premier cas, il s'agit du *ptérygion vasculaire, charnu, sarcomateux*, montrant plus particulièrement une tendance à s'avancer sur la cornée, tandis que l'autre forme est désignée sous le nom de *ptérygion ténu* ou *membraneux*.

Le ptérygion s'observe ordinairement dans la direction du muscle droit interne il est bien plus rare de le voir en dehors, en haut ou en bas, et, quand on l'y rencontre, il se tient toujours dans la direction des muscles droits. Il occupe probablement cette position, parce que le tissu sous-conjonctival et la conjonctive sont bien plus mobiles, plus faciles à déplacer et qu'ils se ramassent en plis longitudinaux par la contraction des muscles droits. Le plus souvent, on ne trouve qu'un seul ptérygion sur un œil ; néanmoins, on a observé des cas où il en existait jusqu'à cinq sur le même organe (Velpeau).

Sur certains ptérygions très développés, on observe parfois, surtout vers la portion désignée sous le nom de col, que les côtés de cette production forment avec la conjonctive sous-jacente de véritables poches, tandis que la partie centrale adhère avec la sclérotique. Une véritable discontinuité de la conjonctive bulbaire entre la tête et le corps du ptérygion, de façon qu'on puisse passer une sonde sous le col, n'existe pas et ne pourrait se rapporter qu'à un symblépharon partiel.

L'*examen histologique* du ptérygion le fait reconnaître, d'après Schreiter, comme une hypertrophie d'une portion de la conjonctive bulbaire, affectant le caractère d'une pullulation polypeuse qui s'est développée aux dépens du tissu conjonctival situé entre la couche épithéliale et la sclérotique.

Le revêtement épithélial est identique à celui de la conjonctive bulbaire. Les faisceaux de tissu cellulaire du ptérygion forment des plaques et courent vers la pointe du ptérygion, entremêlés de fins vaisseaux à parois très ténues. Le tissu cellulaire, situé dans la partie centrale, est plutôt fibrillaire à arrangement longitudinal, suivant la direction que prend le ptérygion ; tandis que, vers les côtés, ce tissu est de plus en plus remplacé par une substance homogène à nombreuses cellules d'un aspect gélatiniforme ou muqueux. Vers la pointe et sur les côtés, ce tissu mollasse prédomine, tandis que dans les parties centrales, surtout le long des vaisseaux, le tissu conjonctif fibrillaire, formant des faisceaux parallèles, est de beaucoup le plus prépondérant.

Sur la cornée, la prolongation, appelée tête et col, montre une couche épithéliale qui retourne en quelque sorte sur elle-même, de façon que la couche épithéliale cornéenne et celle du ptérygion se trouvent en contact ; ou bien le revêtement épithélial du col et de la tête ne forme qu'une nappe sur l'épithélium cornéen, la tête du ptérygion étant étalée et présentant de véritables traînées de tissu implantées dans la cornée même, qui rendent le dégagement très difficile. Ainsi l'hypertrophie polypeuse de la conjonctive, constituant le ptérygion, peut avoir *poussé sur la cornée*, tandis que, dans d'autres cas, il y a eu *attraction* sur la cornée de la conjonctive hypertrophiée.

Marche de la maladie. — Le ptérygion, une fois à l'état chronique, est ce qu'on désigne sous le nom de *ptérygion membraneux*. Il peut rester bien longtemps stationnaire sans causer de gêne au malade, et ne faire de progrès que lorsqu'une nouvelle inflammation gagne le globe : c'est alors qu'il devient sarcomateux, et que la partie de la cornée où repose la tête de l'onglet, s'ulcérant, le ptérygion tend à s'avancer vers le centre de la cornée.

Pronostic. — Si l'onglet est à l'état membraneux, s'il ne présente pas une base très large, et s'il s'avance peu sur la cornée, on peut le considérer comme assez inoffensif, et l'on fera fort bien de ne pas y toucher, si toutefois le malade ne le réclame pas trop. Il faut mal augurer des ptérygions qui occupent un grand espace de la cornée, qui sont fortement avancés sur cette membrane, car leur ablation laissera toujours un trouble cornéen plus ou moins marqué. En outre, ces onglets à base très large donneront aisément lieu à une récidive.

Étiologie. — Le ptérygion est une maladie qu'on ne rencontre que très rarement chez les enfants ou les jeunes gens, mais qui atteint les personnes d'un certain âge, surtout les hommes. Presque toutes les statistiques ont démontré que le ptérygion se déclare particulièrement sur des sujets affectés primitivement d'une pinguicula et exposés à la poussière, aux exhalaisons ammoniacales, chez les ouvriers maçons, les journaliers, les cochers, les palefreniers et principalement les marins. Comme ils subissent facilement de petites pertes de substance de la cornée, souvent sans irritation sensible, ils sont bien plus exposés à l'onglet. Les climats chauds (le Brésil en particulier) exercent aussi une influence qui prédispose au développement du ptérygion.

La désignation de *ptérygoïde* doit être réservée pour les cas où il s'agit, non d'une attraction lente de la conjonctive sur la cornée, mais d'un pli conjonctival qui s'attache d'emblée à la cornée, dont une partie périphérique a été dépouillée, par un traumatisme ou une inflammation, de son revêtement épithélial. Une semblable réunion peut avoir lieu à la suite de toute affection cornéenne ulcérative combinée à un très fort chémosis. Une fois le pli conjonctival réuni à la cornée, et donnant lieu à ce que l'on considère comme un ptérygoïde, il s'agit d'une affection absolument stationnaire.

Traitement. — Les ptérygions absolument stationnaires, qu'on ne veut pas opérer, ne doivent être attaqués avec aucun caustique ou autre agent irritant qui, loin de les faire disparaître, ne réussirait qu'à les enflammer.

Un point essentiel, lorsqu'on a recours à un procédé opératoire, c'est de conserver la conjonctive et de ne pas en exciser une partie. Après avoir dégagé le ptérygion de la cornée, en le soulevant par le col et en se servant d'un couteau à cataracte, on le circonscrit par deux coups de ciseaux, à branches droites, dirigés vers la caroncule, dans le cas le plus fréquent d'un ptérygion interne; puis on dégage la conjonctive au-dessus et au-dessous de la plaie afin de faciliter son glissement et de la réunir par deux sutures. Le ptérygion est alors simplement refoulé vers la caroncule, et ce n'est uniquement que si, quelques jours après, par suite d'un œdème très accusé, il gêne en s'interposant entre les paupières, qu'on en enlève la tête d'un coup de ciseaux.

Desmarres père, dans le but de conserver et d'utiliser la muqueuse dégénérée, a indiqué un procédé qui consiste dans un simple déplacement du ptérygion. « On pratique, sur le bord inférieur de la plaie faite à la conjonctive (par le détachement du ptérygion), une incision suivant une direction parallèle à la circonférence de la cornée, dans l'étendue de 6 à 8 millimètres. Cette incision longe la cornée en bas à 4 millimètres environ, et doit être assez large pour que l'extrémité du ptérygion, devenue libre par la dissection, puisse y être introduite. Les choses ainsi disposées, le lambeau formé par le ptérygion est fixé dans l'incision de la conjonctive par quelques points de suture. » Ce mode opératoire a pourtant l'inconvénient de laisser une partie à découvert, ce qui facilite les rechutes, aussi a-t-on eu l'idée d'y adjoindre la greffe (Klein).

Le procédé qui consiste à comprendre le ptérygion dans des sutures que l'on serre, dans le but de l'étrangler (Szokalski), n'est guère employé aujourd'hui.

ARTICLE XIV

ÉPANCHEMENTS SOUS-CONJONCTIVAUX

1° *Épanchements séreux. Œdème de la conjonctive.* — Cette affection est très fréquente comme complication des maladies inflammatoires de la muqueuse et se rencontre même, chez certains vieillards, dans des cas de simple catarrhe conjonctival. L'érysipèle, le furoncle, l'orgeolet, l'inflammation du sac lacrymal, peuvent occasionner un épanchement séreux sous la conjonctive; et cet état est parfois l'indice d'une inflammation suppurative siégeant dans les parties environnantes de l'œil, ou dans la profondeur de l'orbite.

Une forme de chémosis non inflammatoire peut résulter de l'extravasation de l'humeur aqueuse sous la conjonctive, par suite de l'existence d'une cicatrice ectatique (cystoïde). Mais à part cela, les cas d'œdème spontané de la conjonctive sont très rares, et ne se rencontrent que chez des personnes faibles, anémiques, et, le plus souvent, très âgées, ou souffrant d'une affection du cœur ou des reins. Dans ces cas, outre le traitement général, on aura recours au bandeau compressif, la nuit, et l'on pourra pratiquer quelques mouchetures sur les bourrelets œdémateux.

2° *Épanchements sanguinolents Ecchymoses sous-conjonctivales.* — Ces ecchymoses peuvent résulter d'une lésion ayant atteint l'œil même ou l'orbite. Les coups portés sur l'œil, les fractures de l'orbite, sont souvent accompagnés d'épanchements sanguinolents sous-conjonctivaux (consultez, pour ces épanchements, l'article *Ecchymoses palpébrales*, p. 10). Les efforts qu'on fait en toussant, en vomissant en soulevant un poids considérable, donnent parfois lieu à ces ecchymoses. On les rencontre encore assez souvent chez les enfants atteints de coqueluche.

Ces épanchements sanguins, qui se présentent sous forme de taches, d'un anneau contournant la cornée, ou même d'un bourrelet plus ou moins saillant, peuvent, lorsqu'ils se répètent spontanément et d'une façon persistante, mettre sur la trace d'un état maladif général (scorbut), ou signaler une disposition hémorrhagique des membranes profondes de l'œil (glaucome hémorrhagique), ou enfin une artério-sclérose précoce.

A part le bandeau compressif ou quelques mouchetures, ces épanchements ne comportent aucun traitement local.

3° *Épanchements gazeux. Emphysème de la conjonctive.* — Cet état s'observe à la suite de fractures qui mettent le tissu sous-conjonctival en communication directe avec les fosses nasales, les sinus frontaux ou les cellules ethmoïdales; l'emphysème peut encore être le résultat d'une déchirure des conduits lacrymaux ou du sac lacrymal, déchirure qui laisse échapper l'air dans le tissu sous-conjonctival, aussitôt que le malade se mouche, et se complique toujours d'un emphysème des paupières (voy. p. 11).

Il est facile de constater l'existence d'un emphysème de la conjonctive, par l'aspect direct et par la sensation particulière de crépitation qu'on éprouve à la pression. Dans le cas d'emphysème résultant d'un sondage imprudent, le bandeau compressif suffira pour faire disparaître ce petit accident.

4° *Épanchements purulents, abcès de la conjonctive.* — C'est une maladie rare. On l'observe parfois chez des enfants très débiles, particulièrement vers l'angle externe. Ces abcès du tissu sous-conjonctival peuvent disparaître spontanément.

ARTICLE XV

LÉSIONS SYPHILITIQUES DE LA CONJONCTIVE

Bien que la conjonctive ne soit généralement attaquée par un ulcère syphilitique que secondairement, celui-ci ayant débuté sur le bord marginal des paupières, on peut cependant, très exceptionnellement, rencontrer des chancres siégeant primitivement sur la conjonctive. Parfois l'ulcération syphilitique diffère si peu d'une large pustule exulcérée et à fond pultacé, que la durée du mal, la coloration violacée du pourtour, la dureté de la petite plaque exulcérée et la présence d'un ganglion préauriculaire ont pu seulement, en tenant compte des renseignements, mettre sur la voie du diagnostic. Dans d'autres cas, le volume de l'induration, ou sa nature parcheminée, attire tout d'abord l'attention. Les chancres de la conjonctive ont surtout été observés en dehors du bord cornéen, ou au voisinage du cul-de-sac inférieur.

Les *éruptions secondaires* localisées sur la conjonctive paraissent aussi ne se présenter que fort rarement à l'observation. Desmarres père relate, dans son traité, un cas de syphilide tuberculeuse de la conjonctive, et un exemple de papule syphilitique a été observé par M. A. Fournier. Il s'agissait d'une malade présentant une syphilide papuleuse surtout développée à la face. A la partie supérieure de l'œil droit et à 3 millimètres au-dessus du limbe cornéen, on voyait sur la conjonctive bulbaire une papule cuivrée des plus caractéristiques. Plaquée sur la membrane conjonctivale et faisant une saillie assez prononcée, cette papule d'un diamètre de 5 millimètres environ était absolument circulaire.

Moins fréquentes que les manifestations secondaires, nous paraissent les tumeurs (gommeuses) de la conjonctive. De Wecker rapporte un remarquable exemple de gomme de la conjonctive, chez une malade qui présentait une tumeur de la grosseur d'une fève, siégeant près du bord externe de la cornée gauche. Cette tumeur, d'un rouge foncé, d'une consistance élastique, entourée d'un cercle conjonctival très injecté, avec zone opaque du côté de la cornée, et dont un médecin avait tenté l'ablation, présentait une remarquable similitude d'aspect avec un épithélioma de la conjonctive. Pourtant l'élasticité particulière de la tumeur et l'aspect diaphane de ses bords, enfin la constatation de quelques manifestations spécifiques, permirent de poser le diagnostic de gomme de la conjonctive. La tumeur disparut en effet promptement sous l'influence d'un traitement approprié.

ARTICLE XVI

TUMEURS DE LA CONJONCTIVE.

On peut diviser les tumeurs de la conjonctive en deux catégories : en tumeurs bénignes et en tumeurs malignes. Parmi les premières, nous rangerons : les *polypes conjonctivaux*, la *pinguicula*, les *verrues de la conjonctive* ou *dermoïdes conjonctivaux*, les *télangiectasies*, le *lipome de la conjonctive* et les *kystes conjonctivaux*. La série des tumeurs malignes comprendra : le *cancroïde* ou *épithélioma conjonctival* et le *cancer de la conjonctive*.

I. — **Tumeurs bénignes.**

A. Polypes de la conjonctive.

On entend par polypes de la conjonctive de petites tumeurs pédiculées, d'une couleur pâle, rosée, rarement d'un rouge foncé, qui sont mamelonnées et ressemblent beaucoup à un amas de végétations. Ces tumeurs peuvent atteindre un assez grand volume ; elles présentent toujours un pédicule de peu de largeur, qui s'implante rarement dans les tissus profonds de la paupière, mais qui reste attaché au tissu sous-conjonctival.

Au microscope, ces tumeurs ressemblent assez à des papilles hypertrophiées : on y trouve une masse de fibres de tissu cellulaire formant un lacis à larges mailles, beaucoup de fibres-cellules entremêlées de cellules lymphoïdes, et le tout est recouvert d'une couche épaisse de cellules épithéliales, dont les plus internes ont souvent conservé leur structure polygonale.

L'étiologie de ces polypes est peu connue ; nous croyons devoir les rapporter à une hypertrophie locale du corps papillaire. On rencontre souvent ces polypes conjonctivaux près des points lacrymaux et du pli semi-lunaire. Ils ne causent guère de gêne aux malades, à moins qu'ils n'atteignent un développement capable d'altérer les mouvements de l'œil ou de cacher la pupille. Enfin, il est rare, qu'ils soient disposés par leur grande vascularisation à saigner spontanément, lorsqu'ils sont comprimés ou blessés par le mouvement des paupières.

A côté des polypes conjonctivaux, signalons les excroissances charnues qui se développent parfois à la suite de blessures de la conjonctive, et en particulier après la syndectomie ou consécutivement à une ténotomie, lorsqu'on n'a pas suffisamment ménagé la muqueuse. De pareilles productions s'observent encore sur la conjonctive palpébrale après l'opération du chalazion, ou lorsque celui-ci s'est ouvert à la surface de la conjonctive.

Le traitement des polypes conjonctivaux consiste à les enlever, ce qu'on fait sans difficulté avec des ciseaux courbes. Un point important, c'est d'enlever avec les ciseaux une petite partie de la conjonctive sur laquelle est implanté le pédicule. En observant cette recommandation et en cautérisant avec le nitrate d'argent, ou mieux avec le cautère galvanique, on évitera, le plus souvent, les récidives, qui, sans cette précaution, se produisent aisément.

B. Pinguicula (*ptérygion pingue*).

On désigne sous le nom de *pinguicula* une petite élevure de couleur jaunâtre, peu saillante au-dessus du niveau de la conjonctive, siégeant à peu de distance de la cornée, à peu près dans la direction de l'insertion des muscles droits interne ou externe, particulièrement du côté interne. Cette petite élévation peu vasculaire, assez nettement limitée, offre l'aspect d'un lobule graisseux siégeant dans le tissu sous-conjonctival.

La pinguicula, qui prend rarement un développement assez marqué pour devenir une gêne, reste le plus souvent stationnaire. On ne la rencontre que rarement chez les jeunes gens, tandis que les personnes âgées en sont souvent affectées. Il semble que des irritations répétées de la conjonctive bulbaire (sous l'action de petits corps étrangers, par exemple) ne soient pas sans influence sur la production de cette tumeur; car il est constant que ce n'est que la partie de la conjonctive exposée à l'air qui est sujette à cette affection. On pourrait aussi accuser le relâchement de la conjonctive, son plissement, et la pression à laquelle cette partie de la muqueuse est exposée pendant l'occlusion des paupières.

La pinguicula est, tout simplement, une *condensation* du tissu *conjonctival* avec *épaississement* de la couche épithéliale et *oblitération* d'un certain nombre de vaisseaux conjonctivaux. Elle ne contient donc pas de graisse.

Si cette tumeur causait par son développement quelque gêne au malade et menaçait de se transformer en ptérygion, on n'aurait qu'à la saisir avec des pinces, à l'enlever avec des ciseaux courbes et à réunir la plaie par un point de suture.

C. Dermoïdes conjonctivaux.

Ces petites tumeurs, autrefois désignées sous le nom de verrues, occupent constamment le bord de la cornée, de préférence le côté inféro-externe, et siègent à moitié sur cette membrane, en s'insérant, d'autre part, sur la sclérotique. On pourrait donc aussi parler de dermoïde de la cornée (Saemisch).

Le dermoïde, ainsi désigné par le professeur Ryba, a une couleur gris jaunâtre; il est d'une grandeur variable, le plus souvent égale à la moitié d'une lentille; sa surface est lisse et présente un grand nombre de petites sinuosités ; on la trouve assez fréquemment garnie de poils. La conjonctive couvre une partie de la tumeur, et s'y perd insensiblement dans la moitié qui repose sur la cornée. Ryba a, le premier, signalé la nature de ces tumeurs ; il a reconnu qu'elles ressemblaient au derme par leur structure et qu'elles ne contenaient aucune accumulation graisseuse, comme leur couleur avait pu le laisser supposer. Cet auteur a surtout insisté sur l'identité de structure de ces tumeurs avec la peau, et il n'y a pas jusqu'aux glandes sudoripares qui n'y aient parfois été rencontrées (Heyfelder).

La figure 99 représente un dermoïde de la conjonctive de l'œil gauche, qui fut enlevé par de Wecker, pendant l'été de 1866, sur une jeune fille de dix-huit ans, atteinte en même temps d'un strabisme convergent très accusé de cet œil; un fort poil était implanté au centre de la verrue, qui était garnie d'un duvet très fin. L'examen microscopique montra que la tumeur étaient essentiellement composée de tissu cellulaire, dont les fibres et les faisceaux de cellules se trouvaient rangés avec une remarquable symétrie. On y observait aussi un nombre considérable de follicules pileux.

Le dermoïde de la conjonctive siège constamment sur le bord de la cornée et

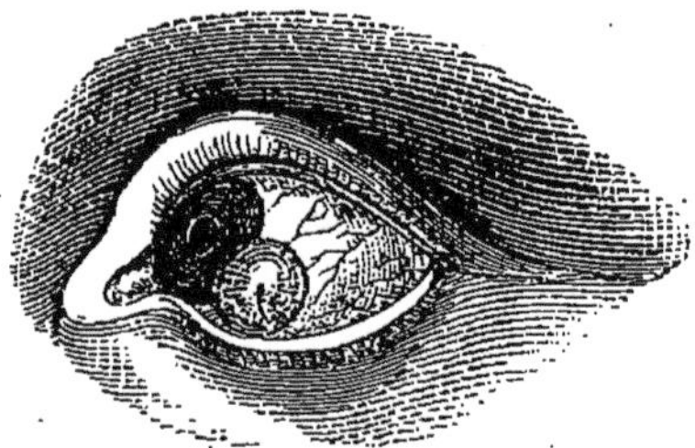

Fig. 99.

les parties environnantes de la sclérotique. Cette tumeur a de la tendance à s'agrandir lentement et à donner lieu à des récidives, lorsqu'elle a été enlevée trop incomplètement. Le dermoïde est gênant pour le malade, non seulement par la difformité très choquante qu'il occasionne, mais encore parce qu'il provoque une disposition aux ophthalmies, par le frottement et l'irritation qu'il cause, surtout lorsqu'il est garni de poils. Il prend même quelquefois des dimensions qui peuvent gêner les mouvements de l'œil.

Quant à l'*étiologie* du dermoïde conjonctival, nous devons l'attribuer à un vice de conformation ; du moins la plupart des cas se rapportent à des altérations congénitales, et nous ne connaissons aucune observation dans laquelle on ait vu se développer cette tumeur sur un œil parfaitement sain.

Suivant Ryba, il se présenterait, pendant la vie fœtale, que les bourrelets ou rudiments de paupières qui doivent s'accoler, auraient laissé persister, après le quatrième mois, une lacune mettant à découvert une partie de tégument qui, complètement recouverte par les paupières, serait devenue muqueuse, tandis qu'en restant à nu elle a pris, comme tout le reste de l'enveloppe, la structure de la peau. Il est certain qu'il existe une évidente corrélation entre le dermoïde et le coloboma congénital des paupières, et, à cet égard, nous renvoyons le lecteur à l'article *Coloboma palpébral*, p. 95.

Traitement. — Le dermoïde doit être toujours enlevé lorsque sa présence est gênante pour le malade et surtout s'il montre de la tendance à s'agrandir. L'opération ne présente pas de difficultés; il importe toutefois de ne pas enlever la tumeur dans sa totalité, car on risquerait de perforer la cornée et de provoquer de graves accidents. On commencera par détacher la tumeur de la cornée, en laissant la partie qui pénètre dans le tissu cornéen; puis on l'enlèvera de la sclérotique, en prenant la précaution de ne pas entamer le tissu de cette membrane. Ce qui subsiste de la tumeur s'atrophie de soi-même, et il est inutile de recourir à des cautérisations qui tendraient à accroître le trouble qui persiste sur la cornée.

D. Lipome de la conjonctive.

Le lipome conjonctival, assez rare, se rencontre d'ordinaire entre les muscles droit supérieur et droit externe, à quelque distance de la cornée. Sa couleur est jaune. Il forme une tumeur plate, de 1 à 2 millimètres de hauteur, et s'étend parfois vers la région de la glande lacrymale, légèrement gonflée. La tumeur a tout à fait les caractères du lipome qu'on rencontre sur d'autres parties du corps, comme les recherches microscopiques l'ont démontré. Il paraît constituer une émanation du tissu graisseux du fond de l'orbite; ce que révèle la difficulté de circonscrire la partie du lipome située le plus en arrière.

Il semble que ces tumeurs lipomateuses, qui sont sous-conjonctivales ou se confondent avec le tissu de la conjonctive, soient toujours congénitales, et ce n'est que progressivement que cette émanation du tissu graisseux du fond de l'orbite commence à grandir et peut devenir une source d'embarras pour le sujet qui en est porteur. La tumeur, par son accroissement, est parfois susceptible de porter obstacle à l'écoulement de la sécrétion lacrymale.

Le lipome sous-conjonctival, caractérisé par sa couleur jaune et sa structure lobuleuse, est généralement couvert par la conjonctive parfaitement saine. En enlevant cette tumeur, lorsqu'elle cause de la gêne au malade, on tâche de conserver la muqueuse, qu'on réunit après l'opération (faite avec tous les soins de l'antisepsie) par quelques points de suture. Comme règle générale, on s'abstiendra de poursuivre les émanations trop en arrière, afin d'éviter toute complication fâcheuse.

E. Angiomes, télangiectasies de la conjonctive.

Assez souvent, on est consulté pour des dilatation svasculaires de la conjonctive qui ont pour siège la conjonctive bulbaire en dehors de la cornée, dans la partie exposée à l'air pendant l'ouverture des paupières. Plusieurs grosses veines se trouvent distendues et tortueuses, et donnent à l'œil un aspect très disgracieux. Cette télangiectasie circonscrite coïncide fréquemment avec une tendance à des télangiectasies de la peau de la face, ou avec de la couperose.

Les véritables angiomes de la conjonctive, qui siègent de préférence près de la caroncule, sont pour la plupart congénitaux. Ces tumeurs, qui ont pu parfois acquérir un volume tel qu'elles masquaient plus ou moins la cornée, se sont, dans la majorité des cas, propagées des paupières sur la conjonctive, et il est très exceptionnel de pouvoir les observer isolées sur la conjonctive même.

Tandis que les injections de substances coagulantes (perchlorure de fer) peuvent être rendues inoffensives lorsque, la tumeur siégeant sur les paupières, on l'isole de la circulation générale au moyen de pinces à anneau, pareille chose n'est pas exécutable pour les angiomes de la conjonctive du globe oculaire. Dans ce cas, on pourrait avoir recours à la ligature au-dessus d'aiguilles enfoncées à la base de l'angiome, ou à la galvanocaustique, ou même encore à l'électrolyse.

F. Kystes de la conjonctive.

On peut distinguer trois sortes de kystes conjonctivaux. D'abord, une variété siégeant de préférence sur la conjonctive bulbaire, de forme arrondie, mobile sous la muqueuse et ressemblant beaucoup comme aspect à une hydatide. Ordinairement ces tumeurs, qui souvent ne seront exactement différenciées d'une hydatide que par l'examen microscopique, n'acquièrent pas un grand développement et ne dépassent pas la grosseur d'une fève. Leur forme ronde et circonscrite, de même que leur couleur rose semi-diaphane, permettent de les distinguer facilement d'autres tumeurs. A l'aide de l'éclairage oblique, on constate aisément qu'elles ont un contenu séreux.

Dans un cas, où une semblable petite vésicule avait été détachée en totalité d'un coup de ciseaux, Warthon Jones trouva que ses parois étaient constituées par une membrane finement granulée, et qu'elle contenait un fluide dans lequel se voyaient des cellules plates à noyaux, ressemblant à des cellules épithéliales, les unes libres, les autres réunies de façon à former une sorte de membrane.

Une seconde variété de kystes, et celle-ci a probablement, dans la majorité des cas, une origine congénitale, siége près du bord cornéen, se montrant parfois, à la façon des dermoïdes, placée à cheval sur ce bord. L'épaisseur des parois de ces kystes est plus considérable, ce qui leur donne aisément un aspect laiteux. Ils ne sont pas mobiles sous la conjonctive, mais cette membrane adhère solidement à la petite tumeur qui elle-même ne se laisse pas, même à la dissection, détacher facilement du tissu sous-jacent. Le contenu transparent de ces productions est susceptible de se déplacer facilement vers la paroi supérieure, flasque, du kyste. Chez un malade opéré par de Wecker, la paroi antérieure d'un pareil kyste était formée de conjonctive épaissie, sans revêtement épithélial intérieur. Quant à la paroi postérieure, on ne put que très difficilement et très incomplètement la détacher du tissu épiscléral et de la cornée, opacifiée en ce point. Le contenu de ce kyste était absolument limpide.

Une troisième variété de kystes, se montrant sous l'aspect d'un ver transparent ou d'un chapelet de perles situé sous la conjonctive, se développe par suite d'une dilatation des vaisseaux lymphatiques, et constitue en quelque sorte un angiome lymphatique de la conjonctive. On la rencontre souvent chez des personnes qui ont souffert de conjonctivites chroniques.

L'*ablation* de ces différentes sortes de kystes ne présente guère de difficultés sérieuses, aussi s'abstiendra-t-on d'irriter inutilement l'œil par des cautérisations d'une portion adhérente, qu'on aurait négligé d'enlever.

G. Fibrome conjonctival.

A part les condylomes, que certains auteurs (de Walther) disent avoir observé, chez des sujets syphilitiques, un fibrome papilliforme a été incontestablement rencontré par Horner. La tumeur, qui ressemblait à un amas framboisé de condylomes pointus, récidiva après son ablation ; le malade, un homme de soixante-deux ans, succomba à un carcinome ventriculaire.

H. Ostéome sous-conjonctival.

Comme se rattachant à la formation de fibromes sous-conjonctivaux, il faut envisager la production d'ostéomes siégeant sous la conjonctive. On ne connaît que de très rares exemples de cette affection. En général, l'ostéome, de la grosseur d'une fève ordinaire ou d'un noyau de datte, adhère avec la conjonctive. Chez une de nos malades, pareille tumeur s'était développée fort lentement et sans gêne ; elle siégeait sous la conjonctive de la moitié supérieure du globe oculaire et dans le cul-de-sac.

II. — Tumeurs malignes.

A. Épithélioma.

Les cas de tumeurs épithéliales, se développant primitivement sur la conjonctive bulbaire ou la conjonctive des paupières, sont excessivement rares. Près du limbe conjonctival ou sur celui-ci même, on peut rencontrer déjà plus fréquemment pareilles tumeurs ; mais ce qui est plus habituel, c'est d'observer cette néoplasie sur la muqueuse, consécutivement, alors qu'elle s'est propagée des paupières. Dans ce dernier cas, une fois que le néoplasme a envahi les tissus profonds des paupières, il ne tarde pas à se propager sur la conjonctive. Mais un point digne de remarque, c'est qu'on observe des épithéliomas des paupières qui ont complètement envahi ces organes et la conjonctive palpébrale, et où néanmoins la conjonctive bulbaire et celle du cul-de-sac ne présentent, sauf une vascularisation anormale, aucun changement appréciable.

Dans le cancroïde de la conjonctive bulbaire, le mal se montre, au début, sous la forme d'un petit bouton, situé d'ordinaire plus ou moins près du bord externe de la cornée et couvert par la conjonctive vascularisée ; il a été souvent confondu avec un bouton de conjonctivite pustuleuse. Lorsque l'affection est plus avancée, on aperçoit une petite tumeur rougeâtre, bosselée, dont la surface, à aspect papillaire, est parfois excoriée, et sécrète à peine un peu de liquide purulent. Le reste de la conjonctive ne présente aucun changement, si ce n'est un peu d'hypérémie.

L'excoriation du tissu néoplasique s'accentuant davantage, il se forme alors un ulcère avec des bords irréguliers. Le fond de cet ulcère est bosselé, comme infiltré par une masse pultacée, et d'une couleur rouge pâle. Ces ulcères peuvent quelquefois persister fort longtemps avant de faire de grands progrès. Dans d'autres cas, la marche est plus rapide ; bientôt la cornée est atteinte par l'infiltration morbide et il en résulte une perforation avec destruction du globe oculaire. Un fait remarquable, c'est la résistance prolongée de la sclérotique à cette dégénération. Le mal peut s'étendre jusqu'au fond de l'orbite et atteindre les os, après avoir détruit les paupières, sans qu'on trouve pour cela la sclérotique envahie par la tumeur.

Il est important de reconnaître l'épithélioma aussitôt que possible, car c'est alors que, par une opération, on a encore le plus de chances d'arrêter le mal. Cette opération devient de plus en plus délicate et incertaine, lorsque la production morbide s'est localisée près de la cornée, dans le tissu sous-conjonctival très dense qui attache la muqueuse à la sclérotique, ou lorsque le néoplasme a déjà envahi la cornée. Il en est de même lorsque l'épithélioma a gagné une grande partie de la conjonctive bulbaire, et qu'on se trouve obligé de faire subir à la muqueuse une large perte de la substance. . . . .

Si l'épithélioma débute par la conjonctive des paupières, on fera bien de sacrifier une partie de ces dernières, en ne conservant autant que possible que le tissu sain. On tâchera de combler la perte de substance par une opération plastique, et, si l'on a dû exciser une partie de la conjonctive bulbaire, on fera aussi ses efforts pour réunir, autant que possible, la plaie conjonctivale, en dégageant la muqueuse sur une grande étendue, afin de faciliter son glissement. Au besoin on aura recours à la greffe, car il importe d'obtenir une guérison rapide de la plaie, avec le moins possible d'irritation. . . . .

Lorsque l'épithélioma a récidivé, qu'il occupe une grande étendue du globe, on fera bien de sacrifier cet organe, même s'il est parfaitement sain, car il est impossible d'arrêter autrement la marche funeste du mal, une fois qu'il s'est propagé dans le tissu sus-sclérotical, au delà de l'insertion des muscles droits.

B. Sarcome, mélanosarcome.

Les sarcomes, qui débutent sur la conjonctive bulbaire ou palpébrale, sont dans la majorité des cas des mélanosarcomes et s'observent avec l'aspect de tumeurs pédiculées, partant de la conjonctive tarsienne, ou bien apparaissent sous forme de taches siégeant sur la conjonctive bulbaire près du bord cornéen (de préférence l'externe). Dans les observations de mélanosarcomes on a parfois accusé comme cause occasionnelle du mal un traumatisme, plus souvent encore les malades ont rapporté l'origine de l'affection à une tache regardée comme congénitale.

Il ne faudrait pas confondre ces taches mélaniques avec des taches pigmentaires de la sclérotique, qu'on observe fréquemment chez des sujets à teint foncé. Les taches suspectes de la mélanose apparaissent comme un petit amas de sépia sous la conjonctive, et, lorsqu'elles menacent de s'étendre, elles s'agrandissent par de petits foyers voisins qui finissent par devenir confluents avec la tache primitive. La coloration de ces taches est d'un noir intense, tandis que la pigmentation la plus accusée de la sclérotique ne revêt qu'une teinte ardoisée.

Des sarcomes ayant pris leur origine sur le bord cornéen peuvent se propager de là sous la conjonctive; de même une mélanose voisine du bord de la cornée envahit aisément cette membrane. Au début, la marche de l'affection se montre fort traînante; tandis que, lorsque le mal a pris un certain développement, on peut voir les progrès se faire rapidement et les récidives, en dépit de l'ablation la plus exactement pratiquée, se multiplier, pour aboutir à des accidents métastatiques qui enlèvent les malades.

C. Cancer.

Le cancer débute encore bien plus rarement que les autres tumeurs malignes sur la conjonctive; il n'atteint guère cette membrane qu'après avoir envahi les paupières ou les membranes profondes de l'œil et s'être fait jour par la cornée. Il arrive alors, assez souvent, que le cancer laisse fort longtemps la muqueuse intacte, comme on a occasion de le voir pour les tumeurs de ce genre qui se développent dans le tissu cellulaire de l'orbite ou des paupières. Ce n'est que lorsqu'une ulcération s'est produite, que la conjonctive est rapidement atteinte et détruite par le cancer.

Le cancer conjonctival se présente soit à l'état médullaire, soit sous une forme gélatineuse, avec excroissances polypeuses. En présence de ces tumeurs malignes, il faut s'efforcer d'agir promptement et d'opérer autant que possible dans des parties tout à fait saines. De larges portions des paupières et le globe de l'œil doivent être sacrifiés sans hésitation.

ARTICLE XVII

MALADIES EXCEPTIONNELLES DE LA CONJONCTIVE : LEPRA, LUPUS, PITYRIASIS, PSORIASIS, PEMPHIGUS, TUBERCULES DE LA CONJONCTIVE.

I. — *Lepra.*

Des recherches de MM. Bull et Hansen, qui, à Christiana, ont étudié soigneusement les affections lépreuses de l'œil, il résulte que la conjonctive ne se trouve atteinte que secondairement.

En ce qui regarde le Brésil, nous avons sur cette maladie des relations dues à M. Petraglia. Il indique que dans les cas de lèpre, avec rougeur et plissement de la peau, il se formerait une pullulation de la conjonctive, se présentant comme une boursouflure mal limitée, arrondie, blanchâtre ou blanc jaunâtre, d'aspect luisant et lardacé, et sans vascularisation. Cette pullulation, qui n'est autre chose que l'infiltration épisclérale primitive que Bull et Hansen ont si bien indiquée, tranche sur la cornée par un bord à pic de 1 millimètre de hauteur, en se perdant insensiblement vers la périphérie du globe de l'œil ; elle fuse, comme dans les cas rapportés par Bull et Hansen, dans le tissu cornéen même.

M. Sylvester, qui a étudié cette triste maladie aux Indes (Bombay), est aussi de l'avis que c'est de la cornée, et non de la conjonctive, que part la localisation lépreuse.

II. — *Lupus conjonctival.*

Le lupus, même lorsqu'il a envahi les paupières, n'a pas une grande tendance à empiéter sur la conjonctive. Les lésions concomitantes de cette membrane se traduisent plutôt par une hypérémie et un état hypertrophique, causé par l'ectropionnement et la dénudation du globe de l'œil, à la suite de la destruction de ses voiles protecteurs.

Pourtant, par exception, une véritable éruption de boutons de lupus peut avoir lieu sur la conjonctive tarsienne, de préférence l'inférieure, formant des procidences arrondies ou papilliformes qui, réunies en groupe, ressemblent à des bourgeons charnus et se rapprochent, comme aspect, des granulations très développées. Comme pour le lupus cutané, ces boutons se cicatrisent en même temps que de nouveaux poussent en d'autres points, de façon qu'un treillage de tissu cicatriciel se forme sur la muqueuse bourgeonnante. Finalement, des pertes considérables de la conjonctive déterminent le renversement de la paupière, avec symblépharon.

Le diagnostic est en général facile et la confusion avec un trachome est rendue impossible par la présence d'altérations semblables sur la peau de la figure et par la tendance de l'affection, même lorsqu'elle a débuté sur la muqueuse, à empiéter sur le bord libre de la paupière, ce qui n'existe pas pour les granulations. Toutefois, il faut se souvenir que, comme dans un cas rapporté par Arlt, le lupus conjonctival peut précéder de plusieurs semaines l'éruption de la joue et du nez.

Le traitement doit consister, soit dans un raclage avec un instrument analogue à celui que Borelli a recommandé pour les granulations, ou avec la curette tranchante à chalazion, raclage suivi d'une cautérisation avec le nitrate d'argent pur ou mitigé, soit, comme l'a pratiqué M. Pflüger, dans des séries de nombreuses piqûres faites avec l'aiguille à tatouage à quatre pointes de de Wecker, en faisant aussi suivre chaque séance d'une cautérisation.

III. — *Pemphigus de la conjonctive.*

Le pemphigus, même en se généralisant, n'éclate que très rarement sur la conjonctive. Lorsque des bulles de pemphigus conjonctival se développent, mesurant le volume d'un pois, d'une lentille, contenant un liquide trouble et laissant, après rupture, une érosion accompagnée de sécrétion, il en résulte une destruction de la muqueuse au point où l'éruption a eu lieu. En se répétant, la maladie entraîne, à la longue, le développement d'un symblépharon et d'un xérosis plus ou moins complets.

IV. — *Pityriasis et psoriasis conjonctival* (*herpès iris*).

M. Blazy (de Bayonne) a attiré l'attention sur une certaine forme de conjonctivite, très tenace, qui éclate chez des personnes soumises à l'influence dartreuse et atteintes de pityriasis de la face, principalement des paupières, du cuir chevelu ou d'autres régions du corps. La *conjonctive pityriasique* se caractériserait par une desquamation très active de l'épithélium conjonctival. De la présence de ces produits de desquamation au-devant de la pupille, résultent, pour le malade, des scotomes gênants et qui sont susceptibles de se déplacer par les mouvements des paupières. La rougeur de la conjonctive enflammée prédomine, comme symptôme, sur la sécrétion. M. Blazy recommande ici l'usage de l'arsenic à l'intérieur et des fomentations arsenicales.

Le *psoriasis* a déjà été mentionné à l'occasion de l'article *xérosis*. Des exemples irréfutables de localisation de psoriasis sur la conjonctive, sous forme de papules plates, de couleur cuivrée, tranchant nettement sur la conjonctive voisine, et offrant la grosseur d'une lentille, ont été signalés, et nous ne saurions trop appeler l'attention sur cette forme d'inflammation de la conjonctive, dans laquelle il se développe rapidement un rapetissement du cul-de-sac conjonctival et des adhérences morbides des paupières avec le globe oculaire (symblépharon), pour donner lieu à la phthisie essentielle de la conjonctive.

Comme éruption rare de la conjonctive, signalons encore un cas d'*herpès iris*, observé à la clinique de de Arlt et relaté par M. Fuchs.

V. — *Tubercules de la conjonctive.*

Il paraît que, très exceptionnellement, la conjonctive est susceptible de devenir le siège de tubercules, comme le démontre une observation de véritable *éruption tuberculeuse* conjonctivale relatée par M. Hock, ou que le tissu bourgeonnant de la conjonctive peut subir une phase régressive de tuberculisation. Ainsi, M. Walb insiste sur la disposition de la conjonctive à bourgeonner autour d'un corps étranger, à la suite du frottement d'une pièce artificielle, consécutivement à des lésions, à l'action de corps chimiques et de brûlures. Cette disposition donnée, la diathèse d'un individu, sur lequel pareil bourgeonnement de la conjonctive a eu lieu, peut faire que la manière de voir des anciens auteurs se réalise, c'est-à-dire que ces masses nouvellement formées se tuberculisent. Les observations de tuberculose conjonctivale se sont multipliées dans ces derniers temps. D'après M. Rhein (*Archiv. f. Ophthalm.*, XXXIV, 3, p. 68), la tuberculose conjonctivale se présenterait sous forme de production folliculaire « qui, ni comme image clinique, ni comme structure histologique, ne se différencierait du soi-disant trachome, dont le diagnostic ne pourrait ainsi être établi que par la démonstration du micro-organisme afférent à l'affection ». Une série d'observations publiées pour soutenir cette thèse, engage vivement à rechercher, dans toutes les affections tenaces et bourgeonnantes de la conjonctive, surtout chez les enfants à aspect scrofuleux et à prédisposition héréditaire, si la maladie chronique de la conjonctive n'est pas de nature tuberculeuse.

Le *traitement* doit consister en excisions, avec cautérisations galvaniques, badigeonnages et pansements au sublimé.

ARTICLE XVIII

ENTOZOAIRES DE LA CONJONCTIVE

Le *cysticerque* est l'entozoaire que l'on trouve le plus souvent sous la conjonctive. Toutefois, les cas de cysticerque sous-conjonctival sont très rares; Sichel père, qui a particulièrement eu occasion de rencontrer cette affection, bien qu'en France le cysticerque intra-oculaire ne s'observe que très exceptionnellement, en donne la description suivante :

« On pourra se prononcer sans hésitation sur la présence d'un cysticerque sous la conjonctive toutes les fois qu'on trouvera vers l'un des angles, et plus ou moins rapprochée du diamètre transversal de l'hémisphère antérieur de l'œil, une tumeur recouverte par la conjonctive, arrondie, rose pâle, semi-diaphane, où l'on reconnaîtra presque toujours au centre un disque blanchâtre ou jaunâtre, circonscrit; que cette tumeur sera d'un rouge plus foncé et plus vascularisée à sa circonférence, élastique, mais dure, se déplaçant latéralement dans une certaine étendue, quoique adhérente par le centre de sa face postérieure à la sclérotique. Il n'existe aucune douleur spontanée; quelquefois seulement le malade accuse la sensation d'une légère pression ou d'une gêne lorsque les paupières se rapprochent. »

Sichel père a publié un cas dans lequel le cysticerque se trouvait sous la conjonctive palpébrale. Un fait analogue a été relaté par son fils.

Chez les sujets, presque tous jeunes, atteints de cysticerque sous-conjonctival, il n'existait pas une disposition particulière à cette affection. L'animalcule n'avait pas produit de phénomènes inflammatoires bien prononcés, et la guérison fut facilement obtenue par l'opération en énucléant le petit kyste.

Un autre entozoaire qu'on rencontre dans le tissu sous-conjonctival, mais seulement dans les climats chauds, c'est la *filaire de Médine*. On l'a de même observée dans la caroncule lacrymale. Ce ver, qu'on trouve aussi dans le tissu graisseux de l'orbite, peut se transporter, de là, sous la conjonctive, et y causer des inflammations et des douleurs très intenses. Les mouvements de l'animalcule sont très rapides; il est blanc, de 25 à 30 millimètres de longueur, et, à peu près, de 0mm,5 d'épaisseur.

ARTICLE XIX

AFFECTIONS DE LA CARONCULE ET DU PLI SEMI-LUNAIRE. ENCANTHIS

En dehors des plis accidentels que peut présenter la conjonctive, il s'en trouve un fixe, persistant même pendant l'occlusion des paupières. Ce pli, que rend surtout manifeste l'écartement des paupières avec des crochets mousses, court dans le pourtour de l'œil, mais est surtout apparent au côté médian. Dans l'état habituel d'écartement des paupières, il n'est visible que dans un seul endroit, à l'angle interne, où il constitue le pli semi-lunaire (*plica semi-lunaris*).

Au côté interne (médian) du pli semi-lunaire se trouve la *caruncula lacrymalis*. Elle se présente comme un monticule aplati sous forme de cône. La portion arrondie et obtuse est placée au milieu du lac lacrymal, et se voit sur l'œil ouvert. L'extrémité pointue se cache sous la paupière supérieure et finit par se perdre dans le pli circulaire. La surface de la caroncule se montre un peu bosselée, ce qui résulte de la présence de treize à quinze poils très ténus, munis de glandes folliculaires relativement volumineuses, qu'on peut encore, à l'œil nu, reconnaître sous la forme de points blancs. L'épaisseur de la caroncule est due à la présence, en ce point, d'un petit coussinet de graisse.

Nous avons eu l'occasion de voir que la caroncule lacrymale, de même que la membrane semi-lunaire, participent plus ou moins aux inflammations de la muqueuse dont elles constituent des parties intégrantes; on ne doit donc pas séparer leurs maladies de celles de la conjonctive en général. Nous avons vu aussi que la caroncule et la membrane semi-lunaire sont les partiesde la conjonctive sur lesquelles on rencontre principalement les végétations décrites sous le nom de polypes de la conjonctive.

Cette portion de la membrane peut être prise d'infarctus de ses glandes et présenter alors une prédisposition à des inflammations réitérées (*encanthis calculosa*).

Le développement excessif des poils placés sur la caroncule a été quelquefois observé et décrit sous le nom de *trichosis carunculæ*.

Après des inflammations chroniques de la muqueuse, on peut observer un engorgement de la caroncule, décrit sous le nom d'*encanthis*. Cet engorgement, qui peut être la cause unique d'un larmoiement persistant, cède facilement à des cautérisations légères. Il faut distinguer cette forme d'*encanthis bénin* d'un *encanthis malin*, produit par le développement de tumeurs (le plus souvent de mauvaise nature) dans cette partie de la muqueuse.

Signalons encore l'existence d'un *encanthis inflammatoire*, très rare, dans lequel une injection et un gonflement assez considérables, circonscrits à la caroncule, se terminent par l'apparition d'un petit abcès, que l'on videra par une ponction.

Les lésions traumatiques (brûlures) et les corps étrangers de la conjonctive seront traités en commun avec ceux de la cornée et de la sclérotique, à la fin des chapitres relatifs à ces maladies.

CORNÉE ET SCLÉROTIQUE

ANATOMIE [1]

CORNÉE

On distingue dans la cornée cinq couches, qui sont (fig. 100), en comptant d'avant en arrière : 1° l'épithélium; 2° la lame élastique antérieure (membrane de Bowman); 3° la substance propre; 4° la lame élastique postérieure (membrane de Demours ou de Descemet); 5° l'endothélium de la chambre antérieure (épithélium de la membrane de Descemet, épithélium de la chambre antérieure).

Sur des préparations au chlorure d'or et au carmin, particulièrement chez le porc et le pigeon, la cornée apparaît colorée de trois teintes différentes, parfaitement distinctes, ce qui permet de la diviser ainsi en trois couches. La plus antérieure comprend : l'épithélium, la lame élastique antérieure et les parties de la substance propre les plus voisines de celle-ci La plus postérieure embrasse la membrane de Descemet et les parties avoisinantes de la substance propre; entre les deux se trouve la masse principale de cette substance. Suivant Waldeyer, on serait ainsi autorisé à distinguer dans une cornée parfaitement développée trois couches embryonnaires, et à les désigner chez les vertébrés supérieurs sous les noms de couche cutanée, sclérale et choroïdale. Kölliker se prononce en faveur d'une portion cutanée et sclérale, mais il n'admet pas une partie choroïdienne.

Substance propre de la cornée. — Le parenchyme cornéen présente, au milieu de son *ciment* ou substance fondamentale, une *masse fibrillaire*, des *éléments cellulaires* et un *système de lacunes* qui, d'après *de Recklinghausen*, sont des espaces et des canaux lymphatiques; il existe, en outre, des *vaisseaux* et des *nerfs* qui affectent une disposition particulière.

Il est facile, au moyen de divers réactifs, de décomposer la substance cornéenne en fibrilles les plus ténues, qui ne diffèrent de celles des autres membranes conjonctives que par leur excessive finesse. Ces fibrilles se montrent, sur des préparations par lacération, légèrement ondulées, comme les fibrilles conjonctives ordinaires, sauf que les ondes sont plus courtes. Dans leurs rapports normaux, et sous une tension normale de la cornée, les fibrilles ont cependant un trajet direct qui correspond, bien entendu, à la courbure de la membrane. On constate, en outre, cette particularité que les fibrilles s'entre-croisent entre elles à angle droit dans les divers plans superposés.

Les fibrilles forment de petits faisceaux (faisceaux primitifs de la cornée) qui ont un calibre à peu près égal. Les faisceaux ne sont pourvus ni de gaines, ni de fibres enveloppantes et ils ne sont séparés entre eux que par une plus grande quantité de substance fondamentale ou de ciment, qu'on peut désigner sous le nom de *substance de ciment interfasciculaire*, réservant celui de *substance de ciment interfibrillaire* à celle qui sépare les fibrilles dans l'intérieur des faisceaux. Les faisceaux de fibrilles (la cornée étant supposée étendue à plat) présentent dans les différents plans horizontaux superposés une cohésion plus grande que dans le plan vertical; il en résulte pour la cornée une sorte de structure lamellaire qui se dessine très nettement, surtout dans les parties de la membranes voisine de la lamelle de Descemet. Toutefois, il faut noter que, malgré cette structure lamellaire, il existe, particulièrement dans les couches les plus antérieures de la cornée, des faisceaux isolés qui passent d'une couche dans l'autre et qui peuvent même traverser obliquement plusieurs lamelles (*fibræ arcuatæ*, fig. 101).

(1) Résumé d'après Waldeyer (*Traité complet d'ophthalmologie*, t. II, p. 1).

Maintenant que nous savons que les fibrilles constituent des faisceaux d'égale épaisseur entre-croisés à angle droit, que ceux-ci forment à leur tour des lamelles, de façon que certains faisceaux arciformes dérangent cette disposition lamellaire, en parcourant diagonalement et en arc un nombre variable de couches, il nous sera facile d'interpréter le

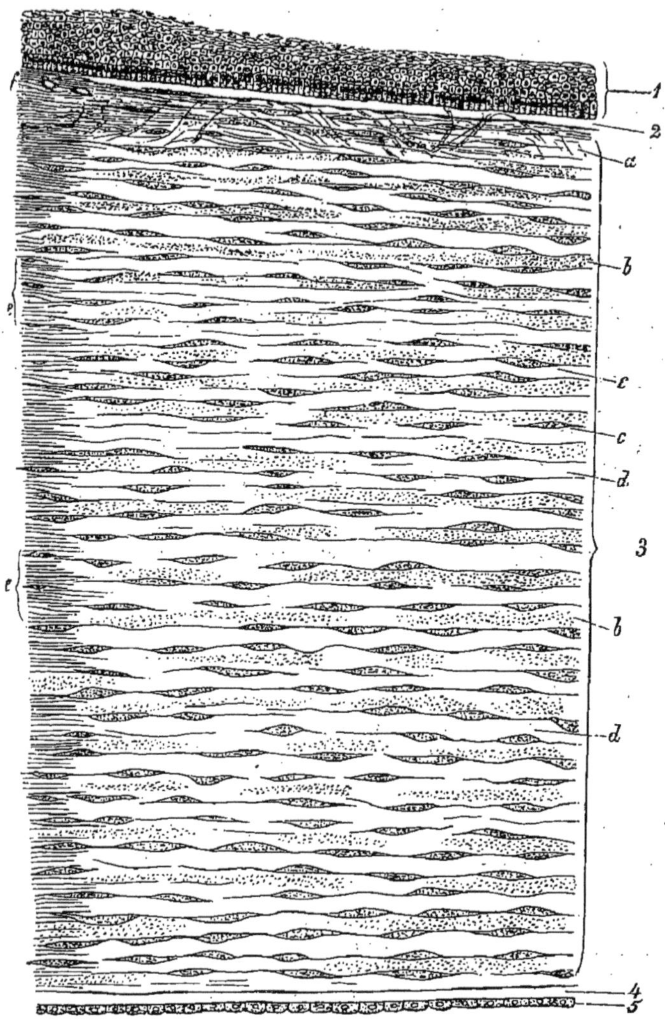

Fig. 100. — Coupe verticale de la cornée de l'homme (Hartnack, IV, tube enfoncé).

1, épithélium; 2, lamelle homogène antérieure (membrane de Bowman); 3, substance propre de la cornée; 4, lamelle homogène postérieure (membrane de Descemet); 5, endothélium de la chambre antérieure. — *a*, couche la plus antérieure de la substance propre, avec les fibres ascendantes et les plus petits espaces lymphatiques étroitement serrés les uns contre les autres; *b*, coupe transversale des fibres qui apparaissent comme des points; *c*, espaces lymphatiques avec leur contenu qui paraît granuleux; *d*, coupe longitudinale des faisceaux de fibrilles, qui ont ici une apparence homogène; *e*, *e*, limite scléro-cornéenne; en haut, l'épithélium un peu plus épais, les fibres de la substance propre plus serrées; *f*, coupe transversale de fins vaisseaux.

dessin d'une coupe transversale de la substance propre (fig. 100). Nous avons, en 1 (fig. 100), l'épithélium; au-dessous, en 2, la lamelle homogène antérieure; le 3 représente la coupe transversale de la *substance propre* en entier, qui nous montre, en *a*, les couches antérieures avec les *fibres arciformes*, en *b*, sous forme de points, la coupe de fibres transversales qui alternent assez régulièrement avec les lamelles, la section ayant rencontré les fibres (*d*) dans le sens de leur longueur; en 4 et 5, se présente la membrane de Descemet et son endothélium, et *c* représente les lacunes lymphatiques et leur contenu.

La *substance fondamentale* ou *ciment* soude les fibrilles, leurs faisceaux et les lamelles; de manière à en former une masse passablement compacte et unie. Il est donc légitime de distinguer des *ciments interfibrillaire*, *interfasciculaire* et *interlamellaire*. D'après *Henle*, il existe encore dans ce ciment, chez l'homme et les plus gros mammifères, de fines fibres élastiques, mais seulement dans le voisinage du rebord cornéen. Les indices de réfraction de ces deux substances, fibrillaire et interfibrillaire, sont si peu différents que, immédiatement après la mort, il n'est possible de les distinguer à l'aide d'aucun moyen optique. Ce n'est qu'après un séjour un peu prolongé dans la chambre humide qu'apparaissent, même sans l'aide d'aucun réactif, des traces de fibrilles et de ciment. Dans ces conditions, le ciment se révèle entre les faisceaux, comme une masse terne, amorphe, çà et là très finement granulée comme le protoplasma, montrant de place en place de petits renflements sous forme de très fines varicosités. Sa direction absolument identique à celle suivie par les faisceaux, sa superposition en épaisses couches constamment parallèles, empêche qu'on ne les confonde avec tout autre élément constituant de la cornée, en particulier avec les fines fibrilles nerveuses.

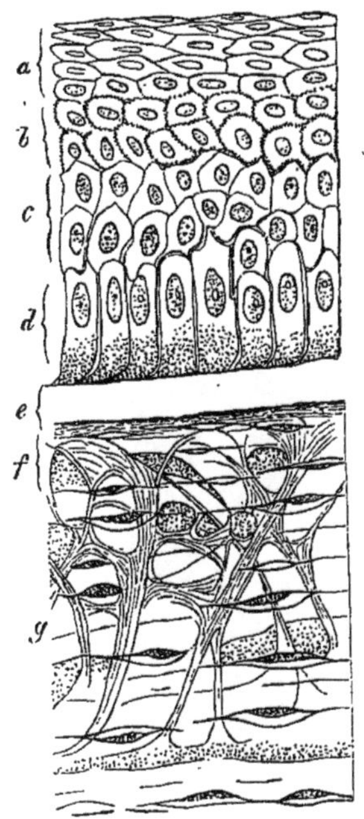

FIG. 101. — Coupe méridienne à travers la cornée du veau (Prépar. du Dr A. de Brunn, Hartnack, VIII, tube enfoncé).

a, cellules épithéliales plates; *b*, cellules dentelées; *c*, cellules épithéliales polymorphes; *d*, cellules cylindriques; *e*, lamelle de Bowman; *f*, couche la plus antérieure de la substance propre, avec les fibres courtes et grêles et de plus petites lacunes lymphatiques; *g*, couche profonde avec les fibres ascendantes ou de soutien.

On peut considérer (Waldeyer) le ciment comme un reliquat modifié du protoplasma des cellules mères qui composent exclusivement la substance de la cornée, dans les premiers temps de la vie embryonnaire. La plupart de ces cellules mères se transforment dans la substance fondamentale de la cornée, de telle façon que la plus grande partie de leur protoplasma devient substance fibrillaire, pendant que les reliquats de ce protoplasma conservent une constitution plus homogène, comme ciment entre les fibrilles et les faisceaux. Si l'on veut comparer le ciment du tissu conjonctif fibrillaire avec les parties constituantes des autres séries de substances conjonctives, on peut regarder, comme son équivalent, la substance hyaline du cartilage.

Dans la substance propre de la cornée, ou, pour mieux dire, dans le ciment qui unit dans un seul ensemble la masse fibrillaire, est enfoui un système de lacunes et de canaux, système appelé *Saftcanal-System* par de *Recklinghausen*. Si nous faisons abstraction, pour le moment, des éléments contenus dans ces espaces (cellules et nerfs), nous voyons qu'ils forment dans la cornée un système de cavités lenticulaires, aplaties, qui communiquent entre elles par un très grand nombre de prolongements canaliculés très fins. Les figures 101 et 102 peuvent donner une image de ces canaux. Dans la figure 101, ils sont dessinés sur une coupe verticale; dans la figure 102 sur une coupe horizontale. Ces *espaces lymphatiques* sont situés dans le ciment interlamellaire; quant à leurs *prolongements canaliculaires*, ils cheminent aussi bien dans la masse interlamellaire que dans la masse interfasciculaire, qui sépare les faisceaux, et même vraisemblablement dans le ciment interfibrillaire.

Les canicules, qui sortent des lacunes dans presque toutes les directions, gagnent, pour la plupart, les plans interlamellaires et là, suivent de nouveau la même voie que les faisceaux. D'autres se dirigent, en outre, vers les lamelles plus antérieures ou vers celles qui se trouvent situées plus profondément. Comme les faisceaux de fibrilles des diverses lamelles s'entre-croisent en sens divers, et que les canalicules suivent naturellement dans ces lamelles le même chemin que la substance interfasciculaire, ces canalicules s'infléchissent aussi en s'entre-croisant à angle droit. Il en résulte que les prolongements des lacunes lymphatiques, situées dans les plans voisins, se croisent aussi pour la plupart à angle droit, de même que les prolongements appartenant à la même lacune. Outre les canalicules qui ont un long parcours dans le ciment interfasciculaire, il en est d'autres plus courts, plus irrégulièrement sinueux, qui suivent toutes les directions et unissent entre eux deux espaces et deux canalicules. Les figures 102, 103 et 106 rendent intelligible cette disposition.

C'est surtout au moyen de l'imprégnation d'argent (fig. 102) que de Recklinghausen a découvert les canalicules lymphatiques de la cornée. La valeur de pareilles préparations ne saurait être discutée; il suffit pour s'en convaincre de se reporter aux figures 106 et 107, qui, elles, ont été obtenues sur des cornées fraîches, examinées dans l'humeur aqueuse. L'emploi du nitrate d'argent, comme réactif, a permis de se bien rendre compte de ce fait que les lacunes et les canaux lymphatiques sont de forme et de grandeur variables, dans les différentes couches de la cornée. Les lacunes les plus petites, avec les canalicules les plus nombreux, se trouvent immédiatement sous l'épithélium antérieur, les plus grandes dans le voisinage de la membrane de Descemet. Cette disposition, qui se présente constamment sur les images d'argent bien venues, est tout à fait incompatible avec l'opinion qu'il s'agirait là de produits artificiels.

La méthode des injections est venue fort à l'appui des résultats de l'imprégnation d'ar-

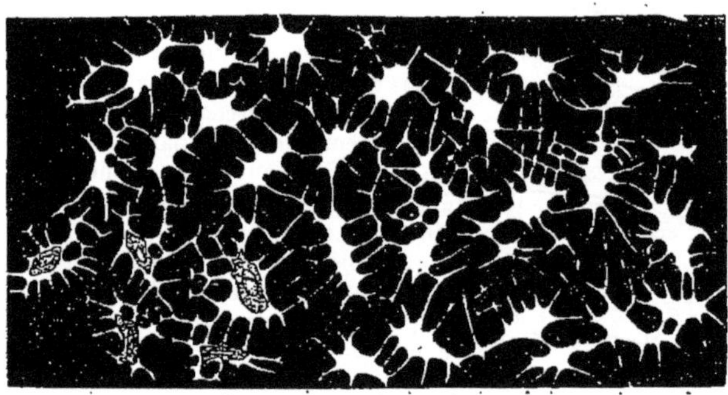

Fig. 102. — Système des lacunes lymphatiques de la cornée d'un homme âgé de trente ans environ (Préparation d'argent, Hartnack, VIII, tube enfoncé).

Dans un coin de la préparation, quatre cellules sont représentées dans l'intérieur des lacunes, telles qu'elles apparaissent, d'ailleurs, dans toute la préparation, sans le concours d'aucun autre réactif.

gent pour confirmer l'existence d'un système de canalicules. On sait que c'est *Bowman* qui, le premier, injectant du mercure dans la cornée du bœuf, obtint ces figures en tubes allongés, qu'il a désignés sous le nom de *tubes cornéens*. On a encore parlé ici de produits artificiels, résultant d'une dissociation des traînées de fibrilles, sous l'influence de l'effort nécessaire pour chasser l'injection. Mais en ayant recours, comme de Recklinghausen, à des liquides oléagineux, il est évident, si l'on agit avec précaution, que, seuls, des espaces et des canalicules préformés seront remplis par l'injection Chez le bœuf, on obtient alors (fig. 103) des dessins représentant des canaux droits, allongés et rectilignes, et présentant, de place en place, des dilatations fusiformes. La plupart de ces *tubes cornéens* s'entre-croisent dans les différentes lamelles superposées. Les dilatations correspondent, comme grandeur, exactement aux lacunes dévoilées par l'imprégnation d'argent, et un examen attentif de la préparation permet de reconnaître, dans l'intérieur de ces renflements, des corpuscules protoplasmatiques renfermant des noyaux (fig. 103). Quant aux figures en lignes droites que donnent ces préparations, elles résultent de ce que ce sont particulièrement les canalicules rectilignes d'un certain calibre qui, sur le bœuf, se trouvent ainsi injectés. D'ailleurs, il est parfois possible, chez le bœuf également, d'obtenir des espaces étoilés d'où rayonnent des canaux dans plusieurs directions, images qui correspondent exactement aux lacunes lymphatiques des préparations fraîches et des préparations imprégnées par l'argent. Pour cela il faut seulement faire l'injection aussi doucement que possible, en frottant plutôt la surface de la cornée, après avoir fait pénétrer les premières gouttes, qu'en exerçant une forte pression avec la seringue (Waldeyer).

En procédant sur la cornée humaine, ou sur celle du cochon d'Inde, on peut alors obtenir aisément, par la méthode des injections, des préparations en tous points semblables à celles fournies par l'argentation. Pour cela, Waldeyer recommande l'essence de térébenthine, colorée à l'alkanna (racine d'orcanette). L'injection est poussée par un faible effort près du bord de la cornée et on tâche, par de douces pressions, avec le doigt ou une

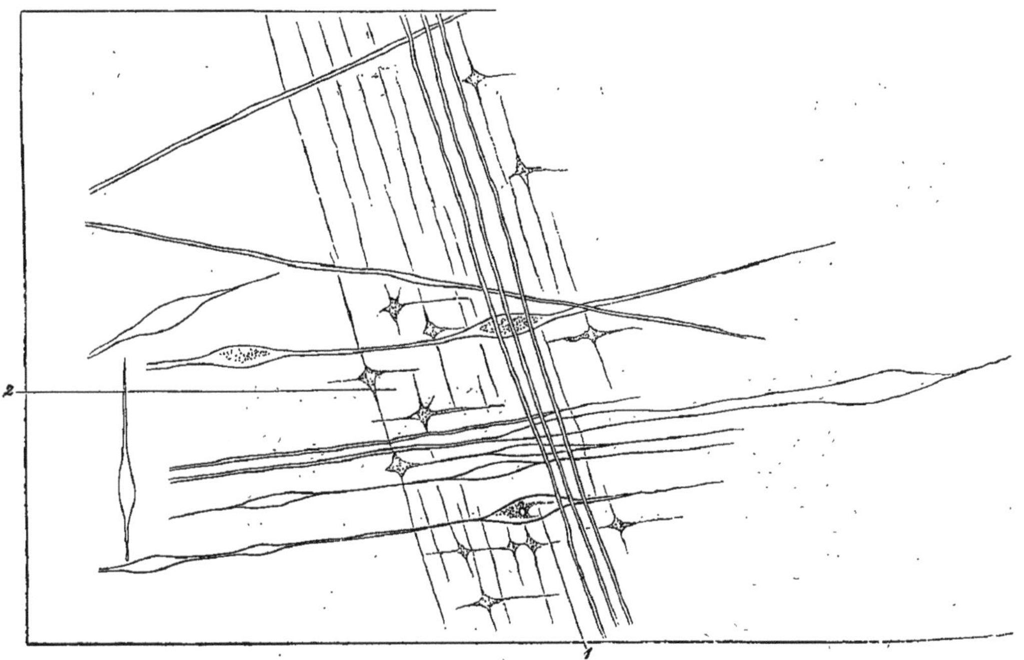

Fig. 103. — Cornée de bœuf injectée; tubes cornéens de Bowman (Hartnack, système IV, tube enfoncé).

1, dilatation fusiforme correspondant à une lacune et contenant un corpuscule protoplasmatique pourvu d'un noyau; 2, réseau de lacunes se dessinant imparfaitement dans une couche plus profonde; fines traces unissantes du ciment interfasciculaire.

baguette de verre, de faire avancer la masse injectée. On voit alors constamment, vers les parties marginales de la zone injectée, se présenter les canalicules, remplis sous forme de

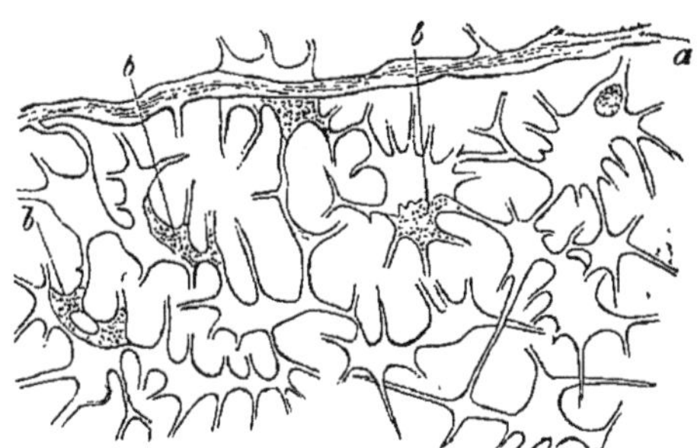

Fig. 104. — Canalicules lymphatiques de la cornée humaine injectés au moyen de l'essence de térébenthine rougie à l'alkanna, les contours des figures rouges sont seuls rendus (Hartnack, V, tube enfoncé).

a, canal nerveux injecté aussi par la masse rouge; *b*, *b*, *b*, cellules cornéennes, comprimées par la substance occupant les espaces lymphatiques; dans l'une des cellules s'aperçoit encore le noyau.

figures étoilées (fig. 104). Dans le cas où les cellules de la cornée, dont il sera question plus loin, sont devenues apparentes, elles se montrent dans toutes les dilatations des canaux injectés.

En outre, Waldeyer, en poussant la substance d'injection vers la limite sclérale, a réussi à injecter, de la cornée, les canalicules lymphatiques de la sclérotique contiguë, et, chaque fois, il se rencontrait, à côté de la masse injectée, des cellules pigmentées (comp. fig. 105); l'injection pénètre donc évidemment ici dans des voies préexistantes.

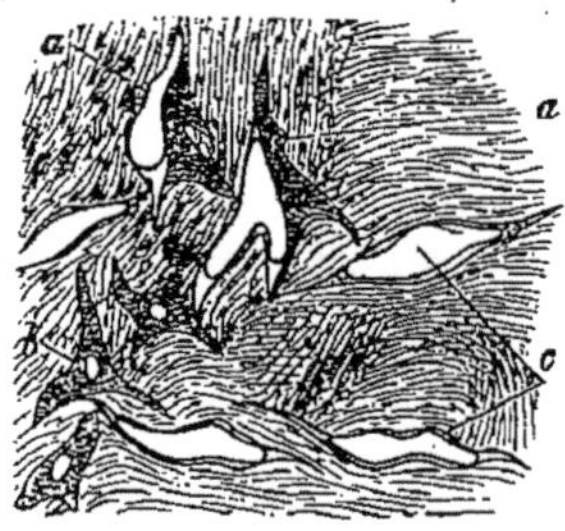

Fig. 105. — Fragment de la sclérotique du bœuf au voisinage de la limite cornéenne. Injection de la cornée avec de l'essence de térébenthine rougie à l'alkanna. (Hartnack, III, tube enfoncé.)

a, a, espaces lymphatiques de la sclérotique munis de cellules pigmentées, se trouvant comprimées par la masse injectée qui a dilaté les espaces; *b*, espaces lymphatiques normaux, non dilatés, remplis en entier par des cellules lymphatiques; *c*, espaces lymphatiques remplis de gouttes luisantes de térébenthine et ne montrant pas de cellules.

La cornée renferme donc un système canaliculaire nettement délimité, et non pas de simples espaces interstitiels dans lesquels seraient placées les cellules cornéennes. Les préparations obtenues sur des cornées fraîches, conservées quelque temps dans la chambre humide, sont, à cet égard, des plus démonstratives.

La figure 106 représente une cornée de grenouille, dessinée à la chambre claire : la préparation a été faite après six heures d'immersion dans l'humeur aqueuse; la figure 107 représente une préparation prise sur une cornée humaine, examinée dans l'humeur aqueuse une heure après la mort. Ces deux dessins nous montrent des figures étoilées, richement anastomosées par un grand nombre de fins prolongements, figures qui se manifestent comme des lacunes et des canaux transparents, entre lesquels la substance cornéenne s'accuse par un aspect homogène plus sombre. Si on les compare avec celles que donnent l'imprégnation d'argent et les injections (comp. fig. 102 et 104), aucun doute ne saurait sub-

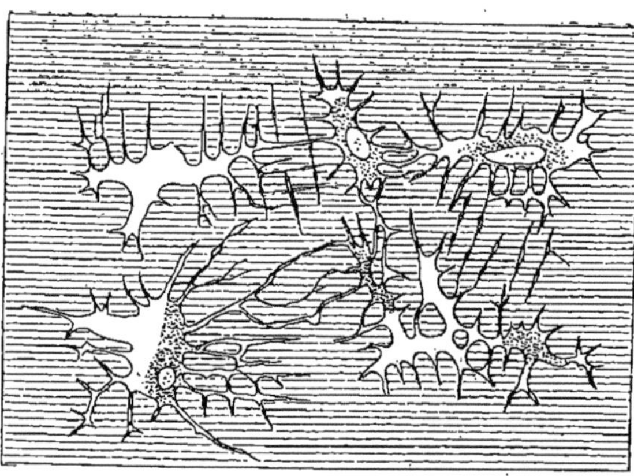

Fig. 106. — Fragment d'une cornée de grenouille, conservée fraîche dans l'humeur aqueuse. Lacunes et système canaliculaire. Cinq cellules cornéennes dans cinq lacunes différentes; le noyau est visible dans quelques-unes. Les cellules ne remplissent pas toute la cavité de la lacune (Hartnack, système VIII, tube fermé).

sister sur leur parfaite identité. Notons encore, dès maintenant, que ce qu'on appelle cellules cornéennes, ne concorde (comme le montrent les dessins de Waldeyer) ni comme forme, ni comme contours, avec les figures arborescentes des cornées fraîches. Ces cellules ont plutôt l'apparence de corpuscules plats, à prolongements peu nombreux et insignifiants, et paraissent appliquées contre l'une ou l'autre paroi de la lacune lymphatique (Waldeyer).

Le système des canaux lymphatiques de la cornée possède-t-il une paroi propre ? Bien que Leber ait pu isoler, après injection préalable, de longs tubes de Bowman et des corpuscules étoilés, il ne serait pas possible, d'après Waldeyer, de croire à la présence de véritables parois des canalicules; mais il faudrait admettre que le ciment contigu aux espaces lymphatiques acquiert et présente une résistance plus considérable.

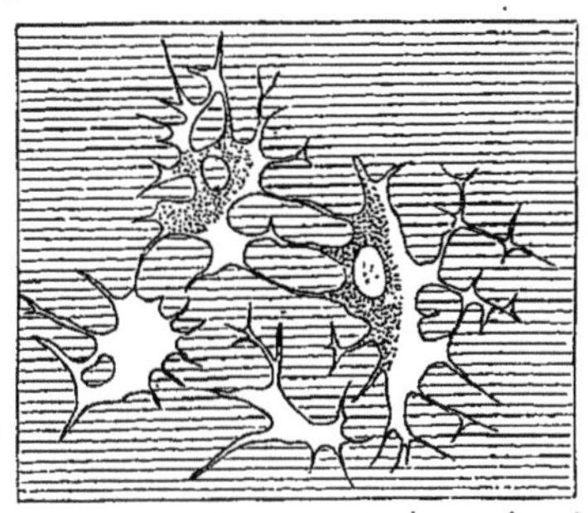

FIG. 107. — Cornée humaine examinée dans l'humeur aqueuse une heure après la mort. Quatre des plus grandes lacunes anastomosées : deux contiennent des cellules cornéennes, qui ne remplissent pas la lacune (Hartnack, système VIII, tube enfoncé).

La partie la plus importante de la substance propre de la cornée est le contenu de son système canaliculaire. A part ce qu'il peut accidentellement renfermer, en particulier des molécules pigmentaires, ce système contient un liquide et trois sortes de cellules : les *cellules cornéennes*, des *leucocytes* et quelques *cellules pigmentées*.

Le contenu fluide des espaces et canalicules cornéens, qui sont, pendant la vie et sous une tension normale, toujours remplis, doit avoir essentiellement la même composition que celui de la chambre antérieure, attendu que la cornée ne possède pas de vaisseaux propres et que le contenu de cette chambre peut constamment et avec facilité transsuder à travers la substance cornéenne. Ce liquide a, du reste, tous les caractères d'un liquide séreux et renferme nécessairement les éléments de nutrition qu'il apporte aux tissus et le détritus de nutrition qu'il en ramène. Lorsqu'on pratique, en effet, une injection dans le corps vitré ou dans la chambre antérieure (Weiss), le liquide injecté pénètre dans la cornée, à travers le ciment des cellules endothéliales de la membrane de Descemet (coloration par le bleu de Prusse) et se retrouve dans l'intérieur des canaux du suc (corpuscules étoilés) de la cornée. Une partie du liquide s'écoule aussi par le nerf optique.

L'étude des *cellules cornéennes*, *cellules fixes*, ainsi que les appelle Cohnheim, par opposition aux cellules migratrices, est une des plus importantes. Dans les recherches relatives à ces cellules, qu'on a aussi désignées du nom de corpuscules cornéens, il est de la plus haute importance de se tenir à la cornée fraîche, conservée immédiatement après la mort dans l'humeur aqueuse du même œil, sans avoir fait subir à cette membrane ni pression, ni traction d'aucune nature.

En procédant ainsi, on trouve des figures étoilées, d'un reflet mat, munies d'émanations nombreuses, fortement ramifiées et s'anastomosant. En outre, on aperçoit dans les dessins clairs, sur lesquels les prolongements ramifiés sont confluents, des corps plus opaques ayant l'aspect d'amas protoplasmatiques très finement granuleux. Ces amas occupent l'un ou l'autre côté, ou le coin d'une figure dentelée qui se dessine tout d'abord, et ils ne remplissent jamais en entier cet espace anguleux. Les éléments dentelés, avec leurs émanations, que l'on voit tout d'abord, doivent être regardés comme des espaces lymphatiques de la cornée, tandis qu'il faut envisager les corpuscules protoplasmatiques à noyaux, tant qu'ils ne montrent pas de mouvements, comme les cellules fixes de la cornée. Il faut remarquer ici, tout de suite, que, dans certains de ces espaces lymphatiques dentelés et clairs, on aperçoit aussi des corpuscules migrateurs qui montrent, sur des préparations fraîches, des mouvements très vivaces. Les figures 106 et 107 rendent compte de ce que nous venons d'exposer. On reconnaît les espaces et canalicules lymphatiques avec leurs contours, et, dans certains espaces, les corpuscules protoplasmatiques à limites peu distinctes, avec leurs noyaux, tels qu'ils se montrent dans des préparations fraîches.

A part les corpuscules protoplasmatiques à noyau, qu'il convient de désigner sous le nom de *cellules cornéennes*, et, abstraction faite de rares cellules migratrices, les espaces étoilés renferment à l'état frais un liquide albumineux, parfaitement transparent. Il résulte de cette disposition, d'une part, que chaque fois que la cornée manque de liquide, ces espaces doivent s'affaisser et prendre un aspect fusiforme, — les prétendues cellules fusiformes de cette membrane sont par conséquent toujours un produit artificiel, — et, d'autre part, que tous les réactifs qui déterminent dans les liquides albumineux une coagulation, produisent aussi nécessairement cet effet dans les espaces et canalicules décrits. Ce sont ces faits qui

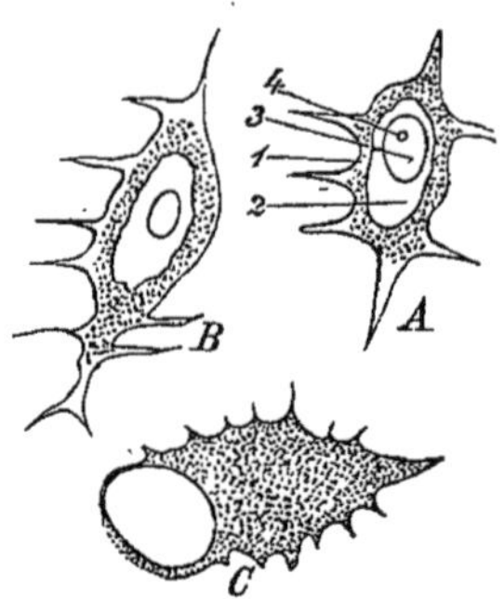

Fig. 108. — A et B, espaces lymphatiques avec les cellules cornéennes qu'ils renferment (Préparation au carmin. Hartnack, système VIII, tube rentré) : 1, mince plaque cellulaire finement granulée ; 2, large portion cellulaire fortement teintée, ayant l'apparence d'un noyau ; 3, noyau ; 4, nucléole. — C, cellule isolée aplatie de la cornée humaine. Noyau et plaque protoplasmatique, munie de petits prolongements (Hartnack, système X. tube rentré).

doivent nous engager à user de la plus grande prudence dans l'interprétatien des préparations de la cornée, qui ne sont pas absolument fraîches et qui ont été soumises à des réactifs.

Lorsqu'on arrive à voir les cellules cornéennes fraîches en les observant dans les espaces lymphatiques, la pièce étant établie sur un plan, ou que l'on réussit à les isoler sur une

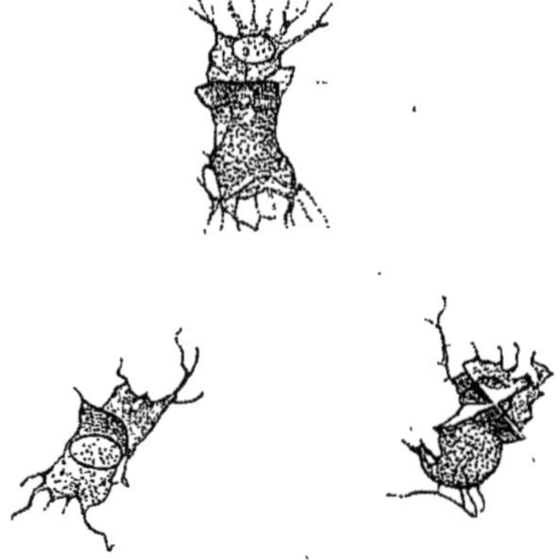

Fig. 109. —Cellules cornéennes isolées avec ailettes latérales sous forme d'appendices (Crêtes d'empreinte de Ranvier).

préparation fraîche, ou conservée soit dans le liquide de Müller, soit dans de faibles solutions d'acide chromique, soit enfin dans d'autres liquides peu altérants, elles se montrent constamment comme des *éléments aplatis très délicats, munis de courts prolongements, renfermant un noyau, et le plus souvent aussi un nucléole.* La figure 108 montre en C une cellule cornéenne isolée sans nucléole. Fréquemment la zone limitante de ces cellules fines et plates est tout à fait homogène, tandis qu'il se rencontre constamment autour du noyau une certaine quantité de protoplasma finement granulé.

A part les prolongements filiformes que montrent les cellules cornéennes, on en rencontre beaucoup qui sont munics d'appendices lamellaires très ténus, de soi-disant *plaques appendices* (fig. 109). Une pareille disposition s'explique aisément. Le ciment se trouve entre les faisceaux de fibrilles s'entre-croisant à angle droit, il est clair que la configuration des espaces lymphatiques contenus dans le ciment doit dépendre de la disposition de ces fibrilles. Comme les cellules cornéennes se moulent sur ces espaces, dans lesquels elles reposent et qu'elles remplissent en entier pendant l'évolution de la cornée, elles doivent nécessairement reproduire la forme de ces espaces. Il s'ensuit que les cellules en question présentent en divers sens des arêtes et des appendices en plaques (crêtes d'empreinte de Ranvier).

Les noyaux des cellules fraîches de la cornée paraissent le plus souvent ronds ou elliptiques, et, vu la grandeur des cellules, sont peu développés, finement granulés et d'un

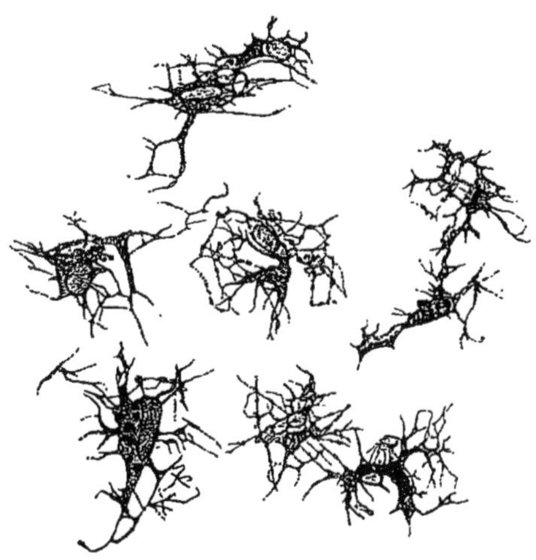

FIG. 110. — Neuf cellules cornéennes isolées d'après le procédé de L. Koenigstein (acide chlorhydrique dilué, après avoir préalablement doré la préparation), nombreuses émanations très fines, qui en différents points font communiquer des cellules avoisinantes.

reflet mat. Beaucoup de cellules fraîches renferment des nucléoles simples ou doubles mais ceux-ci ne se rencontrent pas dans toutes les cellules, comme Lipman l'a admis, suivant des préparations avec le chlorure d'or. Ce réactif fournit d'ailleurs des images dans lesquelles le noyau paraît très notablement amplifié, ce qui fait songer à l'apparition de produits artificiels. Pour ce qui regarde les rapports des prolongements des cellules cornéennes, on ne saurait nier que ces prolongements puissent s'anastomoser les uns avec les autres (fig. 110), mais cette disposition est loin d'être générale.

De Recklinghausen a démontré que les *corpuscules migrateurs* ou *amibiformes* sont des éléments constants dans la cornée et il a, le premier, fait connaître leur motilité. Sur des cornées fraîches, ces corpuscules apparaissent tout d'abord comme des cellules d'aspect plus luisant et grumeux, contenues dans la substance fondamentale. On les voit très facilement sur une cornée de grenouille, examinée dans le sérum à la chambre humide (5-15 minutes), en ayant soin, bien entendu, d'éviter, autant que possible, toute pression sur la préparation. On peut favoriser leurs mouvements en chauffant le porte-objet de 36 à 40 degrés. Ces cellules se meuvent exclusivement dans les canalicules lymphatiques. On les voit aussi s'avancer dans les voies servant au passage des nerfs, lesquelles sont d'ailleurs en connexion avec ces canalicules.

Bien entendu, les corpuscules mobiles de la cornée ne diffèrent en rien des cellules migratrices, observées dans d'autres régions ; aussi n'en tracerons-nous pas une description détaillée. Les cellules mobiles, qui ressemblent à des leucocytes, se distinguent des cellules fixes de la cornée par leur volume moins considérable, leur forme constamment variable, leur éclat plus brillant et leur locomotion. Il est impossible d'en évaluer le nombre qui, sans doute, oscille dans des limites assez larges ; chez la grenouille on rencontre ordinairement de cinq à six cellules migratrices dans le champ visuel du microscope.

En dépit des nombreuses opinions qui ont été émises sur la nature des cellules de la cornée, ainsi que sur leurs rapports avec la substance propre de cette membrane, on peut actuellement regarder comme acquis que les images argentées négatives, qu'on obtient par le procédé de de Recklinghausen, se rapportent en réalité à un système d'espaces et de canaux de la cornée, et que ce système est le même que celui qui renferme les cellule cornéennes.

Mais quelles parties jouent le rôle de voies lymphatiques de la cornée? Krause ne considère comme appartenant au système lymphatique cornéen qu'un réseau de canaux d'un certain calibre, garni de cellules endothéliales. Il différencie expressément les canalicules de de Recklinghausen, qui renferment les cellules fixes de la cornée, des canaux endothéliaux de plus grand calibre qu'il désigne comme vaisseaux et espaces lymphatiques de la cornée, et il explique les images argentées négatives, d'accord avec les adversaires d'un système canaliculaire, comme résultant du défaut de coloration des cellules cornéennes, c'est-à-dire, en d'autres termes, que les espaces et canalicules de de Recklinghausen ne seraient que la matrice des cellules. Thin et principalement de Thanhoffer décrivent aussi de pareils canaux d'un plus grand calibre, mais ils les font communiquer directement avec les véritables canalicules de de Recklinghausen. Il existerait donc, dans le système de lacunes et de canalicules de la cornée, des cellules endothéliales plates, garnissant les parois de ces espaces, et, outre cela, des cellules fixes que ces derniers auteurs décrivent comme des éléments étoilés s'anastomosant entre eux. Il y aurait ainsi, avec les corpuscules migrateurs, trois ordres de cellules dans la cornée.

De Recklinghausen avait déjà reconnu l'existence de ces canaux d'un plus fort calibre, qui se rencontrent principalement dans les couches antérieures de la cornée. Mais la présence de ces espaces garnis d'endothélium ne jure en rien avec la description du système lymphatique, admis plus haut. Nous avons, pour ce qui regarde la cornée, la répétition de ce qui se rencontre dans tous les tissus connectifs en général, et particulièrement pour le centre tendineux du diaphragme, les petites lacunes lymphatiques convergent insensiblement vers des espaces plus vastes revêtus d'un endothélium continu (Waldeyer).

Un autre point, sur lequel a porté la controverse, est le suivant : les cellules cornéennes, avec leurs émanations, remplissent-elles en totalité les espaces et les canalicules, ceux-ci figurant ainsi la matrice des cellules, ou n'en occupent-elles qu'une partie, le réseau canaliculaire ayant une existence indépendante? L'étude des préparations fraîches de la cornée paraît démontrer, comme il a été indiqué plus haut, l'indépendance d'un système canaliculaire de la cornée; ce n'est que chez l'embryon que les lacunes et les canaux sont partout des réceptacles de cellules et de leurs émanations protoplasmatiques, mais ultérieurement une partie de ces émanations disparaît et les cellules s'atrophient partiellement, tandis que les canalicules persistent.

Quant à la forme des cellules cornéennes, sur laquelle il existe aussi une divergence d'opinions, nous avons vu qu'elles ressemblent aux cellules endothéliales plates, garnies de prolongements en ailes ou en crêtes; mais elles renferment constamment encore du protoplasma finement granulé, réuni autour du noyau. Les cellules en plaques simples qui, suivant Schweigger-Seidel, seraient dépourvues de protoplasma, et que Henle, de Thanhoffer et Thin ont décrites, n'appartiennent, comme de Recklinghausen l'avait aussi exposé, qu'au revêtement endothélial des canaux lymphatiques et nerveux de plus grand calibre et à quelques espaces lymphatiques d'une certaine étendue; mais elles font absolument défaut dans les espaces d'étendue moindre. Ici on ne rencontre que des cellules migratrices et les cellules cornéennes fixes sus-décrites.

On s'est encore demandé si les cellules de la cornée sont susceptibles de répondre aux diverses excitations (électricité, irritation mécanique) par une contractilité, ou si elles sont absolument immobiles et véritablement *fixes*, ne manifestant aucune fonction de vitalité active. A cet égard, nous possédons une série d'indications qui plaident dans le sens de la contractilité, tandis que d'autres faits la démentent. Suivant Waldeyer, l'expérience suivante pourrait être faite : « Si l'on a obtenu sur des cornées de grenouille l'apparition des cellules et espaces, ainsi que le rend le dessin (fig. 106), on aperçoit distinctement, en tétanisant ou en chauffant rapidement la préparation, des changements très lents, mais apparents, que subit la forme des cellules contenues dans les espaces. Des parties auparavant grêles se gonflent, d'autres au contraire se rapetissent, de courts prolongements rentrent tandis que d'autres sortent. Les cellules changent par là de place, se meuvent sur de très petites étendues dans les espaces lymphatiques. »

Enfin, pour ce qui regarde la question du rapport des cellules fixes avec les corpuscules migrateurs, Waldeyer admet comme possible que les corpuscules migrateurs puissent finir par devenir à la longue des cellules stables de la cornée, tandis que celles-ci arriveraient progressivement à disparaître, de façon qu'il s'opérerait ainsi insensiblement un renouvellement continuel des matériaux cellulaires de la cornée. Le même auteur regarde comme plausible que, par un phénomène inverse, des cellules devenues stables puissent, dans certaines circonstances, reconquérir leurs mouvements propres, par exemple, à l'occasion de l'inflammation de la cornée. De la présence constante d'une petite quantité de protoplasma dans les cellules cornéennes, et du pouvoir contractile qui lui est propre, on serait autorisé à conclure que ces cellules, même si elles s'atrophient à une période ultérieure en constituant des plaques endothéliales, conservent pourtant encore des matériaux vivants en

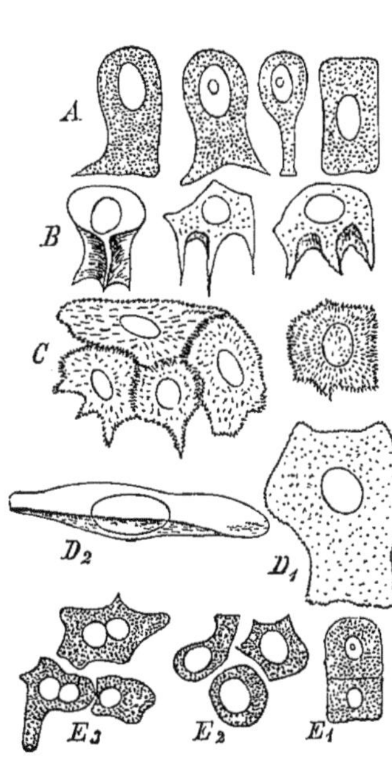

FIG. 111. — Cellules épithéliales isolées de la cornée de l'homme. Solution de sel marin à 10 pour 100 (Hartnack, système VIII, tube rentré).

A, cellules des couches les plus profondes (cellules de Rollett); — B, cellules des couches moyennes avec des prolongements digités; — C, cellules des couches extérieures, l'une isolée, plusieurs soudées ensemble; — D, cellules plates les plus externes : D_1, l'une vue de face; D_2, l'autre vue de côté, légères dentelures; — E_1, E_2, E_3, petites cellules des couches moyennes de la cornée : E_1, cellule en segmentation (?); E_2, cellules rondes et angulaires, avec un seul noyau; E_3, cellules à double noyau.

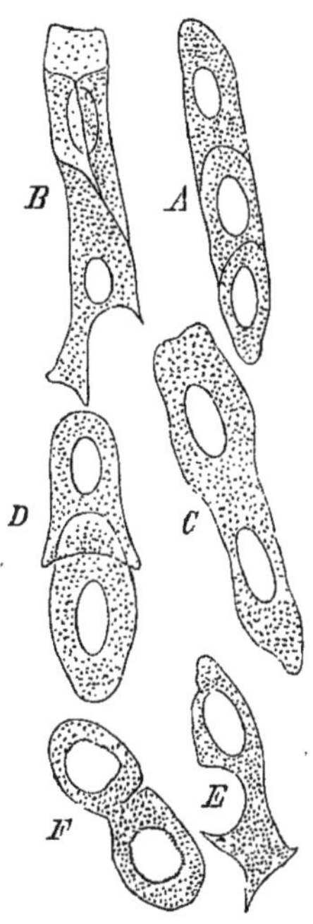

FIG. 112. — Cellules épithéliales isolées de l'homme et du taureau (Hartnack, VIII et X, tube rentré).

A, trois cellules connexes (taureau); — B, deux cellules connexes (taureau); — C, cellule longue avec deux noyaux (taureau); — D, deux cellules campaniformes, emboîtées l'une dans l'autre (taureau); — E, cellule avec une profonde échancrure (taureau); — F, cellule avec deux noyaux légèrement dentelés, en segmentation (homme).

quantité suffisante pour réagir aux diverses irritations et pour pouvoir prendre une part active à des processus pathologiques.

Une pareille résurrection cellulaire n'est guère admissible et les travaux de *Cohnheim* et de *Leber* démontrent d'ailleurs l'absence de toute participation des cellules cornéennes à la production du pus (de Wecker).

Épithélium cornéen. — L'épithélium cornéen (fig. 101, p. 172) qui se continue à la périphérie avec celui de la conjonctive, présente, comme le tissu propre de la cornée, certaines particularités remarquables. Sur la cornée de l'homme, on peut constamment compter trois couches distinctes, à savoir :

1° Une couche antérieure, composée de grandes cellules plates;

2° Une couche moyenne de cellules dentelées, avec de nombreux prolongements en forme de crêtes;

3° Une couche, située le plus profondément, composée de cellules cylindriques ou en forme de massue.

L'épithélium cornéen ressemble donc à l'épiderme, et appartient à cette variété connue sous le nom d'*épithélium pavimenteux stratifié.*

Les cellules plates de la couche la plus antérieure forment, chez la plupart des mammifères, plusieurs assises (de trois à quatre chez l'homme). Les plus superficielles sont aussi les plus grandes, et présentent, par rapport aux cellules sous-jacentes, la même disposition que l'épiderme, avec cette différence, toutefois, qu'ici ces cellules superficielles ne deviennent pas cornées, et qu'elles conservent aussi toujours leur noyau. On en rencontre fréquemment parmi elles qui paraissent recroquevillées, c'est-à-dire concaves sur une de leurs faces.

Dans les couches moyennes (cellules dentelées) se rencontrent des éléments tels que les représentent B et C de la figure 111. Ces cellules ont ceci de caractéristique qu'elles montrent sur les côtés, de préférence sur leur face inférieure, des saillies angulaires qui leur donnent les formes les plus variables. Les têtes, procidences, ou côtes (dentelures), des cellules s'engrènent avec les échancrures des corps des cellules contiguës. L'éminence en tête demi-sphérique d'une cellule claviforme (d'une cellule-pédale de Rollett) se loge dans la dépression de la cellule superposée qui lui correspond, de telle sorte que la cellule la coiffe à la façon d'une énarthrose (fig. 112, D). Parmi les cellules de la couche moyenne, d'une grandeur à peu près uniforme, se trouve un certain nombre d'éléments plus petits (fig. 111, E) dont l'aspect les a fait comparer à un biscuit et qui présentent parfois deux noyaux.

Les cellules de la couche la plus profonde, décrites par Rollett et par Lott sous le nom de *cellules-pédales*, reposeraient sur la membrane basilaire antérieure par une plaque pédiforme large, réfléchissant la lumière; ce pédicule en plaque dépasserait un peu celui de la cellule contiguë, en donnant lieu à une imbrication. Parmi ces cellules de la couche la plus profonde, on en rencontre parfois qui, pourvues de deux noyaux, présentent un étranglement entre ces deux noyaux. Peut-être avons-nous ici affaire à une néoformation. On, devrait alors supposer que la partie supérieure des cellules-pédales venant à s'étrangler et à se détacher, après un certain laps de temps, en gagnant les couches sous-jacentes, il se ferait en même temps une nouvelle génération de cellules. Il est aussi très vraisemblable que de nouvelles cellules naissent dans la couche moyenne, comme tend à le faire croire la présence de petits corps cellulaires à plusieurs noyaux représentés en E, figure 111.

L'épithélium adhère peu solidement à la membrane anhiste antérieure, et on l'en sépare facilement sur des cornées fraîches, en les raclant avec une aiguille à cataracte. Chez l'homme, l'épithélium de la cornée, en général, est peu épais (0,03 millimètre, d'après *Henle*), comparativement à ce qu'il est chez le bœuf, par exemple. Chez la grenouille, les cellules isolées sont un peu plus grandes et plus larges. En général, eu égard à nos connaissances actuelles, on peut dire qu'il présente à peu près la même constitution chez tous les vertébrés. Ainsi que *Bizzozero* l'a indiqué le premier, il existerait, entre les cellules qui constituent l'épithélium pavimenteux, de fines fissures destinées à la circulation du suc nutritif et par lesquelles peut pénétrer la lymphe.

Directement au-dessous de l'épithélium, on rencontre la *membrane basilaire antérieure*, ou lamelle de *Reichert* ou de *Bowmann*, ainsi appelée des noms de ceux qui l'ont découverte. Cette couche, d'une épaisseur variable suivant les espèces (chez l'homme elle mesure 0,0045-0,01 millimètre d'après *Henle*), présente un tissu un peu plus réfringent, mais ne se délimitant pas nettement, au point de vue optique, du voisinage; elle se laisse si peu séparer des couches cornéales sous-jacentes, qu'on n'a jamais pu l'en isoler complètement. Cette couche est presque homogène et contient peu ou pas de cellules cornéennes. Par un mode de préparation approprié, on peut la résoudre en fibrilles, comme la substance cornéenne elle-même. Les tentatives de dissociation démontrent que les fibrilles des couches cornéennes sous-jacentes se continuent avec le tissu de la lamelle antérieure, dans laquelle s'implantent aussi les fibrilles, les fibres dites *arciformes*. Disons enfin qu'en dépit de son nom de lame *élastique* antérieure, sa structure est très différente de celle des tissus élastiques.

La cornée est délimitée en arrière par la *membrane de Descemet*, qui, elle, est une véritable lame élastique; transparente à l'état frais, absolument homogène et dépourvue de *structure apparente*, elle s'enroule fortement sur elle-même lorsqu'on l'isole en totalité ou par morceaux. Sur la coupe, elle apparaît comme une bande brillante, réfractant fortement la lumière, et tranche avec netteté sur le tissu propre de la cornée. D'après *H. Müller*, elle mesure chez l'homme, au milieu, de 0,006 à 0,008 millimètre; au bord, de 0,01 à 0,012 millimètre.

Suivant *Henle*, la membrane de Descemet du bœuf se dissocie en petites lamelles par une longue coction, mais en considérant que vers la périphérie de la cornée elle s'épuise dans un système de fibres, il est très vraisemblable que la structure fibrillaire lui est propre. Waldeyer n'a pas réussi à constater dans cette membrane l'existence des pores signalés par Ciaccio; mais la dissociation en fibrilles vers la périphérie suffirait à expliquer, surtout en ce point l'écoulement des liquides.

Chez les personnes âgées, la membrane de Descemet présente des excroissances verruqueuses de forme sphérique, soit isolées, soit contiguës et rangées en ligne droite lorsqu'elles sont nombreuses.

On peut assez aisément détacher la membrane de Descemet avec une aiguille à cataracte toutefois le microscope montre toujours quelques faisceaux isolés de fibrilles, attachés à la face interne de la membrane et paraissant se continuer dans sa substance même, ce qui serait un nouvel argument en faveur de sa structure fibrillaire.

La face postérieure de la membrane de Descemet est tapissée par une couche de cellules plates que l'on désigne sous le nom « d'épithélium de la membrane de Descemet », ou mieux « d'endothélium de la chambre antérieure ». Ces cellules (fig. 113) de forme et de grandeur à peu près semblables (0,025 millimètre chez l'homme d'après Henle), possèdent toutes un noyau rond ou elliptique parfaitement distinct; elles ne renferment pas toujours un nucléole nettement dessiné. Vues de profil, elles semblent un peu bouchées au centre par le noyau. Après une très courte imprégnation par une faible solution d'argent, on voit apparaître entre les cellules nettement dessinées des lignes bien accusées, et çà et là de petits espaces clairs, comme des stomates (fig. 114). On peut se demander si cette disposition existe pendant la vie.

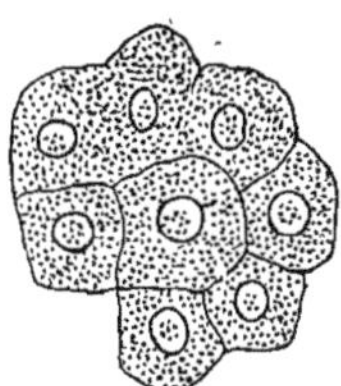

FIG. 113. — Cellules endothéliales de la membrane de Descemet de l'homme (cornée fraîche examinée dans l'humeur aqueuse) (Hartnack, système VIII, tube rentré).

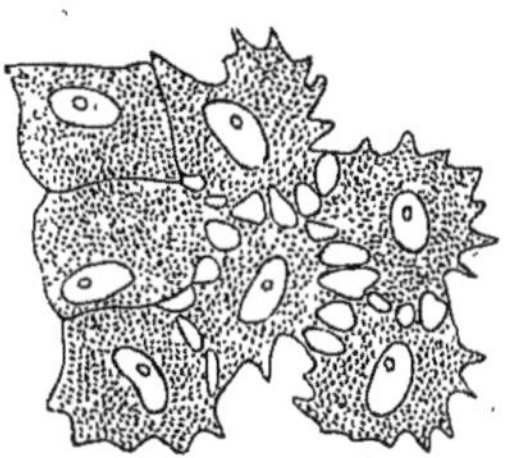

FIG. 114. — Cellules endothéliales de la membrane de Descemet de la grenouille. Préparation d'argent. — Grossissement comme figure précédente.

Entre les excroissances de la membrane de Descemet déjà signalées, les cellules endothéliales perdent leur caractère et ne se rencontrent que dans les dépressions laissées par les excroissances.

Des *vaisseaux* ne se trouvent que sur la limite de la cornée et n'occupent que la surface contiguë au bord cornéen.

Pendant la vie fœtale, les artères ciliaires antérieures fournissent un réseau sous-épithélial qui, couché immédiatement sous l'épithélium, couvre toute la surface de la membrane et est connu sous le nom de « réseau pré-cornéen ». Les vaisseaux qui le composent ne tardent pas à s'oblitérer jusque vers la limite périphérique de la membrane. Dans ce point (l'anneau conjonctival), ils persistent alors pendant la vie et forment le réseau à anses *vasculaires péri-cornéennes* (fig. 115).

D'après *Leber*, les artères se comportent de la façon suivante : les *artères ciliaires antérieures* se divisent en rameaux perforants qui se rendent au corps ciliaire, et en rameaux superficiels qui s'anastomosent en élégantes arcades, dans le voisinage du limbe cornéen, et qu'on pourrait appeler *artères épisclérales*. De ces artères partent, d'un côté, les petites branches qui se rendent en droite ligne, jusqu'à l'anneau vasculaire péri-cornéen; de l'autre les branches récurrentes (artères conjonctivales antérieures) qui se dirigent vers la conjonctive. L'anneau vasculaire péri-cornéen et les vaisseaux conjonctivaux s'anastomosent ains entre eux.

Les points nodaux des veines et des capillaires de l'anneau péri-cornéen sont en divers endroits remarquablement larges. Les artères et les capillaires sont immédiatement situés sous l'épithélium, les veines plus profondément. Ces dernières se vident par les *veine épisclérales* dans les *veines ciliaires antérieures*.

Quant aux vaisseaux lymphatiques de la cornée, leur union intime avec ceux de la scléro-

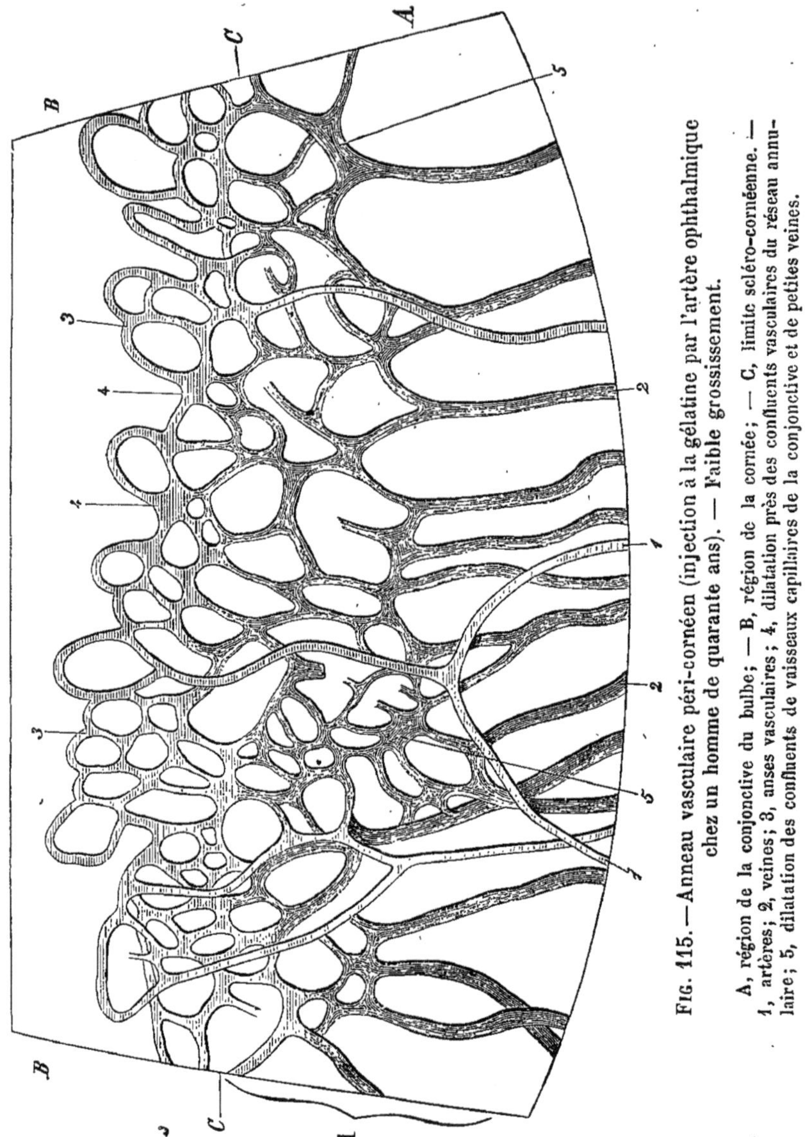

Fig. 115. — Anneau vasculaire péri-cornéen (injection à la gélatine par l'artère ophthalmique chez un homme de quarante ans). — Faible grossissement.

A, région de la conjonctive du bulbe; — B, région de la cornée; — C, limite scléro-cornéenne. — 1, artères; 2, veines; 3, anses vasculaires; 4, dilatation près des confluents vasculaires du réseau annulaire; 5, dilatation des confluents de vaisseaux capillaires de la conjonctive et de petites veines.

tique et de la conjonctive renvoie naturellement leur étude à celle de ces deux membranes. Pour le canal de Schlemm, voyez la description du bord scléro-cornéen.

Les *nerfs* de la cornée ont été, depuis leur découverte par Schlemm et les recherches importantes de Cohnheim, à qui on doit le réactif si précieux que fournit le chlorure d'or, l'objet d'un grand nombre de travaux. Pour ce qui regarde la répartition grossière des nerfs, nous savons depuis quelque temps déjà que de petits troncs nerveux, au nombre de quarante à quarante-cinq (Saemisch), pénètrent dans la substance propre de la cornée par le bord de cette membrane. En ce point, ils sont encore pourvus de leur moelle, mais ils ne tardent pas à s'en dépouiller et se répandent à l'état de cylindres d'axe. Après avoir formé de nombreuses divisions, sous la forme de fibrilles d'axe les plus fines, dans la substance propre et l'épithélium antérieur, ils donnent lieu, dans ce dernier point, à un nombre véritablement surprenant de ramifications.

Chez l'homme, ces troncs nerveux proviennent des nerfs ciliaires antérieurs et, en réalité, du cercle ciliaire, en sortant directement de la sclérotique dans la cornée; mais cette membrane reçoit aussi de la conjonctive des fibres nerveuses grêles et déjà dépourvues de moelle (Hoyer et Königstein). Les nerfs se divisent dichotomiquement en vortices et forment de riches plexus déjà connus, comme troncs nerveux, près du bord de la cornée, ainsi que plus loin encore dans le parenchyme de la membrane même. Ici les cylindres d'axe nus se résolvent peu à peu en fibrilles de plus en plus fines, *fibrilles d'axe*, jusqu'à atteindre une finesse qui n'est plus mesurable (Waldeyer).

Il est nécessaire de distinguer les plexus des plus gros troncs, des réseaux de fines fibres et de fibrilles. Ceux formés de mailles larges appartiennent chez tous les animaux examinés jusqu'à présent, à la substance propre, et sont situés, suivant le mode de pénétration des nerfs, tantôt dans les couches antérieures, tantôt dans les couches postérieures de cette substance. D'ailleurs, on ne rencontre guère chez les animaux des couches où ces réseaux à larges mailles feraient défaut. Les plexus, ou réseaux à mailles, se trouvent au contraire, chez les différentes espèces, en des points tout à fait déterminés, et l'on peut, comme l'a indiqué Waldeyer, en admettre trois : un plexus à mailles étroites du *stroma*, un plexus *sous-épithélial* et un plexus *intra-épithélial* (fig. 116).

Les nerfs, qui partent du réseau à mailles grosses pour se rendre au plexus à mailles étroites du stroma, se dirigent brusquement et directement en avant et se divisent (chez l'homme) au-dessous de la lamelle vitreuse antérieure, par suite d'une segmentation particulière des vortices de leurs troncs, en formant des aréoles. Un certain nombre de leurs

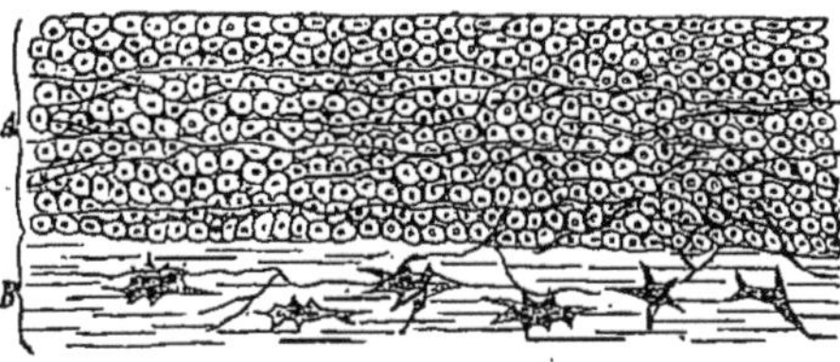

Fig. 116. — Coupe oblique de la cornée de l'homme, traitée par l'or. Réseau sous-épithélial et intra-épithélial, avec les fibrilles rampant le long de la surface (Hartnack, IV, tube rentré).

A, couches épithéliales inférieures; — B, substance propre de la cornée.

branches, qui pénètrent tout d'abord dans le tissu cornéen juxtaposé à la membrane anhiste et en ce point moins dense, forme ici un riche réseau mince et isolé (*plexus sous-basilaire* de Hoyer).

De ce réseau partent, dans une direction verticale, de nombreuses fibres qui se rendent, en traversant la lamelle antérieure à des intervalles assez réguliers, vers l'épithélium. Ici, il produit de nouveau un réseau étalé et très fin, mais qui n'est presque exclusivement composé que de rares cylindres-axes dépouillés et de fibrilles d'axe. Ce réseau, étalé à la base des cellules épithéliales, porte le nom de *plexus sous-épithélial*. Comme Hoyer l'a observé, les fines fibrilles d'axe de ce réseau sont, chez l'homme, très nombreuses et courent entassées les unes près des autres parallèlement à la surface de la cornée, en conservant sur un long parcours cette direction. De là, partent de nouveau, en sens vertical, des fibrilles qui se rendent dans l'épithélium, pour former le *plexus épithélial*. La richesse en ramifications des fibrilles d'axe les plus fines, qui se répandent entre les cellules épithéliales, dépasse tout ce que l'on peut s'imaginer. On peut, sur de bonnes préparations, voir chaque cellule épithéliale en quelque sorte enchevêtrée de fibrilles nerveuses les plus fines. Celles-ci pénètrent jusque vers la couche des cellules épithéliales plates.

Le mode de distribution des fibres nerveuses est semblable chez les mammifères. Sur la grenouille, on trouve le réseau à mailles étroites, dans les couches postérieures de la cornée, plus près de la membrane de Descemet. Ce plexus, d'après Hoyer, correspondrait à celui qu'il a décrit, chez l'homme et les mammifères, sous le nom de plexus *sous-basilaire*. Chez la grenouille également, on peut voir que les fibres nerveuses s'entre-croisent à angle presque droit, dans les différentes couches superposées de la cornée (fig. 117). Cette disposition concorde avec celle qu'affectent les faisceaux fibrillaires, dont elles suivent souvent le cours.

Quant aux voies que parcourent en général les nerfs, les plus gros troncs sont contenus dans les espaces canaliculaires propres nommés, par de Recklinghausen, *canaux nerveux;* les troncs les plus minces se répandent souvent ainsi dans les cavités lymphatiques, ou fréquemment encore sur une grande partie de leur parcours dans des canaux indépendants qui, comme les canaux lymphatiques, sont creusés dans l'épaisseur de la substance du

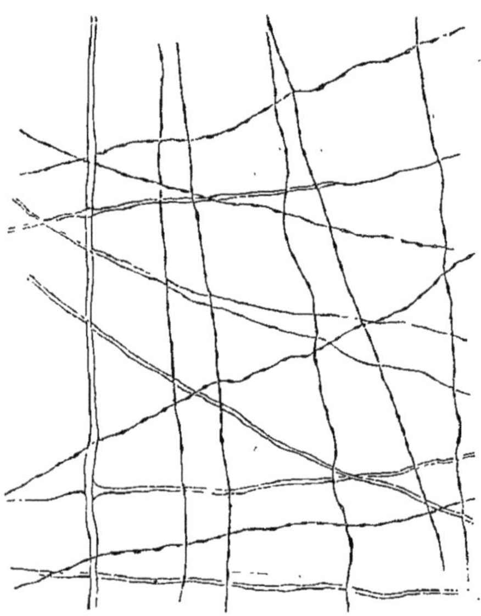

Fig. 117. — Plexus de cylindres-axes et de fibrilles d'axe des couches postérieures de la cornée de la grenouille. Entre-croisement des fibres, leur parcours en ligne droite (Hartnack, système VII, tube rentré).

ciment. Il doit être d'ailleurs difficile d'établir une séparation nette, comme l'a déjà montré de Recklinghausen, les canaux nerveux communiquent avec les canaux lymphatiques librement, de telle sorte *qu'il est possible d'injecter* ces derniers par les premiers. On peut cependant, à bon droit, considérer comme des canaux *nerveux*, ceux qui ne contiennent que des nerfs, et dont le trajet s'exécute en ligne droite sur une longue étendue. Dans l'intérieur de ces canaux, on observe des cellules plates formant comme une espèce de revêtement endothélial. On trouve souvent aussi les mêmes cellules plates aux points nodaux des ramifications nerveuses, mais Waldeyer n'a jamais rencontré de cellules ganglionnaires (fig. 18).

Pour ce qui regarde la disposition histologique des ramifications nerveuses, il est tout d'abord nécessaire de faire remarquer que les fibres nerveuses n'affectent pas, pour la plupart, le caractère de cylindres d'axe et de fibrilles *dépouillés de toute enveloppe*. Même sur les plus fines fibrilles, on trouve souvent encore une mince gaine d'une substance finement granuleuse, analogue, par exemple, à celle qui remplit l'intérieur des corpuscules de Pacini. Cette enveloppe doit être considérée comme la continuation de la gaine de myéline, quoiqu'elle n'ait pas les caractères de celle qui entoure les plus grosses fibres à double contour. Cette même substance, finement granuleuse, se retrouve comme masse interfibrillaire, interposée entre les troncs formés par plusieurs fibrilles d'axe et surtout par plusieurs cylindres d'axe. Sur les préparations au chlorure d'or, les plus fines fibrilles paraissent nettement variqueuses (fig. 118 et 119) ; mais ces varicosités ne se rencontrent pas sur les nerfs des cornées fraîches, préparées dans l'humeur aqueuse.

Hoyer a longuement agité la question de savoir, si, comme le veut Klein, les fibres ner-

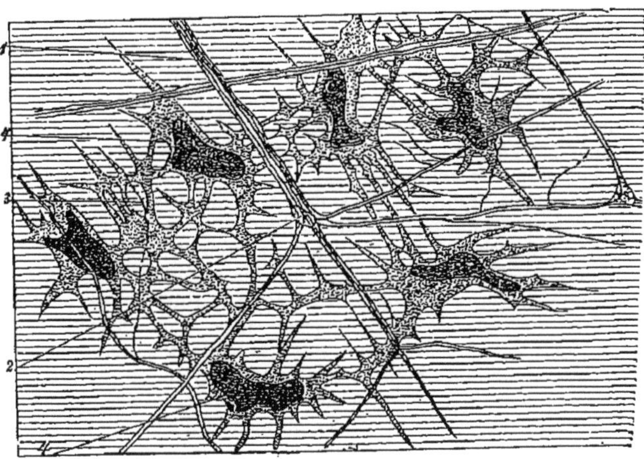

Fig. 118. — Distribution grossière et fine des ramifications nerveuses dans la substance propre de la cornée de la grenouille. Rapport des nerfs avec les cellules cornéennes. Préparation au chlorure d'or (Hartnack, système VIII, tube rentré).

1, tronc nerveux, composé de plusieurs cylindres d'axe sans moelle ; 2, bifurcation avec cellule adossée ; 3, fibrille d'axe variqueuse de la plus fine espèce, munie en apparence d'une extrémité libre ; 4,4, le système canaliculaire de la cornée semble être entièrement rempli, d'après la préparation au chlorure d'or, d'un réseau protoplasmatique. On voit dans les lacunes les larges éléments cellulaires, tels qu'ils apparaissent après la préparation au chlorure d'or.

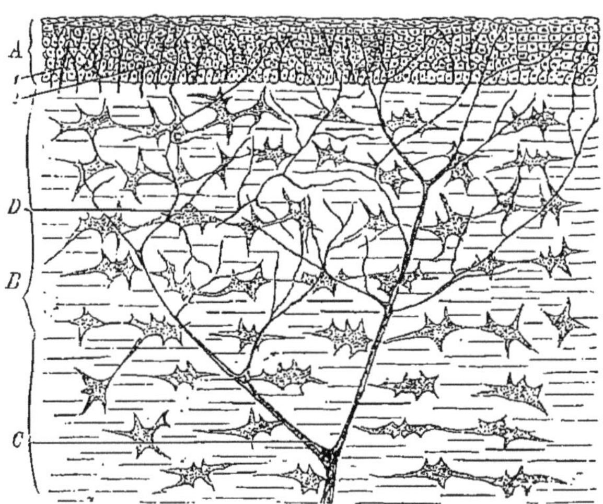

Fig. 119. — Coupe oblique de la cornée de l'homme, préparée au chlorure d'or. Ramification nerveuse (Hartnack, V, tube rentré).

A, epithélium avec les plexus et réseaux intra-épithéliaux ; — B, substance propre de la cornée ; — C, faisceaux de cylindres d'axe ramifiés et se divisant en ombelle pour s'épanouir. Division d'un cylindre d'axe isolé, en fibrilles d'axe variqueuses ; passage des cylindres d'axe et des fibrilles d'axe dans l'épithélium ; — D, subdivision de quelques cylindres d'axe du stroma-plexus superficiel. — 1 et 2, union transversale de deux fibrilles d'axe dans l'intérieur de l'épithélium

veuses forment un véritable réseau ou constituent seulement des plexus. Dans ce dernier cas qu'il admet avec W. Krause, les cylindres d'axe ou fibrilles d'axe ne se souderaient pas entre eux, mais, là où cette apparence se présente, ils chemineraient simplement contigus, en s'entre-croisant sous différents angles ou bien en s'infléchissant tout à coup pour suivre la direction d'autres fibres. Toutefois, dans l'épaisseur même de l'épithélium, on ne saurait nier que certaines fibrilles s'anastomosent entre elles, et Waldeyer admet l'existence d'un véritable *réseau inter-épithélial*, représentant un des modes de terminaison des nerfs de la cornée (fig. 119). Ce même auteur n'a jamais vu les fibrilles nerveuses se terminer au-dessus de l'épithélium antérieur, soit par des extrémités libres, soit par des nœuds terminaux (Cohnheim); il n'a pu également trouver qu'elles fussent en union intime avec les cellules épithéliales, et en particulier avec leur noyau, ou encore avec les cellules endothéliales de la membrane de Descemet.

Pour ce qui regarde les propriétés physiques et chimiques du tissu cornéen, nous devons dire que celui-ci, à part son pouvoir de se gonfler, sa solidité et son élasticité, doit en grande partie sa transparence à l'arrangement régulier des fibrilles de sa substance et à la répartition régulière des liquides physiologiques qui le remplissent. La substance fibrillaire de la cornée est biréfringente, mais elle perd cette qualité en se gonflant par imbibition d'eau. D'après His, sur une coupe de cornée entre deux prismes croisés de Nicol, les faisceaux coupés transversalement restent sombres dans tous les azimuths, tandis que les fibres longitudinales et obliques apparaissent alternativement claires et sombres, il faut nécessairement en conclure que la direction méridionale est prédominante dans l'arrangement des fibres de la cornée et que les axes optiques sont parallèles à la direction de ces fibres.

Quant à la constitution chimique de la cornée, il est établi, d'après Jean Müller, que par une cuisson de plusieurs heures dans de l'eau distillée, la cornée fournit un liquide qui ne renferme pas de gélatine, mais de la chondrine. Bruns et, plus tard, Schweigger-Seidel ont extrait de la myosine de la cornée; Kühne, de la paraglobuline; Funke, de l'albumine, de la caséine et de l'albuminate de soude.

SCLÉROTIQUE

La substance histologique fondamentale de la sclérotique est constituée par un tissu cellulaire à fibrilles fines, dont les faisceaux, ou trames de faisceaux, sont entrelacés de la manière la plus variée, à l'instar de ce qu'on rencontre pour tous les autres téguments fibreux et résistants, tels que la dure-mère, le périoste, le stroma cellulaire du derme, etc Entre ces faisceaux sont situées de fines fibres élastiques réunies en réseaux, mais qui ne représentent qu'une faible fraction du tissu scléral.

Il faut distinguer comme pour la cornée : *a*, le tissu fondamental fibrillaire; — *b*, la substance interfibrillaire; — *c*, l'appareil conducteur de la lymphe; — et *d*, les éléments cellulaires que ce dernier renferme. Ces diverses parties représentent les « éléments constituants » de la sclérotique.

Éléments constituants de la sclérotique. — Les fibrilles extrêmement fines, qui forment la masse principale de la sclérotique, sont réunies par une petite quantité de substance interfibrillaire pour former des faisceaux d'épaisseur variable. Ces faisceaux s'entrelacent dans les sens les plus variés, mais les directions équatoriale et méridionale (le globe oculaire étant envisagé comme une sphère) prédominent. Autour de l'entrée du nerf optique, les couches internes ont de préférence un trajet méridional, tandis qu'en dehors se voient surtout des fibres équatoriales. Vers le milieu de la circonférence oculaire, se rencontrent partout presque autant de fibres équatoriales que méridionales. Vers le bord cornéen, les tendons des muscles apportent beaucoup de fibres méridionales externes; et tout près du canal de Schlemm réapparaissent de nouveau, en plus grand nombre, des faisceaux équatoriaux.

Les faisceaux de fibrilles se réunissent de deux manières différentes. D'une part, de nombreuses petites traînées fibrillaires se détachent des faisceaux principaux, pour se joindre à des faisceaux voisins et prendre une autre direction; d'autre part, tous les faisceaux sont soudés par la même substance interfibrillaire, qui maintient aussi les diverses fibrilles.

On trouve creusées dans le ciment, comme pour la cornée, des lacunes avec leurs canalicules. Ces lacunes renferment les cellules scléroticales, soit pigmentées, soit non pigmentées, ainsi que de rares cellules migratrices et de la lymphe transparente. Ces dispositions ressemblent absolument, en général, à ce qui a été exposé en détail pour

Ainsi les *cellules sclérales*, non pigmentées (cellules fixes), se comportent identiquement comme les cellules de la cornée. Elles représentent de minces plaques endothéliales, dont le noyau est le plus souvent contourné par un léger reste de protoplasma grumeux. Le nucléole ne s'aperçoit pas toujours.

Dans la sclérotique humaine, les *cellules pigmentées* sont fort rares; elles ne se rencontrent, d'une façon un peu régulière, que près de l'entrée du nerf optique et à l'entour de la cornée dans les couches scléroticales profondes. Par contre, on les constate très fréquemment chez les animaux. Isole-t-on ces cellules, elles apparaissent comme les mêmes éléments plats qu'offrent les autres cellules scléroticales non pigmentées : le pigment adhère ici partout au protaplasma granuleux qui, dans ces cellules pigmentées, se trouve en plus grande abondance et envoie même quelques prolongements.

On ne rencontre que rarement, dans le tissu frais de la sclérotique, des corpuscules migrateurs.

Vaisseaux de la sclérotique. — Pour ce qui regarde les voies circulatoires de cette membrane, nous avons à distinguer les vaisseaux nourriciers et ceux qui la traversent simplement. Les premiers dérivent des artères ciliaires postérieures courtes et longues, ainsi que des artères ciliaires antérieures. Ces vaisseaux traversent l'espace supra-vaginal, puis l'espace de Tenon. La réunion anatomique que les artères ciliaires postérieures courtes affectent avec le réseau capillaire dérivé de l'artère *centralis retinæ*, dans la région de la lame criblée (*circulus Zinii*), est digne d'être notée. Il n'existerait pas ici, d'après Leber, de veines qui correspondraient aux branches anastomosantes des artères ciliaires susmentionnées. L'adventice des artères ciliaires est enlacée de faisceaux de tissu cellulaire, enfeutrés, qui renferment un petit nombre de cellules plates de tissu connectif. Les veines, les capillaires et les nerfs ciliaires ont une gaine cellulaire particulière (Michel), formée de cellules endothéliales particulièrement riches en protoplasma (gaine périthéliale). Les vaisseaux nourriciers de la sclérotique, représentant de petites artères, des veines et des capillaires, sont rares et se rencontrent principalement dans les couches superficielles, vers les régions antérieure et postérieure de la sclérotique.

Comme vaisseaux perforants, nous avons à citer les troncs des artères ciliaires qui se rendent à l'intérieur de l'œil, et les *venæ vorticosæ*. Il est à remarquer ici que les artères ciliaires longues et antérieures, ainsi que les *venæ vorticosæ*, et principalement ces dernières, traversent la sclérotique très obliquement. Dans le canal qui sert de passage aux vaisseaux, se trouve un peu de tissu connectif lâche avec de nombreuses cellules. En outre, comme l'a démontré Schwalbe, les *venæ vorticosæ* sont entourées d'espaces lymphatiques périvasculaires qui font communiquer l'espace périchoroïdien avec celui de la capsule de Tenon.

Les recherches sur les *nerfs de la sclérotique* n'ont jusqu'à présent conduit qu'à des résultats négatifs, ou du moins fort peu satisfaisants.

Comme particulièrement dignes de fixer notre attention, il faut signaler les *zones limitantes de la sclérotique*, qui sont les surfaces interne et externe de la sclérotique, l'entrée du nerf optique et la limite scléro-cornéenne.

Pour ce qui concerne la *surface scléroticale externe*, notons que, jusque vers l'insertion des muscles droits, et encore un peu plus en arrière, la sclérotique se trouve recouverte par la *conjonctive bulbaire*. Les faisceaux lâches du tissu cellulaire sous-conjonctival se réunissent ici directement avec ceux de la sclérotique, de manière que les traînées fibrillaires, qui appartiennent au tissu cellulaire sous-conjonctival, continuent, en petite partie au moins, à cheminer dans le territoire de la sclérotique.

Quant au rapport des *tendons musculaires* avec la sclérotique, ces tendons se différencient très nettement, sur des coupes, par des traînées fibrillaires qui affectent la même direction dans le tissu sclérotical ambiant et s'enfoncent dans celui-ci à la manière d'un cône; en sorte qu'une couche externe de fibres scléroticales entre-croisées couvre les tendons, dont les fibres prennent, pour ce qui concerne les muscles droits, la direction des faisceaux fibrillaires méridionaux, et, pour les tendons des muscles obliques, celle des faisceaux équatoriaux.

Derrière l'insertion des muscles, la sclérotique est délimitée, en dehors, par la couche de *tissu cellulaire* qui constitue le feuillet interne de l'espace de Tenon. Cette couche se montre, après imprégnation avec l'argent, recouverte d'un revêtement endothélial. Cet endothélium repose donc sur une mince couche de tissu connectif lâche, tissu épiscléral qui, uni à l'endothélium, forme, à proprement parler, la limite interne de l'espace de Tenon.

La *surface interne de la sclérotique*, qui regarde la choroïde, est, comme la surface externe de cette dernière, garnie, à partir de l'entrée du nerf optique jusqu'au bord scléro-cornéen, d'un revêtement d'endothlium à larges cellules, ainsi que l'a constaté Schwalbe. Entre la choroïde et a sclérotique, se trouvent tendus des vaisseaux et des brides formées d'un tissu particulier, composé de minces pellicules élastiques. Cet espace, en fente sphérique, mais entrecoupé, placé entre la sclérotique et la choroïde, que Schwalbe appelle « espace périchoroïdal », représente un espace lymphatique.

La façon suivant laquelle la sclérotique est disposée *autour de l'entrée du nerf optique* présente un intérêt particulier. Pour élucider ce point, il importe de bien se rendre compte de la disposition de la gaine du nerf optique. Celle-ci comprend, en allant de dehors en dedans, trois et même quatre couches différentes : 1° la gaine fibreuse externe ; 2° l'espace lymphatique intervaginal, avec son système particulier de trabécules (espace subvaginal de Schwalbe). Cet espace, ainsi que la gaine fibreuse externe, se subdivise, à la rigueur, de nouveau en deux portions, attendu que l'arachnoïde du cerveau se continue aussi le long du tronc du nerf optique. Par conséquent, la gaine externe doit être divisée en deux feuillets : un épais, « gaine durale », et l'autre mince, « gaine arachnoïdale ». Chez l'homme, il se trouve entre ces deux gaines une fente très étroite, la continuation de l'espace subdural. Entre la gaine arachnoïdale et la gaine sous-jacente ou gaine interne, est alors placé un autre espace plus large, qui est une continuation de l'espace subarachnoïdal. Ces deux espaces forment ensemble l'espace lymphatique intervaginal. Vient alors, 3°, la gaine interne du nerf optique ou « gaine piale », mais qu'on peut, elle aussi, subdiviser en deux couches différentes, savoir : une couche voisine de l'espace lymphatique, et dans laquelle, au moins près de la sclérotique, prédominent les fibres circulaires, et une couche interne la plus voisine des fibres du nerf qui, elle, renferme des fibres fines et longitudinales (Waldeyer). Cette dernière couche représente, en quelque sorte, le névrilème du nerf optique.

De chacune de ces trois couches, ou des quatre, si l'on subdivise la dernière décrite, des fibres se rendent dans la sclérotique. Dans cette membrane, on peut, à proximité de l'entrée du nerf optique, distinguer une couche externe, dans laquelle prédominent les fibres équatoriales, et une interne, plus riche en traînées méridionales, et qui paraît plus solidement tissée et plus résistante. La gaine externe du nerf optique se rend directement dans la couche externe de la sclérotique. Immédiatement avant de se réfléchir dans la sclérotique, cette gaine se laisse aisément subdiviser en plusieurs feuillets.

La gaine interne (piale) s'étend de la même façon, d'une manière continue, dans la couche interne et solide de la sclérotique, et cela principalement pour ce qui regarde sa couche de fibres circulaires, qui change ainsi peu à peu la direction de ses fibres en traînées méridionales. La couche la plus interne, celle du névrilème, se rend partiellement dans la couche la plus interne de la sclérotique ; mais, en majeure partie, elle fournit les fibres des faisceaux de la lame criblée.

L'espace lymphatique intervaginal s'étend, chez les divers individus, différemment loin en avant, ordinairement encore assez loin pour s'insinuer, sous forme de fente étroite, sur un court parcours entre les deux couches sclérales, l'interne et l'externe. Parfois, il pénètre aussi assez loin dans la région scléroticale propre. Les trabécules de conformation particulière qui le traversent se rattachent, sans choix propre, aux deux feuillets scléroticaux, et cela, peu à peu, entre les traînées de fibres de ces derniers. Les gaines endothéliales de ces trabécules ne seraient pas, suivant Waldeyer, partout non interrompues, ainsi que le veut Schwalbe. Ce dernier auteur trouve aussi, dans tous les espaces lymphatiques du globe déjà décrits, que les cellules endothéliales sont intimement réunies entre elles, formant ainsi des membranes qu'il appelle « pellicules endothéliales ».

Parmi les particularités propres à certaines espèces, signalons la richesse en pigment de la sclérotique du cheval, du bœuf et du cochon d'Inde. En général, l'épaisseur de la sclérotique décroît en raison directe de la grandeur du mammifère ; ainsi, par exemple, chez la souris, la sclérotique paraît à peine plus forte que la choroïde. Tandis que la réunion de l'uvée à la sclérotique est relativement intime chez le porc et la souris, elle est lâche chez l'homme, le bœuf et le cheval. Les oiseaux portent généralement, vers la périphérie antérieure de leur sclérotique, un anneau osseux recouvert sur ses deux surfaces de tissu connectif fibrillaire. Chez certaines espèces, il se rencontre encore un second anneau osseux postérieur. Les batraciens anoures offrent une sclérotique à substance fondamentale cartilagineuse. Les reptiles se rapprochent des oiseaux par l'apparition d'un anneau sclérotical osseux plus ou moins ferme.

BORD CORNÉO-SCLÉRAL

La *region du bord corneo-scleral* est une des plus importantes du globe de l'œil. Nous avons ici successivement à étudier : 1° la transition de la *substantia propria cornea* en tissu connectif propre de la sclérotique; 2° le passage de la conjonctive sur la cornée; 3° la portion postérieure du bord cornéen, avec les parties périphériques de la membrane de Descemet, le réseau à mailles de Fontana (l'espace de Fontana), le canal de Schlemm, ainsi que l'insertion du muscle ciliaire et les dispositions histologiques de la *camera oculi anterior*.

1° La transition de la sclérotique en cornée est, pour ce qui regarde le tissu fondamental cellulaire des deux membranes, continue et directe. Les faisceaux de tissu cellulaire de la sclérotique passent, sans interruption ni séparation, avec leurs fibrilles dans les aisceaux ou les fibrilles de la cornée; les espaces lymphatiques, ainsi que les canalicules de la cornée et de la sclérotique, communiquent directement les uns avec les autres à la limite des deux membranes. Les cellules scléroticales ne se différencient particulièrement en rien des cellules cornéennes. Dans le parcours et l'arrangement des faisceaux de fibres, dans la forme des espaces et des canalicules, les modifications sont insignifiantes. Sous un faible grossissement, un contour indécis (fig. 120) indique, entre la cornée et la sclérotique, la ligne de démarcation; c'est ici que les fibrilles scléroticales passent dans le parcours plus régulier des fibrilles de la cornée, et les espaces lymphatiques se serrent un peu plus.

2° Pour ce qui concerne le passage de la conjonctive bulbaire sur la cornée, il ne peut tout d'abord pas exister de doute que l'épithélium cornéen ne soit la continuation directe de la conjonctive. La membrane basale antérieure se termine progressivement en s'effilant et en prenant de plus en plus un aspect fibrillaire, pour se confondre avec les couches plus denses juxtaposées à l'épithélium et qu'on désigne sous le nom de *tunica propria* de la conjonctive. Les fibres du tissu conjonctival lâche ne se délimitent pas non plus d'une manière nette, mais envoient des fibres qui se continuent exactement sous la membrane anhiste antérieure de la cornée. Nous avons d'ailleurs déjà parlé plus haut d'une couche conjonctivale, autrement dite cutanée, de la cornée.

3° Avec les parties périphériques de la membrane de Descemet et les tissus qui s'y rattachent, nous avons à étudier le *réseau de trabécules caverneuses* de l'encoignure de l'iris, et les espaces assez étendus qu'il renferme, le *canal de Schlemm* et celui de *Fontana*.

L'angle aigu, placé entre l'iris et la jonction scléro-cornéenne, représente une région particulièrement intéressante, que l'on peut désigner sous le nom d'*angle iridien* (Waldeyer). Dans cet angle se rencontrent : 1° la racine de l'iris; 2° la partie fondamentale du tissu cellulaire du corps ciliaire; 3° la musculature de l'accommodation; 4° les parties les plus postérieures et les plus périphériques de la cornée et de la membrane de Descemet, ainsi que leur endothélium; 5° la sclérotique. Au point de jonction de toutes ces parties, se développe, par la confluence de leur substance fondamentale et connective propre, un tissu caverneux particulier qui remplit et arrondit plus ou moins l'angle iridien.

La masse fondamentale de ce tissu caverneux est composée de trabécules aplati, élastiques, qui prennent parfois, et cela principalement vers la membrane de Descemet, le caractère de lamelles fenêtrées. Comme contribuant particulièrement à la formation de ce réseau de trabécules, il faut, suivant Waldeyer, signaler, chez l'homme, les tendons élastiques et le tissu cellulaire intra-musculaire de la partie méridionale du muscle ciliaire (fig. 120).

Schwalbe a démontré que le tissu de l'angle iridien renferme deux traînées de faisceaux en forme d'anneau. Il les désigne sous les noms d'*anneaux délimitants antérieur et postérieur*. L'anneau antérieur (fig. 120, n° 9) naît immédiatement à la périphérie, près de la partie verruqueuse de la membrane de Descemet (fig. 121), à laquelle s'attachent les trabécules les plus externes du soi-disant *lig. iridis pectinatum*, dont il sera question tout à l'heure. Cet anneau est composé de fibres qui, naissant dans la substance homogène de la portion postérieure de la membrane de Descemet, prennent une direction circulaire. L'anneau délimitant postérieur (fig. 120, n° 10) se trouve situé vers l'angle postérieur, près du canal de Schlemm, et est formé par la réunion des plaques élastiques percées qui se trouvent au voisinage du canal et forment en partie sa paroi interne. C'est à cet anneau postérieur que sont, suivant Schwalbe, attachées les fibres du muscle ciliaire.

La membrane de Descemet, en se dissociant vers la périphérie en plaques et fibres élastiques, prend une seconde et principale part à la formation du réseau trabéculaire dont nous

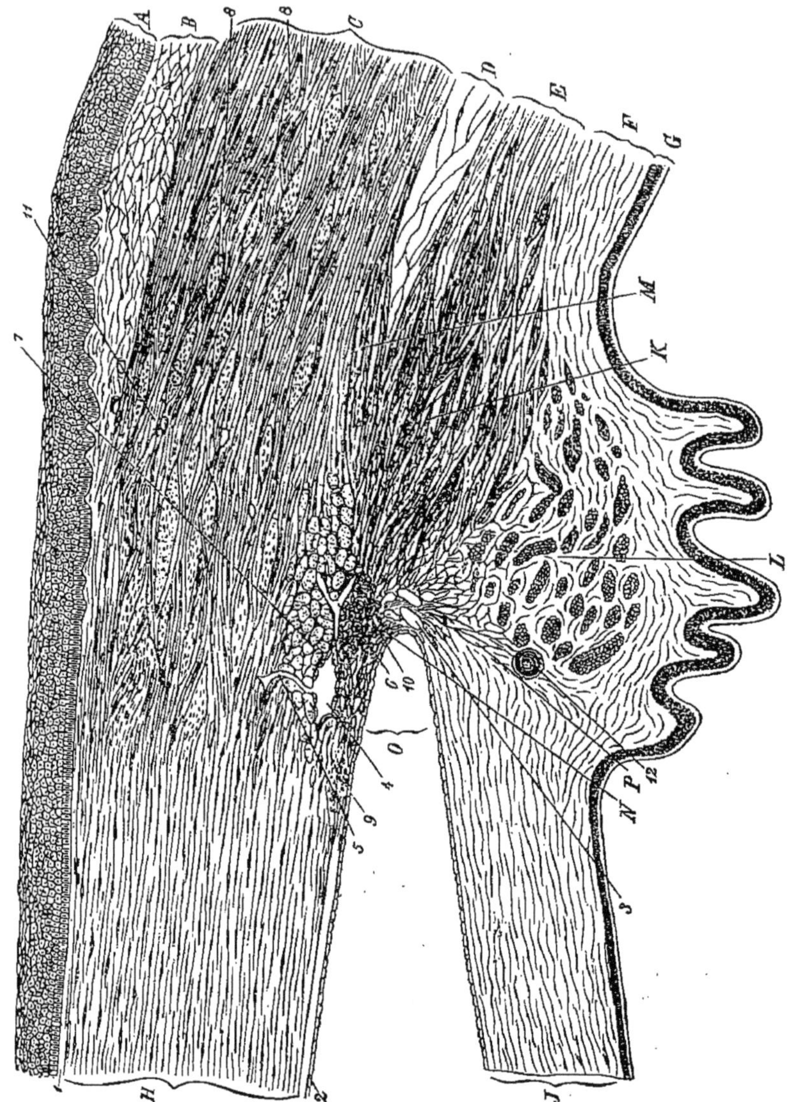

FIG. 120. — Section méridionale à travers le bord cornéo-scléral d'un homme d'environ trente ans. — Conjonctive, sclérotique, cornée, avec leurs régions limitantes : muscle ciliaire, iris, procès ciliaires, tissu de l'angle iridien avec le canal de Schlemm et les lacunes homologues de l'espace de Fontana. (Hartnack, III, tube rentré.)

A, épithélium conjonctival et cornéen; — B, conjonctive scléroticale; — C, sclérotique; — D, membrane suprachoroïdea; — E, région du muscle ciliaire; — F, tissu de la choroïde et des procès ciliaires; — G, *tapetum nigrum et pars ciliaris retinæ;* — H, cornée (substance propre); — J, iris; — K, faisceaux méridionaux du muscle ciliaire; — L, faisceaux équatoriaux du muscle ciliaire; — M, faisceau du muscle ciliaire qui s'attache en arrière à la sclérotique (homologue du *M. cramptonianus* des oiseaux); — N, tissu de l'angle de l'iris; — O, angle de l'iris; — P, racine de l'iris. — 1, lamelle anhiste antérieure de la cornée; 2, membrane de Descemet avec l'endothélium de la chambre antérieure; celui-ci se continue d'une manière non interrompue sur le tissu de l'angle de l'iris et la surface iridienne; 3, lacunes d'une certaine étendue dans le tissu trabéculaire de l'angle iridien et homologues des espaces de Fontana. Les trabécules juxtaposées allant vers l'angle iridien, et qui séparent ces lacunes de cet angle, sont les prolongements iridiens de Rollett; 4, canal de Schlemm, garni d'endothélium; 5, vaisseaux qui s'ouvrent dans le canal de Schlemm; 6, vaisseaux sanguins du plexus ciliaire de Leber; 7, forts faisceaux équatoriaux de la sclérotique à l'entour du canal de Schlemm, faisceaux garnis de vastes espaces lymphatiques qui communiquent avec ceux de l'angle iridien; 8, faisceaux de la sclérotique coupés obliquement; 9, anneau terminal antérieur du muscle ciliaire (fibres coupées transversalement); 10, anneau terminal postérieur (insertion des faisceaux méridionaux du muscle ciliaire); 11, coupe transversale de vaisseaux sanguins conjonctivaux et scléraux; 12, coupe transversale d'une artère ciliaire.

traitons. Une quantité égale de fibres est aussi envoyée par les parties juxtaposées de la cornée. Les fibres de la sclérotique, au proche voisinage du canal de Schlemm, sont aussi, de leur côté, en continuation directe avec le réseau trabéculaire, et il est remarquable qu'en cet endroit se montre, dans la sclérotique, un nombre surprenant de fibres circulaires (fig. 120, n° 7). Chez l'homme, l'iris, en perdant son pigment, n'entre que pour une part relativement minime dans la constitution de ce réseau trabéculaire. Tout à fait restreint est le concours que prête à sa formation le corps ciliaire, car la racine de l'iris et le muscle ciliaire, allant à la rencontre l'un de l'autre, séparent en quelque sorte le corps ciliaire de ce réseau.

Chez le bœuf, le cheval, le porc et d'autres animaux, on voit partir du tissu iridien des rabécules pigmentées et isolées les unes des autres, qui se rendent à la surface postérieure de la membrane de Descemet, pour s'y perdre insensiblement (*prolongements iridiens*, de Rollett). Ces prolongements forment en quelque sorte un système de palissades, placé au-devant du réseau trabéculaire et caverneux à mailles étroites de l'angle iridien, et laissent entre eux des espaces assez larges et vastes, les *espaces de Fontana*, car on aurait tort de parler ici d'un canal. Chez l'homme (fig. 121), de forts prolongements irridiens n'existent pas. Par contre, il se trouve, dans la partie du tissu trabéculaire le plus proche de la chambre antérieure, des trabéeules plus fortes et pigmentées, qui naissent de la racine iridienne et qui ne vont que jusque vers l'anneau terminal antérieur, sans atteindre la membrane de Descemet. Ce sont ces trabécules de plus fort calibre auxquelles on a donné, depuis Hueck, le nom de *lig. pectinatum iridis*, et dont les mailles représentent l'espace de Fontana des animaux.

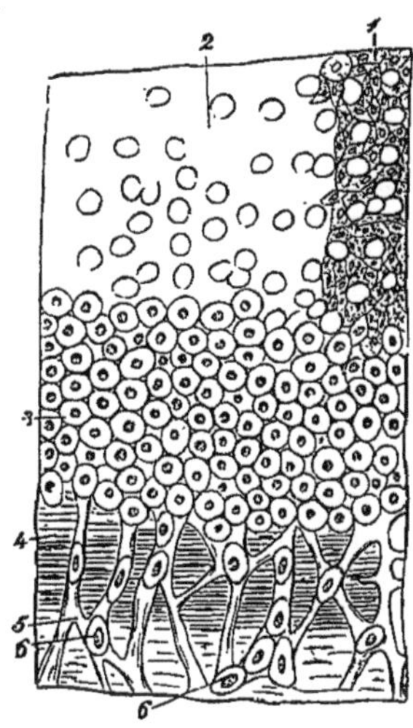

FIG. 121. — Région du passage de la membrane de Descemet à l'angle iridien : verrues, anneau délimitant antérieur, trabécules de l'angle iridien (prolongements iridiens), endothélium de la chambre antérieure. (Préparation prise sur un homme d'environ trente ans (Hartnack, IV, tube rentré).

1, région de la membrane de Descemet, portant des verrues entremêlées de cellules endothéliales altérées; 2, même région sans cellules endothéliales; 3, cellules endothéliales de forme ordinaire; 4, anneau circulaire (fibres équatoriales); 5, prolongements de l'iris; 6, cellules endothéliales sur les prolongements de l'iris.

De même qu'il existe en arrière, au fond de l'angle iridien, les espaces de Fontana, nous avons à signaler en avant, le *canal de Schlemm*. Schwalbe décrit la configuration de ce canal de telle façon qu'il existerait près du bord scléro-cornéen une rainure circulaire, la *rainure sclérale de Schwalbe;* cette rainure, couverte du côté du muscle ciliaire et de la membrane de Descemet, par le tissu trabéculaire et caverneux susdécrit, se transformerait en canal qui serait le canal de Schlemm. Toutefois, il faut noter que toute trace d'une pareille rainure fait parfois défaut, et qu'on peut rencontrer là le tissu trabéculo-caverneux de l'angle iridien. En principe, le canal de Schlemm ne diffère pas, quant à sa conformation, des espaces de Fontana. Tous les deux consistent dans des lacunes du tissu de l'angle iridien de diverses grandeurs, seulement placées en des endroits différents.

Le canal de Schlemm, que Waldeyer place en totalité dans la sclérotique, se présente d'ordinaire, sur une coupe méridionale (fig. 120), sous la forme d'un espace triangulaire ou parfois d'un ovale à extrémités effilées. Sur de pareilles coupes, on rencontre très souvent un vaisseau (5, fig. 120) qui aboutit dans la paroi antérieure et est placé presque à angle droit vers le canal. Ce vaisseau marche directement vers les veines profondes de la sclérotique et se remplit, par injection, avec elles. Ni Schwalbe, ni Waldeyer n'ont pu découvrir de valvules dans ces vaisseaux. D'autres vaisseaux, assez régulièrement placés en avant et en dehors du canal de Schlemm, se rencontrent aussi sur des coupes. Ces vaisseaux, qui se remplissent également par des injections veineuses, et présentent, du reste, la structure des veines, appartiennent au plexus ciliaire veineux décrit par Leber 6, fig. 120).

Enfin, il est indiqué dans la littérature, sous la dénomination de *circulus venosus Hovii*, un plexus d'espaces vasculaires de cette région, dont l'interprétation n'est pas bien définie.

Ces espaces, qui n'ont rien de commun avec les canaux de Schlemm et de Fontana, ne représenteraient autre chose qu'une couronne d'anastomoses des *vasa vorticosa*.

Si l'on poursuit l'endothélium de la chambre antérieure, on voit que celui-ci se rend, de la membrane de Descemet, sur les prolongements iridiens en les garnissant complètement d'une gaine (fig. 121). De là partent des cellules plates qui pénètrent, en s'adossant toujours aux trabécules du tissu de l'angle iridien, jusque dans les plus petites lacunes de ce tissu. Ces espaces vont, en décroissant, se confondre vers la cornée, la sclérotique, l'iris, le muscle ciliaire et le corps vitré avec les canaux du suc de ces divers tissus, espaces qui finissent par ne plus renfermer qu'une seule cellule (cellules sclérales, cornéennes, etc.).

Le canal de Schlemm est aussi garni de cellules endothéliales plates, et comme ses parois sont constituées par des plaques perforées, ce canal s'ouvre aussi par des voies de communication, ayant l'aspect de pores, vers le tissu de l'angle iridien et de là, finalement, dans la chambre antérieure. En réalité, le canal de Schlemm, ainsi que les veines de la sclérotique (fig. 120, n° 5), se remplissent constamment par des injections pratiquées du côté de la chambre antérieure ; mais l'injection de ce canal, ne peut, par contre, être obtenue en agissant sur l'artère ophthalmique ou la veine cave supérieure ; ce qui résulte vraisemblablement de ce que les vaisseaux communiquant avec ce canal sont pourvus de valvules (dont la présence n'a pu cependant être démontrée). Aussi Schwalbe et Waldeyer n'hésitent pas à ranger le canal de Schlemm dans le système de lacunes du tissu de l'angle iridien, et à le classer ainsi dans l'appareil lymphatique. D'ailleurs des corpuscules sanguins ne se rencontrent jamais dans ce canal, et cela en dépit de ses connexions avec les veines sclérales. Ce n'est que dans des conditions tout à fait exceptionnelles (chez les pendus) que la présence du sang dans le canal de Schlemm a été observée.

L'humeur aqueuse aurait donc, suivant Waldeyer, deux principales voies d'écoulement l'une par le système caniculaire ou par le ciment des tissus voisins, dont la communication est établie par la continuité des espaces lymphatiques avec ceux du tissu caverneux de l'angle iridien ; l'autre, par le canal de Schlemm et le concours de veines sclérales.

L'endothélium de la membrane de Descemet se continue au delà des trabécules de l'espace de Fontana sur la surface de l'iris, et complète ainsi le revêtement endothéllial de la chambre antérieure, qui, chez l'adulte, n'est interrompue que par la pupille et forme ainsi un sac presque clos. Près du bord pupillaire l'endothélium de la face antérieure touche l'épithélium de la face postérieure de l'iris, remarquable contact qui s'établit au moment de la disparition de la membrane pupillaire.

La sclérotique ne possède pas plus que la cornée de véritables vaisseaux lymphatiques avec des parois propres ; deux espaces lymphatiques, connus sous les noms d'espace périchoroïdal et d'espace de Tenon, limitent cette membrane, l'un à sa surface externe, l'autre à sa surface interne. A ces deux espaces lymphatiques, s'associent ceux déjà décrits dans les gaines du nerf optique (supravaginal et intervaginal), ainsi que le système des lacunes de la sclérotique.

L'espace périchoroïdal communique d'abord avec celui de Tenon au moyen des fentes lymphatiques qui entourent, comme d'une gaine annulaire, les *vasa vorticosa*. Si l'injection est poussée avec une certaine force, elle remplit aussi les lacunes de la sclérotique ; mais d'autres cavités lymphatiques du bulbe ne peuvent être injectées par l'espace périchoroïdal. Par contre, ce dernier peut être rempli à travers les lacunes de la sclérotique, en injectant par l'espace intervaginal (subvaginal). Enfin une injection peut passer de l'espace subvavaginal (intravaginal) dans l'espace supravaginal (à travers des fentes lymphatiques occupant la gaine externe du nerf optique) et dans celui de Tenon. De ce dernier point, on peut aussi injecter l'espace périchoroïdal.

Quelle voie suit la lymphe pour sortir de la chambre antérieure ? Nous avons déjà mentionné l'union qui existe entre cette chambre antérieure et le système veineux de la sclérotique. Quant à l'existence d'une voie d'écoulement normale, elle serait, suivant Waldeyer, très douteuse. Ce qui, à cet auteur, paraît le plus vraisemblable, c'est que le liquide de la chambre transsude peu à peu à travers les lacunes de la cornée, de la sclérotique et du muscle ciliaire, le tissu caverneux du ligament suspenseur de l'iris devant à cet égard être pris en considération.

D'après les recherches de Schwalbe, les courants lymphatiques dont il a été question plus haut se déversent par l'espace supravaginal dans la cavité lymphatique cérébrale connue sous le nom d'espace subdural.

Outre les espaces sus et sous-vaginal, il existe encore, d'après de récentes recherches, une troisième cavité lymphatique, que Waldeyer désigne sous le nom d'*espace périneural*, et qui se trouve entre la gaine interne du nerf optique et la substance propre de ce nerf. D'après Axel Key et Retzius, cet espace ne communiquerait pas avec la cavité subdurale, mais bien avec l'espace subarachnoïdal de la boîte crânienne. En réalité, il existe une communication entre les trois espaces qui entourent le nerf optique et ses gaines.

Pour résumer ce qui a rapport aux lymphatiques de l'œil, on peut, avec Schwalbe, distinguer deux courants lymphatiques : un antérieur, l'autre postérieur. L'antérieur embrasse les paupières, la conjonctive, la cornée et aussi les parties voisines de la sclérotique ; il possède sur les paupières et la conjonctive une voie d'écoulement ordinaire (des vaisseaux), dont le trajet n'est pas entièrement élucidé, et un espace lymphatique, la chambre antérieure, qui communique avec les veines ; peut-être aussi a-t-il encore dans les lacunes de la cornée et de la sclérotique, les vaisseaux de l'iris et du muscle ciliaire, d'autres voies d'échappement.

Le courant lymphatique postérieur est immédiatement en rapport avec le cerveau. Nous avons ici affaire à un système de fentes, de canaux et à des espaces. Ces derniers : périchoroïdal, de Tenon, supravaginal, subvaginal et périneural, communiquent plus ou moins directement les uns avec les autres et débouchent tous, par l'entremise des espaces périneural, subvaginal, ou dans l'espace subarachnoïdal, ou dans le subdural.

MALADIES DE LA CORNÉE

ARTICLE PREMIER

DES MALADIES INFLAMMATOIRES DE LA CORNÉE EN GÉNÉRAL

En ce qui regarde les affections inflammatoires de la cornée, il ne peut plus être question de l'ancienne expression d'*exsudation*. Actuellement, on tend à laisser au tissu cornéen un rôle absolument passif et on le considère comme étant purement et simplement le siège d'une invasion de cellules, phénomène qui serait sous la dépendance d'une irritation de nature infectieuse. Les éléments cellulaires morbides qu'on rencontre dans une cornée irritée (infectée) proviendraient, non d'une prolifération cellulaire des corpuscules cornéens, mais directement de la *diapédèse* (Cohnheim) ou indirectement de cette même source, après avoir été déjà déversés dans les produits de la sécrétion conjonctivale (1).

(1) La démonstration de ce fait, la bactériologie nous la fournit de nouveau : « Inocule-t-on, dit M. Leber (*Compte rendu du Congrès de Heidelberg*, p. 351, 1888), la cornée avec des spores d'aspergilles en six endroits différents, à peu près à égale distance de son centre et de son bord, il se produit à chaque point inoculé une zone d'invasion cellulaire, mais cela exclusivement du côté qui regarde le bord cornéen, et ces différentes zones confluent rapidement pour former un anneau. Le milieu de la cornée reste libre, quoique les corpuscules cornéens auraient dû précisément entrer ici en pullulation active, si la formation de pus dépendait d'eux. En effet, les corpuscules de pus, qui ont envahi la cornée du côté du bord, se sont déjà fixés près de la zone du foyer contenant des champignons et n'avancent pas à travers le tissu nécrosé jusqu'au centre de la cornée. » Autre preuve : « Du mercure métallique introduit dans la chambre antérieure y détermine une exsudation purulente, ainsi qu'une infiltration de pus dans la zone contiguë de la cornée. Si l'on introduit maintenant, chez la grenouille, une gouttelette de mercure dans la chambre antérieure, et qu'on lui injecte dans le sac lymphatique dorsal une grande quantité de cinabre, il apparaît alors tout à fait en bas, dans la cornée, au voisinage de la gouttelette, un anneau dans l'infiltration purulente, qui, déjà à l'œil nu, présente une couleur rougeâtre, parce qu'une grande partie des corpuscules de pus contiennent du cinabre. Cette modification d'une expérience connue fournit une preuve d'autant plus concluante que la cornée n'a, à l'endroit où se produit l'anneau d'infiltration, nullement été blessée. »

Les altérations inflammatoires peuvent produire des changements *transitoires* ou *définitifs*.

Les altérations transitoires consistent dans une *dissociation* des fibrilles ou faisceaux fibrillaires de la cornée, ayant pour effet la production d'interstices (de vacuoles) remplis d'un liquide à indice de réfraction différent de celui du tissu intercellulaire, ou occupés même par des éléments cellulaires immigrés, produits susceptibles de se résorber ou de disparaître en traversant la cornée.

Les altérations *définitives*, que détermine l'inflammation cornéenne, résultent de ce que la dissociation des éléments fibrillaires et cellulaires du tissu de la cornée est poussée jusqu'à produire la désagrégation de ces éléments, c'est-à-dire leur nécrose. D'autre part les éléments immigrés peuvent s'organiser et donner lieu à la sclérose cornéenne.

Quant aux changements morbides qui atteignent les revêtements de la cornée, il faut dire que les *membranes de Bowmann et de Descemet* peuvent subir la dissolution moléculaire, la dissociation en fibrilles, et la disparition par absorption. La membrane de Descemet, qui représente beaucoup plus que la couche antérieure une véritable membrane élastique, oppose, comme on a souvent occasion de l'observer, une résistance bien plus marquée aux altérations destructives, et on la trouve souvent enroulée dans du tissu cicatriciel.

Les *couches épithéliales* de la cornée, principalement l'antérieure, jouent dans les affections morbides de cette membrane, comme protection contre l'infection, un rôle des plus importants. Un fait, dont la démonstration n'offre aucune difficulté, c'est la rapidité avec laquelle cette couche se détruit et s'élimine dans tous les processus ulcératifs. La régénération s'opère souvent aussi, surtout après les traumatismes, avec une promptitude surprenante. La plupart des auteurs, pour ce qui touche cette restitution épithéliale, sont d'accord sur les points suivants : 1° les cellules régénérées proviennent des couches les plus profondes du stratum épithélial ; 2° les cellules migratrices de la cornée participent à la reconstitution de l'épithélium.

Les changements morbides, qu'on rencontre dans la couche épithéliale *antérieure*, consistent tantôt en une *hypertrophie*, avec ou sans pénétration de cette couche hypertrophiée dans le tissu cornéen, tantôt en un *soulèvement* de la couche par interposition d'une masse morbide (liquide ou amas cellulaire) entre la couche épithéliale et le ciment cornéen, soulèvement qui peut être accompagné d'une destruction plus ou moins accusée de l'épithélium.

Les altérations que peut subir la couche épithéliale *interne*, se rapportant à une prolifération des cellules qui composent cette couche, à une désorganisation, ou dégénérescence graisseuse, ou colloïde, d'une partie de ces cellules, sont bien moins fréquentes que les altérations de la couche antérieure et sont d'ailleurs davantage en relation avec les maladies du tractus uvéal.

Au point de vue étiologique des diverses maladies cornéennes, il sera utile de se rappeler le développement embryogénique de cette membrane, suivant lequel on distingue trois parties : une cutanée, une sclérale et une partie choroïdienne. Dans les diathèses qui tendent à se localiser de préférence dans le système cutané, nous voyons la portion cutanée surtout atteinte, c'est-à-dire le revêtement conjonctival de la cornée ; dans les diathèses qui atteignent par prédilection les fibreuses, c'est le parenchyme cornéen qui se trouve envahi, tandis que dans les maladies générales auxquelles participe le tractus uvéal, c'est la portion choroïdienne, la membrane de Descemet, qui est aisément atteinte.

Avant d'aborder la description clinique des diverses maladies de la cornée, nous tracerons à grands traits, suivant l'exemple que M. *Saemisch* en a donné, l'image des principales altérations morbides ou *types inflammatoires*.

Le principaux types morbides des affections cornéennes sont : 1° l'*infiltration cornéenne;* 2° l'*abcès de la cornée* et 3° l'*ulcère cornéen*.

1° *Infiltration cornéenne.*

Dans l'*infiltration,* le tissu de la cornée ne subit d'autre altération que la dissociation de ses éléments, rendue indispensable pour faire place aux cellules lymphoïdes infiltrées.

A cette dissociation, ainsi qu'à la présence même des cellules infiltrées, est dû un

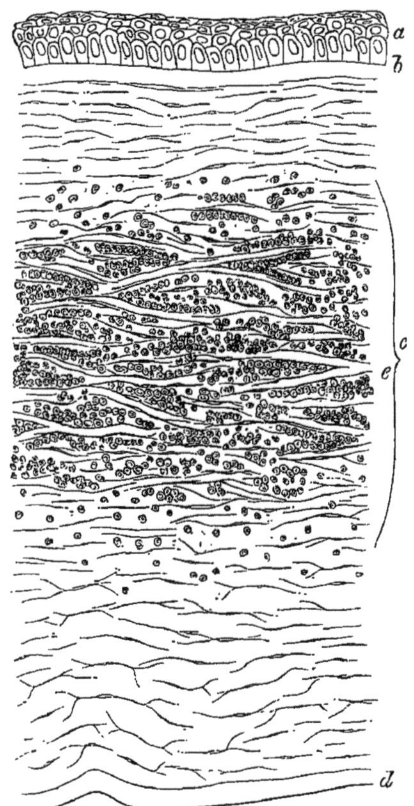

Fig. 122. — Infiltration parenchymateuse.

a, épithélium; *b*, lame élastique antérieure; *c*, couche de l'infiltration; *d*, lame élastique postérieure; *e*, les faisceaux du tissu cornéen sont visiblement comprimés (Saemisch).

caractère particulier de l'infiltration : c'est un *trouble dans la transparence* de la partie envahie, trouble qui se présente avec une *délimitation imparfaite*. Comme les cellules lymphoïdes s'infiltrent suivant les voies naturelles qu'elles trouvent toutes préparées, on rencontre souvent, au début, un dessin de stries ou de lignes entre-croisées et superposées, suivant lesquelles se laisse décomposer l'opacité.

Plus tard, par suite des progrès de l'infiltration, ce dessin s'efface progressivement. Une vascularisation de la cornée plus ou moins accusée se développe aisément.

Comme le montre la figure 122, l'infiltration n'est constituée que par l'entassement d'une quantité plus ou moins considérable de cellules lymphoïdes qui se répandent dans la trame cornéenne, sans que, ni les cellules, ni le ciment de cette trame subissent une modification appréciable. L'infiltration peut aussi traverser la cornée en entier, ou envahir une partie circonscrite, et disparaître sans laisser la moindre trace de son passage. Mais, si une destruction de l'élément cornéen fait constamment défaut, l'infiltration est cependant susceptible, comme l'abcès et l'ulcère, de déterminer une altération indélébile dans la cornée. Cette terminaison se montre, non seulement par suite d'une persistance trop prolongée d'une simple infiltration ou de la compression exagérée des éléments cornéens, mais encore comme conséquence d'une organisation des cellules infiltrées, d'une sclérose de la cornée.

L'*étendue* et le *siège* de l'infiltration (fig. 122) sont variables et l'on peut, suivant les cas, parler d'une *infiltration diffuse* ou *circonscrite*, *profonde* ou *superficielle*. Lorsqu'elle envahit les couches profondes, c'est surtout alors qu'elle tend à devenir diffuse et à prendre les caractères d'une *infiltration parenchymateuse*.

L'*irritation* qu'entraîne l'infiltration dépend et de son siège et de son mode de répartition. En général, les infiltrations superficielles (répandues dans les couches riches en nerfs) et circonscrites (dans lesquelles l'entassement des cellules lymphoïdes tiraille et comprime violemment les filets nerveux) sont celles qui sont accompagnées des plus vives douleurs. Il peut même se présenter que les leucocytes filtrent le long des gaines lymphatiques des nerfs (fig. 123), et que, arrivés vers la surface de la cornée, ils soulèvent de minces couches de tissu cornéen avec l'épithélium, de façon à exercer une traction sur les filets nerveux et à les arracher même parfois. Au contraire, une infiltration profonde, parenchymateuse, reste souvent indolente.

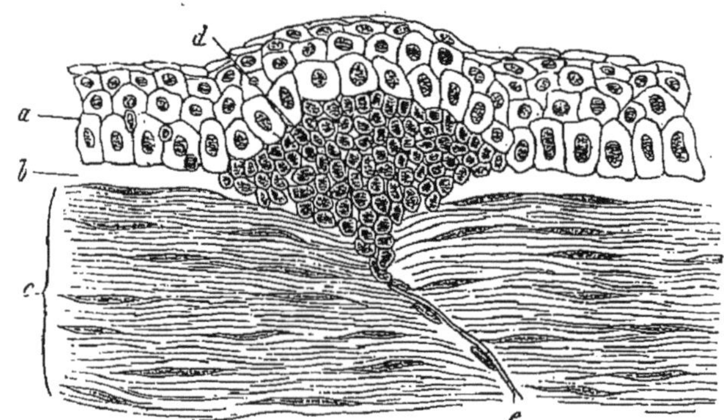

FIG. 123. — Phlyctène de la cornée. Infiltration sous-épithéliale (d'après Iwanoff).

a, épithélium; *b*, lame élastique antérieure; *c*, cornée; *d*, amas de cellules lymphoïdes; *e*, nerf.

La répartition de l'infiltration n'a pas d'influence sur la *terminaison* de l'affection morbide, et l'on voit de vastes infiltrations parenchymateuses disparaître sans laisser de traces. Le *degré* et le *genre d'irritation infectieuse* décident si l'affection reste infiltration ou devient abcès.

L'infiltration exclut nécessairement l'emploi de toute médication irritante et nous engage à recourir aux moyens antidiapédésiques.

2° *Abcès cornéen.*

L'infiltration acquiert les caractères de l'abcès, lorsque, en se produisant avec rapidité et en déterminant un entassement circonscrit et très considérable de cellules lymphoïdes, elle entraîne une *destruction*, non seulement des fibrilles, mais aussi des cellules cornéennes. La figure 124 démontre, mieux que toute description, la destruction de la trame cornéenne que laisse un abcès après absorption du contenu.

L'abcès a, comparativement à l'infiltration, bien plus de tendance à se circonscrire; par contre, il en a bien moins à se vasculariser et offre une propension plus marquée à fuser suivant une direction perpendiculaire aux surfaces de la cornée, tandis qu'au contraire l'infiltration suit, en se propageant, un courant parallèle aux surfaces cornéennes. Aussi l'abcès se montre-t-il limité par des contours plus précis, ordinairement arrondis (ronds dans les parties centrales, arqués sur le bord de la

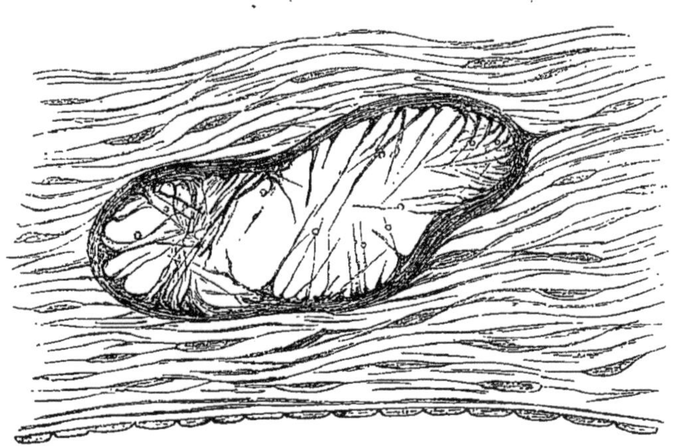

Fig. 124.—Cavité formée par l'abcès après la résorption complète de son contenu (Alt).

cornée). La teinte de l'abcès est bien plus tranchée, et il s'y mêle un ton manifestement jaunâtre. L'abcès impliquant la destruction par nécrose d'une quantité variable de tissu cornéen, il en résulte, même lorsqu'une restitution du tissu perdu s'est opérée, une guérison laissant une trace indélébile, une *opacité cicatricielle* de la cornée.

En général, l'immigration de leucocytes, qui a donné lieu à l'abcès, s'est opérée avec une certaine rapidité, et souvent les vaisseaux, qui ont déversé ces cellules dans la cornée, en fournissent aussi aisément une certaine quantité aux parties voisines, principalement à l'humeur aqueuse, en donnant lieu à la formation d'un *hypopyon*, qui fait constamment défaut dans l'infiltration.

Les symptômes d'irritation sont, comme pour l'infiltration, déterminés en grande partie par le siège de l'abcès, ainsi que par le genre d'infection qui l'a provoqué.

La *marche* de l'abcès est généralement lente, au point qu'on peut en rencontrer qui restent même pendant assez longtemps stationnaires; d'autre part, la destruction suppurative peut progressivement envahir la totalité du tissu cornéen. Lors qu'un abcès *fuse*, la question de pesanteur du pus, agissant sur la trame cornéenne, est susceptible d'entrer en ligne de compte, pour donner lieu à la formation d'une collection purulente en unguis (onyx).

La *terminaison* d'un abcès est ordinairement son évacuation, avec transformation en ulcère, qui, pour de petits abcès superficiels, s'opère souvent avec une très grande rapidité. L'absorption d'une collection purulente formant abcès dans la cornée, tel que le montre la figure 124, est certainement plus rare.

3° *Ulcère de la cornée.*

Dans ce type inflammatoire, le trait caractéristique est, dès le début, représenté par une *perte de substance*, qui constitue une interruption dans la régularité de surface de la cornée.

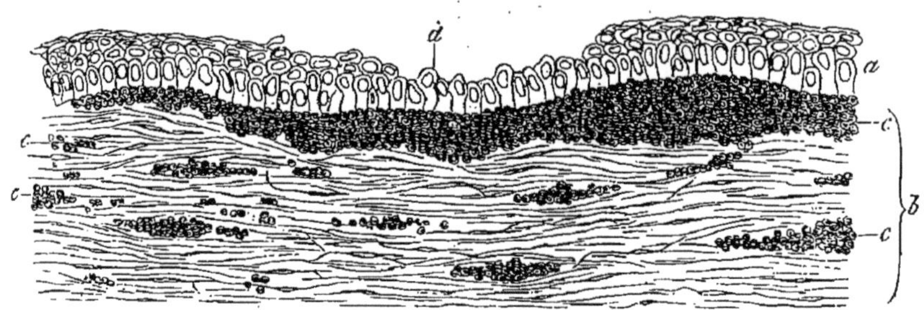

FIG. 125. — Commencement d'ulcère, progressant de la surface de la cornée.
a, couche épithéliale ; près de d, perte de substance de cette couche ; b, tissu cornéen dont la lame élastique antérieure est détruite ; c, infiltration de cellules (Saemisch).

On distingue à l'ulcère, qui ne se trouve que rarement entouré de tissu cornéen sain, une *zone contournante*, un *bord*, qui le délimite, et un *fond*.

Ce qu'il importe de faire ressortir ici, ce sont les diverses phases que l'ulcère

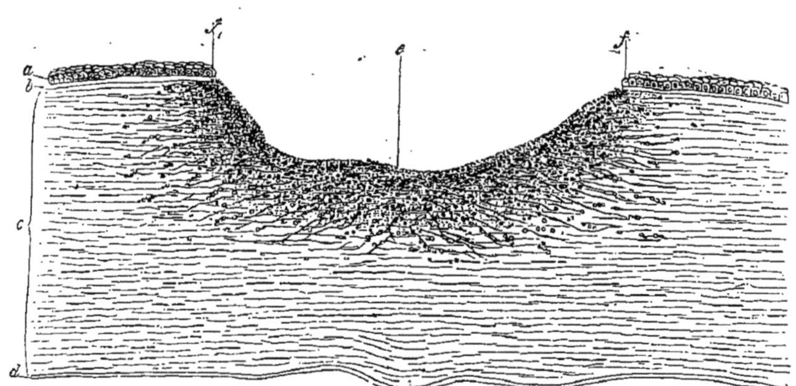

FIG. 126. — Ulcère de la cornée dans la première phase.
a, épithélium ; b, lame élastique antérieure ; c, tissu cornéen ; d, lame élastique postérieure ; e, fond de l'ulcère, recouvert d'éléments cellulaires et de détritus ; ff, bord de l'ulcère, près duquel l'épithélium et la lame élastique sont interrompus (Saemisch).

peut parcourir, c'est-à-dire : 1° le *développement* (évolution) et la période de *progrès*, 2° l'*état stationnaire*, et 3° la *réparation* de l'ulcère.

1° Ce qui caractérise la *première phase* de l'ulcère, son évolution, c'est que la perte de substance montre des contours irréguliers, dentelés, que le fond de l'ulcère est opaque, souvent recouvert de débris formés de détritus cornéen. La zone contournante est le plus souvent elle-même opaque, parfois parcourue de stries apparentes. Les progrès de l'ulcération se signalent par une destruction progressive des parties contiguës de l'ulcère : d'où résulte son agrandissement.

Les changements anatomiques que présente cette phase consistent dans la destruction de la couche épithéliale suivant l'étendue de l'ulcère, destruction à laquelle

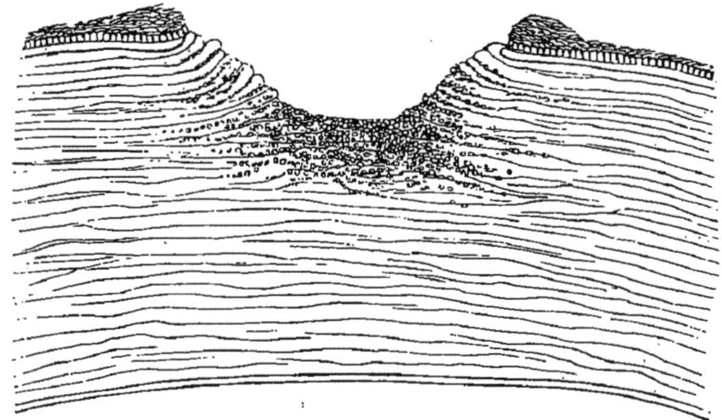

Fig. 127. — Ulcère de la cornée dont le fond et les bords sont infiltrés, l'épithélium voisin épaissi et les lamelles cornéennes avoisinantes incurvées vers la surface de l'ulcère (d'après Alt).

participent la lame élastique, la substance fibrillaire et les cellules cornéennes dans une proportion variable (fig. 125). L'ulcère établi, une infiltration de cellules lymphoïdes occupe la zone contournante (fig. 126). S'il s'agit, non d'un ulcère primitif, mais d'un abcès exulcéré, on verra cette infiltration prédominer.

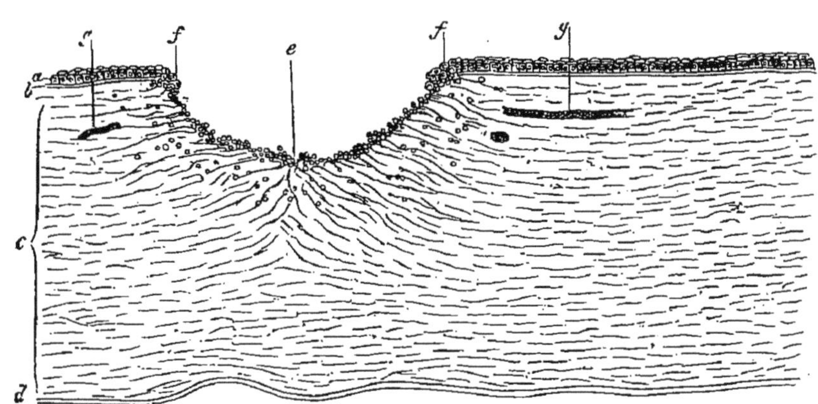

Fig. 128. — Ulcère en voie de réparation.

a, épithélium; b, lame élastique antérieure; c, tissu cornéen; d, lame élastique postérieure; e, fond de l'ulcère; f, bord de l'ulcère au-devant duquel penche déjà l'épithélium; g, vaisseaux (d'après Saemisch).

2° La *seconde phase* de l'ulcère, la période stationnaire de ce type inflammatoire, se caractérise par un *nettoyage* portant à la fois sur la zone contournante et sur le fond de l'ulcération, qui tendent à reprendre leur transparence. Le bord de l'ulcère perd sa forme déchiquetée, l'épithélium s'épaissit sur ce bord (fig. 127) qui conserve un contour abrupt. Enfin, un développement de vaisseaux apparaît dans un certain nombre de cas (fig. 128).

3° La *troisième phase* est celle de *réparation* ou *cicatrisation*. Au nettoyage de

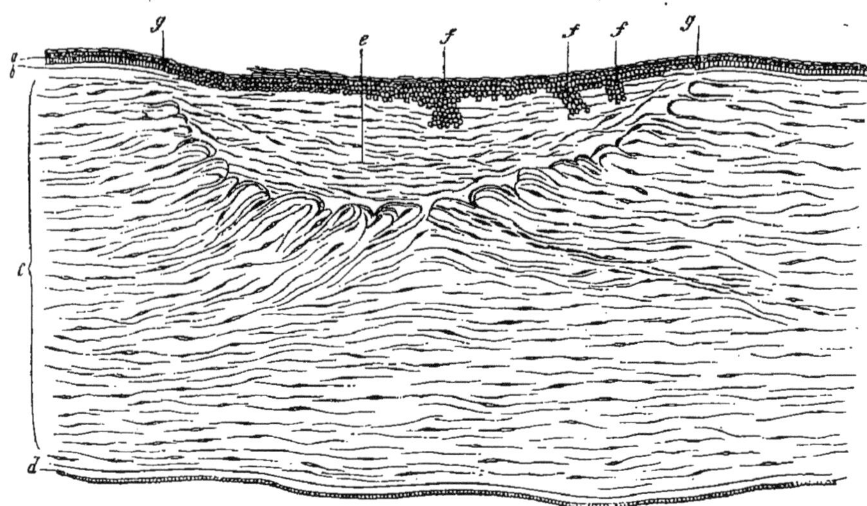

Fig. 129. — Ulcère cornéen cicatrisé.

a, couche épithéliale; *b*, lame élastique antérieure; *c*, cornée; *d*, lame élastique postérieure avec épithélium; *e*, tissu cicatriciel; *fff*, épithélium recouvrant la cicatrice et muni d'excroissances qui y pénètrent; *gg*, bord de l'ulcère cicatrisé, près duquel la lame élastique antérieure se trouve interrompue (Saemisch).

l'ulcère vient s'ajouter ici son *aplanissement*, que signale le développement de la couche épithéliale, qui ne reste plus à pic (comme fig. 127), mais qui s'arrondit sur

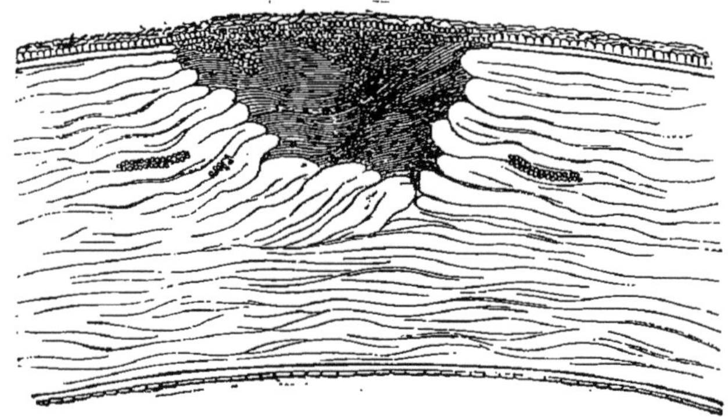

Fig. 130. — Ulcère de la cornée cicatrisée. La perte de substance se trouve comblée par un tissu cellulaire absolument opaque dans lequel pénètrent des prolongements papilliformes de la couche épithéliale (Saemisch).

le bord de l'ulcération pour recouvrir ensuite celle-ci et lui donner une surface miroitante (fig. 128).

A mesure que le revêtement épithélial devient complet, et que, par conséquent, les phénomènes d'irritation infectieuse cessent, la perte de substance causée par l'exulcération se comble, l'ulcère se cicatrise, la guérison a lieu et une cicatrice remplace l'ulcère. Comme le tissu qui comble celui antérieurement détruit n'acquiert jamais ses caractères physiques, il en résulte, outre les inégalités de niveau dési-

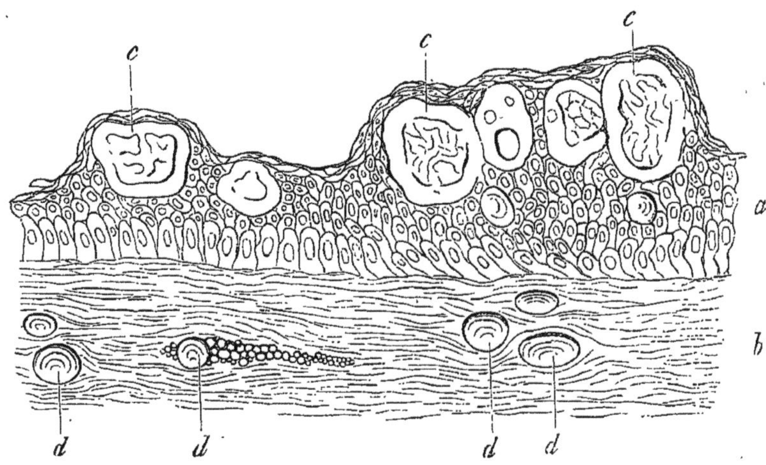

Fig. 131. — Cicatrice cornéenne avec masses colloïdes.

a, couche épithéliale ; b, tissu cicatriciel (la lame élastique antérieure manque) ; cc, espaces étendus situés dans le stratum épithélial et tapissés de substance colloïde ; dd, masses colloïdes en forme de gouttelettes, placées dans le tissu cicatriciel (Saemisch).

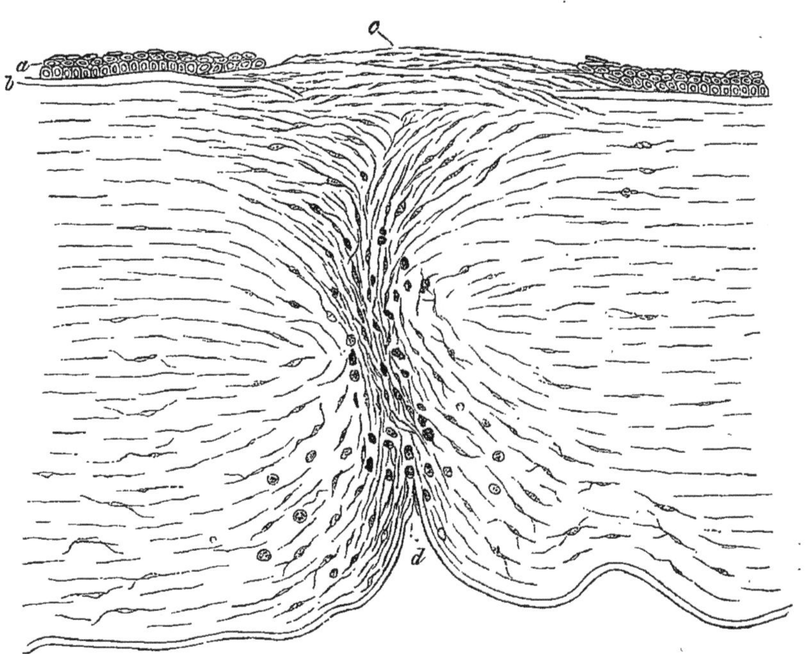

Fig. 132. — Cicatrice cornéenne après une perforation.

a, épithélium ; b, lame élastique antérieure ; c, tissu cicatriciel qui se prolonge encore, dans une certaine étendue, au delà de la perte de substance qu'a subie la lame élastique antérieure ; d, partie postérieure de la cicatrice, avec la lame élastique repliée en ce point (Saemisch).

gnées sous le nom de *facettes*, une opacité qu'on appelle, suivant son intensité, *nubecula*, *macula* ou *leucoma*.

Le tissu de nouvelle formation qui, sous la couche épithéliale reconstituée, vient combler la perte de substance, est composé de fibrilles et de cellules présentant, le plus souvent, un arrangement analogue au tissu cornéen normal, c'est-à-dire offrant une direction parallèle aux surfaces de la cornée (fig. 129). Le défaut de transparence de ce tissu résulte vraisemblablement d'un entassement plus considérable des fibrilles et cellules qui le composent. La couche épithéliale se trouve ainsi à peu près repoussée dans le niveau des parties voisines, mais sans présenter dans son arrangement la même régularité. En outre, cette couche, ne reposant plus sur une assise solide et régulière (la membrane de Bowmann), envoie fréquemment, du côté de la cornée, des prolongements en forme de bourgeons ou de champignons (fig. 129).

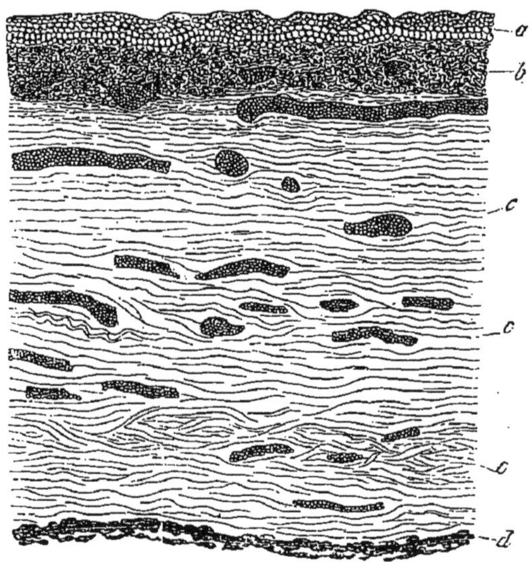

FIG. 133. — Cornée cicatrisée, fortement vascularisée, avec adhérence de l'iris.

a, couche épithéliale; *b*, couche sous-épithéliale, composée essentiellement de cellules et de tissu cellulaire ondulé, avec de nombreux vaisseaux; *c*, tissu réparateur vascularisé de la cornée; *d*, iris adhérent (Saemisch).

Notons encore que le tissu de remplissage peut parfois être absolument différent de celui de la trame cornéenne (fig. 130). Enfin, des changements très sensibles dans le niveau de la surface de la cornée peuvent être dus au développement d'espaces en forme de bulles ou en éventail, qui se trouvent situés dans le stratum épithélial même ou dans le tissu cicatriciel sous-jacent (fig. 131). Ces espaces sont tapissés par une substance reflétant la lumière avec intensité et qui paraît être de nature colloïde.

Les diverses phases de l'ulcération sont loin de présenter constamment la régularité que nous venons d'exposer. Ainsi, la période progressive peut se prolonger au point d'aboutir à une destruction de part en part, à une perforation de la cornée. La seconde période, l'état stationnaire, est susceptible de persister presque indéfiniment, lorsque la destruction ne s'étant arrêtée qu'à la membrane de Descemet, celle-ci est poussée en avant dans la perte de substance et proémine même pour constituer un *kératocèle*. Le passage à la troisième période peut même être définitivement supprimé dans des cas où, la kératocèle s'étant rompue, il s'établit une *fistule cornéenne*. Dans ces diverses circonstances, l'arrêt dans la réparation résulte de ce que la couche épithéliale ne peut descendre et revêtir la surface exulcérée.

La troisième période, dont la marche est si régulière, en l'absence des accidents que nous venons de signaler, peut montrer des variations très sensibles s'il s'est produit une perforation de la cornée. Après cicatrisation, les lambeaux de la membrane de Descemet se trouvent renversés dans la cicatrice (voy. fig. 132). Si la perforation siège dans une partie périphérique de la cornée, il s'effectue, par suite du contact prolongé de l'iris, une adhérence ou *synéchie* antérieure qui, la cicatrisation terminée, donne lieu à un *leucome adhérent*. Les cicatrices ainsi formées (voy. fig. 133) restent généralement pigmentées, vascularisées et couvertes du côté interne d'un feuillet de tissu représentant la trame iridienne atrophiée et fenêtrée parfois sur divers points. La couche épithéliale, à part l'irrégularité de sa surface, se montre encore irrégulièrement proéminente du côté du tissu réparateur (voy. fig. 134).

Dans les perforations périphériques quelque peu étendues de la cornée, l'occlusion, par suite de l'accolement de l'iris, des voies d'excrétion de l'œil, détermine aisément des phénomènes glaucomateux sous l'influence desquels la cicatrice devient *ectatique*, ce qui constitue essentiellement la formation de *staphylômes*.

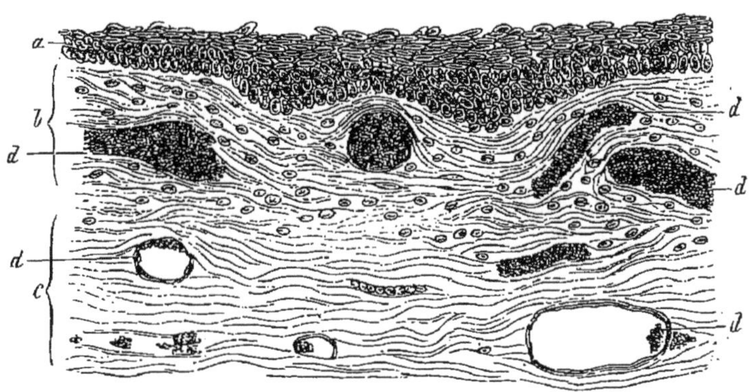

FIG. 134. — Couches superficielles d'une cornée cicatrisée, vues sous un grossissement plus fort.

a, *b* et *c*, comme dans la figure précédente ; *d*, vaisseaux (Saemisch).

Après avoir ainsi envisagé dans leur ensemble les trois types inflammatoires de la cornée, il sera plus facile de s'orienter en présentant les variétés cliniques diverses sous lesquelles ils peuvent s'offrir. Les *kératites* peuvent être pratiquement divisées en *superficielles* et *profondes*.

Dans ces deux groupes nous distinguons encore :

I. *Pour les formes superficielles :* A. une kératite vasculaire ; — B. une kératite non vasculaire (avasculaire).

II. *Pour les formes profondes :* A. une infiltration profonde ; — B. un abcès profond ; — C. un ulcère profond.

Cet exposé sera suivi de la description des états consécutifs (opacités, staphylômes).

ARTICLE II

KÉRATITE SUPERFICIELLE

A. *Kératite superficielle vasculaire.*

Le caractère essentiel de cette forme de kératite est qu'elle se localise dans les couches superficielles de la cornée et qu'en outre, dès le début de l'affection, elle s'accompagne d'un développement de vaisseaux anormaux. Le type fondamental de cette kératite est celui de *l'infiltration superficielle* circonscrite (isolée ou multiple), et de l'infiltration diffuse. Souvent aussi, ces infiltrations se compliquent d'exulcérations superficielles. Nous pouvons séparer cette kératite superficielle en deux variétés : *a.* une forme phlycténulaire, et *b.* une forme de pannus cornéen.

a. *Kératite phlycténulaire.*

Cette kératite débute par une ou plusieurs petites opacités circonscrites, siégeant, soit au centre, soit vers la périphérie de la cornée. Elles forment de petites proéminences pointues et sphériques d'une couleur grisâtre. En ces endroits, la couche épithéliale s'élimine souvent assez vite, et la cornée présente une inégalité à peine indiquée par une faible teinte grise. Dans d'autres cas, l'opacité de la partie enflammée ne se complique pas d'une perte de la couche épithéliale ; la teinte devient plus tranchée et prend une nuance jaunâtre, l'opacification tendant à gagner en profondeur.

La kératite phlycténulaire est souvent accompagnée, dès son début, de douleurs ciliaires plus ou moins intenses et même d'une photophobie très accusée. Ces symptômes sont, en général, d'autant plus marqués que la couche épithéliale a plus souffert, soit par un soulèvement intense, soit par élimination. Toutefois, on peut voir chez certains enfants ces phénomènes faire complètement défaut ; tandis qu'ils prennent parfois une telle intensité que, eu égard à de minimes lésions, on a pu croire à une photophobie idiopathique.

Une injection sous-conjonctivale légère se rencontre dans ces formes de kératite. Dans les cas de phlyctènes rapprochées du bord de la cornée, l'injection a une tendance à se localiser sous la forme d'un triangle à sommet tourné vers la partie malade.

Anatomie pathologique. — Les changements qu'on observe, dans cette variété de kératite, consistent dans une infiltration de leucocytes sous la couche épithéliale, telle qu'elle a été représentée figure 123 (p. 197). Le caractère anatomique de l'infiltration, avec simple compression ou destruction partielle de la couche de ciment antérieur, peut changer, en ce qu'il s'y ajoute une destruction plus vaste du tissu cornéen, et que l'affection prend les caractères de l'abcès, une coloration jaunâtre apparaissant au lieu de la teinte grisâtre de la simple infiltration. La transition insensible, entre l'infiltration et le petit abcès circonscrit et superficiel, se révèle encore par l'extrême facilité qu'ont les proéminences grisâtres de la kératite phlycténulaire à perdre leur revêtement épithélial, et à se transformer en petites ulcérations superficielles.

Il est rare que la kératite phlycténulaire conserve son caractère pur d'infiltration et guérisse par résorption complète. Même sans que la transition en abcès ou ulcère se manifeste, habituellement la phlyctène perd la pureté de son type inflammatoire en se vascularisant. Pour des phlyctènes isolées, les vaisseaux paraissent se rendre par le chemin le plus direct vers l'infiltration, couchés eux-mêmes sur une infiltration grisâtre et peu élevée de la cornée. On a alors affaire à la *kératite en bandelette*, qui, grâce à la présence d'un nombre considérable de vaisseaux, présente une tendance toute particulière à l'organisation des cellules infiltrées en un tissu opaque persistant.

Cette variété de kératite phlycténulaire, qui rarement s'exulcère et tend à s'avancer progressivement sur la cornée, avec les vaisseaux qui la poussent en quelque sorte devant eux, peut s'arrêter à chaque partie de la cornée, en dépasser le centre, se diviser en forme d'Y ou se recourber en fer à cheval après avoir atteint le centre de la cornée.

La kératite phlycténulaire se distingue des autres variétés d'inflammation cornéenne par sa tendance particulière à *récidiver*. Fréquemment, la récidive prend pour siège des parties précédemment atteintes (*kératite cicatricielle*).

La *marche* de cette maladie et sa *terminaison* peuvent ainsi se trouver sensiblement modifiées. Par une succession assez rapide de poussées phlycténulaires et la vascularisation des foyers d'infiltration, un réseau de vaisseaux peut finir par recouvrir la cornée, pour donner lieu à un *pannus* dit *scrofuleux*, mais qui, dans nombre de cas, ne mérite que le nom de *pannus phlycténulaire*.

Sous l'influence d'un défaut d'hygiène ou de traitements mal appropriés, la kératite phlycténulaire dégénère parfois en abcès ou ulcères graves, aboutissant à la perforation de la cornée et à la formation de staphylômes partiels. Enfin, les poussées se succédant très fréquemment, et les infiltrations se produisant à des périodes rapprochées, l'organisation de la couche de tissu cellulaire, partant des vaisseaux qui se rendent à la partie infiltrée, peut encore déterminer, surtout vers le bord de la cornée, une véritable sclérose cornéenne. Car il s'établit aisément ici un cercle vicieux, une rechute fournissant les éléments pour la production d'une nouvelle poussée. Ajoutons que la conjonctive prend parfois, à la longue, une part active à l'inflammation, sous la forme de conjonctivite folliculaire et même de véritable ophthalmie purulente chronique.

Étiologie. — Cette maladie infectieuse (voy. p. 130) se rencontre, le plus souvent, chez les enfants jusqu'à l'âge de la puberté, et s'observe moins fréquemment chez les sujets qui ont plus de vingt ans. Un vice scrofuleux et même le lymphatisme sont loin de se rencontrer constamment chez les sujets atteints de kératite phlycténulaire.

Le *pronostic* de cette maladie est en général favorable. Elle ne peut être grave que quand elle est négligée ou soumise à un traitement mal dirigé.

Traitement. — Le traitement de la kératite superficielle consiste essentiellement à désinfecter la conjonctive, au moyen d'un badigeonnage avec une solution de sublimé à 1 pour 1000, et à mettre l'organe au repos, ainsi qu'à placer le malade lui-même dans de bonnes conditions hygiéniques. La méthode débilitante des anciens consistant en des émissions sanguines locales, des dérivatifs cutanés, des purgatifs fréquents, doit être complètement délaissée.

On obtient parfois, au début de l'affection, lorsqu'il n'existe pas de sécrétion marquée, d'excellents effets du bandeau compressif, appliqué sur un pansement ésériné (sulfate neutre d'ésérine, 15 centigrammes ; acide borique, 1gr,20 ; glycérine, 24 grammes; eau distillée, 6 grammes, dont on imprègne la rondelle destinée à être placée sur l'œil). Si la sécrétion est assez accusée, on se tiendra à l'application souvent renouvelée de rondelles imbibées d'une solution d'acide borique (à 20 grammes pour 500).

La méthode irritante, l'usage des pommades au précipité rouge ou à la lanoline hydrargyrée, du calomel à la vapeur, n'est indiquée que lorsque la maladie a changé de caractère, qu'il s'agit, après vascularisation des parties affectées, de faire disparaître les résidus du mal et de prévenir les rechutes.

Si la kératite montre une tendance à la formation d'abcès ou d'ulcères, on adjoindra à l'usage des rondelles boratées l'emploi d'un collyre de pilocarpine ou d'ésérine. Les ulcères progressifs seront aussitôt traités par la cautérisation ignée.

Les douleurs ciliaires violentes et la photophobie seront combattues par des frictions sur le front et la tempe avec l'onguent mercuriel. Mais, si un blépharospasme entretient l'affection par la pression et le frottement qu'exercent les paupières sur la cornée, on devra avoir recours, pour faire cesser cet état, au mode de débridement palpébral recommandé par Agnew (voy. p. 147).

Quant au traitement général, l'attention doit se porter principalement sur des soins de propreté minutieux. Les enfants atteints de kératite superficielle sont particulièrement sujets aux éruptions cutanées, eczéma, herpès, éruptions si fréquemment localisées, chez eux, aux paupières et au pourtour du nez, de la bouche et des oreilles; aussi devra-t-on s'efforcer de régulariser, autant que possible, les fonctions de la peau par des lotions froides, faites le matin, sur tout le corps, avec de l'eau salée ou de l'eau de mer. On prescrira aux enfants faibles l'huile de foie de morue, les dragées de lactate de fer et les préparations arsenicales ou qui ont le quinquina pour base.

b. *Pannus cornéen.*

La kératite superficielle panniforme se distingue de l'affection précédente en ce qu'une couche opaque, plus ou moins *uniforme*, occupe la superficie de la cornée dans une étendue variable. La partie malade est le siège d'une vascularisation.

L'aspect de la cornée diffère selon le degré de l'infiltration des couches superficielles. Si la maladie est aiguë, la cornée prend une coloration gris clair, avec une nuance rougeâtre, en rapport avec le nombre des vaisseaux qui s'y développent. Quand le pannus devient chronique, il peut présenter deux formes d'un aspect différent: l'une (*pannus tenuis*) est constituée par une couche opaque et vasculaire assez mince pour permettre de distinguer, sans peine, le contour de la cornée et celui de la pupille; l'autre (*pannus crassus, sarcomatosus*) résulte d'une couche opaque épaisse, plus ou moins vasculaire, semblable à une membrane fongueuse et présentant parfois comme des bourgeons charnus. Peu à peu, on voit disparaître la turgescence du tissu qui recouvre la cornée, la vascularisation diminue et la cornée se colore en un gris sale, qui prend progressivement, avec la disparition des vaisseaux, un aspect tendineux et nacré.

Dans les cas de pannus partiel, la partie malade, limitée d'ordinaire par une ligne transversale correspondante au bord de la paupière supérieure, tranche souvent, par son soulèvement, d'une façon sensible avec les parties intactes.

Le *caractère anatomique* du pannus consiste, sauf dans des cas se rapportant à une période avancée, en une infiltration étalée et superficielle, accompagnée d'un développement précoce de vaisseaux. Ceux-ci proviennent des vaisseaux ciliaires antérieurs, et ils apparaîtraient, du moins d'après ce qui a été observé sur le lapin (Arnold), sous la forme de cônes solides de protoplasma dont les parties centrales, ultérieurement garnies d'un endothélium, livreraient passage au sang.

Tout d'abord, avant l'apparition des vaisseaux représentant une seconde phase, a lieu la période d'infiltration, dans laquelle des cellules migrent en masse entre l'épithélium et la membrane de Bowmann. Cette membrane ne se détruit que lorsque l'infiltration poussée à un haut degré a comprimé sensiblement la couche de ciment. Les cellules infiltrées, présentant une grande tendance à s'organiser, ont reçu d'*Iwanoff* le nom de cellules en formation. Les vaisseaux, qui occupent le même siège que l'infiltration, n'ont au début que des parois presque imperceptibles et le sang paraît librement circuler entre les cellules en formation; ce n'est que dans le pannus ancien, que les parois vasculaires apparaissent plus distinctes (fig. 135), et sont parfois d'une épaisseur disproportionnée au calibre du vaisseau.

L'épithélium cornéen ne conserve pas son intégrité. Une partie des cellules immigrées pénètre dans la couche des cellules rondes du stratum épithélial, pour prendre progressivement les caractères des cellules de l'épithélium, qui devient ainsi deux

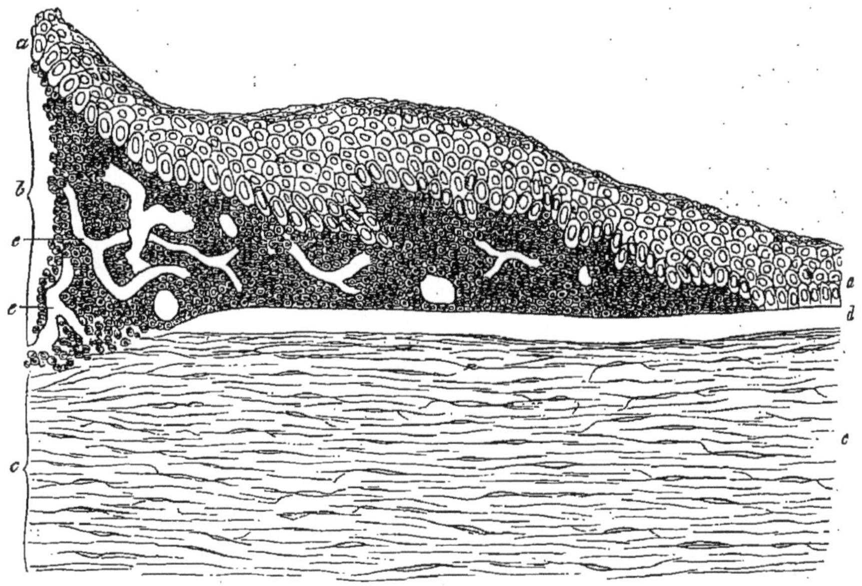

Fig. 135. — Pannus dans sa deuxième période de développement (d'après Iwanoff).

a, couche épithéliale; *b*, cellules en formation; *c*, cornée; *d*, lame élastique antérieure; *ee*, vaisseaux.

ou trois fois plus épais. Avec cet épaississement de la couche épithéliale, dont la surface interne offre des limites irrégulières, se manifeste, dans la couche des cellules en formation, une véritable tendance à la production de tissu cellulaire. La masse intercellulaire, qui paraissait tout à fait amorphe, devient manifestement striée, et les cellules en formation disparaissent soit par métamorphose graisseuse, soit en se transformant en cellules étoilées ou fusiformes.

Dans les cas de pannus ancien (*pannus crassus*), les altérations ne restent plus circonscrites entre la couche épithéliale et la membrane de Bowmann, mais gagnent, après destruction de celle-ci, la profondeur de la cornée. Parmi les cellules de nouvelle formation produites aux dépens des éléments infiltrés, sont les cellules fusiformes, qui prédominent; les unes, principalement vers la circonférence de la cornée, concourent à la constitution des vaisseaux anormalement développés, les autres à la production d'une couche de tissu cellulaire de nouvelle formation. Au commencement les vaisseaux morbides sont rectilignes, assez serrés et s'anastomosent sous des angles aigus ; plus tard ils deviennent flexueux.

M. Coccius est le premier qui, sur le vivant, a étudié avec soin, à l'aide d'un fort grossissement, la circulation des vaisseaux du pannus. Il a trouvé que le sang coulait toujours dans les gros troncs de dedans en dehors. De Wecker, en se servant de son ophthalmo-microscope (fig. 136), a pu confirmer cette marche du courant sanguin dans les vaisseaux visibles à l'œil nu, tandis que dans les vaisseaux fins et dans les plus profonds, il a observé que le sang se portait de dehors

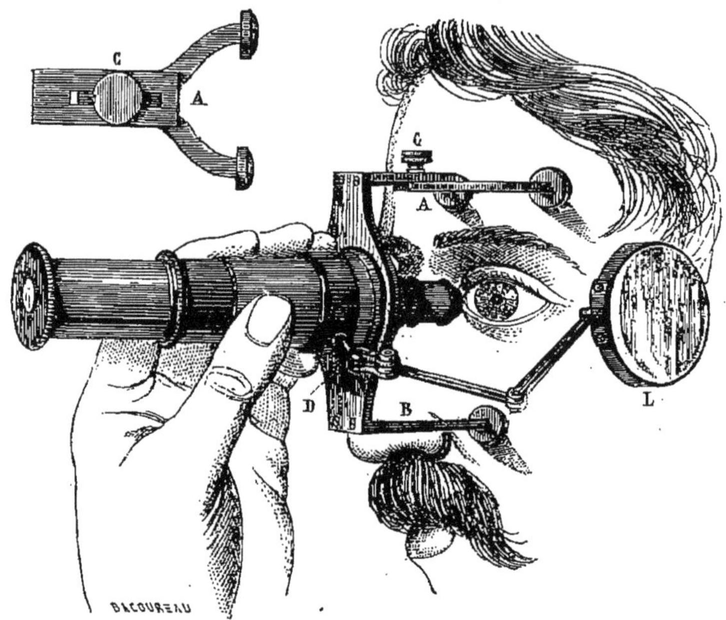

Fig. 136. — Ophthalmo-microscope de de Wecker.

L'instrument s'applique sur le pourtour de l'œil par une sorte de trépied, dont la branche A, bifurquée, peut se déplacer à l'aide de la vis C, tandis que la branche B, simple, est fixe. La lentille L, ajustée au microscope par un genou à coquille D, sert à l'éclairage oblique de la cornée.

en dedans, et souvent avec des rémittences dans son cours, des espaces vides apparaissant par intervalles pour disparaître ensuite.

La *marche* de cette affection peut être, suivant les cas, très différente. Un pannus aigu disparaîtra parfois avec une rapidité surprenante, dès qu'on aura fait cesser la cause, la pression des paupières, par une opération appropriée. Certains pannus présentent des périodes de recrudescence, avec symptômes irritatifs plus ou moins violents, qui résultent de l'apparition d'une ou de plusieurs petites exulcérations superficielles ; mais il est bien rare qu'on rencontre sur une cornée, recouverte d'un pannus, un ulcère profond ou un abcès très étendu.

A mesure que la kératite panneuse traîne en longueur, elle perd les caractères de son type inflammatoire, ceux de la simple infiltration, et par cela même la possibilité de disparaître sans laisser des traces de son passage. Outre la formation d'opacités persistantes, on peut encore observer des changements de courbure portant soit sur la surface de la cornée, soit sur l'ensemble de cette membrane. La déformation de la totalité de la cornée résulte de la condensation du tissu cellulaire à la périphérie de cette membrane, de manière à entraver la filtration et à provoquer l'apparition de phénomènes glaucomateux, qui tendent à rendre la cornée staphylomateuse, ce que favorise peut-être un certain degré de ramollissement du parenchyme cornéen. Dans des cas de pannus très ancien et très développé, on voit parfois, au contraire, sous l'influence de la transformation scléreuse de la cornée et de la rétraction cicatricielle, se développer un aplatissement graduel de la cornée et même de la partie antérieure de l'œil.

Cet exposé suffira pour faire comprendre que la gravité de l'affection est en raison directe de sa durée et de l'extension qu'elle a prise, mais que le *pronostic* est, relativement à une guérison complète et absolue, bien moins favorable que dans la variété d'infiltration précédemment décrite (la forme phlycténulaire).

Au point de vue de l'*étiologie*, nous devons dire que la maladie qui, sans contredit, détermine le plus souvent le pannus est la conjonctivite granuleuse. Le pannus s'est développé ici, le plus souvent, par suite du frottement déterminé par les granulations, ou leurs cicatrices, contre la cornée (pannus traumatique); moins fréquemment, il provient de la production sur la cornée du tissu néoplasique qui constitue les granulations (vrai pannus trachomateux) (1). La première de ces variétés affecte principalement la moitié supérieure de la cornée, et disparaît avec la cause de l'irritation, tandis que la seconde envahit toute la surface de cette membrane et se guérit en général lentement.

A propos de la kératite phlycténulaire, nous avons déjà signalé la forme de pannus dit scrofuleux.

Traitement. — Comme nous avons eu occasion de le dire, le pannus disparaît le plus souvent lorsqu'on a supprimé la cause irritante qui l'a produit. Ainsi, en guérissant la conjonctivite granuleuse qui se complique de pannus, on voit ce dernier disparaître sans qu'il ait été nécessaire de soumettre la cornée à un traitement particulier. Si les tarses ont subi un changement de courbure et si les paupières exercent sur l'œil une pression anormale, qui vient encore accroître le spasme de l'orbiculaire, il faudra tout d'abord recourir aux procédés chirurgicaux commandés par de pareilles altérations, et surtout pratiquer le débridement de la commissure externe. Ayant ainsi débarrassé la cornée d'une pression et d'un frottement nuisibles, il vaut souvent mieux s'abstenir de toute cautérisation, en faisant simplement usage de badigeonnages au sublimé et de compresses d'une solution antiseptique.

Pour attaquer directement le tissu cellulaire de nouvelle formation qui constitue le pannus, Furnari a recommandé l'abrasion de la conjonctive et du tissu sous-

(1) M. Raehlmann (*Arch. f. Ophtal.*, XXXIII, 2, p. 135), qui revendique un rôle si important pour les follicules dans l'ophtalmie granuleuse, est aussi de l'avis que le pannus est bien plus souvent néoplasique que traumatique. « Chez des sujets scrofuleux, la tendance à l'hyperplasie du tissu des glandes lymphatiques, à la formation d'infiltrations lymphoïdes, est très prononcée, et il est par conséquent compréhensible que la conjonctive de pareils sujets offre moins de résistance au trachome, c'est-à-dire à la production de follicules dans la conjonctive, qu'on peut bien envisager comme de petits lymphomes. Mais c'est précisément pour la formation du pannus que la scrofule, comme nous le voyons, fournit une prédisposition principale. Le pannus appartient, ainsi que cela est anatomiquement aisé à démontrer, comme caractères histologiques, à la série des tissus lymphatiques. Il représente une néoplasie à structure lymphatique où les processus qui reviennent aux tissus cytogènes se déroulent, par exemple la formation pure de follicules. Aussi la formation du pannus dérive de la production d'infiltrations lymphoïdes qui, comme configuration, ressemblent au stade initial du follicule; bref, nous avons affaire pour le pannus à une affection dont la fréquence, en présence de la scrofule, n'offre rien d'énigmatique. » Oui, si l'on disposait déjà actuellement d'une définition *exacte* de la scrofule et de la disposition scrofuleuse.

conjonctival périkératique (syndectomie). Cette abrasion se fait, au bord de la cornée, dans une étendue de 3 ou 4 millimètres, en comprenant tout le tissu sous-conjonctival jusqu'à la sclérotique, dénudée elle-même autant que possible. On circonscrit d'abord, à l'aide des ciseaux courbes et mousses, la bandelette de conjonctive à exciser; puis, par de petits, coups de ciseaux successifs, on détache cette bandelette très exactement le long du bord cornéen. Le raclage de la sclérotique dénudée, pratiqué avec le scarificateur de Desmarres, accroîtra encore l'effet éclaircissant de l'opération, qui se manifestera après cicatrisation de la plaie. La guérison sera très sensiblement accélérée si l'on a recours à une abondante irrigation antiseptique, ayant pour effet de supprimer presque complètement la suppuration.

A l'inoculation du pus blennorrhagique, autrefois tant vantée pour combattre le pannus, doit actuellement être substitué le jéquirity, dont la poudre peut être si aisément maniée pour produire l'ophthalmie jéquiritique (voy. p. 146). L'usage des solutions de jéquiritine doit aussi ici être particulièrement recommandé. L'emploi de ce médicament a, sur l'inoculation, l'incontestable avantage de ne faire courir aucun danger à la cornée, même si celle-ci est déjà le siège d'une ulcération, outre que l'ophthalmie factice ainsi provoquée disparaît spontanément. Le jéquirity doit être considéré, pour la cornée, comme un moyen éclaircissant en quelque sorte spécifique et le plus puissant que nous possédions.

L'accroissement de la pression intra-oculaire nous engagera, pour prévenir la formation d'un staphylôme généralisé de la cornée, à recourir sans retard à l'iridectomie ou à la sclérotomie, que l'on pourra répéter au besoin.

B. *Kératite superficielle avasculaire.*

Tandis que dans les deux variétés de kératite susdécrites, la maladie se terminait, en général, par une vascularisation dont la durée prolongeait sensiblement la maladie, celles que nous aurons maintenant à étudier arrivent à leur terme sans produire de nouveaux vaisseaux, sans être suivies d'une formation de nouveau tissu (inévitable lorsqu'il y a vascularisation) et sans montrer une tendance à empiéter de la surface de la cornée vers la profondeur. Ces kératites avasculaires impliquent ainsi, par les particularités mentionnées, un pronostic sensiblement moins grave; elles comprennent deux variétés.

a. *Kératite vésiculeuse. Herpès de la cornée.*

Le *caractère anatomique* de cette kératite consiste dans le soulèvement de la couche épithéliale (parfois s'étendant à une faible traînée de ciment), sous forme de petites vésicules renfermant un liquide transparent. Ce soulèvement, bien différent des larges bulles de la *kératite bulleuse*, s'effectue par groupes de vésicules, siégeant ordinairement vers la périphérie de la cornée, et s'accompagne de très violentes douleurs.

La kératite vésiculeuse, presque toujours unilatérale, se termine par une élimination de la couche épithéliale soulevée, en laissant une petite perte de substance. L'excavation ainsi formée offre une très légère teinte grisâtre et la réparation s'effectue soit immédiatement, soit après que plusieurs efflorescences herpétiques ont apparu sur la cornée.

Évidemment cette éruption d'herpès cornéen se lie à une infection se répartissant par les gaines des fibres nerveuses; sa concordance avec certaines formes de zona ophthalmique, l'anesthésie de la cornée que l'on observe parfois, la périodicité et la ténacité du mal dans certains cas le démontrent, mais il est encore bien difficile d'expliquer cette corrélation et même de reconnaître à quelles branches nerveuses il faut rapporter la cause provocatrice de l'éruption.

L'herpès de la cornée se rencontre sous trois principales formes : 1° dans une série de cas, il n'est qu'une manifestation partielle du zona ophthalmique ; 2° il fait partie d'un herpès fébrile et apparaît simultanément avec les herpès labial et nasal ; 3° il se montre comme maladie idiopathique se joignant communément à une légère irritation passagère de la surface cornéenne [coup d'ongle de petits enfants, éraillures (Grand-Clément)].

1° Il a déjà été question, à l'occasion du zona ophthalmique, des complications apparaissant sur la cornée le plus souvent anesthésiée, avec tension intra-oculaire réduite; mais ce n'est que dans un nombre fort restreint de cas, que la complication cornéenne est due à l'éruption de vésicules herpétiques et non à des infiltrations ou ulcérations consécutives.

2° Dans la seconde variété d'herpès cornéen, forme *catarrhale* de Horner, s'observant, en effet, dans des cas où les voies aériennes sont le siège d'une affection catarrhale intense, la cornée n'a pas perdu sa sensibilité et l'œil n'a guère subi une diminution dans la pression intra-oculaire; chez des sujets affaiblis, l'affection peut prendre une tournure grave (abcès à hypopyon).

3° La forme idiopathique, le véritable herpès de la cornée, que l'on a si rarement l'occasion d'observer, se différencie sensiblement des variétés précédentes, en ce qu'elle se développe par poussées, parfois périodiques, que la reconstitution de la couche épithéliale s'opère rapidement, entre deux éruptions qui se succèdent quelquefois à court intervalle, et principalement en ce que le danger de complications cornéennes graves n'existe pas ici. Des douleurs ciliaires et une photophobie très intenses, accompagnées de larmoiement, le signalent développement des vésicules. L'injection périkératique n'est, en général, que peu accusée et le sac conjonctival n'y participe guère. Les douleurs ciliaires disparaissent à partir du moment où le contenu des vésicules s'échappe, pour réapparaître avec la même intensité, dès qu'une partie nouvelle de la cornée est affectée, ou que les anciennes vésicules se remplissent de liquide une seconde fois. Dans les cas que nous avons observés la tension était normale et la cornée avait conservé sa sensibilité.

Traitement. — Le traitement consiste, dans la forme idiopathique, à enlever, à l'aide d'une pince, ou en se servant des pinces-ciseaux, la paroi des vésicules, l'expérience ayant démontré que cette petite opération hâte singulièrement la guérison. Un pansement ésériné (voy. p. 206) sera ensuite appliqué sur l'œil malade. Si l'on reculait devant cette petite opération, on pourrait y suppléer en introduisant dans l'œil un peu de calomel, qui aurait pour effet, par le frottement, de favoriser la rupture des vésicules.

b. *Ulcère par absorption.*

Cette variété de kératite avasculaire a reçu la dénomination d'ulcère par absorption, parce qu'on n'a guère occasion d'en constater la véritable période de développement et de progrès, et qu'elle semble résulter de l'absorption d'une partie superficielle de la cornée; toutefois il est infiniment probable qu'il s'agit, au début, d'une phlyctène qui a rapidement passé par la phase d'élimination. Dans les parties centrales de la cornée, on trouve alors une dépression (facette), formant comme un moule peu profond, à bords mousses, et recouverte d'une couche épithéliale qui la rend par conséquent miroitante et qui lui communique souvent à l'éclairage artificiel un chatoiement particulier.

Cette affection, qui atteint surtout les enfants, ne s'accompagne guère de symptômes inflammatoires ou irritatifs sensibles. A peine l'œil tend-il à rougir ou à pleurer sous l'influence du vent, ou après une application un peu soutenue. Un autre signe caractéristique de ces ulcères par absorption est leur état stationnaire. Ce n'est qu'à la longue, parfois après des mois, que peu à peu, sous l'influence d'une vascularisation notable, le fond de l'ulcère remonte et rentre dans le niveau de la surface cornéenne; mais, en général, ce nivellement n'est qu'apparent, et il persiste une facette, entraînant un astigmatisme irrégulier plus ou moins préjudiciable à la vision.

Le *traitement* de cette forme d'ulcère exige l'emploi des moyens irritants. Ceux-ci consistent dans l'emploi journalier de la pommade au précipité jaune, de la lanoline hydrargyrique, ou d'insufflations de calomel. Aux malades qui ne peuvent se présenter journellement à la consultation, on ordonne l'usage d'un collyre au laudanum (parties égales de laudanum et d'eau distillée), ou de faibles pommades au précipité rouge (au quinzième, au vingtième), en y joignant des compresses antiseptiques chaudes.

ARTICLE III

KÉRATITE PROFONDE

A. *Infiltration profonde.*

De même que pour la kératite superficielle, dont le type inflammatoire était l'infiltration, nous rencontrons ici une forme circonscrite et une forme diffuse.

1° *Infiltration circonscrite* (*sclérosante*). — L'infiltration profonde et circonscrite apparaît par foyers arrondis, soit dans les parties centrales, soit vers le bord de la cornée, où les côtés s'effilent plus ou moins le long de la limite cornéenne. Souvent, il se montre deux ou même plusieurs foyers de couleur gris bleuâtre, réunis entre eux par des traînées linéaires à points interrompus, que l'éclairage oblique nous révèle comme étant situées bien plus superficiellement que les foyers principaux. La couche épithéliale montre au-dessus des parties infiltrées une légère irrégularité. Mais l'affection n'a aucune tendance à se transformer en abcès ou en ulcère. Son caractère particulier est de rester longtemps stationnaire, tout en se compliquant plus ou moins d'irritation du côté de la partie antérieure du tractus uvéal ou du tissu épiscléral et scléral même. Cette dernière complication, l'épisclérite, s'observe surtout lorsque l'infiltration siège vers le bord cornéen, tandis que l'iritis accompagne plus particulièrement les infiltrations profondes occupant les parties centrales de la cornée.

A l'inverse de ce qu'on rencontre dans les infiltrations superficielles, les signes inflammatoires font souvent défaut, quoique les complications si fréquentes du côté de l'iris, l'apparition de douleurs ciliaires sourdes, dénotent que la maladie a une importance bien plus grande.

En général, l'infiltration circonscrite et profonde a peu de tendance à se dissiper en totalité; dans certaines parties les cellules infiltrées s'organisent et le tissu cornéen comprimé n'arrive plus à acquérir son ancienne transparence. Cette tendance de l'infiltration à se scléroser est d'autant plus prononcée, qu'elle siège plus près du bord cornéen, ou qu'elle l'occupe même. Dans ce cas, l'on peut voir persister comme un véritable empiétement de la sclérotique sur la cornée.

L'infiltration circonscrite profonde, plus fréquente chez la femme que chez l'homme, se rencontre surtout sur des sujets voisins de la quarantaine; on l'observe parfois chez des rhumatisants, et, dans un certain nombre de cas, elle concorde avec une infection syphilitique ancienne.

Le *traitement* devra consister, localement, dans l'emploi de fomentations chaudes, avec une infusion de camomille ou de feuilles de belladone. Si l'inflammation tend à envahir l'iris, on prescrira un collyre d'atropine. Par ces moyens, on peut parfois obtenir la vascularisation des parties infiltrées et, avec la disparition des symptômes irritatifs du côté de l'iris, un éclaircissement sensible dans la portion infiltrée de la cornée. Les transpirations obtenues avec les injections de pilocarpine, faites journellement avec 5 à 6 gouttes d'une solution au dixième, peuvent rendre de très grands services. Simultanément, on conseillera, si le rhumatisme est en cause, l'emploi journalier de 2 à 3 grammes de salicylate de lithine; ou on pratiquera chaque jour une injection sous-cutanée avec 10 gouttes d'une solution de sublimé, à un centième, et on donnera conjointement l'iodure de potassium, dans les cas où la syphilis devra être incriminée.

Bien que l'iridectomie et la sclérotomie présentent certains avantages, dus aux changements de nutrition qu'elles opèrent dans la cornée, il faut se souvenir que, dans cette affection, les sections faites dans la cornée, ou dans son proche voisinage, offrent l'inconvénient de devenir fréquemment le point de départ d'une opacité (par sclérose cornéenne), qui, elle-même, vient s'adjoindre aux opacités qui existent déjà, pour troubler ainsi le résultat optique.

L'opération par excellence, qui peut non seulement éclaircir les parties infiltrées, mais encore s'opposer à ce que de nouveaux foyers se forment, consiste dans l'abrasion conjonctivale (voy. p. 211), qui s'impose surtout pour les infiltrations sclérosantes du bord cornéen, ainsi que les pointes de feu voisines du bord cornéen sclérosé. Cette dernière opération peut même être pratiquée dans la période aiguë; elle a alors pour effet de diminuer sensiblement la durée de l'affection.

2° *Infiltration profonde diffuse; kératite interstitielle, parenchymateuse.* — Cette inflammation de la cornée se caractérise par une opacité grisâtre qui se répand plus ou moins rapidement sur toute l'étendue de la cornée, ou s'y propage de proche en proche, du bord cornéen vers le centre ou inversement, pendant que les phénomènes inflammatoires sont très peu accusés du côté de la cornée et du tissu cellulaire sous-conjonctival. L'opacification est uniforme, quoique, en général, d'intensité variable sur divers segments d'une cornée atteinte en totalité; c'est à peine si, à l'éclairage oblique et avec un grossissement fort, on peut y apercevoir un pointillé irrégulier ou un dessin de stries. Peu à peu l'opacification devient plus épaisse; alors la cornée perd son brillant et, en la faisant miroiter, on voit que la couche épithéliale est devenue rugueuse et semble avoir été piquetée avec une pointe d'aiguille.

Très souvent, la kératite n'affecte pendant assez longtemps qu'une partie de la cornée, située en général à la périphérie, et gagne insensiblement la membrane tout entière, mais quelquefois avec une lenteur telle, que les points, pris les premiers, ont recouvré leur transparence avant que l'opacité ait envahi toute la cornée. Cette opacité, toujours assez peu nettement tranchée et se perdant insensiblement dans les parties saines, peut même parcourir une certaine étendue de cette membrane, en laissant le reste complètement intact.

Dans les formes de kératite parenchymateuse graves, l'iris participe, le plus souvent, sous forme d'iritis séreuse, à l'inflammation; mais cette complication échappe à l'observation, dans nombre de cas, à cause de la perte de transparence de la cornée.

Les phénomènes inflammatoires sont peu prononcés sur la conjonctive, l'injection périkératique est modérée, aucune sécrétion conjonctivale morbide ne se manifeste; ce n'est qu'une faible augmentation dans l'afflux des larmes qu'on observe.

Quand l'opacité de la cornée tend à disparaître, on voit s'y développer des vaisseaux, phénomène qui s'accompagne parfois de douleurs périorbitaires et de photophobie assez intenses. Ces vaisseaux avancent de la périphérie vers le centre, qui, lui-même, semble offrir alors une opacité plus complète que les parties excentriques. Le développement des vaisseaux est quelquefois très considérable; ils sont alors rectilignes et tellement serrés qu'à l'examen superficiel, on pourrait croire à une extravasation de sang dans les couches externes de la cornée. Bientôt les vaisseaux pâlissent et les parties vascularisées reprennent plus ou moins leur transparence. La réapparition du brillant de l'épithélium signale l'éclaircissement de la cornée. Plus la vascularisation est intense, généralisée et surtout précoce, plus aussi il y a de chances pour que la kératite, recouvrant même toute l'étendue de la cornée, se dissipe sans laisser des traces bien sensibles. Mais ce n'est pas là un fait constant, et on a raison de parler de formes malignes (Abadie).

Cette maladie se caractérise par une *marche* extrêmement lente. Il faut de trois à six mois pour la voir complètement disparaître. Dans la plupart des cas, elle gagne successivement les deux yeux et parfois on la voit réapparaître après plusieurs années. L'éclaircissement absolu et complet d'une cornée atteinte de kératite parenchymateuse est chose rare. Bien souvent, cette maladie laisse des opacités partielles ou même généralisées, d'aspect blanc, comme tendineuses, et fort gênantes pour la vision. Cet éclaircissement incomplet est surtout à craindre chez des sujets qui ont dépassé la puberté.

Quant à l'*étiologie*, il est avéré que cette maladie est celle de l'enfance et de la première jeunesse, et qu'elle devient déjà assez rare chez des personnes ayant dépassé la vingtaine. On attribue, avec raison, cette maladie, qui frappe plus fréquemment les filles que les garçons, et reste rarement unilatérale, à la syphilis et principalement à la syphilis héréditaire (Hutchinson). On peut dire que sur trois cas, il est le plus souvent possible de retrouver deux fois des antécédents syphilitiques chez les parents, ou des symptômes de syphilis transmise ; en particulier, l'arrêt de développement, de la partie moyenne des dents incisives (Hutchinson). Les incisives sont échancrées, sur le tranchant, en forme d'un W dont les pointes seraient émoussées. Une autre coïncidence de cette kératite, se rapportant aussi à la syphilis, est celle relative à une affection de l'ouïe se traduisant, en particulier, par la maladie de Ménière.

Pour ce qui regarde le *pronostic*, on peut dire que les formes graves, qui ne se terminent pas par une résolution plus ou moins complète, qui traînent indéfiniment en longueur ou qui présentent des rechutes répétées, pour donner lieu parfois à une transformation tendineuse de la cornée, sont celles où la syphilis héréditaire est le plus manifestement en cause. La kératite parenchymateuse, à part qu'elle annonce un état général fâcheux, doit donc toujours être regardée comme une maladie susceptible de porter une atteinte sérieuse à la transparence de la cornée (et au sens de l'ouïe), et cela en dépit du traitement le mieux dirigé.

Traitement. — Déjà Mackensie et Lawrence ont loué les grands avantages qu'on peut retirer, dans le traitement de cette maladie, des compresses chaudes. Nous employons des compresses pliées plusieurs fois, imbibées d'une eau portée à 40 degrés centigrades, que nous laissons, suivant les cas, appliquées de trois à douze heures par jour. On peut se servir, comme l'ont fait les auteurs que nous venons de citer, d'une infusion de camomille ou d'une infusion de feuilles de belladone, de jusquiame, etc. Après s'être quelque temps servi de ces compresses (trois ou quatre semaines), ou de pulvérisations d'eau chaude, on voit l'injection périkératique augmenter, la cornée se vasculariser de la périphérie vers le centre, et la maladie s'acheminer vers la guérison bien plus rapidement que si on l'eût abandonnée à elle-même.

Pendant tout le traitement, on instillera dans l'œil malade (à cause de la menace d'iritis) une solution d'atropine, et l'on conseillera l'usage des lunettes fumées, pour garantir les malades des éblouissements consécutifs à la diffusion des rayons lumineux à travers une cornée semi-opaque. Quand on voit apparaître de la photophobie ou d'autres phénomènes d'irritation, on joint la cocaïne (25 centigr. pour 10 gr.) au collyre d atropine, et l'on fait sur le front des frictions mercurielles, en ayant soin de discontinuer l'emploi des compresses chaudes.

Nous faisons généralement usage d'un traitement tonique : quinquina, fer, etc., auquel nous ajoutons l'usage de l'iodure de potassium. S'agit-il de faire chez des enfants, atteints d'autres symptômes de syphilis héréditaire, un traitement énergique, nous avons recours à l'usage du sirop de Gibert et aux frictions mercurielles, ou mieux aux injections sous-cutanées de sublimé (1).

Quant aux opacités résultant de la kératite diffuse et qui n'ont pas cédé à l'usage des moyens éclaircissants habituels (calomel, pommade au bioxyde de mercure, lanoline hydrargyrée), l'abrasion conjonctivale est indiquée et donne des résultats très satisfaisants; mais il ne paraît pas pratique de recourir à cette opération trop hâtivement, et surtout comme moyen préventif.

Les complications si fréquentes d'iritis (d'irido-choroïdite séreuse) sont une raison pour laquelle, lorsque des adhérences se sont produites conjointement avec la sclérose cornéenne, on est souvent forcé de recourir, après cessation de tout état irritatif, à la formation d'une pupille artificielle, en choisissant le point le plus favorable pour le passage des rayons lumineux.

3° *Kératite bulleuse.* — Quoique le trait caractéristique de cette kératite soit la formation de vésicules à la surface de la cornée, néanmoins elle se différencie sensiblement des diverses formes d'herpès, en ce que le développement de la vésicule, ordinairement bien plus large que l'éruption herpétique, se montre sur une cornée atteinte d'une infiltration profonde, autrement dit de kératite diffuse.

Un point commun à cette maladie et aux diverses formes d'herpès, c'est que l'apparition de la vésicule est précédée par un accès de douleurs ciliaires très

(1) La formule dont nous nous servons est la suivante :

Sublimé	1 gramme.
Chlorure de sodium	2 grammes.
Acétate de morphine	40 centigrammes.
Eau distillée	100 grammes.

intenses, persistant jusqu'à l'élimination de la paroi vésiculaire. Une faible dépression se montre alors à l'endroit occupé par l'éruption bulleuse, puis la surface s'égalise peu à peu, jusqu'à l'apparition d'une nouvelle vésicule qui siège fréquemment au même endroit que la première. Habituellement, une seule vésicule large, peu tendue, uniforme, dont le contenu se dépose dans la partie déclive, occupe la moitié inférieure de la cornée. Mais on observe aussi parfois, superposées à cette large vésicule, une ou deux petites productions vésiculeuses semblables.

La kératite bulleuse s'observe de préférence sur des yeux qui ont une tendance au glaucome, ou qui ont été précédemment détruits par des accès glaucomateux; le trouble cornéen ne se rapporte pas ici à une kératite parenchymateuse, mais bien aux obstacles de nutrition survenus sous l'influence de l'exagération de la pression intra-oculaire. Une semblable tendance à la kératite bulleuse se rencontre sur des yeux atteints d'irido-choroïdite glaucomateuse, de luxation du cristallin, de glaucome consécutif à la pénétration d'un corps étranger.

Des formes pures de kératite bulleuse, ayant envahi un œil dont, seule, la cornée souffre, sont rares. A cet égard, on notera que les cas de kératite diffuse, qui se compliquent de la formation de bulles apparaissant à différentes reprises, sont principalement ceux où il ne se produit aucune vascularisation, ou dont les vaisseaux se montrent très tardivement et sur des sujets disposés à l'iritis séreuse. On a observé une diminution notable de la sensibilité cornéenne dans la région occupée par la kératite bulleuse.

Les examens anatomiques qui ont été faits des parois des bulles cornéennes ont démontré que ce n'est, essentiellement, que la couche épithéliale qui est soulevée par un liquide transparent, et non une portion de ciment cornéen, comme cela peut se présenter dans l'herpès de la cornée. L'accès douloureux, qui signale ce soulèvement de la couche épithéliale, doit être rapporté, ou au tiraillement des filets nerveux les plus superficiels de la cornée, ou à l'accès glaucomateux qui accompagne incontestablement, dans certains cas, l'apparition de la bulle.

Le *traitement* de la kératite bulleuse doit viser un double but : d'une part l'affection cornéenne, d'autre part la cause qui a engendré la maladie de la cornée même. Afin de faire cesser tout de suite les douleurs, on saisit, avec de petites pinces à pupille, la paroi de la vésicule et on en fait l'ablation aussi exactement que possible, au moyen des pinces-ciseaux. Un pansement ésériné est ensuite maintenu sur l'œil malade. Pour combattre la disposition glaucomateuse, on aura recours à la quinine à hautes doses et aux instillations d'ésérine. Enfin, si les phénomènes glaucomateux sont manifestes, on procédera à la sclérotomie ou à l'iridectomie.

B. *Abcès cornéen profond.*

Pour donner une description clinique de ce type inflammatoire précédemment décrit, quant à son évolution anatomique, il est nécessaire de distinguer essentiellement, au point de vue étiologique, trois groupes qui, quoique tous trois de nature infectieuse, se séparent dans la marche les uns des autres par divers traits caractéristiques. Ce sont : *a.* les abcès survenus dans le courant d'une conjonctivite intense (ophthalmie purulente, blennorrhée); *b.* les abcès, suite de lésion directe du feuillet conjonctival de la cornée, c'est-à dire ceux de la conjonctivite ou kératite phlycténulaire (pustuleuse); et *c.* les abcès métastatiques engendrés par infection endogène, dans le courant de maladies générales, ou à la suite d'une affection locale de la cinquième paire (par infection ectogène).

a. *Abcès, suite de conjonctivite purulente* (*blennorrhagique*).

Les complications cornéennes de l'ophthalmie purulente ont déjà été étudiées avec cette dernière affection, nous n'aurons donc à ajouter ici que quelques mots.

La virulence, les éraillures traumatiques de l'épithélium cornéen, le soulèvement ecchymotique de la conjonctive, sont sans contredit des causes favorables pour l'infection et la migration de leucocytes et de cocci dans la trame cornéenne et pour la destruction du tissu cornéen, par une collection de pus plus ou moins abondante; mais on devra se souvenir que le degré de sécrétion morbide n'entre pas seul en cause, et que, dans des cas de purulence en apparence bénins, la cornée peut se trouver rapidement menacée.

En ce qui touche la *localisation*, les abcès peuvent apparaître de deux manières différentes : il peut se former des abcès marginaux ou centraux de la cornée. Les premiers s'annoncent par un léger halo grisâtre se répandant sur une partie du bord cornéen. Une opacité jaunâtre succède promptement à ce halo, et la couche épithéliale légèrement piquetée se montre soulevée sur toute la surface de la partie opaque. Rarement ces abcès marginaux, dès qu'ils ont contourné le quart de la circonférence cornéenne, restent stationnaires; le plus souvent, la transformation en ulcère, suivie rapidement de perforation, a lieu.

Les abcès centraux se montrent aussi après qu'une opacité grisâtre a occupé la presque totalité de la cornée. Ces abcès, qui se développent de préférence dans le segment inférieur de la cornée, ont plus de tendance à conserver leur type inflammatoire; toutefois, lorsqu'ils apparaissent dans la période aiguë de l'ophthalmie, l'exulcération et la perforation surviennent promptement.

Le *pronostic* des abcès, qui compliquent l'ophthalmie purulente, dépend de leur étendue, de la période de la maladie conjonctivale à laquelle ils ont fait leur apparition, et en partie, surtout, du degré de virulence de l'ophthalmie.

Pour ce qui regarde le *traitement* des complications cornéennes de l'ophthalmie purulente, nous avons déjà indiqué la conduite que l'on devait tenir. Modération ou suppression dans l'usage des réfrigérants, si utiles pour combattre l'ophthalmie purulente, mais si nuisibles pour la nutrition cornéenne. Neutraliser, autant que possible, l'action infectante de la sécrétion conjonctivale sur la cornée, et, à cet égard, l'emploi des désinfectants et les cautérisations ignées sont ici de rigueur, ainsi qu'un nettoyage exact et répété.

L'intervention chirurgicale directe, par incision de la paroi de l'abcès, doit être rigoureusement proscrite, tant que la purulence du côté de la conjonctive persiste et donne à redouter une immigration de cocci par la voie qu'aurait indépendamment ouverte l'instrument tranchant. Les paracentèses, pratiquées au bord de la cornée, peuvent seulement être essayées dans le but de détendre cette membrane. La temporisation est d'autant mieux indiquée que l'inefficacité d'une intervention hâtive est démontrée, et que l'apparition des phénomènes glaucomateux, donnant lieu au développement du staphylôme, peut être retardée par l'emploi des myotiques.

b. *Abcès, suite de conjonctivite phlycténulaire.*

La formation des abcès de la cornée, dans les cas de conjonctivite phlycténulaire, a déjà été exposée ; rappelons ici que ces abcès ne se développent, exclusivement, que lorsque de larges phlyctènes ou pustules ont pris naissance sur le bord de la cornée ou à cheval sur cette membrane. Il peut alors arriver qu'au voisinage de la pustule, il apparaisse sur le terrain de la cornée une teinte jaunâtre profonde, entourée d'une auréole grise.

L'abcès dépasse souvent, comme niveau, la pustule conjonctivale et laisse voir une couche épithéliale rugueuse et piquetée, qui s'élimine en même temps que la pustule de la conjonctive. La transformation de l'abcès en un ulcère marginal, qui se confond avec la pustule exulcérée, est le plus souvent rapidement suivie d'une perforation assez étendue, donnant lieu à un prolapsus de l'iris qui tiraille plus ou moins fortement la pupille. Un pareil accident se produit parfois en deux ou trois points du pourtour de la cornée. Dans quelques cas, la cornée peut se trouver ainsi détachée dans une partie de son pourtour, de façon à entraîner ultérieurement une désorganisation staphylomateuse de l'œil.

Le *pronostic* de l'abcès de la conjonctivite pustuleuse dépend essentiellement de l'intensité de la maladie, et se trouve notablement aggravé, si un état de purulence de la conjonctive s'adjoint à l'affection.

Le *traitement* doit, tout d'abord, être préventif et consister en cautérisations ignées énergiques, suivies d'un pansement à l'iodoforme ou à l'iodol; si une perforation a déjà eu lieu, il réclame l'ablation du prolapsus iridien, et l'application du bandeau compressif sur un pansement ésériné. Seule, l'existence d'une purulence conjonctivale bien caractérisée devient un obstacle à l'emploi de ces moyens, qui favoriseraient la migration des globules de pus, et l'on doit se tenir, outre les instillations d'ésérine, aux applications de rondelles boratées et salicylées. Parfois l'état de purulence obligera même à recourir aux cautérisations précédées de scarifications.

Il est presque inutile d'ajouter qu'en pareil cas, l'hygiène et l'état général de santé doivent être le sujet de soins tout particuliers.

c. *Abcès, suite de variole.*

La *variole* est une des maladies générales qui peut se compliquer de la formation d'abcès de la cornée, mais, depuis l'introduction de la vaccine, elle a singulièrement perdu cette tendance alarmante. Ce que l'on regardait autrefois comme éruption variolique de la cornée, n'est autre qu'une infiltration profonde ou un abcès de cette membrane. L'abcès n'apparaît en général que vers la période de dessiccation, circonstance qui fait naître l'idée qu'à part une métastase (Beer) une infection directe de la cornée, peut provoquer l'affection comme l'infection du feuillet conjonctival se rencontre si fréquemment à la suite d'éruptions exanthématiques à la période desquamative. L'exulcération de la cornée se complique souvent de la formation d'un hypopyon très abondant et d'une véritable exfoliation de la cornée, précédant le développement d'une panophthalmitis avec fonte complète de l'œil.

Le *pronostic* de l'abcès cornéen dépend essentiellement de la période à laquelle il se forme et de la gravité des symptômes que l'éruption variolique a présentés. Plus l'abcès se développe à une période initiale de l'éruption, c'est-à-dire est produit par infection endogène, plus il est à craindre qu'il n'entraîne une destruction de l'œil. Cette nécrobiose du tissu cornéen est aussi à redouter, si les symptômes concomitants d'une abondante éruption plongent l'organisme dans un épuisement considérable. Une résolution complète d'une infiltration ou d'un abcès est tout à fait exceptionnelle. La terminaison de la maladie est, dans les cas heureux, la production d'un leucome central (le plus souvent adhérent par suite de la perforation). Ce leucome coïncide parfois, une fistule ayant longtemps persisté, avec un affaissement considérable de la cornée, mais plus souvent il se développe une ectasie avec staphylôme partiel ou total.

Le *traitement* ne diffère nullement de celui déjà indiqué pour les abcès. L'usage abondant de l'ésérine ou de la pilocarpine et l'emploi de fomentations chaudes, avec de faibles solutions d'acide borique ou salicylique, seront prescrits dès le début. La compression peut être jointe à l'usage des désinfectants, à la condition que, par un renouvellement répété du pansement, on puisse observer une grande propreté. Il ne faut pas hésiter à faire usage des cautérisations ignées, des paracentèses ou à pratiquer la sclérotomie, dans le cas d'abcès exulcéré, si l'indication en est nettement posée, mais plus fréquemment la diminution de tension oculaire est très accusée sur les yeux atteints de kératite varioleuse.

d. *Kératite neuro-paralytique.*

En abordant la description de la véritable *kératite neuro-paralytique*, il faudrait tout d'abord être parfaitement fixé sur les nerfs trophiques de la cornée; ceux-ci sont-ils dépendants de la cinquième paire, constituent-ils, comme M. Merkel veut l'avoir démontré, une racine trophique de ce nerf, les nerfs vaso-moteurs provenant du grand sympathique n'interviennent-ils pas directement ; sont-ce des fibres du grand sympathique qui fournissent les nerfs sensibles à la cornée et, dans les paralysies complètes du trijumeau, cette membrane peut-elle conserver sa sensibilité, tandis que, seule, la conjonctive devient insensible (Panum, Claude Bernard)? Ces questions encore pendantes démontrent que la certitude est loin de régner sur un fait aussi capital : celui de l'innervation de la cornée.

Quoi qu'il en soit, cette innervation ne joue aucun rôle direct dans la production d'une inflammation, et si, dans les cas de paralysie complète de la cinquième paire, on observe qu'il se développe une affection cornéenne débutant par un *abcès indolent* et ayant une tendance particulière à la *gangrène sèche*, avec *excoriation* ou *exfoliation* du tissu cornéen, c'est que l'insensibilité a favorisé les lésions de la couche épithéliale et l'infection du tissu cornéen. L'abcès se développe ordinairement très rapidement, avec absence presque complète de symptômes inflammatoires du côté de la conjonctive et du tissu péricornéen, de manière que, chez des enfants, on n'est souvent averti des désordres qui se sont produits qu'à l'inspection de l'œil. Si, par exception, la maladie se développe lentement, on peut se rendre compte qu'elle débute par une infiltration grisâtre des parties centrales d'une cornée terne, manquant de brillant et insensible.

La kératite neuro-paralytique s'observerait plus souvent si, par suite des paralysies du trijumeau qui sont en général intra-crâniennes et *incomplètes*, d'autres nerfs voisins ne se trouvaient pas atteints, et en particulier la troisième paire. Le ptosis complet de la paupière qui résulte de cette affection, prévient fréquemment le développement de la kératite, en protégeant la cornée contre les influences nuisibles auxquelles elle se trouve exposée par son défaut de sensibilité.

Toutefois, il existe des observations qui prouvent que même la préservation la plus rigoureuse n'était pas suffisante pour empêcher la kératite d'éclater, et qu'en outre, dans des cas où la cornée n'avait pas perdu sa sensibilité (par section incomplète du trijumeau chez les animaux), cette kératite se développait ; enfin on a pu voir, d'autre part, qu'avec une anesthésie absolue, elle n'apparaissait pas (1).

(1) C'est avec beaucoup d'à propos que M. Leber (*Compte rendu du Congrès de Heidelberg*,

En résumé on peut dire :

1° Que l'anesthésie de la cornée seule ne détermine pas la kératite neuro-paralytique; 2° qu'il est prouvé que cette anesthésie facilite le développement de la kératite, et 3° que la protection rigoureuse de l'œil peut presque toujours prévenir l'inflammation.

Les abcès indolents de la cornée, qu'on observe dans les cas de fièvre typhoïde grave, de méningite, d'encéphalite chronique, de sclérose et de ramollissement cérébral, de scarlatine grave, etc., sont ou de nature neuro-paralytique ou métastatiques.

Le *traitement* doit avoir pour but de combattre le défaut d'innervation et surtout de garantir l'œil des influences extérieures fâcheuses, dont ne le défend plus sa sensibilité. De fréquentes lotions antiseptiques et l'application du bandeau compressif sur les yeux, dont la tension a généralement diminué, sont formellement indiquées. Il en est de même de l'emploi des courants continus (six à huit éléments), en plaçant le pôle positif sur la région cervicale et le pôle négatif sur les paupières ou leur voisinage.

Afin de prévenir la panophthalmitis, qui éclate facilement sur ces yeux dépourvus de toute protection, nous avons plusieurs fois eu recours à une occlusion permanente des yeux, au moyen de deux ou trois sutures métalliques, placées à travers un pli de la peau, à la paupière supérieure et à l'inférieure.

C. *Ulcère profond de la cornée.*

Nous pouvons, au point de vue clinique, distinguer trois variétés d'ulcère profond. Ce sont : *a.* l'ulcère non inflammatoire, asthénique; *b.* l'ulcère inflammatoire, sthénique; et *c.* l'ulcère infectant ou rongeant de la cornée (1).

a. *Ulcère profond non inflammatoire ou asthénique de la cornée.*

Ce genre d'ulcère, qui se développe d'emblée (sans être précédé d'abcès), de préférence dans les parties centrales ou tout à fait sur la limite même de la cornée, ressemble beaucoup à la variété superficielle que nous avons décrite sous le nom d'ulcère par absorption. On rencontre également ici une perte de substance entourée d'une partie de cornée, en apparence, tout à fait saine. Les bords sont taillés à pic dans un tissu transparent ; à peine l'éclairage oblique nous révèle-t-il une légère teinte grisâtre, composée de petites stries rayonnantes dirigées de la périphérie vers le fond de l'ulcère.

Ces ulcères ont d'ordinaire des contours arrondis, que limite le bord cornéen pour la forme périphérique. Si l'ulcère a peu d'étendue, comme il arrive souvent lorsqu'il siège

1888, p. 351) s'exprime ainsi : « Il résulte de ces observations (inoculations de la cornée) que les champignons, qui se développent dans la cornée, exercent une action lointaine sur les parties avoisinantes, bord cornéen, conjonctive, iris, etc., en provoquant dans ces parties une hypérémie inflammatoire, une exsudation et une immigration de leucocytes. Cette action à distance ne peut pas être rapportée à l'intervention de nerfs sensitifs ou à une action réflexe, comme on l'a autrefois souvent pensé. La kératite neuro-paralytique démontre que, pour la production d'une inflammation suppurative, la conservation de conductibilité dans les nerfs sensitifs n'est pas nécessaire. »

(1) On désigne particulièrement la forme rongeante comme ulcère infectant, quoique tous les genres d'ulcérations se rapportent à l'infection. Le plus ou moins d'irritation dépend du genre d'infection et des conditions nutritives que rencontrent les micro-organismes pour leur développement dans la cornée.

vers la périphérie, on est frappé de sa profondeur et on s'étonne qu'il ne détermine pas une perforation brusque. Pour les ulcères asthéniques siégeant dans les parties centrales de la cornée, on n'assiste guère à une telle persistance d'un creusement profond de la cornée, attendu que ces ulcères ont généralement une étendue plus grande, et que, lorsqu'ils ont atteint une certaine profondeur, la membrane de Descemet se bombe en avant et vient se mettre au niveau de la surface de la cornée, ou même la dépasse (kératocèle). La parfaite transparence du bord et du fond de ces ulcères peut tromper l'observateur sur l'imminence d'une perforation, à laquelle ils aboutissent aisément.

Le caractère clinique particulier de l'ulcère asthénique profond est la très longue persistance de l'affection qui, sans s'étendre sensiblement, sans provoquer des symptômes irritatifs bien marqués, dure ainsi des semaines ou même des mois sans aboutir à une guérison. Ce n'est qu'après la perforation que l'on voit l'affection prendre une allure plus vive, ou, pour la forme périphérique, lorsqu'un nombre plus ou moins considérable de vaisseaux commence à se développer.

La ressemblance de l'ulcère asthénique profond et de l'ulcère par absorption est souvent telle que, si ce n'était la tendance du premier à aboutir fréquemment à la perforation et à acquérir une étendue et une profondeur plus considérables, il serait bien difficile d'établir une distinction entre cet ulcère perforant et l'ulcère simple par absorption.

L'*étiologie* de cette variété d'ulcère est assez obscure, comme origine infectieuse. Nous la voyons dans de nombreux cas se développer chez des personnes qui ont à différentes reprises souffert de kératites superficielles. Le plus souvent, l'ulcère profond asthénique se développe, non chez des enfants, mais sur des adultes. Parfois les deux yeux se trouvent atteints en des points symétriques, surtout dans la forme marginale, circonstance qui pourrait faire songer à un défaut de sensibilité ayant facilité l'infection en deux points symétriques.

Pour ce qui regarde le *traitement*, on associera les paracentèses répétées aux pansements à l'iodol, à l'iodoforme et à l'ésérine, joints à l'usage du bandeau compressif et des fomentations chaudes, et on ne se décidera à recourir aux irritants que lorsque le fond de l'ulcère sera presque rentré dans le niveau de la surface cornéenne. L'emploi du jéquirity peut donner des résultats excellents, en abrégeant très notablement la durée de l'affection, qui guérit alors avec bien moins d'opacité.

b. *Ulcère profond inflammatoire* (*sthénique*).

Ce qui caractérise ce genre d'ulcération, ce n'est pas l'irritabilité de l'œil qui peut être minime, mais ce sont les signes inflammatoires manifestes, par infection, que montre la lésion cornéenne. Ainsi les bords et le fond de l'ulcère sont infiltrés de leucocytes et une quantité variable de tissu nécrosé adhère à ces points. Cet état persiste aussi longtemps que dure la période de progression, l'action infectante, c'est-à-dire jusqu'à ce qu'une couche épithéliale vienne recouvrir l'ulcère, qui entre alors dans la phase de réparation.

Ces symptômes inflammatoires ne se localisent pas seulement autour de l'ulcère, mais rayonnent sur le voisinage, et des signes d'iritis, l'accumulation d'une quantité variable de pus dans la chambre antérieure, sous forme d'hypopyon, s'observent communément. Toutefois cette irradiation, lorsqu'elle se limite à la partie antérieure du tractus uvéal, n'implique pas l'apparition de symptômes irritatifs accusés, sauf parfois au début, lors de la destruction de la superficie de la cornée, et l'on peut voir encore, avec une chambre antérieure à demi remplie de pus et la formation de nombreuses synéchies, les douleurs ciliaires, la photophobie, le larmoiement et le blépharospasme faire plus ou moins défaut.

Cette forme d'ulcère montre généralement une tendance à aboutir à la perforation, en laissant une cicatrice d'autant plus apparente que l'étendue de l'ulcère était plus considérable.

Au point de vue *étiologique*, il est surtout à noter que ces ulcérations se développent souvent à la suite de traumatismes, et que ce sont encore principalement les yeux qui ont passé par des processus inflammatoires superficiels, montrant des cicatrices ou présentant encore une vascularisation, qui sont le plus souvent atteints. Pareils ulcères se développent aussi quelquefois sur des yeux affectés de véritable pannus granuleux incomplet, quoique la vascularisation de la cornée soit, en quelque sorte, une garantie contre une destruction étendue. La transformation d'abcès en de tels ulcères s'observe de même assez souvent, et ceux-ci peuvent parfois revêtir un caractère neuro-paralytique (ulcères des vieillards). L'étiologie est donc aussi variée que la forme, l'étendue et la marche que peuvent prendre ces sortes d'ulcères.

Le *traitement* consistera dans la compression, l'usage de l'ésérine et en cautérisations de l'ulcère avec le cautère galvanique, jointes à la détente de l'œil qu'on obtient par des paracentèses répétées, suivies de pansements à l'iodoforme et à l'iodol. L'emploi méthodique des fomentations chaudes peut aussi rendre ici de grands services pour accélérer la guérison. Mais il faut s'abstenir de la chaleur ainsi que de la compression, dès qu'il y a sécrétion abondante résultant d'une affection conjonctivale. Dans ce cas, tout doit se borner à une propreté minutieuse, aux paracentèses et à l'usage interne des roborants, particulièrement de la quinine (40 à 60 centigrammes par jour). Enfin on tiendra sur l'œil des rondelles imbibées d'une solution boratée à 4 pour 100 ou d'une solution de sublimé à 0,20 pour 1000.

Le *pronostic* dépend essentiellement des données étiologiques et des symptômes inflammatoires concomitants du côté de la conjonctive, qui peuvent plus ou moins entraver l'intervention thérapeutique.

La formation d'une pupille artificielle, si la sécrétion conjonctivale est peu abondante, peut rendre aussi des services signalés lorsque l'ulcère occupe une certaine étendue, que son emplacement central engage à ouvrir aux rayons lumineux une voie plus favorable que celle que laissera la cicatrice et qu'on se propose de faire profiter l'œil de la détente qui suit l'iridectomie.

S'il s'établit une *fistule* permanente de la cornée, on a à redouter une hypérémie très considérable des membranes internes, par suite du défaut de tension intra-oculaire, puis un aplatissement de la cornée, avec diminution du diamètre du globe oculaire, et finalement l'atrophie de l'organe. Il sera donc urgent de tâcher d'obtenir la fermeture de la fistule par l'arrachement de ses parois à l'aide d'une pince fine, ou la destruction de celles-ci par la cautérisation galvanique, en adjoignant à ces moyens l'usage prolongé du bandeau compressif.

Nous indiquerons de quelle façon il faut agir lorsque de larges perforations se sont effectuées avec prolapsus de l'iris, en parlant de la variété de l'ulcère infectant.

c. *Ulcère infectant ou rongeant.*

Dans la forme infectante ou rongeante, la marche essentiellement progressive de l'ulcère, la *rapidité* de son évolution et le fait d'aboutir inévitablement à la perforation, constituent les traits caractéristiques. Cette variété se distingue encore par son caractère infectant, que révèle sa propagation constante dans une direction déterminée et désignée d'avance par une infiltration boursouflée et blanchâtre. En outre l'hypopyon est si fréquent, que, sur quatre cas, il ne manque qu'une fois.

L'image clinique de cette variété d'ulcère a particulièrement été tracée par M. Saemisch. Le début est assez insidieux. Généralement, au centre de la cornée, se montre une petite perte de substance ovalaire ou sphérique, d'une teinte faiblement grisâtre; elle est entourée d'un côté (le plus souvent en dehors ou en dedans, rarement en haut ou en bas) d'un croissant blanchâtre, composé habituellement de plusieurs rangées de petits points ou de stries. Ce bord dépasse le niveau de l'ulcère dont la profondeur est minime, il est boursouflé et envoie de légères stries grisâtres vers les parties périphériques de la cornée. L'ulcère s'agrandit en marchant constamment dans le sens du bord infiltré, ou mieux infecté, et sans que la pesanteur intervienne sur la fusion du pus.

Examine-t-on attentivement, à l'éclairage oblique, ces ulcères lorsqu'ils n'offrent encore que peu d'étendue, on se rend aisément compte des altérations qui se sont opérées dans la chambre antérieure. L'humeur aqueuse, légèrement trouble, paraît s'être en quelque sorte coagulée, sous forme d'une couche nuageuse ou vésiculeuse, vers la surface postérieure de la cornée avoisinant l'ulcère. Fréquemment, il part de ce dépôt un filament qui s'allonge vers le fond de la chambre antérieure et communique avec une collection de pus. A mesure que l'ulcère s'étend, ces dépôts augmentent, se condensent et finissent par former une épaisse couche de fibrine, infiltrée de globules de pus, et qui double la faible épaisseur de tissu cornéen constituant le fond de l'ulcère, devenu d'autant plus profond qu'il a gagné en étendue. La marche de l'affection peut être tellement rapide que presque toute la cornée se trouve ainsi rongée, plus ou moins profondément, dans l'espace de deux ou trois jours.

A un tel degré d'extension, une ou plusieurs perforations ne tardent pas à s'opérer dans le fond aminci de l'ulcère, qui peut alors regagner, après l'écoulement de l'humeur aqueuse et l'entraînement au dehors d'une partie des masses fibrineuses, une transparence marquée. A partir de ce moment, la régénération peut s'effectuer dans une portion excentrique de l'ulcère. Malheureusement, l'action curative de la perforation s'arrête souvent par une occlusion prématurée, au moyen des dépôts fibrineux de la chambre antérieure. Une très grande étendue du fond aminci de l'ulcère se sphacèle alors, l'iris, lui-même infiltré de pus, est chassé au dehors de l'œil largement ouvert, et, si une panophthalmitis n'éclate pas, la cicatrisation aboutit au développement d'un staphylôme, ou, plus rarement, à l'aplatissement de la cornée, avec phthisie antérieure du globe oculaire.

Pendant tout le parcours rapide de ces phénomènes, les symptômes irritatifs de l'œil peuvent varier sensiblement. En général les premiers débuts s'accusent par une très grande sensibilité de l'œil, qui persiste jusqu'à la perforation, celle-ci s'annonçant d'ordinaire par un apaisement presque complet des douleurs.

Étiologie. — L'ulcère infectant s'observe surtout dans la classe pauvre et pendant l'époque des chaleurs. Pour le développement de cette variété d'ulcère infectant, il faut le concours d'une lésion de la cornée et la présence d'une substance infectante. Celle-ci est souvent fournie par la sécrétion conjonctivale et principalement par les affections des voies lacrymales, ou par des masses décomposées occupant le bord palpébral atteint de blépharite; tandis que les travaux des champs exposent aisément aux érosions de la cornée (ulcère des moissonneurs, des vignerons, des vendangeurs) et à des infections provenant du terrain sur lequel ils travaillent (Sattler). L'ulcère infectant se rencontre plus particulièrement sur des personnes ayant dépassé la soixantaine, chez lesquelles les anomalies des voies lacrymales sont, du reste, bien plus fréquentes. L'ulcère rongeant se différencie encore des deux variétés signalées ci-dessus, en ce qu'il se développe sur des parties intactes de la cornée et non sur des points cicatriciels.

Le *pronostic* de cette forme infectante est d'autant moins grave que, le caractère de la maladie ayant été reconnu, on l'attaque tout de suite, soit par le traitement antiseptique, soit par ce même traitement et les moyens chirurgicaux à la fois. Tant que l'ulcère n'a pas atteint en étendue la moitié du diamètre de la cornée, l'intervention chirurgicale peut être regardée comme presque sûre dans ses résultats, et il n'y a alors d'autre crainte à concevoir que la persistance d'une tache plus ou moins accusée. Lorsque l'ulcère a déjà pris une grande extension, le résultat est très incertain, et l'on doit s'estimer heureux si une portion assez large de la cornée persiste, pour permettre l'établissement d'une pupille artificielle.

Dans le *traitement* de l'ulcère rongeant, les éversions des points lacrymaux, les blépharites, et surtout la dacryocystite, doivent être traitées simultanément avec l'affection cornéenne. Pour ce qui regarde la dacryocystite, une large ouverture du sac par le conduit supérieur, avec débridement sous-cutané du ligament palpébral interne, est rigoureusement indiqué, ainsi que les irrigations désinfectantes dans le canal nasal.

Au début de l'affection, on peut tenter d'enrayer la marche de l'ulcère par l'emploi de l'ésérine, par des attouchements directs avec un pinceau trempé dans de l'eau chlorée et par des fomentations chaudes, avec une faible solution d'acide carbolique ou salicylique (1 à 2 pour 1000). A ce moment, la cautérisation avec le galvanocautère peut aussi donner d'excellents résultats ; si un hypopyon commence à apparaître, on aura recours à la paracentèse, à laquelle on adjoindra le lavage de la chambre antérieure, en se servant de la solution antiseptique et antidiapédésique suivante :

Eau distillée bouillie..............................	25 grammes.
Acice borique..............................	1 —
Salicylate d'ésérine..............................	12,5 centigrammes.

Dès qu'on s'est assuré que l'ulcère progresse, en dépit des cautérisations, et que l'hypopyon augmente, il faut pratiquer la kératotomie d'après la méthode de M. Saemisch, qui s'exprime ainsi : « Les paupières étant écartées au moyen d'un écarteur à vis, on fixe le globe de l'œil précisément du côté où l'on veut pénétrer avec le couteau à cataracte étroit de de Graefe. La direction à donner à la kératotomie est indiquée par l'emplacement du bord boursouflé, car *la section, à travers le fond de l'ulcère, doit toujours être faite de telle façon qu'elle divise en deux moitiés égales ce bord.* En outre, *la section doit donc être placée de telle manière que la ponction et la contre-ponction se trouvent situées dans le tissu normal, c'est-à-dire en dehors de la partie exulcérée* (fig. 137). Une fois que la pointe du couteau a pénétré à l'endroit voulu, l'instrument doit, en passant dans la chambre antérieure, effleurer la surface postérieure de l'ulcère et ressortir du côté opposé. » Il est recommandé, autant que possible, de terminer très lentement la section et de déposer la pince à fixation dès que la contre-ponction a été faite.

Avec l'humeur aqueuse, qui se coagule à la surface de la conjonctive et dans le cul-de-sac, l'hypopyon et les dépôts fibrineux de la chambre antérieure s'engagent dans la plaie, dont il est aisé de les retirer avec une pince, après quoi on retrouve le fond de l'ulcère presque tout à fait transparent.

Immédiatement après la kératotomie (pratiquée après désinfection préalable de l'œil et surtout du bord des paupières), nous instillons quelques gouttes d'une forte solution d'ésérine (1 pour 100) et répétons ces instillations à cinq ou six reprises. Elles ont pour avantage de resserrer la pupille, de contribuer à l'évacuation de la chambre antérieure et d'empêcher, à part le prolapsus de l'iris, la reproduction de l'hypopyon. En outre, on tient constamment sur l'œil des rondelles imbibées d'une solution antiseptique (sublimé à 0,25/1000).

Un calme complet s'est-il établi et aucune collection de pus ne s'est-elle reproduite le lendemain, on ne touchera pas davantage à la plaie. Mais, si les douleurs ont réapparu, avec la formation d'un hypopyon, ce qui est une preuve d'une recrudescence de l'infection, on suivra le conseil de Saemisch, consistant en réouvertures quotidiennes de la plaie, à l'aide d'un stylet ou mieux avec le bouton du

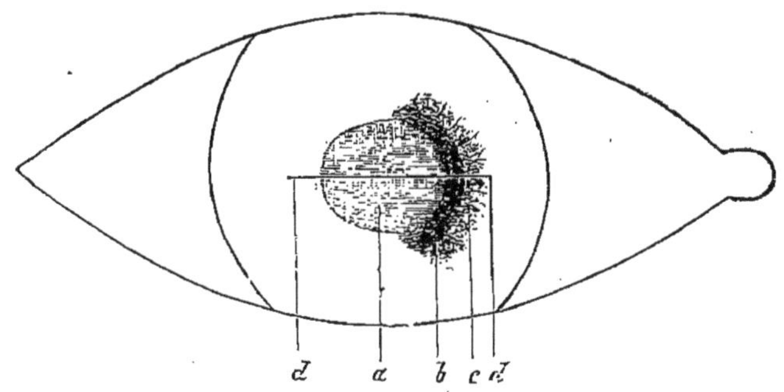

Fig. 137. — Ulcère rongeant.

a, fond de l'ulcère; *b*, bord boursouflé; *c*, halo opaque; *d d*, emplacement de la section.

couteau de Weber, un légère pression étant faite contre la ponction avec l'extrémité mousse de l'instrument, qui doit ensuite glisser le long de la section dans la chambre antérieure. Ces réouvertures seront répétées jusqu'à ce que l'humeur aqueuse ne renferme plus d'éléments coagulables.

Lorsqu'il s'agit d'ulcères étendus (dépassant une largeur égale au rayon de la cornée), qui ne fournissent plus pour la kératotomie un terrain favorable, nous conseillons de recourir à de très larges paracentèses (avec le couteau à arrêt), d'évacuer l'hypopyon, en s'aidant au besoin d'une pince, de cautériser amplement toute l'étendue de l'ulcère avec le galvanocautère et enfin de laver à plusieurs reprises la chambre antérieure avec la solution indiquée plus haut. On pourra ainsi parfois obtenir un arrêt dans la marche destructive de l'ulcère, tandis qu'on serait exposé avec la kératotomie à précipiter l'issue fatale.

Si, une fois la perforation survenue, elle donne issue à une portion de l'iris, on s'efforcera de réduire le prolapsus par des instillations fréquentes d'ésérine. Du reste, ce traitement pourra diminuer l'étendue de la masse iridienne engagée dans la plaie de la cornée, en outre il faudra, si la sécrétion est minime, maintenir l'œil dans un repos absolu sous le pansement ésériné (p. 206).

Le prolapsus iridien se distend-il considérablement, même après les instillations d'ésérine et l'application du bandeau, on n'attendra pas qu'il se rompe, mais on le divisera avec le couteau à cataracte de de Graefe, et on l'excisera très soigneusement avec des pinces-ciseaux. Puis on maintiendra autant que possible le bandeau.

Si enfin, après l'excision du prolapsus iridien, le tissu cicatriciel cédait encore à la pression interne, et que le toucher révélât une tension exagérée de l'œil, il faudrait, pour s'opposer définitivement aux suites qui peuvent en résulter, pratiquer largement l'iridectomie. Même après cette opération, il arrive, chez certains malades, que la cicatrice et les parties voisines manifestent encore une tendance à l'ectasie. Dans le cas où cette persistance des phénomènes de glaucome serait imputable à une subluxation du cristallin, on pourrait recourir à l'extraction du cristallin, bien qu'une pareille opération soit ici très périlleuse et expose aisément à l'issue du corps vitré et aux hémorrhagies intra-oculaires.

ARTICLE IV

ANOMALIES CONSÉCUTIVES AUX INFLAMMATIONS DE LA CORNÉE

a. *Taches de la cornée.*

On peut établir trois grands groupes d'opacités cornéennes, ce sont : 1° les *taches* ou *cicatrices de la cornée;* 2° les *opacités glaucomateuses* et 3° la *sclérose cornéenne.* Nous compléterons cette série de troubles de transparence de la cornée, en y ajoutant : 4° la forme d'opacité déterminée par altération sénile et connue sous la dénomination de *gérontoxon* ou arc sénile, et 5° les *taches congénitales.*

1° Les *taches de la cornée* ou *cicatrices* peuvent évidemment varier autant que les états inflammatoires, qui leur ont donné naissance (abcès ou ulcérations), ont présenté des degrés divers. Elles peuvent montrer les différences les plus considérables pour ce qui concerne leur étendue, leur épaisseur et par suite leur coloration. Les anciens ont donc, suivant l'intensité de l'opacité, autrement dit l'épaisseur de la cicatrice, distingué un *leucoma,* une *macula* ou une *nubecula.* Nous n'établissons plus de distinctions qui soient soumises à l'appréciation arbitraire de chacun, et nous ne parlons, actuellement, que de *taches* de la cornée ou de *leucomes,* ajoutant la désignation d'*adhérent* lorsque la cicatrice traverse de part en part la cornée et comprend une portion de l'iris.

On est d'autant plus autorisé à négliger l'ancienne nomenclature et à ne conserver que l'expression de leucome, que le trouble visuel apporté par les taches de la cornée n'est nullement en rapport direct avec l'intensité de ces taches, attendu que l'*irrégularité* ou l'*inégalité de surface,* qui suit toute réparation du tissu cornéen, et que démontre si nettement la *kératoscopie,* entre pour une large part, par suite de l'astigmatisme irrégulier qui en résulte, dans l'imperfection de la vue des yeux atteints de taches cornéennes. Il est bien entendu qu'en parlant d'irrégularité de la surface de la cornée, nous n'entendons pas désigner les ectasies ou staphylômes dont l'étude viendra plus loin.

Il est très important, au point de vue pratique, de distinguer les opacités inflammatoires susceptibles de rétrograder, des opacités plus ou moins indélébiles produites par une modification définitive, cicatricielle, du tissu cornéen. Ce qui peut rendre le diagnostic particulièrement difficile, c'est la combinaison de ces deux sortes d'opacités, comme dans la *kératite cicatricielle;* quoi qu'il en soit, on devra se guider sur les caractères suivants :

1° L'opacité permanente a une coloration plus uniforme, réfléchit mieux la lumière, a un aspect moins diffus, est plus circonscrite et mieux dessinée que l'opacité inflammatoire ;

2° L'opacité permanente présente, le plus souvent, lorsqu'on fait miroiter la cornée, une couche épithéliale parfaitement lisse, tandis que l'opacité inflammatoire est, en général, recouverte d'une couche d'épithélium inégale, comme piquetée par des coups d'épingle et analogue, pour l'aspect, à du verre dépoli;

3° Quand on examine le pourtour d'une cornée affectée d'une opacité permanente, on ne trouve pas, à moins de complications, d'injection périkératique;

4° Examine-t-on par transparence la cornée (avec le miroir plan qui est ici l'instrument par excellence), on voit que les opacités inflammatoires tranchent par une auréole bien plus nettement délimitée que les cicatrices.

Pour ce qui regarde la constitution histologique des taches cicatricielles, nous savons déjà que le défaut de transparence est essentiellement dû à une *inégalité dans la distribution* des éléments anatomiques. Suivant l'intensité de la tache, on peut rencontrer un tissu à peine différent de l'état normal, jusqu'à une couche fibrillaire grossière, ne rappelant plus en rien le tissu délicat de la cornée.

2° Les *opacités glaucomateuses*, qui doivent leur origine à une entrave apportée à la nutrition de la cornée, par suite d'un excès de pression sur cette membrane, sont bien plus fréquentes que ne pourraient le faire supposer les rares descriptions qu'on en a données. Rappelons que l'on ne rencontre guère d'yeux atteints depuis longtemps de glaucome absolu irritatif, sans qu'il s'y développe peu à peu des *opacités en bandelette longitudinale et centrale*. Pareilles altérations se montrent aussi parfois dans des cas de leucome adhérent avec staphylôme.

Mais ce n'est pas sur ces opacités glaucomateuse, en quelque sorte concomitantes qu'il s'agit d'attirer l'attention, mais bien sur celles qui sont le *prélude* d'une irido-choroïdite qui devient invariablement glaucomateuse (de Graefe).

Ces dernières opacités débutent sur le milieu de la cornée, dans l'espace laissé à découvert, lorsque l'œil ébloui rapproche les paupières. Elles commencent habituellement sous forme d'une bande, située du côté interne de la cornée, et qui avance plus ou moins vers le centre de cette membrane. Avant qu'elle ait acquis une pareille extension, il s'est déjà développé un fragment de bandelette vers le bord cornéen externe et souvent dans la partie centrale de la cornée même, puis ces divers foyers, se réunissant, finissent par former un demi-anneau qui s'élargit particulièrement en bas, de manière à embrasser presque tout le segment inférieur de la cornée. Il est plus exceptionnel que la bandelette se forme par l'apparition d'une tache glaucomateuse centrale, suivie d'une formation similaire de deux fragments de bandelette marginale.

La coloration de ces taches n'est jamais intense, elles donnent simplement, à la partie atteinte, l'aspect d'un *dépoli* (semblable à l'irrégularité épithéliale qu'on observe dans le glaucome irritatif), ne permettant pas de distinguer à travers elle le dessin de l'iris et de son bord pupillaire. Rarement la couleur terne et grisâtre, que présentent les parties malades, acquiert une légère teinte brunâtre. Très souvent, on rencontre dans l'étendue de la bandelette une ou plusieurs petites parties circulaires de tissu cornéen tout à fait sain, tranchant sur le voisinage comme un corps étranger d'un noir brillant. Dans les cas anciens, les extrémités de la bandelette peuvent devenir le siège d'un épaississement très accusé de la couche épithéliale.

La bandelette glaucomateuse ne se développe que très exceptionnellement chez de jeunes sujets. Elle apparaît ordinairement sur les deux yeux, mais rarement simultanément. A part le trouble occasionné par défaut de transparence, la fonction de l'œil paraît être parfaite et, dans une nombreuse série de cas, elle reste ainsi pendant des années. Quoique, en général, la marche de cette affection se caractérise par son extrême lenteur, on observe cependant chez un certain nombre de malades une tendance particulière à l'iritis, à l'irido-choroïdite et au glaucome consécutif.

Une marche en quelque sorte inverse peut aussi s'observer, c'est-à-dire que, sur des yeux qui ont passé par l'irido-choroïdite et les complications glaucomateuses, il est possible de voir se développer une bandelette, qui débute alors plus fréquemment par le centre de la cornée, et cela souvent chez de jeunes sujets. Ces taches sont le siège de dépôts graisseux et calcaires, mais rien n'autorise à rapporter cette forme à une diathèse et à regarder cette opacité comme une kératite goutteuse.

3° *Sclérose cornéenne.* — L'état de la cornée que nous désignons, à cause de sa ressemblance avec la sclérotique, sous le nom de sclérose, peut être partiel ou généralisé; il peut aussi se limiter à quelques couches seulement ou comprendre la totalité de l'épaisseur de la membrane. Ainsi la sclérose tantôt se montre sous l'aspect de taches laiteuses semi-transparentes, tantôt prend l'apparence blanc nacré de la sclérotique; elle occupe un segment restreint ou toute l'étendue de la cornée et peut atteindre une intensité telle, qu'il devient impossible de délimiter cette membrane de la sclérotique avoisinante.

Comme caractères essentiels de la sclérose, nous avons à noter : *a.* sa coloration allant d'une teinte gris bleuâtre jusqu'au blanc bleuâtre le plus accusé, mais ne tirant jamais sur le jaune; *b.* la diffusion des limites; *c.* un dessin de stries ou un lacis de points ou de nœuds, réunis par des lignes rappelant plus ou moins l'arrangement des canalicules et des espaces lymphatiques de la cornée; *d.* l'absence, à l'examen kératoscopique, d'astigmatisme irrégulier prononcé, tel que le montrent les taches cicatricielles de la cornée.

La sclérose cornéenne se rencontre essentiellement dans les cas où les voies éliminatrices du courant lymphatique ont été obstruées, pendant un temps plus ou moins long, soit que ce phénomène ait été déterminé par un obstacle ayant son siège dans la cornée même, comme nous devons le supposer pour les diverses variétés de kératite parenchymateuse; soit que l'obstacle ait surgi par suite d'inflammations qui se sont établies au proche voisinage de la cornée et ont retenti sur le fonctionnement régulier de la circulation lymphatique de cette membrane, ou attaqué directement le canal de Schlemm, ainsi que nous le voyons consécutivement à l'épisclérite, la scléro-choroïdite et l'irido-choroïdite, principalement celle de forme séreuse.

Des *scléroses fugaces*, ayant comme teinte et aspect les apparences de la sclérose définitive, peuvent se rencontrer à la suite de sections ayant intéressé la limite scléro-cornéenne, consécutivement à des phlyctènes ou des pustules qui ont occupé longtemps le bord scléro-cornéen (catarrhe printanier); enfin dans des cas de propulsion de l'œil par des tumeurs orbitaires, ou même sous l'action d'un simple bandeau compressif très serré.

Complications des taches de la cornée. — Ces opacités sont d'autant plus nuisibles qu'elles sont plus rapprochées du centre de cette membrane, qu'elles excluent un plus grand nombre de rayons lumineux, ou qu'elles donnent davantage lieu à la diffusion de ces mêmes rayons. Les taches centrales de la cornée, s'opposant au passage d'une partie des rayons qui viennent converger sur la rétine, y diminuent l'*intensité de l'éclairage* de l'image dans une mesure variable suivant le diamètre de la pupille, mais n'apportent pas dans la vue autant de trouble que la diffusion des rayons lumineux au travers d'une tache semi-transparente, diffusion qui altère la *netteté* de l'image.

Le trouble visuel déterminé par simple *exclusion* de rayons, est donc bien moins nuisible que celui déterminé par *diffusion* et *déviation* des rayons. Notons que les taches, qui paraissent le mieux circonscrites, sont encore entourées d'une zone semi-transparente plus ou moins marquée. D'autre part, les taches semi-transparentes ou presque diaphanes doivent leur effet nuisible, moins encore à la diffusion qu'elles déterminent, qu'à l'astigmatisme irrégulier dû à l'inégalité de surface (facettes) qui complique cet état, dans la presque totalité des cas, ainsi que le démontre l'examen kératoscopique.

Signalons encore, en passant, l'influence que les taches de la cornée peuvent avoir sur le développement d'un degré plus ou moins accusé de myopie et sur l'apparition d'une déviation strabique.

Le *pronostic* des taches de la cornée sera essentiellement lié à leur origine étiologique. Tandis que les taches cicatricielles ne peuvent subir qu'une amélioration plus ou moins marquée, sauf toutefois chez les enfants où l'éclaircissement est parfois remarquable, les opacités glaucomateuses et les scléroses cornéennes sont susceptibles de rétrograder complètement, lorsqu'elles ne datent pas de longtemps et ne sont pas très fortement prononcées.

Le *traitement* des taches de la cornée doit notablement différer suivant le genre d'opacité auquel nous avons affaire. S'agit-il du premier groupe d'opacités, où du tissu cicatriciel s'est substitué à la délicate trame de la cornée? Nos efforts thérapeutiques ont pour but, par l'emploi des *moyens éclaircissants*, d'égaliser et d'harmoniser, autant que cela se peut, la structure de ce tissu substitué, afin qu'il tende à se rapprocher de celui qu'il a été appelé à remplacer.

A-t-on affaire à des taches glaucomateuses? il est bien entendu qu'on fera rigoureusement abstraction des moyens éclaircissants, qui sont tous irritants et congestionnants, et l'on s'adressera au traitement antiglaucomateux, comme nous le fournit l'emploi des myotiques, ainsi qu'aux procédés opératoires tels que l'iridectomie et la sclérotomie.

Pour le troisième groupe, les taches de sclérose cornéenne, les moyens antiglaucomateux peuvent aussi être mis avantageusement en action, mais un autre procédé opératoire, qui consiste dans l'abrasion du tissu conjonctival péricornéen, la syndectomie, sera appliqué avec grand profit, ainsi que l'emploi d'un moyen provoquant passagèrement une vive inflammation, le jéquirity.

Occupons-nous tout d'abord des *taches cicatricielles* et des moyens qu'on recommande pour les éclaircir. Il est bien entendu que l'action n'en peut être de quelque efficacité que lorsqu'on les met en usage seulement peu de temps après le développement du tissu substituant, tandis que sur les cicatrices anciennes leur action doit être à peu près nulle.

Les médicaments, qu'on a le plus prônés contre les taches de la cornée, sont le calomel, la teinture d'opium, le précipité rouge, le sulfate de cuivre, le sulfate de soude, l'iodure de potassium, l'huile de térébenthine, la lanoline hydrargyrée, l'huile de tamaquaré, à 0,40 pour 10 grammes de vaseline, (Moura Brazil) etc. De tous ces remèdes, les insufflations de calomel et la pommade au précipité rouge semblent réussir le mieux. Pour les malades qu'on ne peut surveiller de près, les instillations de teinture d'opium, coupée de partie égale d'eau distillée, et faites tous les jours ou tous les deux jours, seront généralement d'un bon effet.

Il faut citer encore l'application de l'électrolyse, au moyen d'un courant continu que l'on fait passer quelques instants sur la tache cornéenne, en se servant de deux stylets mousses, très rapprochés, auxquels aboutissent les rhéophores d'une pile de quatre ou six éléments, ainsi que l'on vient de nouveau de le recommander (Adler).

Lorsqu'il s'agit d'opacités dues à un changement de la couche épithéliale, à un dépôt de sels métalliques, ou de produits calcaires, on peut essayer l'abrasion, à l'aide d'un couteau à cataracte, de cette couche ou même des parties les plus superficielles de la cornée.

Nous devons signaler ici les bons effets que Gosselin a retirés d'une solution de sucre, dans les cas où l'opacité de la cornée était récente et produite par de la chaux éteinte, en transformant cette dernière en un saccharate soluble.

Est-on en présence d'anciennes taches, sur lesquelles les moyens éclaircissants n'ont plus aucune action ? On discutera l'opportunité d'une pupille artificielle pour augmenter la vision. Cette pupille sera pratiquée au-dessous de la partie cornéenne présentant comme transparence, emplacement et régularité de courbure, révélée par la kératoscopie, les meilleures conditions optiques, et l'on s'efforcera par son étroitesse d'atteindre autant que possible les qualités de la fente sténopéique. Du reste, lorsque les deux yeux sont affectés de taches cornéennes, on expérimentera (qu'on ait ou non pratiqué des pupilles artificielles) l'emploi des verres cylindriques, indiqués par l'astigmomètre, et au besoin l'usage de la fente sténopéique, qui pourra être utilisée pour la vision de près.

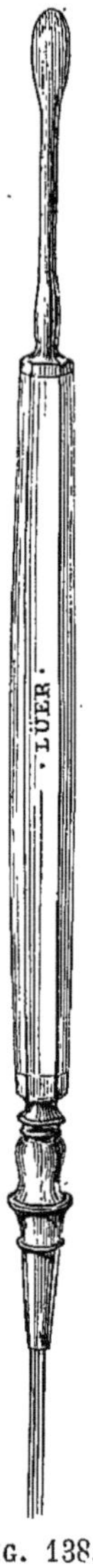

L'inconvénient de la diffusion produite par certaine taches pourra être éliminé en ayant recours au tatouage, c'est-à-dire à l'incorporation d'un corps inerte (charbon) dans la cicatrice. Le tatouage, dont les premiers essais ont été faits en 1869 à notre clinique, peut masquer complètement la difformité occasionnée par des leucomes très apparents (1). C'est non seulement en dissimulant une difformité fort choquante que le tatouage rend des services signalés, mais aussi en consolidant les cicatrices et en prévenant la kératite cicatricielle, si fréquente sur les yeux atteints de leucome (Voelkers). Le tatouage s'exécute très simplement de la façon suivante : on étale d'abord, à l'aide d'une spatule (fig. 138), sur la tache cornéenne que l'on veut tatouer, une couche d'encre de Chine délayée dans une solution antiseptique (sublimé). Puis avec un faisceau d'aiguilles maintenues sur un manche (fig. 138), on fait de nombreuses piqûres sur la partie à tatouer. Si une nouvelle séance est nécessaire, on ne reviendra au tatouage qu'après huit à dix jours.

LÜER.

FIG. 138.

S'agit-il de leucomes complets sur les deux yeux ? Alors, deux seules ressources se présentent : ce sont l'amincissement progressif de la cicatrice, avec l'espoir d'établir un feuillet semi-transparent de la cicatrice, ainsi que Gradenigo l'a tenté avec le couteau, puis de Wecker par la trépanation, et la greffe cornéenne de Hippel, qui a donné des succès au point de vue de la réussite de la transplantation, mais dont le bénéfice disparaît en grande partie, à cause de la perte de transparence de la cornée transplantée.

(1) Il est absolument erroné qu'en 1868 on ait « imaginé de faire disparaître les leucomes blanchâtres, tendineux, en les imprégnant d'encre de Chine », car cette idée aurait certainement abouti à un essai. Une simple question me fut adressée en 1869 par l'un de mes élèves, M. Abadie : « n'est-il pas possible de tatouer les taches de la cornée ? » J'y répondis aussitôt par l'exécution pratique, pour laquelle il me fallut tout d'abord faire choix d'un instrument (aiguille creuse), puis d'une substance colorante (encre de Chine). L. de W.

Nous ne citons que pour mémoire les tentatives infructueuses qui ont été faites, dans le but de faire porter une cornée artificielle (Nussbaum), ou un petit tube en or destiné à conduire les rayons lumineux sur la rétine (E. Martin).

Les moyens curatifs des taches glaucomateuses se réduisent exclusivement à l'emploi des myotiques, à la pupille artificielle, ainsi qu'à la sclérotomie. Pour les cas de bandelette glaucomateuse précédant l'irido-choroïdite, il sera préférable de renoncer à l'emploi de l'ésérine et de la pilocarpine, et de procéder tout de suite à l'iridectomie. Si, en dépit de cette opération, la tension commençait à s'élever de nouveau et la papille à s'excaver, on aurait recours à la réouverture de la cicatrice (cicatrisotomie). Bien entendu, on ne peut attendre de ces opérations un pouvoir très accusé pour éclaicir les opacités glaucomateuses qui, une fois bien développées, persistent.

Les taches résultant d'une sclérose cornéenne seront différemment traitées suivant qu'il s'agit de cas tout à fait récents, ou que le tassement cornéen est d'ancienne date. En premier lieu, les injections de pilocarpine longtemps prolongées et combinées aux injections de sublimé (dix gouttes d'une solution à un centième), pratiquées profondément dans la région dorsale, peuvent rendre service ; de même la sclérotomie nous a donné de bons résultats.

Pour des anciennes taches scléromateuses, le moyen le plus efficace est l'abrasion conjonctivale, qui pourra être rendue sensiblement plus active en pratiquant un exact raclage de la sclérotique. L'action de cette opération doit s'expliquer par la rétraction cicatricielle et la distension consécutive du tissu trabéculaire péricornéen, qui, en facilitant la filtration, régulariseraient la circulation lymphatique dans le tissu cornéen et par suite contribueraient à l'éclaircissement des parties sclérosées. A côté de la péridectomie, nous devons signaler les pointes de feu pratiquées tout autour de la cornée, très près de son bord, avec le fil de platine du galvanocautère. Ces cautérisations, répétées six à huit fois dans l'espace de quatre à six semaines, ont donné d'excellents résultats.

Enfin citons, comme agent éclaircissant particulièrement efficace et qui peut trouver son application lorsque les moyens précédents ont été mis en œuvre et épuisés, l'ophthalmie factice produite par le jéquirity.

4° *Arc sénile* (gérontoxon). — Une opacité cornéenne qu'on acquiert, d'une manière plus ou moins prononcée, en vieillissant et qui constitue par conséquent une altération sénile, est l'arc sénile ou gérontoxon. Dans certaines familles, le développement de l'arc sénile s'accuse tout particulièrement, et il peut se présenter le cas d'un dédoublement du gérontoxon dans les parties supérieure et inférieure, là où il prend constamment son maximum de développement.

Il n'est guère difficile de différencier cette altération sénile des scléroses cornéennes ; la régularité de son évolution, la bandelette de tissu transparent cornéen, large d'à peu près 1 millimètre, qui la sépare du bord sclérotical, la surface absolument lisse et l'absence de tout vaisseau fixent, conjointement avec l'âge du sujet, le diagnostic. L'aspect terne que donne aux yeux le développement du gérontoxon, impressionne parfois fort péniblement les personnes qui en sont prématurément atteintes.

L'arc sénile se trouve, comme le limbe conjonctival, plus développé en haut et en bas de la cornée. Le limbe conjonctival lui-même constitue, dans la plupart des cas, un nouvel arc blanchâtre, que l'on ne doit pas confondre avec un dédoublement du gérontoxon. Son début se fait à la partie supérieure de cette membrane, et c'est en cet endroit qu'il se trouve toujours le plus accusé. Il se perd insensiblement vers les parties centrales, qu'il n'atteint que tout à fait exceptionnellement.

Le gérontoxon résulte de dépôts de masses graisseuses (Canton) qui, comme le montre l'examen microscopique, se font à l'intérieur des cellules fixes. La membrane d'enveloppe se résorbe, et l'on voit des traînées au sein desquelles on distingue des groupes de molécules graisseuses, contenant quelquefois un ou plusieurs rudiments de noyaux. Ces trames filiformes qui, en partie se dirigent parallèlement, en partie s'entre-croisent, affectent la direction des espaces lymphatiques, que tapissent les cellules fixes tombées en dégénérescence. En outre, on constate que la masse du ciment se fendille avec facilité sous la moindre pression.

Cette transformation graisseuse, qui constitue le gérontoxon, doit être regardée comme la manifestation d'une simple atrophie de tissu. Toutefois, il faut noter que les plaies, pratiquées dans les parties de la cornée prises de cette altération, se guérissent parfaitement.

On a cherché les causes du gérontoxon dans un défaut de nutrition consécutif à un état morbide des vaisseaux. M. Arnold a reconnu que la dégénérescence graisseuse des muscles de l'œil précède, en général, l'apparition manifeste de l'arc sénile, en même temps que, non seulement l'artère ophthalmique, mais la carotide interne et l'aorte sont le siège de plaques athéromateuses. Cette altération des gros troncs artériels se manifeste aussi dans les vaisseaux de petit calibre de la conjonctive et de la sclérotique, membranes qui sont elles-mêmes prises de dégénérescence graisseuse vers le bord de la cornée. Il peut donc exister une certaine concordance entre le développement de l'arc sénile et l'apparition de manifestations glaucomateuses ou même d'altérations cristalliniennes.

5° *Taches et difformités congénitales de la cornée.* — Parmi les anomalies congénitales, nous devons signaler, en premier lieu, un développement imparfait de la cornée, quant à ses dimensions. Il est de fait qu'il existe physiologiquement de nombreuses variétés dans cette membrane. Ainsi ses différents diamètres peuvent, d'un sujet à l'autre, varier de 2 millimètres. Mais un raccourcissement congénital marqué de tous les diamètres de la cornée ne se rencontre que chez les sujets atteints de microphthalmie, accompagnée fréquemment de coloboma de l'iris.

Un développement excessif de la cornée s'observe à l'état congénital, simultanément avec la buphthalmie. Tous les diamètres de l'œil ont gagné en étendue. La transparence de la cornée est le plus souvent imparfaite (œdème glaucomateux), et il arrive fréquemment que la pupille n'occupe pas le centre de l'iris, mais se trouve déplacée en dedans et en haut.

Ce n'est que très exceptionnellement que l'on a constaté, dès la naissance, un état de conicité de la cornée.

Parmi les taches congénitales, nous devons citer une opacité particulière et circonscrite des parties périphériques de la cornée, opacité par suite de laquelle la sclérotique semble empiéter sur un côté de cette membrane. Ces taches ne dépassent pas le niveau de la cornée et se distinguent ainsi du dermoïde, qui, lui aussi, est congénital. Dans un certain nombre de cas, il s'agit ici de véritables leucomes adhérents congénitaux.

Enfin, on a signalé des cas de trouble congénital de la cornée, s'accentuant surtout vers le centre de cette membrane et qui, peut-être, doivent être rapportés à des taches de sclérose, suite de kératite parenchymateuse intra-utérine.

ARTICLE V

ANOMALIES DE COURBURE DE LA CORNÉE, STAPHYLOMES

Ces anomalies se rattachent, pour la plupart, aux états morbides précédemment décrits. Elles sont presque toutes la conséquence d'une inflammation de la cornée, combinée ou non avec une maladie de la conjonctive, inflammation qui a entraîné un défaut de transparence avec perte de la courbure normale des parties atteintes.

Kératocone. — Une seule forme de staphylôme ne permet pas de généraliser ces données, c'est le *kératocone* ou *cornée conique*, qui occupe de préférence le centre ou une partie avoisinante du centre de la cornée. La pointe de ce cône est mousse, arrondie, s'élève à une hauteur variable, et, dans la plupart des cas, l'ectasie ne présente aucune trace d'opacité, celle-ci ne tendant surtout à apparaître que sur le sommet de kératocones anciens et très accusés. Les moindres altérations de courbure de la cornée apparaissent facilement à l'exploration avec le miroir plan, qui permet de constater, vers le sommet du cône, la présence d'une ombre qui se déplace au plus faible changement d'incidence des rayons. L'irrégularité des images qui se réfléchissent sur la cornée fera aussi reconnaître cette affection, et l'examen kératoscopique fournit encore un excellent moyen de diagnostic.

Au début de la maladie, les personnes qui en sont atteintes ne présentent d'autres phénomènes qu'un trouble notable de la vue (*myopie progressive, astigmatisme*). Rarement elles accusent une légère tension dans l'œil ou de faibles douleurs ciliaires. Peu à peu elles deviennent très myopes, et une amblyopie considérable, ou même une polyopie, ne tarde pas à se développer.

Les changements, que nous venons de signaler, s'opèrent quelquefois dans la cornée avec une grande rapidité. D'autres fois, une ectasie de la cornée, après avoir persisté des années entières, prend tout d'un coup des proportions considérables; néanmoins, une fois devenu stationnaire, cet état change rarement. D'ailleurs, on n'a pas encore eu l'occasion d'observer des cas où l'ectasie fût portée à un tel point qu'elle pût donner lieu, sans traumatisme, à une rupture de la cornée.

L'*anatomie pathologique* de cette étrange maladie est très peu connue. Les auteurs pensent à peu près unanimement que la cornée s'amincit sans perdre sa structure normale, l'amincissement le plus accusé n'occupant pas toujours le centre de la cornée; mais ils n'ont pas le même accord lorsqu'il s'agit de décider quel est le point de départ du mal et si un processus inflammatoire le précède.

L'*étiologie* de cette affection est tout à fait obscure. Tout ce qu'on peut dire, c'est qu'elle se développe quand il y a désharmonie entre la résistance de la cornée et la pression intra-oculaire, désharmonie survenue par suite d'une diminution de résistance de la cornée. La plupart des auteurs rapportent la maladie à une inflammation lente avec ramollissement du tissu cornéen; mais il faut avouer que les observations, où l'on aurait vu nettement le kératoconus suivre une maladie inflammatoire de l'œil, manquent presque complètement. La légère opacité, que l'on observe parfois au sommet du cône, doit bien plutôt être regardée comme la conséquence de la distension que comme un signe d'inflammation.

C'est entre quinze et vingt-cinq ans que le kératoconus s'observe le plus généralement, mais il peut aussi survenir dans l'âge adulte. La maladie coïncide fréquemment avec une constitution débile et attaque très souvent les deux yeux. Enfin, il n'est pas très rare de l'observer sur plusieurs membres d'une même famille.

Traitement. — Dans le but de réduire la pression intra-oculaire, nous avons eu, depuis longue date, recours à des cures d'instillations d'ésérine, en alternant avec la pilocarpine si la muqueuse ne supportait plus le premier de ces collyres. En même temps, les malades prennent la quinine. M. Steinheim a aussi recommandé les cures d'ésérine, et a conseillé, dans les cas stationnaires, l'emploi des verres paraboliques. Par une mensuration de la conicité de la cornée, faite à l'aide de l'*arc kératoscopique*, nous avons cherché à obtenir, aussi exactement que possible, une reproduction en creux (un moule) de la déformation cornéenne. En dépit de l'amélioration sensible de l'acuité visuelle ainsi atteinte, ces verres coniques sont toujours d'un usage peu pratique, attendu que les malades n'en tirent un bénéfice qu'à la condition que la vision s'exerce exactement suivant l'axe de pareils verres. On a tenté d'appliquer directement sur l'œil des coques de verre, simples ou taillées (Fick, Kalt); mais les malades ne supportent pas l'emploi prolongé de ces coques, qui améliorent sensiblement la vision.

Partant du principe que la maladie prend son point de départ dans un excès de tension, on s'est adressé à l'iridectomie et à la sclérotomie. L'iridectomie a, en outre, l'avantage d'ouvrir un passage aux rayons sur des parties de la cornée dont la courbure a moins souffert. Mais la grande largeur de la nouvelle pupille et les éblouissements qui en doivent résulter, sont des circonstances fâcheuses. Aussi, une fois que l'effet de détente de l'iridectomie est rendu douteux par l'extension que la maladie a prise, nous préférons la pupille artificielle optique très étroite. L'iridésis, pratiquée, comme Bowman l'a conseillé, en deux points opposés de la cornée, et ayant pour effet de transformer la pupille en une fente contractile sous l'action de la lumière (analogue, quant à ses effets, aux lunettes sténopéiques), serait certainement la meilleure opération, si on n'avait pas à redouter les conséquences fâcheuses que peuvent avoir, en déterminant une ophthalmie migratrice, les enclavements de l'iris près de l'angle iridien.

D'autres opérations ont été tentées dans le but d'obtenir l'aplatissement de la cornée, par rétraction cicatricielle de plaies pratiquées sur cette membrane. A cet égard, nous citerons tout d'abord l'opération conseillée par de Graefe.

De Graefe forme, en traversant le sommet du cône, avec son couteau à cataracte, un lambeau de 3 millimètres d'étendue et l'excise avec des ciseaux, en ayant soin de ne pas pénétrer dans la chambre intérieure. Deux jours après, on commence à cautériser la plaie avec le nitrate d'argent mitigé, et on la touche ensuite tous les trois ou quatre jours. Dans la troisième semaine, on pratique au fond de l'ulcère ainsi obtenu une paracentèse, de façon à établir une fistule laissée ouverte pendant vingt-quatre heures. On répète ces paracentèses tous les jours ou tous les deux jours, de manière à avoir une fistule presque permanente. On laisse ensuite l'œil se guérir sous le bandeau compressif. La cicatrisation de la petite plaie, pratiquée au sommet du cône, laisse un leucome que l'on peut masquer par le tatouage.

Cette opération peut être modifiée en touchant le sommet du cône avec le galvanocautère (Gayet). Bowman a pratiqué l'ablation de la partie conique avec le trépan.

Pour éviter le leucome central, on peut encore déterminer l'affaissement de la cornée en agissant sur les parties latérales. Ainsi, Bader a conseillé l'ablation d'un lambeau de tissu cornéen et la fermeture de la plaie à l'aide de sutures. On a aussi pratiqué une perte de substance périphérique, n'intéressant pas toute l'épaisseur de la cornée, à l'aide de la galvanocaustique (Abadie).

Toutes ces opérations sont susceptibles de donner un résultat avantageux, mais elles laissent toutes des cicatrices plus ou moins apparentes et il n'est guère possible de prévoir avec quelque sûreté l'effet qu'on en tirera, la rétraction cicatricielle ne pouvant être exactement appréciée d'avance et dosée.

L'ectasie sphérique pellucide ou *cornée globuleuse* ne résulte pas, en général, d'une maladie de la cornée à proprement parler, mais elle est la suite du développement progressif d'un vice congénital, la buphthalmie, dont il sera question à propos du glaucome. La distension assez notable de la cornée, telle qu'on la rencontre parfois à la suite de granulations avec pannus, ne peut être confondue avec la buphthalmie, dans laquelle les diamètres de l'œil et de la cornée se sont sensiblement développés.

Staphylôme cicatriciel ou opaque. — Pour qu'on puisse désigner une ectasie de la cornée sous le nom de *staphylôme cicatriciel,* il faut qu'une partie de la cornée à la suite de perforation, se soit transformée en tissu cicatriciel, et qu'une portion de l'iris y soit comprise. On pourrait donc, à la rigueur, regarder la plupart des staphylômes cicatriciels comme des leucomes adhérents distendus.

La distension staphylomateuse d'une cicatrice cornéenne résulte constamment d'une augmentation de la pression intra-oculaire, pour laquelle on peut invoquer des causes variées, mais dont la principale est certainement l'attraction de l'iris contre l'angle iridien et l'occlusion des voies d'excrétion de l'œil. L'augmentation de la tension se révèle d'ailleurs souvent à l'ophthalmoscope par la constatation d'une excavation glaucomateuse.

On peut dire que les formes de staphylôme où l'ectasie ne comprend, de la cornée, que les parties cicatricielles, n'indiquent pas une augmentation de la pression intra-oculaire aussi prononcée que si la distension a porté, non seulement sur la cicatrice, mais aussi sur le tissu transparent circonvoisin, circonstance qui doit faire redouter une marche progressive de l'affection.

Quant à la configuration même du staphylôme, elle est extrêmement sujette à varier. Ainsi l'ectasie peut occuper le centre ou la périphérie de la cornée, et comprendre soit un segment, soit la totalité de cette membrane. Dans le premier cas, on a affaire à un staphylôme partiel; dans le second, à un stapyhlôme total ou sphérique. La coloration du staphylôme varie du blanc au bleu foncé, souvent il est parsemé de taches d'un gris noirâtre dues à des imbrications du pigment de l'iris. Parfois, on observe un assez grand nombre de vaisseaux à la surface de l'ectasie, surtout si elle est très considérable, et, pour ce motif, exposée au frottement continuel des paupières.

Anatomie pathologique. — Le tissu cicatriciel du staphylôme offre une épaisseur variable. Le plus souvent, le point où il est le plus mince se trouve au sommet de l'ectasie, tandis que les bords sont, en général, plus épais. Parfois, les parois du staphylôme, surtout lorsqu'il est exposé par son volume à une irritation et à des frottements continuels, dépassent en épaisseur une cornée normale.

La couche épithéliale est souvent très épaisse et envoie profondément des excroissances papilliformes. La membrane de Bowman, ordinairement détruite, est remplacée par un stratum de vaisseaux plus ou moins serrés. Au-dessous, le tissu cornéen est très aminci, ou est remplacé par un tissu fibrillaire d'une densité variable. Ce tissu cicatriciel peut renfermer çà et là des masses pigmentaires, provenant d'anciennes apoplexies ou de l'iris. On peut rencontrer aussi dans ce tissu des plaques calcaires (fig. 139) et des dépôts graisseux.

La face postérieure du staphylôme est généralement lisse, couverte de masses pigmentaires qui représentent les restes de l'iris (voy. fig. 140). La membrane de Descemet est complètement détruite, partout où l'iris a contracté adhérence avec la substance cornéenne.

Dans certains cas, le cristallin se luxe au moment de la perforation, et peut, quand celle-ci est très étendue, rompre sa capsule et s'échapper de l'œil. Il se présente même que le corps vitré se réunisse au tissu cornéen et que la membrane de Des-

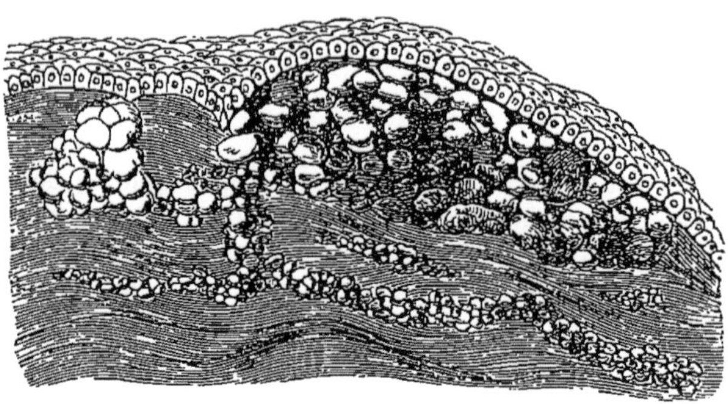

Fig. 139. — Concrétions calcaires arrondies, placées en grande partie sous l'épithélium de la cornée cicatricielle d'un œil staphylomateux (Alt).

cemet, ainsi que le montre la figure 141, se replie sur le corps vitré attiré vers le staphylôme.

La cavité du staphylôme est le plus souvent remplie d'une sérosité claire qui n'est autre que l'humeur aqueuse. Les membranes profondes, dans les staphylômes

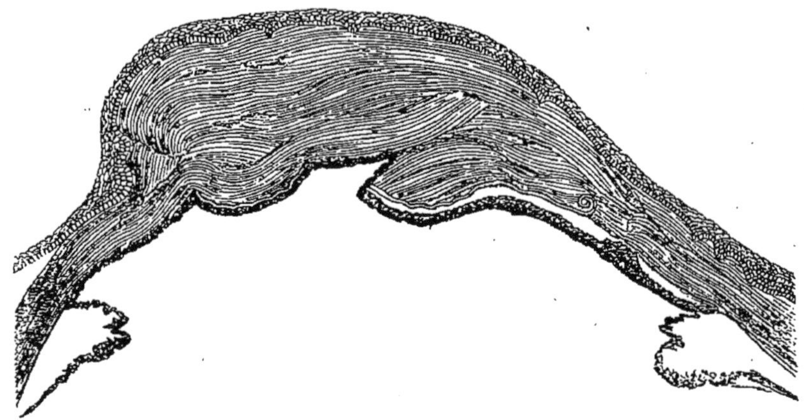

Fig. 140. — Épaississement notable du tissu cornéen, auquel adhèrent les vestiges de l'iris atrophié (Alt).

très étendus, sont le siège d'une atrophie considérable. La papille du nerf optique se montre fortement excavée et le corps vitré est complètement liquéfié.

Le *traitement* du staphylôme de la cornée varie sensiblement, suivant qu'il s'agit d'une ectasie partielle ou totale de cette membrane. Pour les staphylômes partiels, les opérations et le traitement antiglaucomateux sont indiqués. Dans le cas de staphylôme complet, c'est l'ablation qu'il faut pratiquer. Enfin, si le staphylôme empiète sur le corps ciliaire, l'exentération oculaire et l'énucléation deviennent les seules ressources thérapeutiques, si l'on ne réussit pas par plusieurs ponctions équatoriales, exécutées avec notre mince couteau à cataracte, à réduire le volume du globe oculaire.

Comme la guérison d'un staphylôme partiel, même de minime étendue, offre les plus sérieuses difficultés, toute notre attention, dans les cas de perforation de la cornée, doit être tenue en éveil dans le but d'obtenir une cicatrice plate. A cet égard, il sera nécessaire de faire un large emploi des myotiques et de tenir l'œil sous le bandeau compressif ésériné.

Un second point dans le traitement préventif des staphylômes partiels, c'est de savoir s'il faut enlever les parties de l'iris herniées. La conduite à tenir sera différente suivant que le staphylôme, de petite étendue, s'est établi vers les parties centrales ou au voisinage du bord de la cornée. Un coup de pinces-ciseaux aura vite raison d'un prolapsus central, et l'on hâtera notablement la guérison par cette simple pratique. En attirant fortement un prolapsus de l'iris récemment formé, on

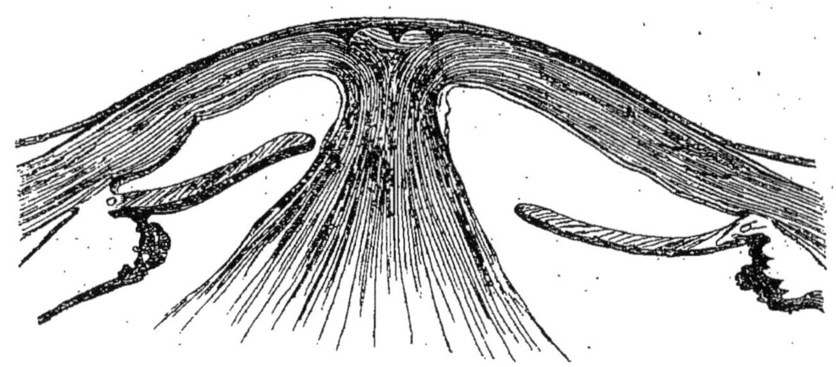

Fig. 141. — Transformation fibreuse du corps vitré, qui se continue dans la cornée même. La membrane de Descemet se jette en arrière sur le corps vitré, mais si loin qu'il faut admettre une formation nouvelle de substance vitreuse (Alt).

peut voir se dégager l'iris de la plaie par la rétraction élastique de cette membrane. Cette manœuvre nous paraît bien préférable au dégagement direct d'anciens prolapsus, du collet que forme le tissu cornéen, au moyen d'un stylet (Pinto). Mais la question est tout autre lorsqu'un petit prolapsus s'est formé vers le bord cornéen. Ici nous partageons l'opinion de M. Zehender, qui insiste sur la diminution d'étendue qu'une ablation fait subir aux parties périphériques de l'iris, qui en se ramassant s'accolent davantage vers la zone de filtration.

L'abstention est donc sérieusement commandée pour les prolapsus périphériques, particulièrement enclins à devenir ectatiques, et, si l'on est convaincu qu'en dépit de l'emploi énergique des myotiques et d'incisions répétées du prolapsus (avec une aiguille à paracentèse), on n'a pas réussi à prévenir la cicatrisation staphylomateuse, on doit tout de suite avoir recours au dégagement de l'iris au moyen d'une ou deux pupilles artificielles. Il faudra, dans ce cas, avoir soin que le point de contreponction de la section (faite bien entendu avec le couteau de de Graefe) tombe exactement à la naissance de la saillie staphylomateuse, là où l'iris est attiré vers la cornée amincie et distendue. En outre, on aura soin de ne couper l'iris que du côté opposé au staphylôme et de l'arracher ensuite de son insertion et de la cicatrice. Par deux iridectomies contiguës au staphylôme, on réussit à l'isoler et à le dégager complètement du restant de l'iris.

Un but analogue peut être atteint, quoique d'une façon moins sûre, en sectionnant, sous la partie distendue de la cornée, la base iridienne du staphylôme (staphylotomie d'Abadie ou scléro-iritomie de Panas).

A-t-on affaire à un staphylôme circonscrit situé vers le centre de la cornée, alors on fait glisser le couteau de de Graefe entre l'iris et le bord cornéen; puis, la section faite, l'iris est arraché de la cicatrice cornéenne, incisé sur un côté avec les pinces-ciseaux jusqu'à son attache ciliaire, décollé ensuite de son insertion jusqu'à l'extrémité de la section cornéenne, enfin enlevé par un second coup de pinces-ciseaux. Une exécution rigoureusement exacte est ici indispensable, si l'on ne veut pas accuser à tort l'opération d'un manque d'action antiglaucomateuse.

Pour ces staphylômes partiels parfaitement centraux, moins enclins que les périphériques aux symptômes glaucomateux tenaces, on peut aussi tenter la sclérotomie répétée à diverses reprises et surtout la sclérotomie équatoriale. Il sera ainsi possible d'arriver, en s'aidant des myotiques employés avec insistance, à passer la période où l'iris, non encore atrophié, donne lieu à une action obturatrice pour la filtration. Nous conseillons dans certains cas cette pratique, lorsqu'une étude attentive préalablement faite avec l'astigmomètre, a démontré que les parties de la cornée, qu'on découvrirait par une pupille artificielle, sont d'une courbure très défectueuse.

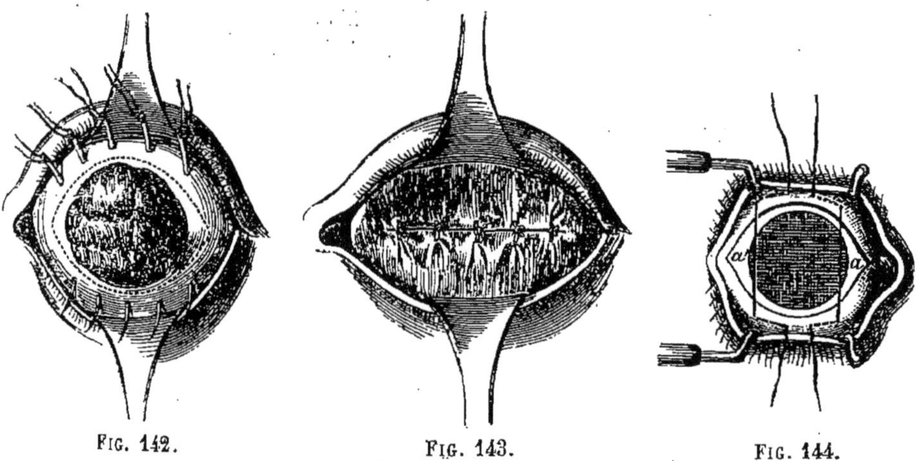

FIG. 142. FIG. 143. FIG. 144.

Comment doit-on se comporter lorsqu'on a affaire à une vaste perforation, qui ne laisse qu'un bord cornéen de deux à trois millimètres intact? Toute l'attention doit alors se porter sur l'entrave à la filtration oculaire qu'apporte ici un déplacement presque inévitable du cristallin. On peut, dans ce cas, agir de deux façons : suivant l'une, on procédera simplement à l'extraction du cristallin, avec l'espoir, après avoir obtenu une cicatrisation plate, de pratiquer utilement une pupille artificielle; suivant l'autre, on joindra à l'évacuation du cristallin l'ablation exacte de toutes les parties projetées de l'iris, tout autre but que la conservation de la forme de l'œil étant abandonné.

Lorsque le *staphylôme cornéen partiel existe depuis quelque temps*, il n'y a guère à espérer que les procédés que nous venons de recommander puissent avoir une action directe sur la réduction de l'ectasie. Néanmoins, les opérations antiglaucomateuses, telles que l'iridectomie et la sclérotomie, seront de prime abord mises à exécution, pour combattre l'excès de tension que présentent presque constamment ces yeux et qui est toujours à redouter pour l'avenir. Puis on attaquera *directement* la partie ectatique, en pratiquant, avec le couteau de de Graefe, un lambeau qui comprendra la moitié inférieure du staphylôme; une étendue variable de ce lambeau, suivant sa procidence, étant réséquée avec les ciseaux courbes, on réunira la plaie cornéenne à l'aide d'une ou deux sutures. Toutes les précautions commandées par l'antisepticisme seront, bien entendu, mises ici en œuvre.

S'agit-il d'un staphylôme cicatriciel total de la cornée, alors il faut s'abstenir de toute ablation partielle et recourir à l'enlèvement complet de la partie ectatique. La réunion de la plaie, laissée par l'excision du staphylôme, peut être obtenue de trois manières différentes, qui ont été préconisées tout d'abord par Critchett, puis par Knapp, et enfin par de Wecker. La première méthode (Critchett) a pour but de rapprocher les lèvres de la plaie, en passant des fils directement à travers la sclérotique; dans la seconde (Knapp), on se contente d'obtenir ce rapprochement en ne

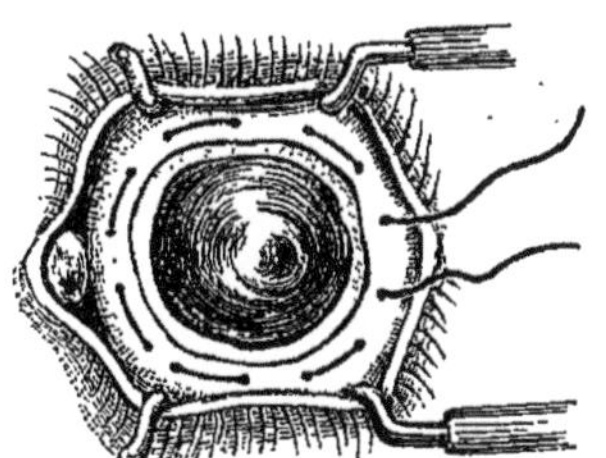

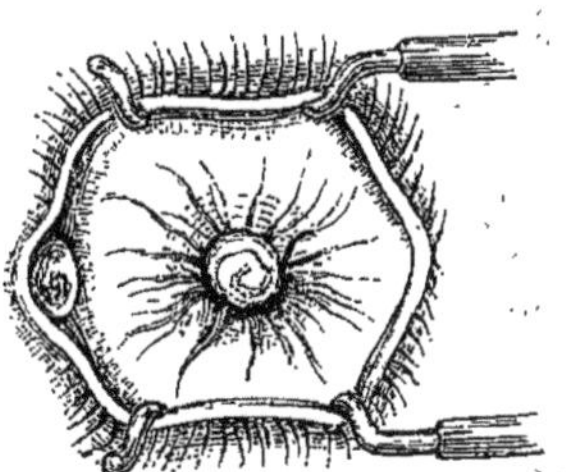

FIG. 145.

faisant pénétrer les fils qu'à travers le tissu épiscléral; enfin, dans la troisième, on laisse les lèvres de la plaie plus ou moins immobiles, mais on les recouvre, ainsi que l'espace qu'elles circonscrivent, avec une calotte formée par le tissu conjonctival et sous-conjonctival préalablement détaché.

Critchett père, à qui revient le mérite d'avoir, le premier, songé à fermer la plaie laissée par l'ablation du staphylôme, passait d'abord les aiguilles à la base de la partie ectatique à travers la sclérotique, et les laissait en place pendant le temps de l'excision du staphylôme (fig. 142). Puis on tirait les aiguilles et on fermait les sutures (fig. 143). Ce procédé a été abandonné pour plusieurs raisons : d'abord la blessure du corps ciliaire, par le passage des sutures, peut entraîner une longue irritation et même une ophthalmie sympathique; en outre, la fermeture d'une pareille plaie doit nécessairement former à ses extrémités un angle saillant, gênant pour le port d'un œil artificiel; enfin, le rapprochement des lèvres de la plaie ne peut avoir lieu que par l'expulsion d'une partie variable du corps vitré.

Dans le procédé de Knapp, le premier de ces inconvénients, le plus grave, il est vrai, est évité, mais les deux autres subsistent entièrement, le rapprochement de la plaie étant obtenu par deux sutures, non plus scléroticales, mais sous-conjonctivales et épisclérales, passées symétriquement comme le montre la figure 144.

Tous ces reproches tombent, si l'on a recours au glissement, au-devant de la plaie, de la conjonctive préalablement dégagée, ainsi que le recommande de Wecker. On comprendra dans le dégagement, qui s'étendra du bord cornéen jusque vers l'équateur de l'œil, à la fois la conjonctive et le tissu sous-conjonctival, afin d'avoir un obturateur plus résistant. Ainsi que le montre le dessin (fig. 145), on place une suture en bourse, on incise horizontalement, avec le couteau de de Graefe, le staphylôme, en laissant au milieu un petit pont destiné à faire obstacle, pendant ce temps de l'opération, à la sortie du corps vitré. A l'aide de ciseaux courbes, on détache alors bien exactement suivant leur base les deux moitiés du staphylôme. On fait échapper le cristallin (si cet organe subsiste encore dans l'œil), en incisant la capsule, et on ferme la suture en s'efforçant d'éviter toute perte du corps vitré, car c'est à cette condition qu'on est assuré d'obtenir un moignon de volume sensiblement égal à un œil normal et donnant pour la prothèse, et quelquefois même pour le tatouage conjonctival, un résultat parfait. Le bandeau est maintenu une huitaine de jours.

Lorsque au staphylôme cornéen il s'est adjoint une distension du corps ciliaire, on sera exposé, en pratiquant l'opération précédente, à voir, sous l'influence de la forte pression intra-oculaire, le corps vitré s'échapper et une hémorrhagie plus ou moins abondante se produire. Dans ce cas, le plan opératoire sera transformé et on procédera immédiatement à l'évidement de l'œil, à moins que, tout d'abord, on n'ait préféré recourir aux sclérotomies équatoriales répétées.

ARTICLE VI

TUMEURS DE LA CORNÉE

La cornée ne devient guère primitivement le siège de tumeurs, mais se trouve simplement envahie par des néoplasies voisines. Les points d'où proviennent ces tumeurs sont, de préférence, l'entourage, le bord dans lequel la cornée se trouve enchâssée; bien rarement le revêtement épithélial, à proprement parler, est le point de départ d'une néoplasie, c'est-à-dire, tout à fait exceptionnellement, un épithélioma se développe à une certaine distance du limbe conjonctival.

ARTICLE VII

BLESSURES DE LA CORNÉE, BRULURES, CORPS ÉTRANGERS

Les *blessures de la cornée*, qui se bornent à cette membrane, se guérissent d'autant plus facilement que l'instrument qui les a faites est plus tranchant, plus propre, et qu'il a agi plus rapidement. Les sections et les piqûres très nettes se cicatrisent sans laisser de traces visibles à l'œil nu, comme les opérations pratiquées sur la cornée le prouvent d'ailleurs suffisamment.

Dans ce dernier cas, la cicatrisation se fait, d'après Alt, de la façon suivante : huit à dix heures après la section, il survient une exsudation de masses fibrineuses, mélangée de cellules rondes, dans le canal de la plaie. Les bords de la membrane de Bowman ainsi que la couche épithéliale se recourbent du côté de la plaie, dans laquelle pullule progressivement l'épithélium (fig. 146). L'exsudat se transforme en tissu cellulaire qui devient de plus en plus dense. Les extrémités de la membrane de Descemet, d'abord repoussées du côté de la chambre antérieure, se retirent ensuite vers le canal de la plaie à mesure que le tissu cellulaire se rétracte. A cette période, il ne subsiste plus du côté de la membrane de Bowman qu'un prolongement papilliforme de l'épithélium.

Au contraire, les déchirures et les contusions de la cornée sont suivies d'une cicatrisation apparente, et cela à cause d'une coaptation bien moins exacte et de la formation d'un tissu intercalaire pour combler la perte de substance. C'est encore ce qui arrive quand l'instrument, qui a pénétré dans la cornée, y a introduit un corps infectant ou sujet à la décomposition chimique et capable de provoquer la suppuration. Dans tous ces cas, il sera nécessaire de rechercher si l'iris, et surtout la capsule du cristallin, n'ont pas été atteints, ou si encore une subluxation du cristallin n'a pas été la conséquence de la blessure.

Le *pronostic* des plaies de la cornée dépend donc essentiellement des complications qu'elles peuvent présenter. Les enclavements de l'iris seront réduits à l'aide de la spatule ou excisés, si les tentatives de réduction échouent ; on s'abstiendrait de l'excision si la plaie était très périphérique et empiétait sur le corps ciliaire.

En ce qui concerne le *traitement direct*, l'œil sera mis au repos sous le bandeau compressif ésériné. On procédera à la cautérisation ignée et on appliquera le pansement à l'iodol, si la blessure fait craindre une suppuration partielle de la cornée.

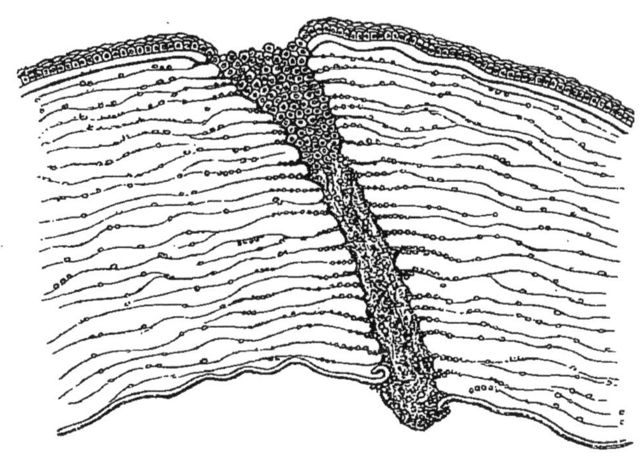

Fig. 146.

Lorsque la plaie a ouvert la chambre antérieure dans une large étendue, en sorte que le cristallin fait hernie, on devra pratiquer l'extraction de ce dernier et réunir les lèvres de la plaie cornéenne au besoin, par un ou deux points de suture.

Quand la blessure a compris le cristallin, la lésion peut suivre une marche différente, selon que la capsule a été plus ou moins blessée. Ainsi, on observe des cas où une petite ouverture de la capsule s'oblitère et ne donne lieu qu'à une opacification limitée et même susceptible de diminuer avec le temps. Si l'ouverture est plus étendue, il survient un gonflement considérable des masses corticales, qui, en s'accroissant de volume, augmentent la déchirure de la capsule. Dans ce dernier cas, pour prévenir l'apparition de phénomènes glaucomateux, on provoquera la sortie du cristallin ramolli, en pratiquant une simple section, ou en combinant celle-ci à l'iridectomie. La succion, chez des jeunes sujets, pourrait aussi être appliquée.

Les *brûlures* de la cornée sont le plus souvent dues au contact d'agents chimiques, tels que la chaux, les acides minéraux, etc., ou de corps portés à une haute température. Les brûlures les plus dangereuses sont celles que fait la chaux, car elles entraînent la formation d'opacités indélébiles. Après nettoyage exact du sac conjonctival, on appliquera des compresses froides imbibées de solutions antiseptiques, ou de liquides alcalins (eau de Vichy) lorsqu'il s'agit de brûlures par l'acide sulfurique.

Corps étrangers. — De petits morceaux de fer, des grains de poudre, des parcelles de charbon, des éclats de pierre ou de verre, peuvent, en provoquant une vive sensibilité, accompagnée d'injection, s'implanter dans la cornée, et, s'ils sont portés à une température élevée, la blessure se complique de la brûlure des parties voisines. On procédera à l'extraction de ces petits corps, à l'aide d'une aiguille à cataracte ou à corps étrangers (petite gouge), après avoir préalablement insensibilisé la cornée par une instillation d'un collyre de cocaïne.

Lorsqu'un corps étranger se trouve implanté très profondément dans la cornée, on peut, s'il proémine, réussir à l'extraire en le saisissant avec des pinces fines. Ce mode d'extraction est toujours périlleux, car on s'expose à repousser le corps étranger dans la chambre antérieure. Pour éviter cet accident, il faut enfoncer derrière la particule une aiguille à paracentèse, qui l'empêche d'obéir aux impulsions fâcheuses qu'on pourrait lui donner. Une fois le corps étranger ainsi fixé, on peut l'enlever à l'aide d'une aiguille à cataracte, ou, s'il oppose trop de résistance, tailler avec le couteau à cataracte un petit lambeau qui le comprenne. On devra préalablement soumettre l'œil à l'action de l'ésérine, afin de pouvoir extraire ce corps en ouvrant la chambre antérieure, dans le cas où il tomberait malencontreusement dans cette cavité. Les paillettes de fer doivent déjà présenter un certain volume pour se prêter à l'emploi de l'électro-aimant.

ARTICLE VIII

RUPTURES DE LA CORNÉE ET DE LA SCLÉROTIQUE. LÉSIONS ET CORPS ÉTRANGERS DE LA CONJONCTIVE ET DE LA SCLÉROTIQUE

Les *ruptures* des enveloppes de l'œil peuvent se produire dans le point *directement* frappé ou *indirectement* sur un autre point. En outre, une seule enveloppe de l'œil se trouve parfois atteinte, tandis que, dans d'autres cas, plusieurs membranes sont simultanément déchirées. Les effets si divers des violences exercées contre le globe de l'œil varient, non seulement suivant le *degré* de la force qui a agi sur lui, mais aussi surtout suivant le *déplacement* que cet organe a subi et l'*obstacle* que lui a opposé, dans ce déplacement, son entourage osseux.

Les ruptures simples de la cornée, n'intéressant que cette membrane, sont rares; le plus souvent pareilles ruptures s'étendent au delà du bord scléro-cornéen. Lorsque le globe oculaire a été simplement *projeté* contre l'une des parois de l'orbite, il est assez ordinaire de voir éclater la sclérotique dans ses parties antérieures les moins résistantes, c'est-à-dire en avant et entre l'insertion des muscles droits, et particulièrement entre l'insertion du droit supérieur et du droit interne. Dans ce cas, le cristallin est luxé ou même chassé hors de l'œil, cet organe pouvant parfois se loger sous la conjonctive non déchirée. S'il n'y a eu qu'*ébranlement* violent du globe, par une force qui a exercé son action sur l'entourage de l'œil, sans atteindre l'œil même, nous ne voyons jamais une déchirure autre que celle des membranes internes (choroïde, insertion iridienne, rétine, zonule, capsule cristallinienne).

Habituellement, les blessures qui intéressent la cornée et la sclérotique à la fois ont déterminé de si fortes lésions intra-oculaires, qu'on se trouve parfois dans l'obligation de recourir à l'énucléation, afin d'éviter au blessé une guérison longue et pénible et les dangers d'une transmission sympathique. S'il subsiste quelque vision s'opposant à l'emploi d'un moyen aussi radical, on se contentera de réunir très exactement par des sutures, d'appliquer, après désinfection scrupuleuse, le bandeau compressif et d'instiller des myotiques. Est-on appelé à soigner d'anciennes ruptures sclérales ou scléro-cornéennes où un staphylôme ciliaire s'est développé, et pour lesquelles le malade ne consent pas à l'énucléation, enfin une conservation partielle de la vision s'oppose-t-elle à cette opération? Dans ce cas, on aura recours à la névrotomie ciliaire, avec dégagement du tissu cicatriciel (abrasion cicatriso-ciliaire). La conjonctive ayant été d'abord détachée près du bord cornéen et au-dessus de l'ancienne rupture sclérale, on saisit avec le double-crochet le muscle droit voisin et on y passe, avant de le sectionner, une suture destinée à le fixer dans son emplacement primitif après l'opération. A l'aide de ciseaux mousses, on dégage du globe oculaire tout le tissu cicatriciel; puis, saisissant sur le crochet à strabisme le nerf optique, on procède à l'abrasion des nerf ciliaires.

Faut-il intervenir dans les cas de simples ruptures scléroticales? Évidemment non, si la conjonctive recouvre la plaie; dans le cas contraire, et lorsque les lèvres de la plaie présentent un certain entre-bâillement, on appliquera, après désinfection préalable, une ou deux sutures de catgut ou de soie fine bien désinfectée et on immobilisera l'œil sous le bandeau compressif. Le danger est de voir se produire ultérieurement, sous l'influence de la rétraction cicatricielle et consécutivement à la perte du corps vitré, un décollement de la rétine.

Les *brûlures* qui agissent profondément, détruisent à la fois la muqueuse et une partie ou même la totalité de la trame fibreuse de la sclérotique. Parmi les agents chimiques capables de provoquer ces lésions de la conjonctive et de la sclérotique, nous aurons à citer les corps alcalins, la chaux, la potasse, la cendre, etc., ou les corps acides, l'acide sulfurique, l'acide acétique, etc. Le contact même très passager de ces agents provoque, le plus souvent, des cautérisations profondes, suivies d'ulcérations avec rétrécissement considérable de la muqueuse. Consécutivement à ces brûlures, on voit parfois la sclérotique se sphacéler sur une large étendue et la phthisie suivre la large ouverture que laisse le détachement de l'eschare.

En particulier les brûlures produites par la chaux, prennent sur la conjonctive la forme de plaques blanchâtres qui rappellent la diphthérite. Ces brûlures, suivies d'un bourgeonnement considérable de la muqueuse, sont d'autant plus à craindre, qu'elles ont eu lieu sur une plus grande étendue, parce qu'alors, non seulement la cornée peut en souffrir comme dans la diphthérite, mais encore parce que les suites de la cicatrisation sont funestes pour l'œil. Un *symblépharon* sera le résultat presque inévitable d'une destruction des couches des deux feuillets de la muqueuse, qui se trouvent en contact. Dans d'autres cas, si les bords des paupières ont été atteints, ils pourront se réunir et former un *ankyloblépharon* d'une étendue plus ou moins grande.

On conseille aux malades, après un nettoyage minutieux des yeux avec des solutions antiseptiques, de l'eau de Vichy, d'appliquer constamment des compresses glacées. Ces compresses seront remplacées deux ou trois jours après l'accident, par des compresses chaudes, qui facilitent sensiblement l'élimination des eschares et accélèrent la guérison. A l'époque de la guérison, l'attention du médecin doit se porter sur un point essentiel : c'est de prévenir autant que possible la formation d'un symblépharon ou d'un ankyloblépharon. Dans ce but, on pourra faire porter une coque de verre transparent, interposée entre le globe et les paupières, ou on appliquera des bandelettes de diachylon de façon à produire temporairement un ectropion.

Parmi les *corps étrangers* qui s'implantent dans la conjonctive et la sclérotique à la fois, et dont la force de propulsion n'a pas été suffisante pour perforer ces membranes, il faut citer principalement les éclats de métaux et les grains de poudre. La conduite que doit tenir le praticien, en présence de ces lésions, sera différente suivant qu'il est appelé immédiatement, ou qu'il n'est consulté qu'un certain temps après l'accident, alors que la plaie conjonctivale se trouve déjà cicatrisée. Dans le premier cas, nous essayons autant que possible d'extraire les parcelles métalliques et les grains de poudre ; au contraire, nous nous abstenons de toute intervention, si la qualité chimique du fragment métallique rend son séjour inoffensif pour le blessé et si celui-ci n'accuse aucune gêne. De même, l'abstention doit être la conduite à tenir pour des tatouages produits par des grains de poudre. Il est bien entendu qu'on procède à l'enlèvement de tout corps étranger simplement implanté dans la conjonctive.

Il est remarquable de voir comment de volumineux corps étrangers (fragment de bois, épi de blé, etc. (peuvent longtemps séjourner dans le cul-de-sac supérieur et ne manifester leur présence qu'en causant une irritation lente et chronique, traduite par un catarrhe ou une ophthalmie purulente chronique. En présence d'un pareil cas, on sera guidé, dans son diagnostic, par l'injection et l'hypertrophie partielles de la conjonctive du cul-de-sac, moins nettement dessinées, en général, sur le reste de la muqueuse malade. En écartant alors les plis de cette partie rouge et tuméfiée, on parviendra à extraire le corps étranger.

En général, l'introduction d'un corps étranger dans le sac conjonctival est suivie d'une injection de l'œil, de larmoiement et de blépharospasme avec douleurs, s'accusant à chaque mouvement des paupières. On enlèvera le corps étranger, après instillation de cocaïne, en renversant les paupières séparément et en conseillant au malade de regarder du côté opposé à la paupière qu'on veut examiner. Pour bien mettre à jour le cul-de-sac supérieur, il faut légèrement presser le tarse sur le globe et dire au malade de regarder en bas. Si l'on ne réussit pas à bien étaler le cul-de-sac supérieur, on explorera ses replis avec la curette de Daviel, qui servira également à saisir les corps étrangers qui, d'ordinaire, n'adhèrent que faiblement à la muqueuse.

Ce n'est que bien exceptionnellement que l'on peut rencontrer des œufs d'insectes ou des larves déposés dans le cul-de-sac conjonctival, où ils séjournent sans occasionner de désordres graves.

Les maladies de la sclérotique feront suite à celles de la choroïde.

TRACTUS UVÉAL

ANATOMIE (1)

La **tunica vasculosa**, ou **tunica uvea**, constitue le revêtement interne de la sclérotique, en s'intercalant entre celle-ci et la rétine. A la distance de 1 millimètre du bord de la cornée, elle se replie perpendiculairement, par rapport à l'axe oculaire, pour s'adosser à la surface du cristallin et former la paroi postérieure de la chambre antérieure.

La partie postérieure de la *T. vasculosa*, qui revêt la sclérotique, est désignée sous le nom de *membrane vasculaire* ou *choroïde;* la partie antérieure, visible derrière la cornée transparente, et munie d'une ouverture, la pupille, s'appelle *iris*.

§ 1er. — La **choroïde** représente une mince enveloppe très vasculaire (d'une épaisseur de 0,08-0,16 millimètre), qui se rattache plus particulièrement en deux endroits avec la sclérotique : en arrière, près de l'entrée du nerf optique, là où ses couches les plus internes se transforment en un anneau qui embrasse la masse du nerf optique à son émergence, anneau d'où partent quelques minces fibres pour pénétrer dans le nerf même ; en avant, à la jonction scléro-cornéenne en constituant le tendon annulaire du muscle ciliaire. En outre, ces deux membranes se trouvent attachées par les artères et les nerfs, qui perforent la sclérotique pour se rendre à la choroïde, ainsi que par les veines qui prennent le chemin inverse. La surface externe, dirigée vers la sclérotique et colorée en brun, est d'aspect fibrillaire; en avant, au point de jonction de la cornée et de la sclérotique, se voit un épaississement sous forme d'anneau grisâtre, de la largeur de 3-4 millimètres, qui contourne la partie antérieure de la membrane vasculaire, c'est le *corps ciliaire*.

La surface interne de la choroïde, dirigée vers la rétine, n'est jusqu'à l'*ora serrata* que très faiblement attachée à cette membrane ; cependant elle y adhère encore de telle façon que, dans la plupart des cas, en voulant la détacher, toute la couche externe de la rétine (à savoir la couche d'épithélium pigmenté) reste fixée à la choroïde, ce qui a autrefois fait attribuer à celle-ci cette couche épithéliale. A partir de l'*ora serrata*, ces membranes se rattachent plus intimement, à cause de l'accroissement de la couche épithéliale de la portion ciliaire de la rétine. Après avoir enlevé le pigment, la surface interne de la choroïde, de couleur grisâtre, se montre jusque vers l'*ora serrata* absolument lisse. A partir de l'*ora serrata*, cette surface interne devient rugueuse, présentant une série d'élevures en sens méridional, séparées les unes des autre par de profonds interstices. Ce sont ce qu'on appelle les *procès ciliaires*.

Les **procès ciliaires**, au nombre de soixante-dix à quatre-vingts. ont l'aspect d'une collerette régulièrement plissée ; en se soulevant progressivement, ils finissent par atteindre avec leurs replis le bord ciliaire de l'iris. La partie antérieure de la choroïde et l'*ora serrata* portent, conjointement avec les procès ciliaires et le muscle, le nom de *corpus ciliare*, corps ciliaire.

La trame essentielle de la choroïde se trouve constituée par des *vaisseaux*. Des *fibres musculaires lisses*, que renferme en majeure partie le corps ciliaire, ne font pas défaut dans la partie postérieure de la choroïde. La membrane vasculaire est aussi très riche en nerfs. Enfin, *tous* ces éléments sont réunis par un *stroma* qui se caractérise par le très grand nombre de cellules pigmentaires étoilées qu'il renferme.

Couches de la choroïde. — Nous avons à distinguer dans la choroïde cinq couches : la lame vitreuse, la membrane chorio-capillaire, le stratum intervasculaire, la couche des gros vaisseaux, enfin la membrane supra-choroïdea.

(1) Résumé d'après Iwanoff (*Traité complet d'ophthalmologie*, t. II, p. 241).

1. La LAME VITREUSE (lame élastique, membrane basale) se présente, dans sa partie postérieure, comme une très mince enveloppe (0,0006-0,0008 millimètre), intimement

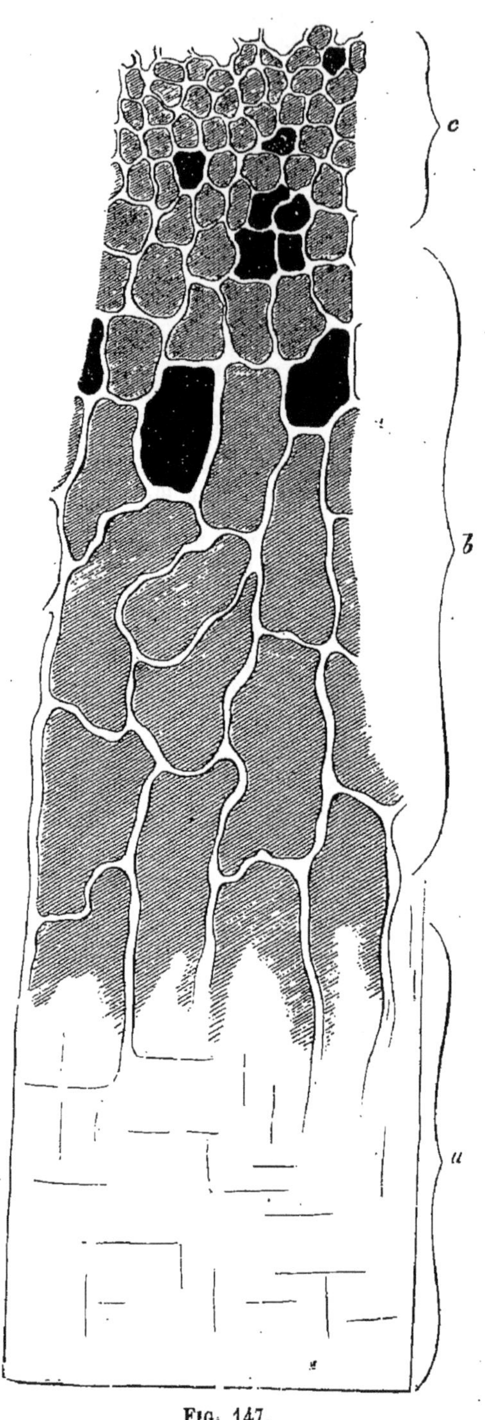

FIG. 147.

unie au stroma de la choroïde. La surface, qui est dirigée vers l'épithélium pigmentaire, est jusque vers l'*ora serrata* absolument lisse, tandis que l'externe, tournée vers la membrane chorio-capillaire, présente un aspect fibrillaire. Cette différence résulte de ce que la membrane vitreuse se compose de deux lamelles : l'une interne sans structure; l'autre externe, formée d'un réseau de fibres très ténues, courant parallèlement à la surface.

Dans la partie antérieure de la choroïde, dans le *corps ciliaire*, la membrane vitreuse perd son aspect lisse et forme des élevures microscopiques, qui s'anastomosent les unes avec les autres (*réticulum du corps ciliaire*). Ces élevures limitent des dépressions dans lesquelles se trouve imbriqué du pigment (fig. 147).

La partie de la membrane vitreuse du corps ciliaire, voisine de l'*ora serrata*, ne montre

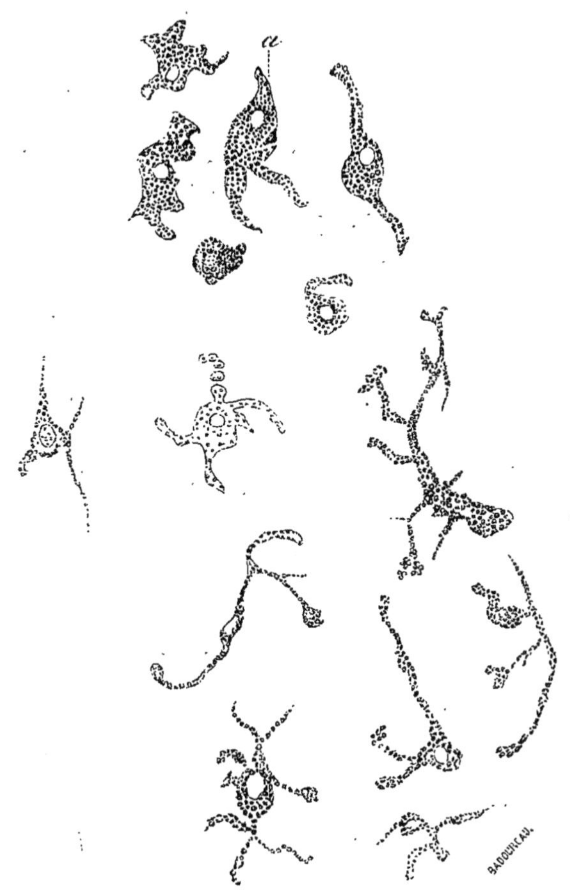

FIG. 148.

d'abord que des traces de plis méridionaux et équatoriaux (*a*, fig. 147). Plus en avant se forme un réseau de mailles, allongées dans le sens méridional (*b*). Enfin, la zone la plus antérieure comprend des mailles très étroites, arrondies ou polygonales (*c*). On peut poursuivre cette structure réticulaire jusqu'à l'iris.

2. La COUCHE CHORIO-CAPILLAIRE s'étend de l'entrée du nerf optique à l'*ora serrata*. Elle représente un réseau serré de forts vaisseaux capillaires. On rencontre dans leurs fines parois, sans structure, des noyaux ovales. Les interstices des capillaires sont comblés par une masse finement granulée.

3. Après les capillaires, suit le STRATUM INTERVASCULAIRE, décrit par Sattler. Il se compose d'un réseau serré de fines fibres élastiques, formant des lamelles superposées et qui

sont séparées de la *chorio-capillaris* par une pellicule endothéliale. Cette couche intervasculaire se différencie de la couche suivante de la choroïde, par l'absence de cellules pigmentaires, sauf, très exceptionnellement, lorsqu'il s'agit d'yeux excessivement pigmentés. Le parcours des veines à travers cette couche intervasculaire est caractéristique. Les veines de la choroïde possèdent, à part leur enveloppe adventive, une gaine périvasculaire. Celle-ci, les veines ne la conservent que jusqu'à la pellicule endothéliale; quant à l'autre, elles l'ont déjà perdue auparavant, de manière que les veines pénètrent dans le *stratum* dépouillées de leurs enveloppes. Elles conservent seulement quelques traces de la couche adventive. A partir de l'*ora serrata*, les cellules endothéliales de cette couche disparaissent progressivement. Le réseau se raréfie aussi, mais se maintient dans toute l'étendue du corps ciliaire. Il pénétrerait même dans l'iris.

Le *stratum intervasculaire* représente l'analogue du *tapetum* (Sattler).

4. La couche suivante, COUCHE DES GROS VAISSEAUX (*stratum vasculosum*), se trouve

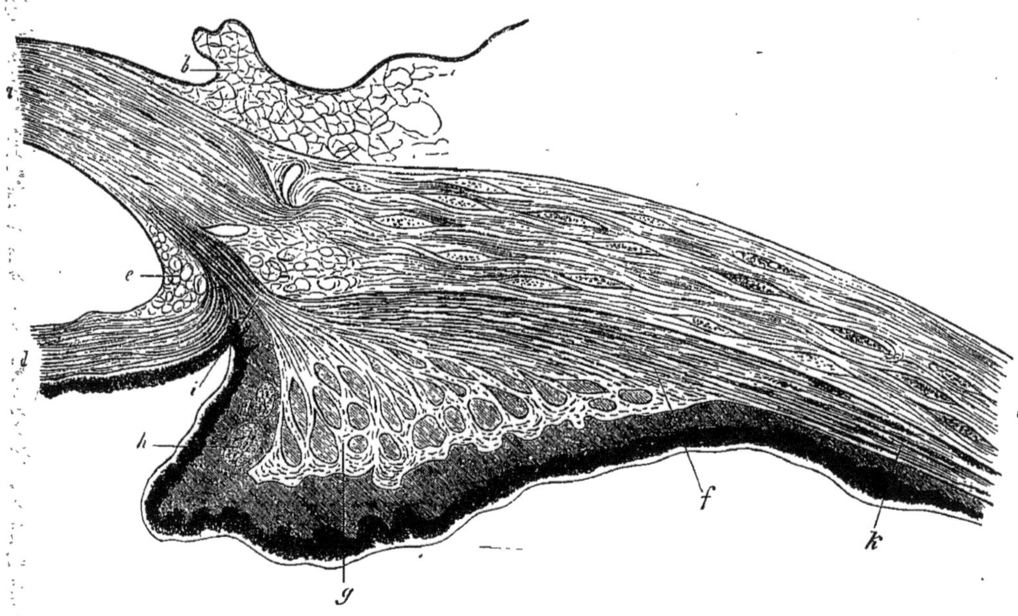

FIG. 149. — Muscle ciliaire.

a, cornée; *b*, limbe cornéen; *c*, sclérotique; *e*, espace de Fontana; *f*, partie méridionale du muscle; *g*, partie radiale de celui-ci; *h*, muscle annulaire de Müller; *i*, tendon antérieur du muscle ciliaire; *k*, tendon postérieur de la partie méridionale du muscle ciliaire.

séparée de la précédente par une pellicule endothéliale. Elle se compose de vaisseaux et de lamelles d'un réseau formé de fines fibres élastiques. Les cellules pigmentaires étoilées se trouvent disséminées en nombre considérable dans cette couche. Elles sont toutes dirigées parallèlement à la surface des lamelles et font défaut, ou à peu près, dans les points correspondants aux vaisseaux, de façon que le parcours de ceux-ci se révèle par des stries non pigmentées.

5. La dernière couche de la choroïde est la MEMBRANE SUPRA-CHOROÏDEA. En détachant la sclérotique de la choroïde, il reste sur chacune de ces membranes un revêtement fibrillaire et pigmenté : du côté de la sclérotique, ce revêtement est la *lamina fusca*; du côté de la choroïde, il constitue la *lamina supra-choroïdea*. L'une et l'autre recouvrent la sclérotique et la choroïde, de l'insertion du muscle ciliaire au voisinage du nerf optique. La *lame super-choroïdienne* se compose de plusieurs lamelles superposées. Chaque lamelle est constituée par un réseau plus ou moins serré de fines fibres élastiques, entre lesquelles se rencontrent de très nombreuses cellules pigmentées, imbriquées dans une fine couche de ciment. Chaque lamelle est recouverte d'une pellicule endothéliale. La *lamina fusca* est constituée d'une façon analogue.

On peut diviser toutes les CELLULES DE LA CHOROÏDE en pigmentées et non pigmentées. Les premières se trouvent dans toutes les couches externes de la choroïde, jusqu'à la couche de Sattler. Les cellules non pigmentées se rencontrent dans toutes les couches sans exception.

Les *cellules pigmentées* de la choroïde se présentent sous les formes les plus variées : rondes sans aucun prolongement ; aplaties, à forme irrégulière, montrant des prolongements épais ; enfin, munies d'étroits prolongements à extrémités minces et ramifiées (fig. 148). Les noyaux, ronds ou ovales, dépourvus de pigment, sont très apparents. Les fibres du stroma

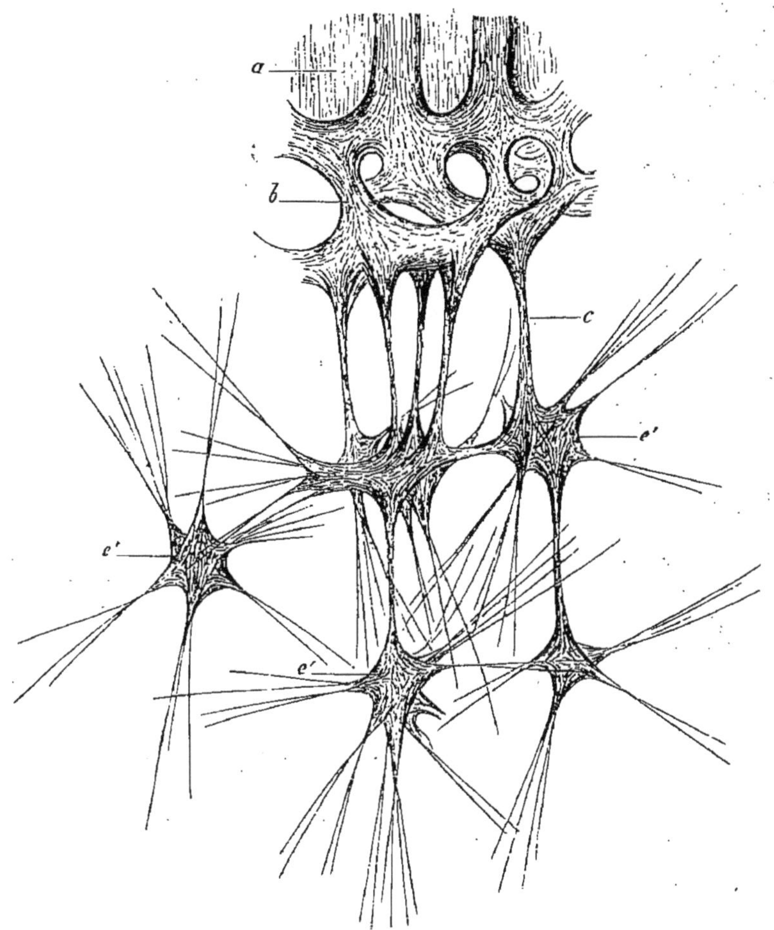

FIG. 150. — Une des lamelles suivant lesquelles se trouve réduite l'extrémité postérieure et méridionale du muscle ciliaire.

a, faisceaux ongitudinaux qui constituent la lamelle ; *b*, réseau musculaire postérieur, dans lequel se terminent la majeure partie de la portion méridionale et la totalité de la portion radiée du muscle ciliaire ; *c*, prolongements musculaires émanant du réseau musculaire postérieur et n'appartenant qu'à la partie méridionale du muscle ciliaire ; *d*, renflements ou nœuds en forme d'étoile, placés aux points d'entre-croisement des prolongements musculaires.

se répartissent parfois au-devant des cellules, et, dans ce cas, après les avoir détachées, leur parcours se dénote encore par des stries claires, se dessinant sur le fond foncé de la cellule (fig. 148, *a*).

Quant aux *cellules non pigmentées*, Schwalbe a démontré qu'elles appartiennent à l'endothélium qui, sous forme de pellicule, recouvre toutes les lamelles de la choroïde. Un autre genre de cellules non pigmentées, qui ont cependant été rencontrées dans la choroïde sont les cellules rondes que Haase a étudiées. Le nombre de ces cellules, dont l'aspect ne diffère pas des corpuscules blancs du sang, est fort inconstant.

Des fibres de *tissu connectif* se rencontrent dans la partie antérieure de la choroïde, entre les divers faisceaux musculaires et entre le muscle ciliaire et la lame vitrée du corps ciliaire. Dans la partie postérieure, le tissu connectif ne s'observe que le long des vaisseaux.

Une partie fort importante de la choroïde est représentée par les *fibres musculaires lisses* que renferme cette membrane. Le gros de ces fibres occupe la moitié antérieure de

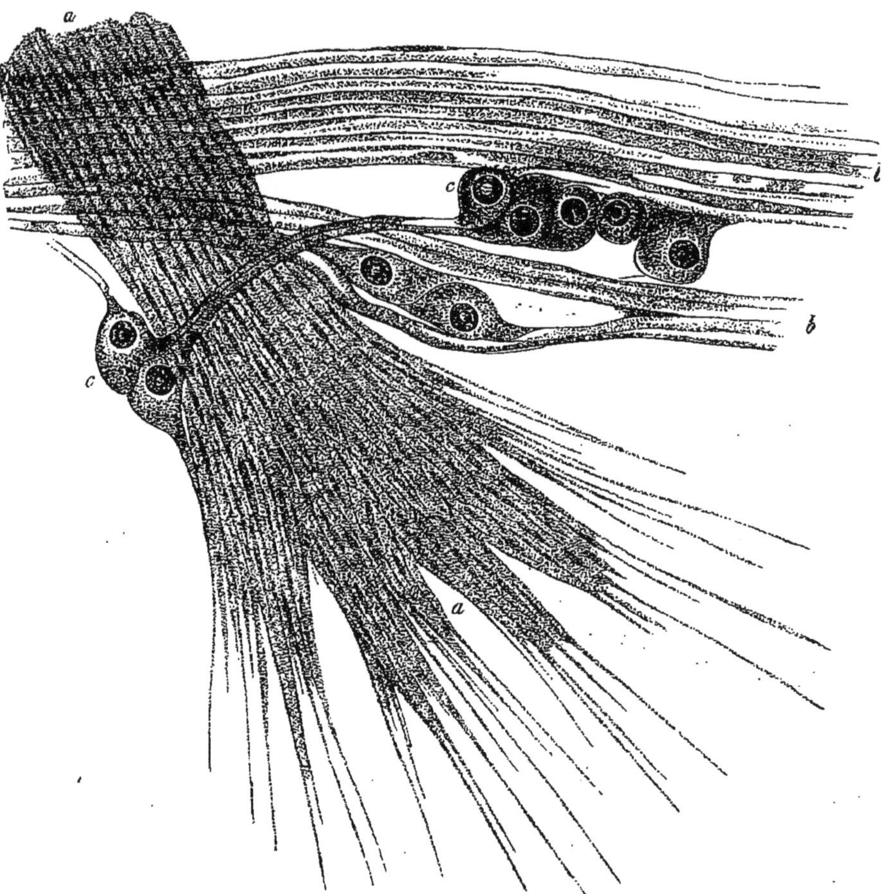

FIG. 151. — Terminaison d'un prolongement musculaire qui ne se perd pas dans les renflements étoilés.

a, le prolongement musculaire ; *b*, fibres nerveuses ; *c*, cellules ganglionnaires.

la choroïde, le corps ciliaire, et constitue le *muscle ciliaire*, qui a pour rôle l'accommodation. Il n'existe, dans la partie postérieure de la choroïde, que quelques minimes faisceaux de fibres qui accompagnent les vaisseaux.

Le MUSCLE CILIAIRE (fig. 149) embrasse les procès ciliaires sous forme d'un anneau prismatique, dont la base se trouve dirigée en avant, l'arête en arrière, de manière que la surface interne et une partie de la surface antérieure du muscle sont garnies par les procès ciliaires. L'épaisseur du muscle est de $0^{mm},8$; la longueur de 3 à 4 millimètres. Les faisceaux musculaires du corps ciliaire affectent trois directions différentes. La partie externe, la plus importante, est composée de fibres musculaires dirigées en sens méridional; dans la partie moyenne, les fibres ont une direction divergente et rayonnante; enfin, dans l'angle antérieur et interne du muscle, se trouvent des fibres circulaires.

La partie *méridionale* se compose d'une série de lamelles, formées de faisceaux lisses et dirigées parallèlement. Cet arrangement régulier n'existe que dans une étendue de $2^{mm},5$; plus en arrière, les lamelles fasciculaires forment des anses qui s'entrelacent (fig. 150). De ce réseau, partent de très fins faisceaux musculaires, qui vont se jeter dans la choroïde en formant des prolongements d'étendue variable pour atteindre des épaississements musculaires en forme d'étoiles (fig. 150). Finalement, les fibres musculaires aboutissent toutes au tissu élastique des fines lamelles sous-jacentes, à la *lamina suprachoroïdea*, ces lamelles représentant ainsi le tendon postérieur très élargi de la portion méridionale du M. ciliaire.

La portion *radiale* du muscle ciliaire se compose aussi de lamelles. Mais celles-ci donnent des prolongements en si grand nombre, que toute la lamelle prend l'aspect d'un réseau dont les mailles grossissent à mesure qu'on s'avance vers l'extrémité postérieure de la lamelle. A part cela, les lamelles fournissent encore un nombre considérable de prolongements qui rattachent les diverses lamelles entre elles (fig. 151).

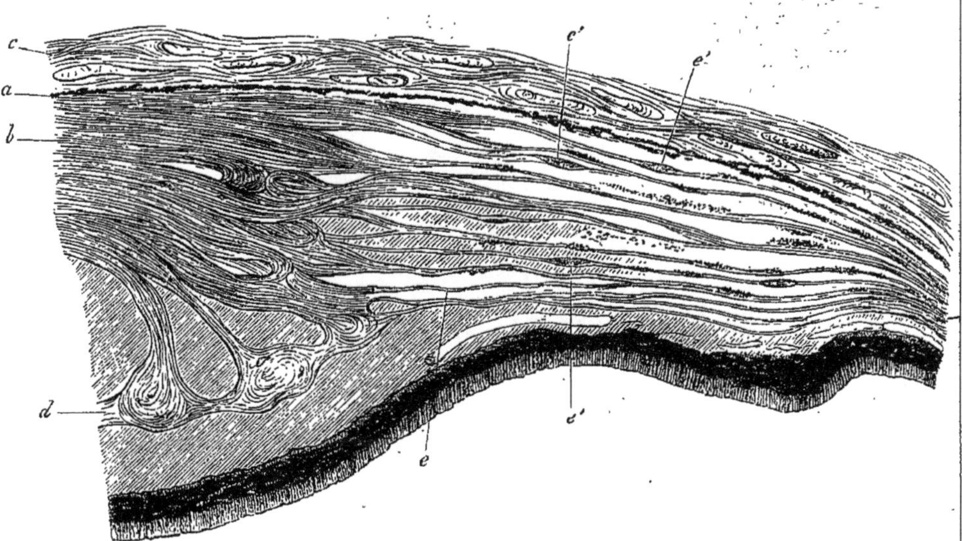

FIG. 152. — Extrémité postérieure du muscle ciliaire.

a, lamina superchoroïdea et fusca; *b*, partie méridionale du muscle ciliaire; *c*, sclérotique; *d*, terminaisons de la partie radiale du muscle ciliaire; *e*, étalement en lamelles des fibres par lesquelles se termine la partie méridionale du muscle ciliaire.

Les lamelles radiales qui, à partir de l'angle antérieur et externe, se dirigent en divergeant en arrière et en dedans, deviennent de plus en plus courtes à mesure qu'il s'agit de lamelles plus antérieures. Sur une coupe méridionale (fig. 152) du muscle, toute la partie radiale se présente, par suite de ses nombreuses anastomoses, sous forme d'un réseau.

Les faisceaux *circulaires* (muscle annulaire de Müller), parallèlement dirigés au bord cornéen, sont en partie situés sous l'attache de l'iris au corps ciliaire, en partie aussi plus bas, le long de toute la surface antérieure des procès ciliaires. Ces faisceaux, enveloppés d'une couche épaisse de tissu cellulaire, forment un muscle annulaire indépendant, mais qui s'anastomose avec les faisceaux radiaires les plus antérieurs, lesquels tendent à prendre aussi une direction circulaire.

Le muscle ciliaire émane d'un large *tendon*, situé en dedans du canal de Schlemm, et qui se perd dans la cornée. De ce tendon naissent toutes les lamelles du muscle ciliaire. Les rapports du tendon sont, en dehors, le canal de Schlemm, et, en dedans, la membrane de Descemet et l'espace de Fontana.

Quant au fonctionnement des diverses parties du muscle ciliaire, il est évident que la

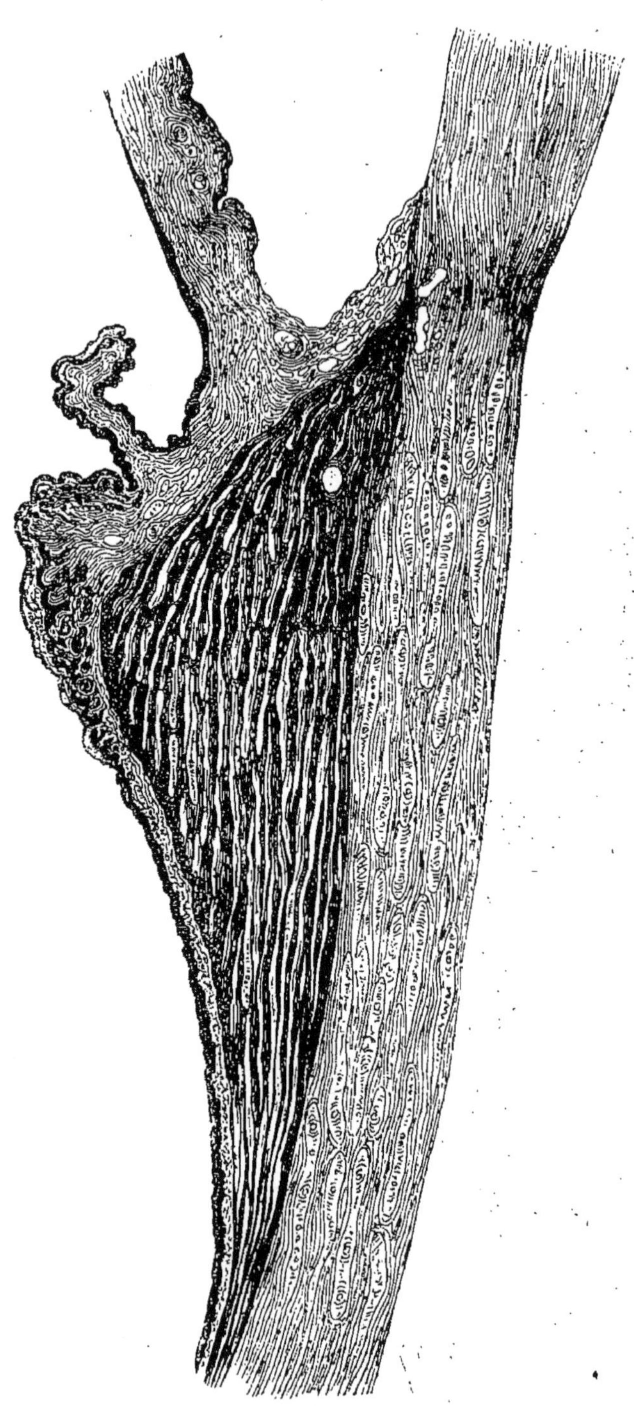

Fig. 153. — Muscle ciliaire d'un myope.

partie méridionale exerce une traction dirigée en avant, dans le sens de son tendon ; aussi Brücke, qui ne connaissait que cette partie du muscle, l'avait-il désignée sous le nom de *tensor chorideæ ;* les fibres circulaires n'étant que la continuation des fibres radiées, une

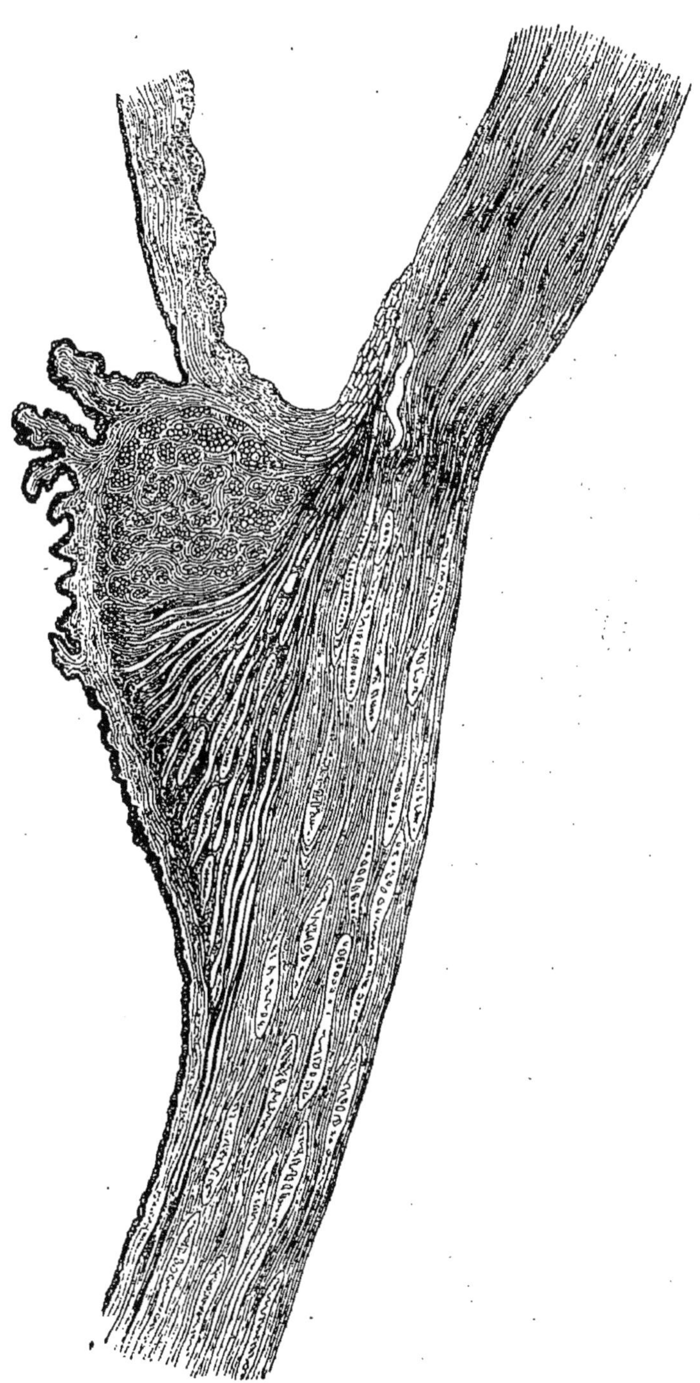

Fig. 154. — Muscle ciliaire d'un hypermétrope.

contraction simultanée de toutes les lamelles radiales aura pour effet, non seulement de les entasser, mais aussi de les attirer en bloc en avant. Suivant Iwanoff, le principal effet de la contraction du muscle ciliaire doit se localiser dans le corps ciliaire même, et on peut se demander si un simple étalement des plis de la lame vitrée du corps ciliaire ne suffirait pas pour relâcher notablement la *zonula Zinnii*.

En ce qui concerne le degré de développement relatif des diverses parties du muscle ciliaire chez l'homme, on rencontre de très sensibles variations suivant les individus. Dans les cas extrêmes, on peut observer, suivant Iwanoff, les deux types suivants :

a. Tout le muscle se compose de boucles à direction méridionale et se trouve notablement allongé. Le muscle annulaire manque complètement; les lamelles radiaires se rencontrent en quantité plus ou moins considérable, seulement dans la partie antérieure et inférieure du muscle, La forme primitive de la coupe méridionale a changé : l'angle droit

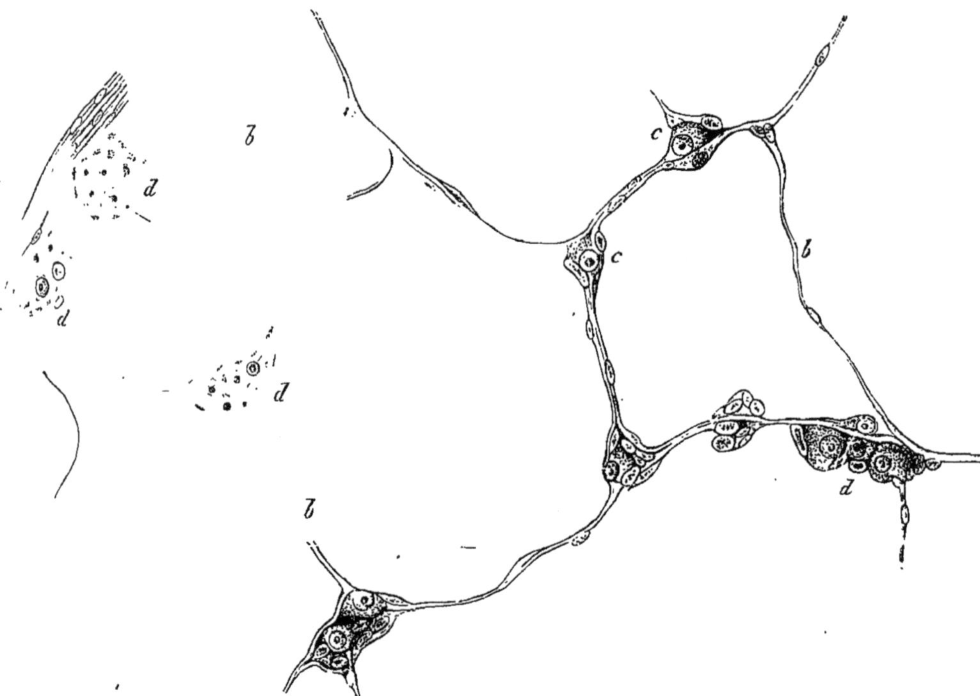

FIG. 155. — Groupe ganglionnaire, provenant des réseaux nerveux d'un nouveau-né (ganglion de la partie vaso-motrice des nerfs de la choroïde).

a, petite artère; *b*, fibres nerveuses pâles; *c*, *d*, cellules ganglionnaires.

qui est formé par les côtés antérieur et externe, est remplacé par un angle aigu, attendu que la partie antérieure du muscle, occupée par les fibres circulaires, fait défaut. Pareille musculature se rencontre dans les yeux allongés et fortement myopes (fig. 153).

b. Les fibres circulaires occupent un tiers du muscle; celui-ci est très court et ses fibres méridionales sont réduites à quelques lamelles. La masse du muscle est ainsi presque exclusivement composée de faisceaux circulaires et de lamelles radiées. L'angle droit a subi la transformation en angle obtus. Cet état s'observe surtout sur des yeux courts, très hypermétropes (fig. 154).

Relativement à ses VAISSEAUX, le tractus uvéal reçoit du sang par deux voies principales, en sorte que sa nutrition le partage en deux régions différentes. La partie postérieure, c'est-à-dire la choroïde, est nourrie par les artères ciliaires courtes postérieures, tandis que la région antérieure, le corps ciliaire et l'iris, reçoit du sang des artères ciliaires longues postérieures et des artères ciliaires antérieures. Toutefois, les parties les plus antérieures de la choroïde sont encore alimentées par un certain nombre de branches récurrentes, qui proviennent du corps ciliaire. Les artères ciliaires courtes postérieures pénètrent, autour du nerf optique, dans la sclérotique, se divisent dichotomiquement et viennent s'épanouir dans la membrane chorio-capillaire.

Tout le sang veineux du tractus uvéal, sauf une faible portion du sang du muscle

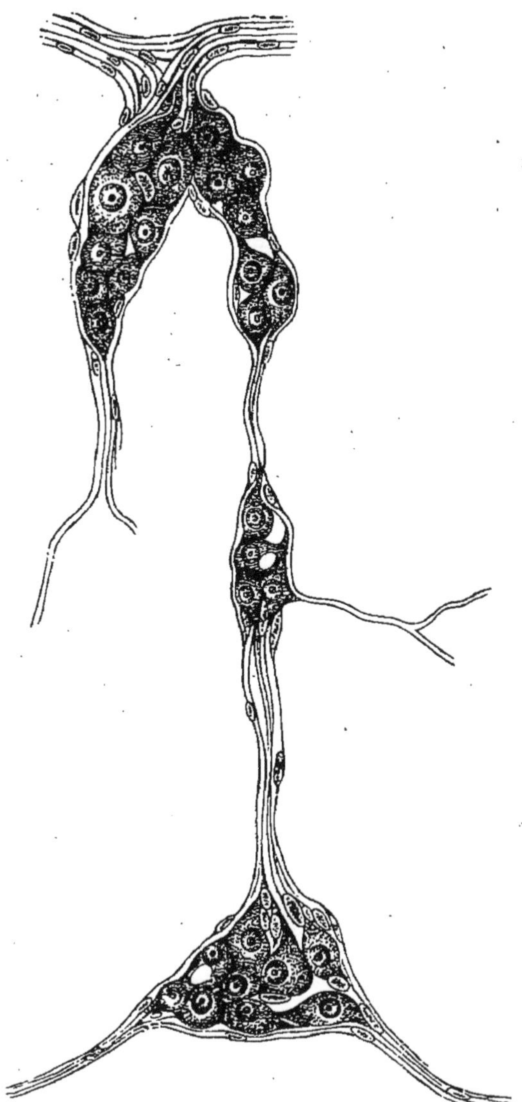

FIG. 156. — Groupe ganglionnaire du réseau nerveux de la choroïde d'un adulte.

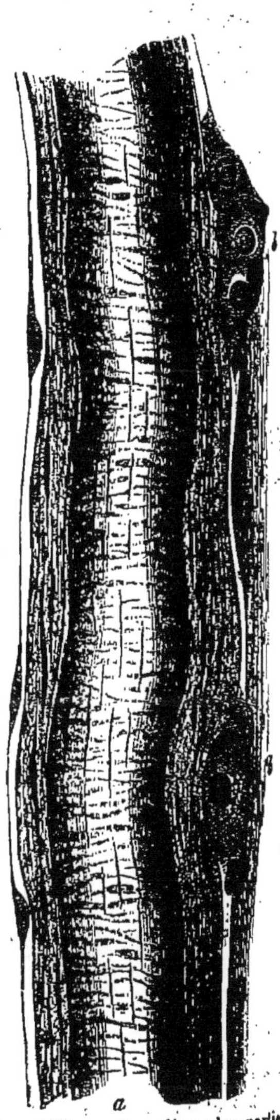

FIG. 157. — Ganglion des parties vaso-motrices des nerfs de la choroïde.

a, petite artère ; *b*, cellules ganglionnaires ; *c*, fibre nerveuse pâle.

ciliaire qui s'écoule par les veines ciliaires antérieures, se réunit dans quatre à six troncs veineux, les *vasa vorticosa*, qui perforent la sclérotique vers l'équateur du globe oculaire.

Les NERFS de la choroïde (*nervi ciliares*) proviennent de la troisième et de la cinquième paire, ainsi que du nerf sympathique. Les plus longs (*nervi ciliares longi*) naissent au nombre de deux, moins souvent de trois, de la *pars nasociliaris trigemini;* les autres, les courts (*nervi ciliares breves*), au nombre de huit à quatorze, partent du *ganglion ciliaire.* Les uns comme les autres traversent non loin du nerf optique la sclérotique et courent à l'intérieur de l'œil, à la surface externe de la choroïde. Ils forment deux réseaux, un superficiel et un musculaire.

Le premier siège dans la *L. suprachoroïdea* et envoie de nombreux filets nerveux fins

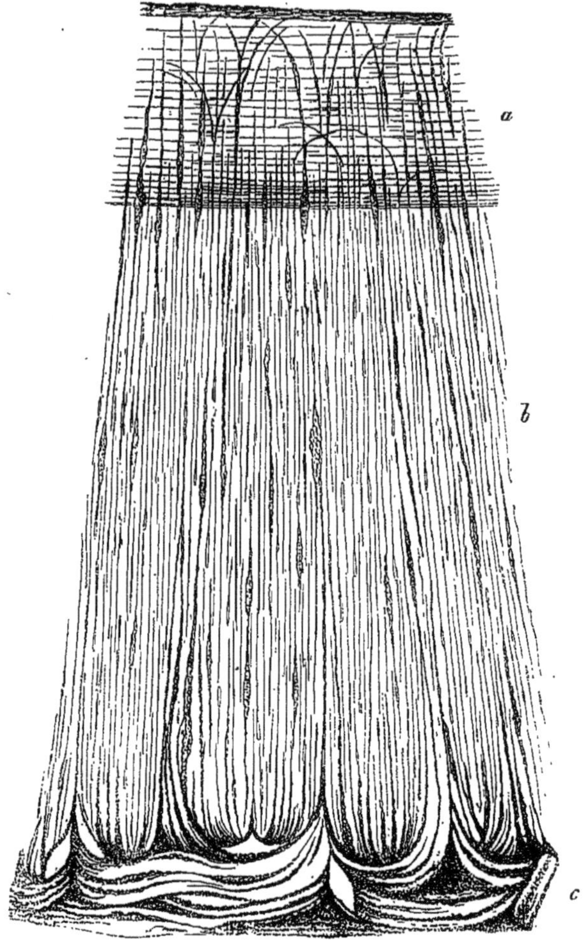

Fig. 158. — Muscles de l'iris.

a, sphincter; *b*, dilatateur; *c*, terminaison ciliaire du dilatateur.

qui traversent toute la substance choroïdienne. Il est aisé de poursuivre ces fibres le long des vaisseaux de calibre moyen, après quoi elles disparaissent dans la couche de la chorio-capillaire. Ce qui caractérise ce réseau superficiel de la choroïde, c'est son extrême richesse en cellules ganglionnaires (fig. 155 et 156). Le long des fibres nerveuses, situées plus profondément et qui accompagnent les vaisseaux, se rencontrent aussi des cellules ganglionnaires rangées à la suite les unes des autres dans la membrane adventice des vaisseaux (fig. 157). Il s'agit donc là d'un réseau vaso-moteur (Jeropheeff).

Le second réseau nerveux est formé par la division dichotomique des nerfs ciliaires dans le muscle (fig. même 151, p. 241). Il se compose de plusieurs couches et renferme un nombre considérable de fibres nerveuses à contour foncé, tandis que les fibres pâles prévalent dans le premier réseau. En outre, les cellules ganglionnaires sont petites, plus isolées et pour la plupart seulement bipolaires. Ce réseau peut être désigné comme moteur.

§ 2. — On distingue dans l'iris un bord pupillaire, *margo pupillaris*, qui contourne l'ouverture centrale de la pupille, et un bord ciliaire, *margo ciliaris*, qui attache cette membrane au corps ciliaire et à la cornée, enfin une surface antérieure et une postérieure

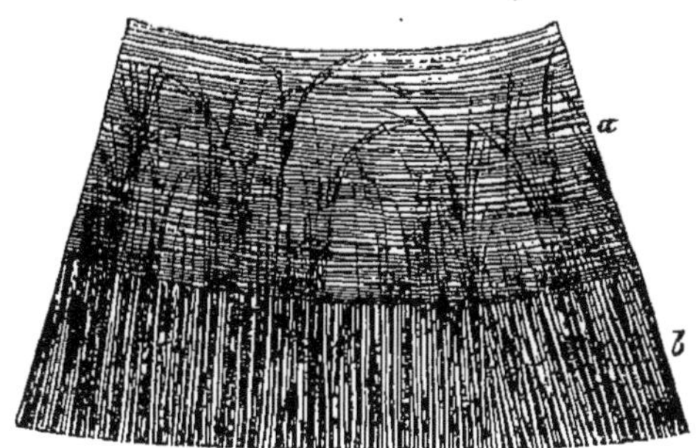

Fig. 159. — Segment de l'iris vu de face.

a, sphincter; *b*, dilatateur.

On voit à la surface antérieure de l'iris une ligne en zigzag qui la divise en deux zones. La zone pupillaire, à peu près de la largeur de 1 millimètre, est garnie de petits plis ramassés et rayonnants; la zone externe (ciliaire) présente cinq à sept plis, disposés concentriquement, faisant surtout saillie lorsque la pupille se dilate. Cette surface antérieure est recouverte d'un épithélium qui continue celui de la membrane de Descemet.

La surface postérieure de l'iris est teintée en noir par suite de la présence d'une épaisse couche pigmentaire (uvée), qui se continue avec celle des procès ciliaires, recouverte en ce point par la portion ciliaire de la rétine. Le protoplasma des cellules de l'uvée est farci de granules pigmentaires qui recouvrent complètement le noyau. La surface libre de l'uvée

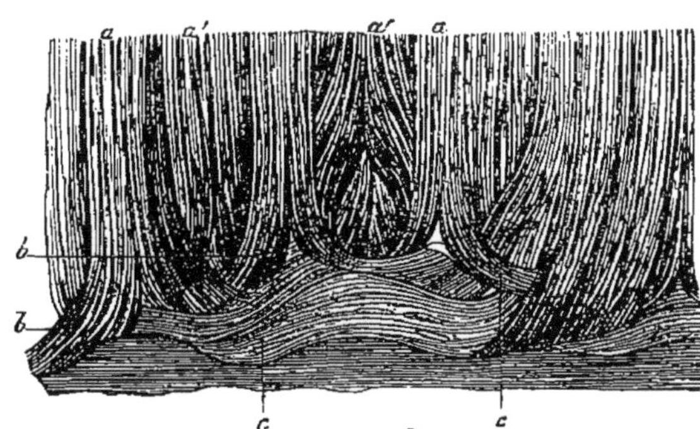

Fig. 160. — Arrangement des traînées musculaires de l'iris à leur insertion ciliaire.

possède une série de plis peu saillants et disposés en rayons; ceux-ci, régulièrement rangés en lignes droites, s'étendent au nombre de soixante-dix à quatre-vingts, du bord pupillaire vers le bord ciliaire.

Le tissu de l'iris se compose, comme celui de la choroïde, de vaisseaux, de muscles, de nerfs et d'un stroma.

Les VAISSEAUX DE L'IRIS se distinguent par l'extrême épaisseur de leurs parois et surtout de leur membrane adventive. La nutrition de l'iris s'opère de la façon suivante :

Les artères ciliaires longues et quelques branches des artères ciliaires antérieures constituent, dans la partie la plus antérieure du muscle ciliaire, le *grand cercle artériel de l'iris*. De celui-ci émanent de nombreuses artérioles qui cheminent dans l'iris, où elles pénètrent en suivant les attaches des procès ciliaires. Ces artérioles convergent vers le bord pupillaire, et un certain nombre d'entre elles forment par leurs anastomoses, au voisinage du bord pupillaire et près de la surface externe de l'iris, le *petit cercle artériel de l'iris*, le seul qui, à proprement parler, occupe cette membrane même. C'est de ce cercle que part le réseau capillaire, qui arrive jusqu'au bord pupillaire, principalement en avant du sphincter de l'iris.

Les veines qui naissent de ce réseau et aussi des anses qui terminent les artérioles du bord pupillaire, prennent à leur tour une direction rayonnante, se réunissent aux veines des procès ciliaires et vont aboutir dans les *vasa vorticosa*.

Les mouvements de l'iris s'accomplissent par deux *muscles*, le sphincter, qui resserre la pupille, et le dilatateur, dont l'action entraîne la dilatation de la pupille.

Le SPHINCTER DE LA PUPILLE (fig. 158 et 159, *a*) occupe la zone pupillaire de l'iris, dans une étendue de 1 millimètre environ, et s'épaissit progressivement à partir du bord pupil-

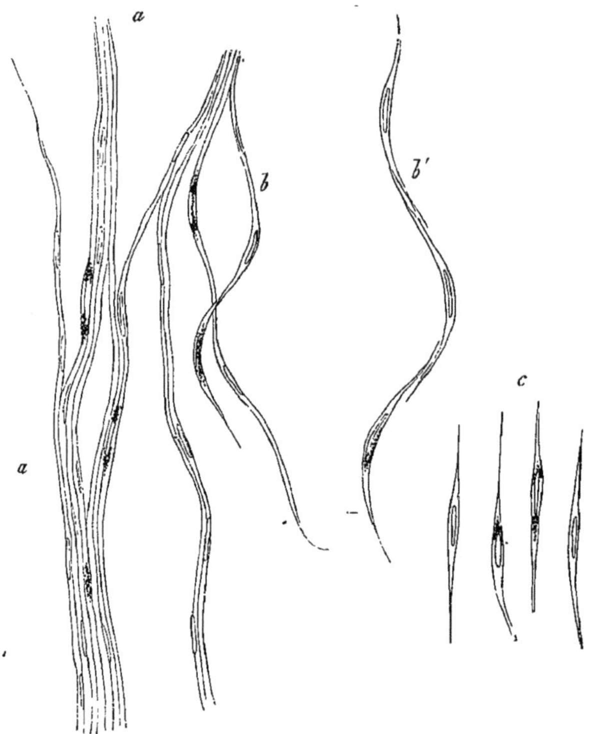

FIG. 161.

laire pour atteindre une épaisseur de 0mm,25. Il est situé plus près de la surface postérieure de l'iris, de manière à n'être séparé de l'uvée que par une mince couche de tissu cellulaire, ainsi que par des trames musculaires extrêmement tendres qui appartiennent au dilatateur.

Le DILATATOR PUPILLÆ (fig. 158 et 159, *b*) se développe aux dépens des faisceaux du sphincter, en formant ainsi, par des arcades entrelacées, sa continuation non interrompue. Il représente une plaque musculaire continue, à fibres parallèles, recouvrant toute la surface postérieure de l'iris. A 0mm,5 de son insertion ciliaire, le muscle se divise en faisceaux isolés, qui se placent suivant deux couches superposées (fig. 160, *a*,*a'*). Les fibres de ces faisceaux changent, tout près du bord ciliaire, de nouveau leur direction, se retournent en arc (*b*) et forment, en s'entrelaçant, un mince plexus musculaire (*c*) qui embrasse, sous forme d'anneaux, le bord ciliaire.

Chaque fibre du dilatateur se rend du sphincter au bord ciliaire de l'iris, où elle prend une direction circulaire, et se compose d'une série de cellules fusiformes (fig. 161, *a*, *b*, *b'*). Ces cellules fusiformes (*c*) renferment, pour la plupart, des noyaux semblables à des bâtonnets, mais parfois aussi ovales, et beaucoup contiennent, dans le protoplasma qui entoure le noyau, du pigment (1).

Les NERFS DE L'IRIS sont des branches des nerfs ciliaires de la choroïde, qui se divisent dichotomiquement et se perdent en un réseau, dans lequel se fait un échange de fibres entre les troncs nerveux. De ces points d'entre-croisement, naissent trois sortes de fibrilles nerveuses : *a*. des fibres pâles, qui appartenant, suivant toute probabilité, au nerf sympathique, prennent la direction de la surface postérieure de l'iris où elles forment un réseau très fin (par conséquent destiné au dilatateur) ; *b*. des fibres à moelle, qui se dirigent vers la surface de l'iris et se perdent ici en un épais réseau de fines fibres, ce sont les fibres sensibles de l'iris ; *c*. enfin un troisième réseau est réparti dans le sphincter, les nerfs très fins qui le composent sont pour la plupart moteurs.

Les vaisseaux et les nerfs de l'iris se trouvent couchés dans un *stroma*, composé en majeure partie de fibrilles et de cellules de tissu connectif. Dans les yeux foncés, s'observent, surtout vers la couche la plus superficielle de l'iris, de nombreuses cellules pigmentées, étoilées, qui communiquent entre elles par des anastomoses serrées; sur les yeux clairs, ces cellules étoilées sont dépourvues de pigment.

MALADIES DE L'IRIS

ARTICLE PREMIER

HYPÉRÉMIE DE L'IRIS

Lorsque l'iris, à la suite d'une irritation quelconque, est hypérémié, les parties parcourues par les vaisseaux nourriciers de cette membrane présentent des modifications : ce sont, en particulier, les parties antérieures de la choroïde (dont la congestion échappe même à l'ophthalmoscope) et le tissu épiscléral voisin de la cornée, dans lequel courent les vaisseaux ciliaires antérieurs. Pour ce qui regarde le tissu épiscléral, les phénomènes congestifs dus à l'hypérémie de l'iris se révèlent aussitôt par l'apparition d'une injection périkératique.

Un second symptôme de l'hypérémie de l'iris est la modification dans la couleur de cette membrane. Les diverses couleurs, que peut présenter ce voile membraneux, se modifient par l'addition d'une nuance rouge jaunâtre. Ainsi le bleu devient légèrement verdâtre, le brun prend une teinte rousse, et le gris bleuâtre se transforme en un jaune verdâtre particulier.

Dans les cas d'hypérémie très chronique, on peut voir l'iris se décolorer et prendre une teinte grisâtre, par suite de la dépigmentation des cellules de cette membrane.

Un troisième symptôme caractéristique de l'hypérémie de l'iris, est la paresse avec laquelle il se meut sous l'influence des changements dans l'intensité de la lumière. En outre, il offre une résistance anomale à l'action des mydriatiques et des myotiques. On peut même dire que plus les mydriatiques et les myotiques agissent rapidement et conservent longtemps leur action, et plus aussi on est en droit de

(1) La présence d'un dilatateur a encore récemment été contestée et son action rapportée à la circulation, mais nous maintenons la description d'Iwanoff si compétent en la matière.

compter sur l'état normal de l'iris. Ajoutons que l'hypérémie de l'iris se révèle, d'ailleurs, constamment par un certain degré de contraction papillaire.

Étiologie. — L'hypérémie de l'iris se rencontre dans tous le cas où les membranes internes ou externes de l'œil se congestionnent fortement; surtout, pour ce qui regarde la rétine et la choroïde, lorsque la congestion porte sur leur partie antérieure (choroïdite, décollement de la rétine). L'inflammation du tissu sous-conjonctival, à la suite des granulations, de l'ophthalmie purulente, de la diphthérite et même de la conjonctivite pustuleuse intense, entraîne aisément l'hypérémie de l'iris. Enfin cet état suit presque constamment les altérations morbides et les traumatismes de la cornée.

Pour la thérapeutique, nous renvoyons au traitement de l'iritis.

ARTICLE II

INFLAMMATION DE L'IRIS, IRITIS

Pour que l'hypérémie de l'iris prenne les caractères d'une iritis, il faut qu'il s'y ajoute un symptôme essentiel, la production d'un exsudat, ou une immigration cellulaire, ou encore une prolifération des éléments de la trame de l'iris. D'où, en se basant sur l'anatomie pathologique des produits inflammatoires, trois formes principales d'iritis : l'*iritis simple* ou *plastique*, l'*iritis séreuse* et l'*iritis parenchymateuse*. Les simples données étiologiques nous mettraient singulièrement dans l'embarras, car, comme toutes les iritis reposent sur une infection endogène (rhumatisme, syphilis, tuberculose) ou une infection ectogène (traumatisme), elles peuvent, suivant le degré d'intensité avec lequel l'infection agit, revêtir non une unique, mais des formes variées d'inflammation.

Comme dans l'hypérémie, les principaux symptômes sont ici l'injection périkératique, le changement de coloration et les troubles fonctionnels. Ces symptômes subissent, par suite de l'aggravation de l'état pathologique, ainsi que par la production d'un *exsudat* ou d'une *infiltration cellulaire*, les modifications suivantes : l'injection périkératique s'accuse bien plus nettement, la coloration s'altère davantage et la motilité de l'iris se trouve abolie presque complètement ou d'une manière absolue.

L'*exsudat*, ainsi que les *cellules immigrées*, peuvent se mêler à l'humeur aqueuse, se déposer à la face antérieure ou postérieure de l'iris, occuper le champ de la pupille, ou surtout le bord pupillaire. La présence des produits de l'inflammation dans l'humeur aqueuse s'accuse par un simple nuage, par la production de flocons fibrineux, ou d'un *hypopyon*. La membrane de Descemet peut aussi devenir le siège d'un dépôt de ces produits.

De la présence d'un exsudat à la surface de l'iris résulte la perte du brillant de cette membrane, phénomène que ne permet pas toujours d'apprécier le défaut de transparence de l'humeur aqueuse; mais la présence de dépôts exsudatifs au bord de la pupille, surtout si celle-ci se trouve agglutinée à la capsule (*synéchie postérieure*), sera aisément reconnue. Outre ces *soudures marginales*, il peut aussi se faire de véritables *soudures pariétales*, par suite d'un accolement de la face postérieure même de l'iris au cristallin.

A. *Iritis simple ou plastique.*

Symptômes anatomiques. — Le premier symptôme de cette maladie est l'injection périkératique. Celle-ci peut être assez peu prononcée dans les cas d'iritis légère et chronique ; au contraire, si l'inflammation est aiguë et intense, et surtout si des produits purulents s'accumulent dans la chambre antérieure, le tissu sous-conjonctival se gonfle jusqu'à donner quelquefois lieu à un chémosis, qui masque ou modifie la teinte violacée de l'injection primitive.

Un autre symptôme important de l'iritis simple, c'est le trouble qui survient à la surface de l'iris et dans le contenu de la chambre antérieure. Le manque de brillant de l'œil pourrait même parfois en imposer, à un observateur inattentif, pour une opacification occupant la cornée.

L'iritis se caractérise encore par l'*immobilité* plus ou moins complète de la pupille. Celle-ci peut être rétrécie, mais normalement conformée; tandis que, dans d'autres cas, on observe, dès le début de la maladie, au pourtour du bord pupillaire, une exsudation qui y forme des adhérences ou synéchies.

Après s'être convaincu d'un défaut de contractilité de l'iris, en couvrant et découvrant alternativement l'œil avec la paupière, l'œil sain ayant été préalablement fermé, on observera que l'instillation d'une goutte d'un collyre d'atropine n'agit que lentement et donne lieu à une dilatation irrégulière de la pupille. Parfois, une seule instillation suffira cependant pour rompre des synéchies encore faibles, mais on verra persister, le plus souvent, sur la cristalloïde des dépôts recouverts de cellules de l'uvée.

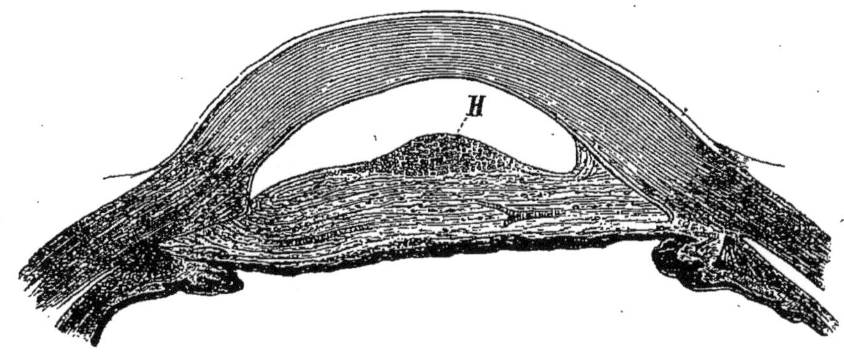

FIG. 162. — Iritis plastique, avec production de tissu de nouvelle formation à sa surface. Ce tissu montre un arrangement lamellaire. H, épais foyer d'hémorrhagie (Alt).

Les changements dans la coloration de l'iris, déjà signalés, seront d'autant plus apparents que l'humeur aqueuse aura conservé une plus grande transparence et que l'exsudat épanché dans la trame et à la surface de l'iris sera moins abondant.

La *quantité d'exsudat* qui se produit dans l'iritis simple peut varier considérablement. S'il n'existe parfois que de légères synéchies, dans d'autres cas des masses exsudatives assez considérables se rencontrent dans la chambre antérieure, et des épanchements pigmentés envahissent le champ pupillaire, quelquefois au point de l'oblitérer dans sa totalité.

Parfois il s'élève, au-devant de la surface de l'iris, des membranes fibrineuses dans lesquelles l'humeur aqueuse s'amasse de telle façon que l'on peut croire à la présence d'une vésicule ou d'un cristallin luxé et opaque, tombé dans la chambre antérieure.

Lorsque des masses fibrineuses très épaisses, au lieu de se résorber, s'organisent, on peut voir, comme le montre la figure 162, un accolement de ces masses à iris atrophié. La production morbide conserve ainsi son caractère d'exsudat organisé et juxtaposé, état bien différent de ce qu'on observe dans l'iritis parenchymateuse.

Pour ce qui regarde la simple synéchie, ce n'est pas un tissu organisé et pourvu de vaisseaux qui la constitue; elle se compose d'une masse amorphe, entremêlée de rares cellules immigrées et pigmentées, qui agglutine le bord pupillaire, la face postérieure de l'iris et la capsule. Lorsqu'elle se rompt, les débris qu'elle laisse

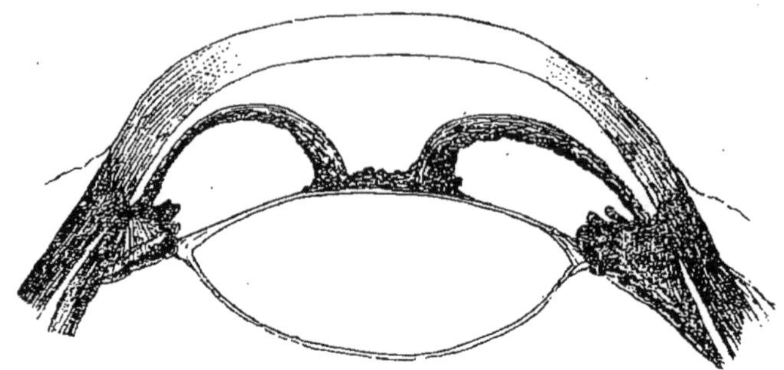

Fig. 163. — Iritis plastique. Accolement du bord pupillaire à la capsule antérieure et déplacement de la périphérie de l'iris par une exsudation séreuse (Alt).

fixés à la capsule s'atrophient et disparaissent, en général, assez rapidement; seules, les masses pigmentaires résistent quelquefois davantage.

Si l'exsudat épanché dans le champ pupillaire est très considérable, il peut amener une *occlusion totale* de la pupille, ou du moins une adhérence complète entre son bord et la capsule (fig. 163), état que l'on désigne sous le nom de *synéchie*

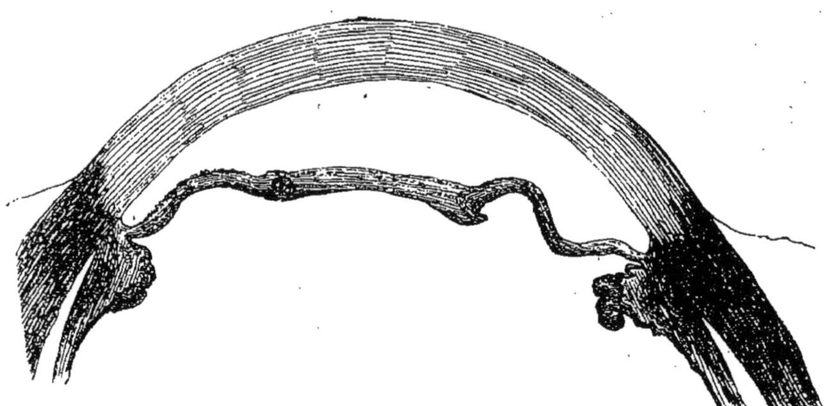

Fig. 164. — Membrane pupillaire, développée à la suite d'une iritis plastique (Alt).

postérieure totale, et qui peut, du reste, se combiner avec l'oblitération de la pupille (fig. 164).

Quant aux altérations de la couche uvéale, on observe que les molécules pigmentaires sont entraînées dans les tissus nouvellement formés, de manière à simuler un épaississement considérable de cette couche.

Lorsqu'il s'agit de cas chroniques, dans lesquels les rechutes se sont opposées à la résorption de la fibrine des exsudats, on observe, comme sur la figure 162, non une membrane amorphe, mais un produit constitué par une trame de cellules fusiformes, dans laquelle peuvent même se prolonger les vaisseaux de l'iris. La rétraction de ce tissu de nouvelle formation peut entraîner, si l'iris ne s'atrophie pas, des troubles graves du côté du tissu trabéculaire péricornéen et du corps ciliaire.

B. *Iritis séreuse.*

La dénomination d'*iritis séreuse* est appelée à disparaître de la nosologie ophthalmologique. Le produit inflammatoire, propre à cette forme d'iritis, n'est, en effet, nullement de nature séreuse, mais essentiellement cellulaire; en outre, l'iris ne subit que secondairement cette infiltration cellulaire, qui se communique à toutes les parties avoisinantes, cornée, sclérotique et choroïde. Les points de départ de cette *ondée* cellulaire étant les espaces lymphatiques de l'œil, l'iritis séreuse représente donc une *lymphangite* antérieure de l'œil, ayant son siège principal dans les espaces lymphatiques péricornéens.

On peut même se demander si l'on est bien autorisé à séparer une *lymphangite antérieure* d'une *lymphangite généralisée*, actuellement désignée sous le nom d'irido-choroïdite séreuse, attendu que, non seulement les espaces lymphatiques d'un même œil communiquent directement les uns avec les autres, mais que, grâce à la gaine *piale* des nerfs optiques, pareille lymphangite peut même passer à travers le *chiasma* d'un œil à l'autre.

Un autre point à noter est que la lymphangite résulte de l'action d'une substance infectieuse qu'entraîne le courant circulatoire pour la fixer dans l'œil, car, ici, aussi, l'irritation nerveuse ne doit intervenir en rien.

Laissons pour le moment ces questions de côté, et, en maintenant le terme d'*iritis séreuse*, rappelons-nous qu'il s'agit constamment, comme l'ont démontré les travaux de Knies, d'une lymphangite antérieure de l'œil, avec *infiltration* cellulaire de l'iris, principalement dans ses couches antérieures, dépôts en nombreux foyers sur la membrane de Descemet et infiltration par ces cellules des parties périphériques de la cornée et de la sclérotique, près de l'insertion iridienne, à l'entour du ligament pectiné. L'entassement des cellules dans le tissu trabéculaire péricornéen nous explique la tendance glaucomateuse que peut prendre cette affection, qui se complique aussi parfois de sclérose cornéenne et de scléro-choroïdite antérieure.

Les dépôts de la membrane de Descemet, qui, sous forme de petits points ronds ou de plaques, occupent dans le segment inférieur de la cornée un espace angulaire, à sommet tourné en haut, sont formés de détritus et de molécules pigmentaires. Au-dessous, la couche endothéliale est généralement intacte, mais ce stratum est altéré ou manque sous les dépôts volumineux. Parfois ceux-ci paraissent se rapporter à une prolifération ou segmentation des noyaux des cellules endothéliales, mais ce sont, pour la plupart, des cellules immigrées.

Les mailles du ligament pectiné étant encombrées de ces cellules, l'iris gonflé se retire un peu de son insertion ciliaire; par suite, le canal de Fontana paraît élargi et la chambre antérieur plus *profonde*.

Dans les cas très légers, les dépôts sur la membrane de Descemet et l'infiltration cellulaire dans la trame de l'iris seront peu abondants, cette dernière membrane étant surtout ici le siège d'un œdème, d'une imbibition séreuse; mais dans les formes graves, la transsudation qui accompagne l'infiltration cellulaire, peut, comme dans la forme précédemment décrite, devenir fibrineuse et donner lieu à une agglutination complète du bord de l'iris à la cristalloïde, avec distension, par accumulation séreuse, de la membrane irienne (fig. 163), qui tend ainsi à s'accoler à l'espace de Fontana et à faire obstacle à la filtration de l'œil.

Dans certains cas, l'infection et par suite l'infiltration cellulaire dans l'iris sont telles que le tissu iridien participe à l'inflammation, en donnant à l'affection une tournure qui la rapproche de l'iritis parenchymateuse. On peut aussi voir parfois

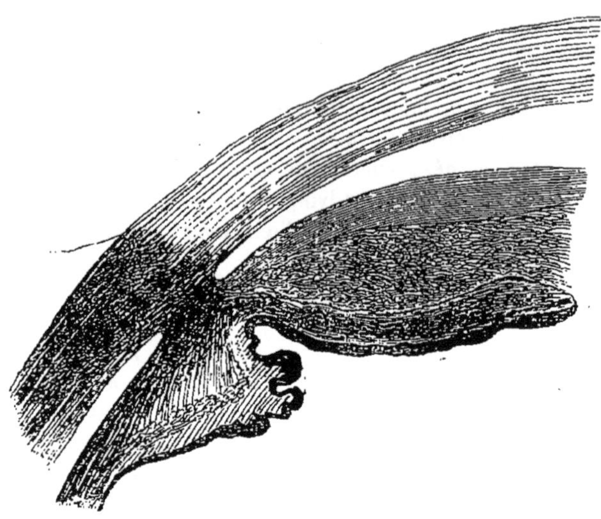

Fig. 165. — Iritis hémorrhagique (avec un exsudat spongieux). Hémorrhagie occupant l'iris. Dans la chambre antérieure se trouve une masse exsudative gélatineuse et fibrineuse (Alt).

l'iritis séreuse se compliquer de nombreuses extravasations sanguines dans la trame de l'iris, avec dépôt dans la chambre antérieure de la partie liquide du sang, sous forme d'une exsudation fibrineuse ou gélatineuse (fig. 165), celle-ci étant susceptible, dans quelques cas, de prendre l'aspect d'un cristallin luxé.

C. *Iritis parenchymateuse* (*suppurative*).

Dans cette forme, le parenchyme iridien participe *directement* à l'inflammation, et, à part une *infiltration cellulaire* bien plus active que ne la montrait la lymphangite oculaire, le tissu de l'iris fournit directement par *diapédèse* et *prolifération cellulaire* les produits inflammatoires.

Comme signes cliniques propres à la participation directe du tissu iridien nous aurons à signaler :

a. Le *gonflement* de l'iris, qui est poussé à un degré que ne présentent pas les formes précédentes, à ce point qu'on peut voir se développer de véritables tumeurs (iritis gommeuse et tuberculeuse);

b. La *décoloration*, surtout accusée dans la forme suppurative ;

c. La *vascularisation apparente*, symptôme dû en partie à la formation de nouveaux vaisseaux.

Les principaux phénomènes de l'iritis parenchymateuse, *infiltration cellulaire*, *nucléation* et *prolifération cellulaire* (ou *pullulation du tissu cellulaire*) seront, suivant les formes cliniques, différemment accentués.

Ainsi la figure 166 nous montre, comme altération prédominante, une abondante *infiltration de cellules* lymphoïdes généralisée de la trame iridienne, telle qu'on la rencontre dans le cas d'*iritis à hypopyon* ou *iritis suppurative*. Une résolution est

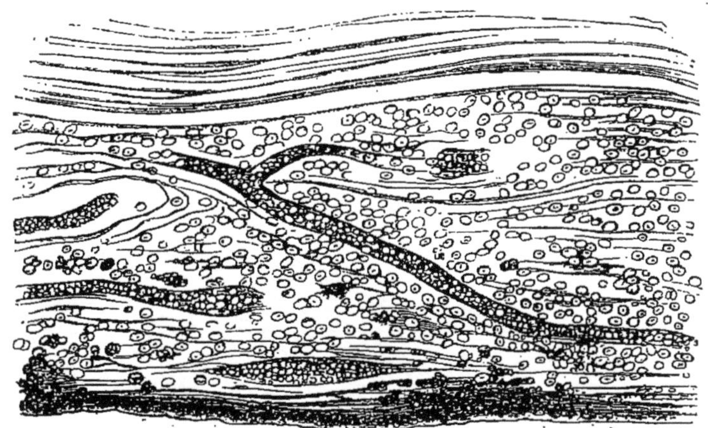

Fig. 166 (empruntée à l'Atlas de Pagenstecher et Genth).

ici possible; mais il peut se faire que l'infiltration soit poussée au point que l'iris abcède (fig. 167) et se détruise, le plus souvent, avec le contenu de l'œil en entier.

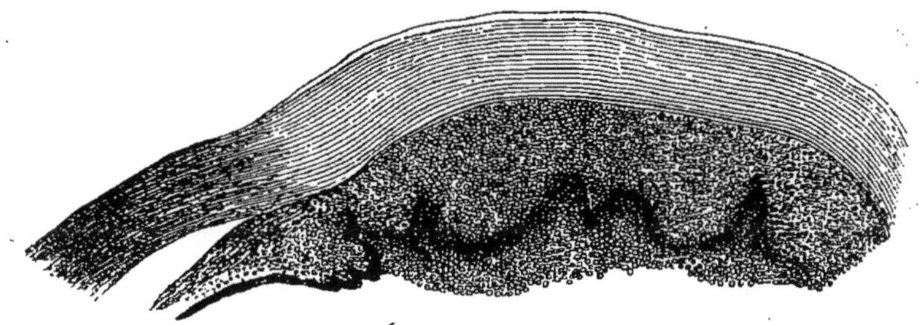

Fig. 167. — Iritis purulente (Alt).

La *nucléation*, ou segmentation des cellules du stroma de l'iris, se présentera surtout caractérisée dans les cas d'iritis gommeuse ou tuberculeuse. Ici le foyer

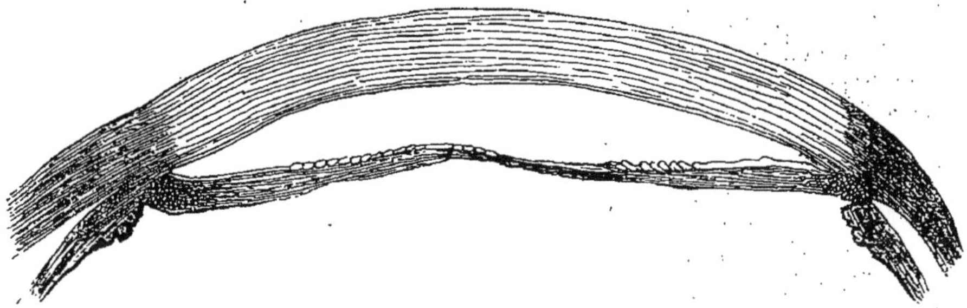

Fig. 168. — Atrophie de l'iris à la suite d'iritis chronique avec dégénérescence colloïde de l'endothélium antérieur (Alt).

malade se montre presque exclusivement composé de noyaux, qui, à un degré avancé de l'affection, se transforment en un détritus graisseux, caséeux, dont l'absorption laisse une perte de substance du tissu iridien. Dans aucune autre forme, l'*usure* ou l'*atrophie* ne sera aussi prononcée.

La coupe reproduite figure 168 nous montre, jointe à l'atrophie de l'iris, qui n'est plus représenté que par une mince couche de tissu cellulaire parsemée de molécules pigmentaires avec vestiges de l'uvée, une dégénérescence colloïde du revêtement endothélial de l'iris s'accusant sous forme d'une couche vitreuse.

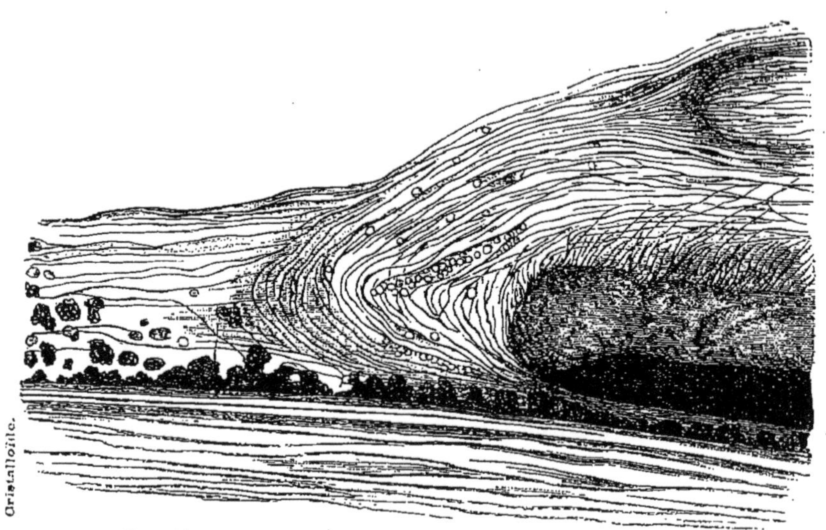

Fig. 169 (empruntée à l'Atlas de Pagenstecher et Genth).

La *pullulation du tissu cellulaire* dans l'iritis parenchymateuse donne surtout lieu, lorsqu'elle s'étend sur toute la zone iridienne, à deux altérations des plus importantes au point de vue clinique, ce sont : l'*occlusion membraneuse* de la

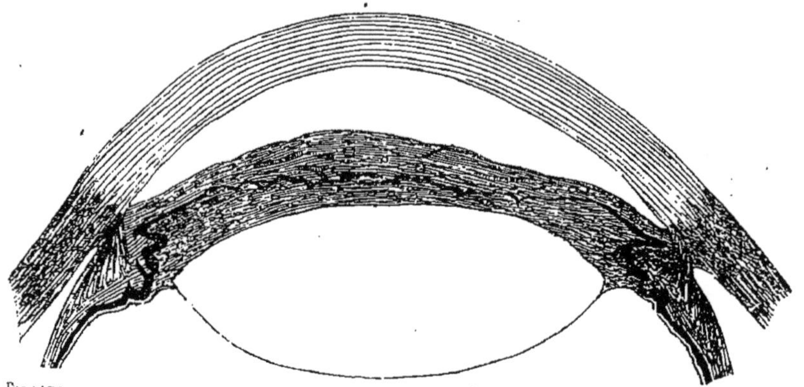

Fig. 170. — Réunion de la surface postérieure de l'iris avec la capsule antérieure, par du tissu cellulaire de nouvelle formation (Alt).

pupille et l'*accolement membraneux* de la surface postérieure de l'iris à la cristalloïde.

La figure 169 nous représente la formation d'une véritable membrane, qui s'étend à travers tout le champ pupillaire, et renferme des vaisseaux et des masses cellulaires pigmentées immergées du côté de l'uvée.

Quant à l'accolement de la totalité du plan postérieur de l'iris à la cristalloïde, on peut surtout en voir un exemple sur la coupe (fig. 170) empruntée à Alt, qui attribue cette abondante production de tissu cellulaire à une forme plastique d'iritis; mais l'épaississement notable de l'iris, au voisinage de la membrane pupillaire obturante, montre bien qu'il s'agit d'une forme mixte parenchymateuse et plastique.

Nous nous sommes surtout efforcés, bien que l'anatomie pathologique ne permette pas de tracer des limites absolues, d'établir les caractères anatomiques propres aux trois formes principales d'iritis; nous pourrons maintenant, en nous appuyant sur des bases solides, entreprendre la description clinique des diverses variétés d'iritis, telles que les font apparaître les différents états constitutionnels du malade. Cette description portera sur l'*iritis syphilitique* (*gommeuse*), l'*iritis rhumatismale* (*arthritique*) et l'*iritis blennorrhagique*.

D. *Iritis syphilitique. Iritis gommeuse.*

Il est connu de tout médecin qu'avec l'apparition des symptômes secondaires de la syphilis, ou peu de temps après leur début, se montre une inflammation de l'iris qui porte ordinairement le caractère de l'*iritis simple* ou *plastique*. Ce n'est que dans les cas de syphilis galopante ou maligne, et simultanément avec les symptômes secondaires, autrement dit à un intervalle moindre de cinq à six mois, qu'il apparaît une iritis parenchymateuse généralisée ou circonscrite qui, en elle-même, révèle par son caractère anatomique la spécificité de l'affection, nous voulons parler de l'*iritis gommeuse*. Cette véritable forme spécifique d'iritis est un symptôme tertiaire, ou au moins une manifestation initiale de cette période; son apparition signale la clôture des phénomènes secondaires. Fort rarement l'iritis gommeuse est un symptôme de la syphilis héréditaire; elle apparaît alors presque exclusivement chez les enfants, et la distinction avec la granulie ou la tuberculose est, en pareil cas, difficile à établir, même sur les pièces anatomiques.

L'*iritis syphilitique* simple ou plastique ne présente en elle-même rien qui dénote son origine spécifique; elle peut d'ailleurs prendre le caractère d'une lymphangite de l'œil. Souvent, elle est bilatérale.

Il est assez difficile de donner des chiffres quelque peu précis sur la fréquence des manifestations syphilitiques du côté de l'iris, attendu qu'on ne peut admettre que toute personne infectée, présentant une inflammation de l'iris, ait nécessairement une iritis spécifique. En outre l'iritis gommeuse, même sur un nombre considérable de malades, ne se rencontre encore qu'assez rarement.

L'*iritis gommeuse* de l'adulte est une variété de la forme parenchymateuse, qui a ceci de particulier que les parties avoisinantes de l'iris conservent une apparence d'intégrité parfaite. On voit une partie de l'iris changer de couleur, se gonfler et s'entourer de vaisseaux qui se distinguent facilement à la loupe. Bientôt cette partie gonflée prend une teinte jaunâtre et se dessine ainsi plus nettement sur les parties saines. Ses dimensions peuvent n'être que celles d'un grain de millet, mais le mal peut aussi envahir le quart ou la moitié de l'iris. On a même observé des cas où la totalité de cette membrane était le siège de cette altération.

Les gommes de l'iris, autrefois désignées sous les noms de *végétations*, de *condylomes*, peuvent se rencontrer en nombre variable, et occupent de préférence le quart supéro-interne de l'iris, en prenant pour origine le bord pupillaire ou ciliaire.

Nous avons déjà signalé plus haut comment les gommes de l'iris aboutissaient à une véritable usure du tissu. C'est une des raisons principales qui font que l'iritis gommeuse, une fois qu'elle a atteint un développement considérable, surtout si les parties voisines de la choroïde participent à la maladie, constitue l'une des plus graves affections de l'œil.

E. *Iritis rhumatismale (arthritique).*

Ce qui caractérise cette forme d'iritis, c'est la participation du *tissu épiscléral* (probablement aussi de la fibre sclérale) à l'inflammation de l'iris. Au début, on pourrait parfois hésiter avec une épiscléritis, tellement les symptômes d'iritis sont peu accusés, mais peu à peu la nature plastique de cette forme d'iritis s'accentue en donnant lieu à des synéchies, qui ne cèdent, même pendant la période de décroissance de la maladie, que fort difficilement à l'action des mydriatiques.

La disparition des symptômes d'injection et de gonflement du tissu épiscléral à l'entour de la cornée se montre, dans l'iritis rhumatismale, avec bien plus de lenteur que dans d'autres formes d'iritis plastique, et l'affection tend sous la moindre action nuisible (principalement l'influence du froid humide) à se reproduire. Il est donc rare qu'on voie une iritis rhumatismale se dissiper promptement et sans laisser d'adhérences. En outre, aucune autre forme ne présente plus de tendance aux rechutes, aussi ne serait-on peut-être pas bien éloigné de la vérité en assignant, à la maladie que le praticien est convenu de désigner sous le nom d'*iritis à rechutes*, une nature rhumatismale.

Dans les cas anciens, compliqués de synéchie postérieure complète, les symptômes glaucomateux sont d'autant plus à redouter que le tissu sclérotical a subi, chez les personnes rhumatisantes et arthritiques, une altération de la trame sclérale, portant atteinte à son élasticité, à son extensibilité et sa perméabilité.

F. *Iritis blennorrhagique.*

Incontestablement, l'iritis blennorrhagique est une variété de la forme précédente, elle s'en différencie par une évolution bien plus rapide et en ce que le caractère de la plasticité est bien moins accusé; par contre, il s'y ajoute constamment un certain degré de lymphangite oculaire. L'iritis blennorrhagique montre une prédilection toute particulière à alterner ou à succéder à l'attaque rhumatismale du genou. La tendance de certaines maladies (entraînant l'iritis, la kératite parenchymateuse), auxquelles on doit indubitablement reconnaître un caractère infectieux, à se localiser à la fois dans le segment antérieur de l'œil et l'articulation du genou, doit reposer sur des raisons anatomiques qui déterminent des conditions particulières de nutrition (lenteur d'échange des liquides nourriciers et, par suite, séjour plus prolongé des germes infectieux).

En général, l'iritis blennorrhagique disparaît, sous l'action d'un traitement approprié, avec une assez grande rapidité. Mais sa nature *rhumatismale* se révèle par une tendance toute particulière à récidiver, même lorsque aucune trace de synéchie n'est restée après la première attaque, et cela quand l'individu montre la moindre velléité à la récidive d'une uréthrite.

Symptomatologie de l'iritis en général. — Un symptôme important de toute iritis, c'est la *douleur*, qui occupe surtout la région sus-orbitaire et le front. L'œil peut n'être le siège d'aucune sensation pénible; dans d'autres cas rares, l'œil même est douloureux et sa sensibilité s'exaspère par le toucher. C'est ordinairement un signe que l inflammation a gagné les membranes avoisinantes de l'iris (choroïde et sclérotique). Les douleurs produites par l'iritis se propagent assez souvent par des rameaux nerveux de la cinquième paire, voisins de ceux qui se distribuent à l'iris. Ainsi toutes les gencives et même la moitié de la tête, du côté malade, peuvent être le siège d'une douleur qui simule une névralgie très intense, revenant par accès et avec une périodicité quelquefois très marquée.

Les douleurs de l'iritis augmentent très souvent vers le soir et pendant la nuit; mais ce n'est pas, comme on l'a prétendu, un caractère propre à l'iritis syphilitique. Ces douleurs, qui ne sont nullement proportionnées aux changements anatomiques survenus dans l'iris, sont bien plus vives dans l'iritis parenchymateuse et dans l'iritis plastique que dans la forme séreuse. A côté des douleurs ciliaires, on voit survenir un larmoiement et une photophobie qui sont en rapport avec elles et qui varient d'intensité.

Un autre symptôme de toute iritis est le *trouble* qu'apporte l'inflammation à la vision. Les troubles dont souffre la vue varient beaucoup dans les diverses formes d'iritis, et nous pouvons dire qu'ils ne sont souvent que peu manifestes quand l'exsudation est plastique ou qu'il s'agit du début d'une iritis parenchymateuse. Des épanchements dans l'humeur aqueuse, des dépôts abondants sur la face postérieure de la cornée, amènent un trouble beaucoup plus sensible. Les troubles visuels, entretenus par la persistance d'exsudats semi-transparents, se prolongent souvent quelque temps, même après la disparition des phénomènes inflammatoires. Ils peuvent devenir permanents, si le champ pupillaire reste oblitéré par des exsudations d'une certaine étendue.

Dans l'iritis, c'est à peine si la sécrétion conjonctivale se trouve quelque peu accrue; ce n'est que dans des iritis très aiguës que la conjonctive bulbaire s'œdématie. L'état général reste bon, si la maladie ne marche pas très rapidement et n'augmente pas beaucoup d'intensité; chez les sujets faibles et irritables, l'insomnie causée par les douleurs peut amener une excitabilité très prononcée.

Marche de l'iritis en général. — L'iritis peut débuter avec les caractères de l'*acuité* ou de la *chronicité*. Dans le premier cas, elle mettra de deux à quatre semaines à disparaître ; dans le second, elle pourra durer des mois et même des années. En général, les sujets qui ont été atteints d'iritis sont très disposés aux récidives, même si la maladie primitive n'a pas produit une lésion sur le compte de laquelle on puisse mettre les rechutes. La gravité ainsi que la marche ultérieure de la maladie dépendent et des causes de l'iritis, et des altérations qu'elle a déjà produites dans l'œil. Ainsi elle traînera en longueur et pourra souvent récidiver, s'il s'est déjà développé des synéchies multiples ; dans bien des cas, ce n'est que par un traitement chirurgical qu'il sera alors possible de la guérir.

L'iritis séreuse, bien qu'essentiellement traînante, est cependant plus que toute autre forme, susceptible d'une résolution complète. Dans la variété d'iritis plastique, au contraire, on peut souvent voir après des années, la persistance sur la cristalloïde d'un cercle pigmenté, en rapport avec la contraction de la pupille pendant la maladie.

En ce qui concerne la *durée* de l'affection, la forme plastique est celle qui, en dépit de l'abondance des exsudats, se guérit le plus rapidement. Toute lymphangite pure ou associée à une forme plastique ou parenchymateuse d'iritis, lui imprime un cachet marqué de chronicité, que le traitement ne modifie que peu sensiblement.

Ce qui doit préoccuper le médecin lorsqu'il a affaire à une iritis, de quelque forme qu'elle soit, c'est surtout la crainte de voir l'inflammation gagner la choroïde, et principalement la partie antérieure de cette membrane, comme l'annonce parfois l'apparition d'un hypopyon. Toutes les fois qu'une iritis devient chronique, qu'elle oppose au traitement une résistance considérable, on devra toujours examiner avec soin l'état du corps vitré, de la tension intra-oculaire et du champ visuel, une complication d'irido-choroïdite ou de glaucome étant toujours susceptible de se surajouter à l'affection primitive.

Suites et pronostic de l'iritis. — C'est encore l'iritis plastique à l'état aigu qui permet le meilleur pronostic. Mais, lorsque, en dépit du traitement, des *synéchies* résistantes se sont établies et amènent des perturbations dans la régularité de l'élimination des liquides nourriciers, des récidives sont à redouter, et cela surtout si l'influence de la maladie infectieuse, qui a provoqué l'affection primitive, subsiste et n'a pu être sensiblement modifiée par le traitement. Par suite de la formation d'une *synéchie postérieure totale*, toute communication entre les chambres de l'œil peut se trouver interrompue. L'humeur aqueuse, sécrétée derrière l'iris, pousse en avant la périphérie de cette membrane et la distend en entonnoir (fig. 163, p. 263). L'adossement des parties périphériques de l'iris vers l'angle iridien fait qu'une entrave est apportée, d'une part, à l'écoulement des liquides de l'œil et, d'autre part, à la nutrition de cet organe. D'où le danger de voir ici se dérouler le triste cortège des complications de l'iritis (excavation du nerf optique, glaucome, atrophie de la choroïde et de la rétine, décollement rétinien, cataracte et finalement atrophie de l'œil entier).

Certaines formes graves d'iritis parenchymateuse, entraînant une atrophie très complète du tissu iridien et supprimant par cela même une cause principale de propagation des phénomènes morbides, la rétraction et la traction exercées du côté de l'iris, sont, pour cette raison, moins disposées aux rechutes.

L'affection dont nous nous occupons peut encore s'être terminée par une *occlusion du champ pupillaire*, faisant obstacle au passage des rayons lumineux, mais sans que toute communication soit interrompue entre la chambre antérieure et la chambre postérieure. Dans ces conditions, l'iridectomie peut, même après de longues années, rétablir, au moins en partie, les fonctions de l'œil, heureux effet que l'on a vu quelquefois se produire, dans ces cas, par l'écartement spontané des fibres atrophiées de l'iris.

Étiologie de l'iritis en général. — L'iritis s'observe à tout âge ; chez les nouveau-nés, à la suite des infections à travers la cornée perforée, et chez les vieillards sur lesquels on a pratiqué des opérations, celle de la cataracte par exemple, sans précautions antiseptiques suffisantes. Mais, si l'on exclut ces cas d'iritis par infection ectogène, pour ne considérer que l'iritis par infection endogène, c'est surtout entre vingt et quarante ans qu'on la trouve le plus fréquemment. Lorsque l'iritis primitive se déclare spontanément dans la première enfance, il faut, comme le font nos confrères anglais, la rapporter à la syphilis héréditaire ; exceptionnellement, elle est déterminée par le bacille du tubercule, ainsi que nous en soignons actuellement un cas, confirmé histologiquement, après excision du tubercule. A la suite d'une transmission syphilitique héréditaire on peut, chez de tout petits enfants, voir l'iritis se compliquer d'autres symptômes caractéristiques, de pemphigus par exemple. Entre deux et quinze ans, l'iritis est le plus souvent la conséquence d'une infection provenant de la cornée ; à partir de la puberté, l'iritis apparaît plus souvent avec les caractères d'une manifestation diathésique. Les statistiques semblent prouver que l'inflammation, dont nous nous occupons, atteint plutôt l'homme que la femme ; mais avant vingt ans, nos chiffres font pencher de beaucoup la fréquence de l'iritis en faveur des jeunes filles. Contrairement à l'opinion des anciens auteurs (de Ammon, Arlt), il ne semble pas que l'œil gauche soit plus exposé à l'iritis que le droit.

Les principales causes auxquelles on a, de tout temps, attribué l'iritis, sont les diathèses syphilitique et rhumatismale. Il faut reconnaître que, sur 100 malades, 60 à 70 présentent des symptômes syphilitiques. Quant à la proportion des inflammations de l'iris de nature spécifique, avec d'autres maladies syphilitiques de l'œil, elle est à peu près de 50 à 65 pour 100. La diathèse rhumatismale est en cause dans presque la totalité des 30 à 40 pour 100 des iritis reconnues comme non spécifiques. On ne saurait nier, en effet, que beaucoup de personnes atteintes d'iritis chronique accusent des douleurs rhumatismales soit musculaires, soit articulaires.

On a longtemps attribué l'iritis séreuse à une diathèse scrofuleuse, d'où le nom d'*iritis scrofuleuse*, donné par quelques auteurs à cette maladie (Ad. Schmidt, Arlt) ; malgré l'état débile des jeunes sujets chez lesquels on observe souvent cette forme d'iritis, c'est bien plutôt la diathèse syphilitique transmise par hérédité, et très exceptionnellement la tuberculose, qu'il faut accuser dans les cas d'iritis parenchymateuse observés chez les jeunes enfants.

Les autres dyscrasies (tuberculeuse, lépreuse, cancéreuse) n'attaquent généralement l'iris qu'une fois que tout le globe de l'œil a été envahi, et, pour ce qui est de la diathèse tuberculeuse, elle ne montre que peu de tendance à se localiser dans l'iris. On est toujours porté à croire, pour la granulie de l'iris, à une confusion faite avec une iritis gommeuse de cause héréditaire, et cela par la raison qu'elle guérit sans infection tuberculeuse généralisée, ne détruisant uniquement que l'œil plus ou moins complètement.

Quant aux causes directes qui peuvent agir sur cette membrane et y provoquer une phlogose, signalons toutes celles qui exposent à une infection de la chambre antérieure. Ainsi, l'iritis s'observe parfois après un traumatisme de la cornée, lorsqu'il y a pénétré un corps étranger. On voit encore l'iris s'enflammer à la suite d'opérations ; mais il ne faut pas ici accuser la vulnérabilité de cette membrane, car une observation attentive permet, le plus souvent, de reconnaître que l'iritis a pris son point de départ d'une infection et non de la simple blessure de l'iris.

L'iritis peut apparaître comme complication d'une autre inflammation de l'œil, en particulier de celle des couches profondes de la cornée et des parties antérieures de la choroïde. D'autre part, des exsudats choroïdiens, le décollement du corps vitré et le décollement de la rétine, surtout s'il siège en avant, sont susceptibles d'agir sur les conditions nutritives de l'iris et de provoquer l'inflammation de cette membrane.

Traitement de l'iritis en général. — L'une des premières indications du traitement est de mettre l'organe malade dans le repos le plus complet. Les efforts continuels de contraction, auxquels l'iris est sujet, lorsque l'œil reste exposé aux variations de la lumière, ne peuvent avoir qu'une action très défavorable sur son tissu enflammé. Aussi les mydriatiques, surtout le salicylate d'atropine, sont du meilleur effet, et ce traitement doit être, avant tout autre, rigoureusement observé. Car, outre le repos qu'on donne ainsi au tissu malade, on garantit les parties centrales de la capsule des adhérences et des opacités qui pourraient s'y fixer et deviendraient dans la suite très funestes pour la vue. Il ne faut être circonspect que dans deux circonstances, avec l'emploi des mydriatiques ; c'est lorsque la forme d'iritis (lymphangite) prédispose à une augmentation de tension intra-oculaire, ou que, par suite de l'âge du sujet, la sclérotique est devenue très rigide. En pareil cas, l'usage des mydriatiques peut provoquer des complications glaucomateuses.

Pour que l'action mydriatique soit obtenue, il est nécessaire que l'atropine soit absorbée et pénètre dans la chambre antérieure pour agir sur les nerfs ciliaires. Une tension trop élevée s'opposerait à la pénétration du collyre. Cette absorption est révélée par l'expérience consistant, après instillation d'atropine dans l'œil d'un lapin, à retirer avec une seringue une partie de l'humeur aqueuse qui, instillée dans un autre œil, suffit pour provoquer la mydriase. D'un autre côté, la solution dilatatrice ne doit pas être chassée du sac conjonctival par un larmoiement abondant. Dans ce cas, l'agent mydriatique pourrait avec avantage être employé sous forme d'une pommade à la vaseline.

Lorsqu'on instille l'atropine à une période peu avancée du mal, alors qu'il n'existe encore que de faibles adhérences, on évite par la dilatation, si on l'obtient, l'un des plus grands dangers de la maladie. Il est bien rare, en effet, qu'il se forme des synéchies pendant que la pupille est fortement dilatée. Si l'inflammation a déjà pris une grande intensité et a provoqué de véritables adhérences, il sera nécessaire de multiplier les instillations d'un collyre assez concentré, auquel on adjoindra au besoin la cocaïne, pour en accroître la puissance (5 centigrammes de sulfate neutre d'atropine ou de duboisine et 25 centigrammes de chlorhydrate de cocaïne pour 10 grammes d'eau distillée). En pareil cas, les synéchies se distendent et s'allongent avant de se rompre, et l'emploi pendant des mois entiers peut souvent suffire pour dégager le bord pupillaire.

Ce n'est que longtemps après la disparition des phénomènes inflammatoires, que l'on pourrait chercher à rompre des adhérences persistantes par des tractions exercées alternativement en sens opposé, en faisant successivement usage des mydriatiques et des myotiques. Si pareil essai reste infructueux, il sera préférable de s'en tenir à un emploi prolongé des mydriatiques, qui, eux, en général, n'offrent du moins aucun inconvénient, tandis que les myotiques pourraient à la longue réveiller l'iritis.

Après un usage prolongé d'une forte solution d'atropine, il peut exceptionnellement arriver que le sac conjonctival s'enflamme et qu'il se développe une conjonctivite folliculaire. Ce catarrhe folliculaire, parfois accompagné de léger chémosis et surtout d'eczéma des paupières, se reproduit alors chaque fois qu'on veut revenir à l'emploi du genre de mydriatique qui l'a provoqué. Dans ce cas, on devra remplacer l'atropine, par la duboisine ou l'homatropine. Quant au dessèchement de la gorge, que provoque surtout la duboisine, on l'évitera par une compression exercée avec le doigt sur le sac lacrymal, afin de s'opposer à la pénétration du collyre, au moment de son instillation, dans les voies lacrymales. A moins d'un emploi inconsidéré de l'atropine, on n'aura guère à redouter des symptômes d'intoxication, avec ténesme vésical très pénible et rétention de l'urine, joints parfois, chez les vieillards, à de véritables accès de manie. Nous n'avons pas eu occasion d'observer des degrés d'intoxication caractérisés par une éruption scarlatineuse, accompagnée d'un fort mouvement fébrile (Zehender).

Les instillations de mydriatiques (combinés à la cocaïne) sont encore d'un excellent effet pour calmer les douleurs chez des malades, et il y en a peu qui n'en témoignent bientôt leur satisfaction. Il faut les répéter de quatre à huit fois par jour. Nous insistons pour que l'on continue l'emploi de l'atropine plusieurs semaines après la disparition de tout symptôme inflammatoire, soit dans le but de déchirer des synéchies qui ont résisté jusque-là, soit pour prévenir les contractions fatigantes et nuisibles de l'iris.

Quant à la médication générale, elle doit varier suivant les cas.

Iritis simple et plastique. — Dans l'inflammation aiguë qui s'accompagne d'une irritation considérable, on recommande, surtout si l'œil est très douloureux, même au toucher, l'application de huit à douze sangsues à la tempe ou derrière les oreilles, application qu'on fera le soir, le malade étant couché. Nous devons dire que, peu enclin à la routine, nous nous sommes toujours abstenu de ces déplétions; nous avons d'ailleurs constaté qu'une action calmante peut être obtenue plus sûrement par l'emploi de fomentations chaudes, soit avec une infusion de camomille, soit avec une solution d'extrait de belladone (10 grammes d'extrait pour 300 grammes d'eau, une cuillerée dans un bol d'eau chaude), et surtout en pratiquant une paracentèse, comme nous l'indiquerons plus loin.

Pendant la période aiguë, on pourra recourir aux purgations dérivatives et aux bains de pieds; si l'on remarque que l'iritis s'accompagne d'une exsudation abondante, on prescrira deux ou trois prises de calomel par jour (à 5 centigrammes) et des frictions d'onguent mercuriel, ou mieux des injections sous-cutanées de sublimé (une demi-seringue de Pravaz, d'une solution au centième). Des frictions sur le front, avec l'onguent mercuriel belladoné, restent sans action propre sur la dilatation de la pupille, mais on ne saurait leur refuser une influence indirecte sur la maladie.

Il est indispensable de procurer un sommeil assez tranquille au malade, et il faut, dans ce but, pour calmer les douleurs, lui administrer une dose de chloral (3 grammes) ou de la morphine en injection.

Lorsqu'on voit que la tension de l'œil augmente, que l'humeur aqueuse se trouble notablement, qu'il se forme un hypopyon, et que le malade est tourmenté par des douleurs insupportables, on doit recourir à la paracentèse de la chambre antérieure, que l'on pratique vers la circonférence de la cornée, en s'efforçant de ne laisser écouler que très lentement l'humeur aqueuse. Le soulagement que cette petite opération (indolore après un large emploi de la cocaïne) procure au malade est remarquable. Dans le cas où il se serait formé un hypopyon considérable, il serait nécessaire pour l'évacuer de faire usage d'une large aiguille à paracentèse (couteau à arrêt).

Dans certains cas exceptionnels, tous ces moyens thérapeutiques restent inefficaces pour empêcher une exsudation considérable, avec occlusion de la pupille, qui s'accompagne souvent d'une synéchie totale, cause d'une augmentation dans la pression intra-oculaire. C'est alors qu'on doit recourir sans hésiter à l'iridectomie, dès qu'un moment d'accalmie se produit dans les symptômes inflammatoires. On épargne ainsi au malade de longues souffrances et on réduit sensiblement les chances de rechute. En outre, le cercle vicieux dans lequel est entraîné l'œil, par l'iritis et les synéchies qui aboutissent à la synéchie postérieure complète, avec rétention prolongée d'un liquide nourricier infecté, est très souvent à jamais rompu.

L'opération désignée sous le nom de corélysis, ou dégagement de synéchies postérieures isolées, ne s'est guère répandue, par la raison qu'il n'est nullement démontré que celles-ci doivent forcément entraîner des rechutes d'iritis et que l'étiologie de l'iritis par traction mécanique cède de plus en plus la place à la véritable cause de la phlogose, c'est-à-dire l'infection.

Les iritis simples et peu intenses n'exigent pas un traitement aussi énergique que celui que nous venons d'indiquer. L'atropine, le repos, l'emploi de l'iodure de potassium et de faibles doses de sublimé en ont rapidement raison.

L'*iritis traumatique* exige quelques modifications dans le traitement que nous avons indiqué. Ainsi, toutes les fois que l'inflammation résulte d'une infection de l'œil, on doit, le cul-de-sac conjonctival et au besoin la chambre antérieure ayant été désinfectés, appliquer le bandeau compressif immédiatement après l'accident, instiller de l'atropine et faire une injection de morphine, en recommandant un repos absolu. Si l'iritis résulte, consécutivement à une plaie perforante de la cornée, d'un prolapsus de l'iris, celui-ci sera exactement excisé. Dans tous les cas où un corps étranger, ayant pénétré dans l'œil, se serait implanté dans l'iris, on devrait l'extraire avec soin, en sacrifiant, au besoin, une portion de l'iris. Si le cristallin blessé est légèrement déplacé et entraîne ainsi des phénomènes glaucomateux, on essayera une sclérotomie, ou l'on fera sortir le cristallin par extraction, que l'on combinera avec l'excision d'une portion de l'iris. Le danger ici est qu'une infection profonde de la plaie se soit produite au moment de l'accident, et qu'elle entraîne le développement d'une iritis purulente suivie de destruction de l'œil.

Particulièrement après l'extraction de la cataracte, on peut voir se développer une forme d'iritis, caractérisée par la formation d'un hypopyon et la tendance à s'étendre aux parties antérieures de la choroïde et du corps vitré. Un enclavement de l'iris ou de la capsule est bien plutôt la cause qui favorise l'infection qu'un état diathésique. Aussi l'iritomie et la capsulotomie, en facilitant l'occlusion définitive de la plaie, se montrent-elles plus efficaces qu'un traitement médical.

Le traitement de *l'iritis séreuse*, ou *lymphangite antérieure de l'œil*, exige des soins particuliers. Une action dérivative énergique, exercée sur les reins et sur la peau, sera ici des plus favorables. C'est dans ce but qu'il faut prescrire des infusions de salsepareille, de bois de gaïac, etc., que le malade prendra chaudes le matin, en y adjoignant, surtout lorsqu'il s'agit d'une forme rhumatismale, le salicylate de soude ou de lithine. Les injections sous-cutanées de pilocarpine, outre la transpiration qu'elles provoquent, ont encore une autre action dérivative en déterminant une abondante salivation. Aussi, dans les cas d'iritis séreuse spécifique ou héréditaire, conseillera-t-on ces injections simultanément avec l'emploi des mercuriaux (sirop de Gibert ou injections sous-cutanées de sublimé) et de l'iodure de potassium, que l'on pourra prescrire sous forme de lavements.

Si les tisanes mentionnées plus haut ne provoquent pas une abondante émission d'urine, on prescrira des diurétiques, tels que le lait, l'acétate de potasse, l'eau minérale de Wildungen, etc. Les dérivatifs cutanés ne nous semblent guère être de quelque efficacité et nous n'y avons jamais recours.

Pendant le cours de l'iritis séreuse, l'attention devra être toujours tenue en éveil sur la possibilité de complications glaucomateuses, qui réclameraient la sclérotomie ou l'excision d'une portion de l'iris.

L'iritis parenchymateuse et *l'iritis syphilitique* nécessitent un traitement mercuriel rigoureux, soit en injections, soit en frictions. Dans les cas où l'on veut agir moins énergiquement, on prescrira des pilules de sublimé opiacé, simultanément avec l'iodure de potassium et des frictions d'onguent mercuriel belladoné sur le front et sur les tempes. Si le malade supportait difficilement ce médicament, celui-ci occasionnant des gastralgies, on lui substituerait des injections sous-cutanées de sublimé, ou, à défaut de celles-ci, le protoiodure de mercure, soit en pilules, soit en solution, combiné avec l'iodure de potassium. Cette combinaison permet d'administrer des doses de mercure assez élevées (de 5 à 10 centigrammes par jour). Au traitement mercuriel, on joindra l'usage des injections de pilocarpine, ou l'on fera prendre 500 grammes de décoction de Zittmann, pure ou coupée de partie égale d'eau chaude. On évitera en même temps d'exposer le malade, pendant ce traitement, à des variations brusques de température, et, pour cela, on lui fera garder le lit une grande partie de la journée.

Dans toutes les formes d'iritis, il va sans dire qu'il faut étudier avec soin la constitution du malade, afin qu'une fois la première attaque de la maladie arrivée à son terme, on puisse prévenir les rechutes, par un traitement général prolongé. Les sujets qui présentent les symptômes d'une infection syphilitique, ou souffrent de rhumatisme chronique, tirent les plus grands avantages : les premiers, d'une cure d'extinction renouvelée pendant deux ou trois années successives, jointe aux bains sulfureux ; les seconds, de l'hydrothérapie sous forme de transpirations prolongées et de lotions froides sur le corps enveloppé de draps mouillés.

ARTICLE III

IRIDO-CHOROÏDITE (CYCLITE), OPHTHALMIE MIGRATRICE (SYMPATHIQUE)

Dans l'irido-choroïdite, la choroïde n'est le plus souvent envahie par l'inflammation qu'après que celle-ci a pris son point de départ dans l'iris même; mais l'évolution inverse peut aussi se montrer. Comme pour l'iritis, nous admettons trois catégories d'irido-choroïdite, qui se distinguent par leurs caractères anatomiques. Ce sont :

1° L'irido-choroïdite plastique ;

2° L'irido-choroïdite séreuse ou lymphangite de l'œil;

3° L'irido-choroïdite parenchymateuse (gommeuse).

1° L'*irido-choroïdite plastique,* quoique devenant la source d'une exsudation abondante à la surface des parties affectées de la choroïde, se soustrait aux investigations de l'observateur, par ce fait que le corps ciliaire échappe à l'examen direct. Même lorsqu'on dilate fortement la pupille, il est impossible d'apercevoir la crête des procès ciliaires, et leur base est aussi inaccessible à l'ophthalmoscope. Mais, à défaut de signes bien accusés du côté de l'iris, autres que la vascularisation de cette membrane, l'attention est alors éveillée par une injection périkératique souvent assez prononcée, inégale, se montrant par régions qui sont parfois très sensibles au toucher. Une augmentation assez notable dans la profondeur de la chambre antérieure s'observe quelquefois; mais, à cette époque, presque aucun exsudat plastique n'apparaît dans le champ pupillaire, et ce n'est que dans un âge plus avancé de la maladie que les symptômes de l'iritis deviennent plus apparents.

Dans cette période de l'affection, où il n'existe encore du côté de l'iris qu'une hypérémie ou quelques synéchies isolées, si l'on procède à un examen avec le miroir ophthalmoscopique plan, on découvre aisément, dans le segment antérieur, de fines opacités floconneuses du corps vitré, dont le déplacement plus ou moins rapide dénote le degré de désorganisation qu'a subi la partie antérieure du milieu dans lequel elles se meuvent. Le trouble visuel qu'accuse le malade, et que l'exploration à l'éclairage oblique n'explique nullement, peut déjà mettre sur la voie de l'existence de ces opacités de l'humeur vitrée.

Lorsque, plus tard, par suite d'une participation plus active de l'iris à l'inflammation, la constatation du symptôme pathognomonique, des flocons siégeant dans la portion antérieure du corps vitré, est rendue impossible, notre diagnostic s'appuie, pour l'irido-choroïdite plastique, sur l'injection périkératique très accusée par places, qui sont en outre sensibles au toucher, sur la profondeur de la chambre antérieure, et sur la vascularisation de l'iris, résultant d'une gêne circulatoire provenant de l'inflammation du corps ciliaire.

2° *L'irido-choroïdite séreuse* ou *lymphangite* de l'œil montre une injection périkératique bien moins prononcée; on voit apparaître brusquement des opacités très légères dans les parties antérieures du corps vitré, en même temps que surviennent, en général, les symptômes d'une simple lymphangite antérieure (la surface postérieure de la cornée se couvre d'une foule de petits points à peine perceptibles à la loupe et à l'éclairage oblique). Un observateur attentif peut alors reconnaître sans difficulté une augmentation dans la tension de l'œil. La chambre antérieure gagne assez notablement en profondeur et l'iris perd beaucoup de sa mobilité. La vision se trouble et l'on peut parfois voir la maladie changer de caractère, en s'adjoignant l'irido-choroïdite plastique.

La généralisation de la lymphangite s'accentuant de plus en plus, on constatera la présence de fines opacités, non seulement dans la partie antérieure du corps vitré, mais aussi dans ses couches profondes. L'inspection étant souvent rendue facile par le peu de troubles qu'occasionnent les dépôts et les fins épanchements cellulaires dans le corps vitré, on peut, dans certains cas, se convaincre (avec M. Knies) que le pourtour du nerf optique, la rétine, est devenu le siège d'un trouble et d'un gonflement œdémateux. Incontestablement, cet état se présente dans les cas où la lymphangite est transmise d'un œil à l'autre par migration de germes.

Lorsque l'abondance des produits de la lymphangite s'oppose à l'exploratien profonde de l'œil, nous concluons à la généralisation de la lymphangite précisément à cause de l'intensité et de l'étendue de l'infiltration cellulaire, pouvant donner lieu à la formation de grandes plaques grisâtres qui, de la face postérieure et déclive de la cornée, se replient sur l'iris, ou qui se déposent sur la cristalloïde antérieure, tandis que les parties intermédiaires, entre les plaques, se recouvrent d'un épithélium rugueux et se sclérosent de la même façon que les parties recouvertes par les plaques mêmes. Parfois aussi la transmission directe de la lymphangite à l'autre œil, où elle apparaîtra d'abord autour de l'entrée du nerf optique, viendra confirmer le diagnostic.

L'injection périkératique ne deviendra accusée que près des foyers de sclérose cornéenne, si cette complication se produit. Une injection périkératique généralisée et intense donnerait à redouter une transformation de l'affection en scléro-choroïdite antérieure, avec déformations ectatiques de l'œil d'autant plus imminentes que la tension se serait davantage accrue.

3° *L'irido-choroïdite parenchymateuse* (*suppurative*) et *gommeuse* n'offrira de difficultés pour le diagnostic qu'au début, et seulement dans le cas où, comme dans la forme gommeuse, la maladie débute dans une région circonscrite de la portion ciliaire de la choroïde. C'est de cette variété particulière d'irido-choroïdite, ainsi que de l'irido-choroïdite suppurative, que nous nous occuperons surtout ici, les autres formes devant naturellement trouver leur description en parlant de l'ophthalmie migratrice.

L'irido-choroïdite gommeuse est une affection si exceptionnelle qu'il faut un vaste champ d'observations pour en rencontrer un certain nombre de cas. Lorsque la production gommeuse prend son origine dans le corps ciliaire même, elle ne se signale du côté de l'iris que par la formation de quelques rares synéchies; on observe, en outre, une vascularisation apparente au voisinage du siège de la gomme ciliaire, et finalement un trouble, dans la chambre antérieure, qui masque plus ou moins la propulsion que subit l'iris au-devant de la production gommeuse.

Ce qui frappe le plus l'observateur, c'est l'apparition soudaine d'une distension de la sclérotique formant un staphylôme ciliaire parfois très volumineux. Cette ectasie se fait si brusquement qu'on peut la voir se développer du jour au lendemain. L'affection a, en effet, une tendance toute particulière à fuser dans la sclérotique et à former rapidement une élévation staphylomateuse bleu rougeâtre, qui aboutit dans les cas graves à une perforation et, dans ceux de moindre intensité (ou atténués par le traitement), soit à une ectasie définitive avec atrophie marquée de tous les tissus avoisinants, soit à une rétraction avec affaissement partiel du globe oculaire. Dans tous les cas, l'organe est fortement compromis au point de vue de sa fonction.

Un signe qui peut, chez les syphilitiques, dévoiler une menace de production gommeuse dans le corps ciliaire, c'est lorsque, avec les symptômes d'une simple irido-choroïdite plastique d'apparence peu grave, le malade accuse un affaiblissement visuel hors de toute proportion, et que l'ophthalmoscope nous explique par un trouble généralisé et intense des couches antérieures du corps vitré. Si, en pareil cas, on voit se développer comme un foyer d'épiscléritis en un point déterminé de la circonférence de la cornée, principalement en haut, on est averti du danger que court le malade.

Dans le *diagnostic* des gommes du corps ciliaire, qui ordinairement n'affectent qu'un seul œil, il faut se mettre en garde contre la simple ténonite ou épisclérite gommeuse, avec légers symptômes concomitants d'iritis, affection qui n'a aucune tendance à la perforation de l'œil et qui aboutit, en général, à une cicatrice plate et ardoisée. Le diagnostic sera singulièrement facilité si une production simultanée de gommes iridiennes et ciliaires s'est effectuée, ou si une gomme située très périphériquement a envahi le corps ciliaire et les parties avoisinantes de la sclérotique.

L'*irido-choroïdite suppurative* est habituellement traumatique et souvent consécutive au séjour d'un corps étranger, implanté dans la partie antérieure du tractus uvéal. L'hypopyon qui, dans nombre de cas, se montre soudainement, peut montrer de brusques variations, disparaître plus ou moins complètement dans l'espace de quelques heures et réapparaître tout à coup. Peu à peu, la maladie prenant un développement plus notable, l'hypopyon ne disparaît plus et gagne en étendue; les symptômes de l'iritis suppurative, avec forte imbibition séreuse et infiltration cellulaire, s'accentuent. Une décoloration complète de l'iris, l'apparition d'un chémosis gélatineux, avec œdème des paupières, dévoilent l'extrême gravité de l'affection qui, suivant les cas, se terminera par panophthalmie, par perforation sclérale (au voisinage d'un corps étranger), enfin par la formation d'un abcès circonscrit du corps vitré voisin de la partie lésée du corps ciliaire, abcès qui peut se résorber et entraîner par son affaissement le développement d'une phthisie partielle de l'œil.

Après avoir énuméré les trois variétés d'irido-choroïdite, en ce qui concerne leur nature anatomique, nous avons encore à étudier cette affection si importante, au point de vue de son évolution et de son origine, nous aurons ainsi à envisager :

A. L'irido-choroïdite *secondaire*, ou consécutive à une iritis ;

B. L'irido-choroïdite *primitive*, ou *cyclite*, dont le siège était primitivement dans les parties antérieures de la choroïde ;

C. L'irido-choroïdite *migratrice* (*traumatique*).

A. L'*irido-choroïdite secondaire* ou *consécutive* se développe, comme nous l'avons vu, à la suite d'une iritis, surtout lorsqu'une synéchie postérieure totale intercepte toute communication entre les chambres de l'œil. Dans ce cas, le mal prend sa source dans les changements nutritifs de l'œil, par suite du refoulement des parties périphériques de l'iris vers le canal de Fontana. Une fois que la périphérie de l'iris se bombe et proémine en avant, les accidents du côté de la choroïde, ainsi que des phénomènes glaucomateux (plus tard suivis de phthisie), ne tardent pas à éclater. Si le champ pupillaire n'est pas occupé par des exsudats plastiques et qu'il permette l'examen ophthalmoscopique, le corps vitré se montre opacifié, surtout dans ses parties antérieures. On peut aussi voir se produire un hypopyon en filet linéaire, sujet à de brusques variations.

Les vaisseaux de l'iris, particulièrement les veines, ainsi que les gros vaisseaux voisins du tissu épiscléral, au pourtour de la cornée, se montrent distendus, et le toucher révèle, dans la région du corps ciliaire, une vive sensibilité.

B. *L'irido-choroïdite primitive,* qui commence par la choroïde, diffère de la première en ce que des troubles notables dans les fonctions de l'œil précèdent généralement la manifestation des signes inflammatoires du côté de l'iris, et en ce que cette membrane ne porte pas l'empreinte d'une inflammation primitive. Lorsque l'irido-choroïdite a pris tout son développement, il est souvent possible encore d'en reconnaître le point de départ, en se guidant sur les caractères suivants :

1° Conservation de l'intégrité du tissu de l'iris, en disproportion avec les troubles fonctionnels de l'œil ;

2° Présence très fréquente d'opacités, non seulement dans le corps vitré, mais encore dans le cristallin, sans même que l'iris soit devenu le siège d'une exsudation abondante ;

3° Diminution notable et par poussées de l'acuité de la vision centrale ou perte absolue d'une partie du champ visuel (lorsqu'il s'est fait un décollement rétinien), ce qui est bien moins fréquent si la maladie provient d'une iritis ; auquel cas, à la vérité, le champ visuel se rétrécit progressivement, mais sans troubler aussi considérablement la vision centrale.

C. *L'irido-choroïdite migratrice* (*traumatique*) est de toutes les variétés la plus importante et la plus intéressante au point de vue clinique.

C'est dans le traité de Mackenzie que l'on trouve pour la première fois un article consacré à l'*iritis ou ophthalmitis symphatique,* affection qu'il considérait « comme une des plus funestes dont l'œil puisse être frappé ». D'après les connaissances actuelles, il est avéré que l'irritation sympathique prend, dans le plus grand nombre des cas, le caractère de l'*irido-choroïdite plastique.* L'observation attentive démontre, comme les travaux de Knies et Deutschmann l'ont clairement établi, qu'une lymphangite précède d'une façon transitoire la période de plasticité. Incontestablement, l'ophthalmie sympathique qui reste à l'état de *lymphangite,* d'*irido-choroïdite séreuse,* pendant presque toute la durée de la maladie, pour ne montrer que de faibles exsudations plastiques vers la terminaison du mal, est l'exception. Encore plus rares sont les cas où la *lymphangite* n'empiète même guère sur l'œil irrité par sympathie et se localise dans les gaines du nerf optique, ou près de leur implantation à la sclérotique, en produisant, soit une papillite, soit l'image d'une chorio-rétinite. Cette lymphangite vaginale et péripapillaire précède souvent simplement la lymphangite généralisée de l'œil, autrement dit l'irido-choroïdite séreuse.

Dès à présent, on peut résumer les principaux points relatifs à l'ophthalmie sympathique, à laquelle Deutschmann (*Ophthalmia migratoria,* in-8, p. 145, 1889) a substitué avec raison le nom d'ophthalmie migratrice, dans les propositions suivantes :

Par les voies lymphatiques, la transmission d'un œil à l'autre de matières infectantes, de micro-organismes suivant M. Deutschmann, peut développer sur le congénère une lymphangite généralisée (*ophthalmie migratrice*).

Cette lymphangite, dans la majorité des cas, prend promptement les carac-

tères d'une inflammation exsudative et plastique d'une nature particulièrement pernicieuse.

Dans les cas, relativement rares, où la lymphangite conserve son caractère propre, ou ne montre que fort tardivement une tendance à s'adjoindre une inflammation plastique peu intense, la maladie présente ordinairement une malignité infiniment moins prononcée.

Lorsque la lymphangite ne dépasse pas l'entourage de la papille du nerf optique, elle n'offre que deux ordres de dangers : ceux d'une menace d'irradiation sur la totalité des espaces lymphatiques de l'œil et ceux résultant des troubles nutritifs que la lymphangite peut, sous forme de vaginite, produire dans le nerf optique même.

La forme la plus pernicieuse de l'inflammation sympathique est assurément l'*irido-choroïdite plastique*, et c'est presque exclusivement de cette manière que se perd le plus grand nombre des yeux enflammés sympathiquement. Ce qui différencie cette irido-choroïdite de l'irido-choroïtide ordinaire, c'est la production très rapide de masses néoplasiques vascularisées qui, tapissant la face postérieure de l'iris et le corps ciliaire, portent entrave à la circulation et partant à la sécrétion intra-oculaire. Aussi voit-on aussitôt se développer une synéchie postérieure totale, l'iris se vasculariser et de nombreuses saillies se montrer à sa surface, à moins que toute la face postérieure de cette membrane ne soit adhérente au cristallin. Dans ce dernier cas, où la marche de la maladie a été généralement moins brusque, l'iris se présente sous l'aspect d'un diaphragme raide, dont les plis ont disparu et dont l'insertion est manifestement rétractée. Cette rétraction est due à la propagation des masses néoplasiques sur le corps ciliaire et au mouvenent cicatriciel qu'elles subissent. Elle a habituellement pour effet de détacher le corps ciliaire de la sclérotique et d'exercer une forte traction sur le tissu trabéculaire péricornéen.

Suivant le mode d'agglutination de l'iris au cristallin, la chambre antérieure, qui perd toujours sa profondeur, présente deux variétés d'aspect. Dans la première, où l'iris offre des bosselures, le maximum de profondeur se trouve au centre et vers la périphérie. Dans la seconde, la chambre antérieure a son minimum de profondeur vers le centre de la cornée et elle augmente progressivement vers la périphérie. Les variations de tension, si remarquables dans l'ophthalmie migratrice, s'expliquent par les diverses phases que parcourent les produits inflammatoires de cette forme pernicieuse. A l'accroissement de pression, succède, par suite de la rétraction des masses néoplasiques et de l'écartement des trabécules sclérales péricornéennes, ayant pour effet d'ouvrir démesurément les voies d'excrétion, une phthisie essentielle, bientôt suivie d'une phthisie partielle et définitive du segment antérieur de l'œil. Évidemment aussi, l'oblitération d'un nombre important de vaisseaux, comprimés par les exsudations étalées sur la portion la plus vascularisée de la choroïde, contribue sensiblement à accentuer les troubles nutritifs de l'œil, à les irradier vers le corps vitré qui se liquéfie complètement, et à entraîner la formation d'une cataracte par défaut de nutrition de l'œil.

Lorsque chez de jeunes sujets, grâce à la souplesse de la sclérotique, l'affection s'épuise sans entraîner une phthisie quelque peu marquée de l'œil, et que les milieux reprennent une suffisante transparence, on peut constater alors que la défectuosité de la vue est surtout imputable aux ravages que la lymphangite a occasionnés du côté de la papille et de son voisinage.

Nous reviendrons à l'ophthalmie migratrice en parlant de l'étiologie de l'irido-choroïdite en général, mais tout d'abord il sera nécessaire de bien avoir présentes à l'esprit les altérations anatomo-pathologiques.

Anatomie pathologique de l'irido-choroïdite en général. — En décrivant les trois formes principales de cette maladie, il a déjà été question des changements anatomiques qui les différencient; nous compléterons cet exposé en résumant les travaux de MM. Alt, Knies et Deutschmann.

La forme la plus fréquente, la *cyclite plastique*, est caractérisée par une exsuda-

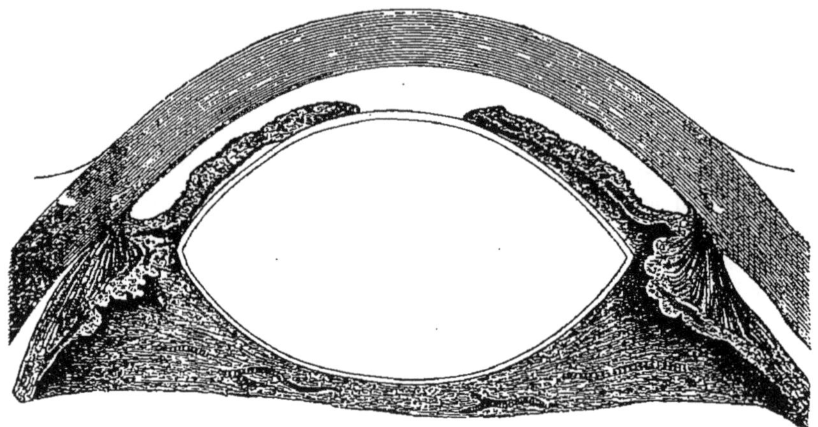

Fig. 171.

tion fibrineuse plus ou moins farcie de cellules rondes. Cet exsudat se dépose dans la trame du corps ciliaire et de l'iris, et empiète, dans les formes graves, sur toutes les parties avoisinantes, de façon à supprimer la chambre postérieure et à envelopper en entier le cristallin (fig. 171). Les masses fibrineuses, infiltrées de cellules immi-

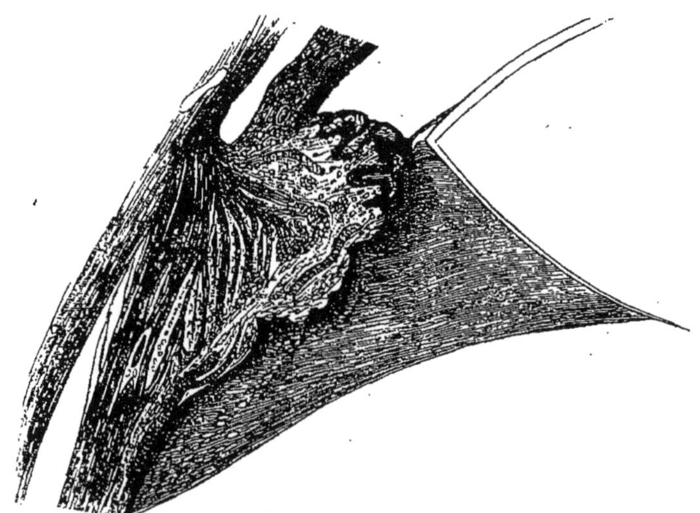

Fig. 172. — Cyclite plastique. Participation de la *pars ciliaris* à la formation d'une membrane, par suite de la transformation des cellules cylindriques en fusiformes.

grées, s'organisent et se transforment en tissu cellulaire, dont la rétraction ultérieure est désastreuse pour la nutrition des parties avoisinantes.

A cette production de tissu cellulaire peut aussi prendre part, comme le montre la figure 172, la portion ciliaire de la rétine, dont les cellules cylindriques donnent lieu, par prolifération, à des cellules fusiformes et finalement à des fibres de tissu cellulaire. En outre, il se produit ordinairement une hypperplasie des cellules pigmentées de l'uvée, sous forme d'un duvet composé de prolongements tubuleux (fig. 173) qui, en envahissant les fausses membranes de la cyclite, sont d'abord, sui-

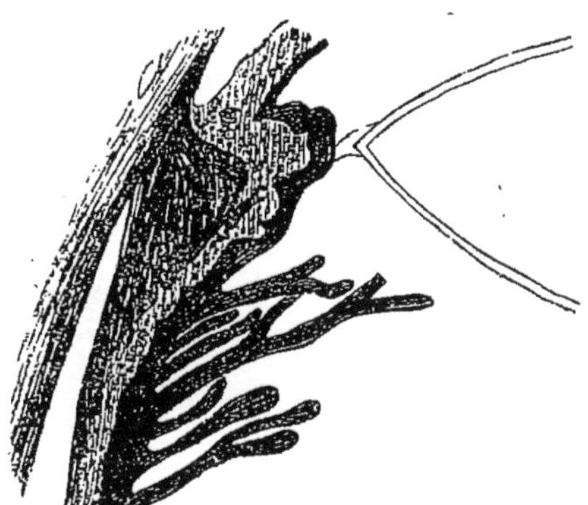

Fig. 173. — Cyclite plastique. Excroissances tubulaires de la couche uvéale du corps ciliaire. Pour plus de netteté dans le dessin, la couche rétinienne n'est pas indiquée.

vant M. Alt, privées de pigment (fig. 174) et ne semblent se remplir qu'ultérieurement de granules pigmentés.

Les membranes engendrées par la cyclite ont pour effet, lorsqu'elles atteignent

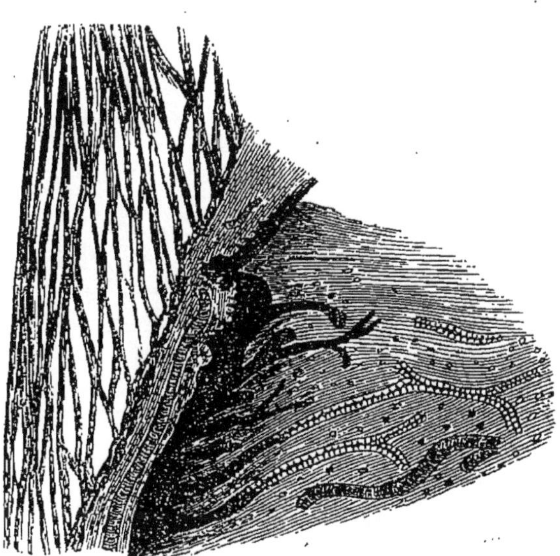

Fig. 174. — Cyclite plastique. Cellules uvéales pigmentées, disposées dans la membrane et se continuant en tubes non pigmentés.

la phase régressive et qu'elles reviennent sur elles-mêmes, de détacher le corps ciliaire de la circonférence péri-cornéenne (fig. 175). Le tissu cellulaire, d'abord très vasculaire, se rétracte progressivement et s'imprègne de pigment et de dépôts calcaires ; on peut même voir apparaître une véritable ossification.

La *forme parenchymateuse de cyclite* ne différera pas essentiellement, sur des

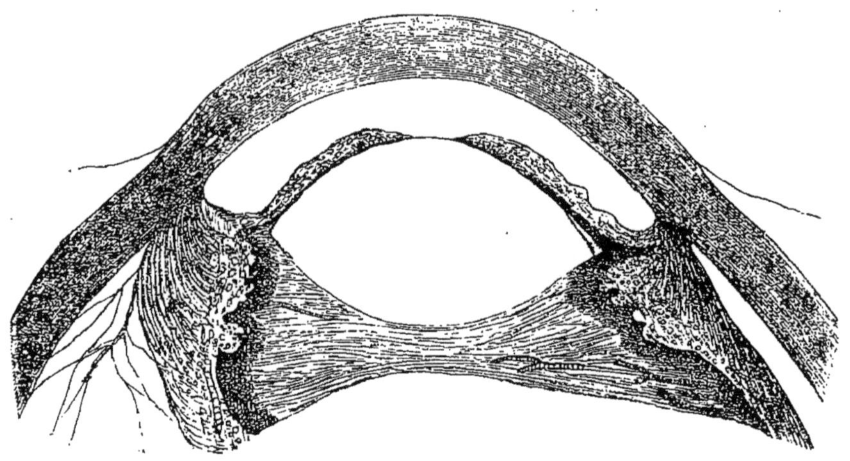

FIG. 175. — Cyclite plastique. Membrane formée par la cyclite. Décollement du corps ciliaire (Alt).

coupes anatomiques, des formes graves de cyclite plastique. Car il est certain que ce ne sera qu'au début d'une pareille cyclite qu'on sera à même d'en confirmer le

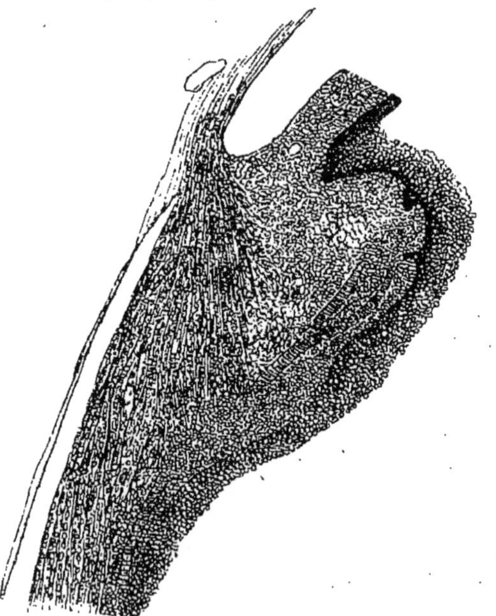

FIG. 176. — Cyclite purulente (Alt).

caractère parenchymateux et d'attribuer, à la prolifération des cellules, le tissu nouvellement formé, et non à l'organisation d'une exsudation infiltrée de cellules émigrées du voisinage, comme dans la forme précédente.

Bien moins grande sera la difficulté pour juger la part qui revient soit à l'infiltration cellulaire, soit à la nucléation, dans la cyclite qui revêt le caractère *purulent*. La *soudaineté* de l'apparition de cellules rondes, envahissant rapidement tous les tissus du corps ciliaire, prouve que l'infiltration cellulaire par diapédèse joue ici le rôle exclusif (voy. fig. 176).

Il sera bien plus facile d'étudier la part qui peut revenir à la nucléation, ou formation de nouvelles cellules sur place, lorsqu'il s'agit d'une forme *gommeuse* ou *tuberculeuse*, si l'on est assez heureux pour pouvoir en faire l'étude dès le début, de façon à rencontrer à côté d'anciens boutons des foyers miliaires. Ces néoplasies, dont la nature gommeuse ou tuberculeuse est surtout dévoilée par la présence des bacilles pathognomoniques et par l'observation clinique, sont uniquement composées d'un entassement de cellules rondes (fig. 177) qui ont repoussé de côté les tissus avoisinants.

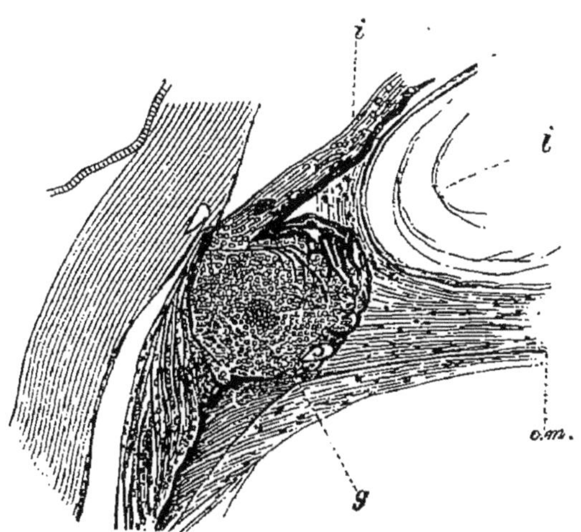

Fig. 177. — Gomme du corps ciliaire.

i, iris; l, cristallin; cm, membrane produite par le cyclite; g, gomme (Alt).

La *forme séreuse de cyclite*, ou *lymphangite oculaire*, a été d'autant plus difficile à étudier anatomiquement que l'on n'arrive que fort exceptionnellement à en faire la nécropsie, ou, si l'on a procédé pour pareille maladie à une énucléation, la lymphangite s'est déjà combinée avec une forme plastique ou parenchymateuse, et l'image primitive de l'affection s'est plus ou moins complètement effacée.

M. Knies, ayant cependant eu, dans un cas, l'occasion de faire l'examen d'yeux atteints de lymphangite récente, a pu constater, à part les dépôts de l'iritis séreuse (voy. p. 264), de semblables amas dans l'angle iridien. L'iris montrait une infiltration cellulaire telle, que ses couches antérieures avaient pris l'aspect d'une plaie recouverte de granulations. L'infiltration s'étendait au corps ciliaire. Entre les fibres de la zonule de Zinn, se rencontraient aussi des cellules rondes, ainsi que dans le canal de Petit et même sur la cristalloïde; des grains pigmentaires se retrouvaient dans ces derniers points comme sur la membrane de Descemet. La choroïde montrait partout une forte infiltration cellulaire, occupant la couche chorio-capillaire et celle des gros vaisseaux. Le corps vitré présentait, dans sa portion antérieure, de nombreuses membranes finement granulées, garnies de rares cellules rondes, plus fréquentes vers la zonule. La tête du nerf optique, un peu gonflée, laissait voir une infiltration cellulaire abondante, que l'on pouvait suivre assez loin dans l'orbite, vers le foramen opticum où elle disparaissait; mais ici se montrait une infiltration très accusée de la gaine piale, qui pouvait être poursuivie à partir de la sclérotique jusqu'à la section des nerfs, faite au-devant du chiasma, tout près de celui-ci. Les deux yeux présentaient des altérations semblables.

Les expériences sur les animaux et les autopsies ont donné à M. Deutschmann la certitude qu'il s'agit, dans la transmission de l'ophthalmie dite sympathique, d'une migration de cocci qui, tout en n'entraînant pas la suppuration, donnent naissance à la même forme d'irido-choroïdite pernicieuse, aussi bien dans l'œil blessé que dans le congénère. Reste à savoir, comme le suppose Sattler, si à un genre particulier de coccus revient le pouvoir migrateur, c'est-à-dire la tendance à se transporter vers l'autre œil.

Pour ce qui concerne l'*étiologie* des irido-choroïdites en général, nous ne voulons pas, pour la forme qui succède à une iritis, répéter tout ce qui a été dit à l'occasion de l'étiologie de l'iritis. Dans l'irido-choroïdite primitivement développée dans les parties antérieures de la choroïde, nous avons principalement à insister sur les traumatismes et les formes utérines, enfin nous nous occuperons particulièrement de l'évolution de la forme sympathique ou migratrice.

La plupart des yeux qui s'atrophient, après avoir été blessés, ont passé par les phases d'une irido-choroïdite. Le développement de cette maladie se fait d'autant plus facilement que la plaie est plus étendue, qu'elle a plus largement intéressé le corps ciliaire, et qu'une partie de l'objet vulnérant (fragment d'acier, de capsule, grain de plomb, etc.) est restée dans l'œil, en y entraînant des éléments infectieux. Il est rare qu'un corps étranger aseptique s'enkyste et reste définitivement sans danger pour l'organe.

La présence d'un corps étranger dans un œil affecté d'irido-choroïdite peut être d'un diagnostic très difficile. On la reconnaît à trois symptômes essentiels : 1° à la persistance de l'injection périkératique et des douleurs, même lorsque l'œil est manifestement entré dans l'évolution de la phthisie; 2° à la sensibilité de la région ciliaire au toucher, sur un point circonscrit; 3° à l'exagération de la pression intra-oculaire, contrastant avec la marche de la cyclite et persistant même lorsque la réduction du volume de l'œil, par phthisie partielle, s'accuse déjà manifestement.

Incontestablement, les irido-choroïdites primitives sont bien plus fréquentes chez les femmes que chez les hommes. Chez les premières, on les voit, en effet, se développer à la suite d'irrégularités du flux menstruel et particulièrement aux époques de la vie où apparaissent et où cessent les règles. C'est essentiellement la forme séreuse que présentent les jeunes filles de quatorze à seize ans; la forme mixte prédomine à l'âge de dix-huit à vingt ans, tandis que l'irido-choroïdite plastique se rencontre surtout chez les femmes à l'époque critique.

Parmi les causes de l'irido-choroïdite spontanée, notons encore l'hérédité. L'influence des diathèses rhumatismale et syphilitique est bien moins à prendre en considération, particulièrement au point de vue des complications que présentent les traumatismes de l'œil, que l'infection directe ou ectogène.

Le *mode de transmission* d'une irritation inflammatoire d'un œil à l'autre a vivement préoccupé les auteurs, dès que l'ophthalmie sympathique devint le sujet d'études sérieuses. Deux voies furent d'abord accusées : celle du nerf sensoriel et celle des nerfs sensitifs. Un troisième chemin a été enfin découvert, c'est celui des voies lymphatiques.

La transmission par un nerf sensoriel, le nerf optique, signalée tout d'abord par

Mackenzie, et que Mauthner a reprise, en invoquant surtout l'excès de *sensibilité* de l'œil menacé de sympathie, est absolument inadmissible, attendu que, suivant la remarque faite par de Wecker, la transmission a fréquemment lieu à une époque où le nerf optique n'existe plus que comme un simple cordon de tissu cellulaire privé d'éléments nerveux.

La transmission par les nerfs ciliaires, à laquelle ont longtemps adhéré la presque totalité des auteurs, n'est guère plus soutenable. C'est de Arlt qui, le premier, avait exprimé l'idée que ce seraient les nerfs ciliaires qui, par sympathie (?), transmettraient l'irritation, théorie qui paraissait d'autant plus plausible que le danger de transmission s'accusait, si les nerfs ciliaires montraient une plus vive irritation, et que Bowman avait signalé, sur l'œil sympathisant et sur l'œil menacé de sympathie, un foyer symétrique de sensibilité au toucher. En outre, il était établi, comme de Wecker l'avait indiqué, que la destruction de ces mêmes nerfs ciliaires coupait court à la transmission, que la suppuration complète d'un œil rendait inoffensif le moignon qui en résultait et que les yeux ayant passé par des états glaucomateux prolongés (staphylomateux), présentant une destruction des nerfs ciliaires, étaient, en général, incapables de transmettre une ophthalmie sympathique. « Mais, dit de Wecker, il m'échappait alors que ces mêmes processus morbides fermaient, en entraînant l'atrophie des nerfs ciliaires, le *vrai chemin de transmission*, celui des *voies lymphatiques*, sur lequel Knies a appelé en premier l'attention. »

Cette transmission d'une ophthalmie d'un œil à l'autre, par les voies lymphatiques à travers le chiasma, dont M. Knies a donné la démonstration, et que M. Deutschmann a pu reproduire expérimentalement, se révèle parfois au clinicien de la façon la plus nette par l'apparition, sur l'œil sympathisé, d'un trouble nuageux de la papille, marquant le début de l'affection et dénotant l'invasion des éléments migrateurs dans l'œil sain. Ce n'est qu'un peu plus tard que se voient les dépôts sur la membrane de Descemet et les autres signes de la lymphangite généralisée. Chaque fois qu'il y a lieu de redouter une ophthalmie migratrice, notre attention devra donc être constamment tournée vers l'état de l'entrée du nerf optique sur l'œil sain, afin d'en surprendre la première apparition signalant l'imminence du danger.

Traitement de l'irido-choroïdite en général. — Il y a peu de maladies de l'œil qui exigent autant d'expérience, d'habileté et de persévérance dans le traitement que l'irido-choroïdite, affection qui, souvent, a déjà pris un grand développement lorsque les malades se présentent.

Pour ce qui regarde le traitement de l'*irido-choroïdite plastique*, nous renvoyons à celui des formes d'iritis grave. Lorsque le malade, en se mettant en traitement, présente soit des synéchies multiples, soit même une synéchie postérieure totale, ou qu'il a eu plusieurs rechutes inflammatoires, il ne faut pas perdre son temps à un traitement médical et l'on doit pratiquer immédiatement l'iridectomie. L'attention de l'opérateur doit ici se porter sur les points suivants : 1° exécuter une large section tombant dans la jonction scléro-cornéenne ; 2° éviter tout enclavement dans les angles de la section, par une excision aussi précise que possible ; 3° évacuer le sang de la chambre antérieure.

En général, on tâchera autant que possible d'ouvrir la nouvelle pupille pendant une période d'accalmie ; si des symptômes douloureux ou l'exagération de la pression intra-oculaire forcent à se départir de cette règle, on cherchera, par une sclérotomie, à préparer le terrain pour pouvoir efficacement établir une pupille artificielle. En dépit du bon résultat opératoire obtenu, on ne se contentera pas de cette intervention, mais on la fera suivre d'un traitement général, dirigé contre la cause (l'infection endogène) de l'affection oculaire.

L'irido-choroïdite séreuse, qui s'accompagne souvent d'une augmentation dans la pression intra-oculaire, exige une surveillance particulière, en se tenant prêt à intervenir par des paracentèses, la sclérotomie ou l'iridectomie.

L'irido-choroïdite purulente cède, dans les cas où elle n'est pas trop violente, à un traitement antiphlogistique très énergique, mais il n'en est pas ainsi lorsque cette inflammation est la conséquence d'une opération (d'un traumatisme infectant). Alors, surtout s'il s'agit de personnes âgées ou débiles, il est préférable de recourir à l'emploi des compresses antiseptiques chaudes, associées à une médication tonique. Lorsque la cyclite est entretenue par la présence d'un corps étranger, tout traitement reste inutile, si l'on ne parvient pas à supprimer la cause nuisible. Toute inflammation qui se propage d'une plaie doit être traitée par la méthode antiseptique, en y adjoignant un traitement roborant lorsqu'il s'agit d'individus affaiblis et avancés en âge.

L'irido-choroïdite migratrice (1) réclame un traitement énergique et différent, sous bien des rapports, de ceux mentionnés plus haut. A cet égard, se pose en première ligne la question de l'énucléation.

Personne ne niera que l'*énucléation préventive*, exécutée sur un œil absolument privé de sa fonction, profondément lésé ou porteur d'un corps étranger, est et restera une opération d'une utilité incontestable, qui s'imposera toujours au praticien.

Les nouvelles recherches sur la transmission de l'ophthalmie sympathique viennent expliquer pourquoi, cette transmission opérée, l'énucléation n'exerce plus une action abortive sur l'ophthalmie transmise, et pourquoi elle paraît, au contraire, par suite de la section des gaines du nerf optique et de l'ouverture de la capsule de Tenon, donner un certain stimulus à cette affection et nécessiter, dans quelques cas, une opération complémentaire, consistant dans l'ablation du moignon du nerf optique et du tissu capsulaire ambiant (Hasket Derby).

De ces considérations, ressort-il qu'il faille, comme le veut M. Mauthner, renoncer à l'énucléation une fois que l'œil a transmis le lymphangisme? Évidemment non, car il faut surtout et avant tout supprimer le foyer d'infection primitif. En pareil cas, il sera surtout nécessaire de couper le nerf optique aussi loin que possible, par une section nette, et de recourir à une irrigation antiseptique prolongée.

Que devons-nous dire des opérations, telles que la névrotomie ciliaire, l'énervation et l'exentération oculaire, qui ont été proposées dans un but analogue à celui que vise l'énucléation? Nous pensons que ces opérations peuvent trouver leur application comme moyens préventifs, mais que, dans l'état actuel de nos connaissances, elles sont, en général, à rejeter si une ophthalmie migratrice est imminente ou a déjà éclaté.

De Graefe avait déjà proposé la section intra-oculaire des *nerfs ciliaires*, mais les premiers qui ont préconisé la section externe, ou abrasion des nerfs ciliaires, sont Snellen et de Wecker. Dans ce but, on détache le muscle droit correspondant à la région la plus sensible (blessée) de l'œil, et l'on tâtonne, comme le veut

(1) Une simple *irritation* (non une inflammation) *sympathique*, consistant dans une sensibilité de l'œil congénère, du larmoiement, de l'impossibilité à s'appliquer, même de la façon la moins continue, est soigneusement à différencier des premiers symptômes de la véritable ophthalmie migratrice.

Snellen, avec des ciseaux mousses, pour se renseigner sur l'emplacement du nerf optique, et pour couper, par de petits coups secs, les nerfs ciliaires entre le nerf optique et la région sensible. Les modifications apportées par de Wecker à ce procédé sont d'y combiner, surtout lorsqu'il s'agit de blessures de l'œil, une abrasion très exacte du tissu cicatriciel et de prendre le nerf optique sur un crochet à strabisme, ou mieux sur un double crochet articulé, qui tient le nerf optique dans un anneau fermé et facilite le renversement partiel de l'œil et l'abrasion ciliaire, tout à l'entour du nerf optique.

Il est en effet prouvé par l'observation clinique que l'infection provenant d'une blessure externe (sclérale) de la région ciliaire, peut engendrer un lymphangisme intra-oculaire, et que l'inflammation des espaces lymphatiques, déterminée par une cause d'irritation développée dans le pourtour de la cornée et du corps ciliaire, est susceptible de cheminer par l'espace Tenonien vers le nerf optique et vers l'autre œil. C'est ainsi que s'explique l'action incontestable du détachement cicatriciel par abrasion sclérale, la neurotomie ciliaire. L'occlusion palpébrale (Verneuil) ne peut faire disparaître qu'une simple irritation sympathique.

L'*énervation*, d'abord exécutée par M. Boucheron sur les animaux, fut introduite dans la pratique par M. Schöler. La section du nerf optique permet, après détachement d'un seul muscle droit, un renversement complet en avant de la face postérieure du globe et une véritable abrasion de toutes les parties nerveuses, avec anesthésie consécutive absolue de la cornée; mais elle ajoute aussi à cette opération un élément bien fâcheux, c'est l'hémorrhagie abondante qui, par suite de la protrusion de l'œil, peut à la fois entraver l'exécution d'un des temps les plus importants de l'opération, l'abrasion de la surface postérieure de la capsule de Tenon, et pousser les troubles nutritifs jusqu'à déterminer un sphacèle de la cornée. A part ces inconvénients, que l'introduction des ciseaux hémostatiques (mais fort encombrants) de M. Warlomont ne paraît pas écarter complètement, l'opération faite avec les soins rigoureux de l'antisepticisme donne d'excellents résultats, du moins immédiats, car la réunion cicatricielle rétablit à la longue la sensibilité cornéenne et fait même réapparaître chez un certain nombre de malades les douleurs ciliaires.

L'*exentération oculaire*, consistant, après excision de la cornée, dans l'évidement complet, à l'aide d'une curette, de la coque sclérale, suivi d'une large irrigation antiseptique, offre sur l'énucléation, en respectant la capsule de Tenon et les gaines du nerf optique, l'avantage de diminuer singulièrement les chances d'une rare mais terrible complication de l'énucléation, la méningite; toutefois, elle ne présente pas une certitude d'efficacité suffisante pour que l'on puisse la substituer à l'énucléation.

Suivant les cas, on devra donc agir de la façon suivante :

1° On intervient, par *énucléation, énervation* ou *abrasion cicatricielle et nerveuse*, lorsqu'on a des raisons de supposer la possibilité d'une transmission par migration ou qu'il existe une simple irritation sympathique ;

2° Nous appliquons ces procédés opératoires (de préférence la simple abrasion cicatricielle et nerveuse, dans les blessures de la région ciliaire) si l'œil est le siège de douleurs menaçantes qu'on n'arrive pas à calmer ;

3° Nous pratiquons la *seule énucléation* lorsqu'un œil, étant le siège d'un corps étranger, reste irrité, douloureux ou s'enflamme par intervalles, et surtout si des phénomènes d'ophthalmie migratrice sont déjà manifestes (hypérémie du nerf, œdème péripapillaire) ;

4° Nous n'exécutons exclusivement que l'*abrasion cicatriso-nerveuse*, lorsque l'œil qui a transmis l'inflammation conserve un certain degré de vision, tandis que la fonction de l'œil sympathisé est déjà notablement atteinte.

Quant aux cas où un œil perdu peut être considéré comme inoffensif, nous signalerons les suivants :

A. Lorsque les voies de transmission (espaces lymphatiques) ont été oblitérées, à la suite de la rétraction cicatricielle qui succède à une suppuration intra-oculaire complète (panophthalmie) ;

B. Lorsque, par suite d'un processus glaucomateux (staphylomateux) prolongé, les voies lymphatiques ont subi une compression oblitérante.

Si, en dépit d'une intervention chirurgicale rationnelle, une ophthalmie sympathique s'est développée, on la traitera suivant les moyens médicaux indiqués plus haut; mais on devra renoncer à toute tentative d'iridectomie qui, à cette période, échouerait constamment. Une pareille intervention ne peut être justifiée que lorsque la phase régressive, avec atrophie des fausses membranes, a laissé un œil encore *suffisamment muni d'une tension convenable et présentant une bonne perception lumineuse*.

D'ailleurs, il ne faut même pas ici se flatter de pouvoir ouvrir une pupille artificielle d'emblée et sans enlever préalablement le cristallin. L'accolement complet de la surface postérieure de l'iris, fortement atrophié à cette époque, rend toute tentative de ce genre infructueuse. Donc, après extraction du cristallin, que l'on fera échapper à travers une section à lambeau intéressant à la fois la cornée et l'iris, la capsule ayant été ouverte par une kystitomie équatoriale, on excisera, au moyen des pinces-ciseaux, un lambeau triangulaire aussi large que possible et comprenant l'iris, les membranes exsudatives et la cristalloïde. En cas d'oblitération, on répéterait cette irito-ectomie.

On s'abstiendra de toute intervention, si un malade compte encore, avec un œil qui a passé par une ophthalmie sympathique, les doigts à une certaine distance, et l'on attendra le plus longtemps possible, sur un œil qui ne présente qu'une simple perception lumineuse, afin qu'un maximum d'accalmie se soit établi avant toute tentative opératoire.

ARTICLE IV

BLESSURES DE L'IRIS, CORPS ÉTRANGERS

Les blessures de l'iris peuvent être faites par un instrument piquant ou tranchant, par la pénétration d'un corps étranger, ou être la conséquence d'une contusion de l'œil. Toutes ces blessures se compliquent facilement d'un épanchement de sang dans la chambre antérieure, d'un hyphêma. Les sections ou piqûres de l'iris n'entraînent, en l'absence d'infection, aucune réaction. Quelques instillations d'atropine et le bandeau compressif amènent vite la guérison. Mais, si la plaie s'est étendue au cristallin et a été infectée, celui-ci, en se gonflant et en servant de lieu de culture aux germes, peut provoquer et entretenir dans l'iris une inflammation prolongée, et l'on est souvent obligé de donner issue au cristallin cataracté.

On a observé, à la suite de contusions violentes de l'œil ou des parties voisines, des déchirures de l'iris, et surtout une rupture de son bord adhérent. Une *iridodialyse* en est la conséquence. Cet accident se produira d'autant plus aisément que la pupille se trouvera, au moment du traumatisme, fortement contractée ou fixée à la capsule par des synéchies. Si l'irido-dialyse est peu étendue, il pourra être nécessaire, pour fixer le diagnostic, de recourir à l'emploi du miroir ophthalmoscopique qui dévoiler aussitôt, grâce au reflet renvoyé par le fond de l'œil, la présence d'une petite fente périphérique de l'iris donnant passage aux rayons lumineux. Dans le cas d'irido-dialyse très étendue, on peut voir à la longue la bandelette transversale, formée par l'iris détaché, s'atrophier par places et laisser en partie passer les rayons projetés dans l'œil par l'ophthalmoscope. Mais nous n'avons pas pu constater une absorption complète de l'iris donnant lieu à une *iridérémie*, ainsi que l'ont rapporté quelques auteurs.

Les déchirures du bord pupillaire ne se présentent que très exceptionnellement. Dans les cas que nous avons observés, nous n'avons pas rencontré une mydriase persistante, comme White Cooper l'a signalé, mais un allongement de la pupille en forme de poire, avec adhérence à la cristalloïde du bord du sphincter déchiré.

Bien plus rares encore sont les déchirures de l'iris dans sa continuité, ainsi que la figure 178, empruntée à une observation rapportée par M. Lawson, en montré un

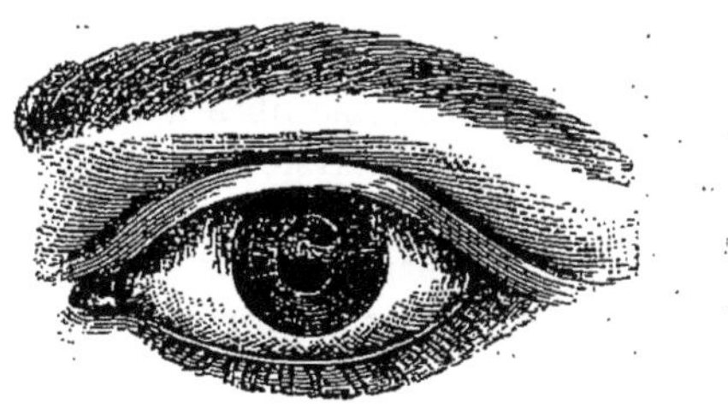

Fig. 178.

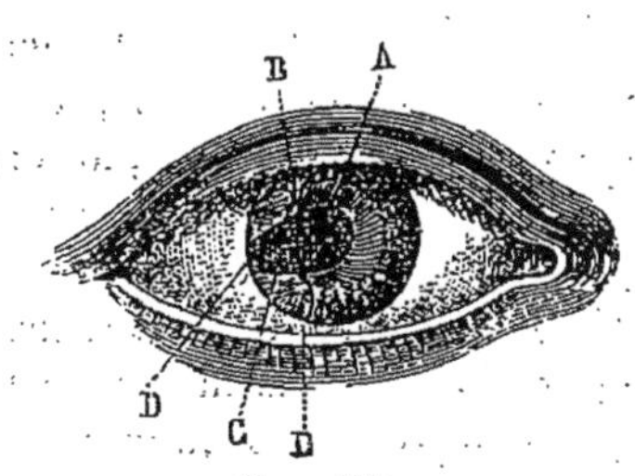

Fig. 179.

cas, consécutif au choc sur l'œil d'une balle, par ricochet. On constatait la présence de deux pupilles superposées, la supérieure, produite par la déchirure, ne concordant pas avec le bord marginal de l'iris, dont elle se trouvait séparée par un pont de tissu iridien.

Le *renversement de l'iris*, décrit en premier lieu par de Ammon, est encore un accident que l'on a assez rarement occasion d'observer. L'iris est enfoncé, vers la chambre postérieure, sur une étendue variable qui échappe alors complètement à l'œil de l'observateur. En pareil cas, il est impossible de découvrir à l'ophthalmoscope les procès ciliaires correspondant à la partie de l'iris refoulée, tandis que l'examen de ces replis membraneux est toujours possible, lorsque le bord ciliaire de l'iris a été détaché par un traumatisme quelconque. On a observé ce genre de lésion presque exclusivement sur des yeux dans lesquels le cristallin s'était déplacé ou s'était notablement réduit dans ses diamètres, de façon que l'iris n'y trouvât plus son point d'appui normal.

En général, le renversement partiel de l'iris comprend toute la largeur de cette membrane jusqu'à son bord adhérent, mais on a aussi rencontré des cas où le renversement n'était représenté que par un repli du bord pupillaire, figurant dans la partie renversée une dilatation de la pupille. Le renversement de l'iris a pu parfois être suivi *de visu* pendant certaines opérations de pupilles artificielles, faites à tort dans les cas de luxations du cristallin, où l'iritomie doit toujours remplacer l'excision de l'iris. Si, en pareil cas, on ne saisit pas prestement l'iris avant que le corps vitré ait pu passer au-devant, celui-ci renverse l'iris en arrière et il devient impossible de saisir cette membraue.

La figure 179 montre un exemple de renversement de l'iris, survenu chez un enfant, à la suite d'un choc, sur l'œil droit, par un morceau de bois. On pourrait croire tout d'abord qu'une pupille artificielle a été pratiquée, mais on s'aperçoit bientôt que l'iris est simplement replié sur lui-même, que le cercle interne (A) cesse à l'endroit où deux plis de l'iris (BB) se dessinent assez nettement, et qu'il est impossible de découvrir la moindre trace des procès ciliaires. Le cristallin (C), mobile, est tout à fait transparent, il est luxé en dedans et un peu en bas.

Contrairement à ce que l'on pourrait supposer, ces lésions traumatiques de la partie antérieure du tractus uvéal ne sont pas fréquemment compliquées de déchirure des membranes plus profondément situées (choroïde, rétine).

Dans des cas de blessures ayant ouvert la chambre antérieure, on peut aussi voir se produire l'arrachement d'un fragment d'iris, accident bien différent de celui relaté ci-dessus.

La présence d'un *corps étranger* dans l'iris est bien plus dangereuse pour cet organe que les blessures que nous venons de passer en revue. En effet, l'irritation continue qu'il provoque amène facilement une inflammation suppurative, si ce corps étranger renferme des éléments infectants ou exerce une action chimique-irritante. Il est exceptionnel qu'un corps étranger non oxydable reste libre dans la chambre antérieure, sans provoquer d'irritation sensible, ou s'enkyste sans produire d'inflammation.

Il sera donc urgent de pratiquer l'extraction de pareils corps étrangers. L'œil ayant été préalablement soumis à l'action des myotiques, on pratiquera sur le bord de la cornée, au voisinage du corps étranger, une section, en se servant du couteau de de Graefe qui n'expose pas à repousser le corps à extraire et qui peut au besoin glisser au-dessous de lui. Si le corps étranger n'a pas été chassé par le courant d'humeur aqueuse ou n'a pu être enlevé en le poussant dehors avec la curette de caoutchouc, le meilleur procédé pour attirer au dehors des parcelles d'acier, de capsule, de pierre ou de verre, consiste à faire glisser la curette de Daviel sous le corps étranger, de manière à le ramener dans le creux de la curette.

A-t-on fait plusieurs tentatives infructueuses, pendant lesquelles la partie de l'iris sur laquelle repose le corps étranger a été assez malmenée, parfois même déchirée, alors on fait mieux d'extraire le corps étranger en l'enveloppant dans un pli iridien, que l'on saisit en introduisant les pinces les branches ouvertes.

ARTICLE V

TUMEURS DE L'IRIS

On peut séparer les tumeurs de l'iris en deux catégories, en tumeurs bénignes et en tumeurs malignes. Dans la première classe, il faut ranger les épidermoïdomes, les kystes, les tumeurs pigmentées ou nævi, les granulomes (granulie) et les télangiectasies de l'iris. Dans la seconde classe, nous signalerons le sarcome et les tubercules (lèpre).

TUMEURS BÉNIGNES

A. *Épidermoïdomes, tumeurs perlées, kystes, dégénérescence cystoïde de l'iris.*

On a jusqu'à ces derniers temps désigné, sous le nom de *kystes de l'iris*, deux sortes de tumeurs absolument différentes comme origine et structure. Ce n'est que grâce aux travaux récents que, après avoir abandonné toute idée de *dégénérescence cystoïde* de l'iris, cette membrane ne renfermant d'ailleurs aucun élément glandulaire apte à une distension, on a pu séparer nettement les *tumeurs solides*, naissant d'une greffe de parcelles épithéliales sur l'iris, c'est-à-dire les *tumeurs perlées* ou *épidermoïdomes*, des véritables *kystes*, à contenu fluide, qui sont le résultat d'un simple plissement ou d'une déformation sacciforme de l'iris.

Les *tumeurs solides*, constituées par des masses épithéliales pullulées sur l'iris, ont été présentées par de Rothmund sous le nom d'épidermoïdomes. Monnoyer et Masse les désignent par le terme peu significatif de tumeurs perlées ; elles ont un aspect jaune grisâtre, sont arrondies, et la couleur jaune pâle s'accentue avec leur croissance. Ces tumeurs peuvent être en partie remplies d'un fluide, lorsque la greffe, lancée par un traumatisme dans l'intérieur de l'œil, renferme un élément glandulaire (folliculaire) susceptible de se développer (Masse).

Dans toutes ces tumeurs, qui doivent leur origine à la greffe, l'élément épithélial prédomine et affecte un arrangement concentrique, avec interposition de gouttelettes de graisse ou de plaques de cholestérine. Les tumeurs les plus consistantes (perlées) renferment souvent un cil (Stöber), qui s'est trouvé projeté dans l'œil et qu'on ne doit pas considérer comme une formation autochtone (*trichiasis iridis*).

Les véritables *kystes* de l'iris nous montrent des parois très minces, translucides, parfois cloisonnées (multiloculaires). Ces kystes s'accroissent en raison des symptômes irritatifs que présente l'œil, et qui sont ordinairement plus ou moins intenses peu de temps après l'accident qui leur a donné naissance. Très souvent, lorsque le kyste a acquis un certain degré de développement, l'œil s'accommode à sa présence. Une très longue période de calme peut s'établir, pour s'interrompre alors souvent brusquement, sans raison bien définie, par de nouvelles poussées irritatives.

Ordinairement la vision a souffert, non seulement par l'empiétement du kyste sur le champ pupillaire qu'il peut masquer en totalité, mais aussi par les troubles d'excrétion que son adossement à la rigole de Fontana apporte à la nutrition de l'œil, en provoquant des symptômes glaucomateux.

Les parois des kystes séreux ne se composent que d'éléments distendus et raréfiés du tissu iridien. L'intérieur se trouve ordinairement garni d'une mince couche épithéliale à arrangement régulier et non pigmentée. Le contenu du kyste est identique à l'humeur aqueuse.

Pathogénie des kystes. — Une fois que Reverdin eut démontré la possibilité de greffer des parcelles épidermiques et épithéliales, on était tout disposé à rapporter, d'après l'avis de de Rothmund, à la greffe toute formation de kystes solides; mais nous ferons remarquer qu'il ne peut pas toujours être rigoureusement juste de parler de tumeurs iridiennes, attendu qu'il est prouvé expérimentalement que des parcelles de tissus peuvent s'accroître dans l'humeur aqueuse, en restant tout d'abord simplement adossées à l'iris, qui est alors étranger à leur développement.

Les kystes vrais de l'iris sont uniquement des formations cystoïdes constituées *par* la trame ou *dans* la trame du diaphragme iridien, ainsi qu'une observation clinique attentive a permis à de Wecker de l'établir. Le fait que, dans la majorité des cas, un traumatisme précédait l'apparition des kystes, devait déjà attirer l'attention. Actuellement, il est indéniable que le simple plissement de l'iris et son cloisonnement, par des traînées d'exsudat ou de fausses membranes, peuvent donner lieu à la distension cystoïde, résultant de l'accumulation de l'humeur aqueuse. L'objection de M. Feuer, d'après laquelle ces kystes renferment une couche épithéliale non pigmentée, ne veut rien dire, car, si le kyste s'est produit par renversement en avant et pincement de l'iris, l'épithélium antérieur qui garnit le kyste doit forcément être non pigmenté. Est-ce à la suite d'un plissement en arrière ou d'un cloisonnement qu'est dû le kyste, alors l'uvée peut, par suite de la distension, perdre totalement son pigment, comme cela se voit pour d'autres régions du tractus uvéal.

Le *traitement* des kystes doit consister dans une ablation complète (autant que possible sans morcellement). Lorsqu'il s'agit d'épidermoïdomes, si ceux-ci sont implantés sur l'iris, on enlèvera la portion qui supporte le pédicule.

Dans les cas de véritables kystes, on s'efforcera aussi, en glissant avec le couteau de de Graefe entre le bord de la cornée et le kyste, de faire une section suffisamment grande pour pouvoir enlever la totalité du kyste, car l'ablation partielle exposerait à une rechute.

B. *Taches pigmentaires et nævi* (*verrues pigmentées de l'iris*).

Abstraction faite des taches plus ou moins bizarres qu'on rencontre assez souvent sur l'iris, les tumeurs bénignes et pigmentées de cette membrane, ayant l'aspect de verrues, sont rares. Ces tumeurs noirâtres ou brunâtres, de forme et de volume variables, composées de cellules analogues à celles du stroma iridien, seraient susceptibles, d'après certains auteurs, de perdre leur caractère bénin et de se transformer en mélanosarcomes, à la manière des nævi pigmentés de la peau auxquels, suivant M. Knapp, il faudrait les identifier. Outre ces hyperplasies du stroma, M. Fuchs signale aussi des nævi qui résulteraient de l'hypertrophie de l'uvée et qui, en se détachant, pourraient, comme il l'a observé, nager dans la chambre antérieure. La confusion sera d'autant plus facile à éviter, en ce qui regarde ces tumeurs bénignes et le mélanome (sarcome), qu'on aura pu remonter à leur origine congénitale et constater leur état stationnaire pendant longtemps.

Du reste, même si l'on avait un doute sur leur bénignité, on ne doit jamais toucher à ces sortes de tumeurs, *tant qu'elles restent absolument stationnaires*. On sait que la mélanose est une maladie qui demeure souvent de longues années sans progresser, et que l'intervention, le plus souvent funeste, donne à la maladie une impulsion qu'elle n'eût pas eue auparavant.

C. *Granulome* (*granulie*) *de l'iris*.

Sous le nom de granulome de l'iris, on ne devrait décrire que le *granulome traumatique*, c'est-à-dire la pullulation sous forme de bourgeons charnus émanant de l'iris, qui s'effectue lorsque la portion antérieure et libre du tractus uvéal est mise en contact prolongé avec l'air. On a eu assez souvent occasion d'observer ce bourgeonnement de l'iris, à la suite d'ablations de staphylômes, sans suture conjonctivale, surtout sur des enfants cachectiques, chez lesquels on voit alors se développer, avec peu de symptômes irritatifs en général, une masse fongueuse composée de productions charnues, saignant au moindre contact et disparaissant ordinairement au bout de quelques mois. Un pareil granulome de l'iris se rencontre parfois aussi après une destruction suppurative de la cornée. Bien que, dans ce dernier cas, l'embarras puisse être assez grand lorsqu'on ne voit les malades qu'en pleine évolution du granulome, le diagnostic présente cependant moins de difficultés que pour les formes non traumatiques et qu'on peut désigner sous le nom de *granulie de l'iris* laissant ainsi l'indécision sur la présence d'une *tuberculose* ou d'une altération *gommeuse* de l'iris.

Ce n'est que chez les enfants, et principalement vers l'âge de dix ans, qu'on observe cette singulière affection. Il pousse sur l'iris de petites tumeurs semblables aux gommes, mais plus pâles et non vasculaires; conjointement, une iritis séreuse (lymphangite) accompagne l'évolution de cette poussée de granules et bientôt quelques synéchies, rattachant le bord de l'iris à la cristalloïde près des petites tumeurs, montrent qu'une iritis plastique s'est adjointe à la lymphangite. A mesure que la maladie fait des progrès, que le nombre des grains s'accroît et que, par leur confluence, l'espace de la chambre antérieure se réduit, on voit de vastes amas cellulaires se déposer par plaques sur la membrane de Descemet. L'épithélium de la cornée est devenu rugueux et rend l'inspection de plus en plus difficile. L'œil, qui jusqu'alors avait été très peu irrité et larmoyant, devient alors dur, très sensible, et les enfants passent par une phase glaucomateuse prolongée et des plus pénibles.

L'affection peut alors se terminer de deux façons. Le plus souvent la tension diminue graduellement, la cornée s'éclaircit et montre, accolé à sa face postérieure, l'iris complètement atrophié et dont le champ pupillaire rétréci est occupé par une fausse membrane; en même temps apparaît une phthisie du segment antérieur de l'œil. Dans d'autres cas, on voit la cornée se détruire et le granulome, comme dans la forme traumatique, pulluler au dehors. Il se forme ainsi des tumeurs de la grosseur d'un pois ou d'une framboise, qui persistent pendant plusieurs mois, pour finir par une atrophie partielle de l'œil.

De quelque façon que les choses se passent, il s'agit d'une maladie infectieuse relativement bénigne, en ce sens qu'elle ne montre aucune tendance à se généraliser et n'est destructive que pour le segment antérieur de l'œil. Aussi penchons-nous à envisager cette *granulie iridienne* comme appartenant à la syphilis héréditaire, et non à la diathèse tuberculeuse.

Cette manière de voir doit influer sensiblement sur le *traitement* à instituer. Celui-ci se bornera à l'emploi d'un certain nombre de frictions mercurielles, comme essai, à l'usage de l'iodure de potassium, de l'huile de foie de morue à haute dose, du fer et de l'arsenic. Pour faire traverser avec moins de douleurs la phase glaucomateuse si cruelle, on peut tenter une ou deux sclérotomies équatoriales. Nous croyons qu'on doit absolument s'abstenir de l'énucléation que certains chirurgiens proposent, pour éviter la propagation d'une infection tuberculeuse, ceux-ci considérant cette granulie comme de nature tuberculeuse. L'énucléation n'aurait de raison que pour abréger la phase glaucomateuse; mais elle présenterait, chez ces jeunes enfants, le grave inconvénient d'entraver le développement régulier de la moitié correspondante des os de la face.

Une troisième forme de granulome fort rare, et que nous mentionnons ici, bien que tout examen histologique fasse encore actuellement défaut, est constituée par les *tumeurs télangiectasiques* de l'iris, dont il n'existe qu'un très petit nombre d'observations. Ce qui justifie cette classification, c'est que quelques véritables granulomes montrent aussi une forte vascularisation et une tendance à produire des épanchements sanguins dans la chambre antérieure, ou, la perforation effectuée, à saigner abondamment.

TUMEURS MALIGNES

A. *Sarcome de l'iris.*

Les tumeurs sarcomateuses ayant primitivement pris leur développement dans l'iris même, et non dans le corps ciliaire, d'où elles auraient plus ou moins empiété sur la portion libre du tractus uvéal, sont excessivement rares.

M. Knapp en a cependant relaté, peut-être un peu trop sommairement, trois observations. M. Hirschberg rapporte un cas, relatif à un homme de trente-huit ans, chez lequel il s'était développé sur l'œil droit, dans l'espace d'une année, une tumeur noirâtre, qui apparut en un point de l'iris où il existait primitivement un signe (une étoile noire). L'œil ne montrait aucune injection pathologique et la chambre antérieure était en grande partie occupée par une masse foncée qui, partant de la moitié inférieure de l'iris, remontait jusque vers le centre de la cornée (voy. fig. 180). On fit l'énucléation de cet œil, pourvu d'une vision parfaite, et l'examen histologique révéla que la tumeur représentait un sarcome à cellules fusiformes.

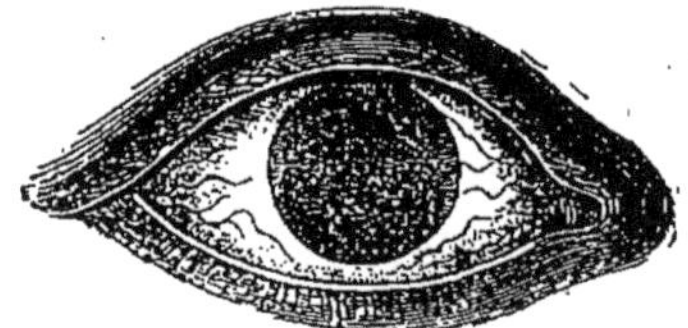

Fig. 180.

Si nous considérons que la plupart des observations publiées se rapportent à de jeunes sujets, que, dans quelques cas, on a signalé un rapide accroissement de la tumeur qui pourrait faire songer au développement d'une gomme, nous engageons vivement, avant de prendre le parti de procéder à l'iridectomie ou à l'énucléation, de faire subir aux malades un traitement antisyphilitique (consistant en une série de dix à vingt frictions) et de contrôler l'action que peut avoir ce traitement. Il s'agit ici d'une perte de temps de huit à quinze jours, qui jamais ne pourrait être préjudiciable au malade, et qui écartera l'idée si fâcheuse d'avoir procédé à une opération inutile.

B. *Tubercules de l'iris.*

Un certain nombre d'observations démontrent que, de même que la partie adhérente du tractus uvéal, l'iris peut devenir le siège d'une véritable éruption tuberculeuse, sous forme de corpuscules arrondis, d'un blanc jaunâtre, faisant saillie dans la chambre antérieure et présentant un volume variable. Dans ces observations, la nature de l'éruption iridienne paraissait confirmée par la concordance d'une tuberculose (1).

(1) On vient d'exciser à notre clinique un tubercule de l'iris qui, sans occasionner une irritation constante de l'œil, avait envahi le bord iridien périphérique, après avoir pris naissance dans le corps ciliaire. Le tubercule iridien excisé fut soumis à l'examen du professeur Cornil et reconnu comme tel.

Toutefois il nous faut signaler ici deux points :

1° Les observations se sont multipliées précisément au moment où les histologistes ont, pour la plupart, déclaré que, sans le concours des renseignements cliniques, il leur était impossible de différencier sous le microscope la gomme du tubercule, à moins d'y constater le bacille afférent;

2° Nous avons pu voir se guérir des tubercules de l'iris, diagnostiqués comme tels par nos confrères, en laissant un iris atrophié, avec phthisie partielle de l'œil, et cela sur des malades dont l'état général de santé (l'examen des sommets des poumons) paraissait amplement justifier le diagnostic relatif à l'affection oculaire.

Donc, ainsi que nous l'avons déjà exposé en parlant de la *granulie* de l'iris, il reste toujours, même au point de vue clinique, la même incertitude pour différencier la gomme et le tubercule; et, si toutefois la manifestation tuberculeuse restait avérée, elle se comporterait autrement pour la partie antérieure de l'iris que cela n'a lieu pour d'autres organes, c'est-à-dire qu'elle aboutirait (un certain nombre de fois au moins) à une absorption avec usure et cicatrisation, d'une façon analogue à certaines gommes.

Le diagnostic de tubercules de l'iris ne peut se baser que sur la tournure que prend la maladie, et, en cas d'autopsie, sur la comparaison de lésions analogues trouvées dans les divers organes et sur les essais d'inoculation. En pareil état de choses sera-t-il permis de pratiquer (comme cela a été conseillé à la Société de chirurgie) l'énucléation d'un œil sur lequel on a diagnostiqué (et en s'appuyant sur quels signes certains!) une tuberculose de l'iris? Certainement pareille conduite est à repousser, et cela d'autant plus que la guérison d'yeux atteints de tuberculose iridienne est indéniable, et que, d'un autre côté, il n'est nullement prouvé qu'en enlevant un œil, qui est lui-même déjà le siège d'une affection endogène, on supprimerait l'unique foyer d'infection et qu'on préviendrait le développement d'un état diathésique.

C. — *Tubercules lépreux de l'iris.*

La *lèpre morphœa* (*elephantiasis Græcorum*) peut amener des altérations morbides de la partie antérieure du tractus uvéal, qu'on a pu étudier dans les pays tropicaux, et dans les régions du Midi, où ces maladies sont répandues. Ainsi, M. Pedraglia, qui a eu souvent occasion de voir ces affections, les décrit sous le simple nom de tubercules de l'iris, et pense que l'altération du tractus uvéal ne fait que s'ajouter à d'autres lésions semblables du globe oculaire. Desmarres rapporte

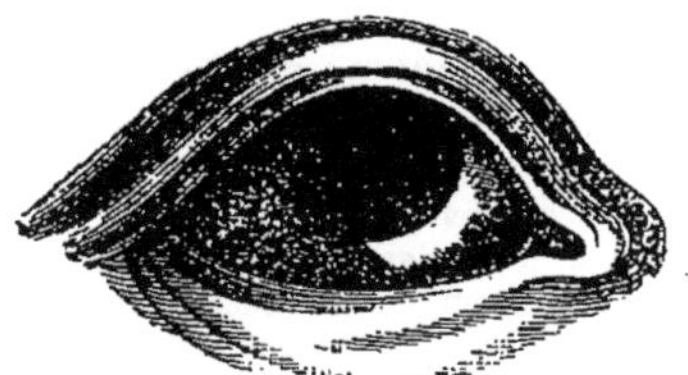

Fig. 181.

deux cas observés à Paris; mais dans ces observations aussi, il n'est pas établi que l'altération ait pris son point de départ de l'iris.

MM. Bell et Hansen, qui, en Norvège, ont étudié avec le plus grand soin la *lepra tuberculosa*, ainsi que l'*elephantiasis levis*, pour ce qui concerne la localisation dans l'œil de ces terribles maladies, ont constaté que les boutons lépreux, qui ont beaucoup d'analogie comme structure histologique avec le granulome, se développent de préférence dans les couches les plus profondes de la cornée, vers la limite de cette membrane, et qu'ils empiètent de là sur l'insertion iridienne. Des boutons peuvent aussi apparaître simultanément dans l'iris et dans la cornée (fig. 181). Presque jamais la sclérotique n'est prise isolément de lèpre.

Les boutons lépreux de l'iris naissent constamment de la périphérie de cette membrane et d'ordinaire occupent sa partie inférieure. Des symptômes d'iritis accompagnent leur évolution. A l'aspect macroscopique, les boutons de l'iris ont une apparence plus lisse que ceux de la cornée, et leur coloration ressemble à celle des boutons les plus profondément situés dans la cornée, c'est-à-dire qu'ils sont plus grisâtres et quelquefois à reflet jaune doré. En bas, ils simulent alors un hypopyon. Les boutons peuvent occuper la majeure partie de la périphérie de l'iris et prendre une telle extension qu'ils remplissent toute la chambre antérieure. Assez souvent la partie située au-devant du corps ciliaire devient staphylomateuse.

Toute intervention thérapeutique semble inutile, sauf l'énucléation, si l'on avait quelque raison plausible d'admettre l'infection lépreuse *primitive* de l'œil.

ARTICLE VI

TROUBLES FONCTIONNELS DE L'IRIS — MYDRIASE, MYOSIS (HIPPUS), IRIS TREMULANS, IRIDODONÉSIS

a. *Mydriase*. — Nous n'avons à nous occuper ici que des cas dans lesquels la dilatation permanente de la pupille se présente en quelque sorte comme un

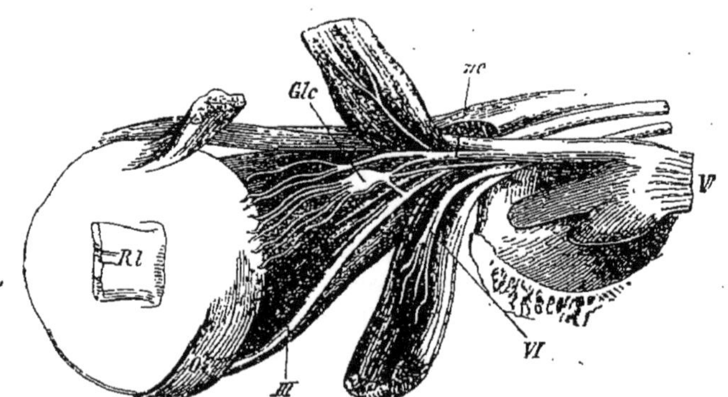

FIG. 182. — Contenu de l'orbite vu du côté latéral.

Les muscles droit supérieur (Rs) et droit latéral (Rl) sont coupés et leur portion postérieure est renversée. De cette façon le ganglion ciliaire (Glc) est mis à jour. — V, ganglion semi-lunaire du nerf trijumeau. La première branche de ce nerf est complètement visible par l'ablation de l'os. — nc est le nerf naso-ciliaire qui en part. On peut poursuivre de celui-ci la branche longue du ganglion ciliaire (Glc). — III est la branche du nerf oculo-moteur qui s'avance vers le muscle oblique inférieur (Oi). Tout près et au-dessous du ganglion, cette branche donne au ganglion sa racine courte. Du côté antérieur du ganglion ciliaire (Glc), émanent les nerfs ciliaires qui se dirigent vers le globe de l'œil. — IV, nerf abducteur.

symptôme isolé, non compliqué de paralysie du muscle ciliaire et des autres muscles innervés par la troisième paire. Avant d'entreprendre la description de la *mydriase* et des troubles fonctionnels de l'iris en général, il sera utile de rappeler la provenance des nerfs de l'iris (1).

(1) Résumé d'après Merkel (voy. *Traité complet d'ophthalm.*, t. II, p. 365).

Les nerfs qui fournissent à l'iris, sont : 1° les *nerfs ciliaires courts*, provenant du *ganglion ophthalmique* ou *ciliaire*, et les *nerfs ciliaires longs*.

Le GANGLION CILIAIRE se compose de fibres motrices, sensibles et sympathiques (fig. 182). La *racine sensible* ou *longue* émane du nerf naso-ciliaire, et la *racine motrice* ou *courte* de la branche que le nerf oculo-moteur envoie au muscle oblique inférieur. Quant à la *racine sympathique*, elle provient du plexus qui entoure la carotide et elle pénètre dans l'orbite en cheminant le long du nerf ophthalmique, entre celui-ci et le nerf oculo-moteur. Ce filet nerveux se dirige en avant en convergeant de plus en plus avec la racine longue. Le ganglion ciliaire lui-même forme un corps quadrangulaire, aplati, de 2 millimètres d'étendue; l'une de ses faces est dirigée vers le nerf optique, dont la sépare un peu de tissu graisseux; l'autre regarde le muscle droit externe (voy. fig. 181).

Des deux angles antérieurs du ganglion, émanent les NERFS CILIAIRES COURTS. Ce sont trois à six troncs nerveux qui, par des divisions multiples, se partagent en vingt petites branches pour se rendre au globe oculaire, dans lequel ces branches pénètrent suivant un cercle qui contourne l'entrée du nerf optique. Ces nerfs traversent obliquement la sclérotique et se trouvent placés, après leur entrée, dans la supra-choroïdea. Il s'opère

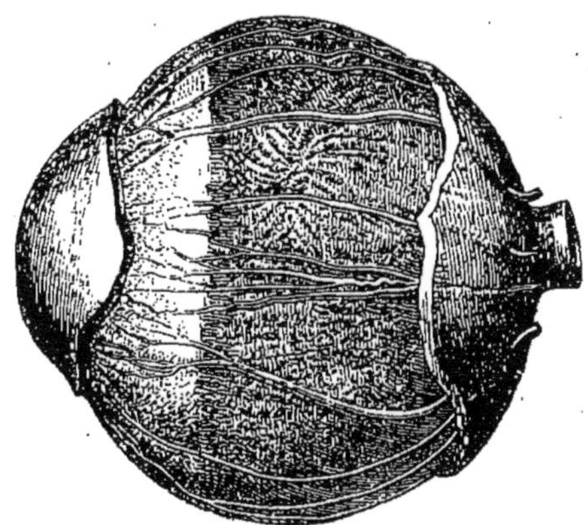

FIG. 183. — Le globe oculaire trois fois grandi. Aspect des nerfs ciliaires. La sclérotique a été enlevée dans sa plus grande étendue; seulement autour du nerf optique, on en a laissé une partie que traversent les nerfs ciliaires. On voit alors sur la choroïde ces nerfs se diviser en de nombreuses branches, qui s'envoient des anastomoses et arrivent ainsi jusque vers le bord de la cornée.

encore ici des divisions, ainsi que des réunions de fines branches (fig. 183). Pendant leur parcours ils envoient des ramuscules à la choroïde.

Arrivés dans la région de l'orbiculus ciliaris, ces nerfs commencent à se ramifier fortement, de façon à former des pinceaux, en s'adressant en même temps réciproquement des anastomoses, et finissent par pénétrer dans le muscle ciliaire. Ils forment ici un riche plexus de fibres, partie à double contour, partie sans moelle, avec des renflements ganglionnaires (H. Müller) ; ils ne se terminent pas en ce point, mais fournissent aussi à l'iris et à la cornée de riches plexus nerveux.

Les NERFS CILIAIRES LONGS, au nombre de deux, proviennent directement du nerf naso-ciliaire, sans traverser le ganglion ciliaire, et prennent la même direction que les précédents. Il faudrait donc admettre qu'ils ne renferment que des filets sensitifs, mais il est très probable que toutes les branches provenant du ganglion du trijumeau (G. de Gasser) contiennent des fibres motrices.

Pour ce qui concerne les fibres musculaires de l'iris, le sphincter de la pupille reçoit l'influx nerveux par l'entremise des filets moteurs émanés de la troisième paire, et le dilatateur par les filets du grand sympathique.

On entend par *mydriase* une dilatation anormale de la pupille, avec immobilité absolue de l'iris. La mydriase peut être incomplète ou complète. Incomplète, le défaut d'innervation provenant de l'oculo-moteur peut seul être en cause, tandis que pour la mydriase complète (dilatation maxima de la pupille) l'intervention active du sympathique, innervant le dilatateur, doit être simultanément mise en jeu.

Lorsque l'on considère la mydriase comme *idiopathique*, il ne faut pas la confondre avec la dilatation de la pupille qui survient par suite d'un défaut d'action réflexe du nerf optique sur les nerfs ciliaires, ou avec la paralysie des nerfs ciliaires résultant de la compression de ces nerfs, ou encore consécutivement à une augmentation générale de la tension avec compression intra-oculaire des nerfs ciliaires.

Une mydriase unilatérale totale s'observe parfois après une forte secousse, ou consécutivement à un ébranlement de l'œil par un choc violent contre cet organe. Il faut admettre ici que l'accident a produit, à la fois, la paralysie du sphincter et l'excitation des fibres sympathiques. On voit encore se développer parfois la mydriase idiopathique à la suite de violentes douleurs névralgiques postorbitaires.

Une autre forme de mydriase idiopathique, que nous devons rapporter à une paralysie du sphincter de la pupille, avec participation plus ou moins active du dilatateur (irritation des fibres du sympathique), est celle qui constitue un symptôme prodromique de l'ataxie. C'est surtout à une exagération d'innervation sympathique qu'il faut encore attribuer la mydriase qui se rencontre au début de la paralysie générale. Chez les enfants et les jeunes sujets, une *mydriase irritative* passagère peut coïncider avec l'abus d'excitations génésiques, ainsi qu'avec la présence de vers intestinaux. Enfin, on rapporte à l'irritation du grand sympathique la dilatation pupillaire chez les hypochondriaques et celle qui se produit pendant l'attaque hystérique ou épileptique.

L'étude des divers états de dilatation pupillaire a infiniment perdu de sa valeur, depuis que l'exploration ophthalmoscopique et l'examen de la réfraction et du champ visuel ont démontré combien la motilité pupillaire était un guide infidèle, pour le pronostic dans les divers troubles de la vision. C'est ainsi que, dans des cas d'amaurose complète, on peut parfois observer une conservation de la motilité pupillaire, dont il est bien difficile de donner une explication.

Qu'on n'oublie jamais, dans l'étude des cas de mydriase, que celle-ci peut être artificielle et produite intentionnellement pour simuler une maladie. Dans ce dernier cas, elle se combinera presque toujours avec une réduction ou une abolition des fonctions du muscle ciliaire. Il est excessivement rare de rencontrer des individus qui peuvent à volonté contracter ou dilater leur pupille, indépendamment des mouvements d'accommodation ou de convergence.

La mydriase n'occasionnera de trouble visuel qu'autant qu'elle s'associera avec un défaut simultané d'action du muscle ciliaire. Le degré de mydriase ne permet nullement de conclure à une participation paralytique du muscle ciliaire. Inversement, ce muscle peut, comme cela s'observe à la suite d'intoxication diphthérique, être complètement paralysé, sans que la contractilité pupillaire soit altérée et qu'il existe le moindre degré de mydriase. En général, les mydriases irritatives (spinales) sont bien plus indemnes de participation du côté du muscle ciliaire, que les mydriases paralytiques (cérébrales), dans lesquelles il est rare que, seule, l'innervation du sphincter ait souffert.

Le *traitement* de la mydriase sera essentiellement basé sur l'étiologie. On n'aura recours à un traitement local que, de préférence, dans les formes parétiques. L'emploi des collyres d'ésérine ou de pilocarpine sera ici tenté, et d'autant mieux que la prolongation de leur action myotique permettra d'en espacer davantage l'usage. On usera aussi pour ces formes des courants continus, à l'instar de ce que nous faisons pour les paralysies de l'oculo-moteur. On appliquera, dans ce cas, l'électrode positive sur les paupières fermées et l'on promènera la négative sur le pourtour de l'orbite, en faisant passer un courant de 6 à 8 éléments.

b. *Myosis*. — On désigne, sous le nom de *myosis*, la contraction anormale et permanente de la pupille en l'absence de toute attache pupillaire et de toute irritation locale de l'œil, contraction sur laquelle le plus ou moins de lumière qui arrive à la rétine n'exerce pas d'influence, mais qui augmente habituellement encore sous l'influence des myotiques, et ne se dissipe que fort incomplètement par l'usage des mydriatiques.

Les causes du myosis sont de deux ordres : il peut provenir d'une irritation des fibres du nerf moteur oculaire commun (*myosis spasmodique*), ou d'une paralysie des fibres du grand sympathique (*myosis paralytique*).

Le *myosis spasmodique* peut se montrer au début de la méningite, dans le cas d'apoplexie cérébrale, lorsque survient la période de réaction, enfin sous l'action de certains alcaloïdes qui congestionnent l'encéphale et ses enveloppes, comme l'opium, la nicotine, ou qui agissent directement sur les nerfs de l'iris, comme l'ésérine et la pilocarpine. On observe encore un resserrement des pupilles au début des attaques d'hystérie et d'épilepsie, tandis que, comme nous l'avons dit, pendant l'attaque, les pupilles se dilatent fortement.

Le *myosis paralytique* se rencontre chez les personnes dont le grand sympathique est le siège d'une altération grave, comme on l'observe, mais non d'une façon constante et persistante, dans l'ataxie locomotrice, la mydriase pouvant se présenter comme symptôme prodromique de la même affection, ainsi que nous l'avons signalé plus haut.

Les signes caractéristiques (Argyll Robertson) de ce myosis paralytique des ataxiques sont : 1° absence de toute action de la lumière sur la contraction pupillaire; en faisant regarder au loin, vers le ciel éclairé, défaut de toute contraction, et même chez certains malades (sous l'influence du mouvement nécessaire pour mettre leurs lignes visuelles en parallélisme et du relâchement complet de leur accommodation) légère dilatation des pupilles, ainsi exposées à un maximum d'éclairage; 2° contraction active des pupilles lorsqu'on fait fixer au malade son propre doigt placé très près, ce qui réclame à la fois une forte convergence et un haut degré d'accommodation; 3° action incomplète des mydriatiques avec persistance d'effet moins prolongée; 4° action des myotiques avec prolongation de leur effet.

Le myosis paralytique se rencontre, en outre, lorsqu'il existe sur le trajet du grand sympathique cervical une compression permanente, comme peut la produire un engorgement ganglionnaire du cou, ou le développement excessif d'un goitre. Enfin un semblable myosis peut apparaître à la suite de blessures de la moelle (coup de couteau, fractures, secousses violentes).

Dans les divers cas de *myosis paralytique*, on rencontrera une intégrité absolue du côté de l'appareil accommodateur, et, par conséquent, aucun trouble visuel ne sera occasionné par le myosis. Au contraire, dans les formes *spasmodiques* de myosis, il se présentera fréquemment, en même temps, un spasme du muscle ciliaire et par suite une modification dans l'adaptation de l'œil.

Signalons encore une variété de myosis (*hippus*), dans laquelle la pupille se resserre périodiquement, en obéissant à des contractions cloniques exagérées du sphincter, qui ne dépendent pas de l'intensité de la lumière, mais qui se rencontrent avec des contractions cloniques des muscles extrinsèques de l'œil (*nystagmus*).

c. *Iris tremulans, iridodonésis, tremblement de l'iris*. — L'iris, portant dans la plus grande partie de sa face postérieure sur le cristallin, ne s'agite, pendant les mouvements brusques de l'œil, que par ses parties périphériques, et cela d'une façon qui, le plus souvent, n'est guère sensible. Pour que l'iris se meuve dans une portion notable de sa surface, il est indispensable que le cristallin, sur lequel repose ce voile membraneux, soit luxé ou manque complètement.

Contre l'avis des anciens, la liquéfaction seule du corps vitré n'est pour rien dans ce phénomène; car, dès que le cristallin est déplacé ou extrait, même sur un œil parfaitement sain, on observe dans l'iris un tremblotement très évident, à moins toutefois, dans le cas d'extraction du cristallin, que l'iris n'ait contracté des adhérences avec la capsule. En outre, on peut constater avec l'ophthalmoscope une liquéfaction complète du corps vitré, que révèle la présence de nombreuses opacités se déplaçant dans tous les sens avec une grande rapidité, sans que l'iris présente la moindre oscillation. Le même phénomène de tremblotement se produit lorsque le cristallin s'est résorbé en partie, à la suite de cataractes molles, ou enfin lorsque le cristallin transparent s'est notablement raccourci suivant ses diamètres et s'est détaché de la zonule de Zinn.

Les contractions de la pupille ne sont pas modifiées par cet état de l'iris, mais on n'en peut pas dire autant du muscle ciliaire, à l'action duquel le déplacement du cristallin a ôté son but.

ARTICLE VII

IRIDONCOSIS, ATROPHIE DE L'IRIS, SPAPHYLÔME UVÉAL

La partie antérieure et flottante de l'uvée peut devenir le siège d'une atrophie partielle ou complète, particulièrement à la suite de deux états morbides différents :

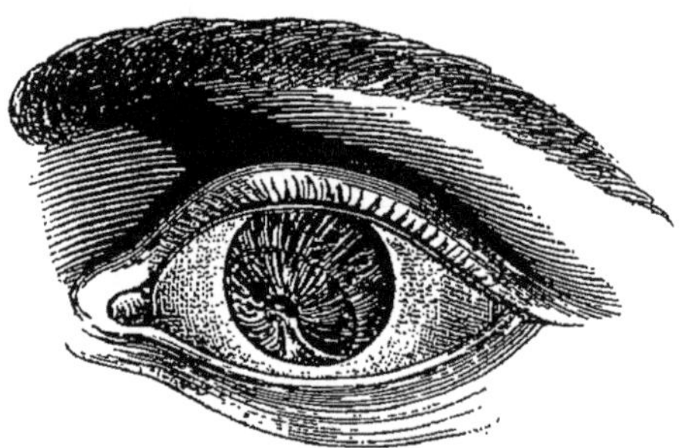

FIG. 184.

1° lorsqu'elle a été le siège d'une iritis parenchymateuse (gommeuse) intense ; 2° lorsque, fixée par son bord pupillaire au cristallin, elle a subi par l'accumulation de liquide derrière elle une distension prolongée et intense.

On peut encore voir parfois une atrophie partielle lorsque, par suite d'une perforation de la cornée, en particulier chez de très jeunes enfants qui ont souffert de l'ophthalmie purulente, le bord pupillaire s'est trouvé enclavé dans la cicatrice cornéenne. Cette atrophie peut déterminer à la longue de véritables fissures, avec formation de pupilles artificielles en forme de fentes.

A la suite de très anciennes irido-choroïdites, l'iris, projeté en avant, peut se détacher de son insertion périphérique et montrer une atrophie des plus accusées (staphylôme uvéal signalé par Mackenzie). Mais, sans que l'insertion iridienne se soit détachée, l'atrophie de l'iris peut être telle que l'exploration des parties situées en arrière devienne possible. C'est ainsi que dans le cas représenté figure 184, où l'iris semblait réduit à ses fibres radiées, on pouvait voir par transparence, à l'éclairage latéral, le cristallin luxé en bas et en dedans, et atteint de cataracte probablement pierreuse.

ARTICLE VIII

ANOMALIES CONGÉNITALES DE L'IRIS, IRIDÉRÉMIE, COLOBOMA, POLYCORIE, CORECTOPIE, MEMBRANE PUPILLAIRE PERSISTANTE

Embryogénie. — L'iris se *développe* relativement fort tard et n'apparaît qu'à une époque où l'œil a acquis une organisation assez complète, alors que la choroïde est déjà développée, et que la fente choroïdienne s'est fermée. Si l'on examine les yeux d'un fœtus de quatre mois, on voit, près des procès ciliaires, un anneau grisâtre complet, séparé du bord antérieur de la choroïde par un espace très étroit, qui contient une série de filets très ténus. En même temps, apparaissent les premières traces du tenseur de la choroïde sous forme d'un second anneau, situé près du bord ciliaire de la choroïde. Progressivement, l'iris se réunit plus intimement au tenseur et à la choroïde elle-même. Jusque vers le sixième mois, l'iris forme un anneau mince, mais à partir de cette époque les fibres musculaires commencent à se développer.

Les recherches les plus récentes ont prouvé que l'iris se développe bien, ainsi qu'on l'a admis, de la choroïde, mais à son développement prend aussi part la vésicule oculaire secondaire (Manz). Suivant Kessler, l'iris se compose de trois couches hétérogènes dont la plus externe naît des plaques céphaliques, la moyenne du feuillet interne, et la plus externe du feuillet externe de la vésicule oculaire secondaire (fig. 185). La portion de l'iris,

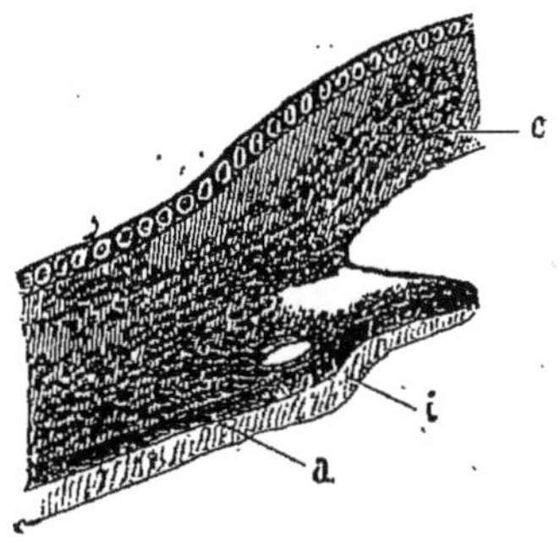

Fig. 185. — Développement de l'iris (Kessler).

c, cornée; *i*, feuillet interne; *a*, feuillet externe de la vésicule secondaire.

au développement de laquelle prennent part les plaques céphaliques, se compose essentiellement de vaisseaux, dont un assez grand nombre se rendent dans la membrane pupillaire.

D'après les recherches de Kölliker, la membrane pupillaire constitue, avant le développement de l'iris, la paroi antérieure de la membrane capsulo-pupillaire qui entoure étroitement, sous la forme d'une poche vasculaire, le cristallin placé contre la cornée. L'iris, en se développant, intercepte une partie de la membrane capsulo-pupillaire qui, s'unissant à l'iris par la formation de vaisseaux émergeant directement de ce diaphragme, constitue la membrane pupillaire. Suivant J. Cloquet, la membrane pupillaire disparaît vers le septième mois, et les vaisseaux qui s'y répandent, en formant des arcades, se replient sur le bord pupillaire, pour y constituer le petit cercle artériel.

1. *Iridérémie.* — L'*absence* de l'iris peut être *complète* ou *incomplète*. Dans l'iridérémie, la cornée n'est qu'imparfaitement développée (microphthalmie) et peut

présenter une forme allongée ou être le siège de taies congénitales. Le cristallin se trouve quelquefois lui-même déplacé et opacifié. On a observé, dans quelques cas, une juxtaposition du cristallin à la cornée. L'œil prend un aspect particulier, le fond apparaissant avec un reflet coloré. Il existe d'ordinaire, avec l'iridérémie, une amblyopie plus ou moins accusée et des troubles du côté de l'accommodation. Il ne faut pas attribuer ceux-ci à l'absence de l'iris, mais bien à un arrêt de développement du muscle ciliaire souvent associé à l'iridérémie.

On n'a eu que fort peu l'occasion d'observer anatomiquement l'iridérémie, ainsi que l'a fait M. H. Pagenstecher. Les rapports de la choroïde avec la cornée paraissaient intacts; il existait une réunion solide entre le bord antérieur du corps ciliaire et cette membrane par un prolongement étroit, fortement vascularisé et pigmenté, qui remplaçait le ligament pectiné de l'iris.

L'iridérémie partielle, telle que la figure 186 en montre un exemple, est fort rare.

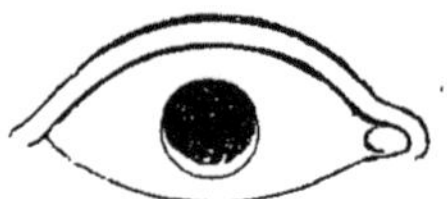
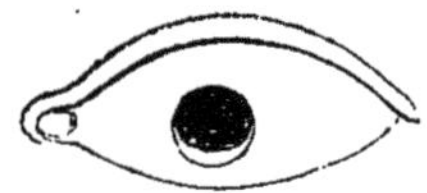

FIG. 186.

Il s'agissait d'une petite fille de quatre ans, chez laquelle les cornées ne mesuraient que 6 millimètres à droite et 5 à gauche. L'iris était réduit de chaque côté à une étroite bandelette de 2 millimètres, placée sous forme de demi-lune derrière le bord inférieur de la cornée. La choroïde ne présentait pas de coloboma, mais offrait un défaut général de pigmentation, sans autre altération notable des parties profondes de l'œil. Il existait, chez cette enfant, un nystagmus très accusé.

L'iridérémie est héréditaire; ainsi Guthrie rapporte que l'iridérémie se reproduisit dans une famille jusqu'à quatre générations consécutives, en donnant lieu à un total de dix cas d'aniridie. A part l'éblouissement qu'occasionne cette anomalie, les troubles fonctionnels dépendent du développement incomplet des autres parties constituantes de l'œil.

Une correction aussi exacte que possible de la réfraction (l'exploration de l'astigmatisme cornéen), jointe à l'usage de la fente sténopéique, peut seule apporter quelque soulagement aux personnes affectées de cette difformité congénitale.

2. *Coloboma de l'iris.* — Le *coloboma* de l'iris coïncide presque constamment avec une altération semblable de la choroïde. L'iris ne présentant de fente à aucune époque de la vie intra-utérine, il faut donc regarder le coloboma iridien comme un arrêt circonscrit, survenu dans l'accroissement de l'iris, et analogue à celui qui, plus accusé, constitue l'iridérémie. Cet arrêt de développement peut d'ailleurs se montrer à des degrés variables et donner à la pupille, suivant la profondeur de l'échancrure de l'iris, la forme d'un trou de serrure ou celle d'une poire plus ou moins allongée; parfois il n'existe même sur un point de la pupille qu'un simple feston.

Dans la plupart des cas observés, le coloboma était situé en bas et en dedans, et des recherches nombreuses ont prouvé que la fente de l'iris se prolongeait plus ou moins sur les procès ciliaires. La fréquence des colobomas dans la partie inférieure de l'iris est en rapport avec une occlusion incomplète de la fente choroïdienne chez le fœtus; ce qui s'explique, si l'on remarque que l'iris et le muscle ciliaire ne se développent qu'après que le bord ciliaire de la choroïde est entièrement constitué et qu'ils empruntent vraisemblablement à celle-ci les éléments de leur nutrition.

L'anomalie, dont nous nous occupons, s'observe très souvent sur des sujets qui présentent d'autres altérations congénitales, telles que la microphthalmie, la cataracte congénitale, le croissant inférieur de la papille et le coloboma du nerf optique, ainsi que la persistance de fissures qui auraient dû se fermer pendant la vie intra-utérine (coloboma des paupières, bec-de-lièvre, fente de la voûte palatine, réunion incomplète des os du crâne, réunion incomplète de l'urèthre, épispadias). Notons encore l'astigmatisme cornéen et, surtout, dans les cas où il existe simultanément un coloboma choroïdien, le nystagmus.

Le coloboma de l'iris se voit, en général, sur les deux yeux à la fois ; s'il est unilatéral, il affecte de préférence l'œil gauche, et, dans la plupart des cas, la vision n'en paraît pas beaucoup altérée.

3. *Corectopie.* — La troisième anomalie, que nous avons à signaler, est la *corectopie*, ou le déplacement congénital de la pupille, située normalement un peu en dedans et au-dessus du centre de l'iris. Elle doit aussi se rapporter nécessairement à une irrégularité survenue dans le développement du cercle iridien, et telle que ce dernier a pris, d'un côté, une largeur normale ou excessive, tandis qu'il s'est arrêté du côté opposé. Lorsque la corectopie est très prononcée, non seulement la pupille est très excentrique et n'est séparée du bord adhérent de l'iris que par une mince bandelette de tissu iridien, mais elle a perdu sa forme circulaire, pour devenir ovale ou même lancéolée.

4. *Polycorie.* — La *polycorie*, ou multiplicité des pupilles, est une affection congénitale assez rare et qu'il faut sans doute attribuer à des causes différentes. Ainsi on peut rencontrer une ou plusieurs petites pupilles supplémentaires, près du bord de la pupille normale, dont elles ne sont séparées que par des bandelettes étroites de tissu iridien. Cet état particulier, fort rare, paraît se lier à la persistance d'une partie de la membrane pupillaire. Lorsque la pupille supplémentaire siège dans le diaphragme iridien, à quelque distance de la pupille normale, la corectopie résulte d'un coloboma annulaire ou à pont (de Ammon), coloboma qui est fermé, du côté de la pupille normale, par une persistance partielle de la membrane pupillaire. Enfin, si la pupille supplémentaire est voisine du bord ciliaire, elle peut provenir d'une dialyse congénitale du bord périphérique de l'iris (irido-diastasis de Ammon). Cette dernière variété de pupille, qui affecte la forme d'un croissant, est privée de toute motilité.

La présence de plusieurs pupilles ne trouble généralement pas la vue et ne cause pas de diplopie monoculaire.

5. *Membrane pupillaire persistante.* — La persistance à un haut degré de la membrane pupillaire est une anomalie congénitale assez rare, et qui, dans nombre de cas, n'entrave en rien la vision. Le plus souvent, il s'agit d'un nombre variable de filaments de même structure et de même couleur que l'iris, présentant quelquefois des vaisseaux, et qui s'insèrent par leurs extrémités, directement ou indirectement, sur le grand cercle de l'iris, pour passer librement au-devant du bord pupillaire et de la pupille. Parfois les faisceaux, formés par les filaments, s'accolent au centre de la pupille, sur une plaque pigmentée recouvrant la capsule, ou sur une cataracte capsulaire et polaire antérieure formant un disque blanchâtre ; mais dans ces cas aussi, le bord pupillaire reste libre et la pupille conserve sa motilité.

Il semble que cette curieuse anomalie soit encore plus fréquente dans un âge peu avancé, et que, par conséquent, les vestiges de la membrane pupillaire tendent à disparaître à une époque ultérieure. Ainsi, il n'est pas très exceptionnel de rencontrer, chez des malades qui viennent consulter pour un tout autre sujet, un vestige de la membrane pupillaire, sous la forme d'un simple cordon très délié traversant la pupille. Ces cordons se distendent fortement lorsqu'on emploie l'atropine; au contraire, ils se plissent en de nombreuses ondulations lorsqu'on fait usage de l'ésérine. Quoiqu'on n'ait pas encore fait l'examen microscopique de pareils cas, il est à présumer que ces cordons observés sur des sujets âgés doivent leur persistance à une organisation histologique parfaite et à une vascularisation garantissant leur nutrition.

ARTICLE IX

CHANGEMENTS DANS LA CONFORMATION ET LE CONTENU DE LA CHAMBRE ANTÉRIEURE

La description des maladies de l'iris doit être complétée par une énumération des diverses altérations du contenu de la chambre antérieure, qui s'opèrent pendant ou après l'évolution des différentes maladies du tractus uvéal.

A. La *configuration de la chambre anterieure* montre, même à l'état normal, des variations notables, et l'on peut dire qu'en général la profondeur de la chambre antérieure diminue avec l'âge, pour ne mesurer chez le vieillard qu'à peine 1 millimètre, au lieu de 1 millimètre ou $1^{mm},5$ qu'on observe sur l'adulte. Suivant la réfringence et l'usage prépondérant des diverses portions du muscle ciliaire (voy. p. 253 et 254), il existe une différence sensible : ainsi, les myopes ont une chambre antérieure plus profonde que les hypermétropes.

On observe une diminution anomale et très notable de la chambre antérieure, lorsque, dans des cas d'irido-choroïdite, le plan de l'iris qui se trouve attaché par son bord libre au cristallin, est refoulé par des exsudations vers la cornée. Il peut alors arriver que les parties périphériques de ce diaphragme membraneux, par un contact prolongé avec la cornée, s'y attachent et y forment des synéchies antérieures multiples, qui réduisent la chambre antérieure à un petit espace infundibuliforme situé centralement. Le diamètre antéro-postérieur de la chambre antérieure se réduit aussi considérablement, lorsque, par suite d'une augmentation survenue dans la pression intra-oculaire, le cristallin est repoussé vers la cornée (glaucome). Au contraire, nous avons vu que, dans l'iritis séreuse (lymphangite oculaire), la chambre antérieure gagne beaucoup en profondeur, à moins que la pression de l'œil ne vienne à s'accroître.

Des différences dans la profondeur de la chambre antérieure s'observent, lorsque le cristallin s'opacifie et que ses parties corticales se ramollissent et sont le siège d'un gonflement; celui-ci se dissipant quand la cataracte a persisté quelque temps et quand le liquide que renfermait la capsule a disparu.

La chambre antérieure gagne notablement en profondeur dans tous les cas où il survient une distension des parties antérieures du globe oculaire (hydrophthalmie), lorsque le cristallin se trouve déplacé, etc.

B. Les *modifications du contenu de la chambre antérieure* peuvent résulter d'inflammations, d'épanchements de cause traumatique, ou de la présence d'un corps étranger.

L'*hypopyon* occupe ici une des premières places, et il faut en distinguer trois formes, d'après l'origine de la collection morbide. Ainsi, il peut provenir d'une inflammation de la cornée, de l'iris ou des parties antérieures de la choroïde, en particulier des procès ciliaires.

Le chemin que prennent les cellules lymphoïdes, qui constituent l'hypopyon peut être différent.

1° Les cellules peuvent être passées par une perforation de la cornée même, ou tomber à travers le tissu trabéculaire péricornéen, au moment de faire invasion pour se collectionner en abcès dans la cornée. Il est inadmissible qu'avec une intégrité parfaite de l'épithélium cornéen, du pus traverse cette membrane pour arriver dans la chambre antérieure, mais cette immigration, reconnue pour la cornée dépouillée de sa couche épithéliale ou ulcérée (Cohnheim), est fort soutenable, quoique difficile à démontrer dans des états morbides aussi complexes.

2° Les études sur la lymphangite oculaire (iritis séreuse) prouvent avec évidence que, dans les cas où une infiltration purulente de l'iris accompagne la formation d'un abcès ou d'un ulcère de la cornée, une notable partie du pus provient directement des vaisseaux de l'iris. Ainsi, dans sept cas sur neuf, M. Strohmeyer rencontra, dans des affections suppuratives (infectieuses) de la cornée compliquées d'hypopyon une infiltration purulente de l'iris.

3° La formation d'un hypopyon, tel que nous le rencontrons dans des cas de corps étrangers siégeant dans la partie antérieure du cercle ciliaire, doit, en l'absence de lésions cornéennes, être rapportée à la diapédèse des vaisseaux du corps ciliaire et de l'iris.

Donc nous pouvons nous résumer et dire, dans les états irritatifs de l'œil, que le siège de l'irritation soit dans la cornée, dans l'iris ou dans le corps ciliaire, la principale source du pus se trouve dans les vaisseaux du corps ciliaire, contigus à la limite scléro-cornéenne, et le *circulus venosus iridis* (Strohmeyer). Plus l'infection a été violente, l'immigration rapide, plus il y aura mélange de globules rouges avec les leucocytes et adjonction de masses fibrineuses.

Pour ce qui regarde le *traitement*, ce sujet a déjà été étudié à propos des affections de la cornée. Dans les cas d'iritis, on n'aura recours à une évacuation (à l'aide d'un couteau lancéolaire à arrêt, fig. 190, p. 309) de l'hypopyon que si celui-ci atteint une certaine étendue et s'accompagne de vives douleurs.

L'*hyphéma*, ou épanchement sanguin de la chambre antérieure, peut être dû à une cause traumatique ou à la rupture spontanée d'un vaisseau.

Dans l'hyphéma traumatique, le sang peut avoir pénétré dans la chambre antérieure de dehors en dedans, de même qu'il peut provenir d'une lésion directe des membranes profondes, sans blessure des enveloppes externes. On peut encore voir survenir un hyphéma à la suite d'une détente brusque de la pression intra-oculaire, succédant à l'ouverture de la chambre antérieure dans un but opératoire. Dans la plupart des cas d'hyphéma provoqué par une contusion directe de l'œil (coup de fouet), une dialyse explique la provenance du sang, et il est surtout à craindre qu'une subluxation du cristallin ne se soit produite avec ses menaces glaucomateuses ultérieures.

Quant à l'hyphéma spontané, nous en distinguerons deux variétés. Dans l'une, des changements, dont les membranes de l'œil sont le siège, expliquent la rupture du vaisseau; c'est ce qu'on remarque dans les maladies où la pression interne de l'œil a considérablement augmenté, et où la circulation est notablement entravée (glaucome, tumeurs internes de l'œil, irido-choroïdites, etc.). Dans l'autre, l'épanchement sanguin doit se rapporter à un trouble de la circulation générale (accès de toux, de vomissements, efforts de parturition, maladies du cœur, avec sclérose vasculaire prononcée). Parfois l'épanchement sanguin se reproduit périodiquement et paraît lié au flux menstruel. Quelques cas curieux ont été signalés où un hyphéma pouvait survenir à volonté sous l'influence de certains efforts, pour disparaître ensuite en quelques minutes.

Le *traitement* de l'hyphéma doit dépendre essentiellement de la cause qui l'a produit. Ainsi, lorsqu'il est traumatique, le repos, les instillations d'atropine et le bandeau compressif sont les principaux moyens auxquels il faut recourir. On ne procéderait à une paracentèse que dans le cas d'hyphéma persistant, particulièrement sur des yeux atteints d'anciennes irido-choroïdites. Ici l'évacuation du sang, généralement très fluide, rend service aux malades en abrégeant notablement la guérison.

Nous ne nous arrêterons pas aux *corps étrangers de la chambre antérieure*, dont il a déjà été question aux chapitres correspondants de la cornée et de l'iris. On a parfois observé une pullulation endothéliale formant capsule enveloppante autour d'un corps étranger (Van Dooremaal). Notons encore que des corps étrangers, non sujets à la décomposition chimique, peuvent séjourner de longues années dans la chambre antérieure sans provoquer d'irritation.

La chambre antérieure offre un milieu très favorable au développement et au séjour du *cysticerque*, qu'on peut y étudier avec grande facilité. Les cas signalés, concernant cette singulière affection, s'élèvent à une vingtaine qui, pour la plupart, sont relatifs à l'œil gauche. Un fait particulier, c'est qu'aucune observation de cysticerque de la chambre antérieure n'a été relatée en France.

Chez presque toutes les personnes atteintes de cette maladie, des phénomènes plus ou moins prononcés d'irritation surviennent (par suite des déjections) du côté de l'iris; on voit, dans la chambre antérieure, une petite vésicule diaphane de couleur jaunâtre, douée de mouvements assez apparents, et d'où sort de temps en temps

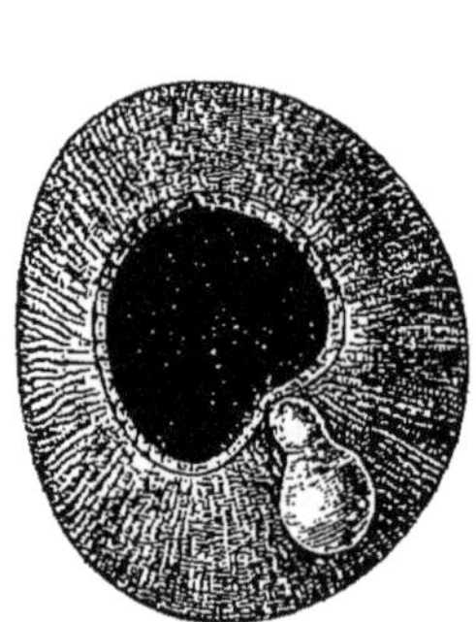

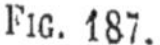

Fig. 187.

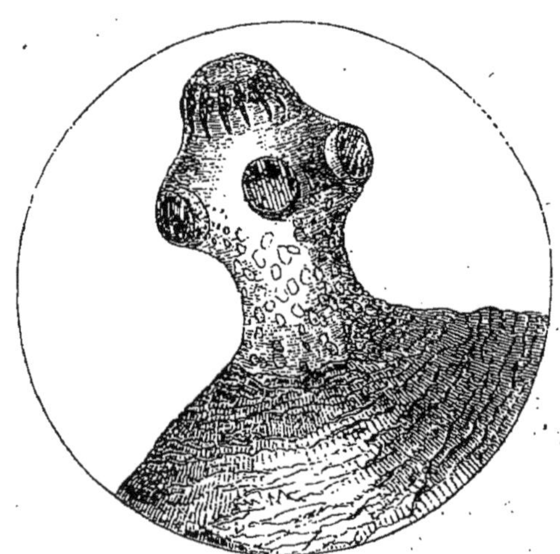

Fig. 188.

un prolongement filiforme et muni d'une extrémité en forme de massue qui représente le cou et la tête de l'animalcule. Ces parties sont cachées, à de certains moments, dans le corps vésiculaire et ne s'y dessinent que par un pli ou une tache blanchâtre. Les contractions de l'iris, surtout lorsqu'on fait pénétrer une vive lumière dans l'œil, excitent les mouvements du cysticerque, tandis que, si la pupille est dilatée par l'atropine, ses mouvements se ralentissent beaucoup et la lumière reste sans action sur lui.

La présence d'un cysticerque, dans la chambre antérieure, ne peut s'expliquer que par le transport d'une larve de cet entozoaire, amenée avec le sang jusque dans les vaisseaux de l'iris, ou peut-être de la choroïde. D'ordinaire l'animalcule est complètement libre dans l'humeur aqueuse ; ce n'est que consécutivement à l'irritation engendrée par lui qu'il peut prendre adhérence avec la cornée, ou avec la surface de l'iris, comme dans le cas relaté par Pridgin Teale.

Chez l'enfant, une petite fille de dix ans, qui fait le sujet de cette observation, le cysticerque était adhérent à la surface de la partie inférieure de l'iris droit, et se présentait sous la forme d'un corps opaque, resserré dans son milieu, d'un volume un peu supérieur à une graine de chanvre. Dans le point occupé par l'animalcule, l'iris avait pris adhérence avec la capsule (fig. 187). L'enfant, d'une santé délicate, avait été tourmentée longtemps par des filaires, mais jamais par le tænia, ni par des vers d'autre espèce. Le cysticerque fut enlevé, après incision sur le bord de la cornée, avec la partie de l'iris à laquelle il était fixé. L'examen microscopique montra la tête et le cou, avec la couronne de crochets et les quatre suçoirs, faisant saillie au dehors de la vésicule (fig. 188).

Le *traitement* consiste, après instillations répétées d'ésérine pour s'opposer au prolapsus de l'iris, à pratiquer une section de la cornée à l'aide du couteau de Graefe, qu'on introduit entre cette membrane et la vésicule. Lorsqu'on retire l'instrument, le cysticerque est entraîné le plus souvent hors de l'œil par le courant de l'humeur aqueuse qui s'échappe. L'excision de l'iris est indispensable si l'animalcule adhère à cette membrane.

ARTICLE X

OPÉRATIONS QUI SE PRATIQUENT SUR L'IRIS : IRITOMIE, IRIDECTOMIE, IRIDORRHEXIS, IRIDODIALYSIS, CORELYSIS.

I. — *Iritomie* (*iridotomie*).

L'iritomie, délaissée depuis près d'un siècle, a pu rentrer avec grand avantage dans la pratique, grâce au procédé opératoire imaginé, en 1873, par de Wecker, qui s'est inspiré de la méthode autrefois suivie par Janin. L'emploi des pinces-ciseaux (fig. 189) permettant d'exécuter, avec une grande sûreté et sans traction fâcheuse sur le corps ciliaire, la section de l'iris, à travers une étroite plaie de la cornée, devait donner à l'iritomie une importante place dans la chirurgie oculaire.

L'iritomie peut être exécutée exclusivement dans un but *optique;* mais, lorsqu'on se propose, en outre, de faire cesser des états irritatifs de l'œil, elle est dite *antiphlogistique*.

L'*iritomie optique* ne trouve son application que dans un nombre restreint de cas. Ainsi pour les leucomes et la cataracte zonulaire, le danger d'une blessure de la cristalloïde doit engager à s'adresser à la sphinctérectomie, d'une exécution beaucoup plus simple. Mais, si le cristallin se trouve luxé (ectopie congénitale), l'iritomie devient le procédé qu'il faut exclusivement employer, attendu que l'iridectomie exposerait à l'issue du corps vitré, lorsque l'on attire l'iris au dehors, ou même avant toute traction sur cette membrane, qui se renverse aisément sur les procès ciliaires si on ne la saisit pas lestement.

S'agit-il d'exécuter, dans un cas de luxation partielle du cristallin, une pupille

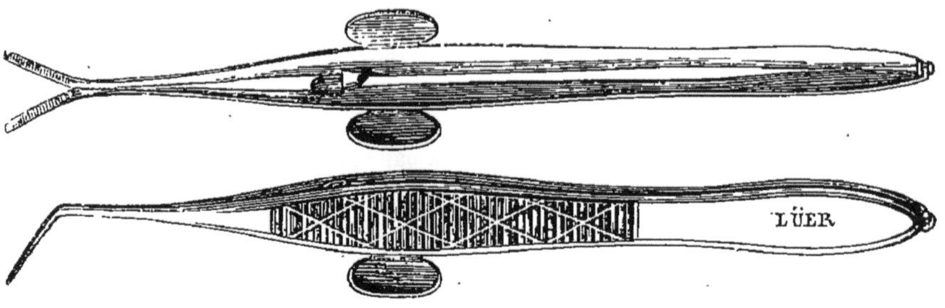

FIG. 189.

optique par iritomie, pupille qui doit être placée dans le sens opposé à la luxation, afin de faire servir à la vision une partie non occupée par la lentille, dont la transparence ou la courbure met obstacle à une bonne vue, on procédera de la manière suivante :

L'œil étant fixé, on introduit le couteau à arrêt (droit ou coudé, fig. 190) au

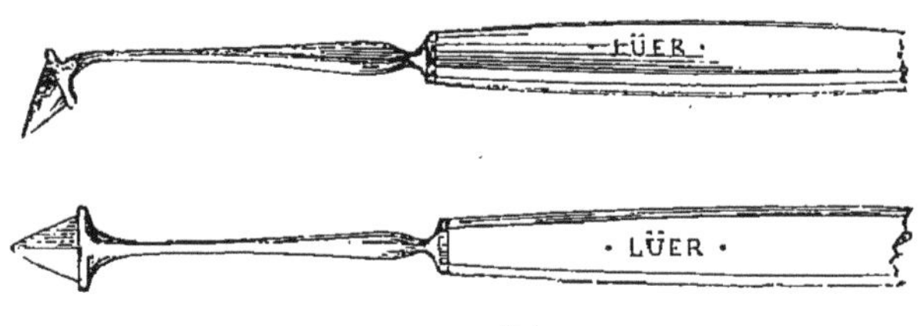

FIG. 190.

milieu du rayon cornéen correspondant à la direction suivie par le cristallin déplacé, de façon à former perpendiculairement à ce rayon une section de 4 millimètres environ. On retire le couteau rapidement pour conserver autant que possible l'humeur aqueuse, ce qui facilite l'introduction des pinces-ciseaux, dont on fait glisser la branche *supérieure* sous l'iris, et l'autre au-dessus, suivant le point opposé au sens du déplacement subi par le cristallin. Arrivé à proximité de la périphérie de l'iris, on sectionne cette membrane par un coup sec des pinces.

Le vrai but de l'iritomie est d'être à la fois *optique* et *antiphlogistique*, et ici son application essentielle se trouve dans les cas d'occlusions pupillaires (complètes ou incomplètes) qui suivent l'extraction de la cataracte ou une blessure du cristallin, avec résorption de ce dernier.

Les instruments nécessaires pour cette opération sont : 1° un écarteur à ressort; 2° une pince à fixation; 3° un couteau à arrêt; et 4° des pinces-ciseaux.

La section sera placée, autant que possible, en dehors près du bord cornéen, mais dans la cornée même, un peu au-dessus du diamètre horizontal de cette membrane et perpendiculairement à ce diamètre, si la pupille fermée a été attirée en haut à la suite d'une extraction à section supérieure ; car il y a tout avantage, pour l'écart de la pupille à former, à ce que la section de l'iris rencontre cette membrane perpendiculairement au sens dans lequel elle a été tiraillée (Green). On enfonce complètement dans la cornée le couteau à arrêt, puis, l'ayant à moitié retiré de la plaie, en laissant doucement écouler pendant ce retrait l'humeur aqueuse, on pénètre de nouveau dans l'œil, de façon que le couteau forme dans l'iris, qui se place devant sa pointe, une boutonnière. Il suffit cette fois que le couteau glisse simplement sous l'iris et la cristalloïde, qui y adhère ordinairement, et fasse une ouverture de 1 millimètre à $1^{mm},5$ d'étendue. On introduit alors les pinces-ciseaux, dont la branche supérieure glisse dans la boutonnière, suivant une étendue égale à celle que l'on veut donner à la pupille, et on ferme brusquement les pinces. De vastes incisions sont toujours de rigueur sur des iris dont la trame musculaire et élastique a longtemps souffert.

Lorsque l'iris a subi une forte traction et que, non seulement la pupille artificielle (dans le cas d'extraction combinée), mais encore la pupille naturelle sont venues se confondre avec le tissu cicatriciel qui environne la section, il faut renoncer à vouloir user de la rétractilité du tissu iridien, et bien se rendre compte que, si l'atrophie n'avait pas aboli cette contractilité, celle-ci s'épuiserait contre la résistance que lui opposerait la doublure que forment derrière l'iris, en lui adhérant, les masses exsudatives enfeutrées avec des restes de masses corticales et la cristalloïde. La combinaison de la simple incision, avec l'excision ou l'arrachement de l'iris, est donc ici d'urgence. Nous proposons dans ce cas deux procédés : l'un, l'*irito-ectomie*; l'autre, l'*irito-dialyse*.

L'*irito-ectomie* s'exécute de la façon suivante : on enfonce, ainsi que le montre la figure 191, le couteau à arrêt près de la cicatrice, à 1 ou 2 millimètres en dedans du bord cornéen, en le faisant pénétrer dans toute son étendue à la fois dans la cornée et sous l'iris, et on le retire doucement, pendant que l'assistant soulève l'écarteur et que toute pression est évitée sur le globe. Par deux coups de pinces-ciseaux qui convergent vers le bord opposé de la cornée, on circonscrit un lambeau triangulaire que l'on retire avec les pinces. Si l'on soupçonnait, par suite de la violence des phases inflammatoires par lesquelles l'œil a antérieurement passé, une grande liquéfaction du corps vitré, il serait préférable de s'adresser au procédé suivant, qui ne nécessite pas une section aussi étendue de la cornée.

Dans l'*irito-dialyse*, le couteau à arrêt n'est qu'à moitié enfoncé dans la chambre antérieure, et on ne pratique dans l'iris, après retrait partiel de la lame, qu'une simple boutonnière. On circonscrit alors, par deux coups de pinces-ciseaux, un lambeau triangulaire, dont cette fois la base est dirigée vers le bord opposé de la cornée (fig. 192), et l'on arrache de son insertion ciliaire, avec des pinces, ce lambeau d'iris doublé de croûtes exsudatives. Cet arrachement de l'iris, en général très atrophié près de son insertion ciliaire, ne transmet guère au corps ciliaire une traction préjudiciable. Après résorption du sang, qui s'épanche abondamment, il reste une très vaste pupille (1).

II. — *Iridectomie (iridorrhexis)*.

L'iridectomie, introduite en 1780 par Wenzel comme moyen auxiliaire de l'ex-

(1) Pour éviter toute traction sur l'iris, M. Abadie propose de faire dans la cornée deux sections parallèles, distantes l'une de l'autre de 5 à 6 millimètres, sections ayant l'étendue du couteau à arrêt. Des angles de la section supérieure partent alors deux coups de pinces-ciseaux (dont une branche est pointue) vers le milieu de la section inférieure. Le lambeau triangulaire, ainsi formé dans l'iris et les masses exsudatives et capsulaires y adhérentes, est attiré en dehors et coupé à ras près de la section cornéenne supérieure.

traction de la cataracte, fut érigée en méthode opératoire par Beer, pour l'établissement d'une pupille optique. Desmarres et de Graefe contribuèrent surtout à la propagation de ce procédé comme moyen antiphlogistique. A Desmarres revient le mérite d'avoir démontré l'innocuité de la déchirure de l'iris dans sa continuité (iri-

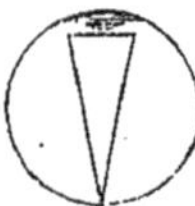

Fig. 191.

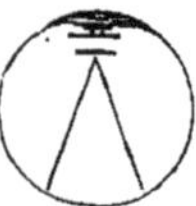

Fig. 192.

dorrhexis), lorsque celui-ci se trouvait solidement attaché à la cristalloïde. L'emploi de l'iridectomie, comme moyen antiglaucomateux, restera une des gloires de de Graefe.

Nous devons distinguer, suivant les indications de la pupille artificielle, deux modes d'exécution absolument différents : A. celui mis en usage pour la pupille optique, et B. celui de la pupille antiphlogistique ou antiglaucomateuse.

A. *Pupille artificielle optique.* — Pour pratiquer une pupille étroite, il sera nécessaire non seulement de donner à la plaie cornéenne une minime étendue, mais surtout de n'exciser de l'iris qu'une portion très circonscrite voisine du sphincter (sphinctérectomie). A cet effet, Critchett père faisait usage, pour saisir l'iris, d'un petit crochet mousse ; mais le maniement dans l'œil de pareils instruments n'est pas dépourvu de dangers, et il est préférable de procéder de la façon suivante :

Premier temps. — Après avoir placé l'écarteur à ressort et bien fixé l'œil, on pénètre avec le couteau à arrêt coudé (il s'agit ordinairement de placer les pupilles en dedans et en bas), à 1 ou 2 millimètres de distance du bord cornéen, en le poussant tangentiellement à l'iris et seulement jusqu'au tiers ou à moitié de sa longueur dans la chambre antérieure, après quoi on le retire rapidement pour conserver l'humeur aqueuse.

Deuxième temps — On introduit de fines pinces à pupille jusque près du sphincter iridien, qu'on saisit et qu'on amène d'autant plus facilement que, l'humeur aqueuse s'échappant au dehors, on voit le bord pupillaire se jeter sur les extrémités des pinces.

Troisième temps. — Sans déposer la pince à fixation, un aide exercé excise tout près des pinces la portion du sphincter qu'elles maintiennent.

Quatrième temps. — On frotte avec la curette de caoutchouc la plaie cornéenne pour faire rentrer l'iris, et l'on instille une goutte de salicylate d'ésérine.

L'emplacement à donner à la pupille optique est dicté : 1° par la transparence des diverses parties de la cornée, qu'on étudie soigneusement à l'éclairage électrique avant de procéder à l'opération ; 2° par la conformation de surface de cette membrane examinée préalablement avec soin, quant à ses reflets, au moyen de notre astigmomètre ou des disques de Placido et de Javal ; 3° à égalité de transparence et de courbure, on donne, par exemple dans un cas de cataracte zonulaire, la préférence à la moitié inférieure de la cornée, à cause de la paupière supérieure, et à la moitié interne, à cause du passage de la ligne visuelle ; ce sera donc le quart inféro-interne qui l'emportera en pareil cas sur les autres parties.

Au point de vue optique, le procédé d'*iridésis* imaginé par Crichett père était certes très avantageux, attendu que le sphincter de l'iris conservait sa contractilité, celui-ci étant simplement enclavé dans une plaie de la cornée où le fixait une ligature [tandis que Stellwag de Carion et de Wecker avaient proposé de maintenir l'iris dans la plaie cornéenne uniquement au moyen du bandeau (iridenkleisis)]; mais on a dû définitivement renoncer à une opération qui exposait ultérieurement à l'irido-choroïdite et au glaucome. Quant à l'opération de Pope, qui n'est autre qu'une iridectomie dans laquelle le sphincter de l'iris a été respecté, elle ne peut être pratiquée intentionnellement d'une façon régulière.

Un complément très précieux de toute pupille artificielle optique, qu'on a exécutée pour un défaut de transparence de la cornée, ainsi que pour des opacités centrales du cristallin, sera de rendre complètement opaques les parties situées au-devant de la pupille naturelle, ce que permet d'obtenir le tatouage de la cornée (voy. p. 231).

B. La pupille *antiphlogistique* ou *antiglaucomateuse* doit toujours être très large et très périphérique; par conséquent, il sera nécessaire de la placer en haut, afin qu'elle puisse être masquée dans un intérêt optique et cosmétique par la paupière supérieure.

Pour ce genre de pupille, la section doit être exécutée, pour obtenir une correction aussi exacte que possible, non avec un couteau lancéolaire, mais, ainsi que de Wecker et Monoyer l'ont conseillé, avec le couteau de de Graefe. Notons que, par la pratique, on apprend aisément à faire écouler aussi lentement l'humeur aqueuse avec le couteau étroit qu'avec le couteau lancéolaire. Lorsque la profondeur de la chambre antérieure est considérablement réduite, il est évident qu'il y aura tout avantage à renoncer au couteau lancéolaire, qui formera nécessairement une plaie plus ou moins oblique dans les extrémités de laquelle l'iris, après la section, restera aisément pincé.

L'iridectomie, avec le couteau étroit, s'exécute, comme nous l'indiquerons maintenant. Les instruments nécessaires sont : un écarteur à ressort qui se place du côté du nez; un couteau de de Graefe très étroit; une pince à fixation de Waldau à verrou ou à ressort; un petite pince à pupille droite, à griffes simples; deux pinces à pupille courbes, l'une à griffes simples, l'autre à griffes inférieures (si l'on suppose une forte adhérence de l'iris à la cristalloïde); une spatule et une curette de caoutchouc (pour réduire au besoin l'iris); des pinces-ciseaux ou fins ciseaux coudés; une pince sans griffes pour l'enlèvement des caillots de sang, fragments de pigment, etc.

Premier temps. — L'écarteur ayant été mis en place, on fixe l'œil (cocaïné) au milieu du bord inférieur de la cornée, en prenant près de ce bord un pli de conjonctive et de tissu sous-conjonctival, qu'on ramasse avec les pinces en glissant étroitement sur la sclérotique. Après avoir recommandé au malade de diriger le regard en bas, on pénètre avec le couteau verticalement dans la chambre antérieure, à 2 ou 3 millimètres du diamètre vertical, de façon que la pointe entre dans l'œil exactement à la jonction scléro-cornéenne, dans le limbe conjonctival. Après avoir placé le couteau parallèlement au plan de l'iris (ou, en cas de pression intense, faiblement dirigé le tranchant en avant), on le pousse parallèlement au diamètre horizontal, de manière à sortir, en faisant la contre-ponction, dans un point parfaitement symétrique, par rapport au méridien vertical, à la ponction. Suivant qu'il s'agit d'un œil dont la tension s'est accrue, on prend plus de soin : 1° pour faire exactement courir le tranchant, pendant tout le temps que s'exécute la section, dans la jonction scléro-cornéenne; 2° pour surveiller attentivement l'écoulement de l'humeur aqueuse et retenir avec le dos du couteau le prolapsus iridien, ce qui, sur des yeux soumis préalablement à l'ésérine et à la cocaïne, s'effectue bien plus facilement qu'en se servant du couteau lancéolaire.

Deuxième temps. — On introduit, après avoir donné la pince à fixation à l'assistant, les pinces à pupilles fermées dans la chambre antérieure, en se frayant un passage par une douce pression contre la lèvre postérieure de la plaie (le lambeau conjonctival, s'il en avait été formé, ayant été d'abord renversé). Arrivé près du bord pupillaire, on ouvre les pinces de tout l'écart que leur permet la section, et l'on saisit ainsi, dans les pinces, un pli aussi large que possible de l'iris qu'on attire en dehors. S'est-il spontanément fait un prolapsus, alors on tâche, en le saisissant avec les petites pinces droites, de l'étaler en l'attirant doucement au dehors, de façon à être sûr de procéder à une excision très exacte, et de ne pas s'exposer à laisser le sphincter iridien non sectionné.

Troisième temps. — On enlève, dans le cas de simples pupilles antiphlogistiques, l'iris attiré au dehors, avec deux coups de pinces-ciseaux bien exactement adossés aux angles de la section. S'agit-il, au contraire, d'une pupille antiglaucomateuse, on donne tout d'abord, après avoir bien attiré l'iris au dehors, un coup de pinces-ciseaux perpendiculairement à la section cornéenne, près de l'angle de la plaie, après quoi on détache le prolapsus par irido-dialyse de son insertion ciliaire, et l'on enlève le prolapsus avec un second coup vertical des pinces-ciseaux dans l'autre angle de la section, suivant en cela les conseils qui ont été donnés par Bowmann pour l'excision de l'iris et que l'emploi des pinces-ciseaux permet d'exécuter avec la plus parfaite exactitude.

Quatrième temps. — On retire les pinces à fixation ainsi que l'écarteur et l'on instille, dans tous les cas de pupille artificielle antiglaucomateuse, une goutte de salicylate d'ésérine. Toute l'attention doit se porter alors sur la position des extrémités du sphincter sectionné, qui doivent reprendre la place qu'elles occupaient avant l'excision du lambeau iridien. Une douce friction avec le dos de la curette de caoutchouc, exécutée avec d'autant plus de ménagements que le cristallin aurait déjà souffert dans sa transparence, arrive le plus souvent à faciliter la descente et le dégagement des plis de l'iris, lorsque la pression interne ne les retient pas trop pincés. Le replacement de l'iris avec une spatule ou un stylet en argent est toujours une manœuvre périlleuse pour la cristalloïde et la zonule, aussi ne nous décidons-nous jamais à en user.

L'opération se termine par l'enlèvement des petits caillots de sang, par l'entre-bâillement des lèvres de la section, avec la spatule ou la curette de Daviel, si une trop abondante collection de sang s'est opérée dans la chambre antérieure, enfin, par une coaptation exacte, à l'aide de la spatule, du lambeau conjonctival qu'on a pu former et, au besoin, par la désinfection de la plaie avec le sublimé (1 pour 4000) ou la solution à 2 1/2 pour 100 d'acide phénique, qui compose le bain d'où l'on retire les instruments qui servent à l'opération. Le bandeau avec le pansement antiseptique (rondelle boratée, trempée dans la solution d'acide borique à 4 pour 100 et d'acide salicylique à 1 pour 100, et ouate salicylée) compléteront les soins à donner à l'opéré.

Les *accidents* qui peuvent se présenter au cours de l'iridectomie sont rares. Si, la chambre antérieure faisant défaut, le couteau a glissé entre les lames de la cornée, on reprendra par une nouvelle introduction du couteau, sur le tranchant de celui-ci, les parties de la cornée non sectionnées. Lorsque la chambre antérieure a déjà été ouverte, mais seulement dans une trop minime étendue, on se servira des ciseaux coudés pour agrandir la plaie interne.

Un accident fâcheux est de ne pouvoir ramener au dehors l'iris adhérant par sa surface postérieure, et cela en dépit même de l'emploi des pinces à griffes inférieures. On ne devra pas multiplier les tentatives, et ces cas devront être réservés pour un procédé combiné avec l'extraction du cristallin.

Quant à la sclérose cornéenne, qu'on voit surtout se produire le long de la plaie de l'iridectomie, faite dans les cas d'irido-choroïdites glaucomateuses ou d'irido-choroïdites compliquées d'épisclériti (scléro-choroïdite antérieure), cet accident peut en grande partie être écarté, si l'on s'efforce de faire glisser le moins possible le couteau dans l'épaisseur de la cornée et de superposer les plaies interne et externe.

Nous ne parlons pas actuellement des hémorrhagies graves qui se produisent parfois en pratiquant l'iridectomie sur des yeux atteints de glaucome hémorrhagique, nous y reviendrons en traitant de cette dernière affection.

III. — *Dégagement du bord pupillaire* (*corélysis*).

Le dégagement chirurgical du bord de la pupille, retenu à la capsule par des synéchies, a été recommandé, sous le nom de *corélysis*, d'abord par Streatfeild, puis par M. Weber. Une opération analogue avait autrefois été pratiquée par Wenzel, qui se servait d'une fine aiguille d'or, pour détruire les adhérences qui pouvaient s'opposer à l'extraction du cristallin cataracté ; mais, Streatfeild et Weber ont poursuivi les premiers l'idée de détacher les synéchies formées au-devant d'un

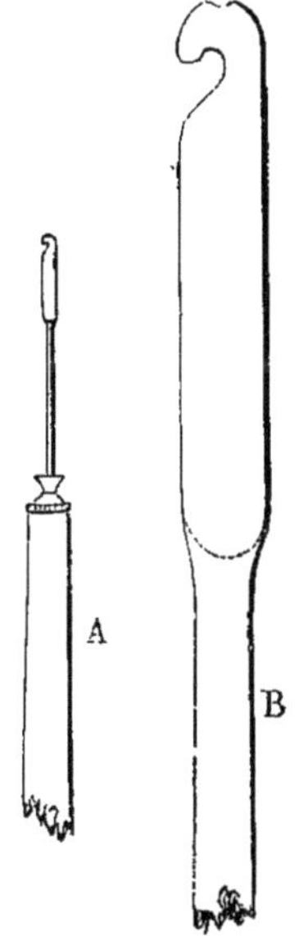

Fig. 193.

A, spatule échancrée de Streatfeild ; B, le même instrument grossi six fois.

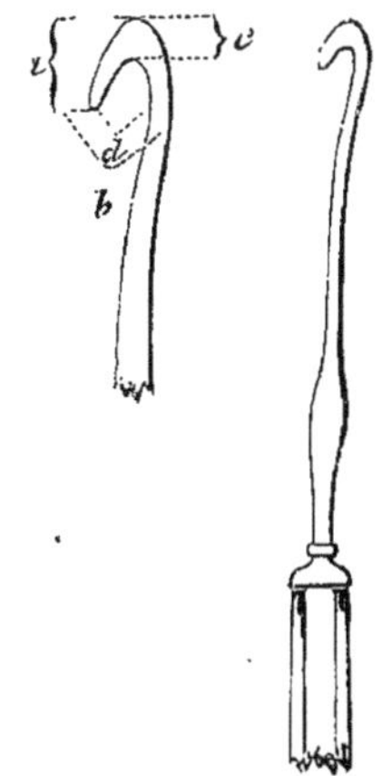

Fig. 194.

Crochet de Weber. A côté est représentée l'extrémité grossie de ce crochet, dont *a* mesure 3 millimètres ; *b*, 2mm,5 ; *c*, 1mm,5, et *d*, 1mm,5.

cristallin parfaitement transparent, et cela principalement dans le but d'améliorer la vue et de prévenir les récidives d'inflammation.

Le premier temps de l'opération consiste à pratiquer dans la cornée une étroite ouverture, à l'aide d'une large aiguille à paracentèse ou d'un petit couteau lancéolaire.

L'emplacement de la section pourra varier suivant les cas; mais M. Weber choisit de préférence le milieu du rayon externe de la cornée.

Dans le second temps, on se propose de détacher le bord pupillaire. On peut, à cet effet, se servir de la spatule échancrée de Streatfeild (fig. 193), ou du crochet aplati de M. Weber (fig. 194). On introduit ces instruments de manière à leur frayer, par de légers mouvements de latéralité, un passage entre l'iris et le cristallin, afin de détacher les adhérences les moins solides. Une fois l'instrument porté sous l'iris, on lui imprime des mouvements de circumduction, en exerçant une légère traction. La pupille étant dégagée, on fait une instillation d'atropine et de cocaïne qu'on répète à chaque pansement.

M. Passavent a conseillé, dans le même but, une opération infiniment plus simple. Elle consiste à pratiquer très obliquement, pour éviter le prolapsus de l'iris, une petite incision sur le bord de la cornée, dans le méridien correspondant à la synéchie; puis on saisit l'iris avec de fines pinces et on le lâche dès que la synéchie est dégagée.

Ces opérations ont d'autant plus perdu de terrain dans la pratique courante qu'on s'est convaincu que les rechutes d'inflammation étaient bien moins déterminées par la persistance d'une ou de quelques synéchies, que par l'influence continue d'un état diathésique, d'une infection endogène. D'autre part, lorsqu'il est établi que des troubles circulatoires ou de filtration résultent de la présence d'une adhérence de l'iris, il est évident que la corélysis doit céder le pas à l'iridectomie.

IV. — *Iridodialysis.*

Cette opération, si usitée autrefois par Scarpa, A. Schmidt et autres, avant que l'excision eût accaparé la presque totalité du terrain ponr la formation de la pupille artificielle, a disparu des méthodes usuelles de la chirurgie oculaire. Nous avons indiqué plus haut comment elle avait été reprise en partie en la combinant avec l'iritomie (irito-dialysis); mais ce procédé combiné n'est exécutable que sur des yeux privés de cristallin. Si l'on a des raisons de présumer que le cristallin existe dans l'œil, il faut tâcher de combiner l'iridodialyse soit avec l'*iridorrhexis*, soit avec l'*iridectomie* (Bowmann). Une semblable conduite est particulièrement indiquée lorsqu'il n'existe plus du tissu cornéen transparent qu'une étroite bandelette, que l'iridectomie la plus correctement exécutée risquerait de rendre opaque ou impropre, par irrégularité de surface, à la vision.

Il y a tout avantage ici, ainsi que l'indique la figure 195, à pénétrer avec le

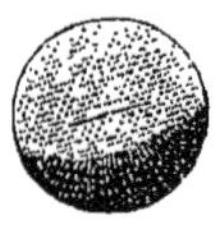

Fig. 195.

couteau à arrêt dans la partie cicatricielle, à le faire glisser dans ce qui reste de chambre antérieure, jusqu'à ce que la pointe atteigne la périphérie de la cornée. On introduit alors des pinces à griffes inférieures jusque près du bord périphérique de l'iris, qu'on saisit aussi largement que le permet l'écart des pinces dans la plaie;

puis on détache cette membrane de son insertion périphérique, et, si la partie ainsi détachée suit librement la pince, on l'amène au dehors pour l'exciser (*iridectodialysis*), ou on l'enlève en l'arrachant de toutes les adhérences qu'elle a contractées avec la cicatrice cornéenne et la cristalloïde.

MALADIES DE LA CHOROÏDE

ARTICLE PREMIER

SCLÉRO-CHOROÏDITE ANTÉRIEURE. — STAPHYLÔME SCLÉRAL ANTÉRIEUR

Dans la description des maladies choroïdiennes, il faut distinguer deux groupes d'affections parfaitement indépendantes les unes des autres, tant au point de vue clinique qu'anatomique : celles qui siègent dans les parties antérieures de la choroïde et celles qui occupent le segment postérieur de cette membrane. Les descriptions qui suivent démontreront la justesse de cette distinction.

L'image clinique de la *scléro-choroïdite antérieure* diffère essentiellement suivant la rapidité d'évolution de la maladie, qui en fait varier sensiblement les divers symptômes; aussi, pour mieux saisir le caractère spécial de cette affection particulière, nous distinguerons une forme *aiguë*, *subaiguë* et *absolument chronique.*

a. La *scléro-choroïdite antérieure aiguë* est une maladie qui occupe ordinairement une partie circonscrite de la choroïde avoisinant l'insertion de l'iris, particulièrement dans sa partie supérieure ou supéro-externe. En pareil endroit, se produit une injection sclérale et conjonctivale intense, se délimitant en un, ou deux, ou trois foyers (rarement, au début, davantage) et se différenciant des boutons de l'épisclérītis par leur manque de soulèvement. La distinction avec cette dernière affection s'accuse encore davantage par l'apparition d'une injection périkératique généralisée, à laquelle s'adjoint une hypérémie de l'iris. Cette membrane perd insensiblement sa contractilité, la pupille est moyennement dilatée, et son bord s'échancre en un ou plusieurs points, suivant le nombre des foyers de scléro-choroïdite. On peut, par un examen attentif, voir au niveau de chacune de ces échancrures des vaisseaux gorgés de sang, par suite de l'embarras que l'affection choroïdienne cause dans la circulation de l'iris. Il apparaît des synéchies vers la partie échancrée et, dans quelques cas, il se forme une vaste adhérence de l'iris avec la cornée, au voisinage de l'angle iridien, masqué par la sclérose cornéenne.

L'humeur aqueuse se trouble légèrement, et la chambre antérieure semble avoir diminué en profondeur ou disparu près des foyers sclérosés. Si l'on observe la tension du globe, on trouve alors qu'elle s'est accrue.

A mesure que la maladie fait des progrès, apparaît une infiltration sclérosante de la cornée, qui dépass esensiblement le foyer ou les foyers morbides, et qui s'étale à partir du bord cornéen vers les côtés et le centre de la cornée. Lorsque, plus tard, l'injection se dissipe, la sclérose cornéenne, contrairement à ce qu'on observe dans l'épisclérítis, ne diminue pas, et, l'œil rentrant dans le calme, les foyers de scléro-choroïdite et de sclérose cornéenne qui se confondent, prennent un aspect jaune lardacé, auquel vient se mêler ultérieurement une faible teinte bleuâtre. Dans les cas où la maladie a présenté une certaine intensité, les foyers montrent une tendance à la *rétraction;* d'où un aplatissement qui tend à effacer toute différence de niveau entre la cornée et la sclérotique, déjà confondues dans la même coloration.

b. La *scléro-choroïdite antérieure subaiguë* se présente avec une injection offrant une teinte vineuse dans les points surtout affectés; elle est accompagnée, du côté de la cornée, d'une infiltration diffuse qui s'étend dans un tiers ou la moitié de cette membrane, au lieu de se montrer par foyers, comme dans la forme précédente. En outre, le trouble de la cornée n'est pas intense et rappelle plutôt les opacités de la kératite parenchymateuse et de l'iritis séreuse. En réalité, les symptômes, qui se manifestent promptement du côté de l'iris, sont moins ceux de l'iritis, plastique que de la lymphangite antérieure (iritis séreuse), avec petits dépôts sur la membrane de Descemet, en arrière des parties cornéennes infiltrées.

Les malades atteints de cette forme subaiguë se plaignent d'attaques de douleurs sus-orbitaires, qui concordent manifestement avec une accentuation de la pression interne, dont l'effet se dénote par une dureté manifeste de l'œil et par une rugosité de l'épithélium de la cornée qui gagne les parties non infiltrées de cette membrane. L'affection, après des poussées répétées, se termine par l'apparition, dans les points occupés par les principaux foyers d'injection, d'un soulèvement bleuâtre, bien distinct de la tache ardoisée qui succède à l'épisclérítis. Les staphylômes ainsi formés peuvent se montrer en des points variables, comme nous le verrons plus loin. Lorsque la maladie attaquera une grande étendue du segment antérieur de l'œil, la terminaison sera l'hydrophthalmie ou la buphthalmie, ainsi qu'on l'observe surtout chez les enfants.

c. La *scléro-choroïdite antérieure chronique* se différencie des formes précédentes en ce que les symptômes inflammatoires du côté du tissu épiscléral font absolument défaut. La marche de cette affection est si traînante, si insidieuse, tellement dépourvue de symptômes douloureux, que c'est l'évolution complète d'un staphylôme qui nous révèle par quelle maladie l'œil a passé. Ainsi, chez de tout jeunes enfants qui ont eu des perforations de la cornée, on voit simultanément avec la distension cicatricielle, se combiner la formation d'un staphylôme antérieur par scléro-choroïdite antérieure, dont rien ne dénotait la présence que la distension progressive des parties avoisinantes de la cornée. De même, une scléro-choroïdite chronique peut se développer chez des sujets qui, à l'âge de la puberté, ont souffert d'une lymphangite de l'œil, ayant eu pour effet d'obstruer par des dépôts cellulaires la rigole de Fontana. Si, dans ce cas, l'examen ophthalmoscopique est possible, on peut souvent constater un refoulement de la papille.

Nous devons ici passer en revue les différents genres de staphylômes antérieurs qui sont la conséquence de la scléro-choroïdite antérieure, et qu'on a pratiquement subdivisés essentiellement en trois formes :

1° L'ectasie occupe le proche voisinage de la cornée, la région du ligament pectiné, n'empiète pas sur le corps ciliaire, qui n'a subi que peu de déplacement en arrière, lorsque la distension n'est pas considérable, et a reçu le nom assez peu significatif de *staphylôme intercalaire ;*

2° La distension occupe la région même du corps ciliaire, et porte, à juste titre, le nom de *staphylôme ciliaire*. Lorsqu'il a pris une certaine extension, il refoule en avant les crêtes des processus ciliaires;

3° On désigne sous le nom de *staphylôme équatorial* toute distension qui, n'avoisinant pas l'entrée du nerf optique ou le pôle postérieur de l'œil, occupe un point situé derrière le corps ciliaire.

On se renseigne aisément sur l'emplacement de l'ectasie, en éclairant d'arrière en avant, à l'aide d'une forte lentille, le segment antérieur du globe de l'œil qu'on a fait diriger fortement en dedans.

L'examen anatomique nous fournit en général peu d'éclaircissements sur la cause première de la *scléro-choroïdite antérieure*, attendu qu'on n'a guère l'occasion d'étudier cette affection à une période voisine de son début. Cependant il faut noter que les diverses formes de staphylômes choroïdiens antérieurs se combinent souvent entre elles ou avec des ectasies cornéennes (ainsi que le montrent les figures 196 et 197), de façon que des staphylômes en voie d'évolution peuvent parfois

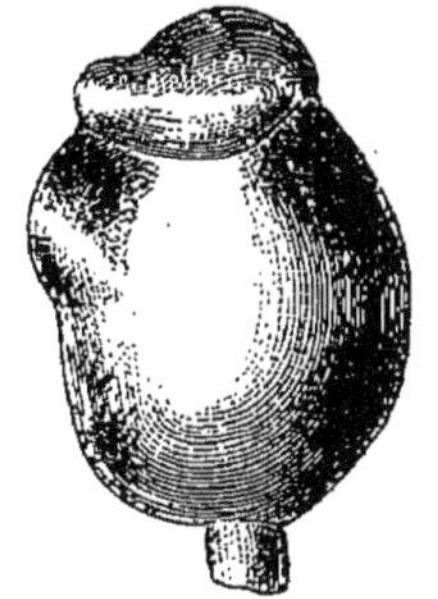

FIG. 196.

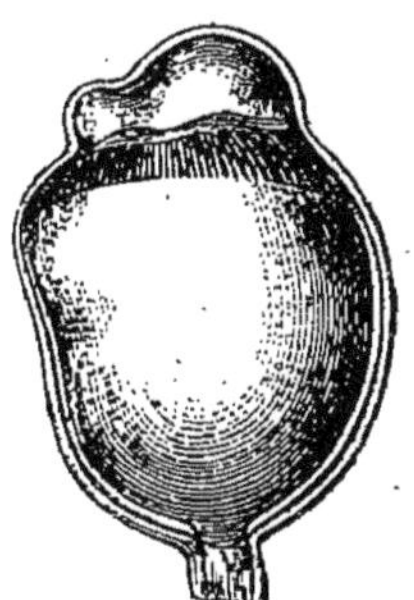

FIG. 197.

encore nous donner des renseignements utiles, que ne fournissait plus la principale distension.

Le *staphylôme intercalaire* occupe, par ses altérations, essentiellement la région du *ligament pectiné* et du tissu trabéculaire péricornéen, la zone de filtration de Leber. Lorsque le staphylôme se développe, l'insertion de l'iris ne s'éloigne pas de la cornée, au contraire la distension paraît en quelque sorte sauter au-dessus de cette insertion. Un tissu *intercalaire*, fortement vasculaire, a doublé les parties qui sont devenues ectatiques et celles qui les avoisinent, et a donné lieu à des troubles de filtration et de circulation qui ont notablement favorisé la distension par augmentation de la pression interne; mais, à mesure que les parties sont devenues ectatiques, on n'y observe que des phénomènes d'amincissement et d'oblitération vasculaire. Cette substance intercalaire, dont la provenance est difficile à établir, s'étale non seulement entre l'iris et la cornée accolés ensemble, mais se rencontre aussi derrière l'iris et sur les procès ciliaires mêmes. Il peut en résulter des troubles nutritifs portant sur le cristallin qui s'opacifie et se déplace parfois.

Le *staphylôme ciliaire*, ayant refoulé l'iris en avant, a pour conséquence forcée la suppression plus ou moins complète de la rigole de Fontana, l'insertion périphérique de l'iris et le ligament pectiné s'étant accolés ensemble; les procès ciliaires atrophiés se trouvent refoulés en avant et complètent l'obstacle porté à la filtration, déjà rendue difficile par le tassement du tissu trabéculaire péricornéen. On rencontre dans les parties ectatiques un amincissement extrême, porté parfois au point que la sclérotique, avec les vestiges choroïdiens qui lui adhèrent, ne présente pas une épaisseur plus considérable que celle d'un papier mince.

Si l'atrophie a respecté le voisinage de l'insertion iridienne et le ligament pectiné, la limite entre la cornée et la sclérotique n'étant pas effacée, on pourra espérer une intégrité relative de la zone de filtration, permettant d'entreprendre utilement, dans cette région, une opération propre à réduire la pression intra-oculaire. En outre, le refoulement de la papille sera nécessairement moins accusé que s'il existe un effacement complet du sillon scléro-cornéen.

Le danger d'une formation multiple de staphylômes ciliaires réside dans l'atteinte portée à la zonule qui, s'amincissant sur divers points jusqu'à la déchirure et s'épaississant sur d'autres par enroulement, compromet la fixation du cristallin, dont la luxation, ou la subluxation, est menaçante.

A l'exception des *ectasies équatoriales* limitées au passage des vaisseaux, qu'on trouve sur les yeux de jeunes sujets glaucomateux, il est rare qu'on rencontre des staphylômes de la région équatoriale, sans participation des parties qui avoisinent la distension déformatrice. En pareil cas, la rétine a directement souffert; elle est réduite à sa trame celluleuse et est rarement décollée, tout en passant tendue devant les parties ectasiées de la sclérotique. La papille est constamment refoulée.

La *symptomatologie* de la scléro-choroïdite antérieure variera sensiblement, suivant l'acuité ou la chronicité de l'affection. Lorsque l'injection périkératique est très accusée et généralisée, on observe de la photophobie et une sensibilité au toucher. Les poussées glaucomateuses intercurrentes amènent des douleurs périorbitaires plus ou moins vives. Mais tous les phénomènes irritatifs cessent lorsque la dégénérescence staphylomateuse prend un développement excessif.

La *marche* de la maladie est en général intermittente et traînante, même lorsqu'il s'agit de la forme aiguë. La formation des staphylômes ne s'effectue qu'après des mois de maladie, celle-ci présentant ordinairement des hauts et des bas sensibles dans la pression intra-oculaire, et par suite dans la marche déformatrice de l'affection. La plus rapide évolution de staphylôme est celle du staphylôme intercalaire des enfants, chez lesquels une ophthalmie des nouveau-nés a donné lieu à la formation d'un large leucome adhérent.

L'*étiologie* de cette affection, heureusement assez rare, ne nous fournit que peu de renseignements. Elle éclate plus souvent chez de jeunes sujets de huit à vingt ans que chez des adultes, et s'observe de préférence chez les filles. La forme qui se termine par sclérose de la cornée et aplatissement, se rencontre plutôt à un âge avancé et concorde, chez les femmes, avec les troubles de la ménopause, chez l'homme avec l'apparition des diverses formes de rhumatisme goutteux. L'hérédité ne paraît pas exercer d'influence sur le développement de cette affection.

Le *traitement* offrira d'autant plus de chances de succès, qu'on pourra intervenir à une période plus rapprochée du début du mal. Qu'on ne tarde pas en pareil cas, lorsque les forces des malades le permettent, d'agir activement par des cures de frictions mercurielles, de transpirations avec la pilocarpine, ou en donnant du salycilate de soude ou de lithine à haute dose, conjointement avec des boissons sudorifiques.

Le développement du staphylôme intercalaire est surtout à redouter chez les jeunes enfants atteints de perforation de la cornée; aussi sera-t-il urgent d'écarter par l'iridectomie la cause prédisposante, c'est-à-dire l'attraction de l'iris dans la cicatrice cornéenne. Du reste, dès que l'on a acquis la conviction que la maladie marche vers la distension d'une partie des enveloppes oculaires au pourtour de la cornée, il faut procéder dans tous les cas à la formation d'une large pupille artificielle, qui sera pratiquée aussi promptement que possible, et cela pour les raisons suivantes : 1° parce qu'il est prouvé que, sur des staphylômes de date récente et d'une étendue restreinte, l'iridectomie, correctement exécutée, peut avoir une action curative; 2° parce qu'il est incontestable que, pratiquée à une période tardive, non seulement l'opération perd son action curative, mais présente, à cause de la distension du segment antérieur, de la raréfaction de la zonule et du décollement du corps vitré, des difficultés telles, qu'un praticien prudent reculera devant pareille intervention et se résignera plutôt à la sclérotomie équatoriale répétée, dont l'action curative est ici incontestable, mais seulement au point de vue de la réduction du staphylôme et du globe oculaire dans son ensemble.

Le contrôle de la pression intra-oculaire doit donc être l'objet d'une étude constante, chez ces malades; aussi devra-t-on être très circonspect dans l'emploi des mydriatiques, que pourrait réclamer la variété aiguë, et les restreindre à l'usage exclusif de la cocaïne. Les myotiques seuls seront indiqués dans les formes chroniques.

Lorsqu'on se propose surtout de remédier à la sclérose cornéenne, résultant de poussées réitérées de scléro-choroïdite, on s'adressera de préférence à la sclérotomie (répétée deux ou même trois fois en divers points). L'action de ce moyen épuisée, on aura recours à la péridectomie ou mieux aux pointes de feu galvaniques péricornéennes, que l'on pourra répéter chaque semaine jusqu'à dix et douze fois. Ces cautérisations ont pour effet d'établir peu à peu autour de la cornée un anneau cicatriciel, qui modifie par sa rétraction la circulation nourricière de la cornée, en même temps que l'éclaircissement de cette membrane est activé par les poussées irritatives auxquelles chaque application du galvanocautère donne forcément lieu.

Lorsqu'on est appelé pour un œil complètement déformé par une ancienne scléro-choroïdite antérieure, avec perte complète de la vision et menace de distension sur l'entourage du globe, on n'hésitera pas à procéder à sa réduction par des sclérotomies équatoriales répétées ou à pratiquer l'exentération oculaire.

ARTICLE II

SCLÉRO-CHOROÏDITE POSTÉRIEURE. — STAPHYLÔME POSTÉRIEUR

Une maladie analogue aux formes aiguës ou subaiguës de la scléro-choroïdite antérieure n'existe pas dans les parties qui avoisinent le nerf optique et le pôle postérieur de l'œil. Sans symptômes irritatifs bien accusés, il se produit dans ces points des distensions qui rappellent bien plutôt ce que nous observons pour la scléro-choroïdite antérieure absolument chronique. Dans cette dernière forme, l'affection est déterminée par le tiraillement de la partie antérieure du tractus uvéal, dont une portion de son extrémité flottante a été pincée dans une cicatrice cornéenne; pour le staphylôme postérieur, nous insisterons sur cette même cause de tiraillement de l'extrémité postérieure du tractus uvéal, dont une partie se fixe à la lame criblée du nerf optique, attache qui, par des dispositions congénitales d'insertion du nerf optique, peut être vicieuse et défavorable pour les déplacements physiologiques du globe de l'œil en général et de la choroïde en particulier.

Il est incontestable que, sous l'influence de conditions hygiéniques défavorables pour la vue, le staphylôme postérieur se développe progressivement chez les jeunes sujets; mais il est non moins prouvé que le simple accroissement de l'œil donne naissance à l'évolution du staphylôme postérieur, qui prend son origine dans des dispositions anatomiques fâcheuses, et voici les principales raisons qui démontrent ce fait :

1° L'implantation de la choroïde près du nerf optique peut être congénitalement trop faible pour résister à l'extension que lui fait subir l'accroissement progressif de l'œil. En outre, le mode d'implantation du nerf optique et de répartition des gaines sur la sclérotique peut sensiblement modifier la résistance de la membrane vasculaire qui prend ici son point d'attache. Envisagé de cette façon, le staphylôme postérieur n'est en quelque sorte que le développement (par accroissement) d'une déformation congénitale, ou il est le produit d'un processus pathologique résultant d'une malformation congénitale. Dans le premier cas, nous avons affaire à un staphylôme absolument stationnaire lorsque l'œil a acquis son développement complet, dans le second l'affection est progressive.

2° Une autre explication, pour la formation du staphylôme postérieur, se base sur les dispositions mécaniques de l'œil, en ce qui concerne le fonctionnement des muscles droits externe et interne. Le travail excessif imposé aux muscles droits internes, frappés d'*insuffisance* chez les myopes, a été accusé comme provoquant un état congestif interne, que pourrait expliquer le lien intime qui rattache la convergence à l'accommodation. Mais sans établir une connexion très précise, on a conclu à un excès de tension intra-oculaire résultant du surmenage des muscles droits internes, et, par suite, à une augmentation progressive du staphylôme par allongement de l'axe antéro-postérieur. Pendant cet accroissement de longueur de l'œil, la choroïde, exposée à une tension continue, se détacherait progressivement de son insertion postérieure, entre le pôle postérieur et le côté externe de la papille (de Graefe, Donders).

Pour Giraud-Teulon, ce seraient les muscles obliques qui comprimeraient directement le globe oculaire pendant la position de convergence des axes en dedans et en bas, position si fréquemment sollicitée par la vision des myopes.

3° L'évolution du staphylôme postérieur est encore mise en relation avec les *efforts d'accommodation*, ou, comme nous le pensons, avec les efforts pour *détendre l'accommodation*. Un déplacement direct de la choroïde a été démontré pendant la contraction du muscle ciliaire par MM. Hensen et Völkers, et un coup d'œil jeté sur la figure 153 (p. 253) d'Iwanoff, prouve jusqu'à quel point il existe, chez les myopes, un accroissement des fibres longitudinales, les seules capables d'exercer un déplacement sur la partie postérieure de la choroïde. Si l'on réfléchit à la connexité qui unit l'accommodation et la convergence, si, d'autre part, on considère que l'insuffisance préexistante des muscles droits internes oblige les myopes à un surcroît d'innervation pour maintenir la convergence dans la vision rapprochée, on se rendra compte de la tension anormale à laquelle le muscle ciliaire longitudinal doit être soumis, pour détendre l'accommodation à laquelle le myope a intérêt à se soustraire. Un pareil résultat ne peut donc être obtenu qu'au prix d'un tiraillement continu de la partie postérieure de la choroïde.

Cette théorie explique, seule, la *progression continue* de la myopie et du staphylôme postérieur par l'établissement d'un *cercle vicieux*, et l'*arrêt* de cette progression en supprimant un des éléments qui entrent dans la constitution de ce cercle, l'insuffisance des muscles droits internes. Nous devons, bien entendu, admettre dans cette théorie une prédisposition congénitale, pour laquelle plaide d'ailleurs l'hérédité si notoire dans cette affection. Cette prédisposition peut résulter d'une insuffisance (insertion vicieuse) congénitale des muscles droits internes, mais surtout d'une implantation anormale du nerf optique et de ses gaines. Il est possible que ces deux facteurs entrent à la fois en jeu.

Trouvons-nous, dans l'embryologie, quelque explication pour pareille prédisposition? se rattache-t-elle à l'occlusion incomplète de la fente choroïdienne? s'identifie-t-elle, en partie au moins, avec le coloboma choroïdien? La position inférieure de ce dernier, dont on ne peut guère admettre la rotation, ne plaide pas en faveur d'une pareille corrélation. Pourtant nous pouvons envisager, comme analogues au coloboma, certains staphylômes congénitaux présentant de même que celui-ci un amincissement notable de la sclérotique, une absence plus ou moins complète de la choroïde et un manque des éléments sensitifs de la rétine. En outre, l'ectasie s'étend en pareil cas aux gaines du nerf optique, dans la partie correspondante au staphylôme.

D'ailleurs, il est encore assez fréquent de rencontrer un pendant à cette distension dans la région de la macula même, sous la forme d'un *coloboma central*, ainsi que nous en avons observé, chez une enfant de douze ans, fortement myope, un exemple d'autant plus remarquable que l'œil gauche (fig. 199) montrait un staphylôme congénital, avec coloboma marqué des gaines du nerf optique dans la moitié enveloppée par le staphylôme, tandis que l'œil droit (fig. 198) présentait, outre le staphylôme, un cas type de coloboma central avec refoulement de la sclérotique, recouverte par quelques traînées pigmentaires.

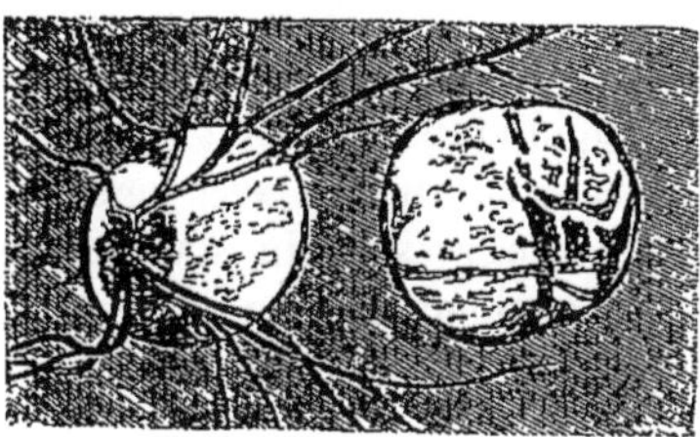

FIG. 198.

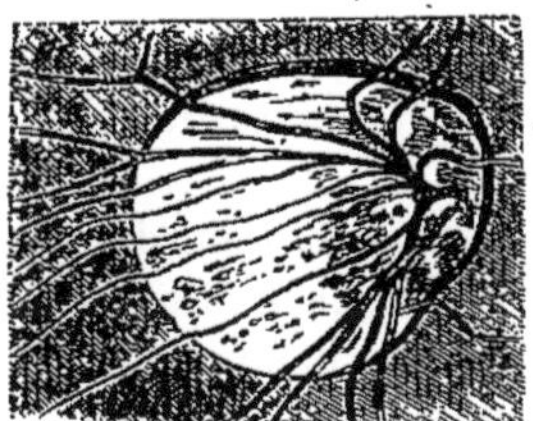

FIG. 199.

Il existe donc des staphylômes postérieurs congénitaux dont l'accroissement est limité à celui de l'organe qu'ils occupent, mais qui, après le développement acquis de l'œil, ne progressent nullement, et n'ont même pas la moindre tendance à s'adjoindre à une myopie progressive. Il importe de bien différencier ces cas de ceux dont l'évolution progressive entraîne des désordres notables dans la fonction de l'œil jusqu'à un âge très avancé.

La forme congénitale absolument stationnaire [le cône de l'école de Vienne l'accompagne souvent (voy. *Affections congénitales du nerf optique*)] peut même se rencontrer indifféremment sur l'œil amétrope ou emmétrope.

Le *staphylôme postérieur stationnaire* se présente ordinairement sous forme d'un croissant de largeur variable, adossé au bord externe du nerf optique, et dont l'axe est dirigé vers la macula. Lorsque le staphylôme n'a qu'une faible largeur, il peut simuler un anneau sclérotical très accusé; mais aucune confusion n'est plus possible dès que le staphylôme atteint une largeur égale au quart du diamètre papillaire. On ne devra pas non plus confondre un staphylôme annulaire avec l'atrophie choroïdienne péripapillaire des vieillards, dépourvue à sa limite de pigmentation.

Le staphylôme stationnaire peut atteindre une étendue égale au diamètre papillaire ou même dépasser celui-ci; il peut contourner en anneau la papille, tout en montrant son maximum de développement dans le sens de la macula; mais ce qui dénote son caractère stationnaire, c'est sa délimitation précise par un liséré pigmenté, simple ou multiple, tranchant nettement sur la choroïde voisine, qui, elle, montre une intégrité parfaite. Ainsi, dans quelques staphylômes congénitaux, la choroïde paraît faire défaut, comme cela s'observe pour certains colobomas; la sclérotique, avec sa coloration bleue chatoyante, tranche sur la choroïde avoisinante, dont la couche épithéliale présente même sa pigmentation normale. Dans l'étendue du staphylôme, existe un reculement des parties dénudées, autrement dit une sclérectasie, que démontre une incurvation des fins vaisseaux rétiniens. La portion du staphylôme s'adossant à la papille, qui affecte la forme d'un ovale vertical (à cause de l'obliquité suivant laquelle elle apparaît à l'observateur), se montre parfois manifestement plus chatoyante que le reste du staphylôme, dont elle est séparée par une ligne courbe ombrée, ce qui résulte d'un recul plus marqué de cette portion du staphylôme qui avoisine la papille.

Le plus souvent le staphylôme stationnaire est dirigé en dehors, très rarement en bas (plutôt en sens diagonal en bas et en dehors). Les staphylômes supérieurs ne s'observent que tout à fait exceptionnellement; mais on ne rencontre pas de staphylôme stationnaire implanté sur le bord interne de la papille.

Le *staphylôme postérieur progressif* se caractérise par sa délimitation incertaine. La partie amincie de la choroïde (et de la sclérotique lorsqu'il y a simultanément sclérectasie) ne tranche jamais nettement avec les parties avoisinantes de la membrane vasculaire. Constamment on rencontre, au moins dans la couche épithéliale des parties voisines, des signes d'atrophie plus ou moins accusée, et parfois une dénudation des vaisseaux choroïdiens qui se continuent avec ceux qui rampent sur le staphylôme. Tout doute sur la nature progressive du staphylôme est levé lorsque le bord choroïdien, qui s'adosse au staphylôme, se montre dentelé, ou si, en dehors de ce bord, on trouve des plaques disséminées d'atrophie avec amincissement notable du stroma.

Les signes inflammatoires dans le développement du staphylôme postérieur font défaut; à peine voit-on parfois apparaître quelques petites hémorrhagies fugaces sur le bord du staphylôme. Lorsque le staphylôme et l'usure choroïdienne ont pris une grande extension, le tissu tiraillé de la papille tend à pâlir et à se noyer dans la coloration blafarde du staphylôme.

L'*accroissement du staphylôme postérieur* peut s'opérer de deux manières différentes. Dans une série de cas, la limite externe du staphylôme s'écarte de plus en plus de l'entrée du nerf optique et gagne tellement en étendue, qu'elle s'approche sensiblement de la macula, tout en embrassant une partie de plus en plus considérable de la circonférence papillaire. Pendant cette marche progressive, le liséré pigmentaire qui borde le staphylôme fait défaut par places, et de petites plaques, ou lunules de tissu atrophique, apparaissent dans les points qui vont être envahis par le staphylôme.

Un second mode d'accroissement est signalé par l'apparition d'un ou plusieurs foyers atrophiques se développant au proche voisinage du staphylôme, ou directement dans la région de la macula. Ces foyers peuvent confluer ou s'étendre isolément, de même que le staphylôme lui-même. Dans tous les cas, il sera urgent d'explorer minutieusement la région de la macula, car très souvent un staphylôme de peu d'étendue dénote sa tendance à progresser par le développement sur ce point de phénomènes morbides. Notons que ce sont ces altérations maculaires qui menacent la vision centrale, car il est absolument exceptionnel que le staphylôme postérieur se développe au point d'embrasser la macula.

Ce sont essentiellement *deux formes d'altérations* qu'on a occasion d'observer dans la région de la macula. L'une, la plus fréquente, porte à tort le nom de *choroïdite atrophiante* ou de *choroïdite par distension.* Il se forme, à l'endroit de la macula, des foyers atrophiques très circonscrits, à contours irréguliers, entre lesquels on distingue assez souvent de petites apoplexies. A la suite de la confluence de plusieurs plaques atrophiques, par des lignes droites qui les réunissent, on voit se constituer un grand îlot de tissu raréfié de la choroïde, présentant peu de dépôts pigmentaires. Le scotome, que l'examen fonctionnel nous révèle ici, porte le même caractère que l'agrandissement de la tache de Mariotte, dû à la présence du staphylôme, c'est-à-dire qu'il résulte de l'usure, par traction des couches sensibles de la rétine, sans véritables signes de choroïdite, dans cette région si fortement tiraillée.

Tout autre se présente la seconde localisation de choroïdite centrale dans le staphylôme postérieur progressif. Ici, on constate ordinairement qu'avec un staphylôme de peu d'étendue, souvent même assez nettement limité, il apparaît soudain, sur une choroïde dont la couche épithéliale n'a nullement souffert, et exactement à l'endroit de l'emplacement de la macula, une tache pigmentaire noirâtre ou très foncée. Cette tache s'agrandit rapidement, présente une forme arrondie et s'encadre fréquemment d'un anneau hémorrhagique. Après que cet état a persisté un certain temps, le centre de la tache s'éclaircit, et celle-ci se transforme progressivement de telle manière qu'elle constitue un foyer central atrophique, entouré d'un anneau pigmentaire, qui, lui, est ordinairement encadré de plusieurs liserés de pigment, en rapport avec l'extravasation sanguine. Le scotome se montre ici d'une manière soudaine, se délimite très nettement, et nous donne à penser que le manque de sensibilité résulte d'une compression par exsudation ou immigration cellulaire, avec atrophie consécutive et rétraction des éléments sensitifs de la rétine dans la région de la macula. Cette seconde forme de choroïdite centrale est moins fréquente que la première et se rencontre plutôt chez les sujets jeunes.

Le corps vitré se comporte différemment dans ces deux formes d'altérations : tandis que ce milieu peut être absolument transparent dans la prétendue choroïdite par distension, on observe presque constamment la présence de flocons du corps vitré, lorsqu'il s'agit d'une localisation avec prolifération des éléments pigmentaires à l'entour de la macula. L'apparition d'un semblable foyer exsudatif est souvent même précédée par le développement de flocons dans le segment postérieur de l'œil. Nous devons ajouter que ces deux formes de localisation ne se montrent pas toujours isolées, mais qu'elles sont susceptibles de se combiner d'une façon variée.

A mesure que le mal augmente, que le staphylôme s'agrandit, des plaques atrophiques apparaissent irrégulièrement dans le segment postérieur de l'œil, une choroïdite disséminée se combine avec les altérations atrophiques maculaires et péripapillaires. Le corps vitré devient le siège d'épanchements sanguins abondants et réitérés, le cristallin souffre plus ou moins dans sa nutrition, et très fréquemment la rétine, par suite d'un mouvement de déplacement du corps vitré en avant, se détache lorsqu'une déchirure permet au liquide, placé derrière le corps vitré détaché, de se précipiter sous la membrane nerveuse.

Dans ces cas d'agrandissement extrême du staphylôme postérieur, la sclérotique subit un amincissement et un refoulement de façon qu'une sclérectasie plus ou moins étendue avoisine l'entrée du nerf optique. La déhiscence de l'espace intervaginal de la gaine, ainsi que Ed. de Jäeger l'a étudiée et que les figures 200 et 201 la représentent, doit faciliter cette distension sclérale. En outre, il paraît indéniable que ce décollement des gaines, qui accompagne constamment le développement d'un large staphylôme postérieur, doit avoir une influence notable sur la nutrition de la papille du nerf optique. La tête du nerf perdant ses points d'appui latéraux, se trouve tiraillée et refoulée en sens opposé du maximum de décollement des gaines, ce qui explique pourquoi, dans tous les cas de staphylômes très accusés, la vision tombe rapidement, et comment des symptômes d'atrophie papillaire se rencontrent si fréquemment dans les cas les plus avancés de staphylôme postérieur.

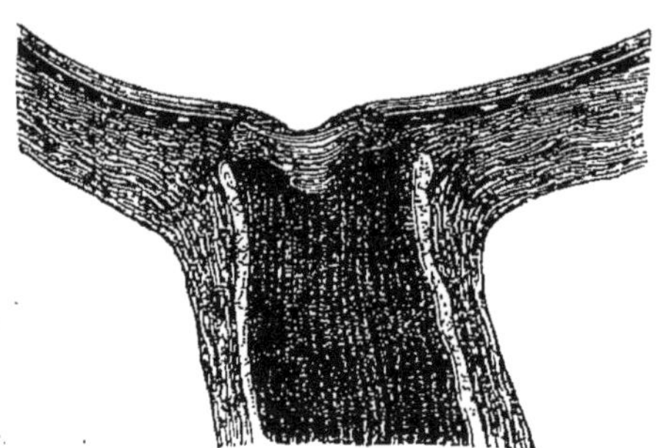

Fig. 200.

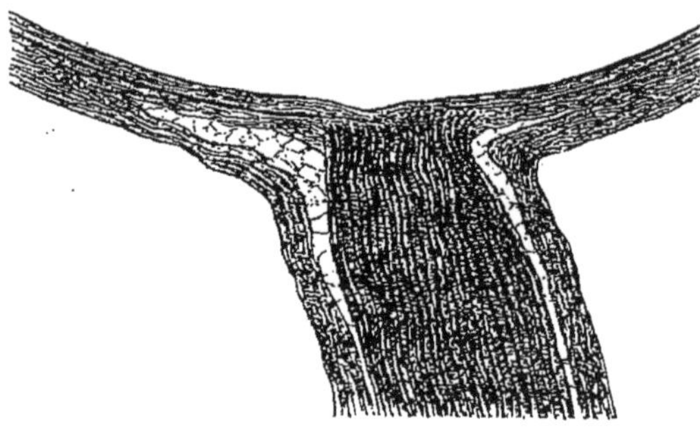

Fig. 201.

Pour ce qui regarde le *traitement*, toute notre attention doit se porter vers les moyens d'empêcher la formation du staphylôme postérieur, ainsi que l'évolution de la myopie progressive. Ce qu'il faut surtout éviter, chez les jeunes sujets, c'est qu'un cercle vicieux ne s'établisse entre l'insuffisance musculaire et l'accommodation, ainsi que nous l'avons exposé page 321. De toute nécessité, l'insuffisance doit donc être combattue, soit au moyen des prismes, soit par l'avancement capsulaire ou la ténotomie des droits externes, si l'usage des prismes n'a pu remédier aux symptômes d'asthénopie musculaire.

Nous devons surtout à un emploi raisonné de la suture, en faisant la ténotomie, ce bénéfice de pouvoir doser l'effet du reculement du tendon du droit externe. Suivant que nous plaçons la suture, après avoir détaché le muscle, soit horizontalement (et cela est facile parce qu'on fait l'ouverture conjonctivale à 3 millimètres de distance du bord cornéen), soit en sens diagonal avec inclinaison plus ou moins forte sur la direction du tendon, nous obtenons, en prenant uniquement la conjonctive, ou à la fois la conjonctive et la capsule sur l'aiguille, un dosage absolument aisé pour l'effet ultérieur qu'on veut obtenir, et on échappe ainsi aux inconvénients d'une diplopie plus ou moins tenace et fort désagréable.

Depuis l'introduction de l'avancement capsulaire dans la chirurgie oculaire (voy. plus loin, *strabisme*), nous pouvons encore avec une plus parfaite sûreté corriger des insuffisances ne dépassant pas 8 degrés (de correction avec le prisme) et cela sans nous exposer à provoquer une diplopie, qui se montrerait aisément à la suite d'une ténotomie pratiquée pour un aussi faible degré d'insuffisance.

Lorsqu'on est appelé, non à enrayer le développement de cette maladie, mais à soigner ses complications, l'apparition de flocons dans le corps vitré, d'une localisation du côté de la macula, le meilleur traitement consiste alors dans l'emploi des mercuriaux, sous la forme d'injections sous-cutanées de sublimé, combinées aux injections de pilocarpine. Une cure de quatre à six semaines, avec un repos absolu de la vue de près, peut donner ici des résultats plus satisfaisants que ceux qu'on obtient avec les applications de la ventouse de Heurteloup, répétées quatre à six fois dans l'espace de quatre à six semaines. Ce dernier traitement, institué avec la précaution que le malade passe vingt-quatre à trente-six heures après l'application des ventouses dans l'obscurité, ne sera prescrit que si l'emploi des injections hypodermiques n'est pas supporté.

ARTICLE III

HYPÉRÉMIE DE LA CHOROÏDE

Il faut reconnaître qu'il est sinon impossible, du moins fort difficile de diagnostiquer une hypérémie de la choroïde. En effet, le pigment contenu en quantité variable dans les cellules de la couche épithéliale et dans celles du stróma, les teintes diverses que ce pigment donne au fond de l'œil chez les différents sujets, l'influence de la quantité de lumière renvoyée par l'ophthalmoscope, empêchent que l'on puisse tirer de la coloration du fond de l'œil un indice certain d'hypérémié. Ainsi il faut noter que lorsque la couche pigmentaire de la rétine est bien fournie de pigment, elle soustrait à notre regard tout ce qui concerne la vascularisation de la choroïde. Le pigment manque-t-il, ou la couche épithéliale elle-même fait-elle défaut, alors les fins vaisseaux peuvent encore être masqués, si le stroma choroïdien se trouve fortement pigmenté. Enfin, lorsque aussi ce dernier ne renferme que peu d'éléments colorants, l'apparition des gros et des fins vaisseaux de la choroïde frappera par leur coloration; mais ce ne serait pas de cette teinte qu'il faudrait tirer une conclusion, mais bien du calibre des vaisseaux, et ici tout élément de comparaison pour savoir si leur calibre dépasse la mesure normale nous fait défaut.

Comme il est absolument impossible d'établir une distinction entre les veines e les artères de la membrane vasculaire, on pourra encore moins, bien entendu, avoir la prétention de différencier une forme active ou passive d'hypérémie.

Le seul signe de quelque valeur qui se retrouve avec une constance significative dans les cas d'hypérémie de la choroïde, c'est la *rougeur* de la papille, rougeur qui concorde avec une *délimitation parfaite de son bord*. Cette rougeur est due à une réplétion des vaisseaux péripapillaires de la choroïde, qui ont été décrits comme provenant du cercle de Haller.

ARTICLE IV

CHOROÏDITES EN GÉNÉRAL

Il est encore assez difficile, actuellement, d'établir une bonne classification clinique des diverses variétés de choroïdites, qui souvent se combinent entre elles ou s'adjoignent à des altérations rétiniennes. Toutefois, en nous inspirant de la division adoptée pour les inflammations de la partie flottante du tractus uvéal, nous pourrons admettre pour sa portion fixe : A. une choroïdite plastique ; B. une choroïdite séreuse, et, C. une choroïdite parenchymateuse (suppurative).

A. La *choroïdite plastique* se subdivise dans les variétés suivantes :

1° Choroïdite disséminée simple;

2° Choroïdite aréolaire ;

3° Choroïdite circonscrite ou chorio-rétinite centrale;

4° Choroïdite spécifique, ou chorio-rétinite spécifique.

B. La *choroïdite séreuse* est représentée par la lymphangite généralisée de l'œil (irido-choroïdite séreuse).

C. La *choroïdite parenchymateuse* comprend les variétés qui suivent :

1° Choroïdite métastatique ; irido-choroïdite métastatique ;

2° Choroïdite parenchymateuse.

ARTICLE V

CHOROÏDITE DISSÉMINÉE SIMPLE

Nous distinguons, sous le nom de choroïdite disséminée, l'apparition de foyers isolés qui présentent une perte nettement délimitée du pigment choroïdien, avec raréfaction du stroma, foyers sur lesquels la rétine passe sans présenter elle-même d'altération.

Avant d'entreprendre la description de la choroïdite disséminée, il sera utile

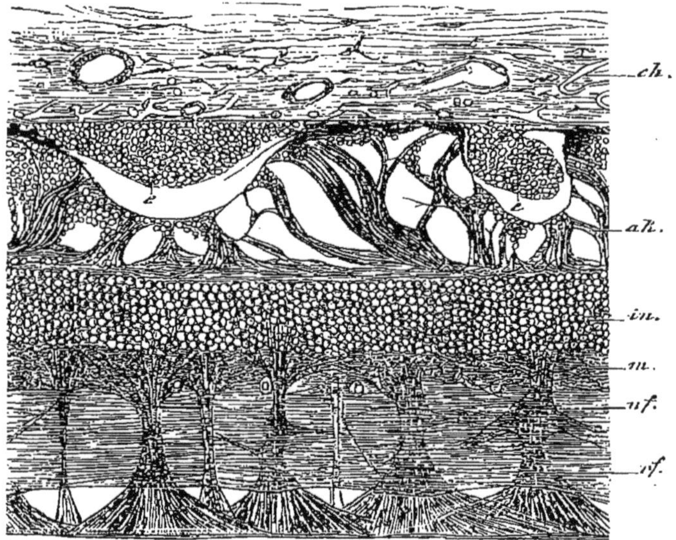

FIG. 202.

Les amas cellulaires pénètrent dans la couche externe des grains. Ils avoisinent des parties de cette couche où le pigment granuleux paraît épaissi et condensé. — *ch*, choroïde; *ak*, couche externe des grains; *in*, couche interne des grains; *m*, couche moléculaire; *nf*, couche des fibres nerveuses; *rf*, fibres radiées (d'après Iwanoff).

d'indiquer certaines altérations qui, ne s'attaquant pas à la trame choroïdienne elle-même, peuvent cependant simuler cette maladie.

Ainsi, dans certaines variétés de *dégénérescence pigmentaire*, il peut se montrer une pullulation, avec rétraction cicatricielle ultérieure du tissu cellulaire des couches externes de la rétine, qui donne lieu à un déplacement des cellules épithéliales pigmentaires vers les troncs vasculaires rétiniens, pour former ainsi des foyers disséminés de pigment, à la production desquels la choroïde n'a en rien participé directement. Les altérations du côté de la papille et l'absence de tout *changement de niveau* près des foyers de pigment établiront qu'il s'agit d'un processus dégénératif de la rétine.

Une autre altération, celle-ci active, de l'épithélium pigmentaire de la rétine

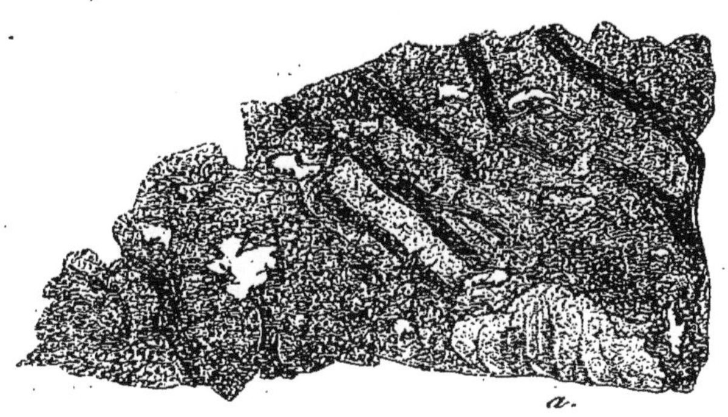

Fig. 203.

La figure 203 représente un dessin de M. Haase; sur un côté de la préparation, en *a*, tout l'épithélium pigmenté est enlevé et laisse voir la choroïde sous-jacente intacte.

peut simuler une choroïdite disséminée: c'est la *pullulation par places des éléments cellulaires* de cette couche qui, vers la région équatoriale de l'œil, donne lieu à de véritables monticules ou cônes (fig. 202). Ceux-ci pénètrent dans la rétine en déplaçant ou détruisant ses éléments tactiles. Les parties proéminentes de l'amas cellulaire sont libres de pigment, tandis que les cellules avoisinantes sont remplies d'un pigment épaissi et condensé, d'où l'image d'une choroïdite disséminée, que révèle déjà la préparation anatomique représentée figure 203. A côté de ces procidences, la trame rétinienne est intacte.

Pour ce qui regarde les véritables altérations de la choroïde, nous aurons deux variétés à distinguer: l'une, *a*, localisée dans la couche la plus interne, voisine de l'épithélium rétinien, c'est-à-dire dans la couche vitreuse; l'autre, *b*, occupant le stroma choroïdien.

a. A part les altérations séniles, produisant un épaississement verruqueux de la couche vitreuse de la choroïde, nous voyons, sous l'influence d'une irritation prolongée, chez des sujets souvent jeunes encore, apparaître de véritables amas de substance vitreuse. Cette altération a pour effet la formation de boutons qui, arrivés à un certain degré de développement, se détachent même complètement de la membrane vitreuse et immigrent dans la rétine, dont ils déplacent et compriment les éléments si délicats (voy. fig. 204 et fig. 205).

L'affection localisée dans les régions équatoriales, où elle débute, peut rester inaccessible à l'examen ophthalmoscopique; mais, à mesure qu'elle s'accentuera, elle tendra à s'avancer vers le pôle postérieur, et les masses immigrées, ayant détruit ou déplacé les cellules de la couche pigmentaire, nous donneront l'image de foyers de choroïdite disséminée (fig. 204 et 205). Autour de petits boutons naissants, on verra un liséré de pigment nettement accusé (voy. fig. 205, *d*). Les taches les plus

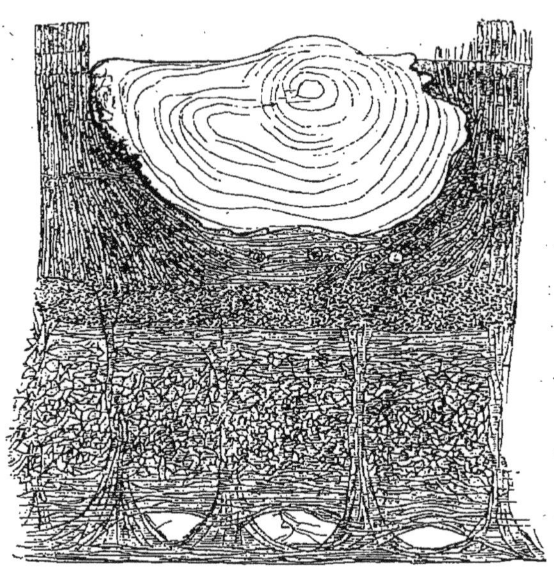

Fig. 204.

Excroissance de la couche vitreuse de la choroïde, qui se trouve absolument dégagée et libre dans la rétine où elle occupe les couches des grains interne et externe. (Dessin d'après Iwanoff.)

grandes, arrondies et de couleur jaunâtre, proémineront du côté du corps vitré, en donnant lieu à un reflet particulier et au déplacement de fines branches réti-

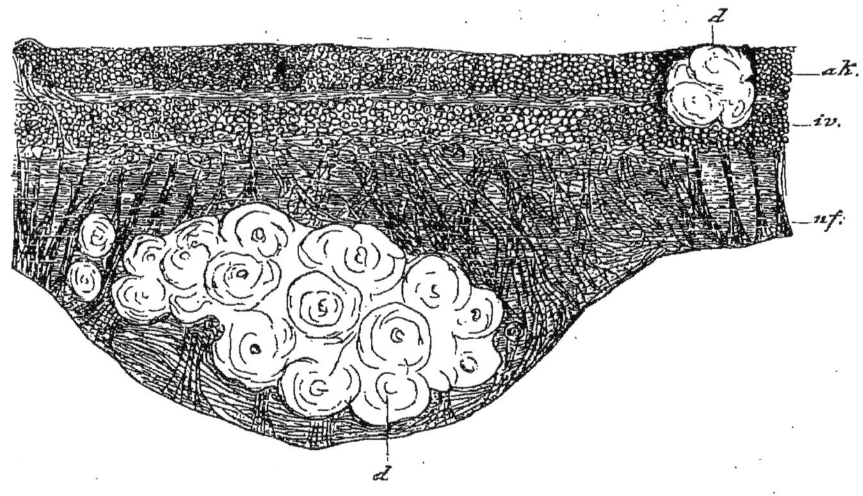

Fig. 205.

dd, excroissances de la membrane vitreuse, dont l'une se trouve située dans les couches des grains, l'autre dans la couche des fibres; *ak*, couche externe des grains; *iv*, couche interne des grains; *nf*, couche des fibres nerveuses. (Dessin d'après Iwanoff.)

niennes voisines. On peut encore voir de très petites taches noires apparaître dans les points où le développement d'un bouton vitreux commence à irriter l'épithélium rétinien, en déterminant une agglomération de cellules et de pigment.

Lorsque la maladie constitue une entité et n'apparaît pas comme une complication

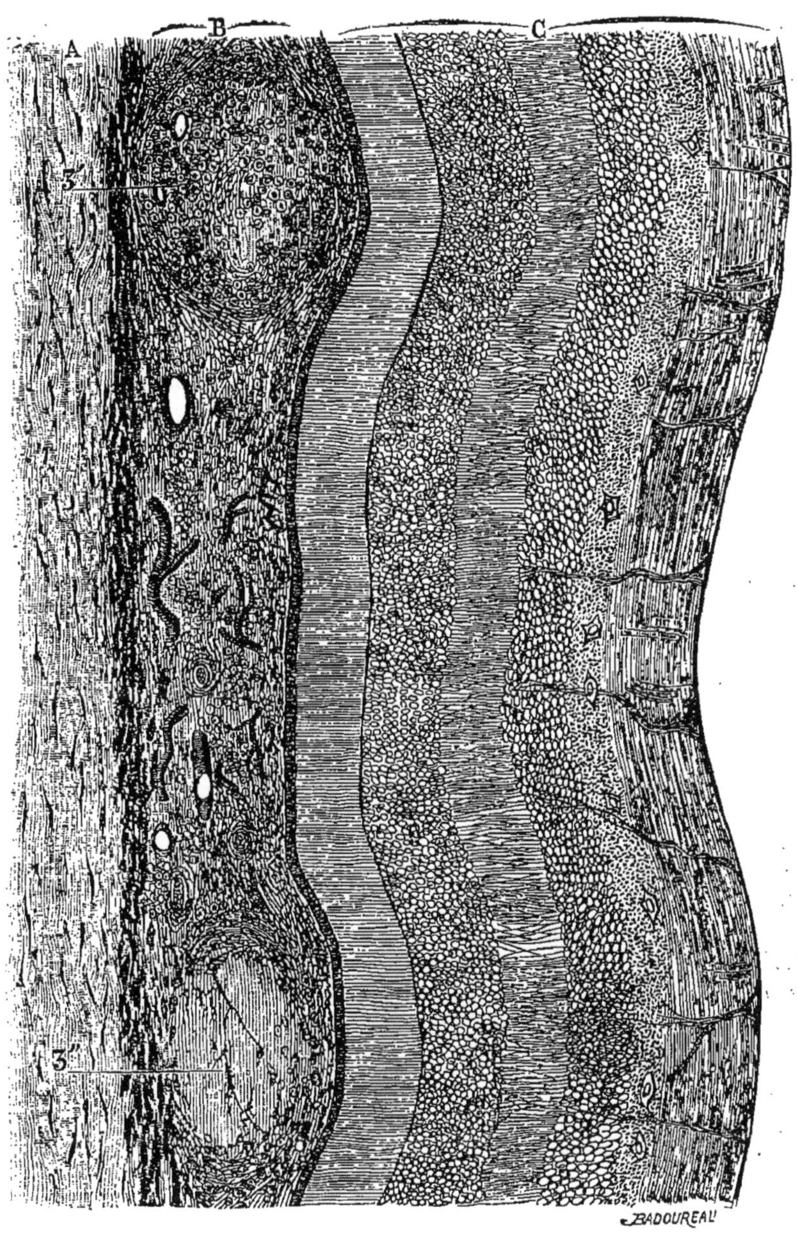

Fig. 206.

Choroïdite disséminée. — A, sclérotique ; B, choroïde ; 3' et 3'', deux boutons composés de petites cellules incolores ; C, rétine absolument intacte. (Dessin d'Iwanoff, exécuté pour la *Monographie* de de Wecker dans Graefe-Saemisch.)

d'une affection plus grave, elle n'a qu'une médiocre importance, attendu qu'elle n'atteint pas sensiblement la vision (les taches n'ayant pas de tendance à s'agrandir par confluence). Nous nous occuperons plus loin de ce genre d'altérations, se développant d'une façon isolée, à propos des tumeurs de la choroïde.

b. La véritable *choroïdite disséminée*, qui a le *stroma même* de la choroïde pour siège, se rencontre, dans l'examen clinique, sous les trois variétés que l'on désigne sous les noms de *choroïdite disséminée simple*, *choroïdite aréolaire* et *choroïdite circonscrite* ou *chorio-rétinite centrale.*

L'anatomie pathologique nous enseigne que ces diverses variétés sont essentiellement les mêmes ; mais elles diffèrent par leur localisation et par l'importance pratique qu'elles acquièrent grâce à cette diversité de localisation.

Ainsi que nous le montre la figure 206, il se produit, dans la choroïdite disséminée simple, sous l'épithélium rétinien, absolument dans le stroma même de la membrane vasculaire, des nodules ou des boutons qui sont en partie (fig. 206, 3′) composés de cellules absolument incolores, entassées les unes contre les autres, en partie (fig. 206, 3″) constitués par une masse exsudative, amorphe parcourue de quelques fibres isolées. L'entassement des éléments nucléolaires, qui composent parfois exclusivement les boutons à leur début, les fait beaucoup ressembler aux gommes ou aux tubercules.

Au début, ces boutons ne produisent, du côté de la rétine, qu'une faible ondulation et ne révèlent leur présence qu'en masquant ou adoucissant le pigment de la *lamina fusca* et en renvoyant quelque peu de lumière à travers l'épithélium rétinien. A mesure que les boutons se développeront davantage et qu'ils avanceront de l'équateur de l'œil, où ils débutent, vers le pôle postérieur, on verra le fond de l'œil, à l'exception du voisinage du nerf optique et de la macula, parsemé de plaques arrondies mal délimitées. L'arrangement absolument irrégulier de ces taches claires, tirant sur le jaune rougeâtre, nous rappelle involontairement une éruption de roséole qui tendrait à confluer, à mesure qu'on se rapproche, dans l'examen, des parties les plus périphériques du fond de l'œil.

Cette affection éclate souvent d'une façon aiguë, ou elle complique une chorio-rétinite qui a déjà préexisté pendant quelque temps. Dans ce dernier cas, la poussière que renferme le corps vitré n'empêche nullement d'avoir une impression nette de l'éruption (gommeuse), dont les taches n'atteignent pas une étendue supérieure au quart de la surface de la papille.

L'image ophthalmoscopique de la choroïdite disséminée change à mesure que la maladie entre dans la phase cicatricielle. Comme le démontre la figure 207, le bouton disparaît d'une façon tellement complète, qu'il ne laisse d'autre trace, dans la choroïde ambiante, qu'une cicatrice qui accole ou entraîne même la rétine dans l'ancien foyer morbide de la choroïde. Suivant l'intensité du mal, il existe un simple accolement de la rétine à un point circonscrit, point marqué par un amas pigmentaire (fig. 207, D, D), ou il y a véritablement rétraction cicatricielle avec entraînement et affaissement de la rétine (fig. 207, 3). Les fibres radiées de la rétine se trouvent alors entraînées jusque dans la choroïde, et on observe une forte pullulation des cellules pigmentaires des parties avoisinantes de l'épithélium rétinien. Dans tous les cas, les éléments tactiles, bâtonnets et cônes, sont détruits sur les parties cicatricielles mêmes, ou déviés et inclinés dans le sens de la rétraction, en donnant lieu à un scotome ou à une métamorphopsie lorsque le mal avoisine seulement la tache jaune.

Dans les cas les plus prononcés, une cicatrice adhérente et rétractée réunit à la

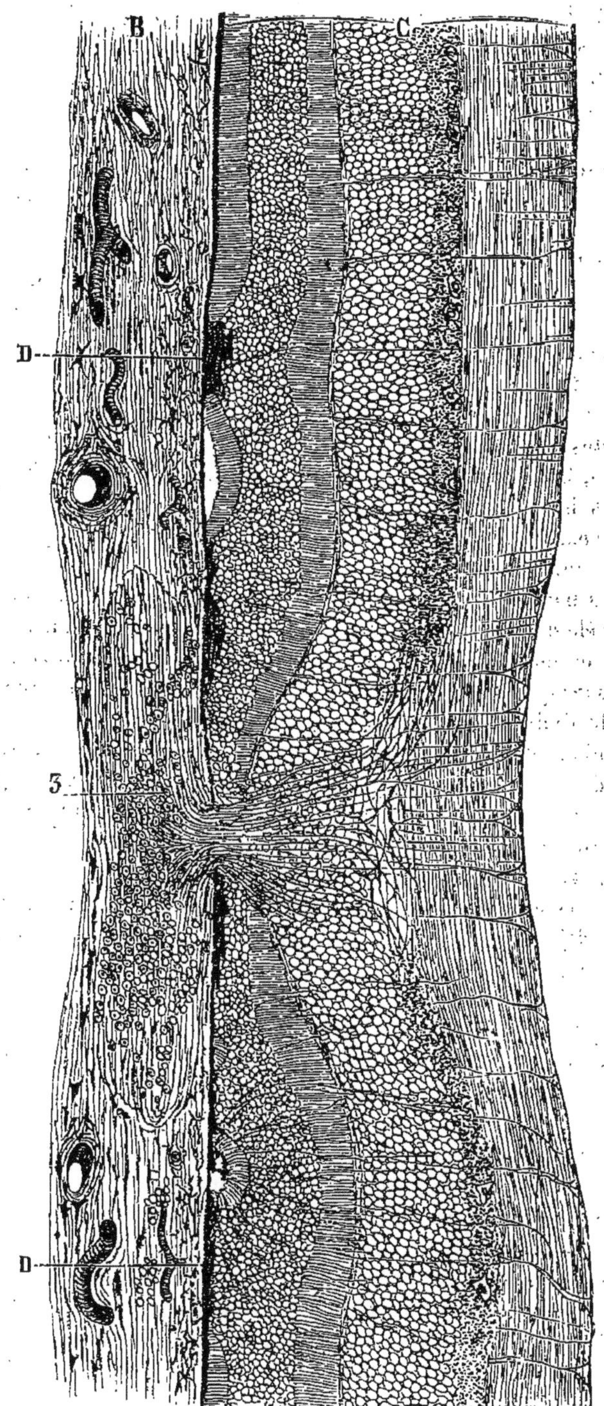

Fig. 207.

Cas typique de choroïdite disséminée. — B, choroïde; C, rétine; 3, bouton choroïdien auquel adhère la rétine par ses fibres radiées; D, D, réunion de la rétine avec la choroïde. (Dessin exécuté par Iwanoff pour la *Monographie* de de Wecker dans Graefe-Saemisch.)

sclérotique la rétine et la choroïde, en ne respectant, dans la première, que les fibres conductrices et, dans la seconde, que quelques cellules du stroma et quelques gros troncs vasculaires.

Les taches que laisse l'atrophie du stroma choroïdien à l'endroit antérieurement occupé par les boutons, taches entremêlées de plaques ou bordées d'un cercle de pigment et en avant desquelles passent les vaisseaux de la rétine, se modifieront à mesure que s'accusera la rétraction cicatricielle. Ainsi, on voit souvent les taches se franger, se denteler, et au centre l'atrophie se répartir d'une manière irrégulière, de façon que çà et là l'apparition du tissu scléral leur donne un reflet bleu chatoyant. Cette phase d'affaissement cicatriciel, que révèle l'aspect des taches, pourrait aussi être directement constatée avec l'ophthalmoscope binoculaire de Giraud-Teulon.

Lorsque les boutons de choroïdite se seront développés en grand nombre et que la rétraction cicatricielle se sera étendue aux parties intermédiaires du stroma choroïdien, en provoquant sur les vaisseaux une dégénérescence scléreuse (visible à l'ophthalmoscope) qui précède leur oblitération, il en résultera une telle désorganisation atrophique, qu'il sera difficile de retrouver l'ancienne distribution de l'éruption, et qu'on aura plutôt recours à la désignation de *choroïdite atrophique*.

Pour la conclusion à tirer de l'inspection ophthalmoscopique sur l'altération visuelle que doit éprouver le malade, nous conseillons une très grande réserve, car le trouble apporté à la vision résultera de l'étendue de l'atteinte subie par la région de la macula, ce que la simple exploration avec l'ophthalmoscope ne permet pas d'apprécier exactement. A moins d'une éruption extrêmement intense et répandue sur une très grande étendue de la choroïde, les fonctions physiologiques de la membrane vasculaire ne paraissent pas être sensiblement altérées ; ainsi il est rare que le corps vitré souffre ici dans sa nutrition, et si la présence de fins flocons nous révèle pareille altération, nous pouvons, avec presque certitude, en conclure que l'éruption a dépassé l'équateur et gagné le corps ciliaire, bien plus important pour la nutrition de la masse du corps vitré. D'ailleurs, il n'est pas rare de voir alors apparaître des signes d'iritis. L'affection a encore moins de tendance à se concentrer vers le pôle postérieur, de façon à retentir sur la nutrition du nerf optique et y déterminer des phénomènes d'atrophie.

ARTICLE VI

CHOROÏDITE ARÉOLAIRE

La choroïdite aréolaire, dont M. Fœrster a donné la première description, n'est, à proprement parler, qu'une variété de choroïdite disséminée simple, dont elle ne diffère que par le siège et les caractères cliniques. La désignation d'*aréolaire* employée ici n'a aucune signification, les boutons étant anatomiquement semblables à ceux de la choroïdite disséminée. Un pareil choix résulte vraisemblablement de ce que, par hasard, l'examen a été pratiqué au début de la période de rétraction, comme le montre la coupe de M. Auber (fig. 208), où le bouton renferme, à part ses éléments nucléolaires, un certain nombre de fibrilles qui lui communiquent un aspect *aréolaire*. La rétine (*a*), rétractée au-dessus du bouton, que recouvrent des cellules pigmentées, présente au proche voisinage, ainsi que la choroïde (*b*), un état normal.

Les particularités propres à cette variété de choroïde disséminée, et qui la différencient de la forme ordinaire, sont les suivantes : 1° affectant une marche des plus chroniques, on la voit se grouper *autour* du pôle postérieur de l'œil, et non s'irradier, comme la précédente, de la région équatoriale *vers* le pôle postérieur ;

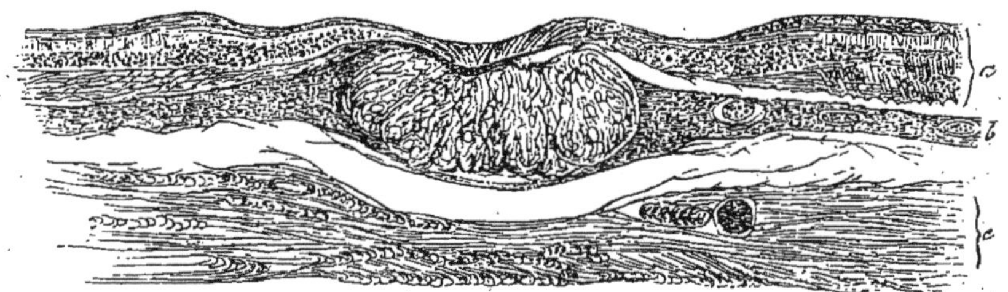

Fig. 208.

2° tandis que, dans la forme simple, le bouton ne s'encadre qu'ultérieurement de pigment, la choroïdite aréolaire naît d'une tache pigmentaire, au centre de laquelle apparaît ensuite le bouton ; 3° dans cette dernière variété, les taches conservent leurs contours arrondis et n'ont guère de tendance, par l'atrophie des parties voisines, à perdre leur type primitif, ainsi qu'on peut l'observer dans la choroïdite disséminée simple.

Ainsi, dans la choroïdite aréolaire, il apparaît tout d'abord de petites taches pig-

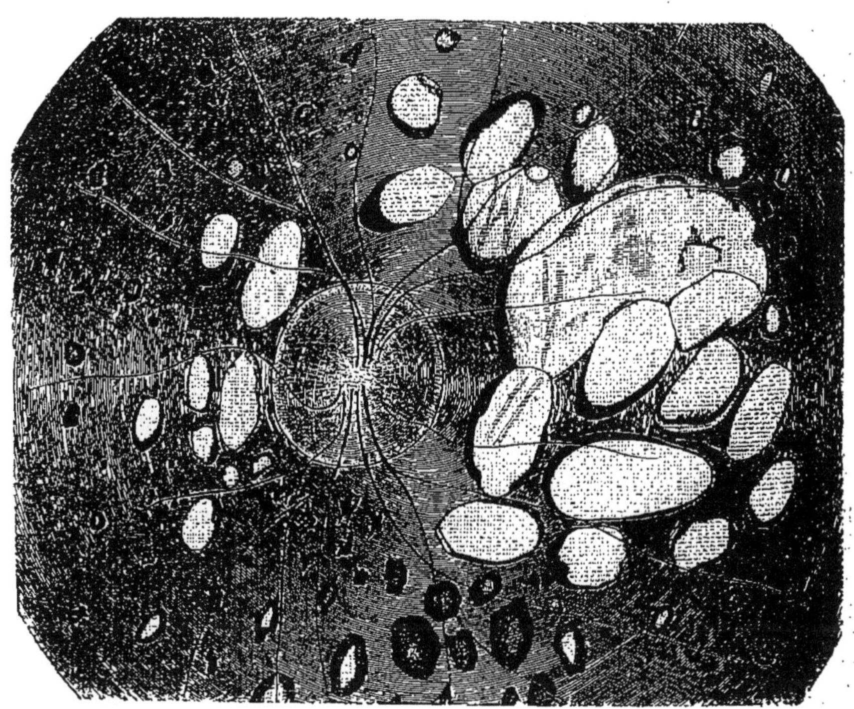

Fig. 209.

mentaires qui ne prennent qu'à mesure qu'elles grandissent la forme ronde ou ovalaire (fig. 209). Arrivés à cette période, leur centre pâlit, et le pigment se réduit à un liséré d'autant plus étroit, que la plaque a gagné davantage en dimensions. Sur les très grandes plaques, la teinte jaunâtre qu'elles présentaient finit par s'effacer, et l'apparition de gros troncs choroïdiens nous indique le début de la phase atrophique. A part cela, on note une intégrité absolue de la choroïde qui avoisine les taches, et une coloration tout à fait normale du nerf optique.

Nous avons dit qu'un des caractères particuliers de la maladie qui nous occupe est de se grouper *autour* de la macula, nous pouvons ajouter qu'il est excessivement rare, et seulement à une période très tardive, qu'elle se fixe *sur* la macula. Cela explique l'excellente vision que conservent longtemps les malades.

ARTICLE VII

CHOROÏDITE CIRCONSCRITE, CHORIO-RÉTINITE CENTRALE

Une forme particulière de choroïdite plastique est celle qui *débute* d'emblée sur la région de la macula et y reste circonscrite. Ainsi que le montre la figure 210, un bouton, composé de cellules et entremêlé de masses pigmentaires irrégulières et de fibrilles, se développe de telle façon dans la choroïde qu'en envahissant la rétine sus-jacente, il la réduit en ce point, le plus important pour la vision, à une couche de tissu cellulaire. Tous les éléments tactiles de la rétine ont disparu avec son épithélium; mais, au proche voisinage du bouton, la rétine montre une intégrité parfaite.

Tout d'abord, l'image ophthalmoscopique nous présente, à l'endroit occupé par la macula, une tache rougeâtre tirant faiblement sur le jaune, qu'il est difficile de distinguer, vu les variations de coloris et de reflet que montre la fossette centrale. Cette difficulté se dissipe à mesure que la tache, plus étendue, prend une coloration jaunâtre marquée et, en conservant sa forme ronde ou ovalaire, s'accentue pour proéminer faiblement vers le corps vitré, ce que révèle une légère incurvation des fins vaisseaux rétiniens du pourtour de la macula.

A mesure que la maladie avance, l'exploration en est rendue moins difficile, car le foyer pâlit davantage et ses bords commencent à s'entourer d'un liséré de pigment, tout en perdant leur régularité et en se dentelant. A l'image droite, on se rend aisément compte que ce changement de couleur est dû à l'apparition de petits îlots colorés en gris bleu, ou montrant franchement la teinte bleue chatoyante de la sclérotique, et que ces parties dénudées s'encadrent elles-mêmes partiellement de petits amas de pigment. A cette période d'affaissement de la rétine et du bouton, on ne voit que rarement persister quelques vaisseaux choroïdiens; le plus souvent, la plaque bleue blanchâtre dénote une usure presque complète de la choroïde, au-dessous de la cicatrice rétinienne rétractée et transparente. Nous n'avons pu constater une apparition de nombreux vaisseaux (Cuignet, Sichel fils) à aucune époque de l'affection.

Si l'on assigne à cette maladie le nom de chorio-rétinite, ce n'est certainement pas parce qu'une rétinite circonscrite complique l'affection, mais pour faire ressortir le retentissement fâcheux qu'elle exerce sur la région la plus sensible de la rétine et que révèlent les troubles fonctionnels. Ainsi, une très courte période de métamorphopsie précède l'apparition d'un scotome *positif*, se traduisant par une teinte grisâtre qui recouvre le point fixé, et celui-ci fait rapidement place à un scotome *négatif*, c'est-à-dire à une absence complète d'une partie circonscrite du

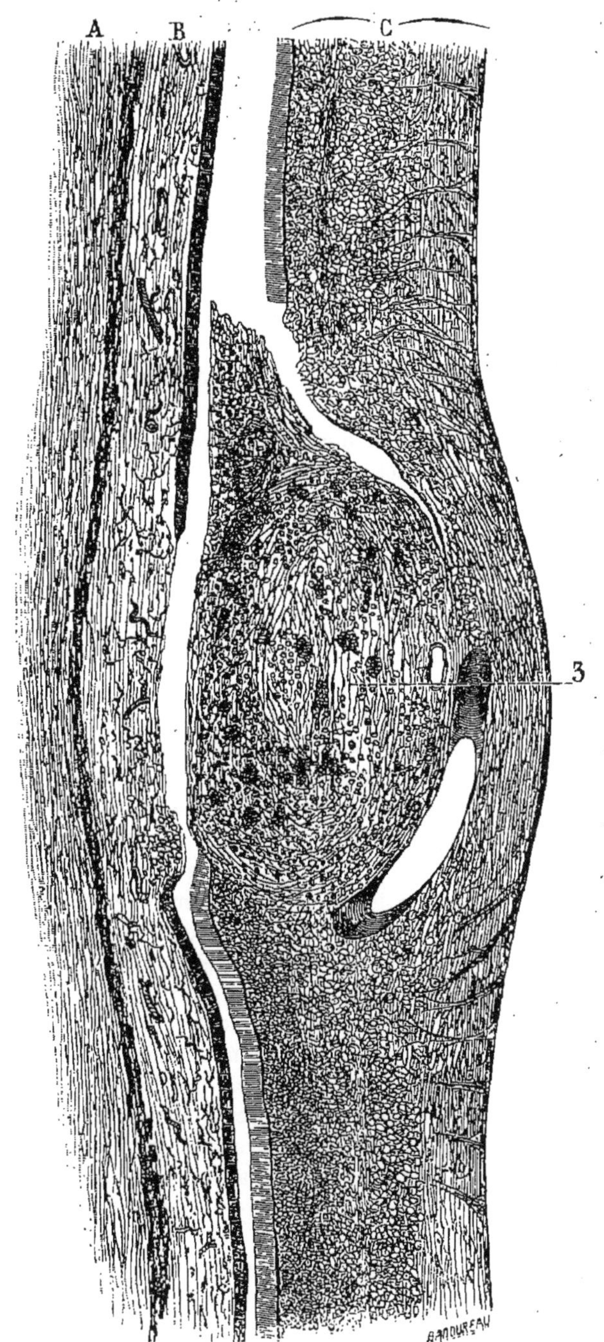

Fig. 210.

Chorio-rétinite centrale. — A, sclérotique; B, choroïde; C, rétine (*macula lutea*). Le foyer morbide 3 se trouve situé entre la choroïde et la rétine. (Dessin d'Iwanoff, exécuté pour la *Monographie* de de Wecker dans Graefe-Saemisch.)

champ visuel, aussi nettement délimitée que la tache de Mariotte, dont elle ne dépasse guère au début les dimensions.

Le scotome est, et demeure chez beaucoup de malades, très circonscrit et parfaitement limité; aussi le foyer cicatriciel ne dépasse-t-il pas la grandeur du quart du diamètre de la papille et reste unique. Dans d'autres cas, ce foyer s'étale pour atteindre parfois une étendue de quatre diamètres papillaires; la distribution du pigment semble alors indiquer, dans ces larges plaques, la confluence de plusieurs boutons.

ARTICLE VIII

CHOROÏDITE DISSÉMINÉE SPÉCIFIQUE, CHORIO-RÉTINITE SPÉCIFIQUE

Malgré l'absence de bases anatomiques, les dissections faisant défaut, cette affection est cependant l'une de celles dont les caractères sont les plus tranchés et dont la description peut être tracée avec le plus de précision, grâce à l'étude qu'en a faite M. Fœrster.

Parmi les *symptômes objectifs*, l'apparition d'une variété d'opacités excessivement fines, que nous avons désignées sous le nom de *poussière du corps vitré*, ne manque jamais de signaler l'éclosion de la maladie. Ces fines opacités, que le miroir plan, seul, permet de voir avec précision, occupent de préférence les couches postérieures du corps vitré et se meuvent avec une telle rapidité, qu'elles produisent pendant les mouvements de l'œil l'impression de vagues. A mesure que l'affection devient plus ancienne, une partie de ces opacités paraît se condenser en paquets ou en masses grumeleuses, munies de rares filaments, et qui semblent présenter un certain poids, car elles ne parcourent le corps vitré que lorsqu'on fait imprimer à l'œil un mouvement brusque, et elles retombent aussitôt dans les parties déclives.

Chaque rechute, à laquelle cette affection est si éminemment sujette, se signale par une recrudescence dans le défaut de transparence du corps vitré, apparaissant brusquement, mais pouvant, chose curieuse, se dissiper aussi dans l'espace de peu d'heures. Surtout au début du mal, ces opacités peuvent s'accroître au point de rendre impossible, pour un certain temps, toute exploration du fond de l'œil.

L'*opacité de la rétine* consiste exclusivement dans un halo, une teinte grisâtre, jetée sur la papille du nerf optique, rarement sur la macula, et se concentrant de préférence près des gros troncs vasculaires, au proche voisinage de leur émergence et immergence. C'est le fait que cette opacité, dépourvue de tout gonflement, se condense à l'endroit où les fibres nerveuses sont le plus entassées, en rappelant quelque peu une image très effacée de plaques circonscrites de fibres à double contour, qui nous permet de préciser le siège du trouble dans la rétine même et de ne pas y voir l'effet exercé sur la netteté de l'image par la poussière du corps vitré, ce que démontre d'ailleurs aussi la netteté relative avec laquelle apparaissent les parties moins centrales de la rétine. La vascularisation de la papille ne change guère d'aspect; cependant les veines paraissent parfois un peu plus volumineuses. Au delà de deux, ou au plus trois diamètres papillaires de distance de l'entrée du nerf, la rétine a repris son aspect normal.

La *terminaison* de cette affection peut être triple, pour donner lieu à des images si variées qu'on aurait peine tout d'abord à croire qu'elles puissent résulter d'une seule et unique altération primitive :

1° Dans nombre de cas, la poussière du corps vitré et l'opacité péripapillaire restent les symptômes prédominants, pendant le cours d'une maladie qui traîne, non des mois, mais en général des années, si une intervention thérapeutique énergique ne vient pas l'arrêter dans sa marche. A mesure que le corps vitré s'éclaircit et permet une exploration très minutieuse du fond de l'œil, on peut se rendre compte que la couche épithéliale a sensiblement perdu de son pigment, soit dans tout le fond explorable de l'œil, soit de préférence autour de la papille et de la macula. A ce moment, pointent çà et là, vers la périphérie, de petits amas arrondis de pigment qui, lorsque, par hasard, un vaisseau rétinien se trouve dans leur voisinage, le touchent ou l'enveloppent. A mesure que ces plaques pigmentées se multiplient et tendent à prendre la forme des corpuscules osseux de la dégénérescence pigmentaire de la rétine, on voit la papille du nerf se décolorer, revêtir une teinte jaunâtre, et les vaisseaux, surtout les artères, diminuer de plus en plus de volume [atrophie jaune de la papille (Fœrster)].

Cette dégénérescence pigmentaire acquise, avec sclérose des vaisseaux et atrophie des éléments nerveux de la papille, étouffés par le tissu cellulaire pullulant de la névroglie, ne s'opère pas d'une façon régulièrement progressive, mais par poussées. Chez certains malades l'image peut être si peu différente de la forme congénitale, dite *rétinite pigmentaire*, que le diagnostic ne peut être établi que grâce aux commémoratifs.

2° Une seconde variété de *chorio-rétinite* est caractérisée par l'apparition d'une véritable *éruption* de choroïdite en boutons, soit dans toute la région équatoriale, soit de préférence à l'entour du pôle postérieur : la macula. Quoique, en pareil cas, les altérations choroïdiennes puissent, en entrant dans la phase atrophique et par la confluence des divers foyers, absorber de préférence l'attention de l'observateur, il se renseignera aisément sur la spécificité du mal, par la persistance du trouble péripapillaire, de l'état poussiéreux du corps vitré et surtout par ce fait que, simultanément avec l'établissement des taches atrophiques d'une choroïdite disséminée, en apparence simple, il se développe, d'une part, de petits foyers d'immigration de pigment dans les couches internes de la rétine, surtout caractéristiques au voisinage des vaisseaux rétiniens qu'ils engainent parfois, et, d'autre part, les signes de l'atrophie jaune de la papille, altérations qui descendent rapidement la vision à un degré que ne lui infligerait jamais une simple choroïdite disséminée.

Dans cette forme, comme dans la précédente, on peut voir, à la longue, apparaître une opacité cristallinienne dans le voisinage du pôle postérieur de la lentille.

3° La troisième variété de cette maladie s'accuse par des poussées aiguës et très violentes du mal, par la production de vastes hémorrhagies qui, non seulement envahissent la choroïde et la rétine, mais s'étalent aussi jusqu'à une certaine distance dans le corps vitré; enfin par l'établissement de vastes cicatrices intéressant soit le corps vitré, la rétine et la choroïde, soit de préférence la choroïde et la rétine. Il est possible de suivre ici, à mesure que les éclaircies du corps vitré le permettent (car à chaque poussée aiguë ce milieu s'opacifie notablement), la transformation de vastes foyers hémorrhagiques, qui ont, près des bords de la papille, empiété dans le corps et se sont de préférence étalés le long des gros troncs rétiniens, en masses gris verdâtre, donnant lieu à ces formations de membranes en tentes qui masquent parfois complètement l'entrée du nerf optique. C'est à ces traînées cicatricielles que M. Manz a donné, à tort, le nom de *rétinite proliférante*.

A mesure que le corps vitré s'éclaircit, que les altérations péripapillaires présentent un aspect tendineux et que la rétraction cicatricielle, déplaçant parfois les vaisseaux rétiniens, s'accuse de plus en plus, apparaissent, soit de simples plaques atrophiques dans la choroïde, semblables à celles de la choroïdite disséminée simple, soit un mélange de ces plaques avec les infiltrations pigmentaires de la rétine, telles que nous les avons décrites pour la forme précédente.

Dans les formes pernicieuses, on peut voir, après l'éclaircissement de l'humeur vitrée, une atrophie telle de la papille, que toute trace de vaisseaux a disparu sur la section nerveuse. Parfois la papille se trouve complètement masquée par des membranes en partie vasculaires qui, comme un pic de glace, s'élèvent dans le corps vitré, et qui simuleraient un décollement central et partiel, si ce n'était la coloration blafarde et bleuâtre et les angles brusques des pentes, qui nous empêchent de faire pareille confusion.

Pour ce qui regarde les *symptômes subjectifs* de la chorio-rétinite spécifique, nous noterons que la réduction de l'acuité usuelle se rapporte fréquemment à la présence d'un scotome mal limité, mais qu'un examen attentif permet néanmoins de préciser. Cette difficulté pour l'examen résulte de ce que toute la rétine présente un état de torpeur qui se signale par une *héméralopie* plus ou moins caractérisée à la tombée de la nuit.

Un symptôme qui se révèle surtout aux malades lorsqu'un seul œil est atteint, de façon à permettre la comparaison avec l'œil sain, c'est la *micropsie.* Ce phénomène s'explique par la distension et l'écartement des éléments tactiles de la rétine dus au gonflement œdémateux, de telle sorte que l'image d'un objet doit forcément atteindre un nombre d'éléments plus restreint que dans l'état physiologique et donner l'impression d'un objet plus petit.

Comme devant se rapporter à la compression des éléments tactiles de la rétine, nous avons à signaler un autre signe absolument constant dans la maladie qui nous occupe, c'est l'apparition de scotomes scintillants qui, à l'instar des zones héméralopiques de la rétine, occupent certaines régions du champ visuel. Surtout en pénétrant d'un milieu sombre dans un endroit clair, l'impression vive de la lumière, produit dans certaines parties les plus œdématiées de la rétine, cette vibration que les malades décrivent comme des feux follets en mouvement rapide, de couleur bleu jaunâtre ou rouge jaunâtre. Cette vibration de l'impression lumineuse est en rapport avec une *torpeur dans la rapidité de transmission de l'impression,* torpeur qui résulte de la compression. Le phénomène disparaît lorsque la maladie entre franchement en résolution ; au contraire la torpeur rétinienne s'accuse fortement lorsque des états atrophiques se développent.

La *torpeur de la rétine,* que l'on peut mesurer par des procédés photométriques, se révèle, chez les malades atteints sur les deux yeux, par des signes d'héméralopie. M. Fœrster croit pouvoir constater que cette torpeur ne se trouve parfois répartie que sur des secteurs de la rétine, de façon à constituer des zones héméralopiques.

Pour ce qui concerne l'*étiologie* des diverses formes de choroïdite, la syphilis y joue un rôle aussi prépondérant que pour la partie libre et flottante du tractus uvéal. Cette cause est du moins indiscutable, lorsqu'il s'agit d'une chorio-rétinite péripapillaire avec poussière du corps vitré. C'est la syphilis tardivement acquise (après quarante ans) qui y prédispose le plus, et nous observons très souvent cette maladie chez les officiers (célibataires). Fréquemment, elle atteint les deux yeux successivement; pourtant nous possédons des observations où le mal est resté localisé sur un œil pendant dix ans. Très souvent une iritis plastique simple a précédé l'apparition de la chorio-rétinite, qui, elle, ne concorde pas avec l'apparition des phénomènes secondaires, mais apparaît au début des symptômes tertiaires, rarement avant un an et demi après l'infection.

Des phénomènes de sclérose et de périvasculite que l'on voit se développer sur les vaisseaux de la rétine et du nerf optique, on peut conclure à des altérations analogues, à marche aussi traînante et insidieuse, du côté des capillaires du cerveau. Aussi doit-on regarder la chorio-rétinite comme un avertissement d'une grave complication, la syphilis cérébrale (attaques épileptiformes, apoplectiformes, démence), qui succède parfois à cette affection oculaire.

Pour ce qui concerne les autres variétés de choroïdite, la forme disséminée simple a évidemment une certaine corrélation avec la choroïdite atrophiante des yeux atteints de staphylôme postérieur, ainsi qu'avec l'atrophie sénile, et doit se rapporter à des altérations vasculaires.

Les troubles circulatoires résultant de la ménopause ou des affections utérines ont aussi une influence manifeste, de même que les embarras dépendant des rétro- ou antéversions utérines.

Le *traitement* des diverses formes de la choroïdite aura pour base la recherche étiologique ; le plus souvent l'emploi énergique des mercuriaux, joint aux injections de pilocarpine, jouera le rôle le plus important.

S'agit-il d'une forme de choroïdite disséminée simple, alors, on peut se contenter de l'emploi du sublimé en injections ou du sirop de Gibert ; mais chaque fois que l'apparition de scotomes, et surtout d'un scotome central, dénote une menace pour la vision, par suite de la participation de la rétine, il importe alors d'agir avec promptitude, et les cures d'inonction deviennent absolument urgentes (frictions avec 6 à 8 grammes d'onguent simple, matin et soir, et iodure de potassium, en lavement, à la dose de 3 à 6 grammes). On active les effets de ce traitement par un séjour dans une température uniforme, et en tenant les malades dans l'obscurité permanente, si cet isolement n'exerce pas une influence trop déprimante sur le moral du patient. Les cures d'extinction, reprises chaque année pendant deux ou trois mois, sont surtout indiquées pour les formes si tenaces de chorio-rétinite.

ARTICLE IX

Les choroïdites séreuses ont été étudiées à l'occasion des irido-choroïdites séreuses ou lymphangites ; l'avenir décidera jusqu'à quel point on est autorisé à invoquer, dans l'étiologie de quelques affections glaucomateuses, l'intervention d'une choroïdite séreuse.

ARTICLE X

CHOROÏDITE PARENCHYMATEUSE

A. *Choroïdite métastatique, irido-choroïdite métastatique.*

L'attention des ophthalmologistes a été peu attirée sur les inflammations du tractus uvéal déterminées par une embolie, ou un infarctus embolique des vaisseaux choroïdiens, d'une part, à cause de la rareté de cette affection, d'autre part, parce que les altérations profondes de la santé qui déterminent la formation d'embolies, suite d'infections microbiennes, ont tenu éloignés des services cliniques pareils malades. On se contente donc de savoir que certains états putrides, ainsi que les affections puerpérales, pyohémiques et typhoïdes, peuvent déterminer de semblables lésions; il peut se développer subitement des inflammations de la choroïde et de l'iris, qu'on n'a guère le temps d'étudier, ni de voir se terminer en phthisie du globe de l'œil plus ou moins prononcée, tellement est rapide, en général, la marche de l'affection infectieuse primitive qui emporte le malade.

Les dissections ont démontré qu'il s'agit particulièrement ici d'une accumulation de pus étalée entre la choroïde et la rétine, à laquelle vient s'adjoindre ultérieurement une hyperplasie du stroma de la choroïde et de l'iris, altérations qui font que le tractus uvéal paraît doublé ou triplé d'épaisseur. L'imbibition de leucocytes gagne bientôt la rétine et le corps vitré, et peut même empiéter sur le cristallin. Au milieu de ces masses purulentes, on peut rencontrer des amas hémorrhagiques près de vaisseaux gorgés eux-mêmes de sang, et l'on a interprété ces caillots sanguins comme représentant des infarctus (Knapp). Par la formation d'embolies capillaires s'explique la présence de germes putrides dans la chorio-capillaire, entraînant une diapédèse généralisée des vaisseaux du tractus uvéal; l'existence de foyers hémorrhagiques peut résulter simplement de l'intensité avec laquelle la diapédèse s'est effectuée.

Dans les cas les plus graves, on a vu non seulement que la sclérotique ainsi que la capsule participaient à l'affection, mais qu'une destruction suppurative de la sclérotique, avec évacuation du pus, pouvait s'effectuer, principalement au voisinage de l'insertion d'un des muscles droits (surtout le supérieur). La conjonctive résiste encore assez longtemps et se laisse soulever par le pus.

A part l'irido-choroïdite métastatique des accouchées, des typhiques et des personnes atteintes d'infection purulente (suppuration du cordon), on voit exceptionnellement cette affection se développer dans le courant de fièvres scarlatines graves, de variole confluente, de phlegmons érysipélateux du derme, de la pustule maligne, du charbon, etc. On l'a aussi signalée comme une complication du choléra (Midellmore) et du rhumatisme articulaire (Schmidt-Rimpler).

A côté de cette irido-choroïdite putride et maligne, il faut placer la forme relativement bénigne de choroïdite métastatique qui accompagne la méningite cérébro-spinale, et qui diffère de la première en ce qu'elle n'aboutit guère à la panophthalmie, moins encore à la perforation, mais se termine ordinairement par une phthisie partielle, l'affection étant même susceptible, dans les cas légers, d'être suivie d'une résolution, d'une guérison plus ou moins complète.

Comme il ne s'agit pas ici du transport direct des substances putrides dans le tractus uvéal par voie circulatoire, mais seulement de l'invasion du liquide cérébro-spinal infecté et chassé par l'exagération de la pression intracrânienne dans les espaces lymphatiques, à travers les gaines du nerf optique et sous la conjonctive même, l'évolution des phénomènes inflammatoires s'effectue avec infiniment moins d'acuité et d'intensité. Il arrive que les enfants plongés dans le coma ne manifestent aucune plainte, et souvent ce n'est que le reflet blanchâtre de la pupille, dû à la suppuration du corps vitré, qui attire l'attention des parents. Promptement et sans phénomènes inflammatoires bien accusés, le cristallin, auquel adhère la face postérieure de l'iris, est projeté en avant vers la cornée, qui parfois s'opacifie. La réduction dans la pression, que l'on observe déjà dans cette période, devient rapidement une phthisie essentielle.

L'état grave de la santé générale, accompagnant l'évolution de ces diverses formes de choroïdite, interdit toute intervention directe quant à ce qui concerne l'organe de la vision; on se bornera donc le plus souvent à l'instillation de l'atropine, à l'emploi de compresse schaudes, de cataplasmes, lorsque la suppuration menace de gagner la sclérotique, et cela uniquement dans le but de calmer un excès de souffrances, comme on l'observe dans le cas de choroïdite maligne.

B. *Choroïdite suppurative.*

La choroïdite métastatique ne se présente qu'assez exceptionnellement à notre observation; plus fréquente est la suppuration du tractus uvéal, qui s'établit lorsque des masses infectieuses ont été directement mises en contact avec lui, ou, par l'intermédiaire du corps vitré, à travers des plaies pénétrantes. Ce sont donc essentiellement les plaies infectées, quels que soient leur nature et leur siège, qui entraînent la choroïdite suppurative, et la menace d'une communication de l'infection à la choroïde, par une blessure qui n'intéresse pas l'enveloppe directe de la membrane vasculaire, mais la cornée, est d'autant plus grande, que la cristalloïde a été simultanément blessée et que les substances importées peuvent y pénétrer et y établir un foyer infectant, voisin de la partie la plus riche en vaissseaux du tractus uvéal, le corps ciliaire.

Ces foudroyantes panophthalmies, qui succédaient parfois à l'extraction de la cataracte, avant la découverte de l'antisepsie, trouveront leur explication dans ce fait que les micro-organismes introduits dans l'œil se déposent aisément dans le sac capsulaire, qui leur forme comme un lieu de culture. De là, l'irritation s'étale et rayonne à travers la zonule en déterminant une *diapédèse plus ou moins généralisée* dans le tractus uvéal, de façon que les leucocytes, d'abord agglomérés en rangées le long des vaisseaux, s'entassent dans la choroïde, dont les éléments comprimés se sphacèlent ou tombent en dégénérescence graisseuse, après oblitération de nombreux troncs vasculaires. Une telle rapidité dans la pyogenèse ne pouvait s'expliquer lorsqu'on faisait provenir les globules de pus d'une prolifération cellulaire du stroma de la choroïde.

Au début de l'infection, une exsudation gélatineuse peut s'opérer entre la rétine et la choroïde, déterminant un décollement peu accusé en divers points (*Poncet*). Ordinairement, la suppuration gagne rapidement la rétine, les leucocytes entraînent sur leur passage les éléments pigmentaires de la couche épithéliale, qui se fixent dans la rétine et même dans le corps vitré. Celui-ci, après avoir été pendant fort peu de temps le siège d'opacités fines et floconneuses, se transforme par l'entassement des leucocytes en un véritable abcès.

Bien rares sont les cas où l'action infectante d'une blessure reste limitée à une région circonscrite de la choroïde, et ce sont presque exclusivement ceux où la blessure n'a intéressé ni le cristallin, ni directement le corps ciliaire, mais a plutôt atteint la région équatoriale de l'œil, vers laquelle se concentre alors la suppuration formant un abcès circonscrit dans la choroïde et dans le corps vitré avoisinant.

Ordinairement, la suppuration par plaie infectée de la région antérieure de l'œil gagne tout le tractus uvéal, en entraînant une suppuration généralisée qu'on désigne sous le nom de *panophthalmitis*. Le premier signal est donné par un reflet de mauvais augure que renvoie le corps vitré. L'humeur aqueuse se trouble et la chambre antérieure tend promptement à s'effacer par le transport du cristallin en avant. Un chémosis gélatineux recouvre en partie la cornée, dont la couche épithéliale est devenue rugueuse. Les paupières s'œdématient de plus en plus, et une légère protrusion de l'œil, due à la suppuration établie jusque vers la capsule de Tenon, nous indique qu'un phlegmon envahit la totalité de l'œil et entraînera, après perforation et évacuation du pus (si celui-ci ne s'échappe pas par la plaie qui a déterminé la choroïdite suppurative), une phthisie complète du globe oculaire.

Avant que la panophthalmie ait donné lieu à l'évacuation du pus, le malade passe par de cruelles souffrances, et, quoique la suppuration puisse dans les vingt-quatre heures entraîner l'abolition de toute fonction rétinienne, il s'écoule parfois trois à quatre semaines jusqu'à ce que les enveloppes de l'œil donnent issue au pus, après une longue période de tension glaucomateuse. Ce n'est que très exceptionnellement que l'évolution de la choroïdite suppurative se fait d'une façon insidieuse et lente.

Dans les cas de panophthalmitis, lorsque tout espoir de sauver même la forme de l'œil est perdu, on évitera au blessé de longues souffrances en procédant immédiatement à l'énucléation ou, bien mieux, à l'exentération oculaire, opérations qui devront être exécutées en mettant en œuvre toutes les ressources de l'antisepsie et surtout en insistant sur une irrigation prolongée avec une solution de sublimé.

ARTICLE XI

TUMEURS DE LA CHOROÏDE

Les tumeurs qui se présentent dans la choroïde sont : 1° des *excroissances verruqueuses de la lame vitrée;* 2° des *tubercules;* 3° des *kystes;* 4° des *granulomes;* 5° des *myomes;* 6° des *fibromes de la région ciliaire;* 7° des *sarcomes* et *mélanosarcomes.*

1° *Excroissances verruqueuses, épaississement verruqueux de la lame élastique ou vitrée.* — Cette affection a été, pour la première fois, décrite par M. Weld. Donders et H. Müller, qui l'ont étudiée avec beaucoup de soin, y ont vu une altération sénile qui, comme le montrent très nettement les figures 211 et 212, consiste dans la production, à la surface de la membrane élastique de la choroïde, d'élevures transparentes, de forme et de grandeur variables, le plus souvent rondes ou ovales. Elles sont entourées d'un cercle noirâtre, constitué par les cellules pigmentaires qu'elles ont soulevées, écartées, déformées, ou même en partie détruites. Le dessin représenté figure 211 (emprunté à l'atlas de H. Pagenstecher et Genth) montre la structure concentrique de ces excroissances, qui, tout en proéminant très fortement dans la rétine, restent recouvertes de nombreuses cellules pigmentées. La figure de M. Arlt présente (fig. 212) un dépôt calcaire dans une excroissance vitreuse de la choroïde, qui peut donner lieu à la production de tissu osseux, ainsi que le montre la figure 213. Ces épaississements circonscrits de la lame élastique de la choroïde recèlent souvent, outre des sels calcaires, des dépôts de graisse ou de pigment. A la simple inspection, mieux encore à la loupe, on voit que les excroissances occupent une zone plus ou moins large, ordinairement située vers les parties équatoriales de l'œil, où elles constituent de petites taches arrondies, large de 1/4-1/2 millimètre, dans l'étendue desquelles le pigment fait défaut. On les observe presque constamment dans les yeux des personnes qui ont dépassé la soixantaine, bien plus rarement chez celles qui n'ont pas atteint quarante-cinq ans, et très exceptionnellement au-dessous de trente ans.

Ces saillies verruqueuses, bien qu'elles doivent nécessairement, si elles sont volumineuses, comprimer les éléments délicats de la rétine, ne paraissent pas occasionner un trouble notable de la vue. Il est vrai qu'elles siègent de préférence entre l'équateur de l'œil et l'ora serrata. Cette disposition explique encore pourquoi ces

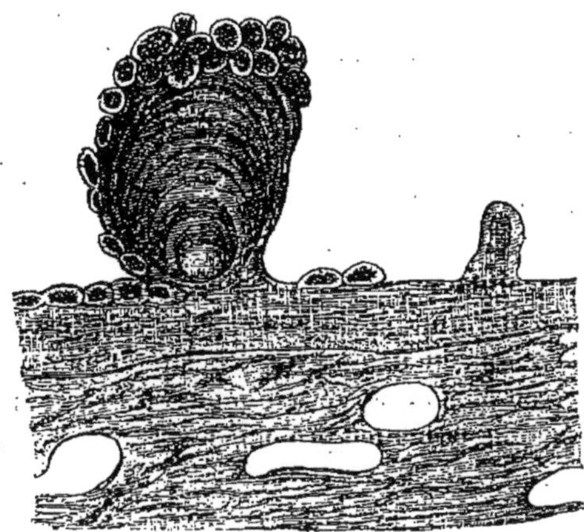

Fig. 211.

élevures échappent le plus souvent à l'examen ophthalmoscopique. Quelques irrégularités dans la répartition du pigment, un reflet particulier, ondulé, permettent

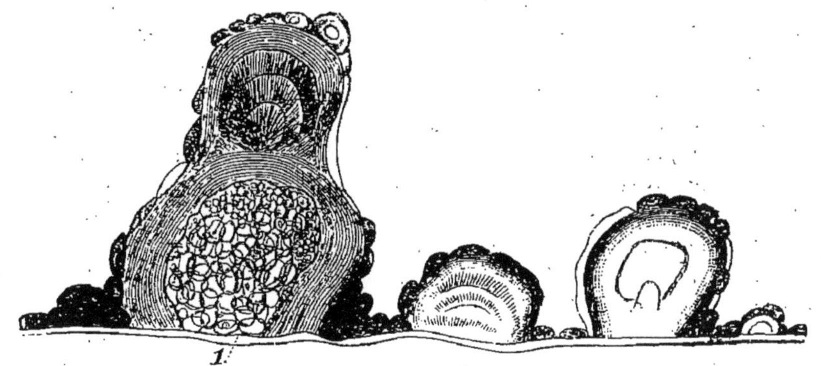

Fig. 212.

toutefois de reconnaître l'altération sénile qui nous occupe. Des productions analogues peuvent aussi se rencontrer exceptionnellement, à un état de développement

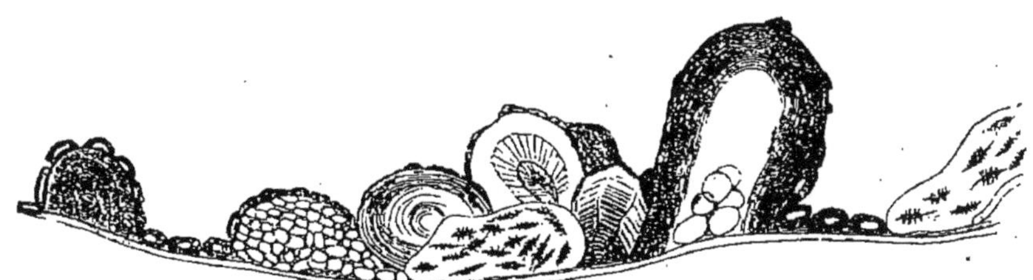

Fig. 213.

très accusé, chez de jeunes sujets atteints de rétinite pigmentaire. Dans ce dernier cas, une grande étendue du fond de l'œil paraît parfois comme parsemée de gouttelettes miroitantes.

Il n'est pas très rare, particulièrement chez des personnes âgées, atteintes de cataracte commençante, et aussi, parfois, simultanément avec une excavation glaucomateuse, de trouver l'infiltration vitreuse, non plus vers l'équateur dans des points qui ne sont guère accessibles à l'examen ophthalmoscopique, mais bien au pôle postérieur de l'œil et autour de la papille, à une petite distance de celle-ci (fig. 214 et 215). Dans ce cas, l'infiltration vitreuse se révèle nettement, à l'examen ophthalmoscopique à l'image droite (1), sous l'aspect de petites taches blanchâtres, miroi-

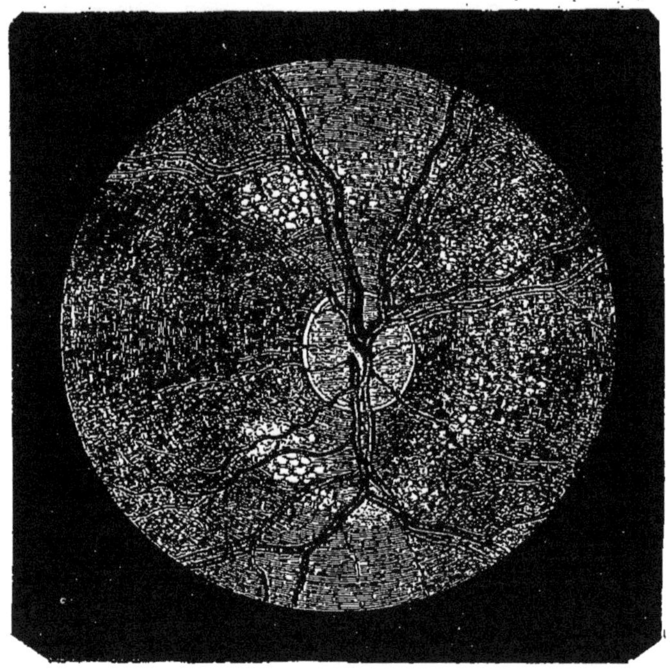

FIG. 214.

Infiltration vitreuse péripapillaire de la rétine droite (image droite), chez une femme de soixante-deux ans, dont l'acuité visuelle était parfaite sur les deux yeux (H = 1,50). L'image ophthalmoscopique de l'œil gauche était presque identique à celle de l'œil droit.

tantes, à limites légèrement pigmentées et indécises, d'un diamètre toujours à peu près égal et excédant à peine la largeur d'un gros vaisseau central. Particularité curieuse, ces taches se rencontrent constamment d'une façon symétrique sur les deux yeux. En outre, elles ne portent pas une atteinte sensible à la vision, même si elles occupent la région de la macula, point où elles se localisent aussi parfois tout spécialement.

Il peut encore se présenter des cas dans lesquels la membrane vitreuse, ayant

(1) A l'exploration à l'image renversée, ces altérations péripapillaires sont d'ordinaire peu visibles, ce qui explique comment elles ont longtemps échappé à l'observation, malgré leur siège dans la région du pôle postérieur de l'œil.

subi un épaississement notable au proche voisinage de l'entrée du nerf optique, des masses vitreuses se détachent complètement et pénètrent dans la papille même, où Iwanoff les représente comme de petits grains ressemblant à des corpuscules amyloïdes, à couches concentriques se succédant jusqu'à leur point d'origine, la lame

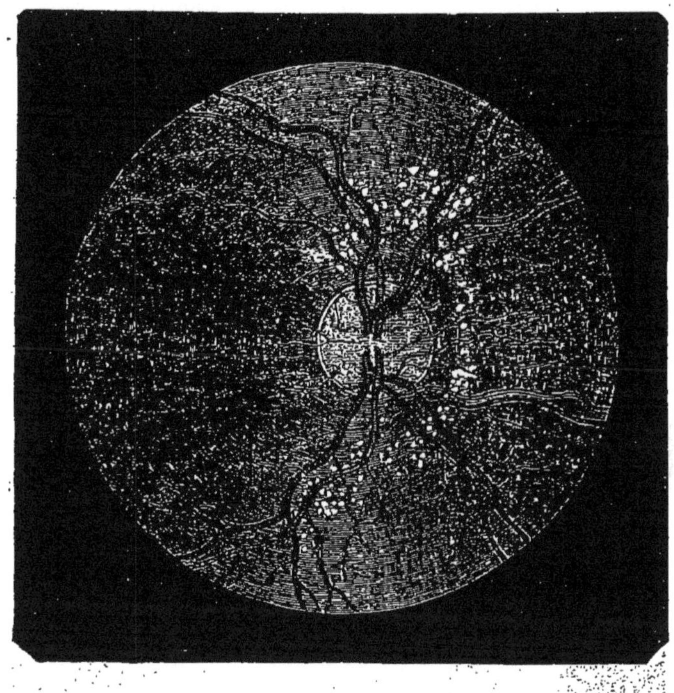

Fig. 215.

Infiltration vitreuse péripapillaire de la rétine droite (image droite), chez une femme de cinquante-neuf ans, qui présentait, avec une hypermétropie 2, une acuité visuelle normale. Sur l'œil gauche, il existait des altérations semblables à celles du côté droit.

vitreuse. Les éléments de la papille sont simplement dissociés par l'invasion de ces petits corps et l'acuité visuelle peut ici également demeurer intacte. A l'examen ophthalmoscopique, on observera que l'image de la papille paraît comme noyée en certains points qui miroitent et proéminent davantage. Si les excroissances occupent le bord papillaire, elles lui communiqueront un aspect déchiqueté, par suite des reflets qui se déplacent au moindre changement de position de l'œil ou du miroir.

2° *Tubercules de la choroïde.* — C'est Gueneau de Mussy qui, le premier, signala, en 1837, chez une jeune fille morte à la Salpêtrière de tuberculose généralisée, une éruption de petits boutons occupant la choroïde et faisant saillie du côté de la rétine; mais, à Ed. de Jaeger revient le mérite d'avoir donné la première description ophthalmoscopique de tubercules de la choroïde, en 1855, diagnostic qu'il confirma par l'examen microscopique. Suivant lui, aussi, le développement de tubercules dans la choroïde entraînerait des manifestations inflammatoires qui autoriseraient à parler d'une choroïdite tuberculeuse. Toutefois, ce n'est que plus tard que l'on reconnut la fréquence des tubercules de la choroïde avec la tuberculose généralisée et qu'on s'aperçut que l'intégrité de la choroïde, dans un cas de tuberculose miliaire des méninges, était une rare exception. Celui qui, le premier, a utilisé la déduction que lui révéla la présence de tubercules de la choroïde est M. Fraenkel, qui, en poursuivant l'évolution de la choroïdite avec l'ophthalmoscope, posa le diagnostic de méningite tuberculeuse, et permit à ses successeurs d'établir la fréquence de pareille coïncidence (1).

Généralement, la tuberculose choroïdienne se développe sur les deux yeux, et son point de localisation est l'entourage de l'entrée du nerf optique. Parfois il ne naît que quelques boutons isolés; d'autre fois on peut en compter jusqu'à quarante et cinquante. La grandeur qu'acquièrent ces boutons est très variable : parfois ils ne s'élèvent pas suffisamment pour écarter et déplacer les cellules épithéliales de la rétine, tandis que, dans des cas exceptionnels, on en a vu acquérir la grosseur d'une lentille.

Suivant les recherches de M. Poncet, à la formation de tubercules en boutons peut s'adjoindre l'infiltration tuberculeuse (fig. 216) plus ou moins généralisée,

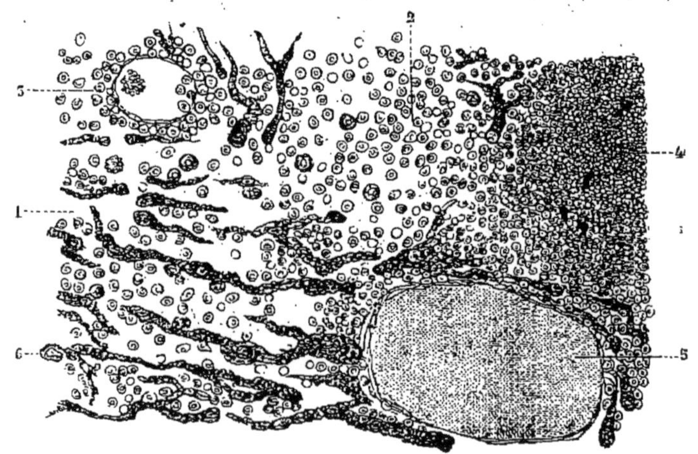

FIG. 216.

1, prolifération, éléments bien conservés; 2, éléments irréguliers; 3, prolifération à l'entour des vaisseaux; 4, vrai tubercule; 5, vaisseau; 6, tissu cellulaire pigmenté en voie de prolifération.

ayant alors le caractère d'une choroïdite tuberculeuse, avec épaississement de la choroïde, mais sans bosselures. Sur cette infiltration tuberculeuse, peuvent alors s'élever des agglomérations de masses tuberculeuses qui présentent absolument, ainsi que le montre la figure 217, les caractères du tubercule miliaire, avec ses trois zones bien connues, le détritus cellulaire du centre et l'absence complète de vaisseaux. Mais, pour que ces agglomérations se révèlent à l'ophthalmoscope, il faut encore qu'elles aient une certaine élévation et aient disjoint les éléments de l'épithélium rétinien.

(1) D'après les intéressantes expériences de M. Valude (*Compte rendu du Congrès de Heidelberg*, p. 66, 1887), on doit envisager la tuberculose de l'intérieur de l'œil comme résultant *constamment* d'une infection *endogène*, car même les blessures et piqûres conjonctivales contaminées avec le bacille du tubercule ne se prêtent pas à l'inoculation, si on ne les garantit pas du contact des larmes. Les bacilles de ce liquide et ceux du cul-de-sac conjonctival restent vainqueurs, d'après Valude, des bacilles introduits, ce qui expliquerait la rareté de la tuberculose *externe* de l'œil et de la conjonctive.

On peut ainsi se rendre compte que la tuberculose choroïdienne doit se présenter sous deux formes tout à fait différentes : l'une, caractérisée par la production de *nodules isolés*, l'autre, par une *infiltration* plus ou moins généralisée, pouvant présenter des *nodosités saillantes*. Ce sont surtout les tubercules isolés qui donneront à l'ophthalmoscope une image nettement tranchée; toutefois, s'ils siègent tout près de la papille, ils devront, à cause de l'épaisseur de la rétine en ce point,

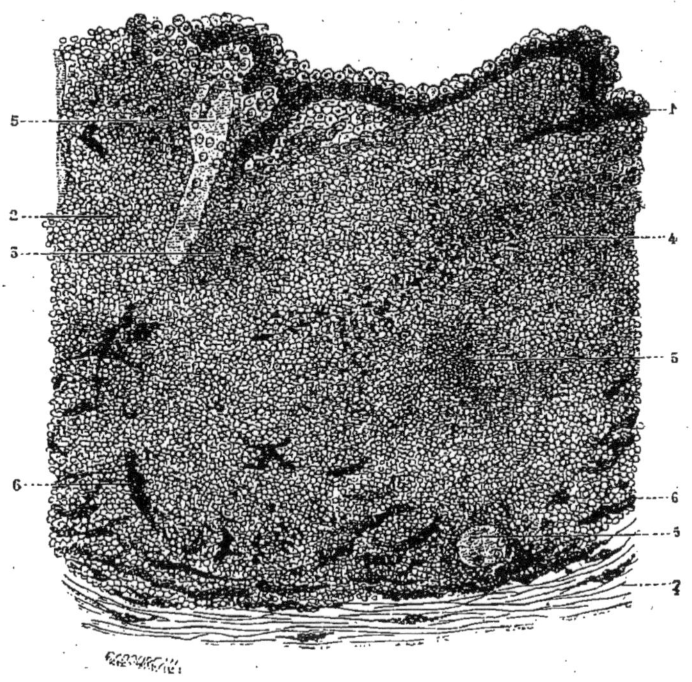

Fig. 217,

1, épithélium polygonal de la rétine, quelques cellules en voie de dégénérescence colloïde; 2, éléments déformés du tubercule; 3, parties du tubercule imprégnées de pigment et formées de cellules qui sont en voie de prolifération (4-6); 5, vaisseaux perméables 7, sclérotique.

acquérir un certain développement avant de déplacer le pigment rétinien. Plus le développement du tubercule s'effectue près de la lamina fusca, plus aussi il prendra de temps, ainsi que le démontrent les coupes (fig. 218), pour produire la procidence sphérique de la rétine, qui le distingue d'un foyer de simple choroïdite. La coloration particulière du tubercule, qui est d'un jaune pâle ou jaune rose, sans la moindre teinte de bleu ou de vert, et sans la teinte rouge foncé, à contour indécis, de l'éruption de la choroïdite disséminée, présente, de son côté, un caractère distinctif, bien que le tubercule n'offre pas non plus une délimitation précise. Dans un seul cas, M. Cohnheim a signalé une démarcation du tubercule par un liséré de pigment, tel que le montre le dessin (fig. 219), qui représente en grandeur naturelle un tubercule choroïdien.

La *saillie sphérique*, la *teinte*, ainsi que la *dégradation* de cette teinte, sont les principaux caractères distinctifs du tubercule. Cette dégradation de teinte résulte de la consomption du pigment des cellules du stroma et de l'épithélium, qui va en s'accentuant à mesure qu'on s'approche du nodule tuberculeux (fig. 220). La localisation au proche voisinage de la papille et la saillie uniforme du tubercule, marchant de pair avec son accroissement, distingueront encore cette affection de la choroïdite disséminée. La figure 221, qui se rapporte au cas susmentionné de Fraenkel, et qui a été empruntée à Cohnheim, montre bien la répartition des tubercules dans le fond de l'œil.

Les éléments microscopiques (fig. 222) du tubercule de la choroïde, ainsi que leur

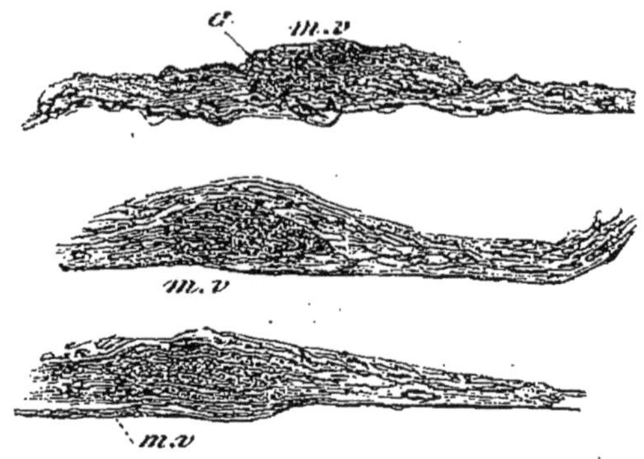

Fig. 218.

Coupes à travers un tubercule miliaire de la choroïde. — *m. v*, membrane vitreuse, légèrement bombée. Le pigment choroïdien est plus nettement indiqué près des parties déclives de la saillie. A l'endroit où le tubercule (*a*) s'est développé, les cellules du stroma sont décolorées et remplies de molécules graisseuses (Haase).

arrangement, ne le différencient en rien des tubercules miliaires composés presque uniquement de semblables cellules. Suivant Cohnheim, les matériaux cellulaires du tubercule seraient fournis par une accumulation de cellules lymphoïdes, d'origine diapédésique. Un point important à noter, c'est que la choroïde peut être primitive-

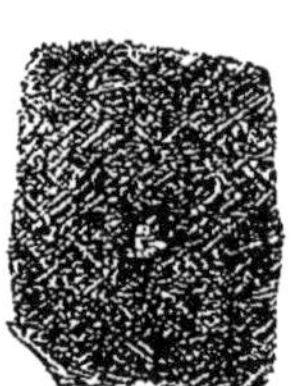

Fig. 219.

ment prise de tuberculose miliaire, avant que la granulie se déclare et que les méninges deviennent le siège d'une semblable dégénérescence.

3° *Kystes de la choroïde.* — On ne rencontre guère, dans la partie adhérente du tractus uvéal, la production de kystes. Toutefois, un cas a été signalé par Alt (fig. 223), qui observa, dans la périphérie de la choroïde, une série de petites cavités à parois propres garnies d'endothélium. Peut-être faut-il rechercher leur origine dans les gaines lymphatiques des vaisseaux choroïdiens.

4° *Granulome de la choroïde.* — A l'instar de ce qui se voit pour l'iris, on peut observer, consécutivement à des lésions de la choroïde, des suppurations qui, après destruction de la lame vitrée de la membrane vasculaire, donnent lieu à des pullulations du stroma choroïdien ayant absolument le caractère anatomique du granu-

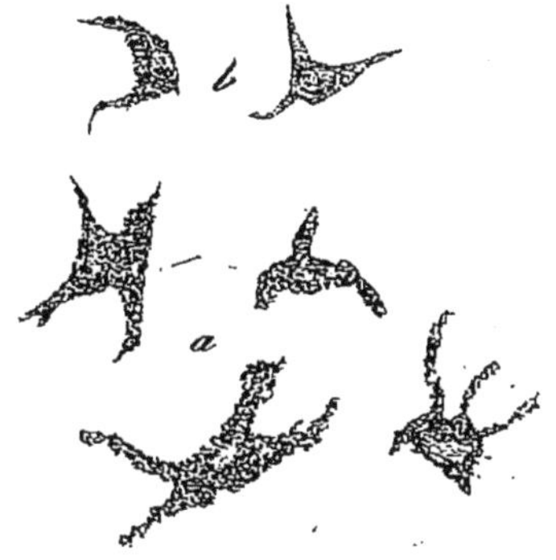

FIG. 220.

a, cellules du stroma de la choroïde ; *b*, cellules les plus proches du tubercule.

lome. Ces tumeurs bénignes peuvent entraîner une partie du pigment de l'épithélium rétinien et prennent alors facilement les allures de tumeurs malignes, qu'elles ne

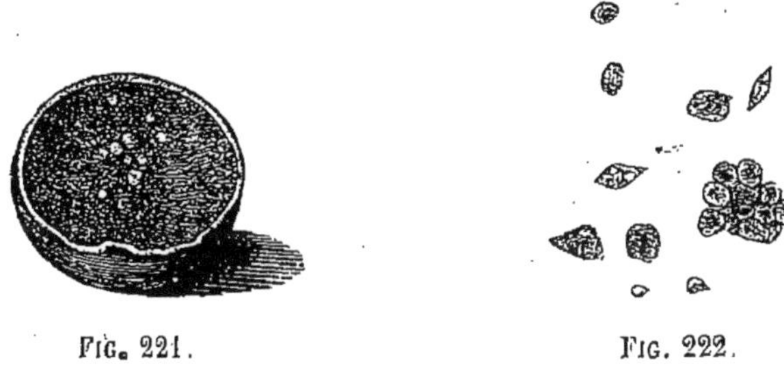

FIG. 221. FIG. 222.

possèdent nullement, car elles s'effacent et se transforment en un tissu cellulaire très dense.

5° *Myome de la choroïde.* — Bien que l'on ait dû forcément confondre, dans un

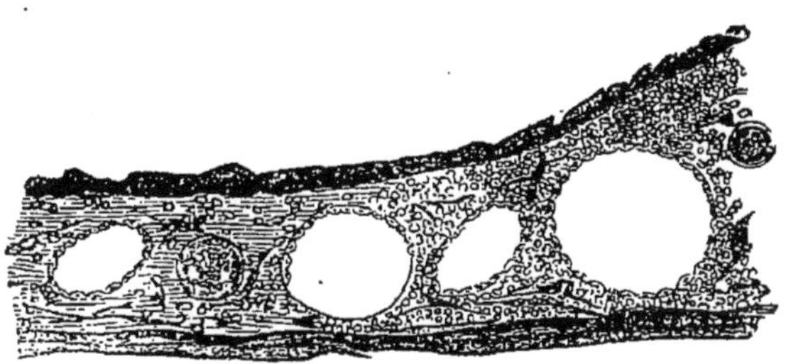

FIG. 223.

certain nombre de cas, les tumeurs bénignes de la choroïde, et en particulier le myome, avec un sarcome, le seul cas de myome connu jusqu'à présent est celui opéré à notre clinique et examiné par Iwanoff.

Il s'agissait d'un homme de quarante-deux ans, dont l'œil gauche, dur au toucher, présentait une tumeur (A, fig. 224), d'une coloration rouge brunâtre, qui refoulait presque toute la moitié interne du plan iridien vers la cornée et qui empiétait (en B) sur le champ papillaire. A l'image droite, on voyait sur cette tumeur des

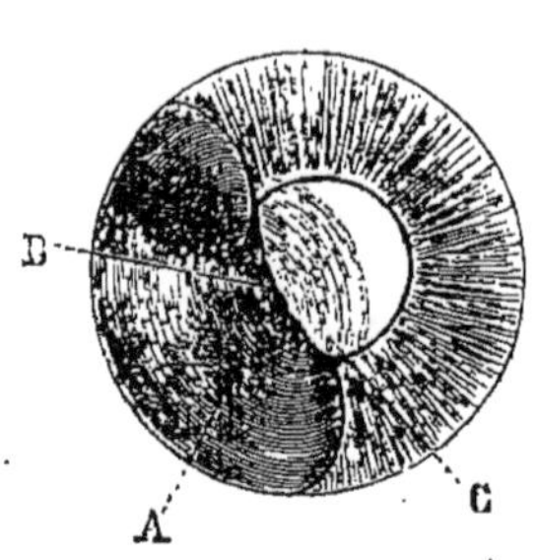

FIG. 224.

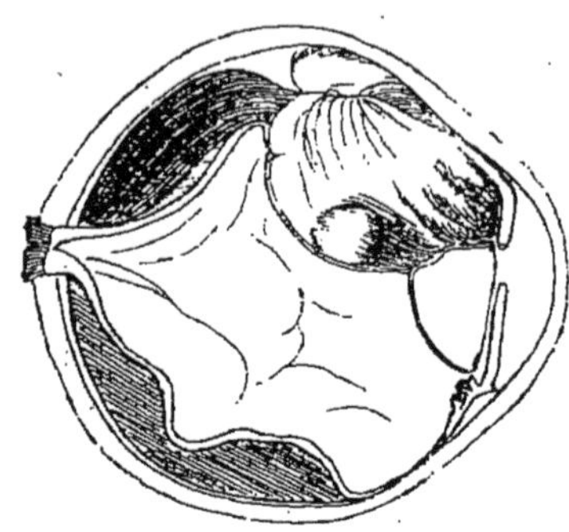

FIG. 225.

bosselures lisses et brunâtres. L'énucléation de cet œil, que l'on croyait atteint de sarcome du corps ciliaire, ayant été pratiquée, on constata sur une coupe exécutée suivant le diamètre horizontal (fig. 225), que le cristallin (C, fig. 224), comprimé, était en partie atrophié et que la tumeur, du volume d'une noisette, adhérait à toute la section transversale du muscle ciliaire. Cette tumeur, rose sur la coupe, présentait une légère pigmentation vers la périphérie. La rétine était décollée. L'examen microscopique de la tumeur montra qu'elle se composait exclusivement de fibres musculaires lisses et qu'on avait eu affaire à un myome.

6° *Fibrome de la choroïde.* — Il nous paraît indéniable que, parmi les prétendus sarcomes observés sur des sujets encore jeunes (n'ayant pas dépassé quarante-cinq ans) et qui, après énucléation, n'ont pas été suivis de récidives, on a eu affaire, dans certains cas, à des fibromes, surtout lorsqu'il s'agissait de tumeurs très dures, développées dans le corps ciliaire à la suite d'un traumatisme. Ce sont souvent ces diverses circonstances qui permettent de soupçonner que la tumeur est de nature bénigne, car l'examen microscopique est loin de fournir un diagnostic certain.

Ainsi on admet l'existence d'un fibrome lorsque la trame cellulaire acquiert, comparativement aux cellules rondes ou fusiformes qu'elle renferme, une prépondérance quantitative notable, et lorsque cette tumeur de tissu fibrillaire, dense, montre dans ses fibrilles les plus épaisses des cellules qui lui assignent le vrai caractère propre au tissu interstitiel. A mesure que le nombre des cellules renfermées dans cette trame augmente, nous avons alors une forme de fibro-sarcome ou de véritable sarcome.

7° *Sarcome, mélano-sarcome de la choroïde.* — Le sarcome se développe ordinairement dans la choroïde sous forme d'une tumeur circonscrite; le sarcome diffus est infiniment plus rare. Comme fréquence, nous trouvons que cette maladie se présente à peu près une fois sur 1500 malades (Fuchs).

On sépare les sarcomes en non pigmentés (blancs) et en pigmentés (mélano-sarcomes). Les premiers sont beaucoup moins fréquents. Incontestablement, la forme non pigmentée affecte un caractère de malignité moindre, dispose moins à la métastase et aux récidives ; du reste, elle s'observe surtout chez des personnes jeunes (6 malades, sur 30 cas recueillis par M. Fuchs, ayant moins de dix ans).

Le sarcome naît du tissu cellulaire de la choroïde : qu'il devienne pigmenté ou reste blanc, c'est le tissu ambiant de l'adventice des vaisseaux qui lui donne naissance. Il n'existe aucune preuve certaine que les formes non pigmentées prennent leur origine dans une couche non pigmentée de la choroïde, c'est-à-dire la chorio-capillaire, tandis que les pigmentées naîtraient dans les couches pigmentées (*Knapp*, *Brière*). Il n'est pas plus prouvé que les sarcomes à cellules rondes naissent des couches internes et ceux à cellules fusiformes des couches externes de la choroïde. Mais la rapidité d'évolution doit évidemment avoir une influence sur la trame de la tumeur, et surtout sur les cellules qu'elle renferme, ainsi que sur la malignité de l'affection : car, si les parois vasculaires ont à peine eu le temps de se constituer, dans une tumeur à cellules rondes hâtivement développée, le sang circule en quelque sorte librement dans la tumeur et pourra aisément entraîner quelques cellules dans la circulation, de façon à provoquer des métastases (Waldeyer).

On a donc, au point de vue clinique, parfaitement raison d'insister sur deux principales *variétés* de sarcomes : celui à cellules rondes, et celui à cellules fusiformes, la première variété comportant une plus grande malignité que la seconde. Il importe bien moins de savoir que la disposition de la trame du sarcome peut permettre une classification infiniment variée en fibro-sarcome, sarcome caverneux, alvéolaire, cysto-sarcome, myxo-sarcome, chondro-sarcome et ostéo-sarcome; ce qui nous intéresse surtout, c'est l'importance que la constatation histologique a pour l'organisme au point de vue du caractère infectieux, et c'est sous ce rapport que nous nous arrêtons principalement à la répartition du pigment dans les diverses formes de sarcome. L'intensité de la pigmentation plaide pour la malignité de l'affection, sans qu'on puisse, lorsque le sang charrie même des éléments pigmentés, et que l'urine en renferme (*Eiselt*), conclure sur l'instantanéité plus ou moins certaine de la récidive sur place.

Le pigment est principalement déposé dans les cellules, la masse intercellulaire n'en renferme guère. Il occupe, suivant le degré de pigmentation de la tumeur, soit une partie, soit la totalité du protoplasma cellulaire, et la teinte de la tumeur varie suivant que certaines parties seulement, ou la totalité de la tumeur, sont composées de cellules partiellement ou totalement remplies de pigment.

Comme la trame cellulaire des sarcomes ne renferme ordinairement pas de pigment, et cela principalement dans les sarcomes à cellules rondes, et que la répartition des cellules diversement pigmentées ou même incolores se fait par îlots, il résulte, pour la majorité de ces cas de sarcomes pigmentés, un certain aspect marbré ou tacheté.

Le pigment provient évidemment du sang et est un dérivé de l'hématine, dont il partage les réactions chimiques. Mais ce qu'il importe surtout de noter, c'est que ces cellules qui se développent au voisinage d'autres cellules (peut-être à leurs dépens), ayant le pouvoir de développer du pigment, naissent souvent avec un pouvoir analogue. C'est à cette disposition qu'il faut rapporter la coloration des tumeurs métastatiques qui se développent des cellules entraînées du terrain naturel, d'où elles ont emporté cette qualité particulière de former du pigment ; car le sang ne charrie des cellules pigmentées que lorsque l'organisme est déjà le siège de tumeurs métastatiques multiples.

Parmi les *sarcomes à cellules fusiformes*, on distingue encore ceux à cellules gigantesques, grandes ou petites ; ordinairement ces derniers ont une disposition réticulée par suite de la conjonction des émanations des cellules. Parfois on trouve avec les grandes cellules, ainsi que le montre la figure 227, des cellules rondes munies d'un prolongement.

En général, dans les sarcomes à cellules fusiformes, ceux à petites cellules prédominent; ils sont moins riches en vaisseaux et plus durs sous la coupe que les sarcomes à cellules rondes.

Les *sarcomes à cellules rondes*, plus mollasses, plus vasculaires, plus rapides dans leur développement, ordinairement aussi plus pigmentés, sont incontestable-

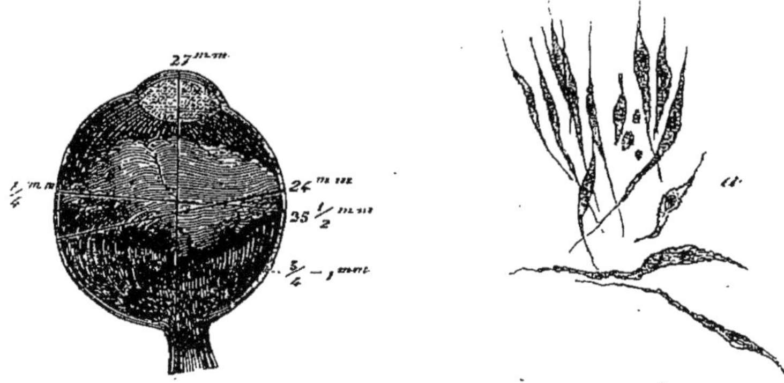

Fig. 226 et 227.

Le sarcome (fig. 226) a pris naissance dans la région équatoriale; les cellules *a* (fig. 227) correspondent aux formes les plus grandes qu'on rencontre dans les sarcomes à cellules fusiformes.

ment plus malins que les sarcomes fusiformes et surtout que ceux à grandes cellules. Pour ce qui regarde la *distribution* des diverses formes de sarcomes, ceux à cellules rondes (pigmentées ou non pigmentées) se rencontrent dans la partie antérieure du tractus uvéal, ceux à cellules fusiformes de préférence dans la partie postérieure. Les sarcomes blancs se développent principalement dans la partie antérieure, le corps ciliaire.

Le *diagnostic* des sarcomes de la choroïde présentera d'autant moins de difficultés que le sarcome s'est développé dans une région de la choroïde plus rapprochée de son insertion antérieure : ainsi, un sarcome qui prend naissance dans la région ciliaire, pénétrera promptement en avant et apparaîtra dans le champ pupillaire, avec une surface lisse, ordinairement de couleur grisâtre et marbrée. On ne confondra pas avec une gomme de la région ciliaire qui, elle, entraînerait des symptômes inflammatoires et une sensibilité notable. A mesure que la tumeur gagne de volume, il n'est pas possible de constater la moindre inflammation morbide du fond de l'œil, ni une diminution de la vision, autre que celle qui se rapporte au rétrécissement du champ visuel. Il est bien entendu que les choses prennent une tout autre tournure, lorsque, par suite de l'accroissement de la tumeur, il se développe un état glaucomateux, qui survient d'autant plus aisément que la tumeur, siégeant en avant, refoule l'iris vers la zone de filtration.

Lorsque la tumeur a pris naissance dans la région équatoriale, à l'entour du pôle postérieur de l'œil, les difficultés du diagnostic dépendront de la promptitude plus ou moins grande avec laquelle la rétine se sera détachée. Car il faut savoir que, si le décollement rétinien ne survient guère pour les tumeurs du corps ciliaire, il est fréquent, et prompt à se développer, pour les sarcomes de la région équatoriale et ceux comprenant la région de la sortie des grosses veines choroïdiennes. Notons que le décollement devient de nouveau moins fréquent pour les tumeurs du pôle postérieur (Becker).

La soudaineté de l'apparition d'un décollement sur un œil d'une personne d'un certain âge, survenu sans traumatisme et sur un œil nullement prédisposé, doit toujours tenir le médecin en éveil, et toute l'attention doit se porter sur la recherche de vaisseaux qui, indépendants du réseau rétinien, appartiendraient à une tumeur. A cet égard, la lumière électrique nous rend d'excellents services. Une circonstance qui n'est pas à négliger, c'est la conformation du décollement et son *emplacement*. Ainsi un décollement inspirera de la défiance, s'il ne montre pas de tendance à se déplacer lorsqu'il occupe la partie supérieure ou latérale de l'œil, si les parties postérieures restent longtemps sans participer au détachement, alors que celui-ci occupe une région antérieure de l'œil. Le décollement montre ordinairement, dans les cas de tumeur, peu de plis; il est parfois tendu et immobile, et s'observe sur un œil dont la tension n'a diminué en rien, et qui au contraire peut, à ce moment, s'être déjà sensiblement accrue. Il est vrai qu'avec de simples décollements on peut observer des phénomènes glaucomateux; mais ceux-ci n'éclatent sérieusement que lorsqu'une synéchie postérieure complète s'étant développée, l'iris se trouve refoulé en avant.

La durée du décollement ne permet, de son côté, de tirer aucune conclusion. Il arrive que des tumeurs mélaniques prennent (comme du reste partout ailleurs) un temps excessivement long à s'accroître, et restent six à sept ans sans provoquer, à part le détachement rétinien, d'autres symptômes. Parfois, il se présente qu'à un moment donné une pareille tumeur, de dimensions fort restreintes, provoque des symptômes inflammatoires et entraîne la phthisie de l'œil, et qu'il s'écoule plusieurs années encore avant que, sur cet œil phthisique, des métastases mélaniques se développent.

Ordinairement, la tumeur s'accroît lentement et entraîne par son accroissement les phénomènes glaucomateux. Les cas où l'on a observé le développement de deux, ou même de plusieurs tumeurs (autour d'une tumeur principale), sont rares. Après avoir oblitéré l'espace supra-choroïdien (Knies), la tumeur arrive sur la sclérotique, qui lui oppose ordinairement une barrière assez résistante, à moins que la tumeur ne siège près du point d'émergence d'une grosse veine, qui livre passage à la propagation du néoplasme; de même les artères et les nerfs peuvent faciliter cette propagation, et principalement le nerf optique, pour des tumeurs qui ont pris naissance dans son voisinage. Ainsi, en procédant à l'énucléation, ce n'est parfois qu'en donnant le coup de ciseaux pour sectionner le nerf optique qu'on tranche simultanément un foyer secondaire que l'on ne soupçonnait pas. Pour ce qui regarde les sarcomes antérieurs, le tissu trabéculaire péricornéen leur livre un passage aisé.

Habituellement, les yeux qui sont le siège d'une tumeur qui s'est propagée hors de la coque oculaire, présentent un degré de tension plus considérable (Fuchs). L'accroissement très marqué de la tumeur extérieure peut parfois faire naître des doutes sur le point de départ intra ou extra-oculaire du néoplasme.

Dans la majorité des cas, il survient, après un accroissement progressif de la tumeur, des phénomènes glaucomateux, avec perforation du globe oculaire, destruction de la cornée et propagation de la tumeur au dehors; à moins qu'exceptionnellement une phthisie du globe de l'œil ne se développe, avec un temps d'arrêt plus ou moins long dans l'évolution ultérieure du mal.

Le développement de tumeurs mélaniques sur des yeux devenus phthisiques par traumatisme n'est pas rare. La figure 228 montre l'exemple d'un œil qui, perdu à la suite d'une contusion violente, devint, après plusieurs années, le siège d'une semblable tumeur noirâtre. Le malade, âgé de quarante-deux ans, vint consulter parce qu'une tumeur (A) était apparue au-dessus de son œil phthisique. Ce bourgeon extérieur s'était développé, sans perforation de la coque oculaire, et se trouvait séparé de la masse mélanique intérieure, par le tissu, à peu de chose près normal, de la sclérotique (examen histologique, par Cornil).

Pour ce qui concerne l'*étiologie* de cette maladie, nous avons déjà plus haut signalé sa rareté, bien qu'elle se rencontre à tout âge (de deux ans à soixante-dix-huit, d'après Fuchs). Le sarcome de la choroïde s'observe plus fréquemment chez l'homme que chez la femme, qui cependant offre une disposition plus marquée pour les affections cancéreuses en général.

La prédisposition héréditaire n'a pas pu être établie pour la mélanose oculaire,

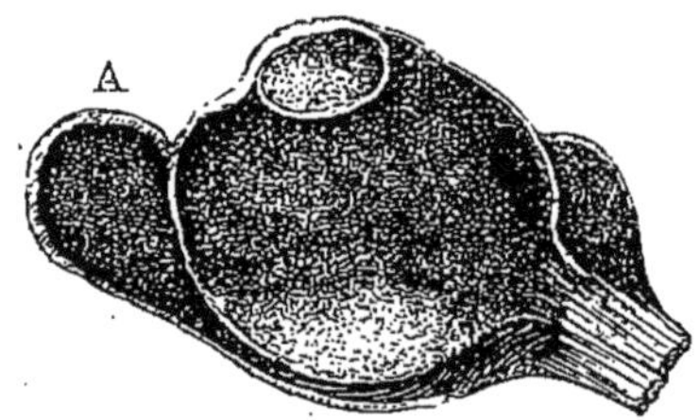

Fig. 228.

mais pourtant les yeux fortement pigmentés paraissent de préférence exposés au développement du mélano-sarcome.

Dans un dixième des cas environ (Fuchs), un traumatisme, principalement une action contondante, a été accusé comme origine du mal, qui est apparu plusieurs mois ou même quelques années après, et l'on rapporte même des cas où, sur des yeux devenus phthisiques, il s'était développé, après un laps de quinze à quarante ans, un sarcome sur le moignon. Il s'agit vraisemblablement ici d'une dégénérescence du tissu cicatriciel, telle qu'on l'observe aussi pour des cicatrices en d'autres régions. Un fragment de bois a même été rencontré au milieu d'une masse sarcomateuse de l'iris et de la choroïde (Raab).

Le *pronostic* du sarcome est toujours fort sérieux; il dépend pourtant essentiellement de la nature histologique de la tumeur et de la période à laquelle on observe le malade. Livré à lui-même, le mélano-sarcome entraîne toujours la mort. Il est probable que si l'on observait les mélano-sarcomes de la choroïde plus fréquemment dès leurs premiers débuts, on arriverait à se convaincre que, comme pour la mélanose en général, la marche en est excessivement lente. Mais souvent ce sont seulement les phénomènes glaucomateux qui ont attiré l'attention sur le néoplasme.

Bien que le siège du mal se trouve primitivement isolé dans une capsule fibreuse, il faut reconnaître aujourd'hui que le mélano-sarcome de la choroïde présente une malignité aussi accusée que la mélanose des autres régions. Si l'on peut suivre ses malades, on arrivera à cette triste constatation qu'il en est bien peu qui ne succombent, par métastase, après une, deux, au maximum trois années.

Les métastases ont lieu essentiellement dans le foie, bien moins souvent dans les poumons et les reins. Chose remarquable, tandis que d'autres cancers mélaniques ont de préférence une tendance à se localiser, à part le foie, dans les glandes lymphatiques, cela n'a guère lieu pour la mélanose choroïdienne ; ce qui fait croire à une propagation par transport des éléments cellulaires du sarcome, plutôt par la voie des vaisseaux sanguins que par les voies lymphatiques. Il se produit ainsi une embolie cancéreuse, dont le foie devient le siège de prédilection.

Le danger des récidives sur place est surtout prononcé dans les six premiers mois qui suivent l'énucléation. Une pareille complication, fréquente lorsque des symptômes glaucomateux s'étaient déjà développés (Brière), devient très rare dans les cas où l'opération a été faite avant la période glaucomateuse ; cette période dépassée, la présence de tumeurs épisclérales rend la récidive particulièrement menaçante.

Il ne faudrait pas prendre pour une récidive une petite tumeur noirâtre qui vient parfois soulever la conjonctive, sous forme d'un champignon, et qui n'est autre qu'un petit caillot sanguin fourni par les vaisseaux centraux du nerf optique sectionné.

Quant aux métastases, elles sont surtout à craindre dans les trois premières années qui suivent l'opération, que celle-ci ait été pratiquée tôt ou à une époque avancée du mal. On peut donc, par une opération promptement faite, avant que la tumeur ait acquis beaucoup de développement et n'ait produit aucun symptôme d'exagération de pression, être à peu près certain qu'il ne surviendra pas de récidive sur place ; tandis que, même à ce moment, on n'a aucune garantie pour ce qui regarde le danger d'une métastase. Indubitablement, il existe des observations où l'infection est restée locale, où les malades sont morts par une propagation du mal sur place, sans présenter la moindre trace de métastase, mais ces faits sont exceptionnels.

On voit combien les mélano-sarcomes sont disposés à disséminer une semence maligne qu'ils déversent dans le courant sanguin ; et pourtant, en dépit de la prédisposition que la choroïde montre pour la mélanose, elle n'est nullement un terrain propice pour recevoir, elle, un élément cancéreux émanant d'une tumeur maligne du voisinage. Il n'existe aucun cas où, avec une mélanose d'une autre région, la choroïde soit devenue le siège d'une tumeur métastatique. L'inverse a lieu dans le foie, qui est l'organe de prédilection pour la métastase ; en effet, à l'exception d'un seul cas de Lebert, on ne connaît pas de mélanose primitive du foie, et l'on fait bien, dans chaque cas de mélanose établie dans cet organe, de s'assurer si une énucléation n'a pas été pratiquée.

Quelque triste que soit la perspective pour l'avenir du malade, il s'impose, en ce qui concerne le *traitement*, d'agir, une fois le diagnostic établi, avec la plus grande promptitude et d'énucléer. Il faut énergiquement combattre le préjugé d'après lequel l'opération hâterait la récidive par métastase. Il en est autrement lorsque, manifestement, des métastases existent déjà du côté du foie ou de l'estomac. Ici la question peut se poser si l'on doit soumettre encore le pauvre patient à une opération émouvante ; mais, même en pareil cas, l'indication peut être établie lorsque de vives douleurs ou de fortes pertes de sang tourmentent le malade. On s'efforcera toujours de sectionner aussi loin que possible le nerf optique.

Il ne faudra pas reculer devant une exentération de l'orbite, lorsque la mélanose a envahi tout le contenu de cette cavité, et on agira, comme Daviel le faisait déjà, en détachant le périoste en totalité. La crainte qu'il existe déjà des métastases ne devra pas retenir l'opérateur, car il est établi que les malades peuvent succomber sans métastase, par la seule extension du mal. Toute récidive doit aussi être enlevée soigneusement, en ne ménageant pas les tissus ambiants, et en se servant du thermocautère en pointe, pour bien cautériser toutes les parties avoisinantes, ce moyen fournissant en même temps un excellent hémostatique. En cas d'hémorrhagie, on aura recours au tamponnement de l'orbite, pour lequel on peut faire usage d'une petite vessie de caoutchouc qu'on remplit d'eau (Adler). La plus stricte observation de l'antisepsie est ici de rigueur.

ARTICLE XII

FORMATION DE MASSES OSSEUSES DANS LA CHOROÏDE

La choroïde, c'est-à-dire la partie adhérente du tractus uvéal, est à peu près exclusivement l'endroit où, à la suite d'inflammations antérieures, on peut observer une ossification des produits inflammatoires. Ni dans la cornée, ni dans l'iris, ni dans le cristallin, nous ne rencontrons de véritables ossifications ; tout se borne ici au dépôt de sels calcaires, à la pétrification. Dans le corps vitré seul, on peut encore observer très exceptionnellement des masses osseuses.

Pour la transformation osseuse, il faut, en effet, un afflux prolongé de matériaux nutritifs, et cette condition ne persiste guère que dans la choroïde, lorsque l'œil présente déjà un degré avancé d'atrophie. M. Knapp a constaté que c'est de la *face interne de la choroïde* que prend naissance la substance osseuse. Suivant M. Alt, ce serait même la couche la plus interne, la lame vitrée et ses excroissances verruqueuses, qui deviendrait tout d'abord le siège de dépôts calcaires et ensuite d'une véritable ossification. Il se développe ainsi une coque osseuse qui s'étend plus ou moins loin en avant ; d'autres fois ce sont des anneaux, ou des plaques incurvées, productions composées de tissu osseux et constituées par des réseaux de trabécules osseuses, telles que les représentent les figures 229 et 230.

Les vaisseaux de la masse osseuse de nouvelle formation se trouvent en commu-

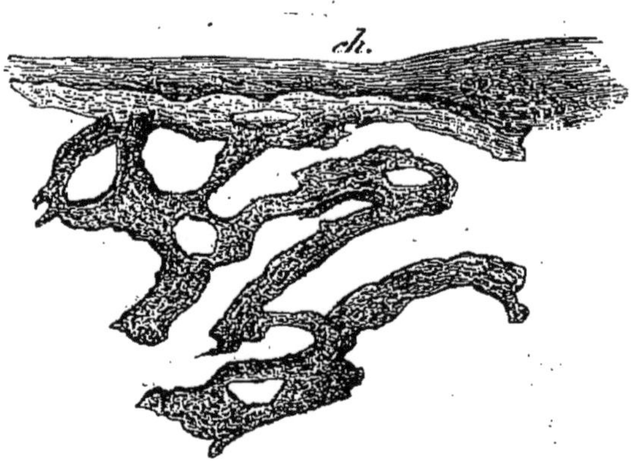

FIG. 229.

Coupe de la choroïde (*ch*) ossifiée, éclaircie par la térébenthine.

nication directe avec ceux de la choroïde, et ce serait, suivant Knapp, la choriocapillaire, si riche en vaisseaux, qui livrerait les matériaux essentiels à la formation des masses osseuses. Ce sont surtout les produits inflammatoires exsudatifs, et ceux résultant de la diapédèse et de la prolifération cellulaire, qui deviennent le siège d'une ossification, car jusqu'à présent on ne connaît pas d'ossification proprement dite de la choroïde dont le tissu serait intact.

A mesure que la masse osseuse acquiert son développement, la couche vitreuse

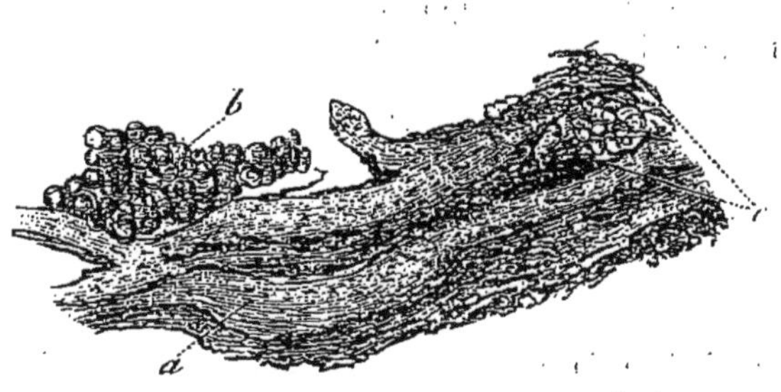

Fig. 230.

a, trabécules osseuses; *b*, interstice rempli de gouttelettes graisseuses, de cristaux de cholestérine et de margarine. On aperçoit entre les trabécules osseuses (*c*) le pigment choroïdien, en partie pris de dégénérescence graisseuse (Haase).

s'use, et il peut ainsi se développer une cupule osseuse s'étendant jusque derrière le cristallin pétrifié, en prenant parfois alors la forme d'une gourde. Cette coque est recouverte à l'intérieur d'une mince trame de tissu cellulaire, vestige de la rétine atrophiée. Ce ne sont pas seulement les produits inflammatoires qui peuvent ultérieurement s'ossifier; nous voyons (fig. 231, empruntée à M. Alt)

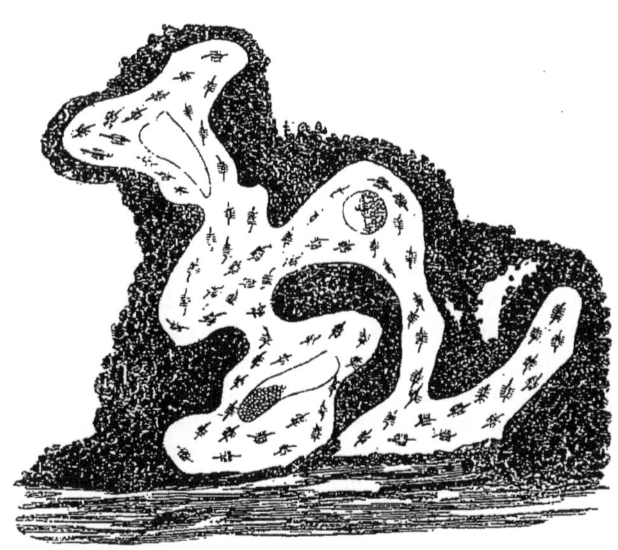

Fig. 231. — Formation de masses osseuses dans un sarcome de la choroïde.

qu'il en peut être ainsi pour des néoplasies malignes, des sarcomes, par exemple. Ici doit être notée la transformation préalable de pareilles tumeurs en cartilage hyalin (chondro-sarcome choroïdien).

Les maladies qui prédisposent le plus à l'ossification de la choroïde sont les choroïdites, suite de traumatismes. Cette altération se montre bien moins dans les formes pures d'irido-choroïdites que dans les choroïdites suppuratives lentes, qui n'ont pas, après le traumatisme (surtout contondant), entraîné la perforation, mais où, peu à peu, le pus s'est condensé et où une phthisie partielle s'est développée.

L'ossification de la choroïde n'a d'intérêt pratique qu'à un seul point de vue, c'est que sur des yeux qui sont en voie d'ossification, et sur lesquels la section antérieure du globe oculaire a conservé encore une notable partie de ses nerfs et espaces lymphatiques, le moindre déplacement en avant des plaques osseuses dentelées, surtout lorsque celles-ci commencent à atteindre l'*ora serrata* sous forme de pointes, peut donner lieu, en ouvrant un foyer de cocci enkystés, parfois après de nombreuses années de calme, à un ravivement inflammatoire, à des accès très douloureux et à des lymphangites qui, fusant le long du nerf optique, peuvent gagner l'autre œil, si on ne procède promptement à l'énucléation. Ce n'est nullement l'ossification elle-même qui dispose à ces accidents, car, lorsque la coque osseuse s'est arrondie en avant et ne présente plus des pointes blessantes à la moindre pression exercée sur le globe de l'œil, le danger est éliminé.

ARTICLE XIII

ÉPANCHEMENTS SANGUINS, ANOMALIES CIRCULATOIRES DE LA CHOROÏDE

Nulle difficulté ne se présentera pour différencier de petits épanchements en stries, provenant des vaisseaux rétiniens, des hémorrhagies de la choroïde qui, elles, affectent ordinairement une conformation arrondie, avec dégradation de couleur à partir du centre, et siègent souvent en un point où tout vaisseau visible de la rétine fait défaut.

Lorsqu'il s'agit au contraire de très forts épanchements sanguins, qui se sont répandus dans le fond de l'œil et ont envahi jusqu'au corps vitré, en le remplissant de flocons plus ou moins nombreux, il est infiniment plus difficile de se prononcer sur la source du sang. Le plus souvent, on a affaire, dans ces cas, à des hémorrhagies qui se font jour par l'espace intervaginal des nerfs optiques et qui, de là, s'étalent de préférence vers le pôle postérieur, la macula, en refoulant sur leur passage les fibres transversales de la rétine, pour se créer ainsi, par l'entassement de ces fibres, des lignes de démarcation plus ou moins rectilignes ou incurvées. De pareils épanchements montrent toujours une certaine tendance à laisser déposer, dans les parties déclives, la portion la plus consistante du sang épanché. La proéminence de ces épanchements en poche peut parfois être aisément constatée, mais elle ne permet pas de conclure à un soulèvement portant uniquement sur la membrane limitante fort résistante de la rétine ; car, d'après la figure 232, les épanchements abondants de sang peuvent, en s'insinuant dans les espaces endothéliaux (de Sattler) de la choroïde, séparer celle-ci en deux feuillets.

L'examen fonctionnel peut parfois venir en aide pour nous renseigner sur le siège précis de l'extravasation sanguine, lorsqu'elle s'est produite au proche voisinage de la macula ; car, si l'hémorrhagie occupe la rétine, elle se révélera au malade par la présence d'un scotome positif ; mais, s'il s'agit d'un simple soulèvement de la lame vitreuse qui supporte la macula, cet état, bien qu'identique comme aspect ophthalmoscopique, ne se manifestera par aucun trouble visuel bien accusé.

Quant aux altérations vasculaires qui pourraient faciliter le diagnostic, s'il est souvent possible de les reconnaître du côté de la rétine, ce n'est qu'exceptionnellement qu'il nous sera permis, en particulier, dans le cas de staphylôme postérieur étendu et progressif, de constater des lésions des vaisseaux choroïdiens, sous forme de *sclérose* des parois, aboutissant progressivement à l'oblitération, et encore peut-on se demander jusqu'à quel point cette altération prédispose aux ruptures vasculaires et explique les hémorrhagies qu'on rencontre si fréquemment, en pareille circonstance, vers le bord du staphylôme ou sur la macula même.

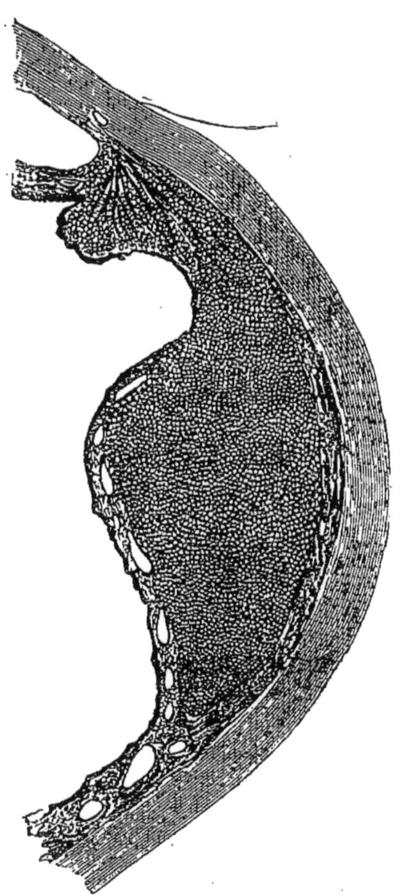

Fig. 232.

Hémorrhagie considérable de la choroïde, la divisant en deux feuillets. Cet épanchement est consécutif à un traumatisme avec un instrument contondant (Alt).

Contrairement à l'opinion généralement répandue, d'après laquelle les très fortes hémorrhagies qui envahissent le corps vitré résulteraient d'une déchirure de la rétine, nous pensons que le sang se fraye ici, presque constamment, un passage le long du bord de la papille, en écartant les fibres du nerf optique. La quantité du sang épanché ne permet aucune déduction ; il peut, en aussi grande abondance, provenir des vaisseaux propres des gaines du nerf et de la rétine que des troncs vasculaires de la choroïde. Ce qui est incontestable, c'est qu'après résorption de ces très vastes épanchements, on ne réussit presque jamais à constater la présence d'une cicatrice rétinienne.

Comme les vaisseaux choroïdiens sont le plus souvent soustraits à l'examen direct et comme leur répartition, en diverses couches enfeutrées les unes dans les autres, rend l'analyse du genre de vaisseaux impossible, il devient évident qu'il ne peut guère être question d'une étude sérieuse des *troubles circulatoires* de la choroïde.

L'embolie de fines branches des artères ciliaires postérieures a été décrite depuis longtemps par H. Müller, mais on ne connaît jusqu'alors aucun type d'image ophthalmoscopique à rapporter à pareille altération. *L'embolie périphérique* de H. Müller, dans laquelle des masses épithéliales dégénérées des artères ciliaires de la choroïde sont, après leur détachement, entraînées dans les fines branches vasculaires de la choroïde, peut, au point de vue de la médecine générale, avoir une haute importance pathologique ; mais cette embolie, en quelque sorte locale et différente de l'*embolie périphérique*, qu'on observe à la suite de l'endocardite qui accompagne le rhumatisme articulaire et les maladies infectieuses en général, ne se révèle pas par un symptôme direct à notre observation, à cause des suites inflammatoires qui évoluent presque instantanément. Du reste, en l'absence de ces phénomènes d'inflammation, l'extrême richesse en anastomoses vasculaires dans le réseau choroïdien doit obvier rapidement à l'obstruction d'une ou de plusieurs branches vasculaires, par l'établissement d'un courant collatéral. Il est vrai que nous sommes forcés de rapporter l'irido-choroïdite métastatique à pareille embolie des artères ciliaires, mais nous devons confesser qu'en pareil cas notre raisonnement théorique manque souvent de l'appui d'une démonstration anatomo-pathologique.

ARTICLE XIV

DÉCOLLEMENT DE LA CHOROÏDE

Actuellement il est connu que, dans nombre de cas d'irido-choroïdite avec production de masses néoplastiques, qui jouissent d'un pouvoir rétractile marqué (irido-choroïdite à migration), la choroïde et surtout le corps ciliaire sont, à une certaine époque de la maladie, détachés de leur insertion sclérale. Le décollement choroïdien explique surtout le ramollissement de pareils yeux et la phthisie essentielle à laquelle ils sont sujets. Cette phthisie peut, lorsqu'un décollement rétinien se combine au détachement de la partie antérieure de la choroïde, se transformer en phthisie plus ou moins complète et définitive. Ce genre de décollement choroïdien n'est donc nullement rare, et la succession des symptômes n'exposera guère à confondre ici l'affection avec la formation d'une tumeur, ainsi qu'il peut arriver lorsque le décollement s'est instantanément produit, comme on l'observe à la suite de traumatismes.

De Ammon est le premier qui a décrit, dans un cas de staphylôme circonscrit de la sclérotique, un véritable décollement de la choroïde de la membrane sous-jacente. On se convainquit ensuite que cette affection ne devait pas être très exceptionnelle, lorsque Iwanoff eut démontré le mécanisme du décollement choroïdien par rétraction des produits inflammatoires. Ce genre de décollement, consécutif à d'anciennes irido-choroïdites, échappe tout à fait à l'examen ophthalmoscopique, et il en sera généralement ainsi pour les décollements traumatiques où les désordres, les extravasations de sang, occasionnés par le traumatisme, rendront l'inspection de l'œil impossible.

Un décollement de la choroïde a parfois été observé à la suite d'opérations de cataracte, compliquées de perte importante du corps vitré. La simple excision du staphylôme cornéen, sans fermeture de la plaie, comme on la pratiquait autrefois, provoquait, dans quelques cas, par la brusque détente d'yeux soumis à une forte tension, une sortie complète du corps vitré, suivie de la présentation de la choroïde dans la plaie. Le même accident s'observe encore très exceptionnellement à la suite d'une extraction de cataracte, pratiquée sur un œil atteint de glaucome hémorrhagique latent.

La première mention clinique d'un décollement de la choroïde a été faite par de Graefe. Il s'agissait, dans trois cas, d'une proéminence dépourvue de toute trémulation, à contour absolument arrondi, qui s'élevait latéralement vers le milieu du corps vitré. La rétine était légèrement opaline, de façon qu'on ne pouvait qu'indistinctement reconnaître la choroïde sous-jacente. L'absence de tout accroissement dans la saillie choroïdienne démontra qu'on n'avait pas affaire à une tumeur. D'ailleurs, dans ces trois cas, les yeux devinrent phthisiques, après qu'un décollement de la rétine se fut tout d'abord développé.

On ne confondra pas, avec un décollement de la rétine, le détachement choroïdien, qui se distinguera par une immobilité complète et un relief sphérique lisse et régulier. A part cela, jamais la rétine décollée, quelque opaque qu'elle soit, ne se présentera avec cette coloration rouge brunâtre ou roux grisâtre du décollement choroïdien. En outre, on reconnaîtra, si la rétine n'a même que partiellement conservé sa transparence, le réseau sous-jacent des vaisseaux de la choroïde et l'arrangement des interstices vasculaires, disposition qui fait défaut lorsque la rétine s'est soulevée au-devant d'une tumeur.

Au début, la rétine reste nettement accolée au détachement choroïdien, elle ne s'en sépare que tout à fait sur les parties déclives ; mais, à une époque plus avancée du mal, la membrane nerveuse se détache progressivement et perd de plus en plus de sa transparence ; on conçoit alors combien les difficultés, en l'absence d'une observation très prolongée, pour discerner le décollement simple et le décollement consécutif à une tumeur, deviennent grandes.

Lorsqu'il s'agit du décollement le *plus fréquent*, celui qui avoisine le corps ciliaire, la confusion avec une tumeur du corps ciliaire est encore plus facile à commettre. Seule ici, la *diminution notable de la tension*, qui s'accentue progressivement à mesure que la rétine se détache et que l'œil, sans subir une phase glaucomateuse, passe de la phthisie essentielle à la phthisie définitive, nous permettra d'établir le diagnostic.

ARTICLE XV

RUPTURES ET DÉCHIRURES DE LA CHOROIDE

C'est en 1854 que de Graefe donna, dans le premier volume de ses *Archives*, un exposé des déchirures de la choroïde, et appela l'attention sur ce fait inconnu jusqu'alors que, sans lésion extérieure du globe de l'œil, la choroïde pouvait se rompre sous l'influence d'un traumatisme contondant. Actuellement, il est établi que les *ruptures* de la choroïde accompagnent presque constamment toutes les commotions et ébranlements de la charpente osseuse de la partie supérieure de la face. Une balle ne peut traverser le sinus maxillaire, ou fracturer les rebords de l'orbite, sans occasionner une déchirure de la choroïde.

Dans la majorité des cas que nous avons eu occasion d'observer, il était assez difficile de se prononcer jusqu'à quel point la rétine avait, à part sa couche épithéliale pigmentée, participé à la déchirure. Évidemment la couche épithéliale ne peut pas se déplacer sans que les couches tactiles de la rétine soient lésées ; mais ce qui est certain, c'est que là ne se borne pas toujours la déchirure, celle-ci pouvant parfois atteindre les couches les plus internes de la membrane nerveuse, au point même de permettre au sang choroïdien de s'échapper dans le corps vitré. Toutefois, il ne s'agit, le plus ordinairement, que d'une rupture de la choroïde, avec détachement et déplacement des couches sensorielles de la rétine.

L'aspect ophthalmoscopique que donnent pareilles ruptures sera absolument différent, suivant qu'on les examine à l'état de *plaie* ou de *cicatrice*. Peu d'heures après la lésion, si un épanchement de sang dans la chambre antérieure et le corps vitré ne trouble pas l'exploration, on voit la rupture sous l'aspect d'une traînée jaune rougeâtre, à bords arrondis et généralement garnis d'un liséré de sang, qui se continue souvent dans une flaque mince de sang extravasé et d'un rouge vermeil.

L'aspect de la rupture a généralement déjà changé lorsque les épanchements de sang ont disparu de la chambre antérieure et du corps vitré. La rupture a pris, au lieu d'une coloration jaunâtre, une teinte blanchâtre. Ordinairement, la plus grande largeur de la bandelette, formée par la rupture, ne dépasse pas un tiers à une moitié de largeur papillaire, et, comme étendue, il est rare qu'elle excède de trois à quatre fois le diamètre de la papille ; la rupture peut montrer sur son parcours des émanations qui s'en détachent à angle droit et qui, s'effilant en pointe, peuvent s'anastomoser avec d'autres ruptures superposées les unes aux autres. Parfois une des extrémités de la rupture se termine en fourche ou en pointe effilée (fig. 233).

L'emplacement ordinaire de pareilles ruptures est le voisinage du pôle postérieur

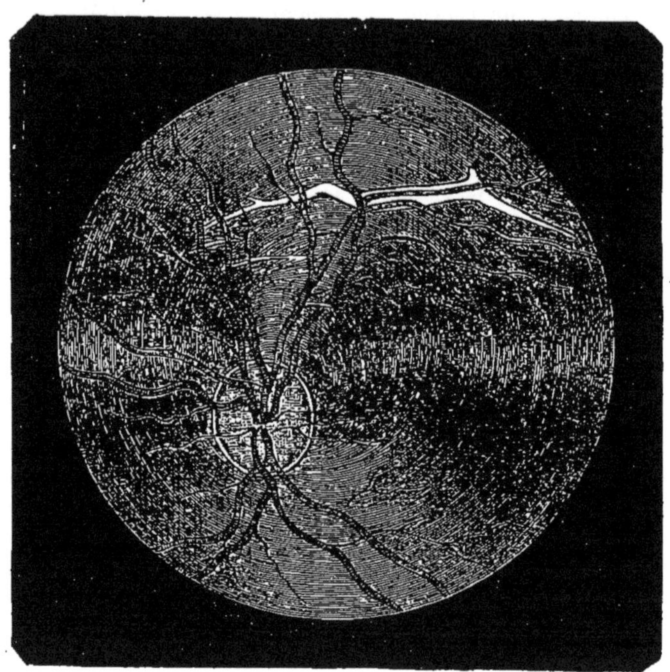

FIG. 233. — Rupture multiple de la choroïde, consécutive au choc d'un porte-allumettes ($V = \frac{1}{8}$).

de l'œil, la région située entre la macula et l'implantation du nerf optique, autrement dit le segment supéro-externe de l'œil. Parfois les ruptures contournent et avoisinent la papille, mais, en se tenant à l'image renversée, presque exclusivement aussi à la partie inféro-interne. Si, fréquemment encore, l'on rencontre après une violente contusion de l'œil des ruptures en arcs de cercle plus ou moins superposés, il est beaucoup plus rare d'observer une déchirure en ligne droite, réunissant la macula et la papille du nerf.

A mesure que la cicatrisation de ces ruptures se complète, elles se contractent et se transforment en traînées blanchâtres qui n'ont jamais l'aspect bleuâtre de la sclérotique, attendu que la lamina fusca, grâce à son extensibilité, glisse sur son feuillet endothélial et échappe à la déchirure. Les cicatrices, laissées par les ruptures, perdent progressivement de leur étendue et s'entourent d'un fin liséré de pigment.

Les *déchirures*, c'est-à-dire les lésions de la choroïde, survenues à la suite de l'action directe d'un instrument, d'un corps étranger, se différencient en ce que, ni leur conformation, ni leur emplacement, n'affectent un ordre typique, et qu'ici les cicatrices dentelées et irrégulières peuvent intéresser jusqu'aux couches mêmes de la sclérotique, de façon que la cicatrice, d'une teinte blanche, avec son chatoiement bleuâtre, se trouve le plus souvent rehaussée encore par une abondante accumulation de pigment, qu'ont laissée les hémorrhagies qui accompagnent la blessure.

Pour ce qui regarde les ruptures, la constance de leur conformation et de leur emplacement doit évidemment se rapporter à des conditions anatomiques particulières. Ainsi M. Sæmisch pense que le passage de nombreuses artères postérieures, qui fixent la choroïde autour du pôle postérieur, immobilise en cette région la membrane vasculaire, qui, sur les autres points, glisse avec infiniment plus de facilité. Dès qu'une violente contusion de l'œil force la choroïde à se déplacer, elle résiste en ce point et se déchire. M. Knapp, tout en ne niant pas l'influence du mode de fixation de la choroïde, croit pourtant que c'est par contre-coup que les ruptures se produisent, à l'instar de ce qui se passe pour les fractures de la boîte osseuse du crâne ; et de Arlt fait jouer à la compression contre le coussinet graisseux de l'orbite et sa paroi supérieure le rôle principal. Citons encore l'opinion de M. Becker, qui rapporte la configuration et la localisation particulière de pareilles ruptures à un véritable enfoncement du nerf dans le globe oculaire. Cette dernière explication, peu admissible, ne pourrait, bien entendu, se rapporter qu'aux cas où le choc a agi directement sur l'œil. Suivant de Wecker, il faudrait aussi faire intervenir ici le mode de suspension du globe oculaire dans l'orbite, par les muscles obliques et les muscles droits. Au moment d'un violent choc contre le globe oculaire, ou d'une simple secousse par le passage d'une balle, par exemple, à travers le sinus maxillaire, tous ces muscles se contractent, et, agissant en sens inverse, exercent un ébranlement dont l'action se concentre dans la région sclérale, où l'on constate le détachement par rupture choroïdienne, au voisinage des attaches de la membrane vasculaire (pôle postérieur et attache ciliaire).

L'emplacement particulier des ruptures choroïdiennes, la manière dont elles intéressent la rétine, agiront sensiblement sur l'influence qu'elles exerceront sur la fonction visuelle. Ainsi, tandis que, dans quelques cas, on peut voir la vue se rétablir plus ou moins complètement, la région de la macula ayant été respectée, on observe parfois des déchirures si malencontreusement placées, que justement leur rétraction cicatricielle exerce une influence désastreuse et permanente sur la vision centrale.

Ce qu'il ne faut pas oublier dans le *traitement* de pareilles lésions, c'est que, à part la déchirure directe de la rétine, il s'agit ici d'une commotion des éléments sensoriels de la membrane nerveuse, qui, elle, peut être favorablement influencée par des stimulants et en particulier par des injections sous-cutanées de strychnine pratiquées à la tempe.

ARTICLE XVI

ANOMALIES CONGÉNITALES

De toutes les anomalies congénitales de la choroïde, celle qui mérite le plus d'attirer l'attention est le *coloboma*, dont l'aspect singulier peut en imposer à un observateur inexpérimenté pour un état pathologique grave.

De Ammon est le premier qui ait constaté par la dissection que le coloboma, ou fente congénitale de l'iris, peut se prolonger dans la choroïde et même dans la rétine. Les examens ophthalmoscopiques permirent ensuite de se convaincre que, très souvent dans les cas de coloboma iridien, on rencontre dans les membranes profondes de l'œil une anomalie analogue plus ou moins prononcée.

Le coloboma choroïdien (voy. fig. 234) se présente toujours sous la forme d'un ovale dont le grand diamètre prolongé diviserait le coloboma de l'iris en deux parties égales. Cet ovale, de couleur blanchâtre, est donc presque toujours situé directement en bas, ou en bas et en dedans, et occupe en partie ou en totalité l'espace compris entre le bord antérieur de la choroïde et le nerf optique. Il com-

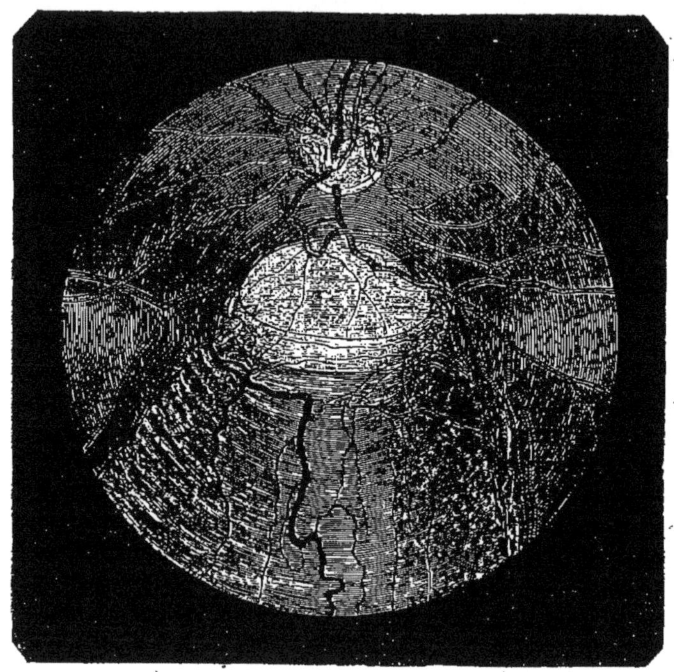

FIG. 234. — Coloboma de la choroïde et coloboma partiel du nerf optique (d'après E. de Jaeger).

prend le plus souvent la papille, dans son extrémité supérieure effilée. S'il ne l'atteint pas, il en est séparé par une bandelette mince de tissu choroïdien plus ou moins rudimentaire, vestige d'une réunion tardive des parties correspondantes.

Vers les procès ciliaires, l'ovale offre assez souvent, près du point culminant de sa grosse extrémité, une languette blanchâtre ou très faiblement pigmentée, dont le sommet aboutit au coloboma de l'iris, et qui est limitée latéralement par les rudiments des procès ciliaires. Il peut arriver dans les cas de coloboma choroïdien très prononcé, que les procès ciliaires fassent complètement défaut à l'endroit où l'axe antéro-postérieur du coloboma choroïdien aboutit à la fente congénitale de l'iris; d'autres fois le coloboma de la choroïde et celui de l'iris sont isolés par un pont étroit, composé des procès ciliaires incomplètement développés.

Les exemples de coloboma choroïdien sans coloboma de l'iris se rencontrent bien plus rarement.

La coloration du coloboma choroïdien est blanchâtre et présente le reflet bleuâtre, le chatoiement et les marbrures de la sclérotique irrégulièrement dénudée et ectasiée. Ses bords sont, en général, nettement dessinés et bordés d'un pigment foncé qui se dégrade vers le fond de l'œil. A son extrémité antérieure, la choroïde s'amincit quelquefois par degrés, et l'ophthalmoscpe permet alors d'y voir des étages de nuances différentes et d'autant moins foncés, qu'on les examine plus près du centre du coloboma. Ces étages, limités par des lignes concentriques à la papille, indiquant des degrés différents de refoulement ectatique de la sclérotique amincie, ne vont pas seulement d'avant en arrière sous forme d'escalier, mais on voit aussi des dépressions longitudinales, celles-ci n'occupant pas toujours toute la longueur du coloboma. Vers l'extrémité postérieure, au voisinage du nerf optique, le bord supérieur est fortement accusé et tranche nettement sur le fond de l'œil; d'ailleurs il correspond souvent au bord inférieur ou même supérieur de la papille, qui se trouve être aplatie de haut en bas pour former un ovale couché transversalement. La section du nerf ne se distingue alors du coloboma que par une teinte rosée ou grise peu intense. L'ectasie scléroticale peut aussi s'étendre jusque vers la gaine du nerf optique et s'y prolonger, de façon à rendre indistincte toute limite papillaire.

A part cette ectasie ou excroissance, en forme de pois ou de fève, que présente la partie postérieure des yeux atteints de coloboma, leur conformation antérieure diffère aussi des yeux normaux en ce que la cornée paraît se dévier vers la partie ectatique; comme le démontre l'examen kératoscopique, le globe oculaire tend à prendre une conformation piriforme.

La choroïde manque rarement d'une manière absolue dans l'étendue du coloboma, mais s'y trouve représentée par une pellicule mince, dont les rares vaisseaux, de très petit calibre, suivent une direction toute différente de l'état normal. La rétine n'est pas non plus entièrement interrompue, et ce vestige de membrane, ne montrant aussi que fort peu de vaisseaux, peut, comme le prouvent les dissections de de Arlt, tapisser l'ectasie dans toute son étendue, ou bien passer au-dessus sans s'y accoler, sous la forme d'une pellicule semi-transparente.

Les vaisseaux qui passent du coloboma dans les parties normales du fond de l'œil forment, pour la plupart, un coude d'autant plus manifeste que l'ectasie est plus profonde. On peut aussi distinguer un réseau sclérotical, et, suivant l'emplacement du coloboma, il est possible parfois de voir directement les artères ciliaires postérieures perforant la sclérotique, pour former des anses et des anastomoses multiples.

L'anomalie congénitale, dont nous nous occupons, coïncide parfois avec d'autres altérations des parties constituantes de l'œil: avec un cristallin ovoïde, quelquefois échancré, selon M. Stellwag, dans les points de sa circonférence qui correspondent au coloboma; avec une fente de la zonule de Zinn; enfin, avec une configuration particulière du corps vitré que l'on a comparée, pour la forme, à une pêche. L'étendue du coloboma varie beaucoup; il peut embrasser le nerf optique et la macula; il peut rester distant de l'un et de l'autre, ou occuper seulement la région de la macula (voy. p. 322).

Les altérations congénitales des enveloppes de l'œil, dont nous venons de traiter, se rapportent à un arrêt de développement. On sait que la sclérotique, la choroïde et la rétine offrent primitivement une fente dirigée d'arrière en avant, qui, vers la fin du deuxième mois de la vie fœtale, disparaît successivement dans la sclérotique, puis dans la rétine et la choroïde. La fermeture de la fente fœtale, qui peut se faire sur certains points et manquer sur d'autres, s'opère dans la direction d'avant en arrière, et les conséquences pour le développement du globe oculaire paraissent, suivant M. Manz, d'autant plus fâcheuses que l'obstacle à l'occlusion se rencontre plus près de l'extrémité supérieure de la fente. Pourtant, même en pareil cas, l'occlusion du restant de la fente peut se faire, ainsi que le démontrent les exemples de coloboma de la région de la macula. Ordinairement les colobomas sont plus larges et plus fréquents dans la partie antérieure de l'œil, c'est-à-dire vers l'iris, le corps ciliaire seul faisant plus ou moins exception. Si la fente reste ouverte, en majeure partie, dans toute sa longueur, le développement du globe oculaire se trouvera notablement entravé ; aussi n'est-il pas rare de rencontrer la microphthalmie avec le coloboma de la choroïde.

Il ressort des travaux exécutés sur le coloboma de la choroïde et la fente sclérotícale, que le coloboma du nerf optique, observé dans quelques cas rares, est une anomalie analogue aux précédentes quant à son origine ; mais il reste à résoudre une importante question, à savoir quelles sont les relations précises qui existent entre ces vices de conformation et certaines formes de staphylôme postérieur congénital, persistant et stationnaire. Pour expliquer l'emplacement du staphylôme au côté externe de la papille, on a émis l'opinion que le bulbe oculaire fœtal exécuterait, à un moment donné, une évolution autour de son axe (Huschke, Reich).

Le coloboma choroïdien, le plus souvent bilatéral, se rencontre un peu plus fréquemment chez l'homme que chez la femme. Si le coloboma est unilatéral, il se montre de préférence sur l'œil gauche. L'hérédité prédispose à cette anomalie.

Quant aux troubles fonctionnels qui accompagnent le coloboma, il faut citer, dans le champ visuel, un défaut correspondant à l'ectasie des membranes de l'œil. On a encore signalé une amblyopie et une myopie plus ou moins accusées. L'accommodation peut aussi être réduite dans une mesure variable. Enfin, citons le reflet particulier que présentent les yeux atteints de coloboma de l'iris et de la choroïde, par suite du manque de pigmentation d'une partie du fond de l'œil.

L'absence congénitale de pigment dans l'iris et la choroïde (*albinisme*) est une anomalie qu'on a quelquefois aussi l'occasion d'observer. On sait quelle influence ont le teint et la coloration des cheveux, sur la quantité de pigment contenue dans le tractus uvéal, et de quelle importance est cette considération pour l'appréciation de la couleur du fond de l'œil. Chez certains sujets, le pigment des cellules épithéliales et celui du stroma de l'iris et de la choroïde manquent entièrement, sans que pour cela la configuration des cellules soit le moins du monde altérée. La pupille rétrécie offre un reflet rougeâtre ; les albinos sont vivement éblouis par la lumière diffuse du jour (héliophobie), qui traverse la sclérotique dépourvue du tapis noirâtre qui la double ordinairement. Ces yeux, privés de pigment, sont particulièrement favorables pour étudier comment les procès ciliaires se comportent relativement au bord du cristallin, dans les diverses phases d'adaptation de l'œil (Otto Becker).

Les albinos sont ordinairement myopes ; on a aussi noté chez eux un degré d'amblyopie plus ou moins accusé, concordant avec le nystagmus qu'ils présentent habituellement. L'opinion, d'après laquelle les albinos verraient mieux la nuit que d'autres personnes, ne s'appuie pas sur des données précises.

L'albinisme, souvent très prononcé dans l'enfance, s'atténue parfois notablement avec l'âge. On sait d'ailleurs que le tractus uvéal de tous les enfants blonds (qui généralement ont l'iris bleu) est pauvre en pigment. Une correction très exacte de la réfraction et l'emploi de lunettes fumées et sténopéiques peuvent, seuls, diminuer les éblouissements qui accompagnent cette anomalie.

CORPS VITRÉ

ANATOMIE [1]

Au point de vue embryogénique, il faut comprendre, avec le corps vitré, non seulement la gelée transparente que renferme la *membrane hyaloïde*, mais encore, suivant Lieberkühn, la capsule du cristallin et la *zonula ciliaris* qui seront décrites ailleurs.

En avant de l'*ora serrata*, là où la continuation de la membrane hyaloïdienne forme la zonule, le corps vitré gélatiniforme s'adosse encore à celle-ci dans une certaine étendue, bien qu'il en soit séparé par une fente capillaire. Cette fente s'élargit vers le bord du cristallin et écarte ainsi la surface antérieure du corps vitré de la zonule. Il se trouve donc, autour du bord cristallinien, entre la *zonula Zinnii* et la surface antérieure du corps vitré, une fente remplie pendant la vie d'un liquide : c'est le *canal de Petit*, qui communique avec la chambre postérieure (et par suite avec l'antérieure) au moyen de fines ouvertures, placées en sens radié entre les fibres de la zonule qui s'étalent librement des crêtes ciliaires au bord du cristallin.

Dans les parties axiales, la surface antérieure de la gélatine du corps vitré s'adosse, par contre, directement à la capsule postérieure du cristallin et n'en peut être séparée que difficilement.

Membrane hyaloïde. — Ce que Henle et, après lui, Iwanoff ont décrit comme *limitans hyaloidea*, n'est autre chose que l'*hyaloidea* appartenant, non à la rétine, mais au corps vitré. Suivant Schwalbe, il faut distinguer une *membrane limitante*, ou, pour mieux dire, une *margo limitans retinæ*, différente de l'*hyaloidea*.

Lieberkühn a démontré que l'hyaloïde n'a rien à faire avec la rétine, car elle naît du feuillet germinal moyen, comme couche limitante du corps vitré, le séparant de la vésicule oculaire secondaire. C'est surtout sur l'œil des oiseaux que ce fait est palpable; car ici l'hyaloïde ne finit pas avec la rétine au bord du pecten, mais lui forme un revêtement complet. Sur l'œil de l'homme et des mammifères en général, il se produit, lorsqu'on l'a placé pendant une journée dans de l'alcool très faible, une séparation constante et très lisse entre la rétine et le corps vitré; lors de pareilles préparations, on trouve constamment la surface du corps vitré en contact avec l'*hyaloidea*, qui se continue avec la zonule et le cristallin; au contraire, la rétine ne se trouve garnie, du côté de sa surface interne, que d'une *margo limitans*.

Dans la région de l'*ora serrata*, l'hyaloïde commence peu à peu à s'épaissir et à changer de structure en devenant *zonula ciliaris*. A partir de ce point, elle constitue la paroi antérieure du canal de Petit; la paroi postérieure s'identifie avec la surface antérieure de la gélatine du corps vitré, qui n'est uniquement séparée du contenu liquide du canal de Petit que par une surface plus dense. Un dédoublement de la zonula, près de l'*ora serrata*, en un feuillet externe qui représenterait les véritables fibres de la zonula, et un interne qui tapisserait la *fossa patellaris*, n'a pas lieu. Par conséquent, le canal de Petit doit être assimilé aux autres fentes de la gélatine du corps vitré (Schwalbe).

L'hyaloïde se présente, au microscope, sous forme d'une membrane claire et transparente comme du verre, formant aisément des plis. Chez l'homme et les mammifères, elle est intimement liée par sa *surface interne* à la gélatine du corps vitré; ce n'est que chez les oiseaux et les amphibies qu'elle représente une membrane absolument facile à isoler. La *surface externe*, dirigée contre la rétine, est constamment lisse et à contours précis, mais

(1) Résumé d'après Schwalbe (voy. *Traité complet d'ophthalmologie*, t. III, p. 517).

le plus souvent, elle est recouverte, sur les préparations fraîches, par des gouttes transparentes, qui sont formées par de l'albumine échappée des cônes des fibres radiées.

Au voisinage de l'*ora serrata*, la substance vitreuse de la *membrane hyaloïde* se trouve traversée par de nombreuses stries très fines, dirigées en sens méridional. C'est d'elles que se forment, dans la partie ciliaire de l'hyaloïde (Huschke), les fibres zonulaires.

Un élément constant de l'hyaloïde est constitué par de petites cellules aplaties particulières, munies d'un ou de deux noyaux, et dont le protoplasma finement granulé est souvent dépourvu de délimitation en dehors. La figure 235 rend compte de leur aspect habituel, ainsi que de leur répartition dans la plus grande étendue de la membrane hyaloïde.

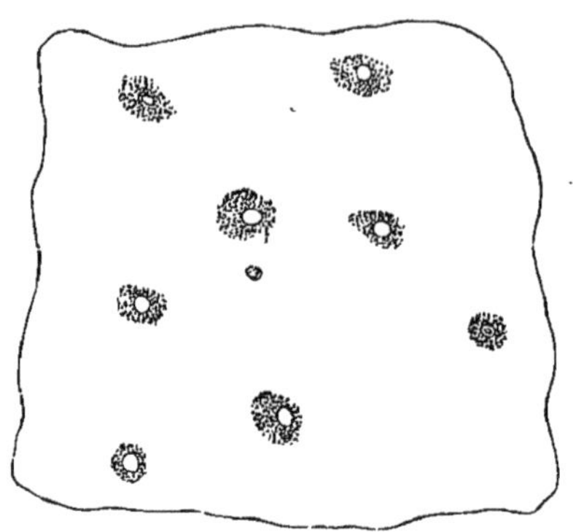

Fig. 235.

D'autres fois ces cellules ont un contour plus précis, sont sphériques ou fusiformes, ou encore présentent des prolongements irréguliers. Ces cellules, quelle que soit leur conformation, sont juxtaposées à l'hyaloïde et occupent la couche corticale la plus externe de la substance propre du corps vitré. C'est pour cette raison qu'on les a aussi décrites (Ciaccio) sous le nom de *cellules subhyaloïdéales*. Pourtant il paraît qu'il s'en rencontre aussi constamment quelques-unes isolées sur la surface externe de la membrane vitreuse, entre celle-ci et la rétine (Iwanoff).

Ces cellules, très irrégulièrement espacées, sont plus nombreuses vers l'*ora serrata* et l'entrée du nerf optique, et leur nombre décroît progressivement de ces deux régions vers l'équateur. L'explication de la répartition irrégulière de ces cellules et des formes diverses, sous lesquelles on peut les rencontrer, se trouve dans le fait signalé par Iwanoff, d'après lequel ces éléments sont doués de mouvements amiboïdes. Mais, tandis que ce dernier auteur regarde ces cellules comme formatrices du corps vitré et chargées de la sécrétion du mucilage, Schwalbe pense qu'elles ne sont autre chose que des corpuscules sanguins incolores, qu'on rencontre, dans les corps vitrés morts et conservés, sous les formes les plus variées, à l'état de coagulum. Leur déplacement explique leur répartition variable, tandis que leur accumulation dans les parties antérieure et postérieure du corps vitré se rapporte au plus proche voisinage de leur source, que représentent les vaisseaux du corps ciliaire et de la papille.

Les éléments lymphoïdes, dont il vient d'être question, sont les uniques cellules que l'on rencontre dans la membrane hyaloïde. Un épithélium, ainsi qu'on l'a maintes fois décrit, n'existe pas.

Structure de la gélatine du corps vitré (*humor vitreus*). — Le contenu de l'espace que circonscrit l'hyaloïde est une gélatine vitreuse, dont la consistance, la richesse en eau et la composition chimique varient sensiblement, suivant les diverses espèces de mammifères et chez l'homme. Chez l'embryon, le tissu de l'humeur vitrée est plus dense, plus résistant que chez l'animal adulte, et la diminution de consistance semble se rapporter ici essentiellement à l'augmentation de la partie aqueuse. C'est sans doute pour une raison semblable, que le corps vitré de l'homme se montre moins consistant que celui du mouton et d'autres mammifères.

Mais ce n'est pas seulement la différence dans la quantité d'eau, que renferme le corps vitré, qui le différencie chez les divers animaux. Chez certains, l'*humeur vitrée* se caractérise par ses qualités visqueuses, filamenteuses (homme, poissons), tandis qu'il représente, chez d'autres, une gélatine gluante et compressible (par exemple, chez le chien, le bœuf). Ces variations doivent se rapporter à la constitution chimique. Le corps vitré de l'homme et des poissons renferme, en effet, de la mucine, tandis que cette substance paraît faire absolument défaut dans l'humeur vitreuse du chien et du bœuf; de même, chez le mouton, on ne peut rencontrer que de faibles traces de mucine. Par contre, ces corps vitrés, libres de mucine, se caractérisent par une plus grande richesse en albumine.

Il était déjà connu des anciens anatomistes qu'en transportant le corps vitré sur un filtre, la majeure partie en dégouttait, sous forme d'un liquide transparent, tandis qu'il ne restait sur le filtre même, après avoir enlevé l'hyaloïde, qu'un faible résidu d'une substance visqueuse et membraneuse. Il résulte de ce fait qu'il ne faut pas envisager l'humeur vitrée comme un simple liquide, mais qu'on doit lui attribuer une composition complexe. Indubitablement, il faut donc différencier ici une *partie consistante* et une *partie liquide* (*vitrina ocularis*).

En ce qui concerne la répartition de la substance solide dans le liquide du corps vitré, es opinions des auteurs ne concordent guère. Depuis les recherches de Demours, ce qui paraissait le plus simple pour expliquer la consistance particulière de la gélatine du corps vitré, c'était d'admettre la présence de *membranes* qui traverseraient le corps vitré dans les directions les plus variées, pour y former de nombreux espaces. Voyant que, par une petite piqûre de l'hyaloïde, on pouvait évacuer peu à peu toute la *vitrina*, on fut forcé d'admettre une communication de tous ces espaces en « cellules ». Zinn attira, le premier, l'attention sur ce fait que le corps vitré congelé montrait, à la périphérie, une cassure écailleuse, qu'il se détachait de sa surface postérieure des écailles qui présentaient un arrangement concentrique, analogue à celles de l'oignon. Mais on n'a pas réussi jusqu'à présent, sauf pour ce qui regarde le canal central, à démontrer dans le corps vitré frais la présence de membranes.

Bien que l'examen microscopique ne permette de discerner aucune substance solide dans le corps vitré, qui affecte une apparence absolument homogène, il faut évidemment, puisqu'il ne s'agit certes pas d'un simple kyste, que la gélatine soit divisée en espaces contenant le liquide. Pour les parties centrales du corps vitré, Doncan a rendu probable la présence de pareils espaces, en se servant des rechercherches entoptiques. D'après lui, des espaces se trouveraient dans la partie postérieure du corps vitré, à un écart de 1/3 à 4 millimètres de la rétine, s'étendant principalement en sens vertical (jusqu'à 3 millimètres). Aussi, derrière le cristallin on rencontrerait, surtout dans une direction oblique, de pareilles lacunes renfermant du liquide. Ces observations concordent avec le fait que les parties du corps vitré *humain*, voisines de l'axe, sont plus liquides que celles des couches corticales; tandis qu'au contraire le noyau paraît précisément, chez certains animaux, plus consistant. Mais, aussi dans les parties périphériques, l'existence de pareils espaces en fente, situés dans la gélatine du corps vitré, est rendue probable. Les faits suivants plaident dans ce sens :

1° Sur des yeux congelés, le corps vitré qu'on enlève en bloc du globe oculaire peut, dès que la dégélation commence, s'effeuilleter en fines lamelles de glace, qui se détachent de la surface et qui semblent indubitablement se rapporter à des espaces concentriquement disposés;

2° Stilling a observé que des solutions colorées (bleu de Prusse, carmin), que l'on fait tomber goutte à goutte sur un corps vitré, divisé par moitié dans la région équatoriale, non seulement pénètrent en suivant la direction du canal central, mais remplissent aussi encore un certain nombre de sillons circulaires et concentriques de la substance corticale. En outre, cet observateur a pu voir, sur certaines sections particulièrement réussies, une ligne colorée qui, partant du canal central, se subdivisait, vers le milieu de la coupe, en deux, pour se terminer en se bifurquant (figure en tricorne de Stilling, fig. 236).

Stilling interprète toutes ces lignes comme l'entrée d'espaces en fente qui, dans la périphérie, traversent la gélatine du corps vitré, circonscrivent des espaces concentriques en forme de coquille, et montreraient, par contre, dans le noyau homogène, un arrangement radié, révélé par la figure en tricorne. Il réussit aussi à démontrer les espaces concentriques de la masse corticale, par des coupes dirigées à travers l'axe oculaire; ces espaces paraissaient, au voisinage du pôle postérieur, aboutir tous au canal central, tandis qu'ils se terminaient dans la région de l'*ora serrata*, la partie antérieure du corps vitré étant représentée par le noyau (fig. 237).

Suivant Schwalbe, il faudrait envisager la figure en tricorne de Stilling, comme la conséquence d'un fendillement artificiel, qui se produit sous la pression que nécessite la section du corps vitré ;

3° Iwanoff a aussi réussi à démontrer, sur de fines coupes de corps vitrés durcis dans le liquide de Müller, une déhiscence des couches de la substance périphérique en des lamelles concentriques ;

4° Hannover observa, sur des yeux de mammifères, une structure lamellaire et concen-

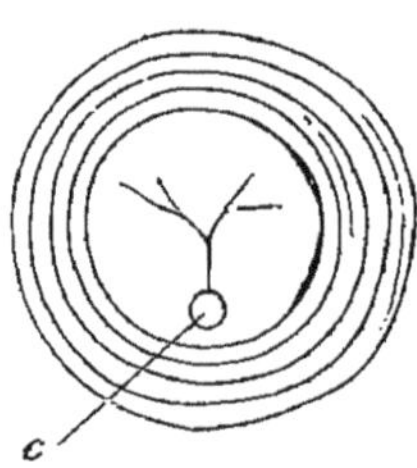

Fig. 236. — Section équatoriale du corps vitré d'un mammifère (porc, mouton) (d'après Stilling).

c, canal central avec figure en tricorne. Les lignes concentriques de la périphérie indiquent les sillons qui se sont remplis, après avoir fait tomber du liquide colorant dans la substance corticale. (Dessin schématique.)

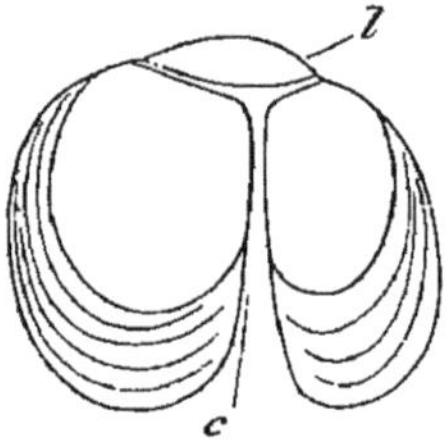

Fig. 237. — Coupe à travers l'axe du corps vitré d'un mammifère, d'après Stilling.

c, canal central; l, cristallin. L'écorce est indiquée par des fentes concentriques.

trique toute particulière. Il envisageait les divers feuillets comme des cloisons membraneuses préformées, qui entoureraient des sacs fermés, et qui, se recourbant en avant dans la région du corps ciliaire, prendraient derrière le cristallin une direction parallèle, située dans un même plan (fig. 238). Il s'agit évidemment ici d'un ratatinement des lamelles de la substance corticale, sous l'action de l'acide chromique, dans lequel les yeux avaient été longtemps conservés ;

5° Schwalbe, expérimentant sur des yeux humains longtemps conservés dans la solution de Müller, a trouvé, sur une section équatoriale, que de nombreuses cloisons radiées partaient d'une couche corticale compacte, pour se terminer dans une masse centrale. A peu de distance de l'écorce se présentait encore un second anneau concentrique (fig. 239).

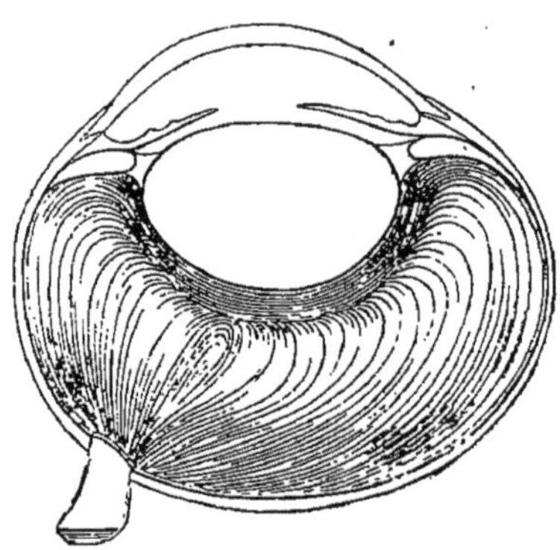

Fig. 238.

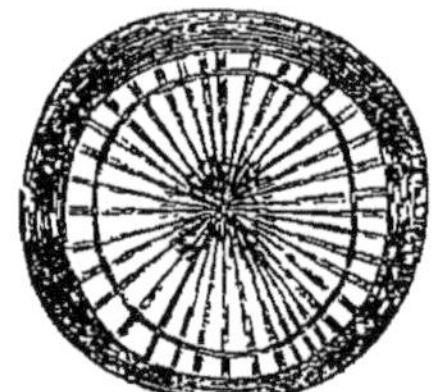

Fig. 239.

Des résultats analogues, à savoir, une striation concentrique de l'écorce et une disposition radiée des parties centrales, ont aussi été obtenus par d'autres auteurs.

En résumé, nous devons conclure de toutes ces observations qu'il existe en réalité, dans le corps vitré, une écorce à structure concentrique et à fissures correspondantes. Si, chez l'homme, la gélatine du noyau se fendille, sous l'influence de l'acide chromique, en sens radié à partir du canal central, la raison en est que, tandis que, chez les animaux, il existe une substance centrale condensée, celle-ci présente, chez l'homme, une trame lâche et facilement destructible.

Canal central du corps vitré. — Dans l'œil développé des mammifères et de l'homme, le corps vitré est traversé par un canal, rempli d'un liquide transparent, qui se dirige de la papille du nerf optique vers la surface postérieure du cristallin; ce canal est désigné sous le nom de *canal hyaloïdien.* Il commence à la papille par une partie faiblement dilatée, mesurant environ le diamètre de celle-ci (*area Martegiani*), se rapetisse alors en un canal cylindrique de 2 millimètres d'ouverture (chez le porc et l'homme), et se termine finalement derrière la cristalloïde postérieure. Comme l'entrée du nerf a une position excentrique, forcément le canal central doit aussi courir excentriquement.

La démonstration de l'existence de ce canal ressort clairement des expériences de Stilling (p. 370). Par des injections, pratiquées sous la gaine piale du nerf optique, Schwalbe a aussi réussi à obtenir un remplissage du canal central, démontrant en même temps la connexion du canal hyaloïdien avec les voies lymphatiques du nerf optique. Ce qui n'est pas encore bien établi, c'est le mode de terminaison du canal, derrière le cristallin. Sur les préparations de Schwalbe, la masse injectée s'arrondissait en ce point, en montrant parfois un léger renflement en massue. Suivant Stilling, le canal aboutissant, non au centre, mais en un point excentrique de la face postérieure du cristallin, passerait dans la fente située entre le corps vitré et le cristallin (fig. 237, p. 271).

Le canal central est garni d'une membrane vitreuse apparente. Çà et là, on rencontre à sa surface des cellules granuleuses aplaties, qui rappellent les cellules subhyaloïdiennes. Cette membrane paraît, dans l'*area Martegiani*, se continuer directement dans l'hyaloïde, et correspond évidemment à cette partie de l'hyaloïde des oiseaux qui recouvre le pecten.

Le canal hyaloïdien des anciens anatomistes, que Cloquet a le premier mentionné, ne correspond pas au canal central du corps vitré développé, que Stilling a découvert. Cloquet n'entendait par son canal que l'espace que traverse, chez l'embryon, l'artère hyaloïdienne, andis que, chez l'adulte, pareil canal fait défaut et ne persiste, avec l'artère qu'il contient, que fort exceptionnellement. Toutefois, chez l'embryon, le canal central renferme l'artère hyaloïdienne, qui s'étale ensuite dans la *fossa patellaris* en un réseau, et Lieberkühn a décrit, comme délimitant l'espace qui renferme cette artère, une membrane semblable à celle du canal central.

Chez le bœuf, se rencontre constamment, comme contenu *area Martegiani*, une procidence blanchâtre en cône, partant de la papille et se continuant, par un prolongement filiforme, vers le cristallin. Ce cône renferme une très grande quantité de noyaux entassés. Une semblable accumulation de noyaux, appartenant à de petites cellules rondes, a été décrite par Klebs dans l'excavation physiologique du nerf optique humain.

Fibres et cellules du corps vitré. — A l'état frais, on ne reconnaît ordinairement pas traces d'*éléments fibrillaires* dans la gélatine du corps vitré. Toutefois, Schwalbe a pu, dans un cas, démontrer la présence de traînées fibrillaires sur un corps vitré humain, préalablement placé dans le sac lymphatique dorsal de la grenouille, où il avait perdu par absorption une grande quantité d'eau. Lieberkühn fait encore mention d'un autre genre de fibrilles dans le corps vitré : ce sont les résidus de vaisseaux embryonnaires qui ne se rencontrent qu'isolés et parfois, en certains endroits, décomposés en grains fins. Enfin, d'après les recherches d'Iwanoff, il se trouve d'une façon constante, dans la région de l'*ora serrata*, des faisceaux de fines fibrilles qui se rendent, en cet endroit, à la surface du corps vitré et parcourent, une fois en contact avec la membrane limitante, comme fibres zonulaires, la zonule en avant.

Les fibrilles, à l'exception de celles de la région de l'*ora serrata*, constituent donc des éléments excessivement peu répandus dans le corps vitré de l'adulte. Elles se rencontrent en plus grande quantité dans le corps vitré de l'embryon, voici pourquoi sa substance paraît finement striée et plus résistante que celle de l'adulte.

Pour ce qui regarde les *cellules*, on réussit moins aisément à en démontrer la présence dans le corps vitré développé que dans celui de l'embryon, mais il est incontestable que le corps vitré de l'adulte en renferme. En examinant attentivement, on les reconnaît, quoique très pâles, principalement dans les couches périphériques, sans l'addition d'aucun réactif. L'acide chromique et le liquide de Müller les rendent plus apparentes, et l'emploi du carmin ou de l'aniline les fait ressortir nettement. Suivant Iwanoff, on peut distinguer dans la substance du corps vitré trois formes principales de cellules :

1° Des cellules rondes, parsemées dans le corps vitré, avec un ou plusieurs noyaux, sont absolument de même nature que les cellules subhyaloïdiennes susdécrites (p. 369);

2° La seconde forme, qui est représentée par des cellules fusiformes ou étoilées, se rencontre principalement dans la couche corticale. Ces cellules (fig. 240, *a* et *d*) affectent les formes les plus irrégulières, montrent des contours incurvés et ordinairement plusieurs longs prolongements protoplasmatiques qui portent çà et là de petits renflements sphériques, susceptibles de se détacher;

3° La troisième forme de cellules du corps vitré se caractérise par la présence de vésicules claires que contient le corps cellulaire. D'après Schwalbe, ces dernières cellules ne sont que très rarement simplement celluleuses; la plupart possèdent un (fig. 240, *c*, *e*, *f*) ou plusieurs (*g*) prolongements semblables à ceux déjà signalés. Les vésicules sont, ou nettement délimitées, ou aussi indistinctement contournées, de manière qu'on reçoit l'impression comme s'il s'agissait d'un gonflement par imbibition de la substance cellulaire (fig. 240, *e*).

Iwanoff veut considérer les cellules rondes comme des « cellules en formation », donnant

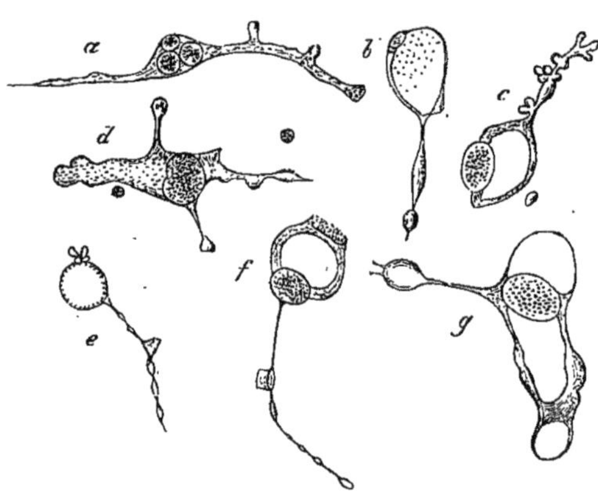

FIG. 240.

naissance aux autres formes de cellules; et les cellules munies de vésicules, auxquelles il attribue la formation du mucus, sont comparées par lui aux physaliphores de Virchow.

Les nombreuses formes intermédiaires entre ces trois types cellulaires, que l'on observe dans le corps vitré, démontrent incontestablement, suivant Schwalbe, leur identité. Cette opinion acquiert une nouvelle confirmation par la découverte d'Iwanoff, d'après laquelle ces trois genres de cellules montrent des phénomènes de mouvements propres. Pagenstecher a d'ailleurs réussi, sur des corps vitrés de lapins âgés de peu de jours, à voir, sur la table de l'objectif chauffée, les diverses formes de cellules d'Iwanoff se développer de la première catégorie. De même que Schwalbe, Pagenstecher appuie sur la grande concordance de ces cellules rondes avec les corpuscules blancs du sang. Toutes les cellules qu'on rencontre dans le corps vitré, quelque variée que puisse être leur forme, ne seraient autre chose que des corpuscules lymphatiques immigrés, qui doivent la diversité de leur aspect à la qualité variable du milieu dans lequel ils se meuvent.

C'est ainsi que, tandis qu'on rencontre les cellules étoilées et fusiformes de préférence dans la masse corticale du corps vitré, et notamment chez les enfants, on trouve surtout les cellules à vésicule chez des personnes âgées, dont le corps vitré est plus abondamment fourni d'eau, et ici, particulièrement, dans les parties centrales du corps vitré.

Quant aux *petits globules protoplasmatiques*, dont on peut suivre la provenance par étranglement des filets protoplasmatiques (fig. 240, *d*, *c*), on les rencontre constamment en nombre varié dans le corps vitré et dans ses diverses parties. En teintant avec le carmin ou l'aniline, on peut presque partout démontrer, dans la gélatine du corps vitré, l'existence de pareils globules, soit isolés, soit rangés en séries et écartés, à grande distance des cellules mères.

D'après ce qui précède, la provenance des cellules de pus, dans les cas d'inflammation, doit être rapportée aux vaisseaux avoisinants. Ce sont des globules incolores du sang qui immigrent dans le corps vitré, et cette immigration s'effectue essentiellement des vaisseaux du corps ciliaire et de la papille du nerf optique.

Les éléments formés, que l'on rencontre physiologiquement dans le corps vitré, donnent l'explication des phénomènes entoptiques. Doncan trouva, comme correspondant aux anneaux qu'on rencontre isolés dans le champ visuel, avec un centre clair, les cellules susdécrites munies d'une vésicule; il démontra, en outre, que les groupes de globules, qu'on voit par la méthode entoptique, sont de la même manière visibles au microscope. Les fibres, garnies de grains ou de globules, sont invoquées par lui pour interpréter l'image des chapelets en perles des *mouches volantes*.

Si nous nous demandons comment il faut classer le tissu qui compose le corps vitré, nous devons tout d'abord insister sur sa provenance du tissu connectif embryonnaire, provenance que l'embryologie met hors de contestation. Aussi, plus tard, le tissu du corps vitré se rapproche surtout du tissu connectif, mais se différencie de tous les autres genres de tissu semblables par l'absence de cellules fixes (cellules endothéliales), ainsi que par la rétrogradation des fibrilles, en comparaison de l'accroissement en masse de la substance interfibrillaire. Celle-ci se différencie de son côté, par son excessive abondance d'eau, de la substance de ciment des autres tissus fibrillaires du genre du tissu connectif (Schwalbe).

MALADIES DU CORPS VITRÉ

ARTICLE PREMIER

INFLAMMATION DU CORPS VITRÉ (HYALITIS)

De même que nous nous servons du terme de *kératite*, en niant, avec Cohnheim, toute participation directe du tissu cornéen à la pyogenèse qui suit une irritation traumatique, et que nous admettons que toutes les altérations, que le tissu cornéen subit pendant la suppuration, ne sont que des phénomènes passifs de décomposition; de même, nous sommes autorisés à maintenir en ophthalmologie la désignation de *hyalitis*. Les cellules que renferme le corps vitré n'étant que des éléments immigrés (Schwalbe), l'effet d'une irritation inflammatoire se traduira donc par une accentuation dans l'appel de ces éléments et par des altérations passives du tissu même du corps vitré, sous l'influence de cette immigration plus active. Mais, tandis que, dans la cornée, les produits dus à la décomposition d'un ciment résistant se mêlent à ceux que l'irritation inflammatoire a amenés du dehors, la décomposition, dans le corps vitré, ne se manifestera que par une simple *liquéfaction* et par une *substitution* des éléments immigrés aux parties liquéfiées ou résorbées. Il y a donc ici une simple substitution, tellement sera minime le résidu des fibrilles décomposées du corps vitré.

On a voulu, d'après les expériences de Pagenstecher, qui démontrent clairement qu'après la pénétration d'un corps étranger, d'une cautérisation locale du corps vitré, le pus chemine du point de pénétration vers l'endroit vulnéré, conclure que le corps vitré n'est pas, dans le sens d'autres organes, susceptible de s'enflammer, c'est-à-dire que l'inflammation lui serait toujours transmise des membranes enveloppantes. Pourtant qu'y a-t-il de plus naturel que, dans une pareille expérience, les globules blancs du sang prennent, pour gagner le point irrité, le chemin ouvert par le traumatisme? Les expériences de Leber et les essais de drainage de de Wecker, n'ont-ils pas amplement prouvé que le séjour, dans le corps vitré, d'un corps absolument indifférent ne provoque aucune migration purulente? Mais les choses se passent tout autrement si, à égales conditions de traumatisme des enveloppes, le corps vulnérant a des qualités infectieuses ou irritantes par sa décomposition chimique. Donc, l'irritation inflammatoire peut partir primitivement du tissu lésé du corps vitré et rayonner dans tous les sens, sans se tenir forcément aux voies que le traumatisme a établies.

La *nature de l'inflammation* sera en rapport avec l'intensité et la durée de l'irritation infectieuse, et se caractérisera par la *liquéfaction*, la *condensation* ou la *suppuration* du tissu enflammé.

Si l'irritation est minime, il n'en résultera dans le corps vitré qu'une simple immigration cellulaire plus active, ayant pour conséquence une destruction lente de la trame délicate du corps vitré, autrement dit sa liquéfaction. Cette *hyalitis séreuse*, dans laquelle les cellules physaliphores finissent par constituer l'unique élément figuré du corps vitré, ne s'accompagne pas nécessairement de l'apparition d'*opacités du corps vitré ;* cet état représente évidemment le degré le plus faible d'une inflammation et en particulier de celle de ce tissu délicat. Pareille altération lui est le plus fréquemment transmise du voisinage, c'est-à-dire de la matrice nutritive, la choroïde ; aussi l'observe-t-on dans les formes de staphylômes progressifs, de choroïdite par traction, etc.

L'*hyalitis condensante* est aussi une forme *chronique* d'inflammation, mais dans laquelle une immigration bien plus active des cellules a accru les phénomènes nutritifs et a permis aux cellules immigrées (au lieu d'une existence éphémère comme dans l'hyalitis séreuse) de se développer et d'acquérir peu à peu les qualités de corpuscules du tissu connectif. Il en résulte une production d'opacités plus ou moins étendues, la transformation du corps vitré en tissu cellulaire, et sa *condensation* partielle par rétraction cicatricielle. Ces phénomènes de l'hyalite condensante peuvent souvent être étudiés à l'entour d'un corps étranger, n'ayant pas provoqué une irritation trop marquée, et aboutissent alors à l'enkystement.

L'*hyalitis suppurative* est, des diverses formes, la plus *aiguë* et celle où l'irritation infectieuse partant du corps vitré a acquis le plus d'intensité. Ici l'appel à la diapédèse et à l'immigration a été tel, que le tissu propre s'est trouvé rapidement détruit, étouffé par l'invasion, nécrosé, comme le produit pour la cornée, une invasion avec entassement de leucocytes autour d'un point infecté. Cette hyalite sera parfois plus ou moins circonscrite et, le pus se résorbant, les parois de l'abcès, formées par hyalitis condensante, pourront se rapprocher, en n'entraînant que des détachements des membranes avoisinantes et une phthisie partielle du globe oculaire (Iwanoff). Lorsque au contraire l'irritation a rayonné sur toute l'étendue occupée par la vitrina, alors la suppuration ne s'arrête pas au corps vitré qui abcède en totalité, mais se transforme en panophthalmie.

La *liquéfaction*, la *condensation* et la *suppuration* seront donc les trois caractères essentiels de ces diverses inflammations du corps vitré, qui peuvent servir de prototype pour ce qui se passe dans d'autres régions, où l'étude de l'inflammation présente des conditions bien plus complexes et moins faciles à analyser.

La *symptomatologie* de l'hyalitis est fort difficile à établir au *point de vue clinique*, et cela surtout en ce qui regarde la forme la plus aiguë, l'hyalitis suppurative, qui se confond promptement avec la suppuration de la choroïde. Les conditions favorables, pour étudier l'hyalitis, sont surtout réalisées dans les cas de pénétration d'un corps étranger dans l'œil, ou lorsqu'une partie de corps vitré fait hernie à travers une plaie.

Si le corps étranger occupant le corps vitré n'a déterminé qu'une irritation peu intense, nous voyons, avec l'ophthalmoscope, se développer une opacité le long du trajet suivi par le corps vulnérant et qui s'accuse surtout autour de celui-ci. Cette opacité est tout d'abord poussiéreuse; peu à peu, on y différencie des agglomérations qui se condensent en membranes, enveloppent le corps vulnérant et le soustraient au regard de l'observateur. Dans les cas où le corps étranger ne s'est arrêté dans l'humeur vitrée qu'après avoir ricoché en un point de la coque de l'œil, on peut voir, partant de la membrane enkystante, un cordon celluleux qui se réfléchit sur les membranes oculaires pour revenir au point de pénétration. Ce sont ces *cordons d'attache* qui, par leur mouvement de rétraction, peuvent à la fois donner lieu à de nouveaux déplacements du corps étranger ou à des détachements des membranes sur lesquelles ils prennent insertion.

L'irritation que le corps étranger a provoquée est-elle intense, alors on voit avec beaucoup de rapidité s'accroître l'opacité dans son voisinage, et le trouble s'irradier plus ou moins vite vers le cristallin. L'apparition d'une coloration jaunâtre, dans ce point, indique la formation d'un abcès et l'imminence de la panophthalmie.

Les *recherches anatomiques* démontrent, ainsi que cela ressort des expériences de Pagenstecher, que le trouble, que nous révèle l'ophthalmoscope, se rapporte à la présence de nombreuses cellules qui, suivant leur date d'immigration, se trouvent plus ou moins en voie de transformation en tissu cellulaire, ainsi que le montre la figure 241 (c'). Peu à peu ces cellules immigrées peuvent amener, par leur organisation, la transformation du corps vitré en un tissu connectif aussi dense que le représente la figure 242.

Une autre occasion d'étudier l'hyalitis peut se présenter lorsque, après une blessure (une opération), il persiste un prolapsus du corps vitré, sans que les lèvres de la plaie soient elles-mêmes le siège d'une irritation infectieuse. Peu de temps après le traumatisme, les parties prolabées du corps vitré se troublent à la suite d'une immigration cellulaire, ainsi que le démontre l'examen microscopique. Cette immigration peut provenir, non seulement des vaisseaux avoisinants de la choroïde, mais aussi de la conjonctive irritée. Le prolapsus peut abcéder, et si cette inflammation a été déterminée très rapidement par une substance infectieuse (le pus d'une dacryocystite que recèle le sac conjonctival), l'hyalitis suppurative gagne l'intérieur de l'œil et détermine la panophthalmie.

Le prolapsus du corps vitré, heureusement, n'est pas souvent le siège d'un abcès; ordinairement il s'y développe une forme lente d'hyalite, conduisant à l'élimination des parties prolabées, par liquéfaction, et à la condensation du pédicule du prolapsus, qui se transforme en un cordon cicatriciel s'étalant vers l'intérieur de l'œil.

En dehors de ces hyalitis traumatiques, nous ne possédons pas, au point de vue clinique, de symptômes qui nous permettraient de différencier la forme *idiopathique* de la forme *transmise* du tractus uvéal. Dans les formes chroniques, l'apparition de troubles de transparence du corps vitré précède souvent tout autre symptôme appréciable du côté des membranes enveloppantes de l'œil; mais il ne faudra pas oublier, surtout pour ce qui regarde les troubles occupant le segment antérieur du corps vitré, que la partie la plus importante pour la nutrition des milieux transparents malades, le corps ciliaire, est soustraite à notre inspection directe. Si les trouble du corps vitré, que l'on serait tenté d'admettre comme idiopathiques, occupent une zone voisine du nerf optique, il faut considérer que l'on se trouve ici au proche

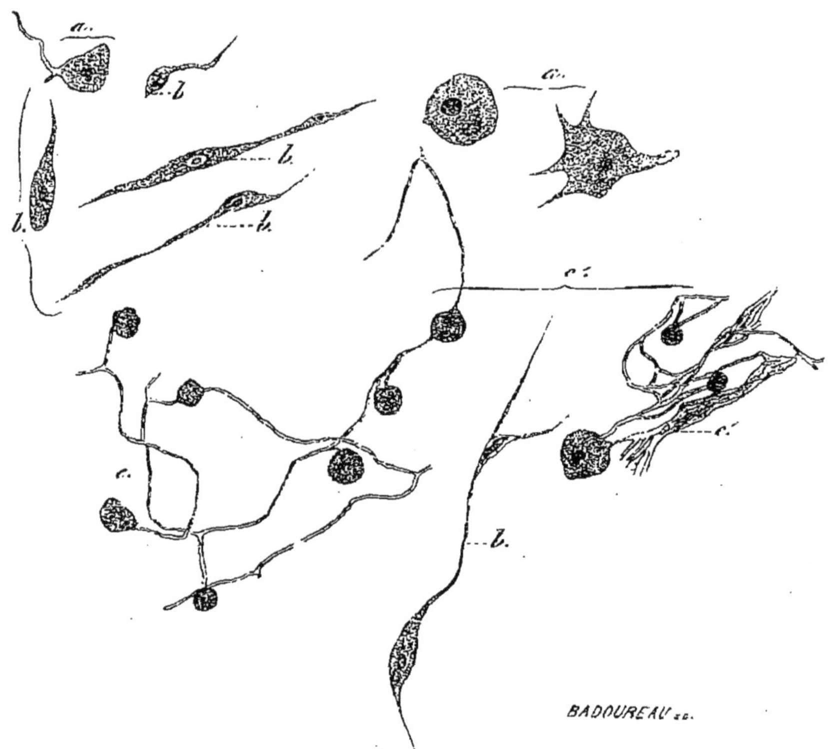

Fig. 241. — Cellules d'un corps vitré irrité par la pénétration de plusieurs fragments d'ardoise.

a, grande cellule ronde avec un noyau, ainsi qu'une cellule étoilée; b, cellules fusiformes avec émanations; c, émanations cellulaires qui s'anastomosent en formant çà et là un réseau épais. (Dessin de M. Haase.)

voisinage de l'espace intervaginal des gaines, dont les produits morbides peuvent simplement se déverser dans l'œil; d'un autre côté, cette région est aussi celle où

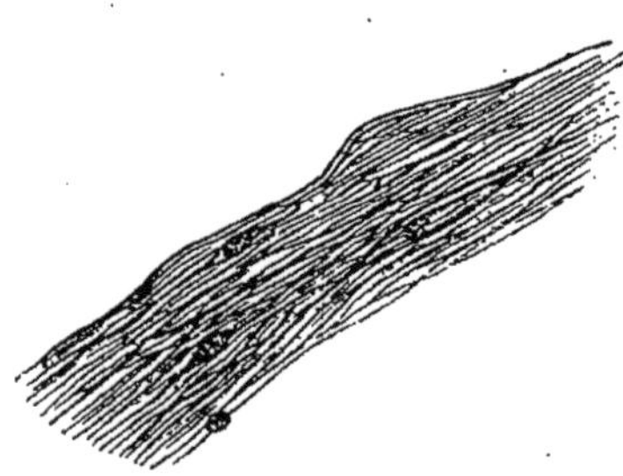

Fig. 242. — Tissu connectif qui renferme de petites cellules rondes et fusiformes, pris sur le corps vitré d'un œil énucléé, par Haase.

la choroïde, fixée par ses attaches à la lame criblée, est particulièrement exposée à la transmission d'irritations infectieuses, venant des espaces intervaginaux du nerf optique, et consécutivement à une irritation inflammatoire capable de retentir sur la zone avoisinante du corps vitré.

On sera encore moins porté à admettre une hyalite primitive (Hutchinson), dans les cas où une suppuration presque instantanée se montre sur des yeux, dont la cornée a été détruite sur une grande étendue, et qui sont atteints de leucome adhérent. Il s'agit sûrement ici d'une infection ayant rayonné de la cicatrice.

Le *traitement* des diverses formes d'hyalites se confond avec celui des choroïdites, auquel nous renvoyons.

ARTICLE II

OPACITÉS DU CORPS VITRÉ, MOUCHES VOLANTES, MYIODOPSIE

Myiodopsie. — Ne pouvant pas établir, au point de vue pratique, ce qui revient à l'hyalite et à la choroïdite, on s'est habitué à envisager, à part les extravasations sanguines, toutes les opacités qui se sont développées lentement comme dépendant d'une choroïdite. Toutefois, il existe évidemment des altérations de l'expansion du nerf optique, des lymphangites des gaines du nerf optique qui communiquent leurs produits morbides au corps vitré, sans que la choroïde y participe le moins du monde. Les nouvelles recherches sur la transmission de l'ophthalmie sympathique montrent bien l'importance de l'espace intervaginal pour la nutrition et l'intégrité de transparence des parties postérieures du corps vitré. Enfin, les rétinites qui se compliquent de périvasculites, les rétinites avec sclérose des fibres transversales, sont souvent compliquées d'hyalite, la choroïdite faisant défaut.

Sans insister sur leur provenance idiopathique ou secondaire, nous pouvons envisager les opacités du corps vitré comme dérivant de deux sources principales, qui différencient les opacités en :

a. Opacités provenant de l'immigration d'éléments cellulaires et de l'organisation de ces cellules immigrées;

b. Opacités qui ne sont que les résidus des détritus des éléments fibrillaires et cellulaires propres du corps vitré et de l'hyaloïde, ou qui en représentent les parties coagulées (dans les expériences de Pagenstecher, par exemple). Enfin, citons les cristaux de cholestérine et de tyrosine que renferme parfois le corps vitré liquéfié.

Au point de vue clinique, nous différencions, parmi les opacités qu'on a le plus fréquemment occasion d'observer, trois variétés, qui sont : 1° la poussière du corps vitré ; 2° les filaments et flocons, et 3° les membranes du corps vitré.

1° La *poussière du corps vitré*, qui, disposée en couches, se présente de préférence dans les régions antérieure ou postérieure du corps vitré, a déjà trouvé sa description à l'occasion de la chorio-rétinite spécifique (p. 337). L'augmentation et la diminution presque instantanées, dans l'intensité de la poussière du corps vitré (phénomènes très appréciables pour les malades à cause des variations dans le trouble visuel), doivent évidemment se rapporter à l'immigration de cellules lymphoïdes. A mesure que les symptômes atrophiques, dans la rétine, se dessinent par une sclérose des parois vasculaires, nous voyons la poussière se dissiper peu à peu, tandis que les symptômes inflammatoires du côté de la choroïde s'accusent d'une manière de plus en plus marquée. Le rôle, que joue l'expansion du nerf optique dans la production de ces opacités, ne paraît donc pas devoir être négligé ici.

L'étude clinique de ces fines opacités ne peut se faire qu'avec un très faible éclairage (miroir plan ou à simples plaques de Helmholtz) et sous un certain grossissement (+ 3 derrière le miroir). La méthode conseillée par Knapp se recommande surtout pour des opacités de certaines dimensions, flacons et membranes. A cet effet, on se sert de l'examen à l'image renversée, et l'on prend une lentille de 18 ou 20 dioptries. En éloignant progressivement l'oculaire de l'œil jusqu'à obtenir finalement l'image renversée de l'iris, on peut explorer de cette façon les diverses couches du corps vitré et éclairer directement les opacités.

Après que la poussière du corps vitré a persisté quelquefois pendant des années, on la voit disparaître et faire place à la deuxième variété d'opacités.

2° Les *filaments* et *flocons* du corps vitré sont les opacités qu'on rencontre le plus fréquemment. La rapidité variable avec laquelle ces opacités se déplacent, nous renseigne sur la plus ou moins grande perte de consistance du milieu qu'elles occupent. Cette altération, dans la consistance du corps vitré, doit être rapportée à une disparition de son tissu par liquéfaction ou par refoulement (décollement). Ce sont aussi de préférence les couches antérieures et postérieures du corps vitré qui sont le siège de semblables opacités ; mais, tandis que dans les couches antérieures ces opacités n'engendrent guère d'obscurcissement appréciable, elles déterminent des ombres mobiles très gênantes lorsqu'elles occupent les couches postérieures (surtout si elles sont apparues soudainement) et donnent aisément l'illusion d'un objet suspendu devant l'œil.

La soudaineté d'apparition, ainsi que l'inspection directe de pareilles opacités, lorsqu'elles ont une certaine étendue, nous permettent de les rapporter avec certitude à un épanchement de sang dans le corps vitré ; quant à celles que ne nous révèlent pas les plaintes des malades, que, seul, l'ophthalmoscope nous fait découvrir, et qui se sont, la plupart du temps, développées progressivement et lentement, elles résultent souvent d'une immigration lente et de l'organisation ultérieure des cellules immigrées.

Il ne paraît pas douteux que les extravasations abondantes de sang dans le corps vitré, qu'on rapportait autrefois à la rupture des vaisseaux choroïdiens, principalement de ceux du corps ciliaire, proviennent, soit des vaisseaux papillaires, soit des vaisseaux des gaines du nerf optique. Nous avons pu maintes fois nous convaincre que le sang faisait directement irruption du bord papillaire, à la fois dans la rétine et, en avant, dans le corps vitré, qu'il finissait par transformer en un véritable caillot sanguin.

Les apoplexies des gaines, donnant lieu, dans certains cas, à un trouble rétinien analogue à celui que l'on observe dans l'embolie de l'artère centrale, et s'accompagnant aisément d'une irruption de sang dans le corps vitré, se produisent parfois successivement sur les deux yeux, et s'observent de préférence chez les diabétiques, dont l'urine renferme de petites quantités d'albumine. Lorsque ces épanchements suivent tout d'abord le trajet des gros troncs vasculaires de la rétine, on pourrait parfois les confondre avec des apoplexies rétiniennes ou des infarctus. Ce qu'il faut ici étudier avec soin, c'est le rapport de ces épanchements avec le bord papillaire, et la disposition des caillots du corps vitré qui, sous forme de flocons frangés, pendent de ce bord. Les malades signalent du reste presque tous un phénomène lumineux (compression du nerf optique) qui a précédé l'apparition d'un nuage floconneux, d'abord rougeâtre, puis verdâtre, et qui a pris ultérieurement une teinte noire. L'accident est survenu après un passage brusque d'une température élevée au froid, après un effort exécuté par des malades congestionnés et se rapprochant déjà de la cinquantaine, ou ayant souffert d'accidents cardiaques avec artério-sclérose précoce.

Les hémorrhagies, chez les jeunes sujets, se produisent probablement d'une manière analogue ; mais, ici, ces épanchements coulent de préférence jusque vers la partie antérieure de la rétine et envahissent le corps vitré du côté de ses couches antérieures. Chez ces jeunes gens aussi, la maladie se produit successivement sur les deux yeux et se rapporte à des troubles cardiaques, au rhumatisme ou à des infections paludéennes. Le sang peut ainsi remplir le corps vitré et réduire la vision à une simple perception de la lumière. Dans ces cas, il faudra se garder de prendre le reflet rouge renvoyé par le caillot sanguin, à l'éclairage ophthalmoscopique, pour une éclaircie permettant aux rayons d'atteindre le fond de l'œil. En général, ces abondants épanchements de sang prennent beaucoup de temps pour se résorber; toutefois, on peut voir par exception, chez de jeunes sujets, la résorption se faire assez rapidement en quelques semaines.

Une opacification filamenteuse et floconneuse généralisée du corps vitré, transformant ce milieu en une masse uniformément visqueuse et trouble, doit être probablement aussi rapportée à des épanchements réitérés de sang dans l'intérieur de l'œil. Cette maladie, que Desmarres a si bien désignée sous le nom d'*état jumenteux* du corps vitré, se complique fréquemment de masses filamenteuses opaques adhérentes aux membranes de l'œil, qui exécutent, pendant les mouvements des yeux, des ondulations analogues aux plantes marines balayées par les vagues. Dans les cas où un examen du fond de l'œil est encore possible, on n'observera, en général, aucune altération appréciable. Cette affection du corps vitré traîne des mois et des années, avec des exacerbations et des rémissions peu marquées ; parfois, chez certains malades, une amélioration sensible se produit pendant la saison chaude, pour disparaître dès que les temps humides et froids recommencent.

Une guérison complète peut cependant être obtenue chez des sujets jeunes. Mais, lorsqu'il s'agit de malades ayant dépassé la cinquantaine, il est fort à craindre que la nutrition de l'œil s'altère progressivement, que des synéchies postérieures se développent, augmentent en nombre, et nous donnent à conclure qu'une inflammation lente de toute la partie antérieure du tractus uvéal est survenue. L'œil se ramollit ; la rétraction de la partie antérieure du corps vitré, ainsi que du corps ciliaire, entraîne une phthisie essentielle, avec perte plus ou moins complète de la sensation lumineuse. Les complications par suite d'un décollement de la rétine sont imminentes ici, de même que l'apparition de phénomènes de lymphangite pouvant retentir sur le congénère.

L'état jumenteux du corps vitré doit, en général, être considéré comme la conséquence de congestions périodiques des vaisseaux sclérosés, avec rupture et invasion du sang dans le corps vitré, qui souffre d'une façon absolument passive de ces invasions sanguines. Comme cette maladie se rencontre essentiellement chez les femmes, et de préférence au moment des irrégularités des fonctions utérines, on a, avec raison, établi un rapport entre ces troubles et ceux du tractus uvéal. Une régularisation des fonctions de l'utérus (surtout en remédiant aux déviations et déplacements de l'organe) a une action tellement manifeste, en pareil cas, sur la maladie oculaire, que la corrélation plus ou moins directe avec ces poussées congestives ne saurait être niée.

On a aussi établi un rapport entre la suppression brusque de flux hémorrhoïdaux, d'épistaxis, etc., et la maladie qui nous occupe; mais, déjà, la soudaineté avec laquelle apparaît cette affection chez certains malades indique sa nature apoplectiforme. Il en doit être ainsi des cas survenus après un refroidissement brusque.

On n'aura que bien rarement l'occasion de constater l'existence d'un véritable *hyphéma postérieur*, avec fluidité du sang occupant le corps vitré et apparition, derrière le cristallin, d'une flaque sanguine, remontant à une hauteur variable suivant l'inclinaison que l'on donne à la tête du malade.

3° Les opacités les moins fréquentes du corps vitré sont de vastes *opacités membraneuses*.

On rencontre encore assez fréquemment de petites membranes enroulées, ayant en partie un aspect vitreux, et se tenant fixes dans les parties centrales du corps vitré, dans la direction où l'on constate parfois la présence d'une artère hyaloïde persistante ou d'un canal hyaloïdien, dont elles paraissent être un résidu. Très souvent, leur présence coïncide avec un staphylôme postérieur étendu, et il semble alors qu'on ait affaire à un arrachemment du canal hyaloïdien.

Quant aux véritables membranes du corps vitré, une longue observation nous permet de les rapporter à une organisation consécutive à des extravasations de sang, provenant des gaines du nerf optique, et envahissant le corps vitré qu'elles refoulent; le sang se fraye ici un passage dans les ouvertures naturelles tout d'abord, suit le cours du canal central et s'étale dans l'espace triangulaire qui représente le tricorne de Stilling (voy. fig. 236 p. 371). Pour cette raison, ces opacités membraneuses sont souvent en trois plans, ou représentent une sorte de tente s'élevant du voisinage de la papille dans le corps vitré, et masquant souvent le disque papillaire en partie ou même complètement.

Ce que M. Manz a désigné, à tort, sous le nom de *rétinite proliférante*, n'est autre chose que cette organisation de vastes flaques de sang, épanché dans la partie postérieure du corps vitré. On peut, par une observation prolongée, voir s'éclaircir progressivement ces flaques proéminentes qui, devenues translucides, se rétractent et dévient tout l'arbre central des vaisseaux vers leur point d'implantation. Les membranes grisâtres ou gris bleuâtre ainsi formées, sont disposées en tente sur la rétine et proéminent plus ou moins loin dans le corps vitré, en figurant parfois comme les ailes d'un papillon. Chez des malades devenus soudainement aveugles sur un œil, avec des symptômes d'embolie ou d'épanchement intervaginal et apoplexie du corps vitré, on peut quelquefois voir, par la suite, le corps vitré occupé par trois membranes translucides qui le divisent en trois segments assez réguliers, les deux membranes les plus apparentes délimitant assez nettement le tiers supéro-interne du corps vitré.

Nous rencontrons quelquefois une semblable formation de membranes dans la chorio-rétinite spécifique. Nous avons aussi observé cette affection sur de jeunes sujet, chez lesquels on n'aurait pu accuser que la syphilis héréditaire, comme cause de cette maladie, survenue successivement sur les deux yeux, et qui évoluait avec si peu de retentissement irritatif du côté des parties antérieures du tractus uvéal et du corps vitré, que l'inspection du fond de l'œil s'opérait avec la plus grande facilité.

Pour ce qui concerne le *pronostic* des différentes opacités du corps vitré, il dépendra essentiellement de leur cause, du degré d'organisation qu'elles auront acquis, ainsi que de leur abondance. Si le tractus uvéal n'a pas souffert, on peut voir des épanchements (surtout traumatiques) se dissiper en totalité, tandis que, en présence d'anciennes altérations trophiquesde la choroïde, principalement de celles qui résultent de la distension prolongée de la membrane vasculaire, nous voyons persister indéfiniment des opacités même très peu développées, par suite de l'atteinte portée à la nutrition du corps vitré, consécutivement à la liquéfaction ou au détachement de ce milieu de son sol nourricier.

Dans les cas de désorganisation étendue du corps vitré, allant jusqu'à la production de vastes membranes, ce qu'on peut espérer de plus heureux, c'est que les opacités s'amincissent suffisamment pour que l'on n'ait plus à craindre les effets de leur rétraction et le détachement de la rétine, qui constitue la complication la plus redoutable de cette affection.

Le *traitement* doit reposer sur la recherche des conditions étiologiques; il sera le plus souvent dirigé contre les maladies concomitantes du tractus uvéal.

C'est pour les traitements de cette nature, que de Wecker a, le premier, recommandé les cures de transpirations avec les infusions de jaborandi, plus tard remplacées par les injections de son alcaloïde, la pilocarpine. L'emploi des diurétiques, dont le lait est l'un des meilleurs et des plus actifs, l'usage prolongé des eaux minérales purgatives diurétiques (Wildungen), peuvent être combinés, si les forces du malade le permettent, aux cures d'injections de pilocarpine.

Le repos et la compression, avec le bandeau compressif, peuvent, dans certains cas, être indiqués lorsqu'il s'agit d'épanchements sanguins à répétition, ou lorsqu'on craint une complication de décollement de la rétine ; encore, y a-t-il de jeunes malades qui ne supportent pas une pareille compression prolongée, susceptible de déterminer promptement des phénomènes irritatifs de la partie antérieure du tractus uvéal. Quant aux courants continus, dont l'action éclaircissante serait non seulement des plus puissantes sur le corps vitré, mais s'étendrait même, dans quelques cas, jusqu'aux opacités du cristallin (Le Fort), ils se sont montrés si impuissants entre nos mains, que nous y avons en quelque sorte complètement renoncé. Il en est de même des incisions des opacités membraneuses du corps vitré (de Graefe).

ARTICLE III

LIQUÉFACTION DU CORPS VITRÉ. — SYNCHYSIS SIMPLE ET ÉTINCELANT

1. Le *synchysis simple* s'observe presque constamment dans les inflammations chroniques du corps vitré, qui en occupent une vaste étendue et intéressent, de préférence, la région du corps ciliaire et les parties avoisinantes de l'entrée du nerf optique. Les phénomènes nutritifs étant, par suite de ces inflammations, tout d'abord fortement stimulés, il en résulte une bien plus grande activité de l'immigration des cellules lymphoïdes. Cette immigration excessive exerce déjà un effet mécanique destructif par l'activité du déplacement des cellules immigrées, et celles-ci, en se transformant successivement, après s'être gorgées de liquide, en physaliphores et en se dissolvant, entraînent forcément la dissolution du milieu qu'elles occupaient. Lorsque cette dissolution est complète, nous pouvons avoir une liquéfaction sans le moindre changement de transparence. Cette dissolution est-elle au contraire incomplète, une partie des cellules immigrées ont-elles acquis un certain degré de développement ? Celles-ci se déposeront dans les parties les plus déclives du milieu liquéfié, et nous apparaîtront sous la forme d'opacités animées d'une course vertigineuse, lorsqu'on fera exécuter à l'œil le moindre déplacement.

Lorsqu'une étendue peu considérable, située dans la partie postérieure de l'œil (au voisinage d'un staphylôme postérieur), ou à proximité du cristallin, se montre, seule, le siége d'une liquéfaction, que des opacités se déplacent dans un espace relativement restreint, on doit réserver son diagnostic, attendu que cet état peut se rapporter, il est vrai, à une liquéfaction partielle, mais aussi à un décollement du corps vitré, affection dont nous aurons à traiter plus loin et qui se rencontre surtout dans les cas de distension des enveloppes de l'œil et en particulier de la sclérotique. Aussi dans la scléro-choroïdite antérieure avec ectasie, il peut se former une couche de sérosité entre le corps vitré et la zonule, cette dernière, qui n'est que la continuation de l'hyaloïde, étant entraînée avec le corps ciliaire et la sclérotique distendus, pendant que le corps vitré est refoulé en arrière. Le cristallin perd donc son support naturel, le corps vitré, et un détachement progressif de la zonule tiraillée amène aisément une subluxation ou une luxation plus ou moins complète du cristallin, avec complication possible de glaucome. De même dans la scléro-choroïdite postérieure, une accumulation de liquide s'interpose fréquemment entre la rétine et l'hyaloïde décollée, et ce décollement progressif peut donner lieu, si la rétine vient à se déchirer en un point, à une brusque irruption du liquide sus-rétinien sous la membrane nerveuse qui se décolle à son tour.

Donc, si dans les parties centrales du corps vitré, des opacités exécutent de vastes excursions, on n'aura pas à craindre d'en conclure une véritable liquéfaction de l'humeur vitrée, mais il en est autrement pour les parties antérieure et postérieure de ce milieu. Dans ces derniers points, la confusion entre le synchysis simple et le décollement du corps vitré est facile à commettre ; ce qui est surtout fâcheux au point de vue du pronostic si différent de ces deux états, en apparence identiques.

Autrefois, on considérait la *trémulation de l'iris* comme un signe indiscutable du ramollissement du corps vitré, tandis qu'il est avéré actuellement que cette trémulation indique seulement que l'iris a perdu plus ou moins complètement son support normal, la surface antérieure du cristalin. La trémulation de l'iris ne démontre donc que la luxation ou l'absence du cristallin. Dans les cas où, après l'extraction de la cataracte, l'iris ne tremblote pas, c'est que ce diaphragme a pris adhérence avec la cristalloïde et est ainsi devenu immobile comme celle-ci. Mais, dès que l'iris n'a pour s'adosser que le corps vitré, il tremblote même lorsqu'une exagération de consistance du corps vitré se rencontre simultanément.

Un signe non moins fallacieux pour se prononcer sur le degré de densité du corps vitré est le *ramollissement*, l'*hypotonie* de l'œil. Nous voyons que la tension est justement très exagérée dans les cas de glaucome chronique, où l'on rencontre souvent un corps vitré liquéfié ; au contraire, la rétraction et la condensation des couches antérieures de ce milieu, la traction exercée ici sur le corps ciliaire et le tissu trabéculaire péricornéen, entraînent très souvent un excès de filtration des liquides avec diminution de tension.

Le signe le plus précieux, pour le diagnostic, reste donc toujours la *rapidité de déplacement* des opacités, qui s'effectue, non dans les couches extérieures, mais dans les parties centrales, autrement dit *dans toutes les directions*. Nous rencontrons le prototype de pareils ramollissements chez des personnes très âgées. Ce synchysis sénile ne présente en lui-même rien de grave ; il se rencontre fréquemment avec le gérontoxon cristallinien, l'atrophie choroïdienne péripapillaire, l'épaississement des membranes vitreuses et un manque d'élasticité particulier de la sclérotique. Ce sont ces dernières circonstances qui prédisposent pareils yeux à des troubles glaucomateux.

2. Une variété de ramollissement sénile du corps vitré est le *synchysis étincelant*

ou *scintillant,* variété où probablement les cellules immigrées, en se décomposant dans le corps vitré ramolli, y déposent leurs éléments de décomposition, principalement les particules graisseuses. Parfait Lendron a signalé, le premier, la présence de cristaux de cholestérine dans le corps vitré, que J.-A. Schmidt avait déjà indiquée dans le cristallin; mais ce n'est que Baker et Stout qui, il y a une cinquantaine d'années, ont confirmé, par la recherche microscopique, l'existence de ces cristaux. Depuis, Sichel et Desmarres ont fait connaître avec plus de détails cette maladie, que l'on a bientôt reconnue plus fréquente qu'on ne le supposait au début.

Cette affection se rencontre chez des personnes ayant dépassé la soixantaine et, de préférence, chez des hommes. Malgré l'abondance des cristaux qui occupent le corps

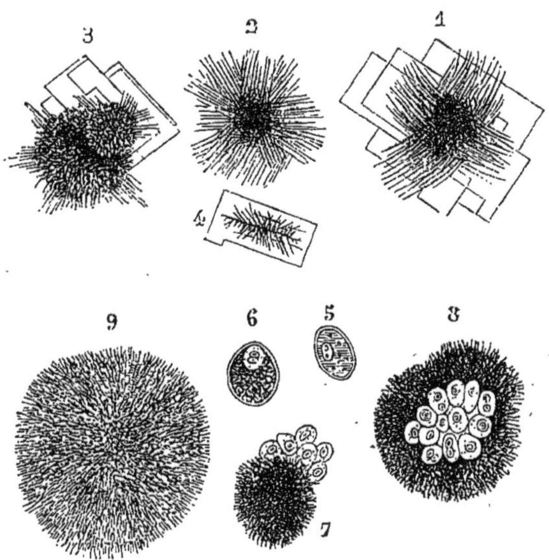

Fig. 243.

1, houppes de cristaux de tyrosine, accolées à des cristaux de cholestérine; 2, masses sphériques de tyrosine; 3, cristaux de tyrosine, déposés sur de la cholestérine, avec des masses phosphatiques sphériques; 4, plaque de cholestérine avec une fente, à laquelle se trouvent attachées des aiguilles de tyrosine; 5 et 6, éléments cellulaires du corps vitré, dont l'un présente son protoplasma farci de cristaux phosphatiques; 7, cellules accolées à une masse phosphatique de forme sphérique; 8, masse phosphatique sphérique plus volumineuse, dans l'intérieur de laquelle on peut apercevoir de nombreux éléments cellulaires; 9, masse phosphatique sphérique de 40 μ, garnie d'aiguilles de cristaux, mais dans l'intérieur de laquelle on ne peut découvrir aucun élément cellulaire pouvant former un noyau.

vitré, l'acuité visuelle paraît souvent n'avoir pas souffert. Chez de jeunes sujets, un semblable état du corps vitré s'observe parfois à la suite de blessures du cristallin, ayant eu pour effet de déprimer cet organe dans l'humeur vitrée. Dans ce dernier cas, des cristaux de cholestérine peuvent même se rencontrer dans la chambre antérieure. Après une extraction de cataracte, on voit aussi quelquefois un dépôt de cristaux se former sur des lambeaux capsulaires. En l'absence de tout traumatisme, on a été porté à faire coïncider le synchysis étincelant avec des affections du foie (la formation de calculs), mais sans qu'on ait pour cela d'autre preuve à l'appui que le raisonnement théorique.

A l'ophthalmoscope, le *synchysis scintillant* peut se présenter de différentes façons. Parfois, on rencontre les cristaux fixés sur des sortes de membranes comme les paillettes d'un voile (*Coccius*); mais le plus souvent les cristaux se meuvent librement dans une très grande étendue du corps vitré, particulièrement dans les couches les plus voisines du cristallin et du corps ciliaire, de façon qu'en dilatant la pupille, on peut voir voltiger ces cristaux même à l'inspection directe avec l'éclairage du jour. La plus belle image ophthalmoscopique s'obtient en observant le corps vitré, à l'image renversée, avec un fort verre convexe (+ 18 ou + 20), et en éloignant progressivement l'oculaire de l'œil examiné, de façon à parcourir les différentes couches du corps vitré. On peut ainsi reconnaître deux genres de cristaux : certains très petits, d'un aspect d'argent pur, sont représentés par la tyrosine; les plaques plus volumineuses, ayant un chatoiement coloré et se trouvant souvent réunies en masses, sont les cristaux de cholestérine. S'il est assez exceptionnel de rencontrer des cristaux dans les couches postérieures de l'humeur vitrée, on observe parfois des dépôts de cholestérine dans les anciens foyers de choroïdite et, plus fréquemment, dans des cas de dégénérescence graisseuse de la rétine.

M. Poncet, ayant eu l'occasion, assez rare, d'examiner les yeux d'un sujet atteint d'un double synchysis scintillant, a trouvé des cristaux de cholestérine en nombre relativement peu considérable (fig. 243, 1, 3, 4); des groupes de tyrosine, partie en cristaux, partie sous la forme de corps sphériques garnis d'étoiles (2); enfin, des masses sphériques volumineuses de phosphates (9). Les cristaux phosphatiques s'étaient aussi, en partie, déposés sur les cellules du corps vitré, atteintes de prolifération (8). M. Poncet attribue la genèse de ces éléments cellulaires (5, 6, 7) à une altération sénile de la choroïde de la région ciliaire, et pense qu'il s'agit d'éléments immigrés, autour desquels se sont ultérieurement déposées les masses phosphatiques.

Bien que l'on ne doive guère se flatter d'obtenir une modification sensible d'un processus régressif du corps vitré, tel que le synchysis étincelant, on pourra néanmoins tenter l'emploi du succinate de fer, tant vanté, dans l'Amérique du Nord, comme résolutif des concrétions analogues des voies biliaires. Nous avons, à diverses reprises, fait prendre, deux fois par jour, vingt gouttes d'une solution de succinate de fer dans du chloroforme.

ARTICLE IV

FORMATION DE VAISSEAUX DANS LE CORPS VITRÉ
(CANAL DU CORPS VITRÉ PERSISTANT, ARTÈRE HYALOÏDIENNE PERSISTANTE)

Dans la description des formations de vaisseaux dans le corps vitré, nous ne pouvons avoir en vue que les cas où l'inspection de ce milieu est rendue possible, par une conservation parfaite de sa transparence; il ne peut être nullement question de la vascularisation d'un corps vitré désorganisé, consécutivement à des inflammations prolongées et violentes. Nous ne mentionnons pas non plus les formations de vaisseaux sur des membranes affectant la disposition de tentes qui, à la suite d'hémorrhagies, s'élèvent de la papille dans le corps vitré. Dailleurs, dans ce dernier cas, le corps vitré, refoulé en avant, ne prend pas part au développement des vaisseaux.

Une variété assez curieuse de vascularité du corps vitré consiste dans la *persistance de l'artère hyaloïde*. Celle-ci, comme on le sait, traverse, pendant la vie fœtale, la partie médiane du corps vitré, gagne la fossette hyaloïde et forme, entre le corps vitré et le cristallin, un réseau qui embrasse la cristalloïde postérieure. Des mailles périphériques de ce réseau, partent de fins rameaux qui se recourbent sur la cristalloïde antérieure, pour se joindre à la membrane capsulo-pupillaire, tandis que d'autres se portent vers la zonule de Zinn. Ce n'est qu'à la fin de la vie fœtale que ces vaisseaux s'oblitèrent, à partir de la membrane pupillaire, et le dernier qui disparaisse est l'artère hyaloïde. Chez le veau et le poulain, cette artère s'observe même encore un certain temps après la naissance.

M. Meissner est le premier qui, dans ses recherches anatomo-pathologiques, ait constaté, sur l'homme, la persistance de l'artère hyaloïde. Après lui, feu H. Müller a décrit avec beaucoup de soin cette disposition chez le bœuf, et il attribue à la même origine le petit bulbe blanchâtre qu'il avait, à plusieurs reprises, observé chez l'homme, près de l'artère centrale, au point où elle se recourbe sur la rétine. Bientôt après, M. Saemisch eut l'occasion de reconnaître la présence d'une artère hyaloïde, sur un œil qui, d'ailleurs, ne présentait d'autre particularité qu'un certain degré d'hypermétropie. L'artère en question était représentée par un cordon opaque, entouré d'un second contour faiblement grisâtre, et était étendue entre la papille et le pôle postérieur du cristallin. M. Zehender, dans un autre cas, où le cordon présentait des mouvements ondulatoires, put nettement constater, à l'éclairage oblique, une coloration rouge, dans la partie du cordon accessible à ce mode d'examen.

Depuis, les observations se multiplièrent. Parmi celles-ci, quelques-unes présentent des particularités intéressantes. Ainsi de Wecker rencontra un cas de persistance de l'artère hyaloïde (n'offrant qu'un seul contour, sans reflet rougeâtre à l'éclairage latéral), qui s'implantait sur un cristallin cataracté et luxé. Celui-ci était entouré de dépôts irréguliers et d'un blanc intense (masses calcaires?), qui s'adossaient à une membrane translucide occupant en grande partie le champ pupillaire. C'est dans une circonstance analogue d'organisation antérieure de l'artère hyaloïdienne persistante, qu'une confusion a pu être faite avec un gliome de la rétine (Panas).

Citons encore le fait relaté par M. Unterharnscheidt, qui a vu une artère hyaloïdienne persistante se déchirer, sous l'influence de la distension que subit un œil atteint de myopie progressive. A la suite d'une semblable rupture, on rencontrera une sorte d'appendice filamenteux ou en champignon sur la papille, et, du côté de la cristalloïde postérieure, un vestige de cordon simulant une cataracte polaire postérieure.

Nous devons, ici, faire encore mention de la persistance congénitale, non d'un vaisseau, mais du canal qui, pendant la vie intra-utérine, a livré passage à l'artère hyaloïdienne. Le canal de Cloquet, enveloppant l'artère, a été représenté par M. Manz sur un dessin très amplifié. La préparation avait été recueillie chez une jeune fille de vingt-quatre ans qui, pendant la vie, ne pouvait être soumise à l'examen ophthalmoscopique, à cause d'un leucome très étendu de cet œil; « un manteau cylindrique et transparent entoure le vaisseau (partant d'un appendice conique de la papille). Cette enveloppe parcourt, à peu près, la partie centrale du corps vitré et s'insère, par un disque à contour net et de forme ovalaire, à la capsule postérieure, un peu au-dessous de son centre ».

La *persistance du canal de Cloquet* a été signalée par Flarer et par de Wecker. Cette anomalie se révèle par la *transparence* du cordon qui traverse le corps vitré, mais ce caractère, pour être constaté, exige parfois que l'on fasse varier les conditions de l'examen. Ainsi, dans le cas rapporté par de Wecker, on voyait tout d'abord à l'ophthalmoscope, sur les deux yeux, un cordon noirâtre qui se dirigeait du pôle postérieur du cristallin vers la papille du nerf optique. Ce cordon offrait, des deux côtés, une insertion arrondie à la cristalloïde postérieure, était courbée en S et flottait manifestement pendant les mouvements des yeux. Après dilatation de la pupille et en procédant à l'examen à l'image droite, on voyait que le cordon, d'une largeur uniforme et égale à celle d'une première branche de l'artère centrale, montrait une transparence parfaite, que son contour était très délicat, mais aussi très distinct. Sa transparence ressortait surtout lorsqu'on s'adaptait pour les couches postérieures du corps vitré et que le cordon en question se trouvait placé devant la section plus claire du nerf optique. Il semblait alors que le corps vitré était traversé par un tube de verre tordu et très mince. Au contraire, si la ligne visuelle de l'observateur concordait davantage avec l'axe du cordon, et si l'œil s'adaptait en même temps pour les couches antérieures du corps vitré, on recevait l'impression d'un ruban noirâtre aplati.

Dans le cas de Flarer, on observait, simultanément avec le cordon transparent qui traversait le corps vitré, une persistance partielle de la membrane pupillaire.

Les quelques observations qu'on a pu recueillir jusqu'à présent, montrent que la persistance du canal se rencontre constamment sur les deux yeux, tandis que jusqu'ici on n'a observé généralement la persistance de l'artère hyaloïde que sur un seul œil (le cas de M. Knapp fait exception).

ARTICLE V

CORPS ÉTRANGERS ET ENTOZOAIRES DE L'HUMEUR VITRÉE

Les *corps étrangers*, qu'on rencontre le plus fréquemment dans l'humeur vitrée, sont des éclats métalliques (des morceaux de capsule), des grains de plomb et des fragments de pierre.

D'après les recherches de M. Berlin, le corps étranger n'est pas, en général, parvenu de prime abord à l'endroit où nous le trouvons à l'examen ophthalmoscopique, pratiqué après l'accident, mais il a été projeté, par ricochet, de la surface postérieure du globe oculaire. Il existe donc un double trajet creusé dans la substance gélatineuse du corps vitré. De plus, il faut prendre en considération, pour ce qui regarde l'emplacement occupé par le corps vulnérant, son poids, qui, lorsqu'il est quelque peu accusé, entraîne ce corps dans les parties déclives du segment inférieur de l'œil. En dernier lieu, il ne faut pas oublier que des secousses violentes imprimées au globe oculaire soit directement, soit indirectement, peuvent faire changer de position un corps étranger, et cela à tel point qu'on a vu des grains de plomb quitter leur poche, où ils s'étaient enkystés, pour se porter en avant et en bas, de façon à faire renaître tous les phénomènes irritatifs de la blessure première.

Ce qui doit nous intéresser tout particulièrement, c'est de connaître le degré d'irritation que présentera l'œil suivant la *nature chimique* du corps vulnérant, question qui, effleurée par de Ammon, a été soigneusement étudiée par Leber. Cet expérimentateur est arrivé aux conclusions suivantes :

1° La simple présence d'un corps étranger indifférent à la décomposition chimique, corps étranger auquel ne se trouve attaché aucun germe d'organisme inférieur, ne provoque, dans l'intérieur de l'œil, aucune inflammation. (La confirmation clinique de ce fait, Leber la trouve dans les essais de drainage qui ont été faits, par de Wecker, au moyen de fils d'or pur.)

2° Des corps étrangers aseptiques, composés de métaux soumis à l'oxydation, ne déterminent pas une inflammation suppurative, mais peuvent néanmoins entraîner des conséquences graves (décollement de la rétine, atrophie aiguë). Toutefois, il faut faire exception pour le cuivre et le vif-argent, ces métaux étant susceptibles de provoquer la suppuration.

3° Il survient constamment une inflammation suppurative de l'œil, après des lésions accompagnées de l'introduction de germes d'organismes inférieurs.

Quelles sont les *déductions cliniques* que nous avons à tirer de ces travaux importants? c'est que nous avons à nous occuper, non seulement de la composition chimique d'un corps étranger qui a pénétré dans l'œil, mais surtout de la question de savoir s'il y est entré plus ou moins vierge de germes et, principalement, si la plaie et le canal, que le corps étranger a parcourus, ne sont pas devenus, après la blessure, le lieu d'une infection septique. Un point qui doit encore nous inquiéter lorsqu'on peut supposer que des germes de micro-organismes ont pénétré dans l'œil, c'est de reconnaître si ceux-ci ont été transportés dans un lieu particulièrement propice à leur culture, comme le constitue surtout la masse cristallinienne. Le sac capsulaire, par sa position anatomique et ses conditions de nutrition endo-exosmotiques, paraît être, en effet, un lieu de culture de prédilection, d'où rayonne alors l'action infectante dans toute la région voisine, la plus riche en vaisseaux, en entraînant une diapédèse généralisée.

C'est ainsi que s'explique la gravité des blessures du cristallin, simultanément avec la pénétration de corps étrangers contaminés (indifférents même, comme composition chimique); c'est pourquoi aussi nous redoutons tant les blessures qui se compliquent de lésions du cristallin, car ce sont principalement celles qui menacent de destruction, par panophthalmie, l'œil blessé. L'action vulnérante, même quand le corps étranger est chimiquement irritant, reste, ainsi que cela arrive pour un globule de mercure métallique, plus ou moins circonscrite, lorsqu'il séjourne dans les chambres de l'œil, et son élimination est même facilitée par une suppuration circonscrite, s'il occupe la chambre antérieure.

Ces questions ont infiniment plus d'importance, pour nous, que la discussion théorique, consistant à rechercher jusqu'à quel point le corps vitré participe directement à la réaction inflammatoire, provoquée par la présence d'un corps étranger (H. Pagenstecher).

Les expériences de Leber nous expliquent comment, dans certains cas, la présence de corps étrangers a été supportée pendant fort longtemps, sans irritation bien apparente des milieux ambiants. Il en est ainsi lorsqu'il y a eu pénétration (sans infection) d'un corps métallique non oxydable. Ici, nous pouvons le voir briller, avec son éclat particulier, pendant des années. S'agit-il de corps métalliques susceptibles de s'oxyder? alors un processus d'enkystement s'opère avec une lenteur d'autant plus grande que la blessure, pour l'introduction du corps vulnérant, a été moins considérable.

Au début, il se forme à l'entour du fragment de capsule (car c'est ordinairement de pareils corps étrangers qu'il s'agit) un trouble nuageux, qui se continue dans la direction du canal à travers lequel le corps vulnérant est passé. Parfois ce nuage forme un halo autour du fragment vulnérant, situé, lui-même, dans une portion restée transparente du corps vitré; bientôt la condensation des opacités le soustrait complètement au regard et ne permet plus de reconnaître que le sac kystique, qui se forme et se continue, à la fois, dans le sens du canal d'introduction et celui produit par le ricochet.

Le *pronostic* des blessures du corps vitré est des plus graves, même si la con-position chimique du corps étranger ne complique pas la situation, et en dépit des résultats brillants immédiats que fournit, parfois, l'application des nouvelles ressources opératoires, qu'on a mises récemment en pratique avec plus de persévérance.

Comme il s'agit souvent de fragments d'acier qui ont pénétré dans l'humeur vitrée, on a fait construire des instruments aimantés et des électro-aimants (Hirschberg) pour attirer ces éclats et les enlever. Lorsque la transparence des milieux de l'œil permettra de se renseigner sur le siège du corps métallique, on rendra l'intervention moins blessante, en faisant parcourir à l'aimant un chemin aussi direct que possible. Sans vouloir nier la possibilité de guérisons définitives, il ne faut pas oublier qu'en général ces yeux se perdent ultérieurement, par suite de la rétraction cicatricielle des membranes incisées pour livrer passage à l'aimant, et que les désordres ultérieurs seront d'autant plus accusés, que l'opération a été faite avec une lésion plus grande du corps vitré ou une perte plus notable de sa substance.

L'époque à laquelle on opère influe aussi très sensiblement sur les chances à courir. Un corps étranger a-t-il séjourné pendant plusieurs semaines déjà dans l'humeur vitrée ? il est à présumer que sa présence a altéré notablement la consistance du milieu où il a pénétré, ou, pour mieux dire, qu'il s'est formé aussi un décollement plus ou moins étendu du corps vitré. Aussi une tentative opératoire aura-t-elle aussitôt pour effet un écoulement considérable de liquide et un affaissement de l'organe.

Trois conditions essentielles sont donc indispensables, pour le succès des extractions de corps étrangers de l'humeur vitrée ; il faut : 1° que la transparence des milieux soit telle qu'on puisse, avec l'ophthalmoscope, localiser exactement l'emplacement du corps vulnérant, surtout si celui-ci n'est pas de nature à être attiré par un électro-aimant ; 2° que l'emplacement qu'il occupe et ses dimensions ne réclament pas une incision trop étendue de la coque oculaire, ni une introduction trop profonde des instruments (aimantés ou non) qui doivent l'amener en dehors ; 3° que ces tentatives d'extraction soient faites peu de temps après la blessure. Du reste, plus on est éloigné du traumatisme, l'œil ayant conservé ses conditions de transparence, plus une temporisation sera indiquée, car on sera davantage en droit de compter sur la tolérance définitive de l'œil pour conserver le corps vulnérant.

Les *entozoaires* qu'on rencontre dans le corps vitré sont presque exclusivement représentés par le scolex du ténia, le *cysticercus cellulosæ*. Suivant la coutume des divers pays de consommer la viande crue, ou fort peu rôtie, on rencontre plus ou moins fréquemment la présence de cet entozoaire dans l'organe de la vision. C'est principalement dans le nord de l'Allemagne que cette lésion grave s'observe ; tandis qu'en France, et en particulier à Paris, de pareils cas sont excessivement rares. Une particularité digne d'être notée, c'est que, suivant les pays, nous trouvons la localisation du cysticerque dans l'œil ou dans ses annexes, à l'exception de tout autre point du corps ; tandis qu'au contraire, dans d'autres contrées, on peut voir des malades farcis, en quelque sorte, de pareils parasites sans que l'organe de la vision donne asile à aucun. Des conditions particulières de structure du scolex, suivant sa provenance, doivent expliquer pareil fait étrange.

La première observation, relative à la présence d'un corps vésiculaire (vraisemblablement un cysticerque) dans les milieux postérieurs de l'œil, a été rapportée par M. Coccius et publiée deux années après la découverte de l'ophthalmoscope. L'année suivante (1854), de Graefe décrivit le premier cas authentique de l'affection qui nous occupe. Pour ce qui regarde la proportion des cysticerques qu'on rencontre libres dans le corps vitré, relativement à ceux qui séjournent dans la rétine, elle serait, d'après de Graefe, comme 1 est à 2. On ne rencontre que fort exceptionnellement dans un œil deux cysticerques.

Sans nous arrêter aux détails de structure du cysticerque, connus de tous (voy. du reste p. 307, fig. 187 et 188), il importe surtout, au point de vue clinique, d'établir nettement le diagnotic différentiel, entre la présence de cet entozaire dans l'œil et l'existence d'un décollement partiel de la rétine, ou de paquets d'opacités agglomérées dans le corps vitré. Les difficultés ne surgiront que lorsque l'inspection de l'œil sera rendue difficile par la présence d'un trouble des milieux, tandis qu'un cysticerque, se mouvant dans un milieu absolument transparent, ne pourra guère être confondu avec aucune autre altération morbide.

La *forme* d'un cysticerque, parfaitement libre et mobile, est absolument sphérique, et cela à tel point que, même lorsque la vésicule (le malade tenant la tête droite et immobile) se met en contact avec les parties déclives de l'œil, on ne saurait guère songer au décollement partiel de la rétine. Veut-on alors dissiper tout doute? On n'a qu'à renverser la tête du patient en arrière, la tenir immobile pendant quelque temps, pour pouvoir se rendre compte du déplacement de la vésicule et de la possibilité d'éclairer la partie du fond de l'œil sur laquelle elle reposait auparavant. Donc, même en l'absence de la constation des détails anatomiques de l'animalcule, cette mobilité du corps vésiculaire, absolument sphérique, suffirait pour le diagnostic.

Bien entendu, tout doute se dissipe lorsque, en explorant directement pareille vésicule, on peut tout d'abord apercevoir un reflet brillant, mal délimité, qui occupe une partie du corps sphérique, et lorsque, en s'adaptant bien pour cette partie claire, on la voit s'effiler en un prolongement en museau qui, à mesure qu'il sort du corps vésiculaire, laisse nettement apercevoir la tête carrée, poussée distinctement en dehors, une fois qu'une assez grande partie du cou a sailli du corps de l'animal. Ainsi étendu, on voit que le cou se trouve étranglé près de son point d'insertion au corps. A ce moment, on aperçoit aussi fréquemment des mouvements de rotation et d'oscillation de la tête, dont les appendices en crochets (*rostellum*) ressortent par saccades.

Ces investigations sont surtout facilitées, lorsque les nombreux filaments opaques qui se développent, par suite de la présence du cysticerque, n'entravent pas la liberté de ses mouvements et ne viennent pas troubler la transparence de l'humeur vitrée. C'est sur pareil animalcule, fraîchement immigré dans un milieu sain, qu'on aperçoit aisément sur la vésicule de petites taches arrondies, ou un tacheté en points, rappelant absolument les dépôts de l'iritis séreuse.

Un des symptômes les plus précieux, pour le diagnostic, est de pouvoir constater la mobilité de ce corps vésiculaire, symptôme qui est surtout important lorsque, par la position de l'entozoaire, l'observation, en ce qui concerne la présence du cou et de la tête, est rendue impossible. A cet effet, on fera regarder fixement le malade en bas, de manière qu'un petit segment de la vésicule émerge dans le champ de la pupille éclairé à l'ophthalmoscope. On verra bientôt que ce segment exécute un mouvement ondulatoire, ou par saccades, de façon qu'une portion plus volumineuse jaillit dans le champ éclairé de l'observation. Il est moins aisé de contrôler cette mobilité en fixant la vésicule dans sa totalité; pourtant, en s'adaptant bien pour les taches en pointillé déjà signalées, on peut apercevoir un déplacement ondulatoire des parois de la vésicule, semblable au mouvement péristaltique.

Souvent on constate, indépendamment de ces particularités propres à l'animalcule, des altérations dans le fond de l'œil résultant de son intrusion dans l'organe visuel. Ainsi, l'on rencontre parfois une plaque blanchâtre brillante, ressemblant à un foyer exsudatif récent, et qui se rapporte au passage de l'animalcule à travers la rétine. A l'entour de cette plaque jaune bleuâtre, se voient quelquefois, lorsque la transparence de l'humeur vitrée le permet, des taches pigmentaires foncées, qu'on rapporte aux tentatives de perforation préalablement faites (Otto Becker). Ce qu'on reconnaît plus aisément, c'est qu'il se trouve, tout près du passage du scolex, une partie décollée de la rétine; dans d'autres cas, on voit des opacités filamenteuses suivre, en quelque sorte, l'animalcule vers le point où il a pris de nouveau domicile.

Pour ce qui concerne les *dimensions* du cysticerque, elles sont difficiles à indiquer à cause de l'emplacement variable qu'occupe l'animalcule. S'il se trouve voisin de la surface postérieure du cristallin, il nous paraît à peine avoir l'étendue de la papille; mais, s'il occupe les régions équatoriales, où le retiennent les opacités filamenteuses, il nous semble offrir un diamètre quadruple du disque optique.

Le *séjour prolongé* des cysticerques provoque, dans la majorité des cas, des phénomènes semblables à ceux qui suivent la pénétration d'un corps étranger non aseptique. Il se forme progressivement des opacités du corps vitré de plus en plus nombreuses, qui contournent le scolex et finissent par le soustraire entièrement à l'observation; c'est à ce moment que la vue baisse d'une manière marquée et brusque, par suite d'un décollement étendu de la rétine. Ce n'est que dans des cas tout à fait exceptionnels que l'animalcule, peut-être incomplètement dégagé de la rétine, finit par s'enkyster, en permettant la conservation d'une faible portion de la vision. Au contraire, le plus souvent après décollement plus ou moins complet de la rétine, il se développe une irido-choroïdite traînante, qui se termine par une phthisie de l'œil. Cette irido-choroïdite peut être interrompue par des poussées glaucomateuses, et, lorsqu'elle affecte plus ou moins le caractère de la lymphangite, elle est susceptible de se compliquer d'une ophthalmie migratrice, par propagation de cette lymphangite sur l'autre œil, et cela à un moment où le cysticerque a déjà passé par les phases régressives de l'infarctation calcaire.

Ces diverses phases évoluent habituellement dans l'espace de quelques mois; et la phthisie, plus ou moins prononcée, d'un œil, dans lequel a pénétré un cysticerque, se développe en général dans le courant d'une année.

Il est donc nettement indiqué d'intervenir, par une *opération*, pour débarrasser l'œil de cet hôte dangereux, et cette indication se pose avec d'autant plus d'urgence que l'on assiste au début de l'invasion et que les désordres produits n'ont encore guère diminué sensiblement la vision. Ce qu'il ne faut pas cependant perdre de vue, c'est que l'extraction d'un cysticerque, occupant le corps vitré, ne peut s'effectuer que par une section plus ou moins étendue de la sclérotique, avec issue variable de l'humeur vitrée, conditions des plus fâcheuses pour l'avenir d'un organe qu'on veut conserver. Aussi doit-on forcément distinguer entre le résultat immédiat de l'opération et celui qu'on constatera deux ou trois ans plus tard, époque où la rétraction cicatricielle de la plaie scléroticale a pu produire tous ses effets fâcheux, en tant que traction sur les parties avoisinantes de la rétine.

Si l'on a affaire à un scolex fixé sous la rétine, ou attaché à la membrane nerveuse par des filaments et membranes du corps vitré, en un point accessible à une intervention directe, on peut remplacer l'extraction par la ponction galvanique. Cet évidement de la vésicule, avec le fil de platine rougi, à travers la sclérotique, nous paraît moins blessant que l'incision qui doit livrer passage à l'animalcule, dont la présence à l'état de cadavre ne saurait présenter d'inconvénient, comme le prouvent les enkystements du cysticerque.

Doit-on procéder à une extraction? Il faudra alors suivre les données d'un confrère qui, comme M. Alf. Graefe, a pour ce genre d'opérations une expérience consommée. Cet opérateur a recours à une section *méridionale*, exécutable même si le parasite occupe le fond le plus reculé de l'œil, et il précise avant l'opération, au moyen de son *ophthalmoscope à localisation*, exactement l'emplacement de sa section. Si le cysticerque se trouve en un endroit assez voisin du nerf optique, cette méthode devient, à cause du point de repère que nous donne la papille, plus ou moins superflue; mais il n'en est plus ainsi lorsqu'il siège dans les parties équatoriales. Ici, l'emplacement de la section doit au besoin, après le résultat donné par l'exploration avec l'ophthalmoscope à orientation, être fixé par un pointillé fait au moyen d'un tatouage (Foerster). On prépare alors librement la sclérotique, en dégageant la conjonctive et le tissu sous-conjonctival, et l'on pratique une incison méridionale mesurant habituellement 8 millimètres, section qu'on fera avec d'autant plus de lenteur qu'il s'agit d'extraire un cysticerque sous-rétinien, sans ouvrir la chambre postérieure, ni donner lieu à un écoulement du corps vitré.

M. Alf. Graefe a ainsi obtenu une conservation de l'œil et de la vision, dans un certain nombre de cas où la détermination du siège de l'animalcule était possible, tandis que, lorsque celui-ci se trouve absolument libre dans le corps vitré, se déplaçant à mesure que l'œil ou la tête du malade change de position, les conditions deviennent mauvaises, même pour l'explorateur le plus expérimenté dans ce genre d'opérations.

Parmi les autres entozoaires susceptibles d'occuper l'œil humain, nous avons à mentionner la filaire (*filaria spiralis*), observée seulement dans un nombre excessivement restreint de cas. Encore est-il permis de se demander si l'on n'a pas souvent confondu, avec cet entozoaire, une persistance de l'artère hyaloïde, surtout si l'on considère qu'il est actuellement connu que, dans des cas de myopie progressive, ou simplement par suite de l'accroissement physiologique de la coque de l'œil, les extrémités de ces formations congénitales peuvent se déchirer ou se détacher, et que la présence d'un corps filiforme, dans la vitrina, se trouve ainsi fort naturellement expliquée.

Il paraît que l'on rencontre assez fréquemment cet entozoaire chez le cheval, et Sichel père dit l'avoir fréquemment vu dans la chambre antérieure des chevaux.

ARTICLE VI

DÉCOLLEMENT DU CORPS VITRÉ, DÉCOLLEMENT HYALOÏDIEN

On conçoit quelle importance acquiert, dans la description de la maladie que nous allons décrire, la définition exacte de l'enveloppe du corps vitré. Pour ceux qui, comme nous, regardent avec Schwalbe (voy. p. 368), en se basant sur des considérations embryologiques, la membrane hyaloïdienne comme appartenant au corps vitré, il ne faudra désigner, comme véritable décollement du corps vitré, que les détachements plus ou moins complets de l'hyaloïde, par l'interposition d'un liquide ou d'une masse solide entre la rétine et la membrane hyaloïde. Iwanoff distingue, sans toutefois les bien préciser, le *décollement hyaloïdien* et le *décollement du corps vitré;* mais, au point de vue clinique, il convient de conserver seulement le terme de *décollement hyaloïdien*, comme équivalent à celui de détachement du corps vitré. Chaque fois que l'hyaloïde est restée attachée aux membranes enveloppantes, même lorsqu'une grande collection de liquide sera sus-jacente à la rétine, et que le corps vitré se montrera nettement délimité par des masses condensées et rétractées, on fera bien de se tenir aux expressions de *liquéfaction*, de *condensation* et de *rétraction* du corps vitré.

Le véritable *décollement du corps vitré*, c'est-à-dire le *décollement hyaloïdien*, s'observe chaque fois qu'une partie du contenu (humeur aqueuse, cristallin ou corps vitré) s'échappe *brusquement* de la coque oculaire, en changeant ainsi tout à coup les conditions normales de tension et de circulation intra-oculaire. A ce moment, un vide ne pouvant se faire, et la coque rigide de l'œil ne comblant pas par son plissement la perte du contenu oculaire, il se produit une exsudation abondante de sérosité qui s'étale au-devant des vastes troncs vasculaires, entre la *margo limitans* rétinienne et l'hyaloïde qu'elle soulève. Ce fait pathologique a la plus grande importance pour le clinicien, il lui révèle pourquoi des pertes brusques d'une partie du contenu de l'œil ne sont pas accompagnées, mais suivies, après un temps variable, de *décollement de la rétine*, et, par suite, d'une perte de la vision; il nous donne l'explication de ce redoutable accident, survenant longtemps après une opération de cataracte exécutée avec brusquerie ou suivie de perte du corps vitré. D'après la théorie émise par de Wecker sur le décollement de la rétine, celui-ci, préparé par le décollement hyaloïdien, se produirait par déchirure de la trame si délicate de la membrane nerveuse et l'invasion brusque, sous la rétine, du liquide qui lui était superposé.

Le décollement hyaloïdien, qui doit forcément se produire lorsqu'on entame la partie postérieure de l'œil, en laissant échapper brusquement une partie du corps vitré, est la raison qui rend particulièrement grave toute opération attaquant le globe oculaire de ce côté, pour l'extraction de corps étrangers. Les suites de pareilles tentatives se révéleront aisément sous forme de décollements rétiniens, de troubles nutritifs du cristallin et de phthisie essentielle de l'œil. Le décollement hyaloïdien doit avoir, en effet, au point de vue de l'intégrité de la rétine, de la fixité du cristallin, de la perméabilité plus grande du cercle de filtration de Leber, une tout autre importance que les divers états nutritifs du corps vitré même, qu'on peut désigner sous les noms de ramollissement ou rétraction du corps vitré.

En opposition avec l'explication du mécanisme du décollement rétinien, donnée par de Wecker, Iwanoff veut que, l'hyaloïde étant restée en place et l'humeur vitrée, seule, ayant été refoulée et condensée, le décollement se produise par suite d'une déchirure intéressant l'hyaloïde et la rétine, dans le point (voy. fig. 244, *g'*) où adhérerait le corps vitré. Mais, dans le cas où pareille adhérence existerait, elle rencontrerait dans la rétine doublée de l'hyoïde une certaine résistance, et la *progression* même du décollement du corps vitré démontre combien celui-ci adhère peu à sa membrane enveloppante.

Si, au contraire, on admet le décollement hyaloïdien comme phénomène précurseur du décollement de la rétine, on a une explication aisée de la façon variée dont se comporte cette dernière affection. Il suffit, pour cela, de jeter un coup d'œil sur les rapports de la membrane hyaloïdienne avec le corps ciliaire, ainsi qu'avec le ligament suspenseur du cristallin, qui n'en est que la continuation. Ainsi se conçoivent les décollements qui restent stationnaires pendant des années et sont postérieurs, et ceux qui, antérieurs, tendent, par un décollement hyaloïdien *progressif*, à se compléter en avant, et, non seulement, à amener un détachement de la rétine jusque vers l'*ora serrata*, mais à se compliquer tout de suite de troubles nutritifs du cristallin, de phénomènes irritatifs de la partie antérieure du tractus uvéal et de fluctuations très marquées dans la tension intra-oculaire.

Le décollement hyaloïdien et la liquéfaction partielle du corps vitré, avec rétraction, peuvent se rencontrer dans l'affection prédisposant le plus au décollement de la rétine, c'est-à-dire dans le cas de staphylôme postérieur progressif. Qu'il s'agisse de l'une ou l'autre altération, dont le *pronostic* est si différent, nous trouverons des symptômes ophthalmoscopiques identiques; la membrane hyaloïdienne, absolument diaphane et exactement tendue, qu'elle adhère à la rétine ou au corps vitré rétracté, ne peut nous révéler sa présence par des reflets. Ce ne serait que les opacités

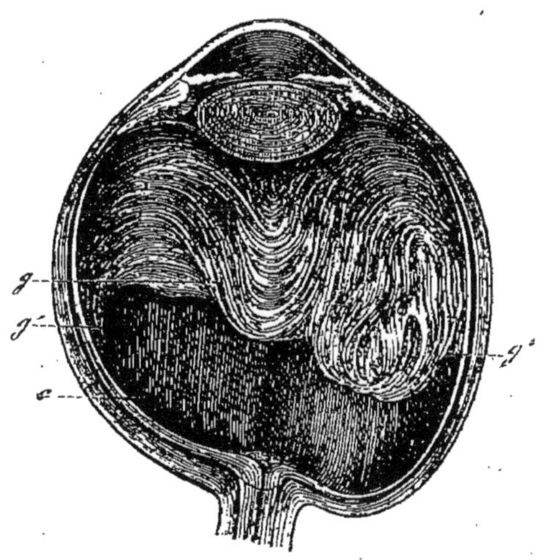

Fig. 244.

renfermées dans les parties liquides qui, par leur déplacement rapide et la délimitation de leurs excursions, pourraient nous renseigner sur le changement de consistance des parties de la vitrina sus-jacentes à la rétine. Nous nous rendrons ainsi facilement compte, par la présence d'une simple liquéfaction du corps vitré ou d'un véritable décollement hyaloïdien, pourquoi nous voyons, sur des malades à image ophthalmoscopique identique, une marche si différente dans les conséquences qu'entraîne une maladie se révélant à nous comme semblable.

Il est donc très fâcheux que ces deux états si distincts du corps vitré, ne puissent pas être objectivement reconnus et que le diagnostic doive seulement être fait par intuition. Ainsi, nous serons amené à supposer la présence d'un décollement hyaloïdien: 1° après une perte brusque d'une partie du contenu de la coque oculaire; 2° à la suite de lésions des enveloppes de l'œil ayant intéressé la rétine, surtout lorsqu'il s'agit de plaies d'une certaine étendue; 3° dans les cas de distension notable de la coque oculaire, par suite d'un allongement progressif de l'axe antéro-postérieur de l'œil; 4° dans les affections graves du corps vitré, qui se sont compliquées de rétraction de la vitrina, ainsi que cela se présente dans certaines formes d'irido-choroïdite exsudative.

ARTICLE VII

OSSIFICATION DU CORPS VITRÉ (*osteoma corporis vitrei*)

La possibilité d'une ossification a été longtemps niée, pour ce qui concerne le corps vitré, mais elle a été démontrée positivement par de Wittich. Cette rare altération a été rencontrée par Virchow, surtout chez le cheval, mais aussi chez l'homme. Suivant ce dernier auteur, une inflammation du corps vitré (hyalitis) a primitivement existé, puis celui-ci s'est transformé en une masse fibreuse solide, ayant pris, en se rétractant, soit la forme d'un cordon, soit celle d'une massue. Dans cette masse même, mais plutôt vers son extrémité antérieure, se développe alors le tissu osseux, qui se trouve ainsi juxtaposé au cristallin.

La figure 245 se rapporte à un cas de notre clinique, dont l'examen histologique,

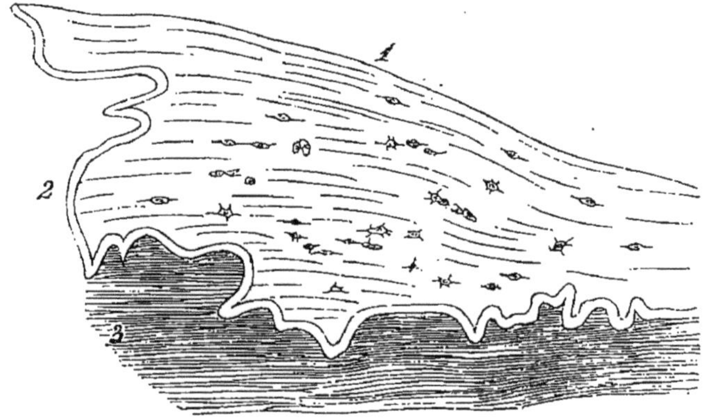

Fig. 245.

fait par M. Poncet, démontre clairement l'ossification du corps vitré, attendu que l'hyaloïde embrasse le tissu ossifié. Il s'agissait d'un œil atteint de glaucome absolu, avec dilatation anévrysmatique des vaisseaux de la rétine. L'ostéome représentait une mince couche osseuse, en forme d'anneau péripapillaire, développée dans un tissu fibreux de nouvelle formation. La couche des fibres de la rétine (fig. 245, 3) était nettement délimitée par la limitante élastique interne (l'hyaloïde), qui se montrait plissée et transparente (fig. 245, 2), et c'est en dedans de cette membrane, séparant la rétine du corps vitré, que se trouvait le tissu fibreux offrant çà et là des points d'ossification, avec corpuscules osseux à divers degrés de développement (fig. 245, 1). Il n'existait ni décollement de la rétine, ni décollement du corps vitré.

L'absence de dégénérescence osseuse, du côté de la choroïde, et le siège de l'ossification, au voisinage de la papille, différencient notablement ce cas de ceux qu'on a décrits comme ostéomes du corps vitré et qui occupaient l'emplacement de la *fossa hyaloidea*.

MALADIES DE LA SCLÉROTIQUE

La similitude de structure de la cornée et de la sclérotique est la raison pour laquelle on place généralement, dans les traités, les affections de la sclérotique immédiatement après celles de la cornée ; mais, si l'on considère que la sclérotique, sur laquelle les maladies de la cornée n'ont aucune tendance à empiéter, participe aisément aux altérations morbides de la choroïde, principalement lorsque celles-ci siègent dans la région du corps ciliaire et à l'entour du nerf optique, on nous accordera que les affections scléroticales seront étudiées avec plus de fruit, après avoir passé en revue les maladies du tractus uvéal. D'un autre côté, personne ne contestera l'opportunité, avant d'aborder le glaucome, de l'étude préalable des changements morbides de la sclérotique, qui retentissent à un si haut degré sur l'équilibre entre la sécrétion et l'excrétion de l'œil, autrement dit, qui peuvent si aisément donner lieu à des manifestations glaucomateuses, faisant le sujet du chapitre suivant de cet ouvrage.

ARTICLE PREMIER

HYPÉRÉMIE (PÉRIKÉRATIQUE)

L'hypérémie du tissu épiscléral ne constitue pas, à proprement parler, une maladie; ce n'est qu'un symptôme associé à diverses affections, mais qu'on a souvent envisagé comme une entité pathologique.

Les artères ciliaires antérieures (artères des quatre muscles droits), arrivées à une distance de 2 à 3 millimètres de la circonférence de la cornée, perforent la sclérotique pour se réunir, dans le muscle ciliaire, avec les artères ciliaires postérieures longues et constituer le grand cercle artériel de l'iris. Au moment où les artères ciliaires antérieures pénètrent ainsi dans le globe oculaire, elles fournissent au tissu épiscléral, à la capsule de Tenon et principalement au limbe conjonctival, en formant dans ce dernier point le réseau à anses marginales (voy. fig. 115, p. 183). On conçoit que le réseau vasculaire destiné à la nutrition de la conjonctive, de la sclérotique, de la cornée et de l'iris, doit évidemment refléter les troubles qui s'opèrent dans la circulation de l'une ou de l'autre de ces membranes. Les artères ciliaires antérieures prendront aussi un volume inaccoutumé, s'il existe un obstacle à la circulation intra-oculaire, comme dans les cas de glaucome.

Dans l'hypérémie du tissu épiscléral, on observe, au pourtour de la cornée, un cercle violacé (ou une plaque violacée, lorsque l'hypérémie est partielle), formé par un réseau serré de vaisseaux très déliés, s'irradiant en convergeant vers le centre de la cornée. Ces vaisseaux reposeront sur un fond d'une teinte bleuâtre, due à l'injection des capillaires les plus fins du tissu épiscléral et de la sclérotique même. Cette *injection périkératique*, dont la teinte violacée provient d'un défaut de transparence du tissu recouvrant les vaisseaux profonds, ne s'étend guère au delà de 6 à 8 millimètres de la circonférence de la cornée. La conjonctive, parfois hypérémiée, peut former un léger soulèvement, par suite du gonflement du tissu épiscléral. Les vaisseaux conjonctivaux se distinguent sans peine du réseau sous-jacent, en ce qu'ils forment un lacis à larges mailles et qu'ils suivent la muqueuse dans ses déplacements.

De tout temps, l'hypérémie du tissu épiscléral, qu'on retrouve dans les affections de la cornée, de l'iris (irido-choroïdite), ou dans les maladies graves de la conjonctive ou de la sclérotique même, a été rattachée à quelque diathèse (goutteuse, rhumatismale, scrofuleuse, etc.) : on est allé jusqu'à la décrire sous le nom d'*ophthalmie goutteuse, rhumatismale, scrofuleuse*, etc., et à considérer les affections coexistantes de la cornée et de l'iris comme de simples complications. Actuellement, s'appuyant sur l'anatomie pathologique, on doit rejeter l'injection périkératique, comme maladie distincte, pour n'y voir qu'un symptôme.

L'*ophthalmie rhumatismale*, dans laquelle cette injection joue un si grand rôle, doit être principalement rapportée à une inflammation chronique de l'iris. Les douleurs ciliaires, les troubles fonctionnels de l'iris et l'exsudation qu'on y observe (synéchies), démontrent d'une manière évidente que l'iritis est l'élément principal de cette ophthalmie. Toutefois, il faut noter qu'il existe des cas d'iritis, parfois même accusés, qui, dès leur début, s'accompagnent d'une hypérémie intense et d'une hyperplasie du tissu épiscléral (épisclériitis) disproportionnées avec l'inflammation de l'iris. Une certaine périodicité dans les poussées d'injection épisclérale est aussi manifeste dans nombre de cas.

Dans un autre ordre de faits, l'injection périkératique a été regardée, à tort, comme une *ophthalmie scrofuleuse*, compliquée ou non d'altérations de la cornée. Une photophobie plus ou moins intense accompagne cette maladie et est cause de l'erreur où l'on est tombé, en permettant aisément de méconnaître la présence de minimes altérations cornéennes.

ARTICLE II

SCLÉROTITE, ÉPISCLÉRITIS

Les inflammations de la sclérotique sont assez rares. Comme pour la cornée, nous retrouvons le même ciment qui réunit des fibres moins régulièrement arrangées, mais laissant des lacunes, garnies de cellules endothéliales fixes, absolument analogues à celles de la cornée, à l'exception d'un certain nombre de ces cellules qui sont pigmentées. Nous rencontrons de même, ici, les cellules migratrices. C'est l'augmentation de ces cellules, leur organisation, qui constituent l'élément principal de l'épisclérītis. Le cadre des inflammations de la sclérotique, pauvre en vaisseaux, sera restreint, si l'on en élimine les affections que l'on a regardées, à tort, comme des inflammations scléroticales. Nous ne sommes pas d'avis, en effet, qu'il faille distinguer deux variétés de sclérotite, l'une superficielle, l'autre profonde. L'anatomie pathologique nous engage seulement à séparer l'inflammation primitive de la sclérotique (sclérotite superficielle), sous le nom d'*épisclérītis*, de l'inflammation de cette membrane, consécutive à celle de la choroïde (sclérotite profonde), et que nous avons décrite sous le nom de *scléro-choroïdite antérieure*.

La véritable *sclérite*, ou *épisclérite*, ainsi qu'on s'est accoutumé à l'appeler, mérite véritablement, d'après ce que nous venons d'exposer, la qualification d'*infiltrante* (Alt). Elle se localisera de préférence en des points où les matériaux, pour son développement, lui sont le plus aisément apportés, c'est-à-dire au voisinage des vaisseaux qui traversent la sclérotique, passage des *vasa vorticosa,* des vaisseaux ciliaires, voisinage des espaces péricornéens veineux et lymphatiques. L'organisation des parties infiltrées déterminera un épaississement, avec formation de nouveaux vaisseaux; mais aussi l'infiltration peut se résorber, et, comme dans l'infiltration cornéenne, elle est susceptible de se dissiper sans laisser de trace, ou simplement un *entassement* et une *condensation* de tissu qui, pour la sclérotique, se traduiront par une accumulation plus marquée des cellules pigmentées fixes, se révélant à l'inspection directe par la formation de taches ardoisées.

Symptômes anatomiques. — On observe une tache rougeâtre à une distance de 3 à 4 millimètres du bord de la cornée, de préférence dans la direction des muscles, près de leur insertion, et sur la moitié externe du globe de l'œil. Cette tache gagne peu à peu en hauteur, devient plus foncée, et l'on y distingue aisément les vaisseaux conjonctivaux, des vaisseaux plus profonds appartenant au tissu sclérotical; puis, la partie injectée proémine de plus en plus et forme un bouton aplati de 1 à 2 millimètres de hauteur et d'une largeur variable. La couleur de ce bouton, que constitue un boursouflement considérable du tissu épiscléral, est, à son sommet, d'un rouge jaunâtre, tandis que ses bords, qui se perdent insensiblement dans les parties saines, sont rouge écarlate. Le plus souvent, il n'existe qu'un seul bouton sur la sclérotique (1); le reste de cette membrane n'offre aucun symptôme d'inflammation, et la conjonctive elle-même, en dehors du point malade, est presque entièrement intacte.

On confond très facilement le bouton de l'épisclérite, avec la pustule large et aplatie que l'on trouve parfois dans la conjonctivite pustuleuse, mais celle-ci n'est pas aussi élevée et s'excorie promptement, ce qui ne s'observe qu'exceptionnellement dans l'épisclérite. Les cas où cette dernière affection se serait même, suivant certains auteurs, terminée par une perforation sont d'une rareté extrême.

Quand l'épiscléritis est très rapprochée de la cornée, nous voyons cette membrane s'infiltrer et devenir opaque, au voisinage de la partie malade. Parfois, sous la forme d'un segment d'anneau, une vascularisation extrême, à vaisseaux rectilignes et serrés, accompagne cette infiltration. L'épiscléritis peut-elle aussi s'étendre aux enveloppes sous-jacentes, à la choroïde, en particulier? Sichel père plaçait l'origine de cette affection dans la choroïde et pensait que, négligée ou traitée trop tardivement, elle se terminait assez souvent par la formation d'un staphylôme. Cette manière de voir ne peut s'expliquer que par une confusion avec la scléro-choroïdite antérieure; car une terminaison de l'épiscléritis en staphylôme ne doit survenir que lorsque, à une épisclérite, s'est ajoutée la complication tout inusitée d'une choroïdite antérieure et que le caractère primitif de l'affection s'est transformé.

Symptômes généraux. — L'épiscléritis se caractérise par la longueur de sa durée et par le peu de malaise qu'elle occasionne au malade. Des douleurs sourdes dans la région sus-orbitaire sont exceptionnelles. La très grande sensibilité du bouton au toucher, qu'on a signalée (Saemisch), résulte de la confusion, déjà notée plus haut, avec des cas de scléro-choroïdite et d'irido-choroïdite antérieure, où le corps ciliaire devient très sensible au toucher. La vue, à moins d'un trouble cornéen

(1) Pour cette raison, le nom d'épisclérite boutonneuse (Darier, *Arch. d'Ophthalmologie*, p. 62, 1880) nous paraît peu heureusement choisi.

étendu, n'est pas atteinte ; l'accommodation s'effectue sans difficulté, et l'iris ne présente aucun phénomène morbide. Le sac conjonctival participe à peine à l'inflammation ; quelquefois, il est le siège d'une légère sécrétion catarrhale ou d'un afflux exagéré des larmes.

Marche de la maladie. — L'épisclérítis met, en général, de quatre à six mois à disparaître, pour laisser persister une tache de couleur ardoisée ; encore arrive-t-il assez souvent que l'inflammation ne cesse sur un point que pour reparaître bientôt sur un autre, vers la circonférence de la cornée. Il peut se faire ainsi que la maladie traîne des années.

Étiologie. — L'étiologie de l'épisclérítis est bien peu connue. Il semble ressortir des statistiques qu'elle est plus fréquente chez les femmes que chez les hommes. On l'observe plus souvent dans l'âge adulte que sur des sujets jeunes. Comme cause déterminante, la diathèse rhumatismale et goutteuse a surtout été accusée. Rarement l'épisclérítis s'observe avec la syphilis constitutionnelle, la *spedalskhed* et le *lupus exfoliativus*.

Pronostic. — En général, l'épisclérítis n'offre pour l'œil aucun danger ; cette affection n'est fâcheuse qu'à cause de sa durée excessive, de sa tendance aux rechutes et de son empiétement sur la cornée.

Traitement. — Toutes les médications locales (collyres, cautérisations, insufflations de calomel) doivent être proscrites, elles sont plutôt nuisibles qu'utiles. Les purgatifs, le calomel, les frictions avec l'onguent mercuriel belladoné ne parviennent pas à accélérer la marche si lente de la maladie. Le traitement le plus efficace consiste, soit dans l'emploi des injections de pilocarpine, simultanément prescrites avec le salicylate de soude, ou mieux de lithine, à l'intérieur, soit dans l'usage de ces médicaments avec les tisanes sudorifiques (salsepareille). Les résultats si favorables fournis par les cures de transpiration, dispenseront de recourir à l'abrasion du tissu épiscléral malade (Brecht), ou aux scarifications répétées (Schoeler), moyens que, d'ailleurs, les malades seront peu disposés à accepter, surtout dans la clientèle privée. Vers la terminaison de la maladie, pour obvier à la persistance de l'infiltration cornéenne, on peut combiner quelques scarifications avec l'introduction de la lanoline hydrargyrique dans le cul-de-sac (Darier).

Lorsqu'il s'agit d'une forme très indolente de sclérite, entraînant une opacité assez étendue de la cornée, le long du foyer inflammatoire de la sclérotique, on peut, à part les traitements que nous venons d'exposer, recourir à un massage de l'œil (Pagenstecher) plusieurs fois répété par jour. En joignant, à ces moyens, l'emploi des pulvérisations chaudes, des compresses chaudes, du bandeau compressif pendant la nuit, on arrive à voir se dissiper les désordres laissés, par la sclérite, dans les parties périphériques de la cornée. S'agit-il de cas très anciens et cette médication n'exerce-t-elle plus d'effet ? alors, nous avons recours, pour stimuler la circulation lymphatique, à l'application plusieurs fois répétée, dans l'espace de quelques semaines, de petites pointes de feu, faites, avec l'anse du galvanocautère le long des parties opaques, sur le bord sclérotical.

Lorsqu'on a affaire à de très anciennes épisclérites, qui ont fini par faire le tour de la cornée, de manière qu'un cercle de sclérose cornéenne s'est développé, il peut se faire qu'une entrave sérieuse soit portée à l'élimination du courant nutritif de l'œil et que des symptômes glaucomateux insidieux réclament l'emploi de la sclérotomie et même de l'iridectomie.

ARTICLE III

SCLÉRITE PURULENTE

Le mode particulier de nutrition de la sclérotique, par un lacis pauvre en fins vaisseaux, la protection bien plus notable contre les lésions directes comparativement à la cornée, font que nous ne voyons pas un nombre si considérable d'affections diverses se développer dans cette partie la plus vaste de l'enveloppe oculaire. Bien rarement, à la suite d'une choroïdite purulente par traumatisme, on assiste, dans les points où les vaisseaux et les nerfs perforent cette enveloppe, à une telle infiltration de leucocytes, que, par nécrose des faisceaux fibreux comprimés, la sclérotique abcède. Consécutivement à une extraction de cataracte on peut voir encore, lorsque la plaie est devenue le siège d'une infection et que la suppuration s'est de préférence établie le long du corps ciliaire, dans la région supérieure de l'œil, se produire une sorte d'usure et s'effectuer une perforation entre la plaie cornéenne et l'insertion du muscle droit supérieur, tout près de l'implantation du tendon. Chose curieuse, l'évacuation du pus ne se fait pas alors par la voie artificiellement produite, mais bien par le chemin que s'est créé le pus lui-même.

Il peut encore se présenter, dans l'abcès scléral, qu'un point de la trame abcède et qu'une partie de la collection purulente, mêlée du tissu sphacélé de la sclérotique, s'épanche dans l'intérieur de l'œil, le long de la *lamina fusca*.

Lorsqu'il arrive que la sclérotique abcède de part en part, par suite d'une sclérite purulente, il s'échappe une grande partie du contenu de l'œil, et nous voyons, le plus souvent, une phthisie d'autant plus complète se développer, que la cicatrice fortement rétractée de la sclérotique amène un décollement hyaloïdien, rétinien et même des parties avoisinantes du corps ciliaire. C'est la prolongation de cette suppuration si douloureuse qui doit nous engager à procéder, en usant de toutes les précautions antiseptiques, à l'exentération de ces yeux, pendant la période suppurative même.

ARTICLE IV

SCLÉRITE GOMMEUSE

Outre la part active que prend la sclérotique, dans les cas d'irido-choroïdite, où la masse gommeuse vient, en quelque sorte, dissocier par fibres les faisceaux du tissu sclérotical et les soulever sous forme d'ectasie staphylomateuse, on peut encore voir la production gommeuse se développer primitivement sur la sclérotique, sous forme d'une tumeur d'un aspect gélatineux et transparent, pullulant sur le tissu scléral même et s'étalant sous la capsule, ainsi qu'on a pu s'en assurer en procédant à l'ablation de pareille tumeur.

La sclérite gommeuse se différencie aisément de l'irido-choroïdite de même nature, par l'absence de symptômes d'iritis et la limpidité absolue de l'humeur aqueuse et du corps vitré. La constatation de la transparence parfaite des milieux de l'œil est rendue quelque peu difficile, lorsque la sclérite a beaucoup progressé et s'est sensiblement avancée vers la cornée, où elle entraîne alors une opacité par sclérose assez étendue. Un signe particulier est encore l'absence de symptômes irritatifs bien accusés; l'injection périkératique, dans les endroits non occupés par la sclérite, est très peu accusée, et telle est la raison pour laquelle on peut croire, si le foyer morbide siège dans la région supérieure de l'œil, au développement d'un staphylôme aigu.

Quoique fort rare, nous avons toujours, de temps à autre, occasion d'observer cette forme de sclérite, qui réclame aussitôt un traitement des plus énergiques, au moyen de frictions et d'injections simultanées de sublimé et de pilocarpine. Si l'on n'agit pas avec une très grande vigueur, on doit craindre une complication de la sclérite avec l'irido-choroïdite gommeuse et la destruction de l'œil, qui devient phthisique ou staphylomateux. A part ce danger, une défiguration est à redouter par la persistance et la trop grande étendue de la maladie; c'est qu'elle donne lieu, en effet, à une sclérose d'un vaste segment de la cornée, altération qui vient se confondre avec une partie fortement pigmentée de la sclérotique, d'un aspect fort disgracieux et permanent, et qui occupe la région où s'était développée la gomme.

ARTICLE V

PIGMENTATION CONGÉNITALE APPARENTE, TACHES MÉLANOTIQUES HYPERTROPHIE SCLÉRALE — TUMEURS DE LA SCLÉROTIQUE

Ceux qui ont à soigner des malades des régions tropicales, en particulier des nègres, savent combien les taches pigmentaires de la sclérotique sont fréquentes. Mais aussi, chez les Européens, principalement sur les sujets de la race latine, à cheveux foncés, pareilles taches ne sont nullement rares, et n'offrent guère qu'un intérêt de curiosité. La dénomination de *pigmentation congénitale apparente*, employée ici, par la raison que, dans les races blanches, le pigment de la sclérotique ne se révèle pas normalement à l'œil nu, ne doit pas être remplacée par la désignation de *mélanosis scléral*, préférée par M. Hirschberg, qui attribue, à tort, à ces taches congénitales de la sclérotique une prédisposition à la formation de tumeurs pigmentées.

Les taches pigmentaires congénitales s'observent avec une très grande fréquence en France et en Espagne ; elles ont une coloration plus accusée, en général, que celles formées par la pigmentation qui suit l'épisclérite. Elles se rencontrent souvent en groupes de plusieurs taches disséminées, ou sous forme d'une très large plaque qui se perd vers l'équateur de l'œil. Chez les nègres, on observe que ces taches s'approchent bien plus du bord de la cornée, et qu'il existe souvent simultanément une pigmentation, par plaques, du limbe conjonctival.

Ces taches congénitales n'ont absolument rien de commun avec celles de la *mélanose* acquise, qui, tout en empiétant sur la sclérotique, sont à la fois aussi conjonctivales. Pareilles taches mélaniques apparaissent, au début, isolées, ont une teinte noir foncé, se dégradent, en certains points, en un brun sépia, et sont aussi, tout d'abord, situées à une certaine distance du bord cornéen, mais finissent par l'atteindre. Après dix, quinze ou vingt ans d'accroissement imperceptible, la coloration de ces taches, qui ont atteint le limbe conjonctival, s'accentue, et la tache elle-même se bombe en avant, en se transformant en une tumeur mélanique.

Une *pigmentation accidentelle* de la sclérotique se rencontre fréquemment à la suite de coups de feu, de la pénétration de corps étrangers, et, ici, elle se combine aisément avec un autre état, l'*hypertrophie partielle* de la sclérotique. On voit ainsi, autour d'un fragment de capsule, d'un éclat métallique ou d'un segment de grain de plomb, la sclérotique s'épaissir au point de prendre le triple ou le quadruple de son épaisseur habituelle. Il n'est pas rare de trouver, au voisinage de grains de poudre ayant pénétré dans la sclérotique, le tissu épiscléral hypertrophié et pigmenté. En pareille circonstance, la pigmentation est tellement diffuse que l'on devra s'abstenir de toute tentative d'abrasion de ces taches soulevées.

Les *tumeurs* de la sclérotique ont trouvé leur description à l'occasion de l'exposé des néoplasies, qui se développent près du limbe conjonctival, dans les tissus épiscléral et conjonctival de cette région (voy. p. 159). A l'instar de ce qu'on observe pour le tissu cornéen, la sclérotique elle-même, avec son tissu mal nourri, paraît ne pas se prêter à la genèse des tumeurs. La trame sclérale joue un rôle passif vis-à-vis des tumeurs qui l'attaquent, soit du dehors, soit de l'intérieur de l'œil. Dans certains cas, les fibres scléroticales sont dissociées et éparpillées par la tumeur qui s'insinue entre elles, mais le plus souvent on voit, au sein même des néoplasies, la sclérotique se comporter d'une façon absolument indifférente. S'agit-il d'une tumeur maligne intra-oculaire, ce sont les ouvertures de la capsule de l'œil, livrant une voie aux nerfs et aux vaisseaux, qui ont donné passage à la tumeur en se distendant progressivement. S'il existe une tumeur extra-oculaire, le globe de l'œil pourra être comprimé et réduit à un minimum de volume, mais la sclérotique, repliée sur elle-même et plissée en tout sens, demeurera intacte.

Ce que l'on a décrit sous les noms de kyste, fibrome, sarcome, ostéome, n'a pas pris origine dans la sclérotique même. Ces nouvelles productions se sont plus ou moins intimement insinuées dans sa trame, qui n'a subi que des altérations passives de dissociation, d'usure et de désagrégation.

Les blessures, déchirures et corps étrangers de la sclérotique ont été traités à l'occasion de semblables lésions de la conjonctive et de la cornée (voy. p. 241).

GLAUCOME

INTRODUCTION

Le glaucome n'est pas une entité morbide, c'est un symptôme qui peut compliquer toute affection oculaire, en particulier aussi les choroïdites (1) ; dans d'autres cas, il est le phénomème prépondérant provoqué par des changements nutritifs des enveloppes de l'œil, et il peut imposer alors, par cette prédominance, en laissant croire à une affection primitive. Un œil devient glaucomateux du moment où l'*équi-*

(1) Dans la première édition de son grand traité, de Wecker, d'après les idées qui avaient cours alors, rangeait le glaucome dans les choroïdites et le considérait comme la manifestation de la forme de choroïdite désignée sous le nom de *séreuse*. Bien des auteurs l'ont suivi dans cette voie, et beaucoup considèrent encore actuellement l'affection choroïdienne comme la pierre fondamentale sur laquelle s'élève l'édifice chancelant de leur théorie glaucomateuse.

libre, entre la sécrétion et l'excrétion de l'organe, est rompu en faveur de la quantité de liquide que contient physiologiquement la coque oculaire. Cette rupture d'équilibre fera éclater *une augmentation de pression intra-oculaire, une accentuation de tension et une distension consécutive des parties les moins résistantes de la coque oculaire.*

L'exposé que nous tracerons des affections glaucomateuses sera, nous l'espérons, un résumé exact des impressions cliniques, dégagées autant que possible de toute préoccupation doctrinaire. Ce que nous a appris cette étude, poursuivie pendant de longues années, c'est qu'il faut absolument séparer du glaucome le terme *inflammatoire ;* il n'existe pas, comme Donders l'a pensé, dans le glaucome, une ophthalmie. La rupture d'équilibre entre sécrétion et excrétion, suivant qu'elle est brusque et plus ou moins accentuée, entraîne plus ou moins de symptômes irritatifs, mais non des inflammations. Nous aurons occasion d'exposer que tous les prétendus phénomènes inflammatoires sont le résultat d'un excès de pression, et n'ont de l'inflammation que l'apparence, *tout produit inflammatoire faisant défaut.* Bien du temps s'écoulera sans doute jusqu'à ce qu'on ait rompu avec la routine de parler de glaucomes inflammatoires, les partisans de l'ophthalmie se cantonnant derrière les cas où une inflammation s'est compliquée de phénomènes glaucomateux (comme certaines lymphangites oculaires) ; mais, pour nous, il ne reste pas moins démontré déjà actuellement que glaucome et excès de pression sont des termes qui excluent l'inflammation, celle-ci étant toujours le produit d'une infection.

Dans notre description, nous passerons en revue les diverses phases du glaucome, suivant qu'elles s'accentuent progressivement ; nous diviserons donc cette affection, suivant les gradations qu'elle présente cliniquement à notre observation, et nous distinguerons :

1° *Un glaucome prodromique ;*
2° *Un glaucome chronique simple ;*
3° *Un glaucome chronique irritatif ;*
4° *Un glaucome irritatif aigu et fulminant.*

ARTICLE PREMIER

GLAUCOME PRODROMIQUE

On ne saurait mieux saisir le caractère essentiel d'un symptôme, comme le glaucome, qu'en l'étudiant sur des yeux où il apparaît périodiquement et d'une façon fugace, en imprimant passagèrement à l'œil, mais d'une façon nette et précise, le cachet des désordres qui, d'ordinaire, ne se produisent qu'insensiblement. On est d'autant plus autorisé à s'arrêter sur une pareille étude, que la forme prodromique reste souvent pendant de longues années telle, et qu'elle n'implique pas, *d'une manière absolue,* sa transformation en une affection progressive.

De Graefe, qui, le premier, a désigné un état prodromique du glaucome, le considère comme se rencontrant dans trois quarts des cas de glaucome irritatif. D'après notre expérience personnelle, la proportion est toute différente : c'est à peine si, dans un tiers des cas, nos malades affirment avoir eu des symptômes prodromiques. Infiniment restreints sont les cas, où le glaucome se maintient dans un état méritant le nom de *glaucome prodromique.* M. Laqueur, qui a si bien étudié l'état précurseur du glaucome, partage cette opinion et fait aussi observer que plus le glaucome éclate à une période peu avancée de la vie (jusqu'à quarante-cinq ans), plus il y a de probabilité pour observer une période prodromique ou un véritable *glaucome prodromique*.

Les symptômes principaux du glaucome prodromique sont :

1° Une *apparition de fumée* devant les yeux. Le malade se rend compte que tout son champ visuel est le siège d'une opacité grisâtre, s'accentuant lorsqu'il regarde dans une partie moins éclairée. Aux premières apparitions de cette fumée grisâtre, l'acuité visuelle ne souffre nullement, les lettres, pendant un examen d'acuité, se montrant seulement moins noires. Ce n'est qu'après plusieurs apparitions de fumée que, celle-ci gagnant en intensité, l'acuité visuelle décroît sensiblement, pour tomber même à un dixième.

2° *Les cercles irisés qui apparaissent autour de tout corps lumineux, phénomène inséparable de la vision de fumée.* — L'apparition de la fumée peut être assez peu accusée pour que, dans les endroits très éclairés, elle échappe aux malades, mais, dans ce cas même, les cercles irisés ne feront pas défaut.

Les cercles, qu'observe le malade, sont absolument concentriques et mesurent de 2 degrés à 2°,5. Ils ne touchent pas la flamme, mais ils en sont séparés par un halo foncé de 4 à 5 degrés. L'intensité de la coloration est en rapport avec le degré de fumée que voit le malade, ainsi qu'avec l'éclat de la lumière qu'il regarde. Tandis qu'avec la lumière jaune des bougies et du gaz, la zone rougeâtre externe frappe surtout le malade, ce sont des cercles irisés de couleur bleu violet qui apparaissent avec la lumière électrique, lunaire ou solaire, renfermant davantage de lumière blanche. Des malades attentifs ne désigneront pas la zone rouge comme terminant le phénomène entoptique, mais signaleront, à mesure que les cercles colorés pâlissent, l'apparition d'un cercle noir, qui, lui, est continué par un cercle, large de 1°,5 à 2 degrés, de lumière blanche diffuse, dans lequel certains malades désignent nettement des lignes radiées innombrables (Laqueur). L'ensemble de ces divers cercles occupe une étendue mesurable et équivalente à 14 degrés.

A mesure que le malade examine ces cercles à une époque éloignée du début de l'attaque, les couleurs pâlissent, et il finit par ne plus voir qu'un cercle de lumière bleuâtre, séparé de la flamme par une zone opaque (phénomène bien différent des simples cercles de diffusion que voient les yeux amétropes). Questionne-t-on le malade, à ce moment, sur la fumée qu'il aperçoit, il répond généralement qu'elle semble s'être transformée en un brouillard plus ou moins blanchâtre. Ce brouillard et les cercles autour des flammes disparaissent simultanément.

3° Si, pendant ces troubles visuels qu'accuse avec tant de précision le malade, on explore attentivement la tension de l'œil, on est à même de constater, d'une manière irréfutable, une *dureté de l'œil plus grande* que celle qui existe en dehors de l'attaque. La comparaison est facile parce qu'en général un seul œil se trouve atteint ; en outre, après l'attaque, l'œil revient insensiblement à sa tension normale, semblable à celle du congénère.

Un très grand nombre de ces attaques de troubles de la vision ont-elles eu successivement lieu? alors, on peut aussi, par l'exploration des deux yeux, désigner au malade quel est celui qui lui occasionne les phénomènes dont il se plaint ; *une légère dureté* est jointe à *une plus grande réduction de l'amplitude d'accommodation* comparativement à l'autre œil.

4° L'exploration à l'éclairage oblique, pendant l'attaque, nous montre *constamment un léger trouble de la cornée*, qui renvoie un reflet plus fort et grisâtre, et dont la couche épithéliale, ainsi que le démontre le miroitement, se trouve avoir perdu de sa régularité de surface. Il s'agit ici d'un tiraillement plus grand de la couche épithéliale, dont les éléments se dissocient, ainsi que d'un soulèvement par places de la trame cornéenne œdématiée, à la suite d'une plus grande difficulté apportée à la circulation lymphatique. L'humeur aqueuse n'a rien perdu de sa transparence, ainsi qu'on peut s'en assurer en pratiquant une paracentèse ou une sclérotomie, et la limpidité du corps vitré est intacte, comme le démontre l'exploration ophthalmoscopique, pratiquée quelques instants après une sclérotomie ayant rendu à la cornée son état normal.

5° L'examen ophthalmoscopique des yeux atteints de glaucome prodromique ne montre, en général, en dehors de l'attaque, aucune altération ; pendant l'attaque, si elle est intense, on constate fréquemment un pouls artériel et celui-ci peut exceptionnellement aussi, chez certains malades, persister avec une vision du reste parfaite. S'agit-il d'anciens cas, la comparaison d'un œil à l'autre nous permet de constater une plus grande difficulté dans la circulation veineuse ; sur l'œil atteint de glaucome prodromique, les gros troncs veineux sont un peu élargis, comparativement à l'œil sain, et légèrement aplatis près du bord papillaire, qui conserve son niveau normal tant qu'il s'agit de simples prodromes.

La *marche* du glaucome prodromique diffère dans les divers cas. Tout d'abord, qu'est-ce qui provoque ces attaques, qu'est-ce qui contribue à les faire disparaître ? Nous partageons ici absolument la manière de voir de M. Laqueur : tout ce qui est de nature à *dilater* le pupille prédispose au retour de l'attaque, tout ce qui produit une puissante *contraction* pupillaire tend à faire disparaître l'attaque. En d'autres termes, tout ce qui rejette l'iris et son insertion vers le cercle de filtration péricornéen tend à amener l'attaque, tout ce qui contribue à dégager ce cercle, par contraction violente de la pupille, fait cesser l'attaque.

Les malades arrivent bien vite à connaître que toutes causes débilitantes, manque de nourriture, défaut de sommeil, excès de travail, épuisement musculaire, agissant sur les sphincters, en les relâchant, leur amène l'attaque. Il en est de même de l'effet débilitant des émotions morales et des lassitudes qu'elles entraînent. Au contraire, tout ce qui stimule les sphincters, tout ce qui amène une contraction pupillaire fait cesser l'attaque. Ainsi il suffit, au début du mal, d'une promenade en plein air, au soleil, ou d'un sommeil d'une courte durée, mais profond, pendant lequel la pupille reste contractée, pour que le malade voie se dissiper son attaque.

La preuve que c'est bien la contraction pupillaire qui fait cesser l'attaque, c'est que l'ésérine et la pilocarpine la font disparaître, dès que ces myotiques entrent en action comme contracteurs pupillaires. Le resserrement pupillaire marche parallèlement avec le retour de la vision, bien que la tension, qui s'est même encore quelque peu accrue après l'instillation des myotiques, ne s'abaisse sensiblement qu'après une demi-heure ou une heure.

Les attaques se dissipent chez les malades, avec une très grande rapidité, chaque fois qu'on a recours à un moyen naturel ou artificiel pour contracter la pupille, et l'on peut observer des malades chez lesquels, pendant des années, ces attaques se sont présentées à des intervalles fréquemment répétés (jamais périodiques) et ont laissé un œil absolument normal et intact. Ni l'acuité visuelle, ni le champ visuel, ni l'état de réfraction n'ont changé, seule, l'amplitude d'accommodation a parfois souffert. Bien entendu, nous parlons ici des cas où le glaucome présente nettement encore son caractère prodromique et ne s'est pas insensiblement transformé en une des autres variétés à décrire, en en prenant les caractères propres. Car nous cessons de le regarder commme prodromique, *dès que les périodes de pression exagérée ne sont plus entrecoupées par des phases de pression normale et que les phénomènes d'exagération de tension, devenus permanents, se révèlent par des signes manifestes, que nous montre l'exploration ophthalmoscopique et fonctionnelle.*

La transformation du glaucome prodromique en une forme aiguë, avec attaque, unique (fulminante) ou accès répétés, est-elle la terminaison usuelle? Non, d'après notre expérience, nous voyons que la transformation en une forme chronique irritative est la plus fréquente. Dans ce cas, la fumée ne se dissipe que très lentement et finit par persister. La pression intra-oculaire reste constamment surélevée. On constate une rugosité persistante de la cornée, une paresse dans les mouvements de l'iris, une légère diminution de profondeur de la chambre antérieure et une réduction, cette fois presque complète, de l'amplitude d'accommodation. Le champ visuel se rétrécit progressivement, en même temps que la papille du nerf optique est refoulée.

Il est rare de voir un glaucome prodromique se transformer en une forme de glaucome chronique simple, c'est-à-dire en une forme où les symptômes morbides se concentrent dans le segment postérieur, la région papillaire. Chez ces malades, les attaques prodromiques perdent peu à peu en intensité, mais gagnent en longueur.

La *thérapeutique* du glaucome prodromique ne doit évidemment pas être aussi radicale que cela a été recommandé et consister tout de suite dans l'iridectomie, entraînant nécessairement des éblouissements et la production d'un astigmatisme plus ou moins accusé.

Moins les attaques sont fréquentes et intenses, moins on a à s'occuper de traiter directement l'œil, mais on doit porter son attention sur l'état général de ces sujets, ordinairement d'un tempérament débile, nerveux et irritable. Chez eux, le séjour prolongé en plein air, les exercices corporels non fatigants, les promenades, les bains de mer, tout ce qui est, en un mot, stimulant et fortifiant, doit être conseillé. A ces personnes, nous prescrivons l'usage prolongé des pilules de valérianate de quinine (deux pilules de 10 centigrammes matin et soir), des ferrugineux (eau d'Orezza), et nous conseillons d'instiller dans l'œil malade, le soir en se couchant, une goutte d'un collyre de pilocarpine (20 centigrammes pour 10 grammes).

Les attaques se répètent-elles très souvent, nous avons alors recours à des instillations périodiques d'ésérine (5 centigrammes pour 10), ainsi qu'à l'emploi de fortes doses de quinine ; nous n'hésistons pas, en pareil cas, à proposer au malade la sclérotomie, qui, jointe au massage régulier de l'œil et à l'emploi de la pilocarpine, arrive sûrement à faire disparaître les phénomènes prodromiques. On réservera l'iridectomie aux cas où les attaques prodromiques auront déjà gagné tellement en intensité, qu'on pourra craindre qu'elles soient suivies d'une attaque de glaucome aigu, et nous serons d'autant plus autorisés à agir ainsi que le malade se trouve moins à notre portée.

ARTICLE II

GLAUCOME CHRONIQUE SIMPLE

Il aurait pu paraître plus naturel de faire suivre la description du glaucome prodromique de celle du glaucome chronique irritatif ou glaucome aigu, dans lequel il se transforme parfois ; mais nous tenons à décrire successivement les signes principaux du symptôme glaucome, sur des yeux en apparence sains, et où le cortège des phénomènes irritatifs ne vient pas voiler plus ou moins les signes cardinaux.

Le *glaucome chronique simple* est une affection où tout signe irritatif, même celui qui résulte de la tension cornéenne, fait défaut; ce n'est pas, comme le définit M. Mauthner, une variété « où les symptômes inflammatoires manquent dans la section *antérieure* du globe oculaire », mais où tout symptôme inflammatoire fait défaut. Ce qui caractérise, en outre, cette variété de glaucome, c'est qu'elle est *absolument dépourvue* de toute poussée et de toute rémittence dans sa marche, qui, plus ou moins lente, est *uniformément* progressive.

Le glaucome chronique simple se présente ainsi avec une augmentation lente, mais progressive de la tension, dont les effets se font valoir essentiellement sur les nerfs ciliaires et l'entrée du nerf optique. Cette augmentation régulière de tension refoule progressivement la papille et anesthésie peu à peu les fibres nerveuses.

Les symptômes principaux du glaucome chronique simple sont donc: 1° une augmentation lente et progressive de la tension; 2° une réduction graduelle de l'amplitude d'accommodation, allant souvent jusqu'à l'abolition du pouvoir accommodateur; 3° une diminution plus ou moins prononcée de la sensibilité cornéenne; 4° un refoulement du nerf optique; 5° l'anesthésie progressive de la rétine.

1° *L'augmentation lente et progressive de la tension* ne manque dans aucun cas de glaucome chronique simple confirmé. Bien qu'en général l'accroissement de la pression intra-oculaire soit manifeste, cependant il faut reconnaître que, parfois, ce symptôme peut être fort peu accusé, au début, surtout s'il s'agit d'yeux à tension primitivement très faible. Un seul œil est-il atteint? il sera pourtant facile par la comparaison avec l'autre, dont la tension normale peut être minime, de s'assurer qu'il y a eu accentuation de la pression sur l'œil qui présente des phénomènes glaucomateux.

En dépit des difficultés que nous pouvons quelquefois rencontrer pour nous renseigner sur un accroissement de tension, nous ne voudrions, en l'absence de ce symptôme, poser, dans aucun cas, le diagnostic de glaucome. D'ailleurs, nous disposons, en explorant l'accommodation, d'un second signe très sensible, pour acquérir la confirmation que les nerfs intrinsèques de l'œil sont soumis à un excès de pression.

2° *Réduction et abolition de l'amplitude d'accommodation.* — Ce symptôme aurait une valeur infiniment plus considérable, si le glaucome n'éclatait pas à une période de la vie où déjà le pouvoir accommodateur est sensiblement réduit. Toutefois, il est en général aisé, lorsqu'on a affaire à un glaucome unilatéral, de constater qu'il existe une différence sensible, entre l'amplitude accommodatrice de l'œil sain et celle de l'œil atteint de glaucome simple, à condition, bien entendu, que la vision n'ait pas trop souffert sur l'œil malade. Dans aucun cas, un glaucome chronique ne survient, sur l'un des yeux, sans que le malade en ait été averti par une réduction sensible de son pouvoir accommodateur, se révélant, chez les sujets encore jeunes, par des symptômes d'asthénopie accommodative et, chez les personnes d'un certain âge, par la nécessité de changer à des intervalles très rapprochés leurs lunettes. Simultanément avec ce symptôme, marchent une paresse plus ou moins marquée dans les mouvements du sphincter iridien et un certain degré de mydriase, qui frappent surtout par comparaison avec l'autre œil resté sain.

3° Un signe qu'on peut utiliser, comme le précédent, dans les cas difficiles, c'est la *diminution de la sensibilité de la cornée*, qui nous frappe surtout lorsque cette sensibilité peut, au moyen d'un simple stylet mousse, être comparée d'un œil à l'autre.

4° Le symptôme capital du glaucome chronique simple est, sans contredit, le *refoulement progressif de la lame criblée de la papille et de son tissu nerveux.*

C'est ici le lieu de rappeler que la lame criblée ne peut être considérée comme autre chose que la terminaison de la névroglie du nerf optique, au moment où les fibres se dépouillent de leur gaine de myéline, pour devenir fibres à simple contour, fibres transparentes. La transformation s'opère habituellement dans un point correspondant à l'épaisseur de la sclérotique, de façon à se trouver au niveau du plan interne de cette enveloppe, la plus épaisse de l'œil. Très souvent, la cessation de la névroglie et, avec elle, le dépouillement des fibres nerveuses de leur myéline, ne se font pas dans un plan concordant ou parallèle avec celui de la surface scléroticale; mais la démarcation des fibres transparentes descend plus ou moins profondément dans le nerf, et cela principalement le long de l'arbre vasculaire des vaisseaux centraux; ce qui permet au regard de pénétrer à une assez grande profondeur dans le nerf, la lame criblée présentant alors sur sa coupe l'aspect d'un cornet. Souvent aussi, elle remonte davantage d'un côté du nerf, s'abaisse sensiblement de l'autre, ce qui explique l'apparition d'excavations physiologiques plus ou moins profondes.

Les fibres du nerf optique, une fois dépouillées de leur gaine de myéline, étant absolument transparentes, si donc la lame criblée est soustraite à notre regard dans une très grande étendue, ou même complètement, lorsqu'il n'existe aucune excavation physiologique, c'est que les quatre ou cinq cent mille fibres qui ont quitté le nerf, forment une véritable papille par le resserrement de l'anneau sclérotical; ce ne sont évidemment pas des fibres transparentes qui nous masquent l'aspect chatoyant et éclatant de la névroglie, que donne la lame criblée, mais bien les vaisseaux, les capillaires et les très fins réseaux de tissu cellulaire, qui, en formant l'adventice, accompagnent surtout les fines ramifications.

Ce n'est, dans le diagnostic et l'appréciation d'une excavation, que le parcours des vaisseaux (fig. 246) *et l'emplacement de la lame criblée qui peuvent nous guider.* — L'ophthalmoscope ne peut nous induire en erreur que pour ce qui regarde le parcours de fibres se révélant avec leur transparence, comme on l'observe dans l'étendue d'une excavation physiologique. Des difficultés d'appréciation ne naissent donc que dans les cas où la papille présente une large excavation physiologique, et où, par conséquent, les phénomènes de compression et de refoulement ne peuvent s'étudier que sur une partie restreinte et vasculaire de la papille; mais ici encore le changement d'emplacement de la lame criblée nous viendra en aide.

Il nous est difficile de comprendre comment ceux qui suivent pas à pas l'évolution d'une excavation glaucomateuse sur une papille normale, dépourvue d'excavation physiologique, peuvent conserver le moindre doute sur le fait qu'il s'agit ici d'un véritable *refoulement* des éléments nerveux et vasculaires de la papille. Un premier signe capital, c'est que l'excavation se fait *uniformément* sur toute la surface papillaire, ce que l'on juge aisément par l'égalité du coude des vaisseaux qui, des divers côtés, quittent la papille. A mesure que le tissu papillaire est refoulé, le coude des vaisseaux s'accentue, et la lame criblée devient plus apparente et mêle sa coloration bleu blanchâtre ou bleu verdâtre au teint rosé de la papille, qui va en pâlissant de plus en plus.

Lorsque, par suite d'un refoulement qui a porté, non seulement sur la membrane criblée, mais sur les côtés de l'entrée du nerf, nous voyons, par suite de la disparition du tissu cellulaire et nerveux, les vaisseaux s'aplatir sur la lame criblée et sur les parois latérales de l'extrémité du nerf optique, nous avons alors l'image bien connue de l'excavation glaucomateuse, avec aplatissement des vaisseaux sur l'anneau sclérotical (voy. fig. 246), leur disparition le long de la paroi latérale de la papille, leur réapparition sur le fond de l'excavation, où ils se présentent en apparence en discontinuité avec ceux du bord. Suivant l'emplacement physiologique de la lame criblée et la plus grande fréquence du passage de l'arbre vasculaire de la papille à travers les parties internes (nasales) de la lame criblée, nous voyons, en général, presque tous les vaisseaux s'accoler exclusivement dans la moitié nasale de la papille. Seuls, quelques rares vaisseaux fins, qui se dirigent directement vers la macula, occupent le segment temporal de la papille.

5° Le *refoulement* de la lame criblée nous est aisément appréciable, parce que l'anneau sclérotical, par suite de la disparition de tout tissu peu transparent qui

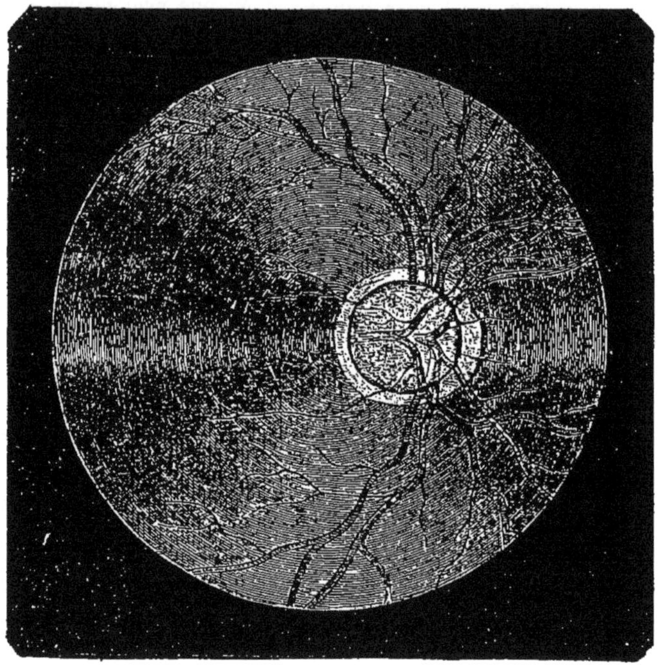

Fig. 246. — Glaucome chronique simple ($V = \frac{1}{3}$).

le recouvre, est mis à nu, de telle façon qu'il nous paraît comme tranchant, surplombant la lame criblée, pour laquelle nous devons, à l'examen à l'image droite, nous adapter autrement, afin d'en saisir exactement les détails. La différence que présente comme réfraction l'œil examiné, en prenant d'abord comme point de mire l'anneau sclérotical, et ensuite le plan de la lame criblée, nous donne une appréciation assez exacte de la profondeur de la papille et, comparativement à l'emplacement physiologique du fond papillaire, du degré de refoulement qu'elle a subi. Rappelons, en passant, que trois dioptries d'écart correspondent, à peu de chose près, à 1 millimètre de profondeur ; si donc il nous faut, sur un œil emmétrope, pour voir avec précision le fond de la papille, un verre — 6, nous en conclurons que l'excavation mesure 2 millimètres de profondeur.

L'anneau sclérotical du nerf optique, très visible par son bord tranchant dirigé vers le creux de la papille, se confond, vers le fond de l'œil, avec le *halo* glaucomateux, c'est-à-dire avec la zone de tissu choroïdien aminci et atrophié qui contourne, en général, dans tous les cas de glaucome chronique simple, une papille fortement excavée.

Un dernier signe, qui nous dénote qu'il s'agit d'un refoulement et d'une véritable compression de la papille, est la façon dont se comportent les vaisseaux. En général, les veines montrent un léger aplatissement et un élargissement sur l'anneau sclérotical, avant de plonger dans le creux de l'excavation ; les artères ont, comparativement aux veines élargies, diminué un peu de volume, et, dans nombre de cas, on peut constater sur la lame criblée un état de dilatation, de tortuosité (état cirsoïde) des fins vaisseaux, susceptible de simuler au premier abord un foyer hémorrhagique.

Lorsqu'on poursuit attentivement la marche de cas de glaucomes chroniques simples *typiques*, on peut constater une harmonie et une concordance parfaites avec l'augmentation de pression, les difficultés circulatoires du côté des vaisseaux centraux, le refoulement croissant du tissu papillaire, le rétrécissement progressif du champ visuel, l'abolition finale de celui-ci et la décoloration du nerf, qui prend la teinte bleu verdâtre du tissu sclérotical, c'est-à-dire la teinte uniforme que nous donne la lame criblée avec de très larges excavations physiologiques. C'est évidemment de ces cas, qui sont la règle, qu'il faut déduire la nature pathologique de l'affection, et non des cas irréguliers à marche anomale, car alors on s'expose à comprendre, dans le cadre nosologique du glaucome, des cas qui simulent seulement le symptôme que nous avons à décrire. En conséquence, il est donc de la plus haute importance de porter toute son attention sur la trilogie suivante : difficultés circulatoires, pâlissement et refoulement du tissu nerveux. Lorsqu'il y a discordance entre ces trois phénomènes, on devra se tenir en garde contre la possibilité d'une erreur.

L'*anatomie pathologique* de la véritable excavation glaucomateuse confirme, du reste, absolument sa formation par refoulement et compression. H. Muller a prouvé que le fait caractéristique de pareille excavation résidait dans un *refoulement de la lame criblée*, qui reculait de $0^{mm},50$ à 1 millimètre en arrière, de façon à dépasser le niveau postérieur de la sclérotique dans certain cas, en présentant un entassement (épaississement) des éléments qui constituent la lame criblée. Comme ce refoulement et cet entassement portent sur tous les éléments constituants de la papille, il s'ensuit l'apparition en cet endroit d'un creux profond.

Les *parois* de ce creux sont constituées par la sclérotique et par la lame criblée (fig. 247) ; les fibres nerveuses, aplaties sur la lame criblée, se trouvent accolées contre les parois latérales de l'excavation. On constate que vaisseaux et fibres ont été, de préférence, rejetés du côté nasal de la papille, et qu'en se repliant sur la choroïde, ils passent, en s'aplatissant sur l'anneau sclérotical, qui surplombe l'excavation, dont les parois se trouvent refoulées en dehors, de façon à former une sorte d'ampoule.

Nous devons faire remarquer qu'il n'existe pas, toutefois, une régularité absolue dans la conformation de l'excavation; mais les différences, que l'on rencontre, s'expliquent par le grand nombre de variations physiologiques que présente le mode d'implantation du nerf (Schweigger), et surtout par le mode de répartition des vaisseaux centraux et des fibres nerveuses.

Le creux de la papille, qui, de la surface de la rétine, descend jusqu'à 1,5 et même 2 millimètres, ne montre qu'une couche de fibres nerveuses, qui, au début de l'affection, sont absolument normales, mais qui s'amincissent, à mesure de leur plus grand entassement, et finissent par s'atrophier complètement, de façon à ne plus représenter qu'une couche mince de tissu connectif qui entoure, de préférence, les gros troncs vasculaires et se trouve en continuation directe avec le faible réseau de tissu cellulaire, tapissant la lame criblée, et la couche atrophiée des fibres nerveuses de la rétine. L'atrophie de la couche nerveuse de la rétine (voy. fig. 247) s'étale d'autant plus loin sur la rétine, à partir de l'entrée du nerf, que le glaucome est plus ancien. Cette atrophie se généralise même dans les cas très anciens; mais les couches sensorielles, particulièrement les bâtonnets et les cônes, se trouvent encore, en pareil cas, bien conservées; ce qui souffre le plus, ce sont les couches conductrices (fibres et cellules ganglionnaires), mais les véritables couches tactiles restent même, sur des yeux depuis longtemps aveugles, sensiblement intactes. En serait-il ainsi si le glaucome se rapportait à une choroïdite

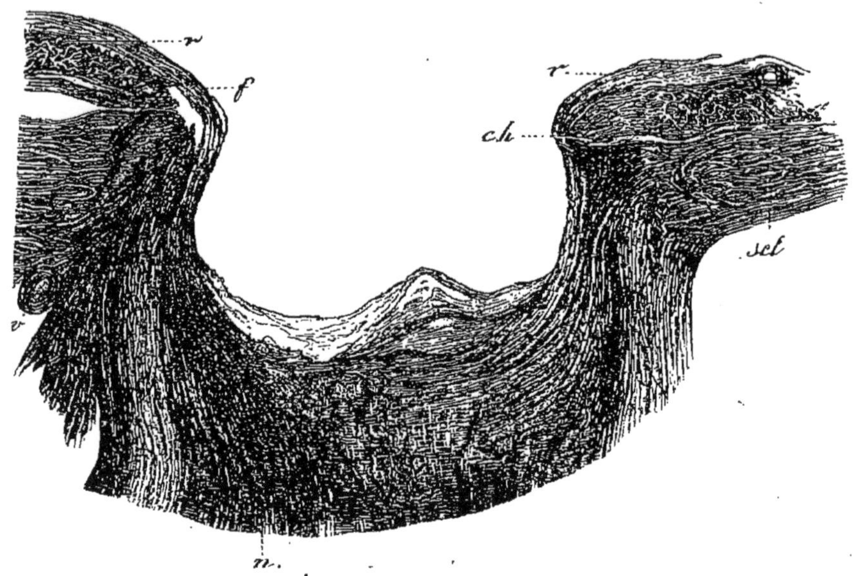

Fig. 247. — Coupe d'une papille dont l'excavation mesure, comme maximum de profondeur, 2 millimètres, et dont la largeur est de 1 millimètre 1/4 à 2 millimètres.

f, couche des fibres nerveuses transformées en tissu connectif; *n*, faisceaux atrophiés du nerf optique, remontant vers la lame criblée; *r*, rétine transformée en tissu connectif; *ch*, choroïde; *scl*, sclérotique.

séreuse, exsudative, qui devrait forcément exercer son action fâcheuse sur les éléments les plus voisins, les plus délicats et les plus destructibles de la rétine ?

Les seules altérations morbides que présente, dans un certain nombre de cas, la rétine, se rapportent à ses *vaisseaux*, et concernent alors, de préférence, les formes hémorrhagiques de glaucome, où nous aurons occasion de les signaler. Un état athéromateux des vaisseaux, avec épaississement de leurs parois, se rencontre fréquemment dans toutes les formes de glaucome, en ce qui concerne, non seulement les vaisseaux centraux de la rétine, mais aussi ceux des parties avoisinantes de la sclérotique (le cercle de Haller, les vaisseaux vaginaux et scléroticaux).

L'*absence de toute altération de la choroïde*, se rapportant à un état inflammatoire, nous paraît clairement établie. La délimitation *assez nette* de la zone choroïdienne atrophiée qui contourne la papille, et dont il a été question plus haut, doit s'expliquer, suivant M. Schweigger, par l'emplacement des fibres qui se tiennent en rapport direct avec la lame criblée; il s'agit ici d'une atrophie par traction provenant, non d'un processus inflammatoire, mais du refoulement mécanique de la lame criblée. Les dilatations capillaires, les hémorrhagies qu'on a signalées dans la choroïde, se rapportent à des cas où tout le système artériel oculaire se montrait malade (glaucome hémorrhagique). Dans des cas avancés, l'atrophie se généralise sur toute l'étendue de la choroïde, et porte alors aussi, principalement, sur les nerfs ciliaires qui, au moment de leur passage à travers la sclérotique, subissent, comme les parties choroïdiennes avoisinant le nerf optique, un mouvement sensible de traction. Ce fait nous explique comment le muscle ciliaire souffre au point de s'atrophier partiellement, et pourquoi l'accommodation baisse rapidement et constamment, ce qui serait difficile à comprendre par une exagération telle de la pression qu'elle aplatirait les nerfs ciliaires contre les parois de l'œil, sans amener des troubles circulatoires qui nous frapperaient tout de suite.

Le *corps vitré* se montre, comme cela peut du reste être confirmé, sur le vivant, dans les cas de glaucome chronique simple, absolument transparent; mais même dans le cas où des symptômes irritatifs ont persisté longtemps, où une cataracte s'est développée par suite des troubles nutritifs, on constate encore une parfaite intégrité du corps vitré. Rien d'étonnant, du reste, si, après une persistance prolongée des troubles nutritifs occasionnés par l'exagération de pression, le corps vitré présente, à l'instar de ce que nous voyons dans le cristallin, des altérations nutritives qui se révèlent par une liquéfaction, la dégénérescence graisseuse des cellules migratrices, un décollement partiel, etc., et, finalement, une atrophie plus ou moins accusée de la vitrina, phénomènes que rien n'autorise à rapporter à une origine inflammatoire.

L'enveloppe du globe oculaire, *sclérotique* et *cornée*, méritait une attention toute particulière dans les recherches sur le glaucome, et c'est avec raison que MM. Coccius et Cusco ont signalé l'importance que pouvaient présenter les altérations de la membrane la plus résistante de l'œil.

L'examen microscopique révèle, d'après les recherches de M. Coccius, une dégénérescence fréquente des éléments cellulaires de la sclérotique, dégénérescence à laquelle participent les rares vaisseaux scléroticaux; après leur oblitération, on constate leur transformation en traînées graisseuses, interposées entre les faisceaux de la sclérotique. Cette dégénérescence est généralisée dans toute l'étendue de la sclérotique, et se continue même jusque sur la lame criblée (Wedl). Chez des sujets âgés et surtout chez les malades goutteux, on peut rencontrer, en outre, un dépôt de phosphates et d'urates dans les cellules et entre les fibres de la sclérotique.

L'épaississement sclérotical, que M. Cusco a fait intervenir dans la thèse de son élève, M. Pamard, ne s'observe que dans des cas fort anciens de glaucome, où le globe oculaire est déjà atteint d'un rapetissement par phthisie. Loin de s'épaissir et d'agir activement par un mouvement de rétraction, la sclérotique montre plutôt, dans le glaucome, une tendance à s'amincir par places, à subir, surtout dans les endroits qui livrent passage aux nerfs et aux vaisseaux, ou qui sont traversés par les voies lymphatiques comme au proche voisinage de la cornée et de l'entrée du nerf optique, une disposition marquée à la distension et à devenir le siége d'ectasies staphylomateuses.

Les altérations morbides de la *cornée* sont essentiellement de nature passive. Sous l'influence d'une tension exagérée, la couche épithéliale se dissocie à sa surface, et cette dissociation est favorisée par un état œdémateux des couches cornéennes les plus externes (Fuchs). Les changements morbides, qu'on rencontre sur des yeux depuis longtemps glaucomateux et qui se rapportent à des dépôts calcaires et à des dégénérescences graisseuses dans les couches superficielles de la cornée, sont aussi à envisager comme les conséquences de stases lymphatiques et d'états œdémateux longtemps persistants. Rien ne se révèle ici, qui porterait le caractère d'une altération inflammatoire.

Rappelons encore les changements séniles (ou de sénilité précoce) qui atteignent la couche vitreuse, tapissant la surface interne de la cornée et toute l'étendue de la choroïde. Cette couche ne se trouve interrompue que dans les deux zones principales de filtration de l'œil : à l'entour de la cornée, dans l'angle iridien où le ligament pectiné s'éparpille sur la racine de l'iris, et près de l'entrée du nerf optique, où la choroïde envoie des fibres dans la lame criblée, en se terminant sous forme de trou à l'emporte-pièce. Les changements séniles que nous observons dans ces deux régions, le pourtour de la membrane de Descemet et l'entourage par la choroïde du nerf optique, consistent dans un épaississement, une dégénérescence verruqueuse et un *empiétement consécutif* à ces altérations sur les parties avoisinantes, au point de porter un obstacle plus ou moins marqué à la filtration.

6° *Anesthésie progressive de la rétine.* — Dans la forme de glaucome chronique simple bien caractérisée, la diminution de l'acuité visuelle, ainsi que le rétrécissement du champ visuel présentent d'autant plus un type caractéristique, que la maladie affecte une marche lente et régulièrement progressive.

Avant que l'acuité visuelle baisse pour la vision centrale, elle disparaît dans la périphérie du champ visuel. Le rétrécissement débute par le côté nasal. C'est le segment inféro-interne qui est le premier atteint, mais, peu après, le quart supéro-interne commence à se rétrécir. A mesure que le rétrécissement avance du côté du nez, nous voyons le champ visuel se rapetisser de haut en bas, de manière à lui faire prendre l'aspect d'une fente, qui se rétrécit progressivement, et dont l'extrémité interne (nasale) se rapproche de plus en plus du point de fixation. En même temps que le rétrécissement approche de ce point et finit par le dépasser, nous voyons que la partie inférieure du champ visuel persistant souffre plus que la supérieure, de telle façon que la zone qui disparaît la dernière est comprise dans le quart supéro-externe du champ visuel.

Ce qui est absolument caractéristique pour le champ visuel glaucomateux, c'est la réduction du champ visuel en dedans, qui, d'après notre propre observation, se rencontre dans 70 pour 100 des cas. Ce rétrécissement nasal débute presque constamment en bas et en dedans, ainsi que nous venons de l'indiquer plus haut; il est beaucoup moins fréquent qu'il atteigne tout d'abord le quart supéro-interne. Le rétrécissement concentrique du champ visuel est assez rare, dans le glaucome; sa fréquence serait de 13 à 15 pour 100 des cas. Enfin le rétrécissement en dehors est tout à fait exceptionnel. Nous dirons même que, pour nous, les cas de rétrécissement exclusif du champ visuel en dehors, ou simplement en haut ou en bas, sont fortement sujets à caution.

Une précieuse ressource pour ne pas confondre des rétrécissements glaucomateux, avec ceux produits par des altérations idiopathiques du nerf optique, nous est fournie par la manière suivant laquelle se comportent l'acuité visuelle et la perception des couleurs (les limites des couleurs), avec la limite du champ visuel pour le blanc. Ces trois facteurs, acuité visuelle, limite du blanc et limites des couleurs, doivent entrer en ligne de compte pour permettre une conclusion. S'agit-il d'un glaucome chronique simple? nous rencontrons une bonne acuité visuelle, même lorsque le champ du blanc avoisine déjà le point de fixation; en même temps, les limites pour les couleurs se montrent simplement échancrées, par la déperdition que présente le champ visuel pour le blanc.

S'agit-il d'un champ visuel concentriquement resserré, par suite d'un glaucome (cas exceptionnel)? on retrouve un resserrement proportionnel pour les couleurs, lorsque la limite du blanc est déjà très rétrécie. A-t-on affaire, au contraire, à une réduction encore peu sensible pour le blanc? On ne pourra guère noter de modification appréciable dans les limites des couleurs.

C'est principalement à une période peu avancée du mal que nous pouvons hésiter, dans notre diagnostic, entre un glaucome et une affection trophique du nerf optique; il sera donc utile d'énumérer ici quelques règles générales, qui permettront de se guider dans les cas difficiles, bien que l'on ne doive pas s'attendre à ce qu'elles se trouvent constamment confirmées :

a. Le rétrécissement glaucomateux, lorsqu'il débute, n'altère jamais les limites des couleurs. S'agit-il d'une atrophie? le début d'un rétrécissement pour la couleur blanche concorde presque toujours avec un rétrécissement pour toutes les couleurs, mais principalement pour le vert.

b. Nous ne connaissons pas un seul cas de glaucome chronique simple où, au début, avec un rétrécissement à peine ébauché du champ visuel pour le blanc, une limite de couleur, de préférence celle du vert, ait fait défaut; donc, si dans pareilles circonstances, nous trouvons (comme cela arrive si souvent pour les atrophies tabétiques) un champ visuel presque normal pour le blanc, l'absence de la limite verte, ou verte et rouge à la fois, nous devrons, même en présence de l'aspect d'une papille refoulée, exclure l'existence d'un glaucome pur. La façon suivant laquelle les moyens antiglaucomateux se comportent, dans ces cas, nous donnera raison pour pareille conclusion.

c. Nous mettrons encore la plus grande réserve lorsque la marche du rétrécissement pour le blanc est très disproportionnée avec celles des couleurs, et lorsqu'il se produit, au début, un très grand écart entre la limite du bleu (pur) et celle du blanc, et que les limites du rouge et du vert se resserrent autour du point de fixation, resserrement qui concorde habituellement avec une atteinte sensible de l'acuité centrale.

En résumé, nous ne rencontrons jamais, dans le glaucome, de très larges champs visuels pour le blanc avec mauvaise acuité visuelle, tandis qu'au contraire on observe, assez souvent, une très mauvaise acuité visuelle dans les amblyopies tabétiques, avec larges champs visuels. Nous ne trouvons jamais, ou presque jamais, un très petit champ visuel avec conservation de toutes les couleurs, dans l'atrophie tabétique, alors que cela s'observe pour le glaucome, indifféremment, que le rétrécissement ait débuté par un resserrement concentrique, ou que le champ visuel se soit rapetissé en prenant la forme d'une fente aplatie et dirigée en haut et en dehors. La conservation d'une bonne acuité visuelle, avec un champ visuel rétréci autour du point de fixation, est la règle, elle est la grande exception dans l'atrophie tabétique.

Cette divergence dans la diminution de l'acuité visuelle, dans le rétrécissement du champ visuel pour le blanc et pour les couleurs, et la corrélation de ces trois symptômes doivent précisément trouver leur explication dans le mode différent de destruction des fibres, par *compression* ou par *dégénérescence*. La *compression*, se révélant par un refoulement de la papille, ne porte atteinte, ainsi que le démontre le mode particulier de rétrécissement du champ visuel pour le blanc, que sur une portion limitée des fibres du nerf, celles qui se rendent dans les parties les plus éloignées du point de pénétration du nerf, c'est-à-dire la région temporale. Au contraire, dans la dégénérescence grise, nous voyons, d'après les recherches de Leber, que la *dégénérescence* se répand en plaques plus ou moins uniformément dans l'intérieur du nerf, et qu'il est rare qu'on trouve, à côté d'un faisceau de fibres dégénérées, un nombre considérable de fibres absolument intactes. Nous assistons à une anesthésie du nerf plus ou moins uniformément répartie.

La manière si caractéristique suivant laquelle s'opère, dans le glaucome, le rétrécissement du champ visuel, peut s'expliquer de deux manières, soit par l'anesthésie résultant de la compression directe des fibres, soit par l'anesthésie consécutive aux troubles circulatoires.

Nous venons de dire que les altérations fonctionnelles, engendrées par le glaucome, dénotaient une influence inégalement répartie sur les fibres nerveuses. La partie résistante, contre laquelle ces fibres sont comprimées, sont la lame criblée tout d'abord, ensuite les parois scléroticales (latérales de la papille). Incontestablement, à égale répartition de pression dans une sphère, l'effet sera d'autant plus sensible, pour une fibre isolée, que le nombre de fibres qui supportent cette pression sera moins considérable, celle-ci refoulant plus directement chaque fibre. L'action anesthésiante de la pression se manifestera donc plus promptement sur les parties centrales de la papille où se trouve le moins grand nombre de fibres, qui au contraire s'entassent vers le bord, et principalement sur le côté nasal de la papille. Or, c'est précisément vers le centre de la papille que passent les fibres qui conduisent les impressions des parties périphériques, les fibres qui fournissent à la macula étant situées vers le bord. Les fibres les plus longues, se rendant dans les parties les plus périphériques et temporales, sont les premières mises hors fonction ; les fibres qui sont les dernières atteintes sont celles qui, accompagnant les vaisseaux centraux, se répartissent dans la partie inféro-interne de la rétine, garanties par les fibres longues qui suivent le principal trajet des vaisseaux contournant la macula.

On a aussi cherché à rapporter le rétrécissement en dedans, et sa marche progressive vers le quart supéro-externe, à des troubles circulatoires. M. Rydel a appelé l'attention sur ce fait que le point d'émergence des vaisseaux centraux ne se trouve pas au centre de la rétine, mais bien à 4 millimètres en dedans (et à 1 millimètre à peu près en haut de ce centre). Le sang artériel ne vient donc à la périphérie de la rétine, surtout pour ce qui regarde le quart supéro-externe et les parties les plus temporales de la rétine, qu'après avoir parcouru un long trajet. Toute la moitié interne de la rétine, dans laquelle se trouve placé le point d'émergence des artères, est alimentée directement par deux branches, qui ont un parcours plus ou moins direct vers le côté nasal de la rétine (le plus souvent, la branche qui se rend en bas et en dedans l'emporte comme calibre sur la branche supéro-interne). De même la macula, située tout près du point d'émergence des artères, reçoit directement (et constamment) deux ou trois branches fines qui lui fournissent le sang artériel.

Ces considérations doivent nous engager, lorsque, dans des cas bien confirmés de glaucome chronique simple, il se présente une anomalie dans le mode de rétrécissement, à bien étudier le mode de répartition de l'arbre artériel de la rétine.

Enfin, la conservation de l'acuité visuelle périphérique, du côté temporal, peut encore trouver une explication dans le fait que la compression des fibres nerveuses se rendant du côté interne de la rétine est amoindrie par la protection que leur fournissent les gros troncs vasculaires qui, dans la majorité des cas, se trouvent déjetés de ce côté (de Arlt).

La même régularité qu'on observe pour la très grande généralité des cas, en ce qui concerne la diminution de l'acuité périphérique, s'observe aussi pour l'acuité centrale. Elle reste le plus souvent, dans le glaucome chronique simple, absolument intacte, jusqu'au moment où le rétrécissement du champ visuel vient affleurer le point de fixation. Dans les cas anormaux de rétrécissement concentrique, la vision peut se montrer parfaite, comme acuité centrale, jusqu'à une époque très avancée de la maladie; les malades lisent le plus fin caractère, avec un œil qui ne leur permet guère de se conduire. Du moment que le retrécissement du champ visuel saute au delà du point de fixation, l'acuité visuelle tombe alors à un chiffre minime; à peine si les malades comptent encore les doigts dans une partie excentrique de leur champ visuel, et une cécité brusque succède, pour les cas avec rétrécissement concentrique, à une vision qui permettait encore, au malade, la lecture et l'application sur de fins objets.

La *marche* du glaucome chronique simple varie sensiblement, comme durée, suivant les divers cas. Il se peut que l'abolition de la vision s'opère dans l'espace de quelques mois, mais on observe aussi des cas où la maladie met plusieurs années à détruire la vision. Elle atteint souvent successivement les deux yeux, affectant alors une marche assez identique sur chacun; d'autres fois, on peut voir les deux yeux atteints simultanément, ou même rencontrer, sur l'un, une forme absolument chronique, tandis que l'autre présente une forme irritative ou même aiguë.

Une fois le glaucome chronique simple devenu absolu, c'est-à-dire lorsque toute perception lumineuse est supprimée, l'œil peut rester dur pendant de nombreuses années, sans que l'examen ophthalmoscopique ou l'inspection extérieure révèle le moindre signe irritatif ou inflammatoire. Pourtant, il arrive parfois que des yeux, atteints depuis longtemps de glaucome chronique simple, changent d'aspect et prennent peu à peu la forme chronique irritative. Exceptionnellement, il peut même se présenter la transformation d'un glaucome chronique simple en glaucome aigu foudroyant (Laqueur). Mais la règle est que le glaucome chronique simple reste tel. Le seul changement qu'on peut constater sur des yeux aveugles, par suite de cette maladie, c'est que la papille s'est insensiblement décolorée, que les artères ont parfois un peu diminué de volume, mais jamais au point de donner des doutes sur la nature du mal qui a déterminé la cécité. Autour de la papille, le halo atrophique s'élargit parfois, la coloration bleutée de la lame criblée tranche alors davantage avec le cercle péripapillaire jaunâtre; mais l'exploration la plus minutieuse de la choroïde, dans son segment antérieur, accessible à l'investigation ophthalmoscopique, aussi bien que dans l'alentour de la papille et de la macula, ne nous révèle pas trace de symptômes inflammatoires.

ARTICLE III

GLAUCOME CHRONIQUE IRRITATIF

Cette forme peut se développer au cours des deux sortes de glaucome précédemment décrites ou se présenter d'emblée. Ainsi, on observe que les intervalles libres du glaucome prodromique se raccourcissent de plus en plus, et que nous voyons l'œil rester dur et la cornée trouble et dépolie; ou nous constatons que, dans un cas de glaucome chronique simple, la cornée devient de temps à autre légèrement trouble et que le caractère de la forme simple avec sa marche uniforme s'efface, qu'il se présente des périodes d'accentuation de pression, d'œdème cornéen, et que peu à peu le caractère du glaucome chronique irritatif se dessine de plus en plus.

Le glaucome chronique irritatif peut se présenter d'emblée ; un œil devient dur, la cornée se ternit, la chambre antérieure se réduit, la pupille s'élargit, se montre plus ou moins immobile, et une injection péricornéenne, portant principalement sur les veines ciliaires antérieures, se développe. A l'ophthalmoscope, nous obtenons le pouls artériel, soit spontanément, soit par la moindre pression sur le globe oculaire. Les phénomènes de l'excavation sont ici d'autant plus accusés, qu'on examine l'œil à une période plus éloignée du début du glaucome.

Ordinairement, on observe une variation dans les symptômes d'exagération de tension. Le globe de l'œil ne *présente pas une augmentation constamment égale* de la pression ; celle-ci montre, dans nombre de cas de glaucome chronique irritatif, des variations qui se révèlent déjà par l'aspect extérieur de l'œil, c'est-à-dire par une rugosité plus ou moins prononcée de la couche épithéliale, et un état œdémateux plus ou moins accentué de la trame cornéenne.

Il est nécessaire d'insister ici particulièrement sur la lacune que présente notre science ophthalmologique, en ce qui concerne l'appréciation *exacte*, par un *dosage précis*, du phénomène capital qui caractérise le glaucome, c'est-à-dire le degré d'exagération de la pression intra-oculaire. Plus on a expérimenté les divers *tonomètres*, dont l'application doit s'effectuer directement sur le globe oculaire avec une stabilité parfaite, plus on s'est convaincu combien leur généralisation dans l'emploi pratique était difficile, sinon impossible, et exposait même, à cause des conditions anormales dans lesquelles on était forcé de placer le malade, à des erreurs involontaires.

L'emploi des doigts reste donc, actuellement, le moyen le plus sûr pour se renseigner sur la tension d'un œil. Pourtant on ne devra pas se dissimuler qu'il faut un long apprentissage pour acquérir, dans les doigts, une finesse de tact propre à apprécier tout de suite de très légères fluctuations dans la tension intra-oculaire, et qu'il est presque impossible que des personnes, même les mieux exercées, arrivent à tomber absolument d'accord sur des fluctuations de pression peu prononcées. Aussi ne disposons-nous que d'une apparence de précision, si nous adoptons, suivant M. Bowman, la proposition de noter la tension normale avec T*n*, de désigner une tension faiblement exagérée avec T + 1, une tension sensiblement exagérée par le signe T + 2, et le summum d'exagération par T + 3 (dureté éburnée, de marbre, ligneuse). Comme diminution de tension, notre éminent confrère anglais admet les signes T — 1 ? lorsqu'il s'agit d'une tension réduite d'une façon douteuse ; T — 1, si le doute n'existe plus en ce qui concerne la réduction de tension ; T — 2, réduction forte, et T — 3, réduction excessive, avec globe oculaire absolument flasque.

Nous apprécions la *dureté* ou la *mollesse* d'un œil d'après deux facteurs : la résistance variable de la sclérotique et le degré plus ou moins marqué de réplétion de l'œil. A *égal* degré de réplétion, une sclérotique nous peut donner l'impression d'une plus grande tension, si elle a sensiblement perdu de son élasticité et est devenue dure ; d'un autre côté, une sclérotique très souple et très élastique donnera, au doigt explorateur, la sensation d'une moins grande dureté. Nous confondrons donc aisément ce qui revient à une plus grande dureté de la coque oculaire et ce qui est le résultat d'une plus grande réplétion. Toutefois, comme d'ordinaire les deux yeux offrent des enveloppes d'une égale épaisseur et élasticité, la comparaison entre les deux, si un seul œil est atteint de glaucome, nous permet une appréciation dans l'accroissement de tension, que nous rapportons alors à une *exagération de pression* intra-oculaire.

Comment se fait, par le toucher, la meilleure exploration du degré de pression intra-oculaire? Évidemment, en se servant des deux indicateurs, les mieux doués du sens tactile. Il faut, avec l'indicateur de la main gauche, fixer le globe oculaire à travers la paupière supérieure abaissée, et exercer sur l'œil ainsi fixé une douce pression, avec la pointe de l'indicateur de la main droite. En procédant à cette exploration, on devra soigneusement éviter de se laisser tromper par un déplacement de la paupière, glissant sur le globe oculaire, et de faire intervenir un manque de souplesse de la paupière même (induration du tarse). Nous pouvons alors analyser la tension, en faisant les mouvements comme pour la recherche d'une fluctuation, en deux temps: dans le premier, le doigt indicateur de la main droite comprime la sclérotique et reçoit alors, suivant le degré de compressibilité, l'impression d'une plus ou moins grande *élasticité* (tension) de l'enveloppe; dans le second temps de l'expérience, le phénomène est ressenti par l'indicateur de la main gauche, qui doit plus ou moins éprouver le contre-coup (la fluctuation) de la compression exercée par l'autre indicateur, et c'est ce qui nous renseigne surtout sur le *degré de réplétion* de l'œil (augmentation de pression intra-oculaire). En fixant bien le globe oculaire avec l'indicateur, en évitant les erreurs que pourraient nous donner le refoulement de l'œil dans le tissu graisseux de l'orbite, le glissement de la paupière et le manque de souplesse de cette dernière, on arrive à une appréciation personnelle très précieuse, mais que nous ne voudrions pas nous hasarder à chiffrer, ni à différencier avec exactitude, comme excès de tension et augmentation de pression.

L'augmentation très sensible et permanente de la pression est un signe absolument caractéristique, pour le glaucome chronique irritatif, et ne prête jamais au moindre doute, comme cela a lieu dans certains cas mal définis de glaucome chronique simple.

Il existe nombre de cas où le glaucome chronique irritatif ne diffère du glaucome chronique simple absolument en rien que par un état de rugosité de la cornée et une immobilité de la pupille moyennement dilatée. Dès qu'on constate ces changements de transparence et ce défaut d'égalité de surface de la couche épithéliale, pour le plus grand nombre des cliniciens, un glaucome chronique simple (dépourvu, de leur aveu même, de tout signe inflammatoire) s'est transformé en glaucome inflammatoire, et cela, uniquement parce que l'on rapporte l'aspect terne de l'œil à un trouble de l'humeur aqueuse et du corps vitré, auquel on attribue un caractère inflammatoire.

Pour comprendre comment on définit l'ensemble symptomatique de cette forme de glaucome, soi-disant *inflammatoire*, nous citons la définition qu'en donne le défenseur le plus acharné de la nature inflammatoire du glaucome, M. Mauthner. «L'image symptomatique du glaucome chronique inflammatoire, dit notre estimé confrère, se compose, en dehors des principaux facteurs, de l'exagération de tension et de l'excavation glaucomateuse : du développement plus prononcé des veines épisclérales, de l'anesthésie de la cornée, de l'étroitesse de la chambre antérieure, de la dilatation et de l'immobilité de la pupille, de l'atrophie de l'iris et des *opacifications des milieux réfringents, variant suivant les diverses époques et suivant leur localisation.* »

Où est-il donc ici question d'un seul signe inflammatoire? si ce n'est cette opacification variable et que nous déclarons formellement se rapporter à un trouble de la cornée, venant, soit de sa couche épithéliale, qui se dissocie sous l'influence d'un excès de tension, soit d'un état œdémateux de la trame cornéenne. La démonstration directe de la parfaite limpidité de l'humeur aqueuse et du corps vitré, nous l'avons donnée plus haut; quant au cristallin, nous ne voulons pas nier qu'à l'instar de la cornée, il ne puisse devenir le siège d'un état œdémateux analogue à celui de la cornée, œdème qui rendra alors complètement impossible de juger l'état de limpidité du corps vitré.

Si nous passons rapidement en revue toutes les membranes de l'œil, nous n'y constaterons aucun phénomène que l'on soit en droit de rapporter à un état inflammatoire.

La conjonctive ne présente fréquemment aucune altération; elle est, dans nombre de cas, absolument celle du glaucome chronique simple. Parfois, elle montre un degré plus notable d'injection (passive), mais nullement une augmentation du nombre de vaisseaux et un défaut de transparence. A peine rencontrera-t-on parfois un œdème plus ou moins accusé.

L'aspect de la sclérotique a sensiblement changé, une apparition uniformément répartie de ses fins vaisseaux a transformé sa coloration bleutée en une teinte jaune ou légèrement grisâtre. Les gros troncs veineux des vaisseaux ciliaires antérieurs, qui courent dans la direction des muscles droits, ressortent comme dans une injection anatomique. Ici non plus, à part une stase et un œdème partant du tissu épiscléral, rien ne se rencontre qui puisse être interprété comme produit inflammatoire.

La cornée présente, le plus souvent, un aspect tout à fait terne, avec rugosité de l'épithélium et trouble œdémateux de son tissu. L'anesthésie, qui ne se trouvait qu'ébauchée dans le glaucome chronique simple, est devenue ici absolument manifeste et plus ou moins complète.

L'iris dénote son anesthésie, par une immobilité plus ou moins absolue et une paralysie progressive du sphincter iridien. Nous rencontrons tout d'abord une dilatation moyenne, mais peu à peu la pupille se dilate *ad maximum;* l'iris se réduit à une mince bandelette, masquée en grande partie par le limbe conjonctival. A mesure que la tension élevée persiste, les caractères de l'atrophie iridienne se dessinent, par l'apparition de l'uvée à travers la trame amincie de l'iris, sous forme de taches irrégulières.

Dans la forme irritative du glaucome, il semble contrairement à ce que l'on observe dans les cas typiques de glaucome chronique simple, que les désordres s'accentuent tout d'abord dans les régions antérieures de l'œil. Ainsi, l'opacité cornéenne s'est ajoutée aux symptômes de compression des nerfs ciliaires. L'anesthésie cornéenne est complète, ainsi que l'immobilité de l'iris, la chambre antérieure est notablement réduite, le cristallin projeté en avant; mais, si l'on arrive à bien éclairer le fond de l'œil, ce qui dépend essentiellement de l'état de transparence de la cornée, on se rend parfaitement compte, au début du glaucome chronique irritatif, qu'à part les difficultés circulatoires que présente le nerf, son degré de refoulement, surtout au début de l'affection, n'est pas tel que le laissaient présumer les symptômes de compression si manifestes dans les régions antérieures de l'œil, et il faut une certaine persistance de ces symptômes, pour voir se développer une excavation glaucomateuse très profonde.

La *marche* du glaucome chronique irritatif varie sensiblement. Dans un certain nombre de cas, nous retrouvons les fluctuations si caractéristiques du glaucome prodromique, avec retour partiel de la vision dans les périodes d'accalmie; puis le mal perd son caractère rémittent et s'accentue d'une façon uniforme. D'autres fois, l'affection montre de prime abord une marche régulièrement ascendante et l'abolition de la vue a lieu progressivement. Ces yeux privés de toute vision, atteints de *glaucome absolu* (comme on est habitué à désigner cette période), peuvent rester, pendant de longues années, sans présenter d'autres altérations que celle d'une atrophie par manque de nutrition des tissus. La cornée s'opacifie, et cela principalement dans les parties exposées au contact de l'air, où des phénomènes de dessèchement se produisent sur cette région complètement anesthésiée, et, à la longue, des dépôts calcaires peuvent se faire dans les couches dessséchées. Le cristallin finit par s'opacifier, et ce sont les parties centrales des masses péri-nucléolaires qui souffrent tout d'abord dans leur nutrition.

Sur des yeux atteints de glaucome absolu, on peut observer, même après que toute vision a disparu depuis des années, des alternatives de pression, que le malade nous signale par des signes de compression du tissu nerveux du tronc optique, provoquant l'apparition d'une vision blanche. Chez d'autres malades, ces exacerbations se signalent par des accès de *douleurs péri-orbitaires*, revenant à des périodes où ils ont l'impression comme si leurs yeux durcissaient démesurément. Ces accès de douleurs ne se montrent, en général, que chez les malades qui, dès le début de l'affection, ont présenté la forme de glaucome chronique irritatif, avec poussées et rémissions marquées.

Dans le glaucome, il n'y a aucun *pronostic*, quelque peu sûr, à établir pour l'*œil non atteint*, qui peut rester sain ; mais on peut dire qu'en général la maladie affecte, soit simultanément, soit à des périodes rapprochées, les deux yeux.

ARTICLE IV

GLAUCOME AIGU, FOUDROYANT, HÉMORRHAGIQUE

A l'image d'un glaucome irritatif chronique, arrivé à une période déjà avancée de son évolution, nous n'avons rien à ajouter lorsque nous voulons décrire l'attaque glaucomateuse. D'emblée, cette image se présente sur un œil qui la veille paraissait encore absolument sain. Il existe parfois un peu plus d'œdème conjonctival et palpébral, ainsi que du larmoiement. L'œil est excessivement douloureux, mais l'injection conjonctivale n'a nullement besoin d'être plus accusée que dans le glaucome chronique irritatif. Cela est si vrai que, en l'absence des phénomènes irritatifs très accusés du côté du globe occulaire, on a souvent mis sur le compte d'une migraine, de violentes douleurs glaucomateuses, occupant la moitié de la tête et accompagnées de vomissements et d'un état d'abattement complet.

L'œdème palpébral fait-il défaut ? alors on trouve, en écartant les paupières, une conjonctive sans chémosis, ou très légèrement soulevée vers les parties inférieures de la cornée, une injection variable, atteignant parfois un assez haut degré, une cornée complètement insensible, terne, une pupille dilatée *ad maximum* et, si l'inspection de l'œil est possible à l'ophthalmoscope, une papille encore non excavée, mais une pulsation artérielle et une stase manifeste des veines de la papille.

Le globe de l'œil est toujours très dur ; mais ici, également, les effets de la pression s'accentuent tout d'abord sur le segment antérieur de l'œil. Ce n'est qu'après que l'affection a persisté un certain temps et que les accès se sont répétés, que l'on voit se dessiner les phénomènes de refoulement papillaire. Mais, même dans les parties antérieures de l'œil, certaines régions ne souffrent pas immédiatement de la compression et des troubles circulatoires qui en résultent. Aussi, lorsqu'on étudie bien la cornée, dans une attaque aiguë, on voit que ce sont, de préférence, les parties situées devant la pupille qui se trouvent opaques, la couche épithéliale étant parfois peu rugueuse, et que les parties périphériques de la cornée ont encore conservé leur transparence.

On désigne, sous le nom de *glaucome fulminant*, les cas de glaucome aigu où une unique attaque suffit pour abolir toute perception lumineuse et donner d'emblée un *glaucome absolu.* Comme aspect extérieur, rien ne différencie ces cas de l'attaque aiguë de glaucome irritatif, et les partisans de l'inflammation sont bien forcés d'avouer que, même au moment où le glaucome *fulminant* est déjà devenu *absolu*, il ne se présente pas pour cela des phénomènes inflammatoires bien intenses et saillants.

La *marche* du glaucome aigu nous fournit aussi de nouvelles preuves du caractère non inflammatoire de pareille affection. Ainsi l'attaque aiguë peut, sans intervention aucune, se dissiper assez rapidement ; la vision momentanément abolie, jusqu'à ne plus permettre que la perception de la lumière, est susceptible de revenir à son état normal, avec intégrité parfaite de l'acuité visuelle centrale et périphérique, l'inspection extérieure et l'exploration ophthalmoscopique ne dévoilant (à part un certain excès de tension et la grande facilité pour provoquer, par la pression, le pouls artériel sur la papille) aucune trace de lésion de l'œil. Les inflammations du tractus uvéal et de la cornée ont-elles cette particularité de disparaître en peu de jours, sans laisser la moindre trace de leur passage ?

A une première attaque de glaucome aigu, nous en voyons succéder une seconde, qui, habituellement, prend plus de temps pour se dissiper et laisse un œil à tension plus accusée, mais souvent avec une intégrité encore plus ou moins parfaite de la vision. A force de se répéter, les attaques abrègent de plus en plus les intervalles libres, et peu à peu l'accès ne se produit plus que sur un œil présentant, dans les moments libres d'attaques douloureuses, l'aspect du glaucome chronique irritatif, avec réduction notable de la vision, qui finit alors par s'abolir complètement.

Après que le glaucome est devenu absolu, soit à la suite d'une unique attaque aiguë (glaucome fulminant), soit à la suite d'une transformation en glaucome chronique irritatif et de la répétition de nombreuses exacerbations, on constate que l'œil peut rester, pendant des années, avec l'aspect d'un glaucome chronique irritatif peu avancé. Chez d'autres malades, des phénomènes atrophiques se développent rapidement, et une phthisie glaucomateuse se dessine de plus en plus.

La cornée, terne et rugueuse, diminue plus ou moins de volume, surtout dans sa hauteur (l'axe vertical se rapetisse) ; l'iris, accolé sous forme de bandelette étroite, se cache complètement derrière le limbe conjonctival supérieur ; une cataracte jaune verdâtre est appliquée contre la surface postérieure de la cornée. Les veines ciliaires se trouvent fortement dilatées et sont comme variqueuses sur leur parcours. La sclérotique prend de plus en plus une teinte ardoisée, se confondant avec le gris des parties périphériques de la cornée ternie. Les symptômes de la phthisie glaucomateuse changent à la longue de caractère, en ce sens que, par suite d'une oblitération considérable de vaisseaux, la sécrétion intra-oculaire diminue, l'œil se ramollit et se rapetisse ; consécutivement au retrait, un décollement du corps vitré et de la rétine se produit, et l'insertion des muscles droits vient imprimer au globe oculaire une forme carrée. Cette transformation, avec ramollissement de l'œil atteint de phthisie glaucomateuse, prend nombre d'années, en général, pour se produire.

Une autre terminaison peut se présenter, c'est celle de la gangrène cornéenne, par suite d'une interruption de la circulation artérielle et de l'influx nerveux. En pareil cas, la cornée opaque s'exfolie dans ses parties centrales, à l'instar de ce qu'on observe pour la kératite neuroparalytique, et une perforation étendue finit par se produire. Cette perforation, lorsqu'elle s'effectue brusquement sur un œil à très forte tension, est habituellement suivie d'une hémorrhagie intra-oculaire, avec projection des milieux de l'œil en dehors. Après que l'hémorrhagie a persisté un certain temps, l'œil s'atrophie ou guérit avec une transformation staphylomateuse du segment antérieur.

Ordinairement, à mesure que la pression exagérée du glaucome absolu arrive à déterminer l'atrophie des nerfs ciliaires et l'oblitération d'un nombre considérable de vaisseaux, les douleurs cessent. Mais, parfois, ce calme est interrompu par de nouvelles souffrances, que provoque l'apparition soudaine d'hémorrhagies dans l'intérieur de l'œil, ce que nous révèle souvent la présence d'un mince filet de sang, interposé entre le vestige de l'iris et la partie inférieure de la cornée.

Cette dernière complication nous conduit tout naturellement à la description du *glaucome hémorrhagique*, forme qui ne se différencie de celles que nous avons déjà décrites, que par un état particulier de friabilité des vaisseaux du globe oculaire (et même de ceux de l'orbite), qui est dû à une dégénérescence athéromateuse, accompagnée plus ou moins de dilatations anévrysmales des capillaires, principalement de ceux que renferme la rétine. Le glaucome hémorrhagique représente la *coïncidence* du développement du symptôme glaucome, sur un œil atteint d'altérations (séniles) très avancées du côté des parois vasculaires, principalement chez des malades souffrant de dégénérescences athéromateuses généralisées du système circulatoire (athérome de l'aorte, vice cardiaque). D'après nos propres recherches, la proportion des glaucomes hémorrhagiques n'atteint pas tout à fait 2 pour 100, relativement au glaucome en général.

Le *glaucome hémorrhagique* se présente sous la forme de glaucome chronique simple et de glaucome aigu ou foudroyant.

Le glaucome chronique simple hémorrhagique débute avec de simples apoplexies de la rétine, qui conserve sa transparence absolue (en dehors des parties voisines des apoplexies). Les hémorrhagies n'atteignent généralement que peu d'étendue, sont peu nombreuses, et occupent le voisinage de la papille, parfois celui de la macula, où leur présence se révèle par l'apparition soudaine d'un scotome central. Ce qui différencie le glaucome hémorrhagique des simples hémorrhagies rétiniennes, c'est que, simultanément avec un rétrécissement lent, mais nettement démontrable du champ visuel, nous voyons la papille, qui conserve une coloration remarquablement vive, se porter progressivement derrière le niveau de la rétine. Une faible excavation glaucomateuse se développe, à mesure que l'exploration de la tension oculaire nous montre celle-ci progressivement croissante. Le déclin de la vision ne peut alors, dans la majorité des cas, être suivi, soit par suite de perturbations graves dans la santé générale, qui soustraient le malade à notre observation, soit par l'apparition soudaine d'une attaque de glaucome aigu foudroyant.

L'attaque glaucomateuse peut succéder promptement à l'apparition des hémorrhagies rétiniennes et éclater après quelques jours, d'autres fois il s'écoule des mois et jusqu'à une année, avant que l'attaque aiguë se présente. Ce qui est infiniment plus rare, c'est de voir un cas d'hémorrhagies rétiniennes prendre les allures du glaucome chronique simple, ou se compliquer des symptômes du glaucome chronique irritatif, c'est-à-dire la dureté du globe s'accentuer très sensiblement, et la cornée se ternir, sans qu'un véritable accès douloureux révèle au malade la modification qui s'est produite dans l'état de son œil malade. C'est l'excessive sensibilité de l'œil et les douleurs péri-orbitaires intolérables qui dénotent tout d'abord ce dernier changement, dû très probablement à de vastes épanchements dans les membranes profondes de l'œil et dans le corps vitré, car la constatation directe n'est, à cette époque, plus possible au moyen de l'ophthalmoscope. La rémission d'une pareille attaque ne s'observe pas; au contraire, la dégénérescence glaucomateuse marche d'habitude avec une grande rapidité, sur ces yeux privés de vision par une seule et unique crise.

Dans nombre de cas, le *diagnostic* de glaucome hémorrhagique ne peut être établi qu'à la suite des accidents formidables, que l'excision de l'iris réserve à l'opérateur non averti. Il s'agit ordinairement de cas de glaucomes chroniques irritatifs ou de glaucomes aigus à rémittences, où l'exploration du fond de l'œil n'est plus possible, ainsi que la constatation du mode de rétrécissement (la présence de scotomes centraux). Constamment, le malade affirme n'avoir jamais éprouvé le moindre phénomène prodromique (arc-en-ciel); le glaucome irritatif chronique ou aigu est apparu soudainement, sans que rien avertisse le malade que l'organe de la vision menaçait ruine. Parfois, en peu d'heures ou même de minutes, la vue est et reste à jamais abolie.

Dans le quart des observations qu'on recueille, le second œil se prend rapidement après la perte du premier (6 fois sur 22 cas de de Graefe); dans un autre quart, il se passe un certain nombre d'années jusqu'à ce que des phénomènes glaucomateux, plus ou moins analogues, se développent sur le second œil; tandis que, dans la moitié des cas, l'autre œil, comme cela s'observe d'ailleurs pour de simples rétinites apoplectiformes, est resté intact pendant une période d'observation qui comprend quelques années.

Jusqu'à présent, on n'a eu que rarement occasion de disséquer des yeux où le diagnostic de glaucome hémorrhagique avait été bien établi d'avance. MM. Pagenstecher et Poncet ont relaté pareils cas. M. Poncet, dans son observation, note que des dilatations anévrysmales ont accru jusqu'à cinq et six fois le diamètre ordinaire des vaisseaux; en d'autres points, ceux-ci ne présentaient qu'un simple état variqueux. La paroi vasculaire est devenue, par suite de la distension, complètement amorphe, et ne « constitue qu'une membrane hyaline excessivement mince ». La gaine lymphatique de ces vaisseaux se trouvait, chose curieuse, partout fortement pigmentée, ce que M. Poncet rapporte en grande partie à l'accolement de l'épithélium rétinien. Dans le cas de M. Pagenstecher, relatif à un œil énucléé dix-neuf jours après une attaque de glaucome hémorrhagique aigu, les parois des artères se trouvent sensiblement augmentées d'épaisseur, au point de ne laisser le passage qu'à une série successive de globules sanguins; des branches fines sont même oblitérées par cette dégénérescence des parois, qui ne présentaient plus trace de leur ancienne structure. Le réseau capillaire montre des dilatations variqueuses et de véritables ampoules. Les parois des capillaires sont accrues et parsemées de gouttelettes de graisse. La rétine, épaissie, montre que toutes les couches participent assez uniformément à l'épaississement. Des amas de corpuscules rouges se trouvent parsemés dans toute l'épaisseur de la rétine, à l'exception des couches des bâtonnets et des cônes.

Il importerait encore de rechercher jusqu'à quel point la dégénérescence des vaisseaux de la rétine concorde avec semblables altérations des autres membranes de l'œil, en particulier de la sclérotique et des vaisseaux de l'orbite, ainsi que de tout le système artériel.

Nous passerons en revue les diverses formes de *glaucomes secondaires*, après avoir traité de la nature et de l'étiologie du glaucome.

ARTICLE V

NATURE ET DÉFINITION DU GLAUCOME

Nous ne mentionnons que pour mémoire les opinions sur la nature du glaucome jusqu'à la découverte de l'ophthalmoscope, qui devait forcément modifier les idées sur cette affection, à allures si variables et si insaisissables, et qui avait toujours attiré l'attention des médecins.

Jusqu'au commencement du dix-huitième siècle, l'aspect glauque de l'œil fit supposer que l'affection siégeait essentiellement dans le cristallin. Plus tard, d'après Brisseau, on pensa que, dans le glaucome, l'humeur vitrée se trouvait épaissie et opaque. Cette assertion fut aussi adoptée en Allemagne, et, jusqu'à Beer, la cause principale du glaucome fut regardée comme siégeant dans le corps vitré; tandis que l'opinion de Wenzel, d'après laquelle il s'agissait d'une maladie de la rétine et du nerf optique, ne fut acceptée que par peu d'oculistes, parmi lesquels il faut citer Weller, qui, le premier, parla de la dureté du globe oculaire. Il y a un demi-siècle que l'idée se répandit, d'après Canstadt et Chelius, que le glaucome était dû à une choroïdite, opinion qui, actuellement, a encore cours chez un certain nombre de confrères, et dont Sichel père s'était fait le plus ardent champion par ses travaux classiques.

Lorsque la découverte de l'ophthalmoscope eut permis de voir ce qui se passait au fond de l'œil, on ne renonça pas à l'idée d'une choroïdite, bien que les signes en fissent défaut. Une erreur devait du reste, tout d'abord, ouvrir l'ère des recherches ophthalmoscopiques concernant le glaucome, car, dans les premiers dessins et descriptions que Ed. de Jaeger donna en 1854, on admit que l'entrée du nerf optique était bombée. A cette même époque, de Graefe dit aussi de l'excavation glaucomateuse « que l'entrée du nerf forme, presque dans toute son étendue, un monticule arrondi et fortement proéminent ».

Ce n'est qu'une année plus tard (en 1855) que de Graefe, qui avait déjà signalé le pouls spontané et appelé l'attention sur le fait que ce phénomène pouvait être provoqué par une pression sur le globe oculaire, et devait par conséquent se rapporter à une difficulté de la circulation, déclara « que l'amaurose, suite du glaucome aigu, se laisse, dans divers sens, rapporter à une exagération de la pression intra-oculaire (dureté du globe oculaire, anesthésie de la cornée, paralysie de l'iris, pouls artériel, extinction de la vision par rétrécissement du champ visuel) ». Il ajoutait : « Quoique de plus profondes altérations constituent probablement dans les vaisseaux la cause fondamentale du mal, je me décidai à employer, d'une manière énergique, l'appareil des moyens aptes à diminuer la pression. » Cette décision fut surtout encore justifiée par le soupçon qu'il pouvait exister un enfoncement ou refoulement papillaire, car, avec raison, de Graefe reconnut que, pour voir les détails de la papille, il fallait recourir à l'examen à l'image droite, et dit : « Je me contente, pour le moment, d'élever des doutes sur la forme bombée de la papille, admise par d'autres observateurs et par moi. » Ces doutes furent rapidement levés par les travaux de Foerster et de Weber (1857), mais constatons que l'iridectomie fut employée par de Graefe, avant que ce doute fût complètement dissipé par les recherches anatomo-pathologiques de H. Müller sur l'excavation glaucomateuse.

Sans vouloir en rien diminuer l'immense mérite de de Graefe, qui sut reconnaître les propriétés curatives de l'iridectomie dans le glaucome, il nous faut signaler ici que la constatation de l'exagération de pression, déjà entrevue par Weller, revient principalement à Mackenzie, et que la propagation des moyens chirurgicaux, pour réduire la pression, doit surtout être attribuée à Desmarres père, qui faisait un si large emploi des paracentèses pour combattre le glaucome. Comme pour la majorité des découvertes, le terrain était bien préparé, ce qui n'empêche pas qu'il fallait encore l'homme de génie pour faire le dernier pas; mais il serait absolument injuste de vouloir exalter le mérite de de Graefe, au point de faire croire qu'il aurait, de fond en comble, établi la théorie de l'exagération de pression intra-oculaire, et qu'il serait arrivé, par un raisonnement basé sur des faits, à la découverte d'un moyen de réduire la pression, comme si jusqu'alors on n'y avait nullement songé. Guérin (de Lyon), Mackenzie, Middlemore, n'avaient-ils pas déjà pratiqué des paracentèses sclératicales ? Encore ces derniers faisaient-ils *logiquement* en ponctionnant la sclérotique, pour évacuer un trop-plein de corps vitré, tandis que de Graefe agissait *empiriquement* en employant, pour combattre le glaucome, l'iridectomie, moyen dont il soutenait jusqu'à la fin de sa vie qu'on n'arriverait pas à définir le mode d'action (1).

Nous devons maintenant exposer les diverses théories concernant le glaucome Nous commencerons par celle à laquelle de Graefe était rallié, et que défendent encore actuellement certains de ses élèves.

1° *La cause de l'exagération de la pression est due à une hypersécrétion, suite de choroïdite (de Graefe).* — De Graefe définissait la nature du glaucome comme une choroïdite, ou irido-choroïdite, avec imbibition diffuse du corps vitré (et de l'humeur aqueuse), amenant une augmentation notable du volume du corps vitré, suivie d'un accroissement de pression. Dans les premières éditions de son grand traité, de Wecker débutait, dans la description du glaucome, en disant : « La *choroïdite séreuse* comprend toutes les affections désignées sous l'épithète générale de glaucomateuses. » Il se conformait ainsi à la façon dont le maître, après Sichel père, toutefois, envisageait le glaucome. De Graefe, jusque dans son dernier travail,

(1) On n'empêchera pas que la vérité reste la vérité, ni par les amabilités, tendres comme le pavé de l'ours, que M. Jacobson (*Arch. f. Ophtal.*, t. XXXII, p. 107) m'a adressées, ni par les insinuations ridicules que M. Leber (*ibid.*, t. XXXIII, 2, p. 214) s'est permis à mon égard, en disant : « Les travaux de de Graefe appartiennent à l'histoire, le jugement sur eux est établi depuis trente ans, et l'attaque inouïe de de Wecker ne les ébranlera pas. Si de Wecker fait appel à l'équité de tous, qu'il réfléchisse que ses propres mérites dans la doctrine du glaucome, que, lui, estime si haut, n'ont pas encore passé par l'épreuve du feu du temps, et que leur valeur ne gagnera rien, dans le jugement des contemporains et de la postérité, par un rapetissement des mérites de de Graefe. » Il serait bien difficile à M. Leber de relever une seule ligne dans mes publications sur le glaucome, où je m'attribue un mérite quelconque, et ce n'est certainement pas faire acte de dénigrement que de prétendre que, comme en toute grande découverte, le hasard a joué un rôle important. Le génie de de Graefe a su saisir au vol cette main, que le hasard lui tendait, et qu'un clinicien, du talent de Desmarres, avait laissé échapper. Les adulateurs aveugles de de Graefe pensent-ils pouvoir nier les faits ; ils savent pourtant que le grand maître rangeait l'iridectomie, avec l'atropine, « dans l'arsenal des moyens propres à diminuer la pression intra-oculaire », tandis que cette opération ne diminue la pression qu'exclusivement là où le glaucome l'a exagérée, de même que l'atropine l'exagère là où une exagération de la pression est déjà le résultat d'une complication glaucomateuse. Tout le raisonnement théorique de de Graefe, fait après coup, repose donc sur des prémisses fausses, et prouve à l'évidence qu'il s'est simplement servi d'un moyen qui, jusqu'à sa fin prématurée, conservait pour lui le caractère d'un remède empirique. Car l'action réductive de la pression, dont jouit, dans des cas bien déterminés, l'iridectomie, n'a *pu être découverte que simultanément avec* et *par* son application à la cure du glaucome.

publié en 1869, quoiqu'il ait déjà fait une concession à la théorie de l'irritation nerveuse émise par Donders, car il parle de manifestations de cette choroïdite qui ne sont pas véritablement inflammatoires, mais simplement sécrétoires, finit par chercher constamment, dans une irritation des nerfs, la cause principale de la choroïdite, qui, après une irritation intense, prend la forme d'une choroïdite avec symptômes inflammatoires, tandis qu'à la suite d'une faible irritation les symptômes sont seulement de nature sécrétoire (1).

Ce qui était embarrassant pour soutenir pareille théorie, c'était l'absence des *produits* inflammatoires; mais, chose curieuse, de Graefe, en se réfugiant derrière l'image de l'iritis séreuse, où l'on supposait qu'aussi la formation des produits pouvait se réduire à une opacité diffuse de l'humeur aqueuse, avec augmentation de la quantité sécrétée de ce liquide, et probablement accroissement de la pression dans la chambre antérieure, pensait que la choroïdite glaucomateuse devait surtout être envisagée comme une maladie de nature sécrétoire. Une double erreur fut ici commise : d'abord, dans les cas d'iritis ou d'irido-choroïdite, qui, comme nos connaissances actuelles le démontrent, sont en réalité des lymphangites séreuses, on négligeait les produits cellulaires constamment déposés sur la membrane de Descemet, sur l'iris et dans son épaisseur, et on les rapportait à un simple trouble de l'humeur aqueuse; et, d'autre part, on prenait dans le glaucome, comme produit inflammatoire, le trouble de l'humeur aqueuse, qui n'existe pas et n'est qu'apparent.

A ce fait que les examens des yeux glaucomateux (n'ayant pas été atteints de glaucome consécutif) ne démontraient jamais la présence de produits inflammatoires du côté du tractus uvéal, atteint d'une soi-disant choroïdite, on répondait que, ces produits étant simplement séreux et déversés dans les chambres, le résultat d'une dissection d'un œil atteint de glaucome inflammatoire devait ainsi être négatif; ou bien on avait recours, dans les cas anciens, à l'explication suivante : on disait que, si l'excès de pression arrivait à entraîner une atrophie progressive et des plus accusées de la trame du tractus uvéal, à plus forte raison cette pression devait exercer une action destructive sur des produits inflammatoires moins solidement organisés.

Un point devait forcément embarrasser de Graefe, une fois qu'il eut reconnu l'amaurose avec excavation du nerf optique comme glaucome chronique simple, c'est qu'évidemment ici il ne pouvait être question de produits inflammatoires. Mais plus on observait, disait-il, plus on pouvait se convaincre que ces cas, absolument dépourvus de symptômes inflammatoires, devenaient de temps à autre inflammatoires, qu'ils montraient des troubles de leurs milieux (troubles qui ne sont autre chose que des altérations cornéennes), et que l'absence d'injection des parties externes du globe oculaire ne donnait aucune preuve de l'absence d'altérations inflammatoires dans le fond de l'œil.

Il est à noter que, çà et là, on trouvait bien, dans les dissections, de très légères altérations, des accumulations de cellules rondes en groupes près des veines de la choroïde, le long de leur gaine (Sattler), mais on sait que certaines lymphangites oculaires prédisposent au glaucome, qui n'est alors qu'une affection consécutive.

La théorie d'origine inflammatoire du glaucome, abandonnée par la majorité des ophthalmologistes, a été reprise, dans ses leçons, par M. Panas (*Archiv. d'Ophthalm.*, t. IX, p. 60, 1889). Suivant M. Picqué, « M. Panas admet l'ischémie primitive

(1) Que serait devenue de nos jours cette théorie, alors que tout pouvoir de provoquer des inflammations est retiré aux nerfs, et que, seule, l'irritation infectieuse par action des germes ou action chimique est admise ?

de l'artère ophthalmique par suite de lésions athéromateuses, et admet que les troubles circulatoires, qui en sont la conséquence, constituent le glaucome aigu... L'athérome artériel modifie, à un moment donné, sous l'influence de causes variables, la circulation intra-oculaire. Le sang irrigue mal les vaisseaux capillaires. Le retour dans les veines n'est pas possible, de là, la tortuosité de ces vaisseaux, une exsudation séreuse, un œdème intra-choroïdien, ou sous-rétinien, qui augmente la pression intra-oculaire et abolit momentanément ou temporairement la vision. Pas n'est besoin, avec une conception si simple, d'invoquer le système nerveux ou la théorie si obscure et si contradictoire de l'obstruction. » Il faut espérer, si, suivant M. Picqué, « l'anatomie pathologique nous montre les lésions des vaisseaux, et M. Panas nous démontre, par la physiologie pathologique, comment ces altérations conduisent au glaucome », que cette démonstration sera plus facile à comprendre que « la conception si simple » d'un trouble circulatoire, diminuant le contenu sanguin du globe oculaire et ayant pour effet que « le sang irrigue mal les vaisseaux capillaires », d'où un état inflammatoire.

2° *Le glaucome est la conséquence d'une névrose des nerfs sécréteurs de l'œil (Donders).* — Devant bien se rendre à l'évidence que, dans les glaucomes chroniques simples, les symptômes inflammatoires font absolument défaut, Donders, prenant cette forme comme prototype, déclare qu'elle n'est qu'une névrose provoquée par l'irritation des nerfs sécréteurs de l'œil avec augmentation de tension. Cette irritation des nerfs peut, d'une manière non expliquée par Donders, entraîner une ophthalmie qui nous donne alors la choroïde sécrétante de de Graefe. Tandis que, pour de Graefe, la choroïdite sécrétante va, dans le glaucome chronique simple, tellement en s'atténuant que l'apparence inflammatoire finit par s'effacer, au contraire la névrose ne revêt, pour Donders, aucunement le caractère inflammatoire dans le glaucome chronique simple, mais, en s'accentuant, entraîne l'évolution de symptômes inflammatoires qui se manifestent de plus en plus à mesure que le glaucome prend une allure aiguë.

On le voit, ni de Graefe ne sait se détacher complètement des idées de *névrose*, ni Donders de celles de *phlogose*. Suivant les besoins de la cause, on mélange ces deux facteurs. Aussi, comme véritablement conséquent et logique, il faut citer un seul adhérent de la théorie névropathique du glaucome, c'est Schnabel, qui, avec raison, nie, dans les formes plus ou moins aiguës du glaucome, tout symptôme inflammatoire. Mais ces nerfs sécréteurs du tractus uvéal, personne ne les a encore isolés et vus; d'après Schnabel, ils se combineraient aux nerfs sensitifs de ce même tractus, dont l'existence n'est pas mieux prouvée.

Ce qu'il importe de signaler, pour la théorie de Donders, c'est qu'elle conduit ses adhérents à admettre des glaucomes de *cause extra-oculaire*. Cette cause peut être *centrale*, *périphérique* ou *réflexe*. Ainsi, M. Mooren, relatant la coïncidence, avec un glaucome, de certaines myélites ou d'affections du cerveau, parle d'un glaucome central, spinal ou cérébral. Ce n'est pas sur un plus solide appui que se base le glaucome *périphérique* ou *réflexe*. Ce sont principalement les névralgies du trijumeau qui se seraient compliquées de glaucome (Tavignot, Schmidt-Rimpler, Hutchinson). Ce qui est indéniable, c'est que nous observons des névralgies périorbitaires durant des années sans qu'elles se compliquent du moindre changement de tension intra-oculaire ou de phénomènes glaucomateux. Arrive-t-on exceptionnellement à constater une coïncidence d'une névralgie avec des phénomènes glaucomateux (Hutchinson)? On n'est jamais suffisamment éclairé par l'observation si, en réalité, la névralgie n'était pas elle-même la conséquence du glaucome.

Du reste, jusqu'à quel point l'expérimentation physiologique a-t-elle éclairci cette question? Ici, il fallait tout d'abord s'entendre sur le nerf fournissant les vaso-moteurs contracteurs et dilatateurs des vaisseaux. Est-ce le sympathique, est-ce le trijumeau? En second lieu, l'irritation, en contractant les vaisseaux, augmente-t-elle la pression; et la paralysie des vaso-moteurs, en les dilatant, la diminue-t-elle, ou, au contraire, augmente-t-elle la pression, comme le prétendent certains expérimentateurs? Suivant M. Wegner, c'est le sympathique qui fournit les nerfs vaso-moteurs, et, d'après ses expériences, il faut conclure que *la dilatation des vaisseaux, sous l'influence d'une parésie du sympathique, concorde avec une diminution de pression; inversement, la contraction vasculaire, par irritation des fibres du sympathique, entraîne une augmentation de pression.*

Cependant que voyons-nous se produire, dans le glaucome prodromique, par l'emploi alternatif de l'atropine et de l'ésérine? Le premier dilate les vaisseaux, diminue donc, suivant la théorie sus-admise, la sécrétion intra-oculaire, et pourtant qu'arrive-t-il? La tension intra-oculaire augmente, au point de faire éclater une attaque aiguë du glaucome. C'est qu'ici le refoulement de l'iris vers la zone de filtration a contre-balancé, par l'entrave portée à l'excrétion, l'effet d'une diminution de tension, sous laquelle le sang coule dans les vaisseaux dilatés. S'agit-il d'une attaque aiguë de glaucome? Les instillations répétées d'ésérine peuvent ramener à un état normal un excès notable de pression intra-oculaire. Pourtant quel plus puissant agent sur l'élément musculaire des parois des vaisseaux, quel plus énergique contracteur vasculaire possédons-nous? Sous son influence, la tension intravasculaire et l'excrétion s'accentuent, dans un œil déjà très tendu, mais, simultanément, la forte contraction du sphincter de l'iris, suivie du dégagement de la zone de filtration, contre-balance ce surcroît apporté encore à l'augmentation préexistante du contenu oculaire, et même donne lieu à un déversement de ce surcroît.

Autrement se comportera cette explication, si, en se tenant à la première des deux théories admises par M. Adamuck, on fait abstraction de l'influence du degré de dilatation ou de contraction vasculaire sur l'excrétion, et si on n'envisage que la réduction ou diminution d'espace, dans la coque oculaire, produite par l'accroissement ou la contraction de calibre des vaisseaux. Ici, la dilatation vasculaire, sur un œil atropinisé et déjà atteint de glaucome prodromique, amène une réduction d'espace simultanément avec l'entrave portée, par le refoulement de l'iris, à la liberté d'écoulement des liquides intra-oculaires; là, après instillation d'ésérine, la réduction d'espace, par contraction vasculaire, coïncide avec le dégagement de la zone de filtration par suite du myosis produit artificiellement.

M. Adamuck a, plus tard, fait encore intervenir l'accroissement de la tension intravasculaire *générale*, sur la pression intra-oculaire par accroissement d'excrétion vasculaire. Mais, ici, des différences sensibles devront se produire suivant qu'il existera ou non un obstacle du côté de l'excrétion oculaire.

Dans ces expériences, on invoque le sympathique et la tension intravasculaire générale de l'œil, comme éléments essentiels qui gouvernent la sécrétion oculaire; mais l'œil se comporte comme toute autre partie de l'organisme. Dans les expériences de MM. Grünhagen et de Hippel, on a davantage assimilé l'œil à un organe sécréteur, à une glande, on lui a trouvé un système nerveux régulateur de sa circulation, ainsi que des nerfs présidant spécialement à la sécrétion intra-oculaire.

Le *vaso-dilatateur*, le *véritable nerf sécréteur*, serait le trijumeau, et son irritation près de son origine, dans la moelle allongée, déterminerait toujours une forte augmentation de tension, en produisant une irritation des nerfs vaso-dilatateurs qui émanent du trijumeau et déterminent la contraction des fibres musculaires vaso-dilatatrices. Il faut non seulement cette dilatation active, mais encore une *irritation impulsive* des mêmes nerf dilatateurs, fonctionnant simultanément comme *nerfs sécréteurs*, pour expliquer l'augmentation de tension à la suite de l'irritation du trijumeau. D'après les premières expériences de ces confrères, on assimilait, en réalité, l'œil à une glande, car il s'agissait d'une augmentation de sérosité ou de lymphe (dans les espaces lymphatiques), par suite d'une irritation active des nerfs sécréteurs. Plus tard, ces mêmes expérimentateurs (de même que M. Adamück) font davantage intervenir la tension intravasculaire générale.

3° *L'augmentation de la pression est due à un accroissement du contenu, par entrave portée à l'excrétion, à la filtration oculaire.* — Tandis que, suivant l'école de Donders, on était porté à établir la présence d'un glaucome intra-oculaire, par irritation nerveuse directe (inflammatoire), et un glaucome extra-oculaire, par irritation des nerfs sécréteurs, on a dans ces derniers temps porté bien plus son attention — et avec raison — sur les altérations directement constatables dans l'œil même, celles-ci ne se basant pas sur un raisonnement plus ou moins théorique de névrose, et l'on s'est proposé de rechercher, la sécrétion étant admise comme un facteur ne subissant pas de fluctuations anormales, la présence d'entraves apportées à l'excrétion, à la filtration oculaire.

La première fois que la *filtration oculaire* fut mise en avant, dans le glaucome, ce fut à l'occasion du mode de guérison de cette affection par l'établissement d'une *cicatrice à filtration;* en employant ce terme, il y a vingt ans, de Wecker admit à la fois que l'établissement de pareille voie excrétoire pouvait rétablir l'équilibre entre une sécrétion normale et une excrétion entravée, aussi bien que déverser un surcroît de sécrétion, pour lequel les voies normales d'excrétion s'étaient montrées insuffisantes. L'attention sur le rétablissement ou l'accroissement des voies d'excrétion oculaire, en établissant une cicatrice près de la jonction scléro-cornéenne, fut ainsi mise en éveil à une époque où, ni les beaux travaux de Leber sur la filtration oculaire, ni ceux de Knies et d'Ulrich sur les courants nutritifs de l'œil, n'avaient encore vu le jour.

La filtration de l'œil s'opère, d'après ces derniers expérimentateurs, de la manière suivante : le grand courant d'éléments nutritifs, fourni par le tractus uvéal, passe, après avoir filtré à travers la rétine, par le corps vitré, traverse l'insertion iridienne et quitte l'œil en se rendant dans le tissu trabéculaire péricornéen. Ce qui n'est encore nullement déterminé, c'est quelle est la quantité de liquide qui, déversée vers la surface scléroticale de la choroïde, suit l'espace suprachoroïdien, pour se rendre dans l'espace intervaginal des gaines du nerf optique, avec lequel il communique, ou pour transsuder à travers les mailles si serrées de la sclérotique.

Toutefois, il est actuellement avéré que le gros du liquide nutricier s'échappe près du bord cornéen, en se déversant, suivant les uns, dans le plexus veineux qui se trouve renfermé dans le tissu trabéculaire (Rouget, Leber), suivant les autres, dans les espaces lymphatiques du tissu trabéculaire (Schwalbe, Waldeyer), qui ne sont alors que la continuation directe de la chambre antérieure, envisagée elle-même comme un vaste espace lymphatique.

Aujourd'hui, les recherches, solidement appuyées sur des faits pathologiques, établissent l'existence, dans le glaucome, d'une entrave apportée au déversement du gros du courant nutricier; et, suivant l'ordre chronologique, c'est Manfredi, Knies, de Wecker et Weber qui ont apporté les premiers appoints pour la démonstration de ces faits.

Manfredi et Knies insistèrent sur ce fait que des inflammations, avec induration des parties scléroticales, pouvaient avoir pour conséquence une oblitération de la rigole de Fontana, avec accolement de la périphérie de l'iris. De Wecker, à la même époque (1876), pensait que la rupture d'équilibre, donnant lieu au glaucome, pouvait être déterminée par des empiétements de masses vitreuses sur le canal de Fontana et que l'entrave portée à l'excrétion serait activement aidée par la compression et le tassement du tissu trabéculaire péricornéen, sous l'influence même d'un excès de pression. C'est alors que M. Ad. Weber émit sa théorie de l'obstruction par gonflement des procès ciliaires, repoussant la périphérie de l'iris vers la rigole de Fontana. Un pareil gonflement était la conséquence d'affections donnant lieu à une hypérémie passive, telles que certains troubles cardiaques, l'emphysème, la pléthore, la ménopause, la suppression de flux hémorrhoïdaux, ou le résultat d'efforts donnant passagèrement lieu à des dilatations veineuses. Mais il faut reconnaître que, comparativement à la fréquence de ces causes, le glaucome est bien rare.

Plus pratiques dans leurs recherches, nos confrères anglais ont surtout recherché les causes occasionnelles dans l'intérieur de l'œil même. C'est ainsi que M. Priestley Smith a étudié la très grande facilité avec laquelle la moindre exagération de pression, dans la chambre postérieure (le corps vitré), rejette les procès ciliaires vers l'insertion iridienne et entrave alors l'écoulement du grand courant nutritif, à sa sortie de l'œil; mais ce courant, pour arriver au tissu trabéculaire et avant de traverser l'insertion iridienne, doit passer, entre les bords du cristallin et les procès ciliaires, par l'espace périlenticulaire; une réduction de cet espace retentirait donc tout de suite sur l'écoulement des liquides de l'œil. En réalité, des mensurations ont démontré à cet auteur que, chez les glaucomateux, le diamètre équatorial du cristallin était sensiblement plus étendu. M. Schoen (*Compte rendu du Congrès de Heidelberg*, p. 258, 1888) accuse surtout les efforts continus d'accommodation (chez les hypermétropes) de rapetisser le cercle périlenticulaire.

Ce qu'il est indispensable de rechercher, c'est d'où part la première perturbation dans la pression intra-oculaire, car, une fois la pression quelque peu augmentée dans la chambre postérieure, il s'ensuit forcément une congestion *passive* des procès ciliaires, une réduction de l'espace périlenticulaire, un refoulement de l'iris vers la rigole de Fontana et alors le surcroît indéniable de pression par entrave de l'écoulement *extra-oculaire*.

Cette augmentation *primitive* de la pression, dans la chambre postérieure, peut s'expliquer de diverses façons. Ainsi la filtration peut avoir déjà été directement entravée dans l'œil, même avant d'atteindre le tissu trabéculaire péricornéen. Si, d'après M. Ulrich, le tissu iridien, par suite de changements séniles ou inflammatoires, est altéré, il se prête moins à la filtration. Déjà, physiologiquement, l'épaississement de l'iris, lorsque la pupille se dilate notablement, met une certaine entrave à la filtration iridienne; au contraire, le fort myosis amincit le filtre, en même temps que la contraction des fibres circulaires de l'iris, qui prennent en quelque sorte leur point de traction sur le tissu trabéculaire péricornéen, distend les mailles du filtre scléral.

Un surcroît de tension peut aussi résulter, dans la chambre postérieure, d'une entrave portée à l'excrétion oculaire, non dans la région péricornéenne, mais dans toute l'étendue de la sclérotique et près de l'entrée du nerf optique. Un défaut de perméabilité de l'enveloppe fibreuse de l'œil pourrait être la conséquence d'une rétraction avec épaississement de cette enveloppe, comme veut l'avoir trouvé M. Cusco, ou d'altérations inflammatoires, d'athérome, ainsi que le suppose M. Coccius, ou enfin de dépôts salins sous l'influence d'une diathèse arthritique, suivant de Wecker.

MM. Stilling, Laqueur et de Wecker ont particulièrement insisté sur ce fait que l'entrave excrétoire, qui s'établirait à l'entour du nerf optique pour le liquide qui doit s'échapper dans l'espace intervaginal, pourrait déterminer une sorte de *glaucome postérieur*. Il n'existe, en effet, dans l'enveloppe externe de l'œil, que deux cercles non garnis de membranes vitreuses : le passage de la cornée en sclérotique et celui de la sclérotique en gaine du nerf optique. Ce sont aussi essentiellement ces deux régions qui laissent principalement filtrer les liquides intra-oculaires. Il est possible que la forme de glaucome chronique simple se rapporte à une obstruction de la voie excrétoire péripapillaire, sous l'influence d'un développement de productions vitreuses, analogues à celles qui prennent naissance près du ligament pectiné. Par contre, l'attaque aiguë de glaucome, dont les effets ne se manifestent pas tout d'abord, comme dans la forme précédente, par la refoulement de la papille, résulterait d'une obstruction de la voie antérieure de filtration (glaucome antérieur).

Nous devons encore mentionner le retentissement des altérations sclérales, non comme défaut de filtration, mais comme cause de stase veineuse, de transsudation séreuse et d'atrophie consécutive des tissus. Ainsi M. Stellwag de Carion a signalé la rigidité de la sclérotique, portant surtout sur ses couches externes, et ayant pour effet d'entraver la dilatation physiologique des émissaires veineux, lorsque, sous l'influence de causes variées, il se produit un afflux plus notable de sang de l'œil. La rétention du sang dans la coque oculaire entraîne nécessairement un accroissement de tension.

D'après MM. Goldzieher, Fuchs, Czermak, c'est l'atrophie de certaines régions de la choroïde (et surtout, pour les derniers, des parties situées en avant des *vasa vorticosa*) qu'il faut accuser comme cause première du glaucome. Lorsque à la suite de l'atrophie d'un nombre considérable de vaisseaux situés dans les parties dégénérées, soit par atrophie sénile, soit par suite d'altérations inflammatoires à évolution très lente, la circulation complémentaire se porte sur le restant des vaisseaux du tractus uvéal, ceux-ci charrient le sang avec une pression d'autant plus forte, que la suppression vasculaire a été plus étendue; de là, transsudation séreuse dans le restant de la choroïde, avec œdème consécutif du corps vitré et des autres parties de l'œil, phénomènes provoquant une augmentation de pression capable d'entraîner alors la série des obstructions du grand cercle de filtration, par suppression de la rigole de Fontana et accolement de l'iris.

Nous avons exposé les diverses théories qui ont été émises sur la genèse du glaucome; il est urgent d'insister sur ce que la moindre exagération de la pression a forcément pour effet de retentir sur la grande zone de filtration. Le tisau trabéculaire péricornéen, qui entoure le canal de Schlemm, et que nous voyons si nettement représenté sur les coupes de M. Waldeyer (voy. fig. 248 et 249) doit nécessairement, sous l'action d'un excès de pression, se resserrer et s'entasser, et cela d'autant plus qu'il s'agit de sujets parvenus à un âge où les fibres, qui composent ce tissu, ont davantage perdu leur souplesse. En outre, tandis que, chez de jeunes individus, les voies d'excrétion sont largement ouvertes dans le tissu souple de la sclérotique, elles sont obstruées, en partie, dans le tissu rigide et ratatiné d'une vieille sclérotique. Ces conditions, que les altérations séniles amènent peu à peu, nous démontrent la facilité avec laquelle, à une période avancée de la vie, les diverses affections oculaires se compliquent si souvent de glaucome, ce qui nous conduit tout naturellement à parler du glaucome consécutif.

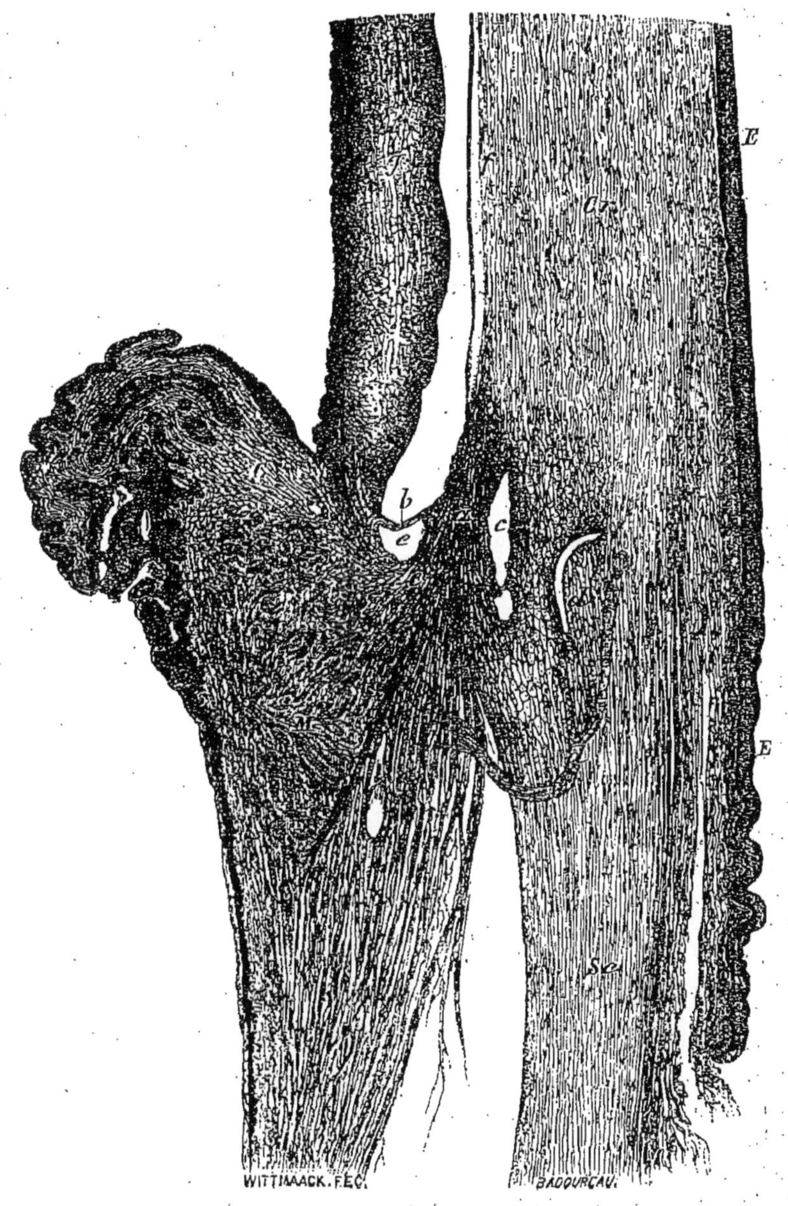

Fig. 248.

a, tissu caverneux; *b*, prolongement de l'iris; *c*, canal de Schlemm; *d d*, vaisseaux sanguins; *e e*, espace de Fontana; *f*, membrane de Descemet. — *I*, iris; *C*, corps ciliaire; *M*, muscle ciliaire; *Cr*, cornée; *Sc*, clérotique; *EE*, épithélium.

4° *Le glaucome complique d'autres maladies; il est consécutif.* — Nous devons passer en revue les diverses membranes et parties constituantes de l'œil, pour ne ne pas omettre une des formes si nombreuses de glaucome.

La *cornée* ne présente pas d'affections qui puissent provoquer d'emblée le glaucome. La kératite diffuse, il est vrai, a été souvent accusée de pouvoir se compliquer

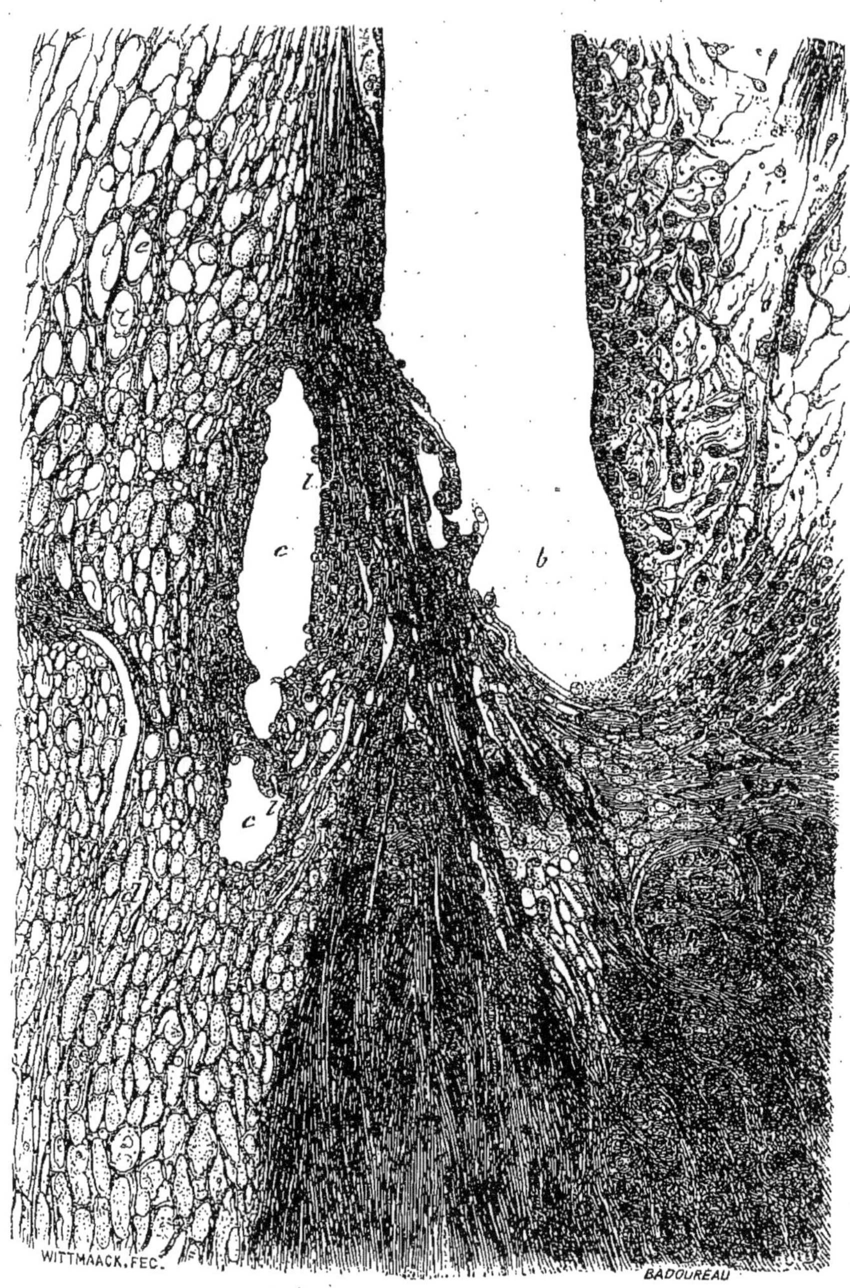

Fig. 249.

aaa, tissu caverneux de l'angle iridien; *b*, angle iridien; *cc*, canal de Schlemm; *d*, sclérotique; *e*, cornée; *f*, membrane de Descemet; *g*, racine de l'iris; *hh*, muscle ciliaire; *i*, pont de tissu placé entre les deux compartiments du canal de Schlemm; *k*, veine; *l*, *l*, ouvertures qui font communiquer les espaces du tissu caverneux avec le canal de Schlemm.

de glaucome, mais on a oublié que cela n'arrive jamais sans qu'une lymphangite, une iritis séreuse, se soit adjointe à la kératite parenchymateuse. Les cicatrices cornéennes, non accompagnées d'adhérences de l'iris, ne peuvent entraîner de glaucome que lorsqu'il s'agit d'une sclérose étendue des parties périphériques de la cornée, ayant déterminé des altérations sclérosantes analogues dans les parties avoisinantes de la sclérotique, comme on l'observe parfois dans l'épisclérite.

La *conjonctive* ne donne lieu, en devenant le siège d'une maladie, à des complications glaucomateuses qu'à la condition qu'une infiltration cellulaire généralisée avec vascularisation, s'opère tout à l'entour de la cornée, ainsi que nous l'observons dans le pannus granuleux. La distension du tissu ramolli de la cornée, que l'on voit quelquefois se développer en pareil cas, résulte d'un obstacle à la filtration qui se produit, tout d'abord, par condensation du tissu péricornéen et épiscléral, mais, plus encore, et là définitivement, par la compression du tissu trabéculaire péricornéen, sous l'influence de la rétraction cicatricielle. Nous observons encore que des cicatrices conjonctivales du globe oculaire, déterminées par des brûlures, peuvent prédisposer au glaucome, lorsqu'elles occupent une vaste étendue du bord cornéen.

L'*iris* peut facilement, par ses altérations morbides, provoquer un glaucome consécutif. Ce sont surtout les *lymphangites oculaires*, connues sous la désignation d'iritis séreuses, qui, par suite d'abondants dépôts cellulaires dans la rigole de Fontana et à la surface de l'iris, se compliquent aisément de glaucome. Les autres formes d'iritis ne donnent ordinairement lieu au glaucome consécutif qu'autant que, par la formation d'une synéchie postérieure totale, le tissu iridien subit une distension et un déplacement en avant propices à l'oblitération de la rigole de Fontana. Les adhérences de l'iris, qui se forment à la suite de perforations, ne sont dangereuses, pour ce qui concerne les complications glaucomateuses, qu'autant qu'elles entraînent aussi un accolement étendu des parties périphériques de l'iris à la rigole de Fontana. Il faut noter ici que les enclavements, portant sur le sphincter de l'iris, exposent moins à ce dernier accident et par suite au glaucome, bien que le tiraillement de l'iris soit très accusé. En général, les adhérences de l'iris seront d'autant plus à redouter qu'il s'agira d'individus plus âgés, chez lesquels la filtration est moins active.

Les inflammations de la *choroïde*, atrophiantes ou autres, ne prédisposent au glaucome que par les troubles circulatoires (oblitération des troncs veineux); la forme séreuse, la lymphangite oculaire, donne lieu à cette complication dans les conditions susmentionnées, en fournissant de vastes agglomérations cellulaires qui entravent la filtration. Les sarcomes et mélanosarcomes de la choroïde provoquent une augmentation de la pression oculaire, par suite d'une réduction directe de la cavité oculaire et, plus souvent, par compression des veines émissaires du sang intraoculaire et exsudation consécutive; enfin, on voit se produire la même complication lorsqu'il s'agit de tumeurs du corps ciliaire, qui refoulent l'iris et oblitèrent plus ou moins l'étendue de la rigole de Fontana.

La *rétine* ne présente jamais, dans ses divers états inflammatoires et ses dégénérescences graisseuse, pigmentaire et scléreuse, la moindre tendance à une complication glaucomateuse. Il en est absolument de même des diverses formes si variées de chorio-rétinite. Une seule maladie de la rétine, caractérisée par l'apparition de plaques hémorrhagiques et due, elle, à des altérations vasculaires, se complique facilement de phénomènes glaucomateux, qui éclatent très probablement à la suite d'un fort épanchement sous la rétine ou dans le corps vitré, entraînant une réduction de la capacité oculaire. Les tumeurs gliomateuses de la rétine provoquent des complications glaucomateuses dans les mêmes conditions que cela a été exposé pour les tumeurs de la choroïde.

Le *nerf optique* ne donne jamais lieu, dans le cours de ses altérations morbides, à des complications glaucomateuses.

Des milieux de l'œil, seul, le *cristallin* peut, par ses altérations pathologiques, engendrer des phénomènes glaucomateux. C'est surtout au début de son évolution cataracteuse que son gonflement, en réduisant le cercle périlenticulaire, peut porter entrave à la filtration intra-oculaire (Pristley Smith), de telle façon qu'une seule instillation d'atropine a parfois suffi, dans ces conditions, pour l'éclosion d'un glaucome. La *déviation* du cristallin peut aussi aisément donner lieu, par le refoulement d'une partie de l'iris contre la rigole de Fontana, à l'apparition de symptômes glaucomateux; il en est de même d'un gonflement partiel, suite de blessure.

Comme on le voit, les diverses formes de glaucome consécutif trouvent donc une explication aisée, par des entraves qu'une maladie ou une désorganisation de l'œil apporte à la filtration.

ARTICLE VI

ÉTIOLOGIE DU GLAUCOME

Le nombre des glaucomateux est, relativement à la totalité des consultants, dans la proportion d'un peu plus de 1 pour 100. Ainsi, en établissant la statistique ci-jointe, dressée à notre clinique par le docteur Esmérian, on a trouvé sur un chiffre de 40 000 malades, 470 glaucomateux (243 hommes et 227 femmes), soit 1,17 pour 100.

AGE	HOMMES		FEMMES	
0 — 10	6	2,5 p. 100	2	0,9 p. 100
10 — 20	2	0,8 —	9	4 —
20 — 30	12	5 —	7	3 —
30 — 40	21	8,6 —	18	7,9 —
40 — 50	49	20,2 —	42	18,5 —
50 — 60	65	26,7 —	67	29,5 —
60 — 70	69	28,4 —	51	22,5 —
70 — 80	18	7,4 —	27	11,9 —
80 — 90	1	0,4 —	4	1,7 —
	243		227	

La différence des glaucomateux entre hommes ou femmes n'est pas sensible; s'il existait une prépondérance pour un sexe, elle serait plutôt, contrairement à l'opinion émise par certains auteurs, en faveur des hommes. Incontestablement, le glaucome est une maladie de l'âge moyen et avancé, et c'est surtout entre cinquante et soixante ans que sa fréquence est particulièrement frappante, en ce qui concerne les femmes, tandis que le nombre des glaucomateux s'accroît, pour les hommes, entre soixante et soixante-dix ans, comme on peut s'en assurer par un coup d'œil jeté sur notre tableau.

Il était encore intéressant d'étudier la fréquence du glaucome, suivant la réfraction des yeux glaucomateux. Il ressort des recherches faites à la clinique, conformément aux résultats obtenus ailleurs (Laqueur), que l'hypermétropie se rencontre généralement chez les glaucomateux et que la myopie est l'exception. L'hypermétropie prédispose au glaucome par suite de la persistance forcée des efforts d'accommodation, qui ont donné au muscle circulaire un tel développement, qu'il en résulte une réduction de l'espace périlenticulaire plus ou moins considérable; en outre, il faudrait prendre en considération les diamètres équatoriaux du cristallin, qui sont peut-être plus grands chez l'hypermétrope que chez l'emmétrope ou le myope.

D'après notre expérience propre, nous pouvons affirmer que la réfraction ne change guère, pendant l'évolution et dans le cours du glaucome, et que la seule modification, que l'iridectomie fait subir à l'œil glaucomateux, est la production artificielle d'un astigmatisme régulier, tandis qu'une sclérotomie bien exécutée n'influence pas la courbure de la cornée. Du reste, si la réfraction augmentait notablement dans le glaucome, comme l'indique M. Laqueur, il y aurait à constater une compensation dans l'accroissement rapide de la presbytie des personnes menacées de glaucome, ou qui en présentent les symptômes prodromiques, mais il n'en est rien.

On a voulu encore admettre que le glaucome provoque l'aplatissement de la cornée, attendu que, sous l'influence d'une pression exagérée, la coque oculaire doit tendre, d'après Helmholtz, à prendre la forme sphérique (et la cornée à s'aplatir); mais les mensurations ophthalmométriques n'ont pu démontrer pareil aplatissement de la cornée.

Si nous consultons nos registres, pour ce qui concerne la fréquence relative des diverses variétés de glaucome, nous trouvons sur nos 470 cas la répartition suivante :

	Glaucome aigu	Glaucome chronique irritatif	Glaucome chronique simple	Glaucome chronique irritatif absolu	Glaucome hémorrhagique	Glaucome consécutif	Prodromes de glaucome
Femmes.	7	110	31	44	6	20	9
Hommes.	1	101	51	36	14	29	11
Total.	8	211	82	80	20	49	20
Proportion p. 100.	1,7	45	18	17	4,2	10,4	4,2

Sur ce tableau, on voit la confirmation de ce fait curieux que le glaucome aigu est plus fréquent chez la femme que chez l'homme (d'après M. Laqueur, cette proportion est de 10 à 1), et qu'au contraire la proportion de glaucomes chroniques absolument simples tombe sensiblement chez les femmes (31 femmes, 51 hommes). Pour ce qui concerne cette disproportion, M. Laqueur la note de 4 à 7. Donc, à mesure que les phénomènes glaucomateux se concentrent dans l'atrophie avec refoulement du nerf optique, nous voyons les hommes reprendre leur triste privilège d'être infiniment plus prédisposés, aux maladies atrophiques de ce nerf, que les femmes. Pour les deux sexes, la forme de beaucoup la plus commune est le glaucome chronique irritatif.

Mentionnons, en passant, le peu d'importance que nous donnons, pour ce qui regarde le glaucome, à la notation unilatérale ou bilatérale, attendu que la plupart des malades n'ont pas pu être suffisamment observés pour qu'on ait pu, chez les unilatéraux, affirmer que la maladie s'est bornée à un œil. A notre clinique, sur 405 cas notés, 312 fois le glaucome était bilatéral et 93 fois unilatéral.

Les anciennes données statistiques, d'après lesquelles l'œil gauche se prendrait, de préférence, de glaucome et les yeux à iris foncé seraient plus particulièrement exposés à cette affection, n'ont pas été confirmées par les récentes recherches.

Une enquête bien curieuse à faire serait de déterminer le chiffre proportionnel du glaucome suivant les races ; de rechercher quelle est la rareté du glaucome chez les Arabes, les Indiens, sa fréquence chez les nègres, à sclérotique pigmentée par plaques, et la répartition géographique de cette affection. Ce que nous savons de positif, c'est que l'observation déjà faite par Benedict et Rosas est absolument exacte, à savoir que le glaucome est surtout répandu parmi les israélites. Nous ne pensons pas nous tromper, en portant à 20 pour 100 le nombre des glaucomateux israélites qui viennent à notre consultation. Ce sont aussi les familles juives qui nous donnent, le plus souvent, la preuve de l'hérédité des affections glaucomateuses, que déjà les anciens auteurs connaissaient. La transmission héréditaire ne semble guère exister que pour les formes irritatives du glaucome. En général, la prédisposition glaucomateuse héréditaire anticipe, à mesure qu'elle exerce ses effets. Ainsi une mère, atteinte de glaucome à l'âge de soixante ans, aura des filles qui présenteront des attaques glaucomateuses déjà à l'âge de quarante à quarante-cinq ans, et les enfants pourront avoir des descendants atteints de glaucome congénital, ou qui seront pris de glaucome avant la vingtaine.

On a pensé que des prédispositions diathésiques héréditaires jouaient un rôle dans ce genre de transmission, et c'est principalement la goutte qu'on a accusée (Benedict). Ce sont surtout les altérations scléroticales qui peuvent être ici invoquées, comme intermédiaire entre l'attaque goutteuse et glaucomateuse.

La corrélation, entre des névralgies du trijumeau et le glaucome, a été un des principaux appuis pour soutenir la théorie nerveuse du glaucome. Mais nous ne pouvons regarder ces cas, dans lesquels des névralgies périorbitaires ont précédé l'atteinte glaucomateuse, que comme simple coïncidence. Quand en réalité le trijumeau est le siège d'une irritation inflammatoire, comme cela a été démontré pour le zona ophthalmique, voyons-nous jamais, lorsqu'il y a propagation sur les branches ophthalmiques, se produire des phénomènes glaucomateux? Au contraire, avec l'apparition de kératites, d'iritis et d'irido-choroïdites, dans le courant d'un zona ophthalmique, l'œil présente, dans la très grande majorité des cas, un degré de ramollissement considérable.

Il est de notoriété que les émotions morales peuvent engendrer une attaque glaucomateuse, surtout chez les personnes atteintes de phénomènes prodromiques. Il s'agit ici de malades chez lesquels la filtration se trouve juste suffisante, pour maintenir l'équilibre entre la sécrétion et l'excrétion oculaires. Une congestion active des vaisseaux de l'œil, l'émotion qui fait monter le sang à la figure et injecte les yeux, peuvent suffire pour apporter, par le gonflement des procès ciliaires, le dernier appoint qui complète la rupture d'équilibre et qui établit, par suite de la compression du tissu trabéculaire péricornéen, un cercle vicieux entre l'exagération de la pression et la rétention progressive des liquides intra-oculaires.

Nous savons actuellement que nous pouvons, chez des malades prédisposés, provoquer artificiellement, par l'instillation des mydriatiques, une attaque glaucomateuse, et nous nous expliquons facilement le mécanisme de pareille action, par la dilatation pupillaire qu'entraîne l'emploi des mydriatiques, le refoulement de l'iris vers la rigole de Fontana, qui laisse déjà insuffisamment filtrer les liquides oculaires, et l'épaississement de l'iris à pupille dilatée, qui devient un filtre beaucoup moins aisément perméable.

Nous devons encore nous demander si le terme de glaucome sympathique est admissible. S'il y a une maladie qui se prête peu à la transmission sympathique, c'est-à-dire à la migration par les voies lymphatiques du nerf optique, c'est évidemment le glaucome, attendu que l'exagération de pression tend aussitôt à fermer la porte à cette transmission, en comprimant l'entrée du nerf et en séparant l'espace intervaginal de la cavité oculaire. L'étude des affections sympathiques nous prouve, d'ailleurs, qu'un état glaucomateux (la formation d'un staphylôme) est un garant contre la transmissibilité d'une irritation dite sympathique. Ce qui a pu faire croire à une action sympathique, c'est qu'autrefois on observait assez fréquemment, après une opération pratiquée sur un œil, surtout dans un cas de glaucome irritatif, l'éclosion brusque d'une semblable affection sur le congénère. Mais, aujourd'hui, on sait que cet accident est aisément évité, si l'on a soin d'instiller des myotiques dans l'œil non soumis à l'opération; il ne peut donc pas être question de glaucome sympathique.

ARTICLE VII

TRAITEMENT DU GLAUCOME

Grâce aux immortels travaux de de Graefe et aux efforts de ses successeurs, on peut dire que la curabilité du glaucome est assurée, pour la plus grande majorité des cas. Toutefois, on ne saurait se cacher que le chiffre des glaucomes guéris est, comparé à celui des glaucomateux en général, encore infiniment petit. Combien de cas sont méconnus, que de fois le moment opportun de l'opération est manqué et combien de malades se trouvent hors portée de secours habiles; mais ceux-ci, même appliqués dans toute la perfection de l'art, échouent néanmoins, et cela de l'aveu de de Graefe lui-même, dans un certain nombre de cas. Le *pronostic* du glaucome reste donc encore actuellement sérieux.

A M. Laqueur revient le mérite d'avoir, en 1877, rétabli, au moins en partie le traitement médical du glaucome, par l'introduction de l'ésérine dans la cure de cette affection. L'emploi de ce puissant myotique a permis de retarder, sans préjudice, l'opération jusqu'à ce que les malades se trouvent à portée de secours, de prolonger infiniment plus longtemps la période prodromique, enfin de faciliter l'opération et d'en écarter une partie des dangers. L'ésérine a, pour des cures prolongées par les myotiques, cédé le pas à la pilocarpine, mais ce n'est exclusivement qu'à cause de la plus grande tolérance de la conjonctive pour ce médicament. Pour préparer un œil à l'opération, on aura toujours recours à l'ésérine.

L'action nuisible de l'atropine dans le glaucome ayant été démontrée, et cela, bien que l'on admît alors comme indiscutable que l'atropine diminuait toujours la pression intra-oculaire, M. Laqueur, après toutefois que A. Weber et de Wecker eurent vulgarisé l'usage des myotiques dans les affections cornéennes, et surtout dans celles qui, par suite de perforations, prédisposaient à des complications glaucomateuses, eut l'heureuse inspiration de rechercher si l'ésérine n'exercerait pas une action salutaire sur l'œil atteint de glaucome. La réponse, rendue promptement, fut affirmative; mais l'explication n'était pas moins embarrassante que celle de l'action nuisible de l'atropine.

Aussi M. Laqueur s'est-il efforcé de démontrer que « l'atropine est un moyen qui augmente la pression intra-oculaire, mais que cette action ne devient pas évidente, tant que les dispositions, régularisant la circulation, subsistent ». D'ailleurs, il est établi que, tandis que les vaisseaux choroïdiens subissent une dilatation sous l'influence des mydriatiques, l'action inverse est produite par les myotiques. Ceux-ci entraînent donc une diminution du volume de la membrane vasculaire et une filtration moindre, à travers les vaisseaux épaissis par la contraction des fibres musculaires lisses (de Wecker avait déjà signalé cet effet, en recommandant l'ésérine comme moyen antidiapédésique).

D'un autre côté, il fallait bien reconnaître que l'action antiglaucomateuse de l'ésérine et de la pilocarpine s'exerçait, sur des yeux à égal excès de tension (par conséquent à égale difficulté de pénétration de l'alcaloïde dans l'œil), d'autant plus puissamment que leur action myotique arrivait davantage à se manifester; il y avait donc ici encore à tenir compte d'une action purement mécanique, provoquée par la violente contraction du sphincter pupillaire, qui ramène l'iris vers le centre de la chambre antérieure et dégage ainsi la rigole de Fontana, en même temps que la forte contraction de la portion circulaire du muscle ciliaire, dégage les parois ciliaires de l'angle iridien et exerce, probablement, une action dilatatrice sur le tissu trabéculaire péricornéen, tous phénomènes inverses de ceux produits par les mydriatiques.

C'est en 1856 que de Graefe fit la découverte de l'action curative de l'iridectomie dans le glaucome, découverte qui a préservé et préservera la vue à des milliers de personnes et qui constitue un des plus notables progrès que la science médicale a réalisés depuis des siècles. Les ponctions sclérales et les paracentèses, autrefois recommandées, n'étaient guère mises en pratique; seul, Desmarres, qui dans les affections les plus variées faisait un si large emploi de l'iridectomie, insistait sur les ponctions répétées de la chambre antérieure. Les résultats, que de Graefe obtint de l'iridectomie, furent si satisfaisants que cette méthode, publiée pour la première fois en 1857, se propagea très rapidement. D'abord, on opérait de préférence dans les cas de glaucome aigu, et on observa que, presque toutes les fois qu'on exécutait l'opération dans la première quinzaine après l'attaque, on obtenait un retour complet des fonctions visuelles, alors même que le glaucome n'avait laissé au malade qu'une perception très vague de la lumière. Dans sa seconde publication (1858), de Graefe, tout en insistant sur les excellents résultats de l'iridectomie dans les cas de glaucome aigu, en étendit davantage l'action salutaire aux cas de glaucome chronique inflammatoire (irritatifs). Dans un travail suivant qu'il donna sur cette matière (1862), le chirurgien de Berlin appuya sur les avantages qu'on peut retirer de l'excision de l'iris, même dans les cas de glaucome où tout symptôme inflammatoire fait défaut, variété que nous désignons actuellement sous le nom de *glaucome chronique simple*.

Quant au manuel opératoire de l'iridectomie, de Graefe donna tout d'abord quelques règles, de l'observation desquelles dépend, suivant lui, le succès de l'intervention chirurgicale : c'est 1° de comprendre dans la section une large portion de l'iris, et 2° d'exciser cette membrane jusqu'à son bord ciliaire. Dans ce but, il est indispensable de donner à l'ouverture externe de la section, laquelle se fait, avec la lance, dans la sclérotique à 1 millimètre ou même 1 millimètre et demi de la cornée, une étendue de 6 à 8 millimètres au moins, en sorte que l'ouverture interne, qui doit aboutir exactement à la circonférence de la cornée, offre de 4 à 6 millimètres de longueur. De Arlt aimait mieux pénétrer au bord même de la cornée, en enfonçant presque perpendiculairement la pointe du couteau lancéolaire dans la chambre antérieure; puis, en abaissant rapidement le manche de l'instrument pour lui donner une direction parallèle au plan de l'iris, de Arlt cherchait, en agissant ainsi, à prévenir l'enclavement d'une portion de l'iris dans la plaie.

Nous devons faire connaître les modifications que l'on a introduites dans la pratique de l'iridectomie, modifications qui ont principalement porté sur la nécessité d'exciser une portion de l'iris aussi large et aussi périphérique que possible.

L'exécution de l'iridectomie, avec la lance, rencontre de très grandes difficultés, quand la chambre antérieure a diminué notablement de profondeur, car on risque alors de blesser la capsule, en portant l'instrument au-devant de la pupille fortement dilatée. C'est pour éviter cet accident, que Pagenstecher conseillait de ne faire d'abord qu'une étroite iridectomie, en se réservant d'agrandir celle-ci, après que la chambre antérieure, devenue plus profonde, permettait sans danger d'enfoncer plus largement l'instrument. Ce conseil, inspiré par une grande expérience, devient néanmoins inutile, si l'on a soin de faire l'opération d'après la méthode de MM. Frœbelius et Bowman, en se servant, pour la section, du couteau à cataracte ordinaire, ou d'un couteau plus petit, comme celui de M. Frœbelius (fig. 250), ou, enfin, du couteau à cataracte de de Graefe, dont de Wecker a vulgarisé l'emploi pour les iridectomies non optiques en général.

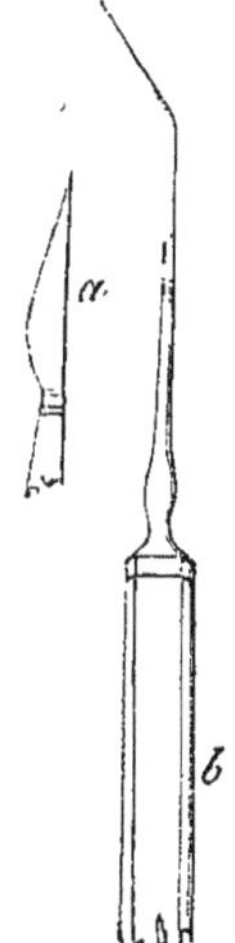

Fig. 250.

La précaution indiquée par M. Bowman, et qui consiste à couper le prolapsus iridien en deux temps, avait déjà été proposée, mais moins pratiquement, par de Arlt. M. Bowman conseille d'inciser d'abord l'iris depuis son sphincter jusqu'à son insertion ciliaire, puis, par une douce traction, de détacher l'insertion ciliaire dans toute l'étendue du prolapsus, enfin d'achever l'ablation du lambeau iridien par un second coup de ciseaux. L'iridectomie se fait ainsi par une combinaison de deux iritomies avec une iridodialyse. L'exécution exacte de ce procédé est le seul garant contre une obstruction consécutive de l'angle iridien par le moignon de l'iris.

Un point capital, dans l'opération du glaucome, est de rendre l'écoulement de l'humeur aqueuse le plus lent possible, qu'on emploie le couteau lancéolaire ou le couteau à cataracte. L'issue soudaine de ce liquide et la diminution momentanée de la pression intra-oculaire qui en résulte, peuvent causer des apoplexies rétiniennes et choroïdiennes considérables, qui placent l'œil dans des conditions défavorables au rétablissement de ses fonctions et peuvent compromettre l'opération. D'un autre côté, si le cristallin se porte avec trop de violence contre la cornée, par suite de l'évacuation brusque de la chambre antérieure, il peut en résulter la rupture de la capsule cristallinienne et le développement d'une cataracte, ou une subluxation suivie d'un redoublement des phénomènes irritatifs.

M. A. Weber, qui a insisté avec beaucoup d'à-propos sur ces subluxations consécutives à une détente trop brusque de l'œil pendant l'opération, conseille, pour réduire la subluxation, de ponctionner la sclérotique, avec une *broad needle*, à 8 ou 10 millimètres du bord externe de la cornée, et d'exercer sur cette membrane, à travers la paupière supérieure, une pression dirigée dans le sens vertical à la surface du coloboma et du côté vers lequel le cristallin s'est ordinairement déplacé. De Wecker préfère exécuter ces manœuvres de réduction, en introduisant le couteau de de Graefe, comme pour une sclérotomie, du côté opposé au coloboma, ou comme pour une sclérotomie équatoriale. On maintient ainsi l'œil solidement fixé et on n'est pas exposé à le voir pivoter, comme dans l'opération de M. Weber, autour de la *broad needle.*

C'est pour favoriser l'écoulement lent de l'humeur aqueuse que de Graefe aimait mieux pratiquer l'iridectomie en dedans qu'en haut, quoique ce dernier procédé ait l'avantage de dissimuler l'échancrure de l'iris derrière la paupière supérieure. L'excision faite directement en dehors est assurément la plus facile, lorsqu'on l'exécute avec le couteau lancéolaire. Mais, quel que soit le couteau dont on fasse usage et quelque emplacement que l'on donne à la section, toute l'attention de l'opérateur devra se porter sur la détente de l'œil. A l'occasion des indications de la sclérotomie, nous reviendrons sur le rôle préparatoire que cette opération doit jouer, chaque fois que l'extrême dureté du globe oculaire laisse planer le moindre doute sur la gravité du glaucome qu'on doit opérer.

Quant à l'époque à laquelle il est bon d'opérer, on peut, en général, avancer que l'iridectomie est d'autant plus efficace qu'on tarde moins à s'y résoudre. Les phénomènes irritatifs, si aigus qu'ils soient, ne sauraient être une raison de temporiser. En effet, l'excision de l'iris est le meilleur traitement qu'on puisse y opposer, et elle débarrasse le malade des douleurs ciliaires souvent intolérables dont il est tourmenté.

L'iridectomie expose, il faut le reconnaître, à un certain défaut dans le mode de cicatrisation qu'affecte la plaie, surtout lorsqu'on l'a ouverte dans la sclérotique, ou que l'iris s'est pris dans les angles de la section (cicatrisation cystoïde de de Graefe). Par suite de la pression qui s'exerce de dedans en dehors sur les bords de l'incision linéaire, la réunion ne se fait pas d'une manière uniforme, mais bien par des faisceaux cicatriciels isolés, rattachés par une pellicule composée de trabécules cicatricielles très fines, recouvertes, elles-mêmes, par la conjonctive. La cicatrice forme donc une sorte de bourrelet que l'humeur aqueuse, dans certains cas, rompt de temps à autre, pour filtrer dans le tissu sous-conjonctival. Une pareille cicatrisation n'est pas indifférente, car on a vu, après des années, survenir la perte de l'œil par infection ectogène suivie d'irido-choroïdite purulente. Aussi, lorsque, peu après l'opération, la cicatrice manifeste une disposition à se distendre, on doit appliquer plusieurs jours de suite le bandeau compressif sur l'œil malade, en instillant deux fois par jour de la pilocarpine. Si ce traitement est impuissant, on pourrait, suivant le conseil de de Graefe, faire l'ablation de la cicatrice; mais il sera préférable de tenter, tout d'abord, la sclérotomie pratiquée du côté opposé à la cicatrice vicieuse.

Pour remplacer, dans le traitement du glaucome, l'iridectomie, M. Hancock a imaginé un procédé opératoire qu'il désigne sous le nom de section du muscle ciliaire. Cette opération, abandonnée depuis l'introduction de la sclérotomie dans la chirurgie oculaire, consistait à introduire un couteau à la partie inférieure et externe du bord de la cornée, en faisant glisser la pointe obliquement en arrière et en bas, de façon à diviser les fibres de la sclérotique dans une étendue d'un huitième de pouce. M. Heiberg, pour exécuter cette opération, se servait d'une sorte de ténotome (fig. 251), qu'il enfonçait à plat et qu'il retournait ensuite pour diviser, avec le tranchant concave, le muscle ciliaire, par un mouvement de retrait. Les expériences, faites sur le cadavre, prouvent qu'on ne réussit ainsi à couper qu'une partie des fibres circulaires et radiées du muscle ciliaire ; aussi l'opération n'agit-elle qu'à la manière des paracentèses et sclérotomies étroites, et c'est ainsi qu'elle a pu être parfois véritablement salutaire.

Comment agit l'iridectomie, comme moyen curatif du glaucome. — On a, bien entendu, tout d'abord porté son attention sur l'*excision de l'iris* même. D'après de Graefe, il s'agit d'une réduction de la surface sécrétante intra-oculaire. Évidemment, de Graefe avait donné cette explication faute d'une meilleure, car il savait fort bien qu'une telle réduction ne devait rien signifier sur un iris, parfois, absolument atrophié, dont l'excision est même chimérique. Il ne saurait, du reste, plus être question de cette réduction de surface sécrétante, depuis qu'il a été expérimentalement prouvé (Deutschmann) que l'iris prend une part minime à la sécrétion intra-oculaire, qui revient à la choroïde et de préférence au corps ciliaire.

Donders, fidèle à sa théorie de névrose sécrétoire, pensait que la tension de l'iris

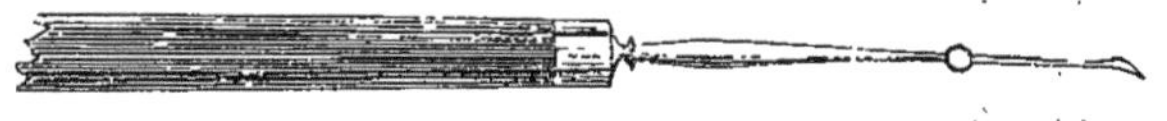

Fig. 251.

serait, à la fois, la cause de cette névrose par action réflexe et la source de son entretien, qu'il s'établirait ainsi un cercle vicieux que l'excision du sphincter iridien romprait. Bowman soutenait, dans une discussion sur le glaucome (1872), que l'excision de l'iris mettait en communication plus directe, pour l'échange des liquides intra-oculaires (sous-entendu la filtration), la chambre antérieure et la chambre postérieure, de façon que le contenu de cette dernière trouvait plus aisément son évacuation à travers la cornée et son bord.

Toutes ces théories ne satisfaisant que fort médiocrement, on dirigea son attention vers une modification anatomique de la circulation intra-oculaire, et M. Exner tenta, en 1872, de démontrer, par des expériences sur les animaux, que grâce à l'excision d'un lambeau d'iris comprenant le réseau capillaire, il se faisait, par anastamose, une communication permettant au sang artériel de passer directement du grand cercle iridien antérieur dans les veines, sans avoir à traverser un réseau capillaire. Cette transfusion rapide devait avoir pour effet, non seulement de réduire la pression dans les artères de l'iris, mais dans tout le tractus uvéal et de diminuer la pression intra-oculaire. Il est cependant prouvé que l'iridectomie, faite sur un iris à vaisseaux, pour la plupart, atrophiés, est efficace, et la simple incision de la sclérotique ne saurait, par cette explication, être réfutée comme pouvant réduire la pression intra-oculaire. Toutes ces explications sont insoutenables, et comme personne ne peut nier que, dans le cas d'un iris atrophié au plus haut degré (au point que l'excision devient illusoire), l'iridectomie conserve son efficacité, on est conduit à rapporter son action à l'incision sclérale même, incision qui peut agir par débridement de la couche externe de la sclérotique, comme l'entend M. Stellwag de Carion, ou par section nerveuse (d'après MM. Schnabel et Salomon), ou par l'établissement d'une sorte de soupape de sûreté, en donnant lieu à une cicatrice à filtration, ainsi que l'envisage de Wecker.

Ce qui a conduit de Wecker à admettre l'action de l'iridectomie et de la sclérotomie par l'établissement d'une cicatrice à filtration, c'est, d'abord, la nature particulière des cicatrices qui, se formant sur un œil à tension élevée, s'opèrent par l'interposition d'un tissu à fines trabécules, séparées par des parties très minces, de couleur foncée, qui n'ont nullement besoin de se distendre pour donner lieu à la formation d'une cicatrice cystoïde, car la forme cystoïde de la cicatrice représente une cicatrice à filtration insuffisante (le plus souvent par enclavement de l'iris), permettant justement la distension vicieuse du tissu trabéculaire cicatriciel. En second lieu, on sait que l'iridectomie ou la sclérotomie deviennent d'autant moins efficaces que la pression est moindre (glaucome chronique simple) et qu'il se forme une cicatrice plus serrée. Enfin une troisième raison, c'est que, lorsque à la longue une iridectomie perd son action antiglaucomateuse, on peut voir que la cicatrice a pris peu à peu un aspect absolument identique aux parties avoisinantes de la sclérotique, par resserrement de la trame cicatricielle. Une simple incision de l'ancienne cicatrice, une *cicatrisotomie* ou *oulotomie* (Panas), lui rend de nouveau son pouvoir curatif ou préservatif, en lui faisant reprendre son aspect de cicatrice à filtration [recouverte d'une conjonctive à aspect laiteux (Nettleship)].

Du reste, on rencontre encore assez souvent des malades qui, d'eux-mêmes, mettent en pratique le massage ou la malaxation de l'œil (récemment combinée à la sclérotomie par M. Dianoux) et nous renseignent, avec une netteté parfaite, sur le soulagement qu'ils éprouvent du moment que le massage est parvenu à chasser une certaine quantité de liquide sous la conjonctive, en la soulevant au voisinage de la plaie sous forme de chémosis semi-lunaire.

Les *inconvénients de l'iridectomie* résultent, dans le traitement du glaucome, principalement des conditions anormales de pression sous lesquelles on opère et de la fragilité des parois vasculaires, atteintes, dans un certain nombre de cas, d'altérations morbides particulières (athérome, dilatations variqueuses et anévrysmales). C'est cette fragilité des vaisseaux qui facilite incontestablement la production d'apoplexies, qui, dans la forme hémorrhagique de glaucome, deviennent tellement abondantes qu'elles envahissent le corps vitré et finissent par pousser le cristallin et le corps vitré hors de l'œil. Dans ce dernier cas, il s'agit ordinairement de glaucomes affectant des yeux qui étaient préalablement le siège d'apoplexies rétiniennes (d'un scotome); les plus grandes précautions sont donc à prendre pour les malades *chez lesquels une attaque s'est développée sans phénomène prodromique aucun.* S'il y a eu un obscurcissement brusque de la vue qui, sans douleurs, a précédé de plusieurs semaines l'attaque, on fera bien alors de s'abstenir de faire l'iridectomie, sans avoir préalablement détendu l'œil au moyen d'une sclérotomie. Bien entendu, pareille pratique est impérieusement commandée lorsqu'on a assisté à l'évolution du glaucome sur un œil qui présentait des apoplexies rétiniennes, et ici, on tâchera, autant que possible, d'arriver à une détente complète, au moyen de deux sclérotomies répétées dans un intervalle de quelques semaines, et de s'abstenir complètement de l'iridectomie.

Nous avons déjà parlé des inconvénients d'une détente trop brusque de l'œil provoquant des déplacements traumatiques du cristallin; il nous reste à dire quelques mots sur les accusations portées contre l'iridectomie, comme pouvant entraîner la production d'une cataracte. Nous n'admettons qu'avec bien des restrictions qu'il puisse se produire, pendant l'exécution d'une opération bien ordonnée, une rupture de la capsule et la production brusque d'une cataracte. Il nous a même été donné de constater dans deux cas, vraisemblablement sous l'influence d'une active filtration par la cicatrice, la disparition progressive et presque complète d'une cataracte de Morgagni. Toutefois, il est indéniable que, lorsque le glaucome s'est développé sur un œil atteint de cataracte commençante, l'iridectomie peut hâter l'évolution de la cataracte, mais ce sont surtout les mouvements de réduction des parties de l'iris enclavées dans les angles de la plaie et la malaxation du cristallin qu'il faut alors accuser.

La *cicatrisation vicieuse*, ou *cystoïde*, ne constitue plus un réel inconvénient de l'opération antiglaucomateuse, depuis qu'on a abandonné les sections périphériques et qu'on ponctionne (comme de Arlt) dans la jonction scléro-cornéenne. Il est bien établi aujourd'hui que toutes les plaies scléroticales doivent être évitées, attendu qu'elles se prêtent mal à une cicatrisation régulière.

Insuffisance de l'iridectomie. — Les succès les plus brillants de cette opération se montrent dans les cas où, du reste, de Graefe l'a tout d'abord employée, c'est-à-dire dans le glaucome aigu, et, ici, son action curative se manifeste même en dépit de l'exécution la moins correcte (très incomplète excision de l'iris, enclavement notable dans les angles de la section). Il en est encore de même des cas de glaucome chronique irritatif, à poussées aiguës, et du glaucome chronique irritatif qui s'est développé à la suite d'un glaucome prodromique, lorsqu'on opère ces cas à temps, avant que le champ visuel ait présenté un rétrécissement marqué.

Bien moins brillants sont déjà les cas de glaucome chronique irritatif, qui n'ont pas eu de période prodromique, et où les progrès du mal se sont accusés par un rétrécissement notable du champ visuel. Souvent on arrête, il est vrai, l'affection, on remonte aussi un peu la vision, mais l'effet de l'opération est infiniment moins durable; une recrudescence lente dans la déperdition de la vue nécessite, après un temps variable, une nouvelle intervention chirurgicale. Souvent il s'agit de cas dans lesquels la chambre antérieure ne se reforme que difficilement; ou bien, une fois reformée, on observe, après plusieurs semaines, qu'elle se réduit brusquement.

Lorsque le glaucome ne montre plus de symptômes irritatifs, que nous opérons sous une faible exagération de pression, c'est-à-dire dans le glaucome chronique simple, la sûreté et le brillant de la découverte de de Graefe diminuent sensiblement. Les cas les plus défavorables sont ceux dans lesquels, à mesure que la papille devient le siège d'une excavation évidemment de nature glaucomateuse (car l'exagération de pression ne fait pas défaut en pareille circonstance), on voit, en même temps, son tissu pâlir sensiblement et une blancheur *uniforme* occuper la papille refoulée. Dans de telles conditions, l'iridectomie peut même activer la déperdition de la vue, et la vision centrale se trouve parfois brusquement abolie, lorsque la limite interne du champ visuel avoisinait le point de fixation.

Actuellement, il nous paraît clairement établi que, seulement dans le glaucome aigu et non hémorrhagique, l'iridectomie est sûrement et définitivement curative; que, dans les formes chroniques, principalement dans le glaucome simple, un certain nombre de cas échappent absolument à cette action salutaire ou ne la voient persister qu'un temps limité; qu'enfin, dans quelques cas de cette dernière catégorie, l'iridectomie agit défavorablement. Une opération complémentaire de l'iridectomie était donc désirable, c'est cette lacune que la *sclérotomie* est venue combler.

La première idée de la sclérotomie fut émise par de Wecker en 1867. Il disait alors que, s'il était possible de faire, près du bord cornéen, une large plaie scléroticale, sans qu'il en résultât un enclavement de l'iris, il abandonnerait tout à fait l'excision d'une partie de cette membrane. La question de la simple sclérotomie fut reprise en 1869 par de Wecker, au congrès de Heidelberg, et discutée théoriquement. Ce ne serait pas de l'étendue de la partie de l'iris excisée, soutenait-il, mais de l'emplacement et des dimensions de la section scléroticale, que dépendrait l'action antiglaucomateuse de l'iridectomie. La cicatrisation, sinon cystoïde, mais moins résistante, qui se produit en règle générale sur les yeux glaucomateux, est le point important ; elle permet ultérieurement la filtration de l'humeur aqueuse et conséquemment une réduction permanente de la pression intra-oculaire.

La *sclérotomie* a été cultivée particulièrement par Quaglino en Italie, de Wecker en France, Mauthner en Autriche et Bader en Angleterre. Les deux procédés opératoires qui sont mis le plus généralement en pratique, sont celui de Quaglino, exécuté avec le couteau lancéolaire, et celui indiqué par de Wecker, avec l'étroit couteau de de Graefe.

Voici comment procède Quaglino : l'œil ayant été soumis à l'action de la calabarine (ésérine), il pénètre obliquement, avec un large couteau lancéolaire, à la distance de 2 millimètres du bord cornéen, à travers la sclérotique, dans la chambre antérieure, jusqu'à y faire pénétrer un tiers de la longueur de la lance. Afin que, pendant l'écoulement de l'humeur aqueuse, l'iris ne fasse pas prolapsus, on relève un peu le manche du couteau et, en retirant l'instrument, on exerce avec le plat de la lance une faible pression sur l'iris. En dépit de cette manœuvre, l'iris peut se projeter en dehors ; dans ce cas, on élargit la plaie des deux côtés, avec les ciseaux, et on le réduit, ou, si la réduction échoue, on incise la portion herniée dans le sens de ses fibres radiées. Mais, en pareil cas, une adhérence de l'iris se produit inévitablement et une déviation de la pupille, vers l'incision de la sclérotique, en est la conséquence. Il peut aussi, le lendemain de l'opération, se produire un prolapsus, qu'on ponctionne alors immédiatement et à plusieurs reprises. Une cicatrice cystoïde se développe toujours en pareil cas.

Un myosis prononcé ayant été préalablement obtenu, par des instillations répétées d'ésérine, de Wecker pratique la sclérotomie comme il suit : après avoir placé l'écarteur, on pénètre, avec un étroit couteau de de Graefe, à une distance de 1 millimètre du bord cornéen, et, comme si l'on voulait former un lambeau de 2 millimètres de hauteur, on dirige le couteau, très lentement, parallèlement à l'iris, de façon à faire la contre-ponction exactement dans le point opposé à la ponction. En poussant le couteau en avant, on sectionne, du lambeau, une quantité telle que le pont inachevé équivaut, comme étendue, aux parties sectionnées et situées de chaque côté (fig. 252). Ces deux sections latérales peuvent être faites par la simple

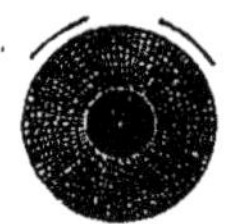

Fig. 252.

propulsion du couteau, ou, sur un œil non trop tendu, par de légers mouvements de scie, exécutés avec une extrême lenteur, et sans déplacer l'iris, sur lequel glisse le plat du couteau.

La façon de *retirer* le couteau mérite toute notre attention. Tout d'abord, on dépose la pince à fixation, afin d'éviter toute pression fâcheuse sur le globe de l'œil. Au moment de sortir le couteau, on retient, pendant l'écoulement très lent de l'humeur aqueuse, avec le plat de la lame, l'iris, comme le fait Quaglino; ensuite on abaisse, à mesure que le tranchant du couteau sort de la chambre antérieure, le manche de l'instrument, *de façon à inciser encore, avec la pointe, les arcades de la rigole de Fontana*, et à ne laisser, du pont qui mesure le tiers de la section, que le feuillet externe de la sclérotique. L'écarteur est retiré avec le plus grand soin, pour éviter toute pression (actuellement très préjudiciable) sur le globe oculaire, portant deux sections étendues de 4 à 5 millimètres, on instille tout de suite une nouvelle goutte d'ésérine et on applique le bandeau compressif.

En pratiquant la sclérotomie par ce procédé, nous obtenons une incision bilatérale de la sclérotique, bien plus large que ne nous la donne la plus large plaie pratiquée pour une iridectomie. Cette dernière opération ne pourra l'emporter en pouvoir filtrateur, sur la sclérotomie, que dans les cas où on aura réussi à arracher, suivant le conseil de Bowman, l'iris de son insertion, et lorsque la plaie sera libre de tout enclavement ou accolement iridien, attendu que la cicatrice se trouvera alors *directement* baignée par le courant nutricier, qui n'aura pas, comme dans la sclérotomie, à traverser l'iris, ainsi que les recherches d'Ulrich l'ont établi. A égale réussite d'exécution, l'iridectomie est donc plus puissante, comme action, que la sclérotomie ; mais une exacte sclérotomie sera plus efficace qu'une iridectomie incorrecte.

Mais alors pourquoi recourir, après pareil aveu, à la sclérotomie ? La raison est simple. Il est facile, dans maints cas de pression exagérée, d'établir une section sclérale par simple sclérotomie, qui se cicatrise sans la moindre adhérence de l'iris, tandis qu'il est impossible d'empêcher les adhérences de l'iris sectionné. C'est aussi cette dernière circonstance qui fait que nous employons si souvent la sclérotomie comme *opération préparatoire*, nous réservant d'exécuter l'iridectomie au moment où nous serons à même de le faire sans risquer des adhérences iridiennes. Dans le glaucome chronique simple, la cicatrice moins filtrante de la sclérotomie peut aussi l'emporter, comme action curative, sur une cicatrice d'une action filtrante plus puissante, telle que la fournit l'iridectomie, un excédent de filtration pouvant être alors préjudiciable pour la nutrition de la rétine et du nerf optique. Ne voyons-nous pas, en effet, lorsque le rétrécissement du champ visuel avoisine, dans un cas de glaucome simple, le point de fixation, le champ visuel s'élargir après une sclérotomie correctement exécutée, tandis qu'avec une excision de l'iris tout aussi exactement pratiquée, il arrive que le rétrécissement saute, parfois, au delà du point de fixation, en abolissant la vision centrale.

En résumé, on choisira donc la sclérotomie là où, d'avance, on sait ne pouvoir correctement exécuter l'iridectomie ; on la préférera, dans certains cas, comme opération préparatoire ; enfin, on aura recours à la sclérotomie, lorsque l'excès d'action que donne l'iridectomie nous est démontré comme préjudiciable.

Dans l'exécution de la sclérotomie, on devra éviter soigneusement tout déplacement de l'iris, bien que certains confrères (MM. Bader et Spencer-Watson), sectionnant la sclérotique dans toute l'étendue du lambeau, ne se préoccupent nullement de l'interposition de l'iris, accident qui doit nécessairement avoir pour effet d'obturer plus ou moins la cicatrice. Lorsque, par suite de la pression exercée par un malade, il se projette, dans un côté de la section, une portion de l'iris, nous ne faisons pas d'autres tentatives de réduction que de frotter la plaie à travers la paupière supérieure, ou de pratiquer la malaxation de la cornée au moyen de la curette de caoutchouc. Quand, en dépit des instillations d'ésérine et de pareils frottements, l'iris ne rentre pas, *et que la pupille ne reprend pas sa forme absolument ronde*, nous excisons, sans hésitation, la partie de l'iris qui tend à se projeter dans la plaie (scléro-iridectomie de Terson).

Les indications de la sclérotomie sont donc les suivantes :

1° La sclérotomie remplacera l'iridectomie dans les cas francs de glaucome chronique simple (glaucome postérieur), avec peu d'exagération de tension, large chambre antérieure, permettant aux myotiques de produire leur pleine action. Elle sera d'autant plus indiquée, qu'il s'agira de cas anciens, dans lesquels le champ visuel se trouve déjà notablement réduit et avoisine le point de fixation ;

2° La sclérotomie remplacera l'iridectomie dans le glaucome congénital, car, ici, l'excision de l'iris se montre d'une exécution des plus difficiles, à cause des pertes du corps vitré et des hémorrhagies consécutives;

3° La sclérotomie remplacera l'iridectomie dans les formes de glaucome reconnu hémorrhagique. Elle sera exécutée, comme opération préparatoire, toutes les fois qu'on est appelé à opérer un cas sur lequel plane le moindre doute, relativement à la possibilité d'une complication avec un glaucome malin, ou que la dureté du globe oculaire, l'absence de toute action des myotiques, nous font redouter que l'exécution de l'iridectomie puisse provoquer des accidents capables de rendre le glaucome malin;

4° La sclérotomie remplacera l'iridectomie après une première opération restée inefficace ou ayant perdu son pouvoir curatif. Ici, on exécutera, de préférence, la sclérotomie dans la cicatrice de l'ancienne section (cicatrisotomie, oulotomie) ;

5° La sclérotomie sera encore pratiquée pour faire disparaître les symptômes prodromiques du glaucome et les douleurs du glaucome absolu. Ces indications, exposées au *Congrès de Londres* (1881), pourront paraître nombreuses, mais elles s'éloignent encore beaucoup de la préférence absolue donnée à la sclérotomie, par le rapporteur du glaucome, M. Snellen, au dernier Congrès international de Heidelberg, en 1888.

Guérit-on, même lorsqu'on est appelé à temps, toutes les formes de glaucome en recourant à l'iridectomie et à la sclérotomie ordinaire, ou enfin à la combinaison de ces deux moyens, ainsi que des myotiques? Malheureusement il faut dire que non, et ce sont surtout des glaucomes chroniques simples qui ne sont, parfois, enrayés par aucun procédé opératoire; aussi est-il permis de rechercher de nouveaux moyens curatifs pour combler cette lacune.

Dans pareille voie est entré M. Badal, qui veut agir sur les branches du trijumeau en s'attaquant à la branche externe du nasal. Le pourquoi, notre confrère ne saurait l'indiquer, ne sachant pas, de son propre aveu, « d'une manière précise, quel est le rôle joué respectivement par le trijumeau et par le grand sympathique ». Tout d'abord, M. Badal pratiquait l'élongation du nasal externe pour combattre les douleurs ciliaires; puis, il s'est proposé d'appliquer cette opération à la cure du glaucome. L'élongation ou plutôt l'arrachement du nasal externe s'exécute de la façon suivante :

Une incision courbe, correspondant à la partie interne et supérieure du rebord orbitaire, allant du tendon de l'orbiculaire au voisinage de l'échancrure sus-orbitaire, sur une étendue de 2 centimètres à peine, est pratiquée à travers la peau et la couche musculaire. Puis on dissocie le tissu cellulaire sous-jacent avec deux crochets à strabisme, dont l'un sert, en rasant le périoste de bas en haut, à saisir le paquet vasculo-nerveux que l'on attire en dehors jusqu'à rupture. L'hémorrhagie est insignifiante. Deux sutures suffisent pour réunir la plaie.

Quant à la valeur de cette opération dans le glaucome, M. Abadie, sous la direction duquel M. Trousseau a écrit une thèse fort enthousiaste sur ce sujet, pense que l'élongation doit être combinée à l'iridectomie ou à la sclérotomie, ces dernières opérations étant faites soit avant, soit pendant, soit après l'élongation; et il ajoute que cette opération doit être réservée pour les cas rebelles, ayant déjà résisté à toutes les autres tentatives plus simples. Avouons qu'habituellement on a recours, en thérapeutique chirurgicale, à un moyen reconnu *plus puissant* que ceux qu'on a inutilement mis en action, et non à un moyen qui, de l'aveu des auteurs, est considéré comme infiniment *moins actif* que les procédés qui ont échoué.

Ce qui nous paraît bien plus logique, c'est de changer, non de méthode opératoire, mais d'emplacement pour la sclérotomie, et de s'attaquer, dans les formes rebelles de glaucome, à la *sclérotomie postérieure* ou *équatoriale* (Nicati), procédé déjà indiqué, en 1769, par Guérin (de Lyon), et, en 1830, par Mackenzie. Cette opération peut aussi précéder une sclérotomie ordinaire ou l'iridectomie, qu'on exécutera alors avec infiniment plus de facilité et d'exactitude sur un œil détendu (Prouff).

La reprise de l'ancienne opération du glaucome revient à de Luca (1871); cinq ans plus tard, M. Le Fort l'a, de son côté, recommandée; mais c'est M. Masselon (*Bull. de la Soc. fr. d'Ophthal.*, p. 251, 1886) qui a précisé les indications particulières de l'opération primitive du glaucome, « peut-être, disait-il, trop négligée, dans certains cas où l'on est en droit de soupçonner, par suite de l'exiguïté très marquée de la chambre antérieure, un irrémédiable défaut de communication entre les deux grandes cavités de l'œil, où lorsqu'une sclérotomie exploratrice, pratiquée à la jonction scléro-cornéenne, a démontré, en activant les phénomènes du glaucome, que l'on fait fausse route ».

Il est nuisible de transformer la sclérotomie postérieure, par l'élargissement de la section, en ophthalmotomie ; par contre, il est bien préférable de s'en tenir aux simples ponctions, exécutées avec le couteau ordinaire de de Graefe, dans la région équatoriale de l'œil, en pénétrant très peu profondément, suivant la direction du méridien, sans vouloir entamer le corps vitré d'une manière sensible. Pas n'est besoin, non plus, de changer la direction du couteau en le retirant, de façon à transformer la section en piqûre de sangsue (Parinaud); mais il est utile de choisir le point de pénétration, pour éviter les *vasa vorticosa*, et de pénétrer jusqu'à 4 à 5 millimètres de profondeur vers l'équateur, entre les droits supérieur et externe ou droits inférieur et externe. L'efficacité immédiate de pareille ponction est démontrée par le rétablissement de la chambre antérieure (l'affaissement d'ectasies staphylomateuses); le résultat médiat dépend de la formation d'une ou d'une série de petites fistules sclérales, ou étroites cicatrices à filtration.

APPENDICE

PHTHISIE TRANSITOIRE (ESSENTIELLE) DE L'OEIL, OPHTHALMOMALACIE

Une rupture d'équilibre entre la sécrétion et l'excrétion oculaires, au profit de l'excrétion, suivie d'une diminution notable de la pression intra-oculaire, qui affecte le caractère d'une *phthisie transitoire*, est désignée sous le nom d'*ophthalmomalacie* ou *phthisie essentielle* (de Graefe). A l'inverse des affections glaucomateuses, dans lesquelles la rupture d'équilibre peut s'établir et persister définitivement, elle ne doit être, pour l'ophthalmomalacie, que *transitoire*, n'avoir que l'apparence d'une phthisie commençante; dès que cette rupture s'est établie définitivement au bénéfice de l'écoulement des liquides intra-oculaires et qu'un degré quelque peu accusé de réduction du volume a lieu d'une manière permanente, il ne peut plus être question d'ophthalmomalacie, mais d'une phthisie *réelle*, arrivée à un degré de développement plus ou moins avancé. Les cas qui cadrent le mieux avec le glaucome sont ceux d'*ophthalmomalacie intermittente.*

Les symptômes caractéristiques de la *phthisie transitoire* sont le ramollissement considérable de l'œil, son léger rapetissement, la conservation d'un degré de vision dont la différence, avec l'état normal, s'explique par le changement de forme du globe oculaire et principalement de la courbure de la cornée. Ce n'est qu'accidentellement, et sans faire partie intégrante de la symptomatologie de la phthisie transitoire, que l'œil est sensible à la lumière, larmoie et que des douleurs périorbitaires accompagnent cet état ; aussi devra-t-on éviter toute confusion avec une hypotonie prononcée, telle qu'on la rencontre dans le courant de certaines maladies de la cornée et de l'iris (kératite parenchymateuse avec lymphangite).

Dans ces derniers temps, la constatation de cas de phthisie transitoire est devenue de plus en plus rare, et l'on est à se demander si l'exactitude que nous apportons actuellement dans la nosologie, ne fera pas disparaître complètement du cadre des maladies oculaire la *phthisie transitoire.* Ainsi, nous devons exclure tout d'abord les observations où il est évident que l'hypotonie, ainsi que la réduction passagère du volume du globe oculaire, sont dues à *l'établissement passager d'une fistule cornéenne ou sclérale*, comme on en a publié des cas à la suite d'inflammations ulcéreuses de la cornée, de blessures, d'opérations de strabisme, ou de cicatrices cystoïdes.

Mais, de même qu'il a été question d'un glaucome de cause *extra-oculaire*, on peut se demander s'il existe une phthisie transitoire de même origine. En effet, comme complément de la symptomatologie de la paralysie du sympathique cervical, Horner et son élève M. Nicati signalent le ptosis partiel (paralysie des fibres du muscle palpébral supérieur de Müller), le myosis et une *hypotonie* plus ou moins accusée. Pourtant ce dernier symptôme ne se montre encore qu'assez rarement (7 fois sur 25 cas relatés par M. Nicati).

Le véritable développement d'une phthisie transitoire, ou d'une hypotonie permanente, dans les cas où un trouble trophique a porté sur toute la moitié du crâne, n'a pas pu être constaté par nous. Nous avons observé des cas d'atrophie de tous les muscles d'un côté de la face, avec participation des muscles du palais et de la langue, mais avec intégrité des muscles du globe de l'œil et une tension sensiblement normale. Des lois précises ne peuvent donc pas, pour le moment, être établies.

En réalité, sur plus de 100 000 malades, nous n'avons jamais rencontré, à l'exemple de quelques auteurs, une entité morbide, caractérisée par un ramollissement de l'œil, un enfoncement de l'organe dans l'orbite, avec réduction plus ou moins prononcée de son volume, myosis plus ou moins accusé et léger ptosis, symptômes qu'il faudrait rapporter uniquement à un trouble de l'innervation (du sympathique).

Au contraire, nous avons vu apparaître assez souvent la phthisie transitoire après une opération de pupille artificielle, pratiquée sur un œil où un certain degré de ramollissement avait pu être constaté déjà avant l'opération, ramollissement qu'il fallait rapporter à un excès de filtration. A l'opposé de ce que nous voyons dans le glaucome consécutif à des irido-choroïdites qui ont refoulé l'iris vers la rigole de Fontana, nous observons certaines formes d'inflammation du tractus uvéal, attaquant sa partie antérieure, dans lesquelles l'organisation et la rétraction de produits inflammatoires, déversés entre la cristalloïde antérieure et l'iris et entre le corps vitré et le cristallin, entraînent un décollement du corps vitré et une traction notable transmise à l'angle iridien, avec écarquillement du tissu trabéculaire péricornéen. On conçoit que des sections pratiquées à travers semblable tissu, devenu anormalement spongieux, peuvent pousser la filtration à un point que le globe oculaire se réduit sensiblement dans tous ses diamètres. Pourtant, dans un certain nombre de cas, la cicatrisation plus solide de la plaie, pratiquée pour la pupille artificielle, arrête cet écoulement trop abondant et empêche que de *transitoire* la phthisie devienne *définitive*. De même, après l'extraction de la cataracte, lorsque, par l'occlusion de la pupille, un diaphragme solide s'est formé consécutivement à l'accolement de l'iris avec des masses néoplasiques et des débris capsulaires, on peut voir la rétraction de ce diaphragme amener une phthisie transitoire, qu'on réussit, par des iritomies, à arrêter, en supprimant l'effet désastreux de la traction qui ouvre des voies trop larges à la filtration oculaire.

Lorsqu'on n'arrête pas cette filtration portée à l'excès, de transitoire la phthisie devient définitive, et il est curieux de noter combien cette évacuation trop hâtive des éléments nutritifs agit tout d'abord sur la cornée, qui se réduit beaucoup dans tous ses diamètres, tout en restant parfaitement transparente ; elle finit par se plisser principalement le long de la cicatrice pratiquée au voisinage de son bord, soit pour l'extraction de la cataracte, soit pour une iridectomie, et l'on voit les phénomènes de la phthisie cornéenne s'accentuer d'autant plus, qu'on examine une partie plus voisine de la cicatrice filtrante.

CRISTALLIN (LENS CRISTALLINA)

ZONULA CILIARIS ET CANALIS PETITI

ANATOMIE [1]

Le **cristallin** (fig. 253, 12) est placé entre l'iris et le corps vitré. Sa surface antérieure occupe par son centre l'espace pupillaire, et, pendant que ses parties périphériques s'accolent plus ou moins à la surface postérieure de l'iris, ses parties marginales s'écartent de ce diaphragme et délimitent, avec l'iris et le corps ciliaire, la chambre postérieure. La surface postérieure du cristallin repose dans une excavation creusée à la face antérieure du corps vitré (*fossa patellaris*). Enfin, le bord du cristallin se rattache au corps ciliaire par la *zonula ciliaris* (fig. 253, 16).

La *forme* du cristallin humain est celle d'une lentille biconvexe à contour sphérique. Son axe (diamètre sagittal) mesure à peu près 4 millimètres; le diamètre transversal, 9-10 millimètres; la longueur de son méridien, 12 millimètres. La surface antérieure du cristallin est moins courbe que la postérieure, le rayon de courbure de la première pré-

(1) Résumé d'après Schwalbe (*Traité complet d'Ophthalmologie*, t. II, p. 789).

sentant, d'après Helmholtz, pendant la vision éloignée, 10 millimètres, tandis que la surface postérieure offre un rayon de 6 millimètres. Pendant l'accommodation, le cristallin se renfle, mais surtout par l'accroissement de courbure de sa surface antérieure. Alors le rayon de la face antérieure mesure 6 millimètres et celui de la face postérieure, 5mm,5. Les deux surfaces se confondent près du bord équatorial arrondi du cristallin (équateur). En raison de la moindre courbure de la surface antérieure, le plan équatorial, passant à travers le bord du cristallin, doit être plus rapproché du pôle antérieur.

Notons encore que les deux surfaces du cristallin n'ont pas une courbure exactement

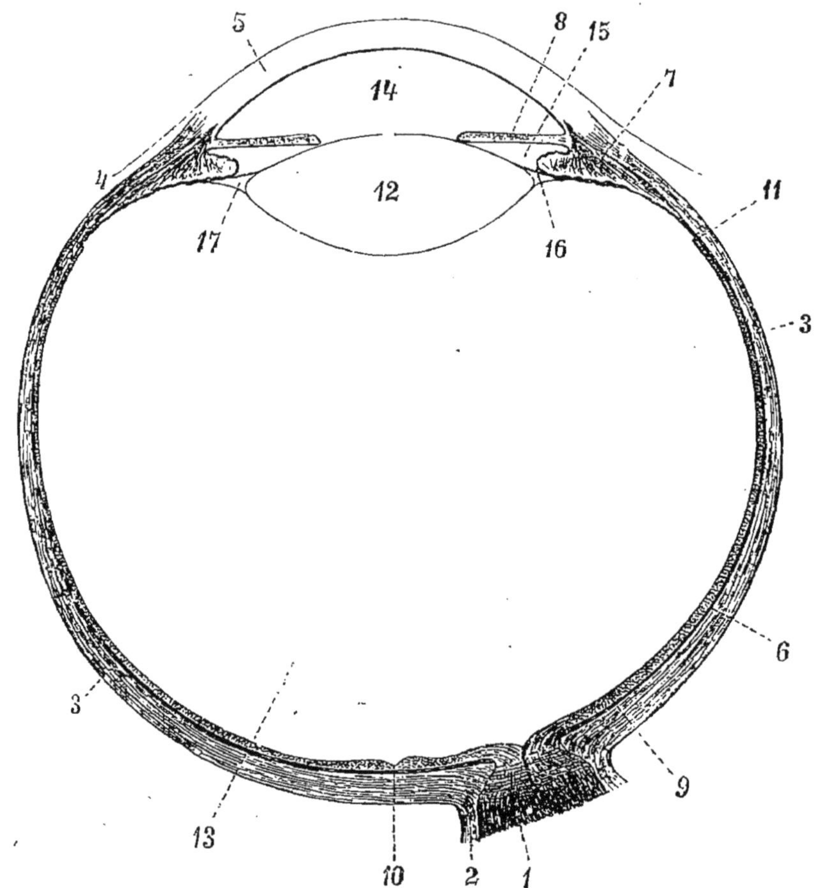

Fig. 253. — Section horizontale à travers le globe oculaire (d'après Merkel, avec de petites modifications).

1, nerf optique; 2, gaine durale qui passe dans la sclérotique; 3, sclérotique; 4, conjonctive scléroticale; 5, cornée; 6, choroïde; 7, corps ciliaire avec ses procès externes proéminents et couchés sur la zonule (16); 8, iris; 9, rétine; 10, sa *fovea centralis;* 11, *ora serrata retinæ;* 12, cristallin; 13, corps vitré; 14, chambre antérieure; 15, chambre postérieure; 16, *zonula ciliaris;* 17, canal de Petit.

sphérique, car la courbure de la face antérieure se rapproche plutôt d'une ellipse et la postérieure, d'une parabole. En outre, il faut aussi observer que la forme du cristallin n'est pas la même à toutes les époques de la vie. A un âge très avancé il s'aplatit, tandis que le cristallin de l'enfant se différencie de celui de l'adulte par sa courbure plus accentuée (fig. 254).

L'indice de réfraction du cristallin est, d'après Helmholtz, 1,44-1,45. Suivant W. Krause le noyau est un peu plus réfringent que les masses corticales.

La *substance* du cristallin est, dans l'œil vivant, absolument diaphane; mais, tandis qu'elle est incolore chez les jeunes sujets, elle se montre, à un âge plus avancé, faiblement teintée en jaune. Cette substance contient à peu près 60 pour 100 d'eau et 35 pour 100 de masses albuminoïdes. Abstraction faite de sa capsule, le cristallin se compose d'une substance corticale (*substantia corticalis lentis*) plus molle, visqueuse et qui s'écrase facilement, et d'un noyau (*nucleus lentis*) plus consistant; mais ces deux parties se fondent progressivement l'une dans l'autre.

Histologiquement, le cristallin se compose de trois parties essentielles (fig. 255) : 1° de

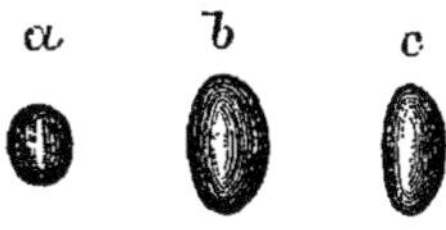

Fig. 254. — Aspect latéral du cristallin humain, suivant les divers âges.

a, cristallin d'un nouveau-né; *b*, d'un adulte; *c*, de l'âge avancé. Dans ces trois dessins, la surface antérieure est dirigée du côté gauche.

la capsule; 2° de l'épithélium cristallinien, et 3° des fibres, qui constituent de beaucoup la partie la plus importante de cet organe. L'épithélium se trouve placé sur la surface antérieure de la lentille, au-dessous de la capsule antérieure; en arrière, cet épithélium est remplacé par les fibres cristalliniennes, qui doivent être envisagées, ainsi que l'enseigne l'embryologie, comme de longues cellules épithéliales. Le cristallin se dégage, en effet,

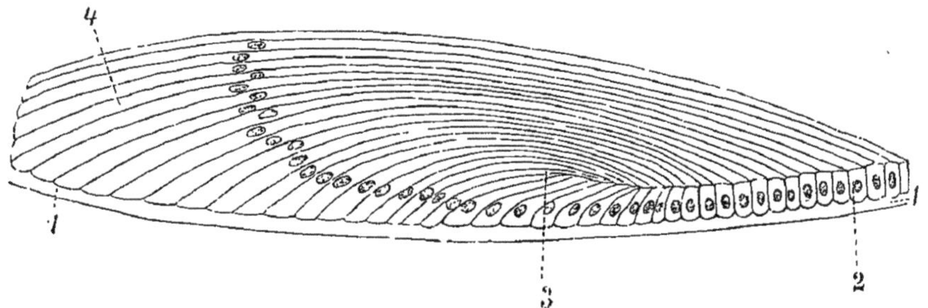

Fig. 255. — Section méridionale à travers le bord du cristallin du lapin, d'après Babuchin.

1, capsule cristallinienne; 2, épithélium du cristallin, passant progressivement (3) dans les fibres cristalliniennes.

sous forme d'une petite bourse à parois garnies d'épithélium, de l'épithélium du feuillet blastodermique externe. La cavité de ce petit sac se rétrécit promptement, par ce fait que les cellules épithéliales de la paroi postérieure s'allongent en de longues cellules cylindriques qui, sous forme de fibres cristalliniennes, finissent par toucher les cellules épithéliales de la paroi antérieure.

1. Capsule du cristallin (capsula lentis).

La **capsule** est une membrane diaphane, fortement élastique, qui délimite complètement, en les isolant du dehors, l'épithélium et les fibres du cristallin. Près de son bord et de sa surface antérieure, la capsule est solidement réunie à la zonule, tandis que sa surface postérieure adhère au corps vitré. Suivant les diverses régions, son épaisseur varie. La plus forte épaisseur (11 à 15 μ) se rencontre à la face antérieure, et principalement au milieu de la *capsule antérieure*. Vers les bords, son épaisseur diminue déjà et tombe, vers la face postérieure, au point que la *capsule postérieure* n'atteint que le minimum de 5-7 μ, près du pôle postérieur.

La capsule est extrêmement élastique, les portions excisées se recoquillent en dehors. Au point de vue chimique, elle se rapprocherait du sarcolemme. A un très fort grossissement, des coupes de la capsule paraissent munies de fines stries parallèles, indiquant

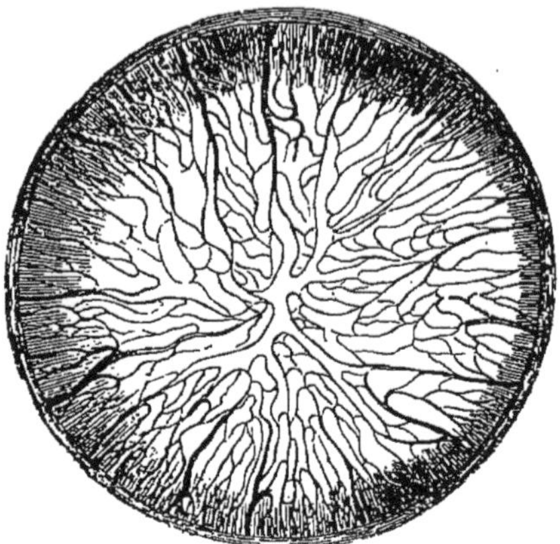

FIG. 256. — Vaisseaux de la membrane pupillaire à la surface du cristallin d'un chat nouveau-né, d'après Kölliker.

une structure lamellaire. Il est d'ailleurs assez facile de détacher, aussi bien de la capsule antérieure que de la capsule postérieure, une lamelle externe qui, à l'exclusion des autres, se trouve en continuation avec la zonule (*lamelle zonulaire*).

Doit-on envisager la cristalloïde comme une membrane cuticulaire, formée par les cel-

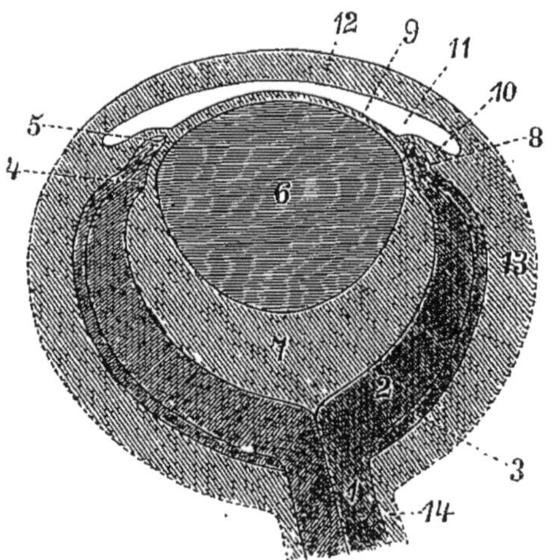

FIG. 257. — Coupe schématique horizontale et méridionale à travers un œil embryonnaire. Les parties mêmes de la cupule visuelle présentent des hachures foncées, les enveloppes externes et internes des hachures claires.

1-5, ophthalmencephalon; 1, nerf optique; 2, rétine; 3, épithélium; 4, blastème de la *pars ciliaris retinæ*; 6, cristallin; 7-8, enveloppes internes de la cupule visuelle; 7, corps vitré; 8, membrane capsulo-pupillaire; 9-15, enveloppes externes de la cupule visuelle; 10, blastème de l'iris se confondant avec la membrane pupillaire; 11, chambre antérieure; 12, cornée; 13, blastème de la sclérotique et de la choroïde; 14, blastème de l'enveloppe du nerf optique.

lules épithéliales du cristallin, ou comme étant de la nature du tissu connectif? A cet égard, il faut noter que, chez l'embryon, le cristallin se trouve entouré (fig. 256, pour l'étendue pupillaire) d'une membrane vasculaire, *capsule vasculaire du cristallin*, dont la substance propre se continue avec celle du corps vitré (fig. 257). L'artère hyaloïdienne, en se ramifiant en sens radié sur la surface postérieure du cristallin, forme en ce point la *membrane capsulaire;* puis les branches de cette artère, gagnant la surface cristallinienne antérieure, constituent la *membrane capsulo-pupillaire* (fig. 257, 8); enfin, après adjonction de nouveaux vaisseaux radiés, provenant du bord pupillaire, cette portion de la capsule vasculaire, qui ferme la pupille, prend le nom de *membrane pupillaire* (fig. 256). Une enveloppe de tissu connectif, représentée par la capsule vasculaire, contourne donc le cristallin; mais, d'un autre côté, il est établi qu'il préexiste déjà une fine capsule, nécessairement de formation cuticulaire, avant que cette enveloppe de tissu connectif entoure la surface antérieure de la lentille. Il en résulte que, suivant Schwalbe, on doit regarder les couches internes de la cristalloïde comme une formation cuticulaire, et la couche externe, la lamelle zonulaire, comme une enveloppe dérivant de la capsule vasculaire.

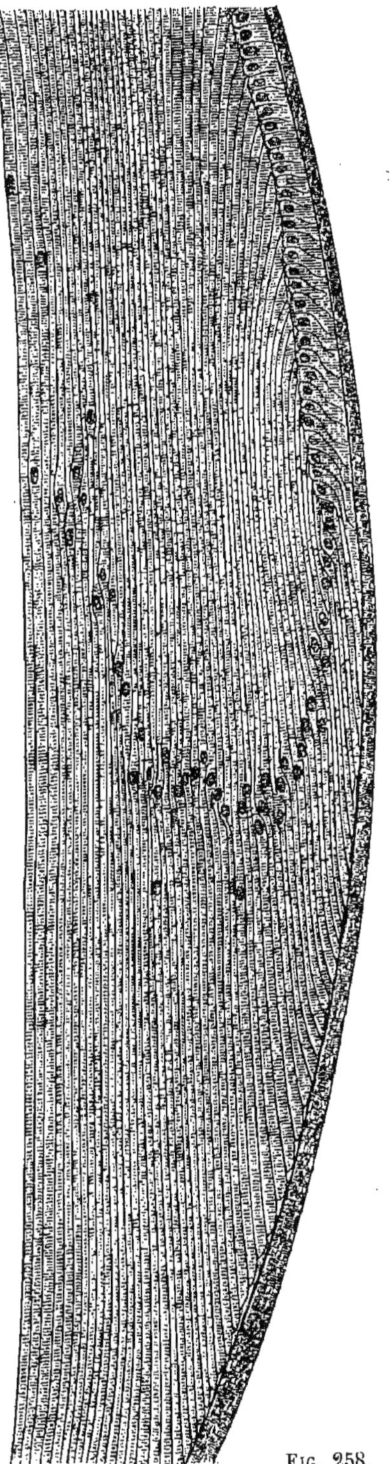

FIG. 258.

2. ÉPITHÉLIUM DU CRISTALLIN (ÉPITHÉLIUM DE LA CAPSULE ANTÉRIEURE).

L'épithélium du cristallin est un épithélium pavimenteux à simple couche. Chez l'enfant, les cellules qui le composent sont aussi hautes que larges (10 μ dans les deux dimensions) ; chez l'adulte, au contraire, elles s'aplatissent fortement et prennent, vues sur un plan, une configuration hexagonale, de 19 à 21 μ de diamètre. Leur corps est grumeleux, assez souvent parsemé de vacuoles; le noyau sphérique renferme un à deux nucléoles. Entre les cellules épithéliales et la capsule, existe une mince *couche albumineuse*, qui se continue aussi entre les fibres cristalliniennes et la capsule postérieure, et dans laquelle Deutschmann vit apparaître par l'argentation des dessins rappelant l'endothélium.

Vers le bord du cristallin, des coupes méridionales montrent que les cellules épithéliales deviennent plus étroites et gagnent en hauteur (fig. 255, 2, et fig. 258, cette dernière d'après O. Becker), et qu'en s'étendant progressivement en hauteur, elles finissent par se transformer en fibres cristalliniennes (près de 3, fig. 255), tournant primitivement leur convexité en dehors (fig. 255, 4); mais, peu à peu, elles s'allongent et finissent par former des arcs à convexité extérieure. Sur des sections méridionales, il se produit ainsi une figure en vortex, le *vortex marginal* du cristallin. En outre, les noyaux s'éloignant progressivement de la capsule, forment alors une zone située à peu près à l'équateur du cristallin, zone à convexité postérieure, mais qui bientôt se transforme, en dedans, en une zone à convexité antérieure. Le tracé en S, que forment les noyaux des jeunes fibres, sur des coupes méridionales, est la *zone des noyaux* du cristallin de Meyer et l'*arc des noyaux* d'O. Becker. Comme les fibres centrales sont dépourvues de noyaux, l'arc des noyaux n'atteint pas l'axe du cristallin.

Une *couche albuminoïde*, très ténue, se trouve aussi entre la surface postérieure de l'épithélium et la face antérieure de la masse des fibres cristalliniennes. La présence de cette couche, qui donne avec le nitrate d'argent le dessin que nous avons signalé plus haut, explique l'apparition d'une gouttelette d'un liquide renfermant des globules d'albumine (*humor* ou *liquor Morgagnii*), lorsqu'on pique la capsule antérieure.

3. FIBRES CRISTALLINIENNES.

Les **fibres du cristallin** sont des rubans hexagonaux, prismatiques, dont la longueur diminue à mesure qu'on va des couches périphériques vers le centre du cristallin. Tandis que, dans les parties centrales, leur longueur correspond à peu près à celle de l'axe du cristallin, les fibres des couches périphériques mesurent 8 millimètres, c'est-à-dire environ un tiers de moins que la longueur d'un méridien s'étendant d'un pôle à l'autre. La configuration hexagonale des fibres (fig. 259, B) est telle que deux côtes plus larges sont tournées en dehors et en dedans, et que les côtés étroits s'aiguisent en angles, dirigés dans le sens de lignes concentriques, par rapport au centre du cristallin. La largeur et l'épaisseur des fibres diminuent, dans les diverses couches du cristallin, à mesure qu'on va de la périphérie vers le centre cristallinien. Les fibres les plus périphériques ont une largeur de 10 à 12 μ et une épaisseur de 4,5 à 5,5 μ.

De la forme des fibres cristalliniennes, il résulte que, vues de face, elles se présentent comme des rubans (fig. 259, A); tandis que, de côté, sur la crête, ce sont d'étroites fibres, qui montrent seulement un léger renflement dans le point où se trouve le noyau (fig. 259, C, 1). Ce noyau est ovale, grand, muni de nucléoles, et correspond au milieu de la longueur de la fibre. Les fibres centrales seules sont dépourvues de noyau.

Les fibres du cristallin ne possèdent pas une membrane chimiquement différente du contenu, très riche en albumine. Ce qui a été décrit comme une membrane (tube lenticulaire) est une couche corticale un peu plus condensée, se perdant peu à peu dans la masse centrale plus mollasse, susceptible de s'échapper aisément par pression. Les fibres périphériques sont plus riches en eau, plus mollasses que les fibres centrales.

Les fibres du noyau et des couches moyennes du cristallin se différencient encore des fibres périphériques par leurs *prolongements*. Ceux-ci peuvent partir aussi bien des arêtes aiguës que des arêtes obtuses, et constituent généralement des pointes très fines, donnant aux bords de la fibre un aspect dentelé (comp. fig. 259, A). Les prolongements de deux fibres voisines ne s'engrènent pas à la manière de dents (comme chez les poissons), mais se touchent seulement par leurs pointes, à l'exemple des cellules à piques ou en brosse de l'épiderme. Ce qui rattache surtout les fibres, c'est un *ciment* mollasse, accumulé en moindre quantité entre les côtés plats des fibres que le long de leurs arêtes étroites. Ce ciment peut être désagrégé par certains procédés de macération, en particulier par les acides ou l'alcool dilué, qui permettent d'isoler les fibres, dont la séparation s'effectue principalement suivant leurs faces. Il en résulte que le cristallin se dissocie en *lamelles* concentriques, imbriquées à la façon des feuillets d'un oignon; mais le noyau oppose à cette déhiscence un obstacle plus considérable (fig. 260).

Par ces procédés de macération, il se produit constamment, chez le nouveau-né, à partir des pôles du cristallin, des fentes qui, d'ordinaire, représentent une figure à trois rayons, c'est l'*étoile du cristallin* (fig. 261). Ces trois rayons (*radii lentis*) forment entre eux un angle de 120 degrés, et sur la face antérieure du cristallin l'un de ces rayons est dirigé verticalement en haut (fig. 261, B), tandis que sur la face postérieure, par suite d'une rotation de 60 degrés, le rayon vertical se trouve tourné en bas (fig. 261, A). Chez l'adulte, on reconnaît encore, dans l'intérieur du cristallin même, l'étoile à trois rayons de l'enfant; mais, dans les couches externes, il s'est ajouté de nouveaux rayons qui transforment l'étoile en une constellation de six rayons et même plus (fig. 262).

Les fissures des pôles du cristallin, produites par la macération, et qui mettent en évidence la *figure à soudure* ou à *ciment*, se remplissent en partie d'une masse graisseuse, masse désignée sous la dénomination de *substance stellaire*, laquelle, à part les résidus d ciment, se compose de globules albuminoïdes (globules cristalliniens), échappés des extrémités des fibres.

En ce qui concerne le *parcours des fibres du cristallin* dans les diverses couches, des coupes méridionales nous apprennent, tout d'abord, que la plupart des fibres forment des arcs à convexité externe qui, se dirigeant d'un point des faces cimentaires de l'étoile, situé au-devant de l'équateur, se rendent à un point du système lenticulaire placé en arrière du

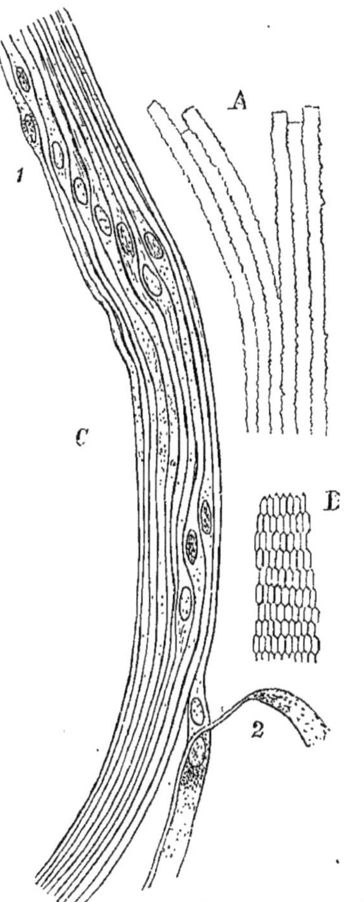

Fig. 259. — Fibres cristalliniennes, 350/1.

A, fibres cristalliniennes du bœuf, munies de bords dentelés, d'après Kölliker; B, section transversale à travers les fibres du cristallin de l'homme, d'après Kölliker; C, fibres de la région équatoriale du cristallin humain, d'après Henle. La plupart de fisbres se voient sur la crête; seulement, en 2 et A, elles sont vues de face. — 1, noyaux des fibres.

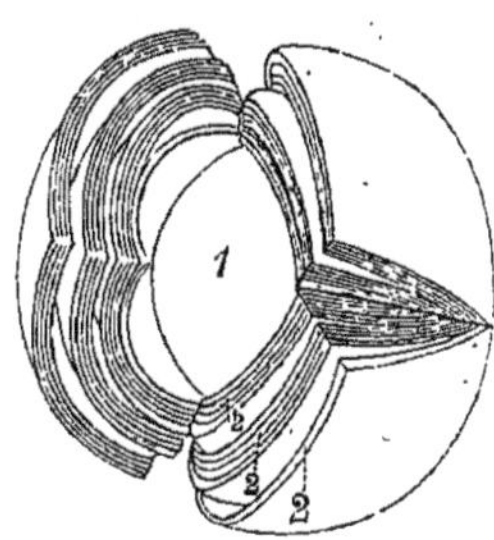

Fig. 260. — Déhiscence en feuillets d'un cristallin, traité par de l'alcool dilué, d'après Arnold.

1, partie centrale du cristallin (*nucleus lentis*); 2, 2, lamelles de la substance corticale.

plan équatorial (fig. 261, C). Ces arcs à convexité externe ont, bien entendu, dans les diverses zones du cristallin, une courbure et une longueur différentes. Leur longueur décroît de la périphérie vers le centre du cristallin. Quant à leur courbure, les fibres externes, correspondantes aux méridiens des surfaces, présentent une incurvation plus accentuée par rapport à l'équateur, incurvation qui s'efface progressivement vers les couches moyennes, de manière que, près de la limite de la région nucléaire, les fibres finissent par circonscrire presque un arc de cercle. Dans le noyau même, ces arcs se raccourcissent de plus en plus vers l'axe et s'allongent progressivement dans le sens de cet axe. Une disposition différente des fibres se montre seulement vers le bord équatorial du cristallin, où se produit l'allongement progressif des cellules épithéliales, ainsi que nous l'avons indiqué page 454.

Les fibres cristalliniennes affectant, en règle générale, un parcours méridional et pré-

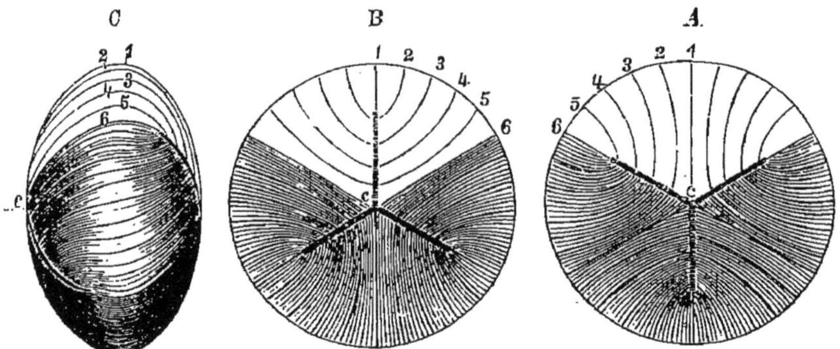

Fig. 261. — Représentation schématique du parcours des fibres du cristallin et de la disposition de l'étoile cristallinienne, chez le fœtus et le nouveau-né.

A, aspect de la face postérieure; B, aspect de la face antérieure; C, aspect que présente le côté; c, signifie dans les trois figures le centre de l'étoile, sur le pôle antérieur ou le postérieur. Les chiffres 1-6 représentent six fibres du cristallin, situées à écarts égaux, dont le parcours est indiqué par les trois figures.

sentant, pour une même couche, une égale longueur, on peut dire qu'un seul et unique mode d'attache des fibres, aux étoiles antérieure et postérieure, est possible : de toute nécessité, les fibres qui émanent de la région polaire de la face antérieure du cristallin (fig. 261, B, 6) trouvent leur terminaison aux extrémités libres des rayons de la face opposée du cristallin

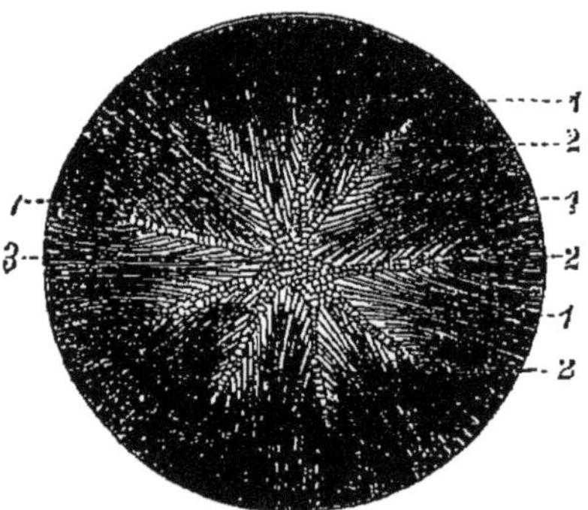

Fig. 262. — Figure en étoile de la surface antérieure du cristallin de l'adulte, d'après Arnold, 6/1.

1, 1, fibres cristalliniennes à parcours méridional, formant entre les rayons de l'étoile les vortices du cristallin; 2, 2, rayons de l'étoile ou soudure des fibres; 3, centre de l'étoile rempli de substance stellaire.

(fig. 261, A, 6); les fibres naissant des extrémités libres des rayons (fig. 261, B, 1) doivent, par contre, atteindre leur surface agglutinante près du pôle postérieur (fig. 261, A, 1).

Notons encore la tendance que montrent les attaches des fibres à former, tout le long du rayon stellaire, un angle le plus ouvert possible, presque droit (comp. fig. 261, A et B, 2-5), de telle façon que les extrémités d'une même fibre se recourbent en sens opposé sur les deux faces du cristallin. Bien que leur direction soit surtout méridionale, on peut donc parler d'une courbure en S des fibres (fig. 261, C, au-dessous de 6). L'incurvation des fibres, près des surfaces d'agglutination des étoiles, détermine dans le voisinage des régions de l'étoile, un dessin tout particulier qu'on a désigné sous le nom de *vortex lenticulaire* (fig. 262, 1).

Quant aux voies suivant lesquelles s'opère le transport du liquide nourricier du cristallin, il faut considérer comme telles tous les points où existe le ciment ou l'interposition d'une couche albumineuse (voy. plus haut, *Épithélium du cristallin*).

4. ACCROISSEMENT DU CRISTALLIN.

Le cristallin embryonnaire se distingue du cristallin développé, par sa orme sphérique (comp. fig. 254, *a* et *b*). Le diamètre sagittal (l'axe) du cristallin acquiert déjà avant la naissance son développement définitif (Sappey et Jæger); par contre, le diamètre du plan équatorial augmente encore successivement dans la vie post-embryonnaire. Il mesure, sur le fœtus de sept mois, 6 millimètres; chez le nouveau-né, 7 millimètres; entre dix et douze ans, 8 millimètres, et acquiert à l'âge de dix-sept ou dix-huit ans, 9 millimètres. Il résulte, de l'arrêt de croissance dans le sens de l'axe et de l'accroissement en sens équatorial, que l'aplatissement du cristallin doit provenir d'une superposition de nouvelles couches sur la zone équatoriale, ce que confirment du reste les recherches histologiques. Le cristallin de l'embryon correspond alors au noyau de l'adulte; l'accroissement a été appositionnel.

D'après Henle et O. Becker, on rencontrerait une division de noyaux en des endroits épars de l'épithélium, le long de toute la face interne de la cristalloïde antérieure (dans le cristallin de l'embryon du veau, de jeunes porcs et d'enfants). Grâce à cette augmentation de cellules intra-épithéliales, les cellules correspondantes au bord du cristallin seraient successivement poussées en arrière et se trouveraient, en quelque sorte, moulées en fibres du cristallin, les nouvelles fibres se superposant alors successivement aux anciennes. Toutefois, Harting ayant trouvé que le cristallin du nouveau-né ne renferme pas plus de fibres que celui d'un fœtus de quatre mois, et que les fibres ont seulement doublé de largeur et d'épaisseur, il en résulterait que l'accroissement du cristallin est, pendant la vie embryonnaire, interstitiel et que ce n'est qu'après la naissance que cet accroissement devient appositionnel.

ZONULA CILIARIS (Z. ZINNII) ET CANALIS PETITI.

La **zonula ciliaris** (zonule, *zonula Zinnii*) est la continuation de la membrane hyaloïde qui, disposée en plis radiés, se rend à la cristalloïde. Elle entoure, comme une collerette élégamment plissée (fig. 263), le bord du cristallin et s'insère à la cristalloïde, de façon que ses parties constituantes se fondent sans limites bien sensibles avec la cristalloïde. La largeur de l'anneau zonulaire correspond, bien entendu, à l'écart entre l'*ora serrata* et le bord du cristallin, et mesure par conséquent à peu près 6 millimètres. La majeure partie de la zonule, allant de l'*ora serrata* jusqu'aux crêtes des procès ciliaires, est réunie d'une manière particulière avec le corps ciliaire (*partie adhérente de la zonule*). Comme les crêtes des procès ciliaires n'atteignent pas le bord du cristallin, il se trouve encore, entre elles et le bord du cristallin, une partie étroite où la zonule est dirigée vers la chambre postérieure : c'est la *partie libre* ou *flottante* de la zonule (fig. 263, *b*).

La portion adhérente de la zonule se trouve, à l'état frais, solidement attachée aux parties correspondantes du corps ciliaire, mais, après macération, on réussit aisément à laisser échapper en bloc, de la coque oculaire, le cristallin, le corps vitré et la zonule. La partie adhérente de la zonule apparaît alors avec des plis radiés (fig. 263). La striation est fine dans la zone périphérique, celle qui est située entre l'*ora serrata* et le point de soulèvement des procès ciliaires, mais elle s'accuse fortement dans la région des procès mêmes, parce qu'ici, à la striation radiée déterminée par les fibres de la zonule, se joignent encore des plis radiés qui s'accentuent près du bord cristallinien.

Ces plis radiés n'atteignent pas, dans l'œil de l'adulte, la hauteur des replis du corps ciliaire et ne remplissent donc pas complètement les vallées laissées entre les procès ciliaires. Au contraire, il reste entre un monticule zonulaire et une vallée correspondante formée par le corps ciliaire, un interstice d'une largeur variable qui aboutit dans la chambre postérieure, dont il constitue un diverticule. Ces *recessus cameræ posterioris*, découverts par Kuhnt, sont au nombre d'environ soixante-dix, attendu qu'on en compte autant qu'il existe de vallées entre les procès ciliaires.

Le mode d'attache de la zonule au corps ciliaire est différent, suivant qu'il s'agit de la région des procès ou de celle de l'*orbiculus ciliaris*. Dans cette dernière région, la zonule se trouve solidement réunie en tous points avec la limitante cuticulaire de la *pars ciliaris retinæ*, de façon qu'il ne s'y rencontre nulle part un espace déhiscent; aussi, lorsque l'on veut isoler la zonule, arrive-t-il que la limitante y reste fixée en bien des endroits. Dans la région des procès ciliaires, les rapports de la zonule avec la limitante sont différents, suivant qu'il s'agit du sommet d'un procès ciliaire, ou de la portion située entre deux crêtes. Les sommets des procès ciliaires, qui s'enfoncent dans les vallées correspondantes de la zonule, s'y rattachent de la même manière que la *pars ciliaris retinæ* avec la zonule, le long de l'*orbiculus ciliaris*. En détachant la zonule, la limitante reste en général attachée avec toute la *pars ciliaris retinæ*, dans ces points de la zonule; il en résulte que celle-ci présente alors des stries pigmentées, radiées, provenant des sommets des procès ciliaires (fig. 263, *c*). Telle est aussi la raison pour laquelle, après le détachement de la zonule, les crêtes des procès ciliaires sont généralement dégarnies de pigment. Dans les

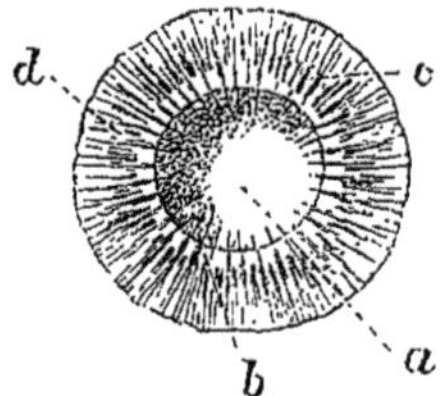

FIG. 263. — Cristallin avec la zonule et le corps vitré.

a, cristallin; *b*, partie libre de la zonule; *c*, *d*, partie adhérente; en *c*, se trouve attaché du pigment provenant de la *pars ciliaris retinæ*.

vallées des procès ciliaires, au contraire, la lamelle zonulaire est séparée de la *pars ciliaris* et de sa limitante par les espaces de Kuhnt.

Les prolongements en recessus de la chambre postérieure se trouvent donc placés entre la limitante et la lamelle zonulaire. Mais ces espaces ne sont pas absolument libres; ils sont réduits, par places, par des monticules s'élevant de la surface interne du corps ciliaire, autrement dit des procès ciliaires de second ordre (*plicæ ciliares*), dont les sommets s'attachent intimement aux monticules zonulaires, en sorte que les espaces de Kuhnt se trouvent ainsi subdivisés. En outre, il existe dans ces espaces, entre la zonule et la limitante, des fibres fines qui, arrivées à la zonule, se perdent dans ses fibres radiées : ce sont les fibres tendues de Berger, que celui-ci divise en simples fibres d'attache et en fibres originaires, pouvant être poursuivies le long de la zonule jusqu'au bord du cristallin même.

Kuhnt décrit encore, comme garnissant les espaces découverts par lui, une pellicule endothéliale. Schwalbe n'a pu s'assurer de l'existence de pareil endothélium, qui, suivant Kuhnt, se trouverait aussi sur la partie des procès ciliaires dirigée vers l'iris.

La partie adhérente de la zonule représente une membrane hyaline, offrant une striation due aux *fibres zonulaires*. Celles-ci naissent par des pointes fines près de l'*ora serrata* et augmentent rapidement, en nombre et en force, vers les procès ciliaires. Par l'adossement et la fusion des *fibres tendues*, qui s'élèvent des vallées ciliaires, la lamelle zonulaire reçoit de nouveaux renforcements. Après avoir dépassé la pointe des procès ciliaires, les fibres se réunissent en faisceaux isolés, qui bientôt, dans la partie libre de la zonule, se fondent en une masse homogène. Ces faisceaux correspondent, l'un, plus important, à un monticule zonulaire, l'autre, à une vallée de la zonule. Dans la partie adhérente de la zonule, toutes les fibres zonulaires sont réunies entre elles par une masse vitreuse continue et identique à la substance des fibres mêmes.

Tout autre est la disposition dans la partie *libre* de la zonule. Ici, les faisceaux deviennent libres et se rendent dans un parcours particulier au bord du cristallin, de façon que les faisceaux de fibres, qui viennent des vallées ciliaires, s'insèrent à la face antérieure de la cristalloïde; ceux qui viennent des crêtes se rendent au bord cristallinien même, ou à une étroite zone avoisinante de la capsule postérieure. Les faisceaux divergent donc près du bord lenticulaire, en embrassant une plus grande étendue de la surface antérieure que de la face postérieure de la cristalloïde, et donnent ainsi l'image d'un ruban triangulaire (Merkel), vers le sommet duquel doit se produire un *croisement* des faisceaux (Gerlach). Dans cette portion libre de la zonule, se trouvent entre les faisceaux de fines fentes radiées, qui contournent en auréole le bord cristallinien et font communiquer la chambre postérieure avec le canal de Petit, placé derrière la zonule. La réunion des faisceaux avec la cristalloïde s'opère de telle manière que, tout d'abord, les faisceaux plus gros se dissocient de nouveau en fibres très ténues, qui rayonnent alors à la surface de la cristalloïde et se perdent insensiblement dans la capsule en s'effilant.

Relativement à la nature des fibres zonulaires, elles constituent un tissu très résistant qui ressemble surtout, comme constitution chimique, aux fibres élastiques.

CANALIS PETITI. — Derrière la zonule se trouve le *Canalis Petiti* (fig. 253, p. 451), limité en arrière par le corps vitré. Vers la périphérie de la zonule, ce canal ne représente qu'une fente capillaire, mais il s'élargit déjà dans le rayon des procès ciliaires et acquiert sa plus grande profondeur près du bord cristallinien, sans oublier, toutefois, que son espace subit des réductions alternatives par les faisceaux de la zonule qui se rendent vers le bord du cristallin. Donc, sa profondeur est, bien entendu, alternativement plus accusée au-dessous d'un monticule de la zonule et moindre sous une vallée zonulaire. Des injections avec le bleu de Prusse montrent nettement le canal dans toute son étendue. On se rend alors compte qu'il s'insinue plus ou moins loin entre la périphérie de la face postérieure du cristallin et le corps vitré même. L'existence de fines fissures dans la partie libre de la zonule est clairement démontrée par ce fait qu'en ponctionnant la chambre antérieure et en injectant de ce côté, on remplit aisément le canal de Petit dans toute sa circonférence (Schwalbe).

MALADIES DU CRISTALLIN

ARTICLE PREMIER

DÉPLACEMENT DU CRISTALLIN (LUXATION, ECTOPIE)

On doit considérer le cristallin comme déplacé ou luxé, toutes les fois que l'axe antéro-postérieur de cette lentille forme, avec l'axe correspondant de l'œil, un angle manifeste, ou s'en écarte d'une manière sensible. Il nous faut, en conséquence, admettre ici deux sortes de déplacements. Dans le premier, le centre du cristallin conserve sa situation normale, et cet organe n'exécute qu'un simple mouvement de bascule ; dans le second, au contraire, le centre de la lentille quitte sa position et le cristallin se dévie, avec ou sans inclinaison de son axe. C'est seulement aux faits de ce dernier groupe, il est vrai, que s'applique d'une manière rigoureuse le terme de *luxation*, les autres déplacements que nous venons de signaler n'étant, en quelque sorte, que des luxations *incomplètes* (*subluxations*).

On a différencié les luxations *acquises* de celles qui sont *congénitales*, en désignant ces dernières sous le nom mal approprié d'*ectopies*.

Que le déplacement du cristallin soit acquis ou congénital, il concorde constamment avec une anomalie pathologique ou congénitale du ligament suspenseur du cristallin, c'est-à-dire de la zonule. Nous devons donc, tout d'abord, nous occuper des altérations que peut présenter cette portion antérieure de la membrane hyaloïde.

A. *Altérations morbides de la zonule (ramollissement, dissolution, épaississement).*

De l'exposé anatomique de la zonule qui a été fait plus haut, il résulte que ce sont principalement les maladies du corps vitré et de son enveloppe propre qui retentiront sur l'intégrité de la zonule et le rôle qu'elle a à remplir comme ligament suspenseur du cristallin. Le *décollement* de la gelée du corps vitré, en particulier, aura les conséquences les plus fâcheuses sur les rapports normaux du cristallin, sa fixité et ses conditions physiologiques de nutrition. Ce décollement peut s'effectuer par le *retrait* du tissu propre du corps vitré (hyalitis chronique), ou par l'interposition d'un exsudat déversé du tractus uvéal, et qui se place entre la substance propre du corps vitré et son enveloppe. Ce sont essentiellement les irido-choroïdites séreuses, les lymphangites oculaires qui opèrent ces exsudations, dont les effets nuisibles sur les rapports du cristallin et sa nutrition ne tardent pas à se manifester.

Indépendamment de toute affection morbide du tractus uvéal, il peut s'opérer, par suite d'obstructions qui s'établissent dans la grande zone de filtration péricornéenne, ou dans le filtre que représente la périphérie de l'iris, une rétention des liquides nutritifs de l'œil et de la partie filtrée du corps vitré, c'est-à-dire de l'humeur aqueuse, qui, en s'accumulant outre mesure dans les espaces de Kuhnt et dans le canal de Petit, à travers les fissures péricristalliniennes, doit avoir pour effet de refouler la substance propre du corps vitré, en produisant un *décollement par refoulement*, et de compromettre la solidité du ligament suspenseur du cristallin, non seulement au point où il se confond avec la cristalloïde, mais aussi près de sa continuation en partie adhérente de la zonule. Qui ne connaît d'ailleurs le peu de solidité des attaches du cristallin dans les affections glaucomateuses et la facilité avec laquelle s'opèrent, lors de la détente plus ou moins brusque de la pression intra-oculaire exagérée, des subluxations et des luxations plus ou moins complètes du cristallin, qui, fréquemment méconnues, impriment à certaines formes de glaucome un caractère particulier de malignité.

Il sera aisé de concevoir maintenant les changements morbides, qui sont : *a.* le *ramollissement*, *b.* la *dissolution* et *c.* l'*épaississement*, dont la zonule peut devenir le siège, conjointement avec d'autres affections oculaires.

a. Le *ramollissement* de la zonule s'observe généralement avec un état analogue du corps vitré, lorsque, par suite d'une hyalitis chronique avec rétraction, une couche de liquide plus ou moins considérable s'est interposée entre la substance du corps vitré et sa membrane d'enveloppe, autrement dit qu'il y a un décollement. En l'absence de toute notion précise sur la force de résistance de la membrane hyaloïde, nous devons présumer qu'un certain ramollissement atrophique précède ordinairement l'altération suivante.

b. La *dissolution de la zonule* peut se combiner avec des changements nutritifs du tractus uvéal (choroïdites atrophiques et ectatiques) qui retentissent sur la nutrition du corps vitré et en amènent le ramollissement, son enveloppe et par suite la zonule participant à cette altération. Si nous voyons dans des yeux ectatiques (hydrophthalmiques) la zonule disparaître sur une étendue plus ou moins considérable, cela tient, en partie, à une dissolution par défaut de nutrition, mais aussi, et surtout, à la traction qui a fini par faire disparaître la zonule en l'atrophiant. Le ligament suspenseur du cristallin peut, en effet, sous l'influence d'une traction qui s'exerce sur lui d'une manière continue, s'amincir et disparaître par dissolution sur une étendue variable. Cette traction peut s'opérer :

1° Du côté du corps ciliaire, lorsque des tumeurs soulèvent la partie adhérente de la zonule; il en est de même lorsque des tissus néoplastiques (gommes), en s'organisant, produisent une traction notable sur les parties avoisinantes.

2° La traction peut s'exercer du côté de la cristalloïde, qui revient sur elle-même, à la suite d'altérations intracapsulaires. En pareil cas, le retrait s'exerce de manière à ramener la cristalloïde postérieure vers le pôle antérieur de la lentille; il entraîne ainsi et dégage la zonule de ses attaches ciliaires. La pesanteur pourra aussi jouer un rôle dans la traction exercée sur la zonule, lorsque la surface postérieure de la lentille, qui normalement repose sur la gelée assez consistante du corps vitré, se trouvera en rapport avec un liquide d'une densité moindre et sous une pression réduite. Les conditions de pesanteur se trouvent encore sensiblement modifiées lorsque, par suite du ramollissement des masses corticales du cristallin, le noyau est devenu libre et tombe dans la partie la plus déclive du sac capsulaire, où il ballotte.

3° A la suite d'une agglutination d'une partie de la cristalloïde à la surface postérieure de la cornée, ayant suivi une perforation, agglutination que peut avoir facilitée la persistance prolongée d'une fistule cornéenne, l'accumulation de l'humeur aqueuse, après fermeture de la fistule, aura pour résultat de renverser le bord du cristallin, opposé aux parties adhérentes, et de faire subir à la zonule une traction, suivie d'amincissement et parfois de dissolution, d'autant plus notable que, par suite de la supression d'une étendue variable de l'angle iridien, des phénomènes glaucomateux, révélés par une distension staphylomateuse de la cicatrice irido-cornéenne, se seront développés.

c. L'*épaississement* de la zonule se rencontre surtout lorsque, à la suite de maladies de la région antérieure du tractus uvéal, principalement du corps ciliaire, des altérations morbides, consistant dans une condensation, se sont établies lentement et progressivement dans les couches antérieures du corps vitré.

Toutes ces altérations plus ou moins passives de la zonule échapperaient à l'investigation clinique, si leur présence ne se dénotait par des changements de position du cristallin, dont nous nous occuperons maintenant.

B. *Luxation incomplète du cristallin par mouvement de bascule (subluxation).*

Les conditions qui favorisent plus particulièrement l'état morbide, dont nous nous occupons, sont le relâchement ou la rupture de la zonule et le ramollissement ou la rétraction du corps vitré. Ces altérations coïncidant ordinairement avec des lésions profondes des parties qui président à la nutrition du cristallin, il en résulte que les déplacements de cet organe porteront bien moins souvent sur des cristallins d'une transparence parfaite que sur des cristallins cataractés. Il faut toutefois faire exception pour les formes congénitales, les ectopies, qui concernent généralement des cristallins transparents. On peut aussi observer, à la suite d'une action traumatique, la luxation d'un cristallin complètement inaltéré, lequel se trouble, en un espace de temps variable, à la suite des changements survenus dans ses rapports, ou par l'effet de la violence directe ou indirecte exercée sur l'œil.

Le diagnostic d'une luxation incomplète d'un cristallin opaque est en général aisé, mais, si la lentille a conservé sa transparence, il sera nécessaire de se guider sur les signes suivants :

1° L'iris cesse d'occuper sa position normale. Dans le point où le cristallin se rapproche, par son bord, de la face postérieure de la cornée, il repousse l'iris en avant et oblitère l'angle iridien ; tandis que, du côté opposé, ce voile membraneux, privé du point d'appui que lui donne normalement le cristallin, se porte en arrière et présente, quand l'œil se meut, un tremblotement d'autant plus prononcé qu'il a perdu son soutien dans une étendue plus considérable.

2° La chambre antérieure est modifiée dans sa forme, par l'effet même de la déviation du cristallin. Sensiblement rétrécie d'un côté, elle gagne de l'autre en profondeur, mais non dans une égale proportion.

3° Lorsque le cristallin a exécuté un mouvement de bascule assez étendu, il est facile, après avoir dilaté la pupille, d'apercevoir avec l'ophthalmoscope le bord de la lentille dévié en arrière. En outre, en explorant le fond de l'œil à l'image droite, on peut, si le déplacement du cristallin est assez accusé, constater que, dans une étendue variable du champ pupillaire, il existe un état de réfraction correspondant à l'œil aphakique.

4° Sans recourir à la recherche assez délicate d'un changement de position des reflets capsulaires (images de Purkinje et Samson), le simple éclairage latéral nous fournit des notions très précieuses pour reconnaître, par le reflet général de la capsule, la situation du cristallin.

Les symptômes subjectifs d'une luxation incomplète du cristallin varient avec le degré de la déviation. Indépendamment des obstacles apportés d'une manière permanente à l'accomplissement de la fonction accommodatrice, un léger mouvement de bascule du cristallin n'exerce, sur l'acuité de la vue, qu'une influence peu sensible et entraîne seulement un accroissement de réfraction, avec astigmatisme plus ou moins marqué. Si, au contraire, l'axe antéro-postérieur du cristallin forme avec l'axe optique un angle considérable, la vue s'en trouve sérieusement altérée, surtout après la dilatation de la pupille, et l'on peut alors constater la diplopie monoculaire, dont la démonstration peut être donnée aussi au moyen de l'ophthalmoscope. Par contre, la luxation incomplète d'un cristallin peut rendre la vue au sujet qui en est atteint, lorsque la lentille déplacée est affectée de cataracte, que la pupille est dilatée, et que les membranes de l'œil n'ont pas souffert d'altérations profondes.

A part les traumatismes et les affections qui entraînent la liquéfaction du corps vitré et le relâchement de la zonule (buphthalmie, glaucome infantile), d'autres états peuvent encore favoriser les luxations incomplètes du cristallin. Si, par exemple, l'iris, ayant pris adhérence au moyen d'exsudats plastiques à la cristalloïde antérieure, s'enclave partiellement dans un staphylôme excentrique de la cornée, ou se trouve entraîné dans une ectasie scléroticale voisine de l'insertion iridienne, il sera nécessairement suivi, dans ce mouvement, par la portion correspondante du cristallin qui lui adhère, et celui-ci tendra à basculer.

C. *Luxation complète du cristallin.*

La luxation complète du cristallin ne peut se produire sans que le centre de cet organe quitte sa position normale. Le déplacement, que le centre du cristallin subit alors, se fait tantôt dans un seul, tantôt dans plusieurs sens. Dans le cas le plus simple, il s'effectue dans un plan perpendiculaire à l'axe antéro-postérieur du cristallin, sans que le centre de la lentille se porte soit en avant, soit en arrière. Les luxations de cette espèce ne s'observent, il est vrai, que bien rarement; le plus souvent, en même temps qu'il s'est dévié en latéralité, le cristallin a exécuté un mouvement de bascule, ou s'est déplacé tout entier en avant ou en arrière. Ces changements de position, comme ceux dont nous avons parlé dans l'article précédent, s'observent, pour la plupart, sur des cristallins cataractés.

Après la luxation d'un cristallin, la portion de l'iris contiguë au bord de la lentille, qui s'est trouvé porté en avant, fait une saillie manifeste dans la chambre antérieure, et obstrue, dans une étendue variable, l'angle iridien. Rien n'est d'ailleurs plus facile que de diagnostiquer la luxation d'un cristallin, opaque ou transparent, lorsqu une partie du bord empiète sur la pupille dilatée; en outre, l'attention de l'observateur est bientôt éveillée par le tremblotement de l'iris, dans les points où cette membrane a perdu son appui. Si le cristallin luxé a abandonné une partie assez étendue du champ pupillaire, celle-ci se révèle, à la simple inspection, sous la forme d'un croissant de grandeur variable, qui contraste par sa coloration d'un noir très intense, avec le reste du champ de la pupille occupé par le cristallin déplacé. S'il restait encore quelques doutes, l'éclairage latéral, qui augmente l'éclat et les reflets de la capsule, ou l'examen ophthalmoscopique, permettant d'apercevoir très nettement le bord du cristallin, lèverait facilement toutes les difficultés. Quand le cristallin luxé a conservé toute l'intégrité de sa transparence, on peut recevoir du fond de l'œil deux images ophthalmoscopiques, mais jamais en même temps d'une netteté parfaite.

La luxation d'un cristallin complètement transparent peut se produire brusquement ou, au contraire, d'une manière lente et progressive. Dans le premier cas, elle résulte presque toujours d'une violence, et l'on admet, en pareille circonstance, la déchirure du ligament suspenseur du cristallin. Dans le second cas, si le déplacement, survenu peu à peu, n'atteint, principalement sur des yeux présentant un vice congénital, qu'un degré minime, on est en droit de supposer que le ligament suspenseur s'est simplement allongé ou en partie dégagé de ses insertions. Pareil état peut aussi coïncider avec un développement incomplet (arrêt de développement) de la zonule. Dans un certain nombre de cas, les oscillations, que les mouvements de l'œil et de la tête impriment au cristallin, ont pour effet de compléter la destruction de la zonule de Zinn.

Les changements que subit le cristallin luxé, c'est-à-dire soustrait à toutes les variations que le muscle accommodateur peut imprimer à sa forme, et plus ou moins éloigné du contact direct avec le grand courant nourricier, qui baigne son bord équatorial, consistent dans un prompt raccourcissement de ses dimensions et dans la perte de sa transparence. Pourtant, il existe des cas où la lentille conserve, pendant des années, une transparence parfaite, principalement lorsque le cristallin se porte de temps à autre dans la chambre antérieure; parfois aussi, l'opacification reste limitée au voisinage du noyau et constitue ainsi une sorte de cataracte zonulaire acquise (de Graefe).

Quant aux troubles fonctionnels, on notera que lorsque le cristallin luxé, mais transparent, occupe en partie le champ de la pupille, les malades, outre la perte de l'accommodation, accusent une diplopie monoculaire des plus incommodes. Celle-ci résulte de ce que les rayons lumineux, arrivant à l'œil, y sont réfractés d'une manière toute différente selon qu'ils traversent la lentille ou qu'ils pénètrent à côté d'elle, et aussi de ce que le bord du cristallin dévié agit sur les rayons qui le traversent à la manière d'un prisme. Parfois encore, le malade perçoit une image entoptique du bord du cristallin. Si le cristallin a perdu sa transparence ou s'il a complètement abandonné le champ pupillaire, une vision nette ne sera possible qu'après correction de l'amétropie résultant d'un état analogue à l'aphakie.

Parmi les luxations du cristallin dans lesquelles le déplacement est très considérable, il en est quatre sortes sur lesquelles nous devons nous arrêter quelques instants.

Ce sont :

a. Le transport du cristallin dans la chambre antérieure;

b. Son abaissement dans le corps vitré ;

c. Sa luxation, à travers la sclérotique, sous la conjonctive;

d. Son expulsion complète hors de l'œil.

a. La *luxation du cristallin dans la chambre antérieure*, observée le plus souvent sur des cristallins atteints de cataracte et réduits dans leurs dimensions (cataractes pierreuses), se rencontre néanmoins, dans un certain nombre de cas, sur des cristallins parfaitement transparents. Ici, sans doute, il faut rapporter la luxation à la déchirure de la zonule de Zinn, déchirure qui s'est produite à la suite d'un traumatisme violent, ou qui ne représente qu'un agrandissement lent et progressif d'une perte de substance congénitale de la zonule. Le diagnostic, même si le cristallin est transparent, ne présente guère de difficultés. Dans ce dernier cas, l'attention est attirée par la présence d'un corps ayant l'aspect d'une volumineuse gouttelette très diaphane et à bords offrant un reflet brillant. Ce qui est vraiment remarquable, c'est qu'un pareil cristallin puisse parfois conserver, pendant de longues années, sa transparence première, et passer de la chambre antérieure dans la chambre postérieure, et réciproquement, sans déterminer dans ces parties les moindres phénomènes d'irritation.

Mais il est plus habituel de voir survenir, après un temps variable, des accidents glaucomateux et des névralgies intenses qui nécessitent l'intervention du chirurgien. Il semble que ces phénomènes soient surtout à redouter lorsque, à la suite d'un tramatisme quelconque, le cristallin, au lieu de tomber en totalité dans la chambre antérieure, reste partiellement engagé dans la pupille; car, dans cette position, il obstrue bien plus l'angle iridien, sur une étendue notable, que lorsque, sensiblement réduit dans ses dimensions et fortement bombé, il ne peut s'insinuer dans l'encoignure de la chambre antérieure. En pareil cas, on s'efforcera de réduire la luxation en imprimant à la tête renversée de légères secousses, puis, si on a réussi à faire franchir au cristallin la pupille, on maintiendra celle-ci resserrée à l'aide de l'ésérine ou de la pilocarpine, afin de s'opposer à un retour du cristallin dans la chambre antérieure.

En cas d'insuccès ou de persistance des symptômes glaucomateux, on procédera à l'extraction du cristallin. L'œil ayant été préalablement soumis à l'action de la cocaïne et de l'ésérine, on détache, dans la cornée, un lambeau de 3 millimètres, dont le sommet doit rester distant du limbe conjonctival de 1 millimètre. Si le cristallin occupe la chambre antérieure, on sera exposé à blesser avec le couteau la cristalloïde, aussi sera-t-il préférable de ne former, avec un couteau à arrêt, qu'une étroite section qu'on agrandira avec les ciseaux; puis, en entre-bâillant la plaie avec la curette de Critchett, ou en insinuant celle-ci doucement derrière le cristallin, on donnera issue à la lentille. Plusieurs extractions pratiquées sur des cristallins qui se luxaient spontanément dans la chambre antérieure, nous ont appris qu'il est inutile, avant de procéder à la section de la cornée, de fixer le cristallin avec une aiguille de Bowman, afin de l'empêcher de tomber dans la chambre postérieure, ou de traverser la chambre postérieure avec la fourche d'Agnew. Dans le cas où, la section faite, le cristallin retombe derrière l'iris, il suffit d'introduire le curette de Critchett et d'abaisser simplement le bord pupillaire, pour être certain que la première chose qui s'échappera de l'œil sera le cristallin luxé. Il sortira même parfois sans être suivi de la moindre perte du corps vitré, le liquide qui occupe la partie antérieure du corps vitré décollé s'échappant seul.

b. La *luxation* ou *l'abaissement du cristallin dans le corps vitré* s'observe rarement sur des lentilles d'une transparence parfaite. Cet accident peut succéder à la déchirure traumatique du ligament suspenseur du cristallin, ou au ramollissement, ou, plutôt, au décollement du corps vitré, qui entraîne celui de son enveloppe antérieure, constituée par la cristalloïde postérieure. Les déchirures traumatiques de la zonule, avec luxation consécutive, s'observent principalement dans les cas où les parties antérieures du globe de l'œil ont éprouvé une distension considérable. Les secousses que les mouvements du globe oculaire impriment alors au cristallin, privé de tout appui résistant, finissent par l'isoler de ses rapports normaux et par le luxer.

Le diagnostic peut, au premier abord, n'être pas facile lorsqu'il s'agit d'un cristallin complètement transparent ; mais le tremblement de l'iris, l'absence de reflets capsulaires et le changement survenu dans l'état de réfringence de l'œil, ne sauraient manquer d'attirer bientôt l'attention. L'éclairage oblique vient, en dernier lieu, lever tous les doutes qui pourraient subsister. Parfois, l'organe dévié conserve une partie de ses anciennes connexions et se meut, lorsque l'œil s'agite, à la manière d'une porte autour de ses gonds. Lorsque le cristallin luxé est opaque, le malade, auquel le déplacement accidentel de la lentille a restitué en partie la vue, peut en être, à de certains moments, privé de nouveau, quand la cataracte se replace, pendant les mouvements de l'œil, au-devant du champ de la pupille.

Un fait digne de remarque, qu'il nous a été donné de constater, est que le cristallin, en se luxant spontanément, entraîne quelquefois avec lui une portion de l'iris (à laquelle il adhérait sans doute préalablement) et détermine ainsi un véritable renversement partiel du bord pupillaire de l'iris. L'enfoncement de l'iris peut même aussi s'effectuer dans une direction opposée à celle où s'est produite la luxation.

Il convient de ne tenter, suivant le procédé indiqué plus haut, l'extraction du cristallin luxé dans le corps vitré et qui, renfermé dans sa capsule, peut garder, des années entières, toute son intégrité, que lorsque, cette lentille jouissant d'une extrême mobilité, on est en droit de supposer qu'elle donne lieu à des phénomènes glaucomateux.

c. *Luxation sous-conjonctivale.* — Tandis que les formes précédentes de luxation ont été observées chez des sujets de tout âge et sur des cristallins transparents ou opaques, la luxation sous-conjonctivale n'a été vue, dans le plus grand nombre des cas, que sur des cristallins tout à fait transparents et chez des sujets qui avaient passé la jeunesse. En effet, la rupture de la sclérotique ne survient ordinairement que lorsque cette membrane a déjà perdu de son élasticité première, ce qui ne se constate guère que chez des personnes qui ont plus de trente ou quarante ans (dégénérescence graisseuse et athéromateuse).

L'histoire de cette variété de luxation offre un autre point digne d'intérêt, c'est que la plaie de la sclérotique, qui a livré passage au cristallin, s'est presque constamment rencontrée au-devant de l'insertion des muscles droits, et qu'on l'a vue, le plus souvent, occuper le bord supérieur et interne de la cornée. Il semble qu'il faille, pour déterminer une pareille rupture, que le globe de l'œil soit comprimé contre un plan dur et résistant, tel que celui qui est constitué par la paroi supérieure de l'orbite, c'est-à-dire par celle des faces de cette cavité qui s'avance le plus en avant du bulbe. Dans ces conditions, ce sont les parties voisines du bord sclérotical qui cèdent sous le choc. La conjonctive, très extensible, résiste à la violence qui chasse le cristallin hors de l'œil, et cette membrane sert de réceptacle à la lentille. Il est exceptionnel que le cristallin s'enclave dans la plaie (Sichel père), ou qu'il se trouve coupé en deux par celle-ci (de Graefe).

Le diagnostic d'une luxation sous-conjonctivale du cristallin n'offre que peu de difficultés, lorsque le gonflement et les symptômes irritatifs se sont apaisés. Les premières altérations, qui frappent alors l'observateur, sont une dialyse de l'iris ou un renversement de cette membrane, au voisinage de la blessure, et encore l'enclavement d'une portion de l'iris dans la plaie de la sclérotique. La partie de ce diaphragme, qui n'a pas subi de déplacement, est moins bombée en avant qu'à l'état normal, et tremblote visiblement lorsque l'œil se meut. Le champ pupillaire n'apparaît bien noir, que dans les cas où le cristallin est sorti du globe de l'œil en totalité, c'est-à-dire contenu dans sa capsule. Si, au contraire, cet organe a quitté sa membrane enveloppante, on retrouve des débris de cette dernière dans le champ de la pupille, à laquelle adhèrent des masses corticales opaques et des traînées de sang. Lorsque, constatant dans un œil les lésions qui précèdent, on observe en outre, sous la conjonctive et au-dessous de la paupière supérieure, la présence d'une tumeur arrondie, qui présente environ le volume d'un cristallin, on peut être à peu près certain de son diagnostic.

Il est remarquable de voir que quelques jours suffisent généralement pour que les symptômes irritatifs se dissipent. C'est à ce moment qu'il convient de saisir, avec des pinces, la conjonctive au-dessus du cristallin luxé, de l'inciser et de livrer ainsi passage à la lentille, le plus souvent opaque et ramollie. En général, la plaie de la sclérotique est complètement cicatrisée six ou huit semaines après l'accident, époque à laquelle elle apparaît sous l'aspect d'une bosselure colorée en bleu foncé, par l'enclavement de l'iris et du corps ciliaire. Si les phénomènes irritatifs et consécutifs à la blessure se prolongeaient et, surtout, si la sécrétion de la conjonctive était accusée, il conviendrait d'attendre pour pratiquer l'extraction ; car la présence du cristallin sous la conjonctive ne contribue, en aucune façon, à entretenir les symptômes irritatifs, et l'on préfère, avec raison, avoir à soigner une plaie tenue à l'abri du contact de l'air et de toute infection possible.

d. *Luxation complète ou expulsion du cristallin hors de l'œil.* — Il n'est guère surprenant que le cristallin puisse s'échapper de l'œil par une plaie étendue ouverte, dans cet organe, au moyen d'un instrument tranchant ; mais on s'étonne, à bon droit, qu'une violence contondante ait pu, dans certains cas, être assez énergique pour ouvrir largement le globe oculaire et en chasser le cristallin. Dans les faits observés, la plaie occupait presque toujours mi-partie la sclérotique, mi-partie la cornée, et la déchirure de cette dernière intéressait au moins le quart de son étendue. Des désordres graves accompagnent généralement cette lésion : par exemple, une dialyse étendue, une déchirure ou un renversement de l'iris, avec un prolapsus variable de cette membrane, des hémorrhagies intra-oculaires abondantes, etc. Ces désordres sont l'effet de la violence exercée sur l'œil, soit par un coup de corne de vache, un coup de poing, soit par un éclat de bois projeté contre le visage, soit enfin par un choc de la tête contre un objet saillant.

Si le médecin était appelé immédiatement après l'accident, il devrait se contenter de nettoyer, le mieux possible, les lèvres de la plaie par une abondante irrigation antiseptique, d'exciser avec soin toutes les parties herniées de l'iris et de favoriser la coaptation des bords de la plaie, soit par des sutures aseptiques, si la plaie est très étendue, soit, en cas contraire, par l'apposition d'un simple bandeau compressif. Des guérisons merveilleuses s'observent parfois; mais, dans nombre de cas, on voit survenir la phthisie, comme conséquence de l'étendue des lésions, ou consécutivement à l'introduction de germes au moment de l'accident.

ARTICLE II

ALTÉRATIONS DE NUTRITION DU CRISTALLIN. — ÉTIOLOGIE DE LA CATARACTE

Avant d'aborder l'étude des troubles nutritifs qui, pendant la vie intra-utérine ou extra-utérine, peuvent porter préjudice à la transparence du cristallin, autrement dit, donner lieu à la formation d'une cataracte, il sera nécessaire de jeter rapidement un coup d'œil sur le *développement*, la *croissance* et la *nutrition* physiologiques de cet organe.

Développement du cristallin. — Il est, depuis plus d'un demi-siècle, admis, suivant Huchke, que le cristallin fait partie de l'ectoderme, dont il représente un épaississement. D'après les recherches de M. His, faites sur un embryon de quatre semaines mesurant 7 à 8 millimètres, la vésicule cristallinienne ne semblait pas encore formée et paraissait tenir à un pédicule creux; mais c'est à peu près à cette époque, ou dans la cinquième semaine, qu'on peut considérer le sac capsulaire comme constitué. La substance cristallinienne se développe alors par l'allongement des cellules appartenant à la portion du sac qui représente, ultérieurement, la capsule postérieure. Ces cellules, en s'allongeant, forment des arcs qui, par leur accroissement rapide, retiennent les cellules de la partie antérieure du sac capsulaire dans leur évolution; celles-ci ne s'allongent pas, mais constituent une simple couche juxtaposée de cellules épithéliales aplaties.

Accroissement du cristallin. — Vers l'équateur du cristallin croissant, s'opère une transformation constante des cellules épithéliales en fibres, et cette transformation s'effectue d'une façon continue, grâce à la succession de nouvelles cellules épithéliales qui apparaissent par segmentation de noyaux de la couche antérieure. L'arrangement particulier des fibres du cristallin ne se comprend, d'ailleurs, qu'en admettant que toutes les fibres naissent près de l'équateur. A mesure que les fibres, qui se sont développées dans cette région, s'avancent vers le centre et l'une des surfaces du cristallin, elles s'adaptent comme courbure à cette surface. Chassées à un moment donné et détachées de leur point d'implantation, elles finissent par constituer, repoussées qu'elles sont par de nouvelles fibres, le centre du cristallin.

L'activité de l'accroissement du cristallin peut, d'après les recherches de M. O. Becker, se déduire de pesées. Tandis que, suivant Sappey, le cristallin adulte pèse 0gr,218, le poids de celui du nouveau-né n'est que de 0gr,110. Cet accroissement porte essentiellement sur le diamètre équatorial, qui, de 5 millimètres, atteint 10 millimètres, tandis que l'axe antéro-postérieur ne varie guère et mesure de 4 à 4,5 millimètres. La capsule s'accroît, de son côté, proportionnellement en surface en même temps qu'elle gagne d'épaisseur, mesurant, chez le nouveau-né, près du pôle antérieur, $0^{mm},012$, tandis que son épaisseur, chez l'adulte, est en ce point de $0^{mm},016$. Pendant la vie intra-utérine, le cristallin grandissant à la manière d'un organe en quelque sorte inerte comme fonction, l'*étoile à trois branches* se présente avec une régularité et une constance qui rappellent la cristallisation des corps chimiques; mais, plus tard, cette étoile se complique sensiblement par l'adjonction de branches latérales et accessoires.

Nutrition du cristallin. — La capsule cristallinienne, qui entoure complètement la substance propre du cristallin, place la nutrition, ainsi que l'élimination des éléments caducs de cet amas épithélial, dans des conditions spéciales. A mesure que, grâce à l'apport continuel de matériaux de nutrition par endosmose, de nouvelles couches de fibres se forment, les anciennes sont repoussées vers le centre et subissent, par ce refoulement, un *aplatissement*. Suivant Henle, cet aplatissement ne serait pas progressivement plus accentué de la périphérie vers le centre, mais se trouverait surtout prononcé dans une couche (siège de l'arc sénile du cristallin) intermédiaire entre la capsule et le centre.

Un autre changement que présente la fibre, à mesure qu'elle progresse de la périphérie vers le centre, c'est que la dentelure s'accentue de plus en plus, que l'engrenage des fibres devient de plus en plus accusé. La disparition de la fibre, qui va s'engloutissant dans le centre du cristallin, débute par le noyau, et cette métamorphose régressive s'opère dans la fibre, dès qu'elle a atteint son maximum de longueur, c'est-à-dire qu'elle touche par ses extrémités aux rayons de l'étoile cristallinienne (O. Becker).

A mesure qu'il s'agit d'un sujet plus avancé en âge, ces phénomènes régressifs s'accusent par la soustraction d'eau que subissent les parties d'un cristallin moins activement nourri; la fibre, en vieillissant, se rapproche du centre et devient de plus en plus dure, plus réfringente et plus teintée en jaune ou en brun. En même temps, on voit diminuer dans le cristallin la formation de nouvelles fibres; le nombre de cellules jeunes à bords lisses, munies de leur noyau et n'ayant pas atteint le maximum de longueur, baisse sensiblement (O. Becker). Ces changements nutritifs doivent être attribués à une perméabilité moindre de la capsule aux courants endosmotiques. La véritable matrice, la couche épithéliale du cristallin, ne présente guère de changements séniles bien prononcés; toutefois l'épithélium paraît moins solidement attaché à la capsule, s'en dégage facilement et semble plus raréfié, il peut même manquer absolument par îlots. La capsule subit la transformation sénile de toutes les membranes vitreuses de l'œil, elle s'épaissit, devient verruqueuse et perd de son élasticité.

La *nutrition* du cristallin puise, d'après ce qui précède, ses principaux éléments près de l'équateur : c'est en ce point qu'a lieu l'accroissement et la reconstitution de cet organe, mais c'est aussi là que passe, par l'*espace périlenticulaire*, entre les procès ciliaires et le bord cristallinien, le grand courant nutricier de l'œil. Au contraire, c'est vers la chambre antérieure que, par exosmose, a lieu, à travers la capsule antérieure, la plus active élimination du détritus nutritif du cristallin.

On saisit facilement que des troubles nutritifs peuvent dériver de trois sources, absolument étrangères à la constitution anatomique du cristallin lui-même :

1° Nous devons signaler tout d'abord l'influence d'un ralentissement dans le courant nutritif, soit que le déversement dans l'œil ait souffert, par suite d'un manque d'apport suffisant de sang artériel (atrophie vasculaire), soit que le courant, suffisamment fourni, ne puisse arriver librement à la région équatoriale du cristallin, par suite d'un rétrécissement de l'espace périlenticulaire, ou que ce même courant soit entravé à son passage en dehors de l'œil, par des obstacles siégeant dans l'iris atteint de sclérose sénile ou, au-devant de lui, dans le tissu trabéculaire péri-cornéen obstrué par des altérations vitreuses.

2° Le courant étant absolument libre dans l'œil, un retentissement sur la nutrition du cristallin peut résulter de l'appauvrissement de ce courant en éléments nutritifs, par suite de marasme sénile, d'inanition, de diathèses, etc., ou consécutivement à des vices cardiaques, des sténoses aortiques, des athéromes avancés des carotides, surtout si la dégénérescence athéromateuse s'est propagée près de l'œil, ou dans cet organe même.

3° Nous arrivons en dernier lieu à des changements nutritifs du cristallin qu'il ne faut rapporter, ni à un obstacle dans le passage du courant nutritif, ni à une altération dans la qualité de ce courant, mais à une réduction ou à une soustraction trop prompte des éléments nutritifs, que le cristallin a puisés dans le courant qui baigne ses parties équatoriales. Évidemment, pour le maintien de l'intégrité de la nutrition du cristallin, il est indispensable que l'exosmose ne soit pas trop peu active, de façon à retenir outre mesure les éléments épuisés dans le cristallin, ou trop active, pour les reprendre avant qu'ils aient accompli leur action nutritive et reconstituante. La régularisation des courants exosmotiques sera essentiellement dominée, en dehors des propriétés anatomiques de la capsule même, par la constitution chimique de l'humeur aqueuse et, pour une faible part, aussi par celle du corps vitré. C'est ainsi que l'humeur aqueuse, trop chargée de produits salins, soustraira avidement l'eau du cristallin, tandis que les conditions inverses ralentiraient l'exosmose. C'est dans ce genre de perturbations nutritives que les maladies constitutionnelles, les affections rénales interviennent surtout et, cela principalement encore, lorsque des éléments étrangers se mêlent aux liquides, tels que le glucose, l'acide urique, etc.

Il nous reste à envisager sommairement les changements anatomiques, que ces divers troubles nutritifs produisent dans la masse cristallinienne propre, et à exposer comment se déroulent successivement les altérations, pour aboutir aux défauts de transparence que nous désignons par le nom générique de *cataracte*.

Des expériences propres à élucider ces questions ont été faites sur les animaux, et en particulier sur les grenouilles. M. Kunde a ainsi prouvé expérimentalement qu'en retirant du corps d'un animal une quantité d'eau variable, c'est-à-dire en provoquant artificiellement, chez lui, une condensation du sang qui augmente la proportion des sels contenus dans ce liquide nourricier, on peut produire à volonté des cataractes. Il a démontré qu'on peut, inversement, restituer aux cristallins, devenus opaques par ce procédé, leur transparence primitive, en rendant approximativement au sang la quantité d'eau dont on l'avait momentanément privé. M. Kunde introduisait dans le tube digestif ou sous la peau, chez des grenouilles, une certaine quantité de sel gemme, et il a pu obtenir les mêmes effets avec du nitrate de soude et des solutions concentrées de sucre. Cet expérimentateur a encore réussi à produire des cataractes, en plaçant des grenouilles dans un milieu refroidi au-dessous de zéro.

Les cristallins cataractés par ces procédés ont été soumis à l'examen microscopique, et l'on est arrivé aux résultats suivants. L'opacité se produit consécutivement à la formation de petites vacuoles, situées entre les fibres cristalliniennes, et dont le contenu liquide a une réfringence différente de celle des éléments de la lentille. Il est très probable qu'à cette modification purement physique, il s'en ajoute une autre de nature chimique, résultant tantôt de la pénétration du cristallin par une certaine quantité de sel employé, tantôt du changement de température nécessité par l'expérience.

Ces expériences ont été reprises par M. Deutschmann qui, à part les vacuoles fibrillaires, trouve aussi de semblables altérations dans les cellules de l'épithélium cristallinien. Il a, en outre, étudié les effets produits par l'injection de fortes solutions salines dans la chambre antérieure (10 pour 100). On obtient ainsi, chez les lapins, des opacités superficielles, se bornant aux couches corticales les plus antérieures. L'examen histologique montre les mêmes vacuoles de l'épithélium et des fibres que sur les grenouilles salées. Après plusieurs jours ou plusieurs semaines, les altérations rétrogradent sur le lapin laissé en repos.

Pour élucider quelle est la cause première qui détermine, dans ces expériences, la production de l'opacité, on plaça un certain nombre de cristallins dans des solutions de sel marin, variant de 20 à 2 3/4 pour 100. Dans toutes ces solutions, le cristallin prend tout d'abord un aspect crayeux; mais, après plusieurs heures de séjour, la zone superficielle s'éclaircit de nouveau, se détache, sous forme d'une partie vésiculeuse et transparente, des couches opaques sous-jacentes et finit par représenter une vésicule tendue, dont le centre se trouve occupé par les parties fortement ratatinées et opaques de la lentille. Des solutions de sucre de raisin donnent des résultats analogues, mais il est nécessaire de recourir à des doses plus fortes de sucre.

La cause déterminante de ces altérations est la *soustraction d'eau*, que subit le cristallin pendant ces expériences. Les anciens expérimentateurs s'appuyaient principalement, pour démontrer ce fait, sur la reprise de transparence des cristallins salés ou sucrés, grâce à leur séjour dans de l'eau distillée. M. Deutschmann en voit la démonstration irréfutable dans les *pesées*, qui permettent de constater que tout d'abord le cristallin, que l'on peut envisager comme une vésicule remplie d'un mélange albumineux, *perd de son poids ;* ce n'est que lorsque la substance cristallinienne, par suite de la déperdition d'eau, s'est notablement salée, que la prise d'eau, par décharge d'albumine, finit par s'accuser et amener, avec le soulèvement en vésicule de la cristalloïde, une augmentation de poids du cristallin.

Lorsqu'on veut provoquer des cataractes sur des yeux énucléés, on ne réussit, avec les solutions sucrées, qu'à la condition d'arriver à donner un certain degré de concentration à la proportion de sucre, dans l'humeur aqueuse ou le corps vitré. On a pu ainsi se rendre compte que les liquides oculaires devraient charrier au moins 2 pour 100 de sucre, pour que leurs altérations chimiques pussent provoquer la cataracte, *en agissant comme soustrayant l'eau.* Or, chez les diabétiques qui fabriquent la plus surprenante quantité de sucre, on n'en a constaté que des traces dans les liquides oculaires. Le mécanisme de la production de la cataracte diabétique ne doit donc pas être recherché dans un changement du côté des courants endo- et exosmotiques, que provoquerait la composition chimique des milieux ambiants du cristallin; notre attention doit plutôt se porter sur une perturbation de nutrition *intracapsulaire*, à laquelle la présence du sucre, quelque minime qu'en soit la quantité, n'est probablement pas étrangère, sujet que nous aurons encore à traiter.

Quel est le rôle de la soustraction d'eau, comme élément étiologique, dans la production de la *cataracte sénile*, la plus fréquente de toutes ?

Ici, il faut distinguer deux sortes de cataractes séniles : d'abord, celle à laquelle tout individu est exposé, pourvu qu'il jouisse d'une longévité suffisante, c'est-à-dire la cataracte dure, foncée ou noire, la cataracte sans noyau (Wenzel), ou, pour mieux dire, sans masses corticales, la cataracte dans laquelle il y a eu fusion de ces masses avec le noyau; en second lieu, la cataracte nucléolaire ou corticale, c'est-à-dire celle où il existe une séparation précise entre un noyau et des masses corticales, et qui passe par les différentes phases de transformations cataracteuses progressives et régressives.

Pour la première forme de cataracte, le desséchement, la cornification des masses épithéliales dont se compose le cristallin, partant de son centre et allant progressivement vers son enveloppe, est un fait avéré. Des pesées (Deutschmann) ont, en effet, démontré que le cristallin d'un individu de soixante ans a déjà perdu, comparativement au cristallin d'un sujet de quarante ans, 5 pour 100 d'eau; tandis que, jusqu'à ce dernier âge, la déperdition d'eau est fort peu sensible. Il est probable que le cristallin qui se cornifie, en perdant de son poids et en laissant échapper une quantité plus ou moins considérable d'eau, renferme une égale quantité de matières solides; il n'a par conséquent pas perdu, avec l'eau, de matières albuminoïdes.

Dans la cataracte corticale ou nucléolaire, les choses se passent différemment. On note, pendant la période progressive, une augmentation de poids et d'eau, et ce n'est qu'à la période régressive que survient la déperdition de poids, portant à la fois sur l'eau et les masses albuminoïdes. Ce sont les couches corticales qui, elles, prennent tout d'abord de l'eau en donnant de l'albumine aux liquides ambiants; puis, en se desséchant (pendant la période régressive), elles rendent, non seulement ce surcroît d'eau, mais aussi celle qu'elles renfermaient primitivement, et cela en échangeant, pendant toute cette période de destruction des éléments cristalliniens, une quantité plus ou moins notable de masses albuminoïdes. L'analogie avec la cataracte dure, noire, n'*existe que pour le noyau.* Tandis que, dans cette forme dure de cataracte, le desséchement a suivi une marche régulièrement progressive à partir du centre, avec conservation des éléments anatomiques et sans changement notable de la forme du cristallin; dans la cataracte corticale, au contraire, le desséchement, en atteignant les couches périphériques, a amené une dissociation de ces couches avec appel d'eau du dehors et altérations chimiques, destruction plus ou moins marquée des éléments cristalliniens, gonflement du cristallin au début et aplatissement à la période régressive. Enfin, si, pendant le desséchement progressif d'une cataracte noire, l'humeur aqueuse ne présente aucun changement sensible dans sa constitution chimique, il n'en est plus ainsi pour la cataracte corticale. L'humeur aqueuse, d'après les études d'Éd. de Jaeger, renferme alors une quantité bien plus considérable d'albumine.

La cause initiale de la transformation cataracteuse serait donc la dessiccation du noyau et son retrait des masses corticales. D'après M. Otto Becker, ce retrait aurait pour conséquence forcée la production d'un vacuum entre le noyau et les masses corticales, vacuum comblé par le suc du tissu cristallinien (liquide des fibres). Un premier échelon, pour la perte de transparence, serait donc posé par la déhiscence des masses corticales et du noyau, et par la déperdition de liquide des fibres. Suivant M. Deutschmann, le liquide interposé entre le noyau et le cortex ne proviendrait pas des fibres, mais des parties sclérosées mêmes, c'est-à-dire du noyau.

Ce qu'il faut retenir comme capital, dans l'étiologie de la transformation cataracteuse du cristallin, c'est que *la sclérose, la tendance à participer, en vieillissant, à la qualité de tous les tissus épidermoïdaux, c'est-à-dire à se cornifier, est le point de départ constant, se caractérisant par une déperdition d'eau.* Le cristallin subit les altérations séniles et similaires du derme, dont il a pris naissance. Lorsque la déperdition d'eau s'opère d'une façon lente, progressive et absolument *régulière*, elle aboutit à une cataracte noire, à la fusion des masses corticales avec le noyau, à un ratatinement de la fibre, sans destruction de ses éléments anatomiques. L'entassement des fibres desséchées, mais non opaques, donne lieu à une déperdition de transparence, qui peut être absolue pour les parties avoisinant l'axe du cristallin, mais qui ne le devient jamais pour les régions équatoriales.

Une perturbation a-t-elle été apportée à cette sclérose physiologique sénile, de manière qu'elle s'opère d'une façon *irrégulière* (tumultueuse) sur divers points des régions centrales du cristallin, alors le retrait des parties qui se dessèchent, s'opère par *dissociation* des fibres, par *interposition* d'un liquide menaçant la conservation des qualités anatomiques de la fibre, qui se détruit sous l'action chimique de ce liquide, altération aboutissant en dernier lieu à une *dessiccation* des éléments détruits, qui n'ont pas seulement rendu aux liquides, dans lesquels baigne le cristallin, l'eau qu'ils renferment, mais aussi une partie de leur substance solide propre.

Il sera aisé de comprendre de quelle nature doivent être les perturbations, dans la santé générale, ou dans l'état local du cristallin, pour être capables de jeter le trouble dans la marche habituelle du dessèchement physiologique progressif de la portion épithéliale, greffée sur l'enveloppe antérieure du corps vitré, autrement dit du cristallin, soit en y précipitant la dessiccation, soit en imprimant à cette dessiccation une allure irrégulière, par saccades. Nous avons ainsi trois ordres de faits à enregistrer :

1° Les troubles circulatoires généraux et locaux, en amenant vers le cristallin une quantité insuffisante de suc nutritif et d'eau, peuvent devenir une cause pour hâter ou pour rendre irrégulière la déperdition d'eau, que doit physiologiquement subir un cristallin qui vieillit.

2° Sans avoir à accuser en rien la circulation générale ainsi que la circulation locale de l'œil, la composition chimique du sang, et consécutivement celle des liquides oculaires, peut avoir subi un changement tel que l'eau que le cristallin, en se desséchant, doit, avec une régularité parfaite, décharger en dehors de sa capsule, se déverse avec trop de difficulté, ou se trouve attirée avec trop d'intensité, ou avec des intermittences de lenteur et de rapidité anormales.

3° Enfin la circulation et la composition chimique du sang peuvent être normales, et pourtant l'eau, qui doit s'échapper des parties centrales du cristallin qui vieillit, se trouve retenue par des anomalies dans la constitution anatomique des fibres périphériques du cristallin, ainsi que dans sa capsule, et c'est ici qu'on peut invoquer surtout la prédisposition héréditaire, un manque de vitalité de la fibre et de la capsule.

Parmi les troubles circulatoires locaux, citons d'abord les affections oculaires qui entravent l'apport du sang par oblitération vasculaire. Ainsi, il est bien connu que toutes les choroïdites antérieures atrophiantes, toutes les dégénérescences pigmentaires avancées de la rétine, finissent par se compliquer d'une cataracte polaire antérieure à marche souvent progressive. On sait la fréquence de la transformation cataracteuse du cristallin dans le glaucome, qu'accompagnent si souvent des altérations vasculaires.

Une perturbation dans la nutrition du cristallin peut aussi résulter de vices circulatoires généralisés, que M. Michel rapporte surtout à des altérations de sclérose des parois de la carotide. Le fait est indéniable que l'on rencontre le marasme cristallinien sur des sujets qui ne semblent présenter aucun autre signe de sénilité qu'une artério-sclérose précoce, et une exploration attentive permettra souvent de reconnaître, lorsqu'il s'agit de cataractes unilatérales, ou de cataractes beaucoup plus avancées sur un œil, que la carotide primitive du même côté présente des signes irrécusables de sclérose de ses parois, de rapetissement de calibre, de tortuosité. A cet égard, il ne faut pas oublier non plus que l'ergotisme, qui, dans ses manifestations, peut aboutir, par constriction et oblitération vasculaire, à la gangrène des extrémités, est signalé comme provoquant le développement de la cataracte.

Pour ce qui regarde la composition chimique du sang, en tant que cause prédisposant au développement de la cataracte par retentissement sur la qualité chimique des liquides qui baignent le cristallin, nous devons parler ici de deux formes de cataractes : la diabétiqne et la néphrétique.

La *cataracte diabétique* est relativement assez rare, puisque nous n'avons trouvé, sur quarante mille malades, que seize personnes atteintes de cataracte diabétique, c'est-à-dire 0,04 pour 100. Et encore y a-t-il lieu de se demander s'il est bien justifié de regarder les cataractes, qui se sont développées chez des personnes ayant dépassé la cinquantaine et atteintes de diabète, comme réellement dues au diabète, d'autant plus que chez les diabétiques âgés, la cataracte *ne se différencie en rien*, comme caractères anatomiques, de la cataracte sénile. En réalité, même chez les jeunes diabétiques, nous ne trouvons pas une forme de cataracte particulière, et c'est avec raison que M. Otto Becker fait observer que la cataracte, envisagée par M. Foerster comme caractéristique, n'est que la cataracte molle, débutant dans les couches corticales sous-capsulaires, et laissant, pendant un certain temps, transparent le noyau, qui finit par subir le même ramollissement par transformation cataracteuse.

Seul, l'examen chimique, après l'extraction, permettra de trouver dans la cataracte diabétique des traces de sucre, qui ne se rencontrent pas dans d'autres cataractes, et la présence du sucre sera d'autant plus accusée qu'au moment de l'opération, le patient excrétait une plus grande quantité de sucre; aussi ne faudrait-il pas s'étonner si, à un moment de forte diminution de sucre dans les urines, les traces en devenaient introuvables dans le cristallin.

Comment la présence du sucre dans l'humeur aqueuse et le corps vitré, et son passage dans le cristallin agissent-ils pour produire la cataracte? Nous avons déjà dit plus haut que les milieux de l'œil devraient renfermer 2 pour 100 de sucre, pour troubler le cristallin par soustraction d'eau, fait qui ne se présente jamais. Mais on accordera qu'il n'y a pas de comparaison à établir entre une expérience sur un cristallin extrait, ou dans un œil énucléé, où l'on veut déterminer la quantité de sucre nécessaire pour produire rapidement une cataracte, et la soustraction fort lente, mais continue, que peut amener une proportion de sucre même très minime. L'hypothèse de Claude Bernard, suivant laquelle la concentration du sang devrait, par la soustraction d'eau qu'elle fait subir au cristallin, déterminer à elle seule la formation de la cataracte, se trouve réfutée par le fait que la production de la cataracte n'est nullement en rapport avec l'intensité du diabète, et que le chiffre des diabétiques cataractés est relativement peu élevé. On se trouve donc dans la nécessité d'admettre que, chez certains diabétiques, le cristallin présente des conditions anatomiques qui rendent la présence de faibles quantités de sucre, dans l'humeur aqueuse et le corps vitré, particulièrement préjudiciable pour le maintien de sa transparence.

Parmi les affections constitutionnelles, celle qu'on a, en dehors du diabète, le plus fait intervenir dans la production de la cataracte, est la néphrite chronique; et M. Deutschmann, pour faire pendant à la cataracte diabétique, a créé le nom de *cataracte néphrétique.* Nous avons, au début de cette étude, déjà signalé, comme constituant, d'après M. Michel, cette prédisposition au développement de la cataracte, les lésions cardiaques, et principalement la dégénérescence athéromateuse des gros troncs artériels. Il serait donc nécessaire, dans une recherche statistique, d'éliminer tout d'abord les cas où l'albuminurie se rattache à pareilles lésions, qui fournissent un lien bien plus rationnel, pour expliquer le marasme cristallinien, que ne le fait la présence d'une quantité quelque peu plus notable d'albumine dans les milieux de l'œil.

Il nous reste, au point de vue étiologique, à envisager certains états morbides où la soustraction d'eau, que subit le sang, doit être regardée comme la cause de la cataracte. A cet égard, il n'existe pas, à coup sûr, d'affection où le sang perde, en un temps donné, une aussi grande quantité d'eau que dans le choléra ; et cependant les auteurs n'ont pas encore signalé, chez les cholériques, de troubles de transparence du cristallin. Il est vrai que, si les troubles cristalliniens se produisent, ils doivent, comme dans les expériences sur les animaux, disparaître peu de temps après la mort, ou après la guérison de l'attaque, vu qu'il ne s'effectue probablement pas ici d'autres changements anatomiques qu'une production de vacuoles.

Nous avons déjà mentionné *l'ergotisme*, parmi les affections portant un préjudice marqué à la circulation générale. Suivant M. J. Meyer, le symptôme le plus marquant que montraient les personnes affectées d'ergotisme, qui furent plus tard atteintes de cataracte, consistait dans des crampes, parfois très violentes, avec contracture consécutive et anesthésie des pieds. Ces troubles nerveux rappellent ceux que l'on observe chez les cholériques et qui se montrent sur les animaux auxquels on ingère une certaine quantité de sel gemme. La sécheresse de la gorge et la fréquence des gangrènes cutanées, dans l'ergotisme, établissent encore une analogie avec les accidents qui résultent de la soustraction d'une grande quantité d'eau. Ici, cependant, on pourrait encore attribuer, à la rigueur, à une cause locale les troubles circulatoires qui retentissent sur le cristallin. Sous l'influence de l'ergotisme, on pourrait admettre qu'un état spasmodique, fréquemment répété, de l'appareil musculaire intra-oculaire, état qui a très probablement pour effet, d'après les belles recherches de MM. Otto Becker et Leber, de diminuer la quantité de sang qui afflue, pour la nutrition de la lentille, vers les parties antérieures du tractus uvéal, aurait pour conséquence de *rétrécir l'espace périlenticulaire* et d'altérer la nutrition du cristallin.

Tandis que, dans les affections que nous venons de passer en revue, nous avons regardé la production de la cataracte, comme le résultat de la soustraction d'une certaine quantité d'eau des parenchymes, soustraction compensatrice de la déperdition d'eau subie par la masse du sang ; dans le *marasme sénile*, au contraire, la diminution, survenue dans la proportion d'eau que contiennent les tissus, résulte de l'insuffisance de l'afflux sanguin qui s'opère vers ces parties. A cet égard, il faut signaler l'embarras et le ralentissement de la circulation, par les *altérations séniles du cœur, de ses orifices et de l'aorte*, l'élargissement des veines, l'affaiblissement de l'élasticité propre des vaisseaux, enfin l'imperméabilité d'une portion du système vasculaire (Durand-Fardel).

Notons aussi qu'il existe peu de parties du corps où les altérations séniles des vaisseaux soient aussi prononcées que dans l'œil même. D'autre part, les recherches de feu H. Müller, Donders et Coccius ont fait connaître une altération sénile particulière à l'œil, consistant dans l'épaississement des membranes vitreuses, que cet organe contient, et dans la superposition, à ces dernières, de productions de même nature. Rien de plus naturel que d'attribuer encore à ces phénomènes le pouvoir d'entraver les courants endosmotiques, par lesquels le cristallin reçoit ses matériaux de nutrition, et de diminuer ainsi la quantité d'eau nécessaire à la conservation de sa transparence.

En résumé, si l'on considère que le caractère fondamental de la cataracte sénile est le dessèchement, on peut envisager cette affection comme *une véritable forme de gangrène, avec ses deux variétés : la gangrène sèche et la gangrène humide.*

Il nous semble à propos de signaler encore les connexions qui existent entre les lésions de l'appareil cristallinien et certaines *altérations de la peau.* A cet égard, rappelons la gangrène tégumentaire qu'on rencontre dans le diabète, le choléra-morbus, l'ergotisme, et que nous retrouvons comme un symptôme assez commun dans le marasme sénile. En dehors de cette altération, chacun sait qu'on observe encore souvent, dans les mêmes états morbides et dans le marasme sénile, des affections cutanées moins graves (surtout l'eczéma) et un état de flaccidité extrême de la peau, simultanément avec le développement de la cataracte.

Il est bien difficile de donner quelques indications précises, en ce qui regarde la répartition de la cataracte parmi les diverses classes de la société, et de se rendre compte si certaines professions prédisposent plus particulièrement à l'évolution de cette maladie. De tout temps, on a regardé les ouvriers, soumis à une grande chaleur, et par suite à de très fortes transpirations, comme exposés à contracter la cataracte. Il est utile de rappeler qu'on veut avoir vu hâter l'évolution de la cataracte débutante, par les transpirations artificielles, provoquées au moyen des injections de pilocarpine (Landsberg). On cite de même, comme favorisant le développement de la cataracte, la chaleur rayonnante à laquelle certains métiers, tels que celui de souffleur de verre, exposent fréquemment les yeux.

Il est de même excessivement difficile de se renseigner sur la répartition géographique des maladies du cristallin, lorsqu'on ne veut se tenir qu'aux rapports cliniques isolés, provenant des diverses contrées. Il est pourtant démontré que les pays vignobles sont aussi ceux où l'on rencontre le plus grand nombre de cataractes. Rien de précis sur la répartition de cette maladie dans les régions du Nord, comparativement aux pays chauds. La bien moins grande longévité, dans les régions tropicales, explique pourquoi l'on n'y signale pas une prédisposition encore plus notable à la cataracte (comme on devrait théoriquement s'y attendre).

En terminant, nous mentionnerons la production de la cataracte par la naphtaline (Bouchard et Charrin, Société de biologie, 1886). Les troubles nutritifs considérables que produit, du côté des yeux, la naphtaline, lorsqu'elle est ingérée par des lapins, se révèlent par le dépôt de cristaux de sulfate et de carbonate de chaux, dans le corps vitré, la rétine et la choroïde. Parfois, les altérations de transparence du cristallin, la *cataracte naphtalinique,* se montrent tout d'abord (Hess), et la choroïde peut rester longtemps ou même tout à fait intacte (Panas); ou bien elle présente des nodosités semblables à celles de la rétine, composées de cristaux et de leucocytes (Dor). Que la rétine, proprement dite, et le cristallin souffrent à la fois de pareils désordres nutritifs, d'origine chimique, rien de surprenant, car ces membranes reçoivent, l'une et l'autre, leurs matériaux de nutrition de la même matrice : la choroïde. Envisager la surface antérieure de la rétine, comme « une surface sécrétante » (Panas), c'est tirer des expériences une conclusion bien hasardeuse. Le système circulatoire central fournit à l'expansion intra-oculaire du nerf optique ; son obstruction instantanée, par embolie, prouve bien qu'il ne participe, ni à la nutrition des couches tactiles de la rétine, ni à celle du cristallin.

ARTICLE III

DES DIFFÉRENTES VARIÉTÉS DE CATARACTE

A. *Cataracte molle, liquide, juvénile (phacohydropisie).*

La cataracte entièrement molle, ou cataracte liquide, ne s'observe que chez les jeunes sujets et ne conserve, en général, cette fluidité complète qu'un temps limité après sa formation. Le caractère anatomo-pathologique essentiel de cette cataracte, c'est qu'après formation de nombreuses vacuoles, une déhiscence se produit dans toute l'étendue de la masse cristallinienne, occupant tout aussi bien les couches centrales que les parties périphériques. Impossible donc de différencier ici, à aucune période de l'évolution de la cataracte, le noyau et les masses corticales. L'apparition simultanée de l'étoile avec les premières traces du trouble de transparence, et qui précède, sur le second œil, parfois toute opacité, démontre qu'il s'agit d'une dissociation des éléments anatomiques, dissociation que nous pouvons poursuivre jusque vers le centre du cristallin même. Avec une très grande rapidité, succède à cette dissociation la dissolution des éléments anatomiques, qui se ramollissent et finissent même, dans nombre de cas, par former une masse complètement liquide.

Ce contenu, en subissant la dégénérescence graisseuse, ne constitue bientôt qu'une émulsion uniforme, dans laquelle nagent, à la fois, de grandes gouttelettes oléagineuses à contours foncés, des cristaux de cholestérine et de margarine, enfin des masses vitreuses, qui ne sont autres que les vestiges agglutinés de la membrane des fibres. De cette dégénérescence émulsive, il résulte que le contenu de la capsule présente l'aspect et la consistance du lait ou de l'amidon cuit très dilué. La capsule ne s'opposant pas aux courants d'endosmose et d'exosmose, il arrive ordinairement que la consistance de son contenu s'accroît insensiblement, par la déperdition d'une partie de l'eau qu'il renferme et la suraddition de nouveaux produits solides, qui s'y déposent sous la forme de masses cristallisées ou graisseuses.

La cataracte juvénile peut ainsi donner lieu à la formation de diverses formes de cataractes, dont la plus fréquente est la *cataracte membraneuse* ou *aride siliqueuse*, qui, par suite de la déperdition d'eau, ne présente souvent qu'une épaisseur de 2 millimètres au centre et de 1 millimètre sur les bords. La capsule montre assez fréquemment, dans sa partie centrale, les altérations de la cataracte capsulaire.

Le contenu peut, non seulement, subir une condensation très notable, mais, par le dépôt de grandes quantités de sels calcaires, se transformer en *cataracta calcaria* (*gypsea*). Lorsque cette sorte de galette, formée par le cristallin et la capsule dégénérés, s'est ombiliquée, on constate parfois que la cataracte membraneuse et calcaire, s'étant libérée de ses attaches zonulaires, est devenue trémulante ou *natatoire* (*natatilis*). On a aussi assigné à pareilles cataractes membraneuses le nom de *cataracte élastique*, parce que, fixées solidement par quelques points au corps ciliaire, elles se comportent comme un feuillet élastique lorsqu'on veut les attaquer ou les renverser avec une aiguille.

Cette déperdition *progressive* de l'eau du cristallin n'est pas absolument la règle, et l'on peut la voir s'arrêter à un certain moment. La cataracte se présente alors sous la forme d'un sac aplati, rempli d'une émulsion qui présente certaines parties plus denses, donnant à cette poche un aspect pointillé dans un milieu d'aspect laiteux. Au repos, dans la station verticale, les parties plus denses tendent à se déposer dans la portion déclive du sac capsulaire, de manière que le segment supérieur du cristallin prend une teinte d'un bleu clair (non jaunâtre, comme pour la cataracte morgagnienne), tandis que le segment inférieur se teinte en blanc crayeux. Ces cataractes à demi dégonflées peuvent ainsi persister pendant des années, et cela, sans que la capsule se montre sensiblement altérée. L'emploi du kystitome, au lieu des pinces-kystitomes, exposerait aisément à traverser de part en part pareilles cataractes et à ouvrir la cristalloïde postérieure.

Une autre transformation de la cataracte molle, à contenu émulsionné, est représentée par la *cataracta bursata* ou *cystica*. Loin de s'aplatir, le cristallin qui tend à se dégager de ses attaches zonulaires, prend la forme sphérique. La capsule augmente sensiblement de solidité, oppose au kystitome une résistance notable (dont triomphent facilement les pinces-kystitomes) et montre souvent une cataracte capsulaire très circonscrite, qui rend le sac capsulaire ombiliqué.

Le mode d'évolution de la cataracte molle spontanée n'a pu encore être élucidé. L'anatomie pathologique démontrera sans doute, ultéreurement, jusqu'à quel point la cristalloïde intervient *activement*, dans la série de transformations que parcourt la cataracte juvénile. On finira aussi par déterminer la part qui revient dans ces troubles nutritifs, à des altérations morbides de la partie antérieure de la choroïde.

B. *Cataracte corticale, nucléolaire, demi-molle* (*phacomalacie*).

La cataracte corticale, ainsi dénommée, pour la première fois, par Sichel père, et à laquelle on peut aussi, pour la différencier des formes précédemment décrites et de la cataracte noire, assigner le nom de nucléolaire, est, de toutes les formes de cataractes, la plus fréquemment observée. Ainsi que l'a démontré Foerster, elle prend son point de départ dans les couches périnucléolaires. Le caractère essentiel de cette variété de cataracte est que les parties les plus externes et les parties centrales du cristallin conservent, un certain temps, l'intégrité de leur transparence. Ce fait se démontre péremptoirement, au moyen de l'examen ophthalmoscopique et de l'éclairage latéral. Avant même que la transformation cataracteuse ait lieu, le noyau transparent se différencie déjà des masses corticales, elles-mêmes encore translucides, par un indice de réfraction différent, s'accusant, dans l'exploration avec le miroir plan, par une ombre instable qui contourne le noyau.

C'est après que cette première phase a persisté un certain temps, que l'on voit apparaître, à une certaine distance des parties équatoriales et du plan postérieur de l'iris, des opacités en forme de stries courtes, d'une largeur variable, qui, d'abord écartées les unes des autres, finissent par se réunir. Ces stries, en envoyant des prolongements vers le centre du champ pupillaire, y dessinent une étoile de plus en plus distincte. Dès que les stries ont gagné une certaine épaisseur, elles se rapprochent les unes des autres et tendent à remonter vers la cristalloïde antérieure; on voit alors les interstices transparents, entre ces stries, s'opacifier insensiblement, soit d'une manière uniforme, soit par plaques mal circonscrites qui s'avancent de la périphérie, de l'équateur, vers les pôles du cristallin.

Nous avons déjà dit plus haut que le point de départ de la cataracte sénile était dû, ainsi que, tout d'abord, M. Foerster l'a exposé, au retrait progressif du noyau qui se dessèche et à une irrégularité dans la marche lente et progressive de ce retrait, donnant lieu à la dissociation des masses corticales, à leur décomposition, suivie d'aspiration d'eau et se terminant par un dessèchement final. De l'âge de l'individu dépend le volume du noyau, qui, lui, contrairement à ce que l'on observe dans la cataracte juvénile, ne subit aucune altération. Il existe donc une distinction très nette entre les cataractes juvénile et corticale. Toutefois, il peut se présenter des cas qui se trouvent sur la limite entre ces deux variétés de cataracte, et que M. Becker désigné sous le nom de *cataracta senilis præmatura*, cette forme s'observant particulièrement sur des sujets surmenés ou débilités par des affections chroniques. Suivant M. Becker, c'est le noyau qui, ici, se troublerait le premier ; mais nous pouvons affirmer que le trouble qu'on constate tout d'abord est périnucléolaire, que le noyau reste, chez ces vieillards précoces, constamment transparent, tandis que les masses corticales cataractées acquièrent ici une épaisseur particulière.

Une variété de cette cataracte sénile prématurée et nucléolaire est la *cataracte ponctuée*, dans laquelle on voit d'abord apparaître, autour d'un noyau à peine délimité (car il s'agit de sujets de trente à quarante ans), des opacités disséminées par petites plaques, rappelant parfois la disposition des stries d'un gérontoxon cristallinien. Cette forme de cataracte ne se complète que lentement.

Les changements anatomiques propres à la cataracte nucléolaire ou corticale varieront sensiblement, suivant l'époque à laquelle on étudie l'évolution de cette transformation cataracteuse.

Les premiers changements visibles, l'apparition des stries, la démarcation de l'étoile, sont dus à une simple *déhiscence*, et l'on peut, par l'exploration à l'ophthalmoscope plan, en observant perpendiculairement à son plan la fente qui constitue la strie, reconnaître que le liquide qui remplit les espaces formés par l'écart des fibres est absolument transparent. Ce liquide transparent n'est autre chose que l'accumulation anormale du suc nourricier du cristallin. Il est, en effet, établi que le cristallin tire surtout du canal de Petit, à travers l'équateur, ses éléments de nutrition et qu'il ne prend ses matériaux, ni à travers la capsule postérieure du côté du corps vitré, ni à travers la capsule antérieure garnie d'épithélium, qui préside à l'élimination des produits nutritifs usés vers l'humeur aqueuse. C'est donc vers les parties équatoriales, où la régénération du cristallin puise ses matériaux, que se localisera l'accumulation du suc nourricier, qui constitue la première étape de la transformation cataracteuse.

Mais, avant que ce premier échelon pour la formation de la cataracte soit posé, le cristallin, comme l'a démontré M. Priestley Smith, se dessèche, perd de son volume, et cela principalement par retrait des parties centrales. Ce phénomène se signale par une coloration de plus en plus accusée du noyau, qui, tout en restant absolument transparent, prend une teinte jaune. Chez la plupart des personnes âgées, on peut voir apparaître, consécutivement à la réduction de volume du cristallin, une accumulation du suc nutritif, sous forme de stries, vers l'équateur du cristallin, pour constituer un *gérontoxon cristallinien* plus ou moins complet.

Si cette accumulation liquide est formée, non par un suc normal, mais par une lymphe appauvrie ou viciée par des éléments anormaux, on conçoit qu'il en pourra résulter des phénomènes qui menaceront l'intégrité de la fibre cristallinienne. Celle-ci se gonfle alors, en s'imbibant d'eau, puis la fibre se désagrège et l'eau, jointe à une partie des masses albuminoïdes, est déversée dans l'humeur aqueuse (E. de Jaeger, Deutschmann). Ce dégonflement signale la période de maturité de la cataracte, qui précède, elle, une phase régressive, une déperdition excessive d'eau, que subissent les masses corticales, avec retrait et altérations notables de l'épithélium capsulaire.

On comprend que, chez les cataractés relativement jeunes et à transformation cataracteuse uniformément répartie dans le cristallin, la coloration grisâtre du cristallin ne doit pas différer notablement de celle d'une cataracte molle, avec reflet aponévrotique des fibres sous-capsulaires ; mais elle s'en distingue, toutefois, en ce que cette teinte grisâtre n'augmente pas sensiblement d'intensité au voisinage du centre de la pupille dilatée. Au contraire, on constate en ce point, grâce à l'éclairage latéral, une nuance légèrement ambrée ou jaunâtre. L'intensité de cette nuance et l'étendue qu'elle occupe, du centre vers l'équateur du cristallin, nous renseignent sur la consistance et le volume du noyau, ainsi que sur l'épaisseur des masses corticales. La cataracte corticale offre, chez les vieillards, un aspect différent, en ce sens que, par suite du volume du noyau, la teinte ambrée des parties centrales l'emporte plus ou moins sensiblement sur la teinte grisâtre du reste de la cataracte.

La durée variable du développement de la cataracte corticale offre aussi des rapports assez constants avec l'âge du sujet. L'émulsion des fibres cristalliniennes et l'extension de l'altération vers les parties polaires sont, en général, d'autant plus rapides que le sujet est moins âgé.

On entend par *maturité* de la cataracte, l'extension de l'opacité jusqu'aux couches corticales les plus externes, de façon qu'aucun espace noirâtre n'existe plus entre le liséré de l'uvée et les couches opaques, l'iris, comme on le disait autrefois, ne projetant plus d'ombre sur le cristallin. La cataracte est donc *mûre* lorsque toutes les masses corticales sont opacifiées ; mais, *opportunes* pour l'opération, sont surtout les cataractes qui ont passé par la période de gonflement, sans toutefois avoir atteint un haut degré de dessèchement des masses corticales, et sans être entrées dans les phases de la formation de cataractes capsulo-lenticulaires, c'est-à-dire sans être devenues *hypermûres*.

Une cataracte corticale complète peut devenir *hypermûre*, en montrant deux états physiques absolument différents : 1° un dessèchement poussé à l'excès (*cataracte hypermûre réduite*) ; 2° une liquéfaction plus complète des masses corticales (*cataracte hypermûre fluide* ou *cataracte morgagnienne*).

1° La *cataracte hypermûre réduite* est la forme qu'on rencontre, de beaucoup, le plus fréquemment. La décomposition moléculaire des fibres du cristallin, précédée d'un *gonflement opalescent*, n'est qu'un simple *processus atrophique* qui passe par les diverses phases de *dégénérescence graisseuse*, avec production de cholestérine, margarine, myéline, etc. Au point de vue pratique, nous pouvons distinguer trois variétés de cataractes hypermûres, qui sont les suivantes :

a. Les masses corticales cataractées se condensent d'une manière plus ou moins uniforme, de façon qu'il n'en reste qu'une couche fort mince vers les pôles postérieur et antérieur. Tout en se condensant, les parties réduites conservent une grande cohérence avec le noyau sclérosé. La cristalloïde reste absolument transparente.

b. Une seconde variété est celle où les masses corticales, en perdant leur eau, constituent une masse friable, cassante, qui n'adhère que très incomplètement aux plans antérieur et postérieur du noyau et se fragmente avec une extrême facilité, en se détachant en couronne. Chez certains sujets, le travail régressif ne s'opérant pas uniformément, il peut en résulter une inégalité très tranchée dans la coloration du champ pupillaire ; car les parties condensées permettent beaucoup mieux d'apercevoir, par transparence, le noyau du cristallin que celles qui sont encore dans la période de ramollissement ou d'une régression moins avancée. Lorsque, par hasard, la nuance ambrée du noyau prédomine à la partie inférieure de la pupille dilatée, on pourrait être tenté de supposer qu'il s'agit là d'un déplacement du noyau, au sein des masses corticales ramollies, comme il arrive dans la cataracte de Morgagni. En pareille circonstance, l'éclairage latéral est indispensable pour dissiper les doutes de l'observateur, ainsi que l'examen pendant une forte inclinaison, en avant, donnée à la tête du patient.

c. Ce qui différencie la troisième variété, c'est que la période de condensation des masses corticales se signale par l'apparition d'une plaque de cataracte capsulaire, ou par l'agrandissement d'un tracé triangulaire d'une pareille altération capsulaire, qui, dès le début, accompagnait l'évolution de la cataracte. Pour cette troisième variété, même lorsque la plaque capsulo-lenticulaire a eu le temps de s'agrandir très notablement, de façon à occuper la presque totalité des parties de la capsule garnies normalement d'épithélium, on n'observe que fort rarement une condensation des masses corticales poussée au même degré que dans les deux variétés précédentes. On peut même voir, après extraction du sac capsulaire, que celui-ci renferme encore des masses corticales à l'état de gonflement ou parfois non cataractées.

2° *Cataracte hypermûre et fluide, cataracte morgagnienne.* — Nous aurons à parler longuement des altérations de l'épithélium cristallinien à l'occasion de la cataracte capsulaire ; ce qui caractérise les cataractes simplement réduites (*a*), c'est qu'on y observe souvent une conservation parfaite de l'épithélium cristallinien. Cette conservation, on la retrouve pour la cataracte morgagnienne, elle se perd pour les variétés *b* et *c*. Toutefois, M. Becker soutient que toute cataracte réduite, hypermûre, devrait, sans exception, conduire à la formation d'une cataracte capsulo-lenticulaire ; mais il admet ce fait comme plus rare pour la cataracte morgagnienne. On a aussi noté la présence de nombreuses cellules vésiculeuses surtout accumulées dans la région équatoriale (Knies), mais, en outre, réparties le long de l'épithélium antérieur et de la surface de la capsule postérieure. C'est cette accumulation bien plus considérable de cellules vésiculeuses, comparativement à d'autres cataractes réduites, qui forme, d'après M. Otto Becker, la *base anatomique* de la cataracte morgagnienne. En réalité, on ignore pourquoi certaines cataractes se remplissent davantage de cellules vésiculeuses et se liquéfient au lieu de se condenser. Cette liquéfaction porte, non seulement sur les masses corticales, mais aussi sur le noyau même, celui-ci pouvant se réduire à 3 millimètres, comme diamètre, et à 2 millimètres, comme épaisseur.

Le liquide qui entoure un noyau ordinairement réduit et tendant à se rapprocher de la forme sphérique, mais ne se différenciant en rien de celui de la cataracte corticale ou noire, rappelle la cataracte sédimentaire des jeunes sujets. De fait, non seulement le noyau se dépose dans les parties déclives, quand le malade se tient droit, mais aussi les fines molécules calcaires, les cristaux de diverse nature. Il en résulte que la partie supérieure du cristallin paraît d'une teinte laiteuse bien plus diaphane que la moitié inférieure; et tout doute sur la nature de la cataracte disparaît, lorsque, en faisant pencher la tête du malade en avant, on voit se dessiner le contour arrondi et jaunâtre du noyau, dans cette masse laiteuse plus dense.

Actuellement que l'on pratique, pour l'extraction de la cataracte, de grandes sections, l'appréciation de la maturité, et surtout de la grandeur du noyau, a perdu son importance. Il en est autrement du diagnostic différentiel des cataractes réduites, hypermûres, non capsulaires et capsulaires, à contenu desséché ou complètement liquéfié, à cause du mode d'ouverture de la capsule. L'étude de la profondeur de la chambre antérieure (jointe à l'exploration de la tension oculaire) conserve toujours une certaine valeur, afin de se renseigner sur les diverses phases que la cataracte a parcourues.

C. *Cataracte dure, noire* (*phacosclérose*).

Autrefois on désignait cette variété de cataracte sous le nom de nucléolaire, mais on a, avec raison, abandonné cette désignation, car, en réalité, sur une cataracte noire il n'existe pas de masses corticales, tout est noyau. Les changements qu'ont subis les parties centrales du cristallin, dans une cataracte corticale, semblent s'être étendus, dans la cataracte noire, jusqu'aux couches les plus externes, de façon que le dessèchement marchant progressivement et régulièrement du centre vers la périphérie, ni déhiscence, ni décomposition des fibres n'ont eu lieu.

Cette cohésion plus grande, que prennent les masses corticales avec le noyau, coïncide avec un arrêt dans la formation de nouvelles fibres, un aplatissement de la couche épithéliale, dont les cellules perdent leur protoplasma, et un épaississement de la capsule, qui devient plus friable. Le centre de la cataracte peut présenter une véritable cornification : les fibres ont perdu leur dentelure, ainsi que tout contour, et se sont fondues en une masse uniforme homogène, tirant comme couleur sur le jaune brun ou brun rougeâtre, mais sans perte de transparence.

Nous avons extrait des cristallins qui, placés sur une feuille de papier, donnaient une teinte brun noirâtre, se dégradant progressivement vers le bord, mais où il était impossible de découvrir la moindre trace qui correspondrait même à un arc sénile cristallinien ; les couches les plus externes et les plus périphériques avaient conservé une transparence parfaite. C'est qu'en effet les personnes, atteintes de cette forme de cataracte, ne présentent jamais une déperdition de vision aussi complète que les sujets affectés de cataracte corticale.

Les traits particuliers à la cataracte dure et noire se reconnaissent principalement au début de cette altération. On voit alors, dans le champ pupillaire préalablement dilaté, un reflet jaune d'ambre ou brun foncé, ayant son maximum dans les parties centrales de la pupille. On constate de plus, au moyen de l'éclairage oblique, que cette teinte n'appartient pas aux couches du cristallin juxtaposées à la capsule, laquelle donne un reflet mat et bleuâtre, mais siège plus profondément. Un observateur attentif est frappé, lorsqu'il éclaire le fond de l'œil avec l'ophthalmoscope, de la faiblesse de l'opacité, qu'il aperçoit néanmoins plus prononcée au milieu du champ pupillaire. A mesure que la cataracte nucléaire se complète, c'est moins par l'intensité de l'opacité du noyau, que par la concentration des masses corticales, que l'éclairage du fond de l'œil et la vision sont rendus difficiles.

Plus le noyau a mis de temps à subir la sclérose, qui s'opère, en général, avec une extrême lenteur, plus les masses corticales opaques se sont condensées dans leur métamorphose régressive, et plus aussi la coloration de la cataracte est intense. Enfin, les cristallins qui se présentent avec cet ensemble de caractères montrent, quelquefois, après être restés non opérés pendant plusieurs années, un retrait dans leur substance, qui se manifeste par un aplatissement prononcé de toute la lentille. Ces cataractes prennent, dans leurs degrés les plus avancés, une coloration rouge brunâtre ou brun foncé.

D. *Cataracte capsulaire, capsulo-lenticulaire.*

Il est actuellement démontré que la capsule reste toujours intacte (Ritter), et qu'elle est seulement sujette à devenir le siège de dépôts de diverse nature. Toutefois, la capsule est susceptible de subir certains déplacements, de se plisser, par exemple, et de déterminer ainsi un trouble variable de la vue. En outre, il paraît que, à la suite de processus morbides, la capsule peut devenir cassante et se subdiviser en couches ou lamelles, ce qui lui donnerait un aspect irrégulièrement strié, tout en conservant sa transparence.

Les altérations les plus remarquables de la capsule s'opèrent évidemment dans sa couche épithéliale ; mais, à part cela, la capsule subit elle-même les mêmes changements séniles que présentent toutes les membranes vitreuses de l'œil, c'est-à-dire qu'à l'instar de ce qui s'observe pour le revêtement vitreux de la choroïde et de la cornée, elle devient le siège d'une dégénérescence ou d'un épaississement verruqueux. Ces excroissances peuvent atteindre des dimensions très notables, mesurer à leur base de 1 millimètre à 1mm,5 de diamètre, et s'élever à une hauteur de 0mm,5 (O. Becker).

H. Müller a fort bien décrit ces verrucosités, qu'on rencontre dans presque toutes les cataractes séniles qui se sont développées depuis un certain temps ; elles subissent alors la dégénérescence graisseuse et donnent à la capsule antérieure ce pointillé brillant, disséminé, que présentent surtout les cataractes hypermûres. D'après sa description, ces excroissances, lorsqu'elles sont étalées, forment en profil un trait qui se différencie assez nettement de la capsule même. D'autres fois, les verrucosités forment une saillie élevée ou se présentent sous l'aspect de petites plaques isolées.

D'après les recherches de M. Becker, l'épaississement vitreux de la capsule se produirait d'une façon absolument analogue à celle que Donders admet pour la formation de pareilles excroissances de la choroïde, qui, suivant cet auteur, dont l'opinion, il est vrai, n'est guère partagée, se développeraient des cellules pigmentaires de l'épithélium. Pour ce qui regarde la capsule, M. Becker a observé, en effet, que le noyau de la cellule épithéliale subit un grossissement progressif, avec transformation vitreuse et disparition du protoplasma de la cellule, par le fait que les masses vitreuses sphéroïdes, nées des noyaux, viennent à se toucher les unes les autres et à se confondre.

Le rôle le plus important, dans la formation de toute cataracte capsulaire, revenant au revêtement épithélial de la cristalloïde antérieure, nous devons passer rapidement en revue toutes les altérations régressives et morbides que cet épithélium peut parcourir. *Toute cataracte sénile se complique d'une prolifération des cellules de la couche épithéliale.* Le résultat de cette prolifération cellulaire est un déversement des cellules, nouvellement formées, le long de la surface postérieure de la cristalloïde (qui par ce fait semble, elle aussi, revêtue, mais anormalement, d'une couche épithéliale) et une accumulation de semblables cellules, par groupes, vers la région équatoriale, en empiétant sur les masses corticales. Les cellules se présentent sous l'aspect de vésicules (O. Becker). Ces *cellules vésiculeuses* se forment, d'après M. Gayet, par l'apparition dans la cellule d'un espace libre, qui, en s'agrandissant, refoule le protoplasma ; puis, peu à peu, la cellule prend l'aspect d'une vésicule (transformation hyaline ou colloïde de M. Becker), dans laquelle le noyau s'atrophie et se perd par dégénérescence graisseuse. Suivant M. O. Becker, des cellules vésiculeuses pourraient aussi résulter de la transformation, au voisinage de l'équateur, des plus jeunes fibres cristalliniennes.

Cette segmentation ou prolifération des cellules de l'épithélium antérieur ne donne pas lieu à la formation d'une cataracte capsulaire, tant que les nouvelles cellules sont déplacées et accumulées vers l'équateur, ou étalées le long de la surface postérieure du cristallin. Mais il en est autrement lorsque les cellules, s'agglutinant les unes aux autres, poussent des pointes vers les couches corticales et restent attachées à la cristalloïde. Les cellules épithéliales, qui se préparent à entrer dans la constitution d'une cataracte capsulaire, montrent des prolongements longs et effilés, qui s'insinuent entre les cellules avoisinantes et se rattachent intimement à la capsule même ; ces cellules frangées finissent, en se réunissant, par former des réseaux cellulaires d'un aspect particulier. Les nœuds de ces réseaux renferment des amas de noyaux, et l'on doit considérer les filets du réseau comme du protoplasma étiré et étranglé.

La prolifération des cellules frangées constituent des réseaux qui se superposent, donne lieu à la formation de plaques capsulaires (offrant une grande analogie d'aspect avec le tissu connectif) qui s'élèvent, dans l'intérieur du cristallin, à une hauteur variable et acquièrent en surface une étendue différente, mais toujours délimitée par un contour irrégulier et déchiqueté, ainsi qu'on le voit même à l'éclairage oblique sur le vivant. Du côté du tissu cristallinien, l'épithélium voisin remonte sur l'élevure que forme la plaque et la recouvre entièrement. Les cellules, formant ce revêtement, ne reposent pas directement sur la cataracte capsulaire, mais sont superposées à une mince membrane amorphe qui se perd, au bord de la plaque, dans la cristalloïde antérieure où cette membrane semble s'insinuer, comme si la capsule avait subi un dédoublement (O. Becker). Si cette *déhiscence capsulaire* était confirmée, il faudrait admettre que les premières cellules épithéliales altérées s'insinuent dans la capsule.

Dans la cataracte capsulaire, à part ces réseaux de cellules, renfermant encore des gouttelettes de graisse, des masses fibrineuses, des cristaux, et surtout dans de vieilles cataractes, des dépôts et des concrétions calcaires, des dépôts en fins grains amorphes s'opèrent aussi entre les interstices des réseaux et atteignent souvent une épaisseur considérable.

La cataracte capsulaire naît donc du revêtement capsulaire de la cristalloïde antérieure, qui, elle, à proprement parler, n'y participe que fort peu, si ce n'est, comme Broca l'avait constaté et H. Müller confirmé, qu'elle se subdivise en lamelles et se fendille. Entre ces lamelles, on peut alors constater parfois la présence de fins grains ou des dépôts grumeleux très ténus.

Les altérations que nous venons de passer en revue sont celles qui se développent lentement, soit avec la formation, soit après la formation d'une cataracte sénile; mais il se peut que la cataracte capsulaire, tout en montrant une structure analogue, ait une évolution plus indépentante des altérations du restant du cristallin, que son développement affecte un caractère qui la rapproche davantage des produits de nature inflammatoire, et qu'elle coïncide, plus ou moins, avec des altérations analogues du tractus uvéal ainsi qu'avec des inflammations de la cornée.

La *cataracte capsulaire inflammatoire* peut se développer avec une rapidité surprenante, lorsque, après une perforation de la cornée, la cristalloïde a été mise en contact avec les parties ulcérées de la cornée, et les liquides et produits inflammatoires qui baignent l'ulcère. Les cellules épithéliales et les fibres cristalliniennes ne pouvant donner lieu à une production de pus, il faut, lorsque l'on en constate la présence dans le cristallin, que ce produit soit venu du dehors. La pénétration du pus se fait alors, non par des stomates de la capsule, qui n'existent pas, mais bien par des points ayant subi une usure circonscrite, surtout, pour la cristalloïde antérieure, dans l'étendue non doublée d'iris. Cette immigration du pus a pour conséquence la destruction de l'épithélium et des éléments fibrillaires du cristallin. Ces phénomènes se passent indifféremment, que la surface antérieure de la cristalloïde antérieure soit mise en contact avec des produits purulents, ou que le pus, venant du corps vitré, baigne la cristalloïde postérieure.

Lorsque la cataracte capsulaire se développe à la suite de processus inflammatoires moins violents, avec intégrité de la cristalloïde, il ne peut être question, dans ces formes à marche très lente, d'immigration cellulaire. On observe alors ici la prolifération de l'épithélium, sa transformation en tissu réticulé, analogue d'aspect avec le tissu connectif, et les plaques amorphes de fibrine comme dans la cataracte capsulaire sénile.

A part les cataractes capsulaires inflammatoires, ou pour mieux dire qui accompagnent souvent des affections manifestement inflammatoires de l'œil, on rencontre de petites opacités capsulaires qui précèdent de nombre d'années la transformation cataracteuse du cristallin. Ces altérations circonscrites et stationaires de la capsule, dans un œil en apparence absolument sain, représenteraient une *inflammation circonscrite* (*phakitis*) et *idiopathique* du cristallin.

La forme de cataracte capsulaire la plus répandue est celle qui s'adjoint à une transformation cataracteuse sénile du cristallin; elle ne dépasse pas ordinairement, comme surface, l'étendue d'une pupille modérément dilatée et présente des bords déchiquetés. Son épaisseur varie d'un dixième de millimètre à 2 millimètres. D'après M. O. Becker, toute cataracte sénile qui deviendrait hypermûre, avec desséchement des masses corticales, serait suivie de la formation d'une cataracte capsulaire résultant de l'irritation produite par le retrait de ces masses. Une pareille généralisation ne saurait être admise, et l'on sait, par exemple, que les cataractes morgagniennes sont très rarement compliquées d'altérations capsulaires.

Nous devons, au point de vue clinique, différencier quelques variétés de cataractes capsulaires, qui sont : 1° la *cataracte polaire antérieure;* 2° la *cataracte pyramidale,* et 3° la *cataracte polaire postérieure.*

1° *Cataracte polaire antérieure.* — A part les rares observations où chez des sujets (souvent encore jeunes) une opacité capsulaire se développe, ce que nous devons rapporter à une phakitis idiopathique, on rencontre fréquemment, chez les enfants, une opacité capsulaire avoisinant le pôle antérieur et qui n'est que la suite d'une perforation de la cornée, ayant mis pendant un certain temps la cristalloïde en contact avec des produits inflammatoires. Exceptionnellement, cette opacité se développe même rapidement dans ces conditions (Knies). Mais il faut reconnaître que tout contact prolongé du cristallin avec une cornée perforée n'amène pas forcément une cataracte polaire antérieure; en sorte qu'il y a là un point d'étiologie qui nous échappe encore, et les formes congénitales de cataracte capsulaire antérieure ne sauraient être exclusivement rapportées à cette cause.

2° La *cataracte pyramidale congénitale,* ou *acquise,* n'est autre chose qu'une forme de cataracte capsulaire. Pour la forme *congénitale,* aussi bien que pour la forme *acquise,* la capsule recouvre intégralement le cône représenté par la procidence, quoiqu'elle puisse aller sensiblement en s'amincissant vers le sommet de la pyramide. Généralement ses parties les plus élevées montrent, au-dessous d'une capsule très mince, une portion amorphe de substance coagulée qui s'adosse à un tissu analogue à celui des cataractes capsulaires. Ce tissu, souvent très dense, est entremêlé de masses fibrineuses, de dépôts salins, de gouttelettes de graisse. Ces altérations touchent, vers leur périphérie, à un épithélium capsulaire intact et s'enfoncent, par une ligne arquée, dans la substance transparente du cristallin. La lacune circonscriste centrale, que forme la cataracte pyramidale dans la couche épithéliale, qui représente la matrice du cristallin, ne jette guère de perturbation dans ses fonctions nutritives, et l'on voit d'ordinaire cette variété de cataracte capsulaire persister sans se compliquer d'aucune autre opacité.

La condition la plus propice au développement de ces sortes de cataractes est une perforation centrale de la cornée, suivie d'une fistule plus ou moins persistante, ayant pour effet de laisser le cristallin exposé à l'action des produits déversés par l'ulcère cornéen. La saillie acuminée, que fait, dans la chambre antérieure, la cataracte pyramidale, s'explique par cette raison que ce sont les parties centrales de la capsule qui, lorsqu'elles adhèrent aux parois de l'ulcère, s'en détachent le moins facilement. Au moment où l'accumulation de l'humeur aqueuse reproduite refoule, en arrière les autres parties de la cristalloïde, cette dernière se plisse au niveau de ses adhérences, et l'hypergenèse épithéliale active, qui résulte de l'irritation directe produite en ce point, devient très apte à combler le vide qui tend à se faire au voisinage du pôle cristallinien antérieur. Dans certains cas, assez rares d'ailleurs, on a pu constater l'existence d'un filet organisé, par lequel se maintenait encore cette union du cristallin à la face postérieure de la cornée.

Que faut-il penser de l'origine de la cataracte pyramidale qu'on observe chez les nouveau-nés ? Doit-on l'attribuer à une ophthalmie intra-utérine? Non, si l'on remarque qu'il n'existe, au centre de la cornée, aucune tache qui y révèle une ancienne perforation. Dans ce cas, l'opacité tirerait son origine d'une persistance anormale de la membrane pupillaire (Beck), ou, ce qui est plus probable, vu la fréquence des cataractes pyramidales doubles, elle résulterait d'un retard survenu, pendant la vie intra-utérine, soit dans l'époque à laquelle le cristallin se sépare de la face postérieure de la cornée, soit dans l'époque où se ferme l'ouverture de la cristalloïde antérieure, l'occlusion se faisant alors au moyen d'une substance opaque.

3° *Cataracte polaire postérieure.*— L'absence d'une couche épithéliale, à la face interne de la cristalloïde postérieure, explique déjà le peu de fréquence des altérations que l'on observe en ce point et qu'il est nécessaire de bien séparer des opacités des couches corticales voisines du pôle postérieur. Il faut des inflammations intenses ou prolongées, et qui déterminent dans le corps vitré des modifications profondes, pour donner lieu à des dépôts se formant dans la fossette hyaloïde sur la cristalloïde postérieure.

Les principaux états morbides qui se localisent, de préférence, au pôle postérieur du cristallin consistent dans la condensation, en ce point, de masses corticales cataractées et épaissies, en connexion très intime avec la cristalloïde, et dans des dépôts vitreux pour la plupart de nature sénile. Les cataractes polaires postérieures affectent presque exclusivement des yeux atteints de choroïdites anciennes, et principalement de la forme atrophique de cette maladie, où le pigment de la choroïde fuse dans la rétine, comme dans la rétinite pigmentaire, affections dans lesquelles une sérieuse atteinte a été portée au rôle physiologique de la matrice des milieux transparents de l'œil, c'est-à-dire la choroïde (cataractes par inanition de Ulrich).

Dans certains cas rares, on observe, à l'état d'altération congénitale, une opacité du pôle postérieur du cristallin, limitée à ses couches les plus externes, et telle que l'on constate, pendant les mouvements de l'œil, que l'opacité avoisine de très près le centre de rotation de cet organe, tant sont restreintes les excursions que ces mouvements lui communiquent. Cette cataracte paraît être en rapport avec la persistance anomale de l'artère hyaloïde postérieure (de Ammon).

E. *Cataracte pierreuse, osseuse* (*cataracta accreta*).

Nous avons déjà signalé que des dépôts calcaires pouvaient se former au sein des masses cataractées. Lorsque ces dépôts s'effectuent dans les éléments mêmes du cristallin, à des époques différentes de leur décomposition cataracteuse, ils offrent des caractères variables. Ainsi il arrive que, des fibres complètement émulsionnées s'encroûtant de sels calcaires, la masse perde une quantité notable de l'eau qu'elle contient et se transforme en un magma crayeux, de consistance et d'épaisseur variables, et dans lequel il existe une certaine quantité de molécules graisseuses, de cristaux de cholestérine et de margarine, etc. Si, au contraire, le dépôt calcaire s'effectue dans un cristallin dont les fibres n'ont pas subi une altération aussi avancée, celles-ci peuvent conserver la presque intégrité de leur forme, quoique la totalité du cristallin se transforme en une masse pierreuse, résonnant au contact d'un instrument métallique. Il s'agit ici d'une véritable *pétrification*. En général, l'incrustation calcaire du cristallin occupe les couches corticales externes ramollies,

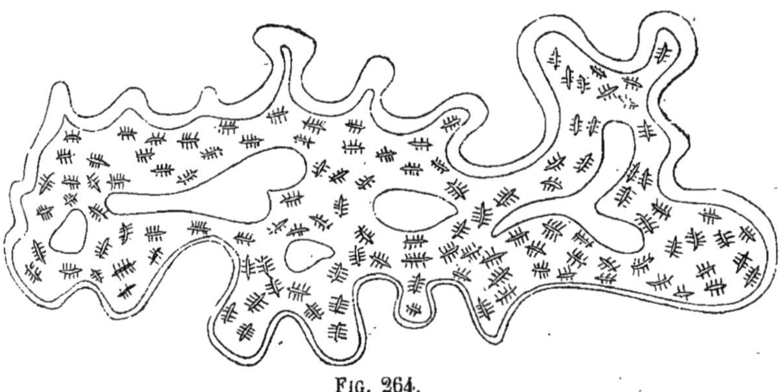

FIG. 264.

de préférence aux couches nucléaires et périnucléaires sclérosées, qui se trouvent parfois enveloppées d'une véritable coque calcaire.

Le diagnostic de cette cataracte est rarement difficile, attendu que la présence des produits calcaires s'y révèle par une éclatante coloration blanche ou faiblement jaunâtre. En outre, la grande profondeur de la chambre antérieure et le tremblotement de la périphérie de l'iris (*cataracte trémulante*), démontrent qu'ici le cristallin a considérablement diminué de volume. A la suite de la réduction de ses diamètres, le cristallin se dégage assez souvent, en partie ou en totalité, de ses attaches, pour flotter en arrière de l'iris tremblotant, et parfois jusqu'au point de tomber dans la chambre antérieure. Dans d'autres cas, la cataracte, fixée à l'iris par plusieurs adhérences (*cataracta accreta*), se présente sous la forme d'un disque peu épais, quelquefois ombiliqué dans le point correspondant à la pupille. Lorsque l'incrustation calcaire s'est effectuée sur un cristallin primitivement luxé, la cataracte, de forme sphérique, n'est jamais ombiliquée.

Les cataractes calcaires s'observent à l'état congénital et chez les jeunes sujets, dont la cataracte, primitivement molle ou même liquide, s'est en grande partie résorbée. En dehors de cela, ces cataractes résultent d'un trouble profond de nutrition, consécutivement à de graves altérations des membranes internes de l'œil, ayant particulièrement pour effet la formation de croûtes exsudatives isolant le cristallin des liquides nutritifs. Ce sont donc, principalement, les formes exsudatives et parenchymateuses chroniques d'irido-choroïdite qui sont les plus aptes à donner naissance à la variété de cataracte pierreuse. Aussi l'observe-t-on, presque toujours, sur des yeux où les fonctions de la rétine sont complètement abolies, qui sont le siège d'ectasies staphylomateuses, d'atrophie commençante, etc.

La *cataracte osseuse*, variété de la cataracte pierreuse, n'a pas encore été suffisamment confirmée par les études anatomo-pathologiques. D'ailleurs, si on regarde comme impossible la production, dans la cataracte capsulaire, d'un véritable tissu cellulaire dérivant de l'hypergenèse épithéliale, on sera bien forcé d'exclure l'idée d'une ossification du cristallin.

Autrement se présentent les choses lorsque la cristalloïde a été rompue, dans sa continuité, par un traumatisme : alors le tissu connectif peut pulluler du dehors dans le sac capsulaire, et ce tissu connectif, à son tour, peut devenir le siège d'une ossification. Ainsi le dessin (fig. 264) de M. Alt représente un pareil cas, dans lequel tout le sac capsulaire ratatiné et plissé, n'est rempli que par du tissu ossifié.

F. *Cataracte traumatique, corps étrangers du cristallin.*

On désigne, sous le nom de cataracte traumatique, un trouble de transparence du cristallin, consécutif soit à une lésion ou à une commotion violente, soit à une luxation plus ou moins complète de cet organe.

On comprend facilement, après la description donnée plus haut des différentes formes de cataracte, que les caractères et l'aspect des opacités, survenues consécutivement à une lésion de la cristalloïde, doivent nécessairement varier ; 1° suivant l'étendue de la solution de continuité ; 2° suivant l'époque à laquelle elle a eu lieu ; 3° suivant les conditions d'âge du sujet, et 4° suivant le degré d'intégrité des autres parties de l'œil, avant et après la blessure.

L'étendue de la plaie capsulaire exerce la plus grande influence sur la nature de la cataracte produite. Ainsi, une simple piqûre, ou une étroite incision de la cristalloïde, donne lieu à un petit prolapsus de fibres cristalliniennes, qui se gonflent et se troublent rapidement, et qui, jusqu'au moment de leur dissolution, empêchent l'humeur aqueuse de pénétrer librement dans le reste du cristallin, où la présence de ce liquide aurait pour effet certain de déterminer la transformation cataracteuse. Cette évolution lente serait aussitôt troublée, dans le cas où l'instrument blessant aurait introduit, dans le sac capsulaire, des éléments infectieux qui y trouveraient un lieu de culture des plus favorables.

Si la dissolution des parties herniées du cristallin a exigé un temps suffisant pour que les lèvres de la plaie capsulaire aient pu se souder, par l'interposition d'une substance vitreuse et amorphe, la guérison se fait, en laissant simplement une opacité capsulaire circonscrite, susceptible même de disparaître chez de jeunes sujets. Mais si la plaie de la capsule persiste trop longtemps, ou si la résorption des fibres herniées se fait très promptement, comme on l'observe chez les enfants, il en résulte qu'à mesure que le flocon cristallinien se résorbe, l'humeur aqueuse arrive au contact des fibres cristalliniennes voisines de la plaie ; celles-ci se gonflent, font hernie et parfois donnent lieu à la rupture de la capsule, lorsque ce gonflement est très rapide et très étendu.

On conçoit donc que l'étendue de la plaie, le temps qu'elle exige pour se cicatriser, et la consistance du cristallin blessé, auront une influence marquée sur l'altération consécutive, qui pourra être très différente suivant les cas. S'il arrive, par exemple, qu'un enfant se blesse la cristalloïde antérieure, de manière à y produire une plaie à lambeaux renversés, tout le cristallin peut se résorber et le champ pupillaire s'offrir à l'observateur avec sa coloration noire normale. Que le même accident survienne vers la vingt-cinquième année, on verra le gonflement des masses cristalliniennes, et quelquefois le passage du noyau dans la chambre antérieure, déterminer des symptômes glaucomateux. Il s'ensuivra, de là, une résorption moins complète et des dépôts capsulaires de diverse nature, autrement dit une cataracte secondaire, et le cristallin, notablement diminué de volume, présentera une altération cataracteuse très analogue à celle qu'on a désignée sous le nom d'aride-siliqueuse. Si le sujet dont la

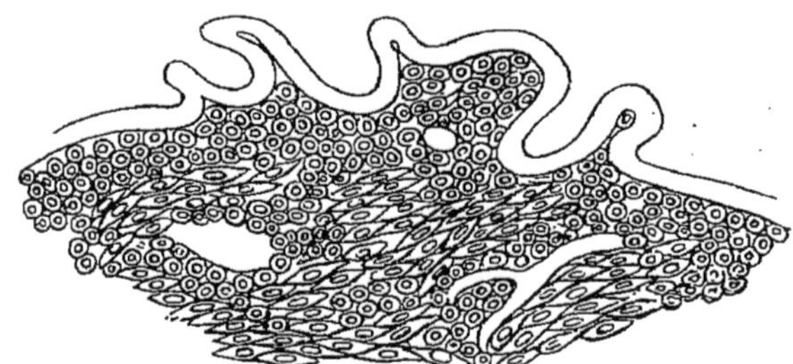

Fig. 265. — Formation de tissu connectif dans l'intérieur du sac capsulaire, consécutivement à une blessures, d'après Alt.

cristalloïde est blessée approche de la quarantaine, la résorption sera plus lente encore, puis entravée par la cicatrisation de la solution de continuité capsulaire. Enfin, dans un âge avancé, une pareille lésion capsulaire donne souvent lieu à une opacité lentement progressive et finalement stationnaire, qui se complique fréquemment d'inflammation de l'iris, avec synéchies multiples, pour constituer ainsi une cataracte adhérente.

En présence d'une cataracte traumatique, il faut généralement prévoir, du côté de l'iris et des parties antérieures de la choroïde, des complications, qui sont surtout redoutables quand le traumatisme a porté sur un cristallin assez consistant, et, principalement, lorsqu'il l'a plus ou moins déplacé de sa position, car il est actuellement prouvé que les plus faibles déviations d'un cristallin peuvent entraîner des symptômes glaucomateux, par obstruction de l'angle iridien

Lorsque des complications du côté du tractus uvéal viennent s'adjoindre à une blessure du cristallin, on peut voir se produire une immigration de produits cellulaires dans le sac capsulaire. Des masses fibro-plastiques peuvent aussi s'insinuer du voisinage dans l'intérieur de la capsule, s'y organiser et constituer, avec les cellules immigrées et organisées, un tissu fortement vasculaire. A cette organisation, l'épithélium capsulaire prend une part active et recouvre parfois, en couche épaisse, le nouveau tissu (fig. 265), analogue à une cataracte capsulaire de très fortes dimensions.

La cataracte traumatique peut-elle résulter d'une simple commotion du cristallin, sans déplacement et, bien entendu, sans rupture de la cristalloïde? Les essais de maturation, qu'on a entrepris dans ces derniers temps, plaident absolument en faveur de pareille production. De même, les expériences exécutées par M. Berlin, qui ébranle avec une baguette élastique l'œil sur des lapins, ont montré qu'il pouvait se former un trouble des masses corticales antérieures. Il en est de même, sous l'influence de la vibration de sons aigus, chez quelques animaux (Maklakoff). D'ailleurs, n'a-t-on pas fréquemment occasion de rencontrer, dans la pratique, des cataractes unilatérales que les malades rapportent avec assurance à un choc, par exemple, à la projection sur l'œil d'une branche d'arbre, à l'époque de la chasse. Citons encore les observations de M. Just, qui, dans deux cas, a constaté l'apparition d'une cataracte presque instantanée, à la suite d'une attaque de convulsions. D'après les recherches de pathologie expérimentale et l'observation clinique, on est donc autorisé à admettre la cataracte par commotion.

Les blessures de la cristalloïde postérieure se rencontrent bien rarement, sans que des désordres graves aient été entraînés par une lésion du corps ciliaire, la présence d'un corps étranger qui a traversé le cristallin, etc. Lorsque, par hasard, une blessure simple de la cristalloïde postérieure s'est produite, on constate que les changements nutritifs, la dissolution des parties herniées du cristallin, l'imbibition des parties avoisinantes, la cicatrisation, ou obstruction par des masses vitreuses, s'effectuent avec une extrême lenteur, ce qui, expérimentalement, rend ainsi compte de la bien moins grande activité des courants nutritifs dans la région du pôle postérieur, région du siège usuel de la cataracte par inanition.

Quant au *traitement*, il faut tout d'abord noter qu'il est de la plus haute importance de maintenir, autant que possible, l'équilibre de la pression intra-oculaire, et de combattre l'excès de pression, dès que cela est nécessaire, soit par des paracentèses, soit par l'évacuation partielle ou totale du cristallin, soit enfin par une extraction combinée à l'excision d'une large portion de l'iris. Actuellement que nous connaissons l'influence fâcheuse des mydriatiques sur la tension de l'œil, menacé de glaucome, nous ne recommandons l'atropine que lorsque le tonus de l'œil a plutôt diminué et que de semblables instillations sont réclamées par l'apparition de symptômes inflammatoires du côté de l'iris, par la formation de synéchies avec la cristalloïde dilacérée. En outre, nous trouvons un puissant concours, pour combattre le principal danger de la cataracte traumatique, c'est-à-dire l'apparition de symptômes glaucomateux, dans l'emploi des myotiques, de l'iridectomie et de la sclérotomie.

C'est probablement pour la cataracte traumatique sénile qu'on réservera, à l'avenir, l'opération de la cataracte combinée en deux temps. L'iridectomie, préalablement exécutée, a pour but de combattre ou de prévenir les symptômes glaucomateux, en réservant l'extraction du cristallin à une époque où l'irritation s'est dissipée ; on laisse seulement sortir de l'œil, en pratiquant l'iridectomie préalable, les masses cataractées qui s'échappent spontanément. Lorsque, en dépit de l'excision de l'iris, la cataracte, faiblement luxée, entretient des symptômes glaucomateux, on ne doit pas temporiser si l'emploi des myotiques ne dissipe pas promptement le danger, mais on procéderait de suite à l'extraction du cristallin, en usant soigneusement des ressources de l'antisepsie et du lavage de la chambre antérieure.

Il arrive fréquemment que le corps vulnérant, ou une parcelle détachée de sa masse, reste dans le cristallin blessé. C'est ainsi qu'on y a observé, le plus souvent, des paillettes de fer, des éclats de capsules fulminantes de pierre, de bois, de verre, etc.

Le diagnostic de la présence d'un *corps étranger* dans le cristallin n'offrira guère de difficultés, si l'accident est de fraîche date et si les masses cristalliniennes, avoisinant la blessure, ne sont pas encore opaques. Dans le cas contraire, la présence d'un corps métallique se révèle, au bout d'un certain temps, par la coloration brune ou jaunâtre qu'il communique aux couches les plus voisines, et souvent à l'iris même. Il est urgent, dans ces cas, de bien s'assurer, par une exploration attentive du champ visuel, que la paillette de fer n'a pas traversé de part en part le cristallin et ne s'est pas logée dans le corps vitré, en déterminant, lorsque son extraction (avec l'électro-aimant) n'a pas eu lieu, un décollement de la rétine, ou une désorganisation complète de ce milieu. Enfin, s'il s'agit d'un petit éclat de bois, de verre, etc., dont la présence ait échappé au premier abord, il n'est possible de l'apercevoir directement qu'après la résorption des masses opaques qui l'entourent. Bien exceptionnellement, la capsule se ferme autour d'un corps étranger, qui reste dans un cristallin presque totalement transparent, comme cela arrive pour des grains de poudre.

Des blessures de la cristalloïde, produites même par un corps assez volumineux

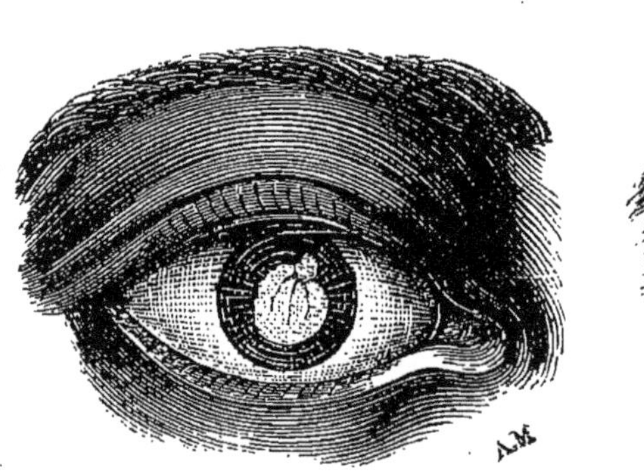

FIG. 266.

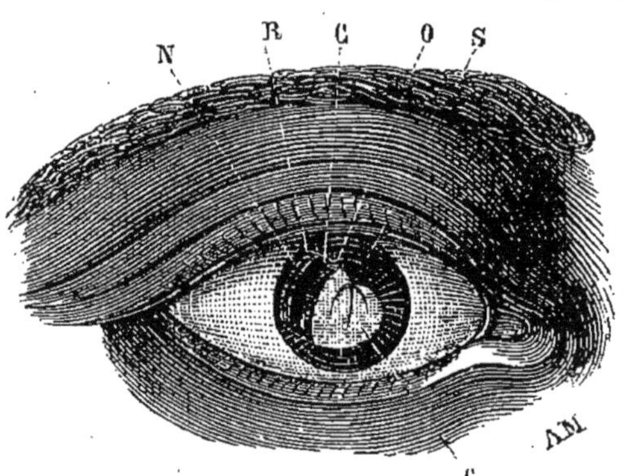

FIG. 267.

n'entraînent pas nécessairement une opacité complète du cristallin. C'est ainsi que nous avons observé un malade, âgé de vingt-deux ans, atteint de cataracte traumatique (avec simple perception lumineuse), qui présentait (fig. 266) à la partie supérieure de la pupille, qui ne se laissait qu'imparfaitement dilater, et près d'une synéchie située en ce point, un corps ayant la forme d'une pyramide triangulaire de coloration grisâtre. Ce petit corps, qui n'était que juxtaposé à la surface du cristallin ou qui, du moins, ne s'enfonçait pas sensiblement dans son épaisseur, fut aisément extrait à travers une section pratiquée vers le bord supéro-externe de la cornée. L'examen du corps étranger montra que c'était un petit éclat de basalte, large de 2 millimètres dans presque tous les sens. Le malade le portait depuis quatorze ans. L'iris qui s'était jeté dans la plaie au moment de l'extraction du corps étranger, fut excisé. Le lendemain, le malade comptait les doigts à deux pieds de distance. L'opacité du cristallin (S, fig. 267) était, en effet, limitée aux parties centrales et la zone périphérique (C) avait conservé toute sa transparence. Une discision donna plus tard un très bon résultat.

On rencontre parfois dans des cristallins, qu'on croit atteints de cataracte spontanée, un corps étranger, et, lorsqu'on a pratiqué l'extraction, une petite perforation de l'iris nous indique le passage de ce corps étranger. Toute l'attention, donc, doit être portée sur l'intégrité de l'iris, lorsqu'on explore une cataracte unilatérale qu'on soupçonne pouvoir résulter d'un traumatisme.

Il arrive encore quelquefois qu'un corps étranger, s'étant logé dans le cristallin, reste un certain temps comme enkysté dans les masses cataractées; puis, celles-ci s'étant résorbées, ce corps tombe dans la chambre antérieure, où il devient très accessible à l'extraction. Aussi faut-il, quand on soupçonne la présence d'un tel corps, ne pas trop se hâter d'intervenir, à condition cependant qu'il n'existe pas un gonflement excessif des couches cristalliniennes voisines et une irritation trop vive de l'iris. Si l'on se décide à opérer, l'extraction à faible lambeau, combinée, est le procédé qui convient généralement le mieux, et l'on doit s'efforcer de faire sortir d'emblée tout le cristallin.

Parmi les corps étrangers du cristallin, nous signalerons encore certains entozoaires, dont la présence n'a, jusqu'à présent, été généralement constatée, dans cet organe, que par des recherches microscopiques. Ces entozoaires sont: 1° la *Filaria oculi humani*, dont Nordmann et Gescheidt ont trouvé six cas sur cinq sujets; 2° le *Monostoma lentis*, dont Nordmann trouva huit vivants, de 0mm,2 de longueur, dans le cristallin d'une femme avancée en âge; 3° le *Distoma ophthalmobium*, de Diesing, observé par Gescheidt et de Ammon sur quatre individus; 4° le *Cysticerque*, observé par de Graefe dans un cristallin cataracté; mais il reste très douteux si le cysticerque ne se trouvait pas en arrière, dans le corps vitré, ou entre le cristallin et le corps vitré décollé.

G. *Cataracte secondaire* (*régénération du cristallin*).

On désigne, sous le nom de *cataractes secondaires*, les opacités qui occupent, d'une manière permanente, le champ pupillaire, après que le cristallin en a été extrait, en majeure partie, ou qu'il y a été abandonné à la résorption à la suite d'une opération spéciale. Ces opacités reconnaissent trois causes principales. Elles peuvent résulter : 1° de la rétention (résorption incomplète) des éléments du cristallin, que ces derniers aient subi ou non la transformation cataracteuse; 2° elles peuvent provenir d'une hypergenèse des cellules épithéliales qui tapissent la capsule, de fibres cristalliniennes incomplètement développées et de dépôts vitreux, anciens ou récents; 3° enfin, elles ont pour cause l'organisation ou la consolidation de produits morbides, déposés sur les lambeaux de la capsule ou sur la membrane hyaloïde, et qui proviennent des parties antérieures du tractus uvéal. Lorsqu'il s'agit exclusivement des produits et des changements de la surface de la capsule même, nous désignons la cataracte comme *simple;* contrairement à celle qui est composée, en partie, des produits inflammatoires des tissus environnants, et qu'on regarde alors comme *compliquée*.

Pour bien comprendre le mécanisme de la formation d'une cataracte *secondaire simple*, il est nécessaire de connaître les trois points capitaux qui jouent le principal rôle, dans la constitution et la conformation de pareilles cataractes, et qui sont: 1° la *forme que prennent une plaie de la cristalloïde et ses lambeaux;* 2° la *position qu'occupent, après la sortie du cristallin, les feuillets dilacérés de la capsule antérieure et la cristalloïde postérieure, dans un œil sans chambre antérieure;* 3° la *situation de la cristalloïde après formation de la chambre antérieure.*

1° *Quelle forme prend une plaie chirurgicale de la cristalloïde antérieure?* — On a longtemps discuté pour savoir si, vu la grande élasticité qu'on supposait à la cristalloïde antérieure, et qu'on comparait à celle de la membrane de Descemet, les lambeaux, qu'on formait avec un instrument tranchant, se renversaient en dehors ou en dedans, jusqu'à ce qu'on fût renseigné, par les expériences de MM. Gayat et

Becker, sur ce fait que le pouvoir élastique de la cristalloïde se borne à un simple retrait, qui a pour effet de plisser les parties qui avoisinent de la cristalloïde la plaie et d'agrandir celle-ci. Les trois instruments, dont on se sert pour attaquer la capsule antérieure, sont : des aiguilles (droites ou falciformes), une petite lancette implantée perpendiculairement à son support, et qu'on désigne sous le nom de kystitome, et les pinces-kystitomes.

La plaie qu'on fait, par un simple trait d'une aiguille, donne lieu à une fente qui s'élargit par le retrait de la capsule et s'agrandit par le passage du cristallin. Lorsqu'on a exécuté cette incision sur une grande étendue, dans une pupille fortement dilatée, il est fort difficile, en faisant agir de nouveau l'aiguille, ou la faux, de changer la forme de cette boutonnière, attendu que la cristalloïde plissée se trouve dépourvue de résistance, par suite de la plaie qui y a été pratiquée, et se déprime sous l'instrument. Des manœuvres de dilacération répétées n'ont d'autre effet que d'agrandir la boutonnière.

Les choses se passent d'une manière analogue avec le kystitome. Lorsqu'on a implanté, sur une pupille dilatée, la petite lancette de l'instrument dans la cristalloïde, et qu'on la ramène jusqu'au bord opposé de la pupille, ou jusque vers l'équateur du cristallin (en faisant un procédé combiné), on forme une ouverture triangulaire à angle aigu, triangle d'autant plus ouvert que l'excursion du kystitome a été plus grande et a permis au lambeau triangulaire, que ramène le kystitome, de se plisser davantage, de même que les parties dont s'est détaché ce triangle. Les nouvelles manœuvres, avec le kystitome réintroduit, n'ont, aussi, pas d'autre action que d'agrandir cette plaie triangulaire, soit en refoulant davantage le lambeau, soit en élargissant les plaies latérales; mais on ne réussit pas à entamer de nouveau la cristalloïde sur les parties latérales.

La méthode la plus rationnelle, pour prévenir la formation de cataractes secondaires, consiste évidemment à *enlever la cristalloïde antérieure, au moyen de la pince-kystitome*, ainsi que de Wecker l'a indiqué il y a dix-huit ans. Avec ces pinces, dont les kystitomes s'engrènent latéralement, on exerce une légère pression sur la cristalloïde, après avoir écarté les branches, et on réussit ainsi à enlever, suivant le degré de cet écartement (que la largeur de la pupille détermine), un lambeau quadrangulaire de la cristalloïde plus ou moins étendu. Il est inutile d'insister sur les avantages de cette ablation, s'étendant parfois à la presque totalité de la capsule munie d'épithélium, et qui remplace en quelque sorte l'extraction du cristallin dans sa capsule.

La sortie du cristallin aura certainement une influence sur l'agrandissement de la plaie en boutonnière, en triangle, ou quadrangulaire (avec la pince-kystitome), faite à la cristalloïde antérieure, et sur la façon dont se comportera ultérieurement la plaie. A-t-on pratiqué une fente verticale, celle-ci s'élargira, par le passage d'un noyau quelque peu volumineux, jusqu'au voisinage de l'équateur et se rétractera latéralement. La plaie court-elle le long de l'équateur, alors les lèvres de cette plaie, agrandie par la sortie du noyau, ne s'écarteront que légèrement, attendu que les deux feuillets exécuteront un mouvement de retrait dans le même sens. Dans ce second cas, la pénétration de l'humeur aqueuse dans le sac capsulaire se fait moins aisément, par suite la résorption est moins active et la formation de cataractes secondaires plus fréquente.

Lorsque le passage d'un noyau volumineux a élargi la plaie triangulaire d'une cristalloïde entr'ouverte avec le kystitome, alors les extrémités des sections vont atteindre les parties équatoriales de la capsule. Le lambeau triangulaire se renverse, au moment où la cataracte franchit la plaie, et se maintient souvent pincé dans celle-ci, si on a pratiqué un procédé combiné; mais, ici, l'humeur aqueuse reste plus longtemps en contact avec le sac capsulaire que lorsqu'on a ouvert la cristalloïde en fente.

La plaie quadrangulaire que donnent les pinces-kystitomes l'emporte évidemment sur les deux genres précédents de plaies, tant comme facilité de sortie du noyau, que comme pénétration prolongée de l'humeur aqueuse dans le sac capsulaire et, aussi, comme garantie de tout pincement capsulaire dans la plaie.

2° *Quelle position occupent les feuillets capsulaires, tant que, après la sortie du cristallin, la chambre antérieure ne s'est pas formée?* — L'iris et la capsule postérieure étant mis en contact avec la cornée, on comprend que les lèvres de la plaie de la cristalloïde antérieure viennent toucher la cristalloïde postérieure et, cela, quelque genre de plaie que l'on ait pratiqué ; en outre, les parties lésées de la cristalloïde s'adossent directement à l'iris, contre lequel elles sont poussées par le corps vitré, qui fait bomber la capsule postérieure en avant. Deux effets se produisent invariablement par un retard prolongé dans le rétablissement de la chambre antérieure : une agglutination et une fermeture rapides du sac capsulaire, à moins que la cristalloïde antérieure n'ait été amplement arrachée avec la pince-kystitome, et la formation de synéchies. Un prompt rétablissement de la chambre antérieure reste donc, pour ces raisons, un des *desiderata* d'une méthode opératoire, à part la plus grande facilité d'élimination de germes introduits dans l'œil, que permet le rétablissement du courant excréteur normal.

3° *La chambre antérieure formée, quelle place occupe la cristalloïde?* — A mesure que l'humeur aqueuse s'accumule, la cristalloïde postérieure est repoussée en arrière, ainsi que les lambeaux de la capsule antérieure, qui étaient adossés à l'iris. Le tout, avec les masses cristalliniennes, sera refoulé, de façon à se trouver dans un plan perpendiculaire à l'axe antéro-postérieur de l'œil et situé, lorsque aucune adhérence ne s'est produite, à une certaine distance de l'iris, qui présentera, dans toute son étendue, un tremblotement très accusé. Pendant cette période, s'opère généralement la cicatrisation des lèvres de la cristalloïde antérieure avec la postérieure, en emprisonnant alors définitivement ce qui, du cristallin, ne s'est pas échappé de l'œil et n'a pu subir l'action dissolvante de l'humeur aqueuse. Cette agglutination s'opère, à la fois, par la pullulation de masses vitreuses, ainsi que par l'organisation des cellules épithéliales restées intactes sur les parties respectées de la capsule antérieure. En général, un bourrelet circulaire plus ou moins épais reste ainsi dans l'œil.

Mais, même lorsque les lambeaux rétractés de la cristalloïde antérieure ne se sont agglutinés que vers les parties équatoriales, la cristalloïde postérieure ne devient pas moins, dans un certain nombre de cas, le siège d'altérations qui peuvent retirer une quotité assez sensible du chiffre de l'acuité visuelle, obtenu par une extraction parfaite. D'abord la cristalloïde postérieure, échangeant sa concavité contre une position plane, tend à se plisser et à se rétracter. En outre la transparence de cette membrane peut souffrir à un degré variable. En l'examinant avec le grossissement d'une forte loupe, à un éclairage intense, on la trouve souvent saupoudrée de fins cristaux et, non seulement plissée, mais ondulée par suite, probablement, d'un épaississement verruqueux.

La *cataracte secondaire compliquée* se développe, surtout, lorsque des symptômes inflammatoires se sont, au cours de la guérison, déclarés dans la partie antérieure du tractus uvéal, et qu'il y a eu réunion des lambeaux capsulaires avec l'iris et pénétration de produits inflammatoires dans le sac capsulaire, incomplètement ouvert et vidé. L'irritation inflammatoire se communique alors à la cristalloïde antérieure, et la cataracte secondaire résulte d'une hypergenèse active de la couche épithéliale capsulaire, survenant, parfois, même après l'évacuation de tous les éléments fibrillaires du cristallin.

Ce qui contribue particulièrement au développement de la cataracte secondaire, c'est l'épanchement des divers produits morbides qui, après l'opération, encombrent souvent le champ pupillaire et proviennent de l'iris enflammé, pendant la période de cicatrisation. L'inflammation iridienne affecte tantôt la forme séreuse (lymphangite) et tantôt la forme plastique. A mesure qu'augmentent l'irritation des parties antérieures du tractus uvéal et la quantité des produits morbides épanchés, le champ pupillaire se rétrécit graduellement, et il se forme une synéchie postérieure plus ou moins étendue. Bientôt, le champ pupillaire, plus étroit, contient des dépôts pigmentaires, qui ne sont autre chose que les cellules de l'uvée détachées ou le contenu de ces cellules entraîné, après destruction de leur membrane d'enveloppe, par les courants endo-exosmotiques, entre les feuillets de la cristalloïde.

Lorsque l'inflammation est vive et qu'elle s'étend jusqu'aux parties antérieures de la choroïde, d'épaisses exsudations se déposent sur la zonule de Zinn et la fossette hyaloïde, de telle sorte que l'iris, la capsule et les divers produits inflammatoires, dont ses lambeaux sont recouverts, enfin des dépôts vitreux d'ancienne et de nouvelle formation, constituent, par leur ensemble, un diaphragme épais, dont la résistance est quelquefois considérable, et qui sépare l'œil en deux cavités distinctes. Généralement, il résulte de cette disposition anomale une modification marquée de la pression intra-oculaire, bientôt suivie de troubles circulatoires manifestes dans les membranes profondes, d'une altération très sensible de la nutrition du corps vitré, et, finalement, d'une phthisie progressive et lente de l'organe malade. L'autre œil peut même se trouver menacé, lorsque l'inflammation affecte le caractère de la lymphangite infectieuse.

Quant à la cause première de ces altérations, entraînant la formation de la cataracte secondaire compliquée, on doit reconnaître qu'elle ne réside, ni dans la constitution du sujet, ni dans celle de l'œil même, mais qu'elle est *purement infectieuse.* Les germes qu'on a introduits *pendant* l'opération dans l'œil, ou qui se sont insinués *après*, à travers des plaies qui se cicatrisent difficilement, provoquent ces inflammations, et ce sont surtout les enclavements capsulaires et iridiens qu'il faut accuser ici, parce qu'ils donnent lieu à la formation de *cicatrices à migration* (de Wecker, *Les ophthalmies traumatiques, in Ann. d'ocul*, t. CI, mars-avril 1889). L'immigration dans le sac capsulaire est particulièrement déterminée par une agglutination ou un pincement d'un lambeau capsulaire dans la plaie cornéenne, ainsi que par la pullulation directe des éléments cellulaires de la plaie dans le sac capsulaire. Les procédés combinés d'extraction présentent incontestablement, en facilitant le transport de la cristalloïde et son pincement dans la plaie cornéenne, une infériorité sensible sur les extractions simples.

Que faut-il entendre par régénération ou reproduction d'un cristallin extrait? — L'étude des cataractes secondaires montre qu'il peut se produire des altérations de la cristalloïde absolument identiques, sous le microscope, à la cataracte capsulaire et, cela, sans que l'œil ait présenté, avant l'extraction, rien qui ressemblât à un changement morbide de la capsule. Ce fait seul prouve déjà que l'enlèvement du cristallin n'arrête pas les changements nutritifs et générateurs de la couche épithéliale du cristallin. Plus on aura donc laissé intacte dans l'œil cette couche, plus on aura opéré sur un sujet jeune, dont la couche épithéliale ne remplit pas seulement le rôle reproducteur, mais générateur des éléments cristalliniens, plus on rencontrera dans l'œil une portion de cristallin, qui, par son aspect et même ses qualités histologiques, rappelle la constitution des parties enlevées et peut faire croire à une véritable reproduction.

En réalité, les expériences de Gayat, Millot, etc., n'ont pu établir qu'un fait, c'est que l'enlèvement du noyau, et des parties qui l'avoisinent, n'arrête pas, jusqu'à un certain point, les mouvements nutritifs et reproductifs de la matrice du cristallin, et cela d'autant moins que la prompte fermeture de la plaie, qui a livré passage au noyau, a permis à l'humeur aqueuse une action dissolvante moins prolongée. Ce qui peut alors être pris pour une reproduction n'est qu'une continuation de fonctions vitales, d'autant plus actives que le sujet livré à l'expérience était plus jeune.

ARTICLE IV

ANOMALIES CONGÉNITALES DU CRISTALLIN. — DIFFÉRENTES VARIÉTÉS DE CATARACTE CONGÉNITALE

Parmi les anomalies congénitales du cristallin, celle qu'on rencontre le plus fréquemment est un défaut de transparence, occupant une partie ou la totalité de cet organe. De beaucoup plus communes, sont les cataractes partielles ou celles qui, peu de temps après la naissance, se complètent; nous les rangeons d'après leur fréquence clinique en :

1° *Cataracte zonulaire, stratifiée* (*Schichtstaar de Ed. de Jaeger*). *Cataracte périnucléolaire.*— Ed. de Jaeger a défini, le premier, cette cataracte partielle de la manière suivante : « Elle apparaît comme une opacité faiblement grisâtre, presque transparente, nettement délimitée, parfaitement uniforme et arrondie au bord, d'une étendue de 1,5 à 2''', placée au milieu d'un système lenticulaire normal. » De cette description classique, ce qu'il faut retrancher, c'est le terme « parfaitement uniforme », car il y a peu de cataractes zonulaires qui ne présentent pas un certain dessin, rappelant l'étoile cristallinienne, et qui ne montrent pas, vers le pôle antérieur, une accentuation de coloris. Mais abstraction faite de ces nombreuses variantes, la superposition des deux couches opaques, qui viennent à la rencontre vers le bord équatorial de l'opacité, fait que ce bord doit forcément s'accentuer davantage et rompre l'uniformité du coloris grisâtre.

Il est rare que plusieurs couches voisines soient envahies, sur un même cristallin, par l'altération cataracteuse, en restant séparées par des couches transparentes, ou que l'opacité, vers les pôles du cristallin, aille très près de la capsule. Suivant de Graefe, la transformation cataracteuse des couches opaques serait parfois assez prononcée pour en déterminer la liquéfaction complète. Nous n'avons, en ce qui concerne notre expérience personnelle sur ce sujet, jamais rencontré pareille chose.

L'opacité présente généralement, dans le champ pupillaire dilaté, une étendue qui varie entre 3 et 6 millimètres. Elle affecte, presque toujours, la forme d'un disque très régulier, pourvu çà et là de petites dentelures, et dont le centre est ordinairement occupé par une petite plaque d'un blanc éclatant, parfois entourée d'un nombre variable de cercles blanchâtres concentriques. Lorsqu'il se trouve, dans la partie transparente, des opacités allant jusquà l'équateur, elles sont formées par des filets placés à cheval sur la zone opaque. Ces petites branches à califourchon peuvent rester ainsi stationnaires pendant des années et leur présence n'implique nullement une marche progressive de la cataracte. L'éclairage oblique permet à l'observateur de saisir deux particularités importantes, très aptes à le renseigner sur le siège de l'altération lenticulaire. Il montre, en premier lieu, que le disque opaque est évidemment convexe en avant, non exactement juxtaposé à la capsule, mais restant éloigné de celle-ci d'une distance variable; en second lieu, qu'il est possible, lorsqu'on éclaire les parties profondes du cristallin, de recevoir de la couche postérieure un reflet semblable, provenant d'une surface concave. Ce reflet, diffus, est renvoyé au travers du noyau transparent et de l'opacité antérieure.

A l'examen ophthalmoscopique, on constate que le fond de l'œil apparaît avec toute sa netteté, au travers de parties périphériques du cristallin demeurées transparentes. Le disque opaque, ainsi éclairé, se montre d'un rouge brunâtre, plus foncé vers le bord qu'au centre même, par lequel on peut, dans une certaine limite, apercevoir encore le fond de l'œil.

La cataracte zonulaire est, dans le plus grand nombre de cas, congénitale, ou tout au moins date de la première enfance. M. O. Becker semble pencher vers une origine exclusivement congénitale de la cataracte zonulaire. Notons d'ailleurs que cette question d'origine est assez difficile à élucider; car, dans la plupart des cas, la cataracte zonulaire ne se présente à l'observation du médecin que lorsqu'elle provoque un trouble sensible de la fonction visuelle, c'est-à-dire à une époque où le sujet, qui en est atteint, est obligé de faire usage de ses yeux avec une certaine assiduité. Toutefois, il est incontestable que la cataracte zonulaire peut se développer sur un cristallin dont la transparence était primitivement parfaite, ainsi que de Wecker en a rapporté un indiscutable exemple. C'est ici le moment d'insister sur ce fait qu'on rencontre des cataractes zonulaires ébauchées, qui ne se présentent que sous forme d'un simple filet grisâtre, occupant l'emplacement du bord d'une cataracte zonulaire ordinaire; ce filet peut rester absolument stationnaire.

La cataracte zonulaire est souvent accompagnée d'un certain degré de myopie; celle-ci peut être acquise, car les sujets, atteints de cette variété de cataracte, doivent rapprocher de leurs yeux les objets fins sur lesquels se porte leur attention. L'accommodation semble réduite, par suite d'un manque de flexibilité du cristallin.

Si nous devons assigner à la cataracte zonulaire un caractère propre, en la déclarant *stationnaire*, c'est cependant avec une restriction. On n'est en droit de se prononcer avec certitude, sur la stabilité de cette cataracte, que quand les parties périphériques transparentes du cristallin possèdent une diaphanéité complète, ou, tout au plus, montrent çà et là de petites stries opaques et très étroites, qui ne se prolongent pas vers l'équateur du cristallin. Si, au contraire, les parties transparentes de la lentille sont traversées par un certain nombre de stries grisâtres de quelque largeur, ou sont le siège d'un pointillé grossier, le sujet est, à coup sûr, menacé d'une cataracte complète, surtout quand il approche de l'âge propice au développement des opacités cristalliniennes.

Au point de vue de l'*étiologie* de cette variété de cataracte, nous devons faire remarquer que de Arlt en a signalé la coïncidence fréquente avec les affections convulsives et une conformation hydrocéphalique du crâne. Horner, tout en confirmant ce fait, et en constatant la simultanéité du développement de la cataracte zonulaire avec l'existence de certaines altérations des méninges, insistait encore sur la coïncidence de la cataracte zonulaire avec l'arrêt de développement de l'émail dentaire, qui donne aux dents leur aspect caractéristique dans le rachitisme.

La cataracte zonulaire est presque toujours double et se rencontre souvent dans des familles de cataractés; il ne saurait aussi être réfuté que les enfants présentant pareilles cataractes sont rarement robustes, et, en questionnant les parents, on reçoit fréquemment la réponse que les enfants ont eu des convulsions. Pourtant l'idée d'un déplacement d'un noyau (qui chez l'enfant n'existe pas) par rapport aux parties périphériques, tel que de Arlt l'admet pendant l'acte convulsif, n'est pas admissible, attendu que les couches du cristallin présentent chez l'enfant une uniformité en quelque sorte complète. Il est bien plus probable que les accès convulsifs, persistant pendant un certain temps, produisent ce que le déplacement du cristallin provoque parfois, c'est-à-dire un arrêt dans le développement d'une couche du cristallin. Cet arrêt serait provoqué, pendant la vie intra-utérine, par des causes inconnues, mais se reproduisant, d'après Horner, aussi sur les dents. L'émail, au lieu de se perdre progressivement vers le col, s'arrête le plus souvent sur un bord boursouflé. Les rainures transversales, qui normalement, par leur finesse, donnent à la dent son reflet satiné, se trouvent accentuées de la façon la plus marquante. Quelquefois on rencontre, particulièrement vers le tranchant de la dent, au lieu d'une rainure, une série de trous arrondis, rangés sur une même ligne et ayant l'air d'avoir été faits au burin. Dans quelques cas, l'émail manque complètement sur une certaine étendue de la dent.

Il est indéniable qu'il y a concordance entre les dents rachitiques, la cataracte zonulaire et le rachitisme; mais il n'est pas moins certain que les dents à aspect sus-décrit se rencontrent aussi chez des sujets qui ne présentent aucun autre symptôme de rachitisme; de même, nous avons vu des personnes, avec des cataractes zonulaires, présentant des dents irréprochables et une constitution parfaite.

Si nous résumons ce que l'étude clinique nous a enseigné, nous dirons :

1° Que la cataracte zonulaire est probablement congénitale dans la très grande majorité des cas, mais qu'il est bien rare que des enfants soient amenés à la consultation, pour une semblable cataracte, avant la deuxième année ;

2° Qu'il est incontestable que la cataracte zonulaire peut se produire sur un cristallin transparent, parfois sur des cristallins luxés ;

3° Qu'il est admis que la cataracte zonulaire présente une tendance à se compléter, lorsque l'individu atteint l'âge propice pour la cataracte sénile ; bien qu'il n'existe guère dans la littérature d'observations probantes de pareille transformation.

Le *traitement* de cette forme particulière de cataracte réclame une attention particulière et dépend, essentiellement, de l'étendue que présente la zone opaque et de la pureté de l'anneau équatorial transparent. Chaque fois que l'emploi des mydriatiques donne une amélioration marquée de la vue, on a recours à la formation d'une pupille artificielle, soit par simple iritomie, soit, si l'on redoute l'indocilité du malade, par sphinctérectomie.

Lorsque la partie transparente du cristallin est réduite à un bord très étroit, il faut s'adresser à l'extraction. Le mode opératoire, qui nous paraît ici le mieux indiqué, consiste dans une extraction combinée à lambeau de 4 millimètres. On ne devra ménager ni la grandeur de la section, ni l'excision de l'iris, si l'on veut obtenir une évacuation assez complète du cristallin, dont les masses transparentes nous ont presque toujours présenté un état de viscosité qui en rendait l'expulsion particulièrement laborieuse. Une discission devra souvent aussi compléter la cure, pour obtenir une bonne acuité visuelle. Pour ces raisons, il pourrait paraître indiqué de faire l'extraction de ces cataractes dans leur capsule non entamée, ainsi qu'on l'a conseillé (Horner); mais les dangers immédiats et ultérieurs de ce mode opératoire engageront le chirurgien à procéder comme nous venons de l'indiquer plus haut.

2° *Cataracte congénitale complète.* — Nous rencontrons trois variétés de cataracte que nous regardons comme congénitales, parce que nous les observons sur des sujets très jeunes et que les parents affirment avoir vu un trouble des pupilles depuis la naissance des enfants. Ces *cataractes juvéniles* peuvent être : *a.* absolument liquides ou molles ; *b.* nucléolaires, et *c.* régressives, soit capsulo-lenticulaires, soit complètement arides-siliqueuses.

a. *Cataracte juvénile liquide et molle.* — Elle se présente sous forme d'une vésicule de la grandeur du cristallin, par rapport à l'âge de l'individu, et remplie d'une émulsion cristallinienne, allant d'une densité laiteuse à celle de l'amidon très dilué. Cette cataracte est ordinairement double. Anatomiquement, on retrouve les mêmes altérations que dans les cataractes molles non congénitales : pas de couche épithéliale morbide sur la cristalloïde postérieure, agglomération en plusieurs couches de cellules épithéliales sous la cristalloïde antérieure, facilitant la formation de cataractes capsulaires, lorsqu'on laisse longtemps ces cataractes non opérées.

Pour éviter toute confusion avec la forme de cataracte qui suit, il faut bien noter que la cataracte molle, lorsque le contenu n'est pas devenu liquide (lacté), présente, même chez les jeunes enfants, un dessin qui rappelle la déhiscence cristallinienne et qui reproduit, vers le centre, une indication de l'étoile triangulaire. Si le contenu se trouve absolument fluide, on reconnaît, surtout quand le sujet se tient debout pendant l'examen, une accentuation sensible de coloration vers les parties inférieures et équatoriales.

b. *Cataracte nucléolaire congénitale.* — Avant que l'attention des cliniciens ait été appelée tout d'abord par Alf. Graefe sur cette forme de cataracte, il est arrivé que la nature de la cataracte n'était reconnue qu'après une tentative de discission. L'extraction, à laquelle on se trouvait forcé de recourir, venait démontrer qu'il s'agissait d'une cataracte d'une consistance semblable à celle d'un sujet de cinquante ans révolus. Cette cataracte, d'un volume en rapport avec l'âge de l'enfant, présente une consistance cireuse, s'accusant surtout vers son centre, qui est composé d'une masse particulièrement sèche. La totalité du cristallin est d'une coloration uniforme, gris blanchâtre, et, lorsqu'on dilate la pupille, on voit cette couleur se dégrader vers l'équateur et prendre son maximum d'intensité vers les parties centrales les plus épaisses du cristallin. C'est cette déperdition de couleur, sur un cristallin ne montrant aucun dessin se rapportant à sa structure anatomique, aucune figure indiquant une altération capsulaire, qui permet de poser le diagnostic. La capsule présente sous l'instrument une résistance marquée. En outre, ces cataractes restent stationnaires sans montrer de phases régressives de dessèchement plus notable; elles ne se transforment jamais dans la troisième variété.

c. *Cataracte aride-siliqueuse congénitale.* — La liquéfaction, après ramollissement du cristallin, peut déjà s'opérer pendant la vie intra-utérine; après résorption des parties liquides, l'enfant naîtra avec un cristallin réduit aux feuillets de la cristalloïde, ne renfermant que quelques débris et résidus du cristallin absorbé Lorsque la liquéfaction atteint un cristallin infantile, elle l'envahit dans sa totalité et ne se borne pas, comme chez les vieillards, aux couches corticales. Une sorte de cataracte morgagnienne ne pourrait se rencontrer que dans le cas où, la liquéfaction attaquant progressivement le cristallin couche par couche, les parties centrales se montreraient encore consistantes.

La cataracte aride-siliqueuse peut se présenter, suivant que la résorption, après liquéfaction, s'est développée sur un cristallin plus ou moins complètement développé, sous des aspects variés. Sur des yeux microphthalmiques (atteints de nystagmus), on peut observer, parfois avec des vestiges de l'artère hyaloïde, des cataractes membraneuses qui, après dilatation de la pupille, n'occupent qu'une partie centrale restreinte, se réunissant par des filets soit à l'iris, soit au corps ciliaire, filets qui représentent la zonule épaissie et enroulée en divers endroits ou des vestiges de la membrane pupillaire.

Dans une autre variété de cataracte aride-siliqueuse congénitale, on voit la cataracte occuper toute l'étendue d'une pupille, qui se dilate difficilement, à cause des adhérences de la cataracte avec elle. Entre les feuillets plissés de la cataracte, souvent doublés par des résidus de la membrane pupillaire, on ne rencontre ordinairement plus rien qui correspondrait à des éléments normaux du cristallin, mais bien un tissu rappelant le tissu connectif, et analogue, comme aspect, à celui de la cataracte capsulaire (pyramidale).

Il nous reste encore à signaler quelques formes rares de cataracte congénitale, et, en particulier, la *cataracte fusiforme*. Lorsqu'on a occasion d'observer beaucoup de cataractes zonulaires, on peut rencontrer des cas où, sur les pôles antérieur et postérieur de la zone opaque, il se greffe une opacité qui donne alors, à la totalité des parties opaques, la forme d'une toupie. Enfin il se présente, d'après Knies, une forme d'opacité traversant de part en part le cristallin suivant son axe antéro-postérieur. Au centre, qui est transparent, l'opacité se répand, sous forme de clochette, à l'entour des parties transparentes. Vers les pôles antérieur et postérieur, on voit parfois l'opacité s'étaler en plaquette, avec légère dépression de la capsule dans quelques cas.

La *cataracte polaire antérieure et postérieure* peut résulter du développement incomplet d'une cataracte fusiforme, ayant laissé les parties centrales du cristallin non envahies. Nous avons déjà parlé des opacités siégeant vers les pôles antérieur et postérieur du cristallin, qui se rapportent, elles, soit à la persistance de la membrane pupillaire, soit à celle de l'artère hyaloïdienne.

Parmi les anomalies congénitales du cristallin, nous devons encore citer les *malformations*, qui sont : le *coloboma cristallinien*, le *lenticonus* et l'*ectopie cristallinienne*.

1° Le *coloboma lenticulaire* ne s'observe que dans le cas où, à la suite d'une fermeture tardive de la fente oculaire, il est survenu un arrêt dans le développement de la choroïde et de l'iris, et lorsque, conjointement avec le coloboma de cette membrane, il y a eu arrêt, dans le développement du corps vitré, d'une partie de son enveloppe et par suite de la zonule. On ne rencontre jamais cette déformation, caractérisée par une incurvation du bord cristallinien, et signalée par de Arlt, que si le manque de développement porte sur l'anneau ciliaire, c'est-à-dire lorsque le coloboma choroïdien, des plus accusés, se confond avec celui de l'iris.

2° Une difformité du cristallin rappelant le kératocone, et désignée sous le nom de *lenticonus*, a été observée deux fois (Webster, Placido). L'absence complète de toute opacité, du côté de la cornée ou de la cristalloïde antérieure, exclut toute idée d'une confusion avec la cataracte pyramide, le cône proéminant, comme élevure absolument transparente, dans la chambre antérieure. Il faut, ici, bien distinguer d'une semblable anomalie, qui paraît congénitale et que, seule, l'exploration des reflets capsulaires peut nettement caractériser, la différence de réfringence très marquée, entre le noyau et les masses corticales, qui se produit parfois au début de la cataracte. On ne devrait pas non plus ranger dans le lenticone des changements de courbure de la surface postérieure du cristallin, coïncidant avec la persistance plus ou moins complète de l'artère hyaloïde et la formation d'une cataracte polaire postérieure.

3° Il a déjà été question des déplacements congénitaux (p. 460) du cristallin, qu'on a si improprement rangés comme *ectopies*. Cette anomalie doit aussi se rattacher, comme le coloboma cristallinien, à un arrêt dans le développement de la zonule, et se rencontrer dans les cas où le cercle choroïdien montre un manque congénital. Il est de fait que presque toujours l ectopie cristallinienne, siégeant habituellement en haut et latéralement, coïncide avec un déplacement congénital de la pupille, une corectopie. Jusqu'à présent, on n'a pas rencontré de luxation congénitale du cristallin dans le corps vitré, ni une aphakie congénitale, à part celle qui concorde avec un certain degré de buphthalmie, et qui résulte d'une destruction intra-utérine de la cornée avec sortie du cristallin.

ARTICLE V

FRÉQUENCE DE LA CATARACTE EN GÉNÉRAL ET DES INFLUENCES PROFESSIONNELLES QUI PRÉDISPOSENT A LA PRODUCTION DE LA CATARACTE

Nous avons longuement insisté, dans l'article qui a pour objet l'étiologie de la cataracte, sur la diversité des causes générales et locales sous l'influence desquelles peut se développer un trouble de transparence du cristallin. Il nous reste pourtant à examiner s'il n'existe pas des conditions professionnelles, hygiéniques et climatériques qui constituent des causes prédisposantes de cette altération cristallinienne.

On a autrefois admis que, parmi les personnes atteintes de cataracte, on comptait beaucoup plus d'hommes que de femmes. Nos statistiques prouvent que le nombre des femmes cataractées est plus considérable, à part la cataracte traumatique, à laquelle les professions qu'ils exercent exposent beaucoup plus les hommes. Certaines professions viriles, et les conditions défavorables où sont placés ceux qui les remplissent, doivent excercer quelque influence sur la production de la cataracte. A ce sujet, nous dirons, comme l'a fait Wenzel, que « les personnes qui sont exposées à un feu vif, comme les forgerons, les serruriers, les verriers et autres ouvriers de ce genre », sont plus particulièrement sujettes à la cataracte. Ce qui nous paraît favoriser, dans ces circonstances, le développement de la cataracte, ce sont surtout les abondantes déperditions d'eau qui se font par la peau, sous l'influence prolongée d'une haute température et d'un violent exercice musculaire. C'est ainsi que la cataracte s'observe si souvent dans les régions tropicales, chez les personnes surmenées, au milieu même de la saison la plus chaude. A l'appui de cette opinion, nous citerons la fréquence relative de la cataracte chez les habitants de la campagne, où cette particularité ne paraît pas se rattacher uniquement à l'insuffisance de l'alimentation. D'ailleurs, parmi ces derniers, les vignerons, que le travail au soleil et sur un sol échauffé expose à des transpirations prolongées, sont peut-être ceux qui sont le plus souvent atteints. Il est à regretter que nous ne trouvions actuellement aucune indication statistique sur cette matière, dans la littérature médicale des pays équatoriaux, et que nous soyons réduits à nous en tenir à des indications aussi peu précises.

Parmi les professions dans lesquelles la cataracte s'observe avec une certaine fréquence, de manière à confirmer l'influence que nous attribuons à une diminution de la proportion d'eau contenue dans les sucs parenchymateux, nous signalerons encore les mineurs employés à l'exploitation du sel gemme (Pologne). On est tout naturellement porté à admettre, relativement à ces faits, l'action spéciale du chlorure de sodium ; car les ouvriers, attachés aux autres mines et soumis à des conditions hygiéniques presque identiques, ne présentent pas la même particularité.

Nous voudrions appeler l'attention sur un dernier point, non encore mis à l'étude, à savoir si certains états de réfringence de l'œil n'auraient pas une influence sur le développement de la cataracte, comme, par exemple, des degrés accusés d'hypermétropie, états dans lesquels une tension prolongée de l'accommodation, accompagnée d'une réduction de l'afflux du sang dans les parties antérieures du tractus uvéal et d'un rétrécissement de l'espace périlenticulaire, est nécessairement mise en jeu, lorsque les sujets, dont il est question, exercent un état qui les force à s'adapter constamment pour des objets très rapprochés. Des statistiques viendront peut-être plus tard jeter quelque jour sur cette obscure question de l'étiologie de la cataracte, et nous éclairer, en même temps, sur la prédisposition que l'hérédité détermine manifestement, dans un certain nombre de cas.

Pour ce qui regarde la fréquence des diverses variétés de cataracte et leur répartition suivant le sexe, nous renvoyons au tableau ci-contre, dressé par M. Esmerian, et portant sur un chiffre de quarante mille malades observés à la clinique de la rue du Cherche-Midi.

ARTICLE VI

DIAGNOSTIC DES DIFFÉRENTES VARIÉTÉS DE CATARACTE, DE LEUR NATURE, DE LEUR MARCHE, DES TROUBLES FONCTIONNELS QU'ELLES ENTRAÎNENT ET DE LEURS COMPLICATIONS.

Un point important du diagnostic de la cataracte sénile consiste à reconnaître quelles sont les opacités des parties équatoriales qui menacent d'envahir la totalité du cristallin, et à quelle époque probable cette évolution pathologique sera complète. Pas un praticien, fréquemment consulté sur la marche présumable d'une cataracte, n'ignore que le pronostic est, en pareil cas, hérissé de difficultés, et qu'il s'expose souvent, en répondant avec trop de précision, à des erreurs grossières. Toutefois, nous possédons quelques signes qui nous permettent d'annoncer qu'une opacité de nature sénile, et située vers l'équateur du cristallin, doit, ou non, se propager au reste de cet organe pour constituer une cataracte complète. Il faut, en premier lieu, examiner si cette opacité équatoriale envoie, vers les pôles du cristallin, des stries rayonnantes qui s'avancent fortement dans cette direction ; en second lieu, voir si ces stries présentent, ou non, une certaine largeur ; enfin, rechercher s'il existe dans les masses corticales, et en discontinuité avec le bourrelet équatorial opaque (qui est presque toujours un anneau complet), de petites plaques opaques irrégulières, au voisinage des parties centrales de la lentille.

Lorsque l'examen à l'ophthalmoscope (avec le miroir plan), ou à l'éclairage latéral, révèle simultanément la présence de ces trois caractères, tout porte à croire que le sujet est atteint d'une cataracte progressive, qui se complétera d'autant plus rapidement que les stries rayonnantes sont plus larges, plus épaisses, et partant plus voisines de la cristalloïde. En général, le pronostic, relatif au laps de temps dans lequel une cataracte doit atteindre sa maturité, est assez difficile à préciser, et il est prudent de ne se prononcer sur ce point qu'en termes assez vagues. Toutefois, il

(a) 3951	Cat. sénile incomplète...	2140	839	1301			2 4	15 18	32 47	81 115	223 411	297 448	161 237	28 26		9,9 0/0
	Cat. Morgagnienne......	15	8	7					2	1 2	3 4	1	1	1		
	Cat. mixte	11	3	8				1	1 2	1 2	1 3					
(b) 50	Cat. molle.............	50	25	25	1		5 3	15 12	4 8			1 1				0,1 0/0
(c) 125	Cat. congénitale totale..	36	19	17	6 7	4 5	6 3	2 2		1						0,3 0/0
	Cat. congénitale partielle (zonulaire)...........	79	51	28	1 5	21 11	14 7	6 3	6 1	3 1						
	Cat. pyramidale..... ...	10	7	3		2	3 3		2							
(d) 371	Cat. traumatique........	308	246	62		27 16	50 20	57 7	50 6	36 5	18 3	7 2	1 3			0,9 0/0
	Cat. secondaire........	63	28	35		1 2	1	1 1	3 1	4 3	4 5	12 10	2 9	3	1	
(e) 342	Cat. diabétique	16	6	10				1	1		5 5	4				0,8 0/0
	Cat. avec irido-choroïd..	106	49	57		2 1	4 3	6 3	8 9	8 8	7 12	11 14	3 7			
	Cat. polaire postérieure.	85	54	31		1	7 4	8 4	9 7	7 6	11 8	10 2	1			
	Cat. capsulo-lenticulaire.	10	4	6			1	2 1	2	2 1	1					
	Cat. glaucomateuse	39	13	26				2	1	2	5 8	2 7	4 6			
	Cat. avec décol. rétin...	86	42	44			3	1 5	6 7	6 7	12 7	10 10	4 7	1		
		4839	2221	2618	20	93	145	187	253	418	1151	1576	841	102	3	12,09 0/0

existe, à cet égard, quelques règles fondamentales d'après lesquelles il est possible de se diriger.

On peut avancer que tous les troubles de transparence du cristalin, qui proviennent d'un ramollissement de ses éléments constituants, envahissent bien plus tôt la presque totalité de la lentille que ceux dans lesquels prédomine la sclérose des fibres cristalliniennes. Or, comme, en général, le ramollissement du cristallin est en rapport avec la consistance que présentent, au début de l'altération, les éléments de cet organe, et par suite avec l'âge du sujet, on peut dire hardiment que l'opacité du cristallin (sauf pour la cataracte zonulaire et la cataracte pointillée) tend à se généraliser d'autant plus vite que le sujet est moins avancé en âge, et que ses fonctions de nutrition s'accomplissent avec plus d'activité.

En outre, lorsque la transformation cataracteuse occupe déjà, en partie, les couches sous-jacentes à la capsule, on peut ordinairement pronostiquer une marche rapide de l'altération, tandis qu'on reste nécessairement dans l'incertitude, lorsqu'on a affaire à une simple sclérose du noyau, ou à une altération cataracteuse des couches corticales voisines de ce dernier. Pour ce motif, on observe, en général, une évolution très rapide de la cataracte des jeunes sujets, et particulièrement des enfants, où la transformation cataracteuse débute souvent par les couches cristalliniennes superficielles ; tandis que, chez les vieillards, la cataracte dure, noire, exige presque toujours, pour devenir complète, un temps fort long.

Dans les cas de cataracte compliquée, un point de diagnostic important est de rechercher la part que prennent, dans le trouble fonctionnel, l'altération du cristallin et l'affection plus ou moins complexe qui s'y trouve adjointe. Le diagnostic serait surtout embarrassant, si l'opacité cristallinienne était assez étendue pour s'opposer à l'examen ophthalmoscopique du fond de l'œil. Mais dans des conditions inverses, un excellent moyen de contrôle consiste à se rendre compte, par soi-même, du trouble que les opacités du cristallin jettent sur la netteté de l'image ophthalmoscopique.

Ce que nous avons dit des opacités de la cornée, relativement au trouble visuel engendré, s'applique, jusqu'à un certain point, à celles qui siègent dans le cristallin. Celles-ci troublent d'autant plus la vue qu'elles avoisinent de plus près les parties centrales du champ pupillaire, qu'elles sont plus étendues, et enfin qu'elles sont moins épaisses, et partant diffusent davantage les rayons lumineux qui les traversent.

Ce ne sont pas là les seuls troubles fonctionnels que puissent produire les opacités cristalliniennes incomplètes : car, contrairement à ce qu'on observe pour la cornée, l'altération de transparence, qui occupe certaines parties du cristallin, s'accompagne assez souvent d'un changement de consistance des couches contiguës encore transparentes, changement qui a pour effet de donner aux différents secteurs du cristallin un pouvoir réfringent différent. Il faut, en effet, distinguer, en ce qui concerne le trouble visuel, ce qui revient à l'*exclusion* de la lumière et à la *déviation* des rayons. L'*astigmatisme irrégulier*, la diplopie ou la polyopie (parfois constatable à l'examen ophthalmoscopique) peuvent entrer pour une part plus large, dans le trouble de l'image, que son *assombrissement*. Si l'on admet un changement partiel dans l'indice de réfraction d'un cristallin en voie de transformation cataracteuse, rien n'empêche aussi d'accepter une inégale modification de courbure des surfaces cristalliniennes, qui vient encore contribuer au développement d'un astigmatisme irrégulier.

La modification que subit la réfraction d'un cristallin, qui commence à se cataracter, a le plus souvent pour résultat de provoquer l'apparition d'une myopie, qui annule une partie de la presbytie, fait sur lequel Critchett père a attiré l'attention et qui était déjà connu de Ph. de Walther, celui-ci ayant signalé une augmentation notable de vision, chez les personnes menacées de cataracte, peu de temps avant de perdre la vue. En effet, les troubles visuels, qu'accusent les personnes au début du développement de la cataracte, concernent surtout la vision de loin, et le chiffre de l'acuité visuelle doit déjà avoir sensiblement baissé pour que les plaintes se manifestent pour la vision de près, que favorise la myopie acquise.

En général, toutes les opacités centrales, ou voisines des pôles du cristallin, occasionnent des troubles qui s'accentuent d'autant plus qu'une vive lumière active la contraction pupillaire, et que l'opacité exclut une quantité plus notable de rayons destinés à pénétrer dans l'œil, ainsi qu'on l'observe en particulier dans la cataracte zonulaire. La diminution de l'amplitude d'accommodation n'a qu'une médiocre importance dans le trouble visuel, attendu que cet état, chez les sujets affectés de cataracte zonulaire, est le plus souvent masqué par la myopie, et que, dans tous les cas, chez les vieillards, le pouvoir accommodateur bien minime est d'un faible secours.

Les *mouches volantes* ont été déjà signalées, comme signe précurseur de la cataracte, par les anciens auteurs, et des malades les accusent avec précision, lorsque déjà un œil a été cataracté, au moment de l'évolution de la cataracte sur le congénère. L'examen entoptique permet aux malades d'en préciser la forme et l'augmentation de nombre ; mais il sera préférable de ne pas les initier à ces expériences qui n'ont d'autre résultat que de les tourmenter sans profit.

Il a déjà été question de la *polyopie* causée par la déhiscence du cristallin, dont les secteurs acquièrent un indice de réfraction différent, polyopie qui peut aussi résulter d'une véritable action prismatique d'un des secteurs.

Une fois la vision distincte abolie, même pour les gros objets, la *sensibilité quantitative, pour la lumière, persiste dans toute l'étendue du champ visuel*, et il est indispensable de savoir jusqu'à quel point la cataracte est susceptible d'altérer cette perception lumineuse, sans que l'observateur ait à soupçonner la présence d'une complication concomitante. Pour résoudre cette importante question de pratique, le moyen le plus simple et le plus expéditif consiste à se servir, pour l'examen fonctionnel, d'une lampe dont on peut faire varier l'intensité d'éclairage, en abaissant à volonté la flamme, et à procéder à cette exploration dans une pièce sombre et spacieuse. Un malade atteint de cataracte complète, mais simple, doit distinguer la lumière à la distance de 5 à 6 mètres, et reconnaître si l'on cache ou non, avec la main, la flamme d'une lampe, dont on a baissé la mèche. Ce même malade, dirigeant les yeux droit devant lui, doit apercevoir, dans toutes les directions de son champ visuel, une petite flamme qu'on promène périphériquement, et signaler alternativement la lumière et l'obscurité, suivant qu'on laisse passer ou qu'on intercepte avec la main les rayons lumineux.

Cet examen fonctionnel, bien exécuté, l'emporte de beaucoup sur le mode d'exploration qui consiste à rechercher les phosphènes; car cette dernière méthode, suffisante pour éclairer l'observateur sur la persistance ou la disparition de la sensibilité rétinienne, est tout à fait impropre à lui faire connaître le *degré* de conservation de cette sensibilité, que l'on peut apprécier en diminuant l'intensité de la lumière fournie par la lampe.

Les *complications*, qui peuvent s'adjoindre à la cataracte, se répartissent en deux grandes catégories, comprenant : la première, les divers états morbides du tractus uvéal et les affections qui en dérivent ; la seconde, les états pathologiques du nerf optique et de la rétine.

Si l'on considère combien sont fréquentes les maladies choroïdiennes qui s'accompagnent d'un trouble de transparence du cristallin, on conçoit qu'un praticien prudent doit porter, tout d'abord, son attention de ce côté. Lorsque l'étendue des parties cataractées s'oppose à toute exploration ophthalmoscopique, on doit y suppléer, autant que possible, en fixant son attention sur l'état de l'iris et de son bord libre, où peuvent exister des adhérences, et sur la sensibilité de cette membrane. L'examen portera aussi sur les dimensions de la chambre antérieure, sur l'ampleur des vaisseaux ciliaires antérieurs et, principalement, sur le degré de consistance du globe oculaire.

On fera suivre cette exploration d'un examen anamnestique, en insistant principalement, dans son interrogatoire, sur l'état de réfringence qui présentait l'œil cataracté; pour savoir, par exemple, s'il était atteint de myopie et si cette myopie était progressive, ce qui ferait soupçonner une choroïdite atrophique à marche croissante, ou la présence d'un scotome central, par suite de la localisation de pareille choroïdite sur la macula, ou un ramollissement du corps vitré, un décollement de celui-ci et de la rétine, etc. On questionnera, en outre, le malade, dans le but de savoir s'il a été tourmenté par l'apparition de phosphènes, d'arcs-en-ciel autour des flammes; si la décroissance de la vue a été rapide et si elle s'est accompagnée d'une sensation gravative, ou de faibles douleurs ciliaires dans la région sus-orbitaire. En pareil cas, lorsque le globe de l'œil est dur au toucher, la chambre antérieure rétrécie, les vaisseaux ciliaires antérieurs dilatés, le médecin doit songer à la coexistence d'un glaucome chronique simple, qui réclamerait impérieusement une iridectomie préparatoire pour l'extraction.

L'existence d'une maladie du nerf optique, soit primitive (inflammatoire), soit consécutive (atrophique), se révélera surtout à l'examen fonctionnel, attentivement pratiqué, en ayant le soin de faire varier l'intensité de la flamme. L'atrophie du nerf optique, au début, lorsqu'elle complique une cataracte, pourrait se manifester par le défaut de sensibilité qui se révèle dans la perception des couleurs (Bénédict, Schelske), quand on montre au sujet la flamme d'une lampe, en arrière de verres diversement colorés.

Nous ne nous arrêterons pas aux affections générales de l'organisme qui peuvent constituer des complications de la cataracte, regardées comme fâcheuses au point de vue du traitement. Parmi ces dernières, le marasme précoce n'est pas plus à redouter qu'une vieillesse très avancée. On est bien revenu sur l'influence constitutionnelle, que l'on peut négliger, lorsqu'elle ne se complique pas de changements dans l'état de la conjonctive et des paupières. Actuellement, que nous savons que c'est l'infection immédiate et médiate que l'opérateur a surtout à redouter, on ne se préoccupera de l'état constitutionnel du sujet qu'autant que cet état peut priver l'opéré d'un repos nécessaire, pour la cicatrisation, et indirectement fournir des matériaux d'évolution aux germes introduits par la plaie.

Quand il existe une cataracte chez une personne relativement jeune, et quand l'inspection de l'œil et l'examen des antécédents héréditaires et individuels n'apprennent rien sur la cause probable de cette altération, nous recommandons, dans tous ces cas, d'analyser l'urine du malade, en suspicion d'une affection diabétique.

La complication la plus redoutable d'une cataracte, observée chez des sujets entre cinquante et soixante ans, est celle qui résulte d'un glaucome latent et particulièrement de la forme hémorrhagique.

ARTICLE VII

TRAITEMENT DE LA CATARACTE EN GÉNÉRAL

A. *Traitement médical.*

L'aversion que les malades ont, de tout temps, témoignée contre l'intervention chirurgicale, explique les nombreux essais qui ont été tentés à diverses reprises en vue de dissoudre la cataracte.

Il est incontestable que certains troubles cristalliniens sont susceptibles de disparaître d'eux-mêmes, et sans opération ; nous trouvons dans cette catégorie : 1° de faibles opacités disséminées, qu'on observe parfois à la suite d'irido-choroïdites, et qui tiennent probablement à des altérations morbides de la couche épithéliale intracapsulaire ; 2° de légers troubles occupant la superficie du cristallin et consécutifs à une blessure circonscrite de la capsule : ces troubles résident eux-mêmes, en majeure partie, dans la couche épithéliale, diminuent avec le temps et disparaissent même dans certains cas ; 3° peut-être aussi des troubles peu avancés du cristallin, chez des diabétiques, dont l'état général s'améliore d'une manière sensible. Il est vrai qu'on peut objecter aux cas observés par des médecins généraux (Seegen, Gerhardt), qui ont vu, avec la diminution du diabète, une augmentation de vue, et, inversement, que l'exploration du cristallin n'avait pas été exécutée avec toute la précision voulue. Le peu d'altérations anatomiques que présente un cristallin, au début d'un trouble déjà assez marqué pour l'observateur, altérations qui peuvent simplement consister dans une déhiscence avec interposition du liquide nutricier entre les fibres, et l'idée acceptée que ces altérations reposent sur un état de santé général, modifiable par la diète et un traitement général (l'antipyrine), laissent bien concevoir l'espoir de pareilles guérisons.

Mais, à part ces cas et ceux relatifs à la résorption spontanée de cataractes en majeure partie émulsionnées, quel est celui qui, connaissant la nature des altérations pathologiques qui constituent la cataracte, pourrait accepter que, les fibres du cristallin étant une fois détruites, leur membrane d'enveloppe disparue et leur contenu émulsionné, ces éléments seraient susceptibles de recouvrer leur intégrité et, par suite, leur transparence ? On en pourra dire autant du ratatinement des fibres cristalliniennes, que l'on observe dans la sclérose du noyau, et qui n'est certes pas plus propre à se dissiper que les autres altérations séniles de l'organisme humain. Ajoutons encore qu'au surplus, pour rendre à un pareil cristallin sa transparence, il faudrait posséder des moyens de modifier avec beaucoup d'énergie la nutrition de cet organe, c'est-à-dire la circulation des parties antérieures du tractus uvéal qui, ainsi activée, procurerait peut-être à la lentille des matériaux de nutrition plus abondants.

Pour atteindre ce but, les évacuations d'humeur aqueuse, fréquemment répétées par une ouverture périphérique de la cornée, telles que les ont déjà conseillées autrefois Hecquet et Caron du Villards, évacuations que Sperino a reprises, nous paraissent encore les tentatives les plus rationnelles. Malheureusement, cette méthode a trois défauts signalés : elle est *fort peu efficace*, très lente à agir, et constitue, elle-même, un mode d'intervention chirurgicale auquel répugnent les personnes qui ne veulent pas d'opération.

Nous faisons grâce au lecteur de l'histoire des traitements de la cataracte, qui ont pris pour base certaines préparations d'iode et de mercure, auxquelles on a faussement attribué la vertu d'arrêter les progrès de la maladie ou de la guérir; nous n'insisterons pas davantage sur l'usage hypodermique de l'ammoniaque et sur les essais stériles de Tavignot avec l'huile phosphorée. L'emploi des courants continus, auxquels on a voulu reconnaître une action résolvante, serait mieux justifié chez les malades très pusillanimes, présentant des opacités cristalliniennes encore peu accusées.

B. *Traitement chirurgical de la cataracte.*

On chercherait en vain, dans cet exposé, une description complète de tous les procédés mis en usage dans le traitement chirurgical de la cataracte. Nous croyons bien faire, en laissant tomber dans l'oubli les méthodes aujourd'hui reconnues comme dangereuses, et heureusement remplacées par des opérations nouvelles et rationnelles. Nous exposerons d'abord les procédés opératoires les plus simples d'exécution, pour arriver ensuite aux opérations plus complexes et plus délicates. Nous nous efforcerons aussi de mettre en relief la forme de cataracte à laquelle s'applique chaque genre d'opération.

ARTICLE VIII

DISCISSION, *kératonyxis* (κέρας, corne, d'où *cornea*, et νύττω, je ponctionne). DILACÉRATION.

A. *Discission simple.*

Cette opération que, d'après Anagnostakis, Galien aurait déjà exécutée sur des cataractes liquides et qu'expérimentèrent Richter et Beer, n'a réellement été érigée en méthode qu'en 1797, par Conradi, chirurgien de Nordheim (Hanovre). Ce procédé opératoire fut particulièrement vulgarisé par Langenbeck, qui eut recours à la dilatation artificielle de la pupille par la belladone. Quant à la *dilacération* de la cataracte, elle fut surtout introduite dans la chirurgie oculaire par Fréd. Jaeger, qui s'efforça, sur des cristallins réduits spontanément ou par traumatisme, de livrer un passage au corps vitré, à travers une ouverture centrale pratiquée dans pareilles cataractes arides-siliqueuses.

De Graefe est le premier qui s'est attaché à préciser, aussi exactement que possible, les véritables indications de la *discission*, en enseignant que le gonflement consécutif des masses cristalliniennes dépend de la consistance de la cataracte et du degré de maturité qu'elle a atteint, tandis que la résorption de ces mêmes masses est d'autant plus rapide que l'âge du sujet est moins avancé et que l'intégrité des membranes enveloppantes de l'œil est mieux conservée (1). Le sujet est-il

(1) Le gonflement et la plus ou moins grande rapidité d'absorption dépendent aussi des germes que nous avons introduits, pendant l'opération, dans l'œil et de leur pullulation dans les masses corticales mêmes (voy. de Wecker, *Ophthalmies traumatiques, loc. cit.*). Si l'on veut pratiquer une discission, d'une façon absolument aseptique, il faut passer l'aiguille flambée à travers un point de la cornée, préalablement effleuré avec l'anse du galvanocautère et que les larmes n'ont pas encore eu le temps d'humecter.

âgé, une ouverture capsulaire, même étendue, ne détermine qu'une imbibition et un gonflement modérés des masses corticales périphériques; d'où il résulte que ces dernières restent, en partie, ainsi que le noyau de la cataracte, inaptes à se résorber. A part cela, toute cataracte d'une certaine consistance expose l'opérateur à la déplacer et à déterminer, par pareille subluxation, des phénomènes glaucomateux.

C'est sur ces considérations que reposent les indications de la discission simple. Il est donc permis de l'employer :

1° Comme méthode générale, chez les enfants en bas âge atteints d'une cataracte tout à fait molle ;

2° Dans les cas de cataracte stratifiée, où l'opacité est trop étendue pour qu'on puisse y remédier par une simple pupille artificielle; encore faut-il, en ce cas, que les sujets n'aient pas dépassé l'âge de quinze à vingt ans ;

3° Dans les cataractes secondaires très peu épaisses.

Les instruments nécessaires pour l'opération sont : un petit écarteur, une pince à fixation et une aiguille à discission de Bowman (fig. 268).

Pour pouvoir véritablement suivre avec une extrême précision tous les mouvements de l'aiguille, on doit se servir, pour la discission, constamment de l'éclairage oblique, et l'emploi de la lumière électrique rend ici d'incontestables services.

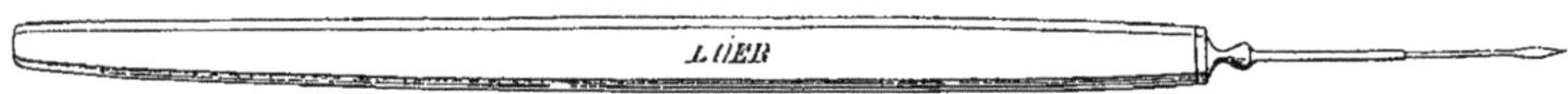

Fig. 268.

Après avoir instillé dans l'œil, à différentes reprises, la veille de l'opération et quelques heures avant qu'on l'exécute, plusieurs gouttes d'une solution d'atropine, et après avoir bien cocaïnisé l'œil, ou avoir administré de l'éther s'il s'agit d'un enfant, on désinfecte très soigneusement les paupières et la conjonctive avec une solution de sublimé, à 1 pour 1000, et on charge un aide d'écarter avec les doigts les paupières, ou l'on maintient avec l'écarteur les paupières du malade. L'opérateur est toujours placé derrière le malade couché. On saisit ensuite avec les pinces un pli conjonctival, au voisinage du bord de la cornée ; puis, on enfonce l'aiguille dans la chambre antérieure perpendiculairement à la surface cornéenne.

Le tranchant de l'instrument doit correspondre à l'un des rayons de la cornée, et il convient de faire la ponction dans le quart supérieur et externe de cette membrane, lorsqu'on opère l'œil droit, et supéro-interne, lorsqu'il s'agit de l'œil gauche, en un point correspondant au bord d'une pupille moyennement dilatée, ou, ce qui revient à peu près au même, au milieu du rayon. Aussitôt que le tranchant de l'aiguille a dépassé la cornée, ce que révèle à l'opérateur la sensation d'une résistance vaincue, on abaisse le manche de l'instrument de manière à diriger son tranchant vers la partie inférieure du champ pupillaire dilaté, et l'on pratique sur la cristalloïde une simple incision, dont l'étendue doit varier selon la rapidité probable de la résorption, ou, autrement dit, selon le degré d'imbibition et de gonflement que l'on veut provoquer dans les masses cristalliniennes. Lorsqu'on abaisse le tranchant de l'aiguille, en le rapprochant de son point d'immergence, il est nécessaire de retirer, en partie, de la plaie le col de l'instrument; car on se propose uniquement d'inciser la cristalloïde, en suivant la convexité antérieure qu'elle présente. La pénétration trop profonde de l'aiguille dans le cristallin aurait le très grand inconvénient d'exposer à le subluxer, lorsque la consistance du cristallin est quelque peu prononcée.

Il est prudent de se borner, pour la première discission d'une cataracte, à une simple incision de 3 millimètres de longueur. Mais si, par une première opération, on a déjà provoqué la résorption d'une partie des masses cristalliniennes, on dévie l'aiguille, avant de la retirer, pour la mettre horizontalement, et on pratique une seconde incision qui coupe la première perpendiculairement. Le retrait de l'aiguille s'opère dans la direction suivant laquelle on l'a fait pénétrer.

Quant à ce qui concerne l'époque où il convient de réitérer la discission, il est important de n'y revenir qu'après la disparition complète de l'injection périkératique, qui accompagne ordinairement la résorption des masses cristalliniennes, et lorsqu'on s'est assuré, au moyen de l'éclairage oblique, qu'il n'existe plus, à la superficie de la lentille, aucun flocon de masses opaques, ce qui permet de supposer que l'ouverture capsulaire s'est obturée par l'intermédiaire d'une substance vitreuse. Si le cristallin a diminué de volume, consécutivement à plusieurs ouvertures pratiquées à son enveloppe, il devient permis d'attaquer avec plus de sécurité sa substance même, au moyen du tranchant de l'aiguille.

Le *pansement* consiste à instiller une goutte de la solution d'atropine dans l'œil opéré et à appliquer, suivant les règles de l'antisepsie, le bandeau compressif. Le troisième jour, on remplace le bandeau par un carré de soie flottant, et l'on maintient la pupille dilatée à l'aide de l'atropine. L'action de ce mydriatique devra soigneusement être surveillée, non seulement de crainte d'intoxication chez les jeunes enfants, mais surtout à cause de la possibilité de stimuler un état glaucomateux.

Les *accidents*, auxquels expose la discission simple, résultent, presque tous, de légères subluxations qu'on imprime au cristallin, pendant que l'on pratique la section capsulaire, et du manque d'attention dans le retrait de l'aiguille, lorsqu'elle vient se rapprocher de son point de pénétration. On est bien revenu de la crainte de l'irritation de l'iris par les masses corticales gonflées, ainsi que de la présence d'une grande partie des flocons cristalliniens dans la chambre antérieure, car on sait que ces flocons ne sont irritants qu'autant qu'ils renferment des germes infectieux. Ce qu'il ne faut pas perdre de vue, c'est la possibilité d'une obstruction de l'angle iridien; et celle-ci peut résulter, non seulement d'une subluxation, mais aussi d'un excès d'étendue de l'ouverture capsulaire, qui permet au noyau de tomber dans la chambre antérieure et qui peut, ainsi, donner lieu à une augmentation de tension suffisante pour rendre l'évacuation des masses cristalliniennes indispensable, par une section linéaire. Aussi la prudence veut-elle que l'on commence toujours par une discission en quelque sorte exploratrice.

Dans quelques cas rares, on a observé une suppuration qui, partant de la plaie cornéenne, s'était propagée à une partie, ou à la totalité de la cornée. Un aussi déplorable accident doit toujours être attribué à un défaut de propreté des instruments mis en usage, qu'on a négligé de laisser tremper, pendant quelque temps, dans le bain d'alcool absolu, d'abord, et ensuite dans le bain phéniqué, ainsi qu'à l'abstention d'une désinfection préalable des paupières et du sac conjonctival et lacrymal.

Dans le cas de cataracte liquide, de Graefe a proposé de donner issue à la cataracte, à travers la petite ouverture de la cornée qui a livré passage à l'aiguille. Dans ce but, il y aura avantage à faire usage d'une aiguille à discission de Bowman plus large que le modèle ordinaire, et dont le collet sera assez fort pour s'opposer à l'écoulement prématuré de l'humeur aqueuse. En retirant l'instrument, on entre-bâille la petite plaie, de manière à laisser échapper l'humeur aqueuse et une portion, ou la totalité du cristallin liquéfié.

B. *Discission combinée.*

En excisant préalablement une portion de la partie supérieure de l'iris, on a pensé élargir sensiblement le cadre des cas que l'on peut soumettre à une opération, sinon exempte de dangers, du moins d'une exécution en général assez aisée. En appliquant cette modification, on a principalement eu en vue de restreindre le nombre des points de contact des masses cristalliniennes gonflées avec l'iris et de prévenir la contraction, que l'irritation consécutive de cette membrane détermine dans son sphincter, et dont le premier effet est de réduire, d'une manière très fâcheuse, l'étendue du champ pupillaire. En outre, et c'est là surtout le point important à considérer, l'iridectomie préserve, jusqu'à un certain point, l'œil des complications glaucomateuses qui peuvent naître d'une imbibition et d'un gonflement trop rapide du cristallin, ainsi que de la moindre subluxation, principalement dans les cas où l'on pratique l'opération sur des sujets d'un certain âge.

L'iridectomie doit être faite trois ou quatre semaines avant la première discission et intéresser, dans sa partie supérieure, une portion de l'iris assez large et s'étendant jusqu'au bord adhérent de cette membrane. La discission se pratique d'après les règles ci-dessus énoncées ; toutefois, nous croyons devoir indiquer une précaution dont nous n'avons eu jusqu'ici qu'à nous louer, c'est de n'attaquer la cristalloïde, aux premières opérations, qu'à sa partie supérieure, c'est-à-dire dans le champ de la nouvelle pupille. On est ainsi moins exposé au danger d'une luxation du noyau dans la chambre antérieure.

La discission modifiée, actuellement fort peu employée et qui, comme toute opération en deux temps, tend à disparaître de la pratique, est principalement applicable aux formes de cataractes suivantes :

1° À la cataracte zonulaire, chez les sujets au-dessus de quinze à vingt ans ;

2° À la cataracte double et incomplète, chez les sujets qui ont dépassé la vingtaine ;

3° À la cataracte demi-molle avec adhérences de l'iris, lorsqu'on a des motifs de pratiquer ce procédé, de préférence à l'extraction combinée.

C. *Discission avec deux aiguilles, dilacération* (*Two needles operation* de Bowman).

Dilacération. — Cette méthode est réservée aux cataractes sensiblement réduites dans leurs dimensions (consécutivement à un traumatisme ou à une opération), cataractes qui se présentent, tantôt sous la forme appelée aride-siliqueuse, tantôt comme cataractes secondaires. On observe, dans la première série de cas, une couche opaque mince, comprise entre les deux feuillets capsulaires très rapprochés l'un de l'autre ; dans la seconde, une opacité moins épaisse encore est ordinairement formée, dans sa plus grande étendue, par les feuillets de la cristalloïde devenus le siège de divers dépôts. On ne songera à attaquer ces diverses formes de cataractes par la dilacération, qu'autant qu'elles ne présentent pas de nombreuses adhérences avec l'iris et que la pupille se dilate facilement. Dès que pareilles opacités, même très minces, se trouvent sur une grande étendue de leur circonférence attachées à l'iris, on aura soin d'éviter toute traction sur la partie adhérente du tractus uvéal, ainsi que cela est inévitable par un procédé de dilacération, et l'on aura recours aux procédés de capsulotomie simple ou à la capsulo-iritomie.

Quant à tenter l'extraction de ces cataractes, nous n'y serions amené que dans le cas où un examen attentif nous aurait montré l'opacité presque dépourvue d'adhérences, vacillant dans le champ pupillaire, comme il arrive quelquefois pour certaines cataractes arides-siliqueuses fortement réduites en volume. En pareille circonstance, des pinces très fines, droites ou courbes, et à dents inférieures, ou les pinces-kystitomes, nous paraissent de beaucoup préférables aux instruments plus complexes imaginés pour les remplacer (serretelles) (1).

On procède à l'opération, au moyen de deux aiguilles à discission très fines, et l'on choisit, pour points d'introduction, le milieu du rayon qui divise en deux parties égales chacun des quarts supérieurs de la cornée, l'opérateur se trouvant toujours placé derrière le malade couché et le champ opératoire étant éclairé à l'éclairage oblique et (si possible) électrique.

La pupille étant dilatée et l'œil bien cocaïnisé, on fixe passagèrement (après avoir placé l'écarteur) au moyen de la pince et on commence par enfoncer l'aiguille, tenue de la main gauche, dont on se sert alors (la pince à fixation étant abandonnée) pour fixer l'œil, en dirigeant sa pointe vers le milieu de la pupille. Une fois la seconde aiguille introduite de la même manière, on réunit les pointes des instruments pour les pousser dans la partie centrale de l'opacité; puis, les écartant simultanément, on déchire et on refoule, vers les bords interne et externe de la pupille, les lambeaux du feuillet opaque dilacéré. Si alors, ramenant les deux pointes vers le centre du champ pupillaire, on s'aperçoit que l'ouverture produite, dans ce premier temps de l'opération, est suffisamment large (et une ouverture peu étendue, mais parfaitement libre de toute opacité, est suffisante pour le rétablissement d'une excellente vision), on peut s'en tenir là et retirer les aiguilles. Si, au contraire, on remarque que les lambeaux du feuillet capsulaire reviennent sur eux-mêmes et tendent à fermer l'ouverture pratiquée, on doit essayer de nouveau, mais avec prudence, la dilacération de ces lambeaux et la destruction des adhérences qui les retiennent au bord de la pupille. Dans ce but, nous conseillons, non seulement de fixer constamment l'œil avec l'aiguille tenue de la main gauche; mais encore, au besoin, de fixer, avec la pointe du même instrument, le lambeau capsulaire qu'on se propose de déchirer avec l'autre aiguille. Tout l'avantage de cette opération nous semble résider, en effet, dans ce fait qu'elle permet d'immobiliser, avec une aiguille, la mince opacité capsulaire que l'on attaque avec l'autre.

Il est très important, dans l'exécution de cette opération, que le chirurgien maintienne les aiguilles obliquement, en leur donnant une position analogue à celle des aiguilles employées pour tricoter. C'est seulement ainsi qu'il évitera de trop léser le corps vitré, dont une blessure étendue et profonde pourrait amener ultérieurement le décollement de la rétine. On s'opposera encore facilement à des blessures profondes du corps vitré, si préjudiciables pour l'avenir de l'œil, en procédant à la dilacération de minces cataractes secondaires, au moyen du kystitome ordinaire, qu'on introduit, d'après le conseil de M. Prouff, à travers une étroite ouverture périphérique de la cornée, faite avec une aiguille à paracentèse.

(1) Une extraction partielle de cataracte capsulaire, très adhérente au corps ciliaire, mais où la pupille se laisse bien dilater, peut être exécutée en arrachant, avec les pinces-kystitomes (qu'on a introduites à travers une petite ouverture pratiquée avec le couteau à arrêt), la partie centrale de la capsule.

ARTICLE IX

EXTRACTION LINÉAIRE SIMPLE

On peut poser en principe, pour toute opération de cataracte :

1° Que l'ouverture pratiquée à l'œil doit être exactement en rapport avec la consistance du cristallin opaque, afin que la cataracte s'échappe aussi facilement et aussi complètement que possible ;

2° Qu'on peut espérer la résorption d'un cristallin laissé, en partie ou en totalité, dans l'œil, et mis en contact direct avec l'humeur aqueuse, lorsque la consistance du noyau ne dépasse pas certaines limites, que l'âge du sujet est propice à cette résorption, qu'aucun vice survenu dans la constitution anatomique de l'œil (par exemple, un défaut d'élasticité de la sclérotique) n'y met d'obstacle sérieux, en déterminant des complications glaucomateuses ultérieures, et que nous avons le moins possible infecté les éléments cristalliniens au moment de l'opération même.

Ces axiomes énoncés, nous pouvons dire que l'extraction linéaire simple ne convient que pour trois variétés de cataractes, qui sont :

A. La cataracte entièrement molle ;

B. La cataracte ramollie qui succède, chez les jeunes sujets, à une blessure de la cristalloïde ;

C. La cataracte qui, chez de jeunes sujets, a été ramollie artificiellement, au moyen d'une large discission prélable de la capsule.

C'est à de Graefe que revient le mérite d'avoir assigné à l'extraction linéaire son véritable terrain, en en restreignant l'application aux cataractes entièrement molles. Celles-ci s'observent presque uniquement sur les sujets qui n'ont pas dépassé l'âge de vingt-cinq ans. Encore faut-il, à cette limite, que les masses corticales soient cataractées jusqu'au voisinage de la capsule, pour qu'elles s'en dégagent sans difficulté, et est-il indispensable que les masses opaques n'aient pas encore subi la métamorphose régressive, pendant laquelle elles s'attachent de nouveau à la cristalloïde en augmentant de consistance.

Il serait donc faux de dire que les cataractes des jeunes sujets sont toutes opérables par extraction linéaire simple, car il faut excepter de cette règle les cataractes stratifiées, les cataractes nucléolaires et les cataractes régressives (arides-siliqueuses).

Les instruments nécessaires, pour l'extraction linéaire simple, sont : une pince à fixation ; une large couteau lancéolaire coudé (fig. 269) ; un kystitome flexible de de Graefe (fig. 270), muni d'une curette de Daviel ou d'une petite spatule de caoutchouc ; des pinces-kystitomes (fig. 271) ; des ciseaux coudés ; des pinces-ciseaux et des pinces à pupille, pour le cas où il faudrait exciser un prolapsus iridien.

Les divers temps de cette opération s'exécutent de la manière suivante :

Le malade ayant la pupille dilatée, au moyen d'une forte solution d'atropine, et étant couché, on lui instille, à deux reprises, de la cocaïne combinée au sublimé. Après avoir bien désinfecté les paupières, on les écarte soit avec les écarteurs, soit, chez des malades raisonnables et bien anesthésiés, avec les doigts.

Premier temps. — On saisit avec les pinces un pli conjonctival, en bas du bord inférieur de la cornée, et l'on traverse cette membrane presque perpendiculairement à sa surface, au milieu de son rayon supérieur, ou, comme l'indique de Graefe, à 2 millimètres de distance de l'anneau scléroticaI. Dès que la pointe du couteau a pénétré dans la chambre antérieure, on abaisse le manche de l'instrument, de manière à diriger son plan parallèlement à celui de l'iris; puis, on le pousse jusqu'à ce que la pointe atteigne le bord opposé de la cornée, pour donner à la plaie externe une étendue de 5 à 6 millimètres. Avant de retirer le couteau, on abaisse encore le manche, afin de rapprocher sa pointe de la membrane de Descemet, à

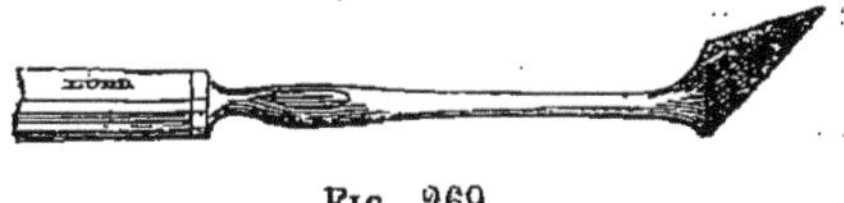

FIG. 269.

mesure que l'écoulement de l'humeur aqueuse s'effectue avec plus de rapidité. Si l'on a des motifs de supposer que la section n'est pas suffisamment large, on peut agrandir la plaie, d'un côté ou de l'autre, pendant le retrait de la lance.

Second temps. — Il consiste à ouvrir la capsule. Tout en maintenant l'œil fixé, on introduit dans la plaie un kystitome, que l'on enfonce en déprimant doucement la lèvre externe de la section, et que l'on conduit le long de la face postérieure de

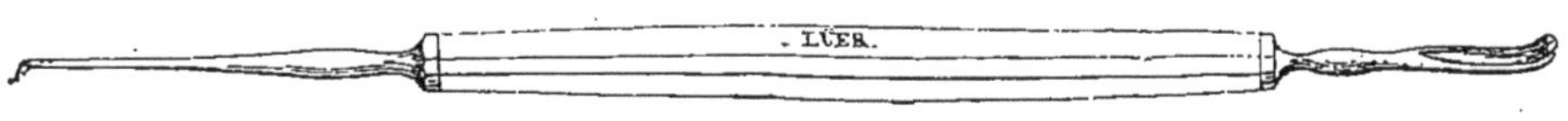

FIG. 270.

la cornée. Dès que l'extrémité de l'instrument a pénétré à un demi-millimètre du bord inférieur de la pupille, on lui imprime un quart de rotation, destiné à conduire son tranchant contre la capsule, et on l'attire vers le bord supérieur de la pupille, en prenant bien soin aussi de ne pas s'en approcher à plus d'un demi-millimètre. Cela fait, on tient le kystitome à plat, on l'applique contre la face postérieure de la cornée et on le retire, de manière que le tranchant quitte le dernier la plaie, de

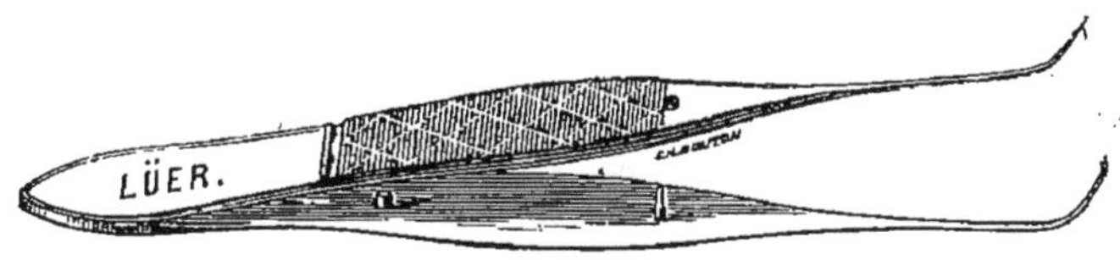

FIG. 271.

même qu'il y a pénétré le dernier. Dans le cas où l'iris formerait un prolapsus étendu, par suite d'une évacuation trop rapide de l'humeur aqueuse ou d'une position vicieuse (trop périphérique) de la plaie, il serait facile d'éviter de le blesser, en rasant le prolapsus avec le dos de l'instrument. On peut avec avantage, surtout lorsque la capsule est résistante, l'ouvrir en pratiquant avec la pince-kystitome l'ablation d'un lambeau capsulaire, ainsi que nous l'indiquerons plus loin.

Troisième temps. — Il consiste à donner issue au cristallin ramolli. Dans ce but, ayant abandonné les pinces à fixation et retiré l'écarteur, si on l'avait placé, on soulève doucement la paupière supérieure et on applique, avec modération, l'inférieure contre le bord de la cornée. Exerçant alors avec les paupières une très faible pression, on entre-bâille la plaie, de manière à permettre à l'émulsion cristallinienne de s'échapper par cette ouverture.

Pendant ce temps de l'opération, nous conseillons de ne soulever la paupière que juste assez pour surveiller l'évacuation de la cataracte. Si cette dernière montre quelque difficulté à s'échapper au dehors, il est bon de confier la paupière supérieure à l'aide et de favoriser la sortie de la cataracte, en exerçant sur l'œil, en même temps qu'on tient écartées les lèvres de la plaie, de faibles pressions et des frictions douces à travers la paupière inférieure.

L'introduction de la curette de Daviel dans la chambre antérieure est le plus souvent superflue, si le diagnostic a été exact, c'est-à-dire si la cataracte ne présente ni noyau consistant, ni masses cristalliniennes incomplètement adhérentes à la cristalloïde. On sait d'ailleurs que la rétention d'une faible partie de la cataracte ramollie est sans inconvénient sur l'issue finale de l'opération, attendu que, chez les jeunes sujets, la résorption s'en opère avec une rapidité remarquable. On termine, pour compléter le nettoyage, par un lavage de la chambre antérieure, en procédant comme nous l'exposerons à propos de l'extraction à lambeau (1).

Les *accidents* qui peuvent survenir dans le cours de l'opération elle-même sont peu nombreux, s'il s'agit bien d'une cataracte fluidifiée. Ils consistent surtout dans un prolapsus de l'iris ou du corps vitré.

Nous avons déjà dit qu'il est inutile de se préoccuper de la hernie de l'iris pendant qu'on procède à l'ouverture de la capsule, aussi bien qu'au moment où l'on donne

(1) Dans l'unique but de faciliter l'opération, de Graefe avait conseillé l'emplacement de la section en dehors, ce qui permit de se servir d'une lance droite. Cette considération, relative à une plus grande facilité d'exécution, doit être complètement abandonnée en envisageant les avantages sérieux que présente la section supérieure, exécutée avec la lance coudée. Tout d'abord, la manœuvre pour évacuer le cristallin, qui, dans le procédé de de Graefe, réclame que l'on oppose le dos de la curette de Daviel, ou la spatule de caoutchouc, contre la lèvre externe de la plaie, pour l'entre-bâiller, et force l'opérateur, s'il a retiré l'écarteur, à confier l'une des paupières à l'aide, est supprimée, cet entre-bâillement pouvant se faire (l'écarteur étant toujours retiré) avec la paupière supérieure, tandis que l'inférieure sert à expulser les masses cristalliniennes. Ce qui nous paraît de beaucoup plus important encore, c'est qu'en plaçant la section en haut et en pénétrant bien verticalement à 2 millimètres de distance du bord cornéen, on peut, dès que l'on reconnaît que l'on s'est trompé sur la consistance de la cataracte, ainsi que sur la résistance de la cristalloïde, qui ne se laisse pas entamer par le kystitome, transformer l'extraction simple en extraction combinée. A cet effet, on élargit avec les ciseaux coudés la plaie, de chaque côté, afin de la transformer en un lambeau de 2 à 3 millimètres de hauteur, on excise une portion de l'iris et on se facilite ainsi l'incision avec le kystitome, ou mieux l'enlèvement de la cristalloïde antérieure avec les pinces kystitomes, ainsi que la sortie d'un noyau, même assez volumineux, comme on le rencontre parfois chez de tout jeunes enfants. A-t-on placé la section en dehors? l'élargissement de la plaie est rendu beaucoup plus difficile et les manœuvres d'expulsion du cristallin deviennent plus laborieuses; en outre, la pupille artificielle, à laquelle on est contraint et qui s'élargit notablement pendant la croissance des enfants très jeunes, ne sera nullement masquée par la paupière supérieure. Bien des opérateurs s'éviteront des déboires en abandonnant pour toujours le procédé ancien d'extraction linéaire de de Graefe, et la bien insignifiante difficulté du maniement de la lance coudée sera largement compensée par la facilité beaucoup plus grande de l'expulsion du cristallin, même lorsque celui-ci est complètement ramolli. Ce conseil nous paraît d'autant plus justifié, que l'appréciation de la consistance de la cataracte et surtout de la résistance de la capsule, chez de tout jeunes enfants, est hérissée de difficultés, même pour le clinicien le plus expérimenté, et qu'il lui arrive, en dépit des avertissements qu'il peut déjà avoir reçus, de se tromper ; l'erreur sera sans aucune conséquence fâcheuse si l'on a fait choix, pour la section, d'un emplacement supérieur et peu éloigné du bord cornéen.

issue aux masses cristalliniennes. Une fois la cataracte sortie, le prolapsus, que favorise une section trop périphérique, rentre généralement de lui-même, aussitôt qu'on excite les contractions de l'iris, en exerçant, à travers la paupière supérieure, des frottements doux sur le globe de l'œil. Si néanmoins ces tentatives échouaient et si on ne réussissait pas davantage à réduire la hernie de l'iris, en s'aidant directement du dos de la curette de Daviel ou de la spatule de caoutchouc, manœuvres que l'on associe à l'emploi d'un collyre d'ésérine, il nous semble qu'on ne devrait pas hésiter à pratiquer l'excision du lambeau hernié, pour éviter que, restant enclavé dans la plaie, il ne devienne la source d'un danger permanent.

Le corps vitré peut, lui aussi, faire hernie pendant qu'on procède à l'ouverture de la capsule, soit que la cataracte étant, dans un cas exceptionnel, extrêmement mince, on la traverse, de part en part, avec le kystitome, soit que cet accident résulte uniquement d'un maniement inhabile de l'instrument mis en usage, sur un cristallin d'une consistance non convenable pour l'extraction linéaire. Il arrive plus fréquemment encore que ce prolapsus est provoqué, au moment de l'issue du cristallin, par une contraction énergique des muscles de l'œil ou par une pression maladroite exercée sur cet organe. Outre la rétention dans l'œil de débris cristalliniens, bien que la pupille ait pu se montrer tout d'abord d'un noir parfait, les opacités ayant été refoulées derrière l'iris au moment de l'issue du corps vitré, cet accident a encore pour inconvénient de donner lieu à une cicatrice cornéenne assez apparente, se prolongeant parfois jusque dans la pupille déviée, surtout s'il s'est produit simultanément un enclavement capsulaire.

Enfin signalons, à côté de ces accidents, la facilité d'une erreur de diagnostic par suite de la présence d'une cataracte nucléolaire. Dans ce cas, on agrandira la section, à l'aide des ciseaux coudés, et l'on excisera une portion de l'iris.

Lorsqu'il existe, dans le champ de la pupille, une opacité capsulaire qu'on a négligé d'enlever avec la pince-kystitome, il est bon d'introduire, par l'ouverture cornéenne, de fines pinces courbes pour en pratiquer l'extraction. Il faut avouer, il est vrai, que cette manœuvre expose parfois à un prolapsus du corps vitré ; mais cet accident n'a rien de grave, lorsque l'évacuation préalable du cristallin s'est opérée. Actuellement nous enlevons ces plaques capsulaires avec les pinces-kystitomes.

Le *pansement* se fait au moyen du bandeau compressif. Il faut l'appliquer, comme il s'agit généralement d'enfants peu dociles, sur les deux yeux, afin de donner à ces organes un repos aussi complet que possible.

Les pièces nécessaires pour ce pansement, dont nous faisons usage après toute opération de cataracte, sont : 1° deux petites rondelles boratées, destinées à protéger les paupières, rondelles qu'on a trempées dans une solution boriquée et salicylée (acide borique, 20 grammes ; acide salicylique, 1 gramme ; eau, 500 grammes) ; 2° de la ouate salicylée ou hygroscopique, qu'on étale soigneusement, afin de s'opposer à l'entrée de l'air à côté de la rondelle collée sur l'œil, et pour bien remplir le creux formé par l'arcade sourcilière et la pommette de la joue, de manière que sur aucun point le bandeau n'exerce une véritable pression, mais ne soit en réalité que contentif ; 3° une bande de flanelle large de 4 à 5 centimètres et longue de 4 mètres.

Après avoir instillé une goutte de collyre d'ésérine (salicylate d'ésérine, 5 centigrammes ; eau distillée, 10 grammes) dans l'œil opéré, on applique sur cet œil une rondelle boratée, sur laquelle on a encore laissé couler uue petite quantité d'une solution glycérinée d'ésérine et d'acide borique (glycérine, 20 grammes ; eau distillée, 80 grammes ; acide borique, 120 centigrammes ; salicylate d'ésérine, 15 centigrammes). Quant à l'œil non opéré, on le recouvre simplement d'une rondelle boratée en partie étanchée. Puis, ayant comblé très exactement avec la ouate le creux orbito-nasal, tout en s'assurant, à diverses reprises, avec le plat de la main, qu'il n'existe aucune inégalité dans la répartition de la ouate, on fixe le tout avec le bandeau roulé en forme de binocle, que l'on assujettit, en dernier lieu, avec quelques épingles. Même dans les très fortes chaleurs, nous n'avons guère vu d'inconvénients à l'usage du bandeau de flanelle, qu'on peut du reste remplacer alors par une bande de toile ou de gaze phéniquée.

Nous avons coutume, à moins que l'opéré ne se plaigne, de ne lever ce pansement, qui annule presque complètement la sécrétion conjonctivale, que le cinquième jour. Le bandeau est alors remplacé par un simple carré de soie noire flottant, que l'on superpose à des lunettes fumées.

Les *modifications* apportées, dans ces dernières années, au manuel de l'extraction linéaire simple, sont de deux ordres. Les premières, applicables aux cataractes tout à fait liquides, ont pour objet de restreindre au minimum les dimensions de la plaie, ce qui, chez de jeunes enfants indociles, est un avantage pour éviter le prolapsus de l'iris; les secondes, tout au contraire, imaginées dans le but d'adapter la méthode linéaire à l'extraction des cataractes à noyau, consistent essentiellement dans un élargissement de la section, combiné à l'excision d'une portion de l'iris. Nous ne nous occuperons ici que de la première de ces modifications, nous réservant de traiter de la seconde dans un article spécial.

C'est surtout en Angleterre (Teale, Bowman) et en Belgique (Coppez) que les chirurgiens ont remis en vigueur un ancien procédé de l'opération de la cataracte molle, par succion ou aspiration de l'émulsion cristallinienne. En France, Laugier, à l'exemple, paraît-il, des Persans et des Arabes, avait déjà fait construire, en 1847, une aiguille à succion, destinée à ce genre d'opération de la cataracte.

M. Bowman a donné à son appareil la forme d'une curette qui aboutit à un petit corps de pompe aspirante, avantageusement modifié, quant aux détails de construction (fig. 272). On introduit cet instrument, après avoir pratiqué dans la cornée une étroite section linéaire et ouvert la cristalloïde, à moins cependant qu'on n'ait préalablement opéré cette déchirure de la capsule, dans le but de compléter la liquéfaction du cristallin.

Le meilleur instrument de succion est incontestablement celui de M. Teale, consistant dans une curette creuse, semblable à celle ajustée à la pompe de Bowman, et aboutissant, comme elle, à un petit ajutage de verre, mais dont l'extrémité opposée est munie d'un tuyau de caoutchouc avec embouchure, permettant, en plaçant celle-ci dans la bouche, d'aspirer les parties liquides. Afin de disposer d'un instrument qui ne puisse avoir qu'un pouvoir aspirateur d'une force très modérée (comme on en faisait usage pour l'aspiration du liquide sous-rétinien), de Wecker a fait construire un petit instrument, basé sur le principe des compte-gouttes usuels (fig. 273, A et C). Avec les instruments de Teale et de Bowman, on n'a aucun contrôle précis sur la force et la rapidité de succion qu'on exerce, et il faut évidemment attribuer à une action trop brusque les phénomènes d'irritation assez vifs et les ruptures vasculaires qu'on a observés, après des opérations de succion. Au contraire, le doigt indicateur, appuyé sur la membrane élastique de l'aspirateur de de Wecker, régularise parfaitement l'aspiration, surtout si, par une pression modérée, exercée avec le doigt, sur le globe de l'œil, on contre-balance la détente produite par l'aspiration. Il sera encore question de cet appareil (B) à l'occasion du décollement de la rétine et du lavage de la chambre antérieure.

On ne peut refuser, aux opérations exécutées par cette méthode, un certain brio bien propre à frapper les élèves dans un amphithéâtre; mais, d'un autre côté, il est

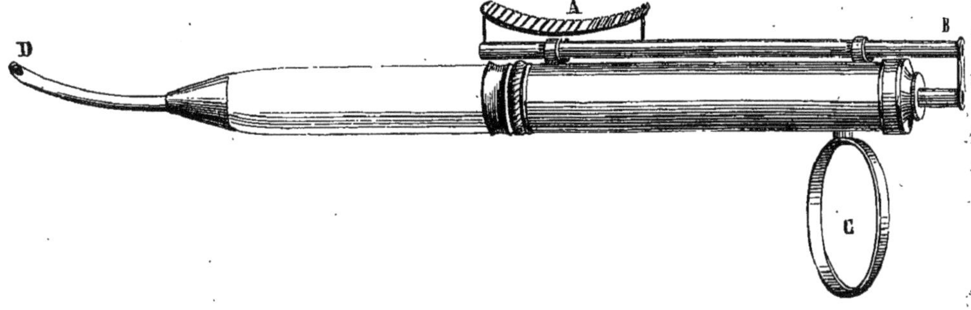

FIG. 272.

A et C, points d'appui du pouce et de l'index; B, pièce mobile rattachée au piston et communiquant à ce dernier les mouvements qu'elle reçoit de l'impulsion du pouce; D, ouverture de la canule en forme de curette.

incontestable que, si soigneusement que procède l'opérateur pour détendre l'œil avec lenteur, l'aspiration, pratiquée sur un œil à tension quelque peu exagérée, peut

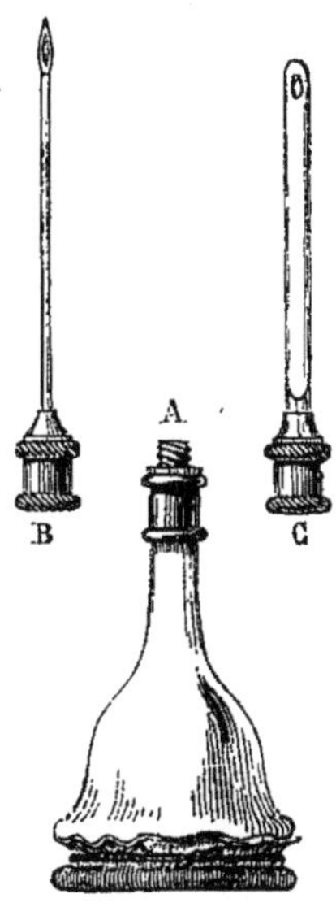

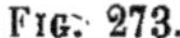

FIG. 273.

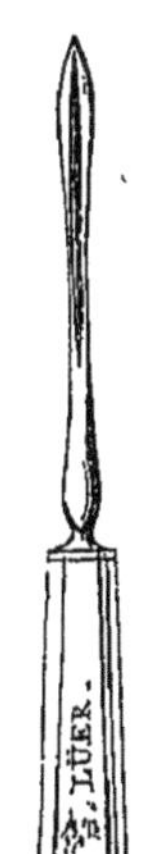

FIG. 274.

n'être pas sans une influence fort fâcheuse sur la circulation des membranes oculaires profondes.

Nous croyons encore, en pareil cas, pouvoir proposer de substituer aux aspirateurs, pour la cataracte absolument *liquide*, une simple aiguille à rainure, analogue, quant au principe de sa construction, au couteau imaginé par Walker et à l'aiguille de Buzzi (voy. fig. 274). On introduirait cette aiguille de la même manière que le couteau lancéolaire, dans le premier temps de l'extraction linéaire simple, en prenant soin de l'enfoncer du premier coup en arrière de la capsule antérieure, et de rapprocher progressivement sa pointe de la face postérieure de la cornée, au fur et à mesure de l'écoulement de l'humeur aqueuse et de l'émulsion cristallinienne mélangées. L'emploi de cette aiguille à rainure se rapproche d'ailleurs du procédé de discission proposé par de Graefe, et dont il a été question plus haut (voy. p. 510).

ARTICLE X.

EXTRACTION LINÉAIRE COMBINÉE

La sécurité que trouve le chirurgien, soit pendant, soit après l'opération, lorsqu'il pratique une section linéaire, au contraire le danger immédiat plus grand qui réside dans l'établissement d'une très large plaie, comme dans l'ancienne extraction à lambeau, ont naturellement éveillé chez les praticiens le désir d'agrandir, autant que possible, le cadre de l'extraction linéaire, pour y comprendre les cas où la cataracte présente une certaine consistance, c'est-à-dire est pourvue d'un noyau plus ou moins volumineux.

De Graefe, en combinant avec l'extraction linéaire l'excision de l'iris et en reculant, autant que le permettait l'insertion de cette membrane, la section qui devenait ainsi tangentielle à la cornée, a évidemment atteint la dernière limite du nombre des cas que peut embrasser l'extraction linéaire. Disons qu'on s'est promptement écarté de la linéarité de la section, qui, d'après de Graefe, était la vraie découverte de son procédé ; personne (à l'exception de M. Jacobson) ne fait guère plus le procédé pur tel qu'il a été primitivement décrit, et c'est par un véritable abus qu'on a pris l'habitude d'appeler toute extraction à lambeau plus ou moins élevé et combinée à l'iridectomie : procédé de *de Graefe.*

Les instruments nécessaires, pour l'extraction linéaire combinée de de Graefe, sont :

1° Une pince à fixation de Waldau ;

2° Des écarteurs à ressort, qui se recourbent sur la tempe ou s'appliquent sur le nez ;

3° Un couteau de de Graefe long et effilé (fig. 275), tranchant sur un côté, soigneusement arrondi sur l'autre, et d'une certaine épaisseur, afin de pouvoir aisément retenir l'humeur aqueuse pendant son passage à travers la chambre antérieure ;

4° Des pinces à pupille droites ordinaires, ou des pinces droites beaucoup plus petites, comme en employait de Graefe ;

5° Une paire de ciseaux fins et coudés, à pointes émoussées (fig. 276) ;

6° Un kystitome recourbé (fig. 277) ;

7° Une curette de caoutchouc (fig. 278).

Premier temps de l'opération. — Après avoir placé l'écarteur, on fixe le globe de l'œil, en saisissant la conjonctive *très exactement* près du bord inférieur de la cornée, au-dessous de son diamètre vertical, et l'on tire l'œil en bas. Le couteau étroit, dont le tranchant est dirigé en haut et le plat en avant, pénètre alors à travers le point A de la figure 279, de manière à arriver aussi périphériquement que possible dans la chambre antérieure. La pointe du couteau n'est pas immédiatement dirigée vers le lieu de la contre-ponction B ; mais, pour bien calculer la distance de ce point de contre-ponction et, par suite, la longueur de la section, on fait pénétrer le couteau dans la chambre antérieure de 7 à 8 millimètres, en se dirigeant vers un point *c* (fig. 279) ; on ramène alors le couteau à la position horizontale, et, la pointe ayant disparu vers le limbe conjonctival, on exécute la contre-ponction. Aussitôt la conjonctive se soulève, par la sortie de l'humeur aqueuse, sous forme

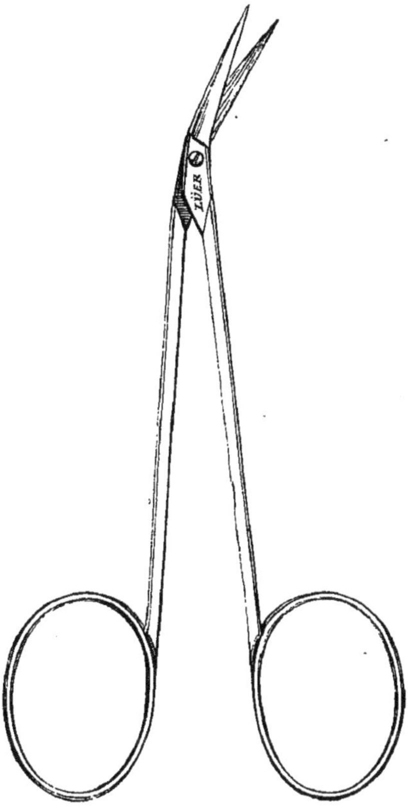

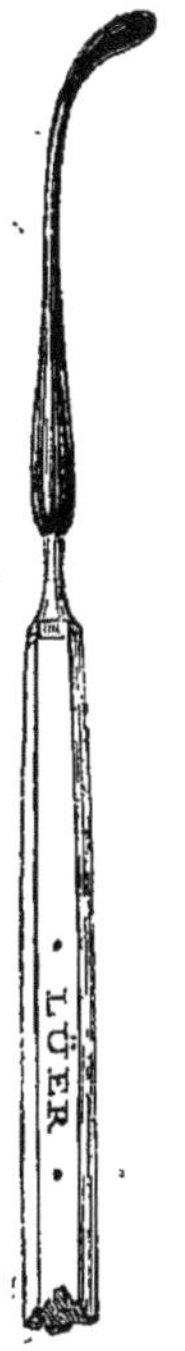

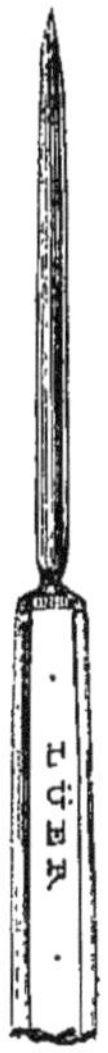

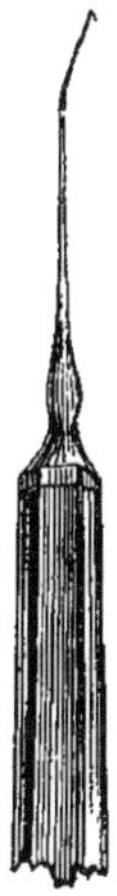

FIG. 275. FIG. 276. FIG. 277. FIG. 278.

d'une vésicule, et, sans s'occuper de cette saillie, on termine la section en dirigeant le tranchant en avant, par un mouvement excursif de va-et-vient. La conjonctive se

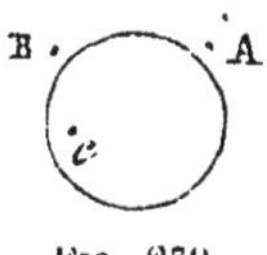

FIG. 279.

détache ordinairement lorsque le couteau a traversé la sclérotique, et, pour ne pas faire un lambeau conjonctival trop grand, on doit, en retirant l'instrument, diriger son tranchant en avant ou même un peu en bas.

Il est évident qu'une section véritablement linéaire ne pourrait être obtenue qu'à la condition que l'instrument tranchant cheminât suivant un unique méridien de la sphère fournie par le globe oculaire. Mais, en se servant d'un instrument étroit, comme le couteau de de Graefe, il est possible, en redressant plus ou moins la lame, d'abord introduite à plat, de réduire sensiblement la hauteur du lambeau. Ainsi, en comparant les figures 280 et 281, on verra que, dans la figure 280, où la section est faite avec un couteau lancéolaire ou un couteau à cataracte de Beer (section de Jacobson), la distance entre la section externe et l'interne est nécessairement grande et la hauteur du lambeau très notable. Au contraire sur le dessin 281, représentant des sections pratiques avec le couteau de de Graefe, on constate que la section A (section de de Graefe, à laquelle il assignait une hauteur de moins d'un millimètre), tout en ayant sa lèvre externe dans la sclérotique, a un parcours bien plus direct à travers les enveloppes de l'œil, et à mesure que les sections B (Arlt) et C (Critchett) se dirigent de plus en plus en avant, on arrive même à placer les ouvertures externe et interne dans un plan parallèle au méridien horizontal.

Il est difficile d'assigner à la section de de Graefe des limites exactes, vu que,

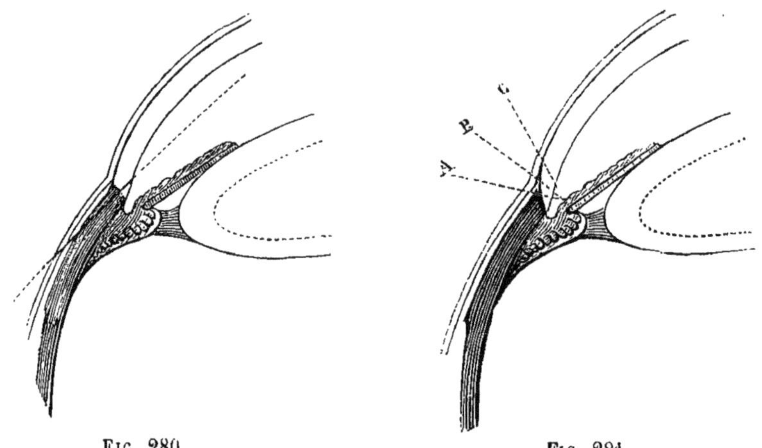

Fig. 280. Fig. 281.

suivant la consistance de la cataracte, elle doit, d'après son auteur, varier d'emplacement et d'étendue. Il faut, en général, que la ponction A (fig. 279) se trouve à une distance de 1 millimètre du bord cornéen et à 1 millimètre et demi d'une ligne horizontale et tangentielle au sommet de la cornée. Suivant les différences qui existent physiologiquement dans le diamètre de cette membrane, la section externe mesure, lorsque la ponction a été faite symétriquement, de 9 à 10 millimètres. Lorsqu'il s'agit de cataractes dures et volumineuses, on peut abaisser les points de ponction et de contre-ponction pour augmenter l'étendue de la plaie qui, bien entendu, s'éloigne de plus en plus de la linéarité.

Deuxième temps. — Après avoir retiré le couteau, on passe un tampon de ouate, imbibé de la solution boriquée, sur la plaie pour enlever le sang ; on ne procède à l'excision de l'iris que quand l'écoulement sanguin est complètement arrêté, ce qui peut prendre un certain temps, lorsqu'on a fait un large lambeau conjonctival et que la section a fortement intéressé le canal de Schlemm. Ce nettoyage a encore l'avantage de compléter le prolapsus de l'iris, qui fait saillie dans toute l'étendue de la plaie. On confie la pince à un aide qui tire l'œil en bas. Si un lambeau conjonctival a été formé, on a soin de le replier sur la cornée avec la pince, afin de mettre à jour le prolapsus iridien dans toute son étendue. On saisit alors l'iris, on développe en haut et en avant toute la partie herniée, par une traction modérée, et on l'excise, par deux coups de ciseaux adossés aux angles de la section, aussi exactement que possible.

Troisième temps. — Si la chambre antérieure était occupée par du sang épanché en quantité assez considérable, il serait urgent de le faire écouler, en entre-bâillant légèrement la plaie avec une curette de Daviel ou une spatule. L'opérateur reprend alors les pinces à fixer, et il introduit à plat le kystitome recourbé (fig. 277), en soulevant doucement la lèvre antérieure de la plaie; il le conduit prudemment le long de la surface postérieure de la cornée jusqu'au voisinage du bord pupillaire inférieur. Arrivé là, on tourne le tranchant vers la cristalloïde et on l'incise, le long du bord interne de l'ouverture pupillaire, jusqu'à l'équateur du cristallin. On répète la même manœuvre au bord externe, afin d'arriver à ouvrir la capsule sous la forme d'un lambeau triangulaire étendu. Sur des malades tranquilles, on peut compléter l'ouverture, en faisant glisser le kystitome le long de l'équateur du cristallin parallèlement à la plaie. Lorsqu'on a affaire à des opacités capsulaires ou à une cristalloïde très résistante (condensation des masses corticales), on peut avoir recours, pour une dilacération étendue de la capsule qui est indispensable pour l'évacuation régulière du cristallin, à un petit crochet aigu, ou aux pinces à pupille à griffes inférieures, ou mieux à la pince kystitome.

Quatrième temps. — On applique le dos convexe de la curette de caoutchouc (fig. 278) sur le bord inférieur de la cornée, afin de faire entre-bâiller la plaie, par une très légère pression, et de s'assurer que l'équateur du cristallin s'y présente. Cela fait, on tourne le bord supérieur de la curette contre la surface de la cornée, et l'on promène successivement ce bord de la partie inférieure de la cornée vers son milieu. Une légère pression exercée avec le dos de l'instrument sur la cornée, et très exactement proportionnée au mouvement de déplacement du cristallin, doit, en quelque sorte, accompagner le bord inférieur de la cataracte jusqu'à ce que celle-ci soit remontée vers le diamètre horizontal de la cornée; le cristallin s'échappe alors spontanément; si le cristallin s'était quelque peu luxé, l'aide déprimerait alors avec la curette de Daviel la lèvre supérieure de la plaie, pendant que l'opérateur exercerait la pression, avec la curette de caoutchouc, en sens convenable pour ramener le cristallin dans une bonne voie de sortie. Dès que la cataracte a été évacuée, on retire aussitôt les pinces et l'écarteur.

Cinquième temps. — Après avoir, par de douces frictions exercées sur la paupière, réuni, autant que possible, les masses corticales dans le champ pupillaire, on procède à leur évacuation, en faisant regarder le malade en bas pendant qu'à travers la paupière inférieure on repousse vers la plaie toutes les parties opaques, la paupière supérieure étant maintenue doucement relevée. *Lorsque le champ pupillaire apparaît tout à fait noir*, on attend encore quelques instants, on évacue de nouveau l'humeur aqueuse, parfois mêlée d'un peu de sang, pour nettoyer complètement les bords de la plaie; puis on réapplique avec soin le lambeau conjonctival.

Pansement. — On place le bandeau compressif sur les deux yeux. De Graefe instillait ordinairement de l'atropine, le deuxième ou le troisième jour, et levait déjà le pansement six heures après l'opération. Le bandeau est renouvelé toutes les vingt-quatre heures et remplacé, le troisième ou quatrième jour, par un carré de soie flottant. Le malade ne reste couché que quarante-huit heures, et, au besoin, même vingt-quatre heures seulement. Ordinairement, vers la fin de la deuxième semaine, on permet une sortie, en ayant soin de faire porter des lunettes fumées

ACCIDENTS ET SUITES DE L'OPÉRATION

a. *Accidents.* — La *section* peut présenter, dans son exécution, quelques difficultés, surtout les premières fois qu'on pratique cette opération. Il peut arriver, pendant que le couteau traverse la chambre antérieure, qu'on accroche l'iris, et qu'en poussant imprudemment l'instrument on produise une dialyse, d'où un écoulement de sang qui gênerait singulièrement l'opérateur. C'est ici l'occasion d'insister sur la nécessité de conduire le couteau et de faire la section avec une extrême lenteur, ce qui permet, alors, de retirer un peu le couteau pour le faire changer de position, lorsque, par exemple, il s'est engagé dans l'iris, ou qu'on a choisi le point de contre-ponction trop en avant, dans la cornée, ou trop en arrière, dans la sclérotique.

Il peut se présenter que la section soit trop peu étendue, qu'elle tombe trop dans la cornée; nous conseillons alors, avant de procéder à l'iridectomie, d'élargir la plaie au moyen des ciseaux coudés, et de ne pas remettre cet élargissement après l'ouverture de la cristalloïde, car un prolapsus du corps vitré devient alors de plus en plus imminent.

Un accident plus fâcheux est le *prolapsus du corps vitré*, qui s'est montré moins fréquent dès qu'on eut abandonné les sections très périphériques. La perte du corps vitré peut se présenter avant l'excision de l'iris et l'expulsion du cristallin, ce qui constitue alors un accident très inquiétant. Ordinairement, il survient pendant une manœuvre mal dirigée du kystitome, qui, ayant accroché le noyau d'une cataracte régressive, a déterminé une luxation du cristallin; nous conseillons alors, non d'avoir recours au crochet recourbé de de Graefe (fig. 282) pour faire sortir le

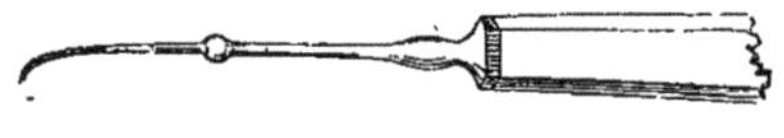

FIG. 282.

cristallin, vu que le maniement de cet instrument demande un exercice auquel on est généralement peu habitué, mais d'introduire tout de suite, derrière le cristallin, une curette de Critchett et de faire aussitôt l'extraction de la cataracte.

Le prolapsus du corps vitré qui se produit immédiatement après la sortie du cristallin, est certainement moins important; mais il rend presque impossible l'évacuation complète des masses corticales, car le nombre des cas où, malgré un prolapsus du corps vitré, on pourra, suivant le conseil de de Graefe, ramener, par de douces pressions, les masses corticales dans le champ pupillaire et les faire sortir en même temps qu'une petite quantité du corps vitré, sera certainement bien limité.

On s'explique la fréquence de l'accident dont nous parlons, en considérant que, dans le cas d'une section périphérique, telle que la conseillait de Graefe, la lèvre interne de la plaie se trouve quelque peu au-dessus du bord supérieur du cristallin (voy. fig. 281). L'iris ayant été excisé, c'est la zonule qui, pendant l'ouverture de la cristalloïde, et jusqu'au moment où l'équateur du cristallin s'est engagé dans la section, supporte à elle seule la pression et retient le corps vitré.

b. *Suites de l'opération.* — Ce qui a évidemment beaucoup contribué à répandre l'opération de de Graefe, c'est la facilité merveilleuse avec laquelle se guérissent les yeux, sur lesquels le dégagement du cristallin a été aisé et où tous les temps de l'opération se sont passés régulièrement. Mais, si une meilleure coaptation de la plaie et une prompte cicatrisation ont réduit notablement le nombre des suppurations, il faut, d'un autre côté, reconnaître que la pureté des résultats opératoires a été amoindrie et que les ophthalmies sympathiques, inconnues des anciens, ont fait leur triste apparition avec l'adoption de ce mode opératoire.

La complication la plus fréquente, qui peut suivre l'extraction linéaire combinée, consiste dans le développement d'une iritis, ou irido-choroïdite, qui, à son début, présente les caractères mixtes des formes séreuse et plastique. Après que l'inflammation a persisté de six à huit jours, le caractère des inflammations plastiques se dessine de plus en plus nettement, et l'éclaircissement de l'humeur aqueuse, de même que la disparition des dépôts sur la membrane de Descemet, permettent bientôt de juger si le résultat ordinaire de cette inflammation se développera ou non, c'est-à-dire s'il surviendra une occlusion pupillaire complète, ou si l'on aura simplement affaire à des dépôts plus ou moins considérables dans le champ pupillaire, avec synéchies postérieures multiples. Le plus souvent, pour ne pas dire toujours, ces irido-choroïdites résultent d'un enclavement capsulaire ou iridien, permettant une infection médiate de l'œil, à travers une cicatrice mal fermée (cicatrice à migration).

Ajoutons que les opérations secondaires, consistant dans l'incision de l'iris, donnent ici des résultats bien moins favorables que dans l'occlusion pupillaire, ayant suivi une extraction à travers une section moins périphérique, où l'œil n'a pas, pendant de longs mois, passé par des inflammations infectieuses qui non seulement ont oblitéré les ouvertures pupillaires naturelle et artificielle, mais qui les ont même fait dévier de leur emplacement normal, jusqu'à les confondre avec la cicatrice de l'incision scléro-cornéenne.

Parmi les suites de l'extraction linéaire combinée, nous devons ranger les petits prolapsus de l'iris, qui se font si aisément vers les angles de la plaie. Les conséquences fâcheuses de pareils prolapsus se montrent surtout pendant la période de cicatrisation, qui se prolonge et laisse l'œil bien plus longtemps sensible et inflammable. En outre, la pupille change de forme d'une façon très défavorable pour la vision, en ce qu'elle tend à remonter et à constituer un arc de moins en moins élevé, à mesure que la rétraction cicatricielle s'opère, ou même que de petits staphylômes se développent près des angles de la plaie.

Lorsqu'on explore attentivement à l'éclairage oblique pareils yeux, on peut aisément se convaincre que l'enclavement de l'iris n'est pas exclusivement en jeu, mais que c'est surtout la capsule soudée à l'iris qui s'est enclavée et l'attire vers la cicatrice. Ces enclavements capsulaires, que Horner a surtout signalés comme un principal danger pour la transmission d'une irritation prolongée sur l'œil congénère, explique aussi la persistance de l'inflammation. L'iris tiraillé, seul, vers les angles d'une plaie solidement fermée finit, après un temps plus ou moins long, pas s'atrophier et par ne plus transmettre aucune traction sur les parties avoisinante. Mais il n'en est ordinairement pas ainsi lorsque la capsule, soudée en plan sur une large surface de la portion opposée de l'iris, se trouve, elle aussi, interposée entre les lèvres de la plaie et favorise la formation d'une cicatrice à migration.

HISTORIQUE

Comme auteurs de la section linéaire, il faut regarder Saint-Yves (1707) et Pourfour du Petit (1708), qui, il faut le dire, ne se servirent de ce procédé que pour extraire des cristallins tombés dans la chambre antérieure ou des débris de cataracte. A partir du milieu du siècle dernier, l'extraction à lambeau, introduite par Daviel, devint la méthode générale, et ce n'est qu'au commencement de ce siècle que Gibson (1811) tenta de généraliser une incision linéaire, pour extraire des cataractes molles ou ramollies par une discission préalable Quelques années plus tard, Travers (1814) utilisait la section linéaire pour donner issue à des cataractes qu'il avait préalablement luxées et incomplètement broyées avec une aiguille.

Vers le milieu de ce siècle, Desmarres tenta de répandre l'extraction linéaire pour des cataractes consistantes, en essayant de broyer, au moyen de la curette de Daviel, le noyau

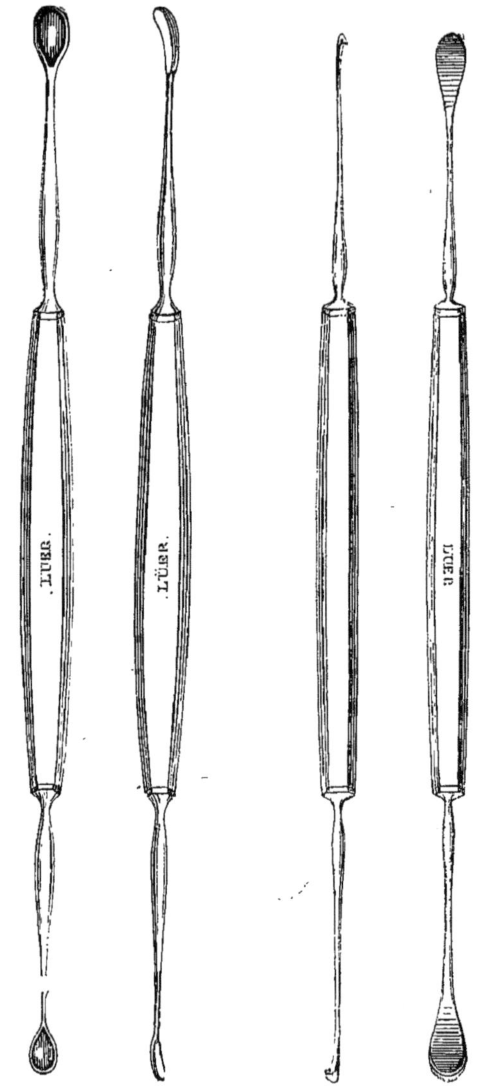

Fig. 283. Fig. 284. Fig. 285. Fig. 286.

contre la surface postérieure de la cornée. C'est ce procédé très blessant qui inspira sans doute à de Graefe l'idée de combiner l'iridectomie à l'incision linéaire. Cet auteur y fut conduit, en réfléchissant que la portion de l'iris, contiguë à la plaie, était justement ce qui s'opposait à l'introduction de la curette en arrière du noyau, et que, d'ailleurs, ce temps de l'opération devait être constamment suivi de la contusion de cette membrane en ce même point. De Graefe fit d'abord la section près du bord de la cornée, du côté de la tempe, et il se servit, pour saisir le noyau, d'une curette de Daviel plus large que celle dont on fait habituellement usage et plus tranchante vers son extrémité.

On reconnaîtra sans peine que cette méthode d'extraction à curette n'est pas sans participer aux reproches adressés au violent procédé par broiement de Desmarres; M. Waldau y apporta des modifications en changeant la forme de la curette (fig. 283 et 284), pour lui permettre de saisir le noyau avec plus de facilité, et tenta, pour sa part, d'éliminer, de l'extraction linéaire modifiée, les manœuvres irritantes et dangereuses qui avaient pour objet, avant lui, de broyer la portion consistante de la cataracte, avant ou pendant l'extraction.

Critchett et Bowman modifièrent avantageusement la méthode en donnant, à la plaie de la cornée, des dimensions plus considérables qu'on ne l'avait fait antérieurement, et en substituant à la curette de Waldau, d'un volume excessif, des curettes bien moins épaisses. Comme on le voit (fig. 285 et 286), l'instrument de Critchett est complètement plat et n'a de rebord qu'à son extrémité, pour fixer le noyau au moment de l'extraire. En outre, ces chirurgiens se servaient d'un large couteau lancéolaire coudé, attendu qu'ils plaçaient la section à l'extrémité supérieure du diamètre vertical de la cornée.

C'est à peu près à l'époque où le perfectionnement de l'extraction linéaire fut poursuivi avec tant de zèle par nos confrères anglais, que M. Jacobson publia ses remarquables travaux sur l'extraction à lambeau combinée, en insistant sur les avantages d'une section scléroticale comparativement aux sections pratiquées jusqu'alors dans la cornée. Le désir d'échapper aux inconvénients d'une large pupille pratiquée en bas, d'utiliser les avantages d'une section présentant la plus grande linéarité possible, de profiter des perfectionnements apportés à l'extraction linéaire par Critchett et Bowman, fit concevoir à de Graefe l'idée de son extraction linéaire combinée, opération qui, à part le maniement bien plus aisé de son couteau, présentait, sur l'extraction à grand lambeau, l'avantage de pouvoir permettre, pendant tous les temps de l'opération, l'emploi de l'écarteur et de la pince à fixation et avait, sur les extractions linéaires combinées, usitées jusqu'alors, celui de pouvoir se passer des instruments à traction. Ce que de Graefe revendiquait surtout, pour son opération, c'était sa qualité de *linéaire :* la hauteur du lambeau ne devait jamais excéder 1 millimètre, ce qui, sur une section de 10 à 10mm,5, est assez insignifiant.

ARTICLE XI

EXTRACTION A GRAND LAMBEAU

Nous donnons ici la description de l'extraction à *grand* lambeau, telle qu'on la pratiquait il y a une trentaine d'années, et comme l'exécutaient les Jaeger, Arlt, de Graefe, Sichel et Desmarres, suivant la grande école de Vienne, fondée par Beer. Nous indiquerons, à la fin de cet article, les diverses phases qu'a successivement subies l'opération primitive de Daviel, l'inventeur de la méthode.

En décrivant l'extraction à grand lambeau, nous aurons à nous occuper de trois procédés opératoires, qui sont : A. l'extraction à lambeau simple ; B. l'extraction à lambeau combinée; C. l'extraction à lambeau combinée, sans ouverture de la cristalloïde.

A. Extraction a grand lambeau simple.

Les instruments nécessaires pour cette opération sont:

Une pince à fixation;

Un couteau à cataracte à tranchant droit (ancien modèle de Beer), ou courbe (fig. 287) (comme celui de White Cooper et de Zehender);

Un couteau mousse droit;

Un kystitome;

Des pinces à pupille;

Des ciseaux à branches courbes ou des pinces-ciseaux;

Un fort crochet pointu, pour saisir la cataracte en cas de luxation du cristallin, crochet très avantageusement remplacé par la curette de Critchett (fig. 285 et 286).

Premier temps de l'opération. — Le malade étant couché, on bande celui des yeux qui ne doit pas être opéré, et, faisant fixer solidement par un assistant la tête du patient, on confie à l'aide l'écartement des paupières. La paupière supérieure doit être maintenue, de la main droite, de telle sorte que son cartilage tarse soit refoulé sous le rebord orbitaire, et que son bord ciliaire soit fixé, près de ce rebord osseux, par la pulpe du doigt indicateur. Dans cette position, la paupière ne peut ni descendre ni basculer autour de son axe horizontal; d'ailleurs le médius de la même main, en appliquant l'orbiculaire contre le bord supéro-externe de l'orbite, résiste aux contractions involontaires auxquelles ce muscle est si sujet. Un bon aide doit s'appliquer soigneusement à n'exercer aucune pression contre le globe de l'œil lui-

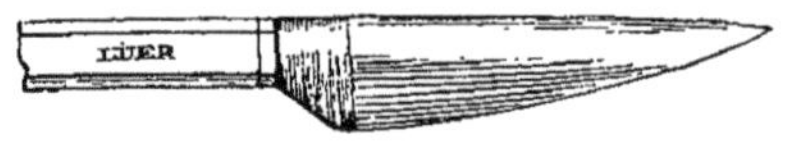

Fig. 287.

même, soit de la main droite, soit de la gauche, avec laquelle il abaisse et maintient la paupière inférieure, en appliquant l'extrémité du doigt sur le bord ciliaire de cette dernière.

Cela fait, l'opérateur saisit, avec les pinces à fixation, un pli de la conjonctive voisin du bord interne de la cornée, et situé soit au-dessus, soit au-dessous du point où il doit faire la contre-ponction, suivant qu'il pratique la kératotomie inférieure ou supérieure. Il convient de faire le lambeau, si l'on s'en veut tenir à l'ancienne méthode, dans la cornée même (Richter, Beer, Arlt, Desmarres), en lui donnant les dimensions de la moitié ou d'un peu plus de la moitié (Beer, Desmarres) de cette membrane. Pour cela, on pousse le dos du couteau dans la direction du diamètre horizontal, aux extrémités duquel on fait ainsi la ponction et la contre-ponction, *en deçà* du limbe conjonctival et tout près de lui. Si, au contraire, on adhère à la méthode de Jacobson, d'après laquelle on porte la section plus périphériquement, on pénètre, en dehors du limbe conjonctival, à 1/2 millimètre de la jonction de la cornée avec la sclérotique, en tenant l'instrument parallèle au diamètre cornéen horizontal et à 1 millimètre au-dessus ou au-dessous de ce dernier. Toute la section tombe ici dans la partie non transparente de la cornée.

Cet emplacement périphérique de la plaie a pour avantage principal de faciliter la sortie de la cataracte, en se prêtant à une fort bonne coaptation; car, si l'on fait la section (voy. fig. 288) soit en B, soit en C, l'axe du cristallin qui, une fois l'humeur aqueuse écoulée, vient s'appliquer contre la cornée, doit, au moment où cet organe sort de l'œil, occuper la position BB′ ou CC′. Consécutivement, le bord du cristallin, opposé à la section, se renverse d'autant plus en arrière que le sommet de cette section est plus près du centre de la cornée. Or, pendant ce mouvement de bascule du cristallin, la zonule de Zinn est exposée à se rompre, d'où s'ensuit une hernie du corps vitré. Si, au contraire, la section (A) est tangentielle au limbe conjonctival (voy. fig. 288), le cristallin, chassé en avant, n'a en quelque sorte, pour sortir, qu'à exécuter un mouvement de glissement, attendu que l'axe (XX) vertical de cet organe tombe à peu près dans la plaie. L'issue de la cataracte serait encore facilitée si on excisait la portion ED de l'iris.

On saisit le couteau de la main droite, de manière à appliquer la pulpe du médius et de l'index écartés sur la face postérieure du manche, tandis que celle du pouce s'applique à la face antérieure, dans l'intervalle des deux doigts précédents. Les deux autres faces du manche doivent rester libres de tout contact avec la main.

L'annulaire et le petit doigt, que l'on peut replier vers la paume de la main, serviront, soit isolément, soit ensemble, comme point d'appui, en s'appliquant sur l'os de la pommette.

C'est la kératotomie inférieure, d'une exécution notablement plus aisée, que nous décrirons ici.

Avant de pratiquer la section, on présente le couteau à l'œil, ou, en d'autres termes, on mesure le lambeau de telle sorte que le dos de l'instrument se trouve exactement dans le diamètre horizontal de la cornée ou un peu au-dessus (Beer). Après quoi, on enfonce la pointe dans cette membrane, à son point de jonction avec la sclérotique, ou à 1/2 millimètre en dedans de cette jonction. On peut, en commençant la section, diriger le couteau parallèlement à l'iris, ou le faire pénétrer d'abord perpendiculairement à la surface de la cornée, et ne le mettre parallèlement à l'iris que lorsque la sensation d'une résistance vaincue indique que sa pointe est arrivée dans la chambre antérieure (Arlt). Cette dernière manœuvre est d'une exécution assez délicate, et il est d'ailleurs évident que la section doit être plus régulière, si l'on se tient dans un unique plan. Le couteau ayant pénétré dans la chambre antérieure, l'opérateur en pousse la pointe, en ayant soin de la tenir constamment dans le diamètre horizontal, et en s'efforçant de tenir le plan du couteau aussi exactement que possible parallèle à celui de l'iris.

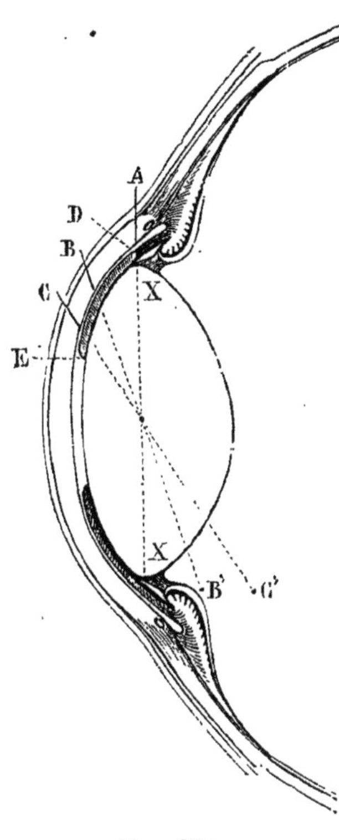

FIG. 288.

Si l'on observe attentivement cette double règle de conduite, la pointe du couteau doit exactement sortir en un point symétrique du point de ponction, à l'union de la cornée avec la sclérotique. Il est indispensable de traverser lentement la chambre antérieure avec le couteau, jusqu'au moment de la contre-ponction; mais, aussitôt que celle-ci est faite, il faut que le mouvement du couteau s'exécute avec rapidité, et que les doigts, qui le poussent, ne se ralentissent qu'après la section d'une portion de la cornée, assez étendue pour que la totalité du tranchant ait quitté la chambre antérieure et se soit engagée dans le tissu cornéen. Cela fait, on dépose les pinces à fixation, et l'on achève le lambeau en y mettant le moins de précipitation possible. La pointe de l'instrument doit toujours être poussée dans sa direction première, en ayant soin toutefois d'en renverser le manche vers la tempe, si la pointe menaçait de blesser le nez. Durant ce mouvement de bascule du manche, il est important de n'exercer sur le plat du couteau que le moins de pression possible, afin d'éviter une sortie prématurée de l'humeur aqueuse, qui aurait pour effet de jeter l'iris sur le tranchant du couteau. Un mouvement de retrait ne doit être imprimé au couteau que pour couper la mince bride membraneuse, qui retient encore le lambeau à la sclérotique.

Si l'on remarque, au moment d'achever la section, que le malade contracte trop énergiquement les muscles de l'œil, et s'il a fait preuve, en dépit de la cocaïnisation, d'une grande excitabilité lorsqu'on lui écartait les paupières et qu'on lui saisissait l'œil avec les pinces, il convient de ménager, d'après le conseil de Desmarres (qui joignait à son kystitome un couteau mousse), au sommet du lambeau, un petit pont de tissu cornéen que l'on ne divise, avec un couteau mousse, qu'après la kystitomie.

Le *second temps* de l'opération consiste à ouvrir la capsule. A partir de l'achèvement de la section, acte pendant lequel l'aide a laissé, avec précaution, retomber la paupière supérieure, le pouce gauche de l'opérateur ne doit pas cesser de maintenir la paupière supérieure doucement appliquée. Après quelques instants de répit accordés au malade, on relève légèrement la paupière supérieure, pendant que l'aide attire quelque peu la paupière inférieure en bas; puis, on introduit le kystitome sous le lambeau, dans une direction à peu près horizontale, en écartant aussi faiblement que possible les lèvres de la plaie, à l'ouverture de laquelle on présente d'abord le col du kystitome, qui entraîne à sa suite, vers le champ pupillaire, de dedans en dehors, la petite lame qui y est associée. Cette dernière reste ainsi, pendant toute la durée de ce mouvement, appliquée à plat contre la face postérieure du lambeau, remonte, sans quitter cette direction, vers le champ pupillaire, et, quand elle avoisine d'un demi-millimètre le bord supérieur de la pupille, on imprime, entre les doigts, au manche qui la supporte, un quart de rotation qui a pour effet de tourner son bord tranchant vers la capsule. C'est dans cette position qu'on retire l'instrument, dans la direction même de son axe, jusqu'à un demi-millimètre de distance du bord pupillaire opposé, et l'on ouvre ainsi la capsule par une simple section. Cette incision linéaire suffit, en général, pour que le cristallin, qui la traverse, en détermine la déchirure sous forme de lambeaux triangulaires; mais, si l'on juge nécessaire et possible d'ouvrir plus largement la cristalloïde, et principalement si le patient est très calme, remettant le kystitome à plat, on le porte une seconde fois, le long de la face postérieure du lambeau, vers le bord pupillaire supérieur, et l'on procède à une nouvelle section de la capsule, au moyen d'une incision que l'on met, s'il est possible, en croix avec la première. On retire le kystitome à plat et de telle sorte que le dos de l'instrument quitte le premier la plaie, sans en écarter notablement les bords.

Le maniement du kystitome est évidemment l'un des points les plus délicats de l'extraction à grand lambeau, car, la section complètement terminée, il n'y a plus moyen de fixer l'œil. Si l'on a exécuté la kératotomie supérieure, on peut même rencontrer, particulièrement lorsqu'on n'a pas suivi le conseil de Desmarres, de sérieuses difficultés pour mener à bien ce temps de l'opération. L'opérateur devra user de toute son attention pour ne pas blesser l'iris ou détacher cette membrane de son insertion, et surtout pour n'entamer, autant que possible, que la cristalloïde, car la pénétration du kystitome dans la substance du cristallin exposerait à luxer cet organe.

Le *troisième temps* de l'opération est celui dans lequel on procède à l'évacuation de la cataracte. Lorsque la plaie est suffisamment ample, et dans les cas où la pupille présentait une dilatation satisfaisante immédiatement avant l'écoulement de l'humeur aqueuse, l'opérateur n'a plus qu'à relever la paupière supérieure, en priant le malade de porter le regard en haut, pour que la cataracte s'échappe de l'œil. Cette évacuation, pour ainsi dire spontanée, s'annonce par une dilatation notable de la pupille, qui se distend principalement dans la direction de son diamètre horizontal. Dès que cette dilatation apparaît, le chirurgien doit cesser rigoureusement toute pression sur le globe oculaire, écarter lui-même les deux paupières et charger l'aide de faciliter, au moyen d'une curette ordinaire, le dégagement du cristallin aussitôt que son plus grand diamètre a dépassé la section.

Si cependant la contraction spontanée des muscles droits était impuissante à expulser, à elle seule, la cataracte, l'opérateur n'aurait qu'à exercer, au travers de la paupière supérieure relevée, de douces pressions sur le bord supérieur du cristallin, par l'intermédiaire du bord supérieur de la plaie, tout en se servant de la paupière inférieure pour donner à l'œil un point d'appui, en l'appliquant contre la sclérotique.

Aussitôt que le noyau du cristallin s'est échappé de l'œil, ainsi qu'une portion considérable des masses corticales cataractées, l'opérateur applique la face palmaire du pouce sur la paupière supérieure abaissée, et l'y maintient quelques instants; après quoi, il exerce, en tous sens, sur ce voile membraneux, de légers frottements, afin d'amener les contractions de l'iris, d'éviter ainsi le prolapsus de cette membrane dans la plaie, et de rassembler, autant que possible, dans la pupille, les masses corticales restées dans l'œil et refoulées en arrière de l'iris. Ordinairement, en effet, une portion variable de ces dernières a été retenue dans l'œil par le sphincter contracté, et quelques minutes de repos permettent à l'humeur aqueuse de se reproduire en quantité suffisante pour les délayer et en faciliter l'évacuation, par une douce pression exercée de haut en bas sur l'œil, à travers la paupière supérieure.

Si le nettoyage du champ pupillaire restait imparfait, on pourrait avoir recours, pour l'expulsion des débris cristalliniens, à la curette de Daviel; ou bien, à l'aide de fines pinces pupillaires, on irait saisir la capsule si celle-ci se montrait épaissie. Mais ces manœuvres doivent être exécutées avec une extrême délicatesse, afin d'éviter un prolapsus du corps vitré.

Lorsque, malgré une introduction réitérée du kystitome dans l'œil, ou même avec la pince kystitome, on ne réussit pas à faire exécuter au cristallin le faible mouvement de bascule, qui doit avoir pour effet de présenter son bord à l'ouverture de la plaie, il serait téméraire de forcer l'évacuation de la cataracte par des pressions exagérées, car il pourrait s'ensuivre une luxation du cristallin et un prolapsus du corps vitré. Il est de beaucoup préférable de procéder, sans plus tarder, à l'excision d'une portion de l'iris, comprenant toute la largeur de cette membrane, de son bord libre à son bord adhérent. Cette iridectomie est, en général, suivie d'une issue facile de la cataracte. Si cependant cette dernière résistait encore, retenue par des synéchies, il serait indiqué de réintroduire le kystitome, pour diviser la capsule antérieure au voisinage du cercle équatorial du cristallin, et de tenter l'extraction du noyau avec la curette de Critchett, lorsqu'on n'y arrive pas par une pression modérée exercée sur le bord opposé de la plaie cornéenne.

Des pressions maladroites exercées sur l'œil, par l'opérateur ou son aide, après l'achèvement du lambeau, de même qu'une contraction spasmodique des muscles de l'œil, survenue à ce moment même, peuvent être immédiatement suivies d'une luxation du cristallin et d'un prolapsus du corps vitré. Dans ces conditions, le parti le plus sage est d'introduire aussitôt la curette de Critchett, que l'on fait glisser derrière la cataracte, pour l'extraire dans sa capsule.

Le *quatrième et dernier temps* de l'opération consiste à débarrasser, avec un soin minutieux, à l'aide de la curette de Daviel, la plaie cornéenne des débris de cataracte qui peuvent s'y être arrêtés, de façon à obtenir une coaptation du lambeau aussi parfaite que possible. En cas de prolapsus de l'iris, il suffit, en général, pour y porter remède, d'exciter la contraction du sphincter iridien par de douces frictions. Si ce moyen reste insuffisant, on essayera de réduire le prolapsus à l'aide de la curette de Daviel ou de la spatule. Lorsque ces tentatives échouent, en raison de la saillie que fait le corps vitré lorsqu'il refoule l'iris devant lui, nous n'hésitons pas à exciser la portion de cette membrane qui se présente dans la plaie.

Le chirurgien, après s'être assuré que le lambeau s'adapte rigoureusement au bord inférieur de la section, peut alors, en garantissant l'œil d'un jour trop vif avec la paume de la main, contrôler l'état fonctionnel de l'œil et faire compter, au patient, les doigts qu'il lui présente.

Le *pansement* consiste dans l'application du bandeau compressif, que l'on maintient sur les deux yeux cinq ou six jours. Pendant les premiers jours qui suivent l'opération, toute nourriture qui nécessite des mouvements de mastication un peu accusés sera évitée avec soin. Un carré de soie noir flottant et des lunettes fumées remplacent, le sixième jour, le bandeau de flanelle, bien supérieur aux bandelettes de taffetas d'Angleterre, pour assurer le repos de l'organe opéré. Lorsque la pupille renferme des masses corticales, on a recours à l'atropine.

B. Extraction a grand lambeau combinée.

L'idée de faciliter l'extraction de la cataracte, par l'excision d'une partie de l'iris, n'est pas nouvelle ; mais, au début, cette modification paraît n'avoir été appliquée que dans les cas où des adhérences unissaient le cristallin au bord pupillaire ou à la face postérieure de l'iris (cataracte adhérente).

Il est évident que la condition la plus favorable, pour une cicatrisation normale par première intention, réside dans une exacte coaptation du lambeau de la cornée, sans interposition aucune d'éléments étrangers, tels que l'iris ou un fragment de cristalloïde munie de sa couche épithéliale. Dès l'année 1856, de Graefe écrivait ce qui suit : « Si quelqu'un avait l'idée d'ouvrir, quelques semaines avant l'extraction, une pupille artificielle en haut, comme cela m'a été proposé plus d'une fois, je n'y trouverais, quant à moi, rien à dire, si ce n'est que cette précaution serait superflue dans la plupart des cas... » Quelques années plus tard (1862), M. Mooren conseillait, dans un certain nombre de cas, d'ouvrir une pupille artificielle en haut quinze jours avant la kératotomie. En analysant le travail de M. Mooren dans les *Annales d'oculistique,* de Wecker se demandait s'il ne serait pas préférable « de réunir ces deux opérations en un seul temps, en pratiquant l'iridectomie avant de terminer la section du lambeau qu'on fait pour extraire la cataracte. On laisserait une bride assez large pour que la fixation du globe pût être continue ; on exciserait alors une partie de l'iris, on ouvrirait la capsule, et, après avoir terminé la section, on ferait sortir le cristallin ». Cette proposition a été réalisée, un an plus tard, et érigée en méthode par M. Jacobson, avec cette différence toutefois que ce chirurgien excisait l'iris après la sortie du cristallin, en faisant porter l'excision sur la partie de cette membrane que le passage de la cataracte a le plus contusionnée. M. Jacobson donna à cette pupille artificielle une grande étendue et attaqua presque toute la largeur de l'iris, de son bord libre à son bord adhérent ; car il tailla son lambeau cornéen dans le plan même du limbe conjonctival.

Quant aux résultats que fournit alors l'extraction *combinée* avec iridectomie préalable ou simultanée, on constata, comparativement à ce que donnait l'extraction *ordinaire,* un progrès très sensible dans le nombre des guérisons (le chiffre des pertes immédiates descendait à 2 ou 3 pour 100 au lieu de 10). En présence de tels avantages, la généralisation de l'iridectomie, que réclamait d'urgence une section aussi périphérique, s'imposait en quelque sorte.

Pour ce qui regarde le mode d'exécution de l'extraction à lambeau modifiée, il est incontestable que l'excision d'une portion supérieure de l'iris, pratiquée un certain temps avant l'extraction, dans un point où le coloboma iridien devrait se trouver masqué par la paupière supérieure, est de beaucoup préférable à une iridectomie inférieure, faite simultanément avec l'extraction. C'est la seule règle de conduite qu'on suivait, dans le cas où le malade ne possédait plus qu'un seul œil et où la dureté de la cataracte faisait redouter l'extraction linéaire combinée de de Graefe. On soumettait ainsi le malade à deux opérations successives, dont l'une purement préparatoire.

Si l'opération de M. Jacobson avait pu facilement s'exécuter par kératotomie supérieure, elle eût présenté, certes, un grand avantage sur celle de M. Mooren. Mais, malheureusement, la difficulté d'exciser en haut un lambeau de l'iris, sur un œil aussi largement ouvert, est telle qu'on y avait définitivement renoncé. D'un autre côté, en ménageant un pont cornéen suffisamment large pour pouvoir, sans danger, fixer l'œil pendant l'iridectomie, qu'il faut alors pratiquer immédiatement avant l'achèvement du lambeau, on est tellement gêné par l'écoulement du sang, lorsqu'on veut ouvrir la capsule et évacuer complètement la cataracte, que cette manière d'agir est encore beaucoup trop périlleuse.

Lors donc qu'on était forcé de faire l'iridectomie, en même temps que l'extraction, le plus sage était de pratiquer en bas la section de la cornée et l'excision de l'iris. Contrairement à l'habitude de M. Jacobson, de Wecker se contentait d'exciser un lambeau iridien ne dépassant pas 2 millimètres de largeur, bien qu'il occupât toute l'étendue de l'iris comprise entre son bord libre et son bord adhérent. Dans l'opération de M. Jacobson, la section était placée à 1 millimètre au-dessous du diamètre horizontal, et à un demi-millimètre de la partie transparente de la cornée.

La section de la cornée étant achevée, on conduisait la pince le long de la surface postérieure du lambeau, en évitant de le soulever; puis, quand les extrémités de ses branches avaient atteint le bord pupillaire, on les laissait s'écarter de 2 millimètres environ, on attirait l'iris au dehors et, le soulevant légèrement, on coupait cette membrane non loin des pinces, mais cependant de manière à obtenir un coloboma assez périphérique. *Le moment de l'opération qu'il convient de choisir, pour faire l'iridectomie, doit être celui qui succède à l'achèvement du lambeau*, et cela, d'abord, parce qu'il est plus aisé et moins périlleux de saisir l'iris lorsqu'il repose sur le cristallin que sur le corps vitré, et, en second lieu, parce qu'il est plus avantageux de prévenir le tiraillement de l'iris, en agrandissant la pupille avant la sortie du cristallin, que d'exciser une partie de cette membrane, d'après M. Jacobson, la plus contusionnée, mais qui, en réalité, a subi par le passage de la cataracte une distension s'étendant à tout le sphincter pupillaire. La kystitomie s'exécute, après avoir chassé autant que possible le sang qui peut occuper la chambre antérieure. Ce n'est que dans le cas où le malade se montre très indocile, qu'il y a avantage à laisser d'abord une bride, au sommet de la section, et à faire l'iridectomie en dedans et en bas.

C. Extraction a grand lambeau combinée sans ouverture de la cristalloïde.

En observant avec une attention réfléchie les résultats fournis par les différentes méthodes d'extraction de la cataracte sénile, on s'aperçoit aisément que la plupart des insuccès ont, pour causes essentielles, la rétention d'éléments capsulaires ou cristalliniens, dans l'œil, et les transformations qui les atteignent par infection par des germes, en même temps que la cristalloïde se trouve souvent pincée, dans les procédés combinés, entre les lèvres de la plaie. Un grand avantage résulte donc de la sortie en bloc de tout l'appareil cristallinien.

Richter, en 1773, conseillait déjà l'ablation du cristallin dans sa capsule. En 1790, Beer reprit cette méthode; puis, un certain temps s'écoula jusqu'à ce que Christiaen (1845) mit de nouveau cette question en avant. Quelques années plus tard, les mêmes tentatives furent renouvelées par un certain nombre de confrères et en particulier par Sperino. « L'extraction de la cataracte, sans division de la capsule, dit Sperino, que je pratique depuis longtemps avec succès, ne diffère du procédé ordinaire que par l'absence du deuxième temps de l'opération (discission de la capsule). On exerce, par secousses très légères, une douce pression à l'aide de la curette de Daviel appliquée sur la sclérotique, à l'opposé de la partie sectionnée de la cornée, et à l'aide de deux doigts qui compriment légèrement le globe oculaire à travers la paupière. L'œil étant ainsi comprimé doucement dans son tiers antérieur, le cristallin bascule peu à peu, et, si le malade ne contracte pas trop fortement les muscles de l'œil, il sort souvent sans une goutte d'humeur vitrée. »

L'extraction du cristallin dans sa capsule a été combinée à l'extraction à lambeau modifiée, par Alexandre Pagenstecher (de Wiesbaden), qui en restreignait d'abord l'usage à un nombre limité de cas. Après avoir pratiqué une large iridectomie, il procédait à l'évacuation du cristallin complet, en introduisant derrière lui une curette très large (fig. 289 et 290). Cet instrument, d'un volume vraiment excessif,

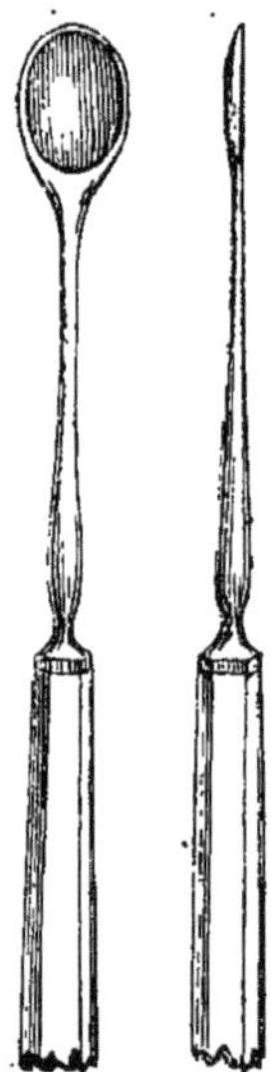
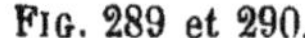
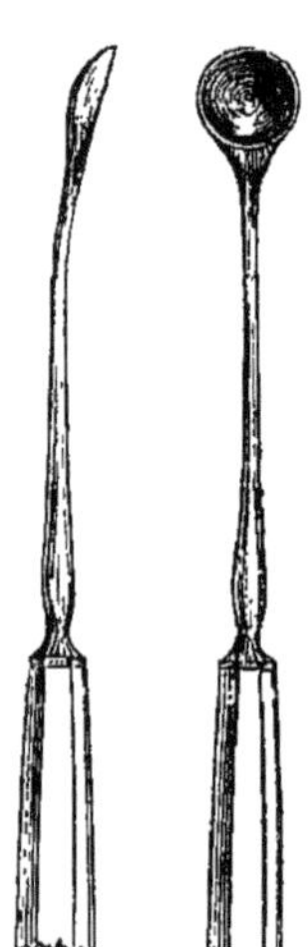

FIG. 289 et 290. FIG. 291 et 292.

trouvait encore un maniement possible, lorsqu'il avait recours à un large lambeau; mais en adoptant, comme le fit aussi son frère, M. Herm. Pagenstecher, la section de de Graefe, le procédé devint réellement trop blessant.

Avant la communication de Pagenstecher, de Wecker avait aussi, en partie, adopté cette méthode. Après avoir soumis le malade aux inhalations d'éther, il pratiquait la section d'un lambeau intéressant très exactement la moitié inférieure de la cornée. Une portion de l'iris large de 2 millimètres était ensuite excisée. Il introduisait alors une curette ronde et très plate (fig. 291 et 292), derrière la face postérieure du cristallin. La curette pénétrait d'abord assez perpendiculairement; mais, dès qu'elle était arrivée derrière le bord inférieur de la lentille, on abaissait le manche et on la faisait avancer jusqu'à ce que le centre de la cuiller corresponde au pôle postérieur du cristallin. Pendant cette introduction, le doigt qui soulevait la paupière s'opposait, par une douce pression exercée sur le bord supérieur de la cornée, à ce que le cristallin puisse se luxer en haut. Par une traction horizontale, on faisait sortir la cataracte; mais, en même temps, le doigt indicateur abaissait progressivement la paupière soulevée, de manière à maintenir le cristallin, en quelque sorte, dans la curette et à éviter qu'il puisse s'échapper latéralement. Dès que le cristallin avait dépassé la plaie par son diamètre, l'aide se tenait prêt à l'attirer au dehors avec la curette de Daviel.

Il est incontestable que ce procédé opératoire procure, dans les cas heureux, d'excellents résultats comme acuité visuelle, mais il pèche sous deux rapports : d'abord, l'opérateur, quelque exercé qu'il soit, ne peut jamais affirmer qu'il exécutera régulièrement l'opération sans déchirure de la capsule; d'autre part, la lésion du corps vitré, et, chez un certain nombre de malades, une perte plus ou moins notable de ce milieu, exposent à la production d'opacités ou de véritables cicatrices de l'humeur vitrée, à des hémorrhagies intra-oculaires et surtout à un décollement ultérieur de la rétine. L'ablation de la presque totalité de la capsule antérieure, que permet souvent d'obtenir l'emploi de la pince-kystitome, nous fournit, sans faire courir à l'œil aucun danger, les avantages de l'extraction de la cataracte dans sa capsule, vouée à un abandon complet.

HISTORIQUE

Au commencement du siècle dernier, on croyait encore généralement que la cataracte consistait dans une sorte de pellicule située au-devant du cristallin, et non dans une altération de cet organe lui-même; aussi, en pratiquant l'opération de l'abaissement, qui remonte aux temps les plus reculés, croyait-on simplement attaquer cette pellicule. Quelques extractions de cristallins abaissés et remontés, ou déplacés par une luxation spontanée (Saint-Yves, Pourfour du Petit), apprirent enfin que l'opération de l'abaissement avait, en réalité, pour effet de débarrasser le champ pupillaire du cristallin, troublé dans sa transparence, et non d'une opacité juxtaposée à cet organe. C'est en 1705 que Brisseau fils présenta à l'Académie des sciences un mémoire dans lequel, s'appuyant sur l'autopsie d'un œil cataracté, il conclut que le siège de la cataracte était le cristallin, et que cet organe, tout en remplissant un rôle des plus importants dans l'exercice de la vue, n'était pas cependant indispensable à l'accomplissement de cette précieuse fonction.

A Daviel revient la gloire d'avoir, le premier, érigé en méthode l'opération de la cataracte par extraction. Son mémoire fut présenté à l'Académie en 1752 et portait pour titre : *Sur une nouvelle méthode de guérir la cataracte par l'extraction du cristallin.* Daviel exécutait la section de la cornée de la façon suivante : une première aiguille était plongée, en bas, dans la chambre antérieure « près de la sclérotique »; puis, avec une aiguille nouvelle, il agrandissait à droite et à gauche l'incision commencée, de façon à « ouvrir la cornée en forme de croissant suivant sa rondeur ». Enfin, à l'aide de ciseaux courbes, convexes, il achevait la section de chaque côté « un peu au-dessus de la prunelle ».

Il serait fastidieux d'énumérer toutes les modifications, concernant la forme du lambeau et les instruments destinés à sectionner la cornée, qui furent imaginées après Daviel jusqu'à la fin du siècle dernier. Toutefois, nous devons mentionner que Richter donna à la section une direction oblique, et l'exécuta, le plus souvent, en dehors et en bas. Il se servait d'un couteau assez analogue, pour la forme, à une lancette allongée; ce couteau était pourvu d'un côté mousse jusqu'à 3 millimètres de sa pointe, où il devenait tranchant.

Wenzel enfonçait cet instrument à travers la cornée et achevait la section, en continuant à le pousser dans la direction qu'il lui avait donnée. Le lambeau qu'il taillait ainsi comprenait un peu plus de la moitié de la cornée; mais, si l'on se reporte au dessin que Wenzel présente dans son traité, on reconnaît que ce même lambeau était bien moins périphérique que celui de Daviel, et, partant, moins étendu.

En Allemagne, A.-G. Richter (1771) fut, le premier, à préciser les indications de l'extraction. Il modifia les instruments en imaginant un couteau plus large que celui de Wenzel, et grâce auquel le médecin pouvait, en le poussant au travers de la cornée, achever la section sans perdre d'humeur aqueuse et sans blesser l'iris. Richter recommande déjà d'extraire, s'il est possible, la cataracte dans sa capsule, pour éviter les cataractes secondaires. Après Richter, c'est évidemment Beer (1792-1817) qui a le plus perfectionné l'extraction à lambeau, et l'on peut dire que, pendant un demi-siècle, on n'a changé que fort peu de chose au procédé qu'il a minutieusement décrit.

Les modifications, qui furent plus tard introduites dans l'extraction de la cataracte, eurent pour but de se prémunir, autant que possible, contre les dangers que présente, même entre des mains habiles, l'extraction de la cataracte, exécutée à travers une ouverture aussi large que celle de la section à grand lambeau, comprenant la moitié (et plus) de la cornée. Ces modifications portent sur trois points essentiels. Elles ont pour objet : 1° de diminuer, comme le fit Critchett, l'étendue de la section, tout en la rapprochant, pour la forme, d'une incision linéaire; 2° de ménager au cristallin une issue plus complète et plus facile, au moyen d'une pupille artificielle, pratiquée quelques semaines avant l'opération principale, comme le fit M. Mooren, ou bien associée à l'extraction même, d'après le procédé de M. Jacobson, et comme de Graefe l'avait indiqué, le premier, sans pour cela l'ériger en méthode; 3° de placer toutes les sections à lambeau plus ou moins élevé, autant que possible, en dehors du tissu cornéen transparent, au point de jonction de cette membrane avec la sclérotique. Cette modification revient à M. Jacobson; de Graefe l'a suivi dans cette voie.

Grâce à une meilleure coaptation et à l'absence d'un écartement spontané des lèvres de la plaie, sous l'influence du déplacement de l'œil, les suppurations devinrent moins fréquentes; mais on ne se rendait pas compte que l'infection jouait ici le rôle capital, bien qu'on se rapprochât par cette coaptation plus exacte du but proposé, qui était d'éviter cette infection. C'est ainsi qu'on s'écarta peu à peu de l'extraction à grand lambeau, pour aboutir finalement à l'extraction de de Graefe. La sécurité que donnait une opération faite sur un œil constamment fixé, la réduction incontestable des pertes immédiates, firent accepter à toute la nouvelle génération d'ophthalmologistes une opération évidemment moins parfaite, attendu qu'elle impliquait l'excision de l'iris, et qu'elle nécessitait constamment une certaine toilette, outre qu'elle donnait rarement une guérison sans adhérences de l'iris avec les lèvres de la plaie et avec les lambeaux de la capsule.

On ne tarda pas aussi, par le nombre de cas de guérisons impures, par le retentissement que l'opération avait parfois sur l'œil congénère, à reconnaître qu'on était allé un peu loin en poursuivant, dans l'extrême linéarité de section, la coaptation de la plaie la plus parfaite, que, dans cette poursuite, on avait dû choisir pour la section le tissu trabéculaire péricornéen, se rapprocher trop de l'angle iridien et se résigner, pour ne pas avoir, par cette opération périphérique, de très fréquents enclavements de l'iris, à exciser constamment un lambeau vraiment excessif de cette membrane. Ce sont ces considérations qui engagèrent à faire un retour en arrière et à renoncer à la linéarité parfaite, en adoptant, comme le proposait déjà de Wecker en 1869, un lambeau de 2 millimètres de hauteur, pour lequel il revendiquait l'avantage de ne pas empiéter, par son sommet, dans la partie non transparente de la cornée; seules, les extrémités se trouvaient placées à 1 millimètre du bord cornéen. En outre, cette moindre périphéricité permit de ne pas exciser l'iris dans une si vaste étendue, de ne pas tant mutiler l'œil.

Une fois entré dans cette voie, on se renseigna bien vite cliniquement sur ce fait, qu'on pouvait élever la hauteur du lambeau à 3 et à 4 millimètres, sans abandonner la sécurité du manuel opératoire, comme écartement des paupières et fixation de l'œil ; et on acquit la conviction qu'un lambeau de 4 millimètres, pourvu qu'il tombât exactement à la limite cornéenne, jouissait du même pouvoir de coaptation que la section linéaire. La démonstration fut vite faite que la suppuration, même sans antisepsie, n'était pas plus fréquente (sinon moindre) qu'avec la section linéaire.

PROCÉDÉS DE MATURATION DE LA CATARACTE

Jusqu'à nos jours, tous les opérateurs, qui pratiquèrent l'extraction à lambeau de la cataracte, crurent devoir prendre pour règle de ne jamais l'exécuter avant la maturité parfaite de l'opacité cristallinienne. Pour eux, en effet, sans cette condition, on ne pouvait espérer avoir, chose essentielle, une sortie d'emblée de la cataracte, ou du moins, obtenir que, tous les éléments de la lentille se détachant de leur membrane d'enveloppe, l'évacuation de la cataracte fût complète.

Mais comment préciser, au juste, l'époque à laquelle le dégagement des couches cristalliniennes, juxtaposées à la capsule, doit s'opérer le plus facilement? D'après les recherches anatomiques, le moment le plus propice est celui du dégonflement des masses corticales, sans qu'ayant dépassé ce degré de maturité, leur consistance augmente de nouveau trop, et qu'elles deviennent cassantes. D'un autre côté, il n'est pas indispensable que les couches corticales aient subi, en totalité, la transformation émulsive pour qu'elles se détachent aisément de la cristalloïde. Il suffit que, sur un grand nombre de points, cette altération ait gagné la surface interne de la capsule, pour que les parties intermédiaires, encore partiellement transparentes, mais en voie de transformation cataracteuse, se détachent facilement de la cristalloïde. Cependant, il importe aussi que ces parties intermédiaires, non émulsionnées, n'occupent pas une grande superficie, mais qu'elles soient isolées et interrompues par de nombreux foyers de substance cristallinienne ramollie.

Dans le but de régulariser ces transformations cataracteuses des couches corticales externes et d'en faciliter le dégagement, de Graefe et Mannhardt avaient tenté d'intervenir activement, en pratiquant, comme l'avait fait Gibson pour l'extraction linéaire, une ouverture à la capsule, plusieurs jours avant l'extraction à lambeau.

Ces tentatives de maturation du cristallin, peu pratiquées, mais justifiées par le désir d'avancer le moment de l'opération, chez des malades atteints de cataracte double, à marche extrêmement lente, ont été reprises par M. Fœrster, qui, se basant sur le fait que la pupille artificielle préparatoire hâtait souvent la maturation du cristallin, propose d'exécuter l'opération de la cataracte à temps espacés; de pratiquer, tout d'abord, une pupille artificielle préparatoire, et, l'excision de l'iris achevée, de la faire suivre d'une malaxation du cristallin à travers la cornée qui s'y trouve juxtaposée, par l'évacuation de l'humeur aqueuse. Cette malaxation est faite avec la curette de caoutchouc et d'une façon analogue aux mouvements qu'on exécute, pour la réduction des extrémités du sphincter de l'iris. De fait, le déplacement des éléments cristalliniens cataractés, sur ceux qui ne le sont pas encore, a pour effet de hâter la transformation cataracteuse; mais, lorsqu'on ne met pas une certaine modération d'action, il peut aussi en résulter un gonflement démesuré du cristallin et, par suite d'une coaptation vicieuse des lèvres de la plaie, une pénétration de germes dans l'œil, suivie de phénomènes d'iritis et d'irido-choroïdite. Le fait de la possibilité de mûrir par malaxation prudente la cataracte, sans aucun accident, n'est pas moins établi; mais la question pratique se pose pour savoir si l'on trouvera des malades disposés à des opérations à temps espacés, avec la perspective que la première opération doit leur retirer une partie de vision, sans garantie *absolue* que la seconde leur restituera ce qu'on leur a enlevé. D'un autre côté, reste à savoir si une extraction à large ouverture ne dispense pas complètement de toutes ces manœuvres compliquées et énervantes pour les malades, ainsi que cela est notre avis.

ARTICLE XII

EXTRACTION SIMPLE A PETIT LAMBEAU (*procédé de de Wecker*).

Nous avons déjà dit que l'extraction linéaire, tout en réduisant très notablement le nombre des pertes par suppuration, comparativement aux résultats fournis par l'extraction à grand lambeau des anciens, s'était montrée au-dessous de cette dernière au point de vue de la pureté des guérisons. Outre les irido-choroïdites traînantes, on eut à déplorer trop souvent des irritations sympathiques. Nos connaissances actuelles, sur la migration de l'inflammation le long des voies lymphatiques du tractus uvéal et des espaces inter-vaginaux des gaines, nous expliquent qu'en nous rapprochant de ces voies lymphatiques, qui aboutissent à l'angle iridien et au tissu trabéculaire péricornéen, et qu'en établissant, ici, par l'interposition d'un lambeau iridien ou capsulaire une voie longtemps libre au passage d'éléments infectieux, nous tombons dans des conditions qui prédisposent infiniment plus aux ophthalmies migratrices que si nous formons, à une certaine distance de l'angle iridien, en pleine cornée transparente, une plaie promptement fermée, sans interposition d'aucun élément voisin. La migration d'une ophthalmie traumatique d'un œil à l'autre a concordé avec l'introduction des sections périphériques et des procédés combinés ; elle doit aussi disparaître avec eux.

Si on compare deux cas de parfaite guérison, l'un par extraction simple, l'autre par extraction combinée, on verra qu'une égale profondeur de la chambre antérieure, avec tremblotement de l'iris s'étendant à toute son attache périphérique, ne s'observe que pour le premier mode opératoire. Sur l'œil opéré par extraction combinée, la chambre antérieure se montre de moins en moins profonde, à mesure qu'on se rapproche de la cicatrice, et l'angle iridien tend à s'effacer dans ce point, vers lequel l'iris sectionné, que ne stimule plus que partiellement son sphincter, a contracté un degré de fixité plus ou moins marqué. Pour l'extraction simple seule, le mode de cicatrisation et la cicatrice établie correspondent donc à une *intégrité parfaite de la zone de filtration péricornéenne* et à des *rapports intacts des espaces lymphatiques avec le dehors.*

Déjà, en 1875, de Wecker faisait ressortir combien la conservation de l'iris était une garantie contre les enclavements capsulaires, il insistait sur la tendance à contrarier la propagation des suppurations et des infections dans l'intérieur de l'œil, que fournissait l'intégrité de l'iris; aujourd'hui, on peut ajouter que la conservation du sphincter et sa stimulation par l'ésérine nous offrent une garantie, pour obtenir un *dégagement complet de l'angle iridien* et pour éviter la *formation de cicatrices à migration.*

Grâce aux progrès accomplis dans ces derniers temps et, en particulier, à la combinaison de l'anesthésie par la cocaïne avec les instillations d'ésérine, dont l'action se trouve ainsi singulièrement accrue et prolongée, l'extraction simple a pu devenir la méthode générale. L'anesthésie fournie par la cocaïne, cette précieuse découverte de Koller, permet d'éviter les contractions si fâcheuses des muscles de l'œil, la projection de l'iris dans la plaie et son pincement dans les angles de la section ; enfin, nous obtenons, en cas de prolapsus, une réduction aisée.

Voici comment de Wecker procède actuellement pour l'extraction de la cataracte. Les instruments dont il se sert sont :

1° Un couteau moitié moins large que celui de de Graefe (voy. fig. 293);

2° Une pince à fixation sans verrou ;

3° Des pinces-kystitomes à pointes latérales (fig. 271, p. 514);

4° Une spatule de caoutchouc;

5° Un injecteur (fig. 294).

Les instruments qui, en prévision des éventualités, baignent, en outre, après avoir séjourné quelque temps dans un bain d'alcool absolu, dans le bain à 2 1/2 pour 100 d'acide carbolique, sont : les pinces à pupille, les pinces-ciseaux, les ciseaux coudés (pour élargir au besoin le lambeau), les curettes de Daviel et de Critchett réunies au même manche, la curette en caoutchouc de de Graefe, ainsi qu'un petit écarteur pouvant s'appliquer du côté du nez.

La *préparation* que subit le malade est la suivante : on instille par deux fois, à intervalle de deux ou trois minutes, quelques gouttes d'une solution aseptique de chlorhydrate de cocaïne, en ayant soin de bien laisser couler le collyre sur la partie supérieure de la cornée et de maintenir la solution dans l'œil, le malade étant déjà couché sur le fauteuil d'opération. La formule de ce collyre est la suivante :

Chlorhydrate de cocaïne	50 centigrammes.
Sublimé corrosif	2 milligrammes.
Eau distillée	10 grammes.

Immédiatement avant de commencer l'opération, on nettoie à diverses reprises le bord des paupières, ainsi que celles-ci et le voisinage de l'œil, en se servant d'un

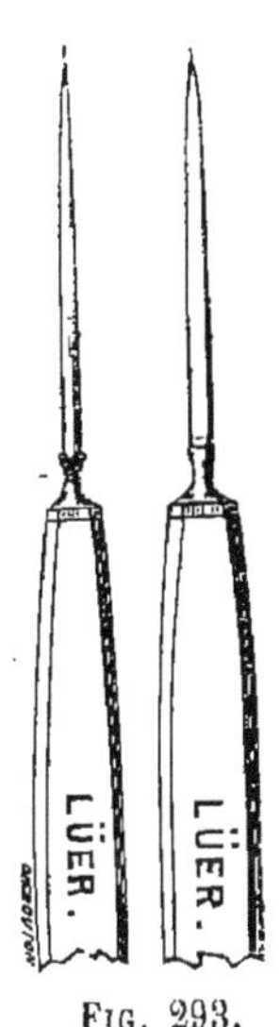

FIG. 293.

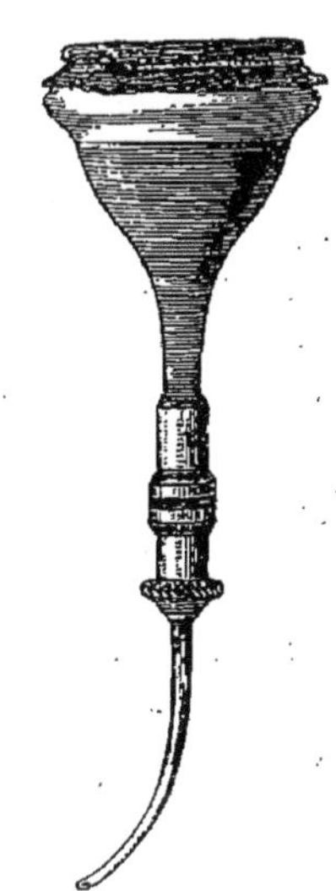
FIG. 294.

tampon de ouate hydrophile, trempé dans une solution de sublimé à 40 centigrammes pour 1000. Enfin, on fait couler sur l'œil, en tenant les paupières écartées, pour découvrir les culs-de-sac conjonctivaux, un filet de cette même solution, que l'on reçoit dans une petite cuvette de forme appropriée à la région latérale de la face, contre laquelle elle est appuyée.

Premier temps. — Après avoir bien séché, au moyen d'un peu de ouate, la paupière du malade, l'assistant, dont les mains ont été soigneusement désinfectées, relève la paupière supérieure, manœuvre qui se trouve sensiblement facilitée par l'écartement spontané des paupières, que provoque l'anesthésie conjonctivale. On saisit alors, avec la pince à fixation, un pli conjonctival près de l'extrémité inférieure du diamètre vertical de la cornée. Cette fixation suffit pour tenir écartée la paupière inférieure. En pratiquant la section, on s'efforce de détacher aussi exactement que possible un lambeau ayant pour hauteur le *tiers supérieur du diamètre de la cornée* (1), en pénétrant perpendiculairement près de la jonction scléro-

(1) Le dessin de ma section (fig. 296, p. 541) que j'ai donné en 1875, lors de la présentation de mon procédé à l'Académie des sciences, prouve que j'entendais, par *tiers supérieur de la cornée*, un lambeau ayant une hauteur du *tiers du diamètre* de la cornée, et

cornéenne, en conduisant lentement le couteau parallèlement à l'iris, pour choisir d'une façon très exacte le point de contre-ponction, et en évitant d'empiéter vers les côtés, ou sur la partie non transparente de la cornée, ou sur le limbe conjonctival. On obtient ainsi, sans écoulement de sang, un lambeau d'une régularité et d'une coaptation parfaites.

Deuxième temps. — Lorsque l'achèvement du lambeau s'est lentement effectué, avec une détente progressive de la tension à mesure que l'humeur aqueuse s'est écoulée, le malade n'ayant ressenti aucune douleur pendant la section, ni fait conséquemment aucun effort, l'iris ne se projette généralement pas dans la plaie; s'il en est autrement, on procède à l'ouverture de la capsule sans s'en préoccuper, en profitant même du prolapsus iridien pour ouvrir plus largement la cristalloïde antérieure.

Cette ouverture capsulaire se fait ordinairement avec les pinces-kystitomes, l'opérateur étant aussi, pour l'œil gauche, placé derrière le malade, ce qui lui permet de relever plus aisément la paupière supérieure, tandis que l'aide écarte au

non représentant le *tiers de la circonférence* de cette membrane. M. Panas aurait eu raison de me taxer d'imitateur de nos confrères anglais, en disant au Congrès de chirurgie de 1885 : « Nous savons qu'un lambeau périphérique, comprenant le tiers supérieur de la cornée, tel qu'il était tracé par Critchett et Bowman, peut suffire à la rigueur. » Mais pareilles sections, la pratique l'a bien prouvé, ne suffisent souvent pas. En faisant la section avec un large couteau lancéolaire, dont se servaient Critchett et Bowman, on se guidait, bien entendu, sur la *circonférence* en en détachant le *tiers*. Un coup d'œil, jeté sur la figure 295, montre la différence sensible qui existe entre un lambeau *ab*, mesurant le *tiers de la circonférence*, et un lambeau *cd*, dont la hauteur équivaut au *tiers du diamètre* cornéen Sur une circonférence de 12 millimètres (fig. 295), telle que la représente habituellement la cornée, la hauteur du *tiers du diamètre* mesure 4 millimètres, tandis que le lambeau du *tiers de la circonférence* n'a exactement que 3 millimètres de hauteur. Si M. Panas pense donc (ainsi qu'un certain nombre de nos confrères) faire un lambeau sensiblement plus grand, en disant : « Nous faisons *osciller notre lambeau* entre un tiers et deux cinquièmes de la *circonférence* de la cornée », il fait une erreur, qu'il veut m'entraîner à commettre moi-même, lorsqu'il ajoute : « Aussi nous ne saurions accepter qu'on veuille ériger en règle l'incision au seul tiers de la cornée. » M. Panas préfère « adopter définitivement une ouverture comprenant les deux cinquièmes de la *circonférence* de la cornée, terme qui, pour le dire en passant, n'offre rien de moins net à l'esprit, que, lorsqu'on parle du *tiers de cette circonférence* » (*Arch. d'Ophthalm.*, t. V, p. 301, et t. VI, p. 100). Mais je n'ai, moi, jamais parlé d'un tiers de circonférence, et je soutiens qu'en mesurant avec le dos du couteau étroit, la hauteur de mon lambeau, je délimite plus facilement un tiers que deux cinquièmes, sur une *ligne*, c'est-à-dire sur le diamètre vertical de la cornée. Je persiste à croire que même la représentation sur le cadran d'une montre, du tiers de cette circonférence, que nous donnent tout de suite les vingt minutes, n'est déjà pas si facile sans cette indication, mais que les deux cinquièmes, que nous représentent vingt-quatre minutes, nous frappent encore infiniment moins.

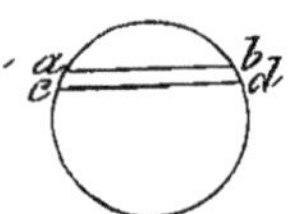

FIG. 295.

Il est curieux de voir que M. Panas, qui, en indiquant, pour sa section, deux cinquièmes de la *circonférence* de la cornée, croyait faire un lambeau plus grand que le mien, est tombé sensiblement juste sur l'étendue de mon lambeau, comme du reste nos communs élèves en avaient déjà fait la remarque. La flèche d'un arc, comprenant les deux cinquièmes d'une circonférence de 12 millimètres de diamètre, mesure $4^{mm},145$, soit un peu plus d'un dixième de millimètre que le tiers du diamètre. Les deux cinquièmes de la circonférence comprennent 144 degrés, et ma section équivaut à un arc de 141° 3′, c'est-à-dire qu'elle n'est pas tout à fait inférieure de 3 degrés à celle de M. Panas. Ce n'est évidemment pas cet agrandissement, tout à fait négligeable, que recherchait notre estimé confrère. En indiquant, dans l'extraction *combinée*, pour une cornée de 12 millimètres, 3 millimètres, comme hauteur du lambeau, j'avais en réalité choisi le *tiers de la circonférence,* car il est connu que la moitié du *rayon* d'une circonférence représente la flèche du *tiers* de cette circonférence.

besoin l'inférieure. La conservation d'une pupille ronde ne porte aucun obstacle à l'emploi des pinces-kystitomes, avec lesquelles on peut enlever un très large lambeau capsulaire ; car la portion de la capsule saisie se détache jusque vers la périphérie, et l'iris ne se prend pas entre les branches des pinces, ou, s'il s'est trouvé saisi par elles, il s'en dégage tout de suite lorsque le lambeau capsulaire est amené au dehors. Il est évident que les pinces pupillaires à griffes inférieures ne permettent pas, en pareille circonstance, cette manœuvre.

Troisième temps. — On procède à la sortie du cristallin, au moyen d'une douce pression exercée, avec la curette de caoutchouc, sur le bord inférieur de la cornée, en même temps qu'avec la paupière supérieure on déprime très faiblement la lèvre supérieure de la plaie. Dès que le cristallin s'est décoiffé de l'iris, on cesse toute pression, et l'on se contente, jusqu'à la sortie de la cataracte, de tenir les paupières légèrement écartées.

Après avoir instillé une goutte d'un collyre d'ésérine, à 5 centigrammes pour 10, on pratique le nettoyage de la pupille, c'est-à-dire de la fossette hyaloïde mise à nu par l'arrachement de la cristalloïde antérieure, en injectant dans l'œil, à l'aide du petit appareil représenté figure 294, dont on insinue la canule dans les lèvres de la plaie, une solution à 4 pour 100 d'acide borique dans de l'eau distillée bien bouillie et contenant 0,25 pour 100 de salicylate d'ésérine. La pression du doigt, sur le tambour de caoutchouc qui recouvre l'injecteur, permet un exact contrôle de l'impulsion donnée au jet de liquide que l'on pousse dans l'œil. On obtient ainsi un lavage de la région pupillaire, tout en s'assurant la contraction puissante du sphincter iridien, par le contact direct de l'ésérine et par l'irritation mécanique de l'injection même. Le résultat ainsi acquis est *un étalement complet de l'iris, avec contraction permanente du sphincter, s'exerçant sur une surface absolument nette et uniquement formée par la fossette hyaloïde.*

Lorsque, après la sortie du cristallin, l'iris reste engagé dans la plaie, ou se trouve largement projeté au dehors, le plus souvent la simple introduction de la canule de l'injecteur suffit à en opérer la réduction. Si le prolapsus de l'iris persistait, on aurait recours à la spatule de caoutchouc, pour en obtenir la rentrée, et on procéderait ensuite à l'injection intra-oculaire. Ce n'est que dans les cas où un excès de pression, constaté avant l'opération et se maintenant, par exception, après l'expulsion du cristallin, tend visiblement à projeter de nouveau, hors de la plaie, l'iris qui avait été réduit, que l'on procède à l'excision d'une partie de cette membrane. A cet effet, l'aide écarte doucement les paupières, et l'on pratique, sans fixer l'œil, l'excision d'un lambeau de l'iris avoisinant le sphincter. Si on évite toute traction s'étendant aux parties adhérentes de l'iris, cette excision ne provoque aucune douleur.

Une nouvelle lotion de l'œil entr'ouvert ayant été faite avec la solution de sublimé, que l'on fait couler sur la plaie, après une dernière instillation du collyre d'ésérine, on procède au pansement, qui est appliqué sur les deux yeux. Du côté non opéré, on place une rondelle boratée, imprégnée de la solution borico-salicylique (à 4 pour 100 d'acide borique et 1 pour 100 d'acide salicylique) ; quant à l'œil opéré, il est recouvert d'une semblable rondelle, sur laquelle on étale, en outre, une petite quantité d'une solution glycérinée d'acide borique et d'ésérine (0,50 pour 100 de salicylate d'ésérine, dans quatre parties de glycérine pour une d'eau, solution contenant en outre 4 pour 100 d'acide borique). Les rondelles sont ensuites recouvertes de ouate hydrophile, que l'on a soin de bien coller, du côté opéré, tout autour de la rondelle, en évitant l'accumulation de la ouate au-devant de l'œil même, afin que la pression soit bien supportée, puis le bandeau de flanelle est enroulé en binocle.

Ce pansement n'est enlevé que le sixième jour. Le plus souvent, l'œil, lorsqu'on le découvre, est d'une propreté parfaite; la pupille contractée se montre ronde et noire, sans que l'on observe d'ordinaire la moindre synéchie. Ce n'est que si la pupille était occupée par quelques masses corticales, que l'on aurait recours à des instillations d'atropine, ou, au besoin, à l'emploi simultané de la cocaïne, si l'on voulait accroître l'effet du mydriatique. Ces brillants résultats doivent être attribués à la formation rapide de l'angle iridien, le long de toute la circonférence de la cornée, au prompt rétablissement des conditions physiologiques de circulation et de filtration, à l'absence de tout contact du bord pupillaire avec la plaie de la cristalloïde et les masses corticales, enfin à la suppression de toute sécrétion conjonctivale par suite de l'emploi continu de l'ésérine.

Nous voilà, en nous servant de ce genre d'extraction simple, loin du procédé de de Graefe et de ses imitateurs, dans la poursuite de la linéarité des plaies; mais, d'un autre côté, la distance qui nous sépare de l'ancienne méthode de Daviel est encore plus considérable, ainsi que le montre un coup d'œil jeté sur les trois sections représentées figure 296 (sections de Daviel, de de Graefe et de de Wecker). Sur cette

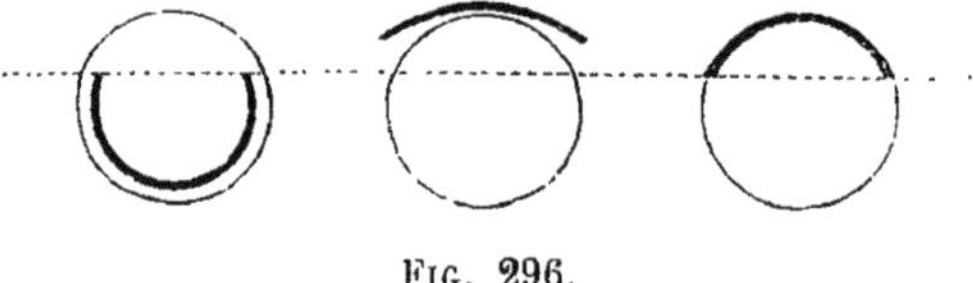

FIG. 296.

figure, on peut voir que de Wecker entame précisément la région de la cornée que respectait Daviel, avec son énorme lambeau. Dans quelques cas, surtout lorsqu'on a affaire à des cataractes très dures et volumineuses, on pourra exceptionnellement faire descendre la section un peu plus bas vers le diamètre horizontal, afin d'obtenir un entre-bâillement plus étendu de la plaie et, par suite, une sortie d'emblée plus aisée de la cataracte.

En dépit de ce qui précède, ce serait se faire illusion que de croire qu'on renoncera complètement aux procédés combinés, dont les avantages pratiques seront démontrés, pour un certain nombre de cas, dans l'article suivant.

ARTICLE XIII

EXTRACTION COMBINÉE A PETIT LAMBEAU

(*Procédé de de Wecker*).

Les seules considérations qui nous engagent encore actuellement à recourir, dans un certain nombre de cas, à l'excision de l'iris, sont de nature absolument mécanique. Chez des sujets indociles, ne pouvant tenir le repos nécessaire des premières quarante-huit heures, une iridectomie sera justifiée, pour éviter le risque d'un prolapsus de l'iris, qui, sans faire courir, il est vrai, des dangers sérieux pour le rétablissement de la vue, implique toujours une guérison traînante. D'autre part, la bien plus grande facilité d'arrachement de la capsule antérieure et par suite du nettoyage, qui peut être rendu complet, après une excision de l'iris, dans les cas où l'évacuation des masses corticales présente des difficultés, explique pourquoi on préférera recourir à un procédé combiné, lorsqu'il s'agit d'enlever des cataractes incomplètes et à masses corticales visqueuses. Enfin un excès de tension, persistant encore après la section et ayant pour effet de projeter violemment l'iris au dehors, engagera à l'excision immédiate du prolapsus.

En résumé, on s'adressera de préférence à l'extraction à petit lambeau, combinée à l'iridectomie, dans les circonstances suivantes :

1° Chez les malades indociles et incapables (surtout pendant les fortes chaleurs), de rester dans un repos complet, au moins pendant quarante-huit heures;

2° Dans les cas de cataractes non mûres, où l'on est en droit de prévoir un nettoyage quelque peu laborieux ;

3° Lorsqu'il existe une tension intra-oculaire exagérée, rendant incertaine une réduction permanente de l'iris.

Le procédé opératoire ne diffère, de celui qui a été exposé dans l'article précédent, que par l'adjonction de l'iridectomie et par la possibilité, suivant les cas, de diminuer la hauteur du lambeau d'un millimètre.

Premier temps. — Après avoir fait relever, par l'aide, la paupière supérieure et fixé l'œil près de l'extrémité inférieure du diamètre vertical de la cornée, on taille le lambeau, comprenant exactement le tiers supérieur de la cornée, mesuré sur le diamètre vertical. Cette grandeur du lambeau est urgente pour toutes les cataractes très dures et pour toutes celles qui n'ont pas atteint une maturité complète. La réduction du lambeau à une hauteur de 3 millimètres, seulement un tiers de la *circonférence* (voy. *Chirurgie oculaire*, p. 55), n'est recommandable que pour les cas de cataractes à masses corticales mollasses et épaisses, et lorsqu'on redoute une hauteur de lambeau plus considérable, à cause de la pression que présentent certains yeux cataractés. Ce lambeau, de 3, le plus souvent de 4 millimètres de hauteur, sera taillé de façon que son sommet soit tangentiel au bord du limbe conjonctival, sans nécessiter, par conséquent, la formation d'un lambeau de conjonctive.

Deuxième temps. — L'excision de l'iris, que comprend ce temps de l'opération, sera exécutée différemment, suivant qu'on la pratique dans le but d'éviter un prolapsus ultérieur, ou de se faciliter un nettoyage plus complet. Dans le premier cas, il suffit de saisir, avec les pinces l'iris, près de son sphincter (lorsque le prolapsus ne s'est pas produit), et d'en enlever, avec les pinces-ciseaux, une petite portion (constituant une sphinctérectomie un peu plus complète que d'habitude), de façon à donner ultérieurement à la pupille une forme de bombe enflammée. Au contraire, dans le second cas, en prévision d'un prolapsus iridien, on excise l'iris par deux sections des pinces-ciseaux, en enlevant une partie du diaphragme iridien jusque vers sa périphérie, la pupille prenant ainsi la forme d'un trou de serrure.

Troisième temps. — A l'aide des pinces-kystitomes, dont la manœuvre est singulièrement facilitée par l'ablation d'un lambeau, même restreint, de l'iris, on saisit largement la cristalloïde et l'on s'efforce, surtout pour les cataractes non complètement mûres, d'arracher cette membrane jusque vers la partie équatoriale du cristallin.

Quatrième temps. — On procède à l'évacuation du cristallin, en exerçant, avec la spatule ou la curette de caoutchouc, une douce pression, de manière à ramener l'équateur du cristallin dans la section et à pousser celui-ci progressivement dehors. Il n'est pas indispensable, surtout en l'absence d'un aide exercé, de pratiquer (ainsi que nous le faisons) tous les temps de l'opération sans écarteur.

La *toilette* s'exécute, d'abord, par de douces pressions, exercées sur l'œil à travers la paupière inférieure, lorsque d'abondantes masses corticales occupent le champ pupillaire; puis, on procède au lavage de la chambre antérieure et de la pupille à l'aide de l'injecteur, comme nous l'avons indiqué dans l'article précédent. Le champ pupillaire devenu absolument noir, on portera son attention sur une exacte réduction de l'iris, et on débarrassera la plaie de tout lambeau capsulaire, qui, par exception, aurait pu rester interposé entre les lèvres de la section, soit que, avec la pince à nettoyer, on réussisse à attirer au dehors ce fragement de capsule, soit qu'en cas d'insuccès on le repousse dans l'œil, en exécutant avec la spatule un balayage, de dehors en dedans, du canal formé par la section.

Nous avons énuméré plus haut les principales indications de l'extraction combinée. Dans le premier cas, c'est-à-dire chez les malades indociles, l'iridectomie sera exécutée, comme nous venons de l'indiquer, aussitôt après la section. Mais chez les autres malades, il y aura avantage à procéder, d'abord, à la sortie du cristallin et à ne décider qu'ensuite l'opportunité d'une iridectomie, qui sera pratiquée sans fixation, pendant que l'aide écarte doucement les paupières. En procédant ainsi, on ne sera pas exposé à sacrifier inutilement un lambeau d'iris. Sur des yeux présentant une dureté notable, due uniquement, parfois, à la rigidité de la sclérotique, il n'est pas rare de voir, après la sortie du cristallin, l'organe se détendre très sensiblement et l'iris rentrer avec une extrême facilité.

Il est bien entendu, si l'on a reconnu par un examen opthalmoscopique antérieur aux troubles du cristallin, ou par d'autres symptômes indéniables (exploration du champ visuel), qu'il existe en réalité une complication glaucomateuse, qu'on ne se contentera même plus d'un procédé combiné, mais qu'on aura recours à des opérations espacées, et c'est probablement là la seule indication qui persistera (en dehors du but de hâter la maturation) pour faire des extractions à temps successifs (iridectomie préalable), abstraction faite toutefois des iridectomies exécutées dans un but optique, lorsqu'il s'agit d'opacités circonscrites et centrales du cristallin, iridectomies qui sont alors pratiquées longtemps avant l'extraction du cristallin.

D'autre part, le manque de transformation cataracteuse d'une certaine quantité de masses corticales n'implique nullement un nettoyage forcément laborieux, car n'oublions pas ici que les cataractes, qui tardent beaucoup à devenir complètes, sont précisément des cataractes consistantes. Pareilles cataractes sont susceptibles de s'échapper d'emblée dans leur totalité, surtout si l'on a fait une ample section, en laissant une pupille parfaitement noire. Ce serait donc sans avantage que l'on aurait alors pratiqué l'iridectomie.

Certaines cataractes séniles complètes, à masses corticales mollasses, visqueuses (cataractes de sujets de moins de soixante ans, cataractes chez les diabétiques), ne se dégageant que très imparfaitement de la cristalloïde, et exigeant, pour libérer les masses corticales, un frottement et une malaxation prolongés, et cela en dépit d'injections répétées dans la chambre antérieure, pourront aussi nous engager à recourir, pendant la toilette, à une excision circonscrite de l'iris qui permettra d'obtenir plus aisément un exact nettoyage.

ARTICLE XIV

PROCÉDÉS DE WEBER, DE ED. DE JAEGER, DE LIEBREICH, DE LEBRUN, ETC.

Il nous reste, pour être complet, à citer un certain nombre de procédés qui n'ont guère trouvé une application plus étendue que la sphère d'action de leurs auteurs respectifs.

Procédé de Weber.

Comme Santerelli (fig. 297) l'avait déjà inauguré vers la fin du siècle dernier, M. Ad. Weber (1867) a fait construire une lance creuse, destinée à donner à la section de de Graefe une configuration et une étendue absolument équivalentes au volume présumé de la cataracte (fig. 298). Les variations, que présente le cris-

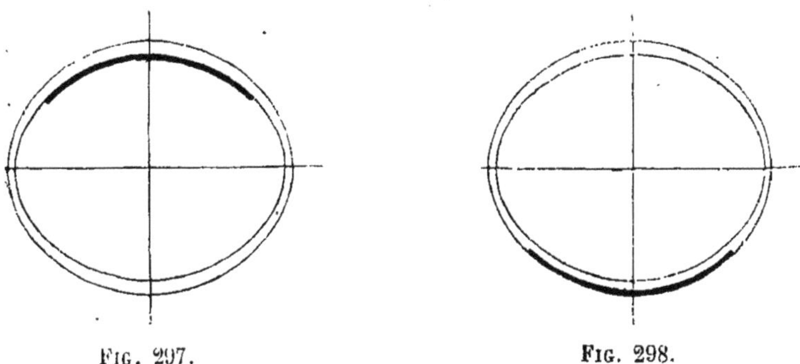

Fig. 297. Fig. 298.

tallin qui se cataracte (se gonfle et se ratatine), ou a été cataracté depuis un certain temps, montrent bien combien cette prétention était peu justifiée. En outre, la moindre déviation, dans la direction imprimée à la lance, fausse le calcul subtil de la grandeur que l'on veut obtenir par la forme du couteau ; enfin, la plus légère irrégularité dans le mode d'expulsion du cristallin, qui se fait par le refoulement, avec une cuillère *ad hoc,* de la lèvre postérieure de la plaie, en même temps qu'une pression est exercée avec la pince à fixation, peut encore faire manquer le résultat.

Procédé de de Jaeger.

Ed. de Jaeger (1873) exécutait sa section (fig. 299) creuse, non avec une lance, mais avec un couteau en forme de bistouri creux, à concavité dirigée suivant la lon-

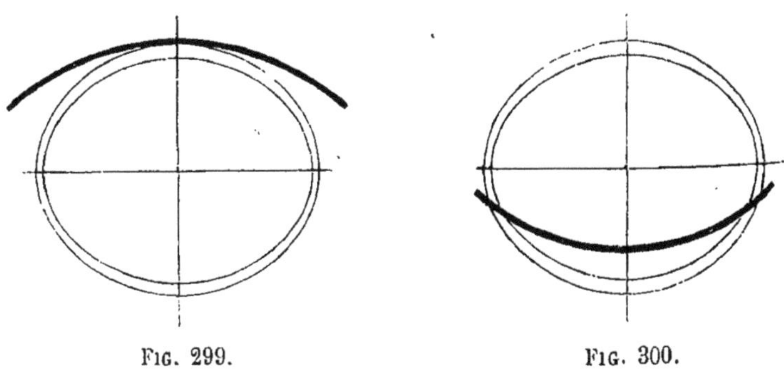

Fig. 299. Fig. 300.

gueur de l'instrument, qui était différent pour chaque œil, droit ou gauche. Le couteau étant placé la face concave en avant, on fait la ponction à peu près dans le point où nous plaçons celle de l'extraction combinée, c'est-à-dire à 3,5 millimètres au-dessous du sommet de la cornée, mais avec cette différence que la pénétration et la sortie de la pointe du couteau devaient se trouver dans la sclérotique, à 2,5 millimètres de la partie transparente de la cornée. On obtenait ainsi une section d'une grande étendue (12 millimètres), mais aussi très périphérique et exposant en conséquence, malgré une large excision de cette membrane, aux enclavements de l'iris dans le tissu trabéculaire péricornéen et, par suite, à l'ophthalmie sympathique. On peut dire que, sous ce rapport, toute section qui ne tombe même que par ses extrémités dans la sclérotique doit être soigneusement bannie de la chirurgie oculaire.

Procédé de Liebreich.

Son auteur, pour échapper à la nécessité d'exciser l'iris, transporta (en 1872) la section de de Graefe dans la cornée même, en laissant les extrémités de la plaie dans la sclérotique à 1 millimètre du bord cornéen. La ponction et la contre-ponction sont situées de 1,5 à 2 millimètres *au-dessous* du diamètre horizontal de la cornée. Le tranchant du couteau de de Graefe est dirigé en bas, et, pour obtenir (fig. 300) une section courbe, l'instrument forme pendant toute sa conduite un angle de 45 degrés. M. Galezowski a recommandé, en 1882, une section analogue, mais à base située à 2 millimètres *au-dessus* du diamètre horizontal et à sommet distant de 2 millimètres du bord cornéen supérieur, ce qui ne laisse au lambeau qu'une hauteur de 2 millimètres (regardez la section de Liebreich, figure 300 retournée).

Procédé de Lebrun.

M. Lebrun (1872) désigne sa méthode d'extraction sous le nom d'extraction *à petit lambeau médian* (fig. 301). Elle a, sur les procédés sus-décrits, le très grand avan-

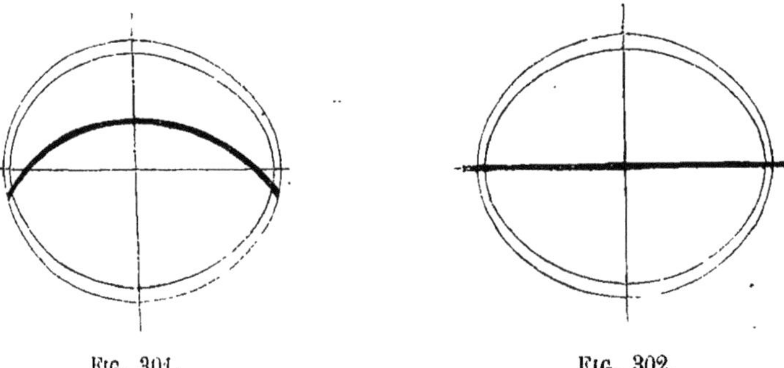

FIG. 301. FIG. 302.

tage que les extrémités de la plaie tombent non dans la sclérotique, mais dans la jonction scléro-cornéenne. Son emplacement en haut peut à la rigueur masquer un déplacement pupillaire, suite d'un enclavement accidentel. Tous ces lambeaux surbaissés tendent à se rapprocher de la linéarité, dont Küchler a donné, en 1868, un échantillon d'une idéale pureté (fig. 302), mais ils pèchent par un défaut capital c'est de ne pas se prêter à l'entre-bâillement que réclame un noyau quelque peu volumineux.

Suivant M. Warlomont, on introduit, pour faire cette section *belge*, comme il la dénomme, « le couteau au bord de la cornée (couteau de de Graefe de moyenne largeur), à 1 millimètre au-dessous de son diamètre transversal, le tranchant étant tourné en haut et légèrement en avant, de manière que le plan de l'instrument fasse avec celui de l'iris un angle de 20 à 30 degrés. L'instrument est alors poussé horizontalement et doit sortir en un point correspondant. Cela fait, au moyen de quelques mouvements de scie imprimés au couteau, de façon à lui faire parcourir insensiblement un arc de cercle en avant, on achève la section en sortant à peu près perpendiculairement à la cornée, vers l'union du tiers supérieur avec le tiers moyen de cette membrane, ou un peu plus haut. »

Comme nous l'avons dit, les sections peu élevées s'entre-bâillent à peine et ne sont applicables qu'aux cas où il s'agit d'une cataracte mollasse à noyau de petite dimension. Nous n'exécutons pareil procédé que chez des sujets de vingt à quarante ans, lorsque l'extraction linéaire simple ne peut plus trouver son application ; mais, pour la cataracte sénile à large noyau, cette section est absolument impropre, et cela d'autant plus qu'on ne peut guère, dans les cas à pression exagérée, obvier, par une excision quelque peu large de l'iris, aux pincements et à la contusion très accusés que l'iris subit au passage du cristallin, près des extrémités de la section.

ARTICLE XV

APPENDICE

ABAISSEMENT DU CRISTALLIN

La pensée de chasser du champ pupillaire une cataracte dure, en l'immergeant dans un tissu tel que le corps vitré, où, loin de se dissoudre, elle peut agir à la manière des corps étrangers, est démontrée actuellement si peu rationnelle, que nous hésiterions à décrire cette méthode de traitement, si, en dépit des fâcheux résultats qu'elle a si souvent donnés, elle n'avait cependant rendu la vue, dans un certain nombre de cas. Voici pourquoi nous donnons ici un court aperçu de cette méthode :

Les instruments nécessaires à l'exécution de l'abaissement sont : 1° une pince à fixation; 2° une aiguille faiblement courbée sur le plat, de 1 millimètre de largeur, et mesurant, entre la pointe et le collet, de 3 à 4 millimètres.

Le malade, ayant la pupille dilatée, s'assied devant l'opérateur, qui, après avoir fait écarter les paupières, saisit avec des pinces un pli de la conjonctive, près du bord interne de la cornée. Il enfonce ensuite l'aiguille, tournée en haut par sa convexité, dans la sclérotique, à 4 millimètres du bord cornéen et à 2 millimètres au-dessous du diamètre horizontal de l'œil. Au moment où l'instrument pénètre, il doit occuper une direction perpendiculaire au plan tangent à la sclérotique par le point de ponction, et ses bords tranchants doivent regarder directement vers les pôles antérieur et postérieur de l'œil. De cette manière, l'aiguille entre, dans la direction des nerfs et des vaisseaux, assez loin de la cornée pour ne pas blesser la portion la plus épaisse du corps ciliaire et pourtant, assez près du limbe cornéen, pour tomber facilement entre l'iris et la cristalloïde, au voisinage de son bord. Dès que l'aiguille a traversé la sclérotique jusqu'à son collet, on dirige en avant sa face convexe, et, faisant basculer son manche du côté de l'oreille autant qu'il est nécessaire, on dirige sa pointe entre le bord pupillaire et la capsule, de manière à raser l'iris avec le plat de l'instrument.

On pousse la pointe de l'aiguille, mise à plat sur la capsule antérieure, vers la partie médiane de cette dernière; puis, l'ayant portée à 1 millimètre du bord interne de la pupille dilatée, on s'en sert comme d'un levier, soit, d'après Willburg, pour renverser purement et simplement la cataracte, soit, suivant Scarpa, pour la renverser et l'abaisser en dedans et en bas.

Une fois le cristallin déplacé du champ pupillaire, on maintient quelques instants l'instrument dans la position qu'on lui a donnée; puis on ramène le manche de l'aiguille dans la direction de l'oreille, pour qu'elle se porte par sa convexité vers les procès ciliaires, et l'on se tient prêt à la ramener, une seconde fois, dans la pupille, pour le cas où l'on verrait la cataracte remonter. S'il n'en est pas ainsi, il ne reste plus qu'à retirer l'aiguille exactement dans la direction suivant laquelle on l'a poussée.

Lorsque le cristallin, par un mouvement de bascule accidentel, est tombé dans la chambre antérieure ou s'est dévié latéralement, de telle sorte qu'on ne réussisse point à l'abaisser, on a donné le conseil de piquer la cataracte, d'arrière en avant, avec la pointe de l'aiguille, et de l'enfoncer dans le corps vitré; mais nul ne fournit un moyen sûr de dégager alors l'instrument, sans risquer d'attirer, dans ce second mouvement, la cataracte vers les membranes enveloppantes, accident sur la gravité duquel tous les auteurs sont d'accord.

Ce simple aperçu doit suffire, à ce qu'il nous semble, pour montrer combien l'abaissement, même entre des mains habiles, est loin de fournir des garanties d'exécution précise et sûre. Cette imperfection tient, on le voit, à l'impossibilité dans laquelle est le chirurgien de contrôler, *de visu*, l'effet des mouvements qu'il imprime à l'aiguille en dehors du champ pupillaire.

ARTICLE XVI

DES ACCIDENTS QUI PEUVENT SURVENIR PENDANT L'OPÉRATION A LAMBEAU ET DES MOYENS D'Y PORTER REMÈDE

A. *Mauvaise exécution du lambeau.* — Il est certain que la section d'un lambeau très régulier, large et bien périphérique, est d'une exécution difficile pour un opérateur peu expérimenté. Cette difficulté est d'autant plus marquée qu'il se sert d'un couteau large et d'ancien modèle (triangulaire). Car, avec un pareil instrument, il faut que l'opérateur ait calculé les dimensions de sa section, au moment de faire la ponction et la contre-ponction, et que le couteau soit poussé jusqu'à ce que le tranchant quitte de nouveau la chambre antérieure, la section s'exécutant ainsi avec une grande promptitude. L'emploi de couteaux de plus en plus étroits a de beaucoup restreint ces difficultés, car ces couteaux retenant l'humeur aqueuse permettent, après la ponction, de choisir tranquillement le point de contre-ponction et même de rectifier, dans une certaine mesure, la marche de l'instrument si celle-ci est à temps reconnue défectueuse, un léger retrait du couteau étroit ne donnant lieu qu'à un écoulement insignifiant d'humeur aqueuse.

Une faute d'exécution dans la section du lambeau peut encore résulter de ce que l'opérateur, tout en ayant choisi convenablement le point de ponction, a imprimé à l'instrument, en le poussant dans la chambre antérieure, une direction vicieuse, soit que l'instrument n'ait pas été maintenu bien parallèle à l'iris, ou au diamètre horizontal de la cornée, soit encore que, la ponction et la contre-ponction ayant été correctement exécutées, le tranchant du couteau se trouve malencontreusement ramené en avant et découpe un lambeau de hauteur insuffisante et à sommet plus ou moins éloigné du bord cornéen.

Ce qui, dans le cas d'une section *trop étroite,* est surtout à craindre pour un opérateur peu expérimenté, c'est que, voulant forcer la sortie de la cataracte et n'ayant pas encore acquis la sensibilité des doigts suffisante, pour savoir jusqu'où on peut impunément aller, en exerçant une pression sur un œil plus ou moins largement ouvert, il produise une subluxation du cristallin avec issue du corps vitré.

On remédiera à une section trop étroite, en prolongeant les angles de la section à l'aide des ciseaux coudés, qui sont d'un maniement beaucoup plus facile qu'un couteau mousse droit, devant lequel l'œil fuit et se soustrait, par un mouvement de rotation, et dont l'action nécessite une certaine pression, assurément périlleuse pour un organe si largement ouvert.

Les inconvénients d'une plaie *trop étendue* sont presque nuls; car il est de peu d'importance que la cicatrisation, non suivie d'enclavement, soit un peu plus difficile dans la sclérotique que dans les parties de la cornée qui l'avoisinent. Le principal reproche qu'on puisse faire à une section qui, par une extrémité, occupe la sclérotique, en un point asymétrique de l'autre, c'est qu'une pareille disposition de la plaie peut, jusqu'à un certain point, favoriser la production d'un prolapsus iridien (la formation d'une cicatrice à migration), si la coaptation immédiate des bords de la section ne se fait pas d'une manière satisfaisante. Encore a-t-on, en ce cas, la ressource de pratiquer une large iridectomie préventive.

B. *L'écoulement prématuré de l'humeur aqueuse* a l'inconvénient d'exposer le chirurgien à blesser l'iris, avec le tranchant du couteau. Cet accident survient d'autant plus sûrement que l'évacuation de l'humeur aqueuse a suivi de plus près la ponction, le plus souvent par suite d'un mouvement de retrait imprimé au couteau, dont la pointe mal dirigée menaçait de s'enfoncer dans l'iris.

Lorsque l'iris s'est transporté, après l'évacuation partielle ou totale de la chambre antérieure, au-devant du tranchant du couteau, on ne peut guère, en continuant à se servir du couteau droit, éviter l'excision d'un lambeau iridien plus ou moins étendu, et dans le cas même où l'on a réussi à échapper à cette excision directe, on se voit ordinairement contraint de la faire, pour ne pas laisser dans l'œil la portion de l'iris éraillée ou fenêtrée par le tranchant. Lorsque la pupille accidentelle n'est séparée de la pupille normale que par une petite bride de tissu iridien, on se contentera de diviser celle-ci à l'aide de pinces-ciseaux. Un opérateur habile échappera à cette contrainte d'exciser l'iris, en retirant son couteau et en exécutant presque la totalité de la section avec les ciseaux coudés.

C. Le *renversement du lambeau* n'est dangereux que lorsqu'il se répète à plusieurs reprises pendant l'opération, en favorisant ainsi la hernie du corps vitré, et lorsque le lambeau cornéen a été, par ce fait, assez fortement plié pour qu'il se prête mal à une coaptation exacte. Le frottement du lambeau contre une paupière qu'on n'a pas pris soin de bien désinfecter préalablement, présente encore un danger d'infection sérieux. En pareil cas, on se hâtera, après avoir bien désinfecté la plaie avec la solution de sublimé, d'appliquer le bandeau compressif.

D. *Accidents qui peuvent survenir pendant l'excision de l'iris, dans l'extraction à lambeau combinée.* — Si le malade ne tient pas l'œil dans une immobilité presque absolue, pendant ce temps si délicat de l'opération, l'opérateur est menacé de produire une dialyse variable de l'iris, immédiatement suivie d'un épanchement sanguin considérable dans l'œil. Lorsque le malade se montre indocile, on devra donc se servir d'un écarteur et faire fixer l'œil, ou se tenir prêt à lâcher la pince à pupille au moindre soupçon d'un mouvement brusque de l'œil.

E. *Insuffisance de l'ouverture capsulaire.* — Cet accident survient principalement lorsque la capsule a augmenté de consistance, en s'épaississant par la superposition de dépôts, ce qui arrive surtout dans les cas de cataracte régressive. En pareil cas, on se sert de pinces-kystitomes ou l'on procède à l'ouverture périphérique de la capsule, après iridectomie si c'est nécessaire, et l'on ne porte pas inutilement le kystitome sur la plaque capsulaire. Une douce pression, exercée sur la partie de l'œil opposée à la section, favorisera l'action de l'instrument destiné à attaquer la capsule. Il est bien difficile d'indiquer jusqu'à quel point le chirurgien, sûr d'avoir divisé la capsule, peut pousser les pressions qu'il exerce sur l'œil pour en chasser le cristallin; l'expérience, seule, en donnera la mesure. Si la capsule offrait une trop grande résistance, on introduirait la curette de Critchett, et on procéderait à l'extraction du cristallin dans sa capsule.

F. *Prolapsus du corps vitré.* — Lorsque, par des pressions exagérées ou sous l'impulsion d'un mouvement brusque du malade, il s'est fait une hernie du corps vitré, avant que le cristallin se soit présenté dans la plaie, on doit se conformer aux indications que nous avons mentionnées à propos du dégagement de la cataracte. Le prolapsus est bien moins redoutable lorsqu'il succède à l'issue du cristallin. On peut alors, en effet, empêcher, par l'occlusion de l'œil, une perte considérable de ce milieu, aussitôt que l'on s'est assuré que le lambeau est assez exactement appliqué et que l'iris ne fait pas hernie dans la plaie. Si l'iris était engagé dans la section, de doux frottements, exercés sur la paupière abaissée, pourraient, en excitant les contractions de l'iris, déterminer le retrait du prolapsus. Mais on craint, sur un œil très largement ouvert, de procéder à l'excision de la partie prolabée, excision rendue d'autant plus difficile que le corps vitré, qui se projette, rend la saisie de l'iris très difficile.

Un prolapsus abondant du corps vitré expose, malgré une exacte application du bandeau compressif, que l'on ne doit pas déplacer sans urgence, à de graves hémorrhagies intra-oculaires. Mais une perte modérée de ce milieu n'a d'autres inconvénients immédiats que ceux de s'opposer ordinairement à l'évacuation complète de tous les débris de la cataracte, de déterminer une cicatrice plus apparente, de laisser pendant plusieurs semaines des opacités filamenteuses du corps vitré et de dévier plus ou moins la pupille vers le sommet de la section. Cette déviation peut résulter d'un enclavement de l'iris, dans la lèvre interne de la plaie, ou être déterminée par le déplacement du bord pupillaire par un lambeau capsulaire. Ce qui rend fâcheuse toute perte du corps vitré, quelque minime qu'elle soit, c'est que, même après une guérison des plus satisfaisantes, cet accident laisse planer sur l'opéré la menace d'un décollement de la rétine.

G. *Accidents rares de l'extraction à lambeau.* — L'introduction de l'air, dans l'intérieur de l'œil, avait été autrefois regardée comme un accident redoutable (Beer). Bien que la pénétration d'une bulle d'air dans la chambre antérieure doit forcément, suivant le courant des idées actuelles, transporter un certain nombre de germes dans l'œil, il est prouvé que la présence dans la chambre antérieure d'une petite quantité d'air, que l'on chasse aisément par une douce pression ou que l'humeur aqueuse finit, en s'accumulant, par éliminer promptement, ne présente aucun inconvénient.

Parfois la cornée s'enfonce (et cela arrive bien plus souvent depuis que l'on fait un usage trop abondant de la cocaïne), se déprime en forme d'entonnoir, et la plaie se coapte de telle sorte que l'air s'insinue sous la cornée avec une extrême facilité. Il faut attendre alors que l'humeur aqueuse se soit reproduite, pour pouvoir donner issue à cet air, de la manière usitée pour l'évacuation des masses corticales, ou l'on hâtera cette évacuation par le lavage de la chambre antérieure. Mais il serait inutile de temporiser à l'excès, si l'on ne réussissait pas à obtenir une sortie complète des bulles d'air, et l'on se contenterait alors de serrer un peu plus le bandeau compressif, pour corriger le défaut de coaptation et favoriser l'issue de l'air.

L'un des accidents les plus fâcheux qui puissent se présenter dans le cours de l'extraction à lambeau, c'est la coaptation vicieuse de la plaie. Le plus souvent, elle résulte, non de ce qu'on n'a pas taillé le lambeau assez régulièrement, mais bien plutôt de ce qu'on n'a pas réussi à évacuer complètement la cataracte. En procédant à un nettoyage prudent, on peut sensiblement favoriser la coaptation du lambeau ; mais il faut avant tout se renseigner, par le toucher, que ce manque de coaptation ne provient pas d'une augmentation de la tension, que l'œil n'est pas devenu dur sous le doigt, car alors toute tentative de nettoyage amènerait forcément l'apparition de l'accident le plus redoutable que nous signalerons en dernier lieu. En effet, il arrive que, pendant les manœuvres de la toilette, on voit l'iris remonter vers la plaie, puis se soulever, et, lorsque l'on palpe le globe oculaire, on le sent durcir progressivement. La moindre pression exercée sur l'œil donne lieu alors à une perte abondante du corps vitré. Aussi, en pareil cas, est-il indiqué de placer tout de suite le bandeau, après avoir versé entre les paupières fermées quelques gouttes d'ésérine.

L'accident le plus formidable que l'on puisse observer à la suite de l'extraction, c'est qu'après la sortie du cristallin, il se produise une hémorrhagie intra-oculaire tellement abondante qu'elle finisse peu à peu par expulser complètement le corps vitré. Cet accident est heureusement fort rare ; il n'a été observé que sur des yeux ayant des tendances manifestes au glaucome ou chez des personnes hémophiles. Habituellement, il suit la sortie du cristallin, accompagnée d'une issue plus ou moins considérable du corps vitré ; mais nous l'avons aussi observé sur des malades qui n'avaient pas présenté d'accidents pendant l'opération, mais chez lesquels on avait noté une coaptation vicieuse de la plaie, et qui, sous le bandeau compressif, ont été pris d'une hémorrhagie des plus abondantes, accompagnée de douleurs atroces. Il se produit ici absolument la même chose qu'on observe en opérant le glaucome hémorrhagique, où, la section et l'iridectomie achevées, le cristallin est poussé à travers la plaie, suivi du corps vitré et d'un flot de sang. Ce grave accident entraîne la perte absolue de la vision, mais d'ordinaire sans destruction de la cornée et parfois sans phthisie bien prononcée.

ARTICLE XVII

SOINS A DONNER AUX OPÉRÉS DE CATARACTE PAR EXTRACTION ET MOYENS DE REMÉDIER AUX ACCIDENTS QUI PEUVENT SUIVRE CETTE OPÉRATION

Après toute extraction à lambeau, et surtout à grand lambeau, l'œil est si largement ouvert qu'il est urgent de procurer à cet organe un repos complet, pendant quelques jours, pour permettre à la cicatrisation de se faire sans entrave. Or, le meilleur moyen d'immobiliser les yeux consiste à les maintenir fermés, à l'aide du bandeau compressif, tandis qu'on prescrit au patient de garder, pendant quelques jours, le décubitus dorsal. Si, pendant les premières heures qui suivent l'opération, le malade accuse des douleurs dans l'œil opéré, il ne faut pas y attacher beaucoup d'importance. Ces douleurs peuvent même persister pendant dix à douze heures sans être l'indice d'aucun danger.

Quant au régime alimentaire, il se composera, les premiers jours, de mets liquides d'une température peu élevée, qu'il est prudent d'administrer, pendant les quarante-huit heures qui suivent l'extraction, en se contentant de soulever légèrement la tête du patient ; au delà de ce terme, on permet au malade de s'asseoir dans son lit pour le repas. Il serait téméraire de modifier à l'excès le régime accoutumé des opérés, surtout lorsqu'ils ont un âge avancé ; nous conseillons, par exemple, de ne point les priver de vin, ou même d'eau-de-vie, lorsqu'ils en boivent habituellement.

Dans le but de procurer une nuit tranquille à l'opéré, souvent encore en proie à l'agitation qu'a produite chez lui la crainte de l'opération, nous avons l'habitude de lui administrer, le soir, 3 grammes de chloral, à l'emploi duquel nous revenons quelquefois deux ou trois nuits de suite.

La réunion des lèvres de la plaie débute par la surface de la section dans laquelle vient s'insinuer l'épithélium, tandis que la cicatrisation des membranes de Descemet et de Bowman ne s'effectue qu'en dernier lieu. Lorsque la section a été faite dans la sclérotique, la cicatrisation débute par le tissu conjonctival, puis elle se fait dans les parties les plus profondes de la sclérotique et se termine par les parties médianes. Au bout de vingt-quatre ou de quarante-huit heures, cette réunion s'est produite, pour la cornée, quoique la cicatrice soit encore dépourvue de solidité et réclame rigoureusement la conservation du bandeau compressif. Pour la sclérotique, la réunion complète s'effectue avec un peu plus de lenteur, mais la coaptation est très accélérée par la réunion rapide du lambeau conjonctival. Si l'on étudie attentivement le phénomène de la cicatrisation d'une section placée sur le bord de la cornée, on voit, en même temps que la lèvre non transparente de la plaie s'hypérémie très sensiblement, apparaître, du côté de la lèvre transparente, un halo se prolongeant en stries verticales, que l'on a désigné sous le nom de kératite traumatique, mais qu'il faut envisager comme une simple rétention de lymphe, avec dilatation des espaces qui charrient le suc nourricier. Cette infiltration grisâtre, plus ou moins étendue, qui ne doit pas tirer sur le jaune, ni se concentrer vers la limite de la section, ne révèle aucun danger.

Ces changements d'aspect, dans la transparence de la cornée, se dissipent d'autant plus rapidement qu'après une prompte formation de la chambre antérieure, la courbure de la cornée se rapproche de son état normal; mais ils persistent davantage lorsqu'un écoulement répété de l'humeur aqueuse donne lieu à un affaissement cornéen, ou même à un enfoncement passager, ou à un plissement de cette membrane. En pareil cas, toute la cornée peut, par suite d'un véritable plissement de la couche épithéliale, prendre une teinte grisâtre, mais d'une durée passagère.

Tandis que, dans les cas où tout s'est bien passé, le chirurgien peut, en général, être tranquille sur la cicatrisation de la plaie, quatre ou cinq jours après l'extraction, l'iris reste la source de dangers, qui quelquefois n'apparaissent qu'au bout de huit à quinze jours. Si lors de la levée du premier pansement, qui se fait le quatrième ou le cinquième jour (dans les cas où l'opéré ne se plaint pas,) on constate la présence de masses corticales occupant le champ pupillaire, on fera des instillations d'atropine et on en continuera l'usage pendant quelques semaines, lorsque des symptômes d'iritis apparaîtront.

A quelles règles faut-il se conformer quand la cicatrisation ne suit pas une marche régulière?

Si après la première nuit qui suit l'opération, le sommeil ayant été favorisé par l'administration d'une potion de chloral et, au besoin, par une injection de morphine, l'opéré n'est pas rentré dans le calme le lendemain matin et continue à se plaindre de son œil, il est indispensable de soumettre cet organe à un examen très attentif. La flamme d'une simple bougie suffit alors pour l'éclairage latéral, dont on se trouve si bien en pareille circonstance. On portera toute son attention sur l'état de la plaie; la présence, sur le bord de celle-ci, d'une légère teinte d'un blanc jaunâtre se continuant en une zone grise, qui occupe une grande partie de la cornée, devra nous faire craindre le développement d'un abcès arciforme. Toutefois, il peut encore y avoir doute entre une infection de la plaie et la présence d'une simple kératite traumatique; mais ce qui nous guide ici avec une sûreté presque parfaite, c'est la sécrétion conjonctivale.

Dès que la sécrétion de la conjonctive se trouve quelque peu accusée, on remplace le bandeau compressif par une très légère petite bande, qui maintient sur l'œil un tampon de ouate salicylée, trempé dans la solution de sublimé, et qu'on renouvelle à chaque instant lorsqu'il se trouve taché de sécrétion. Dès le lendemain de l'opération, si l'examen de l'œil démontre que la tuméfaction de la paupière, tendue et luisante, le chémosis conjonctival et la sécrétion muco-purulente, dont le produit s'accumule dans le grand angle de l'œil, résultent d'une suppuration localisée au niveau des lèvres de la plaie, qu'une suppuration diffuse tend à s'établir, et que l'humeur aqueuse se trouble et devient jaunâtre, nous attaquons directement la plaie en procédant à une irrigation (au moyen d'un irrigateur très fin); ce nettoyage est répété toutes les heures ou toutes les deux heures avec la solution de sublimé, en tâchant que le jet fin, mais d'une certaine violence, entraîne les parties infectantes et détruise les microorganismes, ou mieux empêche leur pullulation. En même temps, on s'oppose à la diapédèse par des instillations réitérées d'une solution de salicylate d'ésérine (5 centigrammes pour 10 grammes) ou de salicylate de pilocarpine (20 centigrammes pour 10 grammes). Ces irrigations, qu'on peut alors étendre à la chambre antérieure, ainsi que le pansement au sublimé, nous paraissent plus avantageux que le traitement direct de la plaie, par le grattage avec la cuillère tranchante, comme Horner l'a exposé au congrès de Londres (1881), ou par la cautérisation opérée au moyen de la galvanocaustique, ainsi que le recommande M. Abadie.

En règle générale, il faut distinguer, lorsque la plaie suppure, entre *inoculation médiate* et *inoculation immédiate*. La première, trouvant déjà les parties internes de la plaie et du sac capsulaire plus ou moins cicatrisées, agglutinées (obturées par des masses vitreuses), a infiniment plus de tendance à se borner à la cornée même, et se prête bien plus à l'intervention chirurgicale (grattage, galvanocaustique) ainsi qu'aux moyens antiseptiques, que la suppuration résultant d'une inoculation immédiate. Aussi les cliniciens redoutent-ils bien moins une infection qui se déclare le troisième ou quatrième jour, que celle qui se montre déjà au bout de vingt-quatre ou trente-six heures. Non seulement on ne peut pas se rendre compte si les matières infectantes n'ont pas été introduites au delà des lèvres de la plaie, au moyen des instruments, mais aussi une substance infectante, provenant des parties voisines de la plaie, trouve un passage absolument libre jusqu'au sac capsulaire, lieu éminemment propice à la culture des germes.

Ces considérations nous imposent donc un soin particulier pour l'absolue propreté des instruments, qui ne doivent servir aux opérations qu'après un nettoyage minutieux (immersion prolongée dans l'alcool absolu, bain d'alcool, flambage). On doit laisser les instruments un certain temps dans un liquide désinfectant et ne s'en servir qu'en les retirant du bain antiseptique.

Les changements constitutionnels (diathésiques), que les divers tissus de l'œil peuvent présenter, ne peuvent pas à eux seuls fournir les éléments pour qu'une suppuration cornéenne et une panophthalmie éclatent; les diathèses ne peuvent que *prédisposer* (fournir des liquides plus aptes) à une évolution aisée des germes infectieux provenant du dehors. Il en est de même du choc traumatique, de la contusion. Les altérations et lésions qui en résultent sont purement et simplement prédisposantes, mais n'aboutissent pas à la suppuration sans l'intervention de l'irritation que produit *seul* le germe infectant. Aussi ne prêtons-nous une importance à l'état général des sujets, aux divers états diathésiques qu'à deux points de vue : d'abord, en ce qui concerne un manque de coaptation suffisante et continue de la plaie, qui prolonge les dangers de l'infection, et, en second lieu, à cause de la possibilité de fournir un terrain d'inoculation plus propice. *Aucune diathèse ne provoque la suppuration directe de la plaie après une extraction*, la suppuration reposant uniquement sur l'inoculation des lèvres de la section ou sur l'introduction de germes infectieux dans cet organe. Il en résulte que, plus que tous autres, ces opérés réclameront les soins les plus minutieux de l'antisepsie.

Le résultat de l'extraction peut être encore plus ou moins compromis par des *iritis* ou *irido-choroïdites*, consécutives au traumatisme qu'a subi l'œil. Aussi, dans l'étude de ces affections, nous avons fait dans ces derniers temps un progrès sensible. Ainsi qu'il a été démontré que la suppuration de la plaie est la conséquence exclusive d'une infection, de même on est sur la voie de prouver que les iritis et les irido-choroïdites sont, en grande partie, dues à des pincements directs ou indirects de l'iris dans la plaie, facilitant l'immigration ultérieure de germes, et que l'influence des diathèses joue aussi, ici, un rôle absolument secondaire. Mieux que tout raisonnement, la cessation immédiate des inflammations de ce genre, par des iritomies, des capsulotomies ou irito-capsulotomies, nous a donné par l'occlusion solide de la plaie, soustraite aux tiraillements, la preuve expérimentale de l'origine de ces inflammations, qu'on a vues sensiblement s'accroître lorsque, par un changement dans l'emplacement de la section (devenue trop périphérique), ainsi que par l'adoption de l'iridectomie, on a augmenté les malchances de pareils enclavements.

Relativement à l'interposition dans la plaie d'une partie plus ou moins étendue de l'iris, une importante distinction est à faire suivant le genre de section qui a été pratiquée. Une partie de l'iris engagée dans une plaie située périphériquement (extraction linéaire) aura, à mesure que la pression augmente, tendance à se projeter davantage dans la plaie, et l'on n'a qu'à voir comment ces enclavements se comportent plusieurs mois ou même des années après l'opération, pour se rendre compte qu'ils se présentent souvent sous forme de véritables prolapsus, joints à une cicatrisation vicieuse ou cystoïde. Pour compléter la partie qui s'engage progressivement entre les lèvres de la plaie, l'iris est attiré, non seulement du côté de son bord libre, mais aussi du côté de son bord adhérent, et, comme la section avoisine l'angle iridien, c'est sur le corps ciliaire que porte directement cette traction en provoquant des douleurs presque incessantes. Il en est tout autrement pour un enclavement du sphincter iridien, ou des parties qui l'avoisinent, dans une section à lambeau peu périphérique. Ici, la traction ne porte que sur la partie libre de l'iris, et cette traction s'épuise à mesure qu'elle arrive à porter sur les parties proches de l'angle iridien. Les conséquences de pareils enclavements sont aussi absolument différentes. Dans ce cas, les douleurs sont à peu près nulles ; l'iris enclavé subit une dégénérescence cystoïde et s'atrophie finalement, ainsi que la partie tiraillée de l'iris située entre la plaie et son bord adhérent ; une cicatrice plate mais pigmentée, accompagnée d'une déviation de la pupille avec réduction de son étendue, suivant que l'enclavement était plus ou moins notable, est la seule trace que laisse cet accident.

Pour nous, il est indiscutable que l'extraction simple à lambeau exclut presque complètement ces irido-choroïdites si affreusement pénibles et préjudiciables pour l'œil congénère, qu'on observait après l'extraction linéaire combinée. Les causes qui, dans ce dernier procédé opératoire, favorisent essentiellement l'apparition d'irido-choroïdites, affectant le caractère de la lymphangite et pouvant entraîner l'ophthalmie migratrice, sont : 1° les pincements de l'iris à sa périphérie dans le tissu trabéculaire péricornéen, pincements pouvant même intéresser le corps ciliaire; 2° les enclavements capsulaires, que facilite l'excision de l'iris, et 3° l'empiétement, vers l'angle iridien, de la plaie, dans les extrémités de laquelle les microorganismes, qui ont malencontreusement été introduits dans l'œil pendant ou après l'opération, peuvent aisément être déposés, d'une façon d'autant plus fâcheuse que les angles de la section, dégagés par l'excision de l'iris, se trouvent plus directement en rapport avec les voies lymphatiques du tractus uvéal. C'est pour cette raison que, si l'on veut conserver à l'extraction à lambeau son immunité, en ce qui concerne le danger d'une ophthalmie sympathique, on devra éviter de pratiquer l'excision des prolapsus iridiens, lorsqu'il se produit un enclavement de l'iris, si l'on ne veut s'exposer à voir encore ici s'établir une cicatrice à migration.

A part les effets mécaniques dus à l'enclavement de l'iris, cette membrane peut aussi subir, par infection médiate, une véritable inflammation traumatique. L'*iritis traumatique* est provoquée par les germes qu'on a introduits pendant l'opération. Cette iritis éclate habituellement le deuxième jour, est simplement *adhésive*, cède à l'emploi de quelques instillations d'atropine et ne laisse, comme traces, que quelques adhérences avec la capsule sur divers points du sphincter (ou du coloboma lorsque l'on a pratiqué un procédé combiné) ; d'où l'absence de tremblotement du diaphragme iridien lors des mouvements de l'œil, phénomène si caractéristique chez un opéré de cataracte, qui n'a pas passé par cette iritis adhésive.

Une inflammation généralement plus sérieuse, parce qu'elle porte bien plus le caractère de l'*iris plastique*, résulte de la présence de microorganismes capables non d'entraîner la suppuration, mais de vicier la constitution chimique de l'humeur aqueuse, et qui peuvent tardivement encore s'insinuer dans l'œil opéré. On voit surtout cette iritis se produire, lorsque la chambre antérieure s'établit avec beaucoup de lenteur et que des masses corticales sont restées adhérentes à la presque totalité de la cristalloïde antérieure imparfaitement ouverte. Dans ces cas, on observe tout de suite une tendance à une véritable exsudation plastique qui agglutine aisément l'iris, d'une part, avec la lèvre interne de la plaie cornéenne, d'autre part, avec les lèvres de la cristalloïde et avec la surface de celle-ci. L'exsudation aboutit alors facilement à une occlusion capsulaire et pupillaire, avec dépôts inflammatoires, ainsi qu'à une abolition de la chambre antérieure sur une certaine étendue, l'angle iridien étant supprimé tout le long de la section interne pratiquée à la cornée. A la suite de cette agglutination, des phénomènes glaucomateux, la propagation de l'inflammation sur le corps ciliaire avoisinant, sont singulièrement facilités. Aussi les souffrances, qui dans l'iritis simple pouvaient complètement manquer, se trouvent ici constamment très prononcées.

Tandis que la simple iritomie permettait aisément de rétablir une pupille, dans les cas où une iritis simple, ou adhésive, avait abouti à une occlusion pupillaire, il sera souvent nécessaire, dans cette seconde forme, de recourir à l'irito-ectomie, l'iris ayant perdu sa contractilité ou s'étant immobilisé par sa soudure à la plaque capsulaire sous-jacente.

La forme la plus pernicieuse d'iritis, qui puisse suivre une extraction, est la *forme parenchymateuse*, la *cyclite mixte, parenchymateuse et séreuse, à type récidivant*. Dans la précédente variété, mais bien plus encore dans cette dernière, un observateur attentif peut se rendre compte que les pincements iridiens et capsulaires, entraînant une cicatrisation vicieuse et incomplète, jouent un rôle prépondérant. Ce qui dénote le caractère malin de cette variété d'iritis, c'est qu'elle se complique promptement d'une lymphangite, qu'il se forme des dépôts, sur les parties déclives de la membrane de Descemet, et que des masses floconneuses se déposent dans les parties inférieures de la chambre antérieure, déjà sensiblement réduite dans ses dimensions. A mesure que le champ pupillaire se rapetisse et prend une teinte blanchâtre, on voit l'iris, non seulement s'accoler le long de la cicatrice, mais se bomber en avant et se mettre en contact avec la cornée. Avec les accès douloureux que présentent ces yeux, on voit fréquemment apparaître, dans le vestige de chambre antérieure, une traînée d'hypopyon.

Les yeux, ayant passé ainsi par des alternatives de cyclite mixte récidivante, avec ramollissement transitoire et menace pour l'œil non opéré, finissent peu à peu par guérir, laissant le plus souvent une phthisie partielle et des altérations profondes du corps vitré. Le seul procédé opératoire qui nous ait encore donné, en pareil cas, des résultats satisfaisants est l'irito-dialyse, permettant d'enlever une très large partie de l'iris, accolée à la cataracte secondaire et aux croûtes exsudatives qui le doublent.

Sans déterminer de phénomènes irritatifs graves, on observe, chez certains opérés de cataracte, par suite de la formation d'une cicatrice filtrante, ou plutôt *fistuleuse*, un rétablissement fort lent et tardif de la chambre antérieure, qui ne peut parfois se reproduire qu'à la quatrième ou cinquième semaine. Un emploi prolongé du bandeau est ici absolument urgent, ainsi que des soins antiseptiques minutieux et continus, pour empêcher l'introduction dans l'œil de microorganismes.

Des *épanchements de sang à répétition* remplissant la chambre antérieure, le deuxième ou le troisième jour après l'opération, ne se rencontrent pas lorsqu'on évite de placer la section dans la partie non transparente de la cornée et qu'on respecte soigneusement le tissu trabéculaire péricornéen.

Lorsqu'il est survenu, pendant la période de cicatrisation, un *prolapsus iridien*, le meilleur moyen de parer aux accidents consiste à prolonger, le plus possible, l'application du bandeau compressif et les instillations d'ésérine et de pilocarpine. La hernie de l'iris se ratatine alors peu à peu ; mais il reste une déviation de la pupille plus ou moins marquée et quelquefois assez grande pour que cet orifice disparaisse, en grande partie, en arrière de l'opacité cornéenne pigmentée qui avoisine la section. Si, par exception, nous nous résignons, pour hâter la guérison, à enlever d'un coup de pinces-ciseaux un prolapsus étendu, c'est à condition de redoubler de soins dans les précautions antiseptiques, afin d'éloigner les dangers d'une ophthalmie migratrice.

Pour ce qui regarde le mode de cicatrisation des sections pratiquées pour l'extraction, relativement à la coaptation et à l'imbrication du lambeau, la *kératoscopie* donne de précieux renseignements, en révélant les changements de courbure que subit la cornée (astigmatisme traumatique). Il est évident qu'une section linéaire, à lèvres interne et externe superposées, se prête, comparativement à une section à lambeau, beaucoup moins au chevauchement de la plaie, et que ce chevauchement est d'autant plus facilité que la hauteur du lambeau et la pression intra-oculaire s'accusent davantage. Cet astigmatisme traumatique, auquel se plient fort bien la substance agglutinante et l'épithélium qui s'insinuent entre la section, s'accentue encore passagèrement par une boursouflure de la cornée tout le long de la plaie, ce qui est dû à un état œdémateux transitoire. Bien que la rétraction de la cicatrice tende à réduire progressivement l'astigmatisme, il est habituel, dans l'extraction à lambeau, d'en voir persister un chiffre assez notable pour nécessiter une correction exacte, si l'on veut donner à l'opéré toute l'acuité visuelle qu'il peut atteindre. Des astigmatismes définitifs de quatre et six dioptries ne sont pas exceptionnels.

Relativement aux *troubles généraux* qui peuvent suivre l'extraction de la cataracte, nous dirons que le danger d'une pneumonie hypostatique, chez les vieillards, engagera à tenir ces malades le moins possible couchés. Des vomissements s'observent parfois, surtout si l'on fait un usage trop large de l'ésérine, et réclament l'emploi de la glace, de faibles doses de morphine, etc. Des accès de manie ne se rencontrent guère, si l'on n'abuse pas de l'atropine et si on ne prive pas les opérés de la dose de boissons alcooliques à laquelle ils sont habitués.

ARTICLE XVIII

QUELQUES CONSIDÉRATIONS SUR L'OPÉRATION DE LA CATARACTE ENVISAGÉE D'UNE MANIÈRE GÉNÉRALE

1° *Faut-il opérer un œil de cataracte lorsque l'autre est complètement sain?* — Il y a tant d'avantages à voir des yeux, même sans vision binoculaire, que l'on ne saurait hésiter devant les faibles inconvénients que présente l'absence de fusion des images rétiniennes. A défaut de fusion, l'opéré superpose les images et néglige celle qui est diffuse. De l'élargissement du champ visuel, résulte une orientation beaucoup plus sûre, dont profiteront surtout les personnes appelées à circuler dans les grands centres, les cochers, ou les ouvriers travaillant dans des usines où se meuvent de nombreuses machines. Enfin, de quel poids ne délivrera-t-on pas, par l'extraction de leur cataracte, des sujets tourmentés par la crainte constante d'être privés à un moment donné de la vue de leur unique œil! S'il s'agissait d'un jeune sujet, le désir bien légitime de remédier à une difformité justifierait encore l'opération.

Dans tous les cas, l'opportunité de l'opération est indiscutable, lorsque le second œil devient manifestement le siège d'une opacité cristallinienne à marche progressive. Nous croyons tout à fait irrationnel d'attendre, en pareille circonstance, pour attaquer la cataracte, que le sujet traverse la phase si pénible où il se sent devenir aveugle et où il tombe sous la dépendance de son entourage.

2° *Faut-il, dans tous les cas, attendre la maturité de la cataracte pour procéder à l'extraction?* — Le vieux préjugé, d'après lequel on s'est abstenu, jusque dans ces derniers temps, d'extraire tout cristallin dont les éléments n'étaient pas atteints presque totalement de transformation cataracteuse, a privé bien des vieillards de la joie de recouvrer la vue. En règle générale, tout sujet, atteint de cataracte incomplète double, doit être soumis à l'opération, dès que le trouble de sa vue est assez avancé pour l'empêcher de se livrer à ses occupations journalières, de lire et surtout de se conduire; nous recommanderons seulement d'arracher la capsule antérieure aussi largement que possible et de ne pas marchander la grandeur du lambeau.

3° *Quels inconvénients y a-t-il à reculer, pour un temps plus ou moins long, l'opération de la cataracte?* — Tandis que la formation d'une cataracte, sur un œil qui a acquis son développement, n'entraîne pas une réduction marquée de la sensibilité de la rétine, et que des cataractes, datant de quarante et même de soixante ans, ont pu être extraites avec un bon résultat visuel; au contraire, chez les jeunes enfants, atteints de cataracte congénitale double, ou lorsque les opacités cristalliniennes se sont développées dans une extrême jeunesse, le défaut fonctionnel de la rétine, coexistant avec une croissance rapide de l'œil, a les effets les plus fâcheux.

Ordinairement alors, les opérations pratiquées à une époque un peu plus avancée de la vie (quinze, à vingt ans) ne fournissent que des résultats fonctionnels fort peu satisfaisants. Donc, chez les enfants, il sera urgent de procéder à l'opération le plus tôt possible. Pour ce qui regarde les adultes, le seul inconvénient, en temporisant, est de rendre l'opération plus délicate, à cause des phénomènes régressifs et des altérations capsulaires qui envahissent à la longue la cataracte.

4° *Doit-on, en cas de cataracte double et complète, opérer les deux yeux à la fois?* — Les principes élémentaires de la prudence indiquent assez qu'il ne faut pratiquer l'opération de la cataracte que sur un œil à la fois, lorsque le second œil présente encore une vision, quelque imparfaite qu'elle soit (permettant de compter les doigts à $0^m,50$ ou 1 mètre); car il ne faut jamais s'exposer à priver de ce peu de vision un malade, et les suites, que présente alors la première opération et les résultats qu'elle fournit, sont, pour le chirurgien, des enseignements précieux, relativement à la règle de conduite qu'il devra suivre pour la seconde. Nous avons alors pour principe d'opérer un seul œil et de procéder à l'opération du second, lorsque quatre à cinq jours se sont écoulés, et que l'on peut déjà être à peu près certain du bon résultat de l'opération.

Lorsqu'il s'agit de sujets atteints de cataracte double absolument complète, on est autorisé, grâce à la sécurité que donne aujourd'hui l'exécution de l'opération de la cataracte, à opérer les deux yeux dans la même séance. On épargne ainsi au malade les émotions d'une seconde opération et les inconvénients d'un décubitus dorsal trop prolongé, lorsque l'on veut faire succéder les deux opérations à court intervalle. Notons d'ailleurs qu'une infection sur les deux yeux ne s'observe guère.

NERF OPTIQUE ET RÉTINE

ANATOMIE[1]

1. — *Nerf optique* (N. opticus).

Le parcours du **nerf optique** dans l'orbite n'est pas rectiligne, il présente : 1° une incurvation en S, et telle, qu'il décrit d'abord un arc à convexité inférieure et latérale, puis un arc à convexité médiane; 2° une torsion autour de son axe, allant du côté médian vers l'inférieur, puis en dehors et en haut.

1° **Gaines du nerf optique.** — Le nerf optique se trouve entouré dans l'orbite par les prolongements des enveloppes du cerveau. La gaine externe, fibreuse, *vagina fibrosa* (névrilème externe), est la continuation de la *dure-mère* et porte le nom de *gaine durale* (fig. 303, *d*). La continuation de la *pie-mère*, vasculaire, intimement accolée au nerf, représente un névrilème interne : c'est la *gaine piale* (fig. 303, *p*). L'espace, situé entre ces deux gaines (espace intervaginal), se trouve subdivisé, par un prolongement de l'arachnoïde

(1) Résumé d'après Schwalbe (*Traité complet d'ophthalmologie*, t. IV, p. 1).

(*gaine arachnoïdale* du nerf) (fig. 303, *a*), en un compartiment étroit et externe, et un autre plus spacieux et interne. Le premier est la continuation de l'espace subdural; le second communique avec les espaces subarachnoïdiens du cerveau. L'un et l'autre présentent un réseau formé de trabécules, munies d'endothélium. Ce système intervaginal s'effile en fente dans la sclérotique même, entre son tiers moyen et son tiers interne.

2° **Nerf optique.** — Le nerf optique ne se compose pas, dans tout son trajet, de fibres

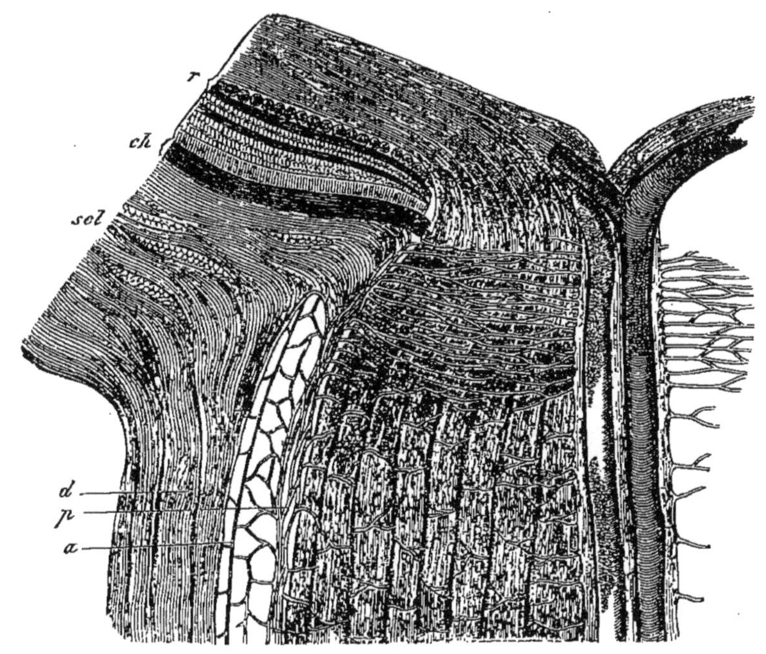

Fig. 303. — Coupe à travers le passage du nerf dans l'œil.

scl, sclérotique; *ch*, choroïde; *r*, couches de la rétine et expansion des fibres du nerf optique à la surface de la rétine; *d*, coupe de la gaine durale du nerf; *a*, gaine arachnoïdale; *p*, gaine piale du nerf optique.

nerveuses à gaine de myéline; celle-ci disparaît à son passage à la hauteur de la sclérotique.

a. Dans tout le trajet de la *partie du nerf pourvue de myéline*, la gaine piale se trouve intimement agglutinée à la surface du nerf (fig. 303 et 304) et envoie, de sa surface interne, de nombreux faisceaux de tissu connectif, qui se réunissent entre eux et subdivisent ainsi le nerf en un très grand nombre de faisceaux nerveux. Dans la partie axile de chaque faisceau court un vaisseau. A 15 ou 20 millimètres du globe oculaire, pénètrent l'artère et la veine centrale, en un point correspondant au quadrant latéral et inférieur du nerf. Ces vaisseaux entraînent un prolongement de la gaine piale qui forme le faisceau de tissu connectif central (fig. 304).

Les *faisceaux du nerf optique* se composent de fines fibres nerveuses à gaine de myéline, d'un diamètre de 2 μ ordinairement. Entre ces fibres s'en trouvent de nombreuses d'une finesse extrême, ainsi que de plus épaisses de 5 à 10 μ de diamètre. Les fibres à myéline du nerf sont dépourvues de la gaine de Schwann. Elles sont réunies entre elles par un ciment, mou pendant la vie, la neuroglie. La surface des faisceaux est, le plus souvent, séparée du système trabéculaire de tissu connectif du nerf, par un système de fentes capillaires appartenant aux canalicules lymphatiques.

b. La *portion du nerf, dépourvue de myéline*, pénètre par l'anneau étroit, formé des couches internes de la sclérotique et de la choroïde, dans l'intérieur du globe de l'œil, jusqu'à la face *interne* de la rétine, pour recouvrir, à partir de là, de toutes parts cette membrane nerveuse (fig. 303). Il se trouve donc une partie du nerf située entre la sclérotique et la choroïde, une autre entre la rétine même. Nous désignons cette dernière partie sous le nom de *papille optique*, celle placée entre les enveloppes externes du globe oculaire forme la *région de la lame criblée*.

Ce qui caractérise tout d'abord la *région de la lame criblée* est une réduction notable du diamètre du nerf, qui s'abaisse de 3 millimètres à 1^{mm},5. Les faisceaux de tissu connectif,

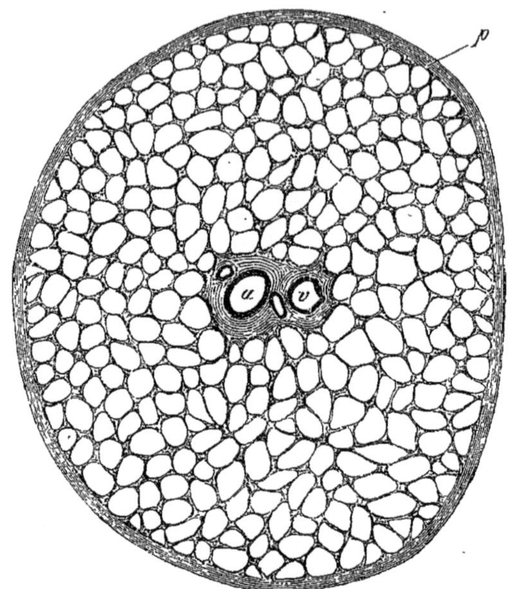

Fig. 304. — Coupe à travers le nerf optique de l'homme, à peu près à 1 centimètre de distance du globe oculaire.

Au milieu d'un faisceau central de tissu connectif, on aperçoit la coupe des vaisseaux centraux : *a*, artère ; *v*, veine. La gaine piale envoie dans l'intérieur du nerf de nombreux prolongements, qui séparent les différents faisceaux nerveux les uns des autres.

particulièrement ceux à parcours transversal, acquièrent en ce point un développement très accusé (fig. 303) et forment plusieurs étages superposés. Tous ces faisceaux de la lame criblée contiennent chacun un vaisseau, de façon qu'un réseau vasculaire, particulièrement riche, traverse la base de la papille, donnant lieu à une communication entre le système vasculaire ciliaire et celui de la rétine. De fines trabécules se rendent aussi de la choroïde dans le nerf optique et y portent un prolongement des capillaires de la choroïde (Leber).

II. — *Rétine* (retina, *membrane nerveuse, couche oculaire interne*).

La **rétine** est le produit de la vésicule oculaire secondaire. Son feuillet externe fournit l'épithélium à simple couche, connu sous le nom d'*épithélium pigmenté* (*épithélium de la rétine*). Du feuillet interne de la vésicule oculaire secondaire, qui s'épaissit fortement, se forme la rétine proprement dite. Bien que la rétine se continue sur les procès ciliaires et l'iris (*pars ciliaris* et *iridica*), elle ne s'y révèle à l'œil nu que par une pigmentation noirâtre, et la portion principale de la rétine (*pars optica retinæ*) paraît se terminer en avant, près du commencement du corps ciliaire, par un bord irrégulier et finement dentelé (*ora serrata*).

Dans l'étendue de la rétine même, deux endroits se distinguent par leurs qualités particulières du restant de cette membrane : l'un est situé à 4 millimètres du pôle postérieur du globe oculaire, en sens médian, c'est le lieu de pénétration du nerf optique (*papilla optici*) qui se présente comme une tache blanchâtre (fig. 305) de 1^{mm},5 à 1^{mm},7 de diamètre ;

l'autre se distingue par une pigmentation diffuse, jaunâtre, et porte pour cela le nom de *macula lutea* (fig. 305). La macula a une forme en ovale transversal et se trouve moins pigmentée vers le bord que vers les parties centrales. Au centre, on observe une partie très amincie, non colorée, la *fovea centralis*, qui correspond, comme emplacement, à peu près au pôle postérieur du globe oculaire. Le grand diamètre transversal de la macula mesure

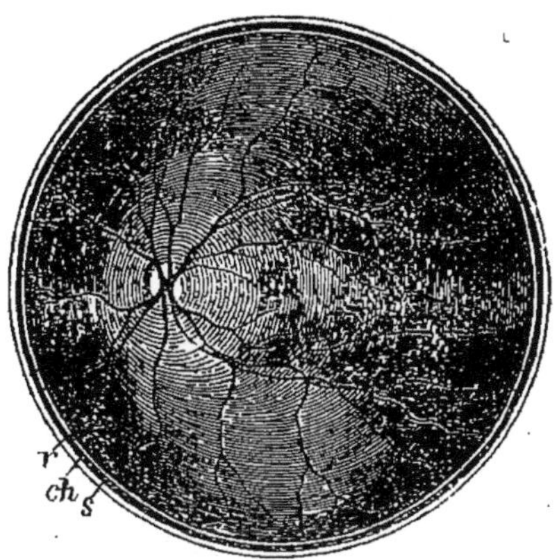

FIG. 305. — Moitié postérieure de la rétine de l'œil gauche, vue de face, d'après Henle, 2/1.

s, coupe de la sclérotique; *ch*, de la choroïde; *r*, de la rétine. Au centre de cette dernière, on reconnaît la fossette centrale; la tache claire, située à gauche d'elle, correspond à la papille du nerf optique, du centre de laquelle émergent les vaisseaux rétiniens.

à peu près 2 millimètres; son centre se trouve à environ 4 millimètres en dehors du centre de la papille et à près de 0^{mm},8 au-dessous.

La rétine d'un œil, tenu dans l'obscurité, possède une couleur rouge pourpre, sur laquelle Boll appela le premier l'attention et qu'il désigna sous le nom de *pourpre visuel* (rhodopsine). Cette coloration ne manque que dans la *macula*, la fossette centrale et dans une zone marginale, vers l'*ora serrata*, large de 3 à 4 millimètres (Kühne). Sous l'influence de la lumière, la couleur de la rétine disparaît en passant par le rouge, le jaune et le chamois. Lorsque la rétine s'est décolorée, une reproduction du pourpre visuel a rapidement lieu dans l'obscurité; chez la grenouille, le pourpre visuel s'est de nouveau complètement régénéré dans l'espace d'une à deux heures; chez le lapin, déjà après une demi-heure. Une rétine n'acquiert, dans l'obscurité, sa coloration pourpre que si elle est en contact, à sa surface externe, avec l'épithélium rétinien; cette pigmentation est partout liée au membre externe des bâtonnets, et elle manque où il n'existe que des cônes.

A. PARS OPTICA RETINÆ (rétine proprement dite, rétine physiologique).

Nous avons à distinguer ici : 1° la région de la papille du nerf optique, et 2° la région de la répartition du nerf.

I. — *Région de la papille du nerf optique.*

Les rapports de la papille avec les extrémités terminales de l'appareil optique de la rétine se comprendront, si l'on attribue à la rétine une ouverture circulaire à travers laquelle pénètrent les faisceaux nerveux, ainsi que les vaisseaux centraux axiaux, en arrivant de dehors en dedans, pour remonter jusqu'au niveau de la surface interne de la rétine et se répartir comme un jet d'eau dans tous les sens (fig. 303). Par suite de cet arrangement, la papille se composera donc d'un bourrelet annulaire, variant individuellement comme conformation, et d'un creux central, la soi-disant *excavation physiologique* (fig. 306), qui, elle aussi, présentera dans ses détails des variations individuelles comme étendue et profondeur. L'excavation du nerf optique est comblée par un tissu connectif embryonnaire (*ménisque central de tissu connectif de Kuhnt*), vestige de l'enveloppe de l'artère centrale du corps vitré. Notons encore que le nerf optique est séparé du bord de la rétine,

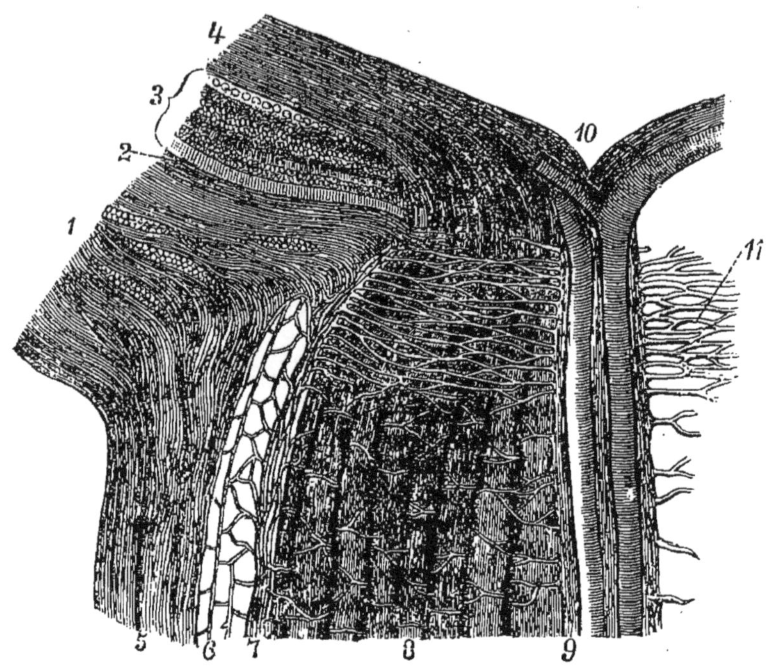

Fig. 306. — Coupe à travers l'entrée du nerf optique.

1, sclérotique; 2, choroïde; 3, couches de la rétine; 4, étalement des fibres nerveuses à la surface interne de la rétine; 5, coupe à travers la gaine durale; 6, gaine arachnoïdale; 7, gaine piale du nerf; 8, faisceaux du nerf optique entrelacés de faisceaux connectifs; 9, faisceau connectif central avec *a.* et *v.* centrale; 10, excavation physiologique de la papille; 11, lame criblée.

c'est-à-dire du trou optique, par un tissu particulier et spongieux (Schwalbe) qu'on a désigné sous le nom de *tissu intermédiaire* (Kuhnt) (voy. fig. 306).

II. — *Région de la répartition du nerf optique.*

De la papille du nerf optique jusqu'à l'*ora serrata*, la rétine se trouve composée d'une série de couches entassées les unes sur les autres (fig. 307). La vésicule oculaire secondaire ne fournit, avec son feuillet externe, qu'une seule couche, qu'on appelle *épithélium pigmentaire de la rétine* ou simplement *épithélium rétinien* (fig. 307, 10). Quant à son feuillet interne, qui s'épaissit considérablement, il se subdivise en deux couches principales. La couche externe (*couche épithéliale*) (fig. 307, 6, 7 à 9) est dépourvue de vaisseaux et se compose d'éléments épithéliaux (cellules visuelles), séparés au milieu de leur étendue par une ligne courant parallèlement à la surface externe de la rétine (*membrane limitante externe*) (fig. 307, 8); cette ligne les divise en deux portions, dont l'externe, libre de noyaux, comprend des fragments cellulaires semblables à des bâtonnets (*couche des bâtonnets et des cônes*), tandis que l'interne renferme tous les noyaux des cellules épithéliales, rangés en palissades (*couche des grains externes*).

La seconde couche, c'est-à-dire la portion interne du feuillet interne de la vésicule oculaire secondaire, est pourvue de vaisseaux, de cellules et de fibres nerveuses, ainsi que du tissu de support; elle constitue la *couche cérébrale* (fig. 307, 1-6). Cette couche se délimite, du côté du corps vitré, par une limite précise (*margo limitans*) (fig. 307, 1) et se subdivise en cinq couches. Ce sont, à partir de la base des cellules visuelles, c'est-à-dire en allant du dehors au dedans : 1° une mince couche d'une substance d'aspect granuleux, *couche granuleuse externe* (couche intergranuleuse de H. Müller) et qu'on fait mieux d'appeler *couche réticulaire externe* ou *sous-épithéliale* (fig. 307, 6) ; 2° une couche bien plus épaisse, dont les principaux éléments sont de petites cellules ganglionnaires bipolaires, la *couche granuleuse* (*couche granuleuse interne*, d'après la nomenclature usuelle) (fig. 307, 5) ; 3° une épaisse couche de tissu réticulé de support, qui apparaît de même, à un faible grossisse-

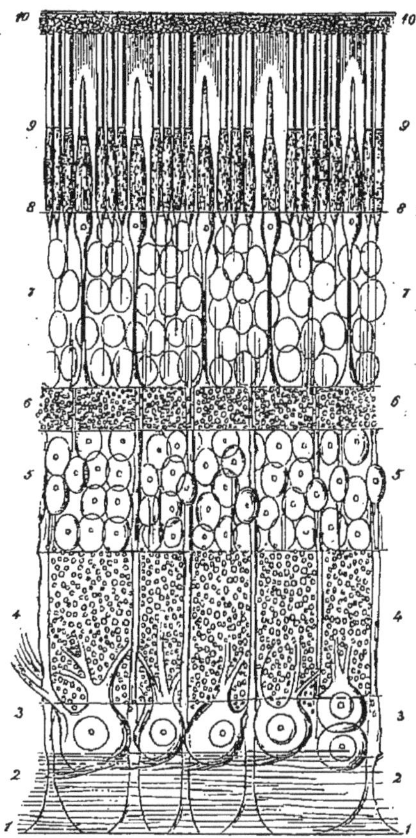

FIG. 307. — Coupe à travers la rétine de l'homme. Tracé schématique, suivant une figure de M. Schultze.

1, *margo limitans* (interne) ; 2, couche des fibres nerveuses ; 3, couche ganglionnaire (*ganglion nervi optici*) ; 4, couche réticulaire interne ; 5, couche des grains internes (couche granuleuse interne) ; 6, couche réticulaire externe ou couche sous-épithéliale ; 7-9, couche des cellules épithéliales ; 7, leurs noyaux (ou grains externes) ; 8, membrane limitante externe ; 9, bâtonnets et cônes ; 10, épithélium rétinien.

ment, granulée et est par conséquent désignée comme *couche granuleuse interne* (couche moléculaire), mais qui, en réalité, présente une structure finement réticulée et sera mieux désignée comme *couche réticulaire interne* (fig. 307, 4) ; 4° une couche de grandes cellules ganglionnaires multipolaires, dans la plus grande partie de son étendue à couche simple (*couche de cellules ganglionnaires*) (fig. 307, 3) ; enfin 5° la *couche des fibres nerveuses* (fig. 307, 2), qui, bien entendu, va en s'amincissant de la papille vers l'*ora serrata*.

Parmi les éléments du *tissu de support* de la rétine, nous avons à signaler les *fibres radiales* ou *fibres de support*, découvertes par H. Müller (fibres de Müller) (fig. 307). Ces fibres naissent à la surface interne de la rétine par un renflement coniforme (*cônes des fibres radiées*), dont la base correspond à la ligne délimitante interne de la rétine. La fibre radiée s'étend alors, sans s'anastomoser, à travers la couche réticulaire interne; arrivée dans la couche granulaire, elle envoie en diverses directions de fins prolongements en fibres ou en plaques, qui s'insinuent entre les divers éléments de la couche granuleuse et lui servent de support. Au delà, les fibres radiées pénètrent à travers la couche réticulaire externe dans la couche épithéliale, se dénouent, entre les noyaux des cellules visuelles, en de fines fibres et des lamelles ténues (fig. 307), pour se réunir finalement avec une membrane à fines ouvertures, la *membrane limitante externe* (fig. 308). Cette membrane envoie encore

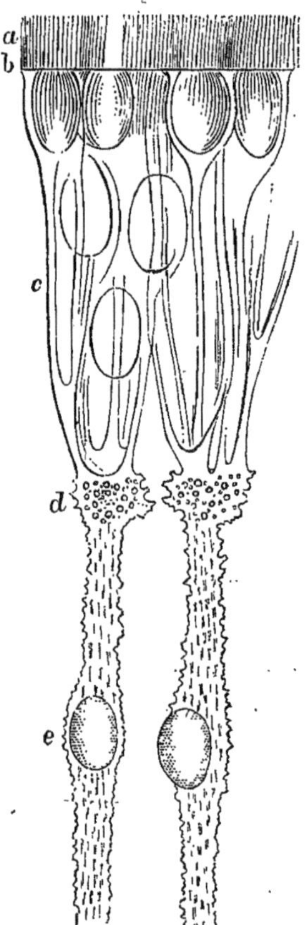

FIG. 308. — Partie externe de deux fibres radiées de la rétine humaine, d'après M. Schultze. 1000/1.

a, corbeilles de fibres (aiguilles) à l'entour de la base des bâtonnets et des cônes; *b*, membrane limitante externe; *c*, cloisonnement fourni par l'étalement des fibres, dans la région de la couche granuleuse externe; *d*, couche réticulaire externe, à travers laquelle le passage des fibres ne peut être reconnu (il semble plutôt que la fusion des fibres avec le tissu de cette couche ne serait qu'une apparence); *e*, noyaux des fibres radiées.

de son côté de fins prolongements, en forme de cils, entre la base des bâtonnets et des cônes. Dans la couche des grains (couche granuleuse interne) se trouve adossé à chaque fibre un noyau (fig. 308, *e*), souvent pris dans une niche de cette substance. Dans la région de la macula, les fibres deviennent rudimentaires et sont dépourvues de leur cône basal.

Lorsqu'on traite la surface interne de la rétine avec une solution de nitrate d'argent, on parvient aisément à faire ressortir les limites des bases des fibres à support par des lignes noires, que circonscrivent des figures de forme et de grandeur variables et irrégulièrement polygonales (fig. 309). On ne saurait parler ici d'une véritable membrane limitante interne comme d'un élément isolé, et l'on fait mieux d'employer l'expression de

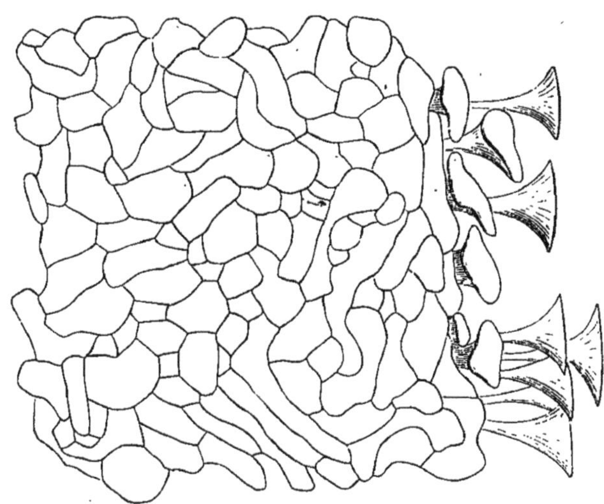

Fig. 309. — Portion de la surface interne de la rétine humaine, traitée au nitrate d'argent. A droite, les cônes des fibres font saillie avec leurs limites basales. D'après Retzius.

margo limitans. Une véritable membrane ne se rencontre que sur la surface externe du corps vitré (*membrana hyaloidea*).

A. RÉGION SITUÉE EN DEHORS DE LA MACULA LUTEA.

1. *Couche de fibres nerveuses.* — La couche des fibres nerveuses se compose, d'une façon générale, de l'expansion radiée des fibres nerveuses, qui jaillissent de la papille pour se répandre à la surface de la rétine. Il en résulte que l'épaisseur de la couche des fibres nerveuses doit rapidement décroître de la papille vers l'*ora serrata*. Ces fibres sont formées de faisceaux de cylindres-axes dénués de myéline, qui se réunissent à angle aigu en formant de riches plexus; comme dans le nerf optique, on rencontre aussi à la surface des faisceaux nerveux des cellules gliales plates. Du côté temporal de la papille, une perturbation, dans l'arrangement radiaire des fibres, résulte de la présence de la macula (fig. 310), près du bord de laquelle de nombreux faisceaux nerveux disparaissent, de façon que dans l'intérieur de la macula la couche des fibres nerveuses fait complètement défaut. Les faisceaux qui rayonnent entre la macula et la papille sont extrêmement fins et ont une direction rectiligne, vers la partie la plus proche de la tache jaune (*faisceau maculaire*, fig 310, 3).

Relativement à l'origine des fibres nerveuses de la rétine, le faisceau croisé fournit exclusivement au tiers nasal (médian) de la rétine, et, en second lieu, avec le faisceau non croisé, il se répand dans les deux tiers latéraux de cette membrane, où se trouve, chez l'homme, la *macula lutea*. D'après Salmelsohn, les fibres nerveuses qui aboutissent à la macula proviennent, chez l'homme, d'un faisceau qui occupe, dans le *canalis opticus*, une position centrale. Puis, d'après Vossius, les fibres maculaires, qui, dans le chiasma, se trouvaient placées au côté dorsal, gagnent peu à peu la surface temporale du nerf et y arrivent près de l'entrée des vaisseaux centraux. A partir de là jusqu'à la pénétration dans la papille, elles se tiennent situées dans le quadrant inféro-latéral, occupant sur la coupe un champ en cône, dont la pointe se trouve dirigée vers les vaisseaux centraux, la base correspondant à la surface du nerf.

2. *Couche ganglionnaire* (ganglion *nervi optici*) (fig. 311, 3). — Les éléments les plus importants de cette couche sont des cellules ganglionnaires multipolaires qui ne forment, dans la majeure partie de la rétine, qu'une simple couche, à l'exception du voisinage de la

tache jaune, où deux rangées se superposent, et dans la macula même, où elles s'accroissent au point de former huit à dix rangées superposées. Les cellules ganglionnaires (de 10-30 μ de diamètre, chez l'homme) sont multipolaires et envoient toujours un prolongement non divisé, en dedans, vers la couche des fibres nerveuses et une ou plusieurs émanations ramifiées en dehors, dans la couche réticulaire interne.

3. *Couche réticulaire interne.* (couche grise interne, *neurospongium* de W. Müller)

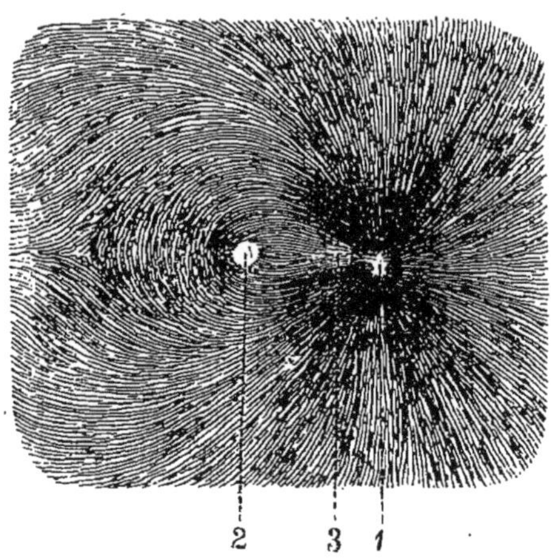

FIG. 310. — Étalement des fibres nerveuses sur la surface interne de la rétine, vue de face, d'après Michel.

(fig. 311, 4). — La substance propre de cette couche forme, à un grossissement faible, une masse en apparence finement granulée, qu'on reconnaît, à un fort grossissement, comme les nœuds d'intersection d'un réticulum excessivement fin. Il s'agit d'une *spongiosa* cornée qu'il faut ranger avec le tissu de support de la rétine. On ne rencontre ni noyaux, ni cellules, dans la couche réticulaire interne. Par contre, il est très probable que les cellules adossées à la surface externe du *neurospongium*, et qui appartiennent à la couche des grains (fig. 311, *a*), sont en rapport avec la formation de la *spongiosa* cornée. D'où le nom de *spongioblastes*, donné par W. Müller à ces cellules.

4. *Couche des grains* (couche des grains internes, couche ganglionnaire interne) (fig. 311, 5). — Cette couche se compose de nombreux éléments cellulaires, entassés les uns sur les autres, de qualité différente, et qu'il faut séparer, suivant W. Müller, en une couche interne (celle des spongioblastes) et une couche externe (*ganglion retinæ*).

a. *Couche des spongioblastes* (fig. 311, *a*). — Les éléments de cette section de la couche des grains se distinguent des autres « grains » par un plus grand pouvoir d'imbibition pour les substances colorantes (carmin, hématoxyline), par leurs plus fortes dimensions, enfin, parce qu'ils n'envoient qu'un *unique* prolongement, et cela vers la couche réticulaire interne.

b. *Couche du ganglion retinæ* (fig. 312, *b*). — Elle comprend la section externe, plus épaisse, de la couche des grains et se compose, pour la majeure partie, de cellules ganglionnaires bipolaires (fig. 312), disposées en sens radié. Le pôle interne de ces cellules s'effile en une fibre fine, variqueuse çà et là, que l'on peut envisager comme le prolongement du cylindre-axe de la petite cellule ganglionnaire, se portant vraisemblablement vers la couche des fibres nerveuses (Schwalbe). Quant au pôle externe, il offre un prolongement plus épais qui, dans la couche réticulaire externe, se divise en deux ou même plusieurs fibres.

Un second genre d'éléments nucléaires de cette couche, mais non de nature nerveuse, est représenté par les noyaux des fibres radiées (fig. 311, *c*).

5. *Couche réticulaire externe ou sous-épithéliale* (couche granulaire externe, couche intergranulaire) (fig. 311, 6). — Cette couche, d'apparence granulée, se reconnaît, à un fort grossissement, comme un fin réticulum. Celui-ci se distingue de la couche réticulaire interne, parce qu'il renferme des noyaux entourés de protoplasma cellulaire, dont les éma-

nations ramifiées et réunies entre elles forment le réticulum qui, ici, également, représente un tissu de support. Les parties basilaires des cellules visuelles épithéliales se trouvant adossées à cette couche (fig. 313), l'occasion se présente ici pour la réunion des

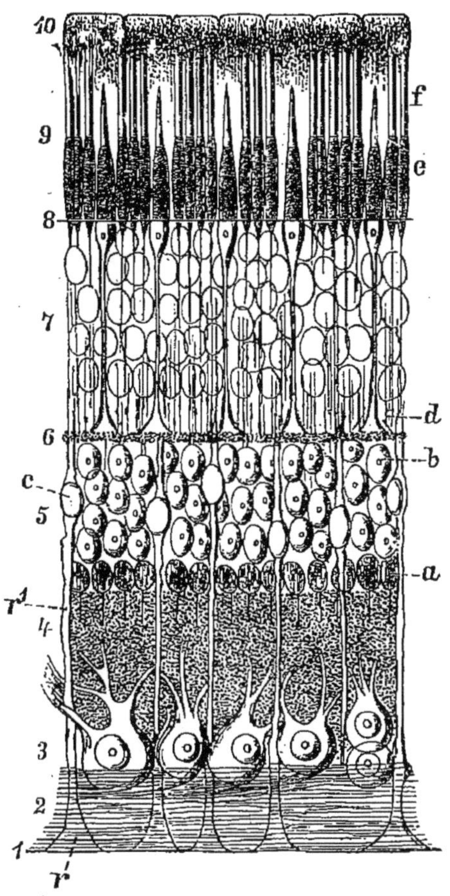

FIG. 311. — Coupe à travers la rétine de l'homme. Schématiquement représentée en se servant d'un dessin de M. Schultze.

1, *margo limitans* (interne); 2, couche des fibres nerveuses; 3, couche ganglionnaire (ganglion *nervi optici*); 4, couche réticulaire interne; 5, couche des grains (couche interne des grains). — *a*, spongioblastes; *b*, cellules du ganglion rétinien; *c*, noyaux des fibres radiées de Müller. — 6, couche réticulaire externe ou sous-épithéliale; 7-9, couche des cellules visuelles; 7, leurs noyaux (grains externes); 8, membrane limitante externe; 9, bâtonnets et cônes. — *d*, zone dépourvue de noyaux de la couche des grains externes, désignée par Henle comme couche des fibres externes; *e*, membres internes; *f*, membres externes des bâtonnets et des cônes. — 10, épithélium pigmentaire. — *r*, cônes des fibres radiées de Müller; *r'*, fibres de Müller.

cellules visuelles, avec les prolongements externes des cellules ganglionnaires du ganglion *retinæ* (Schwalbe).

6. *Couche des cellules visuelles* (couche neuro-épithéliale, couche épithéliale) (fig. 311, 7-9; fig. 313). — L'épithélium sensoriel de la rétine, dépourvu de vaisseaux, repose sur le côté externe de la couche réticulaire externe. A l'instar de la muqueuse olfactive, les noyaux de cet épithélium sensoriel ne sont pas disséminés sur toutes les parties de la couche, mais ne se trouvent entassés que dans la moitié interne, en formant ici ce qu'on a appelé la *couche des grains externes* (fig. 311, 7), séparée par une ligne précise, la *limitante externe*

(fig. 311, 8, et fig. 313, 2), de la zone externe dépourvue de noyaux. Celle-ci (fig. 311, 9) renferme les extrémités périphériques des cellules visuelles de forme cylindrique, ou transformées d'une manière particulière en forme de bouteille, et qu'on a désignées sous les noms de *bâtonnets* (fig. 313, 3 et 4) et de *cônes* (fig. 313, 7 et 8). Les bâtonnets, plus nombreux, dépassent en longueur les cônes, tant par leur membre interne que par leur membre externe.

a. Les *cellules visuelles en bâtonnets* (cellules visuelles longues, cellules à lumière) se

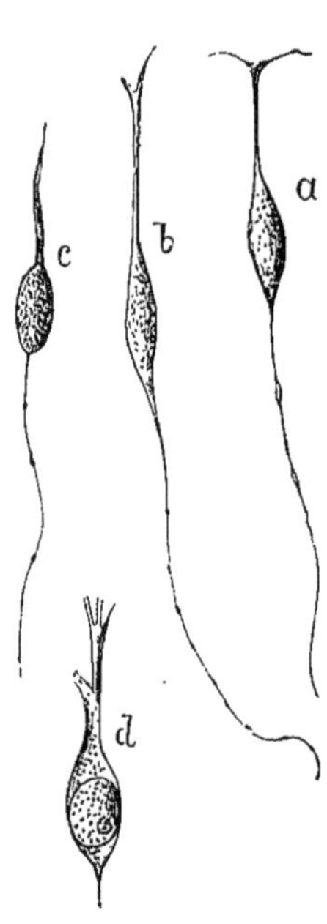

Fig. 312. — Cellules ganglionnaires du ganglion rétinien.

a-c, de la grenouille ; *d*, du veau. Le prolongement externe est bifurqué ou (*d*) plusieurs fois ramifié ; le prolongement interne représente une longue fibre, fine et variqueuse.

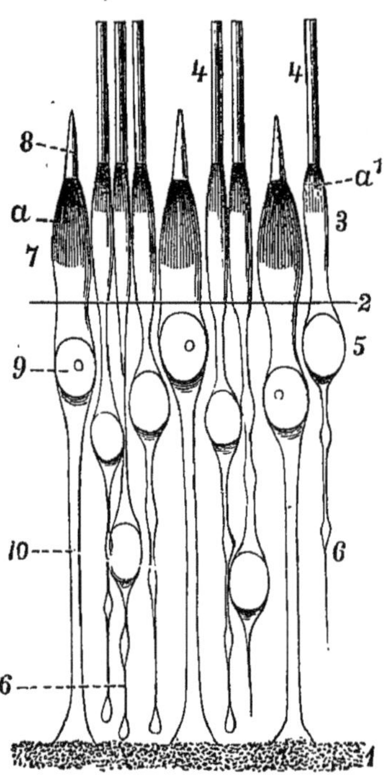

Fig. 313. — Couche réticulaire externe et couche des cellules visuelles de la rétine humaine. Figure schématique, d'après M. Schultze. 800/1.

1, couche réticulaire externe ou sous-épithéliale ; 2, membrane limitante externe ; 3, membres internes; 4, membres externes. — *a'*, ellipsoïde du bâtonnet à structure fibrillaire. — 5, grain du bâtonnet (renflement nucléaire du bâtonnet de la cellule visuelle); 6, fibre du bâtonnet ; 3-6, cellule visuelle en bâtonnet; 7, membre interne du cône; 8, membre externe du cône. — *a'*, ellipsoïde de ce dernier. — 9, grain du cône ; 10, fibre du cône; 7-10, cellule visuelle en cône.

composent d'une portion dépourvue de noyau et située en dehors de la limitante, le *bâtonnet*, et d'une partie située dans la couche des grains externes, les *fibres des bâtonnets*.

a'. *Bâtonnets*. — Les bâtonnets de la rétine humaine sont des éléments cylindriques, longs et effilés, d'à peu près 64 μ de longueur et 2 μ d'épaisseur. Ils se composent de deux parties différentes, au point de vue chimique et optique, parties séparées par une ligne transversale précise et qui occupent chacune à peu près la moitié du bâtonnet. La partie externe, le *membre externe* (fig. 313, 4), est un élément cylindrique, homogène, fortement luisant, à double réfraction, qui ne se teint pas par le carmin. On y observe de fines cannelures longitudinales ; dans le sens transversal, il existe également une striation qui est en rapport avec une superposition de *petites plaques* circulaires, qui composent cette partie du bâtonnet. En outre, les membres externes des bâtonnets sont le siège exclusif du pourpre visuel (rhodopsine). Le pourpre visuel manque donc dans la fossette centrale, où il n'existe que des cônes. La portion interne, au contraire, le *membre interne* (fig. 313, 3), est finement granulé, se teint en rouge pâle par le carmin, est à simple réfraction et présente une forme cylindrique, légèrement renflée (chez l'homme). Une striation longitudinale se rapporte à des prolongements très fins de la limitante externe, qui constituent les *corbeilles fibrillaires* (M. Schultze) (fig. 308, *a'*). Les membres internes présentent encore dans leur partie externe un corpuscule (*ellipsoïde du bâtonnet*). La première portion du bâtonnet correspond, au point de vue morphologique, à une formation cuticulaire; l'autre, à l'extrémité périphérique et protoplasmatique d'une cellule épithéliale cylindrique (Schwalbe).

b'. *Fibres des bâtonnets* et *grains des bâtonnets*. — Les parties des cellules visuelles en bâtonnets, placées en dedans de la limitante interne, paraissent comme de fines fibres (*fibres des bâtonnets*, fig. 313, 6), souvent variqueuses, qui s'implantent dans la couche réticulaire externe, et présentent chacune, à une hauteur variable, un renflement, le *grain du bâtonnet* (fig. 313, 5). Celui-ci est presque entièrement rempli par un noyau ellipsoïde, offrant une situation transversale (fig. 314).

b. Les *cellules visuelles en cônes* (cellules visuelles courtes) se subdivisent aussi en une

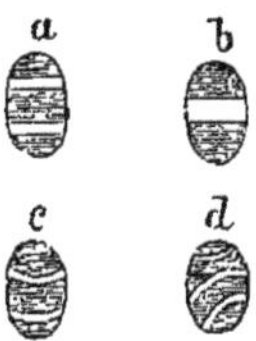

FIG. 314. — Noyaux des cellules visuelles en bâtonnets avec stries transversales.

a, *b*, du chat; *c*, *d*, du veau.

partie située en dehors de la limitante externe, les *cônes*, et une partie interne, incorporée à la couche des grains externes, les *fibres des cônes* avec les *grains des cônes*.

a'. Comme les bâtonnets, les *cônes* montrent un *membre externe* à forte réfraction (bâtonnet du cône, fig. 313, 8), se subdivisant aussi en petites plaques, et un *membre interne* pâle (corps du cône, fig. 313, 7), muni d'un ellipsoïde (*ellipsoïde du cône*) et offrant également un *appareil fibrillaire;* mais le membre externe s'effile en cône, et l'interne est notablement renflé, de façon à prendre ensemble la forme d'une bouteille. La longueur des cônes mesure 32 à 36 μ, dont deux tiers reviennent au membre interne; leur maximum de largeur est de 6 à 7 μ. Si on observe la rétine étalée (fig. 315), on voit que les bâtonnets ne forment qu'un cercle unique, tandis que les cônes, à cause du renflement de leur membre interne, offrent un double contour. Ces derniers se montrent à écarts réguliers et se rapprochent au voisinage de la macula.

b'. *Fibres des cônes* et *grains des cônes*. — Les parties des cellules visuelles en cône, situées en deçà de la membrane limitante, ont leur renflement nucléaire (grains des cônes, fig. 313, 9), juxtaposé à la limitante externe, de façon que le corps du cône et le grain se trouvent réunis par un large pont. Dans le grain du cône, l'on peut constater la présence d'un noyau ellipsoïde (noyau des cellules visuelles en cône), non strié, mais possédant un nucléole. De chaque grain de cône part une *fibre du cône*, relativement large, qui s'implante au côté externe de la couche réticulaire externe par un renflement conique et donne naissance à de fines fibrilles se répandant dans cette couche.

La *limitante externe* (*membrana reticularis retinæ*, fig. 313, 2), avec laquelle les fibres de support se trouvent réunies, montre, sur des vues de face, un grillage très gracile pour le passage des cellules visuelles en cônes et en bâtonnets. Du côté externe émergent les fines fibres déjà décrites, qui forment autour des membres internes des bâtonnets et des cônes les soi-disant corbeilles en fibres (fig. 308, *a*).

7. *Épithélium de la rétine, épithélium pigmenté.* — Vues de face (fig. 316, *a*), les cellules de l'épithélium pigmenté, rangées en une seule couche, paraissent polygonales et séparées

des cellules avoisinantes par une limite claire, correspondant probablement à du ciment. La plupart des cellules sont hexagonales et leur diamètre flotte entre 12-18 μ. Des vues de côté (fig. 316, *b*) permettent de reconnaître que la zone externe, qui avoisine la choroïde (*coiffe* de la cellule épithéliale), est absolument dépourvue de pigment et composée de protoplasma, qui renferme, vers la limite avec la seconde zone située plus en dedans,

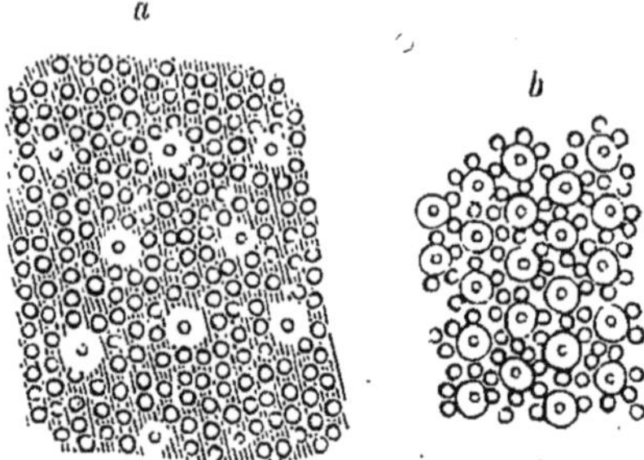

FIG. 315. — Aspect de la surface externe de la rétine de l'homme, après l'enlèvement de l'épithélium pigmentaire, d'après M. Schultze.

a, arrangement des bâtonnets (simples petits cercles) et des cônes (cercles à double contour) dans la majeure partie de la rétine; *b*, arrangement dans le voisinage de la *macula lutea*.

un noyau ellipsoïde incolore, plus rarement deux noyaux semblables. A la coiffe incolore de la cellule épithéliale s'adosse, en dedans, une partie fortement pigmentée (*base* de la cellule épithéliale), qui envoie de nombreuses fibrilles très fines, semblables à des cils (des prolongements), entre les bâtonnets et les cônes, jusqu'au voisinage de la membrane limi-

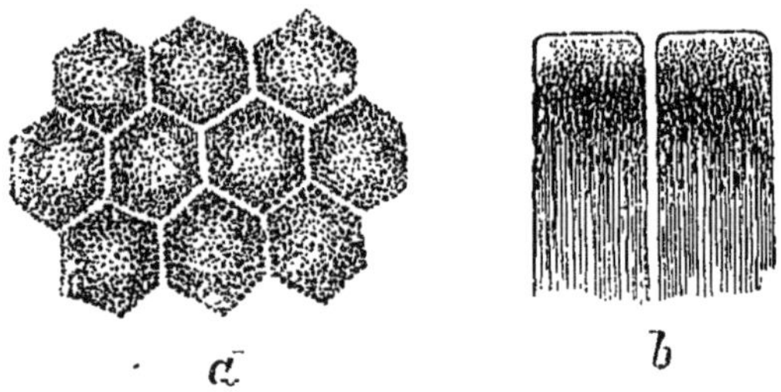

FIG. 316. — Cellules de l'épithélium pigmentaire de la rétine de l'homme. D'après M. Schultze.

a, vue de face; *b*, vue de côté. Dans le dernier dessin, on reconnaît les longs prolongements en cils avec la coiffe ou le chapeau dépourvu de pigment. Le noyau ne s'y trouve pas représenté.

tante externe. Les extrémités externes des membres externes des bâtonnets proéminent, en partie, dans la substance pigmentaire de la base des cellules épithéliales (voy. fig. 311). La substance propre de cette base et des prolongements en cils est formée de protoplasma, dans lequel se trouvent imbriqués de nombreux grains de pigment. L'influence de la lumière est, ici, remarquable, car les animaux que l'on a tenus dans l'obscurité montrent les prolongements en cils libres de pigment (Kühne).

B. MACULA LUTEA ET FOVEA CENTRALIS.

Il a déjà été question plus haut de la grandeur et de la conformation de la *macula* et de la *fovea centralis*. Quant à la coloration jaune de la *macula*, elle est due à la présence d'un pigment jaune, dont toutes les couches de la rétine situées au-devant des cellules visuelles sont imbibées d'une manière uniforme, mais dont ces cellules mêmes sont dépourvues. Par conséquent, au fond de la *fovea centralis* le pigment jaune fait défaut, simultanément avec la couche cérébrale. Dans l'étendue de $0^{mm},5$ de diamètre à peu près, le fond de la *fovea* manque aussi complètement de vaisseaux, tandis qu'on les rencontre dans la *macula* (Leber, Becker). Il est impossible de donner à la *macula lutea* une limite précise, attendu que la couleur jaune se dégrade vers la périphérie, de même que, dans le sens inverse, l'épaississement de la rétine dans la région de la *macula*, épaississement se rapportant principalement à une augmentation marquée des cellules nerveuses du ganglion *optici*, diminue progressivement.

Vers le fond de la *fovea centralis*, ce bourrelet épais descend sous un angle de 35 à 40 degrés à peu près, par le fait que tout d'abord la couche des fibres nerveuses (fig. 317, 1) cesse, ensuite la couche des cellules ganglionnaires et réticulaire interne (fig. 317, 2 et 3),

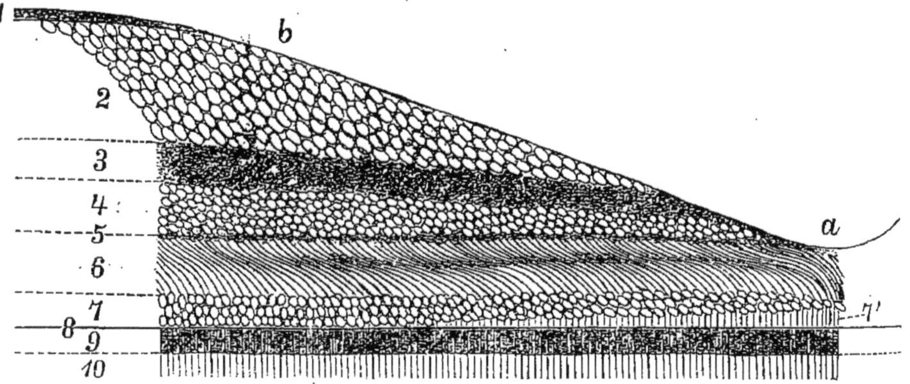

Fig. 317. — Coupe à travers la *macula lutea* et la *fovea centralis* de l'homme. Dessiné d'après une préparation de Kuhnt. Moitié schématique.

a, *fundus foveæ*; *b*, descente de la *macula* vers la *fovea*. — 1, couche nerveuse ; 2, couche ganglionnaire ; 3, couche réticulaire interne ; 4, couche des grains ; 5, couche réticulaire externe ; 6, couche des fibres externes de Henle, se composant des fibres recourbées des cônes ; 7, couche des cônes (couche des grains externes) ; 7', zone libre de grains, entre les grains des cônes et la membrane limitante externe, 8 ; 9, membres internes des cellules visuelles en cônes ; 10, leurs membres externes.

enfin la couche des grains (internes) avec la couche réticulaire externe (fig. 317, 4 et 5). Au fond de la *fovea* (fig. 317, *a*), la rétine ne se compose donc que d'éléments épithéliaux, que de cellules visuelles, qui ne sont représentées ici, comme dans toute l'étendue de la *macula lutea*, exclusivement que par des cellules visuelles en cônes. Il ne se rencontre qu'une couche minime de substance finement réticulée à la surface interne de ces cellules, due probablement à un dernier vestige de toute la substance réticulaire de support de la couche cérébrale (Schwalbe). Cette partie purement épithéliale du fond de la *fovea* (*fundus foveæ* de Kuhnt) est de forme ovale, et mesure, en sens horizontal $0^{mm},2$, en sens vertical $0^{mm},15$ seulement ; ce fond est plan, à l'exception d'une fossette minuscule qui embrasse cinq à six largeurs de cônes (*foveola fundi*, Kuhnt). Dans cette *foveola*, les grains des cônes se rencontrent en couche simple (voy. fig. 317), et l'épaisseur de la rétine ne dépasse pas ici 80 μ. Dans l'étendue de la *fovea*, les noyaux des cellules visuelles en cône sont séparés par un intervalle (fig. 317, 7') de la membrane limitante externe. L'épithélium de la rétine se trouve plus pigmenté dans la région de la macula.

C. ORA SERRATA.

Près de l'*ora serrata*, la *pars optica* de la rétine se continue, en perdant plus ou moins brusquement de son épaisseur, dans la *pars ciliaris retinæ* qui n'a plus que 40 à 60 μ d'épaisseur. Les couches des fibres nerveuses et des cellules ganglionnaires ont déjà disparu, comme couches définissables, avant d'arriver à l'*ora serrata*. L'amincissement brusque en ce point est surtout dû à l'arrêt des deux couches réticulaires. Déjà, avant cela, la couche des cellules visuelles se montre défectueuse ou a même complètement disparu. La couche, qui s'étend le plus loin, est celle des grains (internes), qui se continue insensiblement dans la couche interne des cellules cylindriques de la *pars ciliaris*. En outre, ce qui caractérise encore l'*ora serrata*, c'est l'accroissement notable des fibres de support de Müller.

CONNEXION DES ÉLÉMENTS RÉTINIENS.

Les bâtonnets et les cônes sont les parties de la rétine préposées à la perception de la lumière. C'est ce qui ressort du phénomène de Purkinje, c'est-à-dire de l'apparition de l'arbre vasculaire, qui résulte de l'ombre que les vaisseaux rétiniens, pénétrant jusque dans la couche réticulaire externe, projettent sur la couche des cellules visuelles. Si maintenant ces cellules sont, en réalité, les terminaisons du nerf optique, il n'est pour cela encore rien connu de précis sur leur mode de réunion avec les fibres nerveuses, car deux genres de cellules ganglionnaires (celles du ganglion *retinæ* et celles du ganglion *optici*) s'interposent entre les cellules visuelles et les fibres du nerf optique. Que les cellules ganglionnaires du ganglion *optici* se continuent, par leurs prolongements en cylindres-axes, directement avec les fibres du nerf optique, est un fait bien établi ; mais il est invraisemblable que les fibres du nerf optique ne naissent qu'*exclusivement* de ces cellules ganglionnaires, car indubitablement le nombre des fibres nerveuses dépasse celui des cellules ganglionnaires. Il existe donc un second mode d'origine, mais celui-ci non encore démontré jusqu'alors, c'est la réunion des fibres nerveuses qui, dans le *neurospongium*, naissent de la ramification des prolongements de protoplasma des cellules ganglionnaires. Une troisième source de fibres nerveuses émane très probablement des cellules ganglionnaires de la couche des grains internes (le ganglion *retinæ* de W. Müller) ; à cet égard, il paraît improbable, ainsi qu'on l'avait souvent admis, que les éléments nerveux de la couche des grains se réunissent, tout d'abord, avec les cellules du ganglion du nerf optique et ne se mettent en rapport avec les fibres du nerf que par leur intermédiaire (Schwalbe). Il reste encore à discuter la question de l'union des deux genres de cellules nerveuses avec les cellules visuelles. Une réunion directe des cellules ganglionnaires du ganglion *optici* n'a pas été vue. Par contre, tout plaide pour une union directe des grains nerveux (internes) avec les extrémités basales des cellules visuelles (Schwalbe).

B. PARS CILIARIS RETINÆ.

A partir de l'*ora serrata*, les deux feuillets de la vésicule oculaire secondaire se propagent

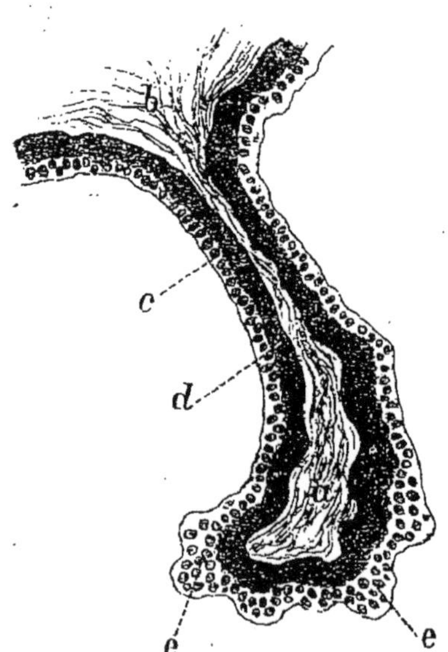

FIG. 318. — Coupe à travers un procès ciliaire verticalement à son axe longitudinal.

a, tissu connectif, partant, près de *b*, de la couche interne du tissu connectif du corps ciliaire; *c*, épithélium incolore de la *pars ciliaris retinæ ; d*, couche pigmentaire de la *pars ciliaris retinæ ; e e*, renflements de l'épithélium incolore qu'on doit, pour un certain nombre, d'après des vues de face, rapporter à des parties découpées de leur base.

intimement réunis sur toute la surface interne du corps ciliaire (fig. 318), pour se continuer, près du bord ciliaire de l'iris, dans la *pars iridica retinæ*. Le feuillet externe de la *pars*

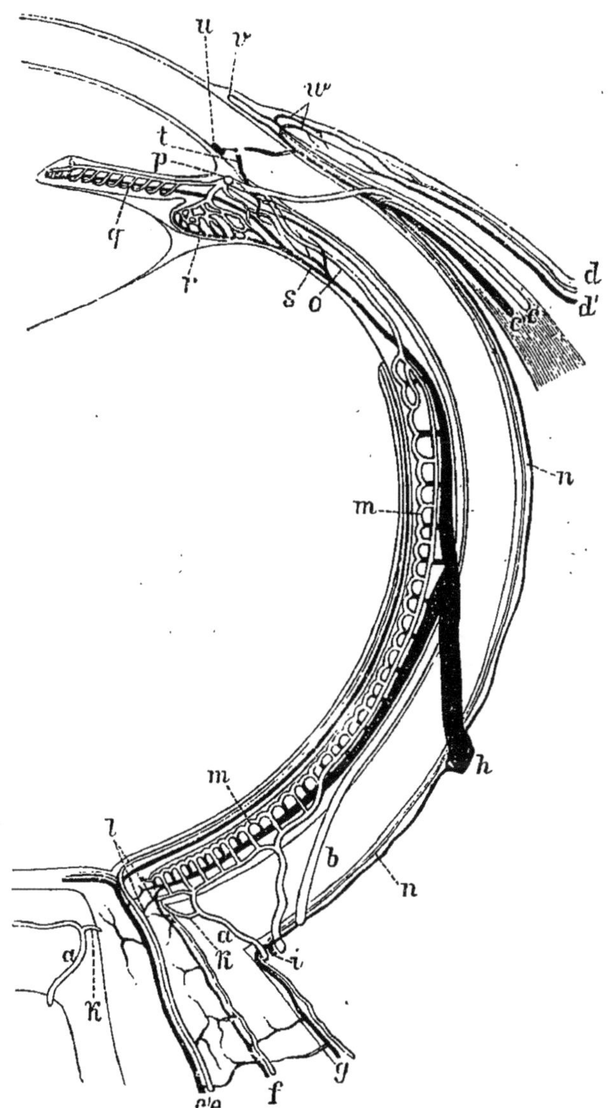

FIG. 319. — Représentation schématique des vaisseaux sanguins de l'œil, d'après Leber. Section horizontale. Artères rendues claires, les veines sombres.

a, *A. ciliares posticæ breves*; *b*, *A. ciliaris postica longa*; *c*, *c'*, *A.* et *V. conjunctivalis posterior*; *e*, *e''*, *A.* et *V. centralis retinæ*; *f*. vaisseaux de la gaine piale du nerf optique; *g*, vaisseaux de la gaine durale du nerf optique; *h*, *V. vorticosa*; *i*, *V. ciliaris postica brevis*; *k k*, rameaux des artères ciliaires *posticæ breves* dirigés vers le nerf optique; *l*, anastomoses des vaisseaux choroïdiens et de ceux du nerf optique; *m*, *choriocapillaris*; *n n*, artères et veines épisclérales; *o*, *A. recurrens choroid*; *p*, section à travers le *circulus arteriosus iridis major*; *q*. vaisseaux de l'iris; *r*, procès ciliaire avec ses vaisseaux; *s*, rameau de la *V. vorticosa* de l'iris et du procès ciliaire, prenant à courte distance, plus bas, un rameau provenant du muscle ciliaire; *t*, branche de la veine ciliaire antérieure, provenant du muscle ciliaire; *u*, canal de Schlemm et sa réunion avec les veines ciliaires antérieures (représenté d'une manière un peu différente du dessin original de Leber); *v*. réseau à anses du bord marginal de la cornée; *W*, *A.* et *V. conjunctivalis anterior*.

ciliaris se compose de la continuation de la couche épithéliale pigmentaire. Le feuillet interne de la vésicule oculaire secondaire se trouve réduit, dans la région de la *pars ciliaris* à une unique couche de cellules cylindriques libres de pigment, finement granulées et à striation longitudinale. Sur les côtés latéraux, ces cellules sont souvent garnies d'aspérités et de fines dentelures qui s'implantent dans les dépressions des cellules voisines. Vers l'intérieur de l'œil, les cellules cylindriques sont délimitées par une membrane diaphane (limitante), qui se trouve, en partie, entièrement unie à la *zonula ciliaris*, membrane qui envoie entre les bases des cellules cylindriques, très diversement configurées, en partie divisées, de nombreuses rainures formant réseau entre elles.

VAISSEAUX DU NERF OPTIQUE ET DE LA RÉTINE.

I. — *Vaisseaux sanguins.*

1. *Nerf optique.* — La partie du nerf optique qui se trouve dans l'orbite, reçoit, dans toute son étendue, le sang des vaisseaux de la gaine piale (vaisseaux vaginaux) qui, eux, émergent suivant un arrangement variable de l'A. et de la V. ophthalmique. A une distance de 15 à 20 millimètres du globe oculaire, pénètrent dans le nerf optique les vaisseaux centraux (*A.* et *V. centralis retinæ*) (fig. 319, *e*, *e'*). Pendant leur parcours dans le nerf optique, ils fournissent de fines branches aux parties centrales du nerf (fig. 319), tandis que les parties périphériques reçoivent leur sang des vaisseaux vaginaux (fig. 319, *f*). Le système vas-

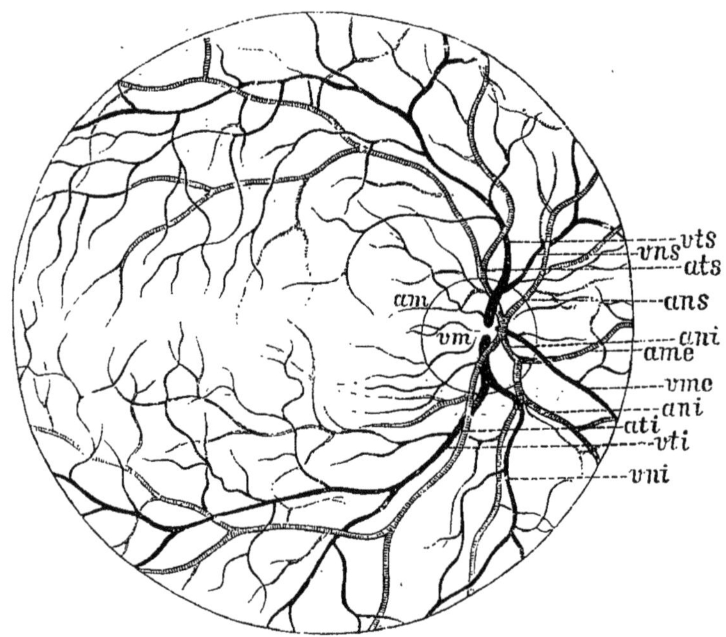

FIG. 320. — Vaisseaux de la rétine humaine. D'après E. de Jæger et Leber.

ans, *vns*, A et V. *nasalis superior*; *ats*, *vts*, A et V. *temporalis superior*; *ani*, *vni*, A. et V. *nasalis inferior*; *ati*, *vti*, A et V. *temporalis inferior*; *ame*, *vme*, A et V. *mediana*; *am*, *vm*, A et V. *macularis*.

culaire de la rétine s'anastomose, d'une façon *indirecte*, avec celui du système ciliaire, par l'intermédiaire du *circulus arteriosus* de Haller placé, près de l'entrée du nerf optique, dans la sclérotique et qui envoie des branches à la choroïde et au nerf optique. Le cercle de Haller, qui n'a pas d'anneau veineux correspondant, émane des artères ciliaires courtes postérieures (fig. 319, *kk*). Une communication *directe* entre les système ciliaire et rétinien a lieu dans le point où le nerf optique franchit l'anneau choroïdien (fig. 319, *l*).

2. *Rétine.* — A la surface de la papille, surgissent les vaisseaux centraux du nerf optique, qui se divisent en deux branches principales, dont l'une est dirigée en haut, l'autre en bas (*A.* et *V. papillaris superior* et *inferior* de Magnus). Ces deux branches principales, artère et veine, se subdivisent à leur tour. Une division se tourne en sens médian (nasal) (*A.* et *V. nasalis superior* et *inferior* de Magnus, fig. 320, *ans, vns, ani, vni*) ; l'autre va vers la tempe ou en sens latéral (*A.* et *V. temporalis superior* et *inferior* de Magnus, fig. 317, *ats, ati, vts, vti*) en circonscrivant des arcs dont la concavité est dirigée vers la macula. En outre, deux petites artères et deux petites veines se dirigent de la papille directement en sens latéral vers la macula (*A.* et *V. macularis superior* et *inferior*). Du côté médian se trouvent de même, le plus souvent, deux fins vaisseaux qui émergent d'une des branches principales sortant de la papille (*A.* et *V. mediana superior* et *inferior*, fig. 320, *ame, vme*). Les grosses branches des vaisseaux rétiniens se trouvent situées dans la couche des fibres nerveuses, le plus souvent immédiatement sous la *margo limitans*. Comme nous l'avons déjà signalé, les vaisseaux ne se répandent que dans la couche cérébrale de la rétine, laissant intact l'épithélium nerveux ; aussi la fossette centrale est-elle dépourvue de vaisseaux.

II. — *Voies lymphatiques.*

1° Les espaces en fissures, entre les *gaines* du nerf optique, communiquent avec les espaces en fissures analogues du cerveau (voy. p. 557, *gaines du nerf optique*). Une communication existe aussi entre l'espace sous-dural et l'espace supra-vaginal. Enfin, on a encore réussi (Michel) à injecter, des espaces intra-vaginaux, l'espace périchoroïdien.

2° *Dans le nerf optique même,* le liquide injecté sous la gaine piale remplit : *a.* un réseau de fentes lymphatiques dans la gaine piale et dans les septa qui s'en détachent ; *b.* un système de lacunes, qui sépare constamment la surface des faisceaux nerveux des septa de tissu connectif. Dans la lame criblée ce système lymphatique périneural est particulièrement serré et à voies larges.

3° *Dans la rétine,* l'injection dans la gaine piale démontre l'existence : *a.* de canaux périvasculaires à l'entour des capillaires et des veines (Schwalbe) ; *b.* d'étroites fentes qui rayonnent de la papille entre les faisceaux nerveux ; *c.* d'espaces entre la *margo limitans* et l'hyaloïde et, d'autre part, entre le pigment épithélial et les bâtonnets.

MALADIES DE LA RÉTINE

ARTICLE PREMIER

HYPÉRÉMIE DE LA RÉTINE

Une rétine hypérémiée, par congestion active ou passive, ne se différenciera d'une rétine à vascularisation normale que par les changements de coloration que subit la papille. Ce changement de couleur, dû à une plus forte injection des capillaires, n'implique aucun défaut de transparence du tissu de la papille et concorde, par conséquent, avec une netteté parfaite des contours de l'entrée du nerf dans l'œil. Vu le grossissement faible sous lequel nous examinons à l'ophthalmoscope (et qui ne dépasse pas 24 diamètres), les capillaires de la papille et de la rétine échappent, en général, à l'inspection, leur augmentation en nombre et leur plus grande réplétion ne peuvent donc nous donner que l'impression d'un changement de couleur.

La section du nerf prend une teinte uniformément plus rouge, qui a pour résultat d'abolir, en partie, le contraste de couleur que forme la papille avec le restant du fond de l'œil et de rehausser ce contraste avec une excavation physiologique, lorsque celle-ci occupe les parties centrales de la papille.

Ce simple changement de coloration est difficile à définir lorsqu'on n'a pas de point de comparaison d'un œil à l'autre, attendu que les variations physiologiques, comme injection papillaire et comme différence plus ou moins marquée entre la coloration papillaire et celle du fond de l'œil, sont très sensibles. De même que la coloration de la peau du visage, celle du fond de l'œil, et, par suite aussi, l'injection de la rétine sont très variables. En outre, il faut tenir compte de l'âge du sujet, car il est connu que les jeunes gens présentent une vascularisation bien plus riche de l'entrée du nerf que les sujets avancés en âge, chez lesquels, avec l'affaissement sénile de la papille, concordent un certain degré de pâleur papillaire et une réduction sensible du calibre de tous les gros troncs vasculaires rétiniens.

Une ressource capitale, pour le diagnostic, est l'exploration des vaisseaux visibles dans la rétine et les changements qu'ils subissent, comme *largeur* et comme *parcours*. On sait que la proportion des artères, comme diamètre, est de deux tiers ou trois quarts, comparativement aux veines. L'hypérémie active égalise le calibre des artère et des veines et leur fait dépasser en largeur le calibre normal ; l'hypérémie passive a pour effet de modifier sensiblement cette proportion, de façon que les veines élargies peuvent mesurer plus que la moitié du calibre des artères. La comparaison est surtout aisée sur la papille et près de son voisinage, mais les différences de calibre se maintiennent aussi jusque vers la périphérie.

Le parcours des artères et des veines élargies change, surtout pour les veines, et leur tortuosité s'accentue. Toutefois la simple tortuosité ne suffit pas pour déclarer un vaisseau anormalement *gorgé de sang;* il est indispensable que le vaisseau présente des incurvations anormales, quant au plan antéro-postérieur de la rétine, incurvations qui se révèlent par l'accentuation de la coloration de la colonne sanguine dans les points où le vaisseau plonge dans la rétine.

Parmi les divers états d'hypérémie de la rétine, nous avons à distinguer la forme *active* de la forme *passive.*

A. L'*hypérémie active* s'observe après le surmenage de la rétine, particulièrement s'il existe un vice de réfraction. L'exposition des yeux à une très vive lumière (telle que la lumière électrique) peut aussi provoquer pareille hypérémie. En outre, on rencontre fréquemment l'hypérémie de la rétine chez les sujets atteints de blépharite chronique, de conjonctivite intense, surtout si ces malades se livrent à une application de leurs yeux irritables.

B. L'*hypérémie passive* de la rétine, avec prédominance du calibre des veines sur celui des artères, se rencontre, soit lorsqu'un obstacle circulatoire réside dans l'œil même (glaucome), soit lorsqu'une entrave à la circulation générale, le plus souvent par suite d'un vice cardiaque, s'étend à la circulation oculaire. A cet égard, il faut citer la persistance du trou de Botal, les sténoses valvulaires, l'emphysème pulmonaire très étendu, etc. Toutefois, dans les cas d'anévrysme de l'aorte, dans le goitre exophthalmique, les troubles circulatoires intra-oculaires font fréquemment défaut.

Quant à la *pulsation artérielle*, elle a été constatée dans les cas d'insuffisance des valvules semi-lunaires de l'aorte ; mais c'est certainement un symptôme inconstant et souvent très peu accusé. Dans les cas d'hypertrophie simple du cœur gauche, sans altération des valvules, ainsi qu'on la rencontre chezles brightiques, on ne trouve pas de pouls artériel.

ARTICLE II

TÉLANGIECTASIE DE LA RÉTINE

La dilatation permanente des vaisseaux de la rétine, avec une augmentation très notable de leur nombre, devrait être classée dans les vices congénitaux de la rétine, car les cas exceptionnellement rares qu'on a rapportés doivent être regardés comme un vice de conformation. Chez un jeune garçon de douze ans, nous avons eu occasion de voir la papille gauche et son voisinage recouverts en entier d'un enchevêtrement de veines et d'artères, qui présentaient un diamètre double de celui des vaisseaux centraux du côté opposé. L'acuité visuelle était parfaite.

ARTICLE III

ANÉVRYSME DE L'ARTÈRE CENTRALE DE LA RÉTINE

La *dilatation anévrysmale des capillaires* de la rétine a été signalée par Liouville, simultanément avec des altérations vasculaires du cerveau, expliquant jusqu'à un certain point la fréquence des attaques apoplectiformes précédées d'hémorrhagies rétiniennes. Ces anévrysmes miliaires, que révèle la nécropsie, se rencontrent fréquemment avec une artério-sclérose, activée par l'alcoolisme ou engendrée par une endartérite de cause spécifique. Bien entendu, ces dilatations ne se révèlent à l'ophthalmoscope que lorsqu'elles ont donné lieu à une rupture. Dans certaines formes de rétinites apoplectiformes suivies de glaucome (glaucome hémorrhagique), on a aussi rencontré des dilatations anévrysmales des capillaires (Poncet, Pagenstecher).

Quant à la dilatation sacciforme de l'artère centrale de la rétine, les exemples en sont très rares. La première observation ophthalmoscopique d'anévrysme de l'artère centrale a été recueillie par M. Sous, de Bordeaux, sur une femme. La tumeur anévrysmale, qui exécutait des mouvements alternatifs de contraction et de dilatation, occupait les deux tiers inférieurs du disque papillaire (image renversée) et débordait même la papille. Elle présentait sa grosse tubérosité en haut et se rétrécissait en bas, pour se continuer avec une artère de la rétine.

ARTICLE IV

ANÉMIE ET ISCHÉMIE DE LA RÉTINE

Grâce à la tension régulatrice de la circulation intra-oculaire, les anémies générales, se produisant *lentement* à la suite de maladies débilitantes et émaciantes, ne retentissent que faiblement sur la quantité de sang amenée dans l'œil. C'est ce que démontre d'ailleurs l'intégrité de la fonction rétinienne; mais celle-ci se trouve instantanément abolie dès qu'une véritable ischémie de la rétine se produit, et cela n'a lieu que lorsque l'afflux du sang s'opère sous une pression telle, qu'il ne peut plus vaincre la résistance qu'oppose à l'entrée du sang artériel la tension intra-oculaire, ou lorsqu'une pression directement exercée sur l'artère centrale de la rétine, ou un obstacle dans le calibre de ce vaisseau, empêchent le sang artériel de se rendre à la rétine.

La vue s'obscurcit ainsi instantanément lorsqu'un sujet tombe en défaillance, et la tension cardiaque produit par son affaissement à la fois l'affaissement de la circulation cérébrale et rétinienne. Il en est de même lorsque, dans l'agonie, la circulation se ralentit progressivement, le mourant se voit plongé dans les ténèbres souvent avant d'avoir perdu conscience. C'est encore la nuit, se répandant brusquement autour d'un malheureux épileptique, qui lui annonce l'attaque. Le cholérique, dont le cœur et les vaisseaux deviennent impuissants pour charrier un sang trop épaissi, est souvent frappé de cécité au cours de la période asphyxique de son affection, et pourtant, dans cette maladie, on peut voir une cyanose déjà excessivement accusée coïncider encore avec une circulation continue de la rétine. Les personnes qui périssent par hémorrhagies voient jusqu'au moment où elles perdent connaissance. Dans ces divers états, c'est au moment où l'intermittence dans la circulation est signalée que la fonction rétinienne cesse.

Quant à l'ischémie rétinienne qui se produit dans les cas de thrombose et d'embolie des vaisseaux de la rétine, il en sera question dans l'article suivant.

ARTICLE V

EMBOLIE DE L'ARTÈRE CENTRALE DE LA RÉTINE

Déjà, en 1854, Virchow avait annoncé la possibilité de voir, au moyen de l'ophthalmoscope, des embolies sur le vivant; mais c'est en 1859 que de Graefe publia la première observation d'embolie de l'artère centrale. Enfin M. Schweigger eut la bonne fortune de recueillir une pièce anatomique et de démontrer, le premier, l'arrêt de l'embolus dans l'artère centrale même, dont il obturait complètement le passage.

Dans la description, nous devons séparer l'embolie de l'artère centrale de celle de ses branches.

A. *Embolie de l'artère centrale.*

L'*examen ophthalmoscopique*, dans cette affection que caractérise l'instantanéité de l'abolition de la vision, fournit des résultats qui varient suivant l'époque à laquelle on observe l'œil malade : peu de temps après l'accident, les artères semblent vides de sang dans une grande partie ou dans la totalité de leur trajet, et apparaissent alors avec l'aspect de filets blanchâtres. On peut aussi voir au centre du cordon blanc que forme le vaisseau un mince filet sanguin. Les veines sont elles-mêmes rétrécies, surtout au niveau de la papille. La section du nerf optique présente une pâleur évidente et sa coloration est grisâtre. Il y a absence de toute pulsation veineuse, et la pulsation artérielle ne peut plus être provoquée par la compression avec le doigt,

Ces phénomènes d'interruption de la circulation artérielle sont rapidement suivis de troubles trophiques de la rétine. Au bout de vingt-quatre ou quarante-hui heures, un œdème se localise de préférence autour de la macula et du nerf optique.

On voit la tache jaune s'entourer d'une opacité grisâtre et simuler un foyer d'apoplexie rétinienne, tant sa coloration, due à sa transparence, contraste avec les parties voisines. La conformation régulière, que lui assigne la structure anatomique de la fossette centrale, la différencie des petites hémorrhagies qu'on rencontre parfois dans cette région. Le trouble rétinien diminue insensiblement, mais laisse persister sur la tache jaune d'innombrables points ou de petites plaques d'un gris clair ou rougeâtre.

Pendant les différentes phases de l'altération de nutrition que subit ainsi la rétine, on observe ordinairement des *phénomènes circulatoires* extrêmement curieux dans les veines. Ainsi, on peut voir la colonne sanguine se précipiter, par un jet rythmique et par saccades, de la périphérie du vaisseau vers son point d'immergence, en emplissant irrégulièrement les différentes parties de la veine. Nous avons d'ailleurs vu, dans un cas, ce même phénomène se produire dans les artères au voisinage de la papille.

Nous regardons, comme un signe différentiel entre l'*embolie* et l'*apoplexie* du nerf, la concordance du trouble péripapillaire avec la disparition de la vision et l'apparition de petites apoplexies partant du bord papillaire (entre celui-ci et la macula). En outre dans la véritable embolie, la circulation ne se relève que fort peu, même dans les veines, les artères restant affaissées et ne se laissant poursuivre sous forme de minces filets sanguins, garnis de lignes blanchâtres, qu'à une assez courte distance de la papille.

Les *troubles visuels*, dans l'embolie de l'artère centrale, sont instantanés, entraînant sans signes de compression des fibres nerveuses (éblouissements, phosphènes) une cécité qui marche, lorsque les malades se sont bien observés, de la périphérie vers le centre. Toutefois, chez certains malades, une partie du champ visuel, située le plus souvent en haut et en dehors, est conservée, et la vision peut persister au

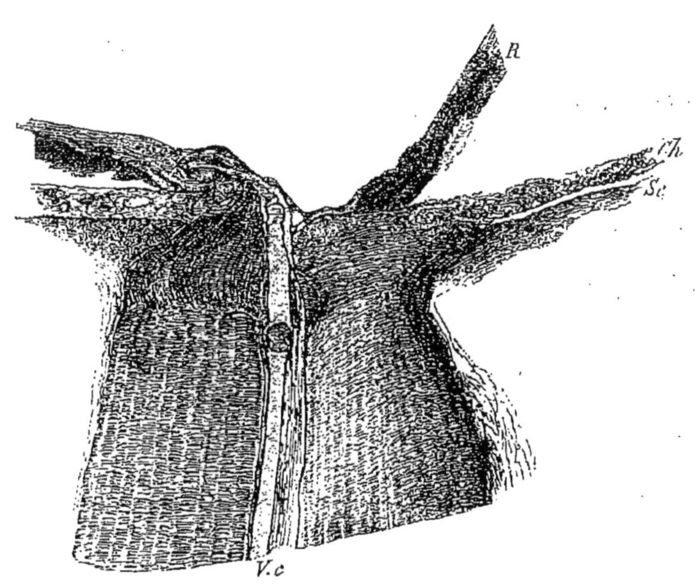

FIG. 321.

point de voir le mouvement de la main ou même de pouvoir compter les doigts. On a constaté, chez nombre de personnes atteintes d'embolie, que la perte de la vision a été précédée d'une sorte d'*aura*, c'est-à-dire que la vision, sur l'œil atteint ultérieurement d'une cécité complète, a été passagèrement obscurcie pendant quelques instants.

Les figures 321 et 322 se rapportent à des cas examinés par MM. Schweigger et

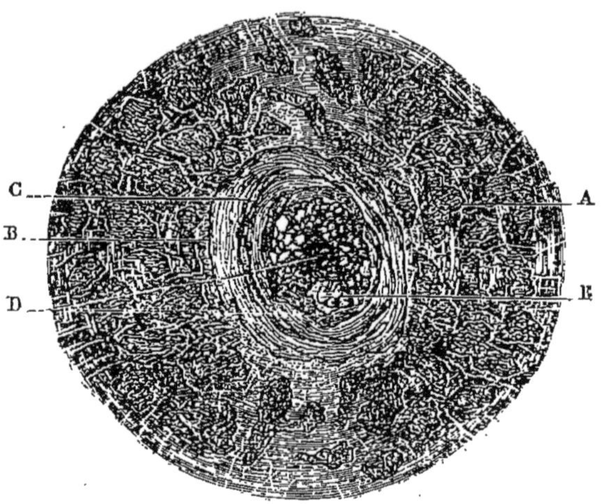

FIG. 322.

Sichel fils et montrent l'*embolus* engagé dans l'artère centrale. Ainsi qu'il arrive le plus souvent, l'*embolus* se trouvait juxtaposé à la lame criblée. On a aussi vu parfois le caillot envoyer dans la bifurcation de l'artère un prolongement (Nettleship).

Le dessin du cercle de Haller (fig. 323 et 324), emprunté à E. de Jaeger, donne bien une idée des difficultés que doit rencontrer le rétablissement d'un courant latéral.

Le *diagnostic* se base surtout sur la soudaineté de la cécité, l'apparition à terme

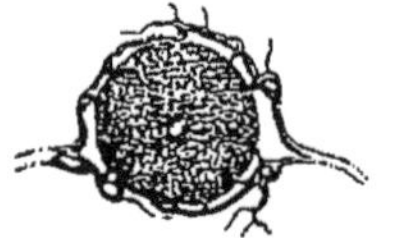

FIG. 323.

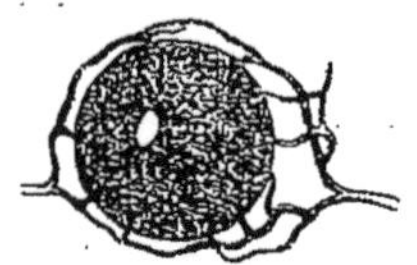

FIG. 324.

fixe (vingt-quatre à quarante-huit heures) de l'œdème rétinien et la coïncidence des troubles circulatoires, qui facilitent la formation d'un *embolus;* ce sont les *vices valvulaires avec hypertrophie cardiaque*, les *dilatations anévrysmales de l'aorte*, et surtout, les diverses formes d'*endocardite*. La période puerpérale est aussi une condition favorable à la production de cette affection, de même le rhumatisme articulaire aigu et les formes graves de néphrite.

Le *pronostic* reste sérieux pour ce qui concerne la santé générale du sujet, qu'il s'agisse d'ailleurs d'embolie ou d'apoplexies vaginales, et assez fréquemment on a vu les malades succomber à des phénomènes d'embolie ou d'apoplexie cérébrale.

Relativement au *traitement* de l'embolie de l'artère centrale, nous citerons les vains essais tentés dans le but d'affaiblir la pression intra-oculaire et de favoriser l'appel du sang dans l'œil (paracentèses, sclérotomie, iridectomie). On a aussi conseillé l'iodure de potassium comme propre à dissoudre le caillot obstructeur. Actuellement, renseigné sur l'inutilité de ces moyens, on se borne à appeler toute son attention sur le traitement des troubles circulatoires que pareils malades présentent, en les soumettant aux cures de lait, à l'emploi des eaux minérales diurétiques, à l'usage de la digitaline, etc.

B. *Embolie d'une branche de l'artère centrale de la rétine.*

Les différentes branches de l'artère centrale de la rétine peuvent isolément devenir le siège d'un *embolus* qui nous donne, comme phénomène fonctionnel, une abolition complète de la vision dans la section du champ visuel qui correspond à la partie rétinienne privée de l'afflux de sang artériel. C'est ainsi qu'on peut rencontrer une hémianopsie, supérieure ou inférieure, ou la perte d'un quart du champ visuel. Si les vaisseaux maculaires sont restés libres, la vision centrale sera intacte.

L'image ophthalmoscopique nous montre le trouble œdémateux localisé à la portion de la rétine privée de sang artériel, de même qu'à un secteur de la papille. Avec l'oblitération définitive de la branche atteinte de l'artère centrale, on constate alors aussi une atrophie partielle de la papille du nerf optique. La branche obstruée est en pareil cas transformée en un cordon blanc, au centre duquel se voit aussi parfois un mince filet sanguin.

C'est dans les cas d'embolie d'une des branches de l'artère centrale que se rencontre l'*infarctus hémorrhagique*. Une régurgitation s'opère en effet, vers les veines correspondantes à l'artère oblitérée, lorsque le sang veineux continue à circuler dans le restant de la rétine; vides et flasques, ces veines s'engorgent de plus en plus, et finissent par se distendre et se prêter à une diapédèse plus ou moins abondante. Ces hémorrhagies disparaissent avec l'œdème, sans laisser de traces, et les veines reprennent leur diamètre ordinaire.

ARTICLE VI

THROMBOSE ET ALTÉRATIONS PATHOLOGIQUES DES VAISSEAUX DE LA RÉTINE

On a employé à maintes reprises le nom de thrombose des vaisseaux de la rétine (Bouchut, Galezowski), mais la démonstration anatomo-pathologique reste encore à faire. A part les cas où l'on a rencontré dans la lumière très rétrécie d'un vaisseau rétinien, atteint de dégénérescence graisseuse et transformé en un cordon blanchâtre, quelques masses d'aspect graisseux (Manz), il n'existe pas d'observation d'un véritable thrombus, dont la nature pathologique aurait été incontestablement établie par les rapports qu'il affecterait avec les parois vasculaires ambiantes.

Même M. Leber base tout son diagnostic sur la thrombose, à laquelle il pense que doit revenir un rôle important dans les états inflammatoires du nerf optique et de la rétine, exclusivement sur la description suivante : « Dans un cas de rétinite hémorrhagique, j'ai rencontré une thrombose des veines dans une partie circonscrite de la rétine, où celles-ci se trouvaient d'un volume double et triple et s'accusaient, par une coloration *extraordinairement foncée*, presque noirâtre. Le bout papillaire, et les ramifications qui appartenaient à cette veine, se trouvaient presque filiformes. »

La *périvasculite*, déjà décrite autrefois par de Wecker sous le nom de rétinite périvasculaire, se rencontre fréquemment à la suite de névrites, et principalement de névrites rétro-bulbaires (intra-orbitaires). Ce qui doit engager à faire de cette affection, qui peut porter sur les artères et les veines, une maladie à part, c'est que l'altération des vaisseaux est le symptôme saillant, que le trouble œdémateux de la rétine peut être excessivement peu accusé et se borner à l'entour de la papille.

Les altérations de la *périvasculite* ont été surtout étudiées par Iwanoff. La couche moyenne et interne des parois vasculaires reste parfaitement saine, l'altération morbide porte presque exclusivement sur la membrane adventice. Tout le tissu qui compose cette membrane est parfois transformé en une agglomération de noyaux arrondis, ovales ou fusiformes, et tellement serrés les uns près des autres qu'on peut à peine distinguer une faible couche de protoplasma qui leur est interposée. Un réseau de fibres extrêmement délié les entrelace.

On comprend que cette altération doit avoir pour effet d'augmenter sensiblement le volume des vaisseaux, attendu que leur calibre n'a pas subi de réduction. Aussi, à l'inspection directe, voit-on les principaux vaisseaux de la rétine former de gros cordons blanchâtres, saillants, d'autant plus que la prolifération ne reste pas exclusivement limitée aux vaisseaux, mais gagne le tissu connectif le plus proche.

En traitant des différentes formes de rétinites, nous aurons occasion d'exposer les autres altérations pathologiques des parois des vaisseaux rétiniens.

ARTICLE VII

APOPLEXIES, HÉMORRHAGIES RÉTINIENNES

Sans aucune lésion inflammatoire, on peut rencontrer des apoplexies de la rétine qui doivent être évidemment rapportées à une altération pathologique survenue dans les conditions de tension intra-vasculaire. Ces hémorrhagies rétiniennes se présenteront suivant un aspect très variable et nous aurons ainsi à distinguer : des apoplexies en *pointillé*, en *flammèches* et en *flaques*.

1° Les *hémorrhagies en pointillé* siègent dans les couches du glanglion rétinien ou des cellules visuelles, et proviennent probablement de la rupture des capillaires de la rétine. Leur emplacement de prédilection est le pourtour de la macula.

2° Les *hémorrhagies en flammèches* occupent la couche des fibres nerveuses, et l'étalement du sang le long de ces fibres explique la conformation des apoplexies et leur terminaison en pointe unique ou multiple plus ou moins effilée. Ces sortes d'apoplexies proviennent d'une *rupture* des troncs vasculaires de la rétine, ou d'une *diapédèse* à travers les parois vasculaires, que favorisent certaines affections générales (leucémie, scorbut, anémie pernicieuse, etc.).

3° Les *hémorrhagies en flaques*, qui occupent de préférence le côté temporal de la rétine ainsi que la région de la macula, sont des épanchements de sang qui ont, en général, leur source à la surface de la choroïde et dans les couches les plus externes de la membrane nerveuse. Le sang, accumulé en assez grande quantité, a pour effet de refouler le tissu cellulaire de support de la rétine, de le tasser et de former ainsi de véritables cloisons, ce qui nous rend compte de la configuration particulière de ces apoplexies, ressemblant à des vases à bords arrondis et à ouverture rectiligne dirigée horizontalement. Tandis que vers les parties déclives la coloration du sang est noirâtre, on voit cette teinte se dégrader progressivement, dans les parties supérieures de l'épanchement (examiné à l'image droite), et prendre une coloration jaunâtre ou jaune blanchâtre.

L'abondance de l'épanchement peut donner lieu à un décollement de la rétine ou à une rupture de cette membrane, avec envahissement du corps vitré qui peut se trouver transformé en un véritable caillot sanguin. Dans ce dernier cas, nous sommes porté à croire qu'une aussi abondante hémorrhagie est extra-rétinienne et que le sang a fusé sous la rétine des espaces intervaginaux. La première annonce de l'apparition d'une pareille apoplexie est pour le malade un éblouissement, résultant de la compression des fibres du nerf optique, et non un simple scotome.

Les hémorrhagies de la rétine peuvent disparaître par résorption sans qu'il subsiste de traces appréciables; d'autres fois elles laissent une pigmentation plus ou moins accusée. Assez souvent, elles se transforment en une substance d'aspect grumeleux et prennent une coloration blanchâtre et brillante, qui précède leur disparition. La compression, exercée sur le tissu cellulaire ambiant par l'épanchement, peut encore donner lieu à une irritation suivie d'hypertrophie, avec sclérose du tissu cellulaire, et finalement de rétraction cicatricielle. Il se forme ainsi à la suite d'apoplexies étendues de véritables cicatrices, soit en traînées, soit en plaques avec émanations en pointes effilées, qui peuvent montrer, çà et là, une pigmentation due à des résidus du sang épanché, ou à une immigration du pigment des cellules épithéliales de la rétine. Cette transformation en tissu connectif pigmenté (voy. fig. 325,

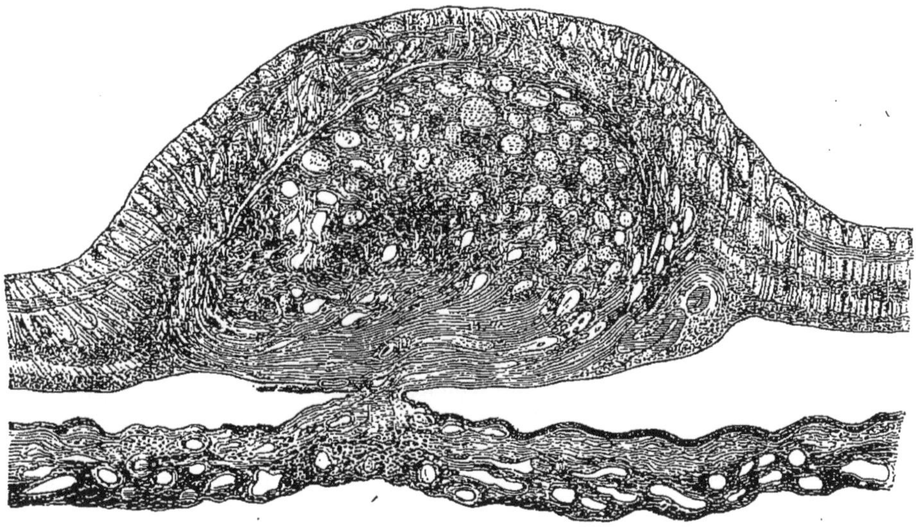

Fig. 325.

empruntée à Leber) ne se rencontre que lorsqu'une certaine quantité de sang s'est accumulée dans les couches externes de la rétine. Dans les cas de très vastes et nombreuses hémorrhagies, l'atrophie de la papille optique et de la rétine, avec transformation des vaisseaux en étroits cordons blanchâtres, plaide pour une origine intervaginale des épanchements.

Les *phénomème subjectifs* varient suivant l'étendue et l'emplacement des apoplexies. De petites hémorrhagies périphériques peuvent passer inaperçues. Il en est tout autrement pour les hémorrhagies en pointillé qui occupent, au voisinage de la macula, la couche des cellules visuelles; il en résulte aussitôt une métamorphopsie plus ou moins gênante. En outre, le moindre petit épanchement qui envahit la fossette détermine un scotome central, avec abolition instantanée de la fixation centrale.

L'*étiologie* des apoplexies se rattache surtout à l'état anatomique des parois vasculaires en général, ce qui explique la fréquence des hémorrhagies rétiniennes chez les goutteux. La présence d'apoplexies du côté de la rétine doit nous mettre en garde contre un défaut de solidité des vaisseaux de l'organisme en général et des centres nerveux en particulier; nous aurons donc à songer à un athérome généralisé avec hypertrophie du ventricule gauche. Dans les cas d'apoplexie rétinienne d'apparence idiopathique, on explorera attentivement les fonctions rénales; enfin, on se renseignera si une infection spécifique ancienne ne fournit pas l'explication de la fragilité des parois vasculaires, par une altération inflammatoire (artérite chronique spécifique ou artériosclérose précoce).

Nous ne nous arrêtons pas aux hémorrhagies qui ne sont que la conséquence de troubles inflammatoires de la rétine et de la papille. De même, nous ne ferons que mentionner ici les hémorrhagies rétiniennes chez les diabétiques, les ictériques, les scorbutiques et les sujets atteints d'anémie pernicieuse, ces diverses affections devant être traitées à part. Nous appellerons seulement encore l'attention sur une forme d'hémorrhagies en plaques, que l'on peut désigner sous le nom d'*hémorrhagies des jeunes sujets.*

Il s'agit ici aussi souvent de jeunes filles de l'âge de quinze à vingt-cinq ans que de jeunes gens adolescents du même âge; l'explication de l'irrégularité dans le flux menstruel et d'une sorte de suppléance doit donc être absolument abandonnée. D'après notre expérience clinique, on peut avoir affaire à deux variétés d'hémorrhagies des jeunes sujets : l'une en larges flaques qui siègent de préférence vers la région de la macula et n'ont guère de propension à se propager en avant et à envahir le corps vitré; l'autre, caractérisée par un étalement moindre des apoplexies, par leur plus grande multiplicité et leur tendance à faire irruption dans l'intérieur de l'œil. Dans la première variété, l'épanchement, qui semble occuper la surface *interne* de la rétine, finit par disparaître en laissant la fonction sensiblement intacte. Dans la seconde, les hémorrhagies partent de la papille, s'étalent le long des gros troncs vasculaires, forment des flaques vers la macula et finissent par envahir tout le fond de l'œil, le corps vitré y compris. Après plusieurs récidives, les yeux s'atrophient faiblement, en montrant des troubles de nutrition du cristallin (cataracte capsulo-lenticulaire).

Le *traitement* devra s'appuyer essentiellement sur la cause; voilà aussi pourquoi des règles générales ne peuvent être aisément posées. Ce qui nous paraît le plus efficace, lorsqu'une contre-indication n'est pas formulée par l'état général de santé du sujet, est de soumettre celui-ci à un traitement lacté prolongé, ainsi qu'à des injections sous-cutanées de pilocarpine, de sublimé ou d'ergotinine, pendant que le malade garde le repos au lit et qu'un bandeau compressif est maintenu sur les yeux (s'il est bien supporté).

ARTICLE VIII

RÉTINITE APOPLECTIFORME, RÉTINITE HÉMORRHAGIQUE

On emploie la désignation de *rétinite hémorrhagique* ou *apoplectiforme* lorsque, simultanément avec un nombre plus ou moins considérable d'hémorrhagies de la rétine, les parties non atteintes se trouvent être le siège d'une transsudation séreuse plus ou moins marquée, ou lorsque, en l'absence même de cet œdème, la maladie montre une tendance prononcée aux rechutes, de façon qu'à côté de foyers apoplectiques régressifs, de diverses dates d'ancienneté, on trouve des épanchements récents, autrement dit qu'il s'agit d'apoplexies à répétition. Ce qui caractérise la rétinite hémorrhagique, c'est le trouble diffus de la rétine, dû à la transsudation séreuse, la flexuosité des veines, le long desquelles siègent les foyers hémorrhagiques, ainsi que l'hypérémie de la papille, dont les contours sont voilés. La dégénérescence des foyers apoplectiques peut se borner aux anciens épanchements seuls, ou se montrer aussi sur les parois vasculaires, lorsque l'affection persiste depuis un certain temps. Les artères sont, en pareil cas, réduites de calibre, parfois complètement obstruées par places et transformées en cordons blanchâtres, où les parois se dessinent, à côté d'une mince colonne sanguine, sous forme de stries blanchâtres, souvent d'inégale épaisseur sur le même côté d'un vaisseau.

Les foyers de dégénérescence, offrant l'aspect de plaques blanchâtres, se rencontrent en nombre varié, mais ne surpassent pourtant pas celui des apoplexies, ainsi que cela arrive pour la forme brightique. Il est bien rare que le sang perfore, dans un cas de rétinite apoplectique simple, la membrane limitante interne et l'hyaloïde, et révèle sa présence dans le corps vitré par l'apparition soudaine d'opacités floconneuses au milieu de cette humeur. La résorption des foyers hémorrhagiques s'effectue d'ordinaire très lentement ; ce n'est souvent qu'après des mois qu'on les voit pâlir vers leurs bords, tourner au jaune orangé, et finir par prendre une teinte blanchâtre. Lorsque l'épanchement occupait primitivement quelque étendue, on en reconnaît le siège initial, même après la résorption complète du sang extravasé, à une faible teinte grisâtre ou à un pointillé irrégulier de pigment.

Les altérations fonctionnelles consistent dans un trouble visuel qui reste modéré, tant que la tache jaune et son pourtour demeurent intacts ; mais lorsque des épanchements sanguins éclatent dans cette région, ou qu'il y a eu simultanément un épanchement intervaginal, la vue baisse brusquement.

La *marche* de la maladie est ordinairement lente ; le rétablissement complet de la vue, par le fait de la guérison, est possible pour les rétinites n'occupant qu'un secteur du fond de l'œil, mais il n'a pas été souvent observé pour des rétinites apoplectiformes généralisées, qui laissent d'ordinaire le champ visuel interrompu en divers points. Assez souvent, lorsqu'on croit la maladie terminée, il apparaît de nouveaux foyers apoplectiques, et la rétinite traîne indéfiniment en longueur. Comme nous l'avons signalé dans l'article précédent, une atrophie de la rétine et de la papille sera le plus souvent la conséquence, non d'une simple rétinite apoplectiforme, mais d'une hémorrhagie intervaginale ayant gagné la rétine.

Pour ce qui concerne l'*étiologie*, nous devons signaler en première ligne la dégénérescence athéromateuse des vaisseaux. Celle-ci peut être locale et concorder avec une rigidité des parois du globe oculaire et une tendance glaucomateuse, que le toucher nous révèle plus ou moins clairement. Dans une autre série de cas, la rétinite hémorrhagique doit être rapportée à une fragilité des parois vasculaires en général. Aussi, en examinant ces malades, on rencontre très fréquemment un athérome plus ou moins généralisé et souvent anticipé des gros troncs vasculaires (carotides, temporales, brachiales, fémorales). Cette dégénérescence concorde alors fréquemment avec une hypertrophie du ventricule gauche. Tandis que, dans la première forme, la rétinite hémorrhagique est le plus souvent unilatérale, dans la seconde, on peut fréquemment constater qu'elle envahit successivement les deux yeux. On a aussi accusé les troubles menstruels et la suppression du flux hémorrhoïdal. Ce qui, chez les femmes, doit toujours être le sujet d'une investigation, c'est si des troubles circulatoires ne peuvent pas être attribués à une rétroflexion ou à des hypertrophies et tumeurs de la matrice.

Le *pronostic* de la rétinite apoplectique est toujours sérieux, moins encore en raison de l'atteinte que cette maladie porte aux fonctions visuelles, que parce qu'elle est ordinairement le signal de troubles profonds dans la constitution du sujet, et qu'on l'observe si souvent simultanément avec des lésions du cœur et des altérations athéromateuses avancées et généralisées, états que l'on sait être fréquemment la source de maladies encéphaliques les plus graves.

Nous n'avons rien à ajouter au *traitement* exposé pour les apoplexies simples; il doit être rigoureusement approprié à l'état général de santé du sujet.

ARTICLE IX

RÉTINITE NÉPHRÉTIQUE

La coïncidence de troubles visuels avec des états hydropiques et des changements dans l'excrétion rénale avait déjà été mentionnée, surtout chez les femmes enceintes et les convalescents de scarlatine, mais c'est Bright qui, en 1836, signala le premier ces troubles, comme un symptôme initial et des plus caractéristiques des complications cérébrales de la néphrite albuminurique. Bien qu'il s'agisse d'ordinaire d'altérations rétiniennes, notons ici que l'urémie peut aussi provoquer une amblyopie ou une amaurose avec intégrité apparente de la rétine.

Ce qui caractérise l'image ophthalmoscopique de la rétinite brightique, c'est la *prépondérance des foyers de dégénérescence* sur le restant des altérations (Leber), et ce fait que ces divers foyers ont une tendance manifeste à se *grouper en cercle* autour de la papille et en *étoile* autour de la macula. Toutefois, cette image (voy. fig. 326) peut être très variée et, dans tous les cas, on n'observera pas avec une régularité parfaite les trois phases de *congestion*, de *dégénérescence* et de *régression*, que nous énumérerons pour donner le type clinique de cette affection.

1° La première phase, la *phase de congestion*, se caractérise par une rougeur de la papille avec tortuosité et élargissement des veines. En même temps la papille se gonfle et devient, ainsi que le proche voisinage de la rétine, le siège d'un œdème de couleur grisâtre. La couche des fibres nerveuses plus accentuée (comme on peut surtout le reconnaître, de même que le gonflement papillaire, à l'examen à l'image droite) présente çà et là de petites hémorrhagies en flammèches, qui montrent une tendance à s'encadrer de lignes blanchâtres marquant la dégénérescence. Enfin, la macula devient promptement le siège d'un pointillé, qui se range en lignes concentriques par rapport à la fossette, et un œdème périmaculaire fait ressortir particulièrement la coloration de la macula. Il est absolument exceptionnel que l'œdème rétinien soit développé à un tel point qu'il se forme un *décollement* partiel de la rétine.

2° La *phase dégénérative* se caractérise par une diminution de l'état congestif de la papille et l'apparition de nombreux foyers et plaques de dégénérescence, qui, au début, se présentent encore entremêlés avec des hémorrhagies et tranchent par leur reflet brillant ou jaunâtre. Ces plaques graisseuses longent les vaisseaux. Dans les cas plus anciens, on voit se former un anneau péripapillaire de plaques, d'une coloration tendineuse et mate, dues à des altérations des fibres nerveuses (hypertrophie variqueuse) et qui n'ont rien de commun avec les hémorrhagies. En général, ces

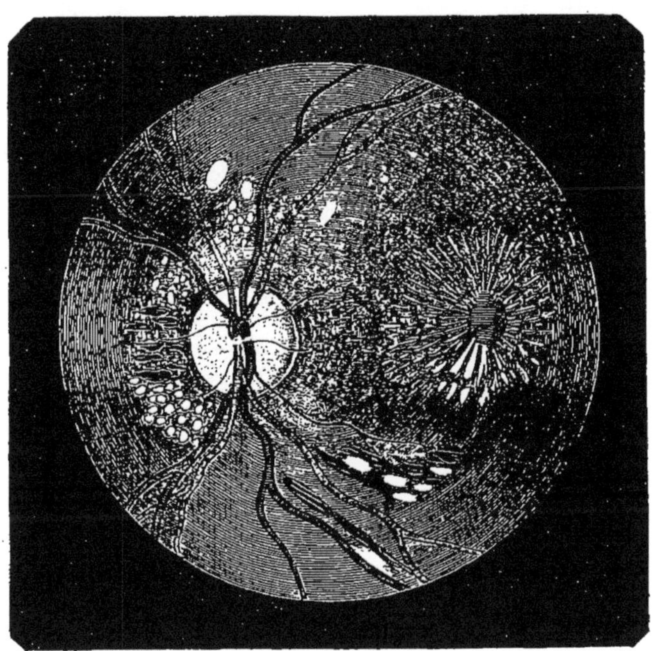

Fig. 326.

dernières plaques rayonnantes, simulant les fibres nerveuses à double contour, et les plaques arrondies se trouvant à quelque distance de la papille, se groupent autour d'elle, mais laissent l'anneau qu'elles forment ouvert du côté de la macula (Leber).

Sur la région de la macula (fig. 326) apparaissent ordinairement de très petites taches blanchâtres qui se groupent en lignes de longueur différente. Ces lignes convergent toutes vers la fossette, dont elles se tiennent à une certaine distance, et forment une étoile qui peut être complète ou simplement ébauchée par places. Cette étoile est constituée par la dégénérescence graisseuse des fibres rayonnantes de Müller (Schweigger), dont les extrémités se groupent vers la fossette en lignes radiées. C'est donc la disposition anatomique de ces fibres qui implique l'étendue de l'étoile, qui ordinairement ne dépasse pas un diamètre papillaire et demi.

3° La *phase régressive*, lorsqu'on n'assiste pas, ainsi qu'on le voit dans des cas heureux, à un retour vers un état sensiblement normal, se caractérise par la décoloration gris blanchâtre de la papille; la réduction du calibre des artères, dont quelques branches restent enrubannées, près de la papille, par des filets blanchâtres, et un dérangement du pigment épithélial de la rétine à l'entour de l'entrée du nerf, marquant la limite jusqu'à laquelle le soulèvement papillaire s'est étendu.

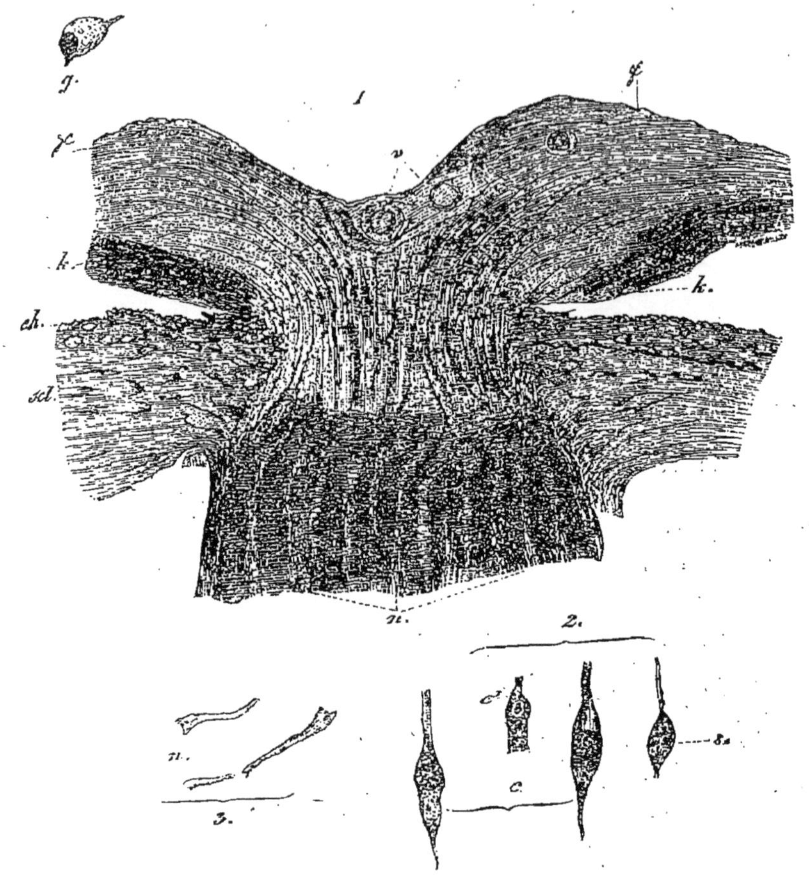

FIG. 327. — Cette figure représente : 1° la section à travers l'entrée du nerf d'un individu mort de maladie de Bright; *v*, coupe des vaisseaux; *f*, couche des fibres; *k*, couche granuleuse; *ch*, choroïde; *scl*, sclérotique; *n*, fibres nerveuses; 2° les bâtonnets et les grains des cônes avec un contenu finement granulé (dégénérescence graisseuse); *c*, grains du bâtonnet; *c'*, cône rompu pendant la préparation; 3° *n*, fibres nerveuses de la couche des fibres; *g*, cellule ganglionnaire (d'après Haase).

Ce qui semble résister le plus à la phase régressive, ce sont les dégénérescences opérées dans les extrémités des fibres de Müller à l'entour de la macula. Une partie de l'étoile se dessine encore sur des yeux dont la région papillaire peut être revenue à un aspect normal; et, même après disparition complète des altérations maculaires, il en reste souvent des traces dans la couche épithéliale de la rétine, où il persiste quelques points argentés qu'on doit rapporter à la présence de dépôts calcaires ou de cholestérine.

Les *changements anatomo-pathologiques*, qu'on rencontre dans la rétinite néphrétique, expliquent qu'on puisse assister à une véritable *restitutio ad integrum*,

Rien de surprenant que la *transsudation séreuse* (fig. 327), l'œdème, puisse se dissiper, même lorsqu il a été poussé au point de produire un décollement partiel de la rétine, ainsi que le dessin de M. Leber (fig. 328) en représente un exemple. Les *épanchements sanguins* et les *foyers de dégénérescence graisseuse* peuvent, bien entendu, aussi disparaître. Les plaques graisseuses, qui ne sont pas nécessairement liées à une hémorrhagie antérieure, résultent, soit de dépôts de cellules à grumeaux

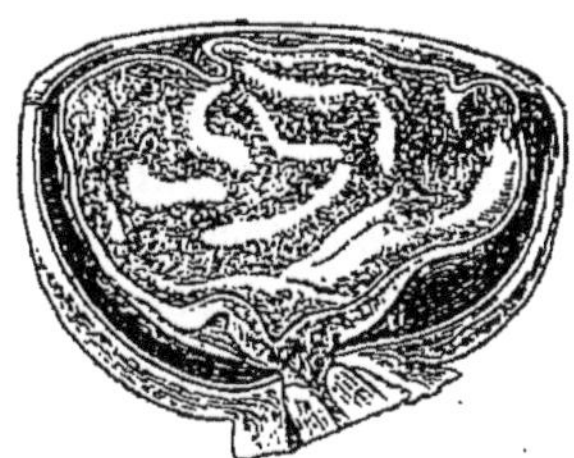

FIG. 328. — Rétinite dans un cas de maladie de Bright, avec fort épaississement de la rétine à l'entour de la papille et décollement en cette région et vers l'équateur.

de graisse disposés dans les couches externes (granuleuses) (fig. 329), soit d'une infiltration directe de gouttelettes de graisse dans les fibres radiées.

Une autre altération de la rétinite néphrétique est l'*hypertrophie sclérosante* des fibres nerveuses, qui deviennent plus ou moins *variqueuses* (fig. 330 et fig. 331). Des parties renflées et gorgées de fins grains ou de gouttelettes peuvent donner lieu aussi à des plaques arrondies; mais, s'il ne s'agit que d'un épaississement de la

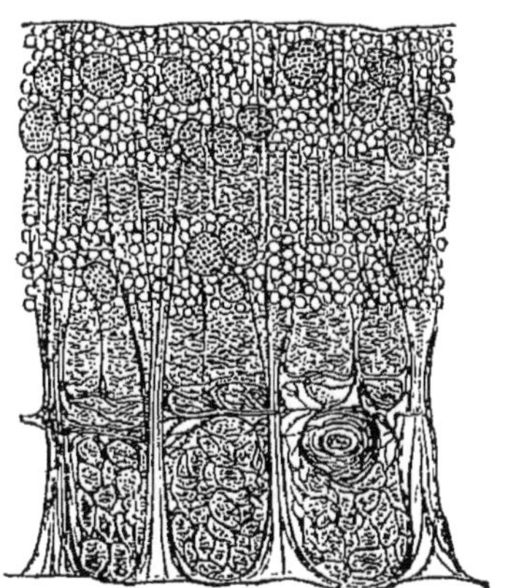

FIG. 329. — Cellules à grains graisseux dans les deux couches nucléolaires (Leber).

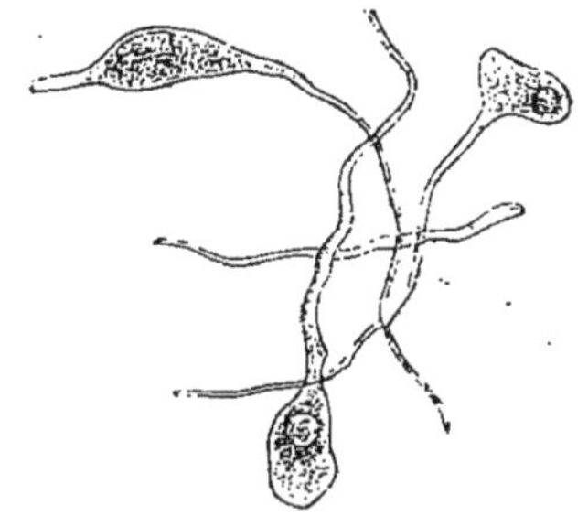

FIG. 330. — Fibres nerveuses hypertrophiées et sclérosées (Leber).

fibre avec état variqueux et aspect scléreux, alors on obtient les images en flammèches blanchâtres, plus ou moins allongées, qui s'adossent les unes aux autres, un formant le cercle le plus interne autour de la papille, auquel s'adjoint en dehors un second cercle de plaques composées de cellules grumeleuses et graisseuses. L'ensemble de ces différents changements dans la couche des fibres nerveuses, joint à la transsudation séreuse, a pour effet, surtout lorsqu'il s'y combine encore quelques épanchements sanguins, de produire un soulèvement de la papille (voy. fig. 327) qui fait songer à une papillite.

Un troisième et principal genre de dégénérescence est l'*hypertrophie du tissu de support* de la rétine pris en totalité, dans les points hyperplasiés, d'un *œdème inflammatoire*. Cette hyperplasie gagne toute l'épaisseur de la rétine et fait ressortir ainsi le stratum de tissu connectif de cette membrane. Mais c'est surtout vers les surfaces interne et externe de la rétine que cette hypertrophie s'accuse, pour former du côté interne de véritables excroissances verruqueuses et donner lieu, du côté des extrémités externes des fibres, à un déplacement des cellules visuelles et de leur pigment épithélial.

Une dernière altération, et celle-ci une des plus constantes, est le *changement pathologique des vaisseaux rétiniens et choroïdiens*, consistant dans une *sclérose des parois* et une *hypertrophie de l'endothélium* du vaisseau. Des masses constituées par la dégénérescence de l'endothélium peuvent se décoller de la paroi vascu-

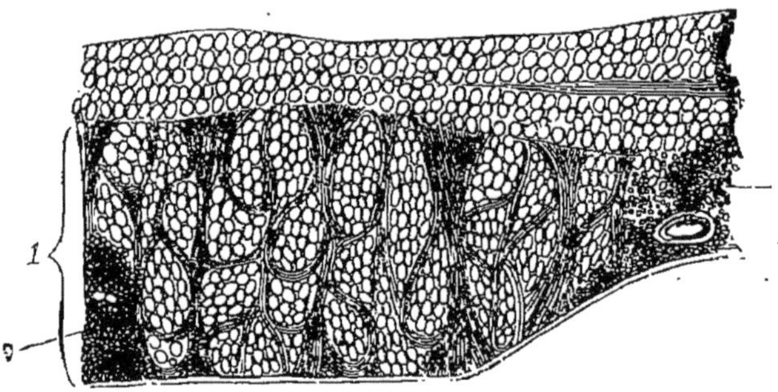

FIG. 331. — Épaississement de la couche des fibres nerveuses, par des fibres sclérosées et hypertrophiées en très grand nombre ; hémorrhagies, dans un cas de rétinite albuminurique (d'après Alt).

laire et boucher, après avoir été entraînées, le calibre du vaisseau (embolie périphérique). La choroïde participe aisément à ces altérations vasculaires ; mais, à part cela, elle montre peu de tendance à s'enflammer. De même le corps vitré est indemne.

Les *troubles visuels* sont très variables et, dans beaucoup de cas, ils peuvent être assez peu accusés. Le sens de la lumière et celui des couleurs sont habituellement conservés. Il arrive même que, des malades venant consulter pour une légère altération de leur vue, c'est l'examen ophthalmoscopique qui permet de découvrir une rétinite très étendue, et déjà ancienne, et qui attire alors l'attention sur l'affection rénale. Cet élément de diagnostic est d'autant plus précieux que dans la néphrite parenchymateuse l'urine peut, par exception, ne pas contenir d'albumine.

Il est important de noter, en ce qui concerne le diagnostic différentiel, que dans les cas qui présentent un soulèvement tel de la papille, qu'on hésite entre le diagnostic de papillo-neurite et de rétinite néphrétique, la dernière concorde avec une intégrité des limites du champ visuel pour le blanc et les couleurs. D'ailleurs, suivant Stellwag de Carion, l'affection pourrait aussi se compliquer de véritable papillite, par suite d'une hydropisie des gaines.

Au point de vue *étiologique* de la rétinite néphrétique, il faut noter qu'elle est presque constamment *bilatérale*, jamais *prodromique*. L'affection oculaire présente dans sa marche une certaine *indépendance*, et son évolution ne concorde pas, dans nombre de cas, avec l'amélioration ou l'aggravation de l'état des reins. Quant à la proportion des rétinites dans la néphrite, elle ne serait, suivant Lécorché, que de 21 pour 100, et les statistiques allemandes donnent encore un chiffre inférieur.

Il serait très important de savoir quelles sont les formes de néphrite albuminurique qui prédisposent le plus à l'inflammation de la rétine, et à quelle période de l'altération rénale l'invasion de la maladie oculaire est le plus à craindre. Mais, pour résoudre cette double question, nous ne possédons encore que des éléments incomplets. Toutefois, il est établi qu'il faut que l'atrophie rénale atteigne un degré assez avancé, que l'urine diminue en quantité, vienne à perdre de son poids spécifique et de la proportion d'urée qu'elle contient normalement, pour que la santé en ressente une altération profonde, et c'est à cette période même que la rétine s'enflamme le plus souvent. Incontestablement, la néphrite parenchymateuse atrophiante, donnant lieu au rein rétracté et se compliquant d'hypertrophie du ventricule gauche, est de toutes les formes celle qui entraîne le plus facilement la complication rétinienne. De Wecker explique cette fréquence, surtout signalée par Traube, de la façon suivante : *A l'époque où l'excrétion urinaire s'entrave de plus en plus, consécutivement à l'atrophie du tissu rénal, les troubles de la circulation générale s'accroissent, la tension vasculaire du système artériel augmente, et c'est à ces phénomènes, ainsi qu'aux altérations infectieuses concomitantes des vaisseaux* (athérome), *que nous attribuons la coïncidence de la rétinite avec la néphrite.*

Chez les femmes enceintes, les scarlatineux, chez ceux où une albuminurie aiguë (après une suppression brusque des fonctions cutanées) ne laisse guère admettre le retentissement, en quelque sorte instantané sur l'œil, de troubles circulatoires déterminés par l'affection rénale, nous devons accuser l'urémie, une sorte d'anémie pernicieuse, qui, comme dans la leucocythémie, entraîne à sa suite l'apparition de la rétinite.

Le *pronostic* de la rétinite néphrétique est forcément grave, à moins qu'il ne s'agisse de formes d'albuminurie transitoire (grossesse, scarlatine). Dans les véritables cas de maladie de Bright, elle implique une participation des troubles circulatoires généraux à ceux des reins et une viciation du sang qui aggravent singulièrement le pronostic. La rétinite néphrétique a, comme pronostic pour les malades, la même signification que la rétinite hémorrhagique pour les athéromateux; elle dénote une fragilité générale du système vasculaire, la prédisposition à des complications cérébrales, à des embolies, à de vastes apoplexies, comme on les a même parfois observées au voisinage du globe oculaire, dans la capsule de Tenon (Wharton Jones).

Le *traitement* doit consister dans une médication appropriée à l'état général. Les déplétions sanguines locales, au moyen de la ventouse de Heurteloup, sont quelquefois d'un heureux effet, dans les cas d'albuminurie aiguë. La constipation sera soigneusement combattue, car cet état prédispose manifestement à l'urémie et à l'augmentation de l'œdème. Les malades seront tenus à la chaleur et des injections de pilocarpine seront pratiquées, pour obtenir une dérivation sur la peau, simultanément avec une salivation abondante.

Parmi les moyens destinés à activer et à modifier les fonctions rénales, nous préférons la cure de lait, lorsque la digestion des malades et l'état de leurs forces ne s'y opposent pas. Les ferrugineux à petite dose (iodure ou lactate de fer) trouveront leur emploi, pour combattre la débilitation des malades.

ARTICLE X

RÉTINITE DIABÉTIQUE

La plupart des cas de rétinite, dite diabétique, se rencontrent chez des diabétiques albuminuriques; en réalité, la véritable rétinite diabétique est excessivement rare.

L'image ophthalmoscopique (fig. 232) de la rétinite diabétique est celle d'une rétinite apoplectiforme simple, ou mélangée avec un nombre inusité de foyers de

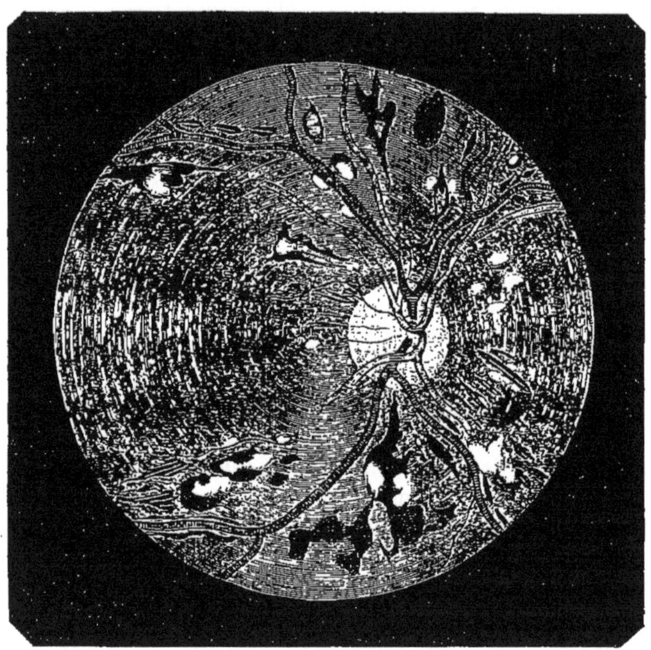

FIG. 332.

dégénérescence. Dans ce dernier cas, il existe constamment un *mélange* d'apoplexies et de foyers de dégénérescence, mais jamais, comme dans la véritable rétinite brightique, on n'observe la présence presque exclusive de plaques de dégénérescence; en outre, dans la rétinite diabétique, les foyers sont moins groupés en cercle autour de la papille et se trouvent étalés dans une assez grande étendue sur tout le fond de l'œil, rappelant ainsi ce qui se passe pour la simple rétinite hémorrhagique, dont elle prend aisément les allures, en se compliquant parfois de vastes apoplexies dans le corps vitré et les gaines du nerf optique.

Nous ne parlons pas des troubles visuels qui, en l'absence d'épanchements intervaginaux ou du corps vitré, n'atteignent presque jamais l'intensité de ceux occasionnés par la rétinite néphrétique ; ces troubles ne présentent rien de caractéristique et varient suivant le siège des altérations rétiniennes. Le pronostic, que cette rétinite implique, est toujours sérieux, parce qu'elle nous signale la présence d'altérations vasculaires plus ou moins généralisées et la menace de graves troubles cérébraux. En outre, cette forme de rétinite, comme d'ailleurs la rétinite hémorrhagique, montre une tendance particulière aux rechutes.

Dans le *traitement*, on tiendra particulièrement compte de la fragilité des vaisseaux, de la complication si fréquente avec les vices cardiaques, et l'on s'abstiendra soigneusement de tout traitement débilitant. Les cures de Vichy et de Carlsbad doivent être prescrites si le genre de diabète les comporte. On pourra aussi recourir, simultanément avec la diète des diabétiques, à l'emploi du succinate de fer, de l'acide carbolique à faible dose, de l'antipyrine, et tenter des cures d'injections de pilocarpine, si elles stimulent l'appétit et n'affaiblissent pas les malades.

ARTICLE XI

QUELQUES FORMES RARES DE RÉTINITE

a. *Rétinite oxalurique.* — b. *Rétinite leucémique.* — c. *Rétinite de l'anémie pernicieuse.* — d. *Rétinite ictérique.*

a. La *rétinite oxalurique* se rencontre si exceptionnellement qu'on aurait bien tort de ne pas la considérer comme une simple rétinite apoplectiforme, coïncidant avec l'oxalurie et, probablement, avec des troubles circulatoires dépendant de vices cardiaques.

C'est Bouchardat qui, en réunissant tous les troubles qui se rencontrent dans les diverses maladies, avec altérations manifestes de la sécrétion urinaire, parla, le premier, d'une coïncidence de troubles de la vision chez les oxaluriques. Plus tard, des observations de rétinite, attribuée à l'oxalurie, furent publiées par Mackenzie et Leber. Dans ces cas, il s'agissait de rétinites apoplectiformes avec invasion dans le corps vitré, organisation des caillots et formation de nouveaux vaisseaux (apoplexies vaginales faisant irruption dans le corps vitré et qu'on désigne, à tort, sous le nom de rétinite proliférante).

b. *Rétinite leucémique.* — On rencontre, conjointement avec la maladie, si peu fréquente, désignée sous le nom de leucémie, une sorte d'œdème rétinien avec extravasations sanguines, affection à laquelle M. Liebreich, qui l'a le premier observée, a donné le nom de rétinite leucémique.

Les deux yeux sont constamment atteints. L'œdème de la rétine, plus ou moins généralisé, laisse parfois apparaître la macula comme dans un cas d'embolie de l'artère centrale. Quant aux hémorrhagies, elles longent particulièrement les vaisseaux, en formant des amas d'une épaisseur sensible, et elles montrent peut-être plus de tendance à se localiser autour de la macula et vers la périphérie, que cela ne s'observe pour la simple rétinite apoplectiforme. Les foyers hémorrhagiques sont d'une coloration blanchâtre et entourés d'un liséré rouge. Les vaisseaux présentent une tortuosité très marquée, et les artères prennent, chez des sujets fortement leucémiques, une teinte orange, les veines tirant sur le rouge clair ou rose. Il doit forcément en être ainsi de la coloration des vaisseaux, si l'on considère qu'il y a des leucémiques chez lesquels les corpuscules blancs égalent ou même dépassent le nombre des rouges. D'ailleurs, tout le fond de l'œil, lorsque le pigment choroïdien n'est pas trop accusé, offre une teinte jaunâtre dans les cas extrêmes.

Des examens microscopiques ont permis de constater que tous les vaisseaux présentent une augmentation de calibre et que, par places, leur membrane adventice se trouve infiltrée de leucocytes superposés en plusieurs couches. Les foyers hémorrhagiques se composent d'un entassement de corpuscules lymphoïdes, à peine entremêlés de corpuscules rouges, qui, eux, ne se rencontrent en plus grand nombre que vers le bord de la tache. Cet entassement, occupant parfois toute l'épaisseur de la rétine et proéminant du côté du corps vitré, résulte de la lenteur extrême avec laquelle s'opère la diapédèse.

c. *Rétinite de l'anémie pernicieuse.* — Conjointement avec l'anémie pernicieuse, on a rencontré une forme particulière de rétinite hémorrhagique, qui se différencierait de la précédente en ce que les foyers arrondis seraient enrubannés par un liséré rouge bien plus large que dans la rétinite leucémique. Ces foyers, surtout composés de globules blancs en voie de décomposition, siègent, lorsqu'ils sont peu étendus, dans les couches internes, et résultent de la rupture des capillaires dilatés en diverticules (Manz). Il existe, en outre, de vastes foyers sanguins au voisinage de veines distendues et tortueuses (Horner). L'œdème rétinien est peu accusé et ne

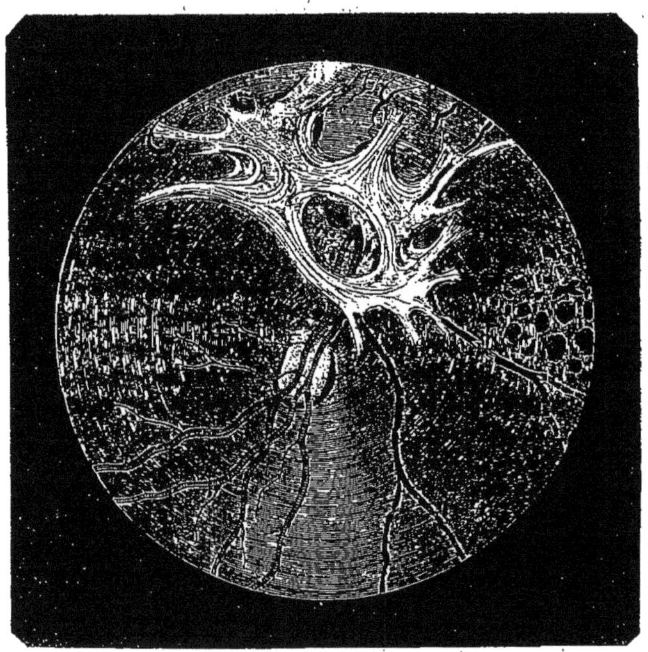

FIG. 333. — Formation de tissu cellulaire dans la rétine à la suite d'hémorrhagies. Emmétr. V = $\frac{1}{2}$ (œil gauche, image renversée).

masque que légèrement les contours de la papille, d'une pâleur frappante. Comme dans la forme de rétinite précédente, il y a absence, dans un certain nombre de cas, de troubles visuels.

d. *Rétinite ictérique.* — La chromatopsie dans les cas d'ictère et de maladies du foie, ainsi que les troubles visuels, chez des sujets atteints de cirrhose, sont connus depuis longtemps, mais des examens irréfutables de complications rétiniennes, chez ces malades, font presque complètement défaut.

ARTICLE XII

RÉTINITE SYPHILITIQUE

Bien que, dans l'infection syphilitique, il s'agisse communément d'une chorio-rétinite, comme le démontre la participation du corps vitré, il existe cependant des cas où les hémorrhagies rétiniennes et celles des gaines du nerf optique jouent le rôle prépondérant et donnent lieu à un tissu cicatriciel, que l'on a désigné improprement sous le nom de *rétinite proliférante*. Dans le premier cas, l'altération occupe de préférence la région de la macula; dans le second, elle avoisine la papille qui peut se trouver plus ou moins complètement masquée. Cette prétendue rétinite proliférante se présente sous l'aspect de masses enchevêtrées d'un gris verdâtre (voy. fig. 333).

Nous devons admettre, en nous appuyant seulement sur le rapport de quelques cliniciens (de Graefe, Alexandre, Dehenne), l'existence d'une forme de *rétinite centrale à récidive*, caractérisée par un fort trouble grisâtre, ou gris jaunâtre, autour de la macula, se laissant parfois dissocier en petits points, ou groupes de points, et qui, très fugace, se dissipe complètement ou ne laisse, après plusieurs réapparitions, que quelques plaques pigmentaires diffuses et irrégulières; mais notre vaste matériel d'observation ne nous en a jusqu'ici fourni aucun exemple.

ARTICLE XIII

RÉTINITE DIFFUSE, RÉTINITE INTERSTITIELLE, RÉTINITE SÉREUSE

Jusqu'à présent, nous avons exposé les diverses formes de rétinites dont l'existence

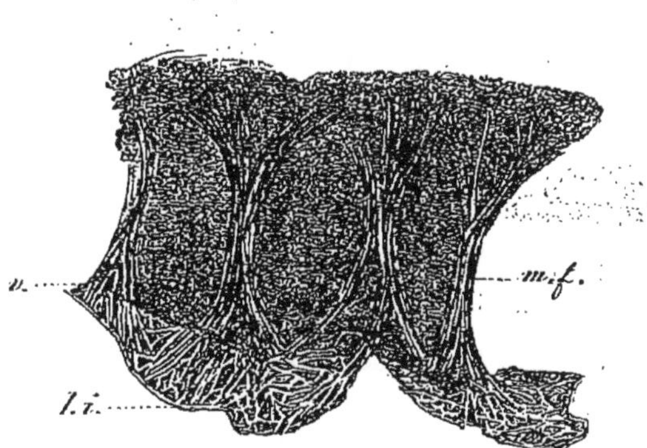

Fig. 334. — Petites excroissances variqueuses de la rétine, proéminant vers le corps vitré et résultant de l'épanouissement des fibres de Müller. Le côté des excroissances, dirigé vers le corps vitré, est en partie recouvert par l'hyaloïde, nettement visible en ce point.

m, f, fibres de Müller (d'après Haase).

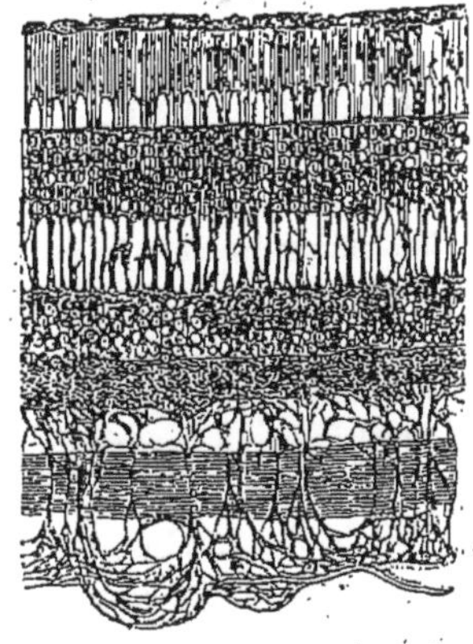

Fig. 335. — Rétinite avec prolifération des fibres radiées et formation de tissu cellulaire réticulé à la surface interne de la rétine.

est, *cliniquement*, plus ou moins nettement démontrée; les rétinites diffuse, interstitielle et séreuse n'existent qu'*anatomiquement*. C'est une manifestation qu'on rencontre occasionnellement (dans la rétinite syphilitique et comme altération sénile), mais qui ne constitue aucune image clinique propre et nettement définie.

1° D'après Leber, la *rétinite diffuse* (syphilitique) éclaterait tout d'abord dans les couches *internes* de la rétine, tandis que l'envahissement des autres couches ne s'opérerait qu'ultérieurement et à un degré moindre. Cette affection donne lieu à une augmentation notable des fibres radiées de support et de leur pédicule, ainsi qu'à la production de nombreuses fibrilles de tissu cellulaire, courant parallèlement aux fibres nerveuses, et à un épaississement sensible de la membrane adventice des vaisseaux. Cette rétinite *interstitielle*, qui a pour résultat une augmentation notable

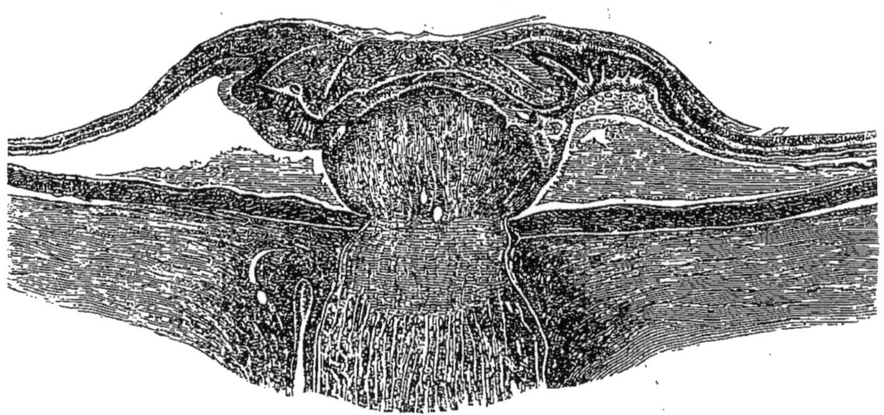

Fig. 336. — Papillite avec prolifération très accentuée de l'extrémité intra-oculaire du nerf optique. Hypertrophie des couches des grains et décollement rétinien péripapillaire, sur un œil phthisique (d'après Leber).

des tissus de support, entraîne, là où elle se produit, un étouffement et une atrophie des éléments nerveux, en affectant les allures de la cirrhose rétinienne.

Dans certains cas, les extrémités pédales des fibres radiées en voie de prolifération font saillie vers la *margo limitans* et produisent ainsi, du côté du corps vitré, une série de petites excroissances variqueuses (fig. 334), ou donnent lieu à la formation d'arcades (Leber, fig. 335). Ces proéminences se rencontreraient aussi sur des yeux considérés comme sains, mais ne siégeraient alors que dans les parties les plus excentriques de la rétine.

Dans la rétinite interstitielle, on voit à la longue la trame du tissu cellulaire ressortir de plus en plus, et, après la disparition des éléments nerveux des couches conductrices et du ganglion rétinien, on peut aussi observer une destruction des cellules visuelles, après que celles-ci ont tout d'abord passé par un œdème déformateur. Finalement ce n'est que la trame cellulaire de support qui persiste, ainsi que l'accumulation marquée du tissu connectif hyperplasié à l'entour des vaisseaux. Ces altérations dégénératrices de la rétine ont surtout été étudiées sur des yeux énucléés, ayant passé par des degrés d'atrophie plus ou moins avancée; on rencontre alors des cas où cette rétinite dégénératrice et pernicieuse s'est exceptionnellement accentuée à l'entour de la papille, en déterminant un gonflement qui rappelle celui de la papillite et en se combinant de décollements circonscrits au voisinage de la papille (voy. fig. 336).

2° La *rétinite séreuse*, l'*œdème rétinien* (dégénérescence cystoïde de la rétine)

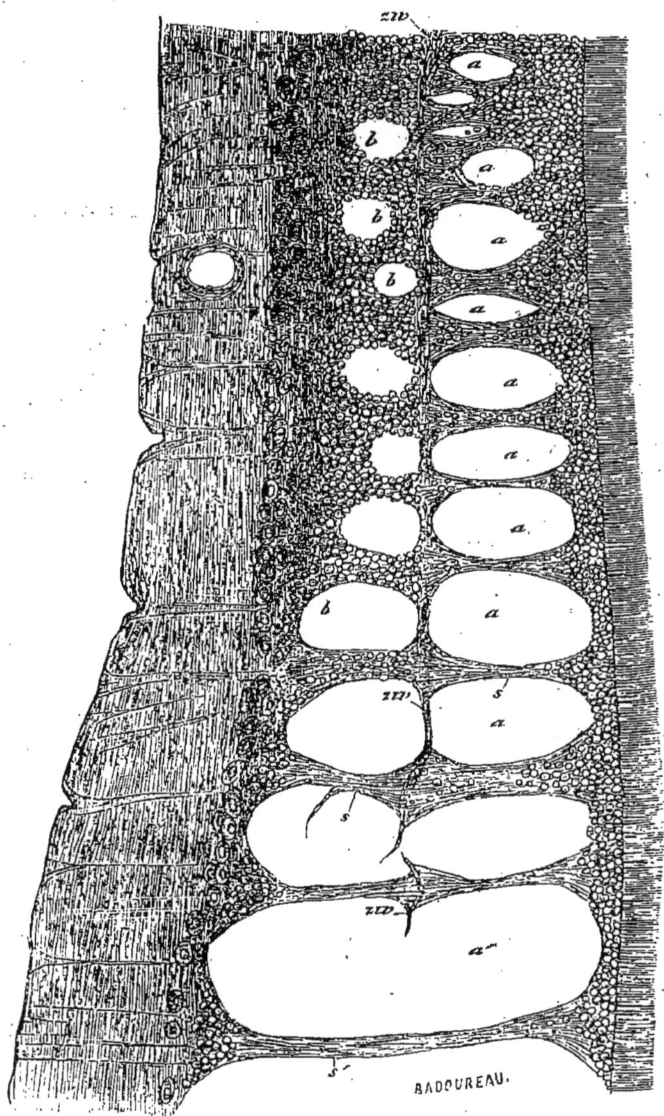

Fig. 337. — Œdème rétinien, d'après Iwanoff.

a, cavités dans la couche granuleuse externe (couche fibreuse externe); *b*, cavités dans la couche granuleuse interne; *a'*, cavité commune résultant de la rupture de la paroi interposée; *zw*, couche intergranuleuse (cloison entre les cavités); *ss*, faisceaux de fibres radiées allongées. (Gross. Syst. 7, Ocul. 3.)

constitue une altération sénile, ou concomitante avec d'autres affections morbides. œ3ép siége de préférence vers la région équatoriale et, contrairement à ce qu'on observe pour la forme précédente, elle se localise dans les couches externes de la rétine (couches granuleuses). La maladie qui nous occupe présente si peu les caractères anatomiques d'une inflammation, que Iwanoff, qui l'a principalement étudiée et fait connaître, la désignait sous le nom d'*œdème rétinien*.

Il se forme, au début de la maladie, par l'écart des fibres de support et des grains, dans la couche granuleuse externe, de petites cavités (voy. fig. 337). Par suite de

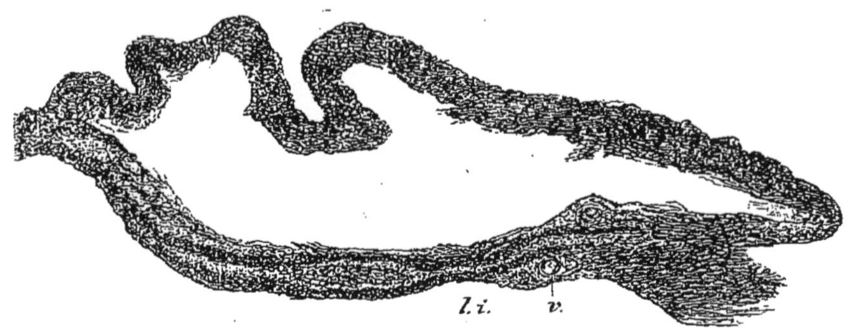

Fig. 338. — Kyste rétinien, d'après Haase.

l, i, membrane limitante externe (hyaloïde); *v*, vaisseau rétinien.

la dissociation et du refoulement des grains, ces petites cavités finissent par n être entourées que par des fibres radiées, réunies et entassées en faisceaux. Lorsque de semblables kystes se développent dans la couche des grains internes, il en résulte deux séries de cavités, superposées à la façon des arcades d'un viaduc. Les cloisons de ces cavités s'amincissent de plus en plus à mesure qu'elles s'agrandissent, et, finalement, les grains et la couche intergranuleuse disparaissent sur divers points (voy. fig. 339, p. 598). Les parois latérales de deux kystes voisins peuvent même disparaître pour amener la production d'un kyste plus volumineux (fig. 338). A mesure que se forme cette usure des couches granulaires, on voit les couches conductrices, ainsi que les cellules visuelles, qui avaient longtemps conservé leur intégrité parfaite, souffrir à leur tour de la compression et subir une destruction progressive.

On peut encore rencontrer la production de kystes sur des rétines atteintes de décollement, ainsi que le montre la figure 340 (p. 598) de Leber. Le contenu de ces kystes serait identique au liquide siégeant sous la rétine.

ARTICLE XIV

RÉTINITE SUPPURATIVE

La rétinite suppurative n'est le plus souvent qu'un symptôme concomitant de la choroïdite suppurative, qu'une manifestation de la panophthalmie en général; pourtant, dans certaines formes infectieuses (Virchow), métastatiques (Knapp) et même traumatiques (Berlin), la rétinite peut précéder la choroïdite et même, jusqu'à un certain point, conserver son indépendance. Ce sont ces cas qui ont permis d'étudier comment s'établit la suppuration dans la rétine.

Le pus provenant, en pareils cas, de la diapédèse, on conçoit que la suppuration de la rétine doit s'effectuer dans les couches occupées par les vaisseaux, et surtout là où ceux-ci sont volumineux et ramassés, c'est-à-dire vers la papille, tandis qu'une zone, voisine de l'*ora serrata*, se montre d'abord indemne de l'infiltration suppurative. La suppuration s'étendant progressivement, une couche purulente plus ou moins épaisse adhère, du côté du corps vitré, à la rétine, le long des troncs vascu-

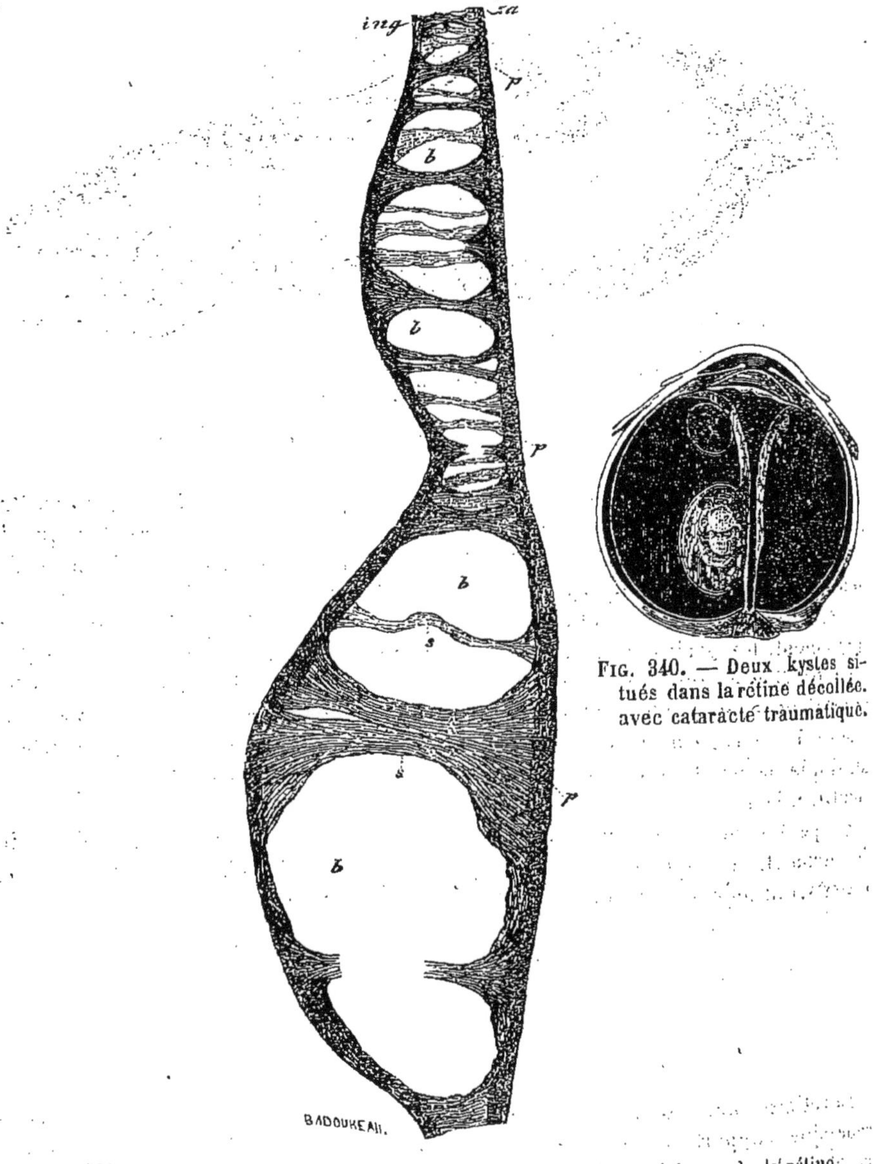

FIG. 340. — Deux kystes situés dans la rétine décollée. avec cataracte traumatique.

FIG. 339. — Œdème considérable développé dans la partie antérieure de la rétine, et dont les cavités sont situées dans la couche granuleuse interne.

pp, point de réunion des couches granuleuses externes avec la choroïde, résidus de pigment; *ag*, couche granuleuse externe et couche intergranuleuse; *ing*, toutes les couches rétiniennes internes à partir de la couche intergranuleuse; *b*, cavités dans la couche granuleuse interne; *s*, faisceaux de fibres radiées fortement hypertrophiés. (Gross. Syst. 4, Ocul. 3, d'après Iwanoff.)

laires. Lorsque la suppuration gagne la choroïde, on peut rencontrer des décollements purulents de la rétine.

Dans les traumatismes, l'infection de la plaie déterminant, seule, la suppuration, rien d'étonnant que la rétine puisse se trouver de prime abord le siège des masses infectieuses et que les micrococci charriés par les vaisseaux rétiniens (Heiberg, Roth), provoquent des embolies infectieuses. On comprend aussi que, dans les fièvres puerpérales et putrides, les germes transportés par la circulation doivent s'entasser dans les branches terminales de la rétine et y établir des foyers infectieux, d'où rayonne l'irritation qui entraîne une diapédèse généralisée des vaisseaux de l'œil, c'est-à-dire la panophthalmie (Heiberg). De même la rétine peut encore suppurer par infiltration de pus et infection provenant de la choroïde ; mais, dans ce cas, la rétine oppose parfois une certaine résistance à la suppuration, bien que l'accumulation du pus, le long du stratum épithélial, suffise déjà pour déterminer une destruction des éléments tactiles de la rétine.

ARTICLE XV

DÉGÉNÉRESCENCE PIGMENTAIRE, CIRRHOSE DE LA RÉTINE

(*Rétinite pigmentaire, tigrée*).

Il n'était pas inconnu aux anciens que, simultanément avec une héméralopie chronique, le fond des yeux énucléés pouvait se trouver tacheté de pigment et que, le plus souvent, il s'agissait alors d'une affection congénitale et héréditaire. Lorsque l'ophthalmoscope eut permis l'investigation du fond de l'œil sur le vivant, on ne tarda pas à retrouver cette singulière altération. Ce fut Donders qui, le premier, rechercha une base anatomique à cette affection ; il conclut de ses examens microscopiques que le pigment, qu'on trouve dans la rétine, s'y développe à la suite d'une rétinite chronique. H. Muller démontra ensuite que le pigment rencontré dans la rétine provient, en grande partie, de la couche pigmentaire de la rétine (attribuée alors à la choroïde). Actuellement, il est établi que la seule affection qui mérite le nom de *rétinite, dite pigmentaire* ou *tigrée*, consiste dans une hyperplasie du tissu connectif, avec infiltration de son propre pigment, c'est-à-dire de celui de sa couche épithéliale (Leber).

L'*image ophthalmoscopique* de la dégénérescence pigmentaire (fig. 341) est surtout caractéristique lorsque l'affection a déjà pris un certain développement, tandis que, chez de très jeunes sujets, elle peut complètement se soustraire à l'observation ou ne s'accuser que par quelques rares points pigmentés très périphériques. Plus tard, les plaques pigmentaires, qui suivent souvent avec une régularité parfaite la direction des vaisseaux, s'accusant surtout dans les points de bifurcation, et qui ont été judicieusement comparées, pour la forme, aux corpuscules osseux, constituent une véritable zone qui, dans sa marche centripète, tarde quelque temps à se compléter en dehors, et présente toujours sa partie la plus étroite au pourtour de la tache jaune. A une période plus avancée encore, le pigment se montre enfin au voisinage de cette dernière, et l'on en aperçoit quelquefois autour de la papille ou sur la papille même. Celle-ci pâlit sensiblement, prend une teinte gris jaunâtre, ses contours deviennent de moins en moins précis, et ses vaisseaux, dont les parois s'accusent par une bordure blanchâtre, se présentent sous l'aspect de filaments fins qui, au terme de l'altération, finissent par ne plus se laisser apercevoir à une courte distance au delà de la papille.

La quantité des taches pigmentées varie beaucoup : tandis que parfois la distribution des vaisseaux marque, à elle seule, la répartition du pigment, on rencontre d'autres cas où le nombre des taches, fusiformes et étoilées, est tellement considérable que les vaisseaux rétiniens s'y prolongent intégralement et que l'on ne reconnaît leur rapport, avec la pigmentation, que tout à fait dans leurs derniers embranchements. De même, il existe des différences très notables dans le rapport entre les troubles trophiques du nerf optique, la sclérose vasculaire et la pigmentation.

La dégénérescence typique de la rétine laisse, à part le proche voisinage de la

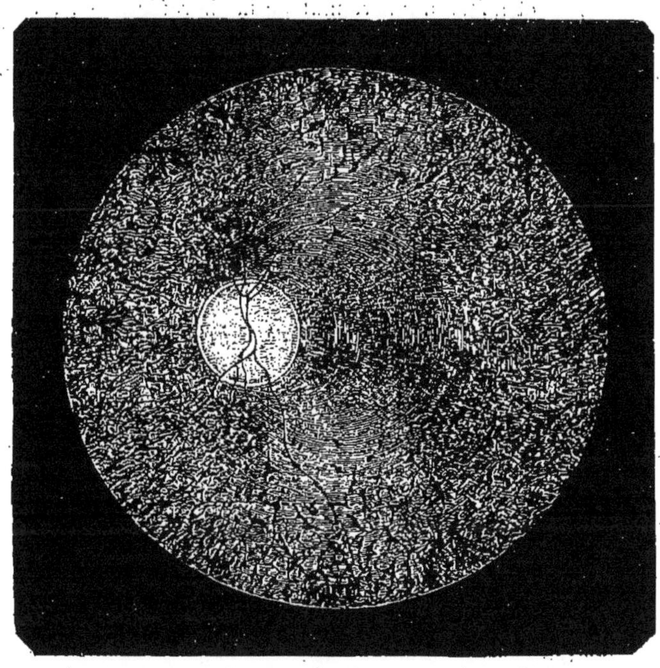

Fig. 341.

papille, le restant du fond de l'œil absolument intact comme transparence. A mesure que la maladie marche, le stratum épithélial de la rétine se décolore et laisse, par transparence, apparaître le réseau vasculaire de la choroïde, dont le stroma tend aussi à perdre son pigment. Notons encore la formation assez fréquente de verrucosités vitreuses de la choroïde, recouvrant parfois comme un semis de gouttelettes le fond de l'œil (voy. fig. 342).

Anatomie pathologique. — La dégénérescence pigmentaire, qui attaque d'abord les parties de la rétine les plus riches en tissu connectif, marche, avec une régularité parfaite, de la périphérie vers le pôle postérieur de l'œil. Le caractère fondamental de cette altération morbide consiste dans une prolifération lente et progressive du tissu connectif des couches externes de la rétine, avec transformation de ces couches en un tissu dense. Pendant cette transformation, l'appareil sensoriel de la rétine se détruit par étouffement, tandis que l'appareil conducteur se conserve encore relativement fort longtemps. Avec cette hypergénèse du tissu connectif des couches externes, des altérations se produisent dans la couche épithéliale de la rétine, dont le pigment quitte les cellules et émigre dans la rétine. Il s'agit donc d'une *cirrhose* de la rétine, avec pigmentation par immigration et formation de pigment sur place, à l'instar de ce qu'on rencontre dans d'autres régions (foie, reins).

L'hyperplasie se concentrant dans les points les plus riches en tissu connectif, elle doit atteindre particulièrement les parois des vaisseaux, dont l'épaisseur peut se trouver quadruplée. La paroi vasculaire hyperplasiée se transforme en tissu dense,

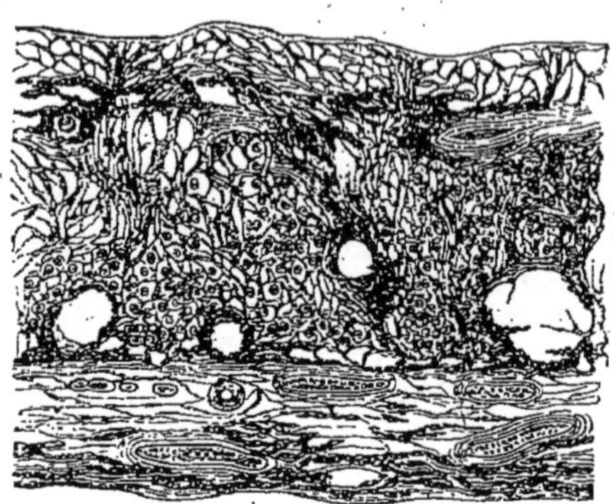

Fig. 342. — Dégénérescence pigmentaire de la rétine (amaurose congénitale); choroïde avec verrucosités de la lame vitrée (d'après Leber).

et, de cette sclérose, résulte le rétrécissement des vaisseaux, dont la lumière disparaît complètement dans les fines ramifications.

La pigmentation s'opère par une attraction (immigration) du pigment vers les points où s'accumule le tissu connectif de nouvelle formation, et, en conséquence, particulièrement le long des vaisseaux (voy. fig. 343-346). Outre cet arrangement

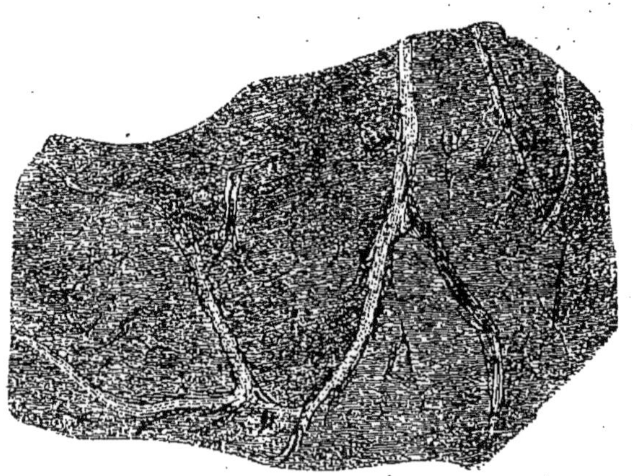

Fig. 343.

du pigment suivant la distribution vasculaire, un déplacement du pigment a lieu dans le tissu connectif hyperplasié par suite de la rétraction cicatricielle.

Nous avons encore à nous occuper du genre particulier d'*hyperplasie*, suivant qu'elle atteint : 1° les couches du ganglion rétinien ; 2° le tissu de support, près de la *margo limitans* interne ; 3° les parois vasculaires. Enfin, 4° nous dirons un mot des altérations de l'épithélium rétinien.

1° C'est dans le tendre tissu réticulaire des couches granuleuses que l'hyperplasie éclate, étouffant les grains et faisant disparaître la couche intermédiaire des grains, et cela de préférence au voisinage des capillaires. Avec les éléments du ganglion rétinien, les cellules visuelles disparaissent, et le tissu connectif hyperplasié

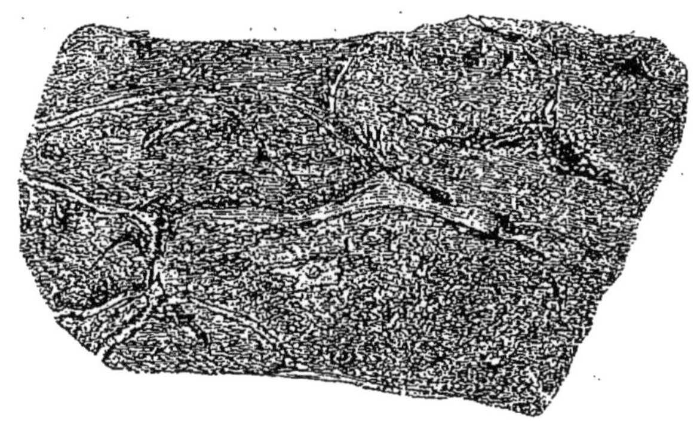

Fig. 344.

vient se mettre en contact avec l'épithélium rétinien. Il est vrai que l'hyperplasie finit aussi, toujours en se guidant sur le parcours des vaisseaux, par rentrer davantage

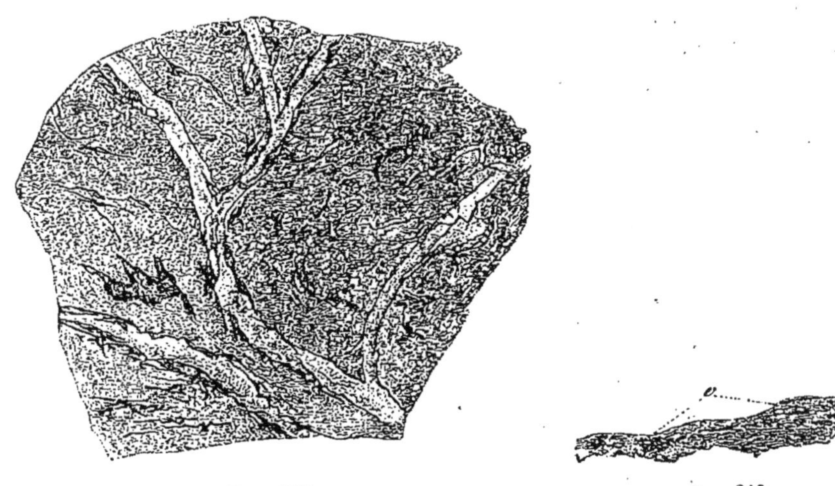

Fig. 345. Fig. 346.

Les figures 343 à 346 représentent des dessins de M. Haase, faits d'après des pièces recueillies à notre clinique.— Les figures 343 et 344 montrent la surface interne d'une rétine atteinte de dégénérescence pigmentaire avec atrophie, sclérose vasculaire, et destruction complète des couches des bâtonnets et des cônes. — La figure 345 représente la surface externe; la figure 346 un vaisseau de cette rétine.

vers les couches internes et conductrices de la rétine, et arrive à détériorer la couche des cellules ganglionnaires, et finalement aussi, celle des fibres nerveuses, qui résistent le plus à la destruction. Il peut encore se faire que les fibres de support de la rétine, près de la limitante externe, deviennent encore un point de départ de la prolifération.

2° La prolifération du tissu de support de la rétine, près du corps vitré, s'accentue surtout au voisinage des vaisseaux et à l'endroit où ceux-ci se rapprochent de l'hyaloïde. Il existe des cas où la cirrhose empiète d'une façon inusitée sur le tissu connectif périvasculaire et, s'étendant dans la papille même, y détermine des phénomènes d'atrophie bien plus rapides que cela ne s'observe dans les formes typiques de cirrhose rétinienne.

3° Quant aux altérations des parois vasculaires mêmes, on constate que la pullulation se concentre surtout près de la membrane adventice, de façon à accroître sensiblement les parois des vaisseaux, qui, tout d'abord, ne perdent rien de leur calibre, celui-ci ne se trouvant qu'ultérieurement obstrué par les progrès de la sclérose vasculaire. Le pigment infiltré dans la rétine est surtout groupé autour des vaisseaux, et les foyers pigmentés paraissent toujours reliés à un vaisseau rétinien. Le pigment fuse de l'épithélium rétinien et de la choroïde et s'infiltre de préférence dans les parties externes des vaisseaux. Une partie du sang, retenu dans les vaisseaux oblitérés et transformés finalement en cordons de tissu connectif, peut aussi contribuer à la pigmentation. A mesure que l'affection se développe, on voit ainsi la rétine se dévasculariser, en allant de sa partie ciliaire vers la papille du nerf optique.

4° C'est évidemment la couche épithéliale de la rétine qui fournit principalement le pigment au tissu cirrhosé de la rétine. Primitivement, les altérations pathologiques se borneront à une *dépigmentation* et à une réduction du volume de la cellule, qui d'hexagonale devient ronde; mais, à mesure que s'accuse la rétraction, la couche pigmentaire épithéliale se détruit par places.

Dans la dégénérescence pigmentaire, le *cristallin* présente une cataracte par inanition, localisée près de ses pôles postérieur et antérieur, et connue sous le nom de cataracte polaire. Les fibres ont subi une altération particulière qui les a transformées en masses bosselées.

Le *nerf optique* finit, comme la rétine, par s'atrophier plus ou moins complètement, mais on a parfois rencontré des cas de rétinite pigmentaire avec amaurose complète, où le nerf optique renfermait encore, sans changement de niveau, des fibres nerveuses presque toutes intactes (voy. fig. 347).

Les *troubles de la vision* consistent surtout dans une *torpeur* rétinienne, ainsi

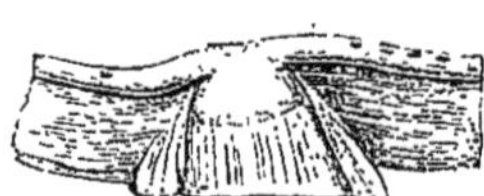

Fig. 347. — Entrée du nerf optique dans un cas de dégénérescence pigmentaire avec amaurose congénitale (Leber).

que dans une *reduction concentrique* du champ visuel, marchant avec une régularité parfaite jusqu'à l'abolition complète de la vision. La diminution du sens de la lumière varie sensiblement chez les divers malades, mais elle s'accuse surtout lorsque la cirrhose se concentre sur les gros troncs vasculaires de la rétine. Chez ces derniers malades, dès que le jour commence à peine à baisser, il leur devient parfois impossible de se guider et l'*héméralopie* prend ici toute son intensité. C'est tout à fait exceptionnellement que l'on rencontre une *hyperesthésie* de la rétine, avec amélioration de l'acuité visuelle lorsque l'éclairage diminue.

A mesure que la cirrhose s'étend de la périphérie vers le fond de l'œil, le *champ visuel se rétrécit* d'une manière sensible, ce qui ajoute nécessairement aux difficultés de l'orientation; c'est alors aussi que le regard des malades devient très mobile et vacillant (nystagmus). Dans la forme typique, la réduction du champ visuel progresse avec une régularité parfaite, et la cécité apparaît, suivant les sujets, de quarante à soixante ans. Exceptionnellement, on observe un scotome annulaire dans un champ visuel très étendu.

Chez de jeunes sujets, l'*acuité visuelle* est fréquemment parfaite et se conserve ainsi jusqu'à l'âge de vingt à vingt-cinq ans, et cela, en dépit d'une réduction parfois très marquée du champ visuel. Une fois la trentaine passée, la vision tombe sensiblement (1/3 à 1/10), surtout chez les malades pauvres, vivant dans de mauvaises conditions d'hygiène. Dans la véritable cirrhose rétinienne, le *sens des couleurs* est conservé, et les malades ne présentent qu'un rétrécissement pour les couleurs proportionné à la réduction du champ visuel pour le blanc.

La dégénérescence pigmentaire est constamment bilatérale, mais la forme atypique, celle qui est congénitale et définitive dès la naissance (amaurose congénitale avec atrophie rétinienne, de Leber), est, par contre, fréquemment unilatérale.

L'*étiologie* nous oblige à bien distinguer cette dernière forme atypique, dont l'origine peut être la syphilis héréditaire, de la véritable dégénérescence typique, pour laquelle il faut accuser la *consanguinité* et l'*hérédité*.

De Graefe a, le premier, appelé l'attention sur la fréquence de l'*hérédité*, soit que les parents aient présenté les mêmes affections, ou que de parents sains soient issus plusieurs enfants atteints de dégénérescence pigmentaire, sans qu'il y ait eu consanguinité. Suivant M. Leber, chez un peu plus d'un quart des malades, l'affection serait héréditaire. Cette même proportion est trouvée pour la *consanguinité*, sur laquelle M. Liebreich a, le premier, appelé l'attention. Notons encore ici que tous les enfants d'une même famille peuvent être atteints de cirrhose rétinienne, tandis que, dans d'autres familles, il y a alternance. Les enfants mâles sont sensiblement plus exposés à la transmissibilité.

Avec la cirrhose rétinienne, se rencontrent encore assez souvent d'autres vices congénitaux, qui sont, suivant leur fréquence, la dureté d'oreille, la torpeur intellectuelle, la surdi-mutité, l'idiotisme, la polydactylie, la déformation congénitale des membres et la microcéphalie. La mortalité infantile, dans les familles où la dégénérescence pigmentaire se transmet héréditairement, est surtout commune.

Il est indiscutable qu'on rencontre, chez d'anciens syphilitiques, des cirrhoses de la rétine (chorio-rétinites spécifiques) qui, ophthalmoscopiquement, ne diffèrent en rien de la cirrhose congénitale et typique; aussi les confondrait-on avec celle-ci, si les malades n'affirmaient d'une façon positive que, jusqu'à l'âge de trente ou quarante ans, rien d'anormal ne s'est présenté du côté de leur vue.

Pour ce qui regarde le *traitement*, il faut bien différencier la cirrhose typique de la chorio-rétinite congénitale, avec vaste infiltration de pigment. Dans ce dernier cas, les injections de sublimé, conjointement avec les courants continus, nous ont donné quelquefois des résultats surprenants. Mais, dans la véritable dégénérescence pigmentaire de la rétine, on s'abstiendra du sublimé, inutile ou nuisible, et on aura recours aux injections sous-cutanées de strychnine, pratiquées aux tempes, et combinées à l'emploi des courants continus (à travers les tempes et les apophyses mastoïdes). En outre, on prescrira des ferrugineux et l'hydrothérapie, de manière à activer les fonctions digestives et à fortifier les malades.

ARTICLE XVI

DÉCOLLEMENT DE LA RÉTINE

On entend, par *décollement* (*détachement*) de la rétine, l'interposition d'une masse liquide ou solide entre les couches des cellules visuelles et l'épithélium pigmentaire. Ce détachement peut s'effectuer par suite de l'interposition d'un liquide séreux, sanguin, ou purulent, ainsi que par le développement d'un produit solide provenant de la choroïde, comme les hyperplasies du tissu connectif et les néoplasies.

L'*image clinique* (*ophthalmoscopique*) du décollement variera sensiblement, suivant le *siège*, l'*étendue*, la *durée* et la *nature de la masse interposée* entre la rétine et son épithélium.

Suivant l'*étendue* et le *siège* du décollement, nous distinguons cliniquement deux variétés, qui se différencient sensiblement comme marche et, par suite, comme pronostic de la maladie, ce sont les *décollements antérieur* et *postérieur*. Les décollements antérieurs, c'est-à-dire voisins de l'*ora serrata*, entraînent des détachements antérieurs du corps vitré, une irritation par tiraillement du corps ciliaire, des troubles nutritifs prompts dans le cristallin, et menacent, par suite de phénomènes d'irido-choroïdite et de glaucome, l'existence du globe oculaire, en ce qui concerne la conservation de sa forme. On peut donc avec raison assigner aussi, à ce genre de décollement rétinien antérieur, le nom de *malin* ou *pernicieux*.

Le diagnostic de pareils décollements, dans lesquels la membrane nerveuse a constamment perdu sa transparence et présente une coloration grisâtre, bleuâtre, ou bleu verdâtre, qui se différencie sensiblement du fond de l'œil, est rendu aisé par suite du plissement de la rétine et du parcours, dans divers plans, de ses vaisseaux. Dans l'examen à l'image droite, une adaptation différente sera donc nécessaire suivant les parties explorées, et, à l'image renversée, l'observateur devra, pour obtenir une image nette, s'éloigner d'autant plus du patient qu'il examinera une portion plus soulevée de la rétine. Pour ces examens, analogues à ceux que l'on pratiquerait sur des yeux très hypermétropes, il y aura avantage à prendre un verre connexe fort (20 diopt.).

Lorsqu'un décollement est devenu complet, il n'est souvent plus possible de recevoir du fond de l'œil le moindre reflet rougeâtre; mais en s'éloignant un peu du malade, on aperçoit, en explorant à l'image droite, les plis de la rétine et ses vaisseaux, qui peuvent d'ailleurs souvent être reconnus à la simple inspection à l'éclairage oblique. Si la perte de transparence des milieux s'opposait à l'examen direct, on se guiderait sur l'état du champ visuel.

Un *décollement postérieur*, *périphérique* et *circonscrit*, de la rétine, si celui-ci est transparent et peu élevé, demande parfois beaucoup d'attention pour être reconnu. Ce sont surtout les changements de réfraction de l'œil, dans un point correspondant à un coude insolite et général pour tous les vaisseaux de la rétine, qui, à l'examen à l'image droite, deviennent la principale ressource pour le diagnostic. Le déplacement parallactique, dans l'examen à l'image renversée, peut quelquefois être aussi utilisé. Malgré la transparence de la rétine décollée, les parties situées sur la limite du décollement, dans le point où les vaisseaux présentent une ondulation, offrent souvent un léger reflet grisâtre. Lorsque la quantité de liquide sous-rétinien s'accroît, ce reflet s'accentue alors notablement et se montre sur les plis que forme la rétine. Dans ce cas, on peut voir une discontinuité dans le trajet des vaisseaux rétiniens, lorsque ceux-ci se trouvent, dans une partie de leur étendue, soustraits à l'observateur par un soulèvement qui surplombe les parties voisines.

A mesure que la rétine se soulève, un changement se montre dans la *coloration* des vaisseaux rétiniens, qui perdent leur double contour, fourni par le reflet de la convexité de la colonne sanguine, et qui prennent une teinte uniforme et foncée. La *section* des vaisseaux subit aussi une modification, en ce sens qu'elle devient circulaire, alors que, dans les conditions normales de pression exercée sur la rétine, cette section est ovalaire. Pour cette raison, le diamètre des vaisseaux, sur la partie décollée, doit subir une légère réduction. Notons que, dans l'examen à l'image droite, une réduction *virtuelle* du calibre des vaisseaux s'accuse d'autant plus que la rétine proémine davantage. A l'image renversée, c'est le phénomène contraire que l'on observe.

A part le plissement, la *mobilité* des plis facilite encore sensiblement le diagnostic d'un décollement transparent, la rétine décollée subissant, avec les mouvements de l'œil, une ondulation, un flottement des plus accusés. Ce phénomène manque lorsque la rétine soulevée s'applique directement, sans interposition d'un liquide, sur le corps vitré décollé. Aussi la plus ou moins grande mobilité d'un décollement de la rétine peut-elle nous renseigner, sur le degré du décollement du corps vitré et sur la tendance plus ou moins grande des décollements rétiniens à se compléter.

La *coloration* du décollement de la rétine varie sensiblement suivant la *durée* de l'affection. Abstraction faite des décollements rares, produits par un épanchement sanguin ou sanguinolent, la couleur du liquide sous-rétinien qui, dans les cas anciens, prend une teinte jaunâtre, n'a guère d'influence sur la teinte bleuâtre ou bleu verdâtre résultant, à la longue, des changements trophiques qui s'opèrent progressivement dans la rétine même et qui lui font perdre sa transparence. A mesure que le décollement persiste, non seulement la rétine se trouble, mais elle dégénère au point de *s'atrophier* et de se transformer en tissu connectif, en *cordons cicatriciels*, qui suivent de préférence les gros troncs vasculaires en les oblitérant en partie. Parfois, dans ces parties atrophiées, on observe des dépôts de pigment. Peu fréquente est encore la présence de foyers de dégénérescence graisseuse ou l'établissement de dépôts de cholestérine.

Un fait de la plus haute importance, pour toute la pathogenèse du décollement rétinien, est la présence d'une *déchirure* de la membrane nerveuse, que l'on peut, dans un certain nombre de cas, constater vers la limite de la partie décollée, lorsqu'un pli rétinien ne la soustrait pas au regard de l'observateur. Ces déchirures présentent une forme angulaire, à bords déchiquetés et grisâtres, avec rétraction du petit lambeau en triangle, laissant une ouverture à travers laquelle on distingue, avec une netteté de détails remarquable, le tapetum et le stroma choroïdien. C'est vers cette déchirure que convergent souvent les brides cicatricielles qu'on rencontre sur des anciens décollements, et, après une réapplication du décollement, on obtient parfois des images qui rappellent, à s'y méprendre, des ruptures choroïdiennes.

M. Leber s'est nettement prononcé en faveur de la théorie admise par de Wecker, d'après laquelle, tout décollement de la rétine implique une déchirure de cette membrane, provoquée par des causes sur lesquelles nous aurons occasion de revenir, en parlant de l'étiologie de cette affection si redoutable.

Ce que l'examen ophthalmoscopique révèle encore de plus constant dans les cas de décollement de la rétine, c'est la *présence d'opacités du corps vitré*, qu'on rencontre principalement sur les yeux myopes à large staphylôme postérieur, dans la couche liquide sus-rétinienne, ainsi que l'indique leur rapide déplacement. L'apparition d'opacités, au voisinage de la partie postérieure du cristallin, est l'indice de l'imminence d'un décollement antérieur rapidement progressif.

Les *troubles fonctionnels*, dans le décollement de la rétine, dépendent essentiellement de son emplacement et de son étendue. Dès l'apparition du décollement, le champ visuel présente une défectuosité correspondant non seulement à l'étendue de la portion décollée de la rétine, mais qui se trouve agrandie des parties masquées par le pli rétinien. Si le décollement est éloigné de la macula, l'acuité visuelle peut rester ce qu'elle était antérieurement; mais, lorsque cette région est envahie, on constate une abolition de la vision centrale, précédée, à mesure que le décollement se rapproche de la fossette, d'une ondulation de l'image et de phénomènes de métamorphopsie, qu'explique le tiraillement de la rétine produit par le soulèvement des parties voisines.

La rétine, dans le décollement, ne joue qu'un rôle purement passif, car, après une prompte réapplication, elle peut rentrer dans l'intégrité absolue de son fonctionnement, ainsi que le démontrent les cas fréquents de décollement, apparaissant dans la partie supérieure de l'œil, et dans lesquels, après que le liquide a fusé dans les parties déclives, la région primitivement envahie reprend sa sensibilité antérieure, même pour les couleurs.

Au début, la portion décollée transmet encore l'impression qu'elle reçoit, et, dans l'exploration du champ visuel, elle se présente comme une lacune à sensibilité incomplète, où le vert et le bleu sont ordinairement confondus, mais le rouge parfaitement perçu. A mesure que le décollement persiste, la simple torpeur dans les parties décollées fait place à une véritable insensibilité; mais si, après un certain temps, une réapplication a lieu, il persiste dans le champ visuel une lacune pour les couleurs et pour la sensibilité à la lumière.

Les *phénomènes subjectifs* se traduisent, lorsque le décollement est sur le point de s'établir, par une ondulation passagère des images et par la sensation d'eau qui s'interposerait devant l'œil. Tandis que certains malades ne voient, simultanément avec l'apparition définitive du décollement, qu'un nuage gris ou noirâtre s'élever devant leur œil, d'autres signalent une couleur pourpre, ou violette, ou bleuâtre de l'écran interposé, phénomène en rapport avec les phosphènes que doit produire une invasion non trop brusque du liquide derrière la rétine, alors qu'une compression violente abolit instantanément la sensibilité de la rétine.

L'*anatomie pathologique* démontre que, dans certains cas, toute l'étendue de la membrane nerveuse peut avoir été refoulée vers l'intérieur de l'œil, en prenant alors des formes qui rappellent les fleurs de convolvulacées (de Arlt), ainsi qu'on en voit plusieurs exemples dans les dessins empruntés à M. Leber (fig. 348, 349 et 350).

Une rétine récemment décollée ne montre, à part un très léger degré d'œdème (accentuation plus prononcée de la trame connective), aucune altération. A mesure que le décollement persiste, les cellules visuelles, privées de leur matrice de nutrition, finissent par se détacher du restant de la rétine, après avoir subi une véritable macération préalable. L'atrophie des éléments nerveux et la disparition de ces éléments, jointes à un état œdémateux de la trame connective, peuvent alors donner lieu à une dégénérescence cystoïde de la rétine.

Le liquide du décollement rétinien renferme beaucoup de masses coagulables et présente ordinairement une couleur jaune, qui s'accentue dans les cas anciens. On rencontre des bâtonnets, ainsi que quelques cellules lymphoïdes plus ou moins dégénérées et des cellules du tapetum en voie de transformation régressive. Dans les liquides fortement teintés en jaune ou jaune brun, on peut constater la présence de petites gouttelettes graisseuses, des cellules pigmentaires tout à fait dégénérées et, surtout, une quantité notable de cristaux de cholestérine.

L'*étiologie* du détachement de la rétine, il faut bien l'avouer, présente encore quelques lacunes. Ce qui paraît le mieux établi, au point de vue étiologique, c'est

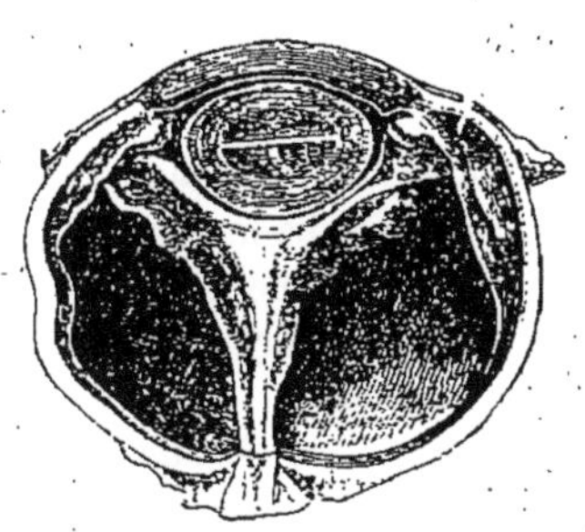

FIG. 348. — Décollement en forme de cordon avec conservation du cristallin, suite de cyclite plastique, survenue dans un œil antérieurement glaucomateux.

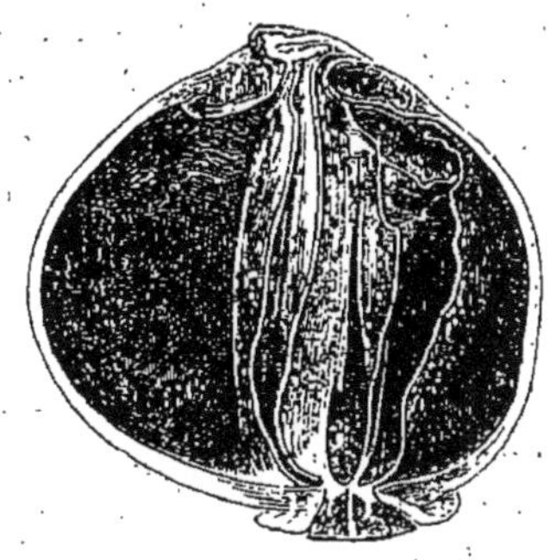

FIG. 349. — Décollement de la rétine et de la choroïde par hémorrhagie intraoculaire, suite d'ablation de staphylôme de la cornée, sur un œil à phénomènes glaucomateux.

que les décollements s'opèrent, dans la très grande majorité des cas, par suite d'un mouvement de *traction* exercée par le corps vitré détaché et revenu sur lui-même, traction ayant pour effet de produire une *déchirure* rétinienne, à travers laquelle le liquide, accumulé au-devant de la rétine, fuse en arrière de la membrane ner-

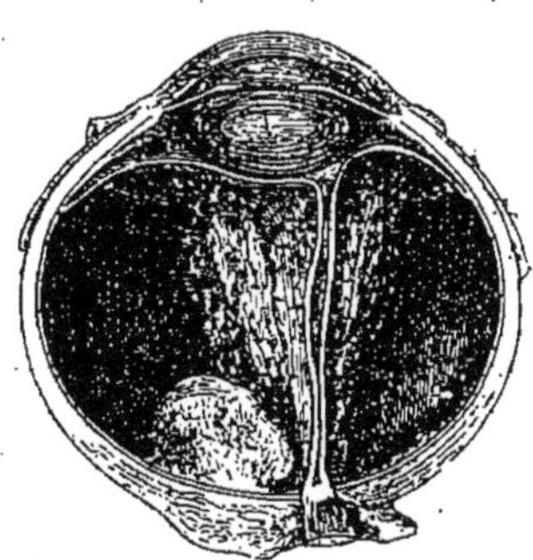

FIG. 350. — Décollement total, suite du sarcome choroïdien.

veuse. Le *mécanisme du décollement par attraction et déchirure de la rétine* peut être démontré dans les cas les plus nombreux de détachements rétiniens, qui sont ceux qui s'adjoignent aux *staphylômes postérieurs* (à la myopie progressive) et aux *blessures* et *traumatismes* de l'œil.

L'*instantanéité* de l'établissement du décollement, dans la myopie progressive, trouve une facile explication si l'on considère que l'accident est préparé par l'accumulation, entre le corps vitré et la rétine, d'une couche plus ou moins notable de liquide, qui ne nécessite, pour s'insinuer brusquement au-dessous de la rétine, qu'une déchirure de cette membrane, dans un point où, latéralement, le corps vitré en voie de rétraction [désorganisation fibrillaire (Leber, Nordenson)] est resté uni à la rétine. Le même mécanisme s'applique aux décollements rétiniens consécutifs à des blessures, ayant entraîné une perte du corps vitré, ou une simple cicatrice de quelque étendue entre le corps vitré et les membranes enveloppantes de l'œil. Dans le premier cas, il peut se produire instantanément un décollement du corps vitré, surtout s'il s'agit d'un œil à sclérotique rigide ; dans le second, cet accident sera consécutif à la rétraction cicatricielle et précédera d'un temps variable le décollement rétinien.

Un autre genre de *décollement par attraction* se montre à la suite de la rétraction d'opacités du corps vitré et d'adhérences de ce milieu avec le corps ciliaire, comme on l'observe dans les cas d'irido-choroïdites chroniques et pernicieuses (voy. fig. 351, d'après Leber) et consécutivement à la pénétration d'un corps étranger, qui s'entoure d'opacités du corps vitré avec tendance à l'enkystement.

Les décollements de la rétine par simple *soulèvement* de la membrane nerveuse sont beaucoup plus rares. C'est cette forme que l'on observe pour certains décollements traumatiques suivis d'une hémorrhagie intra-oculaire notable. A la suite de violentes contusions (chocs de balles, de bouchons, etc.), on a vu d'abondantes hémorrhagies soulever la rétine, sans donner lieu à une déchirure de cette membrane. Mais dans nombre de cas où le décollement de la rétine ne suit que quelques semaines après, il est probable que la violente compression et la projection de l'œil n'ont tout d'abord provoqué qu'un décollement du corps vitré.

Il est connu que les *tumeurs choroïdiennes* et les *tumeurs intra-oculaires*, en général, provoquent un détachement de la rétine. Dans la région équatoriale, où la rétine se trouve moins intimement attachée à la choroïde, il ne se produit pas seulement un simple soulèvement de la membrane nerveuse par la tumeur ; mais, par suite de la compression des *vasa vorticosa* et des gros troncs veineux de la choroïde, une sécrétion séreuse plus ou moins abondante concourt surtout à soulever la rétine.

Il est bien difficile d'expliquer comment certains décollements, considérés comme *idiopathiques* par Leber, peuvent se produire sur des yeux en apparence absolument sains. On a été porté à croire que des conditions purement mécaniques dans la sécrétion et l'excrétion oculaire pourraient bien, à l'instar de ce qui se passe pour le glaucome, déterminer certaines formes de décollements (voy. fig. 352) ; mais il est probable qu'il s'agit encore ici d'une transformation fibrillaire du corps vitré, avec rétraction consécutive, transformation qui n'a nullement besoin de porter atteinte à la transparence de ce milieu (Nordenson). A cet égard, rappelons les expériences de M. Raehlmann qui, pour produire artificiellement un décollement sur des yeux sains d'animaux, injectait des solutions de sel dans le corps vitré. Un liquide chargé d'albumine s'accumule derrière la rétine, à mesure que se fait l'appel du sérum pour débarrasser le corps vitré de l'excès de sel.

La *marche* que suivent les décollements de la rétine ainsi que les *complications* que cette affection si redoutable peut présenter, varient sensiblement, comme nous l'avons déjà fait observer plus haut, d'après le siège de l'affection. Tandis que les décollements *antérieurs* donnent rapidement lieu à des signes d'iritis et peuvent aboutir à une attaque de glaucome, réclamant l'iridectomie ou même l'énucléation, on voit les décollements *postérieurs* rester longtemps stationnaires, avec conservation de la transparence de la rétine et du corps vitré. Après avoir gagné les parties déclives, ces décollements postérieurs peuvent même manifester une certaine tendance à la réapplication. Lorsque, à la longue, des opacités se sont développées dans le corps vitré et le cristallin, et que celui-ci est devenu finalement cataracté, l'extraction de la cataracte, suivie d'une compression prolongée, peut encore donner des résultats très satisfaisants en permettant aux malades de se conduire seuls.

Le décollement, lorsqu'il se développe successivement sur les deux yeux, ne suit pas nécessairement la même marche. Il existe des malades qui, avec un haut degré de myopie, ont été pris, sur un œil, d'un décollement antérieur et progressif, ayant rapidement amené une phthisie partielle avec cataracte capsulo-lenticulaire, tandis que, sur l'autre, œil un décollement postérieur et stationnaire a permis la vision pendant quinze à vingt-cinq ans.

On peut, d'après ce qui précède, juger du *pronostic* d'une affection, qui ne se

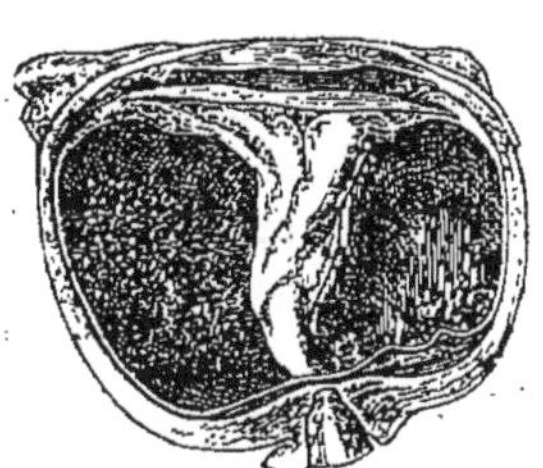

Fig. 351. — Décollement sous forme de cordon, dans un cas de phthisie, suite de cyclite.

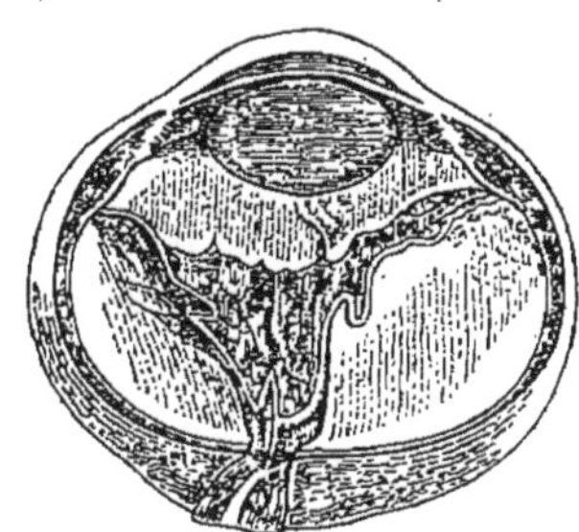

Fig. 352. — Décollement à la suite d'une infiltration cornéenne avec iritis, observé, sans traumatisme, chez un garçon de trois ans (d'après Leber).

guérit que très exceptionnellement d'une façon spontanée. Toutefois, un meilleur pronostic peut être posé pour les décollements traumatiques.

Dans le traitement du décollement de la rétine, nous avons à nous occuper des *moyens chirurgicaux* et du *traitement purement médical*, conseillés par les divers auteurs.

Les premières tentatives ayant pour objet d'ouvrir une issue au liquide épanché sous la rétine, par une ponction pratiquée dans la sclérotique, ont été faites par Sichel père, qui se proposait surtout, alors, de remédier aux états inflammatoires chroniques de l'œil. Quelque temps après, de Graefe, observant que certains cas devenus spontanément stationnaires montraient manifestement une déchirure de la rétine, pratiqua à l'aide d'une aiguille à double tranchant la dilacération de la rétine décollée. Bowman se servit dans le même but de deux aiguilles; de Wecker, pour assurer l'écoulement du liquide sous-rétinien, fit usage, d'abord, d'un petit trocart (fig. 353), puis d'un aspirateur (voy. fig. 273, B, p. 518). Si l'on veut seulement évacuer le liquide de la poche sous-rétinienne, sans dilacérer la rétine, on se contente de traverser la sclérotique.

Considérant que, dans le décollement de la rétine, le retrait du corps vitré joue le rôle capital, et qu'il importe, en conséquence, d'éviter soigneusement de favoriser ce retrait par une blessure de ce milieu, de Wecker renonça à la ponction de la rétine. Par un retour aux ponctions sclérales de Sichel, un couteau à cataracte de de Graefe est dirigé à une faible profondeur, à travers la sclérotique, dans la poche rétinienne; puis, pour faire passer sous la conjonctive le liquide accumulé derrière la rétine, on imprime au couteau un quart de rotation, pendant que l'on presse légèrement sur le globe de l'œil, de façon à faire équilibre à la tension trop considérable des vaisseaux intra-oculaires, provoquée par la détente de l'œil. Ces ponctions furent ultérieurement faites avec un sclérotome à canule, ayant pour effet de déverser, hors de la conjonctive, le liquide du décollement. Ce mode opératoire, adopté par Alf. Graefe, fut récemment repris par M. Wolfe, qui rajeunit le procédé en y adjoignant la dissection préalable de la conjonctive.

Les résultats si variables, et parfois peu encourageants, des ponctions sclérales engagèrent de Wecker à chercher une autre voie. Il tenta de traverser la partie sclérale, située au-dessous du décollement, par un fil d'or vierge et d'y placer une anse à filtration. C'est l'impossibilité d'obtenir, à côté du fil, une véritable filtration continue et l'enkystement en quelque sorte inévitable des extrémités du fil, là où il traverse les membranes, qui firent abandonner le drainage. Plus récemment, il reprit ses essais de drainage en plaçant, au-dessous de la partie décollée de la rétine, dans la sclérotique, de très courtes canules en or, analogues à celles employées par M. E. Martin dans les cas de destruction de la cornée; mais ces canules ne réussirent pas mieux que de simples fils à assurer une filtration. Un fait ressort toutefois de ces tentatives, c'est la tolérance (confirmée d'ailleurs par les expériences de Leber) pour pareils corps étrangers inaltérables.

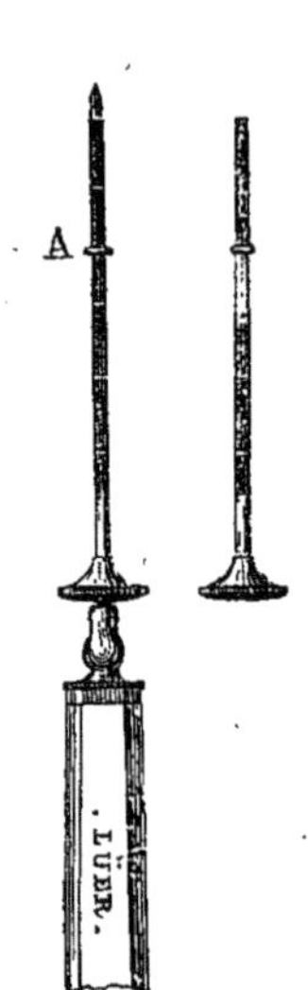

FIG. 353.

Signalons encore la vogue si éphémère qu'a eue, pendant quelque temps, dans le traitement des décollements, l'iridectomie préconisée, après M. Galezowski, par M. Dransart, qui avait cru voir une analogie entre le glaucome et le décollement de la rétine. L'iridectomie nous a le plus souvent donné des résultats défavorables.

Si, par un traitement chirurgical, nous ne sommes arrivés que dans un nombre fort restreint de cas à une guérison complète et définitive, la raison en est que, jusqu'à présent, nous nous sommes tenus, pour toute opération, exclusivement à un traitement symptomatique. Le but de toutes ces opérations variées était de vider simplement le liquide sous-rétinien, admettant comme sous-entendu que, cette évacuation faite, la rétine devait rester de nouveau appliquée à son support. L'étiologie nous apprend pourtant, et l'expérience pratique le confirme, que le décollement affecte une marche progressive, même après évacuation complète du liquide sous-rétinien, et cela, à cause du retrait progressif du corps vitré, atteint de dégénérescence fibrillaire, et de l'union intime des parties périphériques de la rétine avec le tissu du corps vitré en voie de rétraction. C'est cette union, ainsi que le retrait du corps vitré, qu'il faut attaquer, ou lui opposer, en produisant une rétinite adhésive (non destructive pour la fonction rétinienne), une traction supérieure à celle du corps vitré. Le décollement se guérit spontanément, au moment où le long tiraillement exercé sur la rétine en a amené l'atrophie, mais alors aussi la fonction de la rétine recollée a souffert au plus haut degré.

Nous avons, au dernier Congrès de Paris (1888), parlé de tentatives opératoires d'un dégagement de la rétine du corps vitré, comme indispensable pour aboutir à un résultat favorable. Pour obtenir un pareil résultat, en provoquant une rétinite adhésive modérée, ainsi qu'une dissolution des attaches de la rétine avec le corps vitré rétracté, M. Schöler (*Zur operativen Behandlung u. Heilung der Netzhautablösung*, Berlin, in-8°, 98, 1889) a pratiqué des injections de quatre à six gouttes de teinture d'iode dans le corps vitré même, au moyen d'une seringue de Pravaz, munie d'une canule en forme de crochet à strabisme et s'effilant en lame tranchante. Jusqu'à quel point le tissu déjà malade du corps vitré supporte-t-il pareille *médication sur place*, jusqu'où sera-t-il permis de pousser à une rétinite adhésive factice, sans détruire la fonction de la membrane nerveuse? ce sont des questions auxquelles l'expérience prolongée, seule, pourra répondre, et non une série limitée de cas, suivis d'un résultat plus ou moins heureux, et où l'on ne sait quelle part il faut attribuer aux injections mercurielles, au décubitus et au bandeau compressif, employés en même temps par M. Schöler. Ce que nous avons pu contrôler nous-mêmes, c'est que la réaction, à laquelle on aurait pu s'attendre, même en n'injectant que deux à quatre gouttes dans le corps vitré, est presque nulle, en se servant de l'antisepsie (1). Un second point est que l'injection même ne rencontre, sur des yeux à tension réduite, aucune difficulté d'exécution. L'expérimentation sera donc jusqu'ici permise, sur des yeux dont la fonction visuelle est réduite à la simple perception lumineuse et où le décollement est de date récente, en dehors de cela, tous nos efforts doivent être dirigés vers le but de rendre le décollement stationnaire, en diminuant plus ou moins son étendue, et d'empêcher qu'il ne prenne les allures du décollement antérieur et progressif. Ce but, nous pouvons l'atteindre par un *traitement médical*, consistant surtout dans le *décubitus dorsal prolongé*, l'*emploi du bandeau compressif* (recommandé par M. Samelson et, après lui, par M. Lubinski), ainsi que dans l'usage des *injections de pilocarpine* et des *préparations mercurielles*.

Le décubitus dorsal peut rendre particulièrement des services lorsque le décollement est de date récente et provoqué par un traumatisme; mais, dans l'intérêt même de la santé générale des sujets, le séjour au lit ne peut guère être prolongé au delà de quatre à six semaines. Pendant tout ce temps, le bandeau compressif est porté, en ayant soin de le renouveler matin et soir pour éviter les irritations conjonctivales. Notons toutefois qu'en général les personnes atteintes de décollement antérieur de la rétine ne supportent pas l'emploi du bandeau, qui provoque promptement des douleurs et des phénomènes d'iritis. En outre, nous pratiquons des injections journalières de sublimé, ou nous faisons faire des frictions mercurielles (4 à 6 grammes deux fois par jour). Dans quelques cas, nous avons pu obtenir par ces seuls moyens une guérison parfaite et durable.

A ce traitement, nous joignons ordinairement l'emploi de *pointes de feu*, appliquées tous les huit jours sur la sclérotique, au-dessous du décollement. A l'aide du galvanocautère, cinq ou six cautérisations sont faites aussi périphériquement que possible, le plus souvent dans l'espace compris entre le muscle droit inférieur et le droit externe, dans le but de favoriser la résorption du liquide sous-rétinien et de provoquer une choroïdite adhésive.

Les injections de pilocarpine, que nous combinons actuellement aux injections de sublimé, ont été, sur la recommandation de M. Dianoux, en grande faveur pendant un certain temps, mais elles n'ont pas échappé au sort de toutes les médications dirigées contre le décollement : elles améliorent, mais ne guérissent qu'exceptionnellement.

(1) L'ophthalmoscope permet, l'œil n'étant pas irrité, de retrouver très aisément la présence de la teinture d'iode injectée; celle-ci, suivant la consistance du corps vitré, se montre sous la forme d'une larme brune ou de flocons, tenus et vacillants, d'un gris jaunâtre.

ARTICLE XVII

TUMEURS DE LA RÉTINE

Parmi les tumeurs de la rétine, nous devons distinguer les formes malignes des tumeurs bénignes. Le premier groupe comprend les *gliômes* et les *tubercules*; dans le second, il faut ranger les *fibromes*, les *kystes* et les *cysticerques rétiniens ou sous-rétiniens*.

I. — *Gliôme et glio-sarcome de la rétine* (*fongus médullaire, hœmatodes de la rétine, encéphaloïde rétinien*).

Ce n'est qu'à partir des travaux de Virchow sur les tumeurs malignes de l'encéphale, se développant aux dépens de la névroglie (la glia), que le *gliôme* a été reconnu comme pouvant se produire aussi dans une expansion du cerveau, la rétine, et, principalement, dans les couches de la membrane nerveuse qui ont le plus d'analogie avec la substance cérébrale grise.

La *symptomatologie* du gliôme varie sensiblement suivant la période à laquelle on a occasion d'observer le mal, si c'est au *début* lorsqu'il s'agit d'une simple pullulation lente et intra-oculaire, ou lorsqu'on assiste au moment où la tumeur produit des *phénomènes glaucomateux*, ou enfin à la période de la *perforation* de l'œil et de l'*évolution du mal en dehors du globe oculaire*.

Le *début* de l'affection échappe le plus souvent à l'observation, attendu qu'il s'agit communément de très petits enfants qui ne peuvent rendre compte de troubles visuels. Le plus tôt que nous avons eu occasion d'observer le développement du gliôme, on remarquait, à l'ophthalmoscope, une masse d'aspect cotonneux, à contours indécis, proéminant vers le corps vitré et présentant çà et là des plaques d'un brillant plus intense; en outre, des foyers secondaires rappelaient les plaques de dégénérescence néphrétique. Ces productions gliomateuses peuvent être dépourvues de toute vascularisation apparente.

A mesure que la rétine est envahie par le mal, une masse bosselée, d'un reflet jaune blanchâtre, formée parfois, en partie, par la rétine décollée (voy. fig. 354), proémine progressivement dans l'intérieur de l'œil et s'avance vers la surface postérieure du cristallin, en donnant un reflet chatoyant, accru par des points de dégénérescence graisseuse et calcaire, chatoiement qui frappe d'autant plus que la compression des nerfs ciliaires provoque une dilatation de la pupille (*œil amaurotique de chat*, de Beer). C'est le plus souvent à ce moment seulement qu'on est consulté pour cette grave affection.

La seconde période est habituellement retardée par la grande élasticité et l'extensibilité de la sclérotique; aussi, lorsque les symptômes *glaucomateux* éclatent, le globe oculaire, très distendu, a déjà sensiblement augmenté de volume, et la dilatation a porté principalement sur la région péricornéenne. L'iris est ordinairement le siège de synéchies postérieures multiples; l'humeur aqueuse, ainsi que la cornée, présentent un trouble plus ou moins marqué, et le cristallin perd sa transparence, en masquant le reflet caractéristique de la pupille. La distension glaucomateuse de l'œil s'oppose à une confusion avec une simple irido-choroïdite de cause métastatique, qui, chez de jeunes enfants, ne provoque pas une tendance au glaucome.

Dans le gliôme, au contraire, les phénomènes glaucomateux s'accentuent de plus en plus, l'élargissement anormal des veines ciliaires antérieures frappe l'observateur, et, avant que l'anesthésie complète de la cornée ait amené un sphacèle par kératite névro-paralytique, les petits malades peuvent, comme dans le glaucome de l'adulte, être pris de violents vomissements, de maux de tête intolérables, etc.

Après la perforation, une période de calme, par *phthisie transitoire* de l'œil, peut s'observer; puis la tumeur se fait rapidement jour à travers la destruction de la cornée, ou simultanément par des perforations de la sclérotique, et forme un fongus (voy. fig. 355) qui saigne au moindre attouchement. Bientôt les paupières ne peuvent plus cacher cette masse fongueuse, recouverte alors en partie de croûtes, de sécrétions desséchées, et un fongus de la grosseur d'une noix, plus tard, d'un gros œuf ou même d'une tête d'enfant, fait saillie en dehors de l'orbite.

Il arrive, avant que les phénomènes glaucomateux aient déterminé la destruction de la cornée, que la tumeur se soit fait jour à l'entour du nerf optique dans l'orbite et que l'envahissement du nerf optique amène bientôt le développement intra-crânien de la néoplasie. Dans ce cas, on peut, avant que les enfants succombent, les voir se transformer en des êtres qui, ainsi que le montre la photographie que M. Gros (de Boulogne) nous a communiquée, n'ont plus un aspect humain (voy. fig. 356).

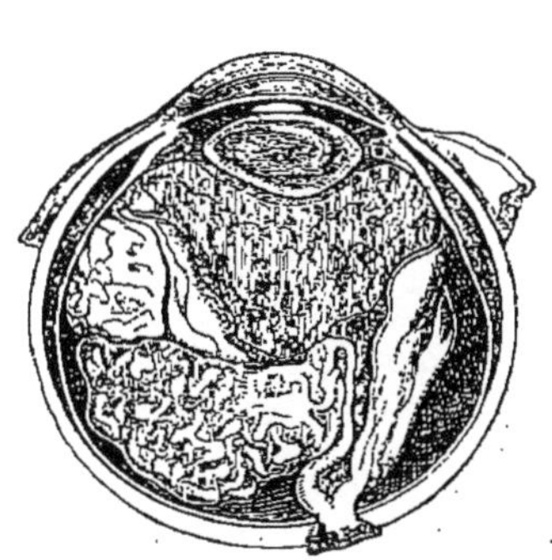

Fig. 354. — Gliôme rétinien dans sa première période (d'après Leber).

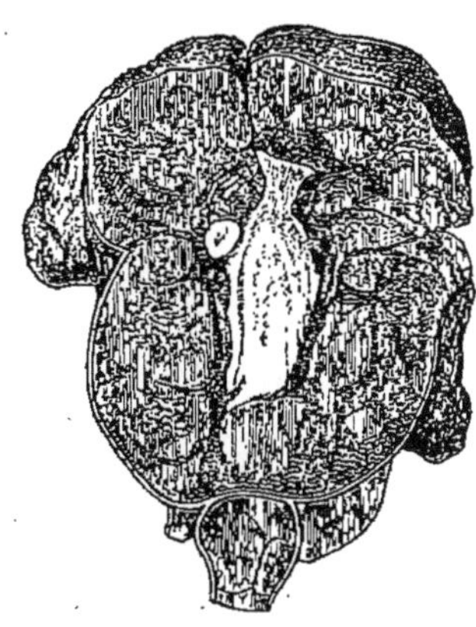

Fig. 355. — Période fongueuse du gliôme, avec infection secondaire du tractus uvéal (d'après Leber).

L'*anatomie pathologique* du gliôme démontre que l'affection prend ordinairement naissance dans les couches granuleuses (et particulièrement dans la couche interne des grains). Au début, la tumeur affecte, d'une façon non douteuse, les apparences d'une simple hyperplasie de ces couches. Mais, à mesure que les cellules du gliôme s'accumulent, elles se différencient sensiblement des éléments nerveux des couches granuleuses, car elles sont légèrement polygonales et montrent des prolongements en fibrilles enlacées et très fines ; en outre, elles sont, en général, entremêlées de cellules fusiformes, qui font rapprocher la tumeur du glio-sarcome.

Des recherches entreprises dans le but de reconnaître le point de départ exact de l'affection, il résulte que, suivant Knapp, le gliôme peut se développer dans la couche granuleuse externe (voyez fig. 357) (*glioma exophytum*) ; de même il peut naître de la couche granuleuse interne (voyez fig. 358) (*glioma endophytum*)

(Hirschberg). Pour Leber et Poncet, les gliômes naissent chez les divers individus de couches variées, mais, ce qui paraît le plus probable, c'est l'opinion d'Iwanoff: d'après lui, la névroglie en général, et particulièrement celle de la couche des fibres, fournit la matrice du gliôme (voy. fig. 359).

Dès le début, la tendance à la propagation de la tumeur vers la choroïde, en détachant la rétine, se trouve accusée. Mais la masse gliomateuse peut aussi se faire jour vers la couche des fibres nerveuses, en suivant la membrane adventice des vaisseaux, de façon à faire irruption dans le corps vitré, qu'elle repousse en pullulant, après avoir traversé la *margo limitans* (voy. fig. 359). Il arrive encore que la

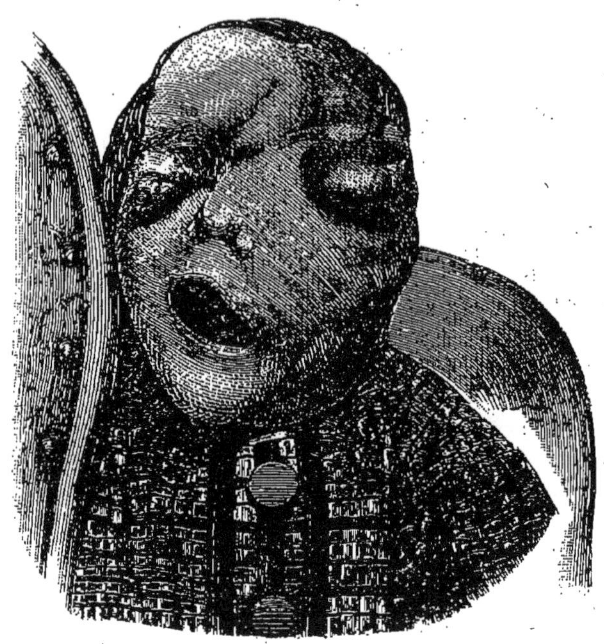

Fig. 356.

néoplasie pénètre à la fois vers les couches externes (voy. fig. 357) et internes de la rétine (Leber).

Les cellules des gliômes dégénèrent très promptement; elles s'agrandissent au point de doubler ou tripler de volume et tombent en dégénérescence grumeleuse, renfermant alors parfois un pigment jaunâtre ou des grains calcaires. Il se forme ainsi des plaques d'une couleur blanche ou jaunâtre, qui peuvent se réveler à l'inspection directe et à l'exploration ophthalmoscopique.

La *propagation des gliômes* s'opère soit *directement*, sur le *nerf optique* et la *choroïde*, soit par *désagrégation* de la tumeur ou par infection *métastatique*.

On conçoit aisément que le gliôme tend à se propager là où il trouve un tissu identique à la matrice d'origine, c'est-à-dire dans le nerf optique et le cerveau. Un autre genre de propagation, celui-ci vers l'intérieur de l'œil, dans le corps vitré, peut résulter d'une désagrégation partielle de la tumeur qui a usé et traversé l'hyaloïde, avec transport dans le corps vitré d'une parcelle dégénérant alors en tumeur lenticulaire (Haensell); mais, dans un certain nombre de cas, on doit regarder les voies lymphatiques comme le chemin qu'ont pris les germes de la tumeur primitive, pour former alors de nombreux nodules disséminés dans le corps vitré (Rompe, Leber).

Pour ce qui regarde le mode de propagation du gliôme vers la *choroïde*, dans les cas où celle-ci n'a pas été directement envahie, après usure de la couche vitreuse, on peut moins facilement supposer un ensemencement par désagrégation, et il faut

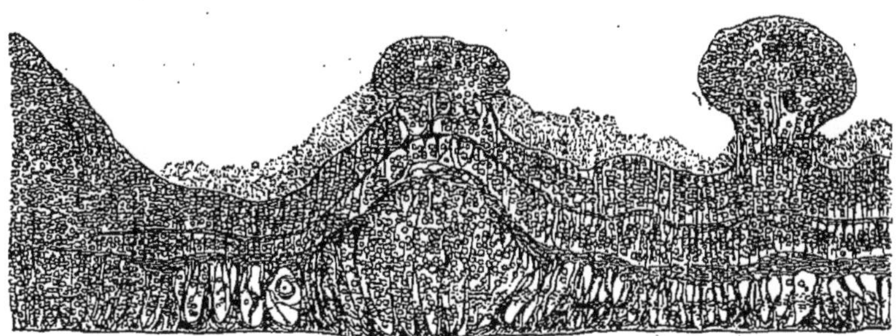

Fig. 357. — Gliôme rétinien dans sa première période. Deux petits boutons microscopiques qui pullulent dans la couche des grains externes, tandis qu'un troisième surgit dans la couche des fibres. Dégénérescence hypertrophique de la couche des bâtonnets. A gauche, début d'un noyau gliomateux plus grand (d'après Leber).

admettre, pour expliquer l'apparition de foyers métastatiques, l'entraînement des germes par les voies lymphatiques et sanguines (voy. fig. 360).

La propagation du gliôme ne se fait ordinairement, dans le nerf optique, qu'après avoir empiété sur la choroïde, et c'est le long de la trame nerveuse que la néoplasie

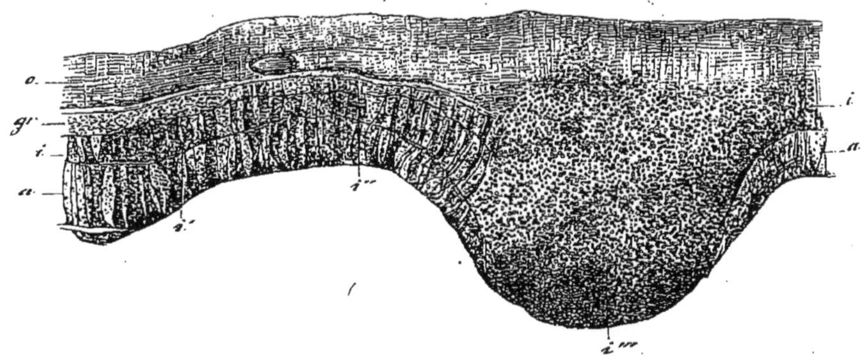

Fig. 358. — Coupe de la rétine, vue avec un grossissement de 60 diamètres.

o, couche des fibres nerveuses; *gr*, couche grise; *i*, couche granuleuse interne; *a*, couche granuleuse externe; *i'* et *i''*, foyers les plus récents de la couche granuleuse interne; *i'''*, foyer plus considérable de cette même couche, qui, en refoulant la couche granuleuse externe, atteint la surface externe de la rétine qu'il fait bomber; ce foyer s'étend de même en dedans jusqu'à la couche des fibres nerveuses.

pénètre dans le nerf; plus tard, il apparaît aussi des foyers infectieux dans les gaines. Le gliôme gagne ainsi directement, par le nerf, et indirectement, par les gaines, la cavité crânienne. Habituellement, lorsque les gaines du nerf optique sont devenues le siège de foyers secondaires, il s'est aussi produit, à travers les ouvertures vasculaires, des foyers analogues *en dehors* de la sclérotique. La propagation du gliôme a ainsi lieu vers la cavité crânienne et vers l'orbite à la fois. Dans le crâne et le long des méninges, des tumeurs multiples se développent, mais sans que les tumeurs encéphaliques se trouvent nécessairement en contact les unes avec les

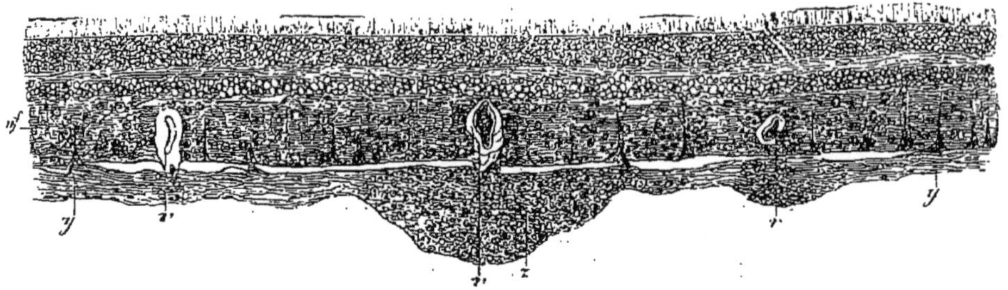

La figure 359 représente les premiers débuts du gliôme. (Gross., Syst. 5, Ocul. 1.)

nf, couche des fibres nerveuses, infiltrée par les cellules gliomateuses; *v*, vaisseau rétinien contenu dans son espace périvasculaire; *y*, couche des fibres de nouvelle formation, adossée à la surface de la rétine; *z*, petit bouton gliomateux.

autres. Aussi, ici, une propagation par infection est donc constatée, infection qui peut s'opérer le long du rachis. Du côté de l'orbite et de la face, la propagation par les voies lymphatiques est peu fréquente. Des foyers métastatiques se produiraient surtout dans les os crâniens et autres (clavicule, côtes, humérus, etc.). Les organes

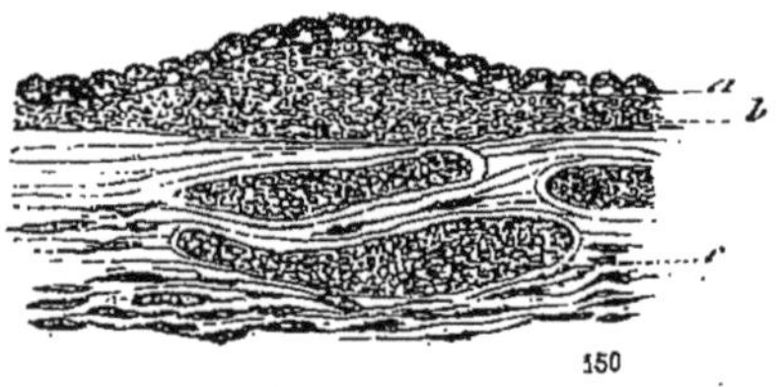

Fig. 360. — Développement du gliôme dans la choroïde (d'après Manfredi).

a, épithélium pavimenteux; *b*, éléments de la tumeur; *c*, couche de la choroïde avec vaisseaux et cellules pigmentées du tissu connectif.

parenchymateux, à l'exception du foie, sont plus rarement le siège de foyers métastatiques.

Les récidives sont ordinairement directes, et c'est le nerf optique qui le plus souvent en est le point de départ.

Il est assez difficile de poser un pronostic, quant à la nature plus ou moins rapidement infectieuse du mal et à la durée de la maladie; en général, il s'écoule une année entre la première apparition du néoplasme et l'envahissement de la cavité crânienne; bien rares sont les cas où la deuxième année s'est passée, sans que pareil envahissement se soit produit.

Diagnostic différentiel. — Ce sont les choroïdites métastatiques, suite d'endocardite et de méningite, ou de méningite cérébro-spinale, qui peuvent, le plus facilement, donner à l'œil un aspect gliomateux, simulant avec les produits sus-choroïdiens et rétiniens le reflet particulier du gliôme. Le mode d'évolution du mal, précédé de symptômes cérébraux (convulsifs), la mollesse du globe oculaire légèrement rapetissé, dans la généralité des cas, ainsi que les symptômes précoces d'irido-choroïdite, garantiront d'une méprise.

Les traumatismes de l'œil, ayant déterminé un décollement ou une choroïdite circonscrite avec abcès du corps vitré, peuvent parfois laisser quelque doute sur la nature de l'affection. Pourtant la coloration blanchâtre (cotonneuse) ou blanc jaunâtre, du gliôme ne permettra jamais de le confondre avec un décollement, à quelque degré de dégénérescence que la rétine décollée puisse se trouver. Avec des abcès circonscrits du corps vitré, la confusion pourrait être plus facile (hyalite suppurative circonscrite autour d'un corps étranger) ; mais ici il sera excessivement rare qu'aucune irritation inflammatoire n'ait précédé l'évolution de l'abcès. En outre, on recherchera soigneusement, en s'aidant de la lumière électrique, s'il existe, comme dans le gliôme, des vaisseaux à la base de la tumeur.

Lorsque la totalité de la cavité de l'œil se trouve remplie d'une masse néoplasique, que la pression intra-oculaire s'est accrue, chez un enfant, il n'y a guère possibilité de faire une confusion qu'avec une choroïdite suppurative, dont la symptomatologie diffère si notablement de l'évolution insidieuse du gliôme. Il en est autrement lorsqu'une perforation s'est effectuée à travers la cornée. Ici, une erreur est possible avec le granulome de l'iris et du corps ciliaire, quoiqu'un signe puisse encore nous guider, c'est que la perforation gliomateuse n'a d'habitude lieu qu'après une forte distension de l'œil, consécutive à des phénomènes glaucomateux. De même pour la masse fongueuse qui peut résulter de la dégénérescence tuberculeuse de la cornée, de l'iris et du corps ciliaire ; l'exulcération est apparue sans être précédée d'un état glaucomateux. Observons encore que le gliôme a moins de tendance à se faire jour à travers la cornée qu'à travers les parties équatoriales de l'œil.

La gravité du *pronostic* du gliôme n'a guère besoin d'être relevée. Comme on n'a d'espoir de sauver la vie des malheureux enfants que lorsqu'on opère de bonne heure, il est urgent qu'on sache poser le diagnostic à une période très rapprochée de l'évolution de la néoplasie. Les ressources de l'intervention chirurgicale ne peuvent être profitables que si le mal n'a pas empiété sensiblement sur le nerf optique ; l'opération est le plus souvent inutile, pour sauver la vie, lorsque la perforation s'est déjà effectuée. Pourtant, même dans ces cas, il ne faudrait pas écouter le conseil de ceux qui repoussent l'opération, parce qu'elle peut hâter l'évolution du mal, car ce serait encore un bienfait pour les malheureux enfants et les infortunés parents.

Traitement. — D'après ce qui précède, il est indiqué de pratiquer promptement l'énucléation et d'enlever une portion aussi considérable que possible du nerf optique. Suivant le conseil de de Graefe, on devrait, avant de procéder à l'énucléation, attirer violemment l'œil en avant avec une pince à griffes, pénétrer avec un fort névrotome recourbé, près de l'angle externe de l'orbite, et aller détacher le nerf au voisinage du trou optique. Cette névrotomie préalable a l'inconvénient de n'être pas d'une exécution aisée et de rendre, par suite de l'écoulement de sang, l'énucléation laborieuse.

Il nous paraît préférable de sectionner tout d'abord le droit externe, ainsi que les muscles droits supérieur et inférieur, de laisser, près du tendon du droit externe sectionné, un moignon qui permet de saisir vigoureusement l'œil, avec les pinces à griffes, et de lui faire subir une violente rotation en dedans, tout en l'attirant autant que possible au dehors de l'orbite. On peut alors se frayer un chemin, avec de forts ciseaux à pointes mousses, le long du nerf optique et le sectionner aussi près que possible de son entrée dans l'orbite. Quelques coups de ciseaux suffisent alors pour terminer promptement l'énucléation.

Dans le cas où un état glaucomateux a déjà éclaté, avant qu'on ait eu recours à l'opération, il est présumable que le gliôme s'est déjà frayé un chemin à travers la sclérotique. Il est alors indiqué de procéder à l'exentération complète de l'orbite, avec son périoste. Après avoir élargi la fente palpébrale, on dégage les paupières, de façon à circonscrire le périoste, par une incision tout autour de l'orbite. La spatule permet ensuite de décoller le périoste, sous la forme d'un cône que l'on sectionne près du trou optique. On se trouve parfois forcé, dans des cas désespérés il est vrai, de comprendre, dans cette ablation en bloc, les paupières dont on peut conserver la peau, souvent restée intacte. On n'hésitera pas, en terminant l'opération, à porter le thermocautère jusque sur le foramen optique.

II. — *Tuberculose de la rétine.*

Quoiqu'on ait publié de nombreuses observations (Bouchut) de tubercules miliaires de la rétine, les recherches histologiques n'ont révélé, que tout à fait exceptionnellement, la présence de tubercules miliaires dans la rétine, et encore ne s'agissait-il pas d'une apparition primaire. Ainsi, dans le cas de M. Perls où des tubercules miliaires ont été trouvés exclusivement localisés dans les couches internes de la rétine, il existait une tuberculose généralisée, avec granulie de l'iris et du corps ciliaire, s'opposant, bien entendu, à toute observation ophthalmoscopique.

La transmission de l'infection tuberculeuse des méninges aux gaines du nerf optique est bien plus fréquente que celle du tractus uvéal à la rétine. Il peut alors exceptionnellement se présenter le cas qu'un tubercule, gros comme un pois, proémine de la papille vers la rétine et l'intérieur de l'œil (Brailey).

III. — *Fibrome et dégénérescence fibreuse de la rétine.*

On ne peut guère désigner, comme fibreuses, les petites excroissances pédiculées, constituées par un tissu connectif condensé, qu'on voit se produire à la suite de rétinites interstitielles très intenses, et qui siègent de préférence à la surface interne de la rétine plus ou moins complètement dégénérée. Le développement d'une véritable tumeur fibreuse de la trame cellulaire propre de la rétine ne se rencontre pas. Une formation fibreuse de nature bénigne consiste dans ces excroissances de tissu connectif, consécutives à des épanchements sanguins des gaines, qui envahissent et soulèvent parfois la rétine (rétinite proliférante). Ces productions péripapillaires, en subissant la rétraction cicatricielle, n'ont nulle tendance à prendre l'aspect d'une tumeur arrondie, mais se présentent comme des traînées celluleuses enchevêtrées à arêtes droites ou incurvées (voy. p. 594).

IV. — *Kystes de la rétine.*

Pour ce qui concerne la formation de kystes rétiniens, ainsi que la dégénérescence cystoïde, voyez p. 596.

V. — *Cysticerque sous-rétinien.*

Ce qui pourrait plutôt faire songer à la présence d'une tumeur rétinienne, ou à l'envahissement de la membrane nerveuse par une tumeur, c'est la présence d'un scolex, siégeant entre la couche épithéliale et celle des cellules visuelles de la rétine.

Le *diagnostic* est facile au début, lorsque la rétine conserve une parfaite translucidité, car même le plus petit cysticerque acquiert promptement des dimensions qui lui font dépasser le triple et le quadruple du diamètre papillaire, et l'image est tellement caractéristique que la confusion avec une tumeur n'est guère admissible. L'animalcule se présente sous la forme d'un corps nettement circonscrit, blanc bleuâtre, contourné d'un bord jaunâtre et luisant. Sur toute la surface de la proéminence, s'étendent les vaisseaux rétiniens et, de telle façon, qu'il est aisé de se rendre compte qu'ils rampent sur un corps sphéroïde, aplati à sa partie la plus saillante, par suite de l'action de la pression intra-oculaire. Dans cette situation, le cysticerque tient constamment sa tête rentrée; aussi ne pourra-t-on reconnaître l'emplacement du cou et des suçoirs que par une tache claire, d'autant plus accentuée que ces parties se trouvent davantage dirigées vers l'hyaloïde. Ce qui doit lever tout doute sur la présence du cysticerque, c'est la *constatation des mouvements ondulatoires de la vésicule*, qui s'exécutent en dépit de la position gênée de l'animal.

Deux altérations, consécutives à la présence prolongée du cysticerque dans la trame rétinienne, rendent le diagnostic difficile, et parfois même impossible, pour exclure complètement le soupçon d'une tumeur intra-oculaire. Tout d'abord la rétine, perdant sa transparence, devient opaque, laiteuse, de façon que l'animalcule ne donne plus, sous elle, qu'un reflet luisant, parfois jaune doré, ne dessinant qu'imparfaitement le contour de la vésicule. En second lieu, les parties sous-jacentes du corps vitré se troublent, il se forme des opacités particulières, en voiles superposés, avec des plis et des raies foncés.

La *marche* de l'affection est variable, suivant que le cysticerque reste sédentaire et finit par s'enkyster, en permettant une conservation, sinon de la vision, du moins de la forme de l'œil, ou qu'il file sous la rétine en donnant lieu à un décollement progressif, avec symptômes irritatifs, ou, enfin, qu'il perfore la rétine et se loge dans le corps vitré, où il se comporte comme nous l'avons décrit ailleurs (voy. p. 389).

La vision, qui, au début, peut n'être troublée que par la présence d'un scotome plus ou moins gênant, suivant l'emplacement du scolex, finit, en général, dans l'espace de trois à dix-huit mois (de Graefe), par se perdre complètement; en outre, la forme même de l'œil est menacée, par suite de l'irido-cyclite qu'entraîne le décollement progressif de la rétine. Il se développe ainsi une phthisie de l'œil, qui souvent reste douloureux, et l'on veut même avoir observé la production d'une ophthalmie migratrice. Tous ces dangers résultent de la longue vitalité de ces animalcules. Heureusement, leur mort peut être constatée dans une série de cas. Il se forme, alors, de bonne heure un enkystement (voy. fig. 361) et le cysticerque devient lui-même le siège de dépôts calcaires.

Inutile d'insister sur le côté absolument désastreux du *pronostic*, lorsqu'on n'intervient pas chirurgicalement. Ce qui a, dans ces derniers temps, soulevé des controverses, c'est le pronostic de cette intervention, non seulement au point de vue de la conservation de l'œil, mais encore pour ce qui regarde la vision, et il est, ici, utile de bien différencier les opérations pratiquées sur les yeux à cysticerque libre du corps vitré et à cysticerque sous-rétinien. Dans ce dernier cas, l'opération pouvant, grâce à l'ophthalmoscope à localisation d'Alf. Graefe, être exécutée avec précision et sans perte du corps vitré, le pronostic opératoire est infiniment plus favorable. Ainsi Alf. Graefe et Leber ont relaté des observations où des yeux, opérés dans d'aussi bonnes conditions, ont conservé la vision pendant quatre à huit ans.

D'après M. Alf. Graefe, on procède à l'extraction du cysticerque, après en avoir bien exactement déterminé le siège, de la façon suivante : l'un des muscles droits ayant été chargé sur le double crochet, on le détache à 1 millimètre de distance de son insertion sclérale, de façon à laisser à la pince à fixation un moignon bien saisissable et permettant d'exécuter la rotation forcée du globe oculaire. A ce moment on traverse le muscle, derrière le crochet qui le tient, avec une suture munie de deux aiguilles qui, passées près du bord, laissent sur la surface, et près de la partie détachée du tendon, un pont formé par la suture, ainsi que le représente la figure 362. On peut alors, grâce à ces sutures, renverser le muscle ; puis, on dégage le champ opératoire et on met à jour la sclérotique. La section méridionale ne doit, en aucun cas, être exécutée qu'autant qu'on a réussi, au moyen du compas déjà tenu ouvert, suivant la mesure réclamée par le cas particulier, à atteindre commodément et sûrement la partie de la paroi sclérale sur laquelle doit être placée la section, que l'on exécute par des incisions prudentes, en pénétrant lentement, afin de ne traverser, si possible, que la sclérotique et la choroïde. Après avoir enlevé le parasite, la partie 1, 2 (fig. 362) de la suture est soulevée et dégagée avec une

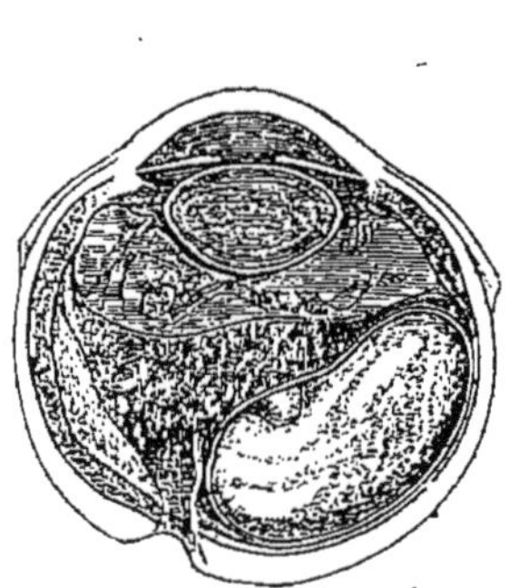

Fig. 361. — Cysticerque sous-rétinien enkysté (d'après Leber).

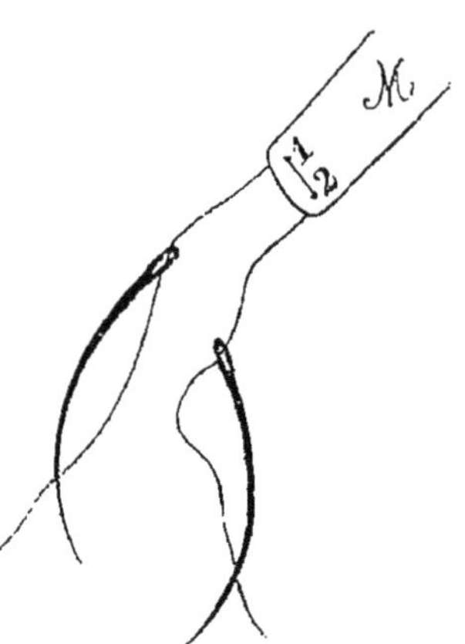

Fig. 362.

sonde, et, après l'avoir partagée, on a soin, avant de fermer les sutures, que les aiguilles aient bien passé par la portion adhérente du tendon et par la conjonctive avoisinante du bord cornéen.

Lorsque le cysticerque sous-rétinien a déjà entraîné une diminution notable de la vision (par décollement rétinien et désorganisation du corps vitré), et qu'il s'agit plutôt de faire cesser les phénomènes irritatifs, on peut recourir à la ponction galvanique. Mais, si toute vision a été détruite et s'il persiste un état d'irritation continuelle, le parti le plus sage, en présence de l'infection produite par les micro-organismes que la vie végétative du scolex a développés dans l'œil, sera de recourir à l'exentération ou à l'énucléation.

ARTICLE XVIII

BLESSURES, RUPTURES, COMMOTION, ÉBLOUISSEMENT DE LA RÉTINE

La rétine peut, à la suite de plaies directes des membranes enveloppantes de l'œil, ou par suite d'une lésion directe, par un corps qui pénètre dans la chambre postérieure (fragment de verre ou de métal), être incisée ou déchirée. La réaction, s'il ne s'agit pas de l'entraînement simultané de matières infectieuses au moment du traumatisme, est nulle. Un œdème et un état variqueux ayant successivement envahi les fibres nerveuses, il se forme, après pullulation du tissu de support de la rétine, une cicatrice pigmentée, rétractée et adhérente à la choroïde. Dans les cas d'implantation d'un corps étranger, on est parfois surpris, à l'examen ophthalmoscopique, de l'éclat particulier que l'enkystement lui donne et qu'on ne saurait mieux comparer qu'à la présence d'une parcelle d'argent fraîchement fondu.

Bien plus fréquentes que les lésions directes de la rétine, visibles à l'ophthalmoscope, sont les *ruptures de la rétine*, produites à la suite d'un choc et par contre-coup, et dont il faut séparer les *déchirures* que l'on observe dans le décollement. Les ruptures de la rétine se comportent généralement à l'inverse des déchirures de cette membrane. Tandis que la déchirure, qui précède la formation des décollements rétiniens, intéresse toutes les couches, sauf le tapetum, la rupture (outre la choroïde) n'atteint ordinairement que le tapetum et les couches les plus externes, en respectant l'appareil conducteur et vasculaire de la membrane nerveuse, comme le démontre le passage des vaisseaux rétiniens intacts au-devant des altérations. Dans ce cas, où la lésion siège presque constamment vers le pôle postérieur de l'œil, on voit, après un relèvement de l'acuité visuelle, concordant avec la résorption de l'épanchement sanguin, la vision retomber de nouveau et, cette fois, définitivement, sous l'influence de la rétraction cicatricielle qui dévie et étrangle les cellules visuelles de la rétine.

Toutefois, dans les déchirures par contre-coup, particulièrement à la suite du passage d'une balle à travers l'orbite ou les sinus avoisinants, il peut se présenter que la rétine soit séparée dans toute son épaisseur, le tapetum y compris, et que des traînées cicatricielles proéminentes fassent légèrement relief près des vaisseaux déchirés, ceux-ci ayant déversé une partie de leur contenu dans le corps vitré. Parfois, on voit ces cicatrices rétiniennes recouvrir, en traînées rectilignes et grisâtres, les vaisseaux de la rétine.

La *commotion* que subit la rétine soit par un ébranlement direct du globe oculaire, soit indirectement, avec la tête et le corps, se révèle-t-elle à l'examen ophthalmoscopique? Suivant quelques auteurs (Berlin, Leber), il se produirait un halo blanchâtre ou grisâtre très fugace, qui envahirait de préférence les régions où se rencontrent aussi les ruptures, c'est-à-dire le pôle postérieur et le pourtour de la papille. Le trouble visuel, consécutif à la commotion, peut être tout à fait transitoire et même rétrograder déjà, alors que l'œdème rétinien s'accentue encore. D'un autre côté, il n'est pas moins vrai que, à la suite d'une commotion directe de l'œil, ou à travers la paupière supérieure, sans que le nerf optique soit lui-même intéressé, il peut se développer une atrophie de la rétine et de son nerf conducteur, qui n'est précédée d'aucune altération appréciable à l'ophthalmoscope.

L'éblouissement de la rétine, autrement dit une exténuation des éléments tactiles, un surmenage des cellules visuelles, peut se rencontrer dans certaines circonstances, soit que la lumière ait frappé l'œil avec une intensité trop grande, soit que la quantité de lumière, qui a pénétré dans l'œil, ait agi pendant une durée de temps excessive, soit enfin qu'il y ait une alternance trop rapide, un contraste trop vif, entre le temps de l'éclairage et de la mise au repos de l'appareil tactile. Si, en pareils cas, nous ne pouvons guère admettre un véritable traumatisme sur les éléments délicats de la rétine, occasionné par les ondes lumineuses, nous pouvons fort bien songer à une perturbation dans l'action chimique qui s'opère incessamment dans ces éléments, pour la production du pourpre rétinien. D'autre part, il peut se présenter que l'image complémentaire d'un objet vivement éclairé soit si persistante qu'elle devienne un obstacle aux impressions de moindre intensité.

Toutefois, il peut exceptionnellement arriver que la trop grande intensité des rayons lumineux, ou leur durée d'action, soit susceptible de produire sur la rétine une véritable lésion traumatique, appréciable à l'ophthalmoscope, ainsi que l'ont démontré les expériences de Czerny, qui projetait sur l'œil de la grenouille un faisceau de rayons solaires. Citons, à cet égard, les cas de scotome central persistant, avec suffusion de la macula et apoplexies, que l'on a parfois rencontrés, à la suite d'observations d'éclipses solaires faites sans ménagements. Rappelons encore les papillites et papillo-rétinites que l'on a vues se développer, sous l'action d'un éclair d'une très grande intensité.

A un surmenage généralisé, doivent être rapportées les amblyopies et cécités passagères qu'on rencontre chez les voyageurs, parcourant des plaines recouvertes de neige ou les sables ensoleillés du désert.

ARTICLE XIX

ALTÉRATIONS CONGÉNITALES DE LA RÉTINE, FIBRES NERVEUSES A DOUBLE CONTOUR

A propos du coloboma de la choroïde, nous avons déjà vu que la rétine peut faire défaut, par malformation congénitale, sur une partie de son étendue, et être remplacée par une mince trame de tissu connectif. Nous ne reviendrons pas sur cette anomalie. La seule altération congénitale, dont il nous reste à nous occuper ici, est la présence de *fibres nerveuses à double contour* dans l'étendue de la rétine. Les fibres du nerf optique qui, à leur passage à travers la lame criblée, se dépouillent de leur gaine de myéline, peuvent, en effet, reprendre cette gaine soit au moment de s'étaler sur la rétine, soit à une certaine distance du point où elles se recourbent, en formant plan sur les couches sensorielles de la rétine. H. Müller est le premier qui, en 1856, appela l'attention sur cette anomalie congénitale. Suivant H. Schmidt, on voit, sur des coupes, la gaine s'arrêter net, près de la lame criblée, et ne réapparaître que sur le plan rétinien pour former, par l'assemblage d'un certain nombre de gaines, une figure en cône, dont la base, située près de la papille, occupe presque toute l'épaisseur de la couche des fibres nerveuses (en n'empiétant guère sur la papille elle-même). Ce cône s'effile progressivement, de façon que sa pointe vient se perdre dans la portion interne de la couche, mais en laissant encore, entre la *margo limitans* (l'hyaloïde) et la partie effilée du cône, une couche de fibres diaphanes. Entre la base du cône et la lame criblée, l'ensemble des fibres transparentes tranche nettement avec les fibres opaques, qui, même dans les cas les plus prononcés, n'atteignent jamais les parties centrales de la papille, le point d'émergence des vaisseaux.

Les fibres nerveuses à double contour forment des plaques opaques en flammèches, d'une coloration blanchâtre, qui tranchent nettement sur le fond rouge de l'œil par un bord dentelé. A l'image droite, on reconnaît aisément, dans ces plaques en saillie à peine perceptible, la distribution des faisceaux nerveux qui recouvrent, en certains points, les vaisseaux rétiniens, pour les laisser, en d'autres endroits, absolument libres et dans un état d'intégrité parfaite. On peut aussi se rendre compte que les fibres, en sortant de la plaque opaque, se laissent encore poursuivre sous forme de striation rougeâtre. D'après Ed. de Jaeger, cette striation rougeâtre pourrait, par une autre anomalie congénitale, se présenter seule sans mélange de fibres opaques.

Les cas de fibres à double contour nous offrent une excellente occasion de nous renseigner (*grosso modo*) sur la répartition physiologique des fibres nerveuses dans la rétine, et cela surtout si cette anomalie se présente sur une grande étendue du fond de l'œil. Les parties opaques se trouvent surtout là où, à l'état normal, les fibres sont les plus ramassées, aussi suivent-elles les gros troncs vasculaires en décrivant un arc plus ou moins ouvert autour de la macula. En ligne droite, entre la macula et le bord papillaire, on ne rencontre pas de fibres opaques.

La vision des personnes, présentant des fibres nerveuses à double contour, ne montre, à part un *élargissement de la tache de Mariotte*, que le défaut de transparence des fibres et l'absence d'impressionnabilité possible des couches sensorielles sous-jacentes expliquent suffisamment, aucune altération concernant l'acuité visuelle.

MALADIES DU NERF OPTIQUE

ANATOMIE

L'anatomie du nerf optique, dans son ensemble, a déjà été donnée avec celle de la rétine; mais, avant d'aborder les maladies du nerf optique, il sera utile d'insister encore tout spécialement, pour bien mettre en lumière le mode de développement des troubles circulatoires et inflammatoires de ce nerf, sur les dispositions anatomiques qui président, dans le nerf optique, à la circulation du *sang* et de la *lymphe*, et qui relient cette circulation à celle des centres nerveux.

A. Circulation du nerf optique et de la rétine et connexion avec les vaisseaux du cerveau.

Le nerf optique mesure, entre son point d'entrée dans l'orbite et son implantation dans le globe oculaire, de 28 à 29 millimètres; son parcours dans le canal optique étant de 8 à 9 millimètres, 4 centimètres à peu près séparent donc la partie du nerf accessible à l'inspection ophthalmoscopique, de celle qui est placée dans la cavité crânienne. Pendant son parcours intracrânien et orbitaire, le nerf optique reçoit, des vaisseaux avoisinants, des branches qui se répandent sur ses enveloppes, et dont les fines branches, qui se dégagent de sa gaine piale, pénètrent entre les fibres du nerf. Tant que le nerf n'est pas pourvu de ses vaisseaux centraux, il est exclusivement nourri par les vaisseaux vaginaux. Les vaisseaux de la partie crânienne du nerf sont des émanations des vaisseaux intracrâniens; ceux que la gaine envoie au tronc intra-orbitaire proviennent des vaisseaux orbitaires. Au moment du passage du nerf dans le trou optique et pendant sa traversée, de même que tout près de son point de pénétration dans l'orbite, il peut être constaté une communication des vaisseaux du nerf, avec ceux de la cavité crânienne; mais, près de la lame criblée, on ne rencontre plus aucun vaisseau vaginal qui communique directement avec les vaisseaux du crâne, tous proviennent des vaisseaux orbitaires.

Les vaisseaux intervaginaux (art. *Vaginales de Hyrtl* constituent, tout le long du nerf optique orbitaire, un réseau continu. A la surface de la gaine piale, se forme, par les nombreuses anamostoses des branches des vaisseaux vaginaux, un réseau d'où les fines branches pénètrent dans le nerf, à travers sa gaine piale. Ces vaisseaux courent alors dans les trabécules de tissu connectif qui séparent les fibres nerveuses. Ce réseau de trabécules de tissu connectif est le support des vaisseaux qui nourrissent le nerf optique (Leber).

Près de l'implantation du nerf optique au globe oculaire, se présente une modification dans la distribution des vaisseaux, et cela pour deux raisons : tout d'abord, parce que, après la pénétration des vaisseaux centraux dans le nerf, ceux-ci, de leur côté, donnent des branches fines qui s'y distribuent, et, en second lieu, parce qu'au point de jonction de la gaine externe (durale) du nerf optique avec la sclérotique, non seulement les vaisseaux vaginaux, qui appartiennent à cette gaine externe, concourent à la formation du réseau vasculaire de la gaine piale, mais aussi ceux mêmes de la sclérotique, qui, dans ce point, se substitue à la gaine externe. Ainsi s'explique la richesse particulière, en vaisseaux, de cette partie du nerf voisine du globe oculaire. La jonction de la gaine externe, ou durale, du nerf optique avec la sclérotique a encore un autre résultat : c'est de faire anastomoser les vaisseaux de la sclérotique formant le cercle scléral, fourni par les artères ciliaires courtes, avec les vaisseaux vaginaux situés en arrière de la lame criblée, autrement dit de fournir du sang artériel des vaisseaux choroïdiens à la papille (Leber).

Le réseau de tissu connectif étant, partout dans le nerf optique, le *support* des vaisseaux, si, près de l'implantation du nerf optique dans le globe oculaire, nous avons un

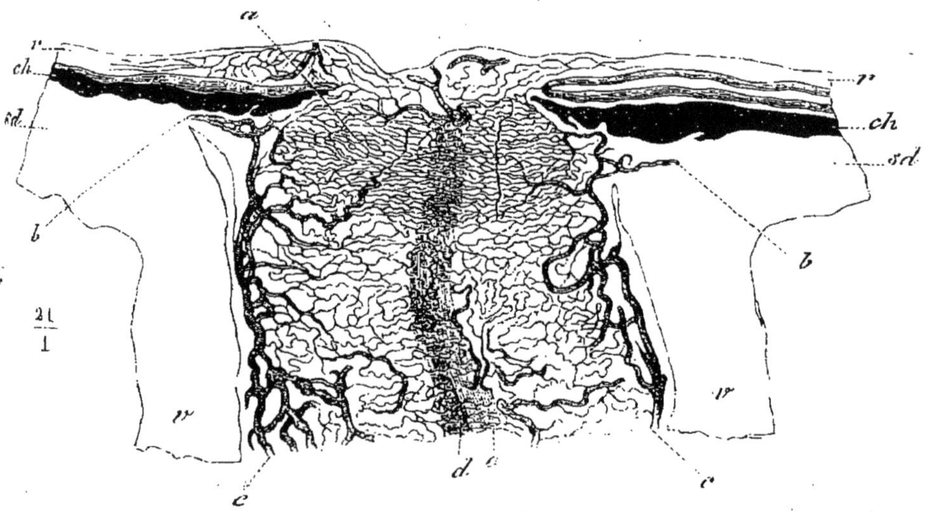

FIG. 363. — Coupe longitudinale à travers le nerf optique et les tissus avoisinants; les vaisseaux sanguins ont été injectés.

r, rétine; *ch*, choroïde; *scl*, sclérotique; *v*, vagina nervi optici externa; *a*, réseau vasculaire ténu et serré de la lame criblée; *b*, petit tronc vasculaire du cercle scléral; *c*, vaisseaux appartenant à la surface externe et interne de la gaine interne du nerf optique; *d*, veine centrale du nerf; *e*, artère centrale (d'après Wolfring).

triple concours de vascularisation, nous aurons aussi, proportionnellement, une augmentation de tissu connectif, qui contribue, ici, à un cloisonnement transversal du nerf, qu'on est convenu d'appeler *membrane criblée*, et dont les faisceaux parallèles présentent une convexité, dirigée vers le trajet du nerf. C'est la membrane adventice un peu élargie, qui, entourant les vaisseaux, représente ce qu'on a désigné, à tort, comme une membrane, (Wolfring) (fig. 363).

Comme le montre clairement le dessin de M. Wolfring (fig. 364), de nombreuses anasto-

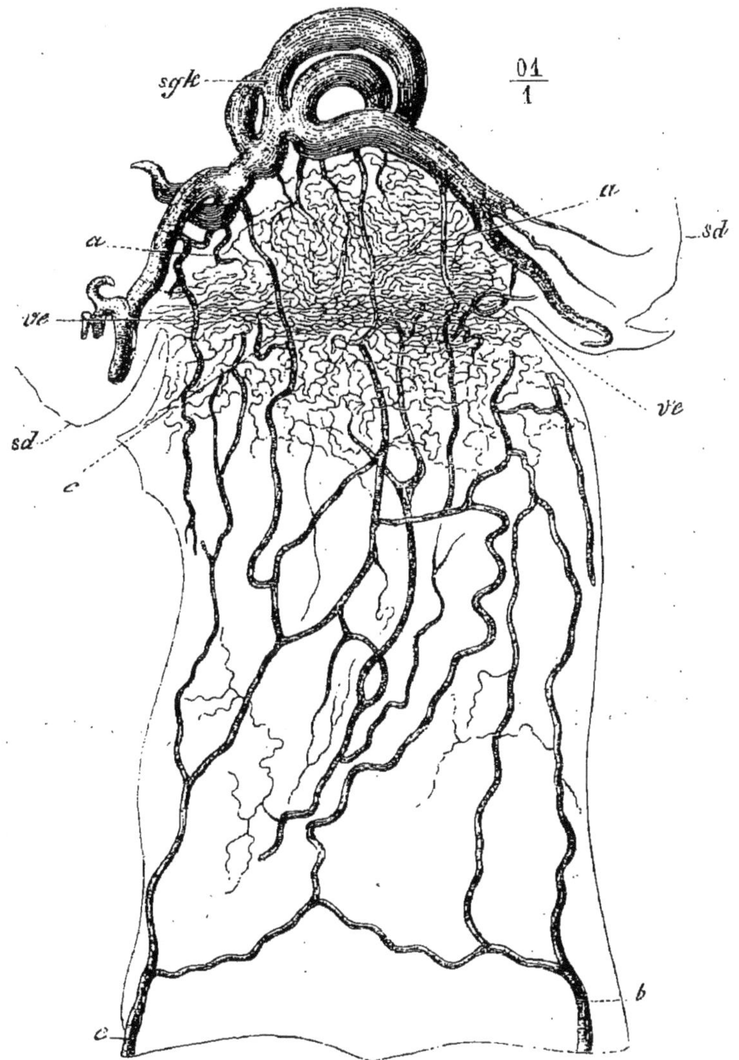

FIG. 364. — Nerf optique encore entouré de sa gaine interne et simplement aplati; les parties avoisinantes et les plus proches de la sclérotique se trouvent étalées sur un plan.

sgk, branches du cercle scléral; *ve*, liséré qui correspond à la jonction de la gaine interne du nerf optique avec le globe oculaire, jonction qui se trouve détachée ici. A travers ce liséré, apparaissent visiblement les vaisseaux de la gaine interne; *a*, vaisseaux qui partent du cercle scléral, en se ramifiant, et qui se rendent à la gaine externe; *b*, artères qui, venant en sens inverse (du côté du cerveau), se répandent sur la gaine interne et se rendent à la sclérotique, pour déverser leur sang dans le cercle scléral; *c*, réseau vasculaire serré de la lame criblée.

moses établissent une communication entre le cercle scléral (les vaisseaux ciliaires postérieurs courts) et le réseau intervaginal (les vaisseaux intervaginaux); la quantité de sang que reçoit la papille de ces deux sources est infiniment supérieure à celle que lui fournissent les vaisseaux centraux. L'importance qu'acquiert, au point de vue pathologique, la lame criblée, comme véritable support vasculaire du tissu de la papille, saute aux yeux, et il nous sera aisé de comprendre le retentissement, sur la nutrition de la papille, des troubles nutritifs qui se développent dans les tissus parcourus par le cercle scléral de Haller, c'est-à-dire dans la sclérotique et la choroïde péripapillaires.

Il ne saurait être nié qu'il y a, entre les capillaires de provenance de l'artère centrale et ceux du cercle de Haller, une conjonction, mais il est plus que douteux que la circulation rétinienne puisse beaucoup en bénéficier lorsque, en cas d'obstruction de l'artère centrale, l'afflux du sang artériel ne passe plus par cette artère.

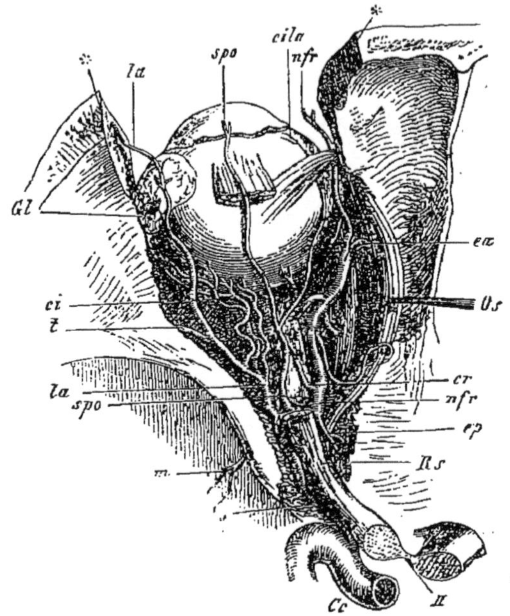

FIG. 365. — Orbite ouverte par en haut, d'après Merkel.

*, bords de la section des os. Ramifications de l'artère ophthalmique *Ao*, provenant de la carotis cerebralis *Cc* : la, artère lacrymalis; *spo*, artère supraorbitalis; *nfr*, artère naso-frontalis. Branches de l'artère lacrymalis : *m*, ramus meningeus; *t*, anastomose se rendant à l'arteria temporalis profunda; *ci*, artères ciliaires. Branche de l'arteria supraorbitalis : *cila*, arteria ciliaris anterior. Branches de l'arteria naso-frontalis : *ep*, arteria ethmoidalis posterior; *ea*, arteria ethmoidalis anterior; *cr*, arteria centralis retinæ; II, nervus opticus sectionné près du bord antérieur du chiasma. Le nerf optique gauche un peu tiré et soulevé de son canal, martelé et mis à jour. De sa gaine naît le muscle droit supérieur, *Rs*, sectionné ici. Le muscle oblique supérieur, *Os*, est tiré de côté au moyen d'un crochet; *Gl*, glande lacrymale.

Tant que le nerf ne renferme pas de vaisseaux centraux, c'est uniquement la gaine interne qui reçoit, dans ses veines, le sang veineux du nerf. Une partie de ce sang est, près du globe oculaire, déversée dans la veine centrale. Dans la région papillaire, le sang veineux se déverse dans le réseau veineux de la veine centrale et dans les veines de la gaine interne, mais il n'existe pas de veines qui perforent la sclérotique et accompagnent le cercle scléral, uniquement artériel, de Haller. Une partie du sang veineux peut s'échapper par voie collatérale, à travers les nombreuses petites ramifications avec les veines de la choroïde, qu'on rencontre près du bord de la papille (Leber).

La vascularisation du nerf optique ne nous occupe, ici, qu'autant qu'il se trouve déjà constitué comme nerf. On sait qu'il quitte le lobe cérébral par deux racines qui, sortent des *corpora genicula*, et que les deux racines se réunissent en un tronc, tout près et au-dessous du *corpus genicule* latéral. Le nerf court alors sur le *tuber cinereum* et se joint à l'autre, tout près et au-devant de l'infundibulum. Pendant tout ce trajet, le nerf se différencie bien comme tronc, mais il reste adhérent et superposé, sous forme de bourrelet, à la masse cérébrale avoisinante, à la vascularisation de laquelle il participe. Après le chiasma, les nerfs optiques courent sur le *sulcus opticus*, vers le *foramen*, et possèdent leur vascularisation propre. La longueur de cette portion de nerf mesure, jusqu'à l'entrée dans le canal optique, généralement un peu moins de 10 millimètres. Dans ce trajet, le nerf optique se trouve aplati de haut en bas et mesure, comme largeur, à peu près 5 millimètres; il ne prend sa forme cylindrique que dans le canal optique, et, tout près de sa pénétration dans le canal, il s'adosse par son côté latéral (externe) à la carotide cérébrale, qui, en ce point de contact, donne naissance à l'artère ophthalmique (fig. 365). Celle-ci accompagne le nerf,

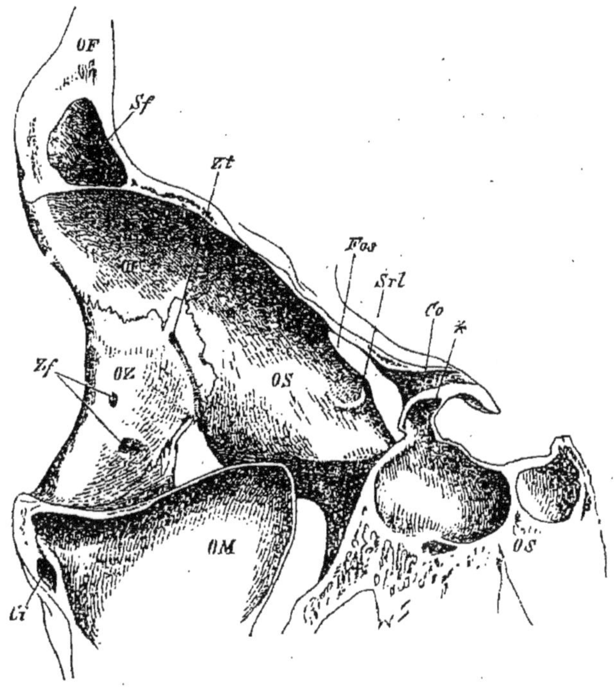

Fig. 366. — Section sagittale de l'orbite à travers le milieu de l'ouverture faciales et du canalis nervi optici, d'après Merkel. Paroi latérale de l'orbite. Apertura faciale un peu relevée.

Of, os frontal; *Sf*, son sinus frontalis; *Os*, os sphénoïdal; *OZ*, os zygomatique; *Om*, os maxillaire (les lettres se trouvent placées dans l'antrum maxillæ); *Co*, coupe à travers le canalis nervi optici; *Ci*, coupe à travers le canalis infra-orbitalis; *Zf*, canalis zygomatico-facialis; *Zt*, canalis zygomatico-temporalis, comme continuation d'un sillon qui commence de l'extrémité antérieure de la fissura orbitalis; *Fos*, fissura orbitalis superior; *Srl*, spina musculi recti lateralis; *, continuation des sinus sphénoïdaux dans l'ala orbitalis.

dans son passage à travers le canal optique, et lui sert de support, en donnant des branches, à la fois, au réseau vasculaire des gaines du nerf et du périoste.

Occupons-nous maintenant de la topographie du nerf optique, par rapport aux gros troncs vasculaires qui lui fournissent le sang, ainsi que de la façon dont le sang veineux des nerfs optiques (et du globe oculaire) est déversé et des rapports qu'affectent ces émissaires veineux avec les nerfs optiques.

Rappelons que le canal optique (*canalis opticus*), d'un parcours de 8 à 9 millimètres (fig. 366), représente l'extrémité de la pyramide que forme la cavité orbitaire. Les deux canaux optiques convergent. Dès que le nerf optique a abandonné le canal optique, il se trouve placé dans l'entonnoir des muscles droits, disposés, comme le montre la figure 367, muscles dont l'insertion s'attache ensuite au tissu du périoste. Avant de se confondre avec le périoste, les quatre muscles droits se réunissent en un entonnoir ovalaire, dont la pointe regarde le *foramen nervi oculomotorii*, c'est-à-dire est dirigée en bas et en dehors, et dont l'extrémité élargie contourne le côté médian du canal optique (Merkel). Le releveur de la paupière et le grand oblique viennent compléter l'anneau des insertions tendineuses, qui contourne à la fois le trou optique et celui réservé au passage du nerf oculo-moteur (voy. le schéma (fig. 368) de Merkel).

L'artère ophthalmique, d'un diamètre de 2 millimètres à peu près, se place, après avoir

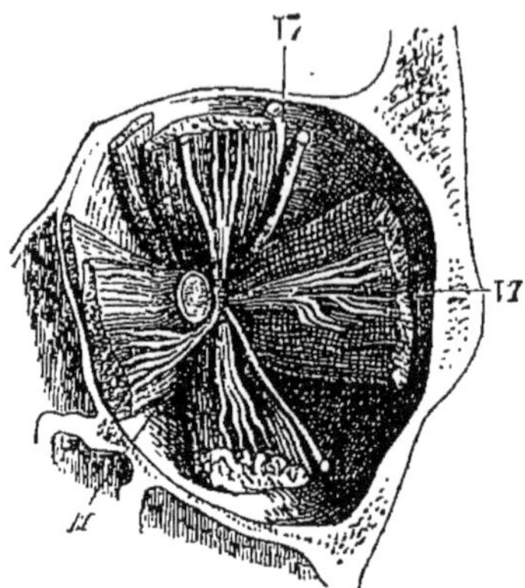

Fig. 367. — Fond de l'orbite avec l'origine des muscles.

V_1, première branche du trijumeau; *VI*, nervus abducens; *III*, nervus oculo-motorius. Le disque ovalaire représente la coupe du nerf optique qui se trouve placé du côté médian du nerf oculo-moteur (d'après Merkel).

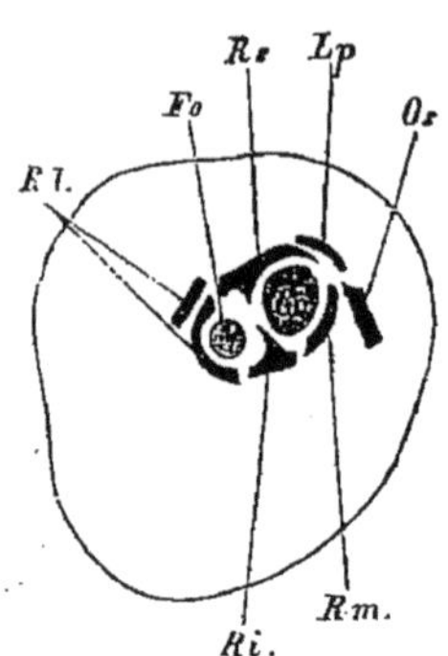

Fig. 368. — Schéma des insertions musculaires au fond de l'orbite gauche.

Co, canalis nervi optici; *Fo*, foramen nervi oculomotorii; *Rs*, *Rm*, *Ri*, *Rl*, points d'origine des quatre muscles droits; *Os*, m. obliq. superior; *Lp*, m. levator palbebræ superioris.

quitté le coude de la carotide interne, sous le nerf optique et un peu latéralement; arrivée près de l'entonnoir musculaire, elle forme un arc, dont la convexité est dirigée en avant, et se trouve placée entre le droit supérieur et le nerf optique. La façon dont elle se subdivise en ses principales branches, qui, à l'exception de deux branches (les artères ethmoïdales), la quittent toutes du côté latéral, présente de nombreuses variations peu importantes à noter.

La *veine ophthalmique supérieure* (fig. 369), la plus importante de l'orbite, résulte de la confluence des branches veineuses des paupières, du front, des voies lacrymales et du sinus frontal. Avant que le tronc de la veine ophthalmique, qui pénètre dans l'orbite entre le muscle oblique supérieur et le ligament palpébral interne, ait perforé la paupière, elle reçoit encore la veine angulaire, qui représente une large anastomose des vaisseaux de la face et de l'orbite (fig. 369). Le parcours de la veine, dans la partie supérieure de l'orbite, est assez direct; elle reçoit les veines naso-frontale, ethmoïdales, lacrymale et des veines musculaires, ainsi qu'une partie des veines ciliaires. Après s'être croisée avec le nerf optique, la veine ophthalmique supérieure pénètre dans la fissure orbitaire supérieure et, s'étant élargie (fig. 369), plonge dans le sinus caverneux (Merkel).

Comment se comporte, vis-à-vis de cette veine, la veine centrale de la rétine? Tantôt elle s'y déverse en partie, par une branche; tantôt elle s'anastomose par plusieurs branches avec cette veine (Sesemann); parfois aussi, elle se déverse en totalité dans la veine ophthalmique inférieure (Sappey). Le déversement direct de la veine centrale de la rétine dans le sinus caverneux paraît être la règle (Walter) ou, du moins, le fait qu'elle s'y déverse en s'anastomosant, par plusieurs branches, avec la veine ophthalmique supérieure (Sesemann).

De bien moindre importance est la *veine ophthalmique inférieure*, qui, d'après M. Gurwitsch, représenterait plutôt, le long de la paroi inférieure de l'orbite, un réseau veineux. Toutefois, suivant Merkel, on pourrait parler d'un tronc veineux, et la *veine ophthalmique inférieure* aurait un trajet oblique, à travers l'orbite, et aboutirait à la veine ophthalmique supérieure après s'être dirigée vers la fissure orbitaire supérieure, ou bien elle se jetterait directement, après son passage à travers la fissure, dans le sinus caverneux. Une large anastomose existe constamment entre les veines ophthalmiques inférieure et supérieure, au point où cette dernière croise le nerf optique (Merkel). En outre, la veine ophthalmique inférieure donne naissance à une forte branche qui, par la fissure orbitaire, se jette dans le plexus veineux ptérygoïdien.

Suivant M. *Merkel*, le sang veineux de l'orbite s'échapperait, en arrière, dans les sinus et le plexus ptérygoïdien. Pour *Sesemann*, « l'écoulement du sang de la veine ophthalmique

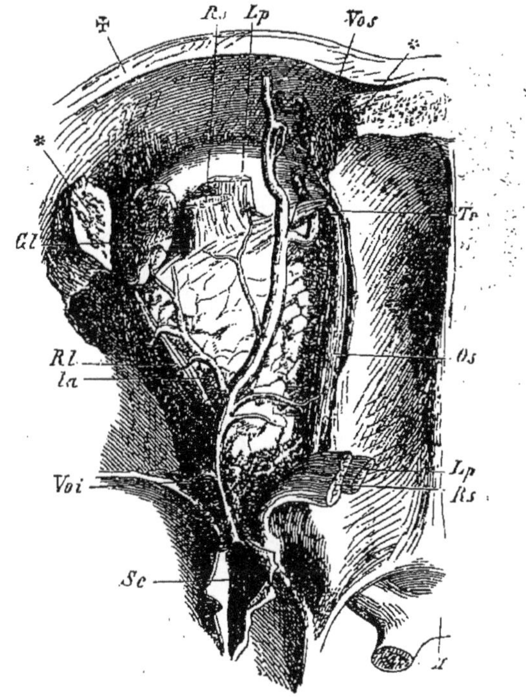

Fig. 369. — Orbite ouverte par en haut. Le tissu orbitaire n'a pas été enlevé.

*, section des os ; * section de la peau du front. Veines de l'orbite : *Vos*, réunion de la veine ophthalmica superior, provenant des veines de la face (fig. 370) ; *Voi*, immersion de la veine ophthalmica inférieure dans la veine ophthalmica supérieure ; *Sc*, élargissement de la veine ophthalmica supérieure près de son entrée dans le sinus caverneux ; *Lp*, *Rs*, m. levator palpebræ superioris et rectus superior, sectionnés et renversés ; *Rl*, m. rectus lateralis ; *Os*, m. obliquus superior ; *Te*, trochlea ; *Gl*, glande lacrymale.

supérieure a lieu, aussi bien dans le sinus, que dans la veine faciale, mais de telle façon *que la majeure partie est déversée par la veine faciale* ». Il sera toujours difficile de bien établir la proportion du sang évacué par l'une ou l'autre de ces voies ; ce qui intéresse, ici, principalement le clinicien, c'est qu'un ample écoulement de sang veineux est rendu possible par la veine faciale. Par contre, une disposition valvulaire empêche, dans la majorité des cas, une régurgitation du sang vers l'orbite et, par suite, un retentissement sur la circulation veineuse de l'œil et du nerf optique, lorsqu'un obstacle, dont le siège comprendrait la région parcourue par les veines faciales (angulaire et frontale), s'oppose au libre écoulement par ces veines (voy. fig. 370).

B. Circulation lymphatique du nerf optique et rapports avec celle du cerveau.

Rappelons que l'on désigne, sous le nom d'*espace intervaginal*, l'espace compris entre les deux gaines piale et durale du nerf optique. On peut aussi nommer cet espace *subvaginal*, en opposition à celui, situé en dehors de la tunique fibreuse du nerf et de l'œil, qu'on appelle *supravaginal*. Il paraît pourtant préférable de ne maintenir que l'expression d'espace *intervaginal* et de subdiviser celui-ci en *subdural* et *subarachnoïdal*, en raison de la séparation qu'opère, dans l'espace intervaginal, la gaine arachnoïdale, et d'admettre, comme superposé à la gaine durale, l'espace *supravaginal*. Ces espaces représentent la continuation directe de ceux de la cavité crânienne; ils sont garnis d'endothélium, et l'espace subdural de la gaine conduit dans celui du crâne, l'espace subarachnoïdien dans l'espace subarachnoïdien du cerveau et des ventricules.

Lorsqu'on pratique, à travers l'entrée du nerf optique, juste au milieu de la papille, une coupe, on aperçoit aisément que l'espace subarachnoïdien, traversé par son réseau gracile de trabécules, s'élargit sous forme d'ampoule (Schwalbe), tandis qu'on ne peut plus rien

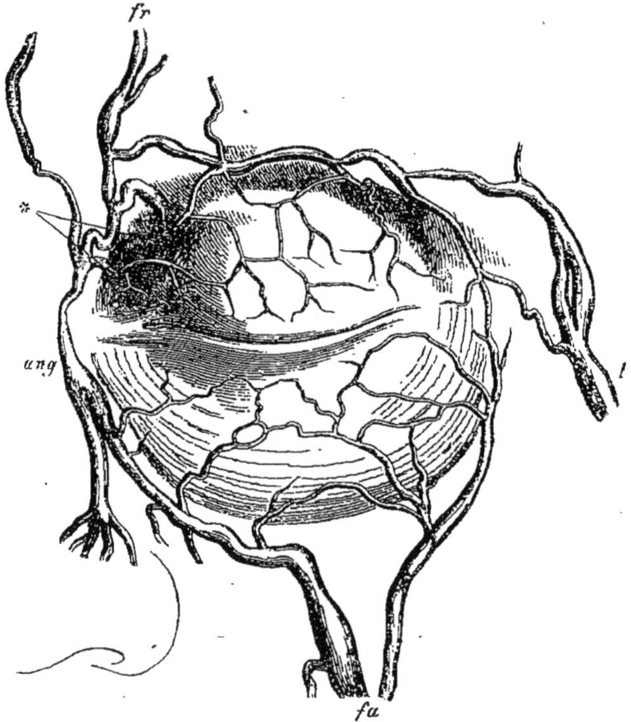

Fig. 370. — Veines externes de l'œil et des paupières, d'après Merkel.

fr, vena frontalis; *ang*, vena angularis; *fa*, vena facialis anterior; *t*, vena temporalis; *, point d'immersion des veines superficielles dans l'orbite.

apercevoir de l'espace subdural, la gaine arachnoïdienne s'étant, ici, intimement liée à la gaine durale du nerf. Unie à la gaine externe ou durale, elle se continue avec celle-ci pour constituer les deux tiers externes de la sclérotique. La gaine piale, formant le névrilème du nerf, le suit jusqu'à son entrée dans la coque oculaire et constitue, en se recourbant, le tiers interne de la sclérotique. Quelques rares faisceaux se rendent à la choroïde, attachée, ici, à la sclérotique.

L'espace subarachnoïdien pénètre, à ce point de repliement de la gaine en sclérotique, jusque près de la choroïde et s'adosse, en s'effilant progressivement, entre les feuillets de la sclérotique. Les variations de conformation de cet espace sont notables, chez les myopes (Ed. de Jaeger ; voy. fig. 200 et 201, p. 325); mais, même chez les emmétropes, des types différents peuvent se présenter. En général, cette extrémité oculaire de l'espace subarachnoïdien s'étend bien plus du côté externe du nerf optique (vers la macula) que du côté interne (voy. fig. 371).

La terminaison oculaire de l'espace subarachnoïdien se continue, comme les injections de M. Michel l'ont démontré, avec l'*espace périchoroïdien*, grâce à un système de fentes rayonnantes, occupant les parties de la sclérotique qui séparent ces espaces. On peut, dit M. Michel, « reconnaître une ressemblance frappante de cette partie injectée, tout autour du nerf optique, avec le staphylôme postérieur, tel qu'on le décrit pour la myopie » (fig. 372).

Lorsqu'on chasse une injection dans l'espace intervaginal, le liquide, traversant les fentes

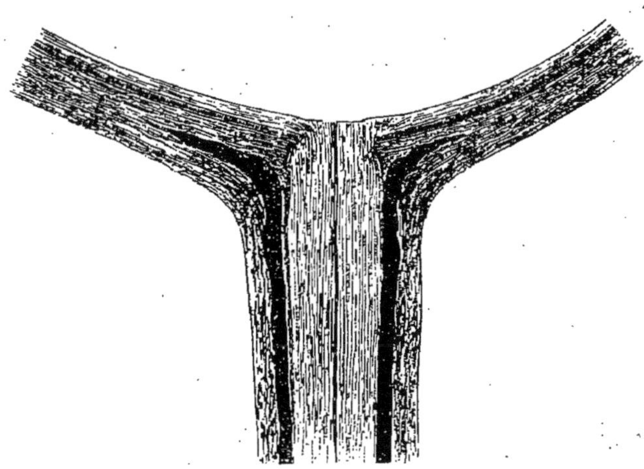

Fig. 371. — Œil humain normal. Injection de bleu de Berlin dans l'espace intervaginal, d'après Michel. Remplissage du système de fentes de la sclérotique, des deux côtés de l'extrémité oculaire de cet espace. La plus forte distension de l'extrémité de l'espace intervaginal se trouve du côté externe. Dans la gaine externe du nerf, se voient quelques parties injectées. (Coupe horizontale. Grossissement 4.)

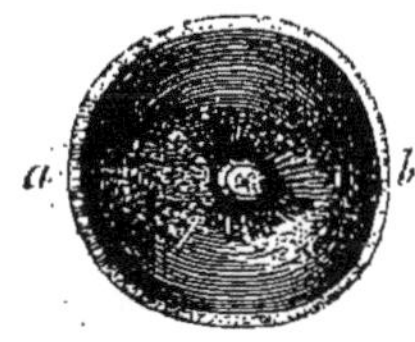

Fig. 372. — Œil humain normal. Section équatoriale. La plus grande étendue de la portion sclérale, injectée par l'espace subvaginal, est située en dehors du nerf optique. Remplissage secondaire de l'espace périchoroïdien. Grandeur naturelle (Michel).

sclérales, remplit l'espace périchoroïdien, avant que la masse colorante pénètre dans la lame criblée. De l'espace périchoroïdien, l'injection s'échappe par les gaines endothéliales (fig. 373) contournant le passage des *venæ vorticosæ* et des vaisseaux qui perforent la sclérotique, et est versée dans l'espace ténonien, qui, lui, est en continuation directe avec

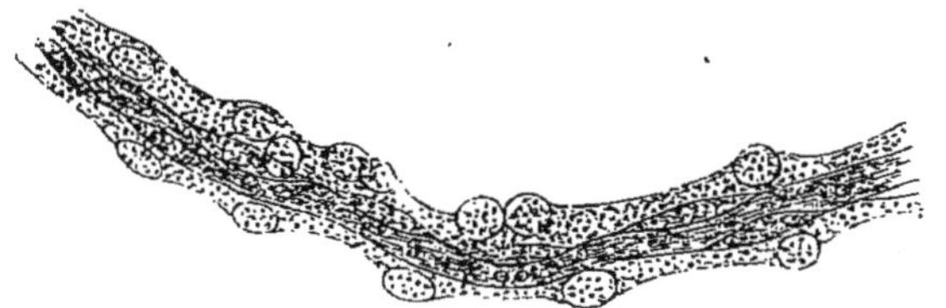

Fig. 373. — Gaine endothéliale d'un vaisseau capillaire, placé dans la sclérotique (Michel).

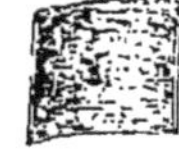

Fig. 374. — Gaine externe du nerf. Passage du liquide par la surface interne, chez l'homme. Grandeur naturelle (Michel).

l'espace supravaginal de Michel. En même temps que ce déversement a lieu du côté de l'œil, il s'en effectue un autre plus directement à travers la gaine durale du nerf, et cela, tout le long de son parcours orbitaire. La gaine durale présente en effet des stries, des fentes (fig. 374), par lesquelles la lymphe s'échappe pour arriver, de l'espace intervaginal, dans l'espace supravaginal.

Pour bien saisir le mode de répartition de la lymphe, qui baigne la gaine et les espaces périchoroïdiens et ténoniens, quelques détails concernant les gaines sont ici nécessaires.

La *gaine piale*, qui embrasse les faisceaux nerveux, se subdivise en deux couches, une externe, plus épaisse et résistante, formée de fibres circulaires sur lesquelles s'implantent les trabécules de la gaine arachnoïdale, et une interne, composée de tissu cellulaire ténu et lâche. Sur la couche externe repose le revêtement endothélial, qui garnit tout le système de fentes et de sinuosités de l'espace intervaginal. La lymphe, qui circule par un système de fins espaces lymphatiques entre les faisceaux nerveux du nerf optique, est en communication avec l'espace subarachnoïdal par de longues traînées qui existent sur la gaine piale.

La *gaine arachnoïdale* représente une membrane mince, à trame formée de ténus faisceaux fibrillaires, de tissu connectif, qui s'entrelacent en un réseau très gracile (voy. fig. 375). Les mailles de ce réseau ne sont occupées que par une fine pellicule endothéliale, pellicule qui se rabat sur les trabécules subarachnoïdiennes pour se continuer avec le revêtement endothélial de la gaine piale. D'autre part, la gaine arachnoïdale se relie à la gaine durale par un nombre variable de trabécules très fines, composées d'un seul faisceau de fibrilles de tissu connectif.

La *gaine durale*, la plus externe et la plus forte du nerf optique, est la continuation

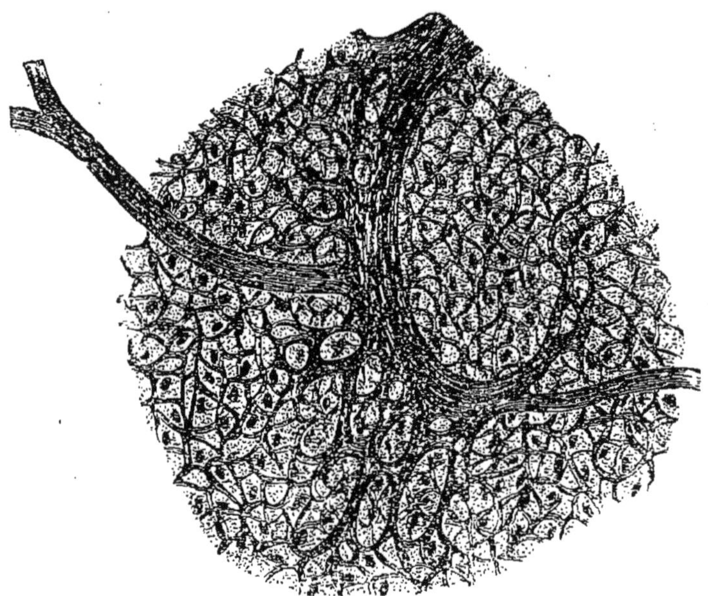

FIG. 375. — Gaine arachnoïdale du nerf optique de l'homme, munie des trabécules subarachnoïdiennes émanant de cette gaine. (Zeiss D. Ocul. 2. Dessin d'après Schwalbe.)

directe de la dure-mère. Dans la *partie supérieure* du canal optique, les deux gaines durale et piale, intimement réunies, sont solidement attachées au canal osseux. La gaine durale augmente sensiblement d'épaisseur en s'approchant de son insertion oculaire et, arrivée à 6 ou 7 millimètres de son insertion, elle se divise en deux, trois et, finalement, quatre lamelles, qui se trouvent séparées par des fentes (Michel) se continuant dans la sclérotique (fig. 376). Cette gaine est formée de faisceaux de tissu connectif et élastique, entre lesquels se trouvent des fentes, se réunissant, par leurs extrémités, les unes aux autres en forme de cellules fusiformes très allongées. Ces fentes fusiformes sont tapissées par des cellules aplaties (fig. 377). Ce système de fentes, garnies d'endothélium, fait communiquer l'espace intervaginal avec le supravaginal, qui se trouve, d'une part, délimité par la gaine durale, d'autre part, par le *fascia ténonien*, se continuant avec la capsule du même nom. Ce fascia garni d'endothélium, et formé par la condensation du tissu connectif lâche qui entoure les vaisseaux et les nerfs, constitue une membrane qui suit le nerf, jusqu'au canal optique, et qui se perd, en avant, dans la capsule de Ténon.

Quant à la circulation lymphatique du nerf optique même, elle nous sera indiquée par l'arrangement particulier de son tissu connectif, se dégageant de la couche interne de la

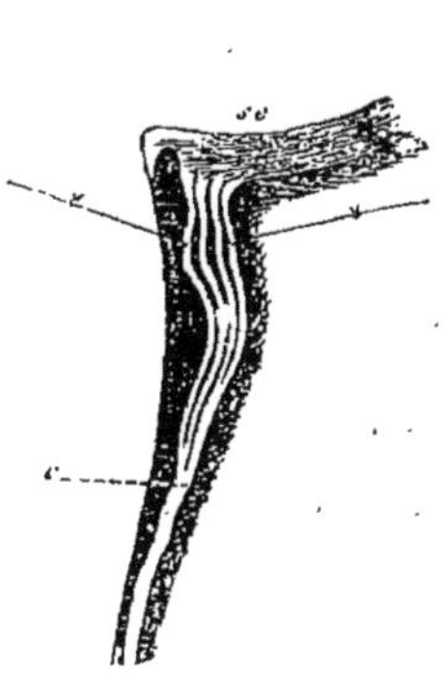

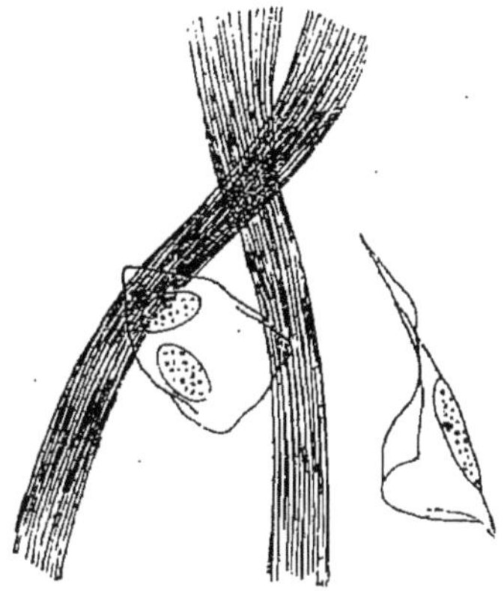

Fig. 376. — Œil humain. Dissociation de la gaine durale du nerf optique en quatre lamelles, au moment de passer dans la sclérotique. Coupe horizontale.

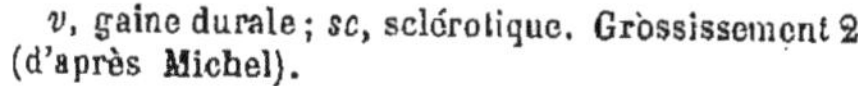

v, gaine durale ; *sc*, sclérotique. Grossissement 2 (d'après Michel).

Fig. 377. — Faisceaux fibrillaires et plaques cellulaires isolés de la gaine durale du nerf optique, d'après Michel. (Hartnack. Ocul. 2. Object. 8.)

gaine piale. La figure 378 montre, sur une coupe transversale, la disposition de ce tissu connectif, par rapport aux faisceaux nerveux qui le traversent. Les nœuds du réseau, enla-

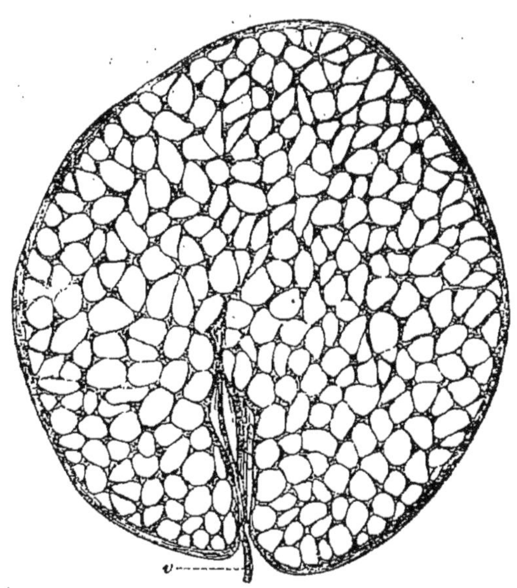

Fig. 378. — Coupe à travers le nerf optique humain, à proximité et en arrière de la pénétration des vaisseaux centraux, d'après Schwalbe. On voit partout la gaine piale en continuité avec le tissu connectif du nerf optique. Du côté inférieur, pénètre un prolongement plus fort de tissu connectif ; une partie de la veine centrale *v* peut y être vue. Grossissement 21 (Schwalbe).

çant les faisceaux, présentent sur la coupe de trois à cinq rayons. Dans les nœuds du réseau, se tiennent les sections des plus gros vaisseaux qui pénètrent alors dans les septa jusqu'entre les faisceaux nerveux secondaires. Lorsqu'on a coloré une pareille coupe avec du carmin, on reconnaît que ce tissu renferme encore de nombreux noyaux elliptiques et, pour la plupart, allongés. Ces noyaux se trouvent placés non seulement dans les parois des vaisseaux et à leur proche voisinage, mais aussi dans des endroits dépourvus de vaisseaux (voy. fig. 379).

Lorsque, sur une coupe longitudinale, on a isolé le tissu connectif, très condensé, du

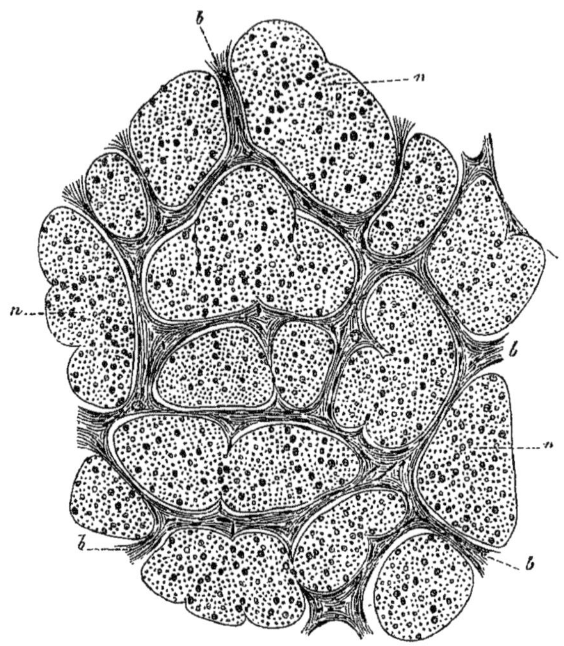

Fig. 379. — Portion d'une coupe d'un nerf optique humain.

b, faisceaux de tissu connectif; *n*, faisceaux de tissu nerveux; dans le premier de ces tissus, on reconnaît des noyaux fusiformes allongés; dans l'autre, des noyaux plus courts arrondis, rendus, à tort, sur le dessin, comme circulaires. On reconnaît, en certains points du réseau connectif, la coupe des vaisseaux, ainsi que celle de noyaux qui appartiennent à des vaisseaux à direction longitudinale (Schwalbe).

nerf optique, on le voit composé par des colonnes qui courent parallèlement au nerf, et l'on se rend compte que ces colonnes se réunissent entre elles par des trabécules transversales nombreuses, plus ou moins épaisses, entourant les faisceaux nerveux (voy. fig. 380). Entre ces faisceaux, se présentent des trous ronds ou ovalaires, de diamètre variable, occupés par un espace capillaire rempli de lymphe (Schwalbe). Jusqu'à présent, le revêtement endothélial de ces espaces lymphatique n'a pu être nettement démontré.

Les injections pratiquées dans le tronc nerveux même se répandent, non seulement dans les fentes capillaires qui entourent les faisceaux nerveux, mais encore dans un espace lymphatique formé par la couche interne de la gaine piale. Dans la lame criblée, le système de fentes qui traversent le nerf (système intrafasciculaire) et la fente sous-piale se ramassent, les fentes s'élargissent et l'injection, sur ce point, traverse aisément le nerf de part en part.

On se rend aisément compte, d'après ce qui précède, que le système lymphatique du nerf optique se compose, d'une part, d'un système de fentes compliqué, placé dans le nerf même, et, d'autre part, d'un certain nombre d'espaces communiquant entre eux, situés *en dehors* du nerf (espaces intravaginal et extravaginal). La lymphe charriée dans ces deux systèmes communique directement avec celle de la cavité crânienne. Il pénètre donc, dans cette cavité, non seulement la lymphe provenant du nerf optique même et de la rétine mais aussi, en partie, celle du corps vitré, de la choroïde et de la sclérotique (Schwalbe).

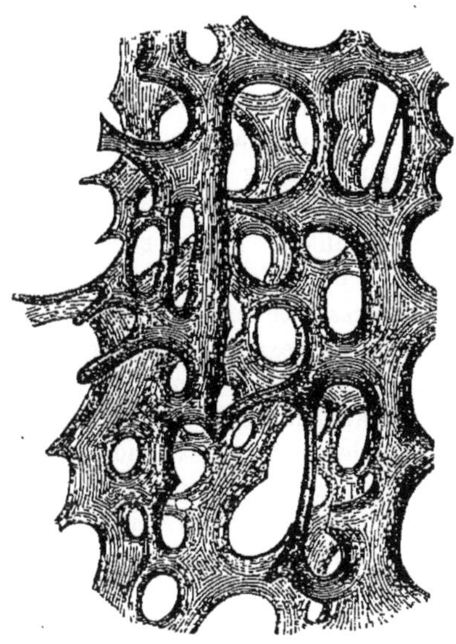

Fig. 380.

Une communication directe des espaces subdural et subarachnoïdien de la cavité crânienne, avec les espaces homonymes des gaines, est nettement établie.

ARTICLE PREMIER

ANÉMIE DU NERF OPTIQUE

Lorsque nous voyons se produire un état anémique, dans le système vasculaire central, nous devons logiquement le considérer comme se rapportant, non à la rétine proprement dite, qui, elle, continue à recevoir ses matériaux nutritifs du côté de la choroïde, mais bien à l'expansion intra-oculaire du nerf optique.

Avant d'entrer dans l'énumération des symptômes propres aux troubles circulatoires du nerf optique, nous devons résumer ici quelques particularités que révèle l'exploration ophthalmoscopique des vaisseaux centraux.

Dans des conditions physiologiques, une différence marquée existe entre la coloration du sang artériel et du sang veineux, celui-ci se montrant notablement plus foncé. Cette différence s'accuse surtout, lorsque l'individu examiné se trouve dans d'excellentes conditions hygiéniques, surtout au point de vue de l'aération, et qu'il présente un sang veineux pauvre en oxygène, renfermant beaucoup d'oxyhémoglobuline; mais, à mesure que les conditions nutritives baissent, que la désoxygénation du sang artériel languit, le sang veineux tend à garder la teinte claire du sang artériel. *L'assimilation de coloration* répond donc à la dénutrition de l'individu. Ces recherches, faites primitivement par Ed. de Jaeger, ont été reprises récemment par Giraud-Teulon.

La distribution des vaisseaux du système central, tout en étant loin d'être identique dans les divers yeux, ou même dans les deux yeux du même sujet, présente cependant un type assez uniforme. Les artères, placées, en général, plus superficiellement, ont ordinairement d'un quart à un tiers de moins d'épaisseur que les veines; elles présentent un parcours plus droit et tranchent davantage, par leur teinte jaune rougeâtre plus accusée; enfin, le reflet, qui part du milieu des artères, est plus éclatant que celui des veines, dont le contour est rouge foncé (de Jaeger). Ce qui peut sensiblement varier, même à l'état physiologique, c'est le *diamètre* des vaisseaux, et cette inconstance dans l'épaisseur, sous laquelle nous apparaissent les vaisseaux, chez les divers sujets, nous rend justement la constatation des hypérémies et des anémies difficile. Notons encore que la différence entre la proportion que montre, à l'état physiologique, le calibre des artères, comparativement à celui des veines, peut présenter aussi parfois des fluctuations très sensibles.

Quant au reflet qui se produit, à l'examen ophthalmoscopique, suivant l'axe des vaisseaux de la rétine, les parois vasculaires étant translucides, il semble établi que le siège de ce reflet est la surface antérieure de la colonne sanguine. Ce reflet montre des variations sensibles, suivant les sujets et les conditons physiologiques qu'ils peuvent présenter. Ce reflet paraît en général d'autant plus vif que les parties ambiantes (rétine et milieux) présentent un indice de réfraction plus uniforme et une transparence plus parfaite. Plus la colonne sanguine est foncée, plus le reflet lui-même prend une légère nuance de rouge, comme on l'observe d'ordinaire pour les veines. Le reflet acquiert d'autant plus de largeur que le vaisseau se trouve plus aplati. Au contraire, le vaisseau se trouve-t-il, par sa plus forte épaisseur, dirigé vers l'observateur, le reflet s'amincit, en même temps que les doubles contours latéraux s'élargissent (de Jaeger).

L'*anémie* de l'appareil intra-oculaire du nerf optique se caractérise par trois signes, qui sont: *a.* une diminution uniforme du diamètre de ses vaisseaux, s'étendant à tout leur parcours; *b.* une atténuation de leur coloris; et *c.* un amincissement de leur reflet.

a. La réduction paraît tout d'abord porter sur le diamètre transversal : le vaisseau, moins rempli, cède davantage à la pression intra-oculaire, il s'aplatit, devient plus rubané. Puis le diamètre, qui court parallèlement à la surface de la rétine, se réduit à son tour, et l'on constate une réduction plus ou moins accusée du calibre du vaisseau. A mesure que les vaisseaux s'amincissent, la proportion entre le diamètre des artères et celui des veines est conservée; il en est de même de la différence de coloris de ces deux ordres de vaisseaux.

b. L'atténuation du coloris dépend, ici, d'une réduction d'épaisseur de la colonne sanguine, charriée par le vaisseau. Elle peut être telle que, dans des degrés extrêmes d'anémie, on ait quelque peine à distinguer les artères du jaune rougeâtre du fond de l'œil.

c. A mesure que les vaisseaux s'aplatissent, leur reflet s'élargit un peu; mais, lorsque se produit la réduction de calibre dans le sens parallèle à la surface de la rétine, le reflet s'atténue progressivement. Du côté de la papille, on observe une pâleur plus ou moins marquée. Celle-ci résulte de l'exsanguinéité progressive qui s'établit dans les capillaires et qui, en faisant pâlir le tissu papillaire, le rend plus diaphane, de façon à faire intervenir davantage la teinte grisâtre ou gris bleuâtre de la lame criblée. C'est surtout par une exploration à un éclairage faible, et, en particulier, avec le miroir à trois plaques (fig. 381), que l'on se rend compte que la papille a pris une légère teinte bleutée, au lieu de sa coloration rose. On ne confondra pas, en général, un simple état d'anémie avec une atrophie débutante du nerf optique, par la raison que, dans le premier cas, la fonction est intacte et qu'il existe seulement, comme pour les centres nerveux, un manque d'énergie et une propension à un prompt épuisement.

Cette anémie des vaisseaux centraux s'observe surtout après des pertes sanguines

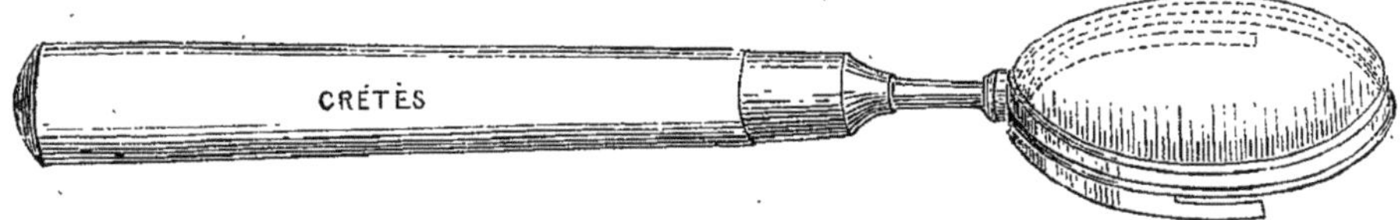

Fig. 381. — Ophthalmoscope Helmholtz-Wecker.

abondantes et répétées, ainsi que dans les maladies consomptives, la chlorose et les états qui entraînent l'hydrémie. Au contraire, après une hémorrhagie abondante, mais unique, ayant déterminé une anémie brusque, on ne doit pas s'attendre à rencontrer un changement notable du côté du fond de l'œil.

ARTICLE II

HYPÉRÉMIE ET CONGESTION DE LA PAPILLE ET DE L'EXPANSION INTRA-OCULAIRE DU NERF OPTIQUE. — STASE PAPILLAIRE

Une classification anatomique exigerait que l'on séparât, des états morbides de la rétine, les affections de l'appareil conducteur intra-oculaire du nerf optique ; car il s'agit, ici, de deux zones circulatoires bien distinctes, les maladies de la rétine même se trouvant sous la dépendance du système vasculaire choroïdien, tandis que les affections de l'expansion intra-oculaire du nerf optique se rattachent au système vasculaire central. Une partie de ce que nous avons dit, à propos de l'hypérémie rétinienne, devrait donc trouver sa place ici.

Ce serait avec profit que l'on désignerait d'un nom spécial l'hypérémie de toute l'expansion intra-oculaire du nerf optique, afin de ne pas la confondre avec la congestion isolée de la papille, différenciant ainsi une hypérémie générale, par stase, d'une hypérémie papillaire (comme de Jaeger l'a fait, en distinguant une *Stauungshyperaemie* d'une *Stauungspapille*). Avec l'expression allemande et le terme anglais (*choked disc*), on a de préférence en vue des troubles circulatoires délimités à la papille, ou encore l'étranglement par l'anneau sclérotical, états dans lesquels l'œdème papillaire est, en général, remarqué comme précurseur des altérations inflammatoires consécutives, tandis que nous rattachons ici, de préférence, l'hypérémie et la congestion de la papille, ainsi que de l'expansion intra-oculaire du nerf, à des changements circulatoires généralisés.

Cette dernière forme d'hypérémie s'observe dans des cas de pleurésie étendue, de pneumonie, d'emphysème généralisé ; mais on peut aisément l'étudier après un violent accès de toux, qui détermine à un degré variable, mais non très accentué, la dilatation des veines du système central, avec assombrissement de leur coloris, dilatation qui s'étend, lorsqu'elle est assez accusée, aux artères mêmes. Dans les cas les plus prononcés, on observe une pulsation artérielle. Quant à la papille elle-même, elle n'éprouve guère d'altération de couleur et de niveau. L'hypérémie de la totalité du système central vasculaire n'entraîne aucun trouble fonctionnel. Ajoutons qu'une hypérémie analogue s'observe encore, lorsque la stase est de cause intra-oculaire (glaucome) ou intracrânienne (augmentation de pression).

Il est important de bien différencier cette hypérémie généralisée de celle qui précède habituellement la papillite et qui repose, ordinairement, sur des changements morbides de la cavité crânienne ou orbitaire, donnant lieu à ce qui a été décrit sous le nom de *stase papillaire* (*choked disc*). Tout d'abord, pour la stase papillaire, il n'arrive presque jamais que la dilatation veineuse s'étende uniformément sur toutes les veines du système central ; cette dilatation peut même, parfois, se borner à un secteur de la papille. Contrairement à ce que l'on voit dans l'hypérémie généralisée, les veines ne plongent pas dans la papille avec la dilatation qu'elles ont présentée pendant leur parcours dans l'œil ; à mesure qu'elles s'approchent de la lame criblée, les veines reprennent leur diamètre normal. C'est sur le sommet de la papille gonflée que la veine se montre surtout élargie, tandis qu'elle paraît à la fois s'amincir en s'enfonçant dans la papille et en se propageant sur la rétine. Mais le signe différentiel le plus marquant est le gonflement, le soulèvement de la papille. De Jaeger insiste, avec raison, sur ce que cette stase papillaire ne s'explique pas aisément par une compression, un étranglement de la papille, théorie que l'on tend d'ailleurs de plus en plus à abandonner.

Si la stase papillaire est souvent un symptôme précurseur de la papillite, il peut se présenter des cas où cette stase, concordant avec des altérations morbides intra-crâniennes ou intra-orbitaires, persiste, sans provoquer le moindre trouble fonctionnel, pendant toute la durée de l'affection, dont elle est une manifestation, et sans que l'on puisse jamais saisir un signe autorisant à employer le nom de papillite, l'affection restant toujours *à l'état d'irritation avec stase papillaire*. Or, il faut reconnaître que, la médecine générale n'ayant pas réussi à tracer une délimitation exacte entre l'irritation et l'inflammation, on ne saurait demander à l'examen ophthalmoscopique de distinguer, avec sûreté, la stase papillaire de la papillite.

Ce que le praticien doit savoir, c'est que la stase papillaire peut rester stationnaire pendant longtemps et se dissiper sans aboutir à la papillite, mais qu'à part quelques cas exceptionnels de stase par compression directe (orbitaire), il s'agit ici bien moins d'une difficulté mécanique apportée à la circulation que d'une irritation qui, lorsqu'elle aboutit à l'inflammation, est le plus souvent de nature infectieuse. En admettant l'infection comme cause de l'inflammation, on ne s'étonnera plus de rencontrer des papillo-rétinites identiques, dans un cas de tumeur de la cavité crânienne et à la suite d'une affection rénale. On ne trouvera donc pas déplacé que nous reproduisions les lésions vasculaires de ce qu'on désigne sous le nom de rétinite brightique, lorsque nous aurons à traiter des altérations de la papillo-rétinite.

ARTICLE III

INFLAMMATION DU NERF OPTIQUE ET RAPPORTS ENTRE LA NÉVRITE OPTIQUE ET LES AFFECTIONS INTRACRANIENNES

Suivant les divers systèmes circulatoires que présente le nerf optique, on peut distinguer différentes régions, comme pouvant devenir le siège particulier d'inflammations. Toutefois, on confond l'inflammation de la portion du nerf, située entre le chiasma et la pénétration des vaisseaux centraux, sous le nom de *névrite rétro-bul-*

baire, au lieu de la subdiviser en intracrânienne, intracanaliculaire et intra-orbitaire. A partir du moment où le nerf reçoit son système circulatoire central, jusqu'à ce qu'on arrive à une partie accessible à l'inspection, on a établi une subdivision entre les inflammations qui restent circonscrites à la papille (qui a encore, en partie, une circulation analogue à celle de la portion intra-orbitaire du nerf, que le cercle de Haller lui fournit), et celles qui gagnent l'œil même, en se répandant sur l'expansion intra-oculaire du nerf optique. On parle, dans le premier cas, de *papillite* (Leber), dans le second, de *papillo-rétinite*. Cette dernière expression est bien moins heureuse, attendu que l'extension de l'inflammation, vers l'épanouissement des fibres nerveuses dans l'œil, n'implique nullement sa propagation dans les couches de la rétine proprement dite; aussi le terme de *névro-papillite* sera-t-il, avec avantage, substitué à celui de papillo-rétinite et à la désignation de névro-rétinite, autrefois en usage.

La dénomination de *névrite optique* a été réservée pour les cas où l'on admet la généralisation de l'inflammation dans tout le tronc nerveux, et, encore de préférence, lorsqu'une ischémie du nerf, une atrophie consécutive laissent supposer qu'une névrite a été la cause de ces altérations terminales. Pour certaines de ces formes, on rencontre encore, au début, quelques signes ophthalmoscopiques qu'on peut rapporter à une névrite rétrobulbaire, tandis que, pour d'autres, tout signe visible dans l'œil fait primitivement défaut, l'affection ayant été tout d'abord rangée, faute de mieux, dans le groupe des amblyopies.

Lorsqu'on eut reconnu que certaines affections intracrâniennes étaient accompagnées de phénomènes ophthalmoscopiques des plus marqués du côté de la papille, de nombreuses théories furent mises en avant pour expliquer cette corrélation. Les premières observations (relatives à la présence d'une tumeur cérébrale) furent recueillies par Türk et, plus tard, par de Graefe, qui, reprenant la théorie admise par son devancier, attribuait la *stase papillaire*, la *névro-rétinite*, à une compression du sinus caverneux. La stase veineuse de la papille n'avait pas besoin de résulter d'une compression exercée directement sur le sinus et entravant le retour du sang veineux dans la cavité crânienne, mais toute réduction de l'espace intracrânien devait forcément peser sur le sinus caverneux, amener une stase dans les veines et, par suite, une inflammation du nerf optique, au moment de son passage à travers l'anneau sclérotical. C'est l'étranglement par cet anneau qui, en jouant le rôle d'un multiplicateur, était la cause principale qui transformait la stase en inflammation. De Graefe, cependant, n'excluait nullement la possibilité de la propagation d'une inflammation des enveloppes du cerveau vers l'œil et la papille du nerf optique. Cette névrite descendante était soigneusement différenciée d'une névrite oculaire qui, elle, de son côté, pouvait devenir ascendante, remonter de la papille vers la cavité crânienne.

Une grave atteinte à la théorie de de Graefe fut portée par *Sesemann*, qui établit que la stase papillaire ne pouvait pas s'expliquer par une stase veineuse, résultant d'une difficulté dans le retour du sang de la veine centrale de la rétine vers le sinus, attendu que celui-ci se trouvait, par la veine ophthalmique supérieure, en si large communication avec la veine faciale antérieure, qu'une compression, même directe, du sinus, ne devrait pas entraîner une stase papillaire.

Les données anatomiques des rapports des voies lymphatiques, que *Schwalbe* avait établies, entre la cavité crânienne et l'œil, ouvrirent une nouvelle voie pour expliquer le fait indéniable, découvert par *de Graefe*, que l'anneau sclérotical pouvait répercuter des processus morbides intra crâniens, sans névrite descendante.

Car l'intervention si vague de l'irritation des nerfs vaso-moteurs, que M. *Benedict* invoquait, de façon à réduire la névro-rétinite à une *névrose vaso-motrice*, était peu apte à élucider les problèmes obscurs de la pathologie cérébrale. M. *H. Schmidt* indiquait, presque immédiatement après les recherches de *Schwalbe*, que le liquide cérébro-spinal pouvait, à la suite d'une exagération de pression dans la cavité crânienne, être chassé dans l'espace intravaginal, distendre la gaine et entraîner, non seulement une stase papillaire, mais aussi une névrite par stase. M. *Kuhnt* admettait même que la propulsion de la lymphe ne s'arrêtait pas près de l'anneau sclérotical et qu'il existait une communication directe de l'espace intervaginal et de la lame criblée, ce que des anatomistes des plus compétents (*Leber* entre autres) nient.

L'idée de M. H. Schmidt jouissait d'autant plus de la faveur qu'une véritable hydropisie des gaines avait déjà été antérieurement maintes fois observée. Cette distension des gaines se retrouve, de préférence, dans les états morbides du cerveau et de la cavité crânienne qui, en laissant intact le passage entre les gaines et la cavité du crâne, se compliquent d'hydrocéphalie. Pour M. *Parinaud*, l'œdème du nerf doit être envisagé comme identique à celui du cerveau, l'hydrocéphalie n'entraînant la névrite optique que par suite de l'œdème central.

Mais en analysant les faits, de graves contradictions venaient battre en brèche la théorie de Schmidt, car, non seulement on rencontrait aussi avec la névrite descendante une hydropisie des gaines, pouvant, il est vrai, être attribuée à la concordance d'une exagération de pression intra crânienne avec l'affection, cause de la névrite descendante; mais, d'un autre côté, on observait des hydropisies des gaines avec dilatation en ampoule, où toute papillite faisait défaut, de même qu'il se présentait des cas de papillite sans hydropisie vaginale marquée. D'ailleurs, ne tombait-on pas ici dans la même difficulté que suggérait aussi la théorie de de Graefe? Comment admettre que l'inflammation, la papillite, soit la conséquence de troubles circulatoires, ou d'une simple imbibition, ou d'une compression des fibres nerveuses? De pareils états expliqueraient la production d'un œdème, mais non l'existence de signes manifestement inflammatoires.

En réalité, de nombreuses expériences entreprises sur les animaux, par MM. *Litten* et *de Schulten*, dans le but, soit de porter entrave à la circulation artérielle et veineuse, soit de réduire la capacité crânienne et d'obtenir la projection du liquide cérébro-spinal dans les gaines, n'ont jamais permis de constater des symptômes d'inflammation, bien que, dans les expériences de M. Litten, la stase papillaire ait été poussée jusqu'à la production d'hémorrhagies. Par des injections d'agar-agar, pratiquées bien aseptiquement dans les gaines mêmes du nerf optique, chez des lapins, M. *Deutschmann* a pu démontrer qu'une véritable stase papillaire n'est même obtenue que si l'injection est poussée au point de déterminer, tout d'abord, une ischémie absolue de la papille, la distension des gaines étant alors telle qu'on ne l'observe pas chez l'homme. Quant à des signes de névrite, on n'en trouve pas de traces. Les expériences de M. Deutschmann, pratiquées du côté de la cavité crânienne, lui ont, en outre, montré que, bien que l'agar-agar se répandît jusque dans les gaines des nerfs optiques en quantité suffisante pour distendre ces gaines sous forme d'ampoule, il se produisait à peine, au moment de l'injection, un léger élargissement des veines avec rétrécissement des artères, se dissipant promptement. A l'autopsie, les papilles étaient absolument normales.

En résumé, l'exagération de la pression cérébrale et la distension des espaces intervaginaux, comme on les rencontre chez l'homme, ne suffisent même pas à provoquer les phénomènes de la stase papillaire, encore moins à donner l'explication d'une papillite.

Leber est le premier qui ait songé à attribuer, à l'hydropisie des gaines du nerf optique, un autre rôle que celui d'un simple agent mécanique. Ce sont, suivant lui, les produits de la méningite et les matériaux d'échange des néoplasies intra crâniennes qui, par leurs qualités irritantes, donnent lieu, en arrivant avec le liquide cérébro-spinal à l'extrémité de l'espace intravaginal, à l'évolution de l'inflammation du nerf optique. La démonstration expérimentale de ce fait, d'une importance capitale, a été nettement établie par M. *Deutschmann*, qui répéta les expériences relatées plus haut, en injectant des substances infectantes et qui obtint constamment alors le développement d'une papillite. Ainsi l'injection, dans la gaine du nerf optique, chez le lapin, d'une petite quantité d'une solution de chlorure de sodium contenant des traces de staphylococci, amena promptement la stase et le gonflement papillaires, propres à la papillite. Une pareille injection, pratiquée du côté du crâne, provoquant trop rapidement la mort, pour que l'affection oculaire puisse se développer, M. Deutschmann eut recours à l'injection, dans l'espace subdural du crâne, de quelques gouttes de pus tuberculeux. Il vit ainsi, après plusieurs semaines, évoluer la papillite. Celle-ci résulte de ce que les germes infectants, à mesure que l'infection tuberculeuse se développe, sont transportés avec le liquide cérébro-spinal, de la cavité crânienne, dans les espaces vaginaux, à l'extrémité bulbaire desquels ils s'arrêtent et se fixent, pour produire dans ce point leurs effets infectieux.

ARTICLE IV

ANATOMIE PATHOLOGIQUE DE LA NÉVRITE OPTIQUE

Nous devons maintenant exposer, au point de vue anatomo-pathologique, les diverses altérations que l'on rencontre dans l'inflammation du nerf optique. Ici, nous aurons tout d'abord à étudier : 1° l'*hydropisie des gaines;* 2° l'inflammation qui part de la gaine interne et se présente sous la forme d'une *périnévrite;* 3° la *névrite du tronc et ses altérations dégénératives;* enfin 4° l'*œdème* et 5° les *altérations morbides de la partie intra-oculaire du nerf optique.*

1° *Hydropisie des gaines.*

La présence d'une distension hydropique du nerf, que le liquide résulte d'une accumulation de lymphe ou de produits dus à l'inflammation du nerf lui-même, est

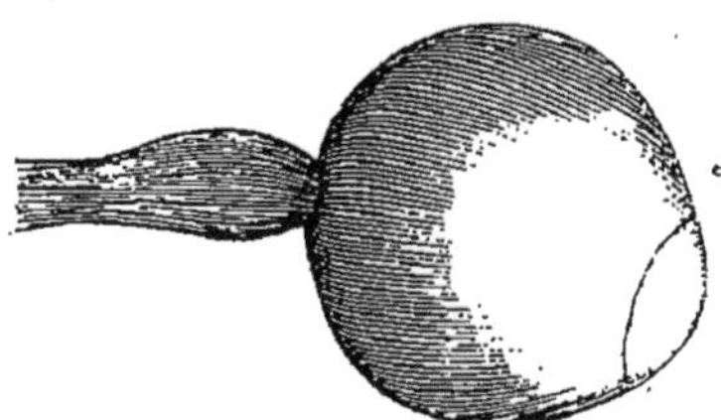

FIG. 382.— Cette figure représente l'œil dont la coupe de la papille se trouve reproduite, d'après Haase, figure 383.

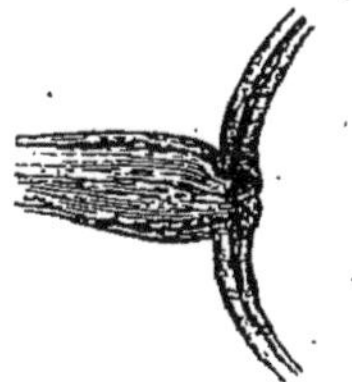

FIG. 383. — La papille est fortement gonflée et le nerf lui-même distendu, près de son point d'implantation.

constatable dans nombre de cas; elle se révèle par une distension des gaines qui se développent en ampoule fusiforme (fig. 382 et 383). La distention peut faire doubler et tripler l'épaisseur du nerf, qui se montre alors, près de son point d'implantation, fortement resserré. Dans ces hauts degrés de distension, la gaine externe peut devenir transparente et prendre un aspect cystoïde. D'autres fois, cette distension n'est pas portée à un si haut degré; la gaine externe flotte, en quelque sorte, sur le tissu et paraît plus soulevée à la partie supérieure qu'à l'inférieure (voy. fig. 384). Dans ce cas, on peut voir, avec le développement de la névrite, le

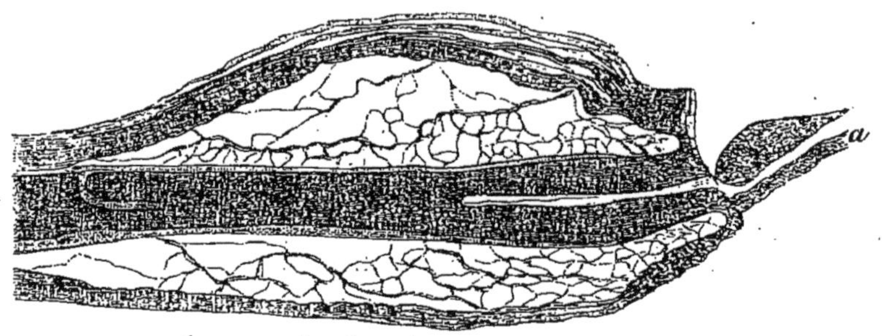

Fig. 384. — La dilatation de l'espace intervaginal ne se laisse guère poursuivre en arrière. Les faisceaux arachnoïdiens sont, en partie, recouverts d'endothélium, les plus volumineux infiltrés par de petites cellules. La gaine connective de l'artère centrale est épaissie, son entrée s'effectue à angle droit sur la coupe du nerf; la rétine se trouve partout décollée; il s'est formé un cône (*a*) qui présente à sa partie supérieure une notable infiltration. (Dessin de Wedl et Bock.)

caractère de l'état œdémateux s'effacer et le liquide perdre la limpidité, que l'on observe lorsqu'il y a forte distension, pour devenir louche et consistant; les faisceaux de l'arachnoïde s'épaississent alors et se présentent infiltrés de petites cellules, ce qui dénote leur état inflammatoire (fig. 384).

2° *Périnévrite*.

Cet épaississement inflammatoire du tissu trabéculaire arachnoïdien, résultant de l'infiltration cellulaire de ses trabécules et de la prolifération de sa couche endothéliale, altérations qui se développent surtout à la surface de la gaine piale pour marcher vers la gaine durale, cette dernière restant plus ou moins intacte, caractérise la périnévrite. Celle-ci aboutit ainsi à une oblitération partielle ou totale de la gaine arachnoïdale, conséquemment à une soudure des gaines et à une suppression plus ou moins complète de l'espace intervaginal. Avec cette oblitération, marche conjointement une rétraction pouvant porter atteinte à la nutrition du tronc nerveux, soit par un certain degré de compression, soit, plutôt, par l'oblitération des vaisseaux vaginaux. Lorsqu'on trouve la totalité du nerf optique transformée, près de l'anneau scléroticaI, en un cordon de tissu cellulaire, où la gaine durale épaissie se confond avec le nerf dégénéré, on peut en conclure qu'il ne s'agissait pas d'une simple périnévrite, mais qu'il s'y est adjoint une névrite interstitielle et qu'une violente papillite ou neuro-papillite a précédé cette dégénérescence atrophique. La simple périnévrite, au contraire, ne doit nous donner que les faibles altérations ophthalmoscopiques que nous aurons à décrire, dans le chapitre sur la névrite rétrobulbaire.

3° *Névrite du tronc et ses altérations dégénératives.*

Lorsque le tissu trabéculaire du nerf optique devient le siège d'une infiltration cellulaire, s'hypertrophie, pour acquérir parfois le double et plus de son épaisseur ordinaire, on comprend aisément que les délicates fibres nerveuses résisteront d'autant moins à la compression, exercée sur elles, que la gaine piale ne permet guère un de grénotable d'extension, pour annuler la pression produite sur les éléments nerveux. L'infiltration, qui provoque le gonflement du tissu interstitiel du nerf optique (fig. 385), peut être précédée d'un état hypérémique notable, avec apoplexies capillaires.

A mesure que l'hyperplasie interstitielle s'accroît, elle peut aboutir à deux états différents. Dans un certain nombre de cas, nous voyons le tissu interstitiel se scléroser, revenir sur lui-même, et détruire ce qui a échappé de tissu nerveux à la compression, par ce retrait en quelque sorte cicatriciel, et cela, sans que les fibres nerveuses elles-mêmes présentent aucune altération propre. Un autre mode d'évolution de la névrite interstitielle est celui où la pullulation et l'infiltration n'ont guère donné lieu à un épaississement notable des trabécules, mais où l'inflammation s'est propagée lentement dans les faisceaux nerveux mêmes et a déterminé une sorte de dégénérescence grise, avec amincissement de la fibre nerveuse, qui devient diaphane et d'aspect gélatineux, par suite de la disparition de la moelle même de la fibre.

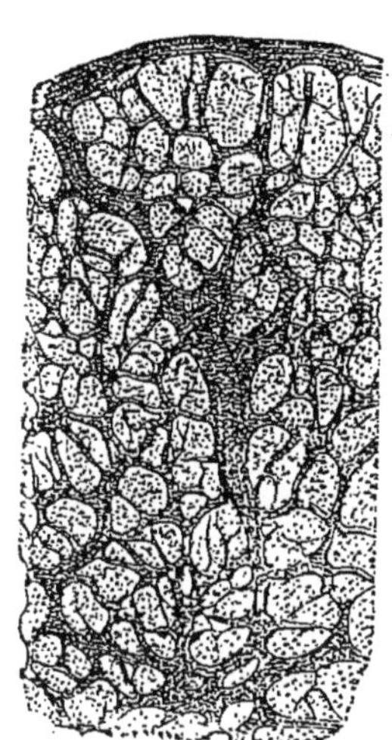

FIG. 385. — Portion d'une coupe transversale du nerf optique. Le tissu interstitiel est fortement épaissi et rempli de corpuscules lymphoïdes, indiqués, à cause du faible grossissement, seulement par des points. (d'après Leber.)

La forme de névrite interstitielle, qui aboutit à l'atrophie, et non à la dégénérescence grise des fibres nerveuses, est généralement une maladie s'adjoignant à la périnévrite et qui n'éclate spontanément et isolément, dans le trajet du nerf, que dans les variétés de névrite rétrobulbaire. Les points de transmission sont : l'anneau scléral, où, comme nous l'avons vu dans le précédent article, peuvent s'accumuler des éléments infectieux projetés par le courant cérébro-spinal; le voisinage du chiasma, où les inflammations infectieuses des enveloppes du cerveau peuvent se propager sur la trame connective du tronc du nerf optique; enfin, le trajet à travers le canal optique, siège de prédilection des névrites rétrobulbaires.

Les *altérations dégénératives* du nerf optique (nous ne parlons pas ici de la dégénérescence grise) sont le plus souvent la suite d'une périnévrite ou névrite interstitielle. Néanmoins, on rencontre aussi une atrophie du nerf, avec dissolution des fibres et apparition de nombreuses cellules remplies de gouttelettes graisseuses, où le point de départ reste obscur. Cette dégénérescence peut parfois être rapportée à une névrite médullaire, transmise par la névrite interstitielle, ou résultant d'une interruption de conduction. Une dégénérescence colloïde du nerf optique a quelquefois été rencontrée à la suite d'irritations chroniques. Quant à la dégénérescence calcaire du nerf optique, elle ne s'observe que dans des cas d'altérations atrophiques qui datent de fort longtemps. Elle peut être telle qu'elle oppose une notable résistance aux ciseaux, lorsqu'on pratique l'énucléation.

4° *Œdème du nerf optique.*

On a voulu rattacher l'imbibition séreuse du tissu du nerf, qu'on observe principalement à son entrée dans le globe oculaire, à l'hyperplasie de son tissu et nier la présence de notables états œdémateux (Pagenstecher). Pour d'autres auteurs, la présence d'une simple imbibition œdémateuse est nettement établie. Néanmoins, il faut reconnaître qu'il est difficile de tracer une limite entre l'œdème, l'inflammation et la dégénérescence hypertrophiante.

L'état œdémateux se produit moins dans la partie du nerf retenue dans la gaine piale, mais s'effectue surtout dans la portion qui jaillit de l'anneau sclérotical, vers l'intérieur de l'œil. Comme l'œdème se rencontre, le plus souvent, avec une hydropisie des gaines, suite de tumeurs cérébrales et de méningites, l'idée de Kuhnt, d'après laquelle cette hydropisie gagnerait la lame criblée et la papille, serait fort séduisante, si toutefois pareille communication des voies lymphatiques était établie. L'assimilation complète de l'œdème papillaire avec l'hydrocéphalie (*Parinaud*) ne peut aussi être admise qu'à la condition qu'on démontre la continuation des voies lymphatiques du crâne avec la lame criblée et la papille même.

5° *Altérations morbides de la partie intra-oculaire du nerf optique.*

A l'œdème, s'adjoignent, pour produire la *papillite*, une hypertrophie des fibres à simple contour, l'hypérémie veineuse, des altérations vasculaires et une infiltration de tout le tissu papillaire, par des cellules lymphoïdes, avec prolifération du tissu connectif.

Dès le début de la papillite, on observe une striation radiée et fibrillaire plus accentuée, qui est essentiellement due à l'accentuation des fibres nerveuses œdématiées et hypertrophiées. Cette altération peut déjà occasionner un soulèvement assez marqué, et, pour permettre ce soulèvement au-devant de la rétine, les fibres radiées de support doivent s'allonger sensiblement et les vaisseaux se distendre et s'incurver. A cette époque, seule la membrane adventice des vaisseaux se présente, ainsi que le proche voisinage, un peu plus infiltrée de cellules lymphoïdes. La principale altération porte sur les fibres nerveuses, qui, se laissant infiniment mieux isoler qu'à l'état normal, sont, en général, épaissies ou présentent des renflements partiels, qui leur donnent l'aspect d'une succession de ganglions ou de cellules fusiformes juxtaposées; parfois, les fibres à simple contour se montrent en véritables chapelets. Tandis que le simple gonflement de la fibre pouvait encore se rapporter à un état œdémateux, cette dilatation gangliforme correspond à une véritable hypertrophie. Du reste, l'aspect homogène, qu'avait la fibre simplement œdématiée, change, les fibres prennent un reflet mat et jaunâtre et se trouvent, finalement, remplies de nombreux grains ou d'éléments d'aspect nucléolaire, à reflet luisant et graisseux. Ces hypertrophies gangliformes des fibres sont identiques à celles décrites pour la rétinite néphrétique.

Le gonflement de la papillite peut aussi résulter, à son début, de l'œdème et de l'hypertrophie du tissu connectif (Iwanoff). En tous cas, l'apparition du mal concorde constamment avec le développement d'un nombre excessif de fins vaisseaux et de capillaires, ce qui, sans autre preuve que cette apparence inusitée de fins vaisseaux, fait admettre la néoformation de capillaires (*H. Pagenstecher*). Avec cette extrême vascularisation et l'hypérémie veineuse, se rencontrent très fréquemment, dans la papille gonflée, des hémorrhagies, qu'on peut rapporter à la diapédèse ou à de véritables ruptures de fins vaisseaux. Outre des foyers récents, rangés le long des vaisseaux ou accumulés en plaques, on retrouve des résidus d'anciennes apoplexies capillaires, sous forme de cellules pigmentaires ou de grumeaux de pigment.

Une attention particulière doit être portée, ici, sur la façon dont se comportent les vaisseaux. Ceux-ci étant entourés de gaines adventicielles, de la même structure

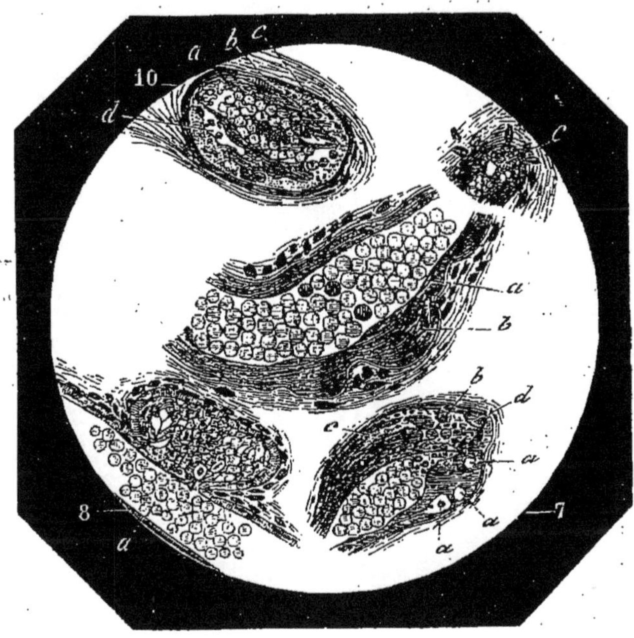

FIG. 386. — Altérations des artères rétiniennes de moyen calibre. (Hartnack. Syst. 7. Ocul. 3.)

Dessin 7 : *aaa*, masses en plaques d'un certain volume, situées dans les couches externes des vaisseaux; *b*, masses semblables dans les couches moyennes; *c*, décomposition grumeleuse de la paroi vasculaire ; *d*, masses homogènes et finement granulées dans le tissu périvasculaire. — *Dessin* 8, formation de divers diverticules près de *a*, dans une plus petite artère rétinienne. — *Dessin* 10, décomposition plus avancée de la paroi vasculaire : *a*, leucocytes désagrégés formant granules ; *b*, fort amincissement du tuyau vasculaire vers son ouverture; *c*, *d*, désagrégation en plaques et masse grumuleuse de la paroi vasculaire. — *Dessin non numéroté du milieu*, gonflement par imbibition de la paroi vasculaire : *a*, tuyau endothélial; *b*, soulèvement en bosse de la paroi vasculaire; *c*, désagrégation en fines molécules des parties de la paroi dirigées vers l'ouverture du vaisseau.

que celles du cerveau et de la moelle, et d'un espace lymphatique périvasculaire, placé entre la paroi du vaisseau et cette gaine adventicielle, on conçoit que l'action d'une lymphe infectée s'exercera tout de suite sur les vaisseaux et en fera des propagateurs de l'infection dans l'œil, le long de la rétine. Cependant les histologistes, qui ont étudié les troubles morbides de la papillite et papillo-neurite, ne se sont pas spécialement arrêtés sur les altérations vasculaires, mais comme ces altérations sont analogues à celles qu'on rencontre dans les cas de papillo-rétinite néphrétique, nous en donnerons la description, d'après les plus récentes recherches, faites par notre estimé confrère le duc Charles, chez un enfant de douze ans, qui, atteint d'une affection des reins, présenta, cinq mois avant de succomber, une neuro-papillite double. Les altérations survenues du côté des vaisseaux étaient les suivantes :

Une coupe, prise sur un vaisseau voisin de la surface de la papille, ne permet qu'à peine de reconnaître l'endothélium (7, fig. 386), attendu qu'ici pénètre, dans l'ouverture du vaisseau, une masse finement granulée, qui se désagrège vers les couches vasculaires externes en une substance poussiéreuse. Des cavités, remplies d'une masse finement ponctuée et incolore (7, *aaa*), sont imbriquées dans la paroi vasculaire. D'autres petites plaques offrent une légère teinte gris bleuâtre (7, *b*) et sont

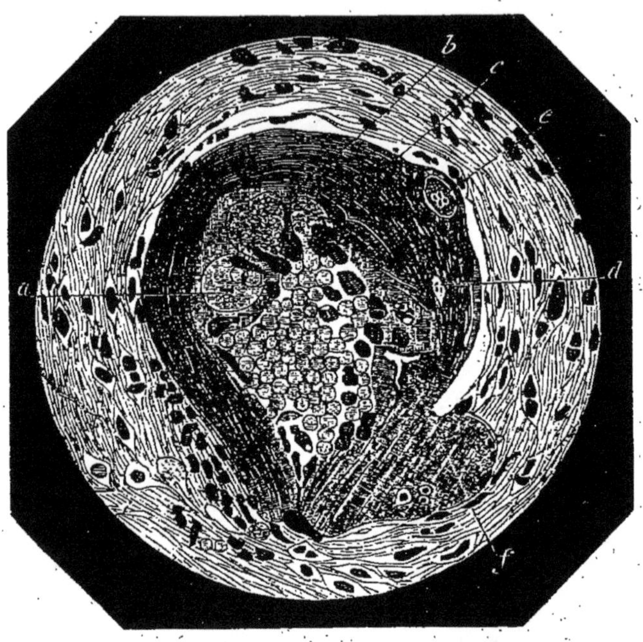

Fig. 387. — Altérations dégénératives dans une artère rétinienne de premier ordre : (Hartnack. Immersion VIII. Ocul. 0.)

a, cavité située entre l'intima et le tuyau endothélial repoussé, cavité remplie d'un coagulum finement granulé ; *b*, filets réunissant l'intima et l'endothélium ; *c* et *f*, formation de fissures dans les couches interne du vaisseau ; *d* et *e*, imbrications finement granulées entre les couches moyenne et externe du vaisseau.

entourées de détritus. Certaines agrégations finement granuleuses (7, *c*), en s'insinuant dans les parois devenues homogènes, les feuillent en lamelles. La zone adossée au vaisseau présente elle-même un espace creux (7, *d*), rempli d'un fin coagulum.

Les altérations se trouvent encore plus prononcées dans une coupe vasculaire représentée en 10 de la figure 386. La paroi, en certains endroits, est amincie au point de ne se trouver délimitée que par un mince liséré. L'aspect homogène de la paroi ressort aussi d'une manière caractéristique ; pourtant on observe que ce ne sont que les couches, qui contournent directement l'ouverture du vaisseau, qui offrent cet aspect homogène uniforme.

Sur la même figure 386, dessin 8, on voit, dans le proche voisinage du vaisseau représenté, un espace creux qui, à première vue, semble un anévrysme en diverticule, mais il est possible que les couches les plus internes du vaisseau aient résisté au processus dégénératif.

La figure 387 montre une artère de premier ordre, dont les parois sont tranformées en une masse gris bleuâtre finement fibrillaire, qui, en certains endroits, offre déjà les débuts d'une désagrégation moléculaire, et cela, particulièrement dans les couches externes et, à un moindre degré, aussi dans les couches moyennes. Sur cette préparation, on observe encore que, sur une certaine étendue, le tuyau endothélial n'est plus adossé à l'intima, mais qu'il proémine du côté de l'ouverture du vaisseau et

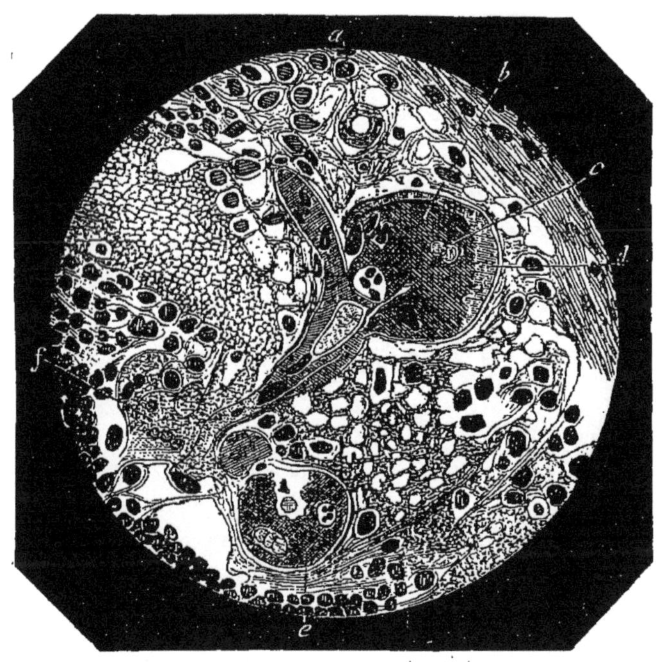

FIG. 388. — Dégénérescence très avancée des vaisseaux de moindre calibre. Préparation provenant de la zone péripapillaire. (Hartnack. Immers. VII. Ocul. O.)

a, petite artériole uniformément rendue homogène; *b d*, vaisseau fortement gonflé, devenu homogène et paraissant complètement oblitéré; *c*, corpuscules sanguins intacts; *e*, semblable altération d'une artériole de moindre calibre encore; *f*, masse de remplissage finement granulée, placée dans le système de lacunes, et entremêlée de corpuscules sanguins.

qu'il est réuni à l'intima par trois rainures homogènes, convergentes les unes vers les autres, et qui jaillissent par une large base de la paroi du vaisseau.

La figure 388 représente les altérations des petites artérioles et des capillaires. La coupe a heureusement atteint deux vaisseaux très fortement altérés. On n'aperçoit plus, sur l'un, que des traces d'une paroi vasculaire, et l'ouverture du vaisseau ne subsiste guère plus d'une manière régulière. On y voit une masse homogène, dans laquelle sont imbriqués plusieurs corpuscules rouges du sang. Nombre de capillaires se trouvent ainsi oblitérés. Des changements anatomiques importants ne s'observaient pas du côté des vaisseaux veineux, sauf une dilatation assez notable de leur ouverture et un faible effacement de la netteté du contour des parois, avec infiltration de noyaux peu prononcée vers les gaines périvasculaires.

Quoique nous n'ayons pas à traiter ici des altérations de la choroïde, nous reproduirons néanmoins les recherches si instructives de notre confrère, pour ce qui concerne les vaisseaux choroïdiens : d'une part, on ne comprendra que mieux les altérations analogues qui se produisent dans les vaisseaux rétiniens et, d'autre part, on notera que l'on rencontre presque toujours ces altérations simultanément avec celles de la neuro papillite, ou papillo-rétinite.

Les altérations vasculaires de la choroïde sont particulièrement développées ; elles affectent aussi, tout d'abord, le caractère de l'artérite oblitérante. On rencontre des

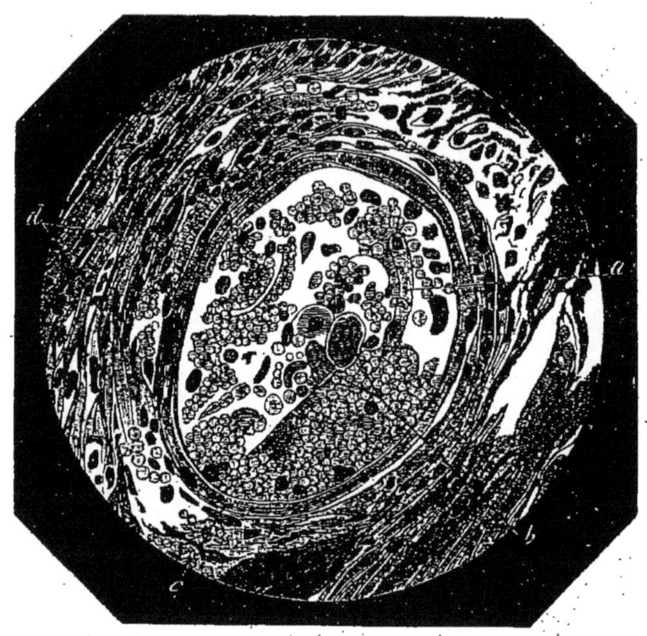

FIG. 389. — Altérations d'un vaisseau choroïdien. (Hartnack. Immers. VII. Ocul. O.)

a et *b*, masse hyaline, moulée sur l'ouverture du vaisseau ; *c*, paroi vasculaire ; *d*, ramollissement fibrillaire et gonflement des couches adventicielles.

coupes transversales de grands vaisseaux (artériels) qui ne présentent plus trace d'ouverture, d'autres fois celle-ci est fort réduite. L'image peut d'ailleurs présenter des variations notables. Ainsi, la figure 389 montre des produits d'un aspect uniforme, teintés faiblement de gris bleu, et imbriqués, par îlots dans le moulage de l'ouverture vasculaire, contenant des corpuscules sanguins. On note, en outre, la disparition complète du revêtement endothélial et la transformation de la coupe du vaisseau en un tuyau uniforme. Il ressort encore de cette figure qu'une hémorrhagie a eu lieu dans la paroi même du vaisseau. Le tissu périvasculaire montre aussi des accumulations de corpuscules rouges. Les phases régressives de l'homogénisation des vaisseaux choroïdiens se laissent tout aussi nettement poursuivre que les altérations analogues des vaisseaux rétiniens, et la désagrégation moléculaire en représente une étape ultérieure. C'est ainsi que l'on peut voir des transitions multiples de grandes plaques homogènes de la paroi en plaques plus petites et, de même, une désagrégation de ces dernières en conglomérats fins et uniformément moléculaires.

Les vaisseaux choroïdiens d'un calibre moyen peuvent aussi offrir des images microscopiques variées. Sur la figure 390, on peut voir l'intima des vaisseaux parfaitement conservée. Le dessin 1 montre, en outre, le détachement du tuyau endothélial et l'infiltration de la paroi musculaire. Le dessin 2 indique la participation prépondérante des couches musculaires du vaisseau, dans lesquelles un anévrysme disséquant s'est développé. D'autres fois, il semble que les couches internes du tuyau vasculaire soient plus particulièrement atteintes, comme sur le dessin 3 ; mais, en réalité, ici, les masses homogènes, infiltrées de noyaux, étaient situées sous la

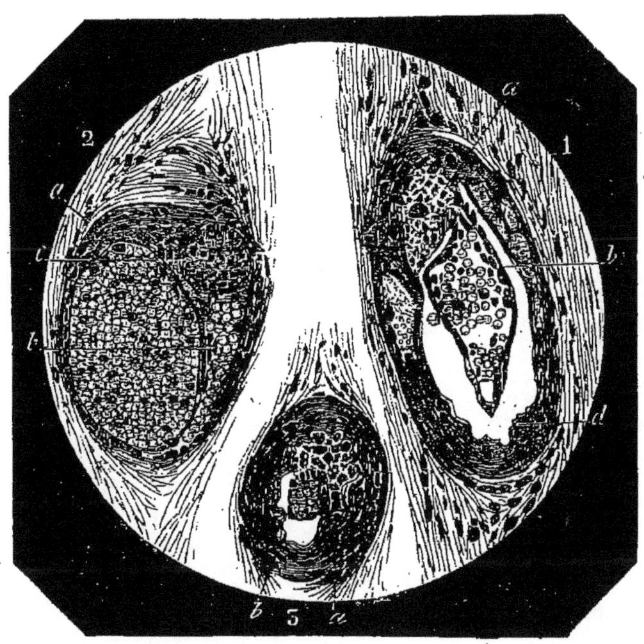

FIG. 390. — Altérations vasculaires de la choroïde. (Seibert. Syst. V. Ocul. II.)

Dessin 1 : *a*, formation de plaques dans la musculaire; *b*, dégénération mésartérielle; *d*, intima bien conservée. — *Dessin* 2, anévrysme disséquant : *a*, gonflement de la paroi vasculaire; *b*, épanchement sanguin entre les couches vasculaires interne et externe; *c*, épanchement de corpuscules sanguins rouges et blancs. — *Dessin* 3 : *a*, masses homogènes, en dehors de l'intima, et masses apparentes, situées dans cette dernière; *b*, intima.

média. Toutefois, dans l'artérite oblitérante, de véritables dépôts peuvent aussi exister sur l'intima et sur l'ouverture du vaisseau. En résumé, les altérations de la paroi musculaire entraînent au moins aussi souvent, l'oblitération du vaisseau que celles de l'intima et du tuyau endothélial.

Pour ce qui regarde le début de l'artérite, il faut noter que ce sont de préférence les couches internes qui sont d'abord engagées, comme il ressort du dessin 6 de la figure 391, où l'on voit les couches musculaires et adventicielles épaissies et dissociées en des fibrilles isolées, entre lesquelles existe une accumulation de noyaux. Les dessins 4 et 5 de la même figure représentent les phases ultérieures du processus de l'artérite.

Ce même processus d'artérite se rencontre dans la région capillaire et, particulièrement, sur les plus petites artérioles de la choroïde. On tombe en divers endroits (et ceci se voit, surtout facilement, sur des préparations de la chorio-capillaire étalées en plan) sur des images comme les représente la figure 392. L'ouverture du vaisseau, remplie de corpuscules rouges entassés, montre un rétrécissement très accusé. Le tuyau endothélial, dépourvu de noyaux, présente un épaississement tantôt uniforme, tantôt bosselé, et se trouve séparé d'une seconde membrane, d'aspect analogue, par l'interposition d'une substance uniforme. Il s'agissait ici d'une dislocation de l'endothélium et du périthélium, réunis en divers endroits par des faisceaux intermédiaires, l'existence d'une gaine périthéliale se trouvant

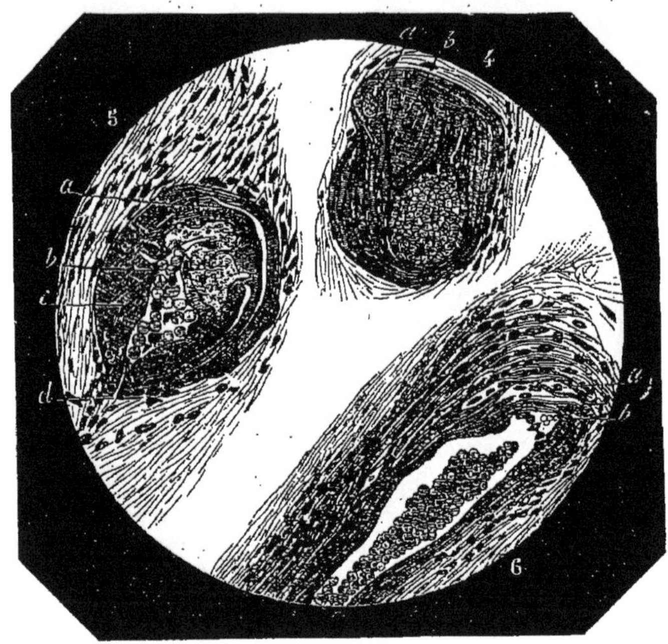

Fig. 391. — Altérations vasculaires de la choroïde. (Seibert. Syst. V. Ocul. II.)

Dessin 4, notable gonflement du tuyau vasculaire, dessin finement fibrillaire près de *b* ; près de *a*, imbrication d'une plaque plus étendue, finement grumeleuse. — *Dessin* 5, gonflement notable de la paroi vasculaire, avec rupture : *a*, formation de lacunes ; *b*, dissociation finement grumeleuse ; *c*, endothélium conservé ; *d*, lieu de rupture. — *Dessin* 6, dissociation et infiltration nucléolaire de la musculaire, près de *a* ; près de *b*, refoulement du tuyau endothélial.

ainsi révélée. La masse interposée montre, par places, une sorte de disposition en couches et, principalement, vers le tuyau endothélial, un fin dessin moléculaire, signe du début de la désagrégation de cette masse. Des corpuscules sanguins dégénérés s'y voient aussi sur certains points. En beaucoup d'endroits du système capillaire, on rencontre des dilatations et même des diverticules dans les parois des vaisseaux.

Suivant notre confrère, l'épaississement des parois des capillaires, ainsi que la masse interposée entre l'endothélium et le périthélium, devraient être rapportés à une dégénérescence hydropique de la paroi et à une métamorphose régressive des corpuscules rouges du sang et des leucocytes, qui, en quantité variable, ont rompu le tuyau endothélial. Du gonflement des parois vasculaires résultent le rétrécissement et l'oblitération des capillaires, dans la région affectée, c'est-à-dire, de préférence, dans la zone péripapillaire.

Dans un autre cas de néphrite, avec complication oculaire (névrite optique d'un faible degré), le duc Charles, après avoir étudié les manifestations de l'artérite, porta son attention sur les altérations des fibres nerveuses et de la couche ganglionnaire. Il est indubitable que le processus de dégénérescence hydropique se rencontre aussi dans la couche ganglionnaire. Sur la figure 393, on distingue, dans cette couche, des espaces, dont certains se montrent remplis d'une masse fibrineuse,

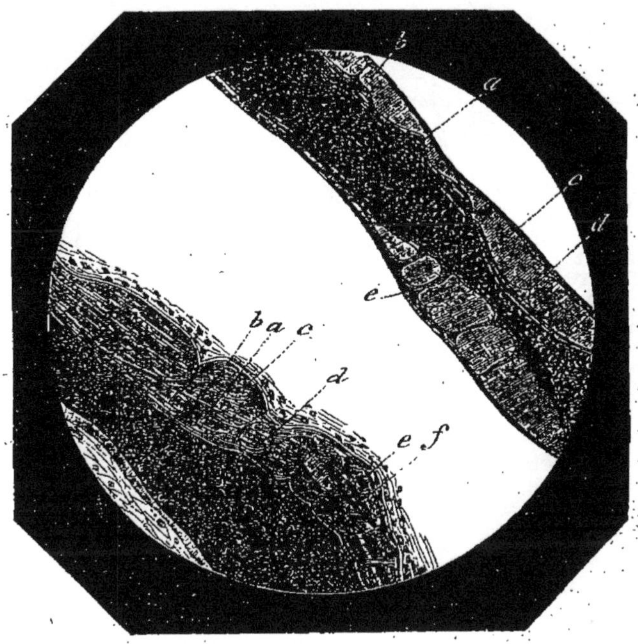

Fig. 392. — Changements de la chorio-capillaire. (Hartnack. Syst. VII. Ocul. O.)

Dans le dessin placé en haut : *a*, gonflement, sous forme de bosses, du tuyau endothélial ; *b*, fin filet faisant communiquer l'endothélium et le périthélium ; près de *e*, filets mieux développés. — Dessin d'en bas : *a*, tuyau endothélial ; *b* et *d*, transformation des couches, peut-être fendillement du tuyau endothélial gonflé ; *c* et *f*, dissolution finement grumuleuse des couches externes de la substance intermédiaire ; *e*, corpuscules sanguins dégénérés.

tandis que, sur d'autres points, leur contenu paraît s'être échappé par suite de la préparation. En outre, les noyaux, ainsi que la zone protoplasmatique, sont gonflés, peu teintés, et, en certains endroits, on aperçoit déjà distinctement un effacement des limites nucléolaires. Ailleurs, toute trace de noyau et de cellule a disparu. La figure 394 montre un état d'imperméabilité des artères, et, conséquemment, les altérations dégénératives sont ici particulièrement accusées. En un point, correspondant indubitablement au départ d'un capillaire, d'une artère, l'ouverture vasculaire ne se reconnaît, sur la coupe, que par une fente étroite. Juxtaposé se trouve le capillaire, complètement imperméable. En un autre endroit, le vaisseau est transformé en un tuyau homogène, dont l'ouverture est aussi sensiblement réduite. Entre les trois vaisseaux dessinés sur la figure, on voit des lacunes très nettes, remplies d'un coagulum uniformément fibrineux.

Ce n'est pas sans raison que nous avons insisté sur les altérations vasculaires, décrites avec tant de soin par le duc Charles, car, si l'on admet que c'est de la gaine lymphatique des vaisseaux que part l'artérite, opinion qui paraît d'ailleurs la plus plausible, si, d'autre part, on considère que c'est de préférence le système vasculaire qui souffre et présente le maximum des altérations pathologiques, qu'on rencontre dans une papillite ou neuro-papillite, on comprendra ainsi, tout de suite, que c'est à l'infection, par la lymphe, que subissent les vaisseaux, qu'est due la participation, en apparence si étonnante, de l'épanouissement du nerf optique aux

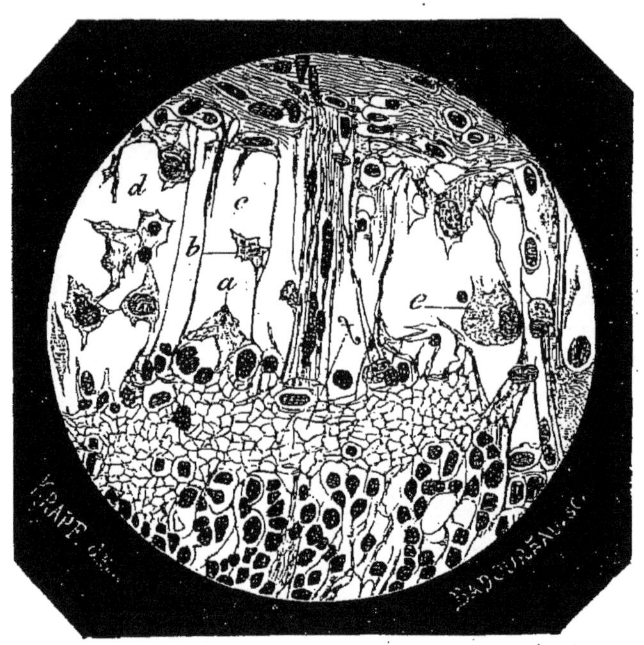

Fig. 393. — Altérations dégénératives de la couche ganglionnaire. (Hartnack. Immers. VII. Ocul. O.)

a, b, d, e, gonflement hydropique des cellules ganglionnaires.

maladies du cerveau, des reins, etc. On ne sera donc plus surpris de rencontrer, dans des affections aussi variées, des altérations profondes de l'œil se manifestant par une image ophthalmoscopique analogue. Dans la syphilis, les manifestations oculaires doivent reconnaître une origine semblable. On sait, depuis longtemps, que les altérations syphilitiques du cerveau (et probablement aussi celles de la papille et de l'épanouissement intra-oculaire du nerf optique) consistent en une artérite ou endo-artérite oblitérante, qui atteint de préférence les petites artères (Lancereaux). L'infection de la lymphe, par des principes nuisibles qu'elle charrie, paraît aujourd'hui nettement démontrée, dans la forme de lymphangite oculaire qui constitue l'ophthalmie sympathique, ou mieux migratrice, et dont le premier symptôme est la papillite.

Les principales altérations pathologiques de la neuro-papillite ont déjà été énumérées. Pourtant, nous insisterons encore sur les altérations inflammatoires qui, à part les membranes des vaisseaux, atteignent leur adventice, et qui consistent dans une infiltration de cellules lymphoïdes, envahissant tout le tissu connectif de la papille. Cette infiltration, qui accompagne l'hypertrophie sclérosante des fibres à simple contour de la papille, peut élever le niveau papillaire de 2 millimètres et plus (fig. 395 et 396) et déprimer, quelquefois, même la lame criblée. L'infiltration généralisée de noyaux, qui occupe la papille, est susceptible de donner lieu çà et là, à de véritables amas, ou foyers, siégeant dans les interstices des fibres nerveuses. A une période plus avancée, on voit se mêler aux cellules rondes, aux noyaux, un nombre de plus en plus considérable de cellules fusiformes et étoilées,

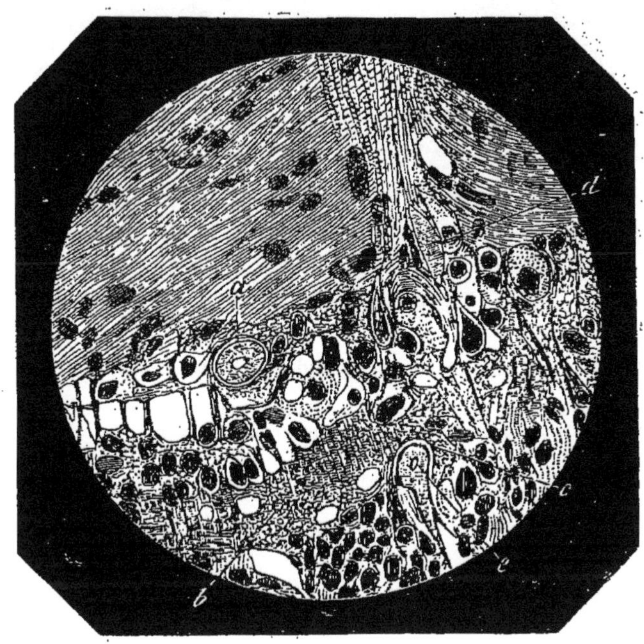

Fig. 394.

a, d, e, altérations des petites artérioles et capillaires, dans la couche des fibres nerveuses et ganglionnaire; *b, c,* masses de remplissage, finement granulé, des vacuoles. (Hartnack. Immers. VII. Ocul. 0.)

qui finissent par s'effiler en fines fibres. La pullulation du tissu connectif, qui se produit ainsi, gagne de préférence le pourtour des vaisseaux et les suit, dans leur trajet intra-oculaire. A mesure que pareille pullulation augmente, le tissu nerveux se raréfie, et, finalement, la papille ne se compose plus que d'une trame de faisceaux de tissu cellulaire, suivant de préférence, dans leur parcours, ces vaisseaux ou ceux de nouvelle formation, dont les parois présentent un épaississement inusité.

L'artérite, l'œdème, l'hypertrophie des fibres nerveuses (fig. 396), l'infiltration nucléolaire, ainsi que la pullulation du tissu connectif, peuvent se circonscrire à la papille du nerf optique et ne dépasser que peu ses limites. Nous parlons alors d'une simple *papillite*. Mais, lorsque l'artérite s'étend davantage sur les vaisseaux centraux, dans l'intérieur de l'œil, on ne voit pas seulement leurs gaines adventices devenir le siège d'une infiltration et pullulation cellulaire, dans la couche des fibres nerveuses, mais ces altérations gagnent aussi les couches des grains, dans lesquelles se répartissent les fines ramifications vasculaires. Ces couches prennent alors un aspect bosselé, auquel participent l'œdème et l'hypertrophie des fibres radiées. Nous avons alors affaire, non à une simple papillite, mais à ce que Leber désigne comme

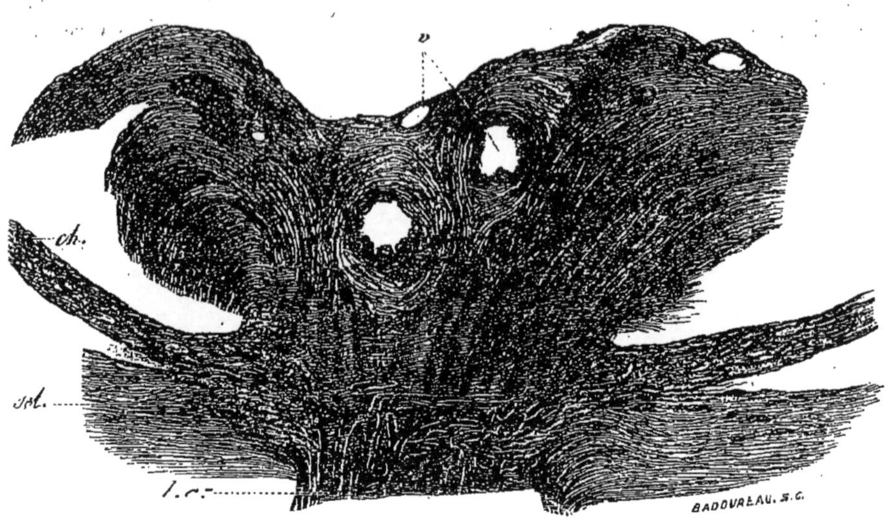

FIG. 395. — Coupe fortement agrandie de la figure 383, page 642.

v, section des vaisseaux, avec épaississement de la membrane adventice ; *ch*, choroïde ; *scl*, sclérotique ; *lc*, lame criblée, s'accusant très nettement pars on dessin plus clair.

papillo-rétinite, et que nous voudrions appeler *neuro-papillite*, attendu que la rétine même se comporte ici d'une façon passive et ne souffre guère que par compression.

Entre ces excroissances papilliformes (voy. fig. 397) des couches nucléolaires, que

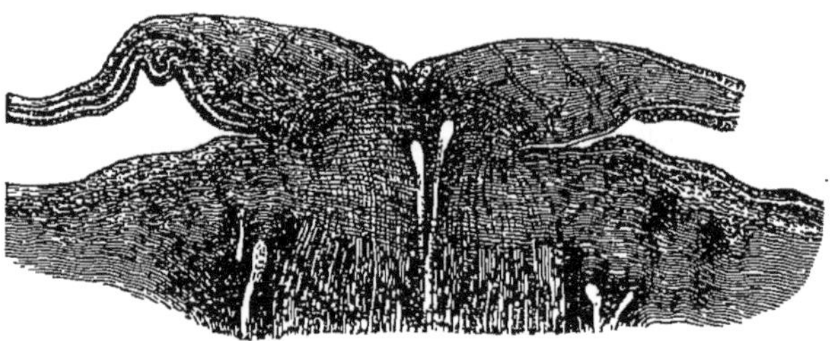

FIG. 396. — Papillite récente, suite de méningite basilaire. Le gonflement de la papille se rapporte principalement à l'œdème et à l'hypertrophie des fibres nerveuses, (d'après Leber).

nous venons de signaler, existent un véritable état œdémateux et parfois des lacunes, développées au point de donner lieu à de petits décollements partiels péripapillaires.

Il est bien rare que, dans une neuro-papillite, nous n'ayons pas à signaler la présence de foyers hémorrhagiques, occupant les couches des fibres nerveuses péripapillaires, ainsi que les couches nucléolaires, et que les recherches d'anatomo-pathologie ne nous présentent pas, comme dans la papillite néphrétique, les divers états régressifs de ces foyers, qu'on ne peut confondre avec des accumulations de noyaux et de cellules grumeleuses, dont, aussi, les couches nucléolaires deviennent si aisément le siège, dans la neuro-papillite. La région la plus vasculaire de l'œil, la macula, ne reste jamais non plus indemne, lorsque l'artérite, envahissant l'intérieur du globe oculaire, a transformé la papillite en neuro-papillite. Nous voyons alors

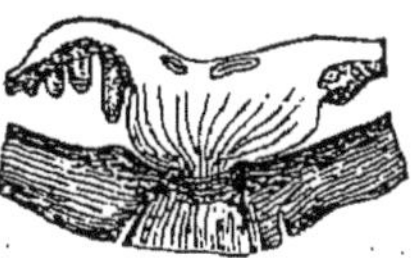

FIG. 397. — Papillite avec forte pullulation des couches rétiniennes externes, à l'entour de la papille, suite de myxo-sarcome de l'orbite d'après (Leber).

l'étoile si connue de la rétinite néphrétique se dessiner avec plus ou moins de netteté. Il est bien plus exceptionnel que cette région devienne le siège d'hémorrhagies plus ou moins abondantes, ou d'un véritable foyer exsudatif, tel qu'il se trouve représenté figure 398.

A mesure que l'œdème, l'infiltration cellulaire et la pullulation ont persisté, on voit l'*atrophie nerveuse* s'accentuer de plus en plus. Les fibres nerveuses se trou-

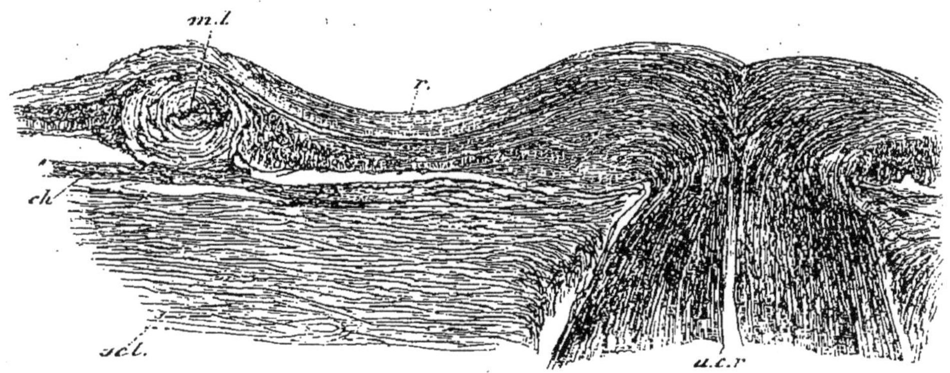

FIG. 398. — Coupe pratiquée à travers la macula, qui est le siège d'un large foyer Iwanoff.

vent remplacées par des traînées de tissu connectif, et cela, surtout, si la papillite a été très accusée et a persisté longtemps. Lorsque l'inflammation s'est bornée à un œdème, avec faible artérite et infiltration nucléolaire, alors tout peut rétrograder sans laisser la moindre trace. Au contraire, quand une intense papillite a éclaté, constamment les vaisseaux artériels présentent, par l'apparition, visible à l'ophthalmoscope, de leur membrane adventice hypertrophiée, les signes indélébiles de l'inflammation destructive. Lorsqu'il s'agit d'une neuro-papillite, l'atrophie reste bornée à l'appareil conducteur du nerf (couche des fibres et couche ganglionnaire); il se produit une atrophie semblable à celle d'une interruption de conductibilité, provenant des centres nerveux ou de la périphérie du nerf optique. Dans ce dernier cas, le dégonflement de la papille, par rétrogradation de l'infiltration cellulaire et du tissu pullulé, se produit d'ordinaire plus lentement.

ARTICLE V

IMAGE OPHTHALMOSCOPIQUE DE LA NÉVRITE OPTIQUE

L'image ophthalmoscopique, que l'on observe dans la névrite optique, est la conséquence, non d'une stase papillaire, qui, dans la généralité des cas, n'existe pas, mais bien, comme l'a établi l'anatomie pathologique, d'une inflammation infectieuse, pour laquelle les voies lymphatiques et circulatoires servent de conducteurs; aussi devra-t-on fixer son attention sur les altérations vasculaires, pour suivre l'évolution de la papillite.

Les premiers signes ophthalmoscopiques de la *papillite* consistent dans un léger *rétrécissement des artères*, une *hypérémie avec tortuosité des veines*, une *apparition anormale des fins vaisseaux de la papille*, une *rougeur exagérée* et, parfois, un véritable *état télangiectasique* du tissu papillaire.

Un second signe est l'*effacement des limites* de la papille, principalement le long du parcours des vaisseaux. A ce moment, les veines élargies font déjà, en dépassant la limite effacée de la papille, un faible coude et se trouvent aplaties en gagnant le plan rétinien.

Un troisième signe de la papillite, mais qui suit les précédents, résulte du *soulèvement* de l'entrée du nerf optique, avec *accentuation de sa structure en fibres* rayonnantes. Dans l'état habituel de conformation physiologique de la papille, le moindre soulèvement se montre du côté dirigé vers la macula, où les fibres nerveuses sont d'ordinaire moins nombreuses. C'est surtout avec le miroir à trois plaques (voy. p. 638) qu'on étudie bien les différences de niveau, qu'on se rend compte du soulèvement des gros troncs vasculaires dans l'intérieur de l'œil, faisant tous exactement leur coude faiblement aplati à la limite papillaire, et qu'on peut se convaincre, en observant l'épanouissement des fibres, que la striation de la papille est devenue bien plus tranchée que cela ne s'observe à l'état normal.

Ces symptômes peuvent pendant très longtemps subsister seuls, c'est-à-dire que la papille forme une procidence d'une transparence parfaite; peu à peu, mais, dans certains cas, assez brusquement et dès le début, la papille *perd sa transparence*, prend une teinte grisâtre, pour donner lieu à un quatrième signe. Tout d'abord, la striation s'accentue encore quelque peu, cessant avec une teinte grisâtre et irrégulière, un peu au delà des bords de la papille, mais bientôt toute striation s'efface, la papille forme un véritable champignon grisâtre qui proémine dans l'intérieur de l'œil. La teinte grisâtre s'accentue d'autant plus que, vers le centre, tous les vaisseaux disparaissent, qu'on ne retrouve que difficilement les artères, dans la masse grise de la papille gonflée, et que les veines apparaissent avec une extrémité effilée. Ce n'est que vers le bord que les veines, d'une teinte noirâtre, reprennent leur largeur habituelle, qu'elles dépassent alors brusquement, pour former un coude aplati à la limite du soulèvement grisâtre de la papille. Les alternatives de dilatation et de rétrécissement, que présentent les veines sur la papille, sont plutôt apparentes et résultent de ce qu'elles sont masquées çà et là par le tissu opaque, outre qu'elles apparaissent sous une incidence qui varie suivant les points observés.

Les artères, complètement effacées dans la papille même, ne reprennent leur calibre, ou à peu près le calibre normal, qu'à une courte distance. Un certain halo grisâtre recouvre veines et artères jusqu'à une petite distance du bord papillaire, sur la rétine même. Mais, dans les parties excentriques, les vaisseaux ne présentent guère de modifications sensibles; toutefois, les artères peuvent rester rapetissées et affecter une direction plus rectiligne.

Pour apprécier le *degré de soulèvement* qu'a subi la papille, on procédera, avec 'ophthalmoscope, à la recherche de la réfraction du sommet de la papille et des parties péripapillaires, qui n'ont pas changé de position. Suivant la réfraction que présentent le sommet et la périphérie de la papille, on pourra en conclure, approximativement, le degré de propulsion de la papille, en se rappelant qu'une différence de trois dioptries représente à peu près un millimètre de changement de niveau. On peut d'ailleurs très simplement se faire une idée du soulèvement papillaire, par le mouvement parallactique plus ou moins prononcé que subit le sommet de la papille, lorsqu'on déplace l'oculaire dans l'examen à l'image renversée.

Dans un très grand nombre de papillites, et presque constamment lorsqu'elles ont atteint un haut degré, on rencontre des hémorrhagies en flammèches dans la papille. Ces apoplexies se présentent le plus souvent près du coude, sur la partie déclive, et près du bord de la saillie que fait la papille. Quelquefois, on les rencontre aussi sur le sommet et vers le centre, mais alors elles sont effilées et en stries minces et allongées. Dans la papillite pure, il est rare que le restant de la rétine, en particulier, la périphérie et la macula, soient le siège d'apoplexies, et cette intégrité forme précisément un signe distinctif entre la papillite pure et la neuro-papillite (ou papillo-rétinite).

Lorsque la papillite a déjà persisté un certain temps et que le degré de turgescence ou de soulèvement œdémateux maximum est passé, on peut voir changer la coloration de la papille. Celle-ci se strie de plus en plus en blanc et se garnit, sur son versant et parfois sur le sommet même, de flammèches, ressemblant aux fibres à double contour, et qui ne sont autre chose que des plaques de fibres nerveuses variqueuses et sclérosées. A ce moment l'absorption partielle et la transformation des hémorrhagies en amas de cellules graisseuses peuvent aussi donner lieu à l'apparition de plaques irrégulières. Une masse gris blanchâtre paraît, dans certains cas, masquer, par des contours irréguliers, l'entrée principale des vaisseaux, qui commencent alors à se garnir d'un contour blanchâtre, les enrubannant jusqu'à une certaine distance au delà de la papille soulevée. Ces signes manifestes de l'artérite, principalement de l'infiltration nucléolaire de la membrane adventice des vaisseaux, la sclérose des parois vasculaires, sont, en général, l'indice d'une papillite datant déjà d'un certain temps.

La *neuro-papillite*, ou papillo-rétinite, se caractérise par une délimitation bien moins précise de la papille soulevée et par le moindre degré qu'atteint ce soulèvement, ce qui résulte surtout de ce que la rétine voisine participe notablement au gonflement. Toutefois, il peut se présenter des cas où la papille est, en réalité, peu soulevée et où, les altérations s'étendant notablement au delà de la papille, on est à se demander si l'on n'a pas affaire à un genre de rétinite (néphrétique). Ce qui permettra le mieux de se guider, pour le diagnostic d'une neuro-papillite, c'est encore le gonflement relatif de la papille, sa coloration très finement grisâtre et la striation accentuée de cette coloration grise, surtout si des parties saines du fond de l'œil s'avancent, entre les parties altérées, jusqu'à proximité de la papille. Dans la neuro-papillite, les artères ne montrent guère de rétrécissement; aussi l'idée d'une stase, d'un étranglement des vaisseaux, doit-elle être, ici, encore bien plus abandonnée que pour la papillite pure. D'ailleurs, de Graefe envisageait cette forme de névrite, non comme la conséquence d'un étranglement du nerf, difficile à admettre dans ce cas, mais comme essentiellement due à la propagation de l'inflammation des méninges.

Les hémorrhagies, dans la neuro-papillite, se répandent bien plus dans la rétine même qu'on ne l'observe dans la simple papillite. Souvent, comme dans la rétinite brightique, un cercle d'hémorrhagies entoure la papille, et les hémorrhagies se présentent encore sur le fond de l'œil, le long des veines tortueuses. Aussi la macula devient-elle facilement le siège d'apoplexies fines, qui se rangent autour d'elle, dans son proche voisinage. Une étoile plus ou moins ébauchée, apparaissant dans la région de la macula, vient encore parfois rapprocher l'image de celle de la rétinite néphrétique. Mais il faut remarquer que, dans la neuro-papillite, cette étoile maculaire est ordinairement incomplète, de même que les autres altérations ont, en général, une tendance à s'étaler irrégulièrement sur la rétine, en ménageant certaines parties.

L'inflammation, qui caractérise la papillite et la neuro-papillite, peut se localiser de préférence dans une région de la papille. *Iwanoff* avait même voulu différencier ainsi une *rétinite circonscrite péripapillaire*. Gonflement et altérations inflammatoires se localiseraient, ici, exclusivement au pourtour de la papille, qui, dans ses parties centrales, occuperait le niveau normal et ne présenterait qu'une rougeur plus accentuée. Cette *peripapillitis* n'est qu'une variété de la neuro-papillite et se présente surtout lorsque l'artérite éclate de préférence et assez uniformément aux points où les vaisseaux se recourbent, en descendant de la papille pour s'étaler sur la rétine. Cette même péripapillite s'observe aussi dans la rétinite néphrétique.

Lorsque l'inflammation tend, dans un cas de papillite ou neuro-papillite, à se dissiper, c'est tout d'abord la rougeur de la papille qui disparaît et fait place à une teinte de plus en plus grise, ou gris bleu, tirant finalement sur le blanc. A mesure que cette décoloration s'accentue, la papille s'affaisse et s'élargit; la papille semble s'étaler sur le fond de l'œil en présentant un bord diffus. L'attention sera encore attirée par la longue persistance de l'état de tortuosité des veines. Les artères, au contraire, s'amincissent de plus en plus et finissent par se transformer en fins filets blanchâtres, s'étalant au delà de la section nerveuse.

A la *période régressive*, l'image d'une ancienne papillite ou neuro-papillite peut varier sensiblement. Ce n'est que dans des papillites peu accusées qu'un retour complet à l'état normal est possible; dans les formes graves, une atrophie du tissu nerveux, tantôt partielle, tantôt complète, est inévitable. Avec la décoloration, débutant par le côté maculaire, et l'affaissement graduel de la papille, on voit les contours papillaires se dessiner peu à peu. Dans la neuro-papillite surtout, il persiste souvent une sorte d'élargissement de la limite choroïdienne, par suite de la destruction ou du refoulement de la couche pigmentaire de la rétine. Dans d'autres cas, il est très difficile de différencier une *atrophie neuritique* d'une *atrophie primaire du nerf;* on se guidera, pour le diagnostic de la première forme, sur quelques signes, qui sont: un certain degré d'amincissement des artères, avec tortuosité inusitée des veines au voisinage de la papille, et la façon anormale suivant laquelle tranche parfois le disque optique, à limites devenues très nettes, sur le restant du fond de l'œil. Examine-t-on avec l'ophthalmoscope à plaques, on se rend compte que le tissu a pris un aspect dense et tire, par sa coloration, sur le bleu ou le bleu verdâtre. Les vaisseaux ne se laissent pas poursuivre jusque vers la lame criblée, elle-même peu apparente. Cependant, chez certains malades, on voit succéder à la névrite des altérations qui ne laissent aucun doute sur l'origine de l'atrophie. Ici, les limites de la papille affaissée restent recouvertes d'un voile grisâtre, les vaisseaux se rétrécissent, en général; les artères, transformées en traînées blanchâtres, fines, ne charrient du sang qu'à une courte distance de la papille et sont devenues parfois absolument filiformes. Les veines aussi ont diminué sensiblement de calibre et présentent un encadrement blanchâtre sur les bords de la traînée vasculaire. Dans les cas extrêmes d'atrophie par papillite ou papillo-neurite, la rétraction du tissu cellulaire de nouvelle formation s'observe au point que la forme de la papille souffre, ses bords s'incurvent ou paraissent épaissis par places, et l'on constate une véritable *atrophie déformatrice.*

ARTICLE VI

PATHOGÉNÈSE ET ÉTIOLOGIE DES DIVERSES FORMES DE NÉVRITE

Actuellement, nous considérons comme établi que toute affection intracrânienne, susceptible de fournir des germes infectieux, qui, se mêlant au liquide cérébro-spinal, se fixent au point de jonction des espaces intervaginaux du nerf optique avec ceux du globe oculaire lui-même, peut déterminer une papillite, une neuro-papillite ou une péripapillite. D'autre part, il n'est nullement nécessaire, pour la production de semblables affections, que le foyer infectant soit placé dans les centres nerveux. Le grand espace, qui charrie le liquide cérébro-spinal et se trouve en communication directe avec les espaces lymphatiques de l'œil, peut en effet recevoir des matériaux infectieux de points éloignés, lorsqu'une viciation du sang s'est produite, par suite d'une altération des reins, de la rate et du foie. Aussi conçoit-on actuellement l'identité des névrites encéphaliques et néphrétiques ou rénales.

Nous passerons successivement en revue les diverses formes étiologiques, telles qu'elles étaient admises avant que la nature *infectieuse* des papillites et neuro-papillites ait été soupçonnée.

1° Pour ce qui regarde les papillites qui accompagnent les *tumeurs intracrâniennes*, il faut dire que presque toutes les tumeurs cérébrales provoquent l'inflammation de l'entrée du nerf optique dans l'œil. A peine, dans 4 à 5 pour 100 des cas, la papillite, ou neuro-papillite, ferait-elle défaut. Dans l'état actuel de nos connaissances, on ne saurait dire, avec Leber, que, si la mort survient avant l'évolution de la papillite, on ne peut accuser l'exagération de la pression cérébrale d'avoir enlevé le malade. Ce qu'il faut conclure alors, c'est que le malade a succombé avant que sa tumeur ait suffisamment infecté le liquide cérébro-spinal pour entraîner l'évolution d'une papillite, mais rien n'empêche que l'évolution très rapide de la tumeur n'ait amené la mort par excès de pression cérébrale. Il est même admissible qu'une trop forte pression intracrânienne puisse s'opposer, pendant un certain temps, à la pénétration jusqu'à l'œil du liquide cérébro-spinal infecté.

L'emplacement de la tumeur, ainsi que sa nature, ne sauraient actuellement être négligés, comme on pouvait le faire naguère, lorsqu'on reliait la papillite au degré d'exagération de pression intracrânienne. Le siège de la tumeur prend en effet une grande importance, par rapport aux voies lymphatiques, et l'on reconnaîtra probablement la cause anatomique pour laquelle les tumeurs du cervelet (voisines du ventricule et des méninges) sont si promptement suivies de papillite, tandis qu'une tumeur, placée au milieu d'un hémisphère, doit déjà acquérir un certain degré de développement (et, par suite, entraîner une réduction d'espace bien plus notable que la tumeur cérébelleuse), pour se compliquer d'inflammation du nerf optique.

On conçoit aussi que la nature de la tumeur n'est nullement négligeable et que celles, qui sont particulièrement propres à donner lieu à une infection, sont aussi le plus promptement suivies de papillite. La clinique confirme ce fait que les gommes, les tubercules, les gliômes, les entozoaires de diverse nature sont plus promptement suivis de papillites que les sarcomes (cysto et myxosarcomes) et les carcinomes.

Bien que le développement d'une tumeur dans l'étalement central du nerf optique puisse développer une atrophie *directe* du nerf et que, dans d'autres cas, la production d'une hydrocéphalie interne, avec dilatation à l'excès de l'extrémité inférieure du troisième ventricule, soit susceptible d'entraîner, par compression sur la chiasma, la dégénérescence de celui-ci et l'atrophie *consécutive* du nerf, rien ne s'oppose, contrairement à ce que l'on semble avoir admis jusqu'ici, à ce qu'une inflammation éclate sur le nerf atrophié.

2° Les papillites, qui se lient à des *foyers d'apoplexie, d'embolie, de ramollissement, d'abcès du cerveau*, se présentent lorsque l'affection centrale est elle-même sous la dépendance d'une maladie infectieuse. Nous avons, ici, plutôt affaire à une concordance de l'altération papillaire avec l'affection centrale. Il en est ainsi chez les apoplectiques, par artérite spécifique, chez les emboliques, à la suite d'endocardite infectieuse, chez les personnes atteintes de ramollissement de cerveau, suite d'artério-sclérose avancée (spécifique). Enfin pour les abcès du cerveau, très souvent l'élément infectant a été déposé par un traumatisme, donc, rien d'étonnant que des germes, ayant pu être charriés jusque dans les hémisphères pour y provoquer un abcès, se mélangent au liquide cérébro-spinal et entraînent la papillite.

3° Les *corps étrangers* ne produisent des inflammations que grâce à leur pouvoir infectieux, ainsi que les belles recherches de Leber l'ont démontré.

4° La papillite, ou neuro-papillite, consécutive aux *méningites*, a particulièrement exercé la sagacité des auteurs. Lorsque l'on rapportait l'inflammation du nerf optique presque exclusivement à l'exagération de la pression intracrânienne et à l'étranglement consécutif de la papille, on était fort embarrassé pour expliquer ces manifestations oculaires, et l'on se montrait disposé à admettre, alors, la présence d'une névrite descendante. Depuis la constatation de la nature infectieuse des papillites et neuro-papillites, on trouve précisément dans leur apparition, concordant avec certaines méningites infectieuses (tuberculeuses, paludéennes, rhumatismales), la confirmation éclatante de leur origine. Ainsi, si les enfants, atteints de méningite tuberculeuse, ne succombent pas prématurément, ils ne sont pas seulement pris de papillite, de neuro-papillite, mais aussi, consécutivement, de tubercules de la choroïde.

5° Un autre point d'appui pour la théorie de la papillite ou neuro-papillite, considérée comme maladie infectieuse, est fourni par la papillite suite de *méningite cérébro-spinale, principalement dans la forme endémique*. Ceux qui ont eu occasion d'observer pareils cas ont pu constater que l'affection oculaire débute par une véritable papillite ou neuro-papillite, mais bientôt l'inspection de l'œil est rendue impossible, par l'envahissement de pus dans le corps vitré et la production d'une véritable choroïdite suppurative, dite métastatique, qui présente une certaine analogie avec l'ophthalmie migratrice (sympathique). A de très faibles degrés, elle peut, comme elle, rétrograder; arrivée à un haut degré de développement, nous retrouvons, après l'évolution du mal, un œil qu'on croirait avoir été atteint d'ophthalmie migratrice (cristallin projeté en avant, iris soudé à la cristalloïde par tout son plan postérieur).

6° Les cas d'*encéphalite*, relativement rares, où l'on a signalé la présence d'une papillite, se rapportent à des altérations vasculaires (emboliques), et leur complication avec des troubles inflammatoires du nerf optique doit être rapportée à des altérations analogues des vaisseaux, qui se sont développées sous l'influence d'une action infectieuse du foyer encéphalique sur le liquide cérébro-spinal, et cela, d'autant plus facilement qu'une cause traumatique est intervenue.

7° Nous ne nous arrêtons pas aux cas de papillite, suite de *thrombose infectieuse* du sinus caverneux, constamment suivie de participation inflammatoire du tissu graisseux de l'orbite, avec propulsion et chémosis de l'œil. Ces papillites rentrent parmi celles comprises dans le paragraphe suivant.

8° Les *affections de l'orbite, tumeurs, inflammations du tissu graisseux, carie, exostoses, hyperostose du crâne*, peuvent donner lieu, du côté du nerf optique, à des manifestations variées. Pour ce qui regarde les *tumeurs de l'orbite*, on n'observe pas, en général, contrairement à l'opinion de certains auteurs (Leber, Berlin), la véritable papillite, mais les signes d'une simple stase. Exceptionnellement, celle-ci peut-être poussée jusqu'à une véritable ischémie, avec pulsation des artères; mais, le plus souvent, tout se borne à une légère propulsion de la papille, à une hypérémie veineuse, souvent assez prononcée, avec rétrécissement des artères. A mesure que la protrusion de l'œil, produite par le développement de la tumeur orbitaire, se prolonge, le tissu papillaire pâlit, les artères se rétrécissent davantage et une atrophie simple se développe. Si, par extraordinaire, une papillite apparaît, on peut se convaincre qu'il ne s'agit plus d'un cas de simple tumeur orbitaire, mais que celle-ci a empiété sur la cavité crânienne et s'est mise en communication avec les espaces lymphatiques intracrâniens; ou bien, grâce au fascia ténonien, pareille communication s'est déjà faite dans l'orbite même, près du canal optique. Parfois aussi, il s'agit alors d'une tumeur infectieuse du nerf optique même ou de ses gaines.

La rapidité avec laquelle se développent les tumeurs de l'orbite doit être prise en considération. Une tumeur s'accroît-elle très lentement dans l'orbite? nous voyons les symptômes de compression, de stase, d'œdème, avec gonflement papillaire, persister, parfois, pendant des années, sans que l'image ophthalmoscopique se modifie et sans qu'on voie se produire une réduction quelque peu sensible de la vision, bien que l'œil soit progressivement repoussé de son orbite. Ce n'est que fort lentement que la compression se fait valoir, tout d'abord, sur les fibres situées le plus près des gaines, qu'un scotome central apparaît, que le champ visuel se rétrécit et que, finalement, la perception lumineuse s'éteint. Par contre, on peut voir rétrograder les phénomènes de compression, lorsque celle-ci a cessé. Les choses se passent tout autrement lorsqu'une tumeur à croissance rapide (sarcome, gliôme, carcinome) s'est très promptement accrue dans l'orbite : ici, l'œil passe promptement par les phases d'une stase papillaire avec ischémie de la rétine. Le plus souvent, on n'assiste pas à cette phase, mais déjà à celle de l'atrophie progressive, qui évolue avec une très grande rapidité. Le nerf, surtout lorsqu'il s'est trouvé rejeté vers les parois osseuses, se transforme en un ruban mince de tissu connectif, mais sans trace de névrite.

Dans les cas d'*inflammation du tissu graisseux de l'orbite*, qu'il s'agisse d'ailleurs d'une inflammation phlegmoneuse avec abcès, d'une propagation d'un érysipèle de la face ou du cuir chevelu, d'une extension d'une suppuration des cavités voisines de l'orbite (sinus frontal, antrum Highmori), d'une blessure directe, ou d'une carie consécutive à un traumatisme, etc., il arrive d'ordinaire que le malade, par suite du gonflement des paupières, n'est pas averti de l'affaiblissement de sa vue. Si l'on pratique l'examen ophthalmoscopique, lorsque le malade peut ouvrir l'œil, on ne trouve, bien que la cécité soit parfois complète, aucune altération à relever, et une atrophie ne se dessine guère qu'après plusieurs semaines. Dans d'autres cas, ce sont les signes de la névrite rétro-bulbaire, léger nuage péripapillaire et amincissement des artères, que l'on constate. Mais, en aucun cas, nous n'avons pu rencontrer une véritable papillite ou neuro-papillite.

En réalité, les choses doivent se passer ici d'une façon analogue à ce qu'on observe dans les cas de tumeur de l'orbite à évolution rapide. Il y a étranglement passager, mais très prononcé, du nerf, phase qui, de très courte durée, échappe à l'observation, et n'a même pas besoin de donner lieu à un signe ophthalmoscopique, la compression se produisant au delà du globe de l'œil. Quant aux signes de névrite rétro-bulbaire, fort peu accusés, que nous trouvons parfois à l'ophthalmoscope, ils se rapportent très probablement à une légère périnévrite, par suite de la propagation de l'inflammation aux gaines; mais ces symptômes se dissipent très promptement et une atrophie complète, analogue à celle qu'on rencontre à la suite de blessures du nerf, se développe.

Les conditions peuvent être tout autres, lorsque l'inflammation du tissu de l'orbite est consécutive à une *carie* des parois du canal optique. Outre la compression directe que le nerf peut subir, par l'accumulation de masses purulentes dans le canal optique, pareille carie peut, bien entendu, entraîner une méningite basilaire et la pénétration du pus dans l'espace intervaginal. A une atrophie simple, pourra encore se borner l'action destructive de la carie de la partie la plus reculée du plancher de l'orbite, si aucun empiétement de l'inflammation sur les méninges et, par suite, sur les gaines du nerf optique ne s'est produit.

Les cas d'*hyperostose* ou *exostose*, ayant réduit graduellement l'espace intra-crânien et orbitaire, ne donnent lieu qu'à des formes d'atrophie progressive et simple. Il en est de même de l'affection suivante.

9° L'*hydrocéphalie interne*, qui ne se rattache pas à un processus inflammatoire, à une méningite aiguë, n'entraîne qu'une atrophie simple, et la papillite, que l'on a admise comme consécutive à l'hydrocéphalie aiguë (Leber), doit être rapportée à la méningite basilaire ayant provoqué l'hydrocéphalie. Ainsi, dans la forme chronique d'hydrocéphalie, on ne devra s'attendre à rencontrer que la simple atrophie blanche. La rapidité avec laquelle survient parfois la cécité, chez les malheureux enfants atteints d'hydrocéphalie, s'explique par la dilatation du troisième ventricule, qui pèse sur la surface du chiasma, le comprime et l'atrophie, avant que la distension compensatrice du crâne, mince et extensible, chez pareils jeunes enfants, ait pu annuler cette pression excessive.

ARTICLE VII

SYMPTOMATOLOGIE, MARCHE ET TRAITEMENT DE LA PAPILLITE ET DE LA NEURO-PAPILLITE

La *symptomatologie*, pour ce qui concerne l'exploration ophthalmoscopique, a déjà été traitée dans un article à part (voy. p. 657). Comme état fonctionnel, la papillite peut présenter des variations sensibles, et ce n'est guère l'exploration ophthalmoscopique qui permet de les prévoir. Ainsi l'œdème, la dilatation vasculaire (état télangiectasique) peuvent être poussés à un degré des plus accusés, même la sclérose variqueuse des fibres nerveuses peut déjà être ébauchée, sans que la fonction de l'œil en souffre le moins du monde ; tandis que de minimes altérations concordent parfois avec des troubles très marqués de la vue. Toutefois, on peut dire que c'est ordinairement lorsque le tissu papillaire se trouble fortement, lorsqu'il apparaît le long des artères des filets blanchâtres, qu'on voit aussi se produire une réduction sensible de la vision. Nous croyons que c'est aux altérations nutritives, sous la dépendance de l'artérite oblitérante, qu'il faut de préférence rattacher les troubles visuels, et non à la compression par le tissu connectif et à sa rétraction: car, si nous suivons attentivement les phases par lesquelles passe l'aspect ophthalmoscopique de la papillite, nous pouvons nous convaincre que, chez un certain nombre de malades, un retour de la vision concorde avec cette phase régressive d'une papillite. Dans ce cas, le volume des artères tend à se rétablir, et l'arbre vasculaire se normalise, à mesure que la papille s'affaisse et blanchit. Au contraire, lorsque la cécité s'établit définitivement, que toute perception lumineuse cesse, on observe que les artères tendent de plus en plus à disparaître dans le disque papillaire soulevé, qu'en le quittant elles se garnissent d'un liséré blanc et que la colonne sanguine ne se laisse poursuivre qu'à une courte distance. L'ischémie rétinienne précède, en quelque sorte, la décoloration progressive et l'affaissement de la papille.

Sous l'influence de l'idée préconçue que la papillite résultait de la compression, de l'étranglement de la papille, on a voulu établir une certaine analogie entre le *mode de décroissance de la vision*, dans la papillite, et ce qui se passe dans le glaucome. Mais aucune comparaison ne peut être établie ici. Tandis que, dans les formes chroniques de glaucome, le maintien de l'acuité centrale pour le blanc et les couleurs contraste avec le rétrécissement du champ visuel, s'avançant du côté du nez jusqu'à effleurer le point de fixation; pour la névrite, la réduction de l'acuité visuelle centrale précède constamment le rétrécissement du champ visuel et va en diminuant, avec la réduction et l'abolition de la vision périphérique. La réduction du champ visuel peut, il est vrai, dans les névrites, porter plus particulièrement du côté nasal, attendu que les fibres nerveuses, les plus éloignées de l'arbre vasculaire central, sont exposées à souffrir les premières ; mais on ne retrouve pas, dans ce rétrécissement, la régularité qui caractérise le glaucome. Souvent il y a rétrécissement concentrique, ou abolition, tout d'abord, de la moitié inférieure, avant que le côté interne du champ visuel soit atteint, l'artérite et la papillite pouvant, d'ailleurs, être plus particulièrement développées sur un point du disque papillaire. Pour ce qui regarde la perception des couleurs, la différence est des plus tranchées. Si, dans le glaucome, on peut délimiter les cercles pour toutes les couleurs, presque jusqu'à la dernière trace d'un champ visuel, on reconnaît tout de suite que la dénutrition, dans la névrite, porte de prime abord sur la sensation des couleurs. C'est la disparition du vert et du rouge qui signale, en quelque sorte, la réduction croissante de la vision centrale et l'abolition d'une partie plus ou moins notable de la vision périphérique.

La marche, dans la réduction fonctionnelle, a, pour ce qui concerne la névrite, quelque chose de particulièrement régulier. Cette réduction porte, tout d'abord, sur le sens des couleurs, ensuite sur la perception centrale, qui précède la réduction de la vision excentrique, et ce n'est qu'en dernier lieu, lorsque l'acuité centrale et la sensibilité périphérique ont déjà notablement souffert, que le sens lumineux décroît. Ce sens est celui qui, inversement à ce qui s'observe pour le sens des couleurs, se conserve le mieux et le plus longtemps. Dans la papillite ou neuro-papillite, on ne rencontre pas, en explorant le champ visuel, l'existence de scotomes centraux. L'élargissement de la tache de Mariotte, signalé par M. Knapp, élargissement qui apparaît dès le début de l'affection, doit être rapporté surtout à l'opacification des fibres nerveuses à leur sortie de la papille.

La cause de la cécité brusque, et d'ordinaire transitoire (amaurose épileptiforme) que l'on observe parfois au cours de la papillite, dans les cas de tumeurs cérébrales, avec attaques de coma et de convulsions, doit être attribuée, non à la papillite, mais à une exagération soudaine de la pression cérébrale agissant sur les centres nerveux ; car l'examen ophthalmoscopique, pratiqué pendant la phase de cécité et comparé à l'état antérieur et à celui qui suit le retour de la vision, ne permet la constatation d'aucun signe pouvant rendre compte de cette soudaine interception de la vue.

La *marche* de l'affection présente assez de régularité et d'uniformité. Tout d'abord, pour ce qui regarde les *tumeurs*, ce n'est que dans un chiffre relativement très restreint de cas que la papillite n'éclate que sur un seul œil ; très souvent aussi, l'inflammation ne débute pas simultanément sur les deux yeux, ou elle atteint un degré d'intensité différente. Ainsi l'on peut rencontrer des cas où l'un des yeux est devenu complètement aveugle, par suite d'atrophie neuritique, et où l'autre conserve encore un degré assez notable de vision, et cela, parfois, sans que l'image ophthalmoscopique diffère d'un côté à l'autre. Souvent la papillite, à part les fluctuations d'obscurcissement transitoire signalées plus haut, semble rester stationnaire pendant un certain temps ; mais, au moment où la pâleur et l'affaissement de la papille surviennent, la marche peut devenir essentiellement différente. Chez certains malades, cette phase marque le signal d'une déperdition graduelle de la vision, aboutissant à une prompte cécité, tandis que, chez d'autres, l'atrophie reste incomplète, ou même la vision se relève dans une proportion inespérée, eu égard à l'état d'altération de la papille; mais, le plus souvent, cette amélioration concorde avec un changement favorable dans l'aspect ophthalmoscopique de la papille. Un fait que l'on ne doit pas non plus ignorer, c'est qu'on peut assister à de véritables rechutes et voir des nerfs, déjà assez atrophiés, être repris d'un accès de papillite, qui détruit le reste de vision qu'avait laissée la première atteinte. Notons encore que c'est surtout chez les enfants que l'on observe des papillites n'entraînant pas une cécité complète.

A part cette restriction, la marche qu'affecte la papillite ou neuro-papillite, consécutive à une *méningite infectieuse* de la base du crâne, ne se différencie nullement de celle que nous observons pour les tumeurs du cerveau en général. Ce qui influence le plus l'image ophthalmoscopique, c'est la durée de la méningite. Si celle-ci se prolonge peu, nous pourrons assister à une ébauche de papillite, qui rétrograde sans entraîner une atteinte fonctionnelle et sans changement notable dans l'image ophthalmoscopique. La méningite a-t-elle persisté longtemps, une neuro-papillite se développera lentement, et, si l'enfant ne succombe pas à son affection cérébrale, il pourra plus tard présenter à l'examen des papilles atrophiées, qui ne laissent pas toujours aisément reconnaître leur origine neuritique. Dans le cas d'issue mortelle, on constate à l'autopsie la présence d'une hydropisie des gaines, poussée parfois à un très haut degré, mais on n'observe pas les caractères d'une névrite descendante.

Dans des formes tout à fait chroniques de méningite, à marche essentiellement traînante, il peut se présenter que la papillite ne se dessine presque pas et que l'image ophthalmoscopique se rapproche davantage de celle de la névrite rétro-bulbaire. Ces enfants, qui, avec de la raideur de la nuque, de l'insomnie, des douleurs de tête, des vomissements et de la constipation opiniâtre, n'ont présenté qu'une fièvre peu prononcée, peu de délire et de rares mouvements convulsifs, peuvent cependant devenir peu à peu aveugles et montrer, simultanément avec un retard dans le développement de leurs fonctions intellectuelles, une atrophie complète des nerfs optiques, ne présentant guère trace d'ancienne inflammation.

Dans le mode d'évolution même de la papillite, dans le degré d'intensité qu'elle a acquise, dans sa plus grande durée, nous ne trouvons rien qui nous puisse guider, au point de vue du *pronostic*, pour la conservation de la vision. Ainsi, on rencontre des cas où les phénomènes inflammatoires d'une papillite très accusée rétrogradent au point de laisser, avec une cécité complète, une papille atrophiée qui ressemble à s'y méprendre à une atrophie simple; tandis que des papilles, qui portent pour toujours le stigmate de l'inflammation intense par laquelle elles ont passé, fonctionnent encore d'une façon absolument surprenante. C'est qu'en effet l'exploration ophthalmoscopique ne nous renseigne pas sur le degré des altérations, que l'inflammation a produites, dans le parcours intracrânien et l'épanouissement central du nerf optique. D'un autre côté, qui n'a vu des papillites très prononcées, surtout chez les enfants, se dissiper sans laisser la moindre trace, alors que des papillites de minime intensité, semblant même circonscrites à un secteur du disque optique, finissaient par atrophie complète? Il est vrai que, dans le premier cas, la vision n'avait jamais souffert très sensiblement dans tout le cours de l'affection, tandis que, dans le second, la disproportion entre l'abaissement de la vision et les données ophthalmoscopiques avait, dès le début, choqué l'observateur.

La nature infectieuse des papillites étant actuellement connue, on ne peut guère tirer de déductions de l'examen ophthalmoscopique, au point de vue du pronostic des affections centrales qui leur ont donné naissance. On s'explique maintenant mieux que des malades, rendus aveugles par suite de papillite, ne succombent pas à leur affection cérébrale. Particulièrement chez les enfants atteints de papillite ou neuro-papillite, on songera actuellement moins au développement de tumeurs malignes (forcément mortelles) qu'à la présence de méningites infectieuses, qui, même lorsqu'elles sont de nature tuberculeuse, peuvent quelquefois rétrograder. Chez l'adulte, les méningites gommeuses occupent, à côté des tumeurs encéphaliques, encore une place assez importante pour laisser à la thérapeutique un certain champ libre. Le diagnostic si désolant des tumeurs intracrâniennes s'appuiera donc moins fréquemment et moins solidement sur les données ophthalmoscopiques, que sur la symptomatologie générale et surtout sur les prédispositions héréditaires des personnes atteintes de papillite.

Le *traitement* des papillites et neuro-papillites, si l'on en juge par ce qui a été exposé dans la pathogénie de la névrite, semble ne devoir occuper qu'une place fort restreinte. Pourtant, nous voyons un certain nombre de malades échapper à leur affection intracrânienne infectieuse et conserver, finalement, une atteinte plus ou moins grave de la vision. Toute tentative pour combattre les germes infectieux, que charrie le liquide cérébro-spinal, est donc justifiée. L'idée de de Wecker, mise en pratique il y a dix-sept ans, et consistant dans un débridement de la gaine du nerf optique, dans le but d'établir un véritable *drainage cérébral*, capable de remédier aux symptômes d'excès de pression intracrânienne, doit être d'autant moins abandonnée, que ce débridement, joint à une *désinfection locale*, est en accord parfait avec nos connaissances actuelles sur le mode de production de la névrite.

Dans la pratique de la chirurgie rétro-bulbaire, l'étude du parcours suivi, dans l'orbite, par le nerf optique, le mode d'implantation de celui-ci, en dedans du pôle postérieur de l'œil, et l'expérimentation sur le cadavre enseignent que c'est du côté interne du globe que les manœuvres doivent être exécutées, pour atteindre le plus aisément le point d'insertion du nerf optique sur l'œil. La profondeur de l'orbite étant, en chiffres ronds, de 45 millimètres, le nerf optique ayant à peu près 3 centimètres de longueur, si l'on considère que l'axe antéro-postérieur de l'œil mesure environ 25 millimètres, on voit, en supposant le sommet de la cornée dans le plan orbitaire, que la rotation imprimée à l'œil, dans le but de ramener son pôle postérieur en avant, rotation qui doit cesser au moment où le nerf optique se trouve tendu, ne peut aller au delà de la latitude que permet un excès de parcours de 1 centimètre du nerf optique (un peu plus, si le sommet de la cornée se trouve en arrière du plan orbitaire, un peu moins, s'il se trouve en avant). La rotation ainsi obtenue, ne suffit pas, il est vrai, pour mettre à jour l'insertion oculaire du nerf optique, mais il est très aisé de l'atteindre avec le doigt, et les opérations pratiquées sur le pôle postéreiur de l'œil se trouvent alors rendues possibles. Actuellement, nous pouvons affirmer que l'incision et l'irrigation du nerf optique sont non seulement inoffensives, mais encore assez facilement exécutables. L'opération se pratique comme il suit :

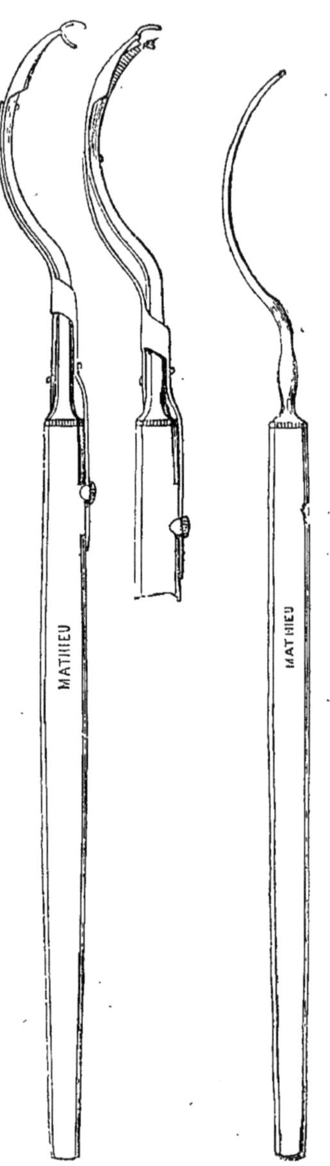

FIG. 399. FIG. 400.

On dégage le muscle droit interne, en le prenant sur le double crochet, comme si l'on voulait faire un avancement musculaire. On traverse, ce dégagement fait, le tendon avec un fil qu'on laisse en place, muni de son aiguille. Avec la spatule recourbée (fig. 400) on dégage alors les légères adhérences, qui existent toujours entre la capsule de Tenon et la sclérotique, et l'on a soin, en plaçant la spatule au-dessus et au-dessous du nerf optique, qu'on abaisse et soulève faiblement, de bien se renseigner sur l'emplacement du nerf. Ce renseignement acquis, on attire fortement le globe de l'œil en dehors, l'assistant soulève, au moyen du fil, le muscle détaché et entre-bâille ainsi la plaie pour qu'on puisse, avec facilité, faire glisser le bistouri caché, ayant la forme d'un ténotome recourbé (fig. 399) jusque sur le nerf optique, en un point aussi éloigné que possible du globe oculaire. Le nerf optique étant bien à cheval sur la fourche qui termine l'instrument, on dégage le tranchant, en tirant vers soi un bouton situé sur le côté du manche, et on fait saillir, par la pression, la pointe et une partie du tranchant. Cette pression étant maintenue, les gaines sont incisées par le retrait de l'instrument. Arrivé au globe oculaire, on replace le bouton dans sa situation primitive, afin que le couteau ne puisse saillir de nouveau, en retirant l'instrument.

Quant à la désinfection de l'espace intervaginal ainsi ouvert, on la pratique avec une double canule, ayant la forme de la spatule représentée figure 400 et que l'on place sur le nerf. Un irrigateur à pression modérée et contenant une solution de sublimé à $\frac{1}{2000}$ est adapté à la double canule. L'irrigation doit être prolongée pendant une ou deux minutes. Cette canule ayant été retirée, on prend avec l'aiguille, dont était muni le fil passé à travers le tendon du muscle droit interne, un pli conjonctival au-dessous et au-dessus du bord cornéen et l'on réunit, en fermant la suture, le muscle détaché vers le bord interne de la cornée.

Cette opération n'a été encore exécutée que dans un nombre trop restreint de cas, pour qu'on puisse se prononcer sur sa valeur pratique. Elle a, dans tous les cas, procuré aux malades un sensible soulagement, pour ce qui concerne les douleurs, et à certains une amélioration réelle de la vision.

L'intervention d'un traitement général est nettement indiquée lorsqu'il s'agit de tumeurs gommeuses et de papillites gommeuses ; ici, on doit agir avec la plus grande énergie. Nous conseillons, chez les adultes, des frictions matin et soir avec 6 à 8 grammes d'onguent gris, préparé avec moitié lanoline, moitié vaseline ; à ces frictions, on joint 3 à 6 grammes d'iodure de potassium administré en lavements. Des soins de propreté particuliers, donnés avant et pendant le traitement aux dents et aux gencives des malades, faciliteront notablement la poursuite de cette cure pendant quatre à six semaines. En présence d'une menace de récidive, que ces cas montrent même lorsqu'une guérison complète paraît déjà être obtenue, on fera suivre la cure de frictions, par des injections de sublimé (au centième) et l'on continuera l'usage des lavements d'iodure de potassium aussi longtemps que possible. Chez les très jeunes sujets, on doit de préférence se tenir à l'emploi des injections mercurielles.

Comme on n'est jamais sûr, en présence d'une tumeur cérébrale, qu'elle soit syphilitique ou non, on est d'autant plus autorisé à intervenir par ce traitement énergique, même dans des cas fort douteux, qu'on a vu qu'il déterminait un amendement très notable des symptômes douloureux et une amélioration de la vision, alors même qu'ultérieurement la nécropsie a fourni la preuve qu'il ne s'agissait nullement d'une affection gommeuse.

Lorsque les manifestations cérébrales ont disparu et que la papillite entre franchement en voie de régression, ou que nous avons affaire aux résidus d'une papillite ou neuro-papillite, avec conservation d'un certain degré de vision, on peut sensiblement favoriser un retour partiel de la fonction du nerf par des injections de strychnine, ainsi que par l'emploi méthodique des courants continus.

ARTICLE VIII

NÉVRITE RÉTRO-BULBAIRE. — AMBLYOPIE CENTRALE

Le terme de *névrite rétro-bulbaire* a été introduit en ophthalmologie par de Graefe, qui comprit, sous cette dénomination, des affections inflammatoires du nerf optique qui, indépendantes d'une altération intracrânienne, éclataient dans le trajet du nerf, en un point trop éloigné de son épanouissement intra-oculaire, pour donner lieu à des signes ophthalmoscopiques notables du côté de la papille. Ici, c'est donc le trouble visuel qui apparaît tout d'abord (sous la forme d'un scotome central), et l'atrophie du nerf ne se révèle qu'ultérieurement. M. Leber a eu le mérite de condenser, dans son travail classique, les diverses affections comprises sous le nom générique de névrites rétro-bulbaires; mais c'est à M. Samelsohn que l'on doit la connaissance de la base anatomique de ce genre d'altération du nerf optique, distincte des inflammations de l'expansion oculaire du nerf et de l'atrophie simple. La névrite rétro-bulbaire constitue une affection idiopathique fréquente, puisque, suivant M. Samelsohn, on la rencontrerait dans 13 pour 100 des maladies du nerf optique. Dans cette forme de névrite, se trouve compris un certain nombre d'amblyopies toxiques entraînant une amblyopie centrale définitive.

Le premier cas de névrite rétro-bulbaire, examiné pendant la vie et démontré ensuite anatomiquement, est dû à M. Samelsohn. Il peut être considéré comme un type caractéristique de ce genre d'affection. Le malade, un homme de soixante-trois ans, présentait, avec un haut degré d'amblyopie double, une image ophthalmoscopique dépourvue de toute anomalie. Les limites périphériques du champ visuel, pour le blanc et les couleurs, étaient absolument normales ; mais il existait un scotome relatif, pour le rouge et le vert, de 8 degrés d'étendue à peu près. La suppression complète de l'usage des boissons alcooliques et du tabac n'amena aucune amélioration; au contraire, le scotome central s'étendit et se manifesta aussi pour le bleu. Les limites papillaires semblant se recouvrir d'un léger halo et le malade se plaignant de fortes céphalalgies, on prescrivit des frictions mercurielles et l'application d'un séton. Après deux années, bien que les limites périphériques du champ visuel fussent restées normales, le scotome central était devenu absolu, même pour le blanc, et le malade ne pouvait compter les doigts au delà de dix-huit pieds. Les moitiés latérales des papilles offraient alors une faible décoloration blanchâtre, le bord papillaire, dans ce sens, restant toujours légèrement voilé.

Une affection cardiaque ayant peu après entraîné la mort, les nerfs optiques furent enlevés avec le chiasma et les tractus, d'une part, et avec les hémisphères postérieurs des yeux, d'autre part, pour être soumis à l'examen. On ne rencontre aucune trace d'hydropisie des espaces intervaginaux. Après durcissement dans le liquide de Müller, les coupes pratiquées à travers le nerf, dans la région correspondante au canal optique, montrèrent des modifications sensibles, en ce qui regarde l'aspect microscopique. On constatait une réduction du tronc nerveux, qui, en outre, présentait, au lieu d'une forme cylindrique, un aplatissement très accentué de haut en bas, lui donnant l'apparence d'un ruban. Les coupes les plus voisines du crâne offraient même une disposition en biscuit, attendu que l'amincissement du nerf présentait son maximum au milieu.

La simple inspection, à l'œil nu, de coupes pratiquées à travers le nerf optique, en divers point de son trajet, donnait des renseignements précieux. Tandis que des coupes prises en arrière du canal optique, vers le chiasma, montraient uniformément la couleur vert jaunâtre bien connue, due à la macération dans le liquide de Müller, des coupes, obtenues dans la région du canal, n'offraient cette coloration normale que sur une zone périphérique, la partie centrale, oblongue, étant d'un ton gris gélatineux. Par transparence, cette portion centrale tranchait par sa diaphanéité. Ce processus dégénératif, s'accusant par une décoloration grisâtre partielle, traversait toute la longueur du tronc nerveux, mais offrait un siège différent suivant les points observés. Ainsi, au voisinage du globe oculaire, la dégénérescence grisâtre présentait une forme triangulaire, à base se confondant avec la surface latérale du nerf et à sommet situé près des vaisseaux centraux. Une coupe, obtenue au milieu du trajet intra-orbitaire du nerf, montrait la partie dégénérée sous l'aspect d'un disque, entouré d'un anneau de tissu nerveux normal, plus étroit du côté latéral que du côté médian (voy. pour ces diverses coupes la figure 401).

A l'examen microscopique, on voyait, sur les coupes pratiquées dans la région du canal optique (fig. 402), que l'anneau périphérique (*a*) de substance nerveuse n'offrait aucune altération. Les septa connectifs de cette zone montraient, comme arrange-

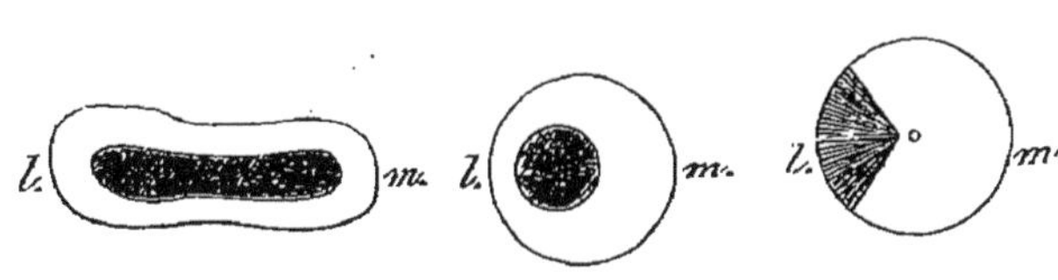

Fig. 401.

1, région du canal; 2, partie dépourvue des vaisseaux centraux; 3, partie renfermant ces vaisseaux.

ment et forme, l'aspect normal et présentaient, sur des préparations au carmin, les stries rouges bien connues, d'une épaisseur variée, qui contournent les faisceaux nerveux incolores et finement granuleux. Quant à la zone centrale de la coupe, elle présente, à un faible grossissement, une coloration rouge foncé, diffuse, à striation grossière, dans laquelle il est à peine possible de reconnaître un arrangement en mailles. Ce n'est guère que vers les bords de cette zone, que l'on peut voir que les

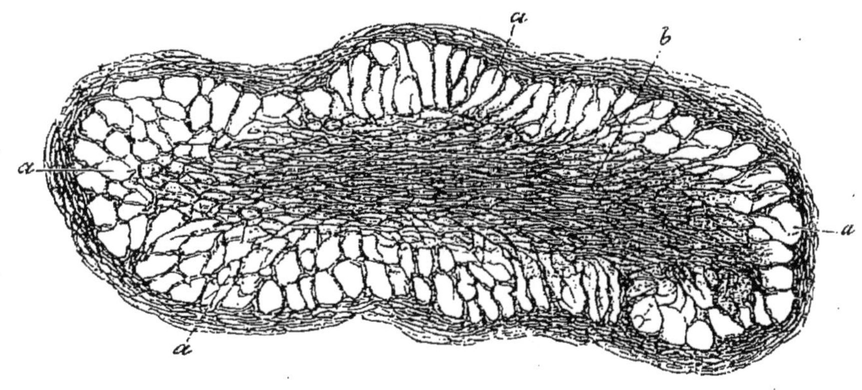

Fig. 402.

septa ont été déviés et tiraillés par un phénomène de rétraction. Un grossissement plus fort permet de reconnaître, dans la plupart des endroits, l'arrangement primitif des septa, entre lesquels la substance nerveuse a été détruite. En quelques points, un dessin finement granulé rappelle de faibles vestiges de masses nerveuses; ailleurs, on trouve un tissu fibrillaire à arrangement irrégulier. Les trabécules de tissu connectif sont, ainsi que le démontre la figure 403, excessivement épaissies, particulièrement dans les points où deux ou trois trabécules se rencontrent en angle: en de pareils endroits, il se forme de véritables nœuds, dans lesquels se trouve ordinairement placé un vaisseau rempli de sang. Ces faisceaux hypertrophiés montrent une structure grossièrement striée et une augmentation abondante de noyaux. Dans les mailles très réduites, circonscrites par ces trabécules, se voit, outre un tissu très ténu, une pullulation en masse de noyaux, permettant de reconnaître une augmentation de la neuroglie. Vers la zone de transition, on rencontre d'abord des fibres à moelle atrophiée (comme dans l'atrophie grise), qui s'entremêlent à des fibres à moelle normale. Dans la partie atrophique du nerf, les vaisseaux sont excessivement augmentés en nombre, surtout dans les points où le tissu connectif est particulièrement abondant. La pullulation des noyaux de l'adventice, et surtout de la gaine adventicielle, dévoile la participation de la paroi vasculaire au processus inflammatoire. En certains points, comme en *a* de la figure 403, on reconnaît un élargissement de la gaine lymphatique adventicielle.

Lorsque le nerf optique a franchi la région canaliculaire, on reconnaît, à part le

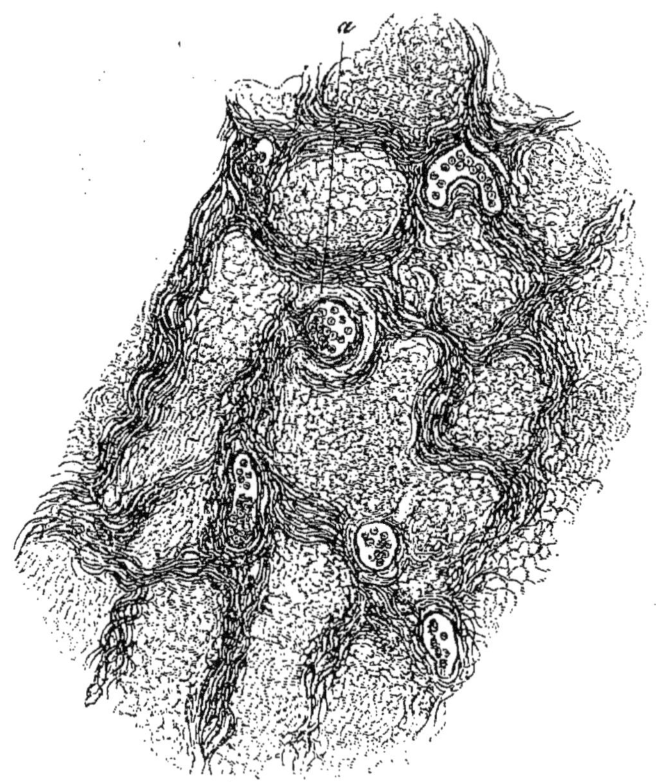

Fig. 403.

changement d'emplacement, déjà signalé, de la zone affectée, que le processus inflammatoire interstitiel tend de plus en plus à s'amoindrir et que l'aspect microscopique se rapproche progressivement de l'atrophie grise ordinaire, à mesure qu'on se rapproche du globe oculaire. Ainsi, sur la figure 404, représentant une coupe voisine du canal optique, on voit que l'arrangement des septa, dans la zone centrale intensivement colorée en rouge, se trouvait entièrement conservé. La réduction des mailles et l'épaississement des trabécules connectives, ainsi que l'augmentation des noyaux et des vaisseaux, démontraient toujours, encore, la présence du processus neuritique interstitiel, mais notablement affaibli comme intensité. En outre, l'image de l'atrophie grise des faisceaux nerveux commence à se dessiner davantage et s'accuse graduellement, en s'éloignant du canal optique. L'interruption de conductibilité, par suite de la destruction de la substance nerveuse dans le canal optique, doit vraisemblablement être accusée comme cause de cette atrophie grise.

La zone atrophique circulaire, d'abord centrale, au sortir du canal optique, se rapproche ensuite peu à peu du côté latéral (2, fig. 401). Ce n'est qu'au proche voisinage du point de pénétration de la veine centrale (qui précède l'entrée de l'artère) que le foyer atrophique arrive à toucher la gaine piale, comme le montre la figure 405, où la coupe a atteint légèrement la veine. La plaque de tissu connectif, qui

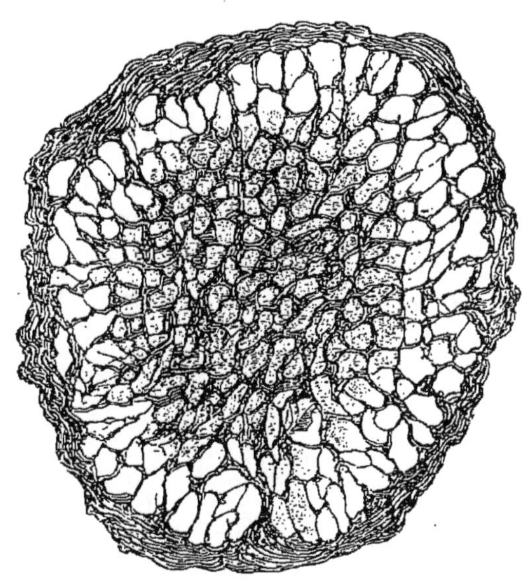

Fig. 404.

porte les vaisseaux centraux, en pénétrant par inversion dans le nerf, a pour effet de repousser les septa de la zone affectée et de les ramasser vers la périphérie. Il en résulte que le foyer atrophique, d'abord circulaire, prend la forme d'un ovale, à grand axe vertical, et, finalement, celle d'un cône, dirigé comme le montre la figure schématique 401, en 3. Grâce à ces recherches, dans ce cas particulièrement favorable, des renseignements précieux sur le parcours des fibres nerveuses ont aussi pu être recueillis.

Nous avons dit que l'image microscopique se rapprochait graduellement de l'atrophie grise, à mesure qu'on examinait des points plus voisins du globe oculaire. Toutefois, il existait sur le nerf optique droit, après pénétration des vaisseaux centraux, et sur un point restreint, une recrudescence brusque du processus inflammatoire interstitiel (fig. 406), avec altérations semblables à celles décrites pour la portion du nerf comprise dans le canal optique, ce que montre immédiatement la similitude d'apect des figures 402 et 406.

Dans une coupe de la papille, qui fut faite du côté droit, on voyait un cône atrophique, assez nettement tranché, dont la base occupait en majeure partie la moitié latérale, tandis que le sommet atteignait presque la veine centrale. Dans cette moitié, les mailles de la lame criblée se montrent notablement plus serrées, et les faisceaux nerveux très amincis, qu'elles contiennent, présentent une atrophie prononcée. Le nerf optique gauche fut, de préférence, utilisé pour obtenir des coupes longitudinales, qui confirmèrent le mode de parcours suivi par le foyer atrophique. Ces coupes firent ressortir, d'une façon encore plus saillante, la pullulation du tissu connectif interstitiel, attendu qu'à la pullulation des faisceaux longitudinaux s'adjoignait celle des trabécules transversales. Le développement énorme des vaisseaux était surtout rendu manifeste. Une section longitudinale à travers la papille (fig. 407) démontrait nettement que, tandis que la moitié médiane (à droite, sur le dessin) avait un aspect normal, la moitié latérale offrait un rapetissement notable des faisceaux nerveux, avec épaississement des faisceaux connectifs. En outre, les septa transversaux, au lieu de courir perpendiculairement aux faisceaux longitudinaux, affectaient tous une

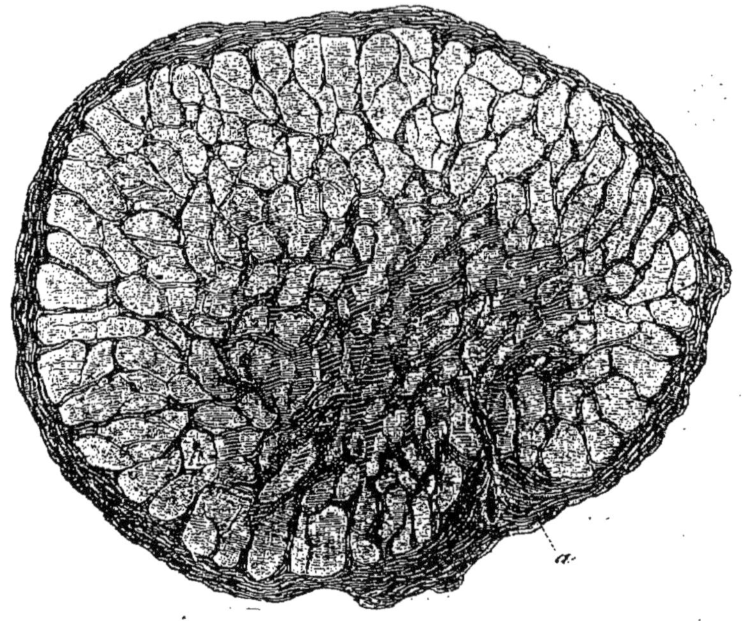

Fig. 405.

direction oblique, comme si une traction avait agi, en arrière, sur les faisceaux longitudinaux pour entraîner les fibres transversales, ayant une partie fixe sur la gaine piale.

Pour ce qui regarde la rétine, une altération très frappante s'observait du côté latéral. Outre un amincissement notable, la couche rétinienne avait pris une teinte visible par le carmin, tandis que l'osmium ne l'obscurcissait que faiblement; par contre, l'hématoxyline ne permettait pas de reconnaître une augmentation de noyaux. Enfin, point important, on ne retrouvait pas trace de la couche ganglionnaire. Le restant de la rétine s'étant malheureusement durci en de nombreux plis, les altérations ne purent être poursuivies sur la macula lutea.

Une confirmation des données anatomiques fournies par le cas précédent fut, peu de temps après, établie par MM. Nettleship et Walter Edmunds, chez un fumeur, atteint de diabète et d'amblyopie centrale. Les nerfs optiques n'ayant été enlevés qu'en partie, la description ne portait, chose fâcheuse, qu'à partir de l'entrée des vaisseaux centraux.

Un troisième cas, très important, au point de vue du résultat des recherches, fut examiné par M. Vossius. Le malade, un homme de quarante-huit ans, n'abusant que

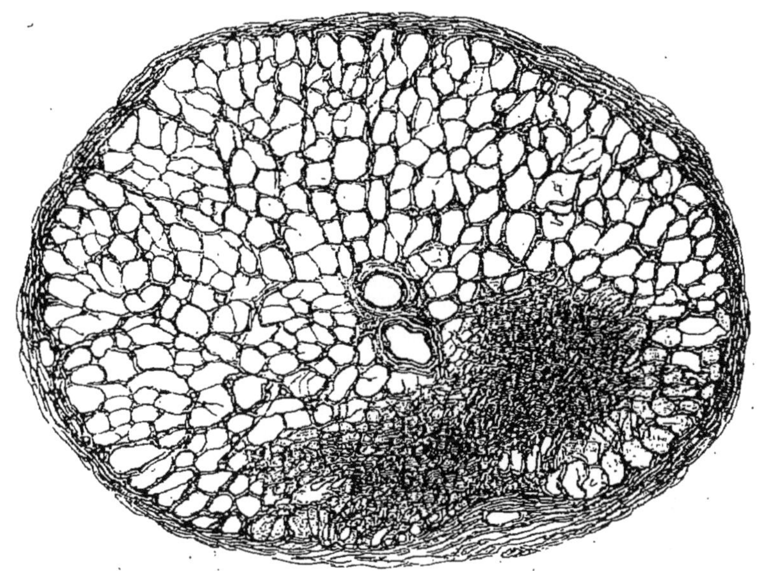

FIG. 406.

peu des spiritueux, présentait depuis trois ans un affaiblissement visuel ne permettant plus la lecture. On constate, avec un scotome central, une forte amblyopie

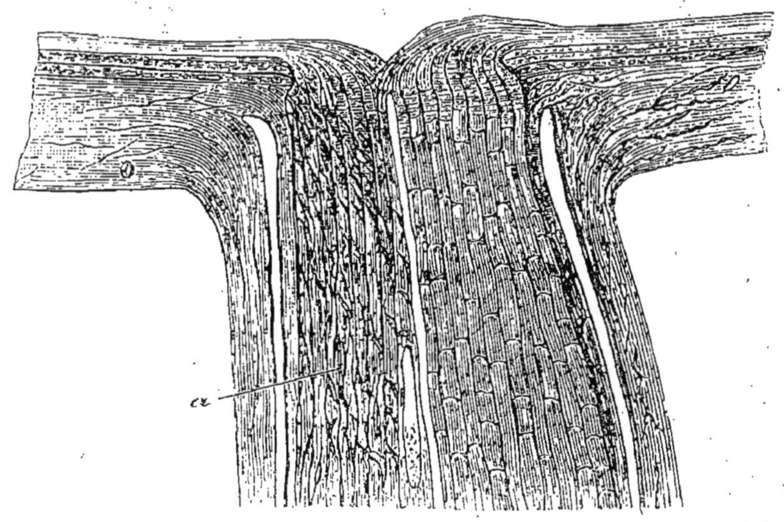

FIG. 407.

($\frac{1}{10}$ à droite, $\frac{1}{8}$ à gauche). Rien à l'ophthalmoscope. Le malade ayant succombé à un ramollissement cérébral, on procéda à un examen anatomique minutieux. A cet effet, on enleva le chiasma avec le tractus optique, outre les nerfs optiques auxquels tenaient les parties postérieures des globes oculaires. Dans ce cas également, la rétine se trouvait tellement plissée que, seules, les parties les plus proches de la papille purent être utilisées.

Des deux côtés, les nerfs optiques, tout près du globe oculaire, se présentaient sur la coupe, non plus arrondis, mais aplatis (fig. 408) en dehors et en bas, la section formant un ovale oblique. La réduction de diamètre du nerf optique, qui normalement mesure 4 millimètres, était ainsi particulièrement accusée dans le sens oblique en bas et en dehors, où on ne retrouvait plus que 2^{mm},5. A cet aplatissement correspondait une partie blanche en secteur, occupant le quadrant inféro-externe et tranchant sur les régions voisines normales, teintées en vert par l'acide chromique. Ce secteur blanc avait sa base contiguë à la gaine du nerf et sa

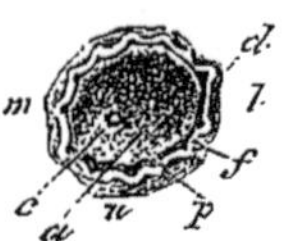

FIG. 408. — Coupe à travers le nerf optique gauche, tout près du globe oculaire. Vue de face. Grossissement 2/1.

l, bord latéral; *m*, médian; *o*, supérieur; *u*, inférieur; *a*, partie atrophique plus claire, située dans le quadrant inféro-externe, la pointe dirigée vers les vaisseaux centraux (*c*) et la base vers la gaine piale (*p*); *d*, gaine durale plissée; *f*, espace intervaginal élargi.

pointe près des vaisseaux centraux. La gaine externe est plissée et l'espace intervaginal paraît sensiblement relâché.

A 8 millimètres du globe oculaire, la forme de la partie blanche n'est plus celle d'un secteur, mais se délimite, à la périphérie, par une large base (fig. 409),

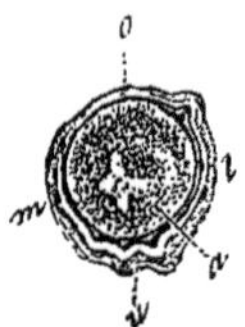

FIG. 409. — Coupe à travers le nerf optique gauche, à 8 millimètres derrière le globe de l'œil. Grossissement 2/1. Lettres comme pour la figure précédente. La partie claire représente le foyer atrophique.

envoyant vers le milieu, où se voit l'artère centrale, quelques prolongements. Le nerf, un peu réduit dans tous les sens, forme, sur sa coupe, un ovale légèrement allongé verticalement.

A 16 millimètres du globe oculaire, avant la pénétration des vaisseaux centraux, la coupe, réduite dans ses diamètres, offrait une forme arrondie (fig. 410). La partie blanche se rapprochait de nouveau d'un cône, mais sa base était davantage placée au milieu, tandis que sa pointe s'adossait à la gaine piale. Le cône était encore situé dans le quadrant inféro-externe.

Sur une coupe à 24 millimètres du globe oculaire (fig. 411), la partie claire se trouvait placée davantage dans la moitié temporale et se rapprochait de la forme semi-lunaire. Elle était partout contournée d'une zone normale, surtout étendue du côté médian. Sur cette coupe, le diamètre transversal est notablement plus rétréci, en sorte qu'elle forme un ovale à grand axe vertical.

Une coupe du nerf optique derrière le foramen opticum, dépourvue, par conséquent, de gaine durale et présentant la forme d'un ovale aplati de haut en bas (fig. 412), montrait, vers son milieu, une zone claire ovalaire, allongée transversalement, qui, en dehors et en haut, touchait presque le bord de la coupe.

A 1 centimètre environ de distance du chiasma (fig. 413), ressort, au milieu de la coupe, une partie blanchâtre fusiforme. Du milieu du bord supérieur de la coupe, se dirige obliquement en dedans, laissant la strie blanchâtre de côté, une autre strie d'un jaune clair, qui, arrivée au milieu du bord médian, se ramifie dentritiquement.

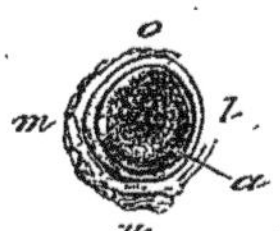

FIG. 410. — Coupe à travers le nerf optique gauche, à 16 millimètres derrière le globe oculaire. Grossissement 2/1. Vue de face. Lettres comme pour les figures précédentes. La partie claire représente le foyer atrophique.

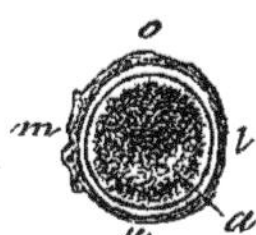

FIG. 411. — Coupe à travers le nerf optique gauche, à 24 millimètres derrière le globe oculaire. Grossissement 2/1. Lettres comme pour les figures précédentes. La partie claire représente le foyer atrophique.

Ces ramifications rayonnantes ne sont autres que les septa connectifs du nerf optique.

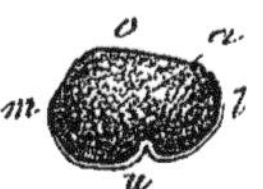

FIG. 412. — Coupe à travers le nerf optique gauche, juste derrière le canal optique. Grossissement 2/1. Lettres comme pour les figures précédentes. La partie claire représente le foyer atrophique.

Sur des coupes de la partie antérieure du chiasma, on reconnut que, le long du bord dorsal, courait une strie claire et étroite, appartenant à la *commissura ansata* de Hannover; au-dessous, se faisait remarquer une zone jaunâtre ayant à peu près la forme d'une fève (fig. 414), dont le bord convexe correspondait au dos du chiasma

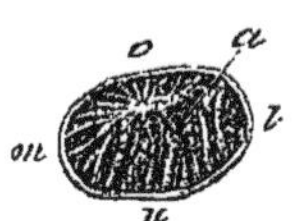

FIG. 413. — Coupe à travers le nerf optique gauche, à peu près à 1 centimètre au-devant du chiasma. Vue de face. La partie claire, au milieu, est le foyer atrophique, et les stries, partant des bords, sont des septa épaissis.

et le bord concave à peu près au centre de la coupe. On voyait également des stries. Dans la région du *recessus opticus* (fig. 415), la couche délimitante grise, supérieure et inférieure, tranche nettement avec la masse propre du chiasma, qui contenait, s'adossant immédiatement à cette couche, une strie claire, jaunâtre, en forme

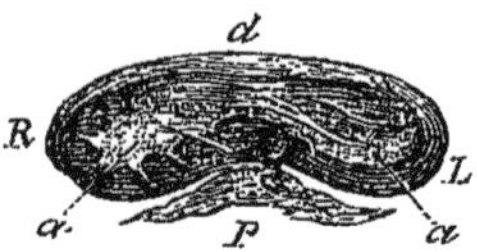

FIG. 414. — Coupe frontale à travers le chiasma, dans sa partie antérieure. Vue de face. Grossissement 2/1.

R, moitié droite; L, moitié gauche; au-dessous de *d* (bord dorsal), une strie blanche de substance finement granulée et fibrillaire et, seulement au-dessous de celle-ci, le foyer atrophique (*a*); *p*, recouvrement pial de la face ventriculaire avec le commencement de l'hypophyse.

de biscuit, dont les renflements se trouvaient exactement placés dans le milieu de la coupe.

Dans la partie commençante du tractus droit, se dessinait, dans son quadrant supéro-externe, une partie claire, dirigée obliquement du bord supérieur vers le milieu de

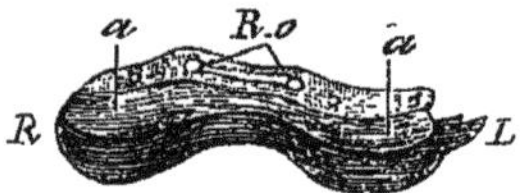

FIG. 415. — Coupe frontale à travers le chiasma dans sa moitié postérieure. Vue de face. Grossissement 2/1.

Ro, recessus opticus, atteint par la coupe; celui-ci se trouve imbriqué dans une substance grise, au-dessous de laquelle est le foyer atrophique *a*; R et L, comme pour la précédente figure.

la coupe; en outre, une strie jaune clair s'étendait le long de tout le bord inférieur (fig. 416, *a* et *b*). Cette dernière strie correspondait ainsi au fascicule croisé du tractus, la première au fascicule non croisé.

Pour la description microscopique, l'auteur s'est tenu aux coupes principales déjà représentées. Ainsi, la coupe transversale du tractus, représentée figure 417, correspond à la figure 416. Elle présentait, dans la partie avoisinant le *tuber cinereum*, une anomalie notable ; les vaisseaux étaient placés dans de grandes cavités en forme de vacuoles. Les parois des artères étaient un peu épaisses, celles des veines normales. Des corpuscules amyloïdes, de grandeur et de forme variées, se

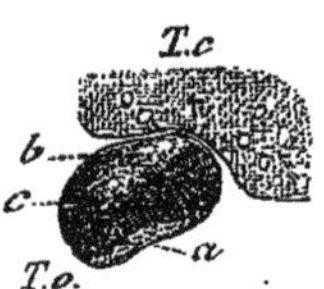

FIG. 416. — Coupe frontale à travers le tractus opticus. Vue de face. Grossissement 2/1.

Tc, tuber cinereum avec de grosses vacuoles, destinées aux vaisseaux; To, tractus opticus; *a*, *b*, parties atrophiées, placées près des bords inférieur et supérieur; *c*, substance normale.

montraient en abondance. La partie claire de la portion supérieure du tractus, et celle qui suit le bord inférieur, ont pris, par suite de la coloration par le carmin et l'hématoxyline, une teinte uniforme assez intense. Ces deux zones présentent un tissu fibrillaire, sans augmentation de noyaux ; il n'y existe pas de fibres nerveuses normales, celles-ci ayant été détruites par atrophie. De même des coupes pratiquées dans la moitié postérieure du chiasma, et correspondantes à la figure 415, montraient que la strie claire ne présentait pas trace de fibres nerveuses normales. Sur des coupes situées plus en avant du chiasma, correspondantes à la figure 414, on voyait, dans le foyer clair, que des traînées transversales couraient d'un côté à l'autre en forme de commissures, fibres très fines, colorées, par conséquent atrophiées, en alternant avec des groupes de traînées de fibres non colorées et normales. Entre les fibres atrophiques, étaient placées quelques coupes isolées de vaisseaux, dont les plus volumineux offraient partout des parois épaissies. Dans la partie intracrânienne des troncs des nerfs optiques, placés immédiatement au-devant du

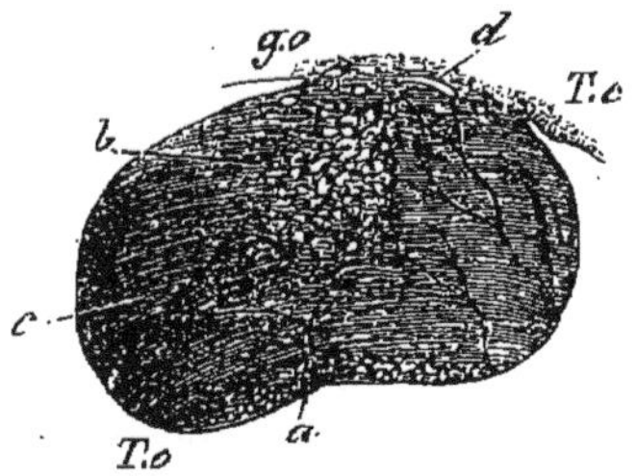

FIG. 417. — Coupe à travers le tractus droit, correspondante à la figure précédente. Vue de face. Grossissement 6/1. Les stries foncées sont des septa avec des vaisseaux.

a, *b*, foyers atrophiques, situés sur le fasciculus cruciatus et non cruciatus ; *c*, substance normale du tractus ; *d*, coupe d'un vaisseau plus volumineux près de la limite, vers le tuber cinereum (Tc); *go*, ganglion optique avec des vacuoles vasculaires plus volumineuses ; *To*, tractus opticus.

chiasma, le foyer atrophique se trouvait au centre (fig. 413) et recevait de nombreux prolongements, provenant de la pia et renfermant en abondance des corpuscules amylacés. Du bord supérieur, se dirigeait vers le milieu de la coupe une large strie de tissu connectif, traversée par des cellules pigmentées, et qui renfermait, à côté d'un vaisseau d'un certain calibre, un nombre remarquable de corpuscules amylacés.

Sur une coupe placée tout près du canal optique, la zone claire centrale présentait une infiltration nucléolaire si dense (fig. 418) que ce n'est que par places qu'une substance internucléolaire était visible. Des fibres nerveuses n'étaient nulle part démontrables. Les septa se trouvaient irrégulièrement tiraillés, même au delà de la partie atrophique, offrant une zone de transition où l'on rencontrait des fibres nerveuses atrophiées et normales. Dans les nœuds d'intersection de plusieurs septa, se voyaient le plus souvent plusieurs coupes de petits vaisseaux à parois épaissies et riches en noyaux. Des corpuscules amyloïdes se rencontraient dans le foyer atrophique, aussi bien que dans la périphérie des coupes, près des septa et dans les espaces en mailles.

L'image microscopique de la zone claire, dans le tronc nerveux, montrait constamment, jusque vers la papille, les mêmes particularités (voy. fig. 419 et 420). La portion atrophiée correspondait, tout près du globe oculaire, à peu près au quart de la coupe.

Une coupe transversale, à travers la papille et la portion intrasclérale du nerf (fig. 421 et 422), permit de reconnaître que, aussi dans son tiers externe, la substance nerveuse était complètement atrophiée et remplacée par un tissu très riche en noyaux, dans lequel on pouvait, en outre, démontrer la présence de nombreux capillaires. La partie correspondante de la rétine était aussi atrophiée; la couche gan-

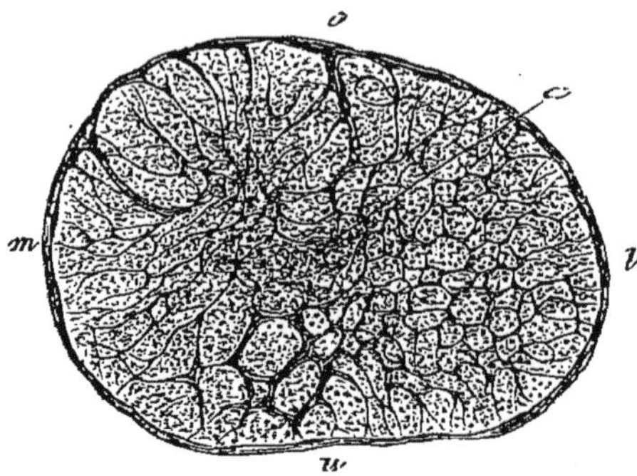

Fig. 418. — Coupe à travers le nerf optique, exactement derrière le foramen opticum, du côté de la cavité crânienne. Grossissement 10/1.

Désignations comme dans les figures antérieures : *a*, foyer atrophique.

glionnaire, dans la région avoisinante et juxtaposée à la papille, se montrait incontestablement moins développée que du côté nasal. Aussi bien dans la partie à myéline intersclérale que dans la portion à simple contour de la papille du nerf, se rencontraient des corpuscules amyloïdes, qu'on retrouvait aussi dans les portions

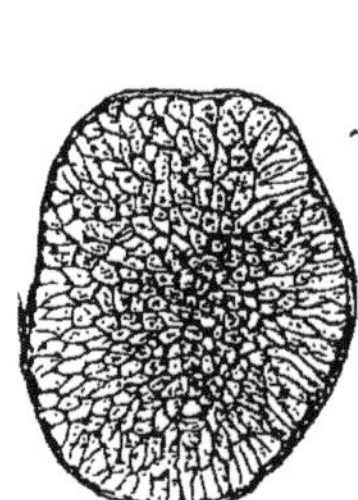

Fig. 419. — Coupe à travers le nerf optique, correspondante à la figure 411. Vue de face. Grossissement 7/1.

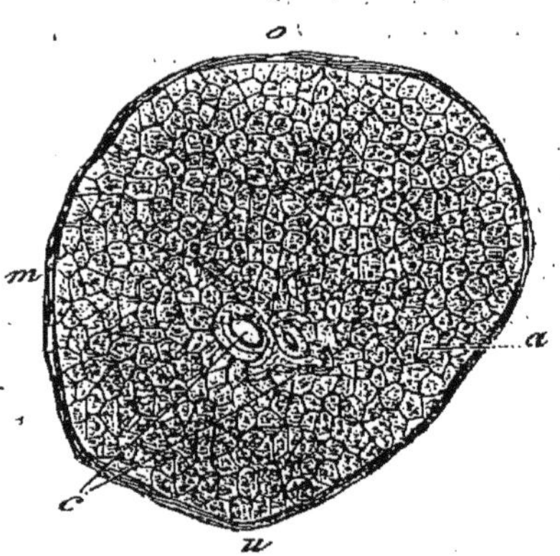

Fig. 420. — Coupe à travers le nerf optique gauche, correspondante à la section, figure 408, pratiquée près du globe oculaire. Grossissement 10/1.

Désignations comme dans la figure coarespondante : *a*, foyer atrophique; *c*, vaisseaux centraux.

nasale et temporale de la rétine avoisinant la papille. En outre, la papille montrait une extrême richesse en noyaux.

En résumé, la cause du scotome central, chez ce malade, doit être rapportée à une atrophie partielle du nerf optique, consécutive à une névrite, allant du canal optique jusque dans la papille. Une dégénérescence atrophique des fibres maculaires, sans signes inflammatoires, était remontée au delà du canal optique, consécutivement à une longue interruption de conductibilité concernant les fibres de la partie intra-orbitaire du nerf.

De cette importante observation, qui corrobore et complète celle de M. Samelsohn, il résulte que les fibres nerveuses, qui fournissent à la région maculaire, sont situées au bord ventral du tractus (faisceau croisé) et dans le quadrant supéro-externe (faisceau non croisé), dans deux régions séparées l'une de l'autre ; dans le chiasma, ces fibres se trouvent placées immédiatement au-dessous du plancher du recessus opticus; ici, elles restent aussi davantage dans la moitié dorsale et courent, dans la partie intracrânienne du nerf optique, jusque vers le foramen opticum, assez exactement dans le centre. A partir de là, la disposition se modifie simultanément avec un changement de forme du groupe de faisceaux; tandis que ceux-ci formaient aupa-

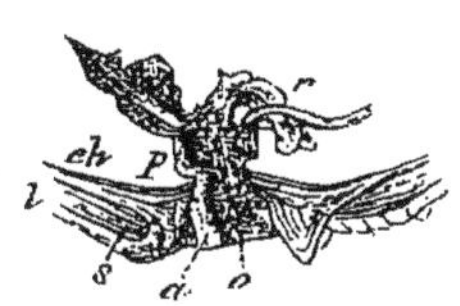

FIG. 421. — Coupe horizontale à travers la papille *o*, et la partie postérieure du globe. Grossissement 2/1.

o, nerf optique, partie sclérale : *a*, zone atrophique; *p*, papille; *r*, rétine; *ch*, choroïde; *s*, sclérotique; *l*, bord latéral; *m*, bord médian.

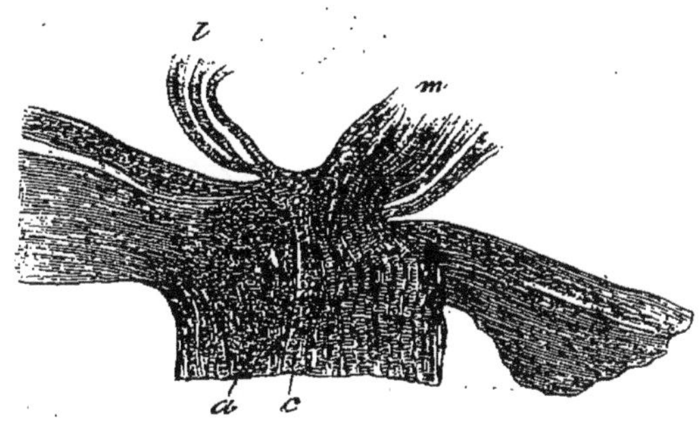

FIG. 422.— Coupe à travers la papille, correspondante à la figure précédente. Grossissement 10/1.

a, foyer, atrophique; *c*, vaisseaux centraux; *l*, coupe temporale de la rétine; *m*, coupe nasale.

ravant un ovale couché, ils constituent tout d'abord, dans l'orbite, un ovale plutôt vertical, presque une figure en croissant, qui, exactement derrière le foramen opticum, n'est pas située juste au centre, mais plutôt vers la tempe. Ils restent ainsi sur le côté temporal, atteignent finalement, près de l'entrée des vaisseaux centraux, le bord temporal du nerf et parcourent jusqu'à la papille presque exactement la section inféro-externe de la coupe du nerf, sous forme d'un cône, dont la base occupe le bord, la pointe, la région des vaisseaux centraux du nerf.

D'après les recherches de de Gudden et Munk, la macula recevant ses fibres, à *parties égales*, des faisceaux croisé et non croisé, les fibres maculaires, provenant du *faisceau non croisé*, fournissent à la partie de la rétine qui se trouve placée *latéralement* au méridien vertical passant à travers la macula, tandis que les fibres, provenant du *faisceau croisé*, se rendent à la moitié *médiane*, que sépare le méridien vertical. Comme, à part la moitié de la macula, la papille occupe cette moitié médiane, il est clair que les fibres maculaires doivent se croiser en un point donné avec les autres fibres. D'après de Gudden, le faisceau *non* croisé, provenant du côté supérieur et *latéral* des tractus, se transporte, *dans* le chiasma, sur le côté *médian* du *même* nerf. Cette observation, confirmée par M. Samelsohn, nous conduit « à un point d'entre-croisement situé dans le cours du nerf lui-même, attendu qu'un brusque entre-croisement, tel qu'il devrait être si la papille en était le siège, compromettrait bien plus les fins éléments qu'une déviation insensible de ces mêmes fibres maculaires ».

« Un coup d'œil jeté sur le schéma représenté figure 423, dit notre confrère, démontre mieux ces dispositions que le raisonnement le plus étendu. Les stries *fl*, en petits traits, représentent le parcours du faisceau non croisé dans le tractus, le chiasma et le nerf optique, et sa répartition, d'une part, dans les diverses régions de la rétine, d'autre part, dans la papille P et la macula M. De la même façon, le trait clair *fc* montre le champ de la répartition du faisceau croisé. Il ressort déjà forcément de ce schéma que, si, dans le faisceau non croisé, les fibres devaient en réalité, courir de la façon dessinée jusqu'à la papille, elles devraient, pour assurer leur expansion sur la moitié latérale de la rétine, prendre un chemin fort incommode, et que, avant tout, une couche de fibres *doubles*, appartenant aux *deux* faisceaux, devrait se rencontrer dans une étendue bien plus grande de la rétine que cela ne se trouve en réalité, d'après les recherches de Michel. Mais, si nous admettons que les fibres maculaires *mc*, appartenant au faisceau *non* croisé, se

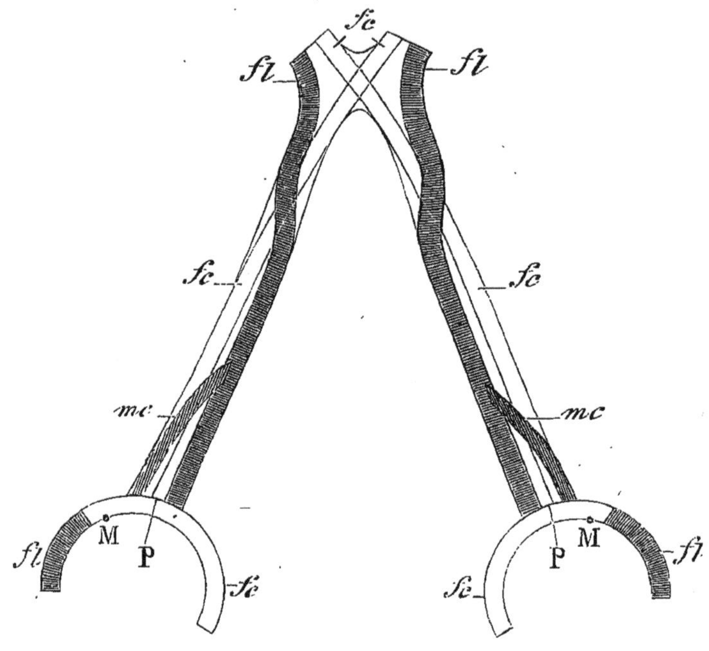

Fig. 423.

dégagent progressivement dans leur parcours à travers le tissu nerveux, ainsi que la figure 423 l'indique par le trait *mc*, et s'adjoignent à leur partenaire du faisceau croisé, pour pénétrer ensemble dans le côté latéral de la papille, alors ce parcours s'harmonise le mieux avec le mode de répartition connu des fibres dans la rétine. Alors, comme l'indique la figure schématique 424, les fibres maculaires *fm* arrivent par le chemin le plus direct vers la macula et le restant du faisceau *non* croisé trouve une place suffisante, pour émerger des bords supérieur et inférieur de la papille et pour contourner la papille, afin d'atteindre la moitié latérale de la rétine, tandis que le faisceau *fc* atteint, par le chemin le plus commode, la moitié médiane de la rétine. »

A ce changement d'emplacement des fibres, dans la portion orbitaire du nerf, doit concourir la pénétration des vaisseaux centraux, dont le faisceau connectif, comme il a été dit, repousse et transporte en dehors les fibres centrales.

La base anatomique de la névrite rétro-bulbaire, ou mieux intra-orbitaire, paraît nettement établie par les observations relatées plus haut. Pour M. Samelsohn, il n'est pas douteux que son unique autopsie résout la question de l'anatomie pathologique de cette affection, dans ses traits principaux. Il s'agit d'une névrite interstitielle partielle du nerf optique, avec tendance marquée à la rétraction cicatricielle et à l'atrophie descendante secondaire des fibres nerveuses. Cette névrite se localise de préférence dans le canal optique, où elle peut parcourir toutes les phases, jusqu'à la rétraction cirrhotique du tissu nerveux. Si la portion axile du nerf, dans sa région correspondante au canal osseux, se trouve entièrement détruite, alors il se produit secondairement, dans la portion orbitaire du nerf, une atrophie analogue à

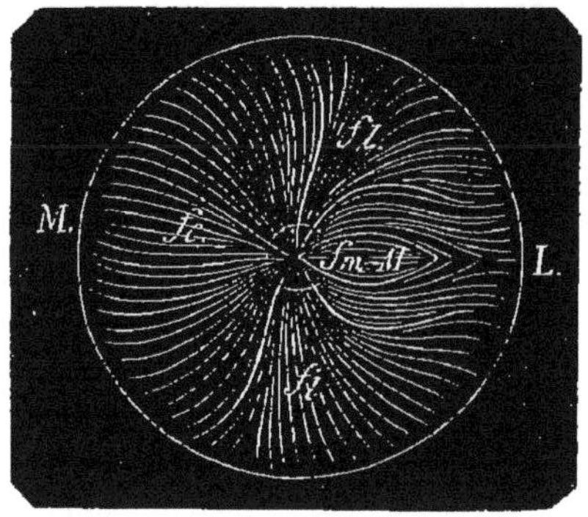

FIG. 424.

celle qu'on rencontre après une interruption de conductibilité, suite de section, rupture ou compression.

L'image ophthalmoscopique concorde d'ailleurs avec ces données anatomiques. Dans des cas peu prononcés, la névrite interstitielle peut, après avoir persisté un certain temps, complètement rétrograder, sans atrophie consécutive à la rétraction du tissu nouvellement formé; l'hypérémie, l'infiltration nucléaire se dissipent, sans qu'on ait pu rien apercevoir sur la papille, étant donnée la distance à laquelle elle se trouve du foyer enflammé. Dans les cas graves où la cirrhose entraîne une atrophie descendante, l'affection peut depuis fort longtemps avoir déterminé une amblyopie centrale, sans que pour cela l'image ophthalmoscopique soit modifiée en rien ; ce n'est qu'une fois l'atrophie descendante bien établie, que les parties temporales des papilles se décolorent et qu'on peut même voir se développer une excavation atrophique partielle, mais sans diminution sensible du calibre des vaisseaux centraux. Encore faut-il noter que, la décoloration se produisant du côté temporal, où la couche des fibres nerveuses est plus mince et où il existe souvent une excavation physiologique allant jusqu'au bord papillaire, on pourra se trouver embarrassé pour se prononcer sur l'existence de cette atrophie partielle (que Leber a, le premier, indiquée), surtout si la comparaison d'un œil à l'autre fait défaut.

Ainsi que la clinique le confirme, il peut se rencontrer des cas où non seulement la névrite interstitielle se présente près de l'entrée des vaisseaux, comme dans le cas de M. Samelsohn, mais où elle devient réellement descendante, à partir du canal optique, et va jusque vers l'entrée du nerf optique. D'après M. Samelsohn, il serait alors possible que la néo-formation de vaisseaux, jusque dans la papille, pût masquer la décoloration atrophique, pour faire place à une hypérémie partielle. Nous pouvons aussi voir se développer, sur toute la papille, un halo, avec légère réduction des vaisseaux, principalement des artères; ici, la totalité de la section nerveuse participe à une névrite, attendu que l'inflammation, simultanément avec la tendance à devenir rapidement descendante à partir du canal optique, a manifesté une propension à se propager des parties axiles du nerf vers la périphérie. A l'amblyopie centrale s'adjoint alors une abolition de certaines parties excentriques du champ visuel.

Pour ce qui regarde l'*étiologie*, on a depuis longtemps accusé l'influence si mal connue du *refroidissement*, ainsi que les *différentes intoxications*. Il est d'ailleurs possible que ces deux causes agissent simultanément. Un point douteux, c'est de savoir si toute intoxication, se signalant par un scotome central, se rapporte, dès le début, à une névrite rétro-bulbaire d'intensité et de durée variables, ou si c'est seulement la persistance de l'intoxication qui entraîne le développement de ce genre de névrite. Quoi qu'il en soit, il est bien établi que la névrite rétro-bulbaire se présente tout particulièrement chez les ouvriers, qui, exposés aux influences nuisibles spéciales à leur profession, se laissent aisément entraîner, pour soutenir leurs forces musculaires, à des abus alcooliques. Un autre fait non moins discutable, c'est que, dans cette affection, les femmes restent presque complètement préservées, et qu'il en est ainsi pour les hommes n'ayant pas dépassé la trentaine.

Il ne saurait être nié que la transition brusque d'un lieu surchauffé dans un milieu froid a, de tout temps, été reconnue comme cause d'amaurose et d'amblyopie, qui, mieux définie, porte actuellement le nom d'amblyopie centrale. A cet égard, M. Samelsohn cite l'exemple des employés des postes qui, séjournant dans des wagons très chauffés dans le courant de l'hiver, sont forcés, pendant la marche des trains, de tenir assez longtemps la tête penchée au dehors, pour ne pas manquer de jeter le sac de lettres aux stations où le rapide ne s'arrête pas. Il en est de même des sommeliers, obligés de descendre des restaurants surchauffés dans les caves froides; enfin, de tout métier où les personnes, couvertes de transpiration, sont forcées de séjourner assez longtemps dans un milieu refroidi, et cela, sans qu'un exercice suffisant amène une réaction ultérieure, pour effacer l'effet de ce brusque refroidissement. Des expériences instituées sur les animaux, par Lassar, semblent, d'ailleurs, confirmer cette influence d'un refroidissement brusque.

Comment expliquer maintenant l'action de l'alcool (1) sur la production de la névrite axile du nerf optique, dans le canal optique? On sera moins surpris de cette particularité si l'on songe à la tendance à la cirrhose que provoque l'alcoolisme, au point que l'on a cru longtemps que la cirrhose du foie, en particulier, était spéciale aux alcooliques ; tandis qu'en réalité la cirrhose hépatique, de même que la névrite rétro-bulbaire, avec cirrhose partielle du nerf, peuvent résulter, quoique moins fréquemment, de l'intoxication par le phosphore, le plomb, la quinine, etc., ou encore être consécutives à la malaria, la syphilis, etc. D'autre part, il faut noter que le liquide cérébro-spinal, chargé des principes nuisibles de l'alcool, séjourne particulièrement dans le canal optique, où ce liquide filtre vers la portion orbitaire du nerf; de même qu'il se produit, d'ailleurs, une certaine stagnation de ce même liquide

(1) Nous consacrons à la dégénérescence toxique (alcoolique) un article à part, attendu que nous la différencions de la névrite rétro-bulbaire ordinaire.

au voisinage de la papille du nerf optique, avant de gagner les espaces lymphatiques de l'œil. Ajoutons encore que le canal optique est une région qui présente, pour le parcours du nerf, des conditions anatomo-physiologiques spéciales. C'est en ce point que le nerf, prenant sa forme cylindrique, s'entoure de sa gaine lymphatique véritable. Là aussi, le nerf, à l'exclusion de tout le reste de son parcours, se trouve fixé à la paroi supérieure du canal et entouré de parois osseuses *inextensibles*, en sorte que l'espace lymphatique se trouve réduit ici à une sorte de rainure en croissant très mince.

Que, dans ce parcours osseux, les vaisseaux vaginaux doivent fournir d'une façon différente leurs branches, comparativement aux portions crânienne et orbitaire du nerf, c'est ce qu'implique déjà la fusion des gaines à la paroi osseuse du canal. Il ne serait donc pas surprenant que cette région du nerf optique constituât un *locus minoris resistantiæ;* mais pourquoi le centre du nerf, les faisceaux maculaires sont-ils tout d'abord atteints? A cet égard, il faut remarquer que les vaisseaux, traversant la gaine piale, se répandent de la périphérie vers le centre du nerf, où se concentre en quelque sorte le réseau capillaire. C'est aussi dans cette région centrale, la mieux fournie de sang et de lymphe, que doit se faire sentir, avec le plus d'intensité, l'effet d'une infection, tandis que les parties périphériques du nerf, munies de larges voies circulatoires, se trouvent moins exposées à l'action persistante des éléments nuisibles charriés par le sang.

Suivant l'opinion de M. Samelsohn, il faudrait nier l'action isolée du tabac, l'amblyopie nicotinique pure. En général, c'est l'alcoolisme, joint, dans certains cas, à l'abus du tabac, qu'il faut accuser. Quelle que soit d'ailleurs la nature de la cause nuisible, elle agit d'abord comme irritant sur le tissu du nerf optique; ce n'est que par sa persistance, ou son intensité, que les fibres nerveuses, qui n'avaient d'abord subi qu'une compression, s'atrophient, de façon à exclure toute possibilité d'un retour à une fonction normale.

Relativement à la *symptomatologie* de la névrite rétro-bulbaire, nous avons à placer, en première ligne, le *scotome central*, symptôme qui échappa longtemps, puisque ce n'est qu'en 1869 que Foerster attira l'attention sur le scotome central pour les couleurs. Lorsqu'on questionne les malades, ils rapportent que ce qu'ils veulent fixer leur paraît couvert d'un duvet, qui leur en soustrait les détails, ou qu'il se place, entre l'objet fixé, un nuage instable, mal défini; les marins disent qu'ils voient tout à travers une couche d'eau agitée, les travailleurs au feu parlent d'une couche d'air échauffé. D'une façon générale, ce scotome semble, subjectivement, d'autant plus accusé qu'un éclairage très intense relève la vision excentrique. Telle est la raison pour laquelle presque tous les malades accusent une amélioration de la vision au jour tombant, amélioration qui n'est que factice, comme on peut aisément s'en convaincre.

Tant que le scotome révèle encore un caractère plus ou moins *positif*, que le malade le différencie du restant de son champ visuel par un nuage, une buée éclairée, une couche d'eau ou d'air vacillante qui recouvre l'objet fixé, tant que les yeux fermés, ou dans l'obscurité, il désigne la présence de ce même phénomène, il devient un sujet de plainte persistante, même lorsque l'amblyopie centrale n'est encore que fort peu accusée. Ces plaintes diminuent, au contraire, à mesure que le scotome est devenu *négatif;* les malades ne se plaignent que de ne plus pouvoir lire, ni voir les détails des objets qu'ils fixent.

La *forme du scotome* est ordinairement celle d'un ellipsoïde, couché en travers du point de fixation du champ visuel, et placé de telle façon que le centre de l'ellipsoïde occupe le point de fixation et que son grand axe est dirigé vers la tache de Mariotte. Il peut cependant se présenter, suivant les malades, des différences sensibles dans la configuration du scotome. Celle-ci peut même varier d'un œil à l'autre, et l'on rencontre des malades qui présentent un scotome à ovale horizontal, sur l'un des yeux, et à ovale vertical, sur l'autre. Ce qui est moins fréquent, c'est un scotome absolument circulaire, avec le point de fixation comme centre. M. Samelsohn signale un genre de scotome hémianopique partiel, qui, commençant exactement dans la ligne de démarcation verticale ou horizontale du champ visuel, se répartirait symétriquement, comme l'indiquent les champs visuels représentés figures, 425 et 426, relatifs à deux malades, chez lesquels un seul champ visuel a été reproduit. Comme l'indiquent ces schémas, la perte hémianopique ne se présentait d'une façon caractéristique que pour le blanc, tandis que les limites du scotome, pour les couleurs, dépassaient sensiblement la ligne de démarcation. On voit aussi que, dans ces cas, la progression du scotome s'opérait, comme cela s'observe ordinairement, en sens de la tache aveugle. Par exception, on rencontre, il est vrai, des cas où le scotome s'étend de préférence vers le côté médian. Mais ce que l'on peut regarder comme des raretés, ce sont les formes *paracentrales* du scotome, que Samelsohn a rencontrées particulièrement du côté latéral du point de fixation. Ordinairement le scotome central, lorsqu'il a atteint la tache de Mariotte, reste stationnaire; s'il dépasse cette limite, il est rare que le champ visuel ait conservé son étendue normale. L'apparition d'échancrures, dans les limites du champ visuel, démontre alors que le processus central du nerf a gagné les parties périphériques du tronc nerveux.

L'étude du trouble visuel, dans l'étendue d'un *scotome relatif*, présente un intérêt clinique tout particulier; mais, même si le scotome est devenu *absolu*, il faut savoir qu'il existe encore, ordinairement, autour de celui-ci un *anneau représentant un scotome relatif*. Le premier symptôme, par lequel se révèle le *scotome*, se manifeste par l'exploration avec les couleurs, et, ici, il faut poser en règle générale de ne prendre que des objets de très petites dimensions et de se servir, de préférence, de vert et de rouge, le bleu, ainsi que le jaune, restant bien plus longtemps perçus. Il peut se faire qu'en arrivant dans le scotome le malade reconnaisse encore la couleur, mais la déclare plus foncée (rarement plus claire); tandis que, dans d'autres cas, la couleur n'est plus perçue et semble d'un gris plus ou moins foncé, ou bien les couleurs sont confondues entre elles. Comme l'indique M. Samelsohn, l'altération chromatique peut donc être *quantitative* ou *qualitative*. En réalité, un malade, avant de perdre la faculté de percevoir une couleur, commence par la distinguer avec peine et hésite si on lui présente de faibles teintes. Le pronostic est, bien entendu, plus favorable dans ce dernier cas, sans être, pour cela, nécessairement grave dans le premier. Lorsque le scotome tend à disparaître, la perceptibilité pour les couleurs gagne constamment de la périphérie vers le centre; s'agissait-il d'un anneau, dans lequel la perception quantitative se trouvait émoussée et qui entourait le scotome à abolition qualitative pour les couleurs, cet anneau disparaît tout d'abord, et une zone périphérique du scotome absolu, pour les couleurs, se transforme en relatif, pour se dissiper à son tour, de façon que peu à peu le scotome disparaît. Notons que l'acuité visuelle peut être revenue absolument normale, bien qu'il subsiste encore longtemps une certaine paresse pour saisir les nuances, au point de fixation.

Le sens lumineux, dans l'étendue du scotome, a été déclaré par un certain nombre d'auteurs, et en particulier par Foerster, comme normal. Suivant M. Samelsohn, qui a expérimenté avec le disque de Masson, la diminution du sens lumineux dans le scotome central ne serait pas douteuse, bien que le degré de cette diminution soit très variable, et sans qu'il existe un rapport de la réduction du sens lumineux avec celle de l'acuité visuelle, mais, par contre, une relation marquée se présenterait entre le degré de réduction du sens lumineux et l'étendue du scotome.

Le degré de réduction de l'acuité visuelle ne donne aucun renseignement relativement au *pronostic*. Aussi, dans un cas récent, bien que l'acuité visuelle soit tombée au point que les doigts seuls sont encore comptés, on peut cependant voir une resti-

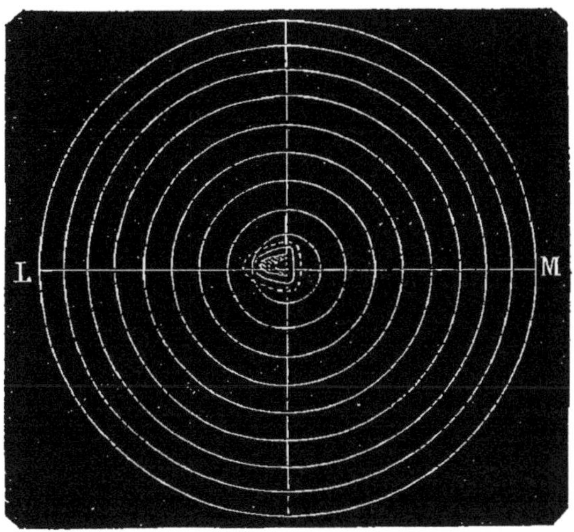

Fig. 425.

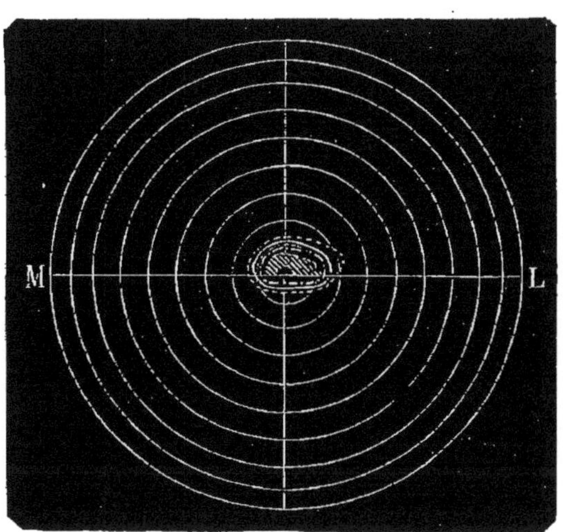

Fig. 426.

... = Vert.
— = Rouge.
⁝ = Blanc apparaissant gris.
◀ = Bleu.

tution complète et rapide de la vue; tandis que, dans des cas anciens, on n'arrive que difficilement à faire disparaître une amblyopie centrale, même modérée. Pour ces derniers cas, le pronostic est d'autant plus défavorable que des examens espacés ne démontrent aucune modification dans l'étendue du scotome. La persistance prolongée d'un scotome relatif, sans qu'il s'y adjoigne un scotome absolu, donne de meilleures chances, pour le rétablissement complet, qu'un scotome absolu, même de petites dimensions, ou que la combinaison de pareil scotome avec un scotome relatif étendu.

ARTICLE IX

DIVERSES VARIÉTÉS CLINIQUES DE LA NÉVRITE RÉTRO-BULBAIRE OU AMBLYOPIE CENTRALE

I. — NÉVRITE RHUMATISMALE.

Après avoir donné, dans le précédent article, le substratum anatomique et physiologique ainsi que la pathogénèse de la névrite rétro-bulbaire, il nous reste à exposer comment et sous quelle image elle se présente cliniquement.

Chez des personnes prédisposées au rhumatisme, ou issues de parents arthritiques, il peut se produire, à la suite d'un refroidissement brusque, et d'une manière analogue aux paralysies périphériques de cause rhumatismale, une amblyopie centrale, ou même une cécité brusque et complète. Cette amblyopie ou amaurose est constamment double et plus ou moins transitoire. Ce sont surtout des personnes ayant dépassé la trentaine, que leur profession expose à des changements brusques de température ou aux intempéries des saisons, qui sont sujettes à cette forme de névrite, et cela d'autant plus, que pour résister à ces intempéries, un certain usage de boissons alcooliques a lieu, sans pour cela aller à l'abus. Le signe caractéristique de la forme rhumatismale est la soudaineté d'apparition de l'affection, conjointement avec une sensation de pesanteur, de froid et même de véritables douleurs dans les orbites, sensibilité qui s'accentue lorsqu'on refoule l'œil en arrière, ou simplement dans les mouvements extrêmes des yeux.

A l'ophthalmoscope, nous pourrons, dans les cas récents, particulièrement dans ceux que nous devons considérer comme les plus purs, reconnaître l'absence absolue de tout signe ophthalmoscopique, ce qui doit, du reste, ne pas étonner, car une périostite récente à l'entour du nerf, pendant son passage à travers le canal optique, ne peut en rien, même si elle rendait le nerf absolument impropre pour la conduction, influencer l'image ophthalmoscopique. Ce n'est que par suite de l'extension de la névrite, ou de la complication d'un épanchement dans les gaines, que l'on peut voir exceptionnellement l'hypérémie des papilles ou la formation d'un halo péripapillaire, avec légère réduction du volume des artères.

Le pronostic de ces névrites rhumatismales est d'autant plus favorable, qu'on peut soumettre le malade plus promptement à un traitement approprié et que rien, du côté du nerf optique, ne révèle un trouble nutritif avancé. Dans les cas graves, on voit, avec l'établissement définitif de l'amblyopie centrale, les moitiés temporales des papilles se décolorer et s'affaisser.

II. — Névrite par intoxication.

1° Les amblyopies par intoxication *alcoolique* et *nicotico-alcoolique* doivent avoir une place dans la description de la névrite rétro-bulbaire. Nous nous efforcerons, dans un chapitre consacré à la dégénérescence alcoolique ou toxique, de tracer une limite entre les cas qui méritent d'être rangés, avec raison, dans les affections inflammatoires plus ou moins aiguës du nerf optique et ceux où la lésion aboutit à des altérations dégénératives lentes et incomplètes du tissu nerveux, sans lésions inflammatoires marquées. Il ne paraît pas douteux que les intoxications, de quelque nature qu'elles soient, qui se terminent par une amblyopie centrale, avec établissement *définitif* d'un scotome absolu, doivent être comprises dans les névrites, dont nous traitons ici ,ou dans la dégénérescence toxique, dont il sera question plus loin, tandis que l'amblyopie centrale transitoire, avec un scotome relatif, pourrait encore trouver son explication anatomique, sans recourir à un état inflammatoire ou dégénératif du nerf.

Ce sont certainement les formes d'amblyopie centrale par abus de l'alcool qui reflètent le mieux l'image de la névrite rétro-bulbaire, ou intra-canaliculaire, à son début; la symptomatologie, que nous avons donnée à propos de cette dernière affection, s'applique en tous points à l'amblyopie alcoolique, et nous n'avons pas à y revenir. Nous renvoyons de même, pour l'examen ophthalmoscopique, à ce qui a été dit plus haut. Les cas d'atrophie complète, que l'on a attribués à l'intoxication alcoolique (Hutchinson, Galezowski, etc.) résultent, en réalité, d'autres affections du nerf optique; car il faut envisager comme absolument *caractéristique*, pour ce genre d'intoxication, de ne pas rendre les victimes aveugles, mais de ne les affliger, au pis-aller, que d'un scotome absolu, sans rétrécissement du champ périphérique.

2° Comme conséquence d'une *intoxication saturnine*, on peut rencontrer la véritable névrite rétro-bulbaire. Cette névrite saturnine se caractérise, en effet, par l'évolution d'une amblyopie centrale progressive, avec intégrité parfaite du champ visuel, dans laquelle, au début, la constatation du scotome central ne devient possible qu'en se guidant, tout d'abord, sur la réduction du sens chromatique, en général, et en ne recherchant le scotome, pour les couleurs, qu'avec une réduction de l'éclairage. Lorsque l'intoxication persiste, alors la découverte du scotome relatif devient infiniment plus facile. Ordinairement, l'éloignement des malades du foyer où ils puisaient les éléments de leur intoxication et un traitement approprié arrivent à empêcher la transformation du scotome relatif en absolu. A cette époque, aucune lésion n'est appréciable à l'ophthalmoscope, sauf parfois un léger halo papillaire avec hypérémie. Dans quelques cas que nous avons observés, seules les veines paraissaient participer à cet état hypérémique, les artères étaient plutôt réduites de calibre.

Il est vraisemblable que la névrite intracanaliculaire n'entre pourtant que pour une part restreinte dans les manifestations oculaires de l'intoxication saturnine, une partie des cas devant être rattachée aux altérations vasculaires et urémiques (ces dernières parfois sans lésions ophthalmoscopiques), qui surviennent conjointement avec la néphrite, et une autre partie, avec atrophie plus ou moins accusée du nerf optique, résultant de graves lésions centrales, caractérisées par l'aphasie, la diplopie, l'hémiplégie et les attaques épileptiformes. Ce qu'il est absolument nécessaire de savoir, c'est que l'amblyopie centrale peut se présenter comme un premier symptôme de l'intoxication saturnine et que la réduction du sens chromatique est peut-être le signe avertisseur le plus sensible, pour signaler les menaces d'une intoxication prochaine.

3° Les *intoxications par la quinine* peuvent donner lieu à des névrites rétro-bulbaires, dans des cas exceptionnels. Ce sont ceux où non pas une cécité brusque et plus ou moins transitoire s'est développée, ordinairement après une dose massive de quinine (ou chez des sujets présentant une véritable idiosyncrasie pour ce médicament), mais ceux où l'on a fait un long usage de doses élevées du fébrifuge. C'est particulièrement dans cette forme que l'on rencontre des scotomes excentriques, avoisinant le point de fixation, ou ne laissant parfois persister que des îlots de champ visuel. Ce qui nous a frappé, dans certains cas d'amblyopie quinique, c'est que l'image ophthalmoscopique, montrant des papilles pâles avec légère indécision des limites papillaires, présentait beaucoup d'analogie avec celle de la névrite rétrobulbaire héréditaire.

III. — Névrite par suppression du flux menstruel, hémorrhoïdal et des transpirations locales.

Les observations, qui se rapportent à ces diverses origines étiologiques, ont été faites, pour la plupart, à une époque où aucun contrôle n'a pu être exercé par l'examen ophthalmoscopique; en outre, un examen fonctionnel, surtout en ce qui concerne le champ visuel, faisait aussi défaut. On reste donc dans le doute, pour savoir jusqu'à quel point on est autorisé à songer ici à la présence d'une névrite rétrobulbaire. Pourtant quelques observations récentes établissent nettement que, à la suite d'une suppression brusque des règles, surtout lorsqu'elle se trouve occasionnée par une émotion vive, il peut se présenter une cécité complète, ou unilatérale, qui offre les allures plus ou moins caractéristiques de la névrite optique. Ce qui est difficile à déterminer ici, c'est dans quelle mesure peuvent intervenir des phénomènes irritatifs et inflammatoires des méninges, les malades accusant alors des maux de tête violents, avec symptômes cérébraux.

IV. — Névrite diabétique.

Le diabète peut donner lieu à des affections diverses du nerf optique et de son expansion intra-oculaire; mais il est avéré que, par suite de la présence du sucre dans le sang, on rencontre, dans un certain nombre de cas, une véritable névrite présentant absolument les mêmes symptômes cliniques que les névrites consécutives à d'autres intoxications. S'agit-il d'un cas peu prononcé de névrite diabétique, l'amblyopie centrale ne se révèlera que par la présence d'un scotome relatif, qu'on a même assez de peine à bien démontrer. Si l'amblyopie centrale date depuis un certain temps, alors un scotome absolu peut aisément être reconnu; celui-ci se transformant en un scotome relatif, lorsqu'une amélioration ou même une guérison de l'amblyopie centrale survient. Une certaine ténacité du mal s'explique facilement par la nature de l'intoxication, à laquelle on ne peut aisément soustraire les malades; aussi voit-on, à la longue, apparaître les signes d'une atrophie partielle du nerf.

Lorsque, chez un diabétique, il survient, avec un degré élevé d'amblyopie, un rétrécissement marqué du champ visuel ou même des phénomènes d'hémianopsie (Leber), il ne peut plus être question de névrite axile intra-canaliculaire, et il faut chercher ailleurs la cause de ces états graves. La fréquence des hémorrhagies intra-oculaires chez les diabétiques est connue, cette même tendance se présente pour les gaines du nerf et même les centres nerveux; c'est elle qui explique ces abolitions partielles ou totales de la vision, avec atrophie prononcée du nerf, que l'on rencontre parfois.

Un point qui doit intéresser particulièrement le praticien, c'est qu'une amblyopie légère, portant tout d'abord sur le sens des couleurs et débutant avec un scotome relatif, peut être un des symptômes initiaux du diabète, capable de mettre sur la voie du diagnostic de cette affection. En outre, on notera que les cas de diabète faible, amendable, comme la forme arthritique, sont plutôt ceux qui engendrent la véritable amblyopie centrale, suite de névrite; tandis que des altérations nutritives, portant sur la totalité du nerf et surtout sur son expansion centrale, sont l'apanage des diabètes graves, à complications cérébrales.

V. — Névrite héréditaire.

C'est à M. Leber que revient le mérite d'avoir appelé l'attention, en 1873, sur cette forme de névrite rétro-bulbaire et d'en avoir immédiatement tracé, de main de maître, l'image clinique. Dans la même année, M. Prouff publiait une série de cas, que nous avions réunis à notre clinique et qui représentaient le type classique de cette affection.

La névrite héréditaire n'éclate ordinairement qu'après la puberté et même après la vingtième année; souvent encore, elle ne se développe, comme la névrite par intoxication, qu'à l'âge de vingt-neuf à trente ans. La transmission n'a ordinairement pas lieu d'une manière directe, pourtant on rencontre des familles où cette transmission se fait des parents aux enfants directement. La transmissibilité paraît s'étendre à la seconde génération; mais il n'existe pas de cas bien confirmés où une troisième génération ait été atteinte. Les cas où la mère a souffert de la névrite sont absolument rares. Presque sans exception, la transmission ne s'opère que chez les mâles; les femmes montrant une certaine immunité pour les maladies du nerf optique, en général. Mais cela ne les empêche nullement de servir d'intermédiaires à la transmission héréditaire chez leurs enfants mâles, et parfois, d'une manière si constante, que les enfants de différents pères se trouvent atteints.

Cette affection éclate soudainement sur les deux yeux et assombrit la vue avec une telle rapidité que la lecture devient promptement impossible, même pour de gros caractères. Après avoir fait de très rapides progrès dans les premières semaines, le mal devient alors stationnaire, ou ne présente qu'une aggravation de peu d'importance. La rapidité de l'évolution de la névrite est la raison pour laquelle on rencontre déjà, chez presque tous les malades, un scotome absolu, sans qu'on assiste à la transformation d'un stocome relatif en absolu. C'est cet établissement prompt du scotome absolu qui explique la détérioration marquée de la vision par amblyopie centrale, que les malades décrivent comme un nuage qui s'épaissit et se concentre de plus en plus vers l'objet fixé. Outre une diminution sensible pour le sens qualitatif des couleurs, on observe des degrés variés d'achromatopsie. L'apparition de phosphènes, de cercles colorés, a été notée par quelques malades, simultanément avec des maux de tête et une sensibilité particulière des yeux, dans les mouvements d'extrême abduction ou adduction. Mais, incontestablement, c'est l'exception d'entendre d'autres plaintes que celles occasionnées par l'amblyopie centrale. Ici, encore, se retrouve l'amélioration fictive de la vision avec l'abaissement de l'éclairage.

L'image ophthalmoscopique diffère sensiblement suivant l'époque à laquelle on explore le fond de l'œil. Un aspect absolument normal de la papille correspond au début de l'amblyopie centrale. Ce n'est que plus tard, à la période stationnaire, que l'on constate une décoloration, qui n'est prononcée que du côté temporal de la papille; mais, à mesure qu'on s'éloigne du début du mal, la totalité de la section nerveuse tend à se décolorer, à prendre une teinte blanchâtre (bleutée avec l'ophthalmoscope à plaques), et cela, indifféremment, que la vision ne diminue plus ou qu'elle augmente même quelque peu, de façon qu'on est particuliément frappé de cette discordance entre l'examen ophthalmoscopique et fonctionnel.

Ce n'est qu'exceptionnellement que les contours papillaires présentent un halo grisâtre, qui les voile, et que l'on constate, au début, une certaine hypérémie de la papille.

En général, l'amblyopie centrale persiste définitivement, et ce n'est que la conservation plus ou moins parfaite de la vision périphérique, ainsi qu'un relèvement de l'acuité excentrique, qui donnent aux malades, dans leur démarche, une allure d'assurance, dont on est fort surpris en chiffrant le degré de leur acuité visuelle. Un retour de la vision, tel qu'il en persiste le quart ou le tiers, est chose absolument rare; ordinairement, on ne parvient à conserver qu'une acuité d'un dixième à un trentième; encore, assez souvent, les malades ne comptent les doigts qu'à quelques mètres de distance. Mais, quelque soit l'affaissement de la vision, l'état reste définitivement stationnaire, et nous n'avons pas vu survenir à la longue la cécité, par réduction concentrique du champ visuel (Leber). C'est précisément cette garantie, contre une atrophie complète des nerfs optiques, qui rend le pronostic de cette affection moins défavorable; toutefois, il faut reconnaître que, de toutes les névrites rétro-bulbaires, la forme héréditaire est celle qui peut entraîner le degré le plus avancé d'atrophie.

ARTICLE X

PRONOSTIC ET TRAITEMENT DE LA NÉVRITE RÉTRO-BULBAIRE

C'est particulièrement l'exploration du scotome central, considéré dans sa nature, son étendue et les modifications qu'il subit, qui nous rendra compte de la marche que suit le mal et qui nous permettra d'établir jusqu'à quel point le *pronostic* peut être posé favorable ou non. La détermination de l'acuité visuelle a certainement une valeur moindre, car il arrive que l'exercice stimule les parties excentriques du champ visuel et que la vision semble se relever, sans que l'amblyopie centrale ait en réalité diminué.

Tant qu'il n'existe qu'un scotome relatif, nous pouvons admettre qu'il ne s'agit que d'un degré variable de pression (d'anesthésie); mais, en présence d'un scotome absolu, il devient difficile de décider si la compression a momentanément *aboli* la conductibilité d'un certain nombre de fibres maculaires, ou si cette compression, jointe à une rétraction cicatricielle du tissu de nouvelle formation, a déjà *détruit* les fibres axiles du nerf. On admettra qu'il n'existait qu'une simple compression, si l'on voit, par la suite, sous l'influence de soins appropriés, un scotome relatif annulaire, s'établir ou s'étendre, s'il existait déjà, au détriment du scotome absolu, qui se rapetissera progressivement; celui-ci pouvant aussi, simultanément, s'éclaircir par places, dans ses parties centrales, pour aboutir à un dégagement complet du point de fixation. Mais il peut se présenter qu'un petit scotome relatif persiste pour toujours, et cette persistance, après une longue durée d'un traitement actif, est encore bien plus à craindre pour un scotome absolu réduit.

On devra, pour une large part, faire intervenir, dans le pronostic, la nature de la cause de l'amblyopie centrale, ainsi que la durée d'action de la cause nuisible et les chances que l'on a de pouvoir soustraire le malade à cette action. Sous ce rapport, la névrite rhumatismale donnera un bon pronostic, si son évolution est due à une action passagère du froid et de l'humidité, et, surtout, si des prédispositions rhumatismales et arthritiques héréditaires ne jouent pas, ici, un rôle prépondérant. Il en sera de même des intoxications alcoolique, plombique, paludéenne, si l'on a affaire à des cas aigus et si les causes nuisibles peuvent être sûrement éloignées. Une guérison complète sera d'autant plus aisément obtenue que l'action toxique aura été moins prolongée. Nous en dirons autant de la névrite diabétique à son début. Les formes les moins bonnes, au point de vue du pronostic, sont incontestablement les formes héréditaires, où nous sommes absolument impuissants à faire cesser la cause initiale de l'affection. Ici, le traitement donne, en général, peu de résultats, la preuve en est que les divers membres d'une même famille subissent souvent un même degré de réduction de leur vision, qu'ils aient été traités ou non.

Le *traitement* de l'amblyopie centrale peut se montrer efficace, même dans des cas anciens, et lorsque déjà un scotome absolu, avec très peu de scotome relatif annulaire qui le contourne, s'est développé, ou qu'il s'agit d'un véritable scotome absolu. Il va sans dire que les soins hygiéniques, l'éloignement de toute cause nuisible et un repos fonctionnel complet doivent être prescrits, avant tout, au malade. Les principaux moyens sont, alors, les injections de pilocarpine et l'emploi de l'iodure de potassium, qu'il ne faut pas craindre de porter à 6 et 10 grammes par jour, au besoin, en l'administrant en lavements, afin de ménager l'estomac du malade. Nous n'hésitons pas, lorsqu'il s'agit d'un sujet vigoureux, à ajouter, à l'injection de pilocarpine, une demi-seringue de la solution au centième de sublimé, étant convaincu que pareil traitement mixte, de mercure et d'iodure de potassium, est le plus apte à amener la résolution de la névrite. Dans les cas graves, on devra même recourir à la plus puissante cure résolutive, celle des inonctions mercurielles, en y adjoignant le séjour dans la chambre obscure, pendant trois à quatre semaines. Nous déconseillons complètement les déplétions sanguines et, en particulier, l'emploi de la ventouse de Heurteloup, qui, par la congestion passagère qu'elle produit, peut être plutôt préjudiciable.

Lorsqu'on a acquis la conviction que l'affection va franchement en rétrogradant, on peut alors avoir recours à des moyens stimulants, tels que les injections de strychnine aux tempes, les courants continus de huit à dix éléments, à travers les tempes, les douches froides le long de la colonne vertébrale, ainsi que quelques pointes de feu appliquées dans cette région. Ce qu'il faut retenir, comme guide, dans ce traitement, c'est que, si l'on est autorisé, dans un cas de névrite aiguë et fulminante, à recourir à une cure d'inonction énergique et à l'emploi de la méthode mixte ; il n'est, d'un autre côté, nullement permis de s'adresser, pour les formes chroniques et torpides, à un traitement affaiblissant. A part l'usage prolongé de l'iodure de potassium, qu'on administre de préférence sous forme de lavements, on s'abstiendra de tout traitement débilitant.

ARTICLE XI

FORMES FRUSTES DE NÉVRITE RÉTRO-BULBAIRE

Nous comprenons, ici, des formes de névrites dans lesquelles l'atrophie du nerf se développe à un degré bien plus marqué que dans la névrite rétro-bulbaire typique, cette atrophie ne se bornant pas à un secteur, mais gagnant toute l'étendue de la papille et démontrant, par le rétrécissement périphérique du champ visuel, qui s'adjoint fréquemment au scotome central, que ce n'est pas aux fibres axiles, seules, que s'est limité le processus morbide, mais que, probablement par suite d'une complication de périnévrite, les fibres contiguës à la gaine ont souffert dans leur parcours orbitaire.

L'aspect normal de la papille, ou, parfois, une légère hypérémie de celle-ci, est de courte durée. Déjà, après quelques semaines, et même, dans certains cas, dès le début, nous voyons (en général, sur les deux yeux, comme dans toute névrite rétro-bulbaire) la limite papillaire devenir indistincte et cette limite, ainsi que la rétine avoisinante, se couvrir d'une buée caractéristique qui masque la striation des fibres nerveuses, surtout dans le sens où elles sont plus entassées, en rappelant le halo de la chorio-rétinite. La papille elle-même présente un aspect terne et légèrement opaque. En outre, on observe promptement une certaine réduction de l'arbre vasculaire, portant essentiellement sur les artères. Celles-ci montrent une tendance à devenir rectilignes et à s'entourer d'un liséré blanc, qu'on peut parfois poursuivre assez loin dans l'expansion intra-oculaire du nerf. Progressivement la papille, tout en restant terne, se décolore, et la décoloration ne frappe pas exclusivement la moitié temporale, mais bien la totalité de la papille. A mesure que l'atrophie marche, pour devenir stationnaire et définitive, nous voyons un léger affaissement gagner toute l'étendue de la papille, dont la décoloration n'est jamais portée au point de simuler une atrophie simple ou une atrophie suite de papillite.

Lorsqu'on procède à l'*examen fonctionnel*, on voit que le scotome central ne se présente guère avec la pureté de la névrite rétro-bulbaire typique. Non seulement ce scotome s'étend démesurément, mais, sur certains points, un rétrécissement périphérique du champ visuel vient se confondre avec lui. Même dans les cas où aucun rétrécissement ne se produit, le scotome gagne tellement en étendue qu'il envahit les limites où les diverses couleurs restent perceptibles dans le champ visuel. L'achromatopsie frappe alors, en général, les malades, qui la signalent d'eux-mêmes au médecin, ce qui n'a pas lieu d'ordinaire pour un scotome bien limité. A mesure que l'achromatopsie se généralise dans le champ visuel, ou qu'une échancrure se produit dans la limite de ce champ pour le blanc, nous observons, en général, une réduction sensible de la vision, un très haut degré d'amblyopie, qui reste stationnaire et n'est que médiocrement modifié par le traitement.

Interrogés sur leurs troubles visuels, les malades rapportent que, tout d'abord, un nuage faible, qui s'est de plus en plus condensé, s'est interposé au-devant de l'objet fixé, qui leur paraît sensiblement moins éclairé ; cet obstacle les incommodant de moins en moins à mesure que le jour tombe, il en résulte l'illusion d'une amélioration de la vue le soir, mais, en réalité, il ne s'agit nullement d'une nyctalopie.

Si nous voulons, au point de vue clinique, établir une différence entre les formes de névrite et l'atrophie progressive simple, nous constaterons : 1° que la présence de signes ophthalmoscopiques démontrant une origine inflammatoire ne font jamais défaut; 2° que le début des troubles fonctionnels, par l'apparition d'une amblyopie centrale, est toujours démontrable ; 3° que le rétrécissement du champ visuel n'atteint presque jamais les proportions de l'atrophie progressive, et 4° que l'affection, tout en pouvant donner lieu à un très haut degré d'amblyopie, reste stationnaire et ne devient qu'exceptionnellement absolue, comme l'atrophie progressive.

Les altérations anatomiques des formes frustes de névrite rétro-bulbaire doivent

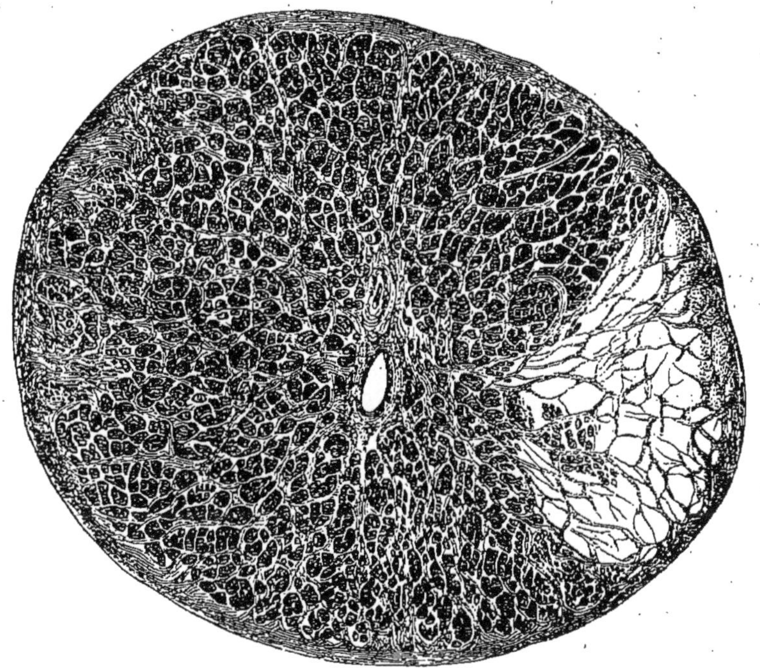

FIG. 427. — Atrophie du nerf optique par secteur, d'après Treitel.

se rapporter à une accentuation des troubles trophiques descendants, qui s'étendent à partir du foyer de dégénérescence axile, situé dans le canal optique, et très probablement aussi, dans certains cas, à des complications de périnévrite, comme le démontre le rétrécissement fréquent du champ périphérique de la vision.

Ainsi, une périostite intracanaliculaire pourrait être la cause d'une combinaison de l'inflammation axile et périphérique du tronc nerveux, dans son parcours à travers le canal optique, et cette même inflammation, se propageant le long de la gaine (à partir de sa réunion avec le périoste) jusque vers son implantation sclérale, déterminerait une périnévrite gagnant les fibres qui se rendent à la périphérie de la rétine. Suivant la région du nerf optique observée, nous pourrons encore, ici, rencontrer une zone d'atrophie des fibres nerveuses, présentant la forme d'un secteur, comme le montre la figure 427; mais, en général, la zone atrophique sera plus étendue et devra offrir des limites moins régulières.

Comme pour la névrite rétro-bulbaire, en général, les mêmes causes de refroidissement, de rhumatisme, d'arthritisme peuvent être mises en avant. Il en est de même des infections spécifiques, des prédispositions héréditaires, qui peuvent donner lieu à ces formes impures de névrite rétro-bulbaire. Toutefois, nous nions que les intoxications, seules, par l'alcool ou le tabac puissent dépasser le domaine des altérations axiles du nerf optique. Ce sont particulièrement les ouvriers entre vingt et cinquante cinq ans, que leur métier expose à des variations brusques de température, à des refroidissements instantanés par immersion, qui sont victimes de ces formes de névrite, que l'on traitera, en s'inspirant des règles posées plus haut, pour le traitement de la névrite rétro-bulbaire.

ARTICLE XII

ATROPHIE PAR DÉGÉNÉRESCENCE DU NERF OPTIQUE. — DÉGÉNÉRESCENCE ALCOOLIQUE

Il n'a jusqu'ici été question que d'atrophies du nerf optique provoquées par des névrites ; nous avons maintenant à nous occuper des formes d'atrophie par *dégénérescence* du nerf, soit *idiopathique*, soit *consécutive*. La forme idiopathique concorde, le plus souvent, avec une dégénérescence analogue de la moelle, de là le terme d'*atrophie spinale ;* tandis que la forme consécutive reconnaît, de préférence, une cause *cérébrale* ou *centrale*. La première est plus spécialement désignée comme *dégénérescence grise* du nerf optique; la seconde, quoique présentant, à peu de chose près, les mêmes symptômes de dégénérescence, est plus connue sous le nom d'*atrophie blanche*. L'origine de cette dernière est mécanique : elle résulte d'une compression du nerf ou de l'interception de l'afflux du sang artériel vers le tronc nerveux.

Avant d'aborder la description des dégénérescences *généralisées* du nerf optique, nous avons à nous occuper d'une dégénérescence *partielle*, due à un processus interstitiel du nerf optique, que présentent les alcooliques, processus qui n'est pas absolument semblable à celui des dégénérescences généralisées, mais qui ne rentre pas non plus dans le cadre des altérations de la névrite rétro-bulbaire, quoique les changements anatomiques s'en rapprochent sensiblement. Elle nous servira de trait d'union entre les névrites rétro-bulbaires et les dégénérescences atrophiantes et progressives du nerf. Quoique nous ayons fait figurer l'alcoolisme parmi les formes étiologiques de la névrite rétro-bulbaire, il faut placer à part la véritable *dégénérescence* ou *atrophie alcoolique* du nerf optique, qui se différencie par ses manifestations cliniques de cette névrite, celle-ci présentant encore une certaine tendance à s'étendre et même parfois à se généraliser. La dégénérescence ou atrophie alcoolique se caractérise, elle, en ce qu'elle reste partielle et circonscrite, occupant d'une façon typique un groupe déterminé de fibres du nerf optique; ce qui la sépare nettement des simples atrophies.

Ce sont tout spécialement les travaux de M. *Uhthoff* qui ont mis en lumière l'atrophie alcoolique et qui en ont posé la base anatomique. Cette étude, entreprise dans des établissements d'aliénés, où les malades pouvaient être suivis, a révélé que, sur 100 alcooliques invétérés, il existait quatorze fois des altérations du nerf optique. Bien qu'il n'y eût pas, dans tous les cas, des troubles visuels accusés, les changements anatomiques, comme processus interstitiel, n'en existaient pas moins, ceux-ci se révélant même à l'examen ophthalmoscopique.

Les lésions propres à la dégénérescence ou atrophie alcoolique nous sont clairement indiquées dans l'une des observations de M. Uhthoff qui se rapportait à un homme de trente-quatre ans, ayant succombé avec des symptômes d'alcoolisme pur. Par suite de l'état psychique du malade, la constatation du scotome central ovalaire, pour le rouge et le vert, n'avait pu être faite qu'assez difficilement; le champ visuel périphérique était libre pour le blanc et les couleurs. L'acuité visuelle, d'abord assez faible, s'était relevée à un tiers environ. A l'ophthalmoscope, on avait noté une pâleur atrophique des moitiés temporales des papilles.

Les nerfs optiques, durcis et examinés macroscopiquement, montraient déjà une altération partielle, consistant dans une décoloration grisâtre circonscrite. Des coupes horizontales (fig. 428 et 429) à travers la papille indiquent, tout d'abord, que la

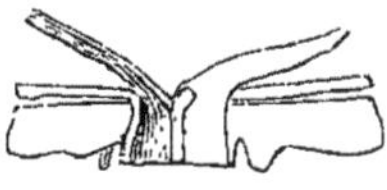

Fig. 428.

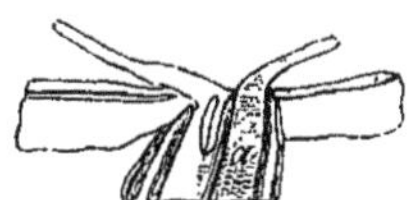

Fig. 429.

dégénérescence (*a*) occupe toute la moitié externe du nerf optique. Une coupe verticale du nerf optique, pratiquée immédiatement derrière le globe oculaire, démontre que la partie malade affecte la forme d'un cône, dont la pointe est dirigée vers les vaisseeux centraux et la base en dehors. Plus loin, le cône se transforme en une figure semi-lunaire, dont la convexité touche en partie à la gaine, tandis que les cornes embrassent les vaisseaux centraux (voy. fig. 430). Cet arrangement semi-

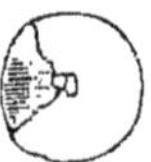

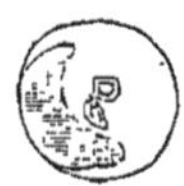

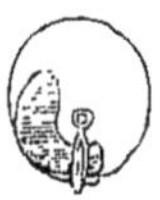

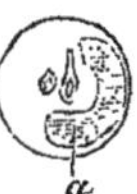

Fig. 430.

lunaire du foyer dégénératif est peu à peu changé à son tour en un ovale vertical, au delà de la pénétration des vaisseaux centraux. Cet ovale, d'abord externe, se rapproche progressivement du centre, pour devenir presque tout à fait central (fig. 431), dans le canal optique, où le nerf a lui-même une forme légèrement ovalaire dans le sens vertical. Dans les coupes de la partie intracrânienne du tronc nerveux, devenant alors ovalaire à grand axe horizontal (fig. 432), le foyer dégéné-

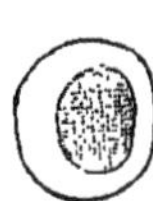

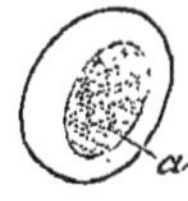

Fig. 431.

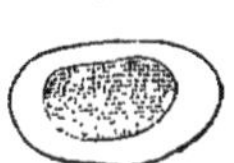

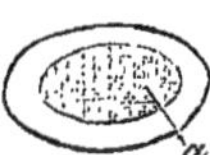

Fig. 432.

ratif, qui est central, a aussi la forme d'un ovale couché. Au voisinage du chiasma, la partie dégénérée se déplace en dehors, s'allonge et s'amincit, pour prendre une direction oblique en bas et en dedans (fig. 433). Dans la partie antérieure du chiasma, on retrouve symétriquement placés, dans les deux moitiés, les foyers dégénératifs allongés et légèrement obliques. Vers le milieu du chiasma, les deux foyers se rapprochent insensiblement de la ligne médiane (fig. 434) et commencent à se relier. Dans la partie postérieure du chiasma, les parties dégénérées se sont réunies et présentent un arrangement en biscuit, jusqu'à l'endroit où les deux tractus

FIG. 433.

sortent isolément du chiasma (fig. 435). Dans chaque tractus, la partie dégénérée se trouve située au centre et passe, en haut et en dedans, dans la substance cérébrale avoisinante (fig. 436).

Pour ce qui concerne la nature de l'altération des nerfs optiques, il s'agit, de l'œil à l'extrémité intracrânienne du canal optique, d'un processus neuritique

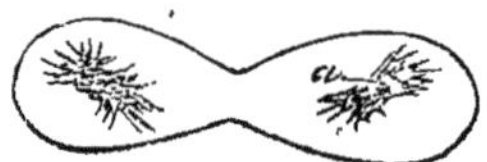

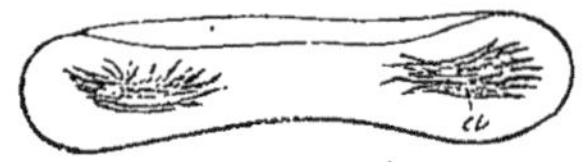

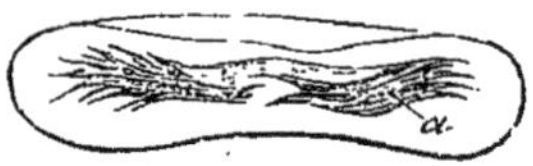

FIG. 434.

interstitiel, caractérisé, d'abord, par une pullulation prononcée du tissu connectif interstitiel; en second lieu, par une augmentation des noyaux dans ce tissu épaissi; enfin, par une néoformation prononcée de vaisseaux, ceux-ci présentant des parois fortement épaissies et sclérosées. La gaine interne ne montre un épaississement

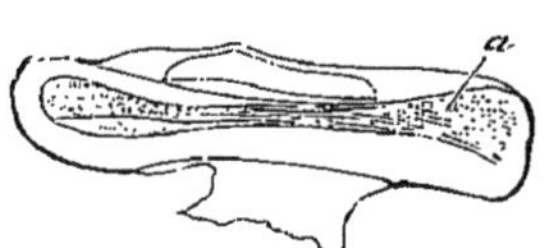

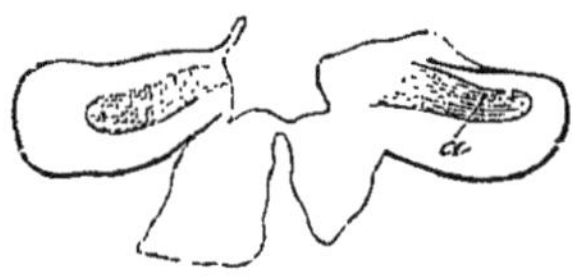

FIG. 435.

que dans les points où le foyer dégénératif s'y adosse (c'est-à-dire près du globe oculaire) et dans le canal optique. La partie de la rétine, située au côté temporal de la papille, présente un amincissement très accusé de la couche des fibres nerveuses. Cet état est semblable à l'absorption de la couche des fibres nerveuses de la rétine,

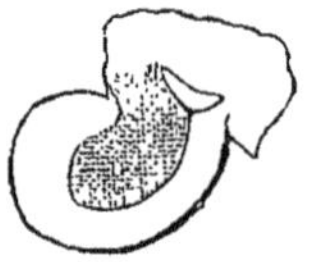
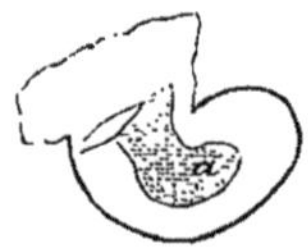

FIG. 436.

avec augmentation apparente des noyaux, qui suit la dégénérescence grise du nerf optique. La couche des cellules ganglionnaires de la rétine se trouve conservée, dans ce terrain placé en dehors de la papille, quoique manifestement ces cellules soient plus clairsemées et plus incomplètes que du côté interne.

Si, sur une coupe horizontale pratiquée à travers la papille, on porte son attention sur la partie du nerf optique située derrière la lame criblée, on voit que toute la moitié du nerf placée en dehors des vaisseaux centraux se montre dégénérée, et, en particulier, c'est la forte rétraction qui est frappante, ainsi que le rapetissement de cette moitié du nerf, quoiqu'on puisse, en différents endroits encore, reconnaître des traînées de fibres nerveuses saines, mais, il est vrai, très amincies et raréfiées. La comparaison, avec un cas d'atrophie grise, démontre que la rétraction, dans cette dernière dégénérescence, est beaucoup moins prononcée, quoique l'atrophie des fibres nerveuses soit bien plus complète. Plus loin, vers la région du nerf où le foyer dégénératif a pris la forme semi-lunaire, on constate, sur des coupes verticales, que l'épaississement des interstices connectifs, dans les parties malades, est très prononcé et que, par suite, les mailles sont fortement rapetissées; mais, même sur certains points où cet état est le plus accusé, on retrouve encore, contrairement à ce que l'on observe dans la dégénérescence grise, quelques fibres nerveuses à gaine de myéline parfaitement saine, enfermées dans d'étroites mailles. Ailleurs, il est vrai, les fibres nerveuses sont totalement détruites et les mailles complètement oblitérées. Le caractère anatomo-pathologique reste le même dans la partie postérieure du nerf optique, sauf toutefois que la névrite interstitielle est moins accusée. Dans le canal optique, au contraire, l'intensité du processus morbide est plus accusée. Mais à partir du canal optique, dans la cavité crânienne, on ne trouve plus qu'une simple atrophie des fibres nerveuses, avec conservation normale du tissu interstitiel; notons que là, encore, se présentent quelques fibres isolées saines.

Le caractère pathologique de l'atrophie alcoolique, dont le mode de répartition, dans le tronc nerveux, est le même que celui décrit pour la névrite rétro-bulbaire, consiste donc dans une *névrite interstitielle, avec tendance plus ou moins prononcée à la rétraction et a l'atrophie secondaire des fibres nerveuses* (Uhthoff), *atrophie marchant avec une lenteur extrême et ne restant souvent qu'à l'état d'ébauche.* Cette névrite interstitielle, qui se manifeste aussi sur d'autres nerfs, en particulier ceux des jambes, se localise de préférence dans la portion intra-orbitaire du nerf optique et ne siège pas exclusivement dans la région canaliculaire; le plus souvent même, elle va en diminuant d'intensité en s'éloignant du globe oculaire. Ainsi, dans quatre des six cas examinés par Uhthoff, sur l'un, la névrite cessait tout près derrière le globe oculaire, dans l'autre, elle n'atteignait que la moitié du parcours du nerf, entre le globe oculaire et le canal osseux, enfin, dans les deux autres, la dégénérescence allait bien jusque vers ce canal, mais en s'atténuant sensiblement à partir de son siège primitif et juxtabulbaire.

Ce qui, dans la névrite toxique, nous paraît digne d'attention, au point de vue de l'étiologie des altérations pathologiques, c'est l'augmentation considérable du nombre des vaisseaux et leurs altérations. Les parois en sont épaissies et sclérosées, et c'est des vaisseaux, probablement, que part l'élément infectieux et irritant qui engendre le processus morbide. Ainsi, si l'on jette, comme l'engage M. Uhthoff, un regard sur la coupe (fig. 437) provenant du milieu de la portion orbitaire du nerf, on voit, dans la partie dégénérée, que les sections de vaisseaux présentent un énorme épaississement des parois, par sclérose, et que l'ouverture vasculaire n'est souvent qu'en partie visible ou très étroite. Cette ouverture se trouve gorgée de corpuscules sanguins rouges. Dans d'autres cas moins précis, pareille néoformation de vaisseaux, il est vrai, ressort moins, ou ne se fait même pas valoir du tout.

Le signe clinique le plus important, chez les intoxiqués, est la décoloration blanchâtre des parties temporales de la papille (décoloration temporale). Ce signe pourrait être constaté beaucoup plus sûrement, si, physiologiquement, cette portion de la papille ne se trouvait pas, dans la majorité des cas, moins colorée; ce qui résulte, tout d'abord, de la présence fréquente d'une excavation physiologique permettant à la lame criblée de renvoyer davantage la lumière, et, en second lieu, de ce que, vers le bord temporal, dans la direction de la macula, se porte un nombre de fibres moins considérable, celles-ci étant plus courtes et peu serrées et, par suite, moins fournies de neuroglie et de fins vaisseaux. Cette portion de la papille, occupée par

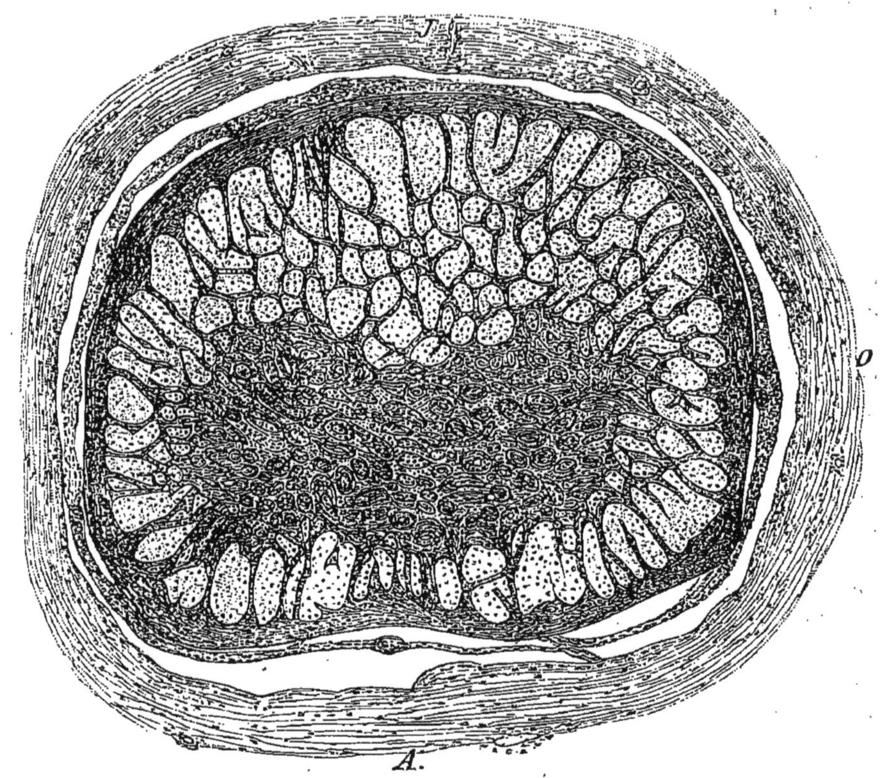

FIG. 437.

les fibres droites, paraîtra, par contraste, d'autant plus pâle qu'en haut et en bas, sur le disque papillaire, les fibres s'entassent pour prendre une direction incurvée et circonscrire en arc la macula (voy. fig. 310, p. 565). Il en résulte que, dans la recherche, chez les intoxiqués, de la décoloration temporale, l'observateur devra porter son attention, non sur la région papillaire qui regarde directement la macula, mais vers les tiers supérieur et inférieur de la moitié temporale du nerf, c'est-à-dire sur les parties où l'on peut supposer que l'entassement de fibres courbées du nerf a lieu. C'est ici, particulièrement, que l'ophthalmoscope à trois plaques sera précieux pour découvrir de faibles modifications dans le coloris de la papille.

Cette décoloration temporale se révèle par une disparition de la teinte rosée de la papille, dans sa région temporale ; un ton bleuté, qui devient à la longue grisâtre et même légèrement verdâtre (avec l'ophthalmoscope à trois plaques), occupe , non toute la moitié temporale, mais se dégrade insensiblement, en avançant plus ou moins sur les tiers supérieur et inférieur de la moitié temporale du disque papillaire. Même dans les cas les plus invétérés, il n'arrive guère que toute la moitié temporale de la papille se trouve décolorée, et l'on rencontre des cas récents où, seul, le tiers moyen de la moitié temporale se trouve ainsi pâli, c'est-à-dire le sixième de l'étendue papillaire. Un point très important, c'est que cette décoloration temporale n'implique nullement la présence d'un trouble visuel. Qu'il s'agit, néanmoins, même dans ces cas de simple décoloration papillaire, d'un état pathologique, c'est ce que prouvent trois dissections de M. Uhthoff, se rapportant à des malades qui présentaient la décoloration, sans amblyopie centrale.

Lorsque, par une très rare exception, la décoloration, au lieu de rester temporale, s'étend quelque peu sur la moitié nasale de la papille, il faudrait en conclure, si l'on se guide sur une dissection de M. Uhthoff, qu'il s'agit d'un empiétement du processus dégénératif sur le côté médian du nerf. Dans 25 à 30 pour 100 des cas d'amblyopie centrale qui se présentent à l'examen, soit que l'affection soit encore trop récente, soit que le processus morbide siège en un point reculé de l'orbite, la décoloration temporale peut faire défaut. Des alcooliques débutants présentent même parfois une hypérémie assez marquée des papilles ; et, suivant M. Uhthoff, on pourrait aussi observer, dans quelques cas, un certain degré de trouble papillaire empiétant sur les parties avoisinantes de la rétine.

M. Uhthoff, dans ses études spéciales sur la névrite toxique, s'est efforcé de bien établir quels sont ses rapports avec la névrite rétro-bulbaire, en général, maladie qui, compulsée sur un matériel de 30 000 malades, se présentait 204 fois, c'est-à-dire dans 0,68 pour 100 (les affections du nerf optique et de la rétine constituant elles-mêmes à peu près 2,5 pour 100 des maladies). Sur ces 204 cas, 138 se rapportent à des intoxications (64 par abus alcooliques, 45 par abus d'alcool et de tabac, 23 par abus de tabac ; 3 par diabète, 1 intoxication par le plomb, 2 par le sulfure de carbone). Ces 138 intoxiqués sont donc, pour la plupart, des alcooliques (109 cas). Pour ce qui concerne le genre de boisson, c'est de préférence l'absinthe et les qualités inférieures d'alcool qui entraînent le plus promptement l'intoxication. Il est rare que les buveurs de liqueurs fortes ne consomment pas, en même temps, aussi du vin et de la bière, de même qu'il est peu fréquent qu'on rencontre un intoxiqué par abus seul de vin, de bière ou de cidre.

Diagnostic différentiel. — Si l'on se reporte à la différence si peu sensible qui existe entre les altérations de la névrite rétro-bulbaire ordinaire et de la névrite toxique, on pourra déjà pressentir quelle difficulté l'on doit avoir pour établir un diagnostic différentiel, en dehors de l'élément étiologique. Le signe commun à ces deux affections est l'amblyopie centrale, déterminée par un scotome qui débute par le vert et le rouge. Toutefois, on notera, chez un certain nombre d'intoxiqués (7 pour 100 à peu près), que l'abolition de la sensibilité pour le vert ne se borne pas uniquement au scotome, mais empiète en sens divers sur la périphérie du champ visuel. En outre, la dégradation des couleurs de la périphérie du scotome vers son centre est, ici, peut-être plus marquée que pour la simple névrite rétro-bulbaire ; ainsi, sur le bord d'un scotome fraîchement évolué, le malade intelligent indique encore un soupçon de vert, qui, à mesure qu'on s'approche du centre, devient gris et même blanc au centre. Il en est de même pour le rouge, qui, sur le bord du scotome, est rouge pâle, au milieu gris et au centre d'un gris foncé. Ce n'est que dans 8 à 10 pour 100 des cas qu'on découvre, pour les intoxiqués, un scotome très restreint pour le bleu. L'extension du scotome à cette dernière couleur, et surtout la présence d'un petit scotome central absolu, donneront à penser qu'il ne s'agit pas d'une simple intoxication alcoolique. Un rétrécissement périphérique du champ visuel pour le blanc et le bleu viendrait confirmer ce soupçon, attendu que les limites des champs visuels sont rigoureusement respectées dans l'amblyopie toxique.

La forme du scotome ne semble pas permettre de déductions de quelque valeur, au point de vue du diagnostic différentiel. Il en est autrement du rapport entre l'intensité du scotome, d'une part, et l'acuité centrale, d'autre part : ce rapport dans l'amblyopie toxique n'est pas aussi direct que dans les formes ordinaires de névrite rétro-bulbaire. Ainsi, il se rencontre, chez des intoxiqués, des cas où, avec une diminution très notable de la vision, on éprouve de sérieuses difficultés pour délimiter un scotome pour le vert ou le rouge ; et, contrairement, on observe des malades chez lesquels la délimitation très précise du scotome devrait faire supposer que la vision centrale est déjà très atteinte, tandis qu'elle n'a que peu souffert.

Notons encore qu'il est fort rare que l'amblyopie toxique fasse tomber l'acuité visuelle à un chiffre infime, une réduction au-dessous de 1/20 étant assez exceptionnelle. Un point important pour le diagnostic différentiel, c'est que l'amblyopie toxique est constamment bilatérale, qu'elle atteint simultanément les deux yeux et à un degré sensiblement égal. Une pareille régularité ne s'observe guère pour la névrite rétro-bulbaire ordinaire, qui, elle, présente habituellement, dans son début, plus de brusquerie et d'irrégularité.

Pour ce qui concerne le sexe, on ne rencontre presque exclusivement la névrite toxique que chez les hommes. Ainsi, sur 280 cas d'intoxication observés à notre clinique, il ne se trouvait que trois femmes. Au contraire, dans la névrite rétro-bulbaire ordinaire, on observe que les femmes apparaissent en proportion plus considérable. Il se présente même, dans la période de quarante à cinquante ans, où se voit le maximum d'intoxications, qu'on ne trouve plus d'hommes, offrant la simple névrite rétro-bulbaire, et que les statistiques ne mentionnent que des femmes.

En résumé, on peut dire que la dégénérescence toxique constitue un ensemble clinique d'une rare netteté et d'une précision presque parfaite, dont les cas ne s'écartent guère dans leur marche si régulière, tandis qu'il n'en est nullement ainsi de la névrite rétro-bulbaire d'autre provenance. Ajoutons encore que la névrite alcoolique n'occasionne aucune sensibilité dans les mouvements extrêmes des yeux, ou lorsqu'on refoule le globe oculaire dans l'orbite, ainsi qu'on l'observe dans un quart des cas de simple névrite rétro-bulbaire.

Le *pronostic* de la dégénérescence toxique est d'autant plus favorable, que l'affection est moins invétérée et qu'il y a plus d'espoir de voir les malades renoncer à leurs funestes abus de boissons. La bénignité du pronostic, qui n'implique jamais une cécité complète, cette affection comportant même, surtout lorsqu'il s'agit de cas récents et où l'intoxication révèle le caractère aigu, une guérison prompte, exige justement qu'on connaisse à fond ce genre d'altération.

Traitement. — Tout d'abord le malade devra renoncer à ses habitudes d'intempérance, ce à quoi l'on ne réussira pas toujours aisément, une amélioration sensible ne survenant guère avant deux ou trois mois. La diète devra être réglée d'une façon particulière, car il n'est pas douteux que les symptômes toxiques éclatent surtout lorsque des troubles gastriques (catarrhe chronique des buveurs) ont fait pendant quelque temps obstacle à la nutrition. On facilitera la digestion par des doses de pepsine ou de pancréatine, et on mettra, au besoin, les malades à un régime lacté. Un des moyens les plus puissants, pour déterger le sang des principes toxiques qu'il renferme et pour agir d'une façon résolutive sur les altérations pathologiques du nerf, consiste dans les injections de pilocarpine, qu'on fait, à la dose de cinq à six gouttes d'une solution au dixième, tous les matins. Chez tous les malades robustes, on fera bien d'adjoindre à ce traitement l'emploi de l'iodure de potassium, à la dose de 3 à 6 grammes par jour, qu'on administrera en lavements de 3 grammes, afin de ne donner lieu à aucune perturbation dans les fonctions digestives. Une fois que, grâce à ce traitement, on a acquis, par la réduction du scotome, la certitude que le processus dégénératif est en voie de régression, on peut, avec fruit, avoir recours alors aux injections de strychnine, à l'hydrothérapie et à un traitement roborant.

ARTICLE XIII

DÉGÉNÉRESCENCE GRISE, ATROPHIE TABÉTIQUE DU NERF OPTIQUE

La coïncidence d'une amaurose avec l'état morbide qu'on désignait, avant les travaux de Duchenne (de Boulogne), sous le nom générique de *tabes* (Romberg), était connue depuis longtemps; mais, jusqu'aux travaux cliniques de Charcot, on était tenté de croire que le nerf optique se trouvait envahi consécutivement à l'affection des centres nerveux. Actuellement, il a été reconnu que le *tabes* est surtout une affection du système nerveux périphérique, que le nom de névrite médullaire n'était guère justifié et que la désignation, sous le nom de dégénérescence *grise*, d'une altération qui se révèle par la persistance de la moelle dégénérée du nerf, par opposition à une dégénérescence avec disparition plus ou moins complète des fibres nerveuses, l'atrophie *blanche* des nerfs optiques, se trouvait cliniquement établie. Un second point capital acquis dans l'étude de la dégénérescence grise, c'est l'absolue indépendance de l'altération trophique des nerfs optiques avec ce qui se passe dans les centres nerveux, de préférence, dans les cordons postérieurs de la moelle. Actuellement, il est avéré que la dégénérescence grise peut exister isolément dans les nerfs optiques, ou même dans un seul, et rester, pendant de longues années, l'unique symptôme dégénératif des nerfs périphériques sensitifs.

Le signe pathognomonique, que présente, au point de vue de l'anatomie pathologique, la dégénérescence grise, est une *dissociation* de la fibre nerveuse et *sa transformation en une masse grumeleuse*. Simultanément avec ce ramollissement de la fibre, les septa de la neuroglie enserrent davantage le tissu nerveux dégénéré et moins résistant; la neuroglie se tasse, et les noyaux, qui remplissent les mailles, semblent ainsi avoir augmenté de nombre, de même, les vaisseaux, en se dilatant dans ce tissu moins consistant, présentent un volume plus notable et se trouvent gorgés de sang, sur les coupes des préparations microscopiques. Les divers procédés de coloration démontrent que, dans le nerf optique, comme dans les cordons postérieurs de la moelle, la dégénérescence se développe par plaques isolées. Même dans les régions les plus dégénérées, le nerf optique conserve sa structure particulière, sauf que les mailles sont sensiblement réduites et que les septa ont subi, par un effet purement passif, un tassement, celui-ci amenant, à peine, la disparition partielle de quelques ramifications très fines du treillis des septa. La *persistance* du tissu dégénéré est un trait caractéristique de la dégénérescence grise; ce tissu s'affaisse, revient sur lui-même, et ce retrait est même, ainsi que le démontre la figure 438, empruntée à M. Uhthoff, assez notable; mais la réduction de volume du nerf reste toujours, contrairement à ce que l'on observe pour l'atrophie blanche, modérée et n'entraîne qu'un écart de la gaine externe, qui se plisse plus ou moins.

La dégénérescence grise débute, dans le nerf optique, soit isolément, soit simultanément avec une altération semblable dans le chiasma et le tractus optique. Cette dégénérescence n'a pas besoin de se propager d'une manière centrifuge ou, de préférence, centripète, mais elle peut se présenter sous forme d'îlots ou de plaques, qui sur des coupes, occupent (fig. 439, d'après Leber) particulièrement le voisinage des

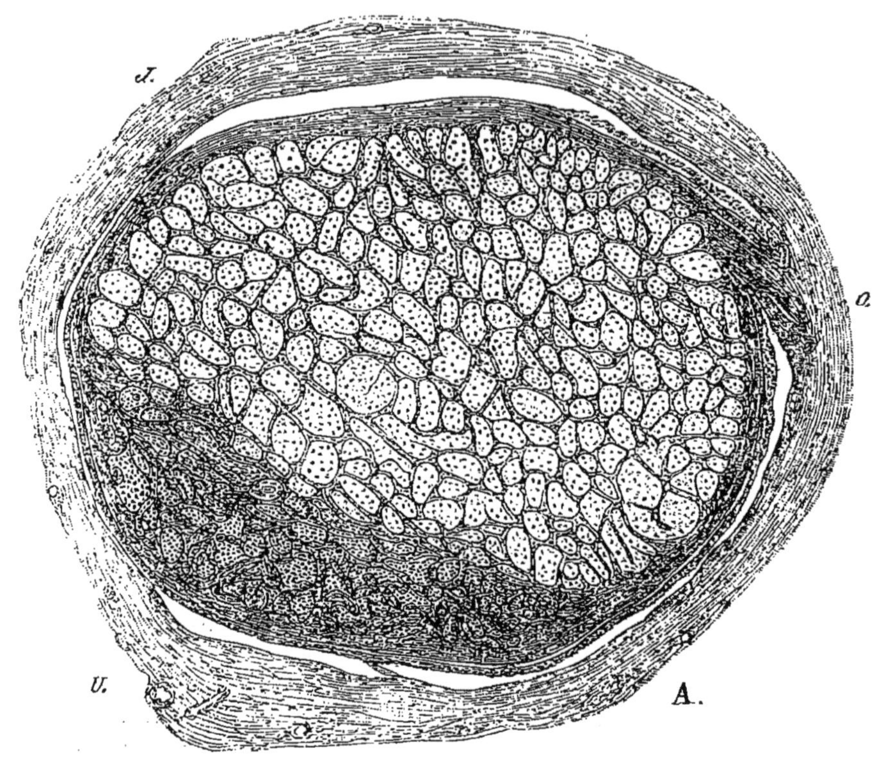

Fig. 438.

enveloppes des nerfs optiques. Dans certains cas, un seul secteur du nerf est atteint, comme on le voit sur la coupe représentée figure 438; mais la dégénérescence grise ne contourne jamais exclusivement la gaine, ainsi qu'on l'observe pour la périnévrite. Un caractère particulier de la dégénérescence grise est sa tendance prononcée à gagner progressivement tout le tissu nerveux du nerf qu'elle a attaqué, non d'un point isolé du tronc, mais de divers points d'une même région et de diverses régions du trajet et de l'épanouissement cérébral à la fois. Sous ce rapport, la dégénérescence grise diffère essentiellement des névrites, qu'elles soient papillaires ou rétrobulbaires.

Comme pour les recherches d'anatomie pathologique de la moelle, la fine structure histologique des fibres du nerf optique oppose un obstacle, pour poursuivre le commencement de la dégénérescence, dans ses premiers débuts. La figure 440 nous représente à divers degrés, d'après Leber, l'atrophie des fibres nerveuses, qui se trouvent entremêlées de cellules grumeleuses. La fibre nerveuse pâlit tout d'abord, s'amincit progressivement, en devenant variqueuse, et ne représente finalement, après disparition de la myéline et du cylindre-axe, qu'une fine fibrille longitudinale de

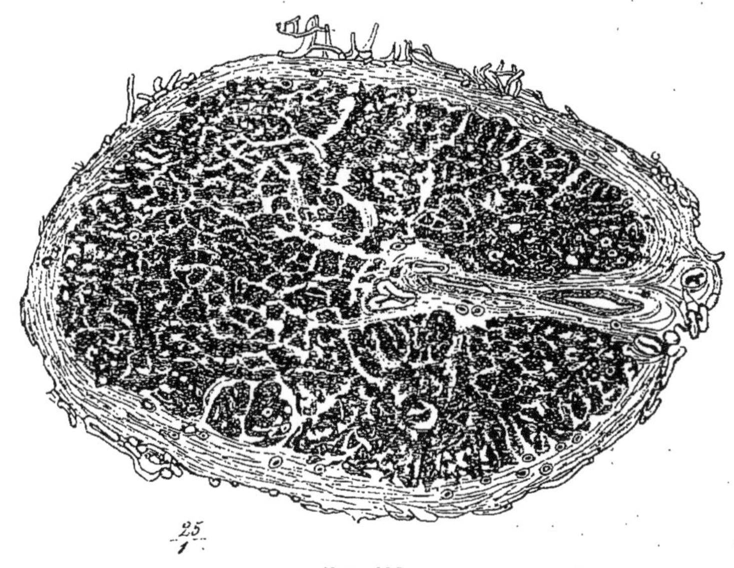

Fig. 439.

tissu connectif, formée par le vestige de la gaine de la fibre nerveuse évidée. Ici également, le nombre des noyaux, entre les fibrilles, paraît plus considérable. La teinte *grise* est donnée par cette altération de la fibre nerveuse et, aussi, pour une part, par la présence d'un nombre variable de cellules grumeleuses, de corpuscules amyloïdes et de cellules renfermant des petites gouttelettes brillantes, à aspect de myéline. Ces dernières, que l'on rencontre particulièrement dans les gaines lymphatiques des petits vaisseaux, sont probablement des corpuscules blancs, dont le rôle a été d'absorber les éléments médullaires des fibres nerveuses.

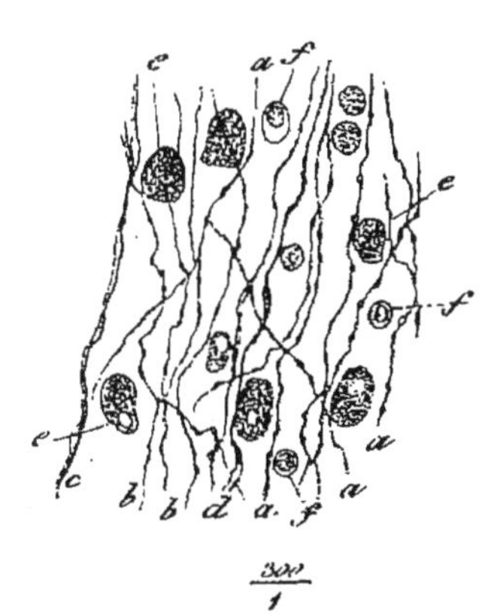

Fig. 440.

a, fibres nerveuses atrophiées, isolées, très fines, montrant de faibles varicosités; *b*, fibres semblables sans varicosités; *c*, fibres nerveuses un peu plus fortes, renfermant, en partie, encore de la moelle; *d*, fibres nerveuses normales; *e*, cellules grumeleuses; *f*, petites cellules rondes.

Nous avons déjà dit que le retrait du tissu connectif du nerf optique était simplement passif (et non actif comme dans le cas d'une rétraction cicatricielle) et qu'il avait pour effet de simuler un épaississement ou élargissement des trabécules, ainsi qu'une accumulation des noyaux, dont le nombre n'a en réalité pas augmenté, mais qui se sont simplement rapprochés. Ainsi le treillis, sur une coupe transversale (fig. 441), a notablement perdu de sa régularité normale (fig. 442), les faisceaux de tissu connectif, paraissant irrégulièrement épaissis, ont pris une direction curviligne plus ou moins prononcée et les vaisseaux, qui les parcourent, apparaissent plus larges et remplis de sang; le nombre des noyaux, entre les faisceaux nerveux atrophiés, semble aussi s'être notablement accru. Le retrait du tissu connectif produit, sur une coupe longitudinale (fig. 443), le même effet, lorsque l'on compare avec une coupe normale (fig. 444). Ce réseau de tissu connectif se trouve plus serré, plus accentué, dans ses fines ramifications enlaçant les fibres nerveuses atrophiées.

Symptômes cliniques. — En règle générale, la réduction progressive de la vision s'opère sans que le champ visuel se rétrécisse, au début, et sans qu'un scotome central se forme. La vue peut même être tombée déjà très bas, sans que le champ visuel présente des encoches périphériques et sans qu'il s'y montre des lacunes, ce qui doit s'expliquer par le mode de répartition des fibres du nerf et par la dissémination des foyers de dégénérescence. Il est exceptionnel de rencontrer, dans l'atrophie tabétique, des abolitions du champ visuel par secteurs, par quadrants, des

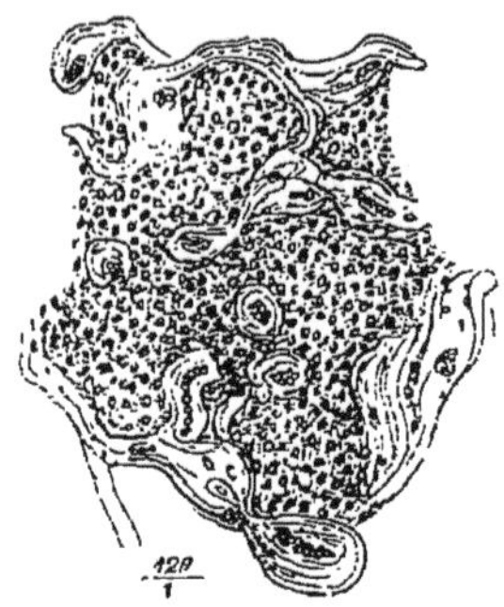

FIG. 441. — Coupe partielle d'un nerf affecté de dégénérescence grise, d'après Leber. Les faisceaux de tissu connectif sont irrégulièrement épaissis, ont pris une direction plus curviligne et leurs vaisseaux sont gorgés de sang. On reconnaît de nombreux noyaux dans le tissu indistinctement grenu des faisceaux nerveux (grossissement 120/1).

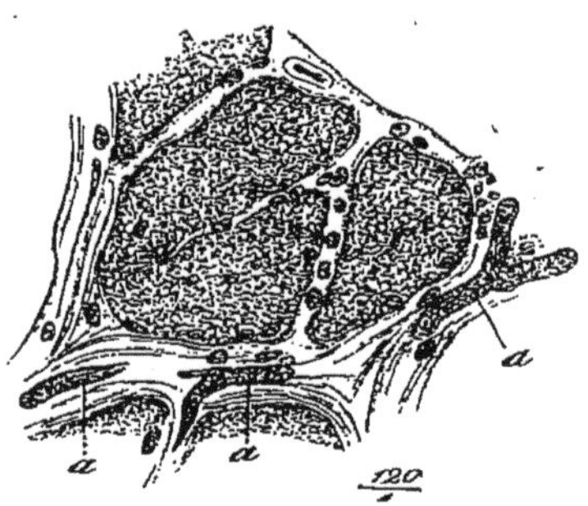

FIG. 442. — Coupe du nerf optique normal, (d'après Leber), injecté et éclairci avec la térébenthine (grossissement 120/1). Les noyaux, qui se trouvent le long des fibres du tissu connectif et dans leur intérieur, ressortent nettement sur cette préparation, qui a été traitée par le carmin. On reconnaît, sur cette coupe, les traces du tissu connectif le plus ténu, dans l'intérieur des faisceaux nerveux.

a indique la coupe des vaisseaux; celle des cylindres-axes apparaît sous forme de points fins, et, çà et là, on voit, près des points les plus accusés, le contour de la fibre nerveuse sous forme d'un anneau très ténu.

hémianopsies, ou des scotomes centraux absolus, ainsi que de véritables lacunes dans l'étendue de ce champ. Un rétrécissement concentrique du champ visuel très accusé, avec conservation d'une bonne acuité centrale, est aussi très rare. Ce que l'on observe d'ordinaire, c'est un rétrécissement plus ou moins régulièrement concentrique du champ visuel, qui ne se manifeste que lorsque la vision centrale est déjà fortement atteinte.

Un second point caractéristique est la disparition de la vision, pour les couleurs, qui s'opère avec une certaine régularité. La sensibilité pour le vert disparaît en premier, après que le champ, pour cette couleur, s'est progressivement rétréci. La disparition, pour le rouge, a lieu ensuite, de manière qu'il est absolument inusité de rencontrer un ataxique qui distinguerait encore le vert, lorsque la perceptibilité pour le rouge a déjà été abolie. En dernier lieu, disparaissent le jaune et le bleu. Pour le bleu, le champ se maintient, souvent, assez longtemps intact, de façon que, dans un champ visuel à peine rétréci, ou même intact pour le blanc, nous trouvons une limite encore assez proche de la normale pour ce qui concerne cette couleur, tandis que toute sensibilité, pour le vert et le rouge, a été déjà abolie depuis un certain temps.

Outre le *myosis*, si fréquent chez les tabétiques et que précède parfois une mydriase fugace, un symptôme clinique très important est l'*immobilité pupillaire*, sous l'influence de la lumière, tandis que la pupille réagit sous l'action des muscles de l'œil. Ce symptôme, connu sous le nom de phénomène pupillaire d'Argyll Robertson, se révèle de la façon suivante : lorsqu'on engage le malade à regarder vers le ciel éclairé, que ses lignes visuelles se mettent, par l'action des muscles droits externes, en parallélisme, il survient une légère dila-

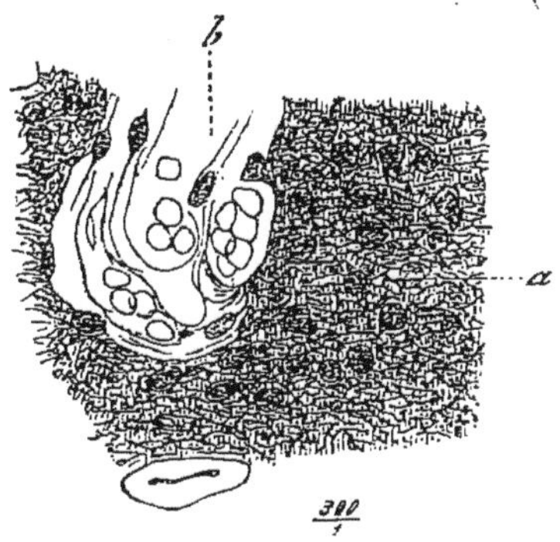

FIG. 443. — Représente, d'après Leber, une section longitudinale du nerf affecté de dégénérescence grise (préparation au vernis, grossissement 300/1).

a, faisceaux nerveux atrophiés avec réseau de tissu connectif très fin et assez serré, à fibrilles indistinctement longitudinales et assez riches en noyaux; *b*, faisceau de tissu connectif avec vaisseaux contenant du sang.

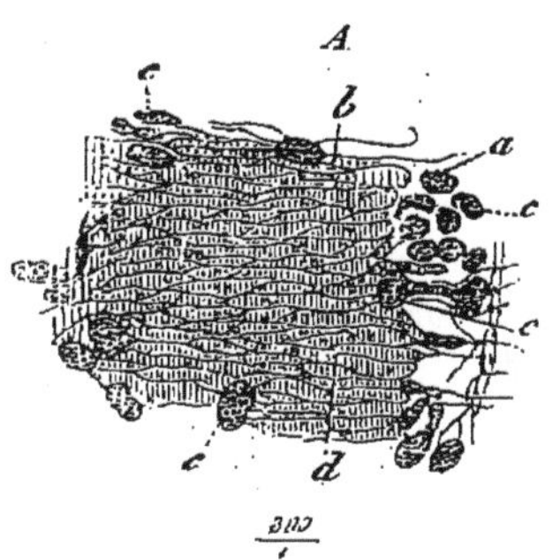

FIG. 444. — Section longitudinale du nerf normal, d'après Leber.

a, faisceau de tissu connectif longitudinal, d'un calibre un peu plus fort; *b*, même faisceau, un peu plus mince; *c*, noyau qui, en partie, appartient très évidemment à des cellules étroites dont les émanations se rattachent à un réseau ténu, placé dans l'intérieur du faisceau nerveux *d* (grossissement 300/1).

tation de la pupille myotique; au contraire, si l'on fait fixer au malade un point rapproché (son propre doigt), alors le myosis s'accroît encore sensiblement. Si le myosis est peu accusé, on constate la même immobilité réflexe pour la lumière, avec conservation des mouvements pupillaires, pour le parallélisme et la convergence des lignes visuelles. Chez ces malades à simple raideur pupillaire (sans myosis notable), indifférents à la quantité de lumière qui accède à leurs yeux, dont le réflexe pupillaire est aboli, il y a interruption de l'action du cerveau sur la moelle, d'une manière analogue à ce qui se passe pour le sens génésique chez les ataxiques. Pour la raideur myotique, il doit exister une paralysie des fibres sympathiques iridiennes, car il se présente un certain nombre de cas où toute dilatation fait défaut, même pour la vision de loin, et où les pupilles ne sortent de leur immobilité que du moment où le malade fixe un objet rapproché.

Cette raideur de l'iris (avec ou sans myosis) concorde avec l'*abolition de l'hippus physiologique*. On sait, d'après les travaux de Rieger et de Foerster, que la pupille, indépendamment de l'action de la lumière, de la convergence, ou de la pression sanguine, oscille constamment sur l'homme sain et dans l'état de veille. Cet hippus physiologique, qui n'est lié ni avec le pouls, ni avec la respiration, et que l'on observe aisément à l'éclairage oblique, en s'aidant d'une loupe, ne se produit pas à intervalles réguliers et est plus ou moins accéléré, sur les divers sujets et suivant les impressions psychiques qu'ils subissent ; il présente trente à soixante oscillations par minute. Les mydriatiques ne le suppriment pas, à moins d'une action prolongée et très énergique. Malgré l'action des myotiques, la pupille continue à osciller. La cocaïne accentue, tout en dilatant la pupille, l'hippus physiologique et facilite l'étude de ce phénomène. Le repos plus ou moins complet du bord pupillaire, chez les tabétiques, constitue un signe des plus précieux, en particulier pour ce qui regarde le diagnostic différentiel entre les troubles visuels d'origine spinale ou cérébrale. L'étude des mouvements pupillaires, chez toutes les personnes présentant des paralysies musculaires et des symptômes tabétiques, offre donc un grand intérêt. A cet égard, on se rappellera qu'à peu près chez 20 pour 100 des personnes qui se présentent avec des atrophies tabétiques, il a existé une paralysie musculaire. On a aussi signalé, chez les tabétiques, un léger rétrécissement de la fente palpébrale (Jacobson), ainsi qu'une sorte de sautillement des paupières, analogue au frémissement des lèvres, propre aux paralytiques généraux. Ces signes n'ont absolument rien de caractéristique pour le tabes. Il en est de même de la réduction de l'amplitude d'accommodation.

Une importante question est le diagnostic différentiel entre l'image ophthalmoscopique de l'atrophie grise et des autres formes d'atrophie. Aucune difficulté n'existe, ici, pour les variétés franches de névrite ; quant à la dégénérescence toxique, on notera qu'elle reste partielle, tandis que, dans la dégénérescence grise, la décoloration, tout en étant surtout externe au début, se généralise promptement sur toute l'étendue de la papille. Pour différencier l'atrophie grise de l'atrophie blanche, on se basera sur les caractères suivants : la dégénérescence grise se révèle par un simple changement de couleur, la papille ne s'affaisse pas, elle pâlit, et, comme le montre l'examen à l'image droite, avec l'ophthalmoscope à trois plaques, elle prend en pâlissant une teinte bleuâtre plus ou moins accusée. Avec ce changement de couleur, coïncide un changement de transparence du tissu de la papille, il devient impossible de poursuivre les vaisseaux centraux (1) jusqu'à une certaine profondeur ; ils paraissent comme appliqués sur le tissu blanc bleuâtre de la papille, et l'anneau sclérotical, blanchâtre, tranche davantage sur le tissu opaque de la section nerveuse. Ces caractères devront, bien entendu, être recherchés dans l'étendue de la papille où il n'existe pas d'excavation physiologique, celle-ci pouvant modifier notablement l'aspect de l'image. Des difficultés ne pourraient se présenter, pour le diagnostic, que si l'on avait affaire à une atrophie de cause centrale, à son début (atrophie descendante), ou, encore, lorsque le temps a effacé les signes différentiels des deux genres d'atrophie, comme on l'observe également à l'examen histologique.

Parmi les 12 à 13 pour 100 d'ataxiques, qui présentent l'atrophie papillaire, il est à remarquer que la dégénérescence grise des nerfs optiques est assez souvent un symptôme précurseur de l'affection médullaire, et qu'elle peut se montrer à une

(1) Bien que nous ayons soigneusement examiné, à l'ophthalmoscope, des centaines d'ataxiques, nous n'avons jamais observé dans l'atrophie grise, comme un caractère propre à ce genre d'atrophie, des signes de périvasculite ou des altérations vasculaires rappelant la névrite (rétro-bulbaire). Si M. Berger (*Die Sehstörungen bei Tabes Dorsalis, in Archiv. f. Augenheilk.*, t. XIX) dit : « Dans le nerf optique, l'apparition d'altérations vasculaires a été depuis longtemps révélée par l'ophthalmoscope il émet une opinion que bien peu de cliniciens partageront. Il est bien entendu, toutefois, qu'un tabétique n'est pas à l'abri de toute atteinte de névrite ; mais, si celle-ci se présente, il faut la considérer, non comme la conséquence de l'ataxie, mais comme une simple coïncidence.

époque où les signes de l'ataxie, douleurs fulgurantes, abolition du réflexe tendineux, anesthésie cutanée, troubles vésicaux, etc., font encore absolument défaut. Toutefois, il faut savoir que la dégénérescence grise des nerfs optiques peut éclater à la suite d'affections variées de la moelle, bien qu'elle s'observe de préférence avec la dégénérescence grise, la sclérose en plaques des cordons postérieurs et la sclérose des cordons latéraux. Nous retrouvons aussi la dégénérescence grise des nerfs optiques, dans certaines formes de paralysie progressive, mais alors des symptômes ataxiques accompagnent cette paralysie. Il existe même une forme centrale de dégénérescence grise, concordant avec des foyers isolés de sclérose dans le chiasma et les tractus.

Étiologie. — L'atrophie grise des nerfs optiques est très fréquente, on la rencontre presque aussi souvent, à elle seule, que toutes les autres formes d'atrophie réunies. Une statistique dressée à notre clinique, sur un chiffre de 21 000 malades, nous a montré, en effet, que la proportion des atrophies spinales, par rapport à la totalité des atrophies, était de 44,5 pour 100. Si l'on ne comprenait exactement, parmi les atrophies simples, que les atrophies par mise hors de conductibilité des fibres nerveuses, résultant d'une cause cérébrale ou intracrânienne, on serait frappé de la rareté relative de l'atrophie cérébrale, comparée à l'atrophie spinale, et peut-être ce rapport tomberait-il à 1/10. Comme pour les affections du nerf optique en général, les hommes sont beaucoup plus exposés à l'atrophie grise que les femmes, et la proportion est à peu près de 5 à 1. Cette affection montre son maximum de fréquence, pour les deux sexes, entre quarante et cinquante ans. On peut dire que la dégénérescence grise se développe, surtout, vers la fin de la lutte pour l'existence, et qu'elle atteint particulièrement ceux chez lesquels cette lutte a été pénible et décourageante. C'est la misère morale, greffée sur la débilité corporelle, qui doit être citée, avant tout, comme une des causes prédisposantes de l'ataxie, du moins autant que nous en pouvons juger, chez les ataxiques qui viennent nous consulter pour une affection oculaire.

Relativement au rôle de la syphilis dans la production de l'ataxie, nous devons dire qu'il ne nous semble pas aller au delà de l'influence débilitante exercée par l'infection spécifique. D'ailleurs les données de MM. Fournier et Erb ne se trouvent guère confirmées par nos chiffres statistiques, qui ne portent pas le nombre des infectés au delà de 30 pour 100. Ajoutons encore que l'expérience nous a péremptoirement démontré, que tout traitement mercuriel ou ioduré énergique active manifestement la marche de la dégénérescence grise. Nous n'avons pas pu reconnaître, non plus, que des prédispositions héréditaires puissent être invoquées, pour expliquer le développement de l'atrophie grise.

La *marche* et le *pronostic* de la dégénérescence grise sont désastreux. Dans la très grande majorité des cas, l'atrophie est double, ou, si elle est unilatérale, elle ne met qu'un intervalle de quatre ou cinq ans, au maximum, pour se manifester sur le nerf congénère. La cécité évolue, ordinairement, dans l'espace d'un à trois ans, rarement elle devient complète avant six ou huit mois, en gagnant les deux nerfs optiques à la fois, ou à court intervalle. L'affection oculaire peut montrer, vis-à-vis des autres symptômes de l'ataxie, une certaine indépendance d'allure; toutefois, si la dégénérescence grise a débuté dans les nerfs optiques, il ne se passera guère plus que quelques années (trois à cinq, au maximum) pour que les autres symptômes ataxiques entrent en scène.

Ce que nous pouvons seulement attendre d'un *traitement* rationnel, c'est un arrêt plus ou moins prolongé de la maladie, avec une stimulation de la fonction visuelle.

Dans ce but, il faut s'abstenir rigoureusement de tous les moyens débilitants, mercuriaux, iodure et bromure de potassium, etc. Au contraire, l'hydrothérapie, les toniques, en particulier les ferrugineux, et les préparations arsenicales trouveront ici un emploi utile, en même temps qu'on tâchera, autant que possible, d'activer la nutrition des malades, par l'usage des préparations de quinine, de peptone et de pepsine. Simultanément avec ce traitement fortifiant, nous nous servons des courants continus, passés à travers les tempes et les apophyses mastoïdes (huit-dix éléments, pendant deux à trois minutes), et nous faisons des séries d'injections de strychnine (une demi-seringue, au centième, injectée chaque jour à la tempe). Ces séries sont de dix jours, avec dix jours d'intervalle. La *suspension* ne modifie en rien les phénomènes oculaires de l'ataxie, mais elle sera désormais mise en action pour combattre les douleurs fulgurantes et remédier à l'incoordination des mouvements.

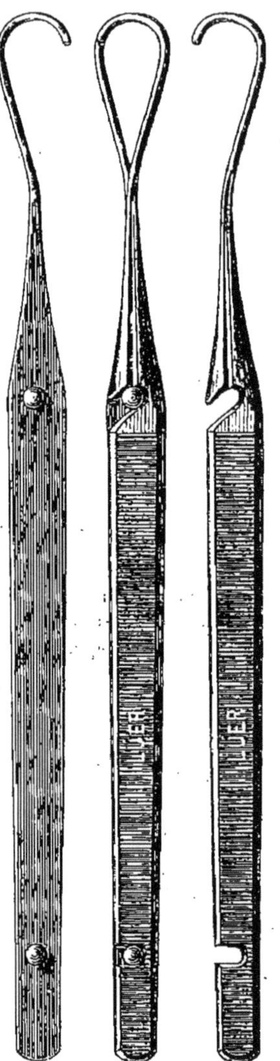

FIG. 445.

Lorsque nous nous trouvons en présence d'un malade qui a déjà perdu un œil, par dégénérescence grise, nous n'hésitons pas à le soumettre à la distension du nerf optique, de ce côté, pour arriver à un arrêt de la maladie du côté opposé. Le cas d'élongation des nerfs médian et radial droits, chez un ataxique, par MM. Gilette et Debove, avec soulagement marqué dans les douleurs fulgurantes du côté gauche, devaient engager à cette tentative. Sur une centaine d'élongations du nerf optique, que nous avons pratiquées, nous n'avons, bien entendu, obtenu qu'un nombre restreint de cas absolument favorables, avec un arrêt complet, pendant plusieurs années, dans la marche de la maladie, mais, dans 80 pour 100 des cas, cet arrêt est incontestable, quoique d'une durée ne dépassant guère, parfois, huit à dix mois. D'un autre côté, nous possédons plusieurs observations où la perception lumineuse s'est relevée, pour le nerf distendu, au point de permettre de compter les doigts de 1-2 mètres. Un point remarquable, c'est que plusieurs de nos opérés, chez lesquels l'incoordination des mouvements, bien plutôt que la réduction visuelle, rendait la marche excessivement difficile, ont déclaré spontanément qu'ils pouvaient se diriger plus aisément.

Pour l'exécution de l'élongation du nerf optique, il faut avoir présentes à l'esprit les données, concernant le parcours et la longueur du nerf optique, déjà exposées page 667. Voici comment on procède à l'opération : on détache la conjonctive tangentiellement au bord interne de la cornée, dans l'étendue de 2 centimètres. Après avoir bien dégagé le tissu sous-conjonctival, le muscle droit interne est saisi sur le double crochet à strabisme. Le muscle ayant été soigneusement détaché, on passe une suture à travers son tendon, puis, le crochet enlevé, on dégage la capsule de Tenon et le tissu cellulaire sus-jacent au globe oculaire, jusqu'au nerf optique, à l'aide d'une spatule mousse recourbée (voy. fig. 400, p. 667). On saisit alors le nerf, avec une branche formant crochet (fig. 445) et, introduisant ensuite l'autre branche sessile, on les réunit après qu'elles ont contourné le nerf, de façon à obtenir, par l'enchâssement des branches, un anneau complet. Il faut alors amener, autant que possible, à l'aide de l'instrument ainsi fermé, l'insertion oculaire du nerf vers le plan orbitaire, en exerçant une traction soutenue. On termine en faisant une irrigation avec une solution de sublimé, et, après avoir fixé le muscle droit interne à la conjonctive, avec la suture qui avait été préalablement placée, on applique le pansement antiseptique. Grâce à l'adhérence très solide qui fixe le nerf optique au canal osseux, aucune traction fâcheuse ne peut s'étendre au cerveau, et l'opération, exécutée avec tous les soins de l'antisepsie, n'entraîne pas une réaction plus notable qu'une simple strabotomie.

ARTICLE XIV

ATROPHIE SIMPLE (BLANCHE), CÉRÉBRALE, OU CENTRALE DU NERF OPTIQUE

Il nous reste encore à décrire un genre de dégénérescence atrophique, caractérisé par la simple disparition du tissu nerveux, consécutivement à un défaut de fonction ou à une absence de nutrition suffisante (interruption de l'afflux du sang, compression). Nous opposons souvent, au terme d'atrophie spinale, celui d'atrophie cérébrale ou centrale, voulant ainsi désigner que la cause originaire de cette dernière forme siège, de préférence, dans le cerveau ou plutôt dans la cavité crânienne. Nous pouvons aussi, suivant l'origine de cette atrophie simple, distinguer deux variétés : l'une *ascendante*, lorsque la mise hors fonction du nerf résulte d'une destruction de son épanouissement oculaire (la rétine, la couche ganglionnaire des fibres du nerf), et l'autre *descendante*, lorsque cette mise hors fonction est la conséquence d'une destruction du foyer d'élaboration de l'impression lumineuse ou d'un des tractus du nerf. En général, l'atrophie descendante est répartie par moitié sur les deux troncs nerveux.

L'anatomie pathologique doit encore nous servir de guide, ici, pour bien saisir ce qu'il faut entendre par atrophie simple, et, à cet égard, il y aura tout intérêt à étudier cette atrophie dans ses premières phases d'évolution, lorsqu'elle n'est que partielle. C'est précisément ainsi qu'on l'observe, en quelque sorte physiologiquement et comme manifestation sénile, chez tous les individus. Cette forme d'atrophie sénile, qui a été surtout étudiée par M. le professeur Fuchs, et dont le siège est périphérique, nous servira de prototype pour établir le caractère de l'atrophie simple.

L'atrophie sénile se concentre autour des septa contigus à la gaine piale, ou le long des vaisseaux centraux, ce qui s'explique par suite de l'inversion que subit cette gaine. Rappelons que des septa les plus volumineux, qui partent de la gaine piale, émanent des faisceaux plus fins ou septa secondaires. Souvent, ceux-ci ne se laissent pas poursuivre d'une paroi d'un septum primitif à la paroi opposée (fig. 446 et 447) et ne représentent qu'une inversion de la surface interne du faisceau primitif (Fuchs). Ces faisceaux secondaires se signalent, déjà à un faible grossissement, par la présence d'un grand nombre de noyaux neurogliens qui s'y adossent. Les septa s'accusent et s'épaississent, surtout, au proche voisinage du globe oculaire (comp. fig. 446 et 447) ; mais une véritable sclérose ne s'observe que chez des vieillards albuminuriques et constitue, en quelque sorte, une altération constante dans un nerf autrement sain. Cette sclérose se localise souvent près de la paroi des fins vaisseaux (fig. 448, *a*) et s'accompagne, alors, d'un épaississement de la gaine piale,

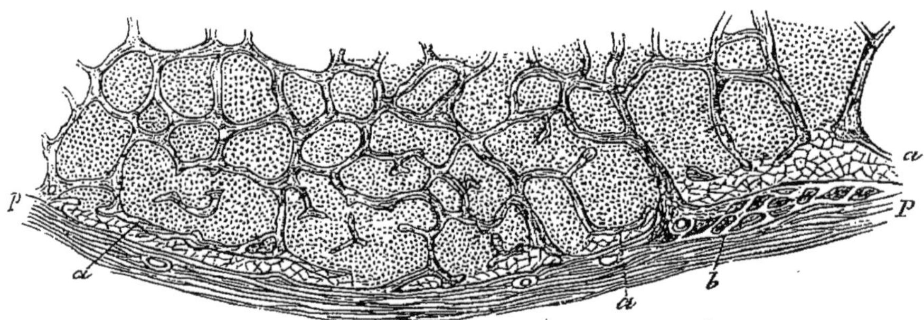

Fig. 446. — Partie d'une coupe du nerf optique, chez une fille de quatorze ans, prise à 4 millimètres derrière le globe oculaire.

a, *a*, *a*, septa périphériques. Entre ceux-ci et la gaine piale, se trouvent les faisceaux atrophiés (coloration à l'or) ; *b*, coupe des faisceaux connectifs longitudinaux (V = 77/1).

principalement de ses fibres longitudinales (fig. 448, *b*), sans qu'on puisse rencontrer simultanément une augmentation des noyaux dans les septa, qui donnerait à cette sclérose le caractère d'un produit inflammatoire.

L'arrangement des septa, au proche voisinage du globe oculaire, se différencie,

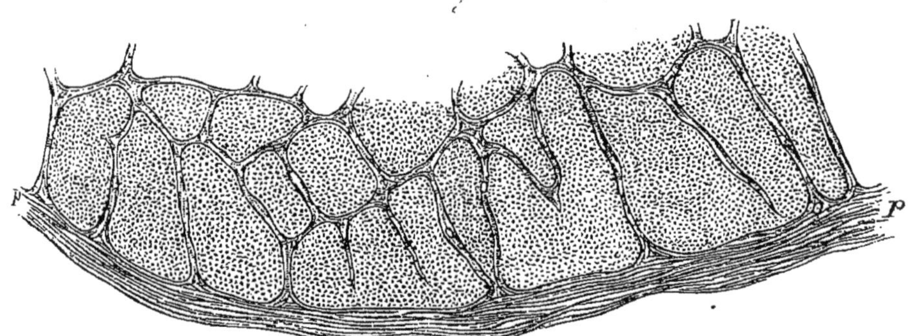

Fig. 447. — Partie d'une coupe du nerf optique, provenant d'un homme de cinquante-huit ans, prise à 10 millimètres derrière le globe oculaire. Les septa périphériques manquent, ici, complètement dans cette partie du nerf (V = 77/1).

non seulement par un développement plus notable, mais encore par une disposition particulière ; ici, on rencontre, en effet, outre les septa ordinaires, un genre de septa allongés qui contournent, en une série simple et parallèle à la surface du nerf, la gaine piale (*a*, fig. 446, 449 et 450). Les faisceaux nerveux, compris entre ces *septa périphériques* et la gaine piale, sont, d'après Fuchs, les *faisceaux périphériques atrophiés* (fig. 446, 448, 449, 450 et 451). Ces faisceaux périphériques ont une forme aplatie, convexe-concave, et se tiennent, sur beaucoup de points, en continuité avec les faisceaux voisins, comme on l'observe d'ailleurs pour les autres faisceaux nerveux. De là, des différences notables dans l'aspect des coupes, suivant les points atteints, ainsi que le montrent les diverses figures. Si la coupe passe par un point de contact, le faisceau périphérique ne se présente que comme une partie étranglée d'un faisceau plus volumineux (fig. 448, *e*). En d'autres points, le septum

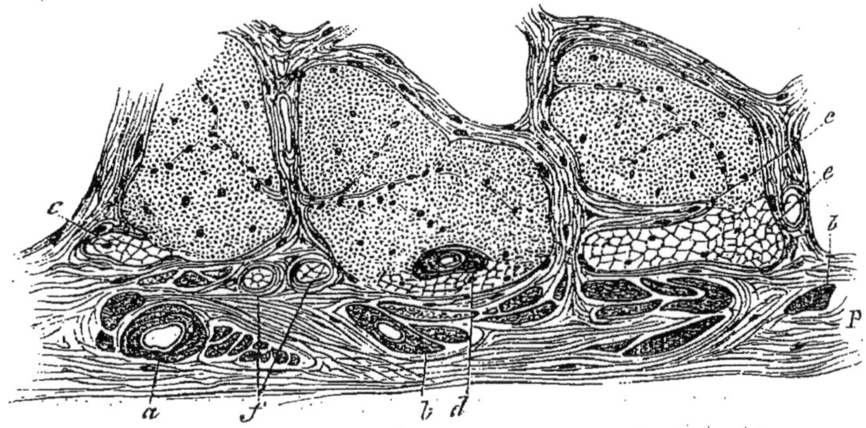

Fig. 448. — Partie d'une coupe transversale du nerf optique, d'un homme de cinquante-sept ans, à 1mm,5 du globe oculaire (V = 200/1). Épaississement sclérosé de la gaine piale et de la trame connective du nerf.

a, vaisseau sanguin à parois sclérosées; *b*, *b*, coupe transversale de tractus longitudinaux de tissu connectif de la gaine piale; *c*, *d*, septa périphériques; *d*, septum composé seulement d'un cordon arrondi, et muni d'un vaisseau; *e*, *e*, faisceaux périphériques atrophiés; *f*, *f*, petits faisceaux isolés et atrophiés, indépendants des autres.

périphérique se trouve réduit à une trabécule étroite renfermant un vaissseau, et, entre cette trabécule et la gaine piale, se trouve le tissu atrophié, se continuant avec

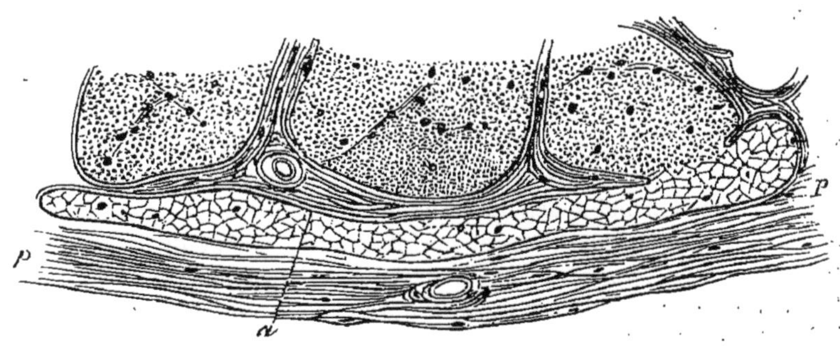

Fig. 449. — Portion d'une coupe transversale du nerf optique, d'un homme de soixante ans, prise à 10 millimètres derrière le globe oculaire (V = 191/1).

a, septa périphériques; entre ceux-ci et la gaine piale, un faisceau périphérique atrophié.

a partie saine des gros faisceaux nerveux (fig. 448, *d* et fig. 451, *b*). Ailleurs, les faisceaux périphériques atrophiés offrent une existence plus indépendante (fig. 448, *f* et fig. 449 et 450). L'enveloppe, que forment à la partie saine du nerf optique les faisceaux périphériques atrophiés, se trouve çà et là interrompue par des faisceaux plus volumineux et sains, qui atteignent la gaine piale; certains de ces faisceaux présentent encore de l'atrophie dans les couches juxtaposées à la gaine piale (fig. 452, *c*). A mesure qu'on s'éloigne de l'œil, l'enveloppe formée par les parties atrophiées se raréfie de plus en plus et finit par disparaître.

Des changements, semblables à ceux de la périphérie du nerf optique, se rencontrent dans le centre, sur ceux des faisceaux nerveux qui contournent le faisceau central de tissu connectif. Seulement les altérations sont, ici, bien moins prononcées qu'à la périphérie du nerf.

Déjà, dans l'œil de l'enfant jeune, se montre, d'après les belles recherches de Fuchs, le début des altérations des faisceaux périphériques. A mesure que la substance nerveuse disparaît, ces faisceaux s'aplatissent, et les septa secondaires qui les délimitent, et qui, de prime abord, ne se différenciaient en rien des autres septa, se

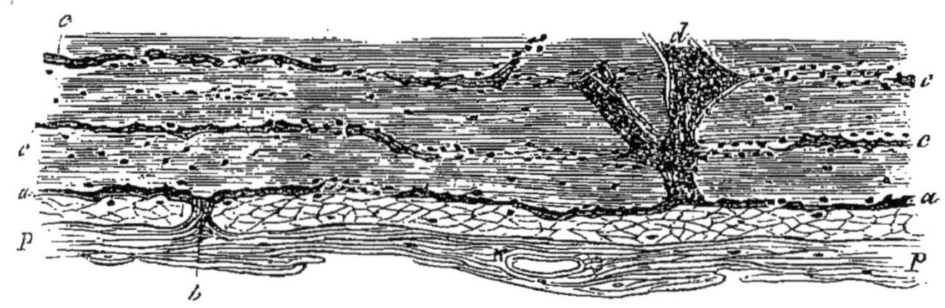

FIG. 450. — Portion de la coupe longitudinale du nerf optique, d'un homme de vingt-cinq ans, prise à 4–5 millimètres derrière le globe oculaire (V = 101/1).

a, *a*, septum périphérique; entre celui-ci et la gaine piale, le faisceau périphérique atrophié; *b*, trabécule transversale de tissu connectif, qui réunit le septum périphérique avec la gaine piale; *c*, *c*, septa longitudinaux dans l'intérieur du nerf; *d*, septum radié, atteint de telle façon par la coupe qu'il se présente de face.

rapprochent progressivement de la gaine piale et prennent alors une direction parallèle à cette gaine. Le développement des septa périphériques, bien plus prononcé chez l'adulte que chez le nouveau-né, semble donc être la conséquence de l'atrophie. Lorsque, par suite des progrès de l'âge, les fibres nerveuses ont complètement disparu, il ne reste que la substance gliale sous forme d'un fin réseau (fig. 452, *c* et fig. 453). Aux points d'intersection du réseau, se trouvent de faibles épaississements, et çà et là sont placés, dans ces points d'intersection, des noyaux neurogliens. Plus l'atrophie des faisceaux périphériques se complète et plus s'accuse la formation de septa parallèles et périphériques, le long de la gaine piale. Les changements décrits, qui ont pour conséquence l'atrophie complète des éléments nerveux des faisceaux périphériques, se développent chez les divers individus avec une rapidité différente. Jusqu'à l'âge de trente, ans la diminution des fibres nerveuses ne marche que lentement. Au delà, il est habituel de rencontrer des parties périphériques ne présentant plus que fort peu de fibres nerveuses.

M. Fuchs considère cette atrophie sénile comme « un genre d'atrophie grise », mais, en réalité, il s'agit d'une atrophie blanche. L'atrophie se développe, en effet, d'une façon insensible, sans qu'on puisse retrouver, dans les troncs atrophiés, des cellules grumeleuses ou chargées de gouttelettes graisseuses, ayant servi à l'absorption de la moelle; en outre, les noyaux neurogliens ne persistent que sur quelques points isolés, de façon que l'on peut nier, ici, avec certitude toute origine inflammatoire (Fuchs); ce que l'on n'a pu faire, avec la même assurance, pour la dégénérescence grise. Leber décrit, il est vrai, des atrophies périphériques, atteignant exclusivement les faisceaux les plus rapprochés de la gaine, ou même ceux qui contournent les vaisseaux centraux, état présentant une certaine concordance avec la dégénérescence grise; mais ici, l'affection (fig. 454) est consécutive à une périnévrite et s'accompagne de troubles fonctionnels, tandis que l'atrophie périphérique de Fuchs est en quelque sorte physiologique. Enfin l'atrophie blanche se distingue encore de la dégénérescence grise en ce que, dans la première, l'atrophie

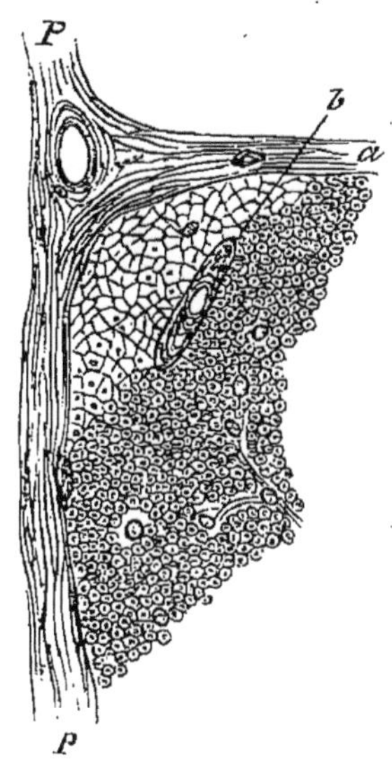

FIG. 451. — Portion d'une coupe transversale du nerf optique, chez une femme de vingt-huit ans (V = 305/1).

a, septum radiaire fort, partant de la gaine piale; b, coupe d'un septum périphérique, renfermant un vaisseau très fin. Ce septum ne court pas, comme à l'ordinaire, parallèlement à la gaine piale, mais se trouve placé obliquement par rapport à la gaine. Concordant avec cela, se trouve aussi l'emplacement de la partie atrophiée du faisceau nerveux, qui est compris entre le septum périphérique et la gaine piale, emplacement dirigé obliquement et pénétrant un peu dans le tronc nerveux. Dans le réseau, qui compose la partie atrophiée, se trouvent encore quelques coupes (dans le dessin, en bas) de fibres nerveuses.

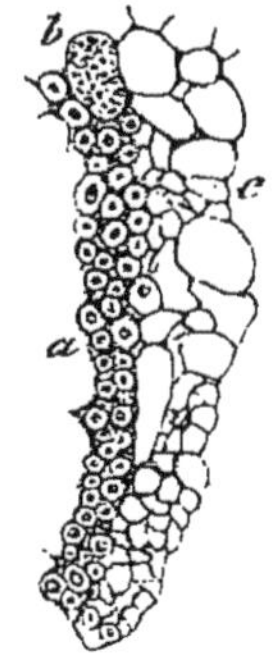

FIG. 452. — Bord d'un faisceau nerveux sectionné, faisceau sous-jacent à la gaine piale (V = 666/1).

a, fibres normales; b, noyau neuroglien; c, partie atrophiée du faisceau.

ne se borne pas au tissu nerveux, mais attaque aussi promptement le tissu connectif, qui se raréfie au point que les mailles des plus fins réseaux disparaissent et que les épaisses trabécules s'amincissent en lamelles, qui se trouvent, comme dans l'atrophie sénile physiologique, refoulées contre la gaine piale, pour continuer les septa périphériques évidés.

Dans l'atrophie blanche, le nerf optique peut ainsi diminuer d'épaisseur au point d'être réduit à la moitié de son volume habituel. La gaine externe flotte et se plisse autour de la substance persistante du nerf, et il se forme, entre l'insertion oculaire du nerf et son enveloppe, un large espace occupé par du tissu lâche. On constate, dans l'atrophie simple, une disparition plus ou moins complète des éléments nerveux et, *en même temps*, une atrophie très accusée du tissu cellulaire (voy. fig. 455), surtout dans le voisinage des vaisseaux oblitérés en grand nombre. Cette disparition de tissu a lieu par voie de dégénérescence. Le nombre des cellules graisseuses qu'on rencontre est assez limité et, dans les nerfs anciennement atrophiés, on trouve souvent beaucoup de corpuscules amylacés. L'atrophie simple se laisse poursuivre, dans

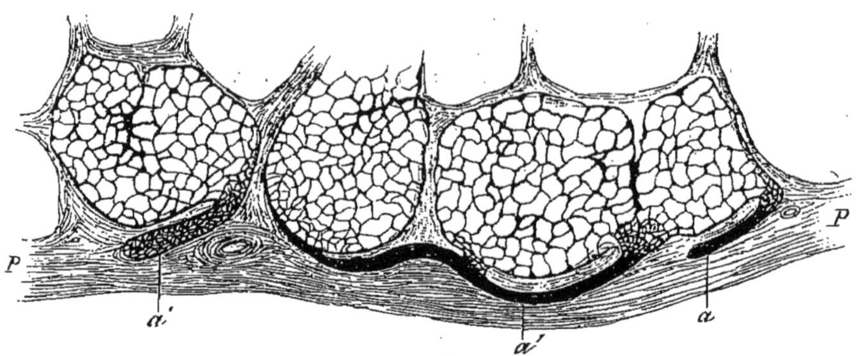

Fig. 453. — Portion de coupe transversale du nerf chez un homme d'âge moyen (V = 157/1). Les voies lymphatiques sont remplies au moyen d'une injection, avec du bleu de Prusse (représenté en noir dans ce dessin).

a, *a'*, faisceaux atrophiés périphériques.

les cas anciens, à travers le chiasma jusque dans les tractus du nerf optique. Au contraire, du côté de l'œil, l'atrophie se borne à la couche des fibres nerveuses et des cellules ganglionnaires, autrement dit, à l'appareil conducteur de la rétine.

Pour ce qui concerne le mode de répartition de l'atrophie simple, il varie sensi-

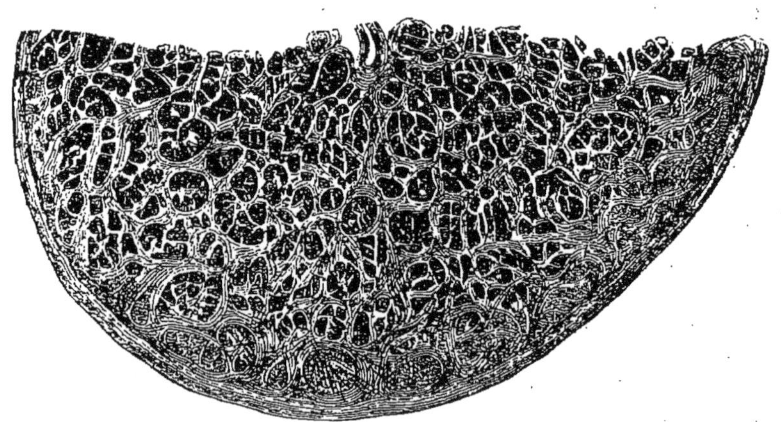

Fig. 454. — Atrophie partielle du nerf, circonscrite à ses faisceaux superficiels, d'après Leber.

blement, suivant que la cause originaire est ascendante ou descendante. Dans le premier cas, l'affection morbide commence, le plus souvent, près de l'entrée intraoculaire du nerf et se propage, de là, fort lentement en arrière. S'agit-il, par contre, d'une atrophie descendante, alors le siège du mal se trouve quelque part dans le trajet orbitaire ou intracrânien des nerfs optiques, et l'affection se propage beaucoup plus vite vers le globe oculaire (Fuchs). Rien de semblable ne s'observe pour l'atrophie sénile périphérique ; celle-ci n'a aucune tendance à se propager, et elle atteint son maximum de développement à quelques millimètres en arrière du globe oculaire. Suivant Fuchs, cette atrophie des faisceaux les moins volumineux et les plus périphériques du nerf résulterait de la compression due au remplissage des vaisseaux, et, plus encore, de l'action exercée par la stagnation de la lymphe, celle-ci agissant mécaniquement ou par imbibition. Ce qui est au moins certain, c'est que la lymphe pénètre en bien plus grande quantité dans les faisceaux périphériques, déjà atrophiés, que dans ceux d'aspect normal, situés plus en dedans, ainsi que le démontrent les injections (fig. 453).

Il sera encore utile d'insister ici sur une variété d'atrophie, dans laquelle une com-

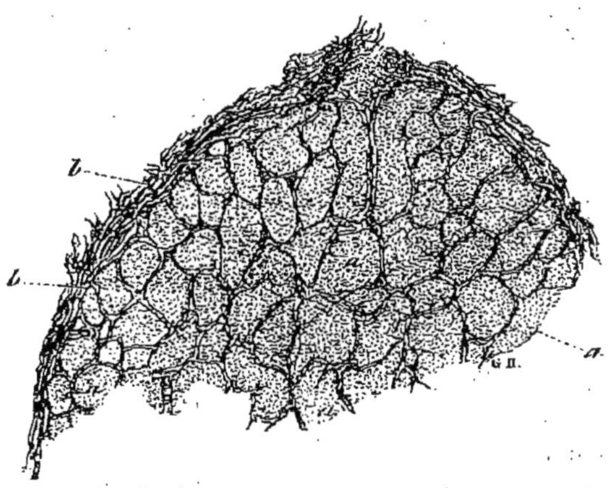

Fig. 455. — Dessin d'une préparation d'Iwanoff (par Haase) représentant un nerf optique atteint d'atrophie simple. Cette coupe transversale fait ressortir l'atrophie simultanée du tissu connectif et des éléments nerveux.

a, section des faisceaux nerveux atrophiés ; *b*, gaine interne.

pression directe du nerf, interceptant l'afflux du sang artériel, joue le rôle exclusif (*atrophie par compression*). C'est ce que l'on observe lorsqu'une tumeur se développe au voisinage de l'entrée du nerf dans l'orbite, ou dans son trajet intracrânien; mais l'atrophie peut aussi être le résultat d'une inflammation du tissu graisseux de l'orbite, d'une compression par rétraction d'un tissu de nouvelle formation autour du nerf, là où son déplacement est rendu impossible, par suite des attaches de ses gaines (aux os, au globe oculaire) ou par suite de son parcours limité et fixe, au voisinage du chiasma. A la suite de ce genre de compression, on voit se produire, à la longue, les atrophies les plus complètes, dans lesquelles, comme le montre la figure 456 de Leber, le nerf se trouve transformé en un cordon de tissu cellulaire.

La compression du nerf peut être indirecte, et celui-ci, ainsi que le chiasma, qui n'a été que soulevé par une tumeur de la base du crâne, développée dans le voisinage, peuvent venir se couper sur des vaisseaux tendus au-dessus, comme les *arteriæ corp. callos.* La même compression par un vaisseau (l'artère commun. post., les carotides) peut encore être exercée sur les tractus, lorsqu'une réduction de volume transitoire, ou permanente, comme dans l'hydrocéphalie chronique, s'est opérée du côté de la cavité crânienne. L'hydrocéphalie aiguë ou chronique est aussi susceptible d'agir en distendant particulièrement le troisième ventricule, qui, par son plancher, refoulé en bas, aplatit alors le chiasma (Türck). Si la compression persiste assez longtemps, elle détermine une *atrophie descendante*, dont les signes ophthalmoscopiques ne se révèlent que tardivement. Mais il peut ne se produire qu'une simple suppression de conductibilité, sans que la pression soit suffisante pour entraîner une dégénérescence directe; cette interruption de conductibilité persistant un certain temps, il survient alors une atrophie, non seulement descendante, vers les globes oculaires, mais qui remonte aussi vers les tractus, jusqu'aux corps géniculés externes (Türck), en sorte qu'à l'autopsie, faite après des années, il peut être fort difficile de retrouver l'origine du mal. Un simple épanchement inflammatoire de la base du crâne pourrait aussi, d'ailleurs, produire un soulèvement du nerf, avec traction suffisante pour intercepter la conductibilité et amener une atrophie descendante.

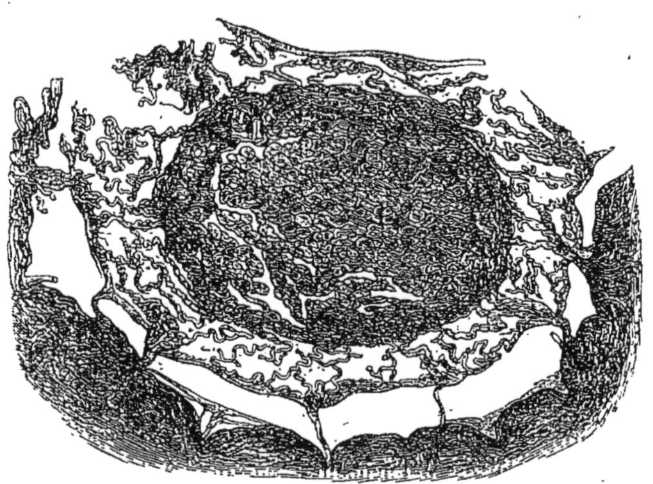

FIG. 456. — Transformation du nerf optique, près du foramen opticum, en un cordon de tissu connectif, probablement à la suite d'une inflammation. Gaines externe et interne, ainsi que le tissu intervaginal, pullulés. Les mailles de ce dernier fortement distendues.

L'*atrophie ascendante* n'a guère d'intérêt clinique pour nous, elle s'observe consécutivement à la destruction intra-oculaire de l'épanouissement du nerf. Ainsi, on la rencontre à la suite de la rétinite pigmentaire, de la rétinite albuminurique, de vastes apoplexies de la rétine, de décollement de cette membrane ou de suppuration intra-oculaire. La marche de l'atrophie ascendante est d'autant plus lente que la perception lumineuse persiste encore quelque peu, comme dans le cas de décollement complet de la rétine. C'est aussi dans ce cas que l'on voit particulièrement s'accumuler des corpuscules amyloïdes (fig. 457), surtout dans les parties centrales du chiasma et les tractus.

Symptômes cliniques. — Un des premiers symptômes de l'atrophie simple du nerf est sa décoloration. Les faibles changements de couleur, qu'ils portent sur la totalité ou sur une partie du nerf, ne peuvent être sûrement étudiés et reconnus qu'avec l'éclairage modéré que donne l'ophthalmoscope à plaques (fig. 381 et p. 638) servant à l'examen à l'image droite. Par ce mode d'exploration, la pâleur grisâtre de la papille, due à l'atrophie périphérique sénile très accusée, devient des plus frappantes.

La décoloration, qui tire, dans les atrophies simples, bien plus sur le bleu et le vert que dans la dégénérescence grise, se manifeste, tout d'abord, dans les parties de la papille les moins riches en fibres nerveuses, c'est-à-dire du côté temporal, et la teinte rougeâtre n'est, pendant quelque temps, que peu atténuée du côté nasal. Toutefois, avec l'ophthalmoscope à plaques, on peut se rendre compte que la décoloration occupe toute l'étendue du nerf. A mesure que la décoloration générale de la section nerveuse s'accentue, les limites de l'entrée du nerf se dessinent avec plus de précision, le léger duvet, produit par les fibres nerveuses qui recouvrent cette limite, disparaissant par l'atrophie de ces fibres. La papille décolorée présentera des limites qui trancheront d'autant plus sur le restant du fond de l'œil, que celui-ci sera plus pigmenté. La teinte de la papille atrophiée résulte exclusivement du reflet particulier que donne le tissu connectif, et c'est pour cela que l'on voit prédominer un ton bleuâtre ou verdâtre.

Tandis que, pour la dégénérescence grise, la papille en pâlissant montrait un arbre vasculaire, en général, absolument normal, que, seuls, les fins vaisseaux pouvaient être recouverts par le tissu opaque, mais se présentaient vers le bord papillaire avec leur calibre normal, nous voyons, dans l'atrophie simple, dès le début,

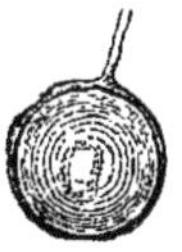
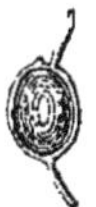

Fig. 457. — Corpuscule amyloïde d'un nerf optique atrophié, avec capsule et fibre adhérente; un second corpuscule, muni de deux fibres, a été pris dans la moelle d'un tabétique (Leber).

les fins vaisseaux disparaître, ou devenir, en s'amincissant, de plus en plus rares. Les gros vaisseaux papillaires commencent à leur tour à devenir plus grêles, et la comparaison entre les artères et les veines montre que la réduction de calibre porte tout d'abord sur l'arbre artériel. C'est surtout sur ce changement de rapport, entre le diamètre des artères et des veines, que l'on devra se guider ici, si une comparaison ne peut être faite avec l'un des deux yeux resté sain, attendu qu'il existe, dans le volume des vaisseaux, de notables variations physiologiques et qu'il faut encore tenir compte de la turgescence vasculaire moindre chez les personnes âgées.

La plus grande rapidité avec laquelle se développe l'excavation atrophique, dans l'atrophie simple, et le bien plus haut degré qu'elle atteint (fig. 458), fournissent aussi un signe différentiel entre l'atrophie simple et l'atrophie grise. En outre, tandis que, dans la dégénérescence grise, la lame criblée ne se montre, avec ses détails, que dans les parties primitivement découvertes par une excavation physiologique, on voit, dans l'atrophie blanche, la lame criblée se dénuder plus ou moins dans toute son étendue, et l'on peut alors retrouver, ici, des dessins d'émanations de la lame criblée, comme nous les reproduisons dans l'article des affections congénitales du nerf. Une excavation atrophique se creuse irrégulièrement, par places, au lieu du léger affaissement uniforme, du tassement de la dégénérescence grise.

On conçoit que l'excavation atrophique devra montrer des différences très notables, suivant la disposition que présentait physiologiquement la papille; aussi ce symptôme offrirait-il une bien plus grande valeur si le niveau du nerf optique était uniforme, chez tous les individus. Ainsi, dans la figure 459, de Ed. de Jaeger, le niveau de la papille concorde presque complètement avec celui de la rétine; mais, s'il existe une excavation infundibuliforme très accusée, la partie de la section, comprise entre cet infundibulum et l'anneau sclérotical, pourra constituer un bourrelet dépassant sensiblement le niveau de la rétine; il en est de même si, avec une très petite excavation, les couches de la rétine avancent fortement vers un anneau sclérotical étroit. Une excavation atrophique, se produisant à un degré absolument identique, fera, dans le premier cas, descendre le niveau de la papille au-dessous de celui de la rétine, tandis que, si la papille formait en réalité une saillie, celle-ci pourra se trouver simplement effacée. Suivant l'état primitif de la papille, un affaissement papillaire, dû à la dégénérescence grise, peut ainsi déterminer une dépression plus accusée qu'une excavation résultant d'une simple atrophie blanche.

A part ces variations physiologiques dans la saillie papillaire, il existe encore

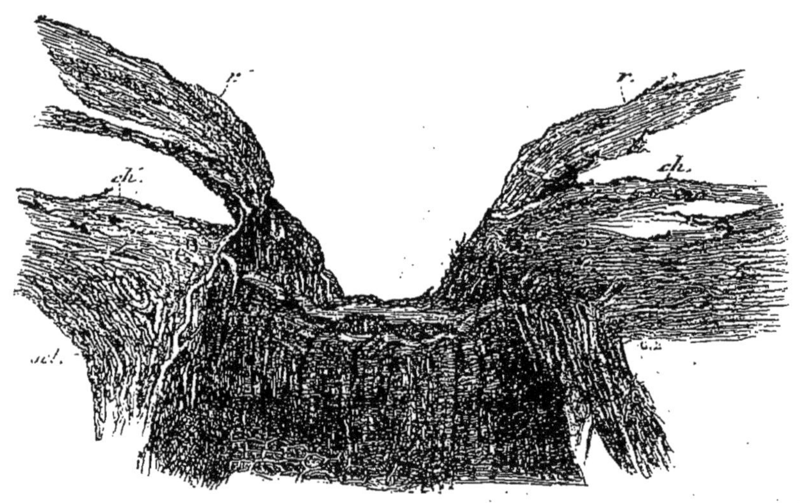

Fig. 458. — Dessin d'une préparation d'Iwanoff, d'après Haase, représentant un nerf optique atteint d'atrophie simple.

r, rétine; *ch*, choroïde; *scl*, sclérotique.

normalement de nombreuses variétés d'excavations physiologiques, qui peuvent modifier notablement l'aspect de la papille atrophiée. Les figures 460 et 461, de Jaeger, représentent deux genres d'excavations de grandeur différente : pour la figure 460, l'excavation physiologique atteignait, comme diamètre, le rayon de la papille; pour la figure 461, l'excavation dépassait les deux tiers du diamètre papillaire. On comprendra aisément que, si une excavation atrophique vient se combiner avec une large excavation préexistante, il en résultera aisément un état analogue à celui représenté figure 458.

Ce sont ces différences, dans l'état physiologique, qui rendent parfois difficile la distinction entre l'affaissement papillaire de la dégénérescence grise et l'évidement des fibres de la papille, propre à l'atrophie simple, que l'on reconnaîtra cependant si l'on sait reconstituer l'état physiologique. A moins qu'il ne s'agisse de cas très anciens, la différence notable, qui existe entre ces deux sortes de dépression de la papille, n'est pas douteuse; ce que montrent bien les figures 462 et 463, la première se rapportant à une dégénérescence grise et la seconde, à une atrophie simple. Dans cette dernière forme d'atrophie, l'évidement papillaire, se greffant sur une très vaste excavation physiologique, peut même faire songer à une excavation glaucomateuse, telle qu'elle se trouve rendue figure 464; mais on évitera l'erreur, si l'on note que les bords d'une excavation atrophique sont toujours plus ou moins inclinés (fig. 458).

L'abaissement de la vision, dans l'atrophie simple, se produit ordinairement d'une façon lente et progressive; nous observons, surtout à la périphérie du champ visuel, des parties à sensibilité émoussée ou abolie, des rétrécissements en secteurs, ainsi qu'une prédominance marquée à une abolition de la vision dans un sens déterminé et variable suivant les cas. Dans cette forme d'atrophie, si souvent due à la compression des nerfs, ou du chiasma, nous trouvons assez fréquemment des

Fig. 459.

champs visuels qui ont quelque analogie avec ceux des glaucomateux. Il se rencontre souvent, en effet, des altérations par secteur du champ visuel, mais avec conservation de toutes les couleurs, quoique celles-ci puissent présenter une réduction dans l'étendue de leur champ respectif. Lorsque l'échancrure avoisine le point de fixation, on voit d'ordinaire, contrairement à ce que l'on observe dans le glaucome, que la vision centrale a notablement baissé et que les champs pour les couleurs présentent un très sensible rétrécissement; souvent le vert et même, avec lui, le rouge ne sont plus perçus. Notons encore que le rétrécissement du champ visuel, dans un sens particulier, ne se produit guère sans une réduction périphérique marquée des parties persistantes. Le rétrécissement absolument concentrique du champ visuel est fort rare, ou, s'il se produit, il n'est que temporaire, et, dans tous les cas, il ne se présente pas, comme dans la dégénérescence pigmentaire, avec une conservation du sens des couleurs. Le rétrécissement du champ visuel sur les deux yeux, qui se prennent en général simultanément, n'a que peu de tendance à se produire d'une façon symétrique (Schweigger). Un fait important, c'est que la décoloration de la papille ne marche de pair, ni avec le rétrécissement du champ visuel, ni avec le degré de l'amblyopie; nous ne sommes nullement de l'avis qu'on puisse, l'ophthalmoscope en main, se hasarder à prédire jusqu'à quel degré la vision est conservée, souvent ne pourra-t-on reconnaître lequel des deux yeux est le plus atteint.

L'*étiologie* de l'atrophie simple est fort difficile à établir, et il a déjà été question

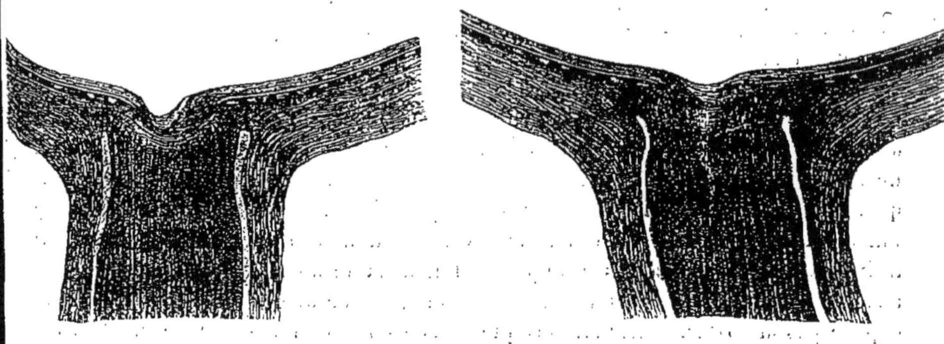

Fig. 460. Fig. 461.

des causes qui peuvent se présenter, pour ce qui concerne l'atrophie par compression. Sur un chiffre de 300 cas d'atrophies de causes variées, M. le docteur Esmerian a trouvé, dans une statistique dressée à notre clinique, 28 pour 100 d'atrophies cérébrales. M. Uhthoff arrive à un chiffre peu différent. Nous avons déjà relevé la grande disproportion entre les hommes et les femmes, atteints de dégénérescence grise. Cette disproportion est bien moindre pour l'atrophie simple, et elle disparaît pour les atrophies consécutives à la papillite, où la proportion se trouve sensiblement

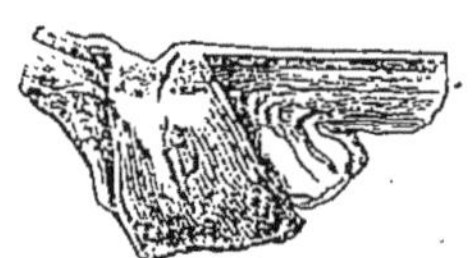

Fig. 462. — Faible excavation, suite de la dégénérescence grise (Leber).

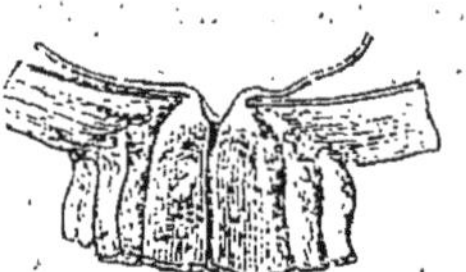

Fig. 463. — Excavation atrophique de la papille (Leber).

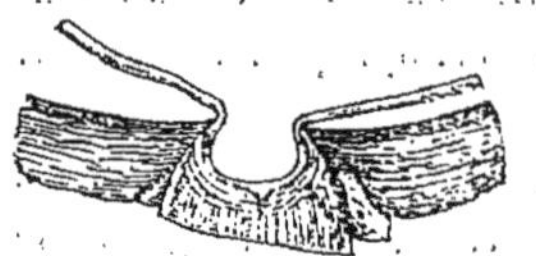

Fig. 464. — Excavation glaucomateuse (Leber).

égale. Cette même égalité de proportion existe aussi pour les atrophies par embolie et interruption dans l'afflux du sang. Par contre, les atrophies de causes traumatiques se rencontrent presque exclusivement chez les hommes.

Le *pronostic* de l'atrophie simple est, en général, grave et dépend de la cause originaire ; il existe peu de cas où l'on arrive à arrêter une atrophie simple et à la faire rétrograder. Les cas, où l'on a vu un nerf optique pâli reprendre sa coloration normale, sont très exceptionnels ; mais on rencontre un certain nombre de malades chez lesquels la vue remonte encore assez sensiblement, sans que l'aspect ophthalmoscopique de la papille change notablement. A tous, sont connus des cas où l'on voit assez parfaitement fonctionner des nerfs optiques, que l'on aurait déclarés privés de toute conductibilité, si l'on s'était fié exclusivement à l'exploration ophthalmoscopique.

Il est important, au point de vue du pronostic, de bien différencier l'atrophie spinale de l'atrophie cérébrale, dans laquelle, contrairement à ce que l'on observe chez les ataxiques, les céphalalgies ne font guère défaut. Une fois le diagnostic d'atrophie cérébrale posé, qui, tout fâcheux qu'il soit, est encore préférable à celui d'atrophie spinale, il faudra, autant que possible, tâcher d'élucider si cette atrophie est la conséquence d'une papillite ou névrite (voy. p. 659), car, dans ce cas, le pronostic est, en général, plus favorable que dans les atrophies simples dues à une compression.

Il ne peut être indiqué un *traitement* pour les divers cas d'atrophies simples, qu'il faut attaquer suivant la nature des causes occasionnelles. Aussi un malade, atteint d'atrophie progressive simple, doit-il être examiné dans toutes les minuties de ses fonctions physiologiques et de sa constitution, avant de procéder à une cure quelconque. Lorsque, en présence de vives céphalalgies, avec absence de tout symptôme ataxique, on est certain de n'avoir pas affaire à une forme spinale d'atrophie, le traitement mercuriel, l'iodure de potassium, à haute dose, sont encore les moyens auxquels on a d'autant plus volontiers recours, que l'état des forces des malades n'y oppose pas d'obstacle sérieux. Dès que nous sommes en droit de conclure qu'il ne s'agit plus d'un état inflammatoire des enveloppes du cerveau, ni d'une cause comprimante du nerf, qui pourrait être aggravée par des moyens stimulants, nous pouvons recourir aux courants continus, à l'emploi des injections de strychnine, ainsi qu'aux inhalations de nitrite d'amyle.

ARTICLE XV

APOPLEXIES ET PIGMENTATION DU NERF OPTIQUE

Des extravasations abondantes de sang ne se présentent guère qu'entre les gaines du nerf optique. Dans la trame même du nerf, ce sont, en général, les apoplexies capillaires que l'on observe, à la suite, par exemple, d'une inflammation aiguë du nerf, de troubles circulatoires, d'un traumatisme ; toutefois, une déchirure des vaisseaux centraux, près du globe de l'œil, peut donner lieu à un véritable épanchement de sang, le long du faisceau connectif central, jusque vers la lame criblée, et déterminer la formation d'une traînée pigmentée. Pour ce qui concerne les épanchements intravaginaux, leur abondance est souvent telle que la gaine externe se trouve notablement distendue. Ces épanchements peuvent provenir des vaisseaux vaginaux mêmes, ou bien ils ont simplement fusé de la base du crâne, lors d'une déchirure traumatique de l'artère méningée, à l'occasion d'une fracture de la base du crâne (Talco), d'une apoplexie cérébrale (Michel, Poncet) ; de même qu'on les observe à la suite d'une pachyméningite hémorrhagique (Virchow). Le sang a une tendance marquée à envahir les parties voisines. C'est ainsi que le sang épanché suivra le trajet des vaisseaux, qui, du fond de l'espace intervaginal, se jettent dans la lame criblée et la constituent en quelque sorte. Les vaisseaux du cercle de Haller peuvent aussi servir de conducteurs à l'entrée du sang, à travers l'anneau sclérotical. Du reste, les espaces lymphatiques lui offrent une voie toute tracée, et il n'est pas rare de voir des hémorrhagies reproduire le dessin de l'injection de l'espace périchoroïdien (fig. 370 p. 632). Arrivé là, le sang peut se répandre dans la papille, ou bien la laisser de côté, pour passer entre la choroïde et la rétine, ou, encore, pour s'épancher dans l'intérieur de l'œil, après déchirure de l'implantation de la rétine et de la couche des fibres nerveuses.

Nous admettons, et la clinique le démontre surabondamment, qu'à la suite d'une hémorrhagie abondante dans les gaines, le sang, accumulé de préférence dans la coupole de l'espace intervaginal, peut produire, en ce point, des phénomènes de compression dans les vaisseaux centraux (la formation de caillots) et simuler, à s'y méprendre, une embolie de l'artère centrale. L'image ophthalmoscopique ne diffère en rien de celle de l'embolie de l'artère centrale, si ce n'est que les vaisseaux ne sont ordinairement pas aussi exsangues, et que, plusieurs jours après que la cécité est survenue, on voit apparaître une ou plusieurs flammèches hémorrhagiques contiguës au bord de la papille. Dans certains cas, une véritable flaque de sang s'étale vers la macula, ou fait irruption dans l'œil. Il faut surtout songer à la présence d'une hémorrhagie vaginale, lorsque rien, dans la circulation du sujet, ne laisse présumer qu'une embolie ait pu se former, et que la circulation rétinienne ne se trouve pas complètement interrompue (Magnus). Il en doit être de même si l'on voit se produire un relèvement prompt de la vision, ce que la présence d'un embolus, dans une artère terminale, ne permet guère d'admettre.

Avec l'atrophie de la papille, on rencontre, consécutivement à d'anciennes hémorrhagies, des dépôts de pigment occupant la papille même, de préférence le long des émanations de la lame criblée; il ne faut pas les confondre avec les traînées pigmentées, que l'on observe congénitalement autour de la papille, et qui suivent l'anneau sclérotical. Toutefois, la pigmentation de la papille, démontrant l'insinuation du sang vers l'entrée du nerf optique, est loin de se produire d'une façon constante. Sur une pièce recueillie par Leber, toute la gaine du nerf se trouvait distendue par un tissu interstitiel pullulé et pigmenté (fig. 465), mais les papilles blanchâtres, avec

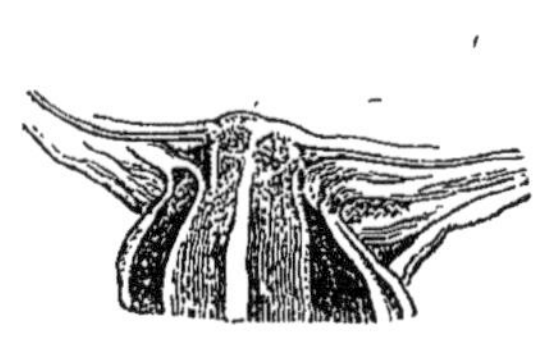

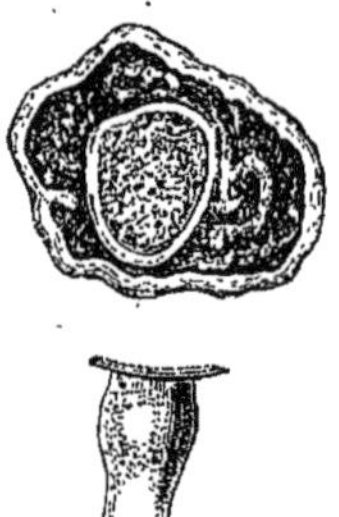

Fig. 465. — Atrophie du nerf optique, avec forte distension de l'espace intervaginal, résultant d'une pullulation du tissu connectif, probablement à la suite d'une hémorrhagie.

vaisseaux très amincis, étaient dépourvues de pigmentation. Lorsque de vastes épanchements, provenant de la papille, font irruption dans le corps vitré, ce sont habituellement des productions de tissu connectif, recouvrant la papille en forme de tente (rétinite proliférante de Manz), que l'on observe consécutivement à ces hémorrhagies. Ici la transformation en un tissu pigmenté est absolument inusitée, et les caillots s'organisent en se décolorant.

La papille peut encore se pigmenter, ainsi que le nerf optique sur son trajet, dans des cas de sarcome, siégeant au voisinage, et ayant envahi les gaines du nerf; une infiltration de pigment mélanique se dessine autour des cellules (Poncet) et dans les noyaux neurogliens. Rappelons encore les empiétements de pigment qui envahissent assez fréquemment la papille, dans la dégénérescence pigmentaire. Enfin, il faut savoir que de petits dépôts pigmentés peuvent, par exceptionn, se rencontrer congénitalement dans la papille, près de son bord, dans des cas où la fonction est absolument normale.

ARTICLE XVI

BLESSURES DU NERF OPTIQUE

A part les épanchements sanguins qui peuvent se produire dans les gaines ou s'y insinuer, nous pouvons observer des déchirures, des arrachements, ainsi que des blessures directes et des sections plus ou moins complètes du nerf. Ces traumatismes s'opèrent près du globe oculaire, sur le trajet intra-orbitaire ou intracrânien du nerf; mais le véritable *locus minoris resistentiæ* du nerf est situé dans le canal orbitaire même, où il se trouve solidement attaché à l'os, sa gaine externe faisant, ici, fonction de périoste et de gaine à la fois.

L'excédent de longueur de 1 centimètre environ, que présente, dans la cavité orbitaire, le nerf optique, dont le trajet est recourbé, le garantit, dans une certaine mesure, contre les violences qui l'atteignent directement. Pour que le nerf se trouve détaché de son insertion oculaire, il est nécessaire que la violence ait été exercée avec un corps contondant, qui, à la fois, fixe le globe de l'œil, contre les parois de l'orbite, et refoule le nerf optique en arrière, en le chargeant sur un plan d'une largeur suffisante pour qu'il ne puisse s'échapper, ou en l'emboîtant dans un instrument en forme de fourche ou de simple crochet. Pareil arrachement a été rencontré à la suite d'un coup porté avec l'extrémité métallique d'un parapluie, ou de coups de corne. Un arrachement du nerf optique s'opère beaucoup plus aisément près de son entrée dans l'orbite. Ici, le globe oculaire et le nerf ont été violemment attirés, ou projetés en avant. La violence du traumatisme peut être, en pareil cas, assez forte pour que les muscles droits soient simultanément arrachés et entraînés avec le globe oculaire, en dehors de l'orbite, l'œil restant parfois pendu sur la joue et retenu seulement par la conjonctive et les muscles obliques. Un semblable arrachement fut observé chez un ivrogne, qui était tombé sur la clef de sa porte, en s'engageant le globe oculaire dans l'anneau de la clef. L'œil, auquel se trouvait fixé, une longueur de nerf optique correspondante à son trajet orbitaire (soit 29 millimètres), fut retrouvé sur le plancher (Verhaege). Grâce à l'attache solide de la gaine externe du nerf aux parois osseuses du canal optique, la traction qui détermine l'arrachement du nerf, se produisant parfois, comme dans le cas précédent, suivant une section très nette, ne se communique guère, d'une façon fâcheuse, au cerveau et à ses enveloppes. A deux reprises, le nerf optique a d'ailleurs été arraché, en pratiquant la distension, sans qu'il en résulte de complication (Pamard).

Une arme pointue, à moins de pénétrer jusqu'au voisinage du trou optique, glisse généralement sur le nerf, qui se dévie ; mais des corps, non effilés, peuvent charger le nerf et l'arracher, ou parfois même le couper. Les blessures du nerf optique par des grains de plomb sont bien plus aptes à donner lieu à des coupures du nerf. Des grains de plomb peuvent aussi contourner le globe oculaire et s'insinuer dans le canal optique, pour s'y fixer et comprimer le nerf ; un simple grain de plomb peut même traverser de part en part le canal optique et entraîner une mort instantanée (de Wecker). Il est encore assez rare qu'un grain de plomb blesse le nerf optique, après avoir traversé de part en part le globe oculaire pour se loger dans la papille, ou qu'il ait encore une force suffisante pour percer en dernier lieu les gaines du nerf optique (Leber).

Les coupures, ou déchirures du nerf, par balles de revolver sont bien moins rares. Ces lésions, avec amaurose instantanée, peuvent avoir lieu sur tout le trajet intra-orbitaire du nerf optique, même près du globe oculaire, en produisant une déchirure qui coupe les vaisseaux centraux, de façon à donner lieu à une image ophthalmoscopique rappelant l'embolie de l'artère centrale. A la suite d'une tentative de suicide, on a vu la même balle couper les deux nerfs optiques; mais, dans ce cas, le nerf optique droit est d'ordinaire seul atteint, la balle allant se loger dans les cavités gauches de la face. Il est très rare qu'un blessé survive, lorsque la lésion a eu lieu dans le parcours intracrânien des nerfs optiques. On connaît pourtant des cas où la balle, en traversant la cavité crânienne, a effleuré la base du crâne de façon à atteindre le chiasma ou les deux nerfs optiques à la fois, sans entraîner une mort instantanée.

Les déchirures du nerf optique peuvent encore être la suite d'une fracture de la base du crâne, fracture qui intéresse le canal optique. Qu'on n'oublie pas que la gaine du nerf optique garnit, à une étroite gouttière près, tout le canal, et que, par conséquent, le moindre déplacement des parois de ce canal peut donner lieu, sinon à une déchirure du nerf même, du moins à celle de sa gaine, avec épanchement intra-vaginal et compression consécutive. Cette compression peut ne pas résulter exclusivement de pareil épanchement, mais aussi d'un véritable déplacement des os, portant en particulier sur les apophyses clinoïdes, qui se transportent en arrière et de côté. Les atrophies du nerf optique qu'on observe à la suite de blessures ayant atteint l'arcade sourcilière, doivent aussi s'expliquer par des fissures dans la région du canal optique, avec déchirure du périoste, qui ne produisent qu'ultérieurement, à la période de cicatrisation, par rétraction et déplacement cicatriciel, une action délétère sur la fonction et la nutrition régulière du nerf. Ces traumatismes peuvent aussi être le point de départ de la formation d'une exostose, ou de l'évolution d'une simple périostose, donnant lieu à une compression du nerf.

L'image ophthalmoscopique, que nous donnent les blessures (ruptures ou sections) du nerf optique, varie sensiblement suivant que la blessure a intéressé le nerf en deçà de la pénétration des vaisseaux centraux, près du globe oculaire, ou au delà de ce point de pénétration, au voisinage du trou optique. Dans le premier cas, nous observons une ischémie plus ou moins complète de la papille, avec œdème rétinien. Lorsque la contusion a porté sur le globe de l'œil, on rencontre, en outre, des hémorrhagies de la rétine et de la choroïde, par déchirure de ces membranes. Après cinq ou six jours, un certain degré de vascularisation se rétablit sur la papille, sans qu'on puisse provoquer, par la pression, une pulsation artérielle; mais cet état n'est que transitoire et il se développe, finalement, une atrophie complète de la papille. Lorsque l'arrachement, ou la section du nerf optique, a eu lieu près du trou optique, ou dans le canal optique, ou, enfin, dans son trajet intracrânien, il n'existe aucun retentissement immédiat sur l'image ophthalmoscopique. Ce n'est qu'ultérieurement qu'il se développe une atrophie descendante, qui aboutit à l'atrophie des couches rétiniennes appartenant à l'appareil conducteur, tandis que l'appareil tactile reste fort longtemps intact. La décoloration papillaire commence à peine à se manifester, du côté temporal, vers la fin de la quatrième semaine et gagne ensuite toute l'étendue de la section nerveuse. L'arbre vasculaire ne diminue que tardivement, et lorsque la papille est devenue d'un blanc nacré.

Un *traitement* stimulant, consistant dans l'emploi des courants continus, des injections de strychnine, des inhalations de nitrite d'amyle, aura une action favorable lorsqu'il existe une tendance au recouvrement partiel de la vision, démontrant qu'un certain nombre de fibres nerveuses ont échappé au traumatisme.

ARTICLE XVII

TUMEURS DU NERF OPTIQUE

Avant d'aborder le chapitre des tumeurs proprement dites du nerf optique, nous avons à nous occuper d'affections dégénératives du nerf, qui peuvent prendre, par leur extension, les allures de véritables tumeurs du nerf optique ; ce sont : I. les *pullulations endothéliales du nerf optique* et II. les *altérations tuberculeuses du nerf et des gaines*.

I. Sans arriver à la formation de véritables endothéliomes, on a observé la *pullulation de l'endothélium* des gaines arachnoïdale et piale du nerf (Michel, Manz), aboutissant à un véritable étouffement et à l'atrophie du tissu nerveux. Ces changements pathologiques concordent avec des altérations semblables qui s'opèrent à la base du crâne, chez des sujets atteints de troubles psychiques. La pullulation, qui suit les prolongements qu'envoie la gaine piale dans le nerf, a pour résultat, non seulement un déplacement et une dégénérescence atrophique de la substance nerveuse, mais aussi un amincissement et une atrophie de la trame connective de la neuroglie du nerf.

II. La *tuberculose du nerf optique* compte parmi les plus grandes raretés de l'anatomie pathologique. Ainsi Cruveilhier cite, chez un individu qui succomba à une méningite tuberculeuse et qui était, en outre, atteint de tuberculose du poumon, un cas de développement d'un tubercule, gros comme une noisette, qui occupait le centre du nerf optique et qui s'était en quelque sorte fait une enveloppe des fibres nerveuses, sans les atrophier. Si l'on mentionne encore un cas de Brailey (p. 619) et celui de Hjort, relatif à un tubercule du volume d'une noisette, et qui s'était développé dans la moitié droite du chiasma, nous n'avons plus à signaler qu'une observation de M. Sattler, pour épuiser la série des exemples de tuberculose du nerf optique et de ses gaines, aboutissant à une véritable tumeur orbitaire.

Dans l'importante observation de M. Sattler, il s'agissait d'un garçon de cinq ans, dont l'œil droit présentait un haut degré de protrusion. Les milieux transparents permettaient d'apercevoir que la région de la papille, et les parties avoisinantes de la rétine, étaient occupées par une masse blanchâtre à bords irréguliers et diffus. Il n'existait plus trace de sensations lumineuses. Le globe oculaire fut énucléé, en ayant soin de sectionner le nerf optique près du foramen opticum. L'enfant succomba, après plusieurs mois, à une méningite tuberculeuse. La tumeur orbitaire enlevée avait une forme cylindrique, s'amincissant rapidement en arrière et vers le globe de l'œil, et mesurait 25 millimètres de longueur, sur 18 à 20 millimètres de largeur (voy. fig 466). Ce remarquable cas démontre qu'exceptionnellement le nerf optique, ainsi que son entrée intra-oculaire, peuvent devenir le siège d'une évolution abondante de tubercules submiliaires, jointe à une infiltration lymphoïde des éléments anatomiques, qui les transforme en un tissu de granulation, servant de couche aux tubercules submiliaires et aboutissant à la métamorphose régressive, c'est à-dire à la transformation des tissus, après oblitération de nombreux vaisseaux, en un détritus granuleux uniforme; pendant que cette métamorphose s'opère au centre, l'infiltration marche vers la périphérie. Cette altération a débuté, ici, dans toute l'étendue du nerf droit, à partir de l'angle antérieur du chiasma jusqu'à son étalement dans l'œil, et elle a non seulement dissocié et étouffé les fibres nerveuses, en éparpillant les faisceaux du tissu connectif, mais les a absorbées, pour les transformer dans cette masse qui représente une véritable tumeur d'un volume notable, remplissant en grande partie l'orbite.

En admettant que, dans un cas semblable, le diagnostic pût être exactement établi, faudrait-il poser en principe que l'on doit réséquer le nerf et enlever l'œil, ainsi que le conseille M. Sattler? Nous ne le pensons pas, car, pour qu'une affection tuberculeuse puisse rayonner jusque dans la papille et la rétine même, il y a toute présomption qu'elle a eu le temps de se propager vers le crâne, si elle n'a pas déjà été descendante. D'autre part, l'abstention sera d'autant plus justifiée que, précisé-

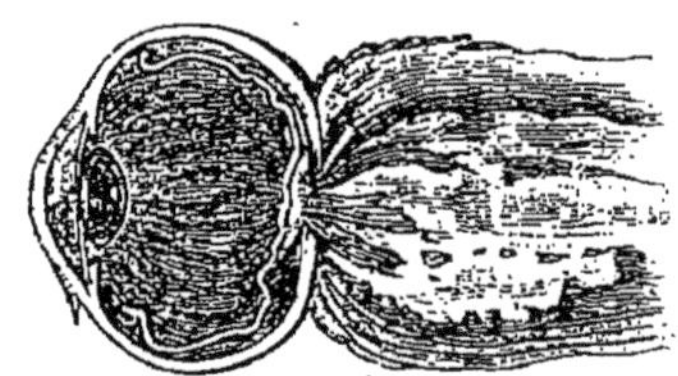

Fig. 466. — Coupe horizontale à travers le globe oculaire et la tumeur du nerf optique. (Grandeur naturelle.)

ment, les affections tuberculeuses du globe oculaire, contenu dans une capsule fibreuse (et il doit en être de même des affections de la partie orbitaire du nerf optique), aboutissent à une guérison par phthisie plus ou moins complète de l'œil, sans qu'on observe une généralisation de l'infection.

Les tumeurs proprement dites du nerf optique sont relativement rares. C'est ainsi que M. Rémi Jocqs, dans sa thèse si complète sur cette matière, n'a pu réunir que soixante-deux cas. Un point digne de remarque, c'est que les tumeurs du nerf optique *ne débutent jamais* (autant qu'on l'a observé jusqu'à présent) *dans l'extrémité oculaire* du nerf optique et *ne dépassent que tout à fait exceptionnellement la lame criblée.*

Donc, les petites tumeurs et tuméfactions, qu'on rencontre quelquefois, en dehors des névrites, dans la papille du nerf optique, sont, ou des altérations congénitales (vestiges de l'artère hyaloïde, prolongements enroulés de la lame criblée) ou des dépôts de *masses vitreuses*, qui ont migré dans la papille, après s'être détachées de la lame vitreuse choroïdienne. Ces concrétions se trouvent, ainsi que le montre la coupe d'Iwanoff (fig. 467), complètement isolées de la choroïde et de la lame criblée et donnent lieu à un soulèvement notable de la papille. Les dépôts, de date récente, ne font-ils qu'empiéter sur le bord papillaire? on constate toujours un déplacement du pigment qui délimite le bord choroïdien de la papille. Sont-ils au contraire placés déjà au centre de la papille? alors, on trouve un déplacement analogue (par incurvation) des vaisseaux de la papille. A ce déplacement pigmentaire ou vasculaire, correspond une teinte un peu plus mate du tissu papillaire, visiblement saillant en ce point, teinte qui prend un éclat particulier, lorsqu'on fait tomber latéralement les rayons et qu'on éclaire davantage derrière la procidence papillaire, en projetant, dans l'exploration à l'image droite, le reflet d'une petite flamme à côté de la concrétion (Liebreich). Ces pullulations de la lame vitreuse peuvent se rencontrer, comme altération sénile précoce, dans des yeux à fonction normale ou presque normale, de même qu'on les retrouve dans des cas de rétinite pigmentaire avancée et aussi d'atrophie papillaire ancienne. Ces verrucosités papillaires deviennent parfois, à la longue, le siège de dépôts de masses calcaires ou de cholestérine.

Pour ce qui concerne les *véritables tumeurs* du nerf optique, l'*exploration ophthalmoscopique* nous fournit des résultats variés. Suivant M. Jacobson, les caractères qui plaident pour l'existence d'une tumeur, ayant envahi la papille, sont l'iné-

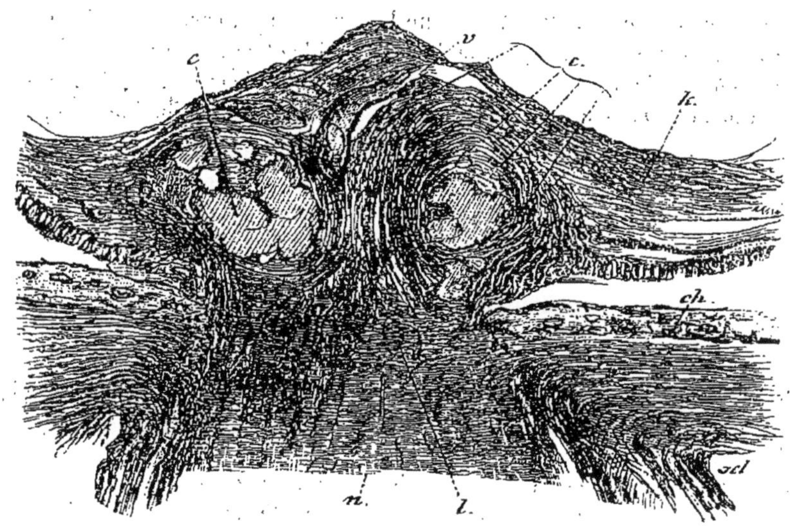

Fig. 467.

cc, concrétions; v, vaisseaux; k, couche des fibres nerveuses; ch, choroïde; scl, sclérotique; n, section des fibres nerveuses; l, lame criblée. (Dessin de M. Haase.)

galité de la saillie des différentes parties de la surface papillaire, les reflets de diverses nuances qu'elle fournit, l'élargissement de la limite choroïdienne, la démarcation tranchée des parties altérées avec la rétine très transparente, enfin le changement brusque de direction ou les interruptions des vaisseaux, au niveau du bord des parties saillantes. Mais, en réalité, il faut savoir que, sur soixante à soixante-dix véritables tumeurs du nerf optique, on n'a qu'une seule fois vu l'envahissement de la papille même, par la néoplasie. Celle-ci, d'une façon à peu près constante, ne donne lieu, en se développant dans la partie intra-orbitaire du nerf, qu'à des lésions papillaires communes aussi à d'autres tumeurs de l'orbite. Ces lésions consistent dans une simple stase papillaire, ou dans une véritable papillite ou neuro-papillite, consécutive à l'infection; souvent, tout se borne à la présence d'une atrophie simple, où l'aspect de la papille ne révèle en rien les traces d'une ancienne névrite. L'hypermétropie qu'on peut aussi rencontrer, par suite de la compression exercée par le néoplasme sur le globe oculaire, n'est pas plus propre à une tumeur située dans le nerf optique qu'en dehors de lui.

L'*exophthalmie* nous fournit-elle des caractères plus distinctifs que ceux donnés par l'examen ophthalmoscopique ? A cet égard on peut dire que, contrairement à ce qui se passe pour les tumeurs ordinaires de l'orbite, les troubles atrophiques de la papille précèdent en général, dans les tumeurs du nerf optique, les phénomènes de propulsion du globe oculaire. Toutefois, il se présentera bien des exceptions à cette règle. Il en sera de même du signe, d'après lequel, suivant de Graefe, la propulsion de l'œil devrait se produire directement en avant. Ce qui doit surtout exercer une influence ici, c'est la distance, par rapport au globe de l'œil, à laquelle la tumeur a pris son développement, ainsi qu'on peut le déduire des coupes topographiques de l'orbite, pratiquées par M. Lang (voy. l'article BLESSURES DE L'ORBITE).

Ces coupes démontrent que ce n'est qu'à une distance de 5 à 7 millimètres du foramen opticum, que le nerf optique occupe une partie centrale, relativement aux parois osseuses et aussi à l'entonnoir formé par les muscles. Une tumeur qui se développe en cette région du nerf et qui s'accroît uniformément dans tous les sens, exercera donc une égale compression, sur les parties latérales du contenu de l'orbite, et projettera l'œil d'une façon uniforme hors de l'orbite. Plus on se rapproche de l'œil, plus la tumeur rencontrera promptement la paroi inférieure de l'orbite, la plus voisine du nerf, pour refouler le contenu orbitaire en haut ; et, comme le nerf optique, en ce point, se trouve aussi plus près de la paroi interne de l'orbite, le globe sera en outre projeté en dehors. C'est ce genre de projection que l'on rencontre le plus souvent. Près du foramen opticum le nerf optique se rapproche sensiblement de la paroi interne et surtout de la paroi supérieure de l'orbite ; une tumeur, prenant naissance dans cette région du nerf, projettera donc l'œil en bas et en dehors. Il est bien entendu que ces règles seraient aussi applicables aux tumeurs simplement comprises dans l'entonnoir des muscles droits.

Des rapports du nerf optique, avec les parois orbitaires et les muscles, dépend aussi l'entrave plus ou moins accusée que l'évolution d'une tumeur apporte à la motilité des différents muscles. On conçoit donc que l'égalité de conservation des mouvements (réduits dans tous les sens) ne puisse être, comme le pensait de Graefe, un caractère distinctif pour les tumeurs du nerf optique, celles-ci pouvant entraîner la perte du mouvement dans une certaine direction ; mais ce qui paraît être le propre des tumeurs de ce genre, c'est que les mouvements se conservent mieux que pour les autres tumeurs orbitaires, et que cette conservation est d'autant plus marquée que la projection du globe oculaire a été plus directe.

Les douleurs, orbitaires ou péri-orbitaires, qu'éprouvent les malades, ne sont ordinairement accusées qu'au début et lorsque la propulsion de l'œil entraîne la destruction de l'organe ; mais, dans la généralité des cas, elles font défaut. C'est cette indolence, jointe à une évolution des plus lentes de la tumeur, pouvant acquérir des dimensions pourtant très notables, qui reste le trait caractéristique des tumeurs du nerf optique. La propagation de la tumeur en arrière, vers la cavité crânienne, n'est certainement pas une question de durée, elle tient au genre de tumeur et, surtout, au point de départ primitif du néoplasme. Dans la majorité des cas, celui-ci a bien plus de tendance à prendre son élan de développement en avant qu'en arrière, et l'on peut observer pareille évolution pendant vingt ans, sans avoir à constater l'empiétement d'une tumeur bénigne, comme le sont le plus souvent les tumeurs du nerf optique, sur la cavité crânienne, tandis qu'on a déjà, après un mois, constaté cet empiétement pour le sarcome de la gaine du nerf optique (Huc). En général, la marche est plus rapide chez les jeunes sujets, mais elle varie surtout suivant la nature de la néoplasie.

Les tumeurs du nerf optique sont très variées ; toutefois, les néoplasmes à caractères de myxome occupent une place prédominante, ainsi qu'on peut le voir dans la répartition des 62 cas, rapportés dans la thèse de M. Jocqs. De ce tableau ressort la rareté des cas malins, car il faut certainement ranger un assez grand nombres de sarcomes et de fibro-sarcomes, signalés ici, parmi les véritables fibromes.

Sarcomes	10 cas.
Myxo-sarcomes	10 —
Myxomes	9 —
Fibromes	4 —
Fibro-sarcomes	3 —
Fibro-myxomes	3 —
Myxome fasciculé	1 —
Gliômes	3 —
Glio-sarcomes	2 —
Glio-myxome	1 —
Psammomes	3 —
Névromes	3 —
Névrome médullaire alvéolaire	1 —
Squirrhe	1 —
Tumeur fibro-nucléolaire	1 —
Endothéliomes	2 —
Tumeurs sans détermination	5 —
	62 cas.

La consistance solide des tumeurs non myxoïdes est particulièrement à noter; de même celles, où le caractère de myxome est prononcé, présentent une tendance particulière à la dégénérescence cystoïde. Le véritable neurome est très rare. Les tumeurs sarcomateuses, bien plus fréquentes, prennent ordinairement leur point de départ des gaines du nerf optique; elles ne sont pas alors, en réalité, de véritables tumeurs du nerf même, celui-ci, lorsqu'il devient le siège d'une néoplasie, étant de préférence atteint de myxome. Que ces tumeurs doivent rapidement faire dégénérer le nerf, c'est ce que démontre la promptitude avec laquelle survient la cécité, fait signalé par tous les auteurs. Ce n'est, en général, ni la compression, ni l'éparpillement des fibres du nerf qu'il faut accuser, car, sous ce rapport, le nerf optique se comporte parfois d'une façon absolument insolite, permettant un éparpillement étonnant, sans présenter pour cela un défaut de conductibilité. En réalité, l'atrophie précoce du nerf optique est le plus souvent la conséquence d'une papillite, ou neuro-papillite, entraînée par l'action infectante qu'exerce la tumeur sur son entourage.

Les tumeurs du nerf optique s'observent ordinairement à un âge peu avancé. Le sexe féminin semble être un peu plus exposé à ce genre d'affections. Notons encore que les traumatismes paraissent jouer un certain rôle; il est possible que, dans quelques cas, la lésion des gaines et du nerf même puisse coïncider avec des fractures du canal optique, pour donner lieu ainsi à une formation de néoplasmes (Knapp). Il faut cependant remarquer que, dans la plupart des observations, la vision, tout en se perdant avec promptitude, a été signalée comme n'ayant pas souffert au début de l'exophthalmie.

Le *pronostic* d'une tumeur du nerf optique est grave, en ce sens que, l'affection marchant et s'aggravant continuellement, l'extirpation de la tumeur s'impose et cela, généralement avec l'œil. La gravité de la maladie est encore accentuée par ce fait qu'en n'intervenant pas, on peut voir l'empiétement sur la cavité crânienne. Toutefois la gravité du pronostic est tempérée par cette circonstance qu'il est aisé d'extirper la tumeur en entier et qu'on n'a pas à craindre une récidive, les tumeurs du nerf optique étant pour la plupart bénignes. Il est bien entendu que cette bénignité relative du pronostic, pour ce qui concerne l'ablation, diminue à mesure qu'on s'éloigne de la période d'évolution de la tumeur et que des symptômes cérébraux ont fait leur apparition. Une fois que la tumeur a envahi le trou optique et qu'on peut, par le toucher, constater ce fait pendant l'opération, le pronostic devient très défavorable, attendu que l'ablation reste forcément incomplète. Le chirurgien sera averti, avant d''opérer, de la possibilité de pareille complication, par un manque inusité de mobilité de la tumeur, celle-ci ne pouvant envahir le trou optique sans comprimer forcément les muscles droits.

Le *genre d'opération* peut varier suivant l'époque à laquelle on est appelé à

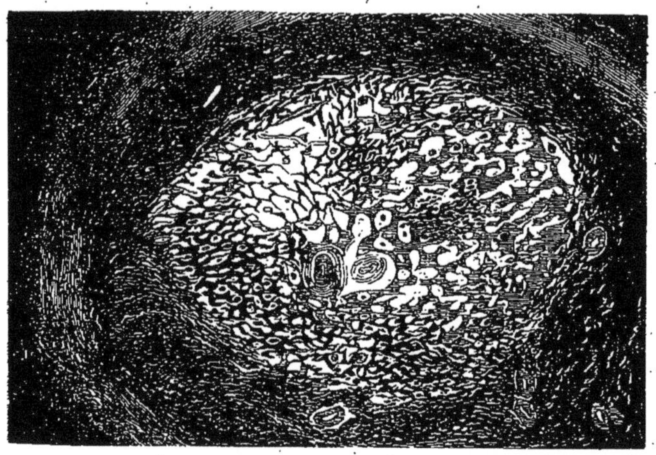

FIG. 468. — Dégénérescence mélanotique du nerf optique et de ses gaines, à la suite de mélano-sarcome de la choroïde (coupe transversale).

intervenir. Ainsi, au lieu de recourir à l'ablation simultanée de la tumeur et de l'œil, on a pu, pour rendre la difformité moins choquante, dans des cas où l'œil n'était pas trop notablement projeté en dehors et où les douleurs engageaient à intervenir, conserver le globe oculaire, soit en procédant par morcellement de la tumeur (Grüning), soit en disséquant celle-ci, dans sa totalité, avec les ciseaux, après s'être fait un chemin entre les muscles, et en terminant l'opération par la section du nerf optique, d'abord, à son extrémité oculaire et, ensuite, à son extrémité orbitaire (Knapp). Dans les cas où l'extension du néoplasme oblige à recourir à l'exentération de l'orbite, on devra redoubler d'attention pour que l'antisepsie soit rigoureusement appliquée.

Les tumeurs qui se développent, par voie métastatique, dans le nerf optique, lorsque le globe oculaire en a été le siège primitif, n'offrent guère d'intérêt ici. Ainsi, la dégénérescence du nerf peut être portée à un très haut degré, dans le cas de gliôme rétinien; il en est de même des sarcomes mélaniques, qui peuvent envahir le nerf, sous forme d'un réseau, et suivre sa trame connective, ainsi que le démontre le dessin de M. Leber (fig. 468), en entraînant une atrophie prompte du nerf.

L'envahissement du nerf, ou plutôt de ses gaines, par des tumeurs fibreuses ou fibro-sarcomateuses de l'orbite, a donné lieu, dans certains cas, à une confusion avec de véritables tumeurs du nerf même. Il est infiniment plus rare que le nerf devienne un point de dépôt par métastase, pourtant cela a été observé (dans un cas de carcinome des ovaires) et a donné lieu, par suite de la papillite qui se développa, à la supposition erronée qu'il y avait eu une métastase dans le crâne même.

ARTICLE XVIII

ANOMALIES CONGÉNITALES DU NERF OPTIQUE

Il a déjà été question (p. 719) des *excavations physiologiques*, que Foerster avait tout d'abord signalées, mais que de Jaeger a surtout étudiées, en comparant les coupes anatomiques avec l'image ophthalmoscopique donnée par l'inégalité de surface de l'entrée du nerf optique dans le globe de l'œil. C'est, à la fois, le mode d'implantation du nerf, ou, pour mieux dire, la répartition de ses gaines dans la sclérotique, et l'occlusion plus ou moins prompte de la fente sclérale et de la rainure du nerf optique, qui commandent la répartition des vaisseaux et des fibres nerveuses dans l'intérieur de l'œil. On prêtera, à l'avenir, au mode d'implantation du nerf et aux variétés physiologiques qu'il peut présenter, d'autant plus d'attention, qu'on se sera convaincu que c'est eux qui déterminent si l'œil, en croissant, s'allonge outre mesure, dans le sens de son axe antéro-postérieur, pour devenir myope, et que c'est de la variété de largeur et du mode de passage des voies lymphatiques, à l'entour de l'entrée du nerf optique, que doit dépendre la disposition héréditaire de certaines formes de glaucome

L'anneau sclérotical se trouve-t-il très resserré, le nerf s'insère-t-il directement, et non obliquement, au globe oculaire, sa rainure s'est-elle promptement fermée, en donnant à cette insertion un contour circulaire régulier, alors, nous voyons qu'il n'est guère question d'excavation physiologique et que la papille forme une légère saillie, dans le sens des gros vaisseaux que suivent les fibres. A peine, près de l'entrée des vaisseaux centraux se trouve-t-il un petit creux central en entonnoir. A mesure que, par suite d'une occlusion plus tardive de la rainure sclérale et de celle des gaines du nerf, des changements se produisent dans le mode typique d'implantation du nerf, de façon que l'anneau scléral s'élargit et que l'insertion du nerf devient moins directe, s'effectue dans un angle temporal plus ouvert, on voit, pour l'excavation physiologique, deux modifications se produire. S'agit-il d'un simple élargissement de l'anneau scléral, alors l'excavation physiologique ne se présentera que sous la forme d'un agrandissement de la faible dépression infundibuliforme près des vaisseaux; si, à cet état, se joint une dilatation en ampoule de la gaine, l'excavation physiologique prendra l'aspect d'une excavation glaucomateuse, située au centre d'une papille normale. Mais une modification sensible se trouvera imprimée à l'excavation physiologique normale, par une implantation oblique du nerf, une dilatation de l'anneau scléral et un élargissement en ampoule de la gaine : l'excavation physiologique, au lieu d'être centrale, se rapprochera du bord temporal. Cette excavation excentrique pourra montrer un bord maculaire descendant à pic, celui qui correspond à la dilatation en ampoule de la gaine, et un bord médian, dans le sens de la sortie des gros troncs vasculaires, à pente plus ou moins douce, exprimant en quelque sorte le degré d'obliquité d'implantation du nerf à la sclérotique.

L'extrême de cette malformation et de cette irrégularité d'implantation du nerf est ce qui constitue le *coloboma du nerf*. Celui-ci peut présenter les variétés les plus bizarres et montrer de nombreuses gradations depuis la simple excavation physiologique excentrique (à bord à pic externe) des plus accusées, jusqu'à la formation d'une véritable poche occupant l'entrée du nerf, poche qui mesure parfois deux ou trois fois le diamètre papillaire et qui pourrait offrir l'aspect (ainsi que le démontrent les figures 469 et 470; empruntées à M. Nieden) d'une excavation glaucomateuse, n'étaient l'agrandissement énorme de l'entrée du nerf et le parcours si inusité des vaisseaux, se trouvant rejetés sur un côté du nerf (celui opposé à la fermeture tardive de la rainure). Le reflet blanchâtre ou bleuté du coloboma tient aux saillies anormales que fait la lame criblée, dans la poche ectatique de la papille,

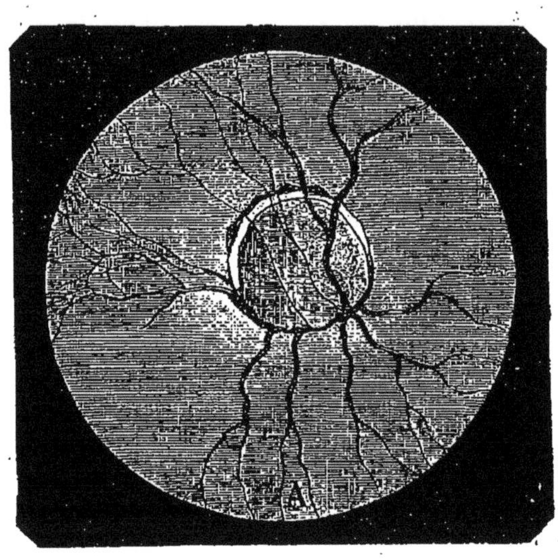

FIG. 469. — Fond de l'œil droit d'un garçon de neuf ans (Hypermétropie, 2 D à peu près). V = 1/4.

pour former parfois un véritable cloisonnement et séparer le creux de la poche en divers compartiments.

La corrélation du coloboma du nerf optique avec le staphylôme postérieur et le coloboma choroïdien (ordinaire, ou central) ressort du fait, que l'une ou l'autre de ces anomalies se présente parfois sur les membres d'une même famille. La concordance du coloboma du nerf optique avec le coloboma choroïdien ordinaire, dirigé en bas, a été assez fréquemment observée, mais il est plus rare de voir la combinaison du coloboma du nerf avec le coloboma maculaire ou central, comme la figure 471 en montre un exemple, que nous avons eu occasion d'observer.

Le professeur Fuchs a fait un effort louable pour séparer, dans l'ensemble des staphylômes, ce qui est congénital et se rapporte à une malformation du nerf optique, de ce qui est acquis par suite d'une atrophie choroïdienne. C'est ainsi qu'il sépare tous les *croissants*, placés à la partie *inférieure* du nerf optique, comme anomalies congénitales.

Le *croissant* embrasse la moitié inférieure de la papille et se perd dans l'anneau sclérotical, dont il semble un élargissement. Sa coloration est uniformément jaunâtre, ou jaune blanc. La largeur du croissant est ordinairement d'un quart à une moitié de diamètre papillaire. Mais on en peut aussi trouver de très étroits et, cela, alors que le congénère montre un croissant des plus développés; celui-ci pouvant atteindre un diamètre papillaire et plus (fig. 472). Lorsque le croissant offre

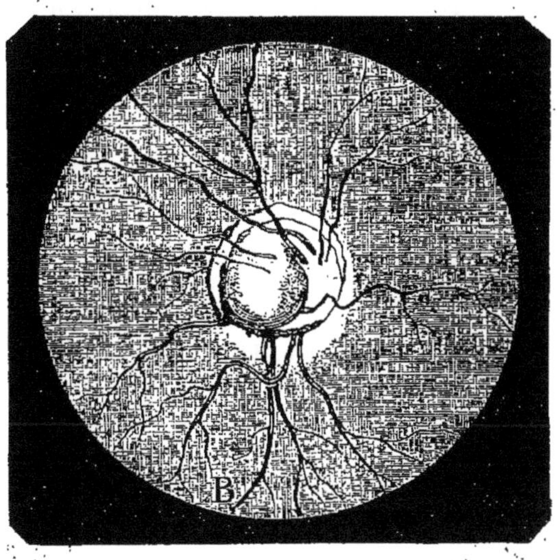

FIG. 470. — Fond de l'œil gauche du même sujet, atteint de ce côté d'amblyopie centrale (strabisme concomitant).

une pareille largeur, on peut aisément se rendre compte de l'incurvation de sa surface, par l'ondulation que montrent les vaisseaux en sortant du croissant; quant à son bord papillaire, on reconnaît facilement qu'il forme arête avec la papille. Le

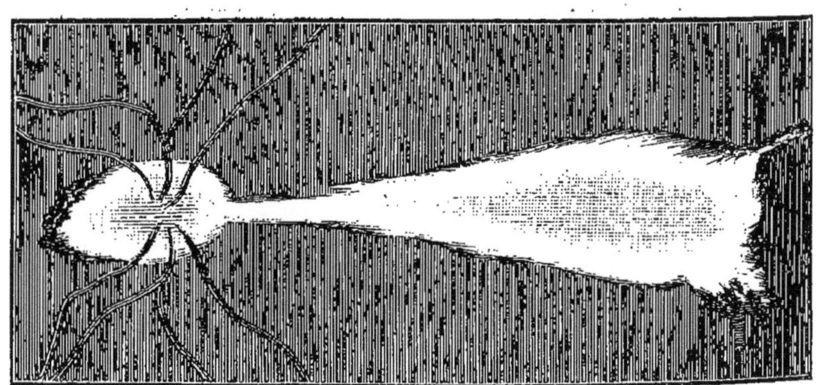

FIG. 471.

croissant n'est pas ordinairement pigmenté, et il est exceptionnel qu'il se délimite par une ligne de pigment. La présence de pigment dans son étendue (fig. 473), ou celle de gros troncs choroïdiens (fig. 474), est aussi la grande exception. Il est le plus souvent dirigé directement en bas ou légèrement incliné en dedans. Ce n'est que très rarement qu'on le rencontre en dehors et en bas (fig. 475). Le croissant peut être unilatéral; mais il est le plus souvent double, sans être d'ordinaire symétrique.

Pour ce qui regarde la papille, on note qu'à mesure que le diamètre du croissant augmente, celui de la papille se rapetisse. Celle-ci prend ainsi une forme allongée,

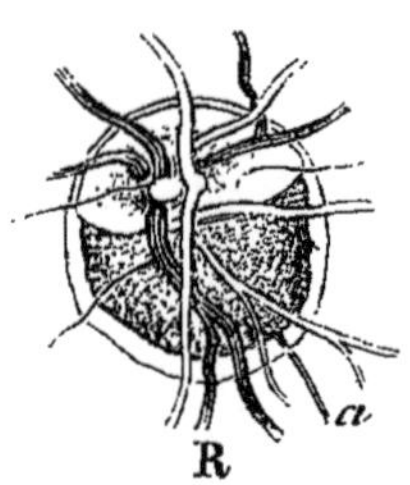

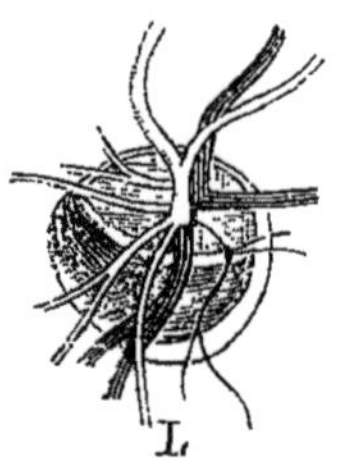

FIG. 472.

R, papille droite; *L*, papille gauche; la droite visiblement excavée, avec coude des vaisseaux. Près de *a*, petite veine rétinienne sortant du cône.

mais avec cette particularité que le bord, reposant sur le croissant, se trouve aplati et devient même parfois rectiligne (fig. 476); le tout, papille et croissant, constituant souvent un ensemble régulier et arrondi.

Une anomalie congénitale, qui se rencontre, d'après M. Fuchs, conjointement avec

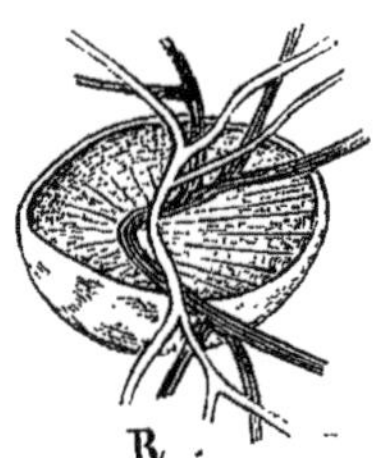

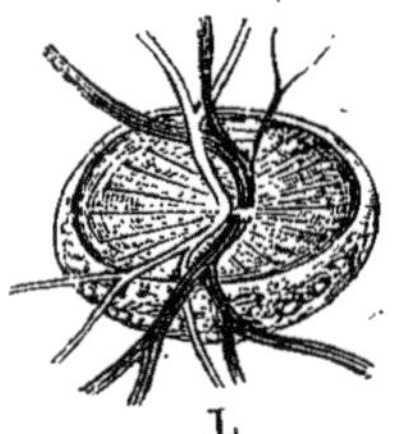

FIG. 473. — **Papilles en forme de poire. Dessin tacheté sur les cônes par du pigment choroïdien.**

R, papille droite; *L*, papille gauche.

ce genre de croissant, est une déviation de l'excavation physiologique, telle que le diamètre dévié se dirige dans le même sens que le diamètre de largeur maxima du croissant (fig. 477). Il en résulte ordinairement une irrégularité dans la distribution des vaisseaux, qui se jettent plus ou moins subitement en dedans, comme s'ils n'avaient à pourvoir qu'à la nutrition de la partie interne de la rétine (fig. 473, 477 et 478); mais ces vaisseaux reprennent promptement sur le bord papillaire, ou près de celui-ci, leur direction normale. Le mode de sortie des vaisseaux représenté figure 474 est exceptionnel.

La réfraction des yeux atteints de croissant inférieur est ordinairement myopique, avec astigmatisme, mais sans qu'il existe une relation entre l'étendue du croissant et le degré de la myopie; cette même indépendance s'observant d'ailleurs, aussi, pour le staphylôme postérieur ordinaire. En dépit de la correction la plus exacte, on constate que l'acuité visuelle reste le plus souvent médiocre.

La coloration du croissant, dépourvu de pigment et de vaisseaux, son emplacement presque constant en bas, le différencient sensiblement du staphylôme postérieur ordinaire. Il s'agit, dans la grande majorité des cas, d'une anomalie congénitale stationnaire, ces yeux n'étant pas, en général, exposés à la choroïdite atro-

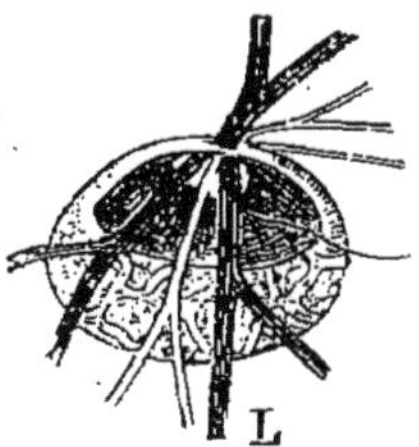

FIG. 474. — Papille gauche. Excavation en entonnoir, l'ouverture de l'entonnoir dirigée en bas. Les vaisseaux rétiniens, destinés à la partie supérieure, émergent, près du bord supérieur de la papille, de l'anneau sclérotical. Sur le croissant même, des vaisseaux choroïdiens sont visibles.

phiante et à la myopie progressive. L'origine congénitale du croissant inférieur ressort de la coïncidence assez fréquente de cette anomalie, avec d'autres vices congénitaux des yeux. A cet égard, il faut noter la petitesse de la papille et son aplatissement, les anomalies de pigmentation (albinisme), le peu d'étendue de la cornée, la

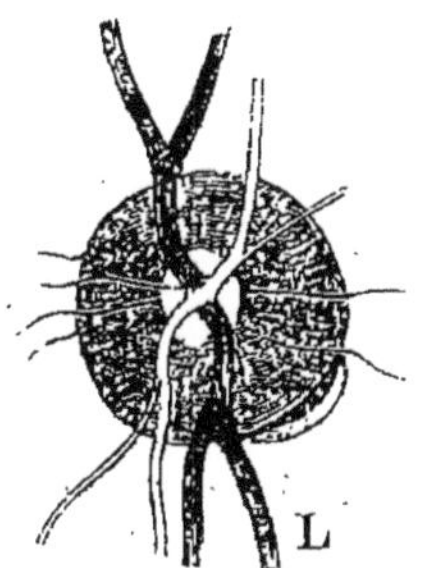

FIG. 475. — Papille gauche. Cône rudimentaire dirigé en dehors.

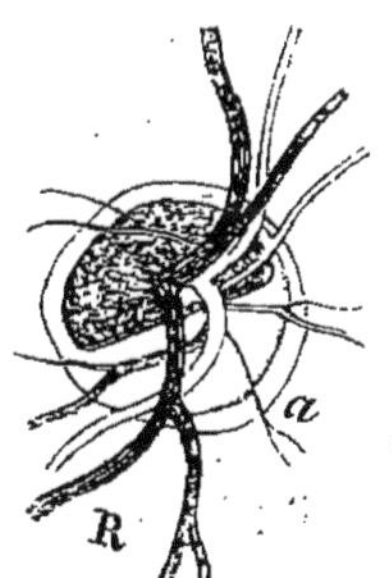

FIG. 476. — Papille droite en ovale très accusé, dirigé obliquement. Sortie des veines et des artères extraordinairement distancée.

microphthalmie, l'ectopie pupillaire, les fibres nerveuses à double contour, etc. L'anomalie, qui constitue le croissant, doit évidemment être envisagée comme une ébauche d'un coloboma du nerf (Fuchs), résultant d'une occlusion tardive de la rainure fœtale du nerf optique. La figure 478 montre ainsi la présence simultanée d'un croissant inférieur et d'un coloboma maculaire, et la transition du croissant, en coloboma choroïdien ordinaire, nous est donnée sur la figure 479 de M. Fuchs.

Nous devons encore, comme anomalie modifiant l'aspect ordinaire de la papille, signaler ici les *prolongements accidentels de la lame criblée* (*Masselon*). C'est vraisemblablement à une pareille anomalie qu'il faut rapporter le cas, dessiné par M. Fuchs (fig. 480) dans lequel, avec une vision parfaite, la partie moyenne de la papille se trouvait recouverte par une tache blanche brillante, ne laissant apercevoir que faiblement les gros troncs vasculaires sous-jacents. En faisant tomber la lumière latéralement, « on acquiert la conviction que la tache blanche n'est autre

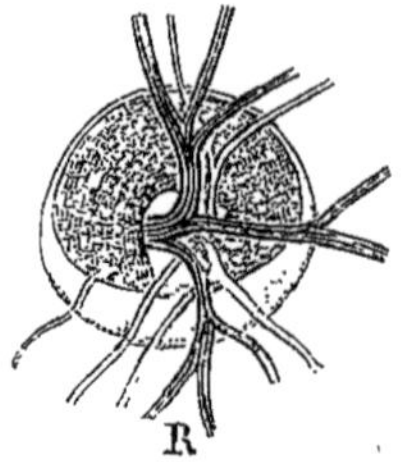

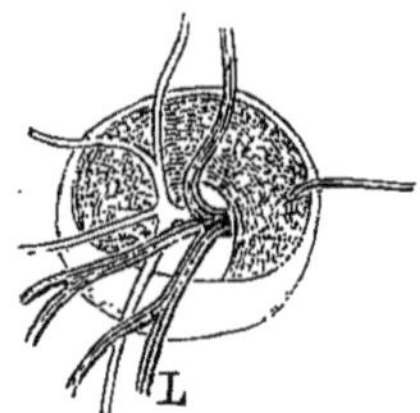

Fig. 477. — Cône placé en bas du nerf optique; excavation physiologique dirigée dans le même sens; interversion dans la distribution des vaisseaux.

R, papille droite; L, papille gauche.

chose qu'un voile ténu, formé par un tissu incolore (probablement du tissu connectif) ».

Ces anomalies de la lame criblée peuvent être subdivisées, d'après la provenance anatomique, en trois variétés :

1° L'anomalie la plus fréquente consiste dans un prolongement plus ou moins

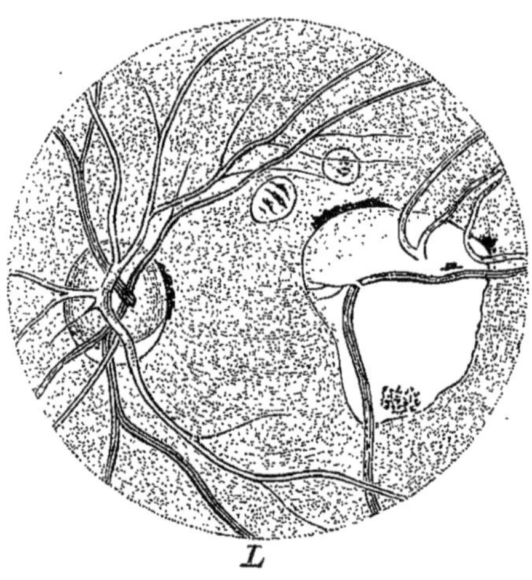

Fig. 478. — Coloboma maculæ. Près du bord inférieur de la papille, un étroit croissant. A l'endroit de la macula, partie triangulaire d'un blanc éclatant, munie de taches pigmentaires et d'où émanent des vaisseaux. En dedans et en haut de ce défaut dans la choroïde, deux petites places claires, situées dans le fond de cet œil gauche.

accusé du cordon connectif central qui, au lieu de s'arrêter au niveau de la lame criblée, se continue le long des vaisseaux à travers la papille, pour s'étendre parfois au delà des limites papillaires jusque dans la rétine. On constate alors, à partir de l'excavation physiologique, des productions blanchâtres qui, tranchant en clair sur les parties voisines, cheminent le long des vaisseaux, sous forme de bandelettes à contours irréguliers, formées de stries tantôt parallèles, tantôt enchevêtrées, et qui s'étendent çà et là dans le tissu papillaire, ou sautent au-dessus des vaisseaux

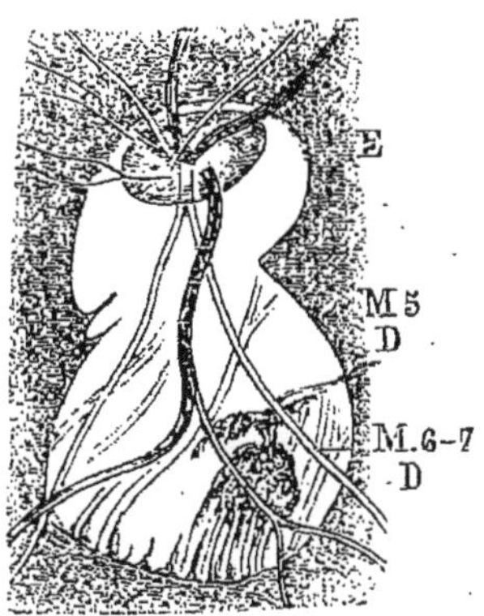

Fig. 479. — Grand coloboma choroïdien. A côté du dessin, se trouve indiquée la réfraction, pour les diverses régions du fond de l'œil.

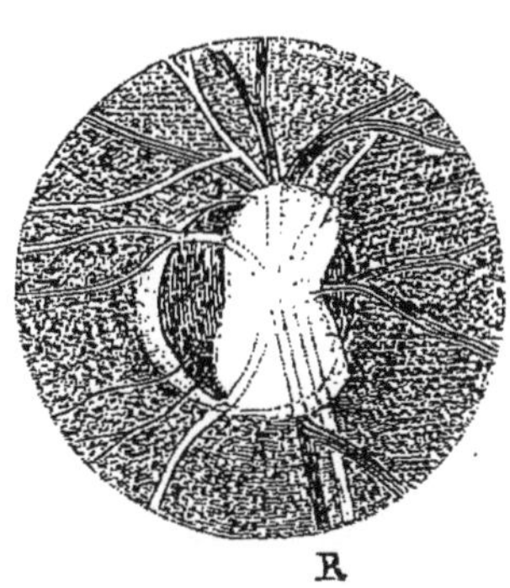

Fig. 480. — Anomalie congénitale de la papille, qui se trouve en majeure partie recouverte d'une membrane de tissu connectif. Au bord externe de la papille, se voit un étroit croissant. — R, œil droit.

et particulièrement au-dessus des veines, en général plus profondément situées. Dans quelques cas, l'extension anormale du tissu connectif central est tellement

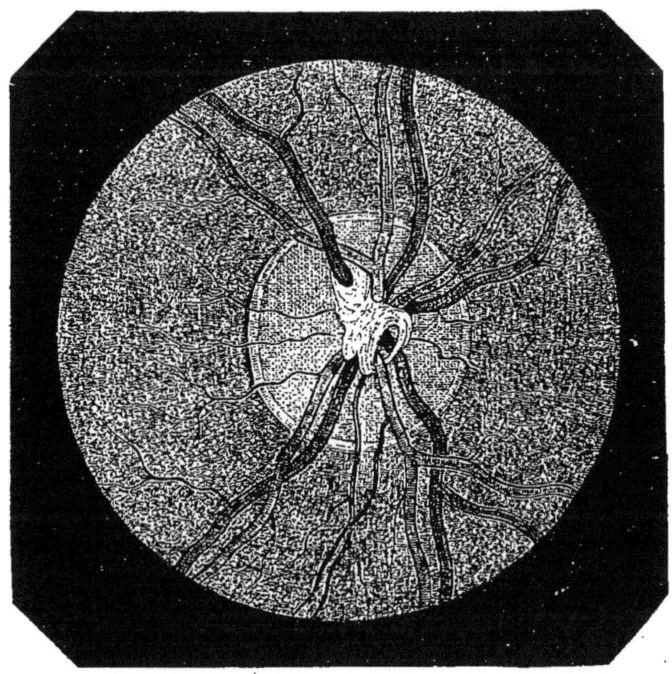

Fig. 481. — Homme de trente ans. Emmétrope. Acuité visuelle parfaite. O. G. Image renversée.)

accusée, qu'elle masque complètement, en les recouvrant, les vaisseaux centraux à leur origine. Un véritable entortillement de ces fibres autour des vaisseaux, qui, leur émergence, se trouvent ainsi enlacés dans tous les sens, se produit même parfois, ainsi que la figure 481 en offre un cas. Les dispositions les plus bizarres peuvent d'ailleurs être observées : les fibres, après avoir suivi dans une étendue variable de leur trajet les gros vaisseaux, sont susceptibles de se dissocier en une quantité de petits faisceaux qui s'entre-croisent et s'enlacent dans toutes les directions, de façon à former en quelque sorte une seconde lame criblée qui, à un degré variable, masque sous un lacis inextricable la papille et les vaisseaux sous-jacents, comme la figure 482 en montre un exemple. Il n'est pas rare encore de voir les

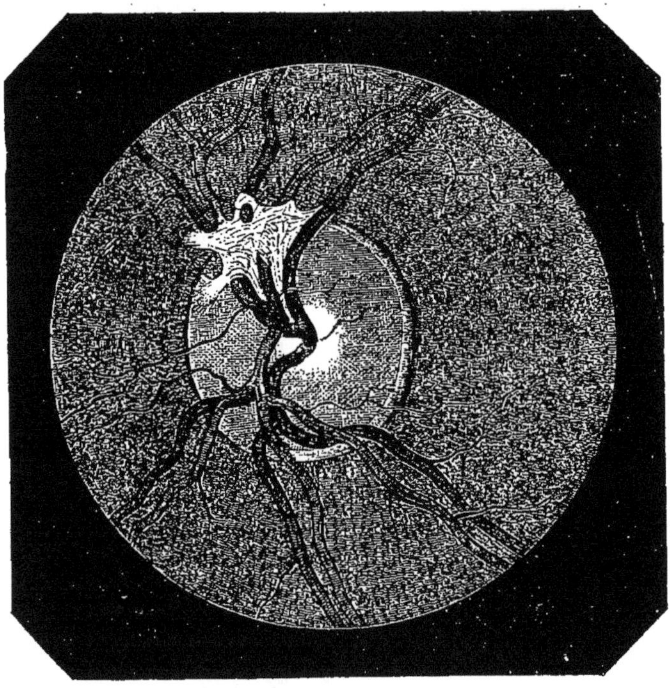

Fig. 482. — Femme de vingt-six ans. Hm. 1,75. Acuité visuelle normale. O. D. (Image renversée.)

groupes de fibres, s'échappant sous forme de rubans du fond de l'excavation physiologique, abandonner, tout en conservant leur disposition rubanée, les vaisseaux qu'ils suivaient d'abord, pour se recourber plus ou moins brusquement et affecter une marche indépendante. En général, ces rubans de fibres, après s'être incurvés, ne sortent guère de la papille et se perdent isolément ou s'enchevêtrent entre eux (fig. 483) ; mais, d'autres fois, ils franchissent la papille, sans cependant s'en éloigner beaucoup et tendent à prendre une marche parallèle au bord papillaire, comme on le voit figure 484 et, pour un seul des groupes de fibres en rubans, sur la figure 183.

2° Les productions fibreuses accidentelles de la papille peuvent, au lieu de naître au centre de l'excavation physiologique, avec les vaisseaux qu'elles accompagnent, apparaître en un point variable du disque papillaire, et prendre pour origine alors le tissu fibreux provenant de la sclérotique. La base de la plaque blanchâtre, qui

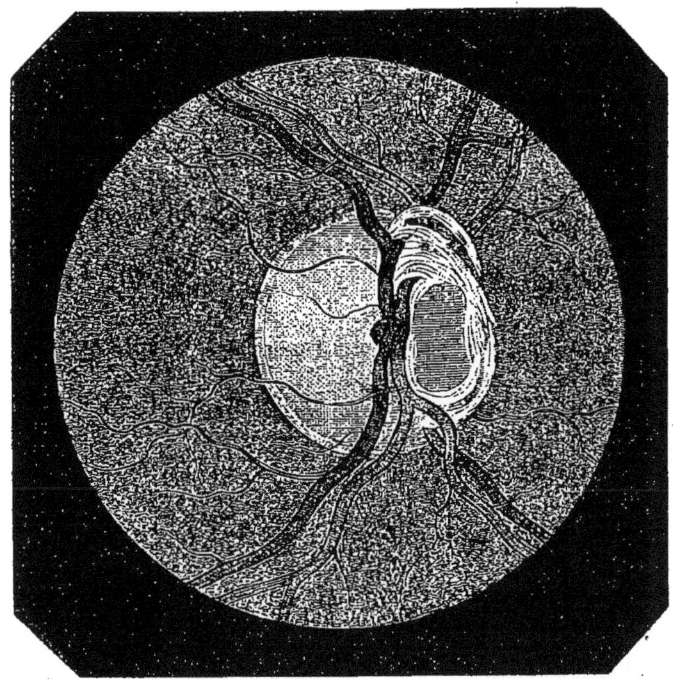

Fig. 483. — Femme de trente-huit ans. Hm. 1,25. Acuité visuelle parfaite. O.
(Image renversée.)

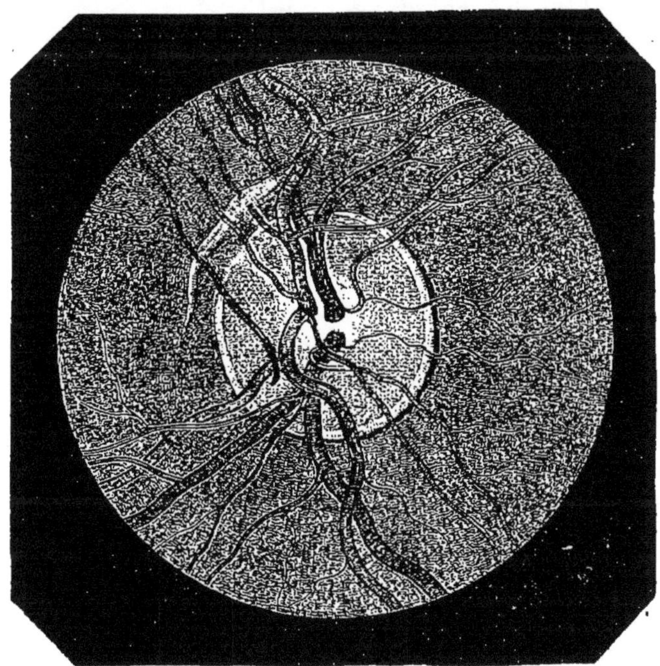

Fig. 484. — Homme de trente-six ans. 90° + 0,75 + 0,50. Acuité visuelle = 1. O D.
(Image renversée.)

résulte de cette extension fibreuse, cheminant suivant un trajet indépendant des vaisseaux, se perd alors profondément dans le tissu de la papille, le plus souvent sans pouvoir être poursuivie au delà du bord de l'excavation physiologique ; mais, d'autres fois (fig. 485), on voit nettement les fibres, en s'enfonçant, se recourber et se diriger vers le bord sclérotical.

3° Enfin les fibres, qui normalement émanent de la choroïde pour venir concourir, dans une mesure restreinte, à la formation de la lame criblée, sont susceptibles de prendre, par accident, une extension exagérée, de façon à modifier sensiblement

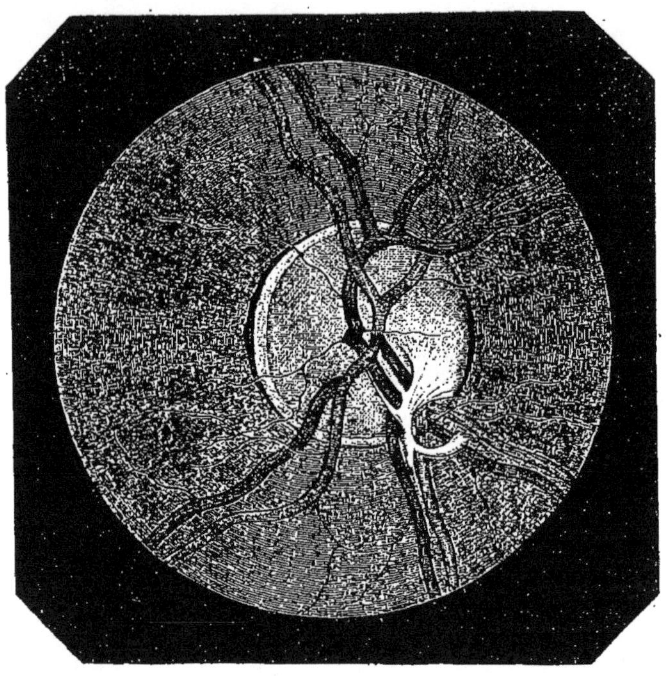

FIG. 485. — Femme de vingt-six ans. Hm. 1,75. Acuité visuelle normale. O. G. (Image renversée.)

l'aspect habituel de la papille ; on verra alors, particulièrement au côté temporal de la papille, où les fibres nerveuses capables de masquer l'image sont moins abondantes, des traînées blanchâtres naître manifestement de la limite chroroïdienne, où elles commencent d'une façon brusque, recouvrir l'anneau sclérotical et se perdre dans le tissu de la papille (fig. 486).

On distingue aisément les prolongements anormaux de la lame criblée, de l'anomalie caractérisée par la présence de fibres nerveuses à double contour, en remarquant que ces dernières affectent constamment une disposition radiée et franchissent perpendiculairement le bord papillaire, outre qu'elles ne sont jamais en continuité avec la lame criblée.

Il est important de bien connaître l'anomalie qui nous occupe, afin de ne pas être tenté de prendre pour une altération acquise ce qui n'est qu'une disposition congénitale accidentelle sans conséquence, capable, lorsqu'elle est généralisée, de donner à la papille une pâleur insolite. On remarquera, en effet, que dans chacun des cas représentés, l'acuité visuelle ne laissait rien à désirer. D'un autre côté, il conviendra de faire la part de cette anomalie, dans l'interprétation de certains états pathologiques; c'est ainsi que, dans l'atrophie papillaire, on ne sera pas en droit de regarder, comme un signe de papillite, tout enrubannement des vaisseaux, lorsque celui-ci est

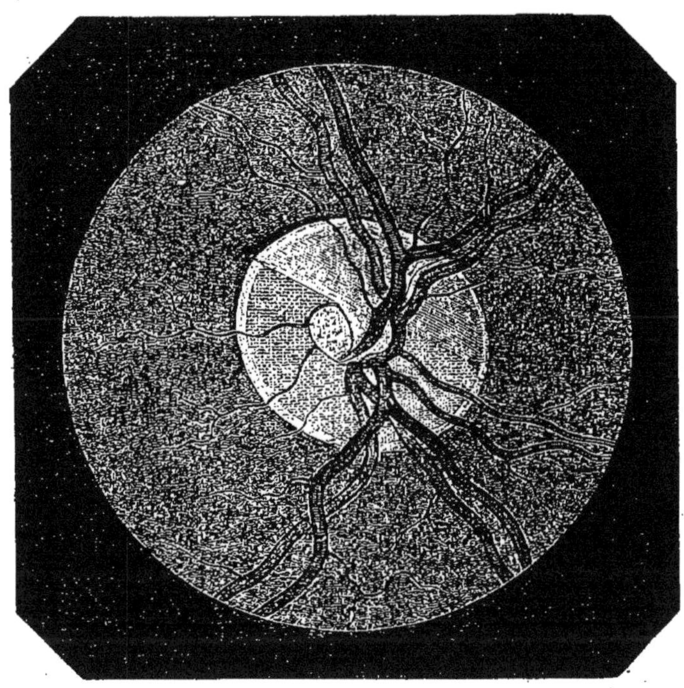

FIG. 486. — Homme de trente-six ans. 110° + 3 + 1,50. Acuité visuelle = 1. O. G. (Image renversée.)

circonscrit à l'étendue de la papille, et la possibilité de la préexistence de prolongements anormaux de la lame criblée devra être prise, ici, en sérieuse considération. Ajoutons encore que la décoloration de la papille, dans les atrophies simples et les dégénérescences du nerf, peut se trouver sensiblement accrue, par la présence d'une plus grande abondance de tissu connectif, placé, par vice congénital, dans la papille.

MUSCLES DE L'OEIL

ANATOMIE ET PHYSIOLOGIE

L'œil est mis en mouvement par six muscles, qui lui impriment des évolutions autour d'un centre fixe. De ces six muscles, quatre sont appelés *droits;* deux, *obliques*. A l'exception de l'oblique inférieur, tous ces muscles s'insèrent, en commun avec le releveur de la paupière, sous forme d'un anneau étroit, tendineux et de peu d'épaisseur, qui est en contact intime avec le périoste, à l'endroit même où celui-ci sort du trou optique, pour se répandre sur les parois de l'orbite. De cette insertion, ils se portent sous forme de faisceaux, ou mieux de bandelettes aplaties, vers le globe de l'œil, auquel ils s'appliquent très près de son équateur. Des deux muscles obliques, le supérieur, seul, a son insertion osseuse commune avec celle des muscles droits; l'inférieur naît près du bord orbitaire du maxillaire supérieur. Tous deux, entourés d'une gaine analogue à celle des muscles droits, se portent vers le quart postéro-supéro-externe du globe de l'œil. Tandis que l'action simultanée des muscles droits a pour effet d'attirer l'œil directement en arrière, c'est-à-dire suivant son axe antéro-postérieur, l'un des effets de l'action simultanée des muscles obliques est de contre-balancer celle des muscles droits, en attirant l'œil en avant. De plus, au-dessus du plancher de l'orbite, les muscles droit et oblique inférieurs forment à l'œil, par l'effet de la tonicité musculaire qui les tend, une sorte de sangle qui lui sert de soutien. Mais c'est surtout grâce à la *capsule de Tenon* que la situation de l'œil, dans l'orbite, est assurée.

Capsule de Tenon. — Indépendamment du rôle que jouent les muscles, le globe de l'œil est, en effet, maintenu dans la cavité orbitaire par une capsule fibreuse, la *capsule de Tenon*, qui enveloppe la sclérotique à laquelle elle est reliée par un tissu cellulaire très lâche. A sa partie postérieure, cette capsule est perforée pour laisser passer les vaisseaux et les nerfs qui se rendent à l'œil; en avant, près du limbe cornéen, elle se confond peu à peu avec le tissu sous-conjonctival. Suivant une ligne correspondante à l'équateur de l'œil, un feuillet assez résistant se détache de la capsule et va, sous forme de diaphragme, se fixer aux parois de l'orbite, de façon à assurer la fixité de la capsule fibreuse de l'œil. Cette stabilité est encore renforcée par deux prolongements latéraux de la capsule, les *ailerons ligamenteux externe* et *interne*, qui, situés en arrière du feuillet orbitaire, s'attachent aussi aux parois de l'orbite. Ces ailerons, qui contiennent quelques fibres lisses, ont encore pour effet de limiter les mouvements de l'œil dans le sens horizontal. Les quatre muscles droits, avant d'atteindre leur insertion scléroticale, dépriment en doigt de gant la capsule de Tenon, sans la perforer. Les gaines musculaires ainsi formées, sont reliées entre elles par des expansions fibreuses, qui s'adossent et s'accolent à la capsule dans les intervalles des muscles. La partie antérieure des muscles et leur tendon sont donc enveloppés dans une gaine aponévrotique, située entre la sclérotique et la capsule de Tenon.

Muscles moteurs de l'œil. — Les six muscles moteurs de l'œil peuvent être considérés comme formant trois groupes musculaires, qui sont ainsi constitués : 1° droits interne et externe; 2° droits supérieur et inférieur; 3° grand et petit obliques.

1° Le **droit interne**, le plus fort de tous les muscles de l'œil, suit un trajet parallèle à la paroi interne de l'orbite et s'insère, par un tendon large de 8 millimètres, à la sclérotique. Ce tendon forme, vers le bord cornéen, une ligne courbe dont le sommet est dans le même plan horizontal que le centre de la cornée. La distance qui sépare le tendon du bord de cette membrane est de $4^{mm},5$.

Le **droit externe**, moins fort, mais plus long de 6 millimètres que le muscle précédent, s'insère aussi à la sclérotique par un tendon arqué, large de 6 millimètres. Cette insertion est distante de 7 à 8 millimètres du bord de la cornée.

Les mouvements que ces muscles impriment à l'œil sont, de tous, les plus simples, ils ont pour effet de porter directement le centre de la cornée en dedans et en dehors, sans lui imprimer jamais la moindre déviation en hauteur et sans jamais incliner le méridien vertical, qui conserve invariablement sa position lorsqu'ils se contractent seuls. Aussi, de tous les mouvements de l'œil, ce sont les seuls où un muscle isolé effectue le déplacement.

2° Le **droit inférieur** offre un tendon large de 7 millimètres, dont l'extrémité dessine une courbe distante, par son sommet, de 6 millimètres de la cornée. Ce sommet ne se trouve pas directement sous le centre de la cornée, mais à 1 millimètre en dedans du méridien vertical. Tandis que l'extrémité interne de ce tendon arrive jusqu'à 5 millimètres du bord cornéen, son extrémité externe ou temporale en reste éloignée de 7 millimètres.

Le **droit supérieur**, le plus faible de tous les muscles droits, court parallèlement à la paroi supérieure de l'orbite et s'insère à la sclérotique par un tendon large de 7 à 8 millimètres, de telle sorte que le sommet de la ligne courbe décrite par son extrémité, placé dans le méridien vertical, reste à 6 millimètres du bord de la cornée. La terminaison nasale du tendon est 5 millimètres de ce bord, la temporale à 7 millimètres.

Lorsque les muscles de ce groupe se contractent, non seulement ils transportent en haut ou en bas le centre de la cornée, mais, en raison des dispositions anatomiques signalées, le droit supérieur et l'inférieur, lorsqu'ils dévient la cornée, chacun de leur côté, attirent son centre en dedans. Si ces muscles pouvaient agir de concert, ils produiraient, par conséquent, une faible déviation de la cornée en dedans.

En outre, lorsque le droit supérieur se contracte, il attire en dedans l'extrémité *supérieure* du méridien vertical, et, par ce motif, incline ce méridien en dedans, tandis que le droit inférieur, en se contractant, dévie l'extrémité *inférieure* du même méridien en dedans, et par ce motif, incline ce méridien en dehors.

On comprend facilement que l'effet produit par la contraction des muscles de ce groupe, d'une part, sur la position du centre de la cornée, d'autre part, sur l'inclinaison du méridien vertical, ne peut être toujours la même et doit varier suivant la position de l'axe antéro-postérieur de l'œil (axe optique), au moment de cette contraction. Si cet axe est tourné en dehors, la contraction musculaire produira essentiellement ses effets sur la déviation en haut ou en bas du centre de la cornée, tandis que l'inclinaison déterminée dans le méridien sera très peu accusée ou même nulle. Inversement, si l'axe optique se dirige en dedans, l'influence de la contraction des muscles du groupe se fera surtout valoir sur l'inclinaison du méridien vertical, tandis que la déviation en hauteur sera très faible.

3° Le **grand oblique** est un muscle très long et grêle, dont l'insertion postérieure avoisine le trou optique, qui, de là, se dirige horizontalement vers l'angle supéro-interne du rebord orbitaire, se réfléchit sur la poulie qu'il trouve en ce point, puis, se courbant à angle aigu, se porte vers le globe de l'œil, où, s'aplatissant, il glisse sous le droit supérieur et vient s'insérer, par un tendon large de 6 millimètres, au quart supéro-externe du globe de l'œil. La ligne courbe, formée par l'extrémité du tendon, regarde par sa convexité en arrière et en dehors. Sa terminaison interne est à 7 ou 8 millimètres du nerf optique, tandis que l'externe s'en éloigne de 13 à 14 millimètres.

Le **petit oblique** offre un trajet plus simple. Il part du bord orbitaire du maxillaire supérieur, en dehors du sac lacrymal, et se dirige, le long du plancher de l'orbite, en dehors et un peu en bas, pour glisser entre le globe de l'œil et le droit inférieur, à 12 millimètres environ du rebord orbitaire. En ce point, il est rattaché par des liens celluleux à la gaine du droit inférieur (Arlt). Au delà de cette partie de son trajet, il change notablement de direction, se réfléchit brusquement en haut et en arrière, glisse sous le droit externe et atteint le quart supéro-externe du globe de l'œil, où il s'insère par un tendon large de 10 millimètres. La convexité de cette extrémité tendineuse est dirigée en haut et en avant. Sa terminaison antérieure est à 14 millimètres du nerf optique, tandis que la postérieure s'en approche jusqu'à une distance de 4 à 5 millimètres.

L'action de chacun des muscles obliques est triple, comme celle des muscles du second groupe. Le grand oblique dévie le centre de la cornée en bas et en dehors; mais son action principale a pour objet d'attirer l'extrémité *supérieure* du méridien vertical en dedans et, par suite, d'incliner ce méridien en dedans. L'oblique inférieur dévie la cornée en haut et en dehors, et, attirant l'extrémité *inférieure* du méridien vertical en dedans, incline ce méridien en dehors.

l'effet que produira la contraction de ces muscles, soit comme déviation en hauteur, soit comme inclinaison du méridien, variera, comme on l'a vu à propos du second groupe, suivant la position de l'axe optique, c'est-à-dire suivant que le pôle antérieur de l'œil sera dirigé en dehors ou en dedans. L'effet, que les obliques produisent sur la hauteur de la cornée, est d'autant plus prononcé que l'œil est plus fortement porté en dedans. Au contraire, lorsque la cornée se dirige en dehors, la contraction musculaire produit alors, presque exclusivement, son effet sur le méridien qu'elle dévie, et non sur la hauteur du centre de la cornée.

Si nous résumons l'action des droits supérieur et inférieur et des obliques, nous sommes frappé de l'antagonisme qui existe entre les groupes qu'ils forment. L'action combinée des premiers attire l'œil en *dedans*, celle des obliques l'attire en *dehors*. L'influence la plus prononcée qu'exercent les premiers, sur la hauteur de la cornée, s'observe dans les cas où l'axe optique est dirigé en *dehors*. L'inverse a lieu pour les obliques. Ceux-ci exercent leur maximum d'action sur le méridien vertical, lorsque le regard est porté en *dehors*, tandis que c'est le contraire qui arrive pour les droits supérieur et inférieur.

L'action commune du droit supérieur et de l'oblique inférieur dévie la cornée en haut, et ces muscles sont antagonistes, relativement à la déviation de latéralité et à l'inclinaison du méridien. Les mêmes rapports existent entre le droit inférieur et le grand oblique.

Nerfs moteurs de l'œil (1). — Ces nerfs sont au nombre de trois. Le plus fort, le *nerf oculo-moteur* (troisième nerf cérébral), fournit aux muscles *recti* (sauf au *r. lateralis*), *levator palpebrae*, et au muscle *obliqu. inferior*. Les deux autres muscles orbitaires sont animés par des nerfs à part. Le quatrième nerf cérébral, le plus mince, le *nerf trochléaire*, pénètre en entier dans le muscle *obliqu. super.* et le sixième nerf cérébral, un peu plus épais, le *nerf abducteur*, se perd dans le muscle *rectus lateralis*.

Suivant leur parcours, ces nerfs se divisent en *quatre régions*, qu'on peut envisager isolément. Si l'on néglige la région correspondante à l'origine cérébrale de ces nerfs, la première région, dont nous nous occuperons, est celle qui comprend leur parcours intra-crânien (de leur sortie du cerveau jusqu'à la dure-mère); la deuxième comprend le parcours dans la dure-mère même, où tous les nerfs se trouvent ramenés pour arriver, à travers la *fissura orbitalis superior*, dans l'orbite; enfin, la dernière région se trouve placée dans l'orbite même.

Première région. — Si l'on regarde un cerveau, la base dirigée en haut (fig. 487), on trouve les nerfs destinés à l'orbite, groupés tous à l'entour du pont. Les deux *nerfs oculo-moteurs* sont placés en avant, au point où la *substantia perforata posterior* (*spp*, fig. 487), touche au milieu les pédoncules cérébraux et latéralement le bord antérieur du pont (III fig. 487). Les limites médianes des deux nerfs se rapprochent beaucoup et ne sont écartées que de 3 millimètres. Composés tout d'abord de dix à douze petits faisceaux, les nerfs changent, après un court parcours de 3 à 5 millimètres, pour former un solide cordon cylindrique de 3^{mm},5 de diamètre. Celui-ci court alors obliquement, d'arrière et du côté médian, en avant et latéralement, tout en remontant un peu, pour arriver ainsi à la surface triangulaire suivant laquelle le *tentorium cerebelli* s'insère à l'os.

De ce triangle, tout près du milieu de la *sella turcica*, le nerf oculo-moteur s'insinue dans une fente de la dure-mère, en passant entre les deux dernières branches de l'artère basilaire. L'une, la véritable branche terminale, l'*arteria basilaris posterior*, est juxtaposée au-dessus du nerf, tandis que l'autre branche, l'*arteria cerebri posterior*, lui restant généralement aussi adossée, croise sa surface inférieure. La pénétration du nerf dans la dure-mère se trouve, souvent, encore au-dessous de l'extrémité de la *carotis cerebralis*, avant sa division en deux branches.

De la même façon que le nerf oculo-moteur quitte le côté antérieur et médian du pédoncule cérébral, le *nervus trochlearis* (fig. 487, IV) en sort du côté postérieur et latéral, à côté du pont. Mais là, où, en regardant la base du cerveau, on l'aperçoit, il ne s'y enfonce pas, mais plonge seulement dans du tissu connectif ambiant et continue son chemin le long du bord du pédoncule en haut, dans le sillon dans lequel le pédoncule cérébral se rencontre avec le *crus cerebelli ad pontem* et, ensuite, avec le *crus cerebelli ad corpora quadrigemina*. Le nerf s'élève enfin au delà de ce dernier pédoncule, jusqu'à la surface du tronc cérébral, et ne pénètre que sur le *velum medulare anticum* (dans le cerveau), en se subdivisant, comme l'oculo-moteur, en petits faisceaux (2-4) (fig. 488).

Pendant son parcours autour du pédoncule cérébral, le nerf trochléaire se trouve au milieu d'un espace rempli d'une grande quantité de tissu connectif lâche, délimité, en avant, par le *pulvinar thalami optici* et le *gyrus hippocampi* du cerveau; en arrière, par la face

(1) Résumé d'après Merkel (*Graefe-Saemisch*, t. I, p. 110).

antérieure du cervelet, latéralement par une plaque de tissu connectif, tendue entre les deux parties mentionnées du cerveau. Son tronc, à peine de 1 millimètre de diamètre, se dirige, après avoir quitté le cerveau près du pont, un peu de côté, et court en avant tout près de l'insertion du *tentorium cerebelli*, à la crête antérieure de la pyramide du temporal. Sa pénétration dans la dure-mère s'effectue assez exactement au-dessus de la pointe de cette pyramide, dans une fissure très allongée, qui se trouve exactement placée à l'endroit où les deux faisceaux du *tentorium cerebelli* commencent à se disjoindre.

Le nerf, qui est le plus en arrière du cerveau, est le *nerf abducteur* (fig. 487, VI). Ce nerf se compose alors de plusieurs petits faisceaux (7-8), placés en rangées dans la rainure

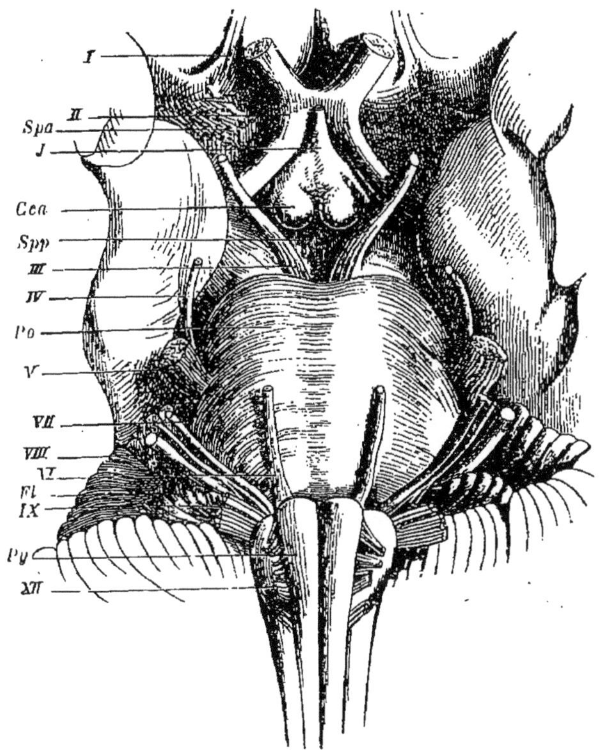

FIG. 487.

Partie moyenne de la base du crâne. Origines des nerfs cérébraux. — I, tractus de l'olfactif; II, nerf optique; III, N. oculomoteur; IV, N. trochléaire; V, N. trijumeau; VI, N. abducteur; VII, N. facial; VIII, N. acoustique; IX, N. glosso-pharyngien; X, N. vague; XII, N. hypoglosse; *Spa*, substance perforée antérieure; *Spp*, substance perforée postérieure; *Cca*, corpora candicantia; *Po*, pons; *Fl*, tonsilles du cervelet; *Py*, cordon pyramidal.

située entre les faisceaux pyramidaux de la moelle allongée et le pont. Ils sont si ténus, qu'à la moindre imprudence on les déchire en sortant le cerveau. Après un court parcours d'à peu près 2 millimètres, ces faisceaux se réunissent en un tronc cylindrique de 2 millimètres de diamètre, qui remonte un peu latéralement, au-dessous du *clivus*, et arrive à hauteur égale du trijumeau, ou de son côté médian, à la base de la selle turcique et à la pointe de la pyramide du temporal, pour pénétrer dans la dure-mère.

Deuxième région. — Le parcours des nerfs moteurs, au-dessous de la dure-mère, entre l'insertion du *tentorium* aux os de l'orbite et la fissure orbitaire supérieure, a pour objet de leur fournir l'occasion de se mettre, le plus intimement possible, en contact avec le lacis des fibres du sympathique, qui entoure en ce point la carotide. De ce plexus émanent de nombreuses branches, qui suivent le parcours des nerfs et pénètrent dans l'orbite, pour s'y distribuer de nouveau à leurs régions terminales.

Le *nerf oculo-moteur*, ayant pénétré le plus en avant dans la dure-mère, se dirige de la même façon que dans la cavité crânienne. Son parcours l'amène au-dessous de la petite aile du sphénoïde. Le feuillet de la dure-mère est fort et solide. Vers le sinus caverneux, il n'est délimité, dans sa partie postérieure, que par une faible pellicule, qui s'amincit de plus en plus en avant, de façon à faire assez souvent défaut dans la partie antérieure du sinus.

Le *nerf trochléaire*, qui suit le précédent, ne change pas de direction au début de sa pénétration dans la dure-mère. Il court juxtaposé au côté médian du faisceau du *tentorium*, qui part du *processus choroïdeus anterior*, jusqu'à l'endroit où celui-ci passe immédiatement à côté de la fente destinée au nerf oculo-moteur. Ici, le nerf trochléaire s'adjoint à l'oculo-moteur, dirigé en bas, en s'en approchant tellement qu'il ne s'en trouve séparé, du côté latéral, que par une mince pellicule de tissu connectif, et il ne le quitte pas jusqu'à sa pénétration dans l'orbite. Au début, une gaine tubulaire assez solide de la dure-mère entoure le nerf, qui perd cette gaine à mesure qu'il s'adjoint au nerf oculo-moteur,

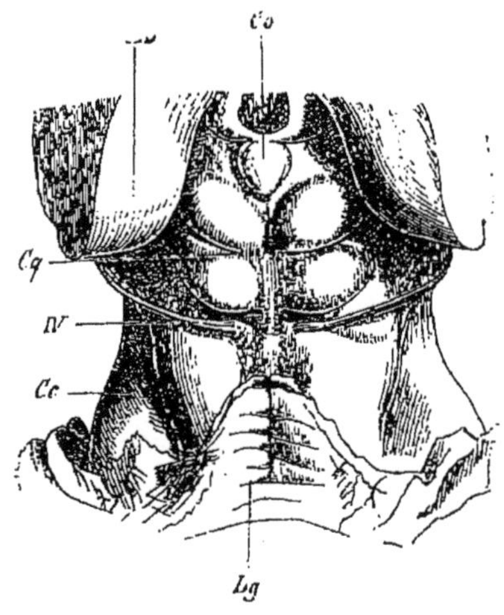

FIG. 488.

Partie moyenne du cerveau, vue d'en haut, avec la sortie du N. trochléaire IV. — *Co*, cornarium; *To*, pulvinar thalami optici; *Cq*, corpora quadrigemina; *Cc*, Crus cereb. ad pontem; *Lg*, lingula.

et il finit, comme celui-ci, par n'être séparé du sinus caverneux que par une très mince membrane caduque.

Le *nerf abducteur* perfore la paroi postérieure du sinus caverneux et y pénètre, pour arriver après un court trajet sur la carotide, à laquelle il est intimement adossé, en parcourant la convexité de sa seconde courbure. Alors, le nerf se porte vers la partie de l'artère qui court directement en bas dans le sinus, et se dirige vers l'orbite, juxtaposé au côté médian du nerf *ophthalmicus* et solidement attaché au côté inférieur de l'artère.

Pour ce qui concerne la réunion si importante des nerfs oculaires avec le *plexus caroticus*, il est aisé de démontrer la présence de fibres sympathiques se rendant aux *nerfs oculo-moteur*, *ophthalmicus* et *abducteur*. Le lieu de jonction est inconstant; pourtant, en général, les rameaux multiples et relativement forts, qui se rendent au nerf abducteur, sont situés le plus en arrière, ceux qui se portent vers le nerf oculo-moteur, le plus en avant (fig. 489).

Après que le sinus caverneux a abouti à son extrémité antérieure, les nerfs, intimement ramassés, pénètrent dans le tissu périostique qui remplit la *fissura orbitalis superior*. Ce tissu a une épaisseur de plusieurs millimètres, et les nerfs se trouvent situés dans de véritables petits canaux, creusés dans ce tissu dense. Le plus situé en sens médian, est le canal qui livre passage à l'oculo-moteur et qu'on a désigné comme *foramen n. oculo-motorii* Ce canal est juxtaposé au côté inféro-latéral du *foramen n. optici* et bordé, du côté médian, par la racine inférieure de l'*ala orbitalis*. A travers ce canal passe encore, à part l'oculo-moteur, le nerf abducteur, qui s'y adosse en bas et latéralement et n'en est séparé que par quelques lamelles d'un tissu connectif lâche. Au-dessous du nerf oculo-moteur et à côté du nerf abducteur, se trouve la sortie de la *vena ophthalmica superior*. Le nerf trochléaire traverse un petit canalicule spécial, qui se trouve situé latéralement, par rapport au *foramen oculo-motorii*, et du côté supérieur.

Troisième région. — Le troisième chemin parcouru par les nerfs oculaires se trouve dans l'orbite. Arrivés ici, les nerfs changent leur position réciproque. Le *nerf oculo-moteur*

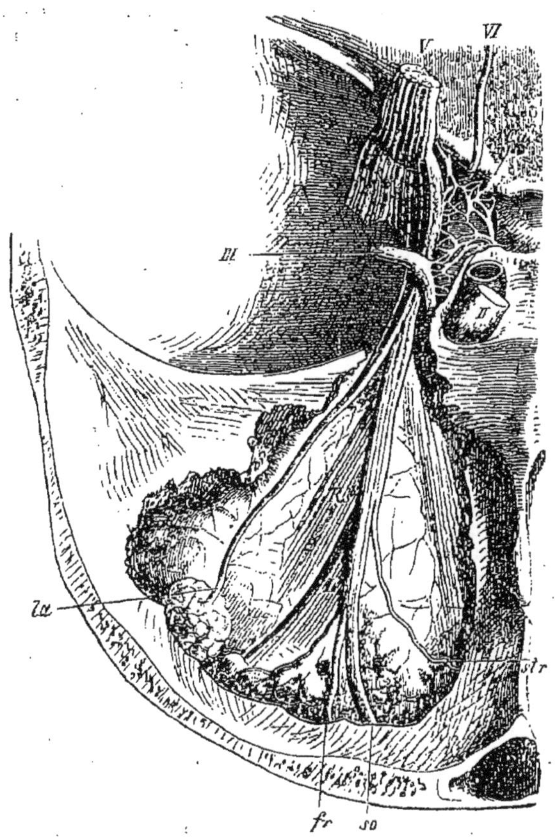

Fig. 489.

Cavité crânienne vue d'en haut. La dure-mère de la cavité crânienne moyenne, ainsi que le nerf trochléaire, sont enlevés, afin de laisser voir le plexus sympathique de la carotide cérébrale qui contourne la selle turcique. — VI, N. abducteur, celui-ci contourne la carotide en prenant des filets du plexus carotidien; V, N. trijumeau, sa première branche est juxtaposée au côté latéral de l'artère, prenant ici les fibres sympathiques; III, N. oculo-moteur renversé latéralement, pour faire voir les filets sympathiques qui le rejoignent en bas. Dans la cavité crânienne antérieure, la voûte orbitaire est enlevée pour pouvoir apercevoir les branches du N. supraorbitaire; *str*, N. supratrochléaire; *so*, N. supraorbitaire; *fr*, N. frontal; *rs*, muscle droit supérieur; *L*, M. releveur de la paupière.

continue aussi son parcours, dirigé en bas et latéralement, tandis que le *nerf trochléaire* le dépasse en arc et se rend du côté médian de l'orbite. Le *nerf abducteur* se dirige aussi en haut, et, en courant tout près de la partie supérieure du nerf oculo-moteur, arrive à sa région terminale. C'est avec la répartition de ce nerf et du nerf abducteur que débute la description, parce qu'ils ont en quelque sorte un parcours symétrique des côtés médian et latéral de l'orbite.

Le *nerf trochléaire*, qui est remonté jusqu'au proche voisinage de la *periorbita*, atteint, assez loin au fond de l'orbite, le muscle oblique supérieur, court obliquement sur lui jusqu'à sa division sagittale et, en se subdivisant en plusieurs petites branches, pénètre alors, tout de suite, dans la surface supérieure du muscle.

Le *nerf abducteur* s'adosse, dès qu'il est remonté un peu de la fissure orbitaire, à la face médiane du M. droit latéral, pour s'éparpiller, près de la limite du tiers postérieur au tiers moyen du muscle, en forme de pinceau constitué par les faisceaux nerveux, dans le muscle (voy. fig. 365, p. 629).

Le *nerf oculo-moteur*, qui fournit à plusieurs muscles, se divise près de sa pénétration dans l'orbite, en deux branches, une supérieure plus grêle et une inférieure plus forte (voy. fig. 365, p. 629). La branche supérieure se dirige le long du côté latéral du nerf optique, en haut, et se divise bientôt en deux branches, dont l'une se disjoint tout de suite en petits faisceaux qui pénètrent sous la face inférieure du muscle droit supérieur, tandis que l'autre court encore, dans une certaine étendue, le long du côté médian de ce même muscle et disparaît dans le releveur de la paupière supérieure, en se jetant en haut.

La branche inférieure du *nerf oculo-moteur* ne se présente souvent même pas comme simple petit tronc et se montre tout de suite divisée en ses trois branches (voy. fig. 365, p. 629). Celles-ci fournissent aux muscles droit interne, droit inférieur et muscle oblique inférieur. La branche du muscle droit inférieur étant la plus courte, s'enfonce tout de suite, en pinceau de fibres, dans la surface supérieure de ce muscle. La branche du muscle droit médian passe directement et obliquement sous le tronc du nerf optique et se subdivise en beaucoup de faisceaux qui se perdent dans le muscle, en arrière de sa moitié. La dernière branche du nerf oculo-moteur se rend immédiatement, après son isolement, comme faisceau rond au côté latéral du muscle droit inférieur, donne alors, très près de là, la racine courte du ganglion ciliaire, qui n'a guère plus de 1 millimètre de largeur, et s'enfonce tout de suite dans l'angle inféro-postérieur du ganglion. Ensuite le nerf envoie au muscle droit inférieur plusieurs petits filets fins. Arrivé au-dessous du muscle oblique inférieur, le nerf se divise en plusieurs faisceaux qui pénètrent à peu près au milieu de ce muscle.

Variantes. — On a plusieurs fois observé que le *nerf oculo-moteur* fournissait à d'autres muscles que ceux qu'il est d'habitude chargé d'innerver. Dans un unique cas, le muscle droit externe, seul, a été pourvu par lui de branches nerveuses, soit qu'elles partent de la branche supérieure du nerf oculo-moteur (Fäsebeck), soit qu'elles proviennent de l'inférieure (Cruveilhier, C. Krause). Chaque fois, à côté de ces branches, le nerf oculo-moteur se montrait normal; mais, une fois, on observa qu'il manquait complètement et qu'à sa place un ramuscule de la branche inférieure du nerf oculo-moteur fournissait exclusivement au muscle droit externe (Generali). Qu'il arrive assez souvent que la troisième paire supplée la sixième, c'est ce que démontrent aussi les variantes, citées plus loin, concernant leurs anastomoses. Volkmann a observé une branche de la troisième paire se rendant au muscle oblique supérieur.

Pour le *nerf trochléaire*, on a constaté la réunion avec le nerf ophthalmique, avec le nerf naso-ciliaire (Curie), le nerf supra-trochléaire (Arnold, Jäger) et le nerf infra-trochléaire (Murray).

Les variantes du nerf abducteur concernent d'abord les réunions anormales avec le nerf oculo-moteur. Ces réunions sont mentionnées par Munniks, Cruveilhier, Svitzer et Fäsebeck et s'effectuent en divers endroits, soit déjà dans le sinus caverneux, soit dans l'orbite. Dans quelques traités d'anatomie, cette anastomose a été considérée comme normale. Longet déclare pourtant ne l'avoir jamais vue, et Merkel, malgré de nombreuses préparations, n'a pas davantage réussi à la démontrer.

Champ de regard. — Grâce à ses six muscles, l'œil peut exécuter dans toutes les directions, *la tête restant fixe*, des mouvements dont les points extrêmes représentent la limite du *champ de regard*. L'excursion forcée, imprimée à l'œil pour atteindre la limite du champ de regard, correspond, dans tous les sens, à un angle qui, en chiffres ronds, mesure 45 degrés, sauf en bas où cet angle atteint 50 degrés. Dans la direction inféro-interne, l'obstacle formé par le nez donne nécessairement lieu à un rétrécissement plus ou moins accusé du champ de regard.

Le champ de regard peut être mesuré à l'aide du périmètre, en plaçant sur l'appui de l'instrument la tête du sujet, tenue dans une rectitude et une immobilité aussi parfaites que possible, et de façon que l'œil en expérience se trouve bien en face du zéro de l'arc; puis, dans la détermination *objective*, on promène le long de l'arc une bougie allumée, que le patient suit du regard, et on note le point extrême où la flamme de la bougie se réfléchit encore au centre de la pupille. On verra plus loin comment, avec l'arc kératoscopique, l'adduction et l'abduction peuvent aussi être aisément déterminées. *Subjectivement*, on obtiendra la limite du champ de regard, en faisant usage d'un caractère d'impression assez petit pour qu'il ne soit nettement reconnu que dans la vision directe, à la distance du rayon du périmètre, et on transportera ce caractère le long de l'arc aussi longtemps que l'œil, en se déplaçant, pourra exactement le distinguer. On lira alors sur l'arc le nombre de degrés parcourus. En répétant l'expérience pour diverses inclinaisons de l'arc, on obtiendra la mesure du champ de regard, qui sera transcrit sur le même schéma qui sert à tracer le champ visuel. L'examen du champ de regard peut aussi, d'une façon analogue, être pratiqué avec le campimètre. Il faut être prévenu que ces deux modes d'examen (objectif et subjectif) ne fournissent pas des résultats concordants et que la détermination objective donne des chiffres plus élevés que l'exploration subjective.

La détermination du champ de regard pourra être utilisée pour le diagnostic des paralysies des muscles de l'œil. Celles-ci se révéleront par un rétrécissement dans la direction réservée à l'action du muscle paralysé.

MALADIES DES MUSCLES DE L'ŒIL

ARTICLE PREMIER

PARALYSIE DE LA TROISIÈME PAIRE (NERF MOTEUR OCULAIRE COMMUN)

Suivant que la paralysie est complète ou incomplète (parésie); suivant qu'elle porte sur quelques-uns des rameaux du nerf, ou sur toute son expansion, on observe des symptômes très différents.

Lorsqu'il existe une *paralysie complète* de la troisième paire, le premier symptôme qui frappe l'observateur est la chûte de la paupière supérieure du côté malade, paupière que le sujet s'efforce vainement de relever, en contractant le muscle sourcilier et le frontal. L'immobilité de l'œil malade se manifeste dans toutes les directions qui correspondent aux muscles privés d'innervation (droit interne, droit supérieur, droit inférieur, petit oblique), sauf toutefois quand l'œil malade se dirige en bas; car, alors, le grand oblique, dans les cas où il n'est pas lui-même altéré dans sa fonction, supplée en partie au défaut d'action de la troisième paire. Lorsque, en effet, on prescrit au sujet de regarder en bas, l'œil se dirige un peu dans ce sens, mais toujours en passant par un mouvement très manifeste de rotation, dû à l'inclinaison du méridien en dedans que détermine le grand oblique.

Un autre symptôme de la paralysie complète de la troisième paire est une dilatation moyenne de la pupille, devenue immobile, mais que l'on peut encore dilater *ad maximum*, par l'action de l'atropine sur les fibres radiées de l'iris. Par suite d'une distribution anormale des filets nerveux de l'iris, la pupille, dans quelques cas exceptionnels, conserve sa mobilité. En même temps que le sphincter de l'iris est paralysé, la faculté accommodatrice est anéantie, et l'œil se trouve adapté au point le plus éloigné de la vision distincte (*punctum remotum*).

Au début de la paralysie, le globe de l'œil ne montre pas de déviation en dehors ; mais ce symptôme ne tarde pas à se manifester, lorsque le droit externe a été privé, pendant quelque temps, de l'antagonisme du droit interne. Il arrive alors que la diplopie, qui ne se manifestait, d'abord, que lorsqu'on dirigeait le regard dans un sens tel que les muscles paralysés eussent dû se contracter, finit par exister dans toutes les directions du regard.

Ordinairement, la chute de la paupière débarrasse les malades de cette diplopie et prévient les vertiges, symptômes très pénibles, lorsque le releveur de la paupière n'est pas compris, lui-même, dans la paralysie. Dans cette circonstance encore, le malade s'efforce d'échapper à l'inconvénient que nous venons de signaler, en tournant fortement la tête du côté sain et en suppléant, par des mouvements de totalité de la tête, au défaut d'élévation et d'abaissement de l'œil malade.

La paralysie complète du nerf moteur oculaire commun présente un ensemble de symptômes tellement frappant que le diagnostic en est généralement simple. Le diagnostic est tout aussi facile lorsqu'un ou plusieurs des muscles, innervés par la troisième paire, sont atteints d'une paralysie complète. Mais il n'en est plus ainsi lorsque cette paralysie est incomplète et occupe, à la fois, plusieurs des muscles innervés par le moteur oculaire commun. Il est donc indispensable de passer rapidement en revue les symptômes des paralysies incomplètes de ces différents muscles, afin d'en établir le diagnostic différentiel le plus exactement possible.

A. *Paralysie incomplète du droit interne.* — Lorsque le malade fixe un objet situé droit devant lui, il ne se manifeste aucune déviation, si toutefois la parésie est récente et ne s'est compliquée d'aucune rétraction secondaire du droit externe. Si l'on fait fixer un objet qu'on promène dans un plan horizontal, on constate un défaut variable de mobilité en dedans. Cependant, si la parésie est très peu accusée, ce symptôme ne se révèle que si, à l'aide d'un verre dépoli, on voile l'œil sain, pour faire fixer l'objet par l'œil malade. On remarque alors que cet œil, pour se mettre en fixation, doit exécuter un mouvement plus ou moins sensible de dehors en dedans. De plus, l'œil sain est dévié en dehors, sous le verre dépoli qui le cache, d'un angle beaucoup plus grand, par suite du mouvement associé qu'il exécute à ce moment. L'angle de la déviation primitive est donc bien inférieur à celui de la déviation secondaire (voy., plus loin, l'article *Strabisme*).

Cependant, lorsque la parésie est très peu prononcée, les déviations des centres des cornées qu'on observe, lorsqu'on fait fixer alternativement un objet par les deux yeux, peuvent être assez faibles pour échapper totalement à l'investigation, ce qui fait que la diplopie est alors le seul symptôme qui permette de diagnostiquer la parésie. Ces images doubles apparaissent, *à partir de la ligne médiane du champ de regard, vers le côté sain*. La cornée de l'œil malade restant en dehors de la position qu'elle devait occuper, il se produit des *images croisées, dont la distance augmente lorsque l'observateur transporte progressivement l'objet fixé, du côté malade, vers le côté sain*. Quand l'objet est mû dans un plan horizontal, les images sont situées à la même hauteur et exactement verticales. Une obliquité des images n'apparaît que quand l'objet fixé est situé du côté sain, dans une direction diagonale.

Afin d'éviter, le plus possible, la diplopie gênante qui survient, quand le malade dirige le regard du côté sain, celui-ci incline assez sensiblement la tête de ce côté.

B. *Paralysie incomplète du droit supérieur.* — La différence de hauteur et de latéralité des yeux ne peut être constatée que quand le malade dirige le regard en haut. Si l'on cache l'œil sain, avec le verre dépoli, et si l'on fait fixer à l'œil malade un objet voisin et élevé, on observe que l'œil sain exécute, sous le verre dépoli, un mouvement de déviation en haut, bien plus prononcé que celui de la déviation primitive, observée lorsque les deux yeux fixaient à la fois l'objet.

L'image, appartenant à l'œil malade, est située plus haut que celle de l'œil sain, parce que le premier reste plus bas que le second. Les images sont croisées, parce que l'œil malade est faiblement dévié en dehors, et leurs extrémités supérieures divergent, parce que, l'action du droit supérieur, destinée à attirer en dedans l'extrémité supérieure du méridien, faisant plus ou moins défaut, ce méridien s'incline en dehors. L'absence absolue ou presque complète d'inclinaison du méridien, et, par suite, l'obliquité des images est surtout sensible, lorsque l'œil affecté se dirige vers un objet situé en haut et en dehors. C'est surtout dans cette position que la différence de hauteur des images frappe l'observateur.

Si, au contraire, on déplace un objet situé à une certaine hauteur, du côté malade vers le côté sain, c'est-à-dire en dedans, la différence de hauteur des images diminue et leur obliquité augmente. Leur plus grande distance latérale existe, lorsque l'objet fixé est situé au milieu de la moitié supérieure du champ de regard. Comme, dans toute direction des yeux correspondante à la moitié inférieure de ce même champ de regard, la diplopie fait défaut, le malade, pour échapper à la diplopie, recherche, de préférence, cette position, et, pour cela, renverse la tête en arrière.

Un signe caractéristique, pour la paralysie incomplète du droit supérieur, se révèle lorsqu'on fait entrer en fixation l'œil parétique. Le malade, donnant alors une impulsion nerveuse plus considérable pour relever le centre de la cornée, fera porter, en même temps, cette innervation sur le releveur de la paupière, et son œil présentera, par le retrait exagéré de la paupière supérieure, l'aspect de l'œil d'une personne au début d'une maladie de Basedow.

C. *Paralysie incomplète du droit inférieur.* — L'œil atteint est dévié en haut et faiblement en dehors. En faisant fixer un objet situé au-dessous du plan horizontal et en masquant l'œil sain, on imprime à l'autre un mouvement plus ou moins manifeste de haut en bas et de dehors en dedans. En même temps, l'œil sain se dévie bien plus fortement en bas, comme on peut le constater sous le verre dépoli. Les images sont croisées : celle qui appartient à l'œil malade, resté trop en haut, est située au-dessous de l'image du côté sain. L'inclinaison du méridien en dehors, par le droit inférieur, faisant plus ou moins défaut, il en résulte une convergence des extrémités supérieures des images croisées. La distance latérale de ces images est surtout accusée, lorsqu'on transporte l'objet fixé au milieu de la partie inférieure du champ de regard, c'est-à-dire directement de haut en bas. L'obliquité des images augmente, lorsqu'on transporte, dans cette même partie du champ de regard, l'objet fixé vers le côté sain ; tandis que la différence de hauteur est accrue, si on dirige le même objet vers le côté malade, c'est-à-dire en dehors.

D. *Paralysie incomplète du petit oblique.* — Cette paralysie doit nécessairement occasionner des images doubles, situées à la partie supérieure du champ de regard, mais homonymes (la cornée du côté malade restant trop en dedans et en bas). Les extrémités supérieures des méridiens convergent, par suite de l'insuffisance de la traction que le petit oblique de l'œil malade exerce sur l'extrémité inférieure de son méridien. Par conséquent, les extrémités supérieures des images *homonymes* divergent. Contrairement à ce qui arrive dans la paralysie du droit supérieur, la divergence des images augmente si l'on porte le regard en haut et en dehors, tandis qu'on observe la plus grande différence de hauteur, lorsque le regard se dirige en haut et en dedans. Le maximum de distance latérale s'obtient en portant le regard directement en haut.

On peut avancer, en règle générale, que toutes les paralysies, dont l'origine est centrale, ont bien moins de tendance à diminuer et à disparaître, sans laisser de traces, que celles dont la cause a siégé sur le trajet du nerf, soit au niveau de son entrée dans l'orbite, soit dans cette cavité même. En pareille circonstance, il n'est pas rare d'observer le retour complet des fonctions nerveuses et le rétablissement de l'équilibre musculaire. Une guérison aussi parfaite est beaucoup moins probable, lorsque le siège du mal est dans la substance centrale du nerf lui-même, attendu que l'observation a démontré que la rétraction secondaire (ou spasmodique) de l'antagoniste du muscle paralysé s'établit très rapidement. Dans ce dernier cas, alors même que le retour de la motilité est complet, il persiste encore un strabisme concomitant.

Étiologie. — Si nous recherchons quelles sont les causes principales de la paralysie de la troisième paire, nous remarquons que, parmi celles qui agissent sur la périphérie du nerf, la diathèse rhumatismale est la plus importante. On peut admettre que les paralysies musculaires, dont l'apparition est brusque, et qui succèdent à un refroidissement, par exemple, au passage rapide d'un milieu très chaud dans une atmosphère très froide, sont déterminées par le gonflement de la gaine du nerf ou du périoste avoisinant.

Lorsque la troisième paire est atteinte de paralysie complète, en même temps que la quatrième ou la sixième, et en l'absence des symptômes d'une maladie cérébrale, il est rationnel de rapporter cette paralysie à une compression siégeant en dehors de la gaine du nerf et déterminée par un gonflement inflammatoire du périoste de l'orbite, dans la région où les nerfs moteurs sont rassemblés dans un étroit espace (voy. fig. 369, p. 629). En pareille circonstance, le vice rhumatismal est bien moins fréquemment la cause des accidents observés que la syphilis constitutionnelle.

Parmi les *lésions centrales*, nous devons citer particulièrement les altérations des noyaux protubérantiels. Suivant les résultats des expériences de MM. Hensen et Voelckers, il faut rapporter, dans les paralysies nucléaires, l'*ophthalmoplégie externe,* ou paralysie des muscles extrinsèques des yeux, à une altération de la partie postérieure du noyau et des fibres d'origine du moteur oculaire commun et des noyaux des deux autres nerfs moteurs de l'œil; et l'*ophthalmoplégie interne,* ou paralysie du sphincter pupillaire et du muscle accommodateur, à la lésion de la partie antérieure du noyau et des fibres de la troisième paire (Parinaud). Comme affection pouvant altérer les noyaux oculo-moteurs, il faut surtout signaler l'ataxie locomotrice, entraînant, au début, par suite de simples troubles circulatoires, des paralysies fugaces. Les lésions des noyaux, dans l'ataxie locomotrice, prennent vraisemblablement plus tard le caractère de la sclérose. Citons encore la diphthérie, la syphilis, le diabète, etc.

Les autres lésions, capables de déterminer la paralysie de l'oculo-moteur commun, sont les tumeurs de la base du crâne et principalement les tumeurs gommeuses, les résidus plastiques de la méningite chronique, etc. On sait aussi que les fonctions de ce nerf sont très facilement influencées, quoique d'une manière assez passagère, par des états congestifs du cerveau, tels que ceux qui sont produits par l'ivresse alcoolique, l'abus des narcotiques et les agents anesthésiques, notamment le chloroforme et l'éther. Signalons aussi l'hystérie et certaines intoxications (plomb). Les apoplexies cérébrales, les embolies des vaisseaux du cerveau n'ont pas été souvent observées, parmi les causes de la paralysie qui nous occupe.

Le *traitement* doit varier notablement suivant que la paralysie est récente ou ancienne, qu'elle est périphérique ou centrale. Dans le cas où elle est récente et périphérique, l'administration de l'iodure de potassium ou du salicylate de soude ou de lithine, l'emploi des sudorifiques (injections sous-cutanées de pilocarpine), des bains de vapeur, peuvent être avantageux. L'usage de lunettes, munies d'un verre dépoli du côté malade, débarrassera le malade de la gêne occasionnée par la diplopie.

Lorsque la paralysie dure déjà depuis quelque temps, on a recours aux courants continus, que l'on applique autour de l'orbite; ou, si l'on se propose d'agir sur le grand sympathique, on place le pôle négatif dans la région du ganglion cervical supérieur et le positif sur le rebord orbitaire vers le muscle paralysé. Les séances, qui doivent durer quelques minutes, sont répétées chaque jour, en faisant usage de huit à dix éléments.

Si la paralysie est d'origine centrale, le médecin doit apporter toute la circonspection possible dans la direction du traitement, qui variera suivant la cause présumée du mal. Lorsqu'il existe une infection syphilitique, on instituera un traitement énergique, consistant en frictions mercurielles, injections sous-cutanées de sublimé et lavements d'iodure de potassium.

Dans le cas où un défaut de motilité du muscle paralysé persiste définitivement, on pourra essayer de remédier à cet état par l'usage de verres prismatiques, ou l'on aura recours, suivant le degré de la déviation qu'a laissée la transformation de la paralysie en strabisme concomitant, à la simple ténotomie de l'antagoniste, ou à l'avancement musculaire ou capsulaire, combiné à la ténotomie de l'antagonisme.

ARTICLE II

PARALYSIE DE LA QUATRIÈME PAIRE (NERF PATHÉTIQUE), OU DU MUSCLE GRAND OBLIQUE

Un malade, *récemment* atteint d'une paralysie de la quatrième paire, accuse des symptômes tellement caractérisés qu'il est impossible de ne pas soupçonner cette paralysie, lorsqu'on est tant soit peu familiarisé avec la physiologie des muscles de l'œil. Il n'a en effet de diplopie que lorsqu'il dirige le regard en bas, et cette diplopie est d'autant plus embarrassante qu'elle gêne notablement la lecture et rend très difficile la marche sur un sol inégal, et principalement sur un escalier. L'œil malade est quelque peu dévié en haut et en dedans, toutes les fois que le regard s'abaisse; et lorsqu'on observe l'œil sain, sous le verre dépoli, pendant que l'œil malade se met en fixation, on constate que le premier s'est dévié en bas et en dedans d'un angle beaucoup plus grand que n'était l'angle de déplacement de l'œil malade.

Comme, dans la paralysie du pathétique, la déviation de latéralité est peu prononcée, tandis que la déviation de hauteur prédomine, ce qui peut s'observer dans la paralysie incomplète du droit inférieur, il est indispensable de contrôler le diagnostic par l'examen des images doubles.

La diplopie ne se manifeste, dans une paralysie récente du grand oblique, que lorsque le regard se transporte en bas, c'est-à-dire quand le grand oblique se contracte. Les images doubles sont homonymes (la cornée étant restée défectueusement en dedans); l'image reçue par l'œil sain est placée au-dessus de celle de l'œil malade, et il existe, suivant la direction du regard, une obliquité plus ou moins marquée des images, vu que le grand oblique n'incline plus le méridien en dedans et ne contre-balance plus, dans certaines positions, l'inclinaison en dehors produite par la contraction du droit inférieur. Aussi, voit-on, dans ce cas, une inclinaison défectueuse du méridien, en dehors, se manifester par une convergence sensible des extrémités supérieures des images homonymes. Si l'on promène l'objet dans la moitié inférieure du champ de regard, vers le côté sain (en dedans), on voit diminuer la distance latérale des images; mais lorsque, au contraire, l'objet fixé est transporté du côté malade (en dehors), la distance latérale et la différence de hauteur diminuent simultanément, pendant que la convergence des extrémités supérieures des images s'accuse davantage. Dans la paralysie du grand oblique, notons encore que l'image du côté malade semble, au sujet, plus rapprochée que celle du côté sain.

La position de la tête du malade, dans les paralysies récentes du grand oblique, est caractéristique. Pour éviter, autant que possible, la nécessité de diriger le regard en bas, et surtout, dans le sens diagonal, en bas et en dedans, le sujet penche la tête en bas, en même temps qu'il l'incline du côté sain.

Les paralysies récentes n'offrent au diagnostic, nous l'avons dit, que de médiocres difficultés; mais l'ensemble des symptômes se complique singulièrement, lorsque, la paralysie ayant persisté un certain temps, l'oblique inférieur, c'est-à-dire le muscle antagoniste, vient à se rétracter. On voit alors la diplopie s'étendre, de plus en plus, sur la moitié supérieure du champ de regard, et la cornée de l'œil malade conserver, dans toutes les directions du regard, une position plus élevée que celle du côté sain. Mais, tandis que, dans la moitié inférieure du champ de regard, on constate l'existence d'images homonymes, les images seront croisées dans la moitié supérieure de ce champ (l'action excessive du petit oblique déterminant une déviation exagérée de la cornée en dehors).

Pour ce qui regarde l'étiologie et le traitement, on se reportera à l'article précédent. A part l'emploi de prismes, on ne pourra remédier à un état parétique du grand oblique, en agissant directement sur ce muscle; une ténotomie du droit inférieur, pratiquée du côté sain, réussira encore le mieux à faire disparaître la diplopie dans une notable étendue du champ de regard.

ARTICLE III

PARALYSIE DE LA SIXIÈME PAIRE (MOTEUR OCULAIRE EXTERNE).

Après la paralysie du moteur oculaire commun, c'est celle de la sixième paire qu'on observe le plus souvent. Le diagnostic offre peu de difficultés si la paralysie est assez marquée, car elle entraîne alors rapidement une déviation de l'œil du côté de l'antagoniste, le droit interne, ce muscle relativement si puissant. La déviation augmente au fur et à mesure que le sujet fait plus d'efforts pour regarder du côté malade. De plus, on peut voir qu'au lieu de s'opérer par un mouvement graduel, l'abduction de l'œil se fait par saccades; ce qui résulte de l'impuissance où est le muscle parétique à retenir, d'une manière continue, l'œil de son côté. En outre, lorsqu'on cherche à faire exécuter à l'œil malade des mouvements d'abduction, on remarque que cet organe, n'obéissant qu'incomplètement à la volonté du sujet, reste manifestement en dedans. Lorsque l'œil malade entre en fixation, l'œil sain exécute en dedans, sous le verre dépoli, un mouvement associé, tellement prononcé que l'angle de la déviation secondaire l'emporte de beaucoup sur celui de la déviation primitive.

L'examen des images doubles (après avoir pris la précaution de placer au-devant de l'œil sain un verre coloré) ne devient nécessaire, pour le diagnostic, que lorsque la paralysie est peu prononcée. En promenant une bougie au-devant des yeux, suivant le plan médian horizontal, la diplopie n'apparaît que lorsque l'objet fixé, transporté du côté sain vers le côté malade, a dépassé le plan médian vertical. La distance latérale des images homonymes (l'œil restant anormalement en dedans) augmentera au fur et à mesure que cet objet sera porté plus en dehors. Une obliquité des images ne se présentera que si l'objet, tenu en dehors, est transporté en haut ou en bas.

Un symptôme qui s'accuse particulièrement dans la paralysie de la sixième paire est le suivant : lorsque les malades regardent avec l'œil atteint de paralysie, en couvrant l'œil sain, et qu'ils veulent toucher rapidement, avec le bout de l'index, un objet placé à leur portée, ils manquent constamment le but et dirigent le doigt en dehors de l'objet fixé. Ce phénomène résulte de l'excès d'impulsion nerveuse donnée au muscle parétique, excès entraînant le sentiment d'un écart plus grand que l'objet ne le présente en réalité.

Pour échapper à la diplopie et au vertige qu'elle provoque, le malade, s'il tient les deux yeux ouverts, tourne fortement la tête du côté malade et dirige le côté sain vers les objets à fixer.

Nous renvoyons à l'article premier pour l'étiologie et le traitement.

ARTICLE IV

NYSTAGMUS

Symptômes. — On entend par *nystagmus* des contractions oscillatoires des muscles de l'œil qui, se succédant avec beaucoup de rapidité, peuvent n'apparaître que périodiquement, ou se maintenir à l'état continu, ou encore ne cesser que lorsque le malade fixe un objet, à une distance déterminée et suivant une direction particulière, ou lorsqu'un sommeil profond s'accompagne d'une résolution musculaire générale. Ordinairement, ces contractions *cloniques* et rythmiques se produisent autour de l'axe d'évolution des muscles droits interne et externe (*nystagmus horizontal*). Très rarement le nystagmus est *vertical*. Une autre forme de nystagmus est celle dans laquelle les mouvements oscillatoires s'exécutent autour de l'axe d'évolution des muscles obliques (*nystagmus rotatoire*). Enfin, dans quelques cas exceptionnels, le nystagmus présente un type complexe (*nystagmus mixte*).

En général, le nystagmus augmente beaucoup, non seulement lorsqu'une excitation morale quelconque affecte le sujet, mais encore quand l'éclairage baisse, ou lorsque l'accommodation s'est exercée pendant quelque temps sur de petits objets très rapprochés, ou, enfin, si les objets fixés passent rapidement devant les yeux, atteints de nystagmus, et si le sujet est contraint à faire varier fréquemment son accommodation, pour s'adapter à des distances différentes. Chez quelques malades, on observe, dans le nystagmus, une oscillation de la tête qui, dans un certain nombre de cas, s'exécute dans un sens opposé à celui vers lequel s'effectue le déplacement des yeux, de façon à jouer un rôle compensateur.

L'étiologie de cette singulière maladie est encore obscure. Le plus souvent, mais non constamment, il existe une réduction plus ou moins accusée de l'acuité visuelle. On rencontre le nystagmus conjointement avec des défauts de transparence ou de réfrigérance des milieux de l'œil, et il faut citer ici, en particulier, les anciennes taches de la cornée, avec cataracte capsulaire centrale (pyramidale), et les cataractes zonulaires. Un haut degré d'hypermétropie, l'astigmatisme, le strabisme peuvent aussi être observés, de même que des affections du fond de l'œil (chorio-rétinite congénitale, dégénérescence pigmentaire). La fréquence de l'albinisme et du nystagmus est connue depuis longtemps.

Dans quelques cas, le nystagmus est acquis et se développe chez des individus exerçant certaines professions (nystagmus des mineurs), d'autres fois il succède à des affections cérébrales ou spinales (sclérose en plaques, ataxie).

Traitement. — Il est avéré que le nystagmus, très marqué pendant la jeunesse, diminue souvent beaucoup dans l'âge adulte, où il peut même disparaître complètement. Peu de temps après la découverte de la strabotomie, on crut, par la section des muscles atteints de contractions cloniques, parvenir à faire disparaître le nystagmus. Actuellement, un traitement purement palliatif, consistant dans un choix exact des verres, paraît le plus rationnel. Pour ce qui regarde le nystagmus professionnel, le repos (instillations de cocaïne) le fera disparaître.

ARTICLE V

CONTRACTURE DES MUSCLES DE L'ŒIL

A côté du spasme clonique des muscles de l'œil, doit être placé le spasme *tonique*, ou contracture, qui se rencontre dans les affections cérébrales intéressant les centres moteurs de ces muscles, en donnant lieu aux *déviations conjuguées*. La tête subit alors un déplacement dans le même sens que la déviation des deux yeux.

Lorsque la lésion siège dans les hémisphères, la déviation se produit vers le côté malade, c'est-à-dire en sens opposé à l'hémiplégie. Le phénomène est inverse si l'affection occupe le pont, les pédoncules du cervelet, ou celui-ci même. Enfin les deux yeux et la tête se dévient toujours dans le sens de la lésion, lorsqu'il s'agit d'une affection corticale ou des méninges (Prévost).

STRABISME

ARTICLE PREMIER

DÉFINITION. — STRABISME FAUX. — STRABOMÉTRIE

Dans les conditions normales, les lignes visuelles (passant par la tache jaune et le point nodal) doivent se réunir sur le point fixé. Il y a *strabisme* chaque fois que l'une des lignes visuelles s'écarte de ce point. On pourrait supposer qu'il doit être toujours facile de reconnaître, au premier aspect, si une personne louche ou ne louche pas, c'est-à-dire d'apprécier d'un coup d'œil la direction réciproque des lignes visuelles. Pourtant il n'en est pas ainsi, car notre jugement ne se rapporte point à la direction même des *lignes visuelles*, mais bien à la position mutuelle des *axes* des cornées et à la situation du *centre* de ces membranes, relativement à l'ouverture orbito-palpébrale. Or, les lignes visuelles ne coupent pas en général la cornée par son centre, mais forment avec l'axe cornéen un angle plus ou moins accusé. Si cet angle, qui, pour une distance éloignée, concorde avec ce que l'on désigne sous le nom d'*angle gamma* (1), présente une certaine étendue, il peut en résulter que la position des centres des cornées simule tout d'abord un strabisme, qu'un examen attentif permettra de reconnaître comme *faux*.

Ordinairement la ligne visuelle passe en dedans du centre cornéen et l'angle γ, positif, n'excède guère 4 à 5 degrés. Ce faible écart ne sera nullement choquant pour l'observateur. Mais, si cette valeur augmente notablement, comme on le voit en particulier chez certains hypermétropes, le sujet pourra sembler, à tort, atteint de strabisme divergent. Au contraire, dans la myopie l'angle γ devient parfois négatif et on peut observer un faux strabisme convergent.

On peut se renseigner sur l'absence ou l'existence d'un strabisme vrai, en recherchant si le sujet jouit, ou non de la vision binoculaire, et par conséquent s'il fixe un objet avec les deux yeux à la fois. Pour cela, on lui fait fixer un point situé à distance et on cache alternativement chaque œil, en observant attentivement si l'œil, que l'on découvre, fait un mouvement d'excursion pour entrer en fixation, au moment où l'on cache l'autre, avec le verre dépoli, ou s'il reste parfaitement immobile.

Mensuration du strabisme. — La dévition d'un œil strabique ne peut être rationnellement exprimée que par un arc; aussi toute mesure linéaire, dont de Graefe se servait, est-elle actuellement abandonnée. Le procédé que l'on suit ordinairement pour mesurer le strabisme est celui indiqué par Javal. L'arc du périmètre étant disposé horizontalement, le menton du sujet à examiner est placé sur le support de l'instrument, de manière que l'œil dévié corresponde au centre de l'arc périmétrique. Le point de mire, suivant lequel le patient doit diriger son regard, est situé à plusieurs mètres, sur le prolongement d'une ligne passant par le centre et le sommet de l'arc. La ligne visuelle de l'œil strabique correspond alors à une division de l'arc, qui représente l'angle de déviation du strabisme. Pour rechercher le point de l'arc vers lequel est dirigé l'œil dévié, l'observateur promène le long de cet arc une bougie, derrière laquelle il tient celui de ses yeux dont il se sert pour observer, sur la cornée du sujet, le reflet formé par la flamme. Lorsque ce reflet tombe au centre de la cornée de l'œil strabique, il note le nombre de degrés parcourus par la bougie sur l'arc. Pour opérer avec rigueur, il faut tenir compte de l'angle γ, pour l'ajouter au chiffre trouvé, si le strabisme est convergent, et le retrancher, si le strabisme est divergent (en supposant, bien entendu, l'angle γ positif).

Quant à l'angle γ, il se mesure d'une façon analogue, en faisant fixer, à l'œil en

(1) L'*angle gamma* est, à proprement parler, l'angle formé par l'axe optique et la ligne de regard, celle-ci passant par le point fixé et le centre de rotation de l'œil. Il est aussi question dans les auteurs d'un *angle alpha*, compris entre le grand axe de l'ellipsoïde, constitué par la cornée, et la ligne visuelle. Si l'on admet que l'axe de la cornée passe par le centre de cette membrane et si on considère, d'autre part, un point de fixation situé à l'infini, la ligne visuelle se trouvant ainsi sensiblement parallèle à la ligne de regard, ces deux angles peuvent être considérés comme égaux.

expérience, le zéro du périmètre, pendant que l'on déplace la bougie le long de l'arc, de manière à amener le reflet de la flamme au centre de la cornée. Le point de l'arc qu'occupe alors la bougie représente l'angle γ, qui est positif si, comme cela se présente ordinairement, on a dû transporter la bougie le long du segment de l'arc situé en dehors, par rapport à l'œil observé, et négatif dans le cas contraire. Cet angle serait nul, si la position de la bougie coïncidait avec le zéro du périmètre.

Dans notre pratique, nous nous servons, pour la mensuration du strabisme, de l'instrument que nous désignons sous le nom d'arc *kératoscopique* (voy. fig. 490). C'est un petit périmètre de 15 centimètres de rayon, que nous employons également à la mesure de la déformation de la cornée dans le kératocone et qui nous sert aussi de pupillomètre; mais c'est, surtout comme strabomètre, que notre arc kératoscopique nous rend journellement des services. Pour cet usage, une bande de carton noirci est superposée à l'instrument, dans l'intérieur de l'arc. Cette bandelette est mobile et peut glisser, à l'aide d'une crémaillère, dans une rainure, en suivant la concavité de l'arc. Au centre de la bandelette, est fixé un disque blanc de 25 millimètres de diamètre, au-dessus duquel se trouve une encoche; vers les extrémités de cette bande noire, se trouve aussi, de chaque côté, un disque blanc, semblable au disque central, et placé à une distance telle de celui-ci, que son bord externe corresponde à un arc de 70 degrés, à partir du centre. Enfin le long de l'arc, et à une distance de 6 centimètres, par rapport à l'axe de l'instrument (représenté par une barrette de 14,5 millimètres, destinée à être appuyée sur le rebord orbitaire inférieur de l'œil que l'on explore), se trouve, de chaque côté, une douille pouvant recevoir la tige d'un miroir plan carré, de 2 centimètres de côté.

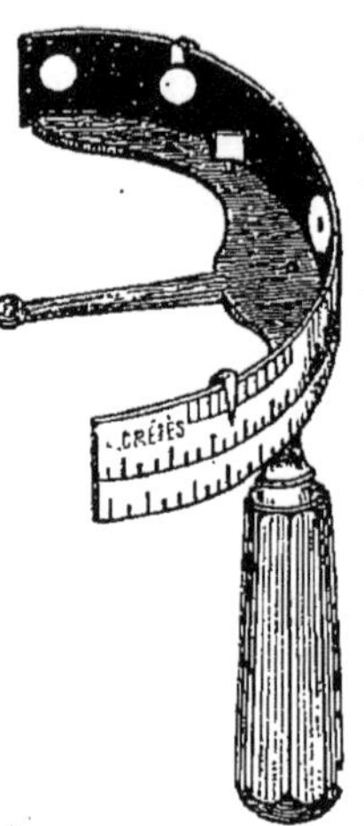

Fig. 490.

Lorsque nous voulons mesurer la déviation d'un œil atteint de strabisme, nous plaçons devant cet œil, en appuyant l'extrémité de la barrette sur le rebord orbitaire, l'arc kératoscopique, et nous engageons le sujet, tournant le dos à une fenêtre bien éclairée, à fixer, avec son œil sain, un objet situé au loin (derrière lui) en regardant dans le petit miroir, incliné à cet effet, que porte l'arc dans sa concavité. On fera alors mouvoir, à l'aide d'une vis adaptée à l'instrument, la bandelette noire portant les trois disques blancs, en observant, par l'encoche placée au-dessus du disque central, les reflets produits sur la cornée de l'œil strabique, sous forme de petits points blancs. Le point central devra être amené, par le déplacement de la bandelette, dans une position telle qu'il occupe le centre de la cornée. Le nombre de degrés, correspondant sur l'arc à cette position, indiquera la déviation de l'œil strabique.

La cornée occupe une certaine étendue, et il est bien difficile d'amener le reflet d'un disque blanc à se trouver sûrement au centre de cette membrane. Ce qui est facile pour des points très rapprochés, devient incertain lorsqu'il s'agit d'un espace de 12 millimètres, diamètre habituel de la cornée. C'est pour faciliter ce centrage, que nous avons adjoint, sur la bandelette mobile de notre arc, deux autres disques blancs qui en occupent les extrémités, ces disques devant former, au voisinage du bord de la cornée, chacun une image, lorsque le disque central donne un reflet précisément au centre de la cornée.

Si l'on a affaire à un strabisme divergent, on observera à la fois les reflets des trois disques blancs de la bandelette; mais, si le strabisme est convergent, l'œil s'enfonçant du côté du nez, un des disques latéral ne pourra donner d'image; dans ce dernier cas, cependant, le centrage sera assuré grâce à l'indication fournie par l'autre point latéral.

Ce que nous obtenons par cette mensuration ainsi pratiquée n'est, bien entendu, que le strabisme *apparent;* pour avoir le strabisme *réel,* il faut encore tenir compte de l'angle γ. Cet angle se mesure de la façon suivante : le sujet fixe, avec l'œil en expérience, un point situé dans la direction du zéro de l'arc. Un disque coloré de 2 millimètres de diamètre, placé derrière le petit miroir, que l'on retourne et que l'on fixe dans une douille centrale, dont est muni l'instrument, remplit parfaitement l'office de point de mire. On fait alors mouvoir la bandelette noire qui porte les trois disques blancs, pendant que l'on observe les reflets par l'encoche centrale, de façon à amener les points latéraux réfléchis, à égale distance du bord de la cornée. Le reflet du disque central correspond ainsi très exactement au centre de la cornée. Il ne reste plus qu'à lire, le long de l'arc, le déplacement en degrés imprimé à la bandelette. Si la vision de l'œil strabique était trop imparfaite, on pourrait se servir de l'œil sain pour mesurer l'angle γ.

Nous nous hâtons d'ajouter qu'une mensuration aussi exacte du strabisme est, dans la pratique, le plus souvent inutile. Aussi nous contentons-nous, d'ordinaire, d'un procédé beaucoup plus simple, donnant une suffisante approximation, dans la majorité des cas. Au lieu de chercher à placer le reflet du disque central de la bandelette mobile exactement au centre de la cornée, nous l'amenons à se trouver au centre de la pupille, qui, comme on le sait, ne correspond pas exactement au milieu de la cornée, mais se trouve quelque peu en dedans, du côté où a lieu le passage de la ligne visuelle. Quand on prend pour point de visée le centre pupillaire, on n'a pas à se préoccuper des images formées par les disques latéraux, et on arrive aisément au but à cause des dimensions, en général, très restreintes du diamètre de la pupille, que l'on observe d'ailleurs à courte distance (15 centimètres). La déviation d'un œil strabique étant ainsi mesurée, d'après la position occupée, non plus par le centre cornéen, mais par le centre pupillaire, nous négligeons l'angle γ, le résultat étant alors peu différent de celui que nous aurions obtenu si nous avions opéré plus rigoureusement.

Nous n'avons pas besoin de faire ressortir les avantages de ce procédé de strabométrie, avantages qui seront surtout appréciés dans les cliniques, où le nombre des malades fait que l'on devient nécessairement très économe de son temps. L'arc kératoscopique, que l'on tient à la main, et qui donne, en un instant, la mesure du strabisme, est toujours prêt à fonctionner, sans qu'il soit nécessaire de conduire son malade vers le périmètre et de recourir à une bougie, et sans adaptation préalable de l'instrument vers un point de mire.

Notons encore, en terminant, que le même instrument nous sert aussi à déterminer, objectivement, le pouvoir d'adduction et d'abduction de l'œil, en engageant le sujet, l'arc kératoscopique étant tenu devant l'œil en expérience, à diriger fortement le regard en dedans, ou en dehors, et en observant quel déplacement il faut imprimer à la bandelette mobile, pour amener le reflet du disque central au milieu de la pupille.

ARTICLE II

STRABISME CONCOMITANT. — STRABISME MONOLATÉRAL. — STRABISME ALTERNANT.

Parmi les variétés de strabisme, la forme concomitante est celle qu'on observe le plus souvent. Le strabisme *concomitant* est l'opposé du strabisme *paralytique*. Dans cette espèce de strabisme, la motilité n'a pas souffert, et les rapports d'action qui existent entre les deux muscles n'ont été, en quelque sorte, troublés que d'une manière physiologique. Le muscle, qui détermine la déviation, a subi une rétraction et s'est raccourci d'une quantité absolument égale à celle, dont s'est accrue la longueur de l'antagoniste. Il en résulte que l'arc excursif, que parcourt le centre de la cornée, s'est simplement déplacé vers le muscle raccourci, et que ce qu'il a gagné du côté de ce muscle, il l'a perdu du côté de l'antagoniste. Contrairement à ce que l'on observe dans le strabisme paralytique, *il n'existe donc pas, dans le strabisme concomitant, de réduction dans l'étendue du champ de regard.*

Le sujet fixant un objet situé au loin, la déviation que présente l'œil strabique est appelée *primitive*, par opposition à la déviation *secondaire*, qui s'accuse sur l'œil sain, par suite de la conservation des mouvements associés, lorsqu'on oblige le patient à fixer l'objet avec l'œil primitivement dévié. *Cette déviation secondaire est, dans le strabisme concomitant, absolument identique à la déviation primitive.* On peut déjà se rendre compte de cette équivalence, à l'aide d'un verre dépoli que l'on interpose au-devant de l'œil sain, pendant que le strabique dirige son regard sur un objet situé à quelques mètres; mais l'emploi de notre strabomètre (fig. 490), qui ne laisse entrer en jeu que l'œil devant lequel est placé le petit miroir, permettra surtout de vérifier cette loi, à condition, bien entendu, que l'amblyopie de l'œil strabique ne soit pas trop élevée et que la fixation centrale ait été conservée.

Le strabisme est dit *monolatéral*, lorsqu'un œil est exclu de la fixation d'une manière permanente. De cette exclusion, résulte constamment un affaiblissement visuel sur l'œil qui ne fixe pas, et l'amblyopie est d'autant plus accusée que le strabisme est apparu plus tôt. Dans la forme de strabisme appelée *alternant*, le sujet fixe indifféremment avec un œil ou avec l'autre, et, dans ce cas, la vision se montre sensiblement égale sur les deux yeux.

ARTICLE III

STRABISME INTERMITTENT OU PÉRIODIQUE. — STRABISME PERMANENT OU CONSTANT

Nous venons de voir ce qu'il faut entendre par strabisme, et comment le strabisme peut être concomitant, monolatéral ou alternant. Il nous reste à exposer les conditions dans lesquelles ce symptôme, c'est-à-dire l'interruption de la vision binoculaire, peut se produire, soit d'une manière intermittente, soit d'une manière permanente.

Dans un premier ordre de faits (*a*), le strabisme peut être interrompu par un effort, ou une série d'efforts, réussissant à accomplir l'acte de la vision binoculaire, dont le sujet était privé ; au contraire, dans une seconde série de cas (*b*), l'apparition du strabisme résulte de l'impuissance du sujet à maintenir la vision binoculaire. Hâtons-nous d'ajouter que le strabisme intermittent tend, en général, à devenir permanent.

a. Le strabisme périodique, ou intermittent, peut se présenter à la suite d'anciennes paralysies musculaires, lorsque la mobilité s'est complètement rétablie dans le muscle atteint, tandis que l'antagoniste s'est raccourci à un degré variable. Grâce à un effort, la vision binoculaire pourra être maintenue, mais le strabisme se produira dès que l'effort se ralentira et que le regard deviendra vague.

Certains myopes, présentant un angle γ négatif, se trouvent dans la nécessité de converger pour regarder des objets éloignés. Cette convergence permanente, exécutée par des muscles droits internes relativement faibles (comme le montre le rétrécissement du champ de regard, dans les hauts degrés de myopie), finit par devenir impossible à ces personnes : aussi arrive-t-il, à la longue, qu'un de leurs yeux diverge, quand elles regardent de loin ou vaguement. Si, cependant, elles viennent à fixer un objet, une tendance instinctive à la vision binoculaire et, souvent aussi, la nécessité de prévenir une diplopie capable de mettre obstacle à l'observation, engagent ces personnes à un effort tel qu'elles entre-croisent leurs lignes visuelles sur l'objet fixé, ce qui fait cesser passagèrement leur strabisme.

b. Supposons un sujet hypermétrope : il ne peut accommoder fortement, sans que ses yeux tendent à converger, car plus on converge, et mieux on réussit à tendre son accommodation. Mais une convergence aussi prononcée que celle, dont l'œil hypermétrope a besoin pour s'adapter (surtout à de courtes distances), peut trouver un obstacle dans la position des lignes visuelles (angle γ positif très accusé). C'est dans de telles circonstances que certains sujets sont conduits à augmenter encore la convergence de l'un de leurs yeux, afin de recevoir une image nette sur la tache jaune de l'autre; ils dissocient alors leurs lignes visuelles, interrompent, pour fixer les objets, l'acte de la vision binoculaire et deviennent, au moins au début, périodiquement strabiques.

Dans un autre ordre de faits, on cesse de pouvoir accomplir ce même acte, faute d'une force musculaire suffisante pour l'entretenir plus longtemps. C'est ce qui arrive aux personnes atteintes de myopie. La convergence nécessaire pour la vision rapprochée ne peut être maintenue, et il se produit un strabisme divergent toutes les fois que le sujet tend à voir distinctement.

Si l'on remarque que la diplopie est d'autant plus incommode que l'image reçue par la rétine de l'œil dévié est plus intense, c'est-à-dire est projetée sur une partie plus voisine de la tache jaune, on conçoit que le sujet doit s'efforcer, instinctivement, de dévier, le plus qu'il peut, l'œil exclu de l'acte de la vision binoculaire, de rendre ainsi sa diplopie de moins en moins pénible, enfin, de s'en défaire complètement, en négligeant tout à fait une image rétinienne. C'est dans cette déviation, en quelque sorte active, et dans le raccourcissement musculaire qui en résulte, qu'il faut chercher les causes de la transformation insensible du strabisme intermittent en strabisme permanent.

Il ne faudrait pas croire qu'un strabisme périodique, qu'il soit hypermétropique ou myopique, doit forcément devenir permanent; principalement chez des hypermétropes, l'apparition d'un strabisme périodique peut concorder avec un affaiblissement général et sa disparition, avec une amélioration dans l'état de santé du sujet.

ARTICLE IV

STRABISME AVEC OU SANS DIPLOPIE. — NEUTRALISATION DE LA RÉTINE

Pour celui qui observe un grand nombre de strabiques, il est facile de reconnaître que ceux qui se plaignent de diplopie sont relativement peu nombreux : la plupart voient simple. De plus, on constate sans peine que, chez la plupart des sujets atteints de diplopie, le strabisme peut se rapporter à une origine paralytique et date d'une époque plus ou moins récente. Chez les autres, au contraire, le strabisme est ordinairement ancien ; presque toujours, il remonte à la première enfance.

Une intéressante question est la suivante : dès que la vision binoculaire ne se fait plus et que l'un des yeux (sain en apparence), s'étant dévié, reçoit l'impression sur une partie excentrique de la rétine, pourquoi, dans ces conditions, n'y a-t-il pas constamment diplopie ?

Lorsque nous voyons isolément avec les deux yeux, notre attention est absorbée par l'image la plus distincte. c'est-à-dire par celle dessinée sur la tache jaune de l'œil qui fixe. L'autre image, bien qu'elle tombe sur une partie plus périphérique de la membrane nerveuse, bien qu'elle offre un contour moins distinct, ainsi qu'une grandeur différente (par suite de l'adaptation inégale, souvent même de la conformation de cet œil), est néanmoins perçue, au début du strabisme ; cela est évident. Mais, voyant isolément avec chaque œil, et absorbé par l'observation de l'objet fixé, le sujet néglige de plus en plus l'image reçue par l'œil dévié, et cette image cesse peu à peu de l'impressionner. Au bout d'un certain temps, il lui est même devenu impossible de voir double dans les conditions ordinaires, attendu que la sensibilité de la rétine s'émousse progressivement et qu'une amblyopie de plus en plus prononcée se développe.

Cette décroissance dans la sensibilité rétinienne est directement proportionnelle à l'inaction de l'œil dévié. Dans le strabisme interne ou convergent, cette diminution de sensibilité marche des parties externes vers les parties internes de la rétine, tandis que dans le strabisme divergent le phénomène est inverse. Cette amblyopie, produite par défaut d'usage, se développe principalement dans les cas où un œil a cessé d'être exercé, alors que ses membranes étaient encore en voie de formation ou de croissance. Jamais on n'observe les degrés extrêmes d'amblyopie, dont nous parlons, chez les sujets devenus strabiques pendant l'âge adulte. On comprend sans peine, que lorsqu'un œil reçoit d'aussi faibles impressions, il lui est facile de les négliger, surtout quand le strabique est attentif à l'objet fixé : dans ces conditions, l'une des images a sur l'autre une telle prédominance, qu'il devient impossible de les apercevoir simultanément.

L'amblyopie et la faculté de faire abstraction d'une image reçue sur l'une des rétines, c'est-à-dire la *neutralisation*, se suppléent : il y a surtout neutralisation quand il n'y a pas d'amblyopie ; comme cela se présente pour le strabisme alternant, dans lequel l'acuité de la vue est à peu près la même pour les deux yeux. En pareil cas, il est évident que l'œil dévié reçoit une impression relativement intense, et, si la diplopie n'apparaît point, cela tient à ce que l'habitude de faire abstraction de la seconde image empêche le sujet, dans les conditions ordinaires, de voir les deux images à la fois. On peut d'ailleurs, en tenant l'un des yeux constamment bandé pendant quelque temps, faire cesser la neutralisation. Lorsqu'on lève le bandeau, on constate que le strabique voit double, du moins temporairement. La ténotomie, en modifiant les conditions de myotilité, peut aussi, quelquefois, faire réapparaître la diplopie; il en est de même des exercices stéréoscopiques.

ARTICLE V

STRABISME LATENT (DYNAMIQUE, DE DE GRAEFE). — INSUFFISANCE ET ASTHÉNOPIE MUSCULAIRES

L'action directrice, exercée par la vision binoculaire sur la motilité des yeux, peut se trouver entravée pour diverses raisons, que nous rangeons sous quatre chefs :

1° L'un des muscles peut, de naissance, avoir un développement ou une insertion telle, qu'il remplisse sa fonction avec bien plus de facilité que les autres muscles la leur, et qu'il soit capable, par conséquent, de troubler la coordination des mouvements, si cette suprématie fonctionnelle cesse d'être modérée par l'influence régularisatrice de la vision binoculaire ;

2° De même, un des muscles peut, congénitalement, avoir un développement ou une insertion si défavorables à l'exercice de sa fonction, que la vision binoculaire doive, pour se maintenir, d'une part, stimuler le jeu de ce muscle par une impulsion nerveuse plus intense; d'autre part, modérer l'énergie de son antagoniste, pour empêcher que l'action de ce dernier ne devienne prépondérante.

Ce sont des faits de cette nature (excès ou défaut de puissance de l'un des muscles) qui peuvent expliquer pourquoi, dans certains cas, à la vérité rares, étant donnés deux yeux emmétropes, de même acuité et de même pouvoir accommodateur, l'interruption passagère de l'acte de la vision binoculaire est immédiatement suivie d'une déviation de l'œil exclu; preuve évidente que, dans ce cas, la vision binoculaire, seule, tenait à l'état *latent* un strabisme, devenu *manifeste*, dès que cet acte a cessé de s'accomplir ;

3° Dans les yeux myopes, auxquels la longueur exagérée de l'axe antéro-postérieur donne une forme ellipsoïde, et dont le centre de rotation est anormalement et défavorablement déplacé en avant, l'accomplissement instinctif de la vision binoculaire nécessite, dans certaines positions du regard, une activité plus grande des muscles relativement trop faibles (droits internes) et moindre de leurs antagonistes (droits externes). Si alors, la vision binoculaire vient à être interrompue, aussitôt se manifestera une disposition au strabisme divergent, restée latente jusqu'à ce moment;

4° De même pour les hypermétropes. L'axe antéro-postérieur de leurs yeux étant trop court, ils se trouvent contraints de tendre, d'une manière permanente, leur accommodation, et de faire des efforts constants de convergence. Par suite de ces efforts, les droits internes tendent à l'emporter en énergie sur leurs antagonistes. L'acte de la vision binoculaire met un frein à cette tendance; mais à peine est-il interrompu, que la tension des droits internes, jusque-là contenue, devient aussitôt apparente; l'œil exclu se dévie en dedans, et le strabisme, qui était latent, se manifeste.

C'est la présence d'un strabisme latent, particulièrement dans les cas de myopie, qui donne lieu aux phénomènes désignés sous le nom d'*asthénopie musculaire*. Les sujets atteints de ce défaut dans la coordination des mouvements des yeux, se plaignent, en effet, après une application prolongée, d'une fatigue, d'un sentiment de tension qu'ils localisent dans les yeux mêmes; puis les lettres, tout en restant distinctes individuellement (contrairement à ce que l'on observe dans l'asthénopie accommodative), se dissocient, les lignes s'écartent et finissent par paraître doubles. En même temps, les personnes intelligentes sentent très bien qu'un des yeux se dévie, et qu'il est besoin d'un effort nouveau pour faire cesser la diplopie, en ramenant cet œil en fixation.

Le moyen le plus simple pour reconnaître l'*insuffisance* d'action musculaire, ou strabisme latent, consiste à placer, devant l'un des yeux, une plaque de verre dépoli, pendant que le sujet fixe attentivement un point rapproché. Dans les cas où la fixation nécessitait une tension excessive des muscles droits internes (yeux myopes), l'œil exclu se dévie, d'une certaine quantité, en dehors, pour reprendre ordinairement sa position dès que, en écartant le verre dépoli, on permet à la vision binoculaire de se rétablir. Si, au contraire, la tension des muscles droits internes, au moment où ils accomplissent un effort considérable d'adaptation (yeux hypermétropes), est disproportionnée avec la résistance que peuvent, sans se fatiguer, leur opposer leurs antagonistes, c'est-à-dire lorsqu'il y a insuffisance des muscles droits externes, l'œil placé sous le verre dépoli se dévie à un certain degré, en dedans, pour reprendre sa position, par un mouvement d'abduction, lorsqu'on écarte le verre.

Le mode d'exploration, indiqué par de Graefe, fournira des résultats plus précis. On place devant le malade, à la distance à laquelle il lit habituellement, un gros point, noir dessiné sur le trajet d'une ligne verticale déliée, puis on couvre un des yeux d'un prisme d'environ 12 ou 15 degrés, dont l'arête est tournée en haut. Dans les cas normaux, la suppression de la vision binoculaire, ainsi obtenue, ne change en rien la tension des muscles, et l'action déviatrice du prisme fait apparaître un second point, situé au-dessus du premier et sur la *même* ligne. Mais, lorsque le jeu des muscles était équilibré, pendant l'acte de la vision binoculaire, par une inégale répartition d'influx nerveux, on constate, après l'apposition du prisme, que le second point subit un déplacement latéral et n'est plus sur la ligne. Les images doubles seront croisées, dans le cas d'insuffisance des muscles droits internes (myopie), et homonymes, si l'insuffisance porte sur les droits externes (hypermétropie). Avec un second prisme, dont on tourne l'arête en dehors (lorsque les images sont croisées), ou en dedans (lorsqu'il s'agit d'images homonymes), on peut apprécier l'excès de tension rendu latent, par la vision binoculaire, et devenu manifeste par la suppression de cette dernière.

Pour cette seconde partie de l'examen, on pourra faire usage de l'instrument connu sous le nom de double prisme de Crétés, qui, par une rotation inverse de deux prismes, donne toute une série de verres prismatiques. Mais le simple prisme du professeur Berlin, en permettant, à la fois, de reconnaître, d'abord, et de mesurer, ensuite, l'insuffisance musculaire (dans le cas, le plus habituel, d'insuffisance des muscles droits internes) convient ici tout particulièrement. Par suite de l'inclinaison que l'on donne à volonté à ce prisme, on obtient une double action prismatique, dans le sens vertical et dans le sens horizontal, cette dernière étant mesurée par une échelle dont est muni l'instrument (1).

(1) On peut aussi exprimer le pouvoir de convergence des yeux en angles métriques, l'*angle métrique* (Nagel) représentant la convergence réclamée pour une adaptation binoculaire à 1 mètre de distance, de telle sorte que pour voir, binoculairement, un objet à 50 ou à 25 centimètres, il faut une convergence de deux ou quatre angles métriques; mais nous ferons remarquer qu'une mensuration rigoureuse du pouvoir de convergence n'a, en

Le *traitement* du strabisme latent a pour but de remédier aux symptômes d'asthénopie musculaire. Dans les cas de myopie, ce traitement est d'autant plus urgent, qu'il y aurait un inconvénient sérieux à laisser persister une tension anormale des muscles extrinsèques de l'œil, c'est-à-dire une condition favorable aux progrès de la myopie.

Pour ce qui regarde l'insuffisance des droits externes, chez les hypermétropes, la correction de l'hypermétropie atteindra d'ordinaire le but.

Dans les cas de myopie, où l'insuffisance des droits internes est si habituelle, nous disposons, pour combattre l'asthénopie musculaire, de quatre moyens différents, qui sont : 1° l'usage de verres concaves qui, en reculant le *punctum remotum*, suppriment la nécessité d'une forte convergence; 2° l'action prismatique des verres concaves à centres écartés; 3° l'emploi de prismes à arête externe, employés seuls ou combinés avec des verres concaves (verres concaves prismatiques); 4° la ténotomie ou l'avancement capsulaire.

ARTICLE VI

STRABISME CONVERGENT. — STRABISME INTERNE

Le strabisme convergent étant le plus fréquent, c'est de cette forme que nous traiterons d'abord. Relativement à l'*étiologie*, dont nous nous occuperons surtout ici, nous établirons tout d'abord, vu l'importance du rôle que jouent les différents états de réfraction, quatre catégories de malades. On observe le strabisme convergent : 1° chez les hypermétropes; 2° chez les myopes; 3° chez des sujets à réfraction différente (anisométropes); 4° chez des emmétropes. Disons tout de suite que le strabisme convergent se rencontre presque exclusivement chez les hypermétropes, et que ce n'est qu'exceptionnellement qu'on le voit dans d'autres états de réfraction.

1° Un des plus grands mérites de Donders est d'avoir démontré que le développement du strabisme est sous la dépendance de la réfraction et, par suite, de la conformation des yeux. L'hypermétrope, qui a l'œil court et très mobile, est prédisposé au strabisme, parce que l'état de sa réfraction nécessite des efforts d'accommodation continus, d'autant plus faciles que les yeux convergent davantage, et cela, alors que la convergence se trouve, chez eux, d'autant moins favorisée, que l'angle γ est plus étendu. Mais pour quelles causes un strabisme apparaît-il chez certains hypermétropes, tandis que, chez les autres, il reste à l'état de simple prédisposition? Pour faciliter l'étude de ce point d'étiologie, nous rangerons ces causes déterminantes en trois ordres, comprenant :

(*a*) Celles qui obligent l'hypermétrope à une convergence excessive et prolongée;

(*b*) Celles qui affaiblissent la force de résistance des muscles droits externes, et

(*c*) Celles qui diminuent ou suspendent l'influence régularisatrice que la vision binoculaire exerce sur les mouvements des muscles.

a. Contrairement à ce que l'on pourrait penser tout d'abord, les hauts degrés

pratique, qu'une médiocre valeur, attendu que toute tentative de correction optique de l'insuffisance de convergence ne peut guère porter que sur des prismes de 2 ou 3 degrés, au maximum (des prismes plus forts, devenant trop lourds). Si en dépit de l'usage de ces prismes et des verres décentrés, l'asthénopie musculaire persiste, c'est à une intervention chirurgicale qu'il faut recourir.

d'hypermétropie ne sont pas ceux qui prédisposent le plus au strabisme. La raison en est que, chez les personnes à ce point hypermétropes, les efforts accommodateurs les plus énergiques sont impuissants (si l'amplitude d'accommodation n'est pas très étendue) à procurer une vision nette. L'hypermétropie moyenne, compatible, grâce au secours de l'accommodation, avec une parfaite vision, est celle qui favorise tout particulièrement le développement d'un strabisme interne. Mais ici encore, la prédisposition cessera, si le pouvoir accommodateur a subi une atteinte marquée, et telle, qu'une convergence excessive, tout en servant d'auxiliaire à la tension accommodatrice, demeure impuissante à rendre la vision nette. Au contraire, un léger état parétique du muscle ciliaire (angines couenneuse, scarlatineuse, morbilleuse), en engageant à une forte convergence dans le but d'accroître l'effort accommodateur, provoquera aisément l'apparition du strabisme.

Ce qui précède explique comment, chez un certain nombre de sujets, il se produit une *guérison spontanée* du strabisme convergent (de Wecker), lorsque, avec les progrès de l'âge, l'amplitude d'accommodation a subi une réduction notable. En outre, une moindre facilité de convergence résultera aussi de l'écart des centres de rotation des yeux, par suite de l'accroissement du crâne; enfin peut-être faut-il invoquer encore un changement dans l'indice de réfraction de l'œil, ayant pour effet de tendre à transformer progressivement l'hypermétropie en emmétropie (Alf. Graefe). Telles sont les raisons pour lesquelles on devra se montrer très prudent, dans la correction du strabisme convergent, chez les très jeunes sujets; mais à mesure que le strabique avancera en âge, rien ne s'opposera à ce qu'une correction complète soit immédiatement obtenue, une surcorrection n'étant plus à redouter avec le temps.

b. Parmi les causes qui diminuent la force de résistance des droits externes, nous signalerons les maladies qui affaiblissent le système musculaire général et qui se compliquent d'une anémie plus ou moins profonde. Les muscles droits externes peuvent d'ailleurs être considérés comme insuffisants chez les hypermétropes (Giraud-Teulon), d'abord parce qu'une action plus énergique leur est imposée par suite de l'étendue de l'angle γ; en second lieu par la raison qu'ils doivent constamment lutter contre un excès de tension des muscles droits internes. On conçoit que les états anémiques, qui affaiblissent le système musculaire général, doivent manifester surtout leurs effets sur les muscles, dont les contractions sont sollicitées d'une manière *continue* : c'est ce qui se présentera pour les droits externes des hypermétropes.

c. Parmi les causes qui affaiblissent ou suppriment l'influence régulatrice de la vision binoculaire sur les mouvements des yeux, il faut citer une hypermétropie inégale (coïncidant avec un astigmatisme de l'œil le plus hypermétrope) l'amblyopie congénitale, les opacités cornéennes ou cristalliniennes, etc. Enfin, une occlusion plus ou moins prolongée d'un des yeux (par la position donnée aux enfants couchés, par l'emploi d'un bandeau), qui soustrait, un certain temps, cet organe à l'acte de la vision binoculaire, prédispose singulièrement les hypermétropes au strabisme.

2° Le strabisme convergent, que l'on observe exceptionnellement chez les myopes, est lié à une insuffisance de l'appareil musculaire, à un défaut d'énergie des droits externes. Cette insuffisance se rencontre chez des sujets myopes à un degré moyen, qui, même pour des travaux minutieux, n'ont jamais eu recours soit à des verres neutralisants, soit à des verres capables de reculer assez leur *punctum remotum* pour diminuer notablement le degré de la convergence. Lorsque ces personnes essayent ensuite, par une contraction active des droits externes, de ramener au parallélisme leurs lignes visuelles, afin de voir, bien que confusément, à distance (parallélisme que devrait favoriser la faible étendue de l'angle γ, parfois négatif), il peut arriver que les muscles droits internes ne puissent alors se relâcher, et cela, sous l'influence d'une sorte de rétraction spasmodique, peut-être liée à celle du muscle accommodateur, qui atteint certains myopes après une application assidue. Ce strabisme convergent, qui commence par être périodique, car il disparaît dans la vision rapprochée, peut progressivement devenir permanent.

3° Nous avons encore à dire quelques mots de l'étiologie du strabisme convergent qu'on observe chez les sujets à réfraction dissemblable. Dans ce cas, une interruption plus ou moins prolongée de la vision binoculaire peut déterminer la déviation d'un œil en dedans, surtout si le mode de développement des muscles y prédispose, ou si la convergence, accomplie par l'œil exclu de la vision binoculaire, favorise les mouvements accommodateurs de son congénère.

4° Quant au strabisme convergent qu'on observe chez des personnes absolument emmétropes, on ne peut l'interpréter que par une des explications suivantes : il peut, en premier lieu, résulter de la prépondérance d'action prise par un muscle, durant une interruption suffisamment prolongée de l'influence que la vision binoculaire exerce sur l'équilibre musculaire. Cette influence régulatrice de la vision binoculaire peut, d'ailleurs, être amoindrie par un défaut de l'acuité fonctionnelle d'un des yeux (amblyopie congénitale). Enfin le strabisme convergent, chez un emmétrope, peut être consécutif à une parésie de l'abduction, et inversement.

Nous devons plus loin nous occuper du *traitement* du strabisme en général ; actuellement, nous nous contenterons de dire comment on peut combattre un strabisme convergent périodique et l'empêcher de devenir stationnaire. A cet égard, il importe de distinguer les cas de strabisme convergent périodique chez les hypermétropes, de ceux, assez rares, qu'on peut observer chez les myopes.

Chez les premiers, on devra prévenir ou modérer l'excès de tension accommodatrice, dans le but d'empêcher l'hypermétrope de recourir, instinctivement, à une convergence anormale. Cette indication est remplie en prescrivant, pour le travail de près, des verres qui corrigent l'hypermétropie manifeste. Si le strabisme se montre même à distance, on conseillera l'usage de ces verres pour la vision éloignée, et on donnera pour les travaux rapprochés des verres un peu plus forts. Au besoin, on pourrait même prescrire l'emploi des mydriatiques et faire usage de verres corrigeant l'hypermétropie totale. Lorsque le strabisme convergent périodique apparaît chez de très jeunes enfants, auxquels on ne peut encore prescrire des lunettes, on doit, si un emploi prolongé des mydriatiques est resté inefficace, faire ses efforts pour donner au strabisme le caractère de l'alternance, en faisant porter pendant la moitié de la journée, sur l'œil qui ne montre pas de tendance à se dévier une coque opaque, de façon à obliger l'enfant à faire usage de son œil strabique, afin de prévenir qu'il devienne amblyope.

Quant au strabisme convergent myopique, on le traitera, lorsqu'il n'est encore que périodique, en recommandant l'usage des verres concaves. Des verres corrigeant la moitié de la myopie seront portés pour le travail de près, de manière à diminuer la convergence, en permettant l'adaptation des yeux pour un point plus éloigné. Pour la vision à distance, on prescrira des verres corrigeant les deux tiers de la myopie. Ces verres pourront être décentrés, de manière à rapprocher leurs axes ; ils agiront ainsi à la façon de prismes à base externe et permettront une légère convergence des yeux, sans que la vision binoculaire soit interrompue. Si les verres concaves étaient faibles, l'effet prismatique produit par le rapprochement des axes serait minime, et il serait préférable de leur adjoindre des prismes à base externe.

ARTICLE VII

STRABISME DIVERGENT. — STRABISME EXTERNE

Si l'on compare les conditions de mouvement des yeux myopes à celles des yeux hypermétropes, on notera qu'il existe entre ces deux conformations d'yeux une sensible différence. Dans l'œil myope, dont l'axe est allongé et la forme ellipsoïdale, les excursions latérales, l'abduction et surtout l'adduction, sont, par suite du déplacement du centre de rotation, plus ou moins entravées, comme le démontrent les mensurations du champ deregard. D'autre part, tandis que, chez les hypermétropes, les muscles droits externes ont à fournir un travail permanent, soit qu'il s'agisse de la vision à distance, pour le redressement des axes cornéens (à cause de l'étendue de l'angle γ), soit, dans la vision rapprochée, pour lutter contre les droits internes, qui entrent en jeu avec l'accommodation; chez les myopes, c'est ordinairement le phénomène inverse qui se produit : les muscles droits internes se tendent presque sans relâche. Déjà, pour la vue à distance, en raison du peu d'étendue de l'angle γ, parfois négatif, il se peut que le sujet n'ait guère à diverger pour mettre ses lignes visuelles en parallélisme; et, lorsqu'il fixe un objet rapproché, le myope devra exécuter un mouvement de convergence plus actif que ne le ferait un emmétrope et, surtout, un hypermétrope, qui s'adapteraient à la même distance. Enfin la distance à laquelle le myope est contraint de converger, dans l'effort d'accommodation, est d'autant plus courte que le degré de la myopie est plus élevé. On le voit : chez les myopes, ce sont presque exclusivement les droits internes, déjà primitivement faibles, qui entrent en travail et qui, par conséquent, sont les plus exposés à un épuisement de leur force contractile.

Le strabisme divergent peut être *périodique* ou *permanent*. Signalons encore une forme de *strabisme divergent relatif* (Donders), qui se rencontre dans les hauts degrés de myopie, lorsque l'objet fixé doit être rapproché à ce point qu'un entrecroisement des lignes visuelles est impossible, mais qui disparaît dans le regard à distance, et aussi, dans la vision rapprochée, en faisant usage de verres concaves.

Le *strabisme divergent périodique*, qu'on observe chez les myopes, peut affecter deux formes différentes : la première se développe, surtout chez de jeunes sujets, dans la vision à distance, lorsque le regard est vague ou indifférent; la seconde, plus commune après l'enfance (à l'âge propice au développement de la myopie), se manifeste dans la vision rapprochée et disparaît lorsque la convergence sollicitée est moindre, ou quand le sujet regarde au loin.

Dans la première série de cas, c'est sous l'influence de la vision binoculaire que les droits internes acquièrent, par une impulsion continue et par une contraction synergique avec celle du muscle ciliaire, assez d'activité pour produire la convergence nécessaire ; mais, lorsqu'une fois le sujet n'estplus adapté à une faible distance, et que, regardant au loin, il reçoit des impressions moins nettes, il n'est plus aussi exposé à une diplopie gênante, et, pour cette raison, il relâche complètement ses muscles droits internes, en même temps qu'il s'efforce de relâcher son accommodation. Le plus souvent, dans ces cas, la myopie est peu accusée. Il arrive souvent qu'au moment de la puberté, lorsqu'une influence débilitante vient à s'exercer sur les muscles droits internes, ce strabisme, jusque-là périodique, se transforme en permanent, par suite d'une rétraction lente du droit externe.

La seconde variété de strabisme divergent périodique se présente à notre observation dans des conditions toutes différentes. Elle apparaît, en général, chez de moins jeunes sujets, et tantôt se déclare dès qu'on tente de fixer avec attention un point plus ou moins rapproché, suivant le degré de la myopie ; tantôt ne se manifeste qu'après une application de quelque durée. Ce strabisme se dissipe quand le sujet regarde au loin et quand les droits internes se relâchent. Évidemment, il existe aussi, chez ces sujets, une insuffisance des droits internes; mais cette insuffisance est bien plus directement en rapport avec la détente de la convergence, rendue nécessaire par la configuration de l'œil myope, qu'avec une prépondérance fonctionnelle des muscles droits externes. Cette forme de strabisme périodique ne devient permanente que si, par suite de la progression de la myopie et de l'allongement graduel du globe de l'œil, le myope est davantage contraint de détendre son accommodation pour la vision de près et lorsque l'insuffisance des muscles droits internes se trouve accrue, au point de ne pouvoir résister à l'action abductrice dans la vision à distance.

En terminant, notons que, par suite de la réduction des pouvoirs adducteur et abducteur, on peut rencontrer des cas fort singuliers où les strabismes convergent et divergent soient réunis. Le sujet qui, pendant la vision à distance, louche en dedans, faute de pouvoir redresser ses yeux, louche aussi en dehors, par insuffisance des droits internes, s'il tente de converger jusqu'au *punctum proximum* binoculaire.

ARTICLE VIII

TRAITEMENT DU STRABISME EN GÉNÉRAL. — TRAITEMENT ORTHOPTIQUE TRAITEMENT CHIRURGICAL

Le traitement du strabisme doit remplir trois indications principales :

1° Corriger la déviation, c'est-à-dire amener l'entre-croisement des lignes visuelles sur le point fixé ;

2° Tout en supprimant la déviation, anéantir la prépondérance d'action du muscle déviateur et fortifier son antagoniste, c'est-à-dire établir un équilibre musculaire normal;

3° S'opposer à ce que le fonctionnement ultérieur des yeux porte de nouveau atteinte à l'équilibre musculaire et amène une rechute. Cette dernière indication sera surtout remplie par les moyens optiques et par la prescription de verres appropriés aux divers cas.

Le *traitement orthoptique* nous fournit un premier moyen d'obtenir la cure du strabisme, suivant les conditions formulées ci-dessus. Mais le but ne pourra être atteint qu'au prix d'exercices, prolongés, qui lasseront trop souvent la patience du malade et du médecin. Toutefois, ce n'est que grâce à cette méthode, introduite dans la pratique par M. Javal, qu'il devient possible, dans les cas où toute intervention chirurgicale est absolument refusée, de guérir le strabisme permanent, contre lequel l'emploi des verres est inefficace.

Pour supprimer la neutralisation de l'image de l'œil dévié, il est indispensable de tenir masqué, pendant les occupations ordinaires, un des yeux du sujet; de préférence, celui dont l'acuité visuelle est la meilleure. On arrive ainsi à exercer l'œil amblyope d'une manière continue, en même temps qu'on met le sujet dans l'impossibilité de faire abstraction d'une image ; aussi, lorsque l'acuité visuelle de l'œil qu'on exerce n'est pas trop affaiblie, on reconnaît, en présentant au malade les deux champs du stéréoscope, qu'il est apte à recevoir simultanément deux impressions isolées et même à fusionner deux images, lorsque celles-ci sont convenablement disposées. Les exercices stéréoscopiques seront pratiqués avec des cartons sur lesquels on collera, à une distance variable, deux pains à cacheter que le malade devra fusionner. Suivant que le sujet à exercer est atteint de strabisme convergent ou de strabisme divergent, l'écartement de ces pains à cacheter variera entre 3 et 12 centimètres. Progressivement, on arrivera à obtenir le fusionnement avec un écartement de 6,5 à 7 centimètres.

Après avoir ainsi fortifié l'antagoniste du muscle déviateur, il faut encore, une fois la correction obtenue, continuer les exercices, jusqu'à ce que le muscle insuffisant ait surmonté la prépondérance d'action de son antagoniste, et jusqu'à ce qu'il dispose, dans toutes les directions du regard, d'une force contractile (latente) proportionnée à celle de cet antagoniste, d'ailleurs affaibli par les exercices orthoptiques institués. Ce rétablissement de l'équilibre musculaire nécessite une nouvelle perte de temps et de travail à laquelle le malade, il faut l'avouer, se résigne d'autant moins facilement qu'après la correction de la déviation il se croit définitivement guéri. Ce n'est qu'après le rétablissement de l'équilibre des forces musculaires que les moyens optiques peuvent compléter la cure.

Dans les cas si fréquents où l'œil strabique présente un haut degré d'amblyopie, on conçoit aisément quelles difficultés on doit rencontrer dans l'application de ce traitement, qui, au contraire, pourra donner d'excellents résultats si le strabisme est franchement périodique. Dans tous les cas, ces exercices sont à recommander en tant que préparation ou complément du traitement qui va nous occuper.

Le *traitement chirurgical* présente ce précieux avantage de permettre d'obtenir d'emblée la correction de la déviation et, lorsqu'il est appliqué rationnellement, l'établissement d'un équilibre musculaire normal. Ce double but pourra être atteint, soit par la simple ténotomie, soit par l'avancement musculaire ou capsulaire, soit, enfin, par la combinaison de ces deux moyens, ténotomie et avancement.

Si l'on veut bien se rendre compte des conditions dans lesquelles se trouve un œil strabique, au point de vue de sa motilité, il faut l'envisager dans la position de repos de ses muscles (position primaire). Tandis que cette position est obtenue, pour un œil sain, lorsque le sujet fixe directement, devant lui, un point situé au loin, il en est tout autrement pour un œil strabique, dont la position primaire s'est déplacée et correspond précisément à la déviation qui mesure le strabisme. Lorsqu'on détermine, en effet, l'angle de déviation chez un strabique (voy. p. 758), celui-ci est placé de façon à diriger le regard de l'œil sain directement en avant, dans une position qui correspond au repos musculaire (la réfraction ayant été corrigée, s'il y a lieu) ; il en résulte qu'un pareil repos doit forcément exister pour les muscles de l'œil qui ne fixe pas. Dans ces conditions, la ligne de regard de cet œil subit une déviation qui n'est autre que celle du strabisme.

On peut donc dire qu'un œil, affecté de strabisme, est un œil dont la position de repos musculaire a subi un déplacement ayant pour effet de rendre oblique cette position, qui, normalement, est directe (1). Ce déplacement de la position occupée par l'œil, au repos de ses muscles, déplacement que mesure l'angle de déviation du

(1) Nous avons seulement en vue, ici, le strabisme monolatéral, car il est vraisemblable que, dans le strabisme alternant, la position primaire est déviée sur les deux yeux.

strabisme, résulte de ce que l'un des muscles, pour les raisons exposées dans les articles précédents, a subi une rétraction, pendant que l'antagoniste s'est allongé proportionnellement; mais, si l'on considère l'œil dans sa nouvelle position primaire, il est peu différent d'un œil sain en ce qui regarde sa motilité.

Par suite de l'obliquité de la position de repos musculaire, on conçoit que l'arc d'excursion de l'œil doit se trouver transporté du côté du muscle déviateur, mais sans que, pour cela, l'étendue totale de cet arc (adduction et abduction) ait subi une réduction sensible. Le champ d'excursion de l'œil strabique n'est donc pas sensiblement rétréci, mais simplement déplacé dans le sens de la déviation. Le but des opérations, appliquées à la cure du strabisme, est de ramener à sa situation normale la position de repos musculaire de l'œil dévié. La question, ainsi envisagée, implique non seulement la correction de la déviation, mais encore une conservation aussi parfaite que possible de l'équilibre musculaire.

Parmi les moyens chirurgicaux dont nous disposons pour la correction du strabisme, nous avons d'abord à signaler la *ténotomie* du muscle déviateur. Que se passe-t-il lorsqu'on détache le tendon de l'un des muscles de l'œil ? Que l'on agisse sur un œil strabique ou sur un œil sain, l'effet est absolument le même; le muscle ténotomisé et le muscle antagoniste se rétractent, par suite de leur *tonicité*, d'une quantité sensiblement égale, mais tandis que le premier s'éloigne de la cornée, le second imprime à l'œil une rotation, ayant pour effet de déplacer la position de repos musculaire d'un arc égal au reculement subi par le tendon sectionné. Ce phénomène s'accomplit, sans qu'une atteinte notable soit portée à l'équilibre et à la motilité des muscles sur lesquels on a agi. Car, que l'un des muscles s'insère plus ou moins près de la cornée, la rotation communiquée à l'œil est sensiblement la même, pour une contraction égale : si le muscle reculé, en se contractant, se raccourcit de 2 millimètres, par exemple, le point plus ou moins voisin de la cornée sur lequel est fixé ce muscle, et, par suite, tout le globe oculaire, subiront une rotation de 2 millimètres. (Nous négligeons ici, bien entendu, l'insuffisance qui suit immédiatement l'opération, et nous considérons l'œil après guérison de la section pratiquée.)

Il est évident que plus on dégagera amplement le tendon du muscle détaché, moins le muscle antagoniste rencontrera de résistance pour entraîner l'œil de son côté, et plus on facilitera le reculement du premier muscle, mais il y a à cette libération du muscle déviateur des limites à observer, si on ne veut pas compromettre l'équilibre musculaire. L'étendue suivant laquelle le reculement peut être obtenu, sans préjudice sensible pour la motilité de l'œil, est précisément réglée par la tonicité musculaire; la motilité ne sera sauvegardée que si, après la rotation imprimée à l'œil par le retrait du muscle antagoniste, le muscle ténotomisé, qui a subi un retrait égal, se trouve, par la persistance des attaches indirectes que lui fournit la capsule de Tenon, dans le même état de tension que le muscle opposé. Il faut donc qu'à la fin du phénomène de rétraction le retrait s'épuise en tendant le muscle ténotomisé; autrement, on verrait succéder à l'opération une réduction sérieuse du champ d'excursion du côté du muscle détaché, et on exposerait l'opéré aux dangers d'une rétraction ultérieure du muscle antagoniste (strabisme secondaire).

Telle est la raison pour laquelle la ténotomie doit être circonscrite à l'insertion directe du muscle. Tous les procédés opératoires qui ont été proposés pour exagérer le reculement produit par la ténotomie, en portant l'opération au delà du tendon et en entamant ses attaches indirectes et la capsule de Tenon, doivent être bannis de la thérapeutique du strabisme. De semblables opérations sont aptes, il est vrai, à fournir une rotation plus accentuée, mais elles rompent forcément l'équilibre musculaire. Notons encore que, les muscles droits ayant pour effet de retenir l'œil en arrière, si, après avoir détaché l'un de ces muscles, on ouvre encore amplement la capsule de Tenon, qui oppose une barrière à un déplacement de l'œil en avant, cet organe, que ne retiendra plus, ni le muscle détaché, ni la capsule, subira une propulsion en avant, qui aura pour résultat d'exagérer l'ouverture de la fente palpébrale et qui, dans le cas d'une strabotomie interne, donnera lieu à un état simulant un enfoncement des plus disgracieux de la caroncule.

Toutefois, la ténotomie, quoique limitée à l'insertion tendineuse, peut exposer à une rupture de l'équilibre musculaire dans certains cas, où le muscle antagoniste est manifestement faible et incapable de tendre, par son retrait, le muscle ténotomisé, les deux muscles ne se rétractant pas ici au même degré. C'est ce que l'on observe dans les hauts degrés de myopie, avec faiblesse marquée des droits internes, l'adduction tombant alors notablement au-dessous de 45 degrés. Dans ces conditions, une ténotomie des droits externes peut donner lieu à la singulière forme de strabisme, que nous signalions à la fin de l'article précédent, et dans laquelle un strabisme convergent se produit, dans la vision éloignée, et un strabisme divergent, dans la vision rapprochée. Chez ces malades, on doit avoir recours à l'avancement. C'est pour une raison semblable qu'il est aussi indiqué de s'adresser à cette dernière opération, pour corriger le strabisme paralytique.

Une ténotomie rationnellement exécutée, c'est-à-dire ne comprenant que le tendon du muscle déviateur, ne doit donner, pour le détachement du droit interne, qu'une rotation de 15 à 18 degrés. Pour la ténotomie du droit externe, l'effet est encore moindre et ne dépasse pas 10 à 12 degrés. Si, pour corriger un strabisme, on pratique la ténotomie sur les deux yeux, on voit quelle correction on peut espérer de cette double opération, suivant qu'il s'agit d'un strabisme divergent ou convergent. Dans les cas où l'on a affaire, chez un strabique, à une forte déviation, ou lorsqu'on se propose d'obtenir le redressement en n'agissant que sur l'œil dévié, le déplacement étant supérieur aux chiffres indiqués plus haut, il faudra de toute nécessité recourir à un mode opératoire fournissant une rotation plus accusée que ne la donne la simple ténotomie, en adjoignant à cette dernière opération l'avancement de la capsule ou du muscle antagoniste.

L'*avancement*, qu'il soit capsulaire ou musculaire, s'il est pratiqué seul, ne donne jamais qu'un effet correcteur définitif assez minime, attendu qu'il a pour limite l'allongement que permet l'*élasticité* musculaire : aussi la correction définitive ne dépasse-t-elle pas 6 à 10 degrés. Mais, en combinant l'avancement avec la ténotomie du muscle opposé, on peut obtenir une rotation de 45 et 50 degrés. Dans l'exécution de l'avancement, simple ou combiné, on n'a pas à craindre une rupture de l'équilibre musculaire, et cela, même si, dans une opération combinée, on a dégagé, pour remédier à une forte déviation, un peu plus amplement le tendon du muscle déviateur. Cet avantage considérable dû à l'avancement est aisé à concevoir, car la rotation forcée qu'imprime à l'œil cette dernière opération, par la traction exercée sur le muscle avancé, n'a lieu qu'à la condition de tendre au même degré le muscle déviateur. Par une circonstance très heureuse, les sutures que l'on serre en pratiquant l'avancement (capsulaire ou musculaire) portent à la fois leur action sur les deux muscles antagonistes, de telle sorte que, dans une opération *simple*, ces deux muscles sont allongés au même degré et, dans une opération *combinée*, l'un des muscles se trouve avancé d'une quantité égale au reculement produit sur l'autre, en même temps qu'une égalité de tension se trouve forcément répartie sur les deux muscles antagonistes. On obtient donc un véritable déplacement de la position de repos musculaire, avec intégrité de l'équilibre des muscles, sur lesquels on a agi, et conservation de la motilité du globe oculaire. En outre, par suite de la traction que subissent les muscles antagonistes, un déplacement, en avant, du globe oculaire n'est pas à redouter, et l'œil garde, après son redressement, un aspect tout à fait normal, quant à sa situation dans l'orbite.

Ces considérations générales sur la strabotomie établies, nous avons à décrire les trois principales opérations que l'on applique à la cure du strabisme, ce sont la ténotomie, l'avancement musculaire et l'avancement capsulaire. Nous verrons que les deux dernières opérations sont, au fond, peu différentes et que l'une n'est que la simplification de l'autre, l'avancement pratiqué, du côté de la capsule, dispensant l'opérateur de détacher le tendon du muscle à avancer.

ARTICLE IX

TÉNOTOMIE

C'est en 1838 que Strohmeyer, après avoir expérimenté sur le cadavre, proposa la section des muscles de l'œil (myotomie) pour guérir le strabisme. Cette opération fut exécutée peu de temps après, sur le vivant, par Dieffenbach et par Jules Guérin. Grâce aux travaux de Bonnet, qui établirent nettement le mode d'insertion des muscles, par une double attache, directe sur la sclérotique, et indirecte par l'intermédiaire de la capsule de Tenon, le véritable terrain, sur lequel on devait agir dans la strabotomie, fut enfin fixé, et l'opération put être rationnellement exécutée, en la circonscrivant à une ténotomie.

Les instruments nécessaires, pour pratiquer la ténotomie, sont : un écarteur externe, à ressort, un grand et un petit crochet à strabisme et des ciseaux recourbés sur le plat, à extrémités mousses.

Pour pratiquer la *section du tendon du droit interne*, que l'on exécute pour la correction du strabisme convergent, on soulève, au proche voisinage du bord de la cornée, un pli de la conjonctive, dans lequel on fait, d'un coup de ciseaux, une boutonnière. Les ciseaux sont ensuite glissés sous la conjonctive, de manière à la décoller des parties sous-jacentes. Ce détachement conjonctival, que l'on pourra porter jusqu'au-dessous de la caroncule, sera d'autant plus ample, que l'on se propose de remédier à un strabisme plus accentué. Si la déviation était minime, et si l'on voulait resteindre le reculement, on se contenterait de faire juste un chemin pour le passage du crochet, sans détacher la capsule de la caroncule.

La conjonctive ainsi dégagée, on glisse le grand crochet au-dessous de cette membrane, à plat sur la sclérotique, en le faisant pénétrer au delà de l'insertion du tendon à détacher. Puis, par un mouvement combiné de rotation et de glissement de l'extrémité mousse du crochet sur la sclérotique, l'opérateur ramasse, dans la concavité du crochet, le tendon sur dans toute l'étendue de son insertion. Ce temps important de l'opération s'exécutant plus aisément ,lorsque l'opérateur ramène vers lui l'extrémité du crochet, dans l'évolution qu'il lui imprime, l'instrument devra présenter, d'abord, son extrémité libre en haut, si le chirurgien, placé devant le malade, se propose de pratiquer la ténotomie du droit interne gauche ; au contraire, cette extrémité sera dirigée en bas, dans le cas où, s'étant placé derrière le malade, on veut exécuter là même opération à droite.

Lorsque la manœuvre du crochet est bien exécutée, on saisit, d'une fois, la totalité des fibres du tendon, et il ne reste plus qu'à décoller celui-ci de la sclérotique, à l'aide de petits coups de ciseaux, en commençant du côté de l'extrémité mousse du crochet, afin de détacher, en dernier lieu, les fibres retenues dans la concavité, qui, elles, ne peuvent échapper aux ciseaux. Afin de s'assurer que la ténotomie est bien complète, on recherche, avec le petit crochet, s'il ne persiste pas quelques fibres tendineuses, qui seraient encore fixées à la sclérotique, et on les détache avec les ciseaux. Deux évolutions du petit crochet, exécutées en haut et en bas, à partir du milieu de l'insertion tendineuse, suffisent pour cette recherche.

La conjonctive, seule, est ensuite suturée avec une soie très fine, de façon à fermer la plaie *verticalement*. Si l'on veut réduire l'effet de l'opération, on placera la suture *transversalement*, ou *obliquement*, si le défaut de conjonctive, du côté de la cornée, ne permet pas de passer dans ce point la suture, et, au besoin, on pourra comprendre dans l'anse de soie, outre la conjonctive, le tissu sous-conjonctival et la capsule. Au contraire, par une excision ovalaire de conjonctive, pratiquée au côté *externe* de la cornée, et par la réunion de cette plaie par deux sutures fines transversales, on pourrait accroître l'effet correcteur de l'opération. Par suite de la traction ainsi exercée sur la conjonctive, la plaie conjonctivale interne se trouverait rapprochée, et toute suture, de ce côté, deviendrait inutile. C'est dans l'emploi raisonné de ces sutures que réside, véritablement, le *dosage* de la ténotomie.

Les suites de l'opération sont des plus simples, et l'application d'un bandeau est le plus souvent inutile. On n'a même pas besoin d'astreindre l'opéré à un repos, aucune inflammation consécutive n'étant à redouter, surtout en usant des précautions antiseptiques, pour les instruments et l'œil à opérer.

L'exécution de la *ténotomie du droit externe* est fort peu différente de celle du droit interne. Pour ce qui regarde la boutonnière à pratiquer dans la conjonctive, on devra, à cause de l'insertion plus éloignée du droit externe, faire choix d'un point situé à 2 ou 3 millimètres de la cornée. Lorsqu'on se propose de remédier, par la ténotomie du droit externe, à une simple insuffisance des muscles droits internes, il faudra se montrer très réservé dans le dégagement de la conjonctive, qui devra permettre seulement l'introduction du crochet. La section tendineuse sera aussi limitée, très exactement, à l'insertion sclérale du muscle. Si en dépit de ces précautions, un excès de rotation en dedans est obtenu, ou même si, sans convergence marquée, une insuffisance trop notable du muscle détaché se manifeste (pour les raisons exposées dans l'article précédent), en donnant lieu à des images croisées qui se manifestent déjà en face du malade, comme permet de le reconnaître l'emploi d'un verre coloré, tenu devant l'œil sain, tandis que le sujet fixe une bougie que l'on déplace, on aura recours, pour éviter une diplopie fort gênante, à une suture conjonctivale plus ou moins amplement placée, comme étendue et comme profondeur, suivant les cas. A-t-on affaire à un véritable strabisme divergent, on agira plus hardiment, mais, le plus souvent, il sera indiqué de ne pas recourir à une simple ténotomie et de combiner celle-ci avec un avancement, que réclamera la faiblesse des droits internes. Ce n'est, dans la majorité des cas, que grâce à une opération combinée que l'équilibre musculaire pourra être assuré.

Dans le but de rendre le détachement du tendon moins pénible pour le malade, car la cocaïne n'insensibilise guère que la conjonctive, on peut, comme dans le procédé de ténotomie autrefois recommandé par de Arlt, saisir le tendon, mis à nu par le dégagement conjonctival, non plus avec le crochet à strabisme, mais avec les pinces, et, après avoir pratiqué dans sa partie moyenne une boutonnière, on détache les fibres supérieures et inférieures par deux coups de ciseaux, que l'on donne l'un en haut, l'autre en bas, mais avec la précaution de ménager la capsule. A l'aide du petit crochet, on s'assure, par un mouvement de rotation, en haut et en bas, de l'instrument, que le détachement du tendon est bien complet. Ces évolutions restreintes sont bien moins pénibles que l'emploi assez brutal du grand crochet, qui, tout d'abord, doit déchirer la capsule, pour s'insinuer sous le tendon intact du muscle à détacher.

Les seuls accidents, qui peuvent, bien exceptionnellement, se présenter dans l'exécution de la ténotomie, sont l'incision de la sclérotique et l'apparition d'une hémorrhagie, qui, se produisant dans la capsule de Tenon, repousserait l'œil en dehors et envahirait les paupières, en leur donnant une dureté très accentuée. La première complication sera aisément évitée, si l'on fait usage de ciseaux à extrémités bien mousses; quant à la seconde, elle résulte de ce que l'on a porté les ciseaux, trop profondément, de façon à atteindre quelque gros vaisseau ciliaire antérieur. Dans les deux cas, il faudrait interrompre l'opération et appliquer immédiatement le bandeau compressif.

ARTICLE X

AVANCEMENT MUSCULAIRE

Cette opération, fut exécutée, en premier lieu, par Jules Guérin, une dizaine d'années après l'introduction de la strabotomie par reculement. Le procédé primitif consistait à transporter l'œil vers le muscle préalablement détaché, que l'on se proposait d'avancer, à l'aide d'une suture que l'auteur n'hésitait pas à passer à travers la sclérotique; plus tard, de Graefe rendit cette opératien moins périlleuse et moins pénible, en agissant sur l'œil avec une suture qui traversait le tendon du muscle opposé à celui qu'il voulait avancer, et, pour diminuer la résistance de l'antagoniste, il en pratiquait la ténotomie. Mais ce n'est que grâce à l'importante modification apportée à l'avancement par Critchett père, qui, par un système de suture, transportait le muscle à greffer *vers la cornée*, que l'opération put rationnellement être exécutée et entra définitivement dans la pratique. La suture médiane qu'employait Critchett, outre deux sutures placées en haut et en bas du bord cornéen, ne permettait qu'une minime attraction du muscle; de Graefe accentua l'effet opératoire, en saisissant amplement, dans la suture, la conjonctive au-dessus de la cornée mais cette obliquité d'une unique suture devait nécessairement dévier de l'horizontale la nouvelle insertion du muscle avancé.

Pour obtenir un exact transport du muscle vers la cornée, il est nécessaire de faire usage de deux sutures obliques, symétriquement placées, et exerçant sur le tendon du muscle à avancer une traction égale, tel est le but que permet d'atteindre le procédé d'avancement musculaire, à l'aide du *double fil*, de de Wecker. Outre ce mode particulier de suture, il se sert, pour bien étaler l'insertion tendineuse du muscle et introduire exactement dans l'axe du tendon le double fil, d'un crochet à strabisme formé de deux pièces, qui glissent l'un sur l'autre et s'emboîtent par leurs parties recourbées, à la façon d'une pince, entre les mors de laquelle le tendon est saisi (fig. 491). L'opération s'exécute de la manière suivante :

Après avoir placé l'écarteur et, dans le cas d'un avancement du muscle droit interne, fait diriger l'œil fortement en dehors, on saisit la conjonctive tout près du bord interne de la cornée, et on l'incise le long de ce bord, dans une étendue de 1 centimètre. La conjonctive est ensuite décollée (et au besoin excisée en demi-lune) au-dessus de l'insertion musculaire, jusque près de la caroncule, afin de pouvoir facilement prendre, par un seul mouvement du crochet-pince, que l'on tient

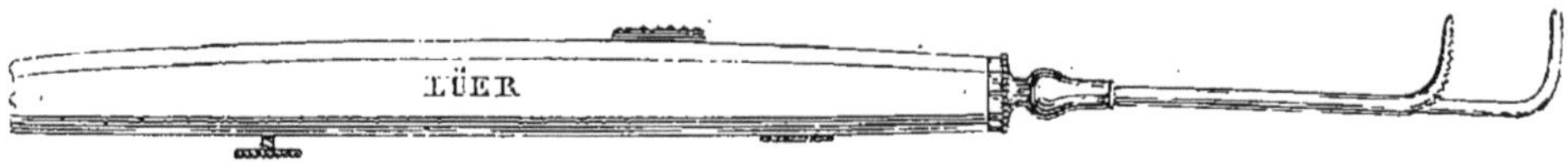

FIG. 491.

ouvert et qui se manie à la façon d'un crochet ordinaire à strabisme, tout le muscle sur l'instrument. La pièce mobile du crochet étant ensuite glissée sur la pièce fixe, le tendon se trouve solidement fixé entre les deux crochets formant pince. L'insertion tendineuse du muscle est alors soigneusement détachée avec les ciseaux, en rasant la sclérotique. La suture ayant été préparée de telle façon, qu'un fil de soie (bien désinfectée) porte trois aiguilles, une au milieu de l'anse qu'il doit former, en se doublant, et une à chaque extrémité du fil, on soulève le crochet-pince, qui tient solidement le muscle entre ses deux branches, et on traverse de dedans en dehors, avec l'aiguille moyenne, le muscle et la conjonctive. Cette aiguille doit pénétrer à une distance de 3 à 4 millimètres du bord détaché du tendon et bien exactement au milieu de la largeur du muscle. Le crochet-pince est ensuite ouvert et retiré, puis, à l'aide d'un petit crochet à strabisme ordinaire, on s'assure que quelques fibres du bord du tendon n'ont pas échappé aux ciseaux. Les aiguilles, que portent les extrémités de la suture, sont alors passées près des angles de la plaie conjonctivale et ressortent à 3 ou 4 millimètres, au-dessus et au-dessous des bords supérieur et inférieur de la cornée, ainsi que le montre la figure 492. On coupe les fils près des aiguilles et on lie les deux sutures, après avoir préalablement irrigué la plaie avec une solution de sublimé à 1/2000. Un bandeau contentif constitue le pansement, et les sutures sont enlevées après trois ou quatre jours.

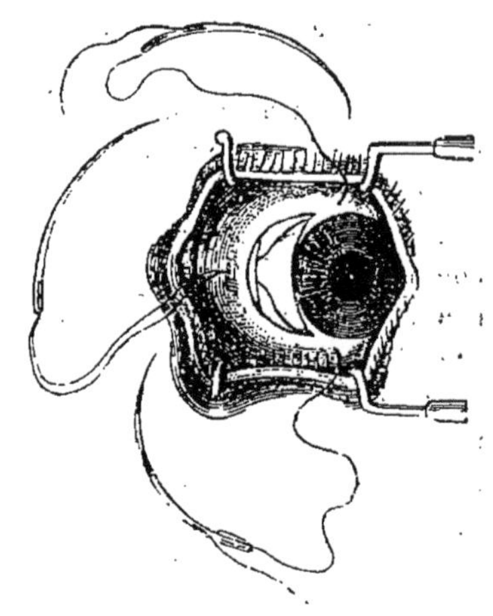

FIG. 492.

Il est presque inutile d'ajouter qu'un moyen fort simple d'augmenter l'effet de l'opération consiste à passer l'aiguille, à double fil, plus loin du bord détaché du muscle. De même, on peut prendre aussi, sur les deux autres aiguilles, un plus large pont conjonctival, comprenant le tissu épiscléral, sans avoir le moins du monde à se préoccuper si, après la fermeture des sutures, la conjonctive est attirée sur une étendue plus ou moins notable de la cornée.

L'attraction du muscle et de la conjonctive donne parfois lieu, près de la cornée, à un bourrelet assez disgracieux, qui peut ne disparaître que fort lentement. On évitera ce désagrément, d'abord, en ne prenant dans la suture qu'une partie res treinte de la conjonctive, sus-jacente au muscle détaché, et, ensuite, en pratiquant la résection du muscle, dans une étendue comprise entre le point traversé par le double fil et le crochet-pince, dont l'emploi rend cette résection très aisée.

Ceci nous conduit à dire un mot du procédé de résection musculaire qui a été proposé par Agnew. Ce confrère, avant de détacher le muscle, plaçait, à l'aide d'un crochet à œillet, une ligature tout près de son insertion scléroticale. Puis, le muscle qu'on se propose d'avancer et l'antagoniste ayant été détachés, le fil qui retient le tendon permet évidemment, en attirant le muscle en avant, de forcer son avancement au moyen de sutures, lorsqu'on aura porté l'œil au maximum d'adduction ou d'abduction, suivant qu'on opère un strabisme divergent ou convergent excessif. Dès que les sutures étaient placées, Agnew coupait l'extrémité qui renferme la ligature et insistait pour que cette résection fût proportionnée au degré de divergence ou de convergence qu'on veut corriger. L'emploi du double crochet (fig. 491) rend ce genre de résection très facile.

ARTICLE XI

AVANCEMENT CAPSULAIRE

Cette nouvelle méthode opératoire a été introduite dans la chirurgie oculaire par de Wecker, qui en a fait l'objet d'une présentation à l'Académie des sciences, dans sa séance du 15 octobre 1883. Dans ce mode d'avancement, on se propose d'agir sur le muscle, non plus en déplaçant l'insertion directe, que fournit son tendon implanté à la sclérotique, mais en transportant vers la cornée l'insertion indirecte, que forme la capsule fibreuse qui entoure le globe oculaire et à laquelle s'attache le muscle, celui-ci se plissant ainsi sur lui-même. L'opération se pratique comme il suit :

On excise près du bord cornéen, vers lequel on veut avancer un pli capsulaire, un lambeau conjonctival en demi-lune, haut de 1 centimètre, dont la concavité contourne le bord cornéen ; le petit axe de ce croissant, large de 5 millimètres, est dirigé dans le sens du muscle à fortifier (fig. 493). Cette excision pratiquée (1), la conjonctive se retire fortement (fig. 493) et met à nu l'insertion musculaire, très facile à reconnaître par les vaisseaux qui courent sur le muscle et pénètrent dans la sclérotique, près de l'implantation tendineuse du muscle. On ouvre alors, à côté et près de cette implantation, la capsule, en la saisissant avec les pinces qu'on appuie un peu sur la sclérotique. De chaque côté du muscle, est pratiquée une boutonnière (fig. 493, *c*), dans laquelle peuvent aisément pénétrer les ciseaux fermés, pour dégager latéralement et au-dessous du muscle la capsule de Tenon.

Ce dégagement opéré, on place alors deux sutures qui prennent un pli conjonctival (ligne en arc ponctuée), au-dessus du diamètre vertical et au-dessous de ce même diamètre, et qui, glissant dans la boutonnière de la capsule, ressortent, ainsi que le montre le dessin, soit à côté du muscle (fig. 493, *a*), en prenant un pli de la capsule, soit à travers le muscle et la capsule de Tenon (fig. 493, *b*). C'est la lar-

(1) On peut, comme nous-même l'avons fait au début, et ainsi que le conseille M. Knapp (*Compte rendu du Congrès international de Heidelberg*, 1888, p. 94), renoncer à l'excision d'une lunule conjonctivale. La muqueuse incisée se retire suffisamment pour dégager amplement l'insertion du tendon ; toutefois, l'excision sera toujours maintenue lorsqu'on voudra obtenir un effet opératoire très accusé.

geur du pli de la capsule de Tenon, qu'on prend (simultanément avec le bord conjonctival) (1) dans la suture, ainsi que la direction en angle plus ou moins convergent vers le milieu du tendon du muscle, qui nous permettent de doser l'effet que nous voulons produire et de l'accroître suivant les cas. Le bandeau compressif est maintenu trois ou quatre jours, après lesquels on enlève les sutures.

Il n'est pas nécessaire de réfléchir longuement pour se rendre compte que cette opération ne doit pas différer, quant à ses effets, de l'avancement musculaire, attendu que, si l'insertion directe n'est pas déplacée, le plissement et, par suite, le raccourcissement du tendon, qui résultent de la traction exercée sur la capsule, aboutissent à un résultat absolument analogue, ce que confirme d'ailleurs pleinement la pratique. Pour ce qui regarde son exécution, une différence notable ne porte que sur ce fait, que l'insertion directe du muscle est laissée intacte, le reste de l'opération, sauf toutefois le temps accessoire et négligeable de l'excision d'un lambeau conjonctival, étant identique à ce que l'on fait dans l'avancement musculaire. Si l'on considère que ce qui complique surtout cette dernière opération est le détachement du tendon, dont la greffe en un point exactement situé dans l'axe du muscle peut laisser quelque inquiétude, on sera amené à voir dans l'avancement capsulaire une heureuse simplification de l'avancement musculaire. Aussi n'hésitons-nous pas à conclure que l'avancement capsulaire doit, à part la réserve signalée plus loin, remplacer, dans tous les cas, l'avancement musculaire, ainsi que, d'ailleurs, nous le faisons depuis son adoption dans notre pratique.

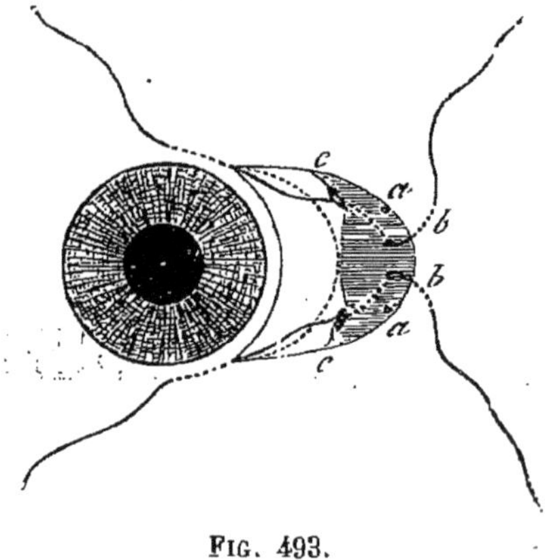

Fig. 493.

L'avancement capsulaire se prête merveilleusement au dosage, car, à part les variantes indiquées plus haut dans le mode d'application des sutures, une modification dans l'emplacement ou dans la direction de ces sutures peut encore être faite, lorsque après l'opération on s'aperçoit que le but n'est pas atteint ou qu'il a été dépassé. En outre, dans une opération combinée, la plaie conjonctivale, qui du côté du muscle ténotomisé, n'a pas besoin d'être fermée, la traction excercée par les sutures, placées pour l'avancement, se chargeant de ce soin, pourra, par exception, recevoir une suture réductrice, si l'on constatait que la correction obtenue est exagérée. L'avancement capsulaire trouvera son emploi, dans les cas suivants :

1° Il sera pratiqué seul, pour remédier au strabisme divergent latent des myopes, lorsque la faiblesse des muscles droits internes sera très accusée (l'adduction tombant sensiblement au-dessous de 45 degrés), une ténotomie des droits externes n'aboutissant, dans ces conditions, qu'à une insuffisance marquée de ces muscles, sans renforcement notable des droits internes.

2° On le combinera à la ténotomie de l'antagoniste, chaque fois qu'on aura affaire à un strabisme concomitant convergent, atteignant 20 degrés, ou divergent, dépassant 12 degrés. Cette combinaison est réclamée pour le maintien de l'équilibre musculaire.

(1) Sur le dessin, ce passage est indiqué par une ligne pleine et pointillée.

3° On l'emploiera seul, ou combiné, suivant le cas, dans le strabisme paralytique, sans rétraction musculaire marquée, lorsqu'une intervention chirurgicale est justifiée par un retour partiel de la fonction musculaire, ainsi que par un arrêt complet de cette guérison partielle.

Le seul cas où l'avancement capsulaire ne peut pas être substitué à l'avancement musculaire, tel que nous l'avons décrit dans l'article précédent, est celui que nous offre un strabisme résultant d'une forte rétraction musculaire, consécutive à une ancienne paralysie, à un traumatisme ou à une ténotomie imprudemment pratiquée, dans le but d'accentuer la correction, et ayant ultérieurement déterminé une déviation inverse (strabisme secondaire), états dans lesquels le muscle antagoniste se montre plus ou moins complètement privé de motilité.

MALADIES DE L'ORBITE

Bien que les affections de l'orbite n'atteignent pas 0,02 pour 100 des maladies oculaires en général, leur gravité relative, ainsi que les difficultés que l'on rencontre souvent dans le diagnostic, nous obligent à leur donner un développement en disproportion avec leur fréquence. Nous débuterons par la description de deux symptômes : l'exophthalmie et l'énophthalmie ; nous exposerons ensuite les affections inflammatoires concernant l'orbite, puis les tumeurs, les traumatismes et épanchements morbides, enfin nous terminerons par l'exophthalmie pulsatile et la maladie de Basedow. Quant aux données anatomiques, elles seront exposées à l'occasion des différentes affections de l'orbite.

ARTICLE PREMIER

EXOPHTHALMIE (DISLOCATION DU GLOBE OCULAIRE).

L'exophthalmie, qui, dans les cas extrêmes, aboutit à une véritable *luxation* du globe oculaire, derrière lequel se resserrent les paupières, peut résulter d'une augmentation uniforme du volume du tissu orbitaire (d'une plus grande ampleur de ses rameaux sanguins ou lymphatiques), de même qu'elle est parfois la conséquence d'un accroissement de volume *limité* à une partie, seulement, du contenu orbitaire, consécutivement à un épanchement, à la production d'une néoplasie, ainsi qu'à l'introduction d'un corps étranger. Le déplacement du globe oculaire peut encore être provoqué par une réduction du volume de la cavité orbitaire par rapprochement de ses parois, sans que celles-ci prennent directement part à cette réduction d'espace. Il en sera ainsi, lorsque les cavités voisines de l'orbite se distendent, par suite d'une accumulation inusitée des produits qu'elles renferment normalement, ou que ces cavités deviennent, elles, le point d'évolution d'une tumeur, ou encore qu'elles sont le siège d'un épanchement morbide.

Lorsque le contenu rétro-bulbaire augmente *uniformément* de volume, par exemple, à la suite d'une plus grande ampleur de volume des vaisseaux, le globe de l'œil est-il chassé directement en dehors, dans le sens de l'axe orbitaire? Pour qu'il en soit ainsi, il faudrait qu'il existât tout d'abord une répartition *uniforme* du tissu péri-bulbaire ; or un coup d'œil jeté sur la coupe de M. Otto Lange, passant à travers l'orbite et la région postérieure de l'œil (fig. 494), montre que le globe

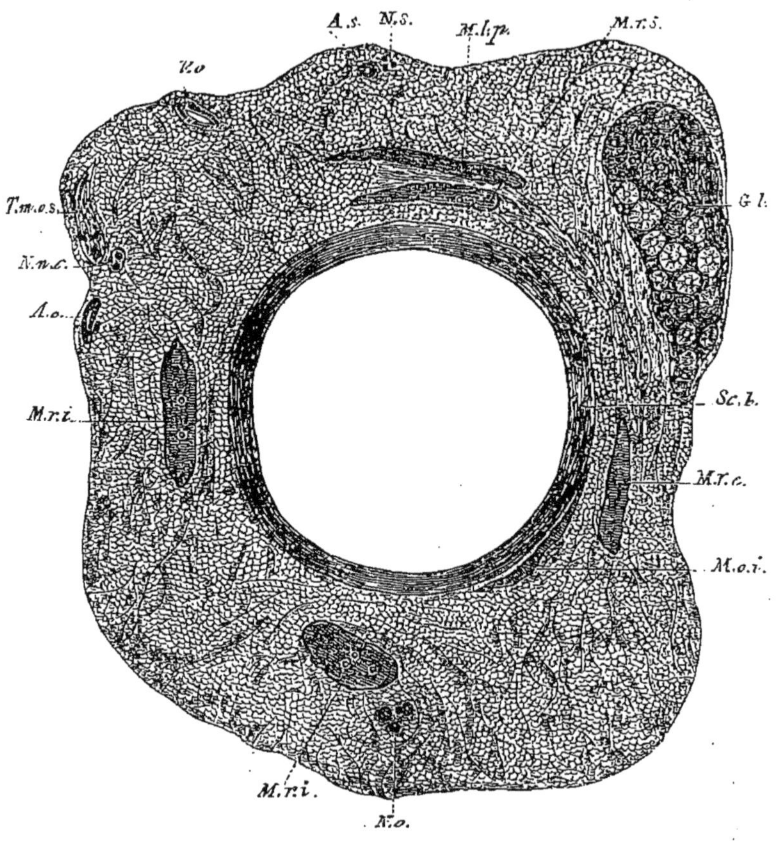

Fig. 494.

V.*o*., vena ophth.; A.*s*., art. supraorbit; N.*s*., n. supraorbit.; M.*l*.*p*., musc. levat. palpeb. sup.; M.r.*s*., musc. rect. sup.; G.*l*., glande lacrym.; Sc. *b*., scler. bulb; M.*r*.*e*., musc. rect. ext.; M.*o*.*i*., musc. obliq. inf.; N.*o*., n. oculo-mot. (ad. M. obliq. inf.); M.*r*.i., musc. rect. inf.; A.*o*., art. ophthalm. (naso-frontal.); N.*n*.*c*., nerf naso-ciliaris; T.*m*.*o*.*s*., tendon du Mus. obl. sup. Cette figure est représentée à moitié grandeur de la figure IX de Lange.

oculaire ne se trouve pas exactement situé dans la direction de l'axe orbitaire, qu'il s'écarte surtout de la paroi orbitaire interne, et aussi quelque peu de la paroi inférieure, comparativement aux parois opposées. Une augmentation uniforme du tissu orbitaire aura donc pour effet, outre le déplacement d'avant en arrière imprimé au globe oculaire, de transporter légèrement celui-ci en dehors et en haut. Toutefois, comme on l'observe dans le goitre exophthalmique, le parallélisme des lignes visuelles sera, dans l'intérêt de la vision binoculaire, maintenu, autant que possible, dans le regard au loin, mais l'écart anormal qu'ont subi les centres de rotation nous rendra compte, dans ce cas, de l'insuffisance des muscles droits internes, qui se manifeste pour la vision rapprochée. Si l'on parle ici d'un transport direct en dehors du globe oculaire, il ne peut être question que d'un à peu près, mais qui est pourtant assez bien observé, pour ce qui regarde l'exophthalmie vasculaire et les tumeurs qui se développent dans l'entonnoir des muscles droits internes et dans la gaine du nerf optique. Les luxations produites par l'introduction du pouce dans la cavité orbitaire, pendant des luttes sauvages, s'opéreraient aussi directement en dehors (Mackenzie).

ARTICLE II

ÉNOPHTHALMIE

Nous rencontrons particulièrement l'énophthalmie sur des malades qui succombent à des affections émaciantes, chez les phthisiques, les cancéreux; c'est le retrait du globe oculaire qui constitue, avec l'enfoncement de la paupière supérieure, un des traits les plus caractéristiques du *facies hippocratica*. Une production brusque et très prononcée d'énophthalmie s'observe surtout chez les cholériques. Nos connaissances sur la possibilité d'un enfoncement nerveux du globe de l'œil sont encore bien incomplètes, pourtant il paraît établi que, sous l'influence d'une excitation du grand sympathique, le rétracteur du bulbe, bien qu'il n'existe chez l'homme qu'à l'état rudimentaire, serait capable de faire rentrer quelque peu le globe oculaire dans sa cavité; contrairement à ce que l'on observe pour la paralysie du sympathique, qui entraînerait une énophthalmie vaso-motrice. Enfin, on a occasion de voir se développer une véritable énophthalmie cicatricielle, lorsqu'on a dû pratiquer des opérations derrière le globe de l'œil, enlever des tumeurs, ou évacuer un phlegmon rétro-bulbaire.

ARTICLE III

INFLAMMATION DES PAROIS DE L'ORBITE, ORBITITE, PÉRIOSTITE, CARIE NÉCROSE

Pour la clarté de notre description, nous diviserons les inflammations des diverses parties de l'orbite, malgré leur tendance à rayonner et à se généraliser, de la façon suivante : nous distinguerons une *inflammation des parois de l'orbite ou périostite, suivie, ou non, de carie et de nécrose de ces parois*; une *inflammation du tissu connectif et graisseux propre de l'orbite*, une *cellulite*; une inflammation qui concerne la *capsule de Tenon, capsulite*; un processus inflammatoire qui prend les veines de l'orbite comme point de départ, une *phlébite orbitaire*; enfin, une inflammation qui, partant des sinus du cerveau, rayonne vers l'orbite, une *thrombose de l'orbite*.

La *périostite orbitaire* est la manifestation la plus ordinaire de l'*orbitite* et dépasse de beaucoup, en fréquence, la cellulite, la capsulite et la phlébite orbitaire. Elle peut affecter une marche aiguë ou chronique.

La *périostite aiguë* est plus rare que la périostite chonique. Elle signale son début par l'apparition de douleurs ciliaires très violentes, qui s'accompagnent très vite d'un mouvement fébrile intense, d'anorexie, de nausées et d'une grande prostration. Ces symptômes généraux marchent de pair avec les troubles locaux; ceux-ci consistent dans une vive rougeur, avec gonflement, des paupières, une légère saillie de l'œil et un défaut de motilité de cet organe, plus prononcé dans les points qui correspondent aux parties malades. La conjonctive bulbaire est soulevée, de manière à entourer la cornée d'un épais bourrelet jaunâtre. Au début de l'exophthalmie, l'œil est baigné de larmes; mais, lorsque le mal se trouve localisé vers le rebord orbitaire supéro-externe, la compression des conduits excréteurs de ce liquide en arrête l'écoulement. Dans les cas où la périostite affecte une marche très rapide, les produits purulents qu'elle fournit apparaissent quelquefois avec une telle rapidité, qu'il en résulte une mortification, par compression des parties voisines; c'est ainsi que l'on peut voir survenir la nécrose d'une portion des parois osseuses de l'orbite et le sphacèle du tissu cellulaire voisin.

Peu de jours suffisent, quelquefois, pour mettre le malade dans un état d'abattement profond, et l'on cite un certain nombre d'observations où le coma et des mouvements convulsifs ont précédé la mort, causée, dans ces cas, par la propagation du mal aux parties environnantes, particulièrement aux enveloppes du cerveau.

La *périostite chronique*, qui, il faut le dire, peut avoir des conséquences aussi fâcheuses que la périostite aiguë, en diffère essentiellement par ce fait, que l'évolution des phénomènes morbides locaux s'y effectue beaucoup moins rapidement, et qu'au lieu de les accompagner, les troubles généraux y sont en quelque sorte consécutifs. Ici encore, les douleurs périorbitaires sont un symptôme précurseur. Elles sont bientôt suivies d'une légère tuméfaction des paupières, particulièrement de la supérieure, tuméfaction qui n'a parfois que les caractères de l'œdème. En général, l'inflammation est restreinte à une partie assez limitée du périoste, et les produits, qui s'accumulent sous cette membrane fibreuse, n'ont pour effet de dévier l'œil et de le déplacer que quand la périostite siège au voisinage du sommet de l'orbite. Le plus souvent, un abcès intra-orbitaire est la conséquence d'une périostite chronique. Bien moins souvent, cette périostite se termine par résolution, laissant longtemps persister un épaississement du périoste sensible au toucher.

Une forme essentiellement chronique d'orbitite est celle qui, principalement chez des enfants, se révèle sous forme d'un abcès froid, accompagné de carie et nécrose. Ces *tumeurs orbitaires froides*, de nature franchement infectieuse (tuberculeuse), sont ordinairement d'une très grande dureté au toucher, presque immobiles, à base solidement implantée, n'atteignant pas, généralement, un volume supérieur à celui d'une forte noisette. A la longue, le sommet de la tumeur se ramollit, la peau rougit, et l'ouverture spontanée, ou artificiellement provoquée, de la tumeur ne donne issue qu'à une petite quantité de pus mal lié, grumeleux, sans affaissement marqué des parties soulevées. Le sondage démontre, en effet, que le périoste et le tissu connectif ambiant se trouvent notablement épaissis et durcis et que la sonde tombe tout de suite sur une partie dénudée de l'os, rugueuse et dans un état plus ou moins avancé de nécrose.

Pour ce qui regarde le *diagnostic*, nous dirons qu'il est assez rare que, la périostite ayant éclaté, non vers le rebord orbitaire, comme c'est le cas le plus ordinaire, mais dans une partie plus ou moins reculée de l'orbite, l'affection puisse simuler, par son évolution lente et insidieuse, le développement d'une néoplasie. Les difficultés du diagnostic, concernant une carie et une nécrose orbitaires, se dissipent, bien entendu, du moment où un trajet fistuleux s'est produit, livran passage à la sonde exploratrice; mais, avant qu'une exploration directe soit devenue possible, le développement, chez de jeunes sujets, d'une tumeur dure, sensible au toucher, dès le début, et très adhérente à l'os, permettra de conclure à l'absence d'une néoplasie.

Quant au diagnostic différentiel de la périostite et de la cellulite, affections qui, d'ailleurs, se combinent aisément, c'est en étudiant surtout les caractères particuliers de la protrusion de l'œil qu'on arrivera le mieux à se guider. Si, par exemple, la périostite occupe le fond de l'orbite, et si le gonflement du périoste et la collection purulente sous-périostique sont considérables, l'exophthalmie sera très manifeste; mais, comme la maladie offre presque toujours sa plus grande étendue sur une des parois de l'orbite, la saillie de l'œil ne se fera pas directement en avant; elle sera plus prononcée du côté opposé à celui qui est le siège principal du mal. Au contraire, comme le tissu graisseux de l'orbite englobe, pour ainsi dire, l'œil d'une manière uniforme, s'il s'enflamme et se tuméfie, il doit chasser directement devant lui l'organe de la vision, suivant son axe antéro-postérieur. En pareil cas, la mobilité de l'œil peut diminuer beaucoup, mais d'une même quantité dans tous les sens, et non d'un côté plus que de l'autre, comme dans la périostite. Notons encore que, dans la plupart des cas de périostite, l'un des bords de l'orbite, en glissant le petit doigt dans le cul-de-sac conjonctival, le long de la face interne du rebord orbitaire, se montre plus particulièrement sensible à la pression, et que la rougeur et le gonflement s'accusent surtout sur l'une des paupières.

Nous avons déjà indiqué, plus haut, quelle analogie nous admettons, pour les périostites à marche très lente, avec les abcès froids et les ostéites qu'on rencontre dans d'autres régions du corps; mais il faut avouer que l'*étiologie* de la périostite de l'orbite offre peu de données précises. On signale, parmi les causes les plus fréquentes de cette maladie, les contusions de la région orbitaire, les plaies, les corps étrangers. Citons aussi l'action prolongée d'un froid intense, ainsi que l'insolation. Relativement à l'âge, on peut dire que la périostite est plus fréquente dans l'enfance et dans la jeunesse que dans l'âge adulte.

Le *pronostic* de la périostite orbitaire offre toujours une certaine gravité, qui varie, du reste, suivant le siège et l'étendue du mal. On comprend facilement qu'un abcès sous-périostique de la voûte de l'orbite puisse s'ouvrir dans la cavité du crâne, au travers de cette même paroi. Si la périostite est localisée près du sommet de l'orbite, non seulement on est menacé d'une propagation de la phlogose vers le crâne, à travers les fentes de cette région, mais on a encore à redouter la compression des nerfs rassemblés dans cet étroit espace, entraînant une cécité plus ou moins complète et la paralysie des muscles de l'œil. Lorsque la périostite occupe le rebord orbitaire, le pronostic sera moins grave, à condition de donner promptement issue au pus et de prévenir l'extension du mal aux parties voisines.

Dans le *traitement* de la périostite, on doit poser en règle générale que, dès qu'on suppose qu'un abcès s'est formé, il est indispensable de l'ouvrir, même s'il y avait doute avec un phlegmon orbitaire, n'exigeant pas une intervention aussi urgente. Mais un chirurgien ne pourra agir, ici, avec hardiesse que s'il possède une connaissance très précise des dispositions topographiques de l'œil, par rapport aux parois orbitaires.

Comme l'indique le professeur Merkel (1), il importe de bien connaître les rapports du

(1) Résumé de p. 713-716, t. IV, du *Traité complet d'ophthalmologie*.

globe oculaire, d'abord, avec l'ouverture orbitaire, puis, avec l'intérieur même de l'orbite. Il faut noter, en se plaçant au premier point de vue, que les deux ouvertures orbitaires sont inclinées sous un certain angle en dehors, outre une légère inclinaison en bas; une différence notable se présentera donc, suivant que l'on pratiquera, à travers l'orbite et le globe oculaire, une coupe verticale ou horizontale. Dans le premier cas (fig. 495) la ligne, réunissant les points des rebords orbitaires atteints par la section, sera sensiblement tangentielle au sommet de la cornée; dans le second (fig. 496), cette même ligne traverse obliquement l'œil bien en arrière de la cornée, et de telle façon que, du côté latéral, elle passe au delà de l'ora serrata et, du côté médian, seulement dans la région du corps ciliaire. Ce recul du rebord orbitaire, s'accusant des deux côtés, s'explique par le fait que l'ouverture orbitaire est concave, transversalement, et non plane. Le rebord orbitaire supérieur est

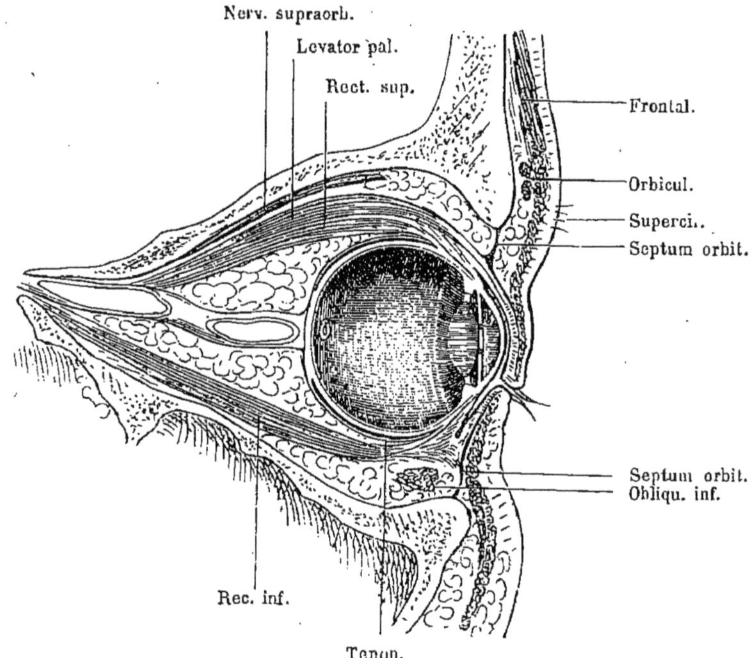

Fig. 495. — Coupe sagittale de l'appareil visuel, à travers le sommet de la cornée et le canal optique.

celui qui garantit le mieux le globe oculaire, car le rebord orbitaire inférieur, comme le montre la figure 495, recule légèrement. Bien que, du côté médian, le rebord de l'orbite ne recouvre pas complètement le globe de l'œil, le dos du nez fournit à celui-ci une protection efficace. C'est donc du côté latéral que l'œil se trouve le moins protégé.

Pour ce qui concerne la position qu'occupe le globe oculaire dans l'orbite même, une coupe frontale (fig. 497) démontre qu'il n'est pas situé dans l'axe orbitaire, mais que son centre se trouve de quelques millimètres placé latéralement à cet axe. Des parois orbitaires supérieure et inférieure de l'orbite, la circonférence du globe oculaire reste assez uniformément distante; peut-être du bord supérieur s'en rapproche-t-elle un peu plus. La pénétration de la pointe du doigt dans l'orbite (le palper) s'exécutera le plus aisément entre le globe oculaire et le rebord inférieur, à cause du peu de saillie de celui-ci. Le côté médian donne un accès moins facile, l'appareil lacrymal et le ligament palpébral interne faisant obstacle. En haut, le rebord orbitaire surplombe tellement que le doigt se trouve retenu. Quant au côté latéral, c'est le plus exposé aux accidents; une pression assez modérée permet aisément à la pointe du doigt d'atteindre l'hémisphère postérieur de l'œil, et la luxation du globe oculaire, produite par l'introduction du doigt dans ce point de l'orbite, est un accident de pugilat bien connu.

La position du globe oculaire, par rapport à l'ouverture faciale de l'orbite (fig. 498), varie notablement suivant les individus. Cohn indique, comme limites normales, un enfoncement de l'œil de 10 millimètres et une procidence de 12 millimètres. En outre, la position du

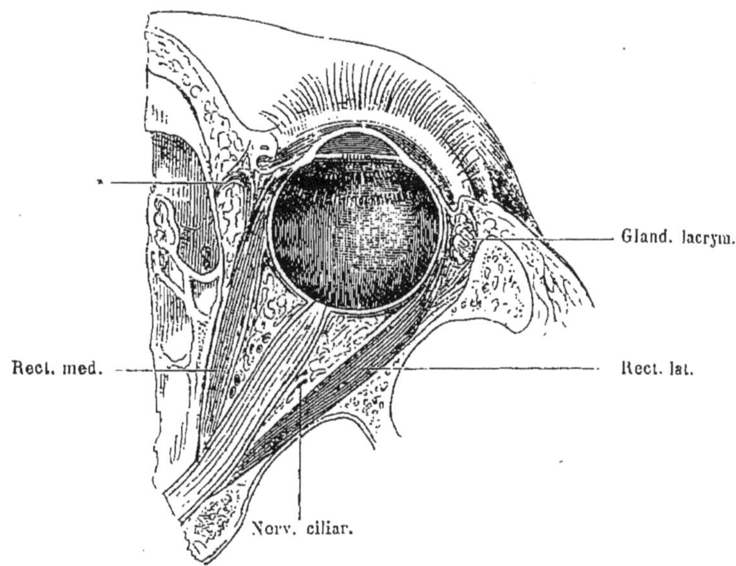

Fig. 496. — Coupe horizontale de l'œil et de l'orbite.

globe oculaire peut être modifiée, temporairement, par la quantité de graisse que contient l'orbite, ainsi que par le degré de réplétion des vaisseaux orbitaires. Relativement à l'enfon-

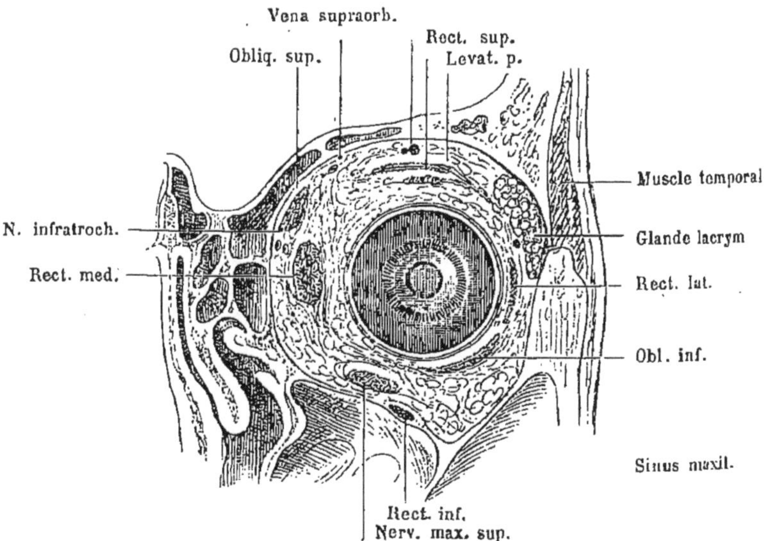

Fig. 497. — Coupe frontale de l'œil et de l'orbite.

cement de l'œil par suite d'amaigrissement, il faut noter que, en raison des attaches de tissu connectif qui relient, aux parois orbitaires, le globe de l'œil, celui-ci ne peut être refoulé dans l'orbite, par la pression atmosphérique, que jusqu'à une certaine limite; au delà, le refoulement s'exerce sur l'entourage, de manière à former, entre le globe oculaire et le rebord de l'orbite, un sillon plus ou moins profond.

L'ouverture des abcès orbitaires est d'autant plus difficile, qu'ils siègent plus profondément et qu'ils donnent moins de fluctuation; on est parfois forcé de pénétrer très profondément dans la cavité orbitaire, laquelle offre, on le sait, chez l'adulte, environ 4 centimètres et demi de profondeur. Le bistouri doit glisser, en le tenant

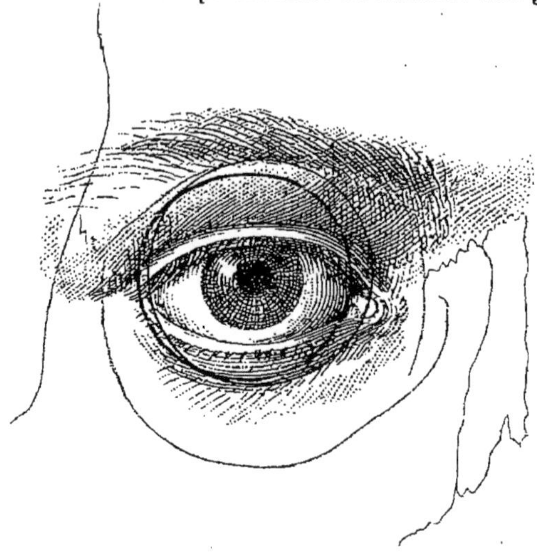

FIG. 498. — Œil ouvert, muni des contours du bord orbitaire (en jaune), du globe oculaire (en bleu) et de la périphérie du sac conjonctival (en rouge).

soigneusement à distance du globe oculaire, le long de la paroi malade de l'orbite, et il faut le pousser avec modération, de manière à éviter la perforation d'une lamelle osseuse peu épaisse et rendue friable par ses altérations. Il est bien entendu que, si la propulsion de l'œil et le gonflement des paupières ne s'y opposent pas, l'incision doit se faire du côté de la conjonctive. Dans le cas contraire, et l'abcès proéminant au voisinage du rebord orbitaire, on suivra le conseil de de Ammon, qui veut qu'on n'incise pas directement la peau au niveau de la tumeur, mais un peu au-dessus, pour la paupière supérieure, au-dessous, pour l'inférieure, afin d'éviter, autant que possible, que la plaie horizontale qu'on ouvre, ne contracte avec l'os des adhérences, qui exerceraient consécutivement une influence fâcheuse sur la position des paupières. On peut très notablement, parfois, se faciliter la tâche de pénétrer dans l'orbite, lorsque l'abcès siège du côté externe, en fendant amplement la commissure externe et en renversant les paupières, si leur raideur fait trop d'obstacle.

Une fois l'abcès détergé, on s'efforcera, au moyen d'explorations prudentes avec le stylet, de se renseigner sur l'état du périoste et de l'os sous-jacent, sans oublier qu'il ne faut pas pousser ces perquisitions trop loin, à cause du peu de résistance que les parois opposent quelquefois à l'instrument. Même dans le cas où le sondage est resté négatif, c'est-à-dire n'a pas permis de reconnaître une surface osseuse dénudée et rugueuse, on ne doit pas laisser la plaie sans y placer un drain, qu'on introduit aussi profondément que possible; après quoi, on fera précéder l'application du pansement contentif d'une irrigation prolongée, pendant une à deux minutes, à travers une sonde creuse, avec une solution de sublimé à $\frac{1}{4000}$. Bien qu'il soit toujours difficile de reconnaître ce qui, dans ces maladies, appartient au périoste ou aux os eux-mêmes, on peut dire que le rôle important revient, généralement, ici au tissu osseux. Les irrigations seront répétées chaque jour et une antisepsie parfaite sera observée, en enduisant les drains et les pièces de pansement d'iodol. Les séquestres doivent être extraits avec précaution.

On n'oubliera pas que la marche de ces maladies est, en général, très lente, surtout si un trajet fistuleux s'est produit spontanément, ce qui se fait, pour le rebord orbitaire, presque constamment à travers la peau. Pareille fistule établie, il peut se passer des mois et même des années avant que la suppuration se tarisse. La tournure, que prend la maladie, doit être d'autant plus favorable, que les forces du sujet sont meilleures et qu'il est moins avancé en âge, surtout quand la carie, ou la nécrose, est l'effet d'un traumatisme et non la manifestation d'une diathèse. Dans ce dernier cas surtout, un traitement général devra être institué, en se souvenant que l'on a, de préférence, à traiter des sujets tuberculeux (scrofuleux) et ceux chez lesquels la syphilis héréditaire est venue en partage. Si le traitement est bien dirigé, la réparation des parois osseuses détruites se fait quelquefois, chez les enfants, avec une rapidité merveilleuse. Dans d'autre cas, où l'exophthalmie primitive ne s'est jamais complètement dissipée, on peut observer la formation de véritables ostéo-

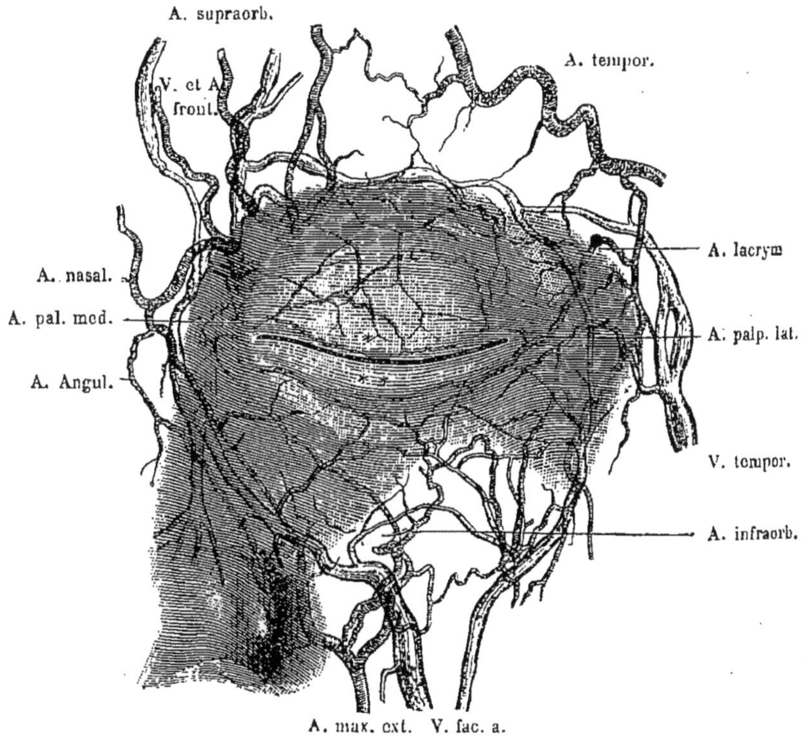

FIG. 499. — Vaisseaux des paupières.
*, **, les deux arcus tarsei.

phytes, dont la saillie dure, à bord tranchant, se révèle à la sonde exploratrice, en se différenciant d'une exostose, à saillie uniforme et arrondie.

Quant aux complications que peut entraîner la nécrose partielle des parois de l'orbite, on notera que c'est, ici, le *siège* qui déterminera essentiellement les complications à redouter, que le traitement doit, autant que possible, prévenir, en favorisant l'écoulement du pus, par l'application de drains et des irrigations antiseptiques fréquentes. La carie, ou nécrose, ne se borne-t-elle qu'aux *rebords orbitaires* et ne descend-elle que peu dans la profondeur, alors, en général, l'évacuation du pus ne rencontre guère de difficulté. Si la *paroi externe* est prise de carie, ce qui ne s'observe ordinairement qu'après des traumatismes, l'évacuation du pus se fait encore facilement, même lorsque la carie descend dans la profondeur de l'orbite; et il est assez aisé, si l'on doit donner issue à une vaste collection de pus, d'éviter, comme on peut s'en convaincre sur le dessin de Merkel (fig. 499), l'artère temporale superficielle, même si le gonflement œdémateux a sensiblement modifié la disposition normale des vaisseaux. La carie des parois *interne* et *inférieure* de l'orbite donne lieu assez facilement, par suite de l'élimination des minces parois latérales de l'orbite (la lame papyracée), à des évacuations dans le nez directement, ou, tout d'abord, à travers l'antre d'Highmore. Mais les vastes suppurations, que peut provoquer la carie de la *voûte orbitaire*, sont celles qu'on a le plus à redouter; un échappement du pus par les sinus frontaux (S. Warren) n'est guère à espérer, tandis qu'il est à craindre qu'après perforation, ou détachement d'un séquestre, le pus ne s'insinue sous la dure-mère. L'extrême minceur des os, en certains points, laisse surtout redouter pareil danger d'une méningite consécutive, plus ou moins généralisée, ou même d'un abcès du cerveau. C'est surtout par une antisepsie exacte qu'on arrivera à conjurer le péril.

ARTICLE IV

INFLAMMATION DU TISSU GRAISSEUX DE L'ORBITE, CELLULITE, PHLEGMON ET ABCÈS DE L'ORBITE

Bien qu'une inflammation, généralisée à tout le tissu graisseux de l'orbite, puisse avoir pris son point de départ d'une périostite, nous devons néanmoins différencier nettement la *cellulite* de l'affection traitée précédemment. La cellulite, qui suit, aussi parfois, la thrombose des sinus longitudinaux et caverneux, est, de son côté, susceptible d'envahir aisément la capsule de Tenon.

L'accélération du pouls apparaît constamment dès le début de la cellulite, même si celle-ci ne doit pas abcéder; on note, en outre, une prostration marquée et une anorexie complète. Une douleur sourde, gravative, occupe le front et souvent la moitié de la tête; l'œil commence alors à proéminer et à accuser un degré variable de déperdition de motilité. Si la cellulite est uniformément généralisée, l'œil sera chassé assez exactement dans le sens de son axe et la motilité réduite, d'une manière égale, en tous sens; mais, fréquemment, le tissu de la glande lacrymale participe plus ou moins à l'inflammation infectieuse, et alors le globe de l'œil se trouve, de préférence, déplacé en dedans, la motilité étant presque complètement abolie en dehors. Le gonflement œdémateux et, parfois, le luisant phlegmoneux gagnent particulièrement la paupière supérieure, qui surplombe, comme une masse dure et inerte, la fente palpébrale, en rendant toute exploration des plus laborieuses. La protrusion et les douleurs peuvent alors acquérir une intensité extrême. En palpant la région malade, on constate que, si la compression de la zone périorbitaire n'est pas douloureuse, par contre, toute tentative pour réduire l'exophthalmie, en repoussant l'œil dans l'orbite, entraîne une douleur aiguë. Mais ce n'est que lorsque l'inflammation commence à rétrograder, qu'il devient possible d'explorer quelque peu la région rétro-bulbaire et de reconnaître que l'œil est projeté, par une tumeur très peu résistante, qui l'embrasse de toute part et l'immobilise.

Très souvent, la cellulite se dissipe sans qu'il se forme un abcès; si le contraire a lieu, on voit alors que le globe oculaire est plus particulièrement projeté d'un côté, que la paupière se soulève davantage au-dessus d'une partie saillante, qui devient fluctuante et laisse échapper, soit spontanément, soit après ponction, une quantité plus ou moins considérable de pus. L'œil rentre ensuite à sa place et, assez souvent, avec une intégrité parfaite, pour ce qui concerne la motilité et l'acuité visuelle. Dans d'autres cas, on constate une cécité absolue. Il faut d'ailleurs noter que le retentissement sur le nerf optique, se traduisant par les signes de la névrite rétro-bulbaire et de la périnévrite, est tout à fait indépendant du degré de l'inflammation, mais résulte bien plutôt de son siège et de son extension au périoste avoisinant le trou orbitaire. Ajoutons que la compression peut encore menacer l'innervation et la nutrition de la cornée.

La cellulite doit, dans tous les cas, être envisagée, pour ce qui regarde son *étiologie*, comme un processus infectieux. L'infection peut, ici, être produite de trois manières : par *contiguïté*, par *métastase* ou par *traumatisme*.

La *cellulite par contiguïté* est la forme qu'on observe le plus fréquemment, et ce sont de préférence les inflammations érysipélateuses du voisinage de la région orbitaire qui tendent à s'étendre au tissu rétro-bulbaire. Ainsi, de petits furoncles de l'angle de la bouche, de l'aile du nez, de l'entrée de la narine doivent être particulièrement signalés. La *cellulite métastatique* s'observe particulièrement dans les affections reconnues comme infectieuses. Ici, il faut noter, en premier lieu, les fièvres puerpérales, typhoïdes et paludéennes graves, ainsi que la septicémie, suite d'opérations ou de blessures; en second lieu, le charbon et la morve, qui peuvent engendrer des cellulites graves, se signalant par la multiplicité des foyers purulents dans le tissu rétro-bulbaire. La *cellulite traumatique* se rencontre, parfois, à la suite de traumatismes, en apparence, des plus insignifiants. On la signale après le simple sondage du conduit lacrymal inférieur, la sonde ayant été contaminée, ou ayant transporté des germes de ce conduit, si souvent encombré de masses infectieuses. La rupture spontanée du sac lacrymal distendu peut, en déversant ses produits dans le tissu cellulo-graisseux de l'orbite, déterminer une cellulite. Les opérations atteignant la capsule de Tenon, comme la strabotomie, ont donné parfois lieu à semblable cellulite désastreuse. Enfin, l'œil pris de panophthalmie peut communiquer le phlegmon à l'orbite, et, même, lorsque la suppuration infectieuse ne s'est bornée qu'à la partie antérieure du globe oculaire.

Le *pronostic* de la cellulite est toujours grave, non seulement pour ce qui concerne la conservation de l'œil et de la vision, mais aussi pour la vie même du malade. A ce dernier point de vue, le danger réside surtout dans la thrombose de la veine ophthalmique et des sinus, que peuvent engendrer des cellulites de peu d'intensité. Il est prouvé que les cellulites, où l'infection s'est développée dans le tissu rétro-bulbaire par *contiguïté*, sont plus à redouter que celles occasionnées par une infection directe et traumatique. Bien entendu la cellulite métastatique sera, comme pronostic, d'autant plus grave que l'affection putride, qui l'a engendrée, aura donné naissance à d'autres foyers métastatiques.

Nous ne revenons pas sur le *traitement*, qui aura pour but principal de donner le plus promptement possible issue à une accumulation du pus, dès que la cellulite aura abouti à un abcès. L'ouverture sera faite d'après les principes exposés dans l'article précédent, et on la fera toujours suivre d'une irrigation prolongée de sublimé, à travers une sonde creuse. On prescrira de hautes doses de quinine, et un traitement symptomatique sera institué, en s'abstenant de tout moyen débilitant.

ARTICLE V

THROMBOSE DE LA VEINE OPHTHALMIQUE. — THROMBOSE DES SINUS

Anatomie. — C'est ici le lieu de donner une description succincte des veines de l'orbite, si bien étudiées par M. Merkel (1). On distingue deux *veines ophthalmiques* (fig. 500) : une *supérieure* et une *inférieure*. La première naît de deux branches passant, l'une au-dessus, l'autre au-dessous du tendon du muscle oblique supérieur, et se dirige, sous le muscle droit

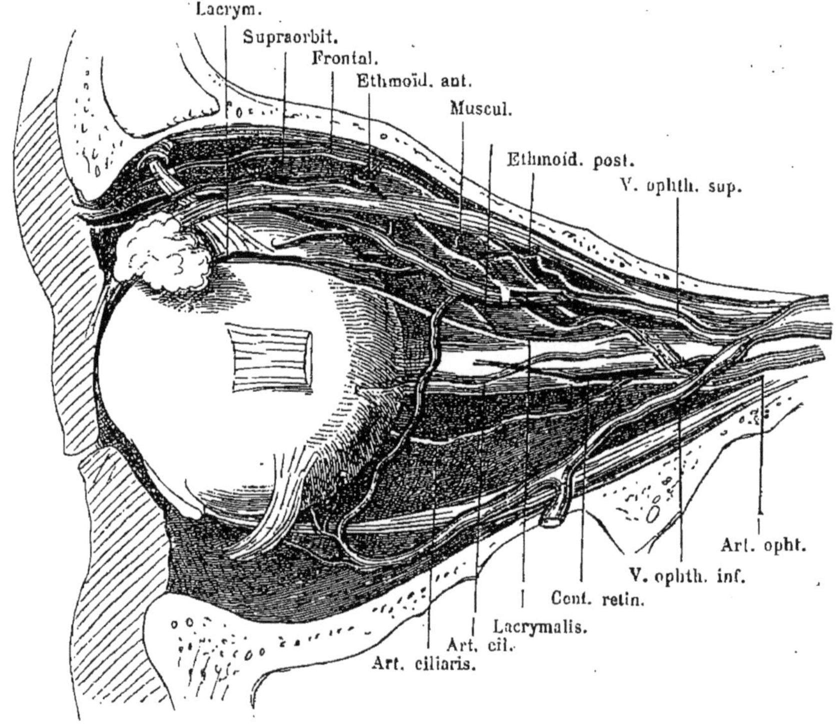

FIG. 500. — Représentation (demi-schématique) des vaisseaux de l'orbite; ni les muscles, ni la glande lacrymale ne sont indiqués. Les venæ ciliares (non désignées sur le dessin), qui sortent du globe oculaire, ont été exactement dessinées d'après la préparation (grossissement 11/2).

supérieur, vers la fissure orbitaire supérieure, pour aboutir au sinus *cavernosus*. Dans ce parcours, elle reçoit des branches collatérales provenant des parties renfermées dans l'orbite (fig. 500). Quant à la veine ophthalmique inférieure, que l'on peut aussi envisager comme une branche collatérale, elle reçoit son sang des parties inférieures de l'orbite et se déverse dans la veine supérieure, un peu avant sa sortie de l'orbite; de fortes anastomoses réunissent, en outre, ces deux veines derrière le globe oculaire.

(1) Résumé de p. 729-731 et p. 738-741, t. IV, du *Traité complet d'ophthalmologie*.

Ce qu'il est surtout important de noter, c'est que les deux veines ophthalmiques reçoivent, du dehors, de fortes veines affluentes, et qu'elles sont, en quelque sorte, formées par cet afflux veineux. La veine supérieure, recevant ses branches initiales de la région palpébrale, est placée, par cet intermédiaire, en communication avec les veines de la face, de la région temporale et du sinus maxillaire. En haut, le système veineux du tégument de la tête et du front, de même que le sinus frontal, se trouvent en réunion avec l'orbite. En outre, les deux veines ethmoïdales amènent directement, dans l'orbite, le sang des parties supérieures et postérieures du nez, de même que la veine zygomatico-temporalis relie les veines de l'orbite et les veines profondes de la tempe. Quant à la veine ophthalmique inférieure, elle communique ordinairement avec la veine infraorbitalis, et elle échange, par la fissure orbitaire inférieure, des anastomoses avec la veine faciale profonde, qui, elle, est en communication avec le plexus ptérygoïdien, les veines profondes du nez et celles du sinus maxillaire. De nombreuses variétés peuvent, d'ailleurs, se présenter dans la disposition anatomique de ces veines, rendant encore plus aisé et plus direct le transport de substances infectieuses vers les méninges.

De même, pour ce qui regarde les rapports de la circulation veineuse intracrânienne avec les veines extérieures, de sensibles variations, qui ont aussi été exposées par M. Merkel, expliquent pourquoi le danger de l'envahissement des sinus par la phlébite est si variable. « Le système de l'*A. meningea media*, dit M. Merkel, est en général indépendant des sinus veineux. Ce n'est qu'en un seul point qu'on rencontre, ordinairement, une transition entre les sinus et la venæ meningeæ, et c'est dans le sinus spheno-parietalis. Tantôt, il est hors de doute qu'il constitue une veine méningée élargie, tantôt il se dirige complètement isolé. Ses débuts, *lacunæ laterales* des sinus longitudinaux, sont, en tous cas, sans artères afférentes. Dans de nombreux cas, ce sinus est profondément imbriqué dans une rainure osseuse; il y a même des cas où il se trouve, dans toute sa longueur, recouvert de substance osseuse, ce qui le transforme alors en une veine temporale du diploë. Comme son commencement, aussi sa terminaison se trouve isolée. Parfois il aboutit sous l'extrémité latérale de l'ala orbitalis dans le diploë, dans d'autres cas, il passe dans les veines de l'orbite, ou, encore, il se rend, vers le bord de l'ala orbitalis, au sinus caverneux. Il n'est pas rare de voir plusieurs de ces variations réalisées.

« Les autres sinus sont, comme l'indique déjà leur dénomination, des canaux imbriqués dans la dure-mère. Ils ne possèdent pas les membranes des autres veines, avec lesquelles ils n'ont de commun que l'épithélium. La paroi que leur fournit la dure-mère est, dans toute la circonférence, solide, ils sont sans valvules et leur ouverture ne peut s'affaisser. Pourtant on ne craint pas beaucoup leur blessure, leurs hémorrhagies s'arrêtent facilement, et la pénétration de l'air, vu leur rigidité, n'est guère à redouter.

« La principale sortie du sang, dans les sinus, s'effectue par le *foramen jugulaire;* c'est vers lui qu'ils se concentrent presque tous (fig. 501). Le *sinus transversus*, qui quitte, dans cette ouverture, la cavité crânienne, comme canal central, recueille le sang des sinus longitudinaux superposés en trois étages. Ces sinus longitudinaux sont : le *sinus sagittalis superior* de la voûte crânienne, le *sinus sagittalis inferior*, près du bord libre de la falx cerebri, et le *sinus tentorii*. Du point de confluence des sinus transverses, longitudinalis superior et tentorii, se présente, dans la ligne médiane en bas, le *sinus occipitalis* si variable, qui se réunit également par deux branches avec l'extrémité du *sinus transversus*, dans la fosse jugulaire. Avec le système de la *sella turcica* et les deux *sinus cavernosi* et leurs embranchements (sinus intercavernosus ant. et post., sinus circularis Ridlegi), le *sinus transversus* se trouve en communication par les deux *sinus petrosi*, le supérieur et l'inférieur. Si l'on fait abstraction des émissaires, les sinus communiquent encore, avec les veines situées en dehors du crâne, par le *plexus basilaris*, qui descend du système de la *sella turcica* vers le plexus veineux antérieur de la cavité du rachis, et par les petites branches du *sinus occipitalis*, qui pénètrent dans le plexus postérieur. En avant, une communication importante, au point de vue pratique, est établie avec le système veineux de l'orbite, par la *vena ophthalmica* qui aboutit au *sinus caverneux*. »

La description de la *phlébite orbitaire* ne diffère pas de celle de la cellulite phlegmoneuse. Il est, d'ailleurs, rare qu'on observe, dans une clinique ophthalmologique, un cas pur de phlébite orbitaire ; d'une part, parce que les lésions, qui l'entraînent, ne rentrent pas en général dans le domaine de notre spécialité et, d'autre part, parce que la phlébite orbitaire, si elle ne complique pas déjà une thrombose des sinus, l'entraîne facilement, et alors les symptômes graves engagent, ordinairement, à évacuer le malade dans un autre service et privent l'ophthalmologiste de tout contrôle anatomique. En réalité, la démonstration que les accidents

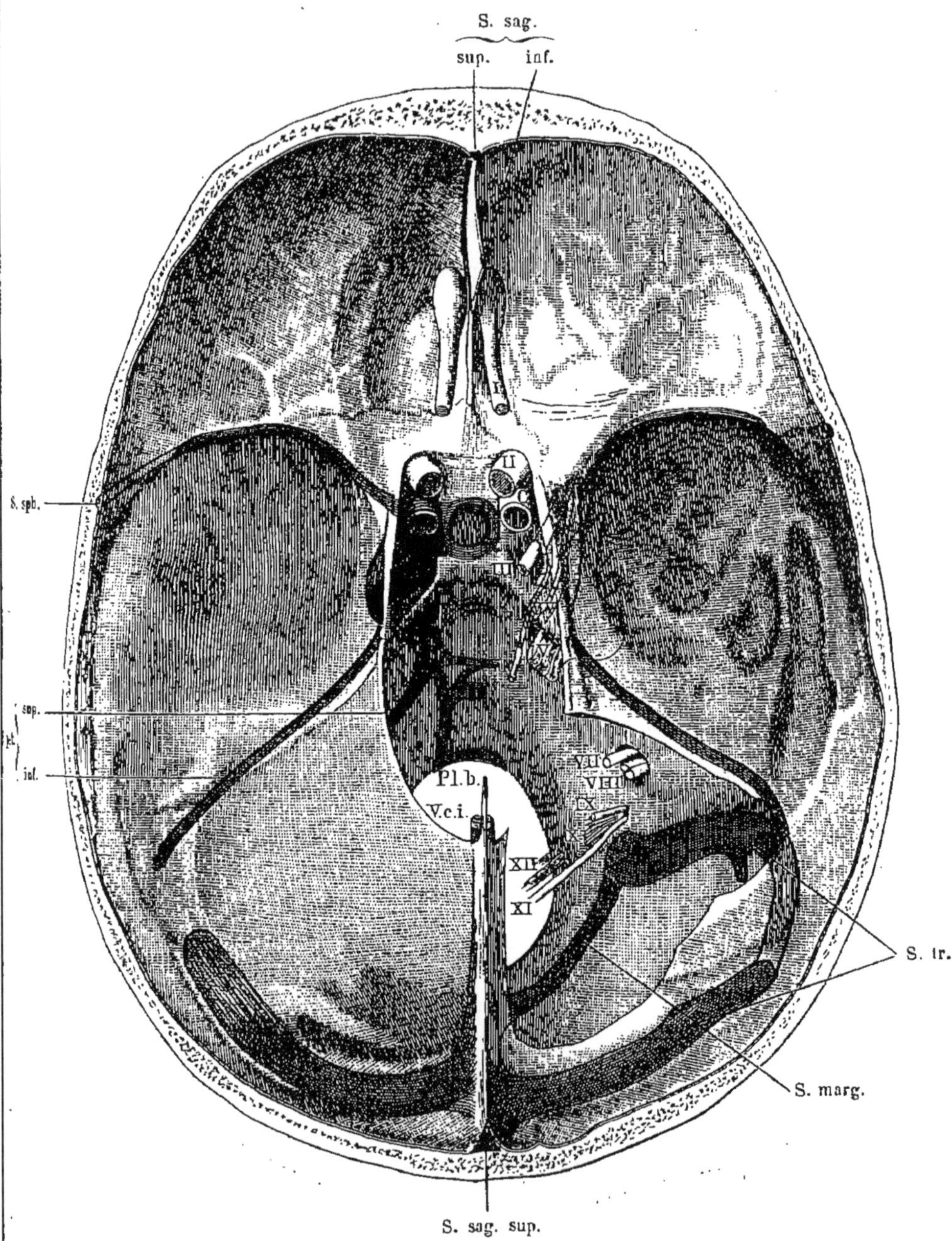

Fig. 501. — Base du crâne recouverte de la dure-mère. Du côté droit, le tentorium est enlevé pour permettre l'inspection de la cavité crânienne postérieure.

C., A. carotis; *Pl. b.*, plexus basilaris; *V. c. i.*, vena cerebri interna. Les chiffres romains indiquent la série des nerfs crâniens. (Dessin au 4/5e de la grandeur naturelle.)

phlegmoneux de l'orbite ont pris leur point de départ du côté des veines, repose plutôt sur un raisonnement théorique que sur des recherches anatomiques nettement établies.

Même au point de vue clinique, la démonstration du mode de propagation peut être rendue fort difficile, attendu que l'inflammation infectieuse (érysipélateuse) de la face peut s'être dissipée très promptement. Ce qui, en effet, décide surtout de la gravité des complications d'un érysipèle, c'est moins son intensité que sa localisation, et probablement, pour ce qui concerne la phlébite orbitaire, la coïncidence avec certaines anomalies anatomiques, qui facilitent la propagation et nous donnent la raison pour laquelle quelques inflammations infectieuses gagnent tout de suite la profondeur de l'orbite, au lieu de s'étaler sur les paupières et la face. A pareille infection pénétrante, la plus légère blessure des téguments voisins des angles des yeux peut donner lieu. Ainsi, ces phlébites ont été observées à la suite d'injections de morphine à la tempe (E. de Jaeger), ou d'injections avec rupture du conduit lacrymal (de Graefe).

Non seulement ces processus infectieux menacent l'œil qu'ils ont atteint, mais ils peuvent gagner l'orbite du côté opposé, par propagation à travers le crâne, comme le rapporte Leber dans une observation. Dans ce cas, en particulier, la lésion primitive, une rougeur érysipélateuse, avec gonflement d'une moitié de la face, avait presque déjà disparu, lorsque les veines orbitaires et les sinus se prirent et propagèrent l'infection, d'arrière en avant, à la veine ophthalmique et au tissu orbitaire du côté opposé. La participation de la thrombose des sinus, et la presque certitude de l'exitus léthal, sont établies par cette constatation de la transmission de la phlébite d'une orbite à l'autre.

Une simultanéité d'infection des veines orbitaires, sur les deux côtés, peut aussi se rencontrer, comme cela ressort clairement d'une observation de Cohn, relative à une jeune fille qui, souffrant d'abcès multiples de la moitié gauche de la lèvre supérieure, que l'on incisa, fut prise d'un érysipèle de toute la face et d'une double phlébite orbitaire, accidents auxquels elle succomba.

La nature parasitaire de ces affections n'a, jusqu'à présent, pu être constatée que dans un nombre restreint de cas ; mais que les parasites puissent être transportés jusque dans les fines branches des foyers encéphaliques secondaires, c'est ce qu'établit une observation de Schüle, l'autopsie ayant permis de constater, outre des foyers de ramollissement à l'extrémité de la fosse sylvienne gauche et dans la tête du tuber cin. droit, qu'il existait, dans le noyau lenticulaire du même côté, une partie décolorée et jaunâtre, dans laquelle l'examen microscopique démontrait une accumulation de micrococci, occupant le contenu des vaisseaux et les éléments cellulaires de cette région.

La phlébite orbitaire peut présenter de nombreuses variétés, comme le prouve la diversité des cas qui ont été rapportés ; aussi, au point de vue clinique, est-il important de bien se pénétrer des faits suivants :

1° La phlébite orbitaire peut, en quelque sorte, se circonscrire au tissu orbitaire, déterminer, de préférence, comme M. Knapp l'a démontré, une thrombose des vaisseaux de la rétine, c'est-à-dire que l'infection semble revenir, par ses effets, à son point de départ : l'érysipèle facial ;

2° L'infection, partant d'un point périphérique, traverse les veines orbitaires pour gagner les sinus, sans provoquer un processus infectieux grave dans l'orbite même, tuant pourtant par méningite, suppuration infectieuse, etc. ;

3° Dans tous les cas d'infection par métastase, la matière infectieuse peut être, tout d'abord, déposée dans l'œil même et, de là, gagner l'orbite, comme dans un cas rapporté par M. Wagemann ;

4° Par une marche inverse à ce que l'on observe d'ordinaire, la phlébite orbitaire peut, quoique très exceptionnellement, éclater par propagation de la thrombose des sinus aux veines ophthalmiques. Les phénomènes cérébraux précèdent, en pareil cas, les symptômes orbitaires, dont l'œdème conjonctival serait le premier symptôme, d'après Knapp.

La nature infectieuse de la phlébite orbitaire étant constante, nous devrons, en l'absence d'une transmission métastatique, dans laquelle l'œil se prend tout d'abord, ou d'un retentissement très rare par voie centrifuge, songer, dans les cas en apparence spontanés, non précédés d'une manifestation érysipélateuse, à une infection par voie directe, par les veines ou les voies lymphatiques. Une attention toute particulière doit, ici, être portée sur l'exploration des oreilles et de la cavité buccale, des dents. C'est ainsi que, dans une observation de M. H. Pagenstecher, l'infection provenait du canal dentaire. Il n'en était résulté, dans ce cas, qu'un plegmon orbitaire; mais la complication avec des abcès intracrâniens est connue, et non seulement cette propagation si redoutable s'observe, mais on a aussi signalé fréquemment, avec des abcès de l'orbite, la formation d'abcès profonds dans la région temporale. Ces abcès temporaux, déjà cités par Spencer Watson, se trouvent indiqués dans une observation de Pitha et une de Panas. La transmission par les veines cérébrales à la substance cérébrale même, de façon à entraîner la formation d'abcès, paraît aussi ne pouvoir être mise en doute.

Au point de vue du traitement, nous pensons que l'intervention prompte es indiquée, dès qu'on peut supposer qu'un abcès s'est formé. Les irrigations répétées avec le sublimé, à travers une sonde ou une spatule creuse, et le pansement antiseptique sont de rigueur.

ARTICLE VI

INFLAMMATION DE LA TUNIQUE VAGINALE DE L'ŒIL (O. FERRALL). INFLAMMATION DE LA CAPSULE OCULAIRE (MACKENZIE). CAPSULITE (DE WECKER). TENONITE (SŒLBERG WELLS).

L'affection, dont nous devons maintenant nous occuper, a pour siège les espaces lymphatiques, et principalement la grande cavité lymphatique périoculaire. A elle seule, cette sorte de lymphangite n'entraîne jamais la formation d'un abcès. La capsulite, faisant, en quelque sorte, constamment cortège à des cellulites graves, ainsi qu'à des phlébites orbitaires, peut évidemment coïncider avec la formation d'un phlegmon orbitaire ; mais, lorsqu'elle n'est pas consécutive à une panophthalmite grave, qu'elle est primitive, la capsulite n'abcède jamais.

La *capsulite*, qu'il ne nous a été permis d'observer, comme maladie distincte, que dans un petit nombre de cas, présente trois symptômes caractéristiques, qui sont :

1° Une injection sous-conjonctivale prononcée, avec tuméfaction du tissu sous-conjonctival, phénomène qu'on chercherait vainement à rattacher, soit à une kératite, soit à une iritis, soit enfin à une affection des membranes profondes. Cette injection violacée et le gonflement du tissu périkératique rappellent, quant à l'aspect, la tuméfaction épisclérale, si manifeste dans quelques formes d'iritis que les anciens, fidèles observateurs, croyaient devoir rapporter à la diathèse rhumatismale ;

seulement, ici, l'iris est intact et ses fonctions sont normales. L'injection ne peut pas, non plus, se rattacher à une choroïdite; car, bien qu'elle persiste, en général, plusieurs semaines, les milieux de l'œil n'offrent jamais le moindre trouble et la vue reste excellente. Enfin, il n'est pas permis de songer à une violente inflammation de la sclérotique, à laquelle le tissu sous-muqueux de la conjonctive bulbaire se serait associé, et cette confusion est impossible à cause de l'égalité de répartition de l'injection, l'absence de foyer avec soulèvement en bouton, ou monticule, du tissu épiscléral de la muqueuse;

2° Une légère exophthalmie, qui s'établit dès le début de la maladie et qui, tout en durant autant qu'elle-même, n'atteint jamais des proportions notables, comme celle qui résulterait des inflammations étudiées dans les chapitres précédents;

3° Une réduction dans la motilité du globe oculaire, qui ne se manifeste que dans les mouvements extrêmes de l'œil, en provoquant de la diplopie. L'apparition des images doubles a lieu pendant le regard forcé, dans toutes les directions, et ces images présentent, à égale distance, le même écartement, ce qui prouve que l'exophthalmie s'est produite d'une manière uniforme.

Peut-il exister une forme *chronique* de capsulite avec hydropisie consécutive? Théoriquement, oui, mais jusqu'à présent on ne l'a qu'exceptionnellement rencontrée dans des cas d'exostose orbitaire (Knapp), et encore doit-on admettre la possibilité d'une confusion avec des kystes séreux adjacents à la capsule. L'hydropisie de la bourse fibreuse de Tenon, telle que Carron du Villards l'a décrite, paraît surtout due à la plume fantaisiste de cet auteur.

La *marche* de la capsulite est caractérisée par une certaine lenteur et par la persistance de la plupart des symptômes ci-dessus mentionnés. Les douleurs n'atteignent jamais la même intensité que dans la périostite et le phlegmon orbitaire, et on les a vues, dans certains cas, manquer presque absolument. Elles disparaissent lorsque l'œil reprend sa position, ce qui arrive au bout de six à huit semaines; et, avec elles, se dissipent la vision double et l'injection périkératique.

Cette affection si rare reconnaît, principalement, pour *causes* les blessures qui ont intéressé la capsule de Tenon. A ce sujet, nous devons signaler la strabotomie, après laquelle une capsulite peut très exceptionnellement éclater, si on a fait usage d'instruments contaminés. L'inflammation de la capsule de Tenon suit parfois, mais moins directement, l'opération de la cataracte; alors, elle résulte généralement de l'irido-choroïdite purulente qui survient après cette opération. L'exophthalmie légère, qui se produit, provient, sans nul doute, d'une inflammation de la capsule de Tenon; et ce fait ne laisse pas que d'avoir une certaine importance pratique, car on a vu, alors, l'énucléation, si une antisepsie des plus scrupuleuses n'était pas observée, entraîner une méningite mortelle. La capsulite se rencontre encore, mais très rarement, après des érysipèles de la face, ou, spontanément, chez des malades qui se sont exposés à des changements brusques de température, ou chez lesquels se sont rencontrés les traits de la diathèse rhumatismale et de l'infection spécifique (capsulite gommeuse).

Le *pronostic* de la capsulite idiopathique est, en général, favorable, mais la durée de cette maladie est longue, quel que soit d'ailleurs le traitement qu'on dirige contre elle. Le pronostic est plus sérieux lorsque l'inflammation succède à un érysipèle facial, à une lésion traumatique; dans ces cas, la capsulite se complique presque constamment d'un certain degré de cellulite orbitaire, et le tissu nouvellement formé peut, par sa rétraction, exercer une influence funeste sur le point d'émergence du nerf optique et amener une cécité complète. Dans les cas de panophthalmie, en particulier à la suite d'une opération de cataracte, la possibilité d'une infection de l'organisme doit être rapportée à une capsulite suppurative.

Le *traitement* de la capsulite idiopathique sera complètement expectatif. Divers moyens, consistant dans l'emploi de frictions belladonées sur le front, de compresses chaudes et d'un bandeau compressif modérément serré, peuvent être mis en usage, pour tenter d'abréger la durée du mal. Si des antécédents rhumatismaux, un refroidissement brusque, sont signalés comme causes originaires du mal, alors on pourra avoir recours à une série d'injections de pilocarpine, ainsi qu'à l'emploi du salicylate de lithine. La méthode antiphlogistique et, en particulier, l'application d'une vessie, remplie de glace pilée, sur l'œil recouvert d'une compresse, ne sont, pour ainsi dire, indiquées que dans les cas de capsulite traumatique. Lorsque la capsulite est consécutive à la suppuration du globe oculaire, les antiseptiques, un débridement hardi (suivi d'exentération) et l'emploi de compresses imbibées d'une solution de sublimé chaude, ou l'usage de cataplasmes bien désinfectés, joints à des injections sous-cutanées de morphine, sont seuls capables d'accélérer le cours de la maladie, de soulager le malade et d'écarter les dangers d'une phlébite avec thrombose consécutive.

ARTICLE VII

HÉMORRHAGIES DE L'ORBITE, HÉMATOME (KYSTE SANGUINOLENT) DE L'ORBITE

Les épanchements sanguins, *spontanés* ou *traumatiques*, peuvent se faire entre le périoste et l'os, dans le tissu cellulo-graisseux de l'orbite, enfin, entre le globe de l'œil et la capsule de Tenon. Il a déjà été question des hémorrhagies intravaginales du nerf optique (p. 723), que l'on rencontre encore assez fréquemment. Le sang, occupant l'orbite, peut s'échapper des vaisseaux orbitaires mêmes (veines, artères et capillaires), ou bien il provient des cavités avoisinantes, le plus souvent après l'établissement d'une communication anormale, par traumatisme ; de même, du sang, s'échappant des vaisseaux de l'orbite, peut s'être répandu dans les cavités voisines.

Les *épanchements intracapsulaires ou ténoniens, spontanés*, sont d'une excessive rareté; Wharton Jones en cite un exemple, mais on a eu, très exceptionnellement, occasion de les étudier expérimentalement pendant la ténotomie. Cet accident, si rare, donnant lieu à une projection instantanée de l'œil, avec distension excessive des paupières, doit être attribué, non à un dégagement excessif de la capsule, mais, bien plutôt, à une anomalie anatomique dans la répartition des vaisseaux.

Les épanchements de sang entre le périoste et l'os, absolument circonscrits, ou communiquant avec d'autres extravasations sanguines dans le tissu orbitaire, sont le corollaire ordinaire des fractures de l'orbite, dont il sera question plus tard.

Des *épanchements orbitaires* peuvent-ils se produire *spontanément?* Oui, mais le nombre des observations recueillies jusqu'à présent est si minime (cinq cas), que l'on doit regarder l'orbite comme un des endroits les moins exposés à des épanchements sanguins spontanés. La pression, en quelque sorte constante, exercée par les muscles qui retiennent le globe oculaire, la contention, produite ici, par l'orbiculaire et le fascia tarso-orbitaire, doivent contribuer à garantir, jusqu'à un certain point, des ruptures vasculaires; mais c'est aussi, principalement, la facilité de déplacement des vaisseaux, que leur disposition anatomique leur assure, qui fait qu'une déchirure, donnant lieu à un vaste épanchement, ne se produit pas facilement, même si des altérations vasculaires générales préexistent, ainsi qu'une tendance aux congestions passagères (après les repas), chez les dyspeptiques (Panas), les constipés, les sujets enclins aux épistaxis, à des troubles menstruels, etc. L'exploration ophthalmoscopique vient, dans certains cas, confirmer l'origine de l'exophthalmie brusque et parfois très douloureuse, que produit l'épanchement, en montrant, autour de la papille anémiée, des plaques hémorrhagiques adossées au bord papillaire.

L'*hématome traumatique* est infiniment moins rare que le spontané. Il peut se produire *par lésion directe* des vaisseaux et *par lésion indirecte*.

Les *hématomes, par lésion directe,* s'observent à la suite de l'introduction, dans l'orbite, d'un instrument piquant ou tranchant et, principalement, à la suite de la pénétration de projectiles, qui peuvent être entrés dans l'orbite latéralement, sans léser le globe de l'œil. Lorsque la blessure a eu lieu du côté de l'ouverture orbitaire, l'écoulement du sang au dehors ne se fait que difficilement, les divers tissus se déplaçant et masquant le trajet de la plaie. Cette difficulté, dans l'écoulement du sang extravasé au fond de l'orbite, est du reste bien connue.

Les *hématomes*, *par lésion indirecte*, sont le résultat, soit d'une lésion contondante *directe* sur la charpente osseuse de l'orbite, soit de fractures par choc *direct* du crâne, contre une surface dure, ou par *contre-coup*. L'hématome nous intéresse, en pareil cas, bien moins comme entité morbide, que comme symptôme des lésions que le traumatisme a entraînées. Les signes principaux, dénotant qu'un hématome s'est produit, sont :

1° L'apparition soudaine d'une exophthalmie, variable suivant la quantité de sang épanché (l'importance des vaisseaux lésés). Lorsqu'il s'agit de très vastes épanchements, toutes les parties constituantes de l'orbite s'infiltrent, et la protrusion s'effectue directement en avant. Les hématomes circonscrits, qui dévient bien nettement le globe oculaire et le déplacent, pendant toute la durée de l'épanchement, de l'axe orbitaire, peuvent, avec raison, être envisagés comme *hématomes sous-périostiques;*

2° La *suffusion sanguine de la conjonctive*, qui peut se présenter isolément ou simultanément avec celle des paupières. M. Berlin accorde à ce signe une importance capitale, mais il faut noter qu'un traumatisme léger peut aussi donner lieu à des ecchymoses sous-conjonctivales; d'autre part, des hématomes sous-périostiques du fond de l'orbite ne doivent guère provoquer aisément une suffusion sous la conjonctive. Lorsque le sang s'est surtout répandu dans la capsule de Tenon, de petites hémorrhagies intertendineuses n'apparaîtront que tardivement;

3° Les *ecchymoses palpébrales*, dont l'importance est si capitale, comme signe révélateur, dans les cas d'hématome par lésion indirecte, non seulement d'une fracture orbitaire, mais aussi de fissures de la base du crâne, qui peuvent avoir intéressé plus ou moins directement le plancher de l'orbite. Nous avons déjà donné (p. 11) les indications pour différencier les ecchymoses palpébrales, survenues à la suite de blessures et de chutes, par migration de sang intra-orbitaire, des extravasations directes intrapalpébrales. Toutefois, il faut prendre en considération, comme l'indique M. Berlin, que de très vastes épanchements pourraient se produire dans l'orbite, après des lésions indirectes, sans aucune fracture des parois, et que, en second lieu, des fractures (sans écart) des parois orbitaires s'observeraient, aussi parfois, sans le moindre épanchement sanguin dans l'orbite. Quoi qu'il en soit, il est acquis que la production d'un hématome orbitaire, à la suite d'une commotion, même sans fracture, concorde, au point de vue du pronostic, avec un état des plus graves;

4° Les *lésions profondes* de l'œil, que nous révèle l'examen ophthalmoscopique. Lorsque l'hématome traumatique s'accompagne d'exophthalmie, nous constatons les signes d'une ischémie rétinienne, ainsi que ceux d'une extravasation dans la rétine, ou d'un épanchement sanguin dans le corps vitré. Dans les cas de blessures directes, notons que le nerf optique peut aussi avoir été atteint directement.

Le *pronostic* de l'hématome orbitaire, par blessure indirecte, est lié, bien entendu, aux lésions concomitantes (fractures, commotions). Dans les cas de blessure directe, le pronostic n'a plus la même gravité, et la résorption s'opère dans l'espace de quelques semaines. Une répétition des hémorrhagies ne sera à craindre que pour les cas, si rares, d'hématomes spontanés.

L'hématome de l'orbite ne réclame ordinairement aucun *traitement*, et surtout, aucun traitement immédiat, si ce n'est l'emploi du bandeau compressif et du froid (sac de caoutchouc avec glace pilée). Lorsqu'il existe, par suite de l'exophthalmie, un danger pour la cornée, on ne se décidera à tenter d'évacuer le sang et de dégager l'orbite, par un large débridement, que si quelque temps s'est écoulé, depuis la production de l'hématome, et si le genre d'accident qui l'a produit permet d'espérer qu'on rencontrera, déjà, une sorte d'enkystement du sang, n'exposant à aucune nouvelle lésion vasculaire dans la profondeur de l'orbite. Une excessive sensibilité de l'œil, projeté au dehors, peut aussi engager à évacuer le sang; mais on s'abstiendra si l'hématome s'est produit spontanément et si aucun signe alarmant ne réclame d'urgence une intervention, qui n'a pour effet ni de hâter un retour de la vision, ni d'abréger la durée du mal.

ARTICLE VIII

BLESSURES DE L'ORBITE. — ANATOMIE

L'orbite est une région qui doit être familière à l'ophthalmologiste, non seulement à cause des lésions et blessures qui peuvent l'affecter, mais encore en raison de l'extension que tend à prendre la chirurgie rétro-bulbaire. Nous ferons, ici, de larges emprunts au chapitre si concis et si clair, que M. le professeur Merkel vient de consacrer à cette étude dans son traité d'anatomie topographique (1).

L'orbite est comparée par les uns à un cône, par les autres à une pyramide couchée. Comme un moulage le démontre, les parois de l'orbite se confondent si insensiblement, que la première comparaison est indubitablement plus juste; mais la description courante, qui différencie quatre parois et qui se base sur la disposition plus ou moins carrée de l'ouverture orbitaire, engage à se servir de la seconde comparaison. La base de l'orbite se trouve dans le plan facial, le sommet vers le trou optique.

La *paroi supérieure* de la cavité orbitaire est voûtée en coupole, surtout en avant, où le rebord orbitaire, qui surplombe, contribue encore à faire paraître cette voussure plus profonde (fig. 502). Sur les côtés, elle se perd insensiblement dans les parois latérales. Cette paroi supérieure n'offre de particularités qu'en avant et assez près de l'ouverture faciale, où l'on voit, du côté latéral, la *fossa glandulæ lacrymalis* (fig, 503), et, du côté médian, la petite *fossa trochlearis*, pour la poulie du muscle oblique supérieur (fig. 502). L'épaisseur de la paroi supérieure de l'orbite est très minime; lorsque la lumière passe par en haut, on voit sans difficulté, par transparence, les *juga cerebralia* et les *impressiones digitalæ* de la cavité

(1) Résumé de p. 758-780, t. IV, du *Traité complet d'ophthalmologie*.

cérébrale antérieure. Cette transparence n'existe pas dans l'étendue des sinus frontaux, quoique aussi, ici, l'épaisseur de la voûte orbitaire ne soit pas plus considérable. Les fractures de cette voûte courent entre les saillies solides des *juga cerebralia* et se terminent très souvent dans le *canalis opticus*, dans d'autres cas, aussi, dans la *fissura orbitalis superior*.

La *paroi médiane* est, ou complètement plane, ou faiblement bombée vers la cavité orbitaire. Elle est de beaucoup la plus mince, et si transparente, que déjà, à l'éclairage direct, on peut apercevoir les cellules ethmoïdales (fig. 502). De la proximité des divisions de l'espace nasal, il résulte que, à la suite de blessures, un emphysème de l'orbite peut se produire

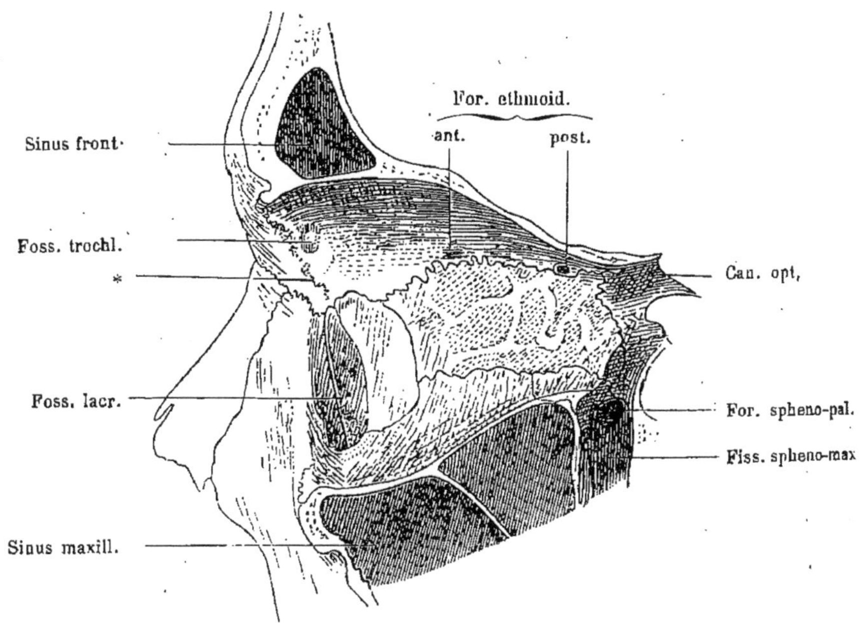

Fig. 505. — Paroi médiane de l'orbite.

avec une extrême facilité. La *fossa lacrymalis* n'appartient pas à la paroi médiane et doit être attribuée au rebord orbitaire.

La *paroi inférieure* est presque plane, quoique légèrement concave. Son plan se relève du côté médian, pour s'incliner en avant et latéralement. Cette paroi, qui aboutit latéralement à la *fissura orbitalis inferior*, est parcourue par le *sulcus infraorbitalis*, dirigé directement d'arrière en avant (fig. 504); celui-ci, après un trajet d'une longueur variable, s'enfonce obliquement en avant et, en se recouvrant d'une plaque osseuse, devient *canalis infraorbitalis*, qui trouve alors son ouverture sur la joue. La paroi inférieure de l'orbite n'est pas plus épaisse que la supérieure; elle recouvre le sinus maxillaire. Lors de fractures, la seconde branche du trijumeau, qui est placée dans le canal infraorbitaire, subit ordinairement une lésion et se trouve parfois complètement déchirée.

La *paroi latérale* de l'orbite (fig. 503) est plane en arrière, dans sa partie correspondante à l'aile temporale du sphénoïde; plus en avant, c'est-à-dire dans la portion formée par la plaque orbitaire de l'os molaire, la surface se continue dans les parois voisines de l'orbite. Cette paroi est en général lisse, sauf dans sa partie reculée, où se présente un épaississement osseux en forme d'épine ou de pelle (*spina m. recti lateralis*), qui sert d'insertion à l'une des têtes du *m. rectus lateralis*. La paroi latérale est de beaucoup la plus forte, elle atteint jusqu'à 2 millimètres d'épaisseur.

Le *rebord orbitaire* représente un épaississement notable des parois, en général, si minces de l'orbite. Il paraît très propre à opposer de la résistance aux coups et blessures, et est par conséquent plus développé dans sa moitié latérale. Tandis que le rebord supérieur se recourbe, par une ligne rugueuse, en arrière, pour se terminer finalement dans la *crista* *acrymalis posterior* (fig. 502,*), le rebord inférieur se continue directement dans la *crista acrymalis inferior*, de façon que le bord orbitaire n'est pas, dans sa totalité, disposé en

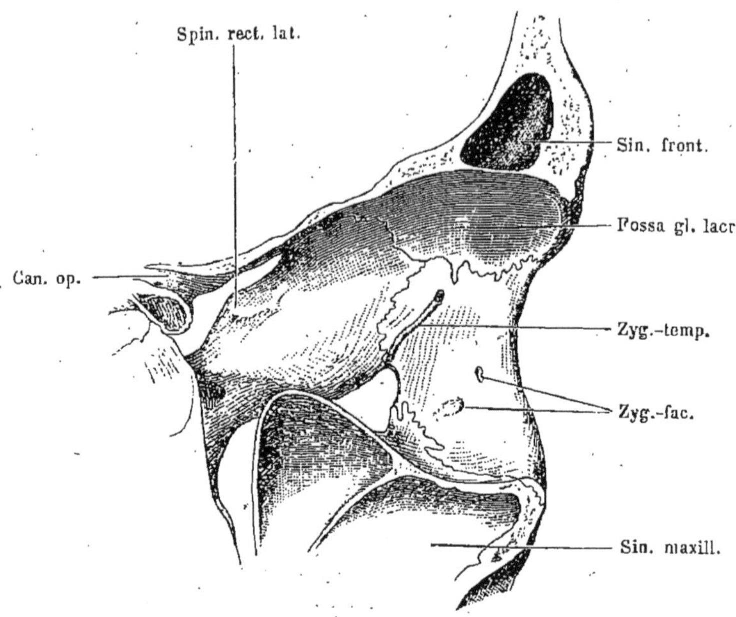

Fig. 503. — Paroi latérale de l'orbite.

anneau, mais figure une spirale longuement distendue, entre les extrémités de laquelle se trouve renfermée la gouttière lacrymale.

En palpant le rebord orbitaire, on rencontre plusieurs points qui méritent une mention.

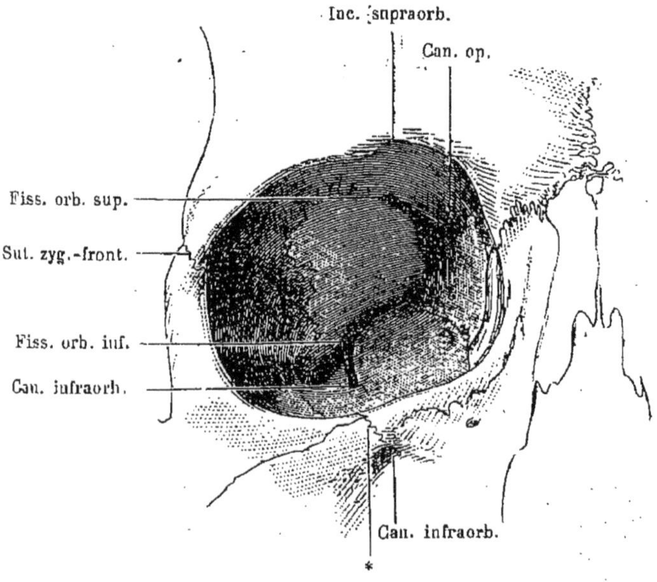

Fig. 504. — Orbite vue de face.

Tout d'abord c'est l'*incisura supraorbitalis*, qu'on peut sentir à travers la peau. Du côté latéral, elle tranche, le plus souvent, nettement avec le rebord orbitaire, tandis que, du côté médian, elle s'y confond insensiblement (fig. 504). A partir de ce point, la moitié latérale du rebord orbitaire est particulièrement puissante et saillante. Mais, aussi, le tranchant de ce rebord osseux explique comment, à l'occasion d'un choc, les parties molles peuvent être coupées de dedans en dehors. Si l'on promène le doigt le long de ce bord, on rencontre la *sutura zygomatico-frontalis* nettement perceptible, au-dessus de laquelle on doit chercher la glande lacrymale. Nous avons aussi à mentionner que, au-dessus du *foramen infraorbitalis*, on sent souvent une saillie, que l'on a prise parfois pour une fracture. Elle correspond à la *sutura infraorbitalis*, qui, en remontant, dépasse le rebord orbitaire, pour se

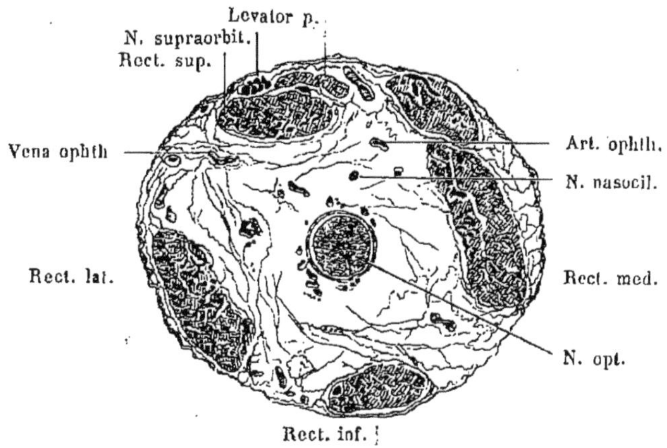

FIG. 505. — Coupe frontale à travers l'orbite, au point de pénétration des vaisseaux ciliaires dans le nerf optique (grossissement 2).

diriger vers le *sulcus infraorbitalis* (fig. 504), ou à la suture réunissant le maxillaire et l'os malaire.

Nous devons encore dire quelques mots du *canalis opticus* et des deux *fissures orbitaires*. Le premier forme en quelque sorte la pointe du cône, représenté par l'orbite. C'est un tuyau qui, convergeant vers celui du côté opposé, s'élargit en entonnoir en avant; il offre une longueur de 8 à 9 millimètres, et son diamètre moyen est de 6 millimètres. Quant aux deux fissures, qui limitent en arrière la paroi latérale de l'orbite, elles présentent l'une et l'autre une forme en massue, avec cette différence que la supérieure, la plus courte (mesurant en chiffres ronds 20 millimètres), a, contrairement à l'inférieure, son extrémité renflée tournée en dedans. Elles convergent l'une vers l'autre, en arrière, pour se confondre. La fissure orbitaire supérieure n'est séparée du canal optique que par un mince feuillet osseux.

Si on envisage l'*orbite prise dans son ensemble*, on notera que l'axe du cône, formé par elle, n'est pas horizontal, mais qu'il s'élève en arrière de 15 à 20 degrés. Les axes des orbites se dirigent, ainsi, non seulement en dedans, mais encore quelque peu en haut; ils se rencontrent au-dessus de la région de la selle turcique, sous un angle de 42 à 44 degrés. L'écart entre les extrémités antérieures des axes, situées dans l'ouverture orbitaire, mesure à peu près 60 millimètres. Il résulte de cette disposition des axes, que la base de l'orbite doit regarder en bas et en dehors, et que ce sont surtout les parois latérale et inférieure qui offrent un emplacement oblique.

Quant à la *profondeur* de l'orbite, on est frappé de la diversité des chiffres qui ont été donnés par les divers auteurs. Suivant Merkel, la profondeur de l'orbite serait de 43 millimètres, chez l'homme; de 40^{mm},5, chez la femme; ce qui correspond assez bien avec les mensurations, indiquées par de Wecker, dans la seconde édition de son grand traité. On conçoit, d'ailleurs, qu'il doit se rencontrer des écarts très sensibles, aussi bien au point de vue individuel que national. Si, sur le vivant, on veut se former un jugement relativement à la profondeur de l'orbite, on y arrivera d'une façon suffisamment exacte, en mesurant la distance qui sépare la première molaire de la partie la plus reculée du maxillaire supérieur, derrière la dent de sagesse.

L'*ouverture* faciale de l'orbite, par suite de la saillie des bords supérieur et inférieur, paraît comprimée en sens vertical et tiraillée transversalement. Les mensurations de l'ouverture orbitaire, faites dans ces deux sens, donnent des chiffres très variables, suivant les individus et les pays. Ce que l'on peut dire, c'est qu'en général la hauteur de l'orbite mesure 5 millimètres de moins que la largeur. L'angle sous lequel se coupent les deux ouvertures orbitaires peut être évalué, en chiffres ronds, à 145 degrés. La distance qui sépare les deux crêtes lacrymales antérieures (la largeur du nez) est, en moyenne, suivant Merkel, de 22 millimètres.

La *periorbita*, qui revêt l'orbite, est assez mince et extrêmement résistante. Elle se continue, à travers toutes les ouvertures de l'orbite, avec le périoste des parties avoisinantes du crâne. La réunion avec l'os n'est que peu intime, quoique légèrement plus marquée aux sutures. Particulièrement adhérent, est le périoste au bord orbitaire, ainsi qu'aux autres ouvertures de l'orbite. Les deux fissures se trouvent remplies par un tissu très dense, en forme de croûte, qui entoure intimement les nerfs et les vaisseaux traversant les fissures.

La *topographie du contenu de l'orbite* mériterait d'être mieux connue, attendu que, pour ce qui concerne la chirurgie rétro-bulbaire, aussi bien que pour l'appréciation exacte des lésions de l'orbite, elle devrait être familière aux ophthalmologistes. Nous résumerons ici les indications si précieuses, fournies par le professeur Merkel, en complétant cette étude par la reproduction de quelques coupes, très instructives, de M. Otto Lange.

Nous avons déjà indiqué (p. 507) la double incurvation que décrit le nerf optique dans

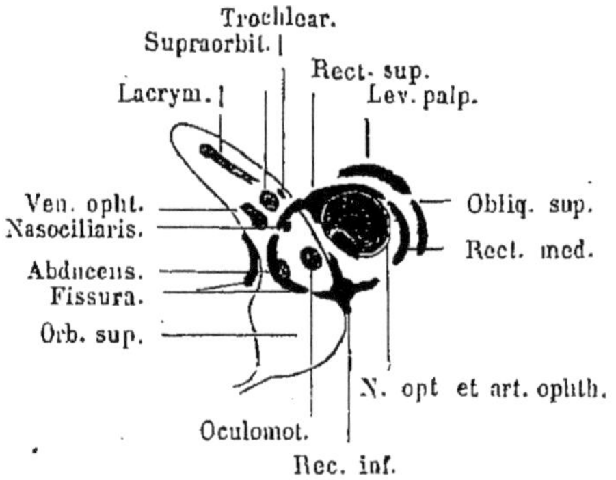

FIG. 506. — Représentation schématique des parties qui se trouvent dans la région du canal optique et de la fissura orbitalis sup.

l'orbite. Dans son trajet intra-orbitaire, le nerf est entouré de la graisse, qui remplit cette cavité, et y est imbriqué; pourtant des nerfs et des vaisseaux s'en rapprochent beaucoup, en quelques points (fig. 505). L'artère ophthalmique qui, dans le canal optique, se trouvait placée sous le nerf optique et un peu latéralement, arrive, en pénétrant dans la cavité orbitaire, à se présenter à son côté latéral. Elle remonte tout de suite pour courir, entre lui et le muscle droit supérieur, en sens médian. Dans la partie postérieure de l'orbite, le nerf optique est, en outre, étroitement entouré des tendons musculaires, ainsi que des nerfs qui pénètrent dans la cavité orbitaire (fig. 506). Parmi ces derniers, seule, la branche inférieure du *nerf oculoturtorius* ne l'abandonne pas, pendant un court trajet, et lui reste adossée du côté latéral. Souvent, il est accompagné de la racine longue du *ganglion ciliaire*, qui prend son origine du *nerf nasociliaris;* celui-ci se croise avec le nerf optique, assez loin en arrière. Plus en avant et du côté latéral du nerf optique, se trouve le *ganglion ciliaire* et, au voisinage du globe oculaire, il est entouré des artères ciliaires.

Le *canalis opticus* et la *fissura orbitalis superior* sont les chemins par lesquels, à une seule exception près, les nerfs et les vaisseaux pénètrent dans l'orbite; ce sont aussi les points où six, des sept muscles orbitaires, prennent leur origine (voy. le dessin schématique, fig. 506). Dans le *canalis opticus* même, se montre la coupe du nerf optique et à son côté inférieur et latéral l'*arteria ophthalmca*. Les insertions des quatre muscles droits entourent le canal, en embrassant une portion de la fissure. Les origines tendineuses de ces muscles forment, ainsi, une sorte de tuyau, à coupe ovale, s'insérant, en partie, sur l'os, en partie, dans le tissu enfeutré qui remplit la fissure. Il est vrai que ce tuyau est fort court, car, déjà à 1-2 millimètres de leur origine, les tendons commencent à se séparer et à devenir indépendants. Ce n'est qu'un peu plus en avant qu'une seconde couche musculaire,

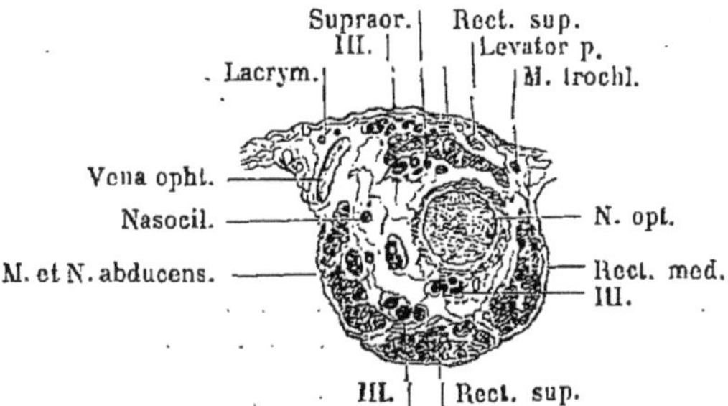

Fig. 507. — Coupe à travers le contenu de l'orbite, tout près derrière l'insertion des muscles. Les *muscles trochlearis* et *levator palpébralis* sont atteints directement après leur naissance; les autres muscles sont déja bien développés. Les nerfs se présentent subdivisés en faisceaux; l'*artère ophthalmique* est aisément visible par sa coloration en rouge (grossissement 2).

superposée à la première, se trouve formée par les autres muscles de l'orbite, *obliquus superior*, *levator palpebræ* et tête accessoire du *m. rectus lat.* Le *m. obl. sup.* recouvre, peu après son origine, presque complètement le m. rectus med.; le muscle levator palpebræ ne se superpose au *m. rectus sup.* que dans la moitié interne de celui-ci. La tête accessoire du *m. rect. lat.* prend son origine de la *spina rect. lat.* et n'est séparée de

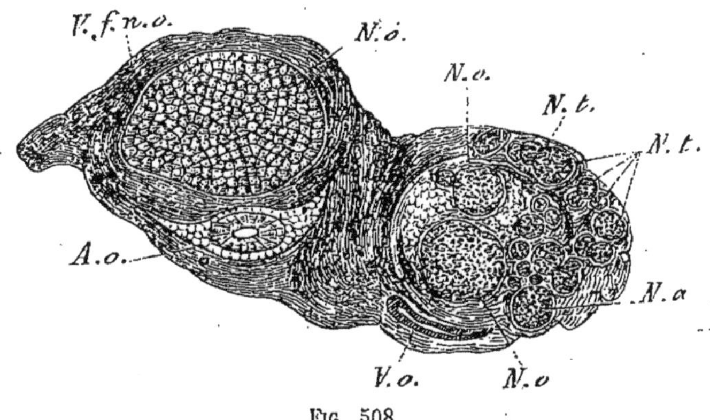

Fig. 508.

V. f. n. o., vagina fibros. nerv. opt.; *N. o.*, nerv. optic.; *N. o.*, nerv. oculotortorius; *N. t.*, nerv. trochlearis; *N. t.*, nerv. trigemin; *N. a.*, nerv. abducens; *V. o.*, vena ophthalm.; *N. o.*, nerf oculo-moteur.

l'origine principale, que par un peu de tissu connectif lâche; les deux se confondent très tôt intimement.

Quant aux autres parties du contenu de l'orbite, il faut noter que la *vena opthalmica sup.* ne quitte pas l'orbite avec son artère, mais qu'elle traverse, pour se déverser dans le *sinus cavernosus*, la *fissura orbit. sup.*, au-dessus du point d'union des m. droits supérieur et latéral. A travers la fissure orbitaire supérieure, pénètrent, en outre, les trois nerfs moteurs des muscles, *n. oculomotorius*, *abducens* et *trochlearis*, et les trois divisions de la branche sensible du *trigeminus*, les nerfs *supraorbitalis*, *nasociliaris* et *lacrymalis*. Parmi eux, les *n. oculomotorius*, *abducens* et *nasociliaris* pénètrent dans l'intérieur des insertions musculaires, les autres en dehors. Le nerf oculomotorius se trouve placé le plus en sens médian, très près de l'ouverture du canalis opticus, et se rapproche de l'artère que renferme ce canal. Le nerf abducens se présente, au début, adossé intimement au muscle auquel il fournit, et le nerf nasociliaris passe au-dessus des deux autres nerfs à travers la fissure. Les nerfs, qui sont placés en dehors de l'anneau tendineux, apparaissent de telle façon, que le *n. trochlearis* a la situation la plus médiane; il se trouve exactement au-dessus de l'endroit où l'insertion du *m. rectus sup.* passe de l'os à la fissure. A son côté latéral, s'adosse le *n. supraorbitalis*. Celui-ci est ordinairement séparé de la veine par un espace plus considérable. Le *n. lacrymalis* se dirige, renfermé dans le tissu de la fissure, en haut et ne la quitte que près de sa pointe.

Sur une coupe pratiquée à quelques millimètres du sommet de l'orbite (fig. 507), on

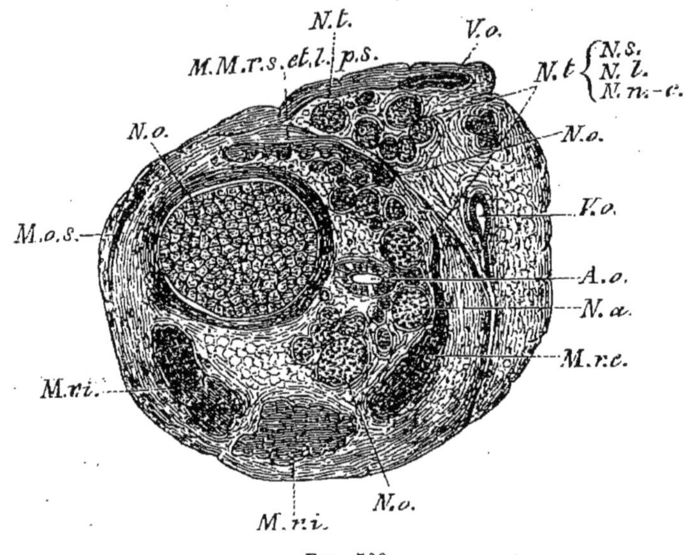

Fig. 509.

N.t., nerf trochlearis; *M.M.r.s.* et *l.p.s.*, muscles droit supérieur et élévat. palpébral supérieur; *V.c.*, vena ophthalm.; *N.t.*, nerf trigemin.; *N.s.*, nerf supraorbit.; *N.l.*, nerf lacrymalis; *N.n.-c.*, nerf nasociliaris; *N.o.*, nerf oculo-moteur; *V.o.*, vena ophthalm.; *A.o.*, art. ophthalm.; *N.a.*, nerf abduc.; *M.r.e.*, muscle droit externe; *M.r.i.*, muscle droit interne; *M.o.s.*, muscle oblique supérieur; *N.o.*, nerf optique.

trouve que la topographie diffère déjà, en de nombreux points, de l'image que nous venons de tracer. Tout d'abord les fibres musculaires apparaissent pour remplacer les extrémités tendineuses des muscles. L'artère a abandonné le *n. opticus* et commence à remonter; la veine se trouve placée comme antérieurement. Pour ce qui concerne les nerfs, le *n. supra-orbitaire* conserve, avec le *trochlearis*, son ancien emplacement. Le *n. lacrymalis* court, le long de la voûte de l'orbite, en avant. Les nerfs *nasociliaris* et *abducens* n'ont pas quitté leur position, mais le *n. oculomotorius* s'est subdivisé en trois branches, dont, seule, la moyenne occupe son ancien emplacement, tandis que déjà la supérieure remonte vers le *m. rectus sup.* et que l'inférieure descend vers le *m. rectus inf.* A mesure que l'on exécute des coupes plus antérieures, des déplacements des diverses parties, comprises dans l'orbite, s'accusent davantage, et les vaisseaux et les nerfs se subdivisent en leurs branches.

M. Lange a donné, de façon à compléter ainsi le travail du professeur Merkel, une série de dessins du contenu orbitaire, pris à des distances variées. Les coupes ont été dessinées à la lanterne magique; l'observateur doit se représenter le contenu orbitaire *droit* divisé en une série de coupes frontales, dont le dessin représente toujours la *surface postérieure* de chaque coupe. En passant en revue ces diverses coupes, qui, comme le dit M. Lange, n'ont pas besoin d'explication, on peut se rendre un compte exact des modifications successives d'emplacement que subissent les diverses parties contenues dans l'orbite, à mesure qu'on s'éloigne de son sommet.

La figure 508, prise à 28-29 millimètres de distance du globe oculaire, ad ipsum

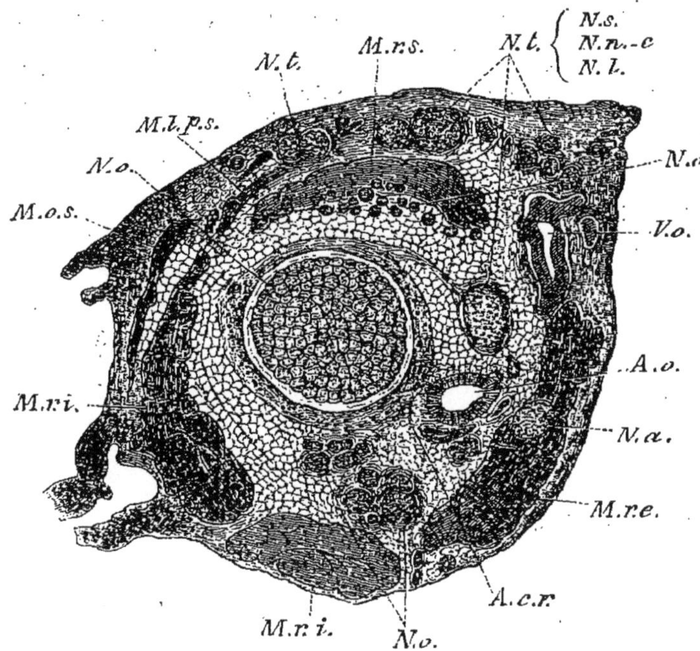

Fig. 510. — Les lettres ont la même signification, sur cette figure et les suivantes, que celles des figures 508 et 509.

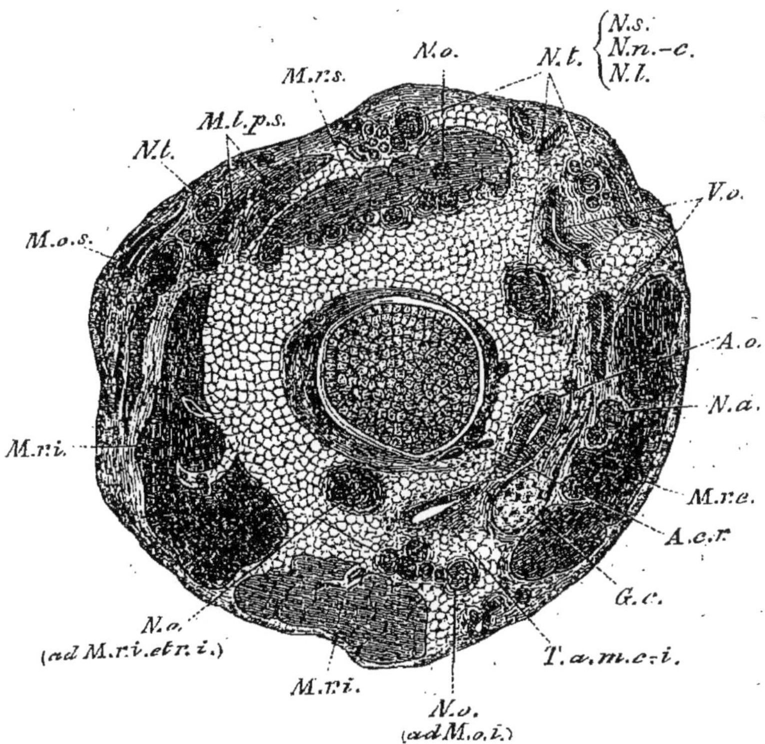

Fig. 511. — Lettres comme pour les précédentes figures.

A. c. r., arter. cent. retin.; *G. c.*, ganglion ciliaire; *T. a. m. c-i.*, truncus arter. musculo-ciliaris inf.

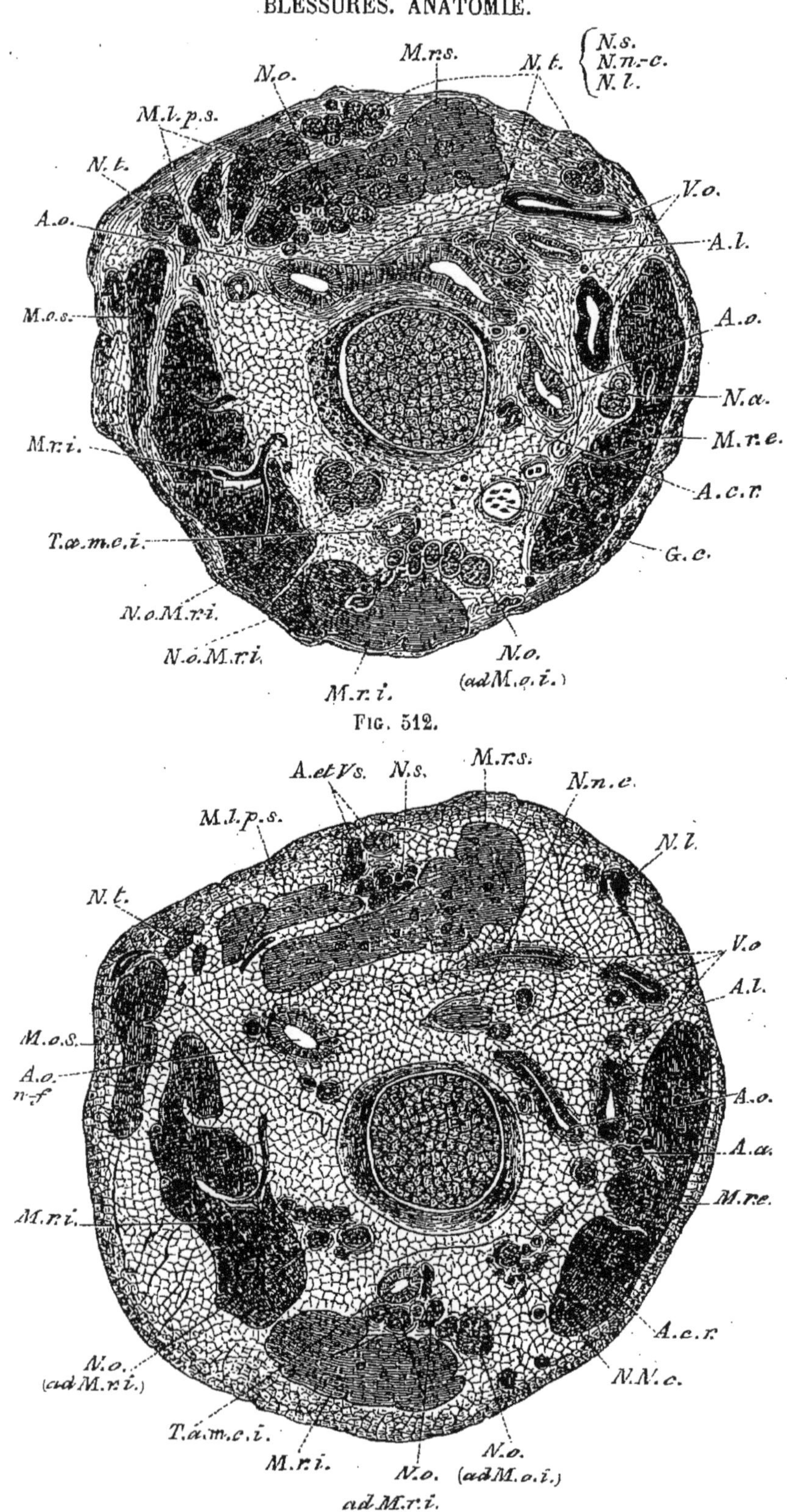

FIG. 512.

FIG. 513.

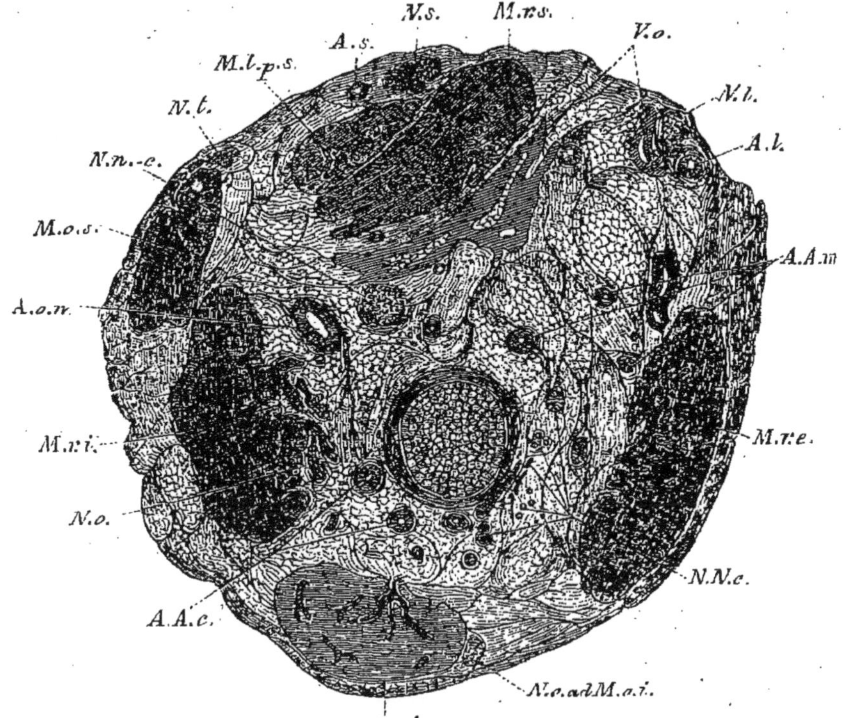

Fig. 514.

A.s.
N.s.
M.r.s.
M.l.p.s.
V.o.
N.l.
N.n-c.
A.l.
M.o.s.
V.l
A.n-f
M.r.e.
M.r.i.
A.A.c
T.a.m.-e
N.o.M.o.i.
M.r.i.

foramen op., a été dessinée, comme toutes les autres coupes, à un grossissement de 5; les distances et les emplacements des artères, veines et nerfs se trouvent indiqués d'une façon très précise.

La figure 509, représentant une coupe à 1-2 millimètres ante foramen optic., sive 26-27 millimètres post bulbum, nous rend exactement compte de la situation excentrique du nerf, se rapprochant du côté supéro-médian, du changement de position de l'artère, qui se trouve placée à son côté latéral, ainsi que de l'emplacement des muscles.

La figure 510 représente une coupe à 3-4 millimètres ante foramen optic., sive 24-25 millimètres post bulbum. A cette distance, le nerf se trouve sensiblement plus au centre du

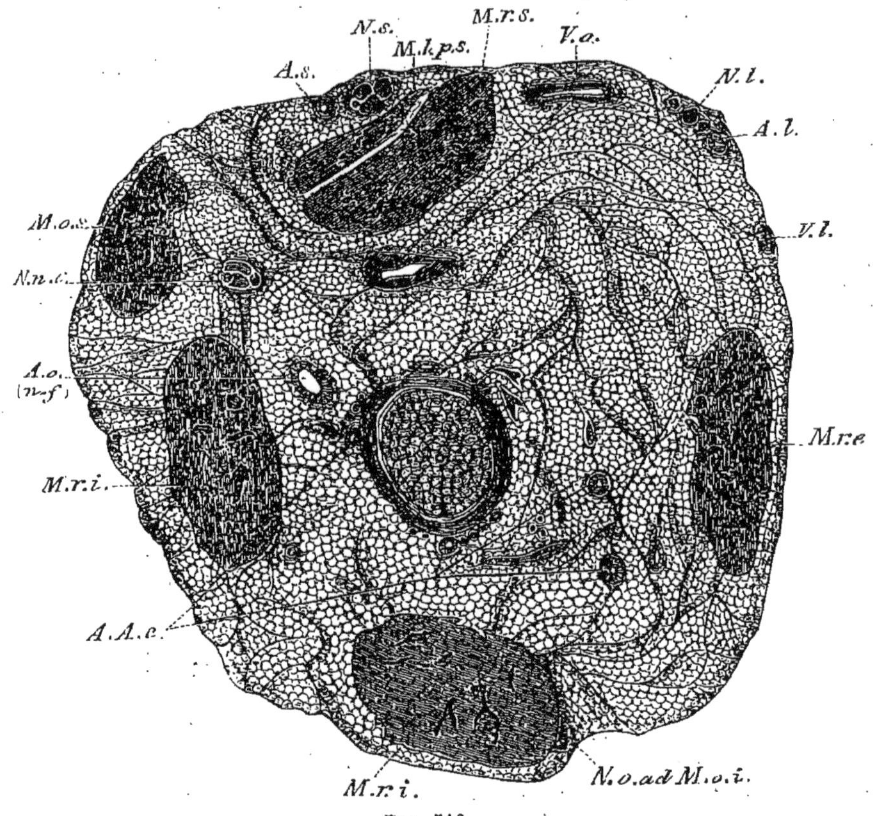

FIG. 516.

contenu orbitaire, l'artère se dirige, de nouveau, davantage vers le côté inférieur du nerf. Les muscles droits prennent de plus en plus, surtout l'interne, la position indiquée par leur nom.

Sur la coupe, figure 511, prise à 4-5 millimètres ante foramen opt., sive 23-24 millimètres post bulbum, nous voyons que le nerf optique est exactement placé dans l'axe du contenu orbitaire, que l'artère ophthalmique est divisée en deux branches, dont l'une se trouve placée sous le nerf, et qu'on obtient déjà une coupe de l'artère centrale de la rétine (située en dehors du nerf opt.). Sur ces trois coupes la veine ophthalmique n'a pas sensiblement changé d'emplacement.

Sur la coupe 512, prise à 6-7 millimètres ante foramen optic., sive 21-22 millimètres post bulbum, ce qui nous frappe le plus, c'est que les branches de l'artère ophthalmique se placent en haut des nerfs et que la veine ophthalmique subdivisée, comme dans le précédent dessin, se rapproche du nerf optique.

On voit, figure 513, sur la coupe prise à 9-10 millimètres ante foramen optic., sive 18-19 millimètres post bulbum, que la tendance du nerf à abandonner l'axe de l'orbite s'accentue encore davantage que sur la précédente coupe, et que l'écart, entre la paroi supérieure interne et le nerf, est déjà notablement plus grand que celui du nerf à la paroi inférieure externe. La veine ophthalmique se rapproche, ici, sensiblement du nerf.

Dans la figure 514, cette excentricité du nerf optique est encore bien plus prononcée, car la coupe se trouve à 11-14 millimètres au-devant du foramen optic. et à 14-17 millimètres derrière le globe oculaire. On voit sur ce dessin que la veine ophthalmique, occupant la région supérieure de l'orbite, est juxtaposée à la surface inférieure du droit supérieur. (Pour cette figure et les deux dernières, les dessins originaux ont été réduits d'un tiers.)

La figure 515 représente une coupe prise à 17-30 millimètres ante foramen optic., sive 8-11 millimètres post bulbum. Les vaisseaux centraux pénètrent dans le nerf. La veine ophthalmique occupe le même emplacement que dans le précédent dessin, les vaisseaux et nerfs ciliaires se trouvent déjà groupés autour du nerf optique.

La coupe, figure 516, prise à 23-27 millimètres ante foramen optic., sive 1-5 millimètres post bulbum, nous montre ce groupement des vaisseaux et nerfs ciliaires encore bien plus accusé. La coupe du nerf optique même présente ses vaisseaux centraux. La veine ophthalmique reste dans le voisinage de la surface inférieure du droit supérieur.

Ces notions sur les diverses particularités anatomiques propres à l'orbite étant acquises, nous serons à même d'étudier avec fruit les lésions et blessures qui peuvent atteindre cette région. Parmi les blessures de l'orbite, nous distinguerons trois groupes : celles qui intéressent le rebord orbitaire ou les parois orbitaires, enfin celles qui concernent le contenu orbitaire.

ARTICLE IX

BLESSURES DU REBORD ORBITAIRE

Le rebord orbitaire, principalement le supérieur et l'inféro-externe, peuvent être le siège de deux genres de blessures : de simples *contusions* et de véritables *fractures*.

Les *contusions* du rebord orbitaire ne donnent lieu, en général, qu'à des épanchements sanguins. Ceux-ci peuvent consister en de simples sugillations sous-cutanées, en partie sous-aponévrotiques, ou s'adjoindre à des épanchements sous-périostiques. Le sang tend à s'étaler vers la face et non du côté de l'orbite, à cause de l'obstacle que lui oppose le fascia tarso-orbitaire. Lorsqu'on voit, donc, une blessure du rebord de l'orbite se compliquer d'un hématome orbitaire, il ne faudra pas rapporter ce dernier à une simple propagation, mais à la coïncidence d'une lésion intra-orbitaire. Les contusions du rebord orbitaire donnent ordinairement lieu à un gonflement œdémateux des paupières, qui peut masquer, tout d'abord, la formation d'un véritable hématome palpébral. Des ecchymoses sous-cutanées, à l'entour de l'orbite du côté opposé, dans les cas de blessures du rebord orbitaire ou de l'orbite, se produisent parfois, par suite de la migration du sang d'une orbite à l'autre le long du nerf optique.

L'intervention immédiate ne doit consister que dans l'emploi de la compression, à laquelle on peut adjoindre le sac de glace pilée, s'il s'agit d'un accident tout récent. On favorisera la résorption, toujours lente, du sang par les massages avec des pommades résolutives. La contusion s'est-elle compliquée de plaies, qui siègent ordinairement, lorsque l'os a coupé les téguments de dedans en dehors (p. 802), près de la jonction du rebord orbitaire supérieur avec l'externe, on a forcément une plaie allant jusqu'à l'os et se compliquant de décollement périostique et de commotion du tissu osseux ambiant, suivant l'intensité du choc vulnérant. Une antisepsie minutieuse sera, ici, de rigueur. Sous le jet de l'irrigation désinfectante, la plaie sera réunie, après l'avoir régularisée, s'il y a lieu, et l'on appliquera le bandeau compressif, afin de garantir le plus possible la plaie du contact de l'air.

A l'occasion des fractures de l'orbite, nous dirons comment doit être interprétée la prétendue malignité des lésions des parties molles, au voisinage du nerf sus-orbitaire; on verra que l'amaurose supra-orbitaire résulte, non d'une action réflexe, mais de lésions concomitantes du fond de l'orbite, principalement du canal optique.

Les *lésions osseuses*, que peut présenter le rebord orbitaire, sont fort rares, car on ne les rencontre guère isolées et sans que les parties osseuses de l'orbite y participent. Pour que pareilles lésions circonscrites se produisent, il faut qu'il y ait eu, en quelque sorte, une cause vulnérante qui, tout en atteignant le bord osseux, n'ait fait qu'effleurer ce rebord, sans entraîner un ébranlement trop marqué de la paroi orbitaire correspondante. Ainsi, l'on a observé que, par suite d'un coup de pierre, un petit fragment du prolongement nasal du maxillaire supérieur a été détaché. Ce fragment, se butant contre le nerf infra-orbitaire, aurait déterminé un tétanos suivi de mort (Biermeyer). Berlin a rapporté un cas où, à la suite d'un coup de rapière, un fragment de la moitié externe du rebord orbitaire supérieur avait été détaché. Des lésions analogues, produites par armes à feu, se rencontreront moins rarement, et de Wecker a vu, ainsi, un fragment du rebord de l'orbite s'enfoncer vers le sac lacrymal et boucher entièrement l'entrée du canal nasal.

Le redressement, ou l'extraction, d'un fragment du rebord orbitaire, une fois la plaie cutanée guérie, ne sera indiqué que lorsqu'il s'agit de remédier à un déplacement des paupières, ou à la compression de nerfs sensitifs, avec névralgies rebelles ou menace de tétanos.

Une véritable disjonction suturale du rebord inférieur, compliquée ou non de fractures osseuses, a été observée, lorsque la face a porté violemment sur un sol dur (sur la glace). Cette disjonction se caractérise par une véritable dislocation des os. La joue s'affaisse d'un côté, ainsi que le rebord orbitaire inférieur. Constamment, on rencontre ici la déchirure du nerf infra-orbitaire, avec troubles de la sensibilité.

ARTICLE X

BLESSURES DES PAROIS ORBITAIRES (FRACTURES)

Le rebord orbitaire garantissant notablement les parois de l'orbite, les blessures, non compliquées de fracture, de ces parois sont donc rares et ne méritent pas une description à part. Ce qui nous intéresse, ici, presque exclusivement, ce sont les *fractures*, parmi lesquelles nous devons distinguer : 1° des *fractures directes* et 2° des *fractures indirectes, par continuité.*

1° Ce sont les *fractures directes*, qui se présentent comme simples fissures ou fractures, avec dislocation des bords, qu'on peut encore le mieux diagnostiquer par une exploration de l'orbite même. Cette constatation directe est d'ordinaire assez promptement rendue impossible, par l'*hématome*, la *projection de l'œil* et sa véritable *dislocation*, si des fragments osseux ont réduit, en s'incurvant, la capacité orbitaire. C'est surtout lorsqu'il y a un écart notable des parties fracturées, ou pénétration d'esquilles dans l'orbite, que l'épanchement de sang se montre particulièrement abondant. L'exophthalmie pourra encore être accrue par la dislocation des parois osseuses, et, dans ce cas, une saillie plus ou moins marquée de l'œil persistera après disparition de l'hématome.

La *fracture de la paroi externe* ne présente pas, par suite de la lésion des parties avoisinantes, des troubles fonctionnels qui lui soient propres. Cette paroi, par sa situation, est particulièrement exposée aux fractures directes, surtout par armes à feu. Le projectile peut fracturer la paroi en ne frappant que le rebord; lorsqu'il atteint directement la paroi, il a ordinairement détruit le globe oculaire pendant son passage. Mais le nerf optique est parfois seul atteint (à part la déchirure de la choroïde), lorsque c'est la partie la plus reculée de la paroi externe qui a été fracturée. Les blessures qui atteignent la partie supérieure de la paroi externe peuvent mettre à nu le cerveau.

Les *fractures de la paroi orbitaire interne*, directes ou indirectes, compliquent souvent celles d'autres parois, mais elles peuvent aussi, surtout lorsqu'il s'agit d'une lésion directe, par un coup de fleuret, de parapluie, etc., n'intéresser que l'os planum de l'ethmoïde. A cette fracture de la lame papyracée, participe ordinairement celle de l'os unguis, et il surgit alors, tout de suite, deux symptômes particuliers, qui sont l'*écoulement du sang par le nez* et la production d'un *emphysème* orbitaire. Il est vrai que l'emphysème peut aussi survenir à la suite d'une fracture des parois supérieure et inférieure de l'orbite, mettant le tissu orbitaire, lâche, en communication avec l'air que renferment les sinus frontaux et l'antrum Highmori, mais ici l'emphysème n'apparaît pas avec la même instantanéité et ne s'accuse pas à chaque tentative que fait le blessé pour se moucher. Toutefois, il faut noter que la simple déchirure du sac lacrymal peut provoquer l'emphysème orbitaire.

Les *fractures de la paroi inférieure* de l'orbite entraînent aussi un écoulement de sang par le nez, mais ordinairement *peu abondant*, parce que l'écoulement ne se fait, la paroi inférieure de l'orbite étant seule lésée, que par l'antrum Highmori. Du reste, la complication presque constante de fractures étendues du maxillaire ôte, notablement à pareil écoulement son importance symptomatique. Il en est de même de l'*anesthésie des régions fournies par le nerf infra-orbitaire*, qui, lorsqu'elle résulte, réellement, d'une fracture de la paroi orbitaire inférieure, reste permanente à cause de la déchirure (arrachement) du nerf.

La lésion par *fracture de la paròi supérieure*, directe ou indirecte, est évidemment celle qu'il importe le plus de bien connaître. Les fractures peuvent intéresser exclusivement la paroi, ou, ce qui est plus fréquent, paroi et rebord orbitaire à la fois. La manifestation de *symptômes cérébraux* produits par des épanchements de sang, la lésion cérébrale directe, ou la commotion, enfin la méningite ou l'encéphalite consécutive caractérisent ces fractures. Si le corps vulnérant a frappé, tout d'abord, le rebord orbitaire, le choc s'émoussant en partie sur celui-ci, la gravité sera très sensiblement moindre, que si ce corps (projectile, instrument piquant) a atteint directement la voûte de l'orbite, qui n'aura opposé à sa pénétration intra-crânienne qu'un obstacle notablement moins marqué. Ainsi, au lieu de 15 pour 100 de mort, observé dans le premier cas, Berlin constate, dans le second, 80 pour 100. La présence de plaies externes, ayant mis directement à nu les méninges, ou même la masse cérébrale, qui demeurent ainsi exposés au danger de l'infection, vient encore accroître la gravité de ces fractures.

Lorsque la mort survient promptement, on rencontre le plus souvent des hémorrhagies intracrâniennes, résultant de lésions de la carotide, de l'artère cérébrale antérieure, etc. Si la mort enlève le blessé tardivement, dans la plupart des cas, on constate la formation d'abcès intracrâniens, avec ou sans méningite.

L'exploration de la voûte orbitaire n'étant, ordinairement, pas possible, la constatation directe de la fracture ne pourra donc pas être établie, sauf le cas où il existe une fracture simultanée du rebord orbitaire. Ce sont essentiellement les données anamnestiques, les accidents imputables à une lésion cérébrale, qui nous permettront, ici, de nous guider. Toutefois le prolapsus du tissu graisseux de l'orbite, ainsi que d'abondantes hémorrhagies instantanées, avec formation d'hématome orbitaire, seront un indice de la gravité de la blessure (Berlin). En tout cas, il sera prudent de s'abstenir, contrairement à l'opinion de M. Berlin, d'explorations avec la sonde, dans le but d'éclairer le diagnostic. Pareilles manœuvres nous exposent, en effet, à aggraver l'état du blessé, en repoussant vers la cavité crânienne des esquilles et en transportant avec la sonde (quoique bien désinfectée au préalable), dans cette même cavité, les masses infectieuses qui pouvaient s'être arrêtées dans le trajet orbitaire, qui, lui-même, ne peut être désinfecté, tout d'abord, à cause de son irrégularité, le contenu de l'orbite ayant subi de notables déplacements, au moment de la pénétration du corps vulnérant. Un sondage ne devrait être pratiqué, en le limitant exclusivement à la cavité orbitaire, que si l'on soupçonne qu'un corps étranger s'est arrêté dans cette cavité, et encore faut-il noter avec quelle facilité pareil corps uit et se dérobe sous la sonde, ou même le doigt, et échappe ainsi aux recherches.

Le rôle du médecin devra donc, en général, se borner dans ces graves fractures, à une stricte application de l'antisepsie ; car il ne faut pas oublier que les lésions les plus compliquées de la voûte orbitaire, avec pénétration de projectiles dans les hémisphères, ont été observées, sans entraîner autre chose que des symptômes cérébraux transitoires.

2° Les *fractures indirectes, par continuité*, rentrent dans les fractures de la base du crâne ; ce sont des fractures qui se prolongent jusque dans l'orbite, et, actuellement, il est avéré que l'orbite est une des parties les plus fréquemment lésées dans les fractures basilaires. Ainsi, M. de Hölder trouve, sur 86 fractures de la base du crâne, 73 fois la voûte orbitaire intéressée.

Comme le fait observer M. Merkel, ce sont surtout les parties les plus minces de la base du crâne qui sont particulièrement exposées aux fractures. Celles-ci suivent aussi, en général, un trajet déterminé, que montre la figure 517. Dans la partie antérieure de la fosse crânienne, qui nous intéresse plus spécialement, on voit les fractures cheminer à travers la *lamina cribrosa*, ou, latéralement, entre les *juga cerebralia*, pour aboutir à la fissure orbitaire supérieure, ou plus fréquemment au canal optique. Elles se continuent dans le *for. rotundum* et *ovale*. La selle turcique se brise surtout en travers. Dans les parties latérales de la fosse moyenne du crâne, on voit, plus spécialement, les fractures atteindre la région de la fosse articulaire du maxillaire inférieur. Le rocher se fracture obliquement. Ce sont les parties minces de l'occipital qui sont atteintes, dans la fosse crânienne postérieure. A la suite d'une chute ou d'un coup, la boîte crânienne subissant un changement notable de forme, il peut encore se présenter que, sous l'influence d'une tension extrême du *tentorium*, le *proc. clinoïdeus anterior* se trouve arraché, ou que le dos de la selle turcique, ou, encore, la pointe du rocher soient fracturés.

Par ce qui précède, on voit que tous les genres de fractures, même celles dues au mode particulier d'implantation de la dure-mère, intéressent la région voisine de la voûte orbitaire et ont une tendance à la gagner par contiguïté. Le canal optique, lui-même, est très souvent impliqué dans ces fractures (53 fois sur 86, d'après de Hölder), et, fait important, la fracture occupe toujours la *paroi supérieure du canal*. Or, on sait que, dans ce point, non seulement la gaine externe du nerf optique, qui est la continuation directe de la dure-mère, adhère d'une façon très solide au périoste, mais, aussi, que la gaine interne, la gaine piale, se trouve, pendant ce passage à travers le canal optique, très solidement attachée à la gaine durale et ainsi, indirectement, à la paroi osseuse supérieure du canal optique. La solide réunion, à la paroi supérieure du canal optique, de l'os, du périoste, de la gaine durale et piale, et du tissu nerveux, lui-même, à cette dernière gaine, par l'intermédiaire du

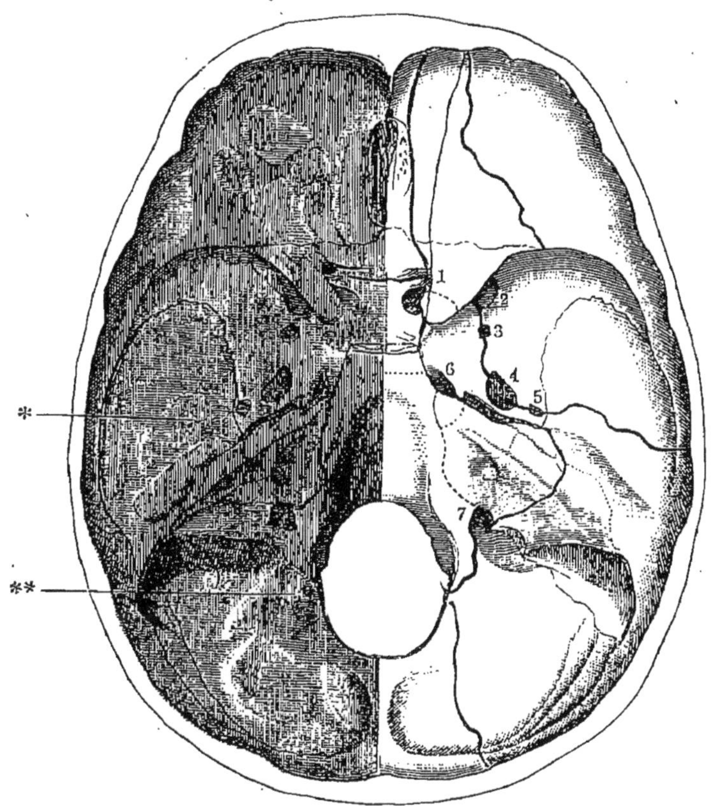

FIG. 517. — Sur le côté droit de la figure, se trouvent indiquées les fractures basilaires les plus fréquentes.

1, for. opticum; 2, fissure orbitaire supérieure; 3, canal rotondus; 4, foram. ovale; 5, for. spinos.; 6, for. lacerum; 7, for. jugul.

cloisonnement que la gaine piale lui fournit, rend presque impossible qu'une fracture de la partie supérieure du canal optique se produise, sans qu'elle retentisse jusque dans l'*intérieur* du tronc nerveux lui-même. La participation du nerf optique au traumatisme, dans les cas de fractures du canal optique, consécutives à des chutes, des coups de feu, etc., est démontrée par la très grande fréquence, constatée à l'autopsie, d'épanchements sanguins intravaginaux (de Hölder). Toutefois, on ne saurait nier que le sang puisse aussi provenir, dans quelques cas, de la cavité crânienne même.

La conséquence de ces fractures du canal optique est, pour ce qui regarde la vision, des plus fâcheuses. A l'examen ophthalmoscopique, on conçoit que des différences sensibles se montreront, suivant l'époque à laquelle est faite l'exploration et, aussi, suivant le genre d'altération qu'a subi le nerf optique. Dans des cas de cécité absolue, du côté blessé, on a constaté l'absence de tout signe ophthalmoscopique, précédant une atrophie complète, qui survient ultérieurement, comme après une déchirure ou une coupure du nerf. On a aussi noté les symptômes d'une stase papillaire. Dans d'autres cas, des épanchements de sang dans la rétine et le corps vitré ont été rencontrés.

La cécité instantanée, irrémédiable, sans changement ophthalmoscopique au début, s'explique le mieux, abstraction faite d'une lésion directe du nerf ou de son épanouissement central, par une *commotion* du nerf, à son point d'attache dans le canal optique, ou par une *déchirure intervaginale,* ou du moins *une interception définitive de conductibilité.* Les hémorrhagies dans les gaines ne peuvent que plus difficilement expliquer la cécité instantanée, à moins qu'il n'y ait eu une compression notable dans le canal osseux inextensible, s'exerçant aussi sur l'artère ophthalmique ; par contre, ces hémorrhagies nous rendent bien compte des amblyopies temporaires et des rétrécissements concentriques du champ visuel qu'on a parfois constatés, ainsi que des phénomènes d'ischémie de la papille qu'ont signalés quelques auteurs.

Enfin, il se peut que le sang épanché en abondance, et semblant plutôt, alors, tirer son origine d'hémorrhagies basilaires, vienne s'accumuler près de l'anneau sclérotical, pour distendre l'espace intervaginal à un très haut degré, entraver sa filtration postérieure, augmenter la pression intra-oculaire et être la cause de vastes hémorrhagies dans la rétine et le corps vitré. La dilatation en ampoule de l'espace intervaginal finit par simuler les signes de l'embolie rétinienne, ou du moins ceux d'une stase partielle de la papille ; et, dans ces cas, la cécité étant également complète, l'atrophie consécutive se compliquera encore d'une pigmentation de la papille.

Le *traitement* des fractures *directes* de l'orbite se bornera à des pansements aseptiques des plus minutieux, à l'enlèvement d'esquilles absolument détachées, ou mieux à leur reposition, si cela est possible. L'antisepsie la plus rigoureuse est surtout commandée lorsque des parties du cerveau ont été dénudées. Dans ces cas, l'attention doit encore être particulièrement dirigée sur ce point, que l'écoulement de toute sécrétion puisse s'opérer librement, et, ici, le fait est indéniable que les fractures qui intéressent, à la fois, voûte et rebord orbitaire sont infiniment moins dangereuses que les fractures directes de la paroi supérieure de l'orbite, ne donnant pas cette facilité, à la plaie, de se déterger et, au sang, de s'écouler librement. Lorsque des phénomènes cérébraux se présentent quelque temps après le traumatisme, on sera en droit de transformer une plaie cachée, à trajet sinueux, en une plaie largement ouverte, disposée pour des irrigations antiseptiques fréquentes, et nous pensons, comme Berlin l'admet aussi, qu'on pourra, au besoin, détacher la paupière supérieure du rebord orbitaire et, si la vie se trouve en danger, sacrifier même l'œil.

ARTICLE XI

BLESSURES DES PARTIES MOLLES DE L'ORBITE (CORPS ÉTRANGERS, EMPHYSÈME)

Grâce à la sphéricité du globe oculaire et à son peu de fixité dans la cavité orbitaire, il peut assez aisément arriver qu'une blessure, sans atteindre les parois de l'orbite, se limite aux parties environnantes de l'œil. La cellulite, après de simples blessures de l'orbite, qui jouissent, jusqu'à un certain point, des avantages des plaies sous-cutanées, par suite de la protection que fournissent la peau, la muqueuse et le septum orbitaire, ne s'observe que lorsqu'il y a eu blessure avec un corps vulnérant infecté (coup de parapluie, de canne), et encore celui-ci peut-il se débarrasser de ses souillures, en traversant la peau et la conjonctive.

Les *corps étrangers* les plus variés peuvent se rencontrer dans l'orbite. Le plus souvent, c'est un fragment d'un corps vulnérant, qui, en se brisant au moment de la blessure, a été retenu dans l'orbite ; ordinairement, ce n'est qu'un seul corps étranger qu'on y trouve, et il est exceptionnel qu'un bâton, déjà fendillé d'avance, laisse ses fragments dans l'orbite et qu'il s'y brise en plusieurs morceaux. Une réserve doit être faite, ici, pour des fragments de verre, qui ont été parfois trouvés en assez grand nombre.

En général, on peut dire que la réaction est très peu prononcée, pour les corps qui n'ont pas entraîné de substances infectantes dans l'orbite, et l'on est vraiment surpris de constater pendant combien de temps ces corps étrangers, d'un volume énorme, sont tolérés dans l'orbite, sans provoquer d'autres phénomènes qu'une exophthalmie plus ou moins prononcée. Cette tolérance est favorisée par la disposition du coussinet graisseux, qui, une fois l'œil réduit par la phthisie, si cet organe a été atteint par la blessure, laisse au corps étranger une cavité où il peut s'enkyster, sans léser les parties environnantes.

Le *sondage* des plaies, que l'on soupçonne avoir donné passage à un corps étranger, restera souvent négatif, à moins qu'il ne s'agisse de corps métalliques ou très volumineux, par la raison que, dans le tissu graisseux rétro-bulbaire, ces corps se déplacent et fuient aisément sous la sonde et le doigt explorateur. Lorsque le corps étranger a séjourné quelque temps dans la cavité orbitaire, une induration plus ou moins marquée se développe autour de lui et vient aider, surtout si le gonflement s'étend jusque sous la paupière même, à poser le diagnostic. C'est plutôt cette induration, que le volume même du corps étranger, qui, réduisant plus dans un sens que dans l'autre la motilité de l'œil, contribue à affermir notre diagnostic, principalement lorsque l'exophthalmie s'accentue davantage dans une direction opposée à celle où séjourne le corps étranger.

Il est impossible de tirer, des symptômes concomitants, une déduction de quelque valeur sur la présence d'un corps étranger ; car, si un corps vulnérant, en détachant un muscle, ou en déchirant un nerf moteur ou le nerf optique, peut donner lieu à des phénomènes que l'on impute, à tort, à la compression exercée par un corps étranger, d'un autre côté, il n'est pas rare de rencontrer des cas où un corps étranger volumineux se trouve logé à côté du globe oculaire intact, ayant conservé sa motilité, sans provoquer de symptômes douloureux.

L'état général est rarement atteint, par la présence, dans l'orbite, de corps étrangers, lorsque ceux-ci n'ont pas empiété sur les cavités voisines, et ce n'est qu'exceptionnellement que l'on a signalé des anesthésies de la région frontale ou des hyperesthésies de cette même région. L'odeur de tabac, indiquée parfois lorsqu'un bout de pipe séjourne dans l'orbite, ne peut s'expliquer que par une fracture des parois de l'orbite.

Comme *traitement*, l'extraction doit être conseillée, en règle générale, si le blessé se présente tout de suite et si l'on peut procéder facilement, à travers le trajet d'entrée (qu'on élargit au besoin), à cette extraction. Le blessé vient-il après cicatrisation de la plaie, alors, il faut des indications précises pour déterminer une intervention chirurgicale, car on ne s'amusera pas à rechercher des corps de petites dimensions (grains de plomb, fragments de capsule, pointes d'instruments piquants) qui sont parfaitement supportés par le blessé. On n'ira pas non plus à la recherche de balles, une fois l'œil détruit et la plaie complètement cicatrisée, car l'enlèvement de ces projectiles, encastrés le plus souvent dans les os, peut exposer le malade à des accidents graves (fissures, épanchements sanguins intracrâniens), auxquels il avait heureusement échappé.

Un corps étranger, même lorsqu'il est parfaitement toléré, réclame l'extraction, si son volume est considérable et si une exophthalmie défigurante en est la conséquence. Il en est de même lorsque l'emplacement du corps étranger, tout en ne déterminant pas une propulsion notable, entraîne une diplopie gênante dans une direction du regard. On aura une autre indication précise, dans le cas où la vision n'a souffert qu'après un certain temps, et n'est abolie que partiellement, de manière qu'on puisse songer à une compression plus ou moins directe du nerf optique. Il va sans dire qu'on procédera tout de suite à l'opération, avec tous les soins de l'antisepsie, si un corps étranger, qui a été toléré pendant assez longtemps, vient à entraîner des symptômes douloureux et inquiétants pour la santé du malade; mais, pour les raisons déjà signalées plus haut, on s'abstiendra rigoureusement lorsqu'il n'en est pas ainsi, et qu'on a le moindre doute que le corps vulnérant ne soit que *partiellement* logé dans l'orbite même et qu'il proémine du côté de la cavité crânienne.

On peut ranger, parmi les corps étrangers de l'orbite, la pénétration de l'air, l'*emphysème orbitaire*. L'exophthalmie, produite par la pénétration de l'air dans le tissu cellulo-graisseux de l'orbite, présente, au toucher, une élasticité particulière et de la crépitation; en outre, on arrive, par une pression continue et modérée, à replacer, au moins en partie, l'œil dans l'orbite. Presque toujours, il existe simultanément un emphysème des paupières, et, assez souvent, l'air se mélange de sang extravasé, pour déterminer de larges ecchymoses sous-conjonctivales et sous-cutanées.

L'œil est ordinairement chassé en avant et latéralement, et les mouvements sont réduits en tous sens, si l'exophthalmie est notable. La possibilité de réduire partiellement l'exophthalmie, qui reparaît aussitôt que le malade fait un mouvement violent d'expiration, permet mieux que tout autre signe d'établir le diagnostic, car la crépitation revient à l'emphysème palpébral, et celui du tissu graisseux de l'orbite même ne saurait être constaté.

En négligeant, ici, l'emphysème généralisé, la cause la plus bénigne de l'emphysème de l'orbite consiste dans la déchirure du sac lacrymal. La fracture des sinus frontaux donne lieu au même phénomène; à la suite de ce grave accident, l'emphysème s'étend aisément aux téguments du front et de la tempe. Enfin l'emphysème de l'orbite peut résulter d'une rupture des cellules ethmoïdales, ou d'une communication établie entre la partie supérieure des fosses nasales et l'orbite.

Le traitement se borne à l'application du bandeau compressif. Dans les cas de déchirure du sac, l'affection ne persiste guère au delà de quelques jours, si le malade évite de se moucher et de faire des expirations violentes.

Pour ce qui concerne les lésions des parties molles de l'orbite, sans persistance d'un corps étranger, il n'y a que deux genres de blessures qui présentent de l'intérêt pour nous, ce sont celles de l'*appareil moteur* de l'œil et celles de son conducteur sensoriel, le *nerf optique*.

Un corps vulnérant, qui pénètre dans l'orbite (et c'est le plus souvent en longeant la paroi osseuse du nez), ne rencontre que des parties molles qui tendent à fuir et à se déplacer devant l'instrument vulnérant; une résistance n'est offerte que par le globe oculaire, lorsque, comprimé contre l'une des parois orbitaires, il reste fixé, et alors le corps vulnérant y pénètre ou glisse à sa surface. Pendant ce mouvement de glissement, un instrument, même grossier (le bout d'un parapluie), peut détacher ou arracher l'un des muscles. C'est à ces lésions directes des muscles qu'il faut rapporter les strabismes, qu'on observe à la suite de blessures du contenu orbitaire, et non, en général, à des sections ou déchirements des nerfs, qui se trouvent dans des positions assez garanties, contre les lésions directes, et s'y soustraient par leur distension et leur mobilité.

Après des traumatismes violents, un véritable arrachement de tous les muscles de l'œil a été observé, de manière que celui-ci se trouvait complètement luxé, en dehors de sa cavité, et que les paupières se fermaient derrière lui, le globe oculaire restant suspendu uniquement au nerf optique, ou étant encore retenu à quelques filaments de muscles et de tissu connectif.

Même ces graves blessures ne comportent pas un mauvais pronostic, si l'on a soin, après une irrigation antiseptique prolongée, de procéder à la reposition de toutes les parties détachées.

Ne s'agit-il que de traiter d'anciennes lésions, concernant un détachement d'un ou de plusieurs muscles, alors qu'il s'est développé un strabisme, gênant par la diplopie qu'il entraîne ? On procédera ici aux opérations indiquées en pareil cas, et l'on se bornera, suivant le degré de reculement qu'a subi le muscle blessé, à un simple avancement capsulaire ou musculaire, ou l'on adjoindra à pareille opération la ténotomie de l'antagoniste.

Il a déjà été question des blessures du nerf optique (p. 724), nous n'avons à ajouter qu'un mot concernant le *tiraillement* et la *distension* que subit ce nerf, dans les cas de déplacement brusque ou de luxation du globe oculaire.

Les opérations de distension du nerf optique, dans les cas de dégénérescence grise (p. 709), nous ont démontré, expérimentalement, que ce nerf peut subir un haut degré de distension, sans qu'il en résulte une abolition de sa fonction. Mais les traumatismes nous avaient déjà renseigné, à cet égard, et nous avaient appris que le globe oculaire peut être attiré, quant à son pôle postérieur, jusque dans le plan orbitaire, rester luxé au-devant des paupières, qui se sont resserrées derrière lui, déplacement qui implique une distension énorme, si nous comparons la longueur du nerf et la profondeur de l'orbite, sans que pour cela son fonctionnement en souffre. C'est ainsi que, dans plusieurs observations, il est expressément indiqué qu'après reposition du globe oculaire, la vision est redevenue intacte.

ARTICLE XII

TUMEURS DE L'ORBITE. — GÉNÉRALITÉS

Abandonnant la classification, que nous avions autrefois admise, en tumeurs intramusculaires et extramusculaires, c'est-à-dire comprises, ou non, dans la pyramide formée par les muscles de l'œil, nous adopterons la division indiquée par Berlin, qui classe non seulement les tumeurs d'après certaines régions, mais qui les groupe mieux suivant leur constitution histologique. Les tumeurs de l'orbite comprennent ainsi :

1° Les tumeurs siégeant et ayant pris leur évolution dans le tissu connectif de l'orbite ;

2° Les tumeurs de la glande lacrymale ;

3° Les tumeurs du nerf optique ;

4° Les tumeurs des parois osseuses de l'orbite.

Nous ne comprenons pas ici, dans les tumeurs, les altérations vasculaires (tumeurs vasculaires), ainsi que la distension du coussinet graisseux de l'orbite (le goître exophthalmique).

D'après notre statistique, nous trouvons que les tumeurs de l'orbite entrent pour moitié dans les maladies orbitaires, chiffre un peu plus élevé que celui qu'indique Berlin. Malgré la fréquence relative des tumeurs mélaniques, qui ont une prédilection particulière pour le tractus uvéal et les parties avoisinantes, le nombre des tumeurs orbitaires, comparativement aux tumeurs du reste du corps, est assez restreint. Si l'on considère seulement l'ensemble des tumeurs de la région oculaire (œil, paupières et orbite), les tumeurs orbitaires atteignent la proportion de 28 pour 100 (Hasner d'Artha). Les statistiques enseignent, en outre, que l'âge infantile, jusqu'à dix ans, est particulièrement exposé aux tumeurs du globe oculaire et de l'orbite, tandis que les tumeurs des paupières (à l'exception toutefois des tumeurs érectiles) sont rares, celles-ci devenant, au contraire, plus fréquentes à un âge avancé.

Disons tout de suite que le diagnostic des tumeurs néoplasiques de l'orbite ne sera, en général, qu'un *diagnostic de probabilité*, car, à part la situation de ces tumeurs, enfermées dans une cavité peu accessible au palper, elles se trouvent, même lorsqu'elles sont de petite dimension, masquées par le globe oculaire. Il ne faut pas oublier non plus que les premiers débuts d'une tumeur orbitaire se soustraient le plus souvent à l'observation; et, si la direction dans laquelle l'exophthalmie se produit, la réduction de motilité plus accusée dans un sens ou dans l'autre, peuvent nous donner, à l'origine, un renseignement précieux sur le siège d'une tumeur, ces signes perdent sensiblement de leur valeur, lorsque l'exophthalmie est déjà très prononcée et la motilité abolie pour la plupart des directions du globe oculaire.

Passons rapidement en revue les divers symptômes propres aux tumeurs de l'orbite, afin de n'avoir pas à y revenir, chaque fois, en décrivant les diverses variétés.

Outre l'exophthalmie, la réduction de motilité du globe oculaire (le ptosis pour les tumeurs de la région supérieure de l'orbite), nous voyons des signes de compression se manifester du côté du globe oculaire, ainsi que des difficultés surgir pour la libre circulation dans cet organe. Une augmentation de tension et un changement de forme, un aplatissement du globe oculaire, se signalant par une hypermétropie acquise, peuvent survenir. Le développement de la myopie, par compression latérale, aurait même été observé. Les symptômes, que l'on peut rencontrer du côté de la papille, sont ceux d'une simple stase, avec ischémie rétinienne plus ou moins prononcée (et pouls artériel dans certains cas). Contrairement à M. Berlin, nous pensons que ce n'est que bien exceptionnellement (tumeurs infectieuses du nerf optique) qu'on peut constater une véritable papillite, concordant avec une tumeur orbitaire. Du reste, les recherches anatomiques ne signalent en aucun cas les signes d'une inflammation ; l'atrophie survient après que le nerf a passé par des phases de strangulation et de compression, ou, plus fréquemment, le nerf s'atrophie purement et simplement à la suite de son tiraillement, de sa distension et de l'interruption de conductibilité, un véritable évidement des gaines pouvant même se présenter sur certains points. Il est exceptionnel que les troubles circulatoires se manifestent par des hémorrhagies rétiniennes, ou par un décollement de la rétine ou même de la choroïde. La distension des nerfs ciliaires, qui, dès le début, se révèle par une réduction ou la perte complète de l'amplitude d'accommodation, peut aller jusqu'à l'abolition de toute sensibilité de la cornée, entraînant une kératite neuro-paralytique et la destruction de l'œil.

En ce qui concerne l'état général de santé, dans les cas de tumeurs orbitaires, il ne souffre ordinairement pas, à moins que l'évolution de la tumeur, dans la profondeur de l'orbite, n'expose à la compression des nerfs sensitifs et n'occasionne de vives douleurs, privant les malades de repos. Il est bien entendu que pour ces tumeurs, siégeant dans l'entonnoir rétréci de l'orbite, leur propagation vers la cavité crânienne entraîne promptement, de graves phénomènes cérébraux. Une infection néoplasique peut aussi se propager, par les voies lymphatiques, vers les cavités de la face et le long du cou. L'apparition de tumeurs métastatiques, la dissémination des foyers, dans la cavité crânienne et les cavités avoisinantes, sont surtout à craindre pour les gliômes, les sarcomes à petites cellules et les tumeurs mélaniques, qui, elles, donnent aisément lieu à des métastases hépatiques.

ARTICLE XIII

I. — Tumeurs siégeant dans le tissu propre de l'orbite

Nous exposerons d'abord les tumeurs kystiques et nous passerons de la description des tumeurs de nature bénigne, ayant envahi l'orbite, à celles de même nature qui y ont pris directement naissance, pour arriver à l'exposé des tumeurs malignes, aux véritables néoplasies.

A. Kystes de l'orbite.

1° *Encéphalocèle.*

L'*encéphalocèle,* ou *hernie durale,* peut se présenter comme simple *hydro-encéphalocèle,* ou même comme véritable *céphalocèle ;* c'est-à-dire la hernie durale renferme simplement du liquide cérébro-spinal, montre alors des parois d'une épaisseur variable, acquérant parfois les qualités de véritables fibromes; ou la hernie se présente avec des parois, ne dépassant guère, comme épaisseur, celle de la dure-mère même et renferme une partie étranglée de la masse cérébrale, pouvant parfois être en communication avec les ventricules, comme cela s'observe pour d'autres encéphalocèles du crâne. La règle paraît être pour les encéphalocèles orbitaires qu'elles ne présentent que des hydro-encéphalocèles. L'abolition de la communication avec l'espace subdural amène la formation de certains kystes congénitaux de l'orbite.

La hernie durale se produit, ordinairement, par suite d'une occlusion défectueuse de la suture située entre l'os planum et le frontal; mais elle peut aussi résulter d'une malformation de l'os lacrymal, du prolongement nasal du maxillaire, ainsi que d'une absence complète ou d'un état rudimentaire de l'os planum. Cette origine détermine ainsi le siège le plus commun de l'encéphalocèle.

La peau recouvrant la hernie, qui, ovalaire et aplatie, ressemble beaucoup à une dilatation hydropique du sac lacrymal, et dont la grosseur varie entre celle d'un pois et celle d'un œuf de poule, est ordinairement absolument normale, lisse et mobile sur la hernie. A mesure que celle-ci a pris de l'extension, la peau se montre plus tendue sur le sac herniaire, elle peut même y prendre adhérence et présenter des dilatations vasculaires, rappelant les télangiectasies. Deux signes sont particulièrement caractéristiques : d'abord, un degré de fluctuation généralement très accusé et, en second lieu, la possibilité de pouvoir, par une compression douce et continue, réduire le volume de la tumeur. Le doute sur la nature de la tumeur sera, bien entendu, dissipé, si, par suite de l'amincissement des parois, elle devient transparente, présente une pulsation apparente et s'agrandit visiblement sous l'influence des mouvements expiratoires. La compression exercée sur le sac herniaire ne provoque pas nécessairement des symptômes cérébraux, comme on l'observe pour les encéphalocèles d'autres régions du crâne. Il faut noter aussi que de petites encéphalocèles orbitaires n'entraînent pas, en général, une mort prématurée.

Le diagnostic sera aidé, dans le cas où on hésiterait sur la nature de la tumeur, par la déclaration des malades ou des parents, qui avertiront le chirurgien que la tumeur est congénitale et n'a guère varié depuis la plus tendre enfance. Il est bien entendu que l'on s'abstiendra de toute intervention.

2° *Kystes par occlusion.*

La fermeture tardive d'un vide congénital, dans la paroi interne ou supérieure de l'orbite, qui a livré passage à une hernie durale, peut donner lieu à la formation d'un kyste par occlusion. De fait, pareille origine semble prouvée par des observations où l'on a, conjointement avec d'autres encéphalocèles, rencontré à l'endroit ordinaire, où siège la hernie durale, un véritable kyste à parois fibreuses, ne correspondant pas avec la cavité crânienne. En outre, on a observé des cas où la partie la plus superficielle de l'encéphalocèle formait un sac kystique isolé de la partie herniaire qui, elle seule, communiquait avec l'espace subdural.

L'attention sur ce genre de kyste congénital, extrêmement rare, sera attirée, si l'on rencontre un kyste, non dermoïde, situé sur la paroi interne et supérieure de l'orbite, et cela, même lorsque, en procédant à une opération, on n'est pas à même de pouvoir démontrer une partie du kyste qui aurait été en communication avec l'espace subdural. La simple adhérence, très intime, avec les parois mentionnées de l'orbite suffit, et cela, d'autant plus que cette adhérence se rencontre en un point où la paroi orbitaire se trouve très notablement amincie.

3° *Kystes par extravasation.*

Un kyste hématique (sanguineous kyst) peut-il se développer à la suite d'épanchements intra-orbitaires? Le fait ne saurait être nié d'une façon absolue, mais doit être d'une rareté extrême.

Qu'on ne veuille pas oublier que, dans la majorité des cas, où l'on a diagnostiqué des kystes hématiques, une ponction exploratrice avait précédé l'opération, et il paraît probable que le sang pur que renfermait, à l'opération, le sac kystique, ou la coloration rougeâtre ou roux brunâtre de son contenu, provenait de la ponction préalablement exécutée. Il pourrait aussi se présenter que, dans un cas d'angiome caverneux, qu'on n'enlève qu'incomplètement, on prenne pour un espace kystique, une partie à large dilatation vasculaire.

De même que les kystes hématiques, les *kystes pigmentaires ou mélaniques* nous paraissent destinés, à l'avenir, à être rayés des traités. Ce qui laisse croire à pareils kystes, c'est que certaines tumeurs mélaniques présentent une consistance mollasse des plus accusées, de façon qu'il s'en écoule, à l'incision, un contenu absolument semblable à de l'encre et que le mélanome se vide, en quelque sorte, de son parenchyme pigmenté fluidifié.

4° *Kystes exsudatifs, hygroma de l'orbite.*

Ces kystes résultent de la distension progressive d'une des petites bourses muqueuses, que l'on rencontre souvent le long des muscles contenus dans l'orbite. Le plus ordinairement, c'est au-dessus et au-dessous du releveur de la paupière que se présentent ces bourses muqueuses, et elles constituent, là, de petites cavités remplies d'un liquide transparent, légèrement visqueux, et dont les parois sont constituées par le tissu cellulaire épaissi. A la suite d'une irritation inflammatoire plus ou moins intense, il peut s'y faire un épanchement assez considérable de liquide, épanchement qui prend une teinte citrine, lorsqu'il s'opère, aux dépens des vaisseaux circonvoisins, de petites hémorrhagies. L'évolution de ces kystes est plus ou moins rapide, et leur développement, variable, peut être parfois tel qu'ils pénètrent dans la profondeur de l'orbite, s'insinuent au travers des fentes, dans la cavité crânienne, et produisent des exophthalmos quelquefois assez considérables. L'ablation de la poche kystique, endommageant le muscle auquel elle adhère, entraîne un trouble de motilité plus ou moins accusé qui persiste après l'opération.

5° *Kystes folliculaires* (*dermoïdes*).

Les kystes folliculaires de l'orbite sont, comme le prouvent plus ou moins clairement quelques observations, en rapport avec une des paupières et prennent leur point de départ dans un des follicules du derme. Comme cela a aussi lieu pour un certain nombre de tumeurs semblables qui siègent aux paupières, ils peuvent s'enfoncer à une profondeur variable dans la cavité orbitaire. Il arrive alors, ainsi que cela s'observe dans d'autres régions du corps, qu'ils dissimulent, en se développant notablement, leur origine primitive. En effet, le follicule s'étant oblitéré à son orifice et des masses épithéliales et graisseuses s'étant peu à peu accumulées à l'intérieur, la portion du follicule la plus voisine de la surface du derme s'allonge, se pédiculise et s'amincit de telle sorte, qu'il devient fort difficile d'apercevoir les rapports du kyste avec la peau, mobile au-dessus de la tumeur. Toutefois, dans deux cas, nous avons pu voir un véritable cordon de tissu connectif qui reliait le kyste, une fois à la peau du grand angle, l'autre fois à celle de la commissure externe. La plupart des kystes dermoïdes semblent pourtant congénitaux et dus, d'après les recherches de Verneuil, à un arrêt de développement des arcs branchiaux.

Les kystes dermoïdes, placés le plus souvent *en dehors* de l'entonnoir des muscles et *un peu en arrière du plan orbitaire*, occupent (contrairement aux kystes du sourcil) de préférence le côté interne, moins souvent le côté temporal. Les autres régions où on les a observés sont, dans l'ordre de fréquence, les suivantes : directement en dehors et en haut, et en dehors et en bas. Il est plus rare de les rencontrer directement en bas et, surtout, directement en haut. La forme de ces kystes est arrondie, et ils sont uniloculaires dans la presque totalité des cas. Ce qui les différencie des kystes dermoïdes d'autres régions, c'est l'épaisseur plus notable et la fréquente vascularité de leurs parois, pouvant donner lieu, au moment d'une ponction exploratrice, à des hémorrhagies qui font commettre une erreur sur la nature des kystes, lorsque leur contenu, trop consistant, ne peut être aspiré.

Les kystes folliculaires de l'orbite se différencient de ceux qui ont été précédemment décrits, par la nature de leur contenu, essentiellement composé de cellules épithéliales, de masses graisseuses, de cristaux de cholestérine, de dépôts calcaires, etc. Suivant que l'un ou l'autre de ces divers éléments prédomine, le kyste reçoit différentes dénominations. Ainsi, quand les éléments épithéliaux et les molécules graisseuses entrent, à peu près par parties égales, dans la constitution de la tumeur, on l'appelle *athérome*. Dans le *cholestéatome*, il existe une grande proportion de cholestérine; enfin, dans les kystes décrits sous le nom de *mélicérides*, la graisse, qui s'y trouve en abondance, est à l'état fluide. Quant au contenu de ces kystes, en général, ajoutons qu'on y a signalé la présence de poils (Kerst, de Ammon), et, dans un cas particulier, d'un germe dentaire (Barnes). Les kystes folliculaires atteignent parfois un développement considérable, et, à mesure qu'ils grandissent, ils peuvent non seulement chasser l'œil de sa cavité, mais encore dilater singulièrement cette dernière et amincir et user ses parois. Il faut noter que, une fois le contenu du kyste devenu oléagineux, il semble avoir moins de propension à s'étendre, contrairement aux kystes à masses dermoïdes et pileuses.

On observe les kystes dermoïdes aussi fréquemment, chez les personnes de l'un ou l'autre sexe ; mais, ce qui est remarquable, c'est que ce n'est guère que sur des jeunes sujets qu'on les rencontre. Ils peuvent passer longtemps inaperçus et ce n'est que leur accroissement qui éveille l'attention des mères.

Le pronostic de ces tumeurs, absolument bénignes, peut être assombri par le fait qu'elles acquièrent un développement notable (quoique n'empiétant jamais sur la cavité crânienne), qui rend leur enlèvement difficile, à cause de leur adhérence aux muscles, au globe oculaire et au nerf optique, et expose à des récidives. Ce n'est que lorsque ces tumeurs affectent une évolution rapide et prennent un développement considérable, qu'elles peuvent exercer une influence nuisible sur les fonctions de l'œil.

Il ne faut s'arrêter à une méthode de *traitement* déterminée, pour les kystes de l'orbite, considérés d'une manière générale, qu'après s'être assuré de la consistance de leur contenu, lequel peut être liquide, semi-liquide ou dense. Dans ce but, on ne saurait s'en rapporter purement et simplement à la sensation que donne la fluctuation; mais, quand l'auscultation, la palpation et l'anamnèse ont démontré qu'il ne s'agit pas d'une tumeur anévrysmale, on procédera, pour fixer définitivement le diagnostic, à une ponction exploratrice, au moyen d'un trocart à assez large canule. Ce moyen est infidèle, il faut l'avouer, pour dissiper tous les doutes qu'on peut avoir sur l'existence d'une tumeur solide, quand le contenu du kyste offre une certaine consistance ; et l'on n'arrive, ainsi, à une certitude absolue que lorsqu'il s'écoule par la canule un liquide plus ou moins fluide.

Selon que le kyste est reconnu contenir une matière consistante ou liquide, et selon qu'il est plus ou moins développé, on choisira, pour procédé opératoire, tantôt l'extirpation du kyste, tantôt l'incision, à laquelle doit succéder un drainage. Une simple ponction, suivie ou non d'injection irritante, ne trouve son application que dans un très petit nombre de cas. Lorsque les kystes ont un contenu dense et sont de dimensions médiocres, il faut en pratiquer l'extirpation. La dissection de ces tumeurs, dont les parois sont quelquefois très faibles et faciles à entamer, doit s'opérer, lorsqu'on est arrivé sur la membrane d'enveloppe, avec le doigt et le manche du bistouri, plutôt qu'avec le tranchant de l'instrument.

Nous avons, dans ces derniers temps, comme pour les kystes dermoïdes (à insinuation osseuse) de la région du sourcil, employé, pour les kystes dermoïdes de l'orbite, l'électrolyse, appliquée dans un certain nombre de séances (six à huit), et nous en avons obtenu un résultat d'autant meilleur que le contenu était oléagineux.

6° *Kystes congénitaux avec microphthalmie ou anophthalmie.*

Parmi les kystes congénitaux, il existe une variété de tumeur kystique qui mérite une mention à part, parce qu'elle se rencontre, constamment, soit avec un arrêt de développement du côté du globe oculaire, soit même avec une absence complète des yeux. Nous avons déjà donné, à l'occasion des anomalies congénitales des paupières, la description de pareils kystes congénitaux (voy. p. 99), et, en réalité, on peut être autorisé à les comprendre dans la description des anomalies des paupières, parce que, surtout dans les cas d'anophthalmie, leur siège est plutôt dans la paupière inférieure et extraorbitaire que réellement orbitaire. Toutefois, M. Talko, qui a le plus observé de cas de ce genre, les désigne sous le nom de *kystes séreux congénitaux de l'orbite, siégeant sous la paupière inférieure.* Que notre désignation, ou celle de M. Talko, convienne plus spécialement pour un cas particulier, il n'en est pas moins constant que le kyste tend à s'insinuer, entre la conjonctive et la peau de la paupière inférieure, et à se présenter sous la forme d'une vésicule bleutée et transparente, ou même d'un bleu intense, comme Berlin l'a observé dans un cas avec anophthalmie. Relativement à l'interprétation de l'origine de ce genre de kystes, nous nous rangeons absolument à l'avis de M. Berlin, qui pense qu'il ne peut pas s'agir ici d'une simple coïncidence du kyste avec la microphthalmie et l'anophthalmie, « mais que les éléments cystoïdes proviennent des parties embryonnaires qui contribuent, normalement, à la formation du globe oculaire ».

7° *Hydatides* (*cysticerque, échinocoque*).

Une autre forme de kyste séreux intra-orbitaire tire son origine du développement d'hydatides. Pour les distinguer des kystes simples, on doit se rappeler que les hydatides possèdent, outre leur paroi propre, une enveloppe de tissu cellulaire condensé d'une épaisseur très variable. L'une et l'autre se touchent, sans qu'il existe entre elles d'adhérences bien notables.

Les deux formes d'hydatides, observées dans cette région, sont le *cysticerque* et l'*échinocoque*.

1° Le *cysticerque*, dont il n'existe, pour l'orbite, qu'un très petit nombre d'observations, n'atteint guère des dimensions plus élevées que celles d'une grosse fève. Dans les cas observés, la tumeur siégeait au voisinage du rebord orbitaire, en dehors des muscles. Sa paroi propre est molle et tellement tendre qu'elle offre parfois un aspect gélatineux; au contraire, le kyste de tissu connectif qui l'isole du voisinage est d'une solidité et, parfois, d'une épaisseur remarquables. Sous le microscope, il est presque toujours possible de distinguer au moins une partie de la couronne de crochets, alors même que l'animalcule a subi une métamorphose régressive, en s'incrustant de sels calcaires.

2° L'échinocoque peut acquérir des proportions bien plus considérables et occasionner consécutivement une exophthalmie des plus marquées. Sa paroi propre est très résistante et élastique. Ce genre de tumeurs kystiques est très rare en France, et les cas observés jusqu'ici ont été particulièrement rencontrés en Allemagne.

Le nombre de ces entozoaires semble pouvoir varier sensiblement, mais, dans la majorité des cas, on n'en a rencontré qu'un seul, quoique ce seul individu ait pu acquérir parfois un volume des plus considérables. On a vu ainsi des échinocoques présenter le volume d'un œuf, et, lorsqu'il s'agissait de nombreux animalcules, la tumeur offrait un volume que n'atteignent guère les néoplasies de cette région. Leur évacuation, lorsqu'on n'a pu pratiquer tout de suite une large incision, ne s'opère,

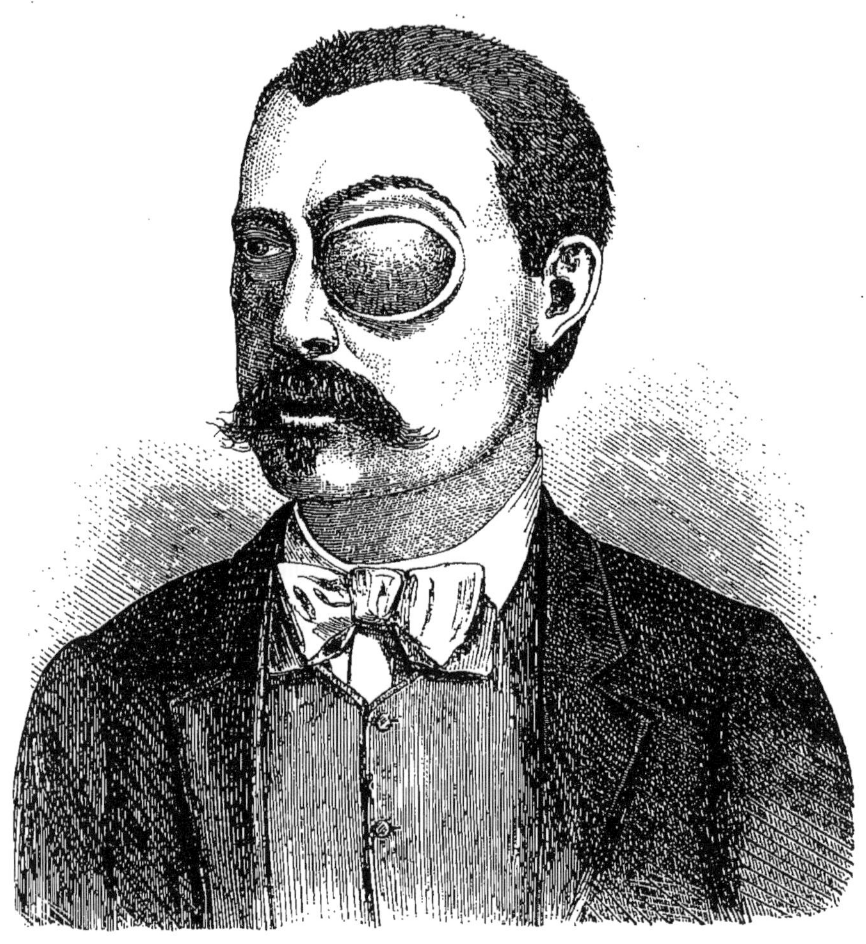

Fig. 518.

ordinairement, qu'après qu'un certain degré de suppuration s'est produit autour du sac hydatique. Les échinocoques peuvent siéger dans toutes les parties de l'orbite, ainsi que dans les cavités avoisinantes, sauf entre la paroi osseuse et le périoste. De même qu'on les a vus, par leur extension extraordinaire, lorsqu'ils ont tout d'abord siégé dans les cavités avoisinantes, gagner l'orbite par usure des parois, de même, aussi, des échinocoques orbitaires arrivent à pénétrer dans la cavité crânienne, cette communication expliquant alors un mouvement pulsatile du sac hydatique. Le siège si variable de l'entozoaire, qui peut même se loger dans l'espace intervaginal du nerf optique, dans la glande lacrymale, entre les muscles droits et le globe oculaire, fait que les symptômes, relatifs à l'exophthalmie et à la déviation oculaire, peuvent varier très sensiblement; ce qui nous paraît assez caractéristique, c'est que, dès que l'exophthalmie a acquis un certain degré de développement, les malades accusent, dans la plupart des cas, des névralgies périorbitaires, une névrose ciliaire, assez intenses.

Les hydatides orbitaires, qui se rencontrent plus particulièrement chez les hommes et surtout chez de jeunes sujets, réclament une prompte intervention. Une ponction exploratrice viendra aider le diagnostic, en permettant de constater en abondance, dans le liquide aspiré, la présence de chlorures, qui ne se rencontrent pas dans le liquide cérébro-spinal. Pour ce qui regarde le choix de l'opération, celle-ci peut se borner à une simple ponction, avec élargissement du trajet de pénétration, suivi de drainage, ou à une excision partielle de la paroi kystique avec drainage, ou, enfin, consister dans une extirpation complète du sac hydatique. Dans les deux premiers modes de traitement, l'extraction du sac hydatique se fait d'ordinaire très aisément, après qu'une inflammation suppurative s'est établie. Les soins de l'antisepsie sont, ici, à observer, comme, du reste, pour toute opération dans l'orbite, avec la rigueur la plus absolue.

Comme exemple d'extirpation totale, nous rapporterons que, chez un malade atteint de kyste hydatique (non reconnu, tout d'abord) de l'orbite gauche, ayant repoussé l'œil en haut, et dont la tumeur avait atteint un diamètre de 8 centimètres (fig. 518), nous pûmes, après avoir vidé l'hydatide avec le trocart, détaché les muscles droits interne et inférieur et sectionné le nerf optique, extraire avec une extrême facilité, l'œil ayant été luxé, une énorme poche kystique. Le globe oculaire replacé, on fit quelques points de suture. Un drain fut laissé en place. La guérison se fit peu à peu, mais la cornée fut prise de suppuration partielle.

L'extirpation totale ne nous paraît donc convenir que pour les hydatides de petites dimensions, tandis que la simple incision, ou l'incision avec excision d'une petite portion du sac hydatique, suivie de drainage, nous semble indiquée pour de vastes sacs d'échinocoques, dont on ne connaît pas exactement l'extension qu'ils ont prise en arrière.

B. Angiomes de l'orbite.

Les angiomes de l'orbite se présentent, le plus ordinairement, sous la forme de *tumeurs caverneuses*. L'angiome simple, la *télangiectasie*, s'insinuant des paupières dans l'orbite, a, parfois aussi, été observée; mais le *lymphangiome* orbitaire est d'une extrême rareté.

La première dissection (1848) d'une *tumeur caverneuse* de l'orbite est due à Lebert. Il s'agissait d'une tumeur congénitale, enlevée par Dieffenbach, au-dessous de la paupière supérieure, chez un jeune homme âgé de vingt-quatre ans; elle était composée d'un tissu spongieux et aréolaire, et ses parois auraient été constituées par des vaisseaux sans communication avec les aréoles, ce qui ne fut nullement démontré par une injection. Une seconde observation (1856) appartient à de Ricci. Ce cas se rapportait à une jeune personne âgée de vingt-deux ans, qui, seize années auparavant, avait vu survenir une protrusion de l'œil, à la suite d'une forte contusion de la tête, déterminée par une chute. Une première fois, on extirpa une tumeur lobulée ronde et rouge pourpre, qu'on déclara être manifestement de nature veineuse. Peu de temps après, une récidive étant survenue, Bowman enleva l'œil avec la tumeur. Celle-ci aurait été composée d'un amas de veines variqueuses, traversées par des cordons tendineux, analogues aux fibres tendineuses du cœur.

Un troisième cas, suivi d'examen anatomique (1859), est rapporté par de Graefe. L'exophthalmie s'était lentement développée et arriva à ce point, que le globe oculaire faisait hernie avec une extrême facilité. La tumeur, occupant l'orbite droite, était située en haut et en dehors et formait plusieurs bourrelets élastiques et tendres. La motilité était complètement abolie en haut, et l'atrophie du nerf optique presque complète. Chez ce malade, un homme de soixante ans, la tumeur fut mise à jour, après énucléation du globe oculaire et incision des commissures, et séparée du tissu cellulo-graisseux ambiant, complètement sain. La guérison se fit rapidement. La tumeur, à peu près ovoïde, était entourée d'une couche de tissu cellulaire condensé. Sur une coupe (fig. 519), on put constater une texture réticulée, dans laquelle les mailles représentaient les espaces vasculaires et le réseau, les cloisons

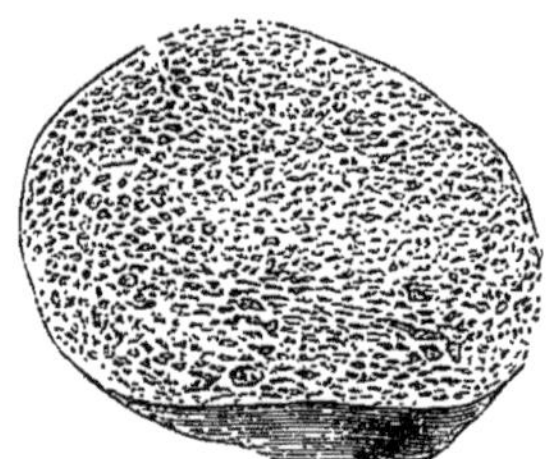

FIG. 519.

de tissu connectif qui séparaient ces espaces. L'examen histologique de ce tissu montra qu'il s'agissait d'une tumeur caverneuse typique.

Enfin, nous citerons un dernier exemple de tumeur caverneuse de l'orbite, observée par nous, et dont l'examen microscopique fut fait par M. Cornil. La malade, âgée de trente et un ans, se présenta (1865) pour une exophthalmie considérable de l'œil droit, survenue, quatorze ans auparavant, à la suite du choc d'une navette sur la tempe, et qui, après avoir spontanément rétrogradé, s'était de nouveau développée pour devenir à peu près stationnaire. Le globe de l'œil était repoussé hors de l'orbite, suivant l'axe de celle-ci, et faisait, comparativement à l'œil sain, une saillie d'environ 1 centimètre (fig. 520). La motilité du globe est abolie presque complètement en haut et en dehors et très fortement réduite en bas et en dedans. Les veines de la papille sont grosses et tortueuses, les artères amincies, et le disque du nerf optique est légèrement nacré, dans sa totalité. La vision est tombée au point que les doigts ne peuvent être comptés au delà de quatre pieds. Au toucher, on perçoit une tumeur mollasse, faiblement bosselée, qui enveloppe toute la sphère postérieure du globe de l'œil, mais qui proémine surtout en haut et en dehors. Cette tumeur, qui, découverte, apparut bleuâtre, ne put être extirpée qu'après détachement des muscles droits supérieur et externe. La perte de sang fut très modérée. L'exophthalmie disparut progressivement et l'œil devint même un peu plus enfoncé que l'autre (fig. 521). La mobilité se rétablit, mais les mouvements en haut tardèrent beaucoup à revenir. La paupière supérieure resta quelque peu abaissée. La tumeur ressemblait beaucoup, comme volume et aspect, à celle représentée figure 519. Elle était aussi entourée d'une sorte de capsule fibreuse, mais elle montrait des espaces vasculaires plus larges. La structure réticulée de la tumeur ressort, surtout, lorsqu'on évacue le sang des aréoles par la pression : le tissu prend alors une teinte franchement grisâtre. L'examen microscopique démontre que la tumeur est exclusivement composée d'un tissu fibreux, circonscrivant de nombreux espaces vasculaires de différentes dimensions, dont les parois ne sont pas recouvertes d'une couche épithéliale, et dans l'épaisseur desquelles, on ne trouve que peu de fibres élastiques et pas de fibres musculaires.

Après les observations que nous venons de rapporter sommairement, nous n'avons, pour compléter l'histoire des tumeurs caverneuses de l'orbite, qu'à ajouter que celles-ci présentent une disposition plus ou moins prononcée à se gonfler et à se

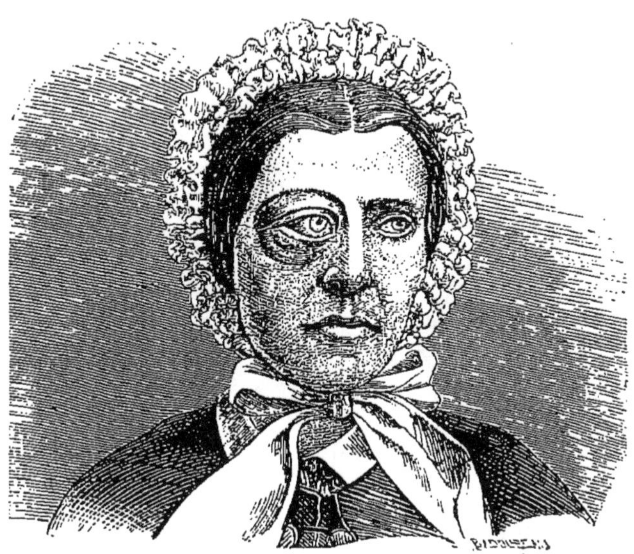

Fig. 520.

dégonfler. La turgescence de la tumeur, ou plutôt l'accroissement de l'exophthalmie, se montre surtout pendant les mouvements, les efforts, lorsque le malade se penche en avant ou qu'il retient la respiration ; tandis que le degré de l'exophthalmie diminue, si le malade reste couché et conserve un repos complet. Ces tumeurs se différencient de tous les autres angiomes de la même région par leur enkystement, ce qui permet de les attaquer directement, à l'inverse des autres tumeurs sanguines. Notons encore que, vu leur siège de prédilection dans l'entonnoir musculaire, la motilité du globe oculaire peut encore être assez bien conservée. Leur accroissement est d'ordinaire très lent, leur sensibilité, en général, nulle. Un signe précieux est qu'à part la sensation d'élasticité, que donne la tumeur au toucher, et qui peut être assez accusée pour simuler la fluctuation, la tumeur est *compressible* jusqu'à un certain degré, ce qui s'observe d'une manière bien moins prononcée pour des lipomes très vasculaires de l'orbite.

Des tumeurs sanguines que nous aurons à décrire, l'angiome caverneux se différencie essentiellement par le fait qu'il ne donne ni pulsations, ni aucun bruit systolique à l'auscultation.

Le *lymphangiome* n'a été observé que tout à fait exceptionnellement. En réalité, il n'en existe qu'une seule observation indiscutable, due à Forster. La tumeur, ainsi que son extirpation, avec le globe de l'œil, a permis de s'en assurer, siégeait dans l'entonnoir musculaire et montrait un large réseau caverneux. Les parois des vacuoles, formées de fibrilles de tissu connectif rangées concentriquement, étaient garnies de

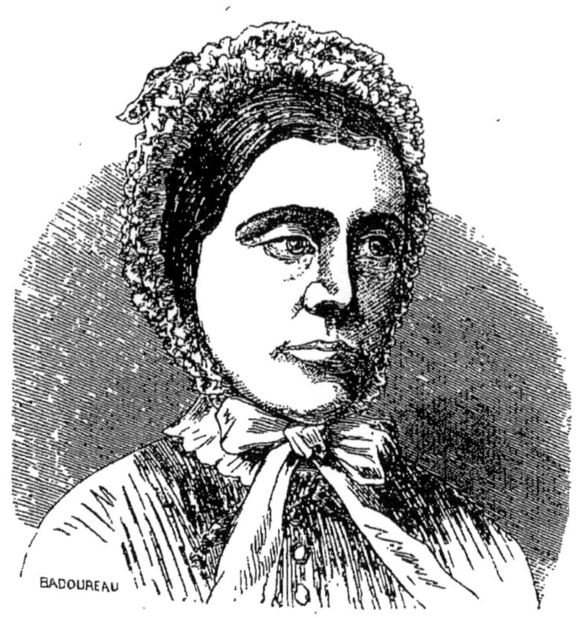

Fig. 521.

cellules cylindriques et, par places, d'endothélium. Ces espaces mêmes renfermaient un très grand nombre de corpuscules lymphoïdes.

Le diagnostic des angiomes de l'orbite étant bien établi, leur extirpation, avec conservation du globe oculaire, se trouve indiquée, à l'exclusion de tout autre procédé opératoire.

C. Lipomes de l'orbite.

De même que les lymphangiomes orbitaires, les lipomes vrais de l'orbite constituent de véritables raretés ophthalmologiques, à moins qu'on ne veuille considérer comme tels les lipomes sous-conjonctivaux (voy. p. 162), qui s'insinuent plus ou moins en arrière du globe oculaire, ou les lipomes des paupières (voy. p. 40), dont une partie dépasse le plan orbitaire. En tant que tumeurs s'étant développées derrière le fascia orbitaire, aux dépens du tissu connectif lâche de l'orbite, il n'existe jusqu'à présent qu'un nombre très restreint de cas, et encore se prêtent-ils tous à la discussion.

D. Différentes formes de sarcome (fibrome).

Il nous faut tout d'abord reconnaître qu'il ne sera pas toujours facile d'établir un diagnostic précis de ce genre de tumeurs, même après un examen microscopique attentif, attendu que l'histologiste n'a d'autre guide, pour se faire un jugement, que le rapport entre le nombre des cellules et la masse intercellulaire. On comprend alors aisément que cé qui, pour l'un, est un fibrome pur, sera déjà, pour l'autre, un fibro-sarcome ; de même, une tumeur envisagée comme un fibro-sarcome, par le premier, deviendra, pour le second, un sarcome des plus caractérisés. Aussi les cliniciens sont-ils arrivés à donner plus d'importance aux signes cliniques, pour poser leur diagnostic et surtout leur pronostic, qu'à l'appréciation des histologistes (1).

En réalité, les *fibromes* qu'on rencontre dans l'orbite, sont, ou des tumeurs caverneuses, ou des fibro-sarcomes très denses, plutôt que des fibromes purs. Les formes, qui se rapprochent le plus du fibrome, se caractérisent par la délimitation de la tumeur dans une enveloppe de tissu cellulaire condensé. Leur développement est très lent et ne s'accompagne d'aucune sensation douloureuse, jusqu'à l'époque à laquelle l'exophthalmie devient manifeste. L'absence de tout symptôme inflammatoire, pendant l'évolution du mal, et l'intégrité de la santé générale, enfin, les antécédents du sujet, tels sont les éléments du diagnostic. En outre, si la tumeur a pris son origine au voisinage du rebord orbitaire, et si l'on a eu l'occasion d'observer le sujet à une époque peu avancée de la maladie, on pourra s'éclairer encore, en obtenant la sensation d'une petite tumeur circonscrite, consistante et mobile. Le caractère du fibrome prédominera d'autant plus sur celui du fibro-sarcome que, après l'ablation d'une tumeur d'une grande densité, bien délimitée du restant du contenu orbitaire, toute récidive a fait défaut.

Nous passerons, maintenant, successivement en revue les diverses formes de *sarcome* qu'on observe dans l'orbite.

1° *Fibro-sarcome.*

Les sarcomes à cellules rondes, ceux à cellules fusiformes et les fibro-sarcomes sont, de toutes les tumeurs de l'orbite, celles que l'on rencontre le plus fréquemment; mais, comme nous l'avons déjà fait observer, il n'est pas toujours aisé à l'histologiste de se prononcer sur le genre de sarcome auquel il a affaire, et, n'était-ce l'extrême rareté des véritables fibromes, il faudrait se demander si l'on ne devrait pas ranger bien des fibro-sarcomes dans cette catégorie de tumeurs bénignes.

Le point de départ des tumeurs sarcomateuses peut varier. Évidemment, elles naissent du tissu connectif propre de l'orbite et, de préférence, des endroits où ce tissu se condense et s'accumule en plus grande quantité. C'est donc moins dans le tissu graisseux lui-même, que la tumeur prend son point de départ, que des enveloppes que le tissu connectif constitue aux parties renfermées dans l'orbite, c'est-à-dire du *périoste*, de la *capsule de Tenon*, des *enveloppes de la glande lacrymale et des nerfs de l'orbite*.

Parmi les genres de sarcomes, le plus fréquent, dans l'orbite, est le fibro-sarcome, le squirrhe des anciens; suivent, alors, les sarcomes, à cellules rondes. La quantité, aussi bien que la forme de ces dernières, peut notablement varier, et les variétés à cellules très grandes (psammom-sarcome), ou cellules gigantesques, se rencontrent aussi, quelquefois, dans l'orbite. La très grande richesse en cellules a fait désigner certains sarcomes, par les anciens, comme tumeurs encéphaloïdes et carcinomes. La production, dans la tumeur, d'espaces plus ou moins nombreux et étendus peut donner lieu à la formation d'un cysto-sarcome, de même que les phases régressives, que parcourt la tumeur, peuvent entraîner son ossification (sarcome ossifiant de Billroth).

La production des sarcomes est le plus souvent primitive, dans l'orbite, mais on

(1) Voy. la thèse de M. René Ussel, sur un cas de véritable fibrome de l'orbite. Bordeaux, 1889.

les a aussi rencontrés comme tumeurs métastatiques; de même que pour les autres régions, le sarcome est d'autant plus disposé à *récidiver*, qu'il est plus riche en cellules, moins dense, par conséquent moins délimité vers son entourage.

2° *Mélano-sarcome.*

Contrairement à ce qui a été dit pour les sarcomes en général, le mélano-sarcome, qu'on rencontre dans l'orbite, est plutôt métastatique et consécutif à des mélano-sarcomes de la choroïde, ou de la limite scléro-cornéenne. Pourtant, de même qu'on l'observe pour des mélanomes sous-cutanés, on rencontre, exceptionnellement, des mélanomes primitifs du tissu connectif même de l'orbite, dans lesquels le globe de l'œil est indemne, ou n'a été atteint que secondairement. Ces formes rares paraissent prendre leur origine du périoste de l'orbite et ne se différencient pas des mélano-sarcomes, tumeurs mélaniques, des autres régions.

Aussi, pour le mélano-sarcome de l'orbite, dont le diagnostic ne pourra être établi que si la tumeur siège très superficiellement, le pronostic est des plus sérieux; dans les trois quarts des cas, la récidive a été prompte et la généralisation, la règle.

3° *Myxo-sarcome.*

Si le myxo-sarcome n'est pas rare, parmi les tumeurs du nerf optique, le nombre des cas, pour ce qui concerne le véritable myxo-sarcome de l'orbite, est encore très restreint. Comme malignité, ce genre de sarcome paraît occuper, en sa qualité de sarcome mou, la première place, après les sarcomes pigmentés, avec lesquels il partage aussi le caractère fâcheux de se généraliser et de produire des métastases, jusque dans le nerf optique et l'œil même. La constatation, non douteuse, de cellules fusiformes ou étoilées, dans le liquide mucilagineux d'un sarcome mou, est donc du plus fâcheux augure.

4° *Cylindrome.*

Le cylindrome, qui peut naître dans toutes les parties de l'orbite et même sous la peau des paupières, pour gagner la cavité orbitaire, a moins de tendance que les tumeurs précédentes à se généraliser et même à récidiver, si l'on a réussi à en faire une ablation complète, mais il offre, toutefois, une bien plus grande malignité que les formes dures de sarcome. Sa structure alvéolaire, conjointement avec sa nature maligne, l'a fait plutôt ranger, par les auteurs, dans les carcinomes, ou considérer comme sarcome carcinomateux (Sattler).

La *constance des douleurs*, qu'on observe dans l'évolution des cylindromes, paraît dépendre de leur tendance à se répandre assez rapidement, à user les os et à pénétrer dans les cavités voisines. C'est cette propriété fâcheuse qui facilite la récidive sur place, par extirpation incomplète, et qui doit engager à opérer aussi promptement que possible.

5° *Neuromes, neuromes plexiformes de l'orbite.*

Nous avons précédemment indiqué que les fibro-sarcomes prennent, de préférence, leur origine du tissu condensé, formant enveloppe aux diverses parties que renferme l'orbite. Lorsque le tissu connectif, qui constitue une enveloppe aux divers nerfs que contient l'orbite, dégénère, il peut se développer un neuro-fibrome plexiforme (Billroth), ou neurome cylindrique plexiforme (Verneuil), ou un fibrome cylindrique des gaines nerveuses (Marchand). Ces tumeurs constituent des raretés; on les rencontre dans les régions de la paupière supérieure et de la tempe, où elles atteignent l'épanouissement du trijumeau, pour se diriger vers l'intérieur de l'orbite. D'autres nerfs orbitaires (zygomaticus, lacrymalis) peuvent aussi être affectés de fibrome cylindrique de leur gaine, et le développement de la tumeur est alors essentiellement orbitaire.

La situation des nerfs, dont l'enveloppe dégénère, au voisinage des os, fait que le périoste et même les os participent facilement à la dégénérescence proliférante, qui s'accompagne d'une usure des parois osseuses de l'orbite. La nature de ces neuromes, dont le début est probablement congénital, est néanmoins bénigne. Leur siège est presque exclusivement la région de la glande lacrymale; le déplacement du globe oculaire doit donc, forcément, se produire en bas, en dedans et en avant. L'intervention, même pour ces tumeurs bénignes, doit être aussi prompte que possible, afin d'opérer avant l'usure de la voûte orbitaire.

E. Tumeurs a type épithélial (Waldeyer).

Bien que, dans l'orbite même, ce genre de tumeurs ne se montre pas primitivement, on peut cependant y rencontrer le carcinome épithélial, glandulaire, et l'adénome; mais l'origine de ces tumeurs n'est pas alors orbitaire, elles ont *pénétré* dans l'orbite en se propageant, soit des paupières, soit de la surface du globe oculaire, soit, enfin, de la glande lacrymale.

F. Enchondrome.

Depuis qu'une plus grande rigueur a été apportée dans les examens histologiques et la classification des tumeurs, on s'est convaincu que l'enchondrome devait être rayé des tumeurs de l'orbite.

II. — Tumeurs de la glande lacrymale.

Ces tumeurs, conformément à l'habitude prise par les auteurs, seront décrites avec les affections des voies lacrymales.

III. — Tumeurs du nerf optique.

Voyez l'article des maladies du nerf optique, p. 726.

IV. — Tumeurs osseuses des parois de l'orbite.

Dans la description des tumeurs des parois de l'orbite, nous n'avons à nous occuper que des *ostéomes*, ainsi que de la dilatation des parois orbitaires, déterminant, par leur *élargissement cystique*, un *rétrécissement* de la cavité orbitaire. En réalité, de véritables kystes ne se développent pas dans les parois orbitaires, il s'agit, dans les observations relatées comme telles, de dilatations des sinus avoisinants, produites, parfois, par des kystes ou des hydatides.

Ostéome de l'orbite.

Nous ne comprenons pas, sous cette désignation, les différentes variétés d'exostoses, périostoses, hyperostoses ou ostéophytes, mais exclusivement les cas où il s'agit d'une prolifération osseuse, provenant du diploë de l'os, et se présentant comme corps osseux, enkystés, d'après Cruveillier. Ces *corps osseux enkystés* ont aussi reçu le nom de *tumeurs éburnées* ou d'*exostoses éburnées*. Les tumeurs osseuses spongieuses, ou demi-cartilagineuses, doivent être plutôt rangées parmi les périostoses, tandis que le véritable ostéome orbitaire, la tumeur éburnée, se caractérise par son extrême dureté et par son absence presque complète de vaisseaux, d'espaces à moelle et de canaux de *Havers*.

Le siège de prédilection des ostéomes de l'orbite est le rebord orbitaire supérieur. On les voit aussi, dans un certain nombre de cas, se développer du côté interne de l'orbite. Lorsque ces tumeurs ont pris un très grand développement, il devient alors assez difficile d'en déterminer exactement le siège, mais il est hors de doute que le frontal et l'ethmoïde leur donnent le plus souvent naissance; il est exceptionnel qu'il se développe deux tumeurs, côte à côte, ou vis-à-vis l'une de l'autre. Ce qui peut encore accroître la difficulté de la détermination exacte du siège des tumeurs éburnées, dont la forme est généralement sphéroïde, c'est que la base d'implantation est d'ordinaire assez large.

Un des principaux dangers de ces ostéomes réside dans leur extrême accroissement, et on en a vu atteindre jusqu'à 8 ou 10 centimètres de diamètre. En général, lorsque ces tumeurs prennent un grand développement, elles n'empiètent plus exclusivement sur la cavité orbitaire, mais elles font saillie dans les cavités avoisinantes, cavités du crâne, des fosses nasales, sinus frontaux. Notons que l'envahissement de l'orbite peut aussi s'opérer du côté des cavités voisines, à la suite d'une perte de substance des parois orbitaires, ou, plus rarement, après disjonction des os.

Quant à l'origine de ces tumeurs éburnées, c'est sans raison plausible que l'on a invoqué les diverses diathèses. Les traumatismes, que l'on accuse si fréquemment pour les lésions osseuses d'autres régions, ne peuvent pas être cités ici. En réalité, si l'on tient compte de l'évolution si lente de l'ostéome, dont le début peut être fréquemment reporté aux premières années, on est conduit à supposer qu'il s'agit d'une néoplasie dont le germe remonte à la vie intra-utérine.

La *marche* de ces tumeurs éburnées est, pour ce qui regarde leur développement, d'une lenteur extrême. L'exophthalmie, aussi, ne se montre qu'à la longue et ne consiste, au début, que dans une faible déviation du globe oculaire. Cette évolution lente explique comment il s'opère une véritable accommodation, du côté de la circulation et de la part des nerfs intra-orbitaires, de manière que l'on ne rencontre que rarement des troubles visuels, des symptômes de compression et des douleurs. S'il survient des douleurs, la raison en est qu'un nerf sensitif a été enserré entre deux ostéomes, ou a été comprimé contre la paroi orbitaire. Il est bien entendu, lorsque la tumeur a pris un développement extrême et que la compression des parties intra-orbitaires, par rétrécissement de la cavité, a été portée à un très haut degré, qu'on peut alors constater, à l'ophthalmoscope, des phénomènes de stase et, consécutivement, l'atrophie du nerf optique. A ce moment aussi, les douleurs peuvent devenir très intenses. Il faut encore être prévenu que cette accommodation, que présentent jusqu'à un très haut degré les parties renfermées dans l'orbite, peut aussi se manifester du côté de la cavité crânienne. Ainsi, même lorsqu'il y a eu réduction de l'espace intracrânien, par envahissement de la tumeur, cet envahissement s'est opéré d'une façon tellement lente et insidieuse, que les phénomènes cérébraux font longtemps défaut.

Pour établir le *diagnostic*, on est aidé par le siège qu'occupent ordinairement ces tumeurs, au voisinage du rebord orbitaire, et qui rend, alors, appréciables leur extrême dureté et leur absolue immobilité, ne permettant aucun déplacement sur la paroi osseuse à laquelle elles adhèrent.

Le *pronostic* ne serait pas, dans bien des cas, aussi sérieux, si l'on avait affaire à des tumeurs récemment développées, et si l'on était assuré, en enlevant une tumeur très étendue, de ne pas pénétrer dans la cavité crânienne, ou de n'être pas forcé d'ébranler, par les efforts, des os déjà disjoints ou disposés à la disjonction, ou, enfin, s'il n'y avait pas, ultérieurement, à craindre une production de semblable tumeur dans la cavité crânienne. L'emploi de l'iodure de potassium ne doit pas nous faire perdre un temps précieux et ne sera indiqué, du reste, que si un doute persiste entre une tumeur éburnée et une exostose de nature spécifique.

Le *traitement* doit consister dans l'extirpation totale de la tumeur, ou, faute de mieux, dans une résection aussi complète que possible, celle-ci étant d'autant plus dangereuse et difficile, que les rapports de la tumeur avec l'os sont plus intimes. Dans certains cas, la tumeur offre une base tellement large et des embranchements si considérables, que l'on doit suspendre l'opération, si l'on ne veut courir le risque d'ouvrir largement la cavité crânienne. Heureusement, ces tumeurs s'arrêtent parfois dans leur évolution, et, d'ailleurs, on n'a pas toujours d'accidents à déplorer lorsqu'on a fait, pour les enlever, de vaines tentatives. Dans quelques cas favorables, l'exfoliation, ou l'élimination complète de la tumeur, s'effectue après une suppuration prolongée.

Grâce à des soins antiseptiques minutieux, nous pouvons actuellement nous opposer à la suppuration de la plaie pratiquée dans l'orbite et, par suite, nous garantir d'une infection, se propageant de cette plaie à la cavité crânienne; aussi ne sera-t-il plus juste de soutenir, aujourd'hui, qu'un opérateur soigneux et exercé doit se tenir à la règle émise par Berlin, lorsqu'il dit « que la défiguration ne doit, en aucun cas, autoriser à procéder à une intervention qui, en somme, sacrifie un quart des malades ». La sécurité que nous donne l'antisepsie, nous engagera, de même, à ne pas suivre le conseil de Mackenzie, qui soutenait qu'il peut être bon, dans certains cas, d'enlever le globe de l'œil déplacé par la tumeur, par exemple, quand la vision est abolie, la douleur atroce. Cette ablation ne serait faite, en l'absence de toute fonction visuelle, que si l'on n'arrivait que très difficilement à atteindre les parties profondes de la tumeur osseuse, qu'on se propose de réséquer pour calmer les douleurs du malade.

Une antisepsie rigoureuse nous permettra donc d'être bien plus hardi qu'on ne l'a été autrefois. Malheureusement, comme le démontre une observation de M. Haltenhoff, l'opération la mieux réussie ne nous donne pas la parfaite assurance que le malade doit être considéré comme définitivement guéri et que l'on n'a pas encore à redouter, ultérieurement, les fatals effets d'ostéomes intracrâniens. Ce cas se rapportait à un jeune homme de seize ans, dont l'œil droit s'était trouvé peu à peu repoussé hors de l'orbite et déjeté du côté temporal (fig. 522). Le petit doigt, à l'exploration, rencontrait une tumeur arrondie, de dureté pierreuse, immobile, et qui était implantée à la paroi nasale de la cavité orbitaire. Décoloration temporaire de la papille, veines engorgées, $V = \frac{1}{6}$ A l'aide de la gouge et du marteau, la tumeur est exactement détachée ; elle avait le volume d'un marron, offrait à sa surface, un peu bosselée, les empreintes laissées par le réseau vasculaire du périoste (fig. 523) et présentait, à la coupe, l'aspect de l'ivoire. La guérison fut parfaite; mais,

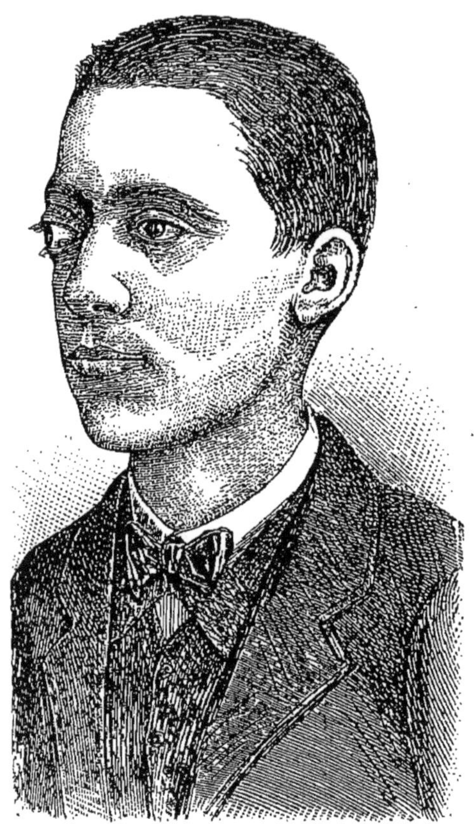

FIG. 522.

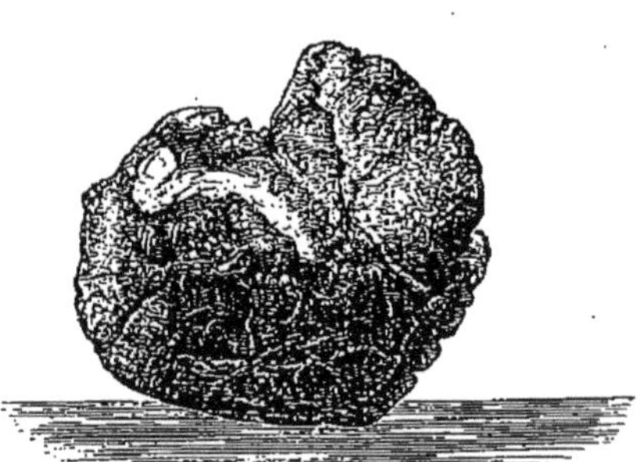

FIG. 523.

quelques années plus tard, l'opéré succombait à la suite d'accidents épileptiformes. L'autopsie démontra la présence d'une tumeur osseuse, de la grosseur d'une noix, qui s'était développée à droite de la crista-galli ; les sinus sphénoïdaux et frontaux, du côté droit, offraient aussi des productions osseuses.

ARTICLE XIV

DISTENSION CYSTIQUE DES PAROIS DE L'ORBITE. — RÉTRÉCISSEMENT ORBITAIRE

Lorsqu'on rencontre une exophthalmie sur la nature de laquelle on a quelque peine à se renseigner, par suite de l'impossibilité où l'on est de constater la présence d'une tumeur, il faut aussitôt rechercher si la cavité orbitaire n'est pas rétrécie, consécutivement à l'augmentation de volume d'une des cavités voisines, ayant amené une distension cystique de la paroi orbitaire correspondante, distension qui peut aller jusqu'à l'usure complète de la substance osseuse. Nous passerons successivement en revue les altérations des cavités voisines de l'orbite, pouvant entraîner un rétrécissement orbitaire.

Le *sinus maxillaire* peut augmenter de volume, lorsqu'il est dilaté par des produits solides ou liquides, qu'il est le siège d'une hydropisie, d'une collection purulente ou d'une tumeur. Dans l'un et l'autre cas, toutes les parois, qui circonscrivent cette cavité, sont plus ou moins sensiblement déviées; le plancher de l'orbite est soulevé, l'œil refoulé en haut et le rebord orbitaire distendu d'une manière anormale. L'accumulation de liquide, muco-pus ou pus, peut être telle, par suite de l'oblitération de l'orifice qui fait communiquer le sinus maxillaire avec le méat moyen, que la sensation de parchemin froissé, qui dénote habituellement l'amincissement des parois du sinus dilaté, fait défaut; de même, la fluctuation, si la paroi inférieure de l'orbite a été en grande partie usée, peut devenir obscure. Une ponction exploratrice sera alors nécessaire, pour différencier ces collections liquides des tumeurs solides, qui, dans cette région, consistent en tumeurs osseuses, polypes fibreux ou cancers de diverse nature.

L'orbite peut encore être rétrécie par la dilatation des *fosses nasales*. Ici, la dilatation, à cause de la large communication de ces cavités, ne sera qu'exceptionnellement due à une rétention de liquide, mais résultera, d'ordinaire, de productions solides, exostoses, polypes, affections cancéreuses.

Les *sinus frontaux*, qui, par l'intermédiaire des cellules ethmoïdales antérieures, communiquent avec le méat moyen, peuvent, à la façon du sinus maxillaire, être distendus par une collection de pus ou de muco-pus. La disposition topographique de ces sinus, si bien indiquée par le professeur Merkel, offre un intérêt particulier pour l'ophthalmologiste, car c'est à la distension de ces cavités qu'il a, encore, le plus souvent affaire.

Les sinus frontaux sont au nombre de deux. Ils sont séparés par une cloison médiane, qui se trouve plus ou moins incurvée d'un côté ou de l'autre. Cette cloison osseuse est d'une épaisseur variable, mais, ordinairement, elle ne mesure pas plus que 1 millimètre (fig. 524,*). Parfois, elle est plus mince et manque même par places, ou elle devient membraneuse. De même, l'étendue de ces sinus offre des variations notables. Tandis que, surtout, sur des crânes sclérosés, ils ne sont représentés, sur le bord inférieur du frontal, que par de petites fossettes, on les voit, dans d'autres cas, remonter jusque vers la moitié de la *pars perpendicularis* du frontal, s'insinuer, au loin, entre l'orbite et la base du crâne et même arriver jusqu'à la *sutura zygomatico-frontalis*; on a même déjà vu que le *proc. zygomatico* du frontal se trouvait renflé en ampoule.

Dans l'intérieur des sinus frontaux, se trouvent ordinairement des arêtes en saillies tranchantes, qui délimitent des compartiments en forme de diverticules. On rencontre, en outre, dans la plupart des cas, des cellules ethmoïdales qui font saillie en bas, sous forme de vésicules ou de coupoles, rapetissant plus ou moins la capacité des sinus frontaux (fig. 524 **).

Le revêtement membraneux des sinus frontaux ne dépasse pas, comme épaisseur, $0^{mm},5$, mais il est facile de différencier, sur des coupes, les deux couches : la muqueuse et le périoste. La première est fournie de glandes muqueuses en nombre restreint, dont la sécrétion, lors d'une entrave à l'écoulement, peut distendre toute la cavité. Les nerfs de la muqueuse proviennent des *r. ethmoïdales nerv. nasociliaris*. Le nombre de ces nerfs explique facilement l'intensité que les maux de tête acquièrent parfois, ainsi que les phénomènes réflexes que les corps étrangers des sinus peuvent provoquer. Les vaisseaux sanguins sont nombreux et se trouvent, de même que les lymphatiques, en communication avec ceux du nez.

L'ouverture des sinus frontaux, dans le nez, est ordinairement large et se trouve cachée au-dessous de l'insertion du cornet moyen, près de son extrémité antérieure. Cette ouverture est située, à peu près, dans un même plan horizontal que celui occupé par la fente palpébrale.

Les sinus frontaux se développent insensiblement et ne présentent encore, vers la sixième ou la septième année, que le volume d'un pois. Ils n'acquièrent leur entier développement qu'après achèvement de la croissance du frontal et du nez, ce qui n'a lieu que vers le commencement de la vingtaine. On prétend qu'à l'âge sénile les sinus s'élargissent encore. Ceci est pourtant, en général, très difficile à démontrer, attendu que, déjà à l'âge moyen, leur développement varie extrêmement (1).

La science renferme plusieurs observations d'hydropisie des sinus frontaux, ayant réprimé la voûte orbitaire et dévié l'œil en bas. On connaît aussi des cas, dans lesquels une dilatation considérable occupait un des sinus frontaux, rempli d'hydatides ; mais ces derniers faits sont loin d'être tous parfaitement avérés. L'amincissement des parois et la sensation de crépitation qu'elles donnent, lorsqu'on les comprime, ne permettent pas de confondre l'affection, que nous étudions, avec une tumeur solide, telle qu'une exostose, un polype, un fibrome, un carcinome.

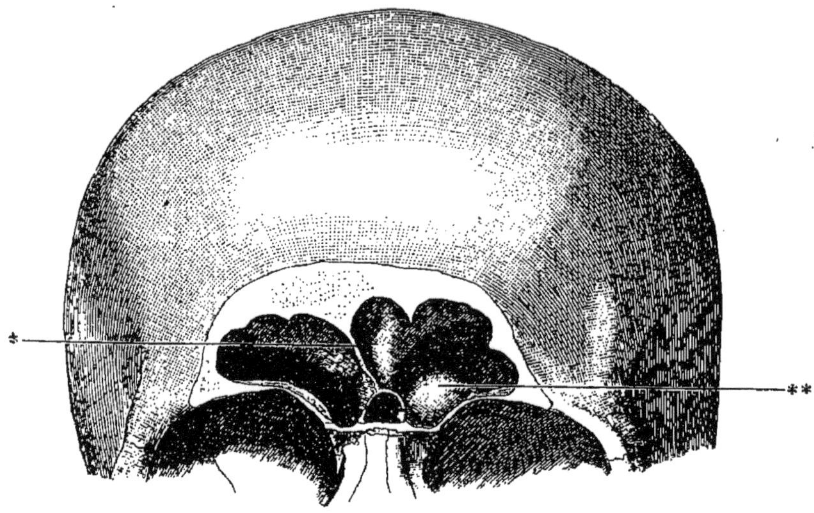

Fig. 524. — Sinus frontaux, ouverts par une coupe frontale, * cloison de séparation des sinus, ** cellule ethmoïdale, faisant saillie en forme de vésicule. A côté, une semblable cellule ouverte par le coup de scie.

Les *sinus sphénoïdaux*, qui communiquent avec le méat supérieur et s'adossent à la paroi interne de l'orbite, sont si profondément situés, que les altérations, dont ils peuvent devenir le siège, ne sont accessibles au diagnostic qu'à une époque où les désordres produits sont de beaucoup plus graves que l'exorbitisme consécutif.

La *cavité crânienne*, en se distendant par suite du développement d'une tumeur ou d'une collection de liquide, peut rétrécir la cavité orbitaire. Tel est, par exemple, l'effet des fongus de la dure-mère située au-dessus de la voûte orbitaire. Ici, encore, l'exophthalmie ne sera qu'un symptôme tout à fait secondaire.

Rappelons encore le rétrécissement de la cavité orbitaire consécutif à l'extirpation de l'œil, rétrécissement d'autant plus manifeste que le sujet est moins avancé en âge. Cette tendance, qu'offrent les parois de l'orbite à revenir sur elles-mêmes, est d'une haute importance pour la prothèse oculaire.

(1) Résumé d'après Merkel, p. 863-866, t. IV, du *Traité complet d'ophthalmologie*.

ARTICLE XV

TUMEURS PULSATILES DE L'ORBITE. — EXOPHTHALMIE PULSATILE.

Nous avons détaché, des tumeurs del'orbite, le groupe compris sous le nom générique d'*exophthalmie pulsatile*, parce que, en réalité, il ne s'agit pas, dans la très grande majorité des cas, de véritables *tumeurs*, mais d'une altération plus ou moins étendue du système vasculaire de l'orbite et des régions circulatoires avoisinantes. La raison de ne pas comprendre l'exophthalmie pulsatile, parmi les tumeurs orbitaires, résulte encore du fait qu'elle n'est pas forcément causée par une altération morbide siégeant *dans* l'orbite même, mais qu'elle peut être provoquée par un changement qui s'est produit dans le système circulatoire intracrânien.

Ainsi, nous pouvons avoir affaire à des *anévrysmes vrais* ou *faux* de l'orbite, ces derniers *circonscrits* ou *diffus*, *artério-veineux* ou simplement *variqueux;* mais nous rencontrons aussi une exophthalmie pulsatile lorsqu'il s'agit d'un *anévrysme carotidien*, soit qu'il existe un véritable anévrysme près de la disjonction de l'artère ophthalmique, soit qu'on ait affaire à une sorte d'*anévrysme faux*, c'est-à-dire, à une communication de la carotide avec le sinus. Mais, exceptionnellement, et sans aucun genre d'anévrysme, la simple obstruction des sinus peut déterminer l'exophthalmie pulsatile.

Parmi les *symptômes de l'exophthalmie pulsatile*, le plus frappant est, bien entendu, l'*exophthalmos* lui-même, qui, le plus souvent unilatéral, peut atteindre un si haut degré, que les paupières ont peine à recouvrir le globe oculaire, celui-ci dépassant jusqu'à sa région équatoriale le plan de l'ouverture orbitaire. L'œil n'est pas projeté, en général, dans la direction de l'axe orbitaire, mais il est dévié, soit en bas et en dedans, soit en bas et en dehors, de manière que, dans les cas excessifs, la cornée vient reposer sur la joue (Sattler).

La *paupière supérieure très gonflée et tendue*, sillonnée, dans la majorité des cas, de veines dilatés et cirsoïdes, pend, plus ou moins inerte, sur le globe projeté en avant, et ne peut être que très peu relevée, même sous l'impulsion de la volonté la plus énergique. La rougeur, que présente ce voile membraneux, est inconstante; elle peut être limitée à la paupière même, ou s'étendre au delà du rebord orbitaire ; elle est, d'ailleurs, en rapport avec la dilatation des veines cutanées. La *paupière inférieure*, contrairement à ce qu'on observe pour la supérieure, se trouve *facilement renversée;* la traction, exercée sur elle, n'occasionne pas de douleur, tandis que l'impulsion, donnée par le malade, pour relever la paupière supérieure, ou la traction exercée sur celle-ci, est généralement douloureuse.

Un *chémosis volumineux*, d'une couleur rouge foncé, ou rouge vif, se presse ordinairement à travers la fente. Cette infiltration ne peut guère se produire, à un pareil degré, dans la partie du globe sur laquelle s'appliquent les paupières ; toutefois, on y constate une infiltration séreuse, et l'on est surtout frappé de l'extrême dilatation des vaisseaux, qui forment, vers les angles de l'œil, des paquets et des circonvolutions ; ces vaisseaux se présentent en haut et en bas de la cornée, non comme des cordons radiés, mais affectent un trajet en tire-bouchon. Ces réseaux vasculaires reposent sur un fond d'une coloration vineuse plus ou moins prononcée, indiquant l'hypérémie des couches épisclérales profondes.

Les phénomènes, qu'on rencontre du côté de la cornée et de l'iris, dépendent du degré de l'exophthalmie ; sur cinq cas que nous avons eu occasion d'observer, l'examen ophthalmoscopique ne fut rendu difficile que par le ptosis, mais il était, au contraire, facilité par la dilatation moyenne de la pupille, qui ne réagissait que lentement. L'absence absolue des mouvements de la pupille est aussi rare que la contraction excessive de l'ouverture pupillaire.

Un autre symptôme cardinal de l'exophthalmie pulsatile consiste en ce que l'on réussit presque toujours, par une douce compression, à *réduire* quelque peu la projection du globe oculaire, et cela, à condition de procéder avec ménagement, *sans la moindre douleur* pour le patient. On constate *le retour à l'ancienne position* de l'œil, dès que la compression a cessé. Pendant ces manœuvres de réduction, on peut, dans un certain nombre de cas, se rendre tout de suite compte que la main ressent une sensation de soulèvement, à chaque contraction cardiaque. La *pulsation du globe oculaire* s'aperçoit moins facilement, quoiqu'il puisse se présenter des cas où toute la partie projetée de l'orbite, jusqu'au delà du rebord orbitaire, présente un soulèvement pulsatile très visible. Pourtant, il faut avouer que le signe, qui a servi à dénommer ce groupe de maladies, peut parfois faire défaut, et cela, surtout, pour ce qui concerne l'inspection directe.

Dans les cas d'absence de pulsation du globe oculaire même, ou, si celle-ci existe, simultanément avec elle, on rencontre une *tumeur pulsatile* à côté de l'œil, dont le siège ordinaire est en haut et en dedans, entre le rebord orbitaire et le globe et entre l'incisure supra-orbitaire et le ligament palpébral interne. Cette tumeur n'est souvent représentée que par une accentuation plus notable du chémosis ; mais, dans certains cas, il se forme ici une procidence, qui dépasse le rebord orbitaire, et qui atteint la grosseur d'une fève ou même d'une noisette. Cette tumeur, qui aurait parfois donné lieu à l'usure du rebord orbitaire, présente habituellement une surface lisse. Il est rare qu'elle soit bosselée ; et, dans ce dernier cas, elle paraît constituée par un amas de vaisseaux variqueux. La compression de cette tumeur, même la plus légère, la réduit. Le doigt, placé dessus, ne ressent pendant la compression aucune résistance ; mais, dès que la compression a cessé, la tumeur reparaît et donne au doigt la pulsation isochrone avec le pouls radial (Sattler).

La *sensation de souffle et de vibration*, que, dans certains cas, reçoit la main lorsqu'on la tient posée sur la région orbitaire, est constamment plus accusée en haut et en dedans et s'observe, surtout, lorsque cette partie de l'orbite est le siège d'une saillie en forme de tumeur ; pourtant, ces saillies elles-mêmes ne donnent pas toujours la sensation de souffle et de vibration.

Les renseignements les plus précieux nous sont fournis par l'*auscultation*, soit en posant directement l'oreille sur l'orbite, soit en plaçant un stéthoscope sur la paupière supérieure et le globe oculaire. On constate alors *un bruit de souffle*, qui, au premier abord, peut paraître intermittent, mais, en observant avec plus d'attention, on s'aperçoit vite que, dans la très grande majorité des cas, le souffle est continu et que le susurrus acquiert seulement une plus grande intensité au moment de la systole cardiaque, rappelant la tonalité d'une machine à vapeur (Sattler). En appliquant le stéthoscope sur des points variés de la région orbitaire, le souffle peut, sans toutefois changer de caractère, présenter une intensité différente ; ordinairement, c'est au-dessus du globe oculaire qu'il s'accentue davantage. Le *bruit de piaulement* s'entend aussi dans un certain nombre de cas, et cela, sans être constant, reparaissant et disparaissant, sans qu'on puisse exactement se rendre compte si c'est l'accroissement des mouvements cardiaques qui est en cause.

La *suppression de tout bruit*, ou du moins une *atténuation très marquée*, est obtenue par la compression de la carotide commune correspondante. Cette compression a aussi pour effet de réduire faiblement l'exophthalmos, ou du moins d'affaisser le soulèvement de la partie saillante, située au-dessus du ligament palpébral interne. L'effet de la compression carotidienne présente quelques particularités, lorsqu'il s'agit d'une exophthalmie pulsatile double. Il peut alors se rencontrer des cas où, seule, la compression d'un côté est suivie de la suppression du bruit du côté correspondant (Harlan), tandis que, de l'autre côté, cette compression ne modifie en rien le susurrus, ou le diminue seulement (Grüning). Le cas de Velpeau peut aussi s'observer : la compression d'une carotide supprimant le bruit du côté opposé, tandis que celle de l'autre côté le diminue seulement dans l'autre orbite. Nous n'avons pas vu que l'on ait, jusqu'ici, mentionné la possibilité de supprimer instantanément le bruit, en comprimant la veine supra-orbitaire, ainsi que nous l'avons observé chez un de nos malades, qui nous avait lui-même signalé cette particularité.

L'*examen ophthalmoscopique* révèle, le plus souvent, une *stase veineuse de la papille* très accusée ; les veines peuvent atteindre le double et le triple de leur diamètre et présenter une tortuosité marquée. Les contours de la papille ne sont que légèrement indécis, et le disque papillaire est à peine soulevé ; mais toute la papille présente une coloration plus accusée et sa striation physiologique se trouve exagérée. Les artères n'ont pas toujours diminué de calibre (au moins dans nos observations), mais on les a vues très amincies et même filiformes. Quoiqu'on ait même, quelquefois, indiqué une disparition des vaisseaux sur la papille, ou, encore, la présence d'extravasations sanguines aux points d'incurvation des veines, dans d'autres cas, l'examen ophthalmoscopique ne révéla presque rien, si ce n'est un pouls veineux très accusé, mais nullement pathognomonique. L'atrophie incomplète, sans altérations du côté des vaisseaux, a été aussi notée (Leber).

Au point de vue fonctionnel, on constate une *réduction de motilité* dans toutes les directions, mais qui s'accuse, surtout, pour le releveur de la paupière et pour le droit externe. Il existe, dans nombre de cas, une paralysie complète du droit externe. La paralysie isolée de l'oculo-moteur est infiniment moins fréquente. La diplopie n'est gênante qu'au début, avant que la paupière se soit abaissée inerte sur la cornée. La *vision* est, le plus souvent, restée intacte, à moins que l'exophthalmos n'ait donné lieu à un desséchement de la cornée ou à des processus ulcératifs, par défaut d'innervation et de protection. Toutefois, il existe des cas où la vision est réduite à la perception lumineuse, ou est même complètement abolie. Il va sans dire que la sensibilité, dans les diverses branches orbitaires du trijumeau, peut être plus ou moins considérablement atteinte, lorsque l'exophthalmie est poussée à un très haut degré, et cela concerne aussi, particulièrement, les nerfs sensitifs de la cornée ; de même, on a noté la diminution de l'ouïe ou la surdité complète du côté malade.

Ordinairement, les malades se plaignent de douleurs périorbitaires intermittentes ou continues, qui s'accentuent à mesure que l'exophthalmie augmente. Quelquefois ces douleurs cessent complètement, pour reprendre, après quelques jours ou quelques semaines d'interruption, avec une intensité très grande ; elles s'accroissent, lorsque le malade repose du côté atteint, ou lorsqu'on percute le voisinage du globe oculaire projeté. Mais ce qui est encore plus pénible, c'est le bruit incessant de machine à vapeur, de roulement de chemin de fer, qui poursuit les malades et les prive souvent de sommeil.

Pour ce qui concerne l'*étiologie* de cette maladie, qui ne se rencontre que très rarement, les cas doivent être subdivisés en *spontanés* et *traumatiques*.

Les cas *spontanés*, ou *idiopathiques*, sont presque tous *instantanés*. Le malade a entendu *craquer* quelque chose dans sa tête. Une vive douleur accompagne ordinairement ce craquement, analogue à un fort claquement de fouet ou à un coup de revolver. Presque aussitôt est ressenti le susurrus, qui augmente d'intensité dans les heures et jours suivants. Quoique la douleur puisse être très intense, il est rare que le malade perde connaissance ou soit pris de vomissements. L'exophthalmie est précédée d'un gonflement des paupières, d'un léger ptosis, avec difficulté de relever la paupière, et d'un chémosis plus ou moins prononcé, symptômes qui peuvent se produire déjà peu d'heures après le craquement, ressenti par le malade, et qui sont suivis de tout près de la protrusion du globe oculaire. Ce qui se développe en dernier lieu et peut même faire défaut entièrement, c'est la tumeur pulsatile du grand angle.

Les causes invoquées, dans ces cas idiopathiques, sont le plus souvent des efforts par exemple, pour tousser, ou pour se relever, ou encore pour mettre ou retirer des chaussures, la tête étant baissée. Dans un des cas, que nous avons eu l'occasion d'observer, la malade avait la tête fortement congestionnée, pendant une promenade en voiture découverte, par un temps froid. Ce qu'il faut noter, c'est que la très grande majorité des cas spontanés se rapporte à des femmes.

Sattler, ayant réuni trente-deux observations de cette forme spontanée, cite, parmi celles-ci, vingt-trois femmes. De ces vingt-trois femmes, six étaient enceintes, et, chez une septième, le mal éclata au moment des douleurs. En général, les femmes se plaignaient de troubles circulatoires (chez trois, affections cardiaques), tandis que la plupart des hommes furent atteints de leur mal au milieu d'une santé, en apparence, parfaite. Ces cas idiopathiques seraient surtout fréquents entre trente et cinquante ans.

Dans les cas *traumatiques*, l'affection a été précédée d'une chute sur la tête, d'un accident de voiture ou de cheval, ou bien la cause est un coup violent porté sur la tête, la tempe, la région orbitaire, ou encore une blessure directe de l'orbite, avec un parapluie, ou par pénétration de grains de plomb, l'exophthalmos pouvant, dans ces blessures directes, apparaître du côté opposé à celui blessé. Qu'il s'agisse d'une action traumatique indirecte ou directe, dans la plupart des cas, la violence a été telle, qu'elle pouvait aisément expliquer la production d'une fracture de la base du crâne, que, du reste, les autres symptômes laissaient supposer. Et, à cet égard, nous devons rappeler qu'il y a peu de fractures de la base qui laissent les parois orbitaires intactes. Ce qui attire tout d'abord l'attention du malade, lorsqu'il sort de sa torpeur, ce sont les douleurs du côté blessé et le susurrus; la difficulté de relever la paupière supérieure frappe, plus particulièrement, l'entourage du malade. La diplopie, dont il se plaint, est due à une paralysie plus ou moins complète du droit externe. Bien plus souvent que dans les cas spontànés, il y a, ici, trouble et perte de la vision et de l'ouïe du côté blessé.

L'évolution de l'exophthalmos, dans les cas traumatiques, ne s'opère pas avec une aussi grande promptitude que dans les cas spontanés, quoique ce symptôme ne tarde guère, en général, à se manifester. Le plus souvent, c'est au bout de quelques jours, au plus tôt vingt-quatre heures après le traumatisme, que l'exophthalmos se produit, du moins dans le cas d'une action indirecte. S'agit-il d'une blessure directe, on est parfois surpris du temps (deux à trois semaines) que met l'exophthalmos à se développer, et le contraste avec les cas idiopathiques est alors frappant. La tumeur pulsatile du grand angle comme dans la forme spontanée, apparait, en dernier lieu, habituellement trois à six mois après le traumatisme, exceptionnellement au bout de trois à quatre semaines.

S'il se produit un exophthalmos double, ordinairement les deux côtés se prennent à court intervalle. Il est absolument inusité, comme chez l'un de nos malades, que l'exophthalmos survienne après six mois sur le second œil, lorsque le premier se trouve déjà en voie de guérison. Chez ce malade, qui fut pris successivement d'exophthalmie pulsatile sur les deux yeux, à la suite d'une chute sur la tête, nous avons eu occasion de suivre pas à pas le développement de son double exophthalmos. Nous avons vu cette affection, d'abord apparue sur l'œil droit, amener une dilatation notable des veines de la racine du nez et du front, rétrograder, ainsi que la paralysie complète du droit externe, sous l'influence de la compression de la carotide, apparaître, alors, six mois après, avec une égale intensité du côté gauche, rétrograder ici de même, dans l'espace de cinq mois, mais en laissant une paralysie complète du droit externe de ce côté, avec surdité absolue du même côté.

La guérison spontanée a, parfois, été observée en moins de temps (trois mois); par contre, elle a pu, après plusieurs récidives, réclamer quelques années. Cette guérison n'est survenue, dans quelques cas, qu'après la perte de l'œil par destruction de la cornée, élimination des parties antérieures du globe oculaire et du sac conjonctival, ou à la suite d'une violente irido-choroïdite. Même, lorsque la maladie semblait rétrograder sans pareilles complications, on l'a vue interrompue par la mort, survenue brusquement, soit au début, soit après deux ou trois ans. Le danger de mort fut quelquefois annoncé par des hémiplégies ou de l'aphasie (Hutchinson).

Tandis que l'exophthalmie pulsatile spontanée, comme nous l'avons dit plus haut, est, de beaucoup, plus fréquente chez la femme que chez l'homme, c'est précisément l'inverse que l'on observe pour la forme traumatique. En effet, sur cinquante-neuf cas d'exophthalmie pulsatile traumatique, M. Sattler en trouve quarante-quatre concernant le sexe masculin. Si la prépondérance marquée du sexe faible, pour l'évolution spontanée de l'exophthalmie pulsatile, a lieu de nous surprendre, attendu que, pour ce qui regarde, en particulier, les anévrysmes de la carotide, la fréquence est égale pour les deux sexes (le sexe fort se rencontrant même presque exclusivement, si l'on considère les anévrysmes des extrémités, produits par efforts) et que les altérations des parois vasculaires, qui doivent aussi être accusées dans le développement de cette affection, sont manifestement plus communes chez l'homme; au contraire, la prépondérance des hommes, lorsqu'il s'agit de cas traumatiques, s'explique tout naturellement, par la raison qu'ils sont plus exposés aux accidents; aussi est-ce, suivant M. Sattler, entre vingt et cinquante ans que cette dernière forme s'observe le plus habituellement.

Pour arriver à une connaissance aussi exacte que possible de l'*anatomie pathologique* de l'affection qui nous occupe, il faut, à l'exemple de M. Sattler, soumettre les divers cas, qui ont pu être examinés anatomiquement, à un triage critique, car, en les compulsant simplement, ces rares autopsies pourraient jeter plutôt de la confusion que de la clarté dans l'étude de l'exophthalmos pulsatile, qui, évidemment, doit son origine à diverses causes; celles-ci peuvent être :

1° L'*anévrysme de l'artère ophthalmique dans l'orbite*. Il n'existe, en réalité, qu'une seule observation probante de cette sorte d'altération. Dans ce cas d'exophthalmos double, rapporté par Guthrie, la tumeur, pendant la vie, ne pouvait être perçue, mais un bruit notable était senti dans la tête. On trouva, dans chaque orbite, un anévrysme de la grosseur d'une noix qui empêchait le reflux du sang par la veine ophthalmique, là où elle passe par la fissure orbitaire supérieure;

2° L'*anévrysme de l'artère ophthalmique, avant sa pénétration dans l'orbite.* Cet anévrysme fut constaté par Nunneley, chez une femme qui avait été prise cinq ans auparavant, d'une exophthalmie pulsatile spontanée et qui avait subi, avec succès, la ligature de la carotide commune. L'artère ophthalmique était le siège, près de son origine de la carotide externe, d'un anévrysme de la grosseur d'une noisette; celui-ci reposait sur le côté de la selle turcique et se trouvait rempli d'un coagulum solide. Cet anévrysme exerçait, sur la veine ophthalmique, une pression et déterminait, ainsi, la protrusion du globe oculaire;

3° La *déchirure de la carotide interne dans le sinus caverneux.* Cette lésion a été nettement démontrée dans quatre cas, dont deux, particulièrement intéressants, reviennent à Nélaton. Parmi ces derniers, le premier se rapporte à un étudiant en droit, qui fut atteint, à la partie externe de la paupière inférieure gauche, par un violent coup de parapluie. Celui-ci, après avoir déchiré la paupière, glissa de dehors en dedans, jusqu'au voisinage du nez. Deux mois après, Nélaton constate une paralysie de la troisième paire avec exorbitisme. En posant le doigt indicateur sur l'œil et l'arcade sourcilière, on perçoit des soulèvements de l'œil, isochrones aux pulsations de la radiale, et l'auscultation révèle un bruit de souffle assez fort, correspondant à la diastole artérielle, et se prolongeant, en s'affaiblissant, de manière à fournir un bruit presque continu, mais cependant intermittent. La compression de la carotide droite fait disparaître tous ces symptômes. On diagnostique un anévrysme de l'artère ophthalmique, ou de la carotide interne. La compression de la carotide droite ne réussit pas à arrêter les épistaxis, auxquelles le malade devient sujet, trois semaines après l'accident, et bientôt il succombe.

A l'autopsie, faite par M. Sappey, on trouva le cerveau et le cervelet dans un état normal. Les sinus de la dure-mère ne renfermaient qu'une petite quantité de sang. Au niveau de la paroi externe du sinus caverneux droit, adhérence des méninges et petit noyau de substance cérébrale ramollie. Apophyse clinoïde antérieure droite plus volumineuse que celle du côté gauche. En ouvrant le sinus caverneux droit, on trouve le nerf de la troisième paire altéré, au niveau de la paroi, et on constate qu'il est réduit à son névrilème, renfermant un détritus jaunâtre. Au sommet de l'orbite, existent des traces d'une fracture comminutive consolidée, avec une petite esquille mobile. Dans le sinus sphénoïdal gauche, on trouve un polype muqueux; la cloison du sinus est détruite en un point. Le sinus sphénoïdal droit communique, largement, avec le sinus caverneux, et on trouve, dans la paroi externe de ce dernier, une esquille aplatie, qui paraît appartenir à la paroi du sinus sphénoïdal, repoussée en arrière et en dehors. La carotide interne a été complètement divisée dans l'intérieur du sinus, de sorte que le sang artériel se mêlait directement au sang du sinus. La veine ophthalmique, en communication avec le sinus, est très dilatée; elle a 1 centimètre de diamètre. Les branches sont également très développées. Les deux artères ophthalmiques, le nerf optique, les nerfs de la quatrième, de la cinquième et de la sixième paire ne sont pas altérés (fig. 525).

La seconde observation de Nélaton a trait à une jeune fille de dix-sept ans, qui, dans une chute de voiture, reçut, sur la tête, le choc d'une pièce de vin, qui roula sur elle. Exorbitisme très marqué de l'œil gauche, tuméfaction de la paupière supérieure qui ne peut se soulever qu'avec beaucoup d'effort, chémosis énorme, recouvrant la paupière inférieure renversée. Nélaton, appliquant le doigt sur la paupière, y perçoit des battements et, en auscultant à ce niveau, constate un bruit de souffle continu,

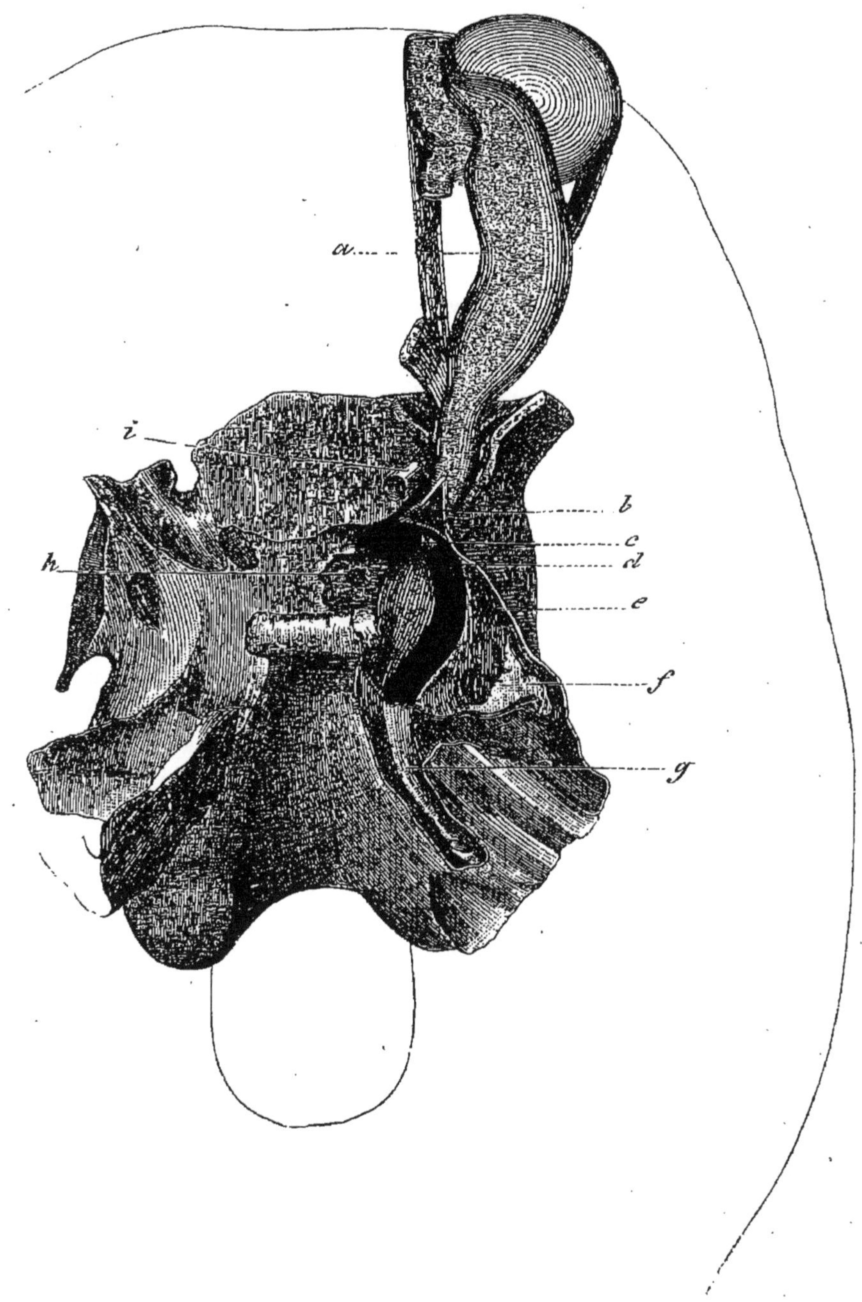

Fig. 525.

a, veine ophthalmique ; *b*, orifice de la veine ophthalmique, à la partie antérieure du sinus caverneux ; *c*, orifice du bout supérieur de la carotide, déchirée dans le sinus ; *d*, orifice du bout inférieur, réuni, par une languette, au bout supérieur ; *e*, paroi externe du sinus caverneux, renversée, en dehors ; *f*, esquille osseuse de la paroi externe ; *g*, sinus pétreux inférieur ; *h*, orifice par lequel le sinus sphénoïdal communique avec le sinus caverneux ; *i*, nerf optique, pénétrant dans l'orbite avec l'artère ophthalmique.

avec renforcement intermittent, et n'hésite pas à diagnostiquer un anévrysme artério-veineux de la carotide interne, dans le sinus caverneux. Le globe oculaire a conservé ses mouvements, et la vision n'a pas diminué sensiblement. Lorsqu'on applique le doigt sur la paupière supérieure, à la partie interne de l'orbite, au-dessous de la tête du sourcil, on y trouve une petite tumeur à peu près sphérique, de la grosseur d'une noisette, qui offre des battements évidents. Cette tumeur est molle et facilement réductible. La compression de la carotide primitive gauche fait cesser immédiatement les battements de cette petite tumeur, qui s'affaisse un peu ; mais la saillie du globe oculaire ne diminue pas sensiblement. Pendant la durée de la compression, on cesse de percevoir le bruit de souffle. La malade ayant succombé à la suite de la ligature de la carotide primitive, on trouva, à l'autopsie, une distension manifeste du sinus caverneux du côté gauche. Le sinus pétreux supérieur était également distendu de ce côté. En arrière de la selle turcique, existait une fracture consolidée du corps du sphénoïde, immédiatement au-dessus de son union avec l'apophyse basilaire. La lame postérieure de la selle turcique et les apophyses clinoïdes postérieures étaient déformées et rugueuses. Sur le sommet du rocher gauche, se voyait une petite esquille pointue, de 6 à 7 millimètres, qui en avait été détachée, mais qui s'était consolidée. Au sommet du rocher droit, se trouvait une esquille semblable consolidée. L'artère carotide interne gauche, examinée dans le sinus, après que celui-ci a été ouvert, offre une perforation circulaire à sa partie antérieure, un peu au-dessus du premier coude qu'elle décrit. Cette perforation, assez régulière, a environ 2 millimètres de diamètre ; elle répond précisément à l'extrémité pointue de l'esquille osseuse (fig. 526), qui est, évidemment, venue perforer l'artère, au moment où elle s'est détachée du sommet du rocher. La veine ophthalmique présente son diamètre normal, au point où elle s'ouvre dans le sinus caverneux ; mais, dans l'orbite, elle est énormément dilatée et tortueuse. La dilatation porte, surtout, sur la moitié postérieure, qui a le volume du petit doigt. Les inflexions sont plus prononcées vers la base de l'orbite, où elles constituaient, à la partie supérieure et interne, la tumeur pulsatile, observée pendant la vie.

Il est indubitable que la cause initiale d'un grand nombre de cas traumatiques d'exophthalmie pulsatile réside dans une rupture de la carotide interne, dans le sinus caverneux, et on ne saurait nier, non plus, que cette rupture peut survenir spontanément, sous l'influence d'un effort, lorsqu'il s'agit d'une artère déjà malade, athéromateuse, ou dilatée et à parois amincies ;

4° *L'inflammation* et la *thrombose des sinus*. Sans aucune altération des artères de la base du crâne et de l'orbite, l'inflammation et la thrombose des sinus semblent, en effet, pouvoir entraîner la dilatation variqueuse de la veine ophthalmique et l'ensemble de symptômes qui constitue l'exophthalmie pulsatile. C'est ce que tend à démontrer un certain nombre d'observations, où, en dépit de l'affirmation de M. Sattler, qui veut que, dans ces cas, une fissure de la carotide interne ait échappé à l'autopsie, pareille lésion n'a pas été constatée. A cet égard, un des cas observés par nous, nous paraît absolument probant. Cette observation se rapporte à une malade, atteinte d'exophthalmie pulsatile spontanée, qui était apparue à la suite d'un refroidissement, et, chez laquelle, la ligature de la carotide amena la mort. L'autopsie, faite, avec le plus grand soin, par M. Cornil, qui, de même que nous, connaissait parfaitement les exemples de rupture de la carotide dans les sinus, ne révéla, comme lésion anatomique essentielle, qu'une dilatation extraordinaire de la veine ophthalmique, avec inflammation de sa tunique interne. Un seul cas, dû à Aubry, trouve grâce devant M. Sattler ; une injection solidifiable ayant, tout d'abord, été faite dans la

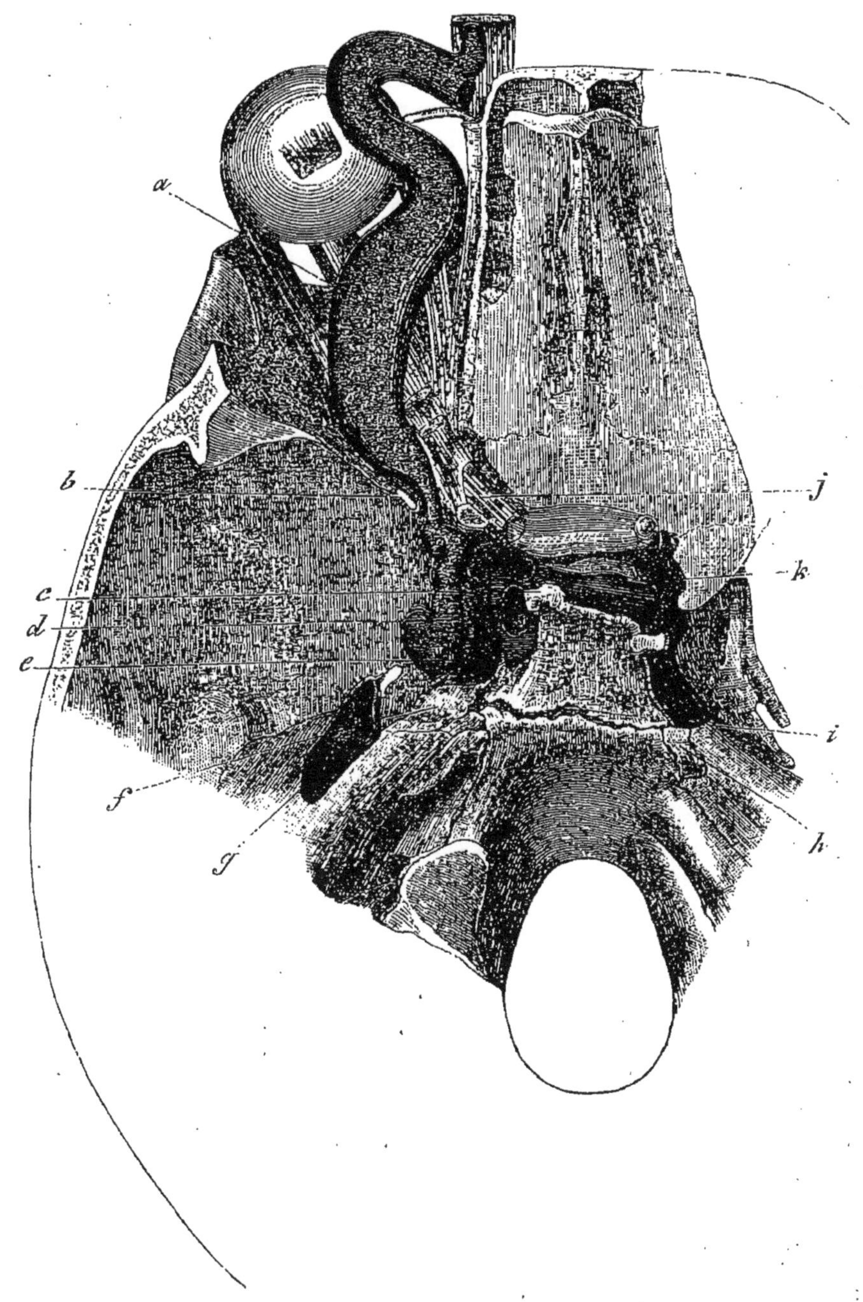

FIG. 526.

a, veine ophthalmique dilatée et flexueuse; *b*, fente sphénoïdale; *c*, apophyse clinoïde post. gauche; *d*, orifice du sinus coronaire; *e*, perforation de la carotide interne (la paroi supérieure de l'artère a été incisée, pour montrer l'orifice de communication); *f*, esquille pointue du sommet du rocher gauche, ayant déterminé la perforation de l'artère; *g*, sinus pétreux supérieur droit; *i*, fracture transversale du sphénoïde, immédiatement au-devant de l'apophyse basilaire; *j*, nerf optique gauche, dans l'orbite, avec l'artère ophthalmique; *k*, carotide interne du côté droit.

carotide primitive, la dissection ne permit pas de découvrir la moindre lésion des artères, bien qu'il se fût agi d'une exophthalmie pulsatile typique. La tumeur de l'orbite était constituée par la dilatation de la veine ophthalmique, offrant le volume du petit doigt. Les parois de cette veine étaient tellement minces qu'on eût pu les comparer à une séreuse, s'ouvrant dans le sinus caverneux. Celui-ci, trois fois plus large que le sinus du côté opposé, se terminait en arrière par un cul-de-sac.

En réalité, ce que nous rencontrons le plus souvent, contrairement à l'opinion de M. Sattler, comme cause essentielle de l'exophthalmie pulsatile, du moins pour ce qui regarde la forme *spontanée*, c'est une *dilatation variqueuse de la veine ophthalmique, dilatation à laquelle ses branches participent plus ou moins amplement*. Quant à la cause initiale qui amènerait cette dilatation veineuse, nous pensons, bien que tout soit, ici, hypothétique, qu'elle doit résider dans une altération des parois des veines, débutant dans la veine ophthalmique, près de son entrée dans le sinus, ou dans celui-ci même. Les phénomènes de vibration et de pulsation, qui, dans les cas de déchirure carotidienne, s'expliquent par les conséquences du mélange du sang artériel et du sang veineux, trouveraient leur interprétation, pour la simple dilatation veineuse, en assimilant, suivant l'opinion de sir James Pajet, ce qui se passe dans l'orbite, aux tumeurs pulsatiles des cavités des os, aussi bien qu'on a vu des phénomènes semblables se produire, dans des cas de néoplasmes de l'orbite, à croissance rapide; nous pensons donc que la vibration et la pulsation sont communiquées aux veines par les artères avoisinantes et par le rapprochement de la veine ophthalmique, énormément distendue, avec l'artère.

En ce qui concerne les cas *traumatiques*, nous sommes tout disposés à tomber d'accord avec M. Sattler. Nous admettons qu'il s'agit alors d'états pathologiques, dont le siège est de préférence extra-orbitaire, et que la *rupture de la carotide interne, dans le sinus caverneux*, en particulier, doit se rencontrer dans un grand nombre de cas. Malgré sa position si abritée, en apparence, des observations prouvent que la carotide peut être atteinte, dans le sinus, par un instrument piquant, ayant pénétré par l'orbite du même côté, ou, même, par celle du côté opposé, ainsi que Nélaton l'a expérimentalement démontré. Cette artère peut encore être directement lésée par une esquille, dans les cas de fractures intéressant le corps du sphénoïde ou la pointe de la pyramide du rocher. Enfin, une fissure de sa paroi pourrait aussi se produire indirectement, si, à la suite d'un traumatisme, la carotide avait subi un déplacement, ou un ébranlement, auquel les parties de ce vaisseau, adhérentes au sinus, n'auraient pu obéir, ou auquel les parties saines du vaisseau se seraient mieux prêtées que les parties athéromateuses.

La conséquence immédiate de la rupture de la carotide interne est le passage du sang artériel dans le sinus, avec augmentation de tension de celui-ci et rétention du sang dans la veine ophthalmique, d'autant plus accusées que, grâce à une plus large ouverture, la quantité de sang artériel est plus abondante et ne peut s'échapper par les sinus collatéraux. C'est surtout du côté de la veine ophthalmique que la difficulté d'écoulement du sang se fait valoir promptement et aboutit à son élargissement. Quant à la pulsation, elle n'apparaît que lorsque les voies collatérales se sont suffisamment dilatées, pour que la tension intraveineuse tombe et permette au sang artériel de se mélanger au sang veineux, jusque dans les embranchements superficiels de l'orbite, qui présentent alors une véritable pulsation artérielle. Celle-ci peut, ainsi, gagner progressivement les veines supra-orbitaire et frontale. Le bouillonnement que produit, tout d'abord, l'issue du sang artériel dans le sinus suffit à expliquer le susurrus, perçu tout de suite par le malade et que révèle l'auscultation.

La compression, ou la déchirure des nerfs moteurs, qui traversent le sinus, explique les phénomènes paralytiques qu'on constate, simultanément, avec l'évolution de l'exophthalmie. Les douleurs de tête, d'une intensité extraordinaire, que signalent les malades, au moment de la lésion, ont une origine analogue. Du genre et de la qualité de la blessure de la carotide doivent, d'ailleurs, dépendre l'intensité des symptômes et la brusquerie de leur apparition. Ainsi, l'on a vu survenir instantanément une cécité complète, soit par compression du tronc du nerf, soit par dilatation extrême des veines papillaires, ne permettant plus au sang artériel de se frayer un passage.

La guérison spontanée de la rupture de la carotide, dans le sinus caverneux, s'expliquerait, d'après Sattler, par la thrombose de la veine ophthalmique supérieure. Le prolongement du thrombus dans le sinus caverneux amènerait, alors, une occlusion de l'ouverture traumatique de la carotide. Mais comment admettre une cicatrisation par thrombose veineuse, alors que l'affection, rétrogradant du côté primitivement atteint, se développe du côté opposé, ainsi que nous en avons observé un exemple? En réalité, si les cas traumatiques, à évolution rapide, sont dus à des lésions carotidiennes, il faut admettre que ceux où des mois s'écoulent, entre le traumatisme et l'apparition des troubles circulatoires, et dans lesquels rentre l'observation à laquelle nous venons de faire allusion, ne sauraient trouver leur explication dans une semblable lésion, et probablement ne s'agit-il encore là que de simples dilatations veineuses, telles qu'on les observe, surtout, dans les cas spontanés.

Dans le *traitement* de l'exophthalmie pulsatile, il faut bien prendre en considération la possibilité d'une guérison spontanée. On devra, en conséquence, placer le malade dans les meilleures conditions possibles, pour le faire bénéficier de cette chance de guérison, en conseillant les moyens propres à réduire la pression artérielle : repos, décubitus, calmants, digitaline et iodure de potassium à haute dose (Trousseau). En ajoutant à ce régime des scarifications conjonctivales, pour obtenir une déplétion assez abondante, l'application du froid et la compression au moyen d'une vessie de glace, on a pu obtenir des guérisons, lorsque ce traitement a été poursuivi avec persévérance.

Mais le moyen qui se recommande ici, tout spécialement, est la *compression de la carotide*, qui a parfois donné une prompte guérison; dans des conditions moins favorables, les symptômes ont été amendés, et l'on a pu ainsi soulager le malade, en attendant la guérison spontanée; enfin, dans des cas rebelles, la compression a du moins l'avantage d'habituer le cerveau à des états anémiques prolongés et de préparer le malade à la ligature de la carotide, si l'on se trouve forcé d'en venir à cette opération. Il est à regretter que la compression de la carotide commune ne présente pas tous les avantages de la compression des gros troncs artériels des extrémités; car elle a pour effet d'entraîner une anémie cérébrale, qui empêche, chez beaucoup de malades, de la continuer un temps suffisamment long, ou de la reprendre assez souvent. Il faut ordinairement s'arrêter, lorsque le malade éprouve la sensation de défaillance, de vertiges, et qu'il est près de perdre connaissance. Si la compression de la carotide était très bien supportée, il faudrait se défier de la possibilité d'un rétablissement de la circulation par voie collatérale, annulant les effets de la compression, ce que révèlerait d'ailleurs l'auscultation, par la réapparition du souffle.

Parmi les appareils compresseurs, les meilleurs sont encore ceux qui, embrassant le cou en demi-cercle, prennent un point d'appui sur la nuque et viennent s'appliquer, par leur extrémité garnie d'une petite pelote, sur la carotide à comprimer, en rappelant, par leur forme, le crâniomètre de Broca. Si l'on dispose d'aides exercés et dévoués, la compression digitale de Vanzetti est, de beaucoup, préférable à la compression instrumentale, car elle assure bien mieux que cette dernière la continuité dans la compression, outre qu'elle permet de graduer celle-ci suivant la tolérance du malade.

La *ligature de la carotide commune* n'est légitimée, que si la gravité des symptômes est telle que tout retard, dans l'intervention, devient dangereux. A cet égard, il faut citer, d'abord, les hémorrhagies abondantes qui peuvent survenir par intervalles et mettre immédiatement la vie en danger; en second lieu, une propulsion telle de l'œil que la vision se perd et qu'un sphacèle soit à craindre; en troisième lieu, des douleurs et des bruits si assourdissants, que le moral et la santé du malade en sont gravement affectés. On comprendra combien la prudence s'impose, si l'on considère que, sur cinquante-six cas de ligature de la carotide, pour combattre l'exophthalmie pulsatile, M. Sattler relève huit cas de mort, onze insuccès, et seulement trente-sept guérisons.

La ligature de la carotide est, d'ordinaire, aussitôt suivie d'une cessation complète du bruit, qu'entend le malade, et de la pulsation; en même temps, l'exophthalmos disparaît ou s'amende notablement, mais les symptômes paralytiques ne rétrogradent que fort lentement, et, souvent, la paralysie du droit externe persiste. Les phénomènes ophthalmoscopiques se dissipent et, habituellement, un retour de la vision, ou le rétablissement d'une vision défectueuse, survient assez promptement. En cas de parfaite réussite, la guérison arrive dans l'espace de trois à six semaines, quoique les malades signalent encore la persistance d'un bruit, mais qu'on ne peut plus percevoir en auscultant. D'ordinaire, ce bruit se dissipe après un certain temps. S'il survient une récidive, ce qui est plus à craindre pour les cas traumatiques que pour les cas idiopathiques (sur les onze récidives signalées plus haut, trois seulement se rapportaient à des cas idiopathiques), elle apparaît après plusieurs jours et, parfois, après des mois. La compression de la carotide opposée amende alors l'exophthalmos, et l'on a vu survenir, chez deux opérés, par la ligature de la carotide du côté opposé, une guérison, sans que la circulation cérébrale s'en soit ressentie.

Nous devons encore dire un mot des *injections de liquides coagulants*, et, en particulier, des injections de perchlorure de fer, qui ont surtout été pratiquées par Pravaz et Giraldès. Ces injections peuvent donner, comme le prouve un cas que nous avons observé avec M. Désormaux, un excellent résultat; mais elles sont aussi susceptibles, comme on l'a constaté, de pousser momentanément l'exophthalmos à un tel point qu'il en résulte un sphacèle de la cornée. Connaissant le danger que ces injections intraveineuses ont présenté, dans des régions bien plus éloignées du cerveau, ce ne serait pas sans une vive appréhension que l'on se déciderait à les pratiquer au proche voisinage des sinus, bien que M. Sattler affirme qu'il existe, constamment, un courant centrifuge de sang artériel dans les veines. Dans tous les cas, on ferait bien de limiter ces injections à la veine supra-orbitaire, en n'injectant tout d'abord que quatre à six gouttes, pour tâter le terrain; ou bien l'on se servirait de solutions concentrées de tanin, qui ne donnent pas d'irritation locale.

Si l'on se borne, dans des cas où la marche de l'affection n'a rien d'alarmant, à l'expectative, tout en ayant recours à la compression de la carotide, on pourra, alors, pratiquer des injections sous-cutanées périorbitaires d'ergotinine. L'électrolyse trouverait aussi son emploi (Martin, de Bordeaux), mais il faudrait s'attendre à des effets qui ne s'accuseraient qu'avec une lenteur extrême, si l'on en juge par le nombre des séances que réclame la guérison de télangiectasies quelque peu développées des paupières.

ARTICLE XVI

GOITRE EXOPHTHALMIQUE (MALADIE DE BASEDOW OU DE GRAVES) ATAXIE CARDIO-VASCULAIRE (FÉRÉOL)

C'est Parry qui, le premier, en 1825, relata, dans une série d'observations, la coïncidence de la dilatation de la glande thyroïde avec des troubles cardiaques. Graves, en 1835, rapportait la dilatation thyroïdienne à une turgescence, due à l'exagération de la fonction cardiaque. Bien que Graves eût signalé, comme Parey l'avait aussi fait, la présence de l'exophthalmie, l'idée d'une véritable trilogie ne fut nettement émise que par de Basedow, en 1840, qui donna de cette affection une remarquable description, à laquelle on n'a eu, depuis, que peu de chose à ajouter pour la compléter. Charcot est le premier clinicien qui, en France, attira l'attention sur le goitre exophthalmique. Cette affection devint alors, pour Trousseau, un sujet favori de leçons.

Symptomatologie. — Le goitre exophthalmique se caractérise, en dehors du *goitre* et de l'*exophthalmie*, qui ont servi à désigner cette affection, par un autre symptôme venant compléter la triade, et que constituent les *palpitations du cœur et des gros troncs vasculaires du cou*. A ces trois signes primordiaux, se surajoute à la longue la *dilatation vasculaire*. Les formes frustes (Trousseau) sont celles où l'un des symptômes de la triade fait défaut; mais l'absence de la dilatation vasculaire n'autorise pas à déclarer la forme fruste.

Le symptôme le plus constant, et celui qui, à peu d'exceptions près, signale le début de la maladie, nous est fourni par les palpitations du cœur et par l'exagération notable du nombre des pulsations. Celles-ci sont rarement au-dessous de cent; mais elles peuvent dépasser deux cents et atteindre une fréquence telle, qu'on ne peut plus les compter. En même temps, l'impulsion du cœur s'est notablement accrue, et le choc cardiaque, qui se propage sur toute la surface thoracique, s'entend avec une intensité bien plus grande et, parfois même, à quelque distance. Ces palpitations sont plus ou moins pénibles; parfois, elles constituent un tourment continuel pour les malades, qui sentent, en quelque sorte, leur cœur battre partout. La moindre émotion, ou le moindre effort, leur occasionne, alors, une angoisse que traduit l'expression de leur visage. Cet état se rencontre surtout chez des malades dont le choc cardiaque s'est accru, tandis que la simple augmentation du nombre des contractions peut rester inaperçue. Néanmoins, l'exploration attentive du cœur ne dévoile aucun vice de cet organe; à peine, dans les cas les plus accusés, se présente-t-il un souffle systolique ou un léger bruissement, dû, chez des sujets anémiés, à l'insuffisance de la contraction du cœur.

Les *palpitations remontent vers le cou*, et, à mesure que les carotides se dilatent, les parties latérales du cou présentent, avec les contractions du cœur, des secousses rythmiques, qui donnent, à la main superposée, une vibration nettement perceptible et, à l'auscultation, un bruit de souffle continu, s'accentuant par intermittences avec la systole cardiaque. Ces phénomènes peuvent s'étendre sur la région antérieure du cou, surtout au-devant de la glande thyroïdienne gonflée et dont les vaisseaux tortueux sont notablement dilatés, mais ils ne remontent pas vers la tête. Il est très exceptionnel que les artères radiales présentent une accentuation du choc ou une vibration; au contraire, la faiblesse de la contraction cardiaque se révèle par une petitesse remarquable du pouls radial. Il y a donc dilatation vasculaire, avec abaissement de pression artérielle, qui va, pour les capillaires, jusqu'à un état d'épuisement (Jaccoud), de façon que le moindre frôlement de la peau marque sa trace. Les veines du cou (jugulaires, thyroïdiennes) sont parfois assez dilatées, et elles peuvent quelquefois donner un souffle anémique ; mais il est très rare qu'on observe, du côté des veines, une pulsation.

Le second symptôme cardinal, qui, aussi, est habituellement constant, consiste dans le *gonflement de la glande thyroïdienne*, constituant un goitre de dimensions moyennes et d'un volume bien moindre que les goitres endémiques. Le gonflement est, ordinairement, uniformément répandu sur toute la glande ; lorsqu'un côté se trouve favorisé, c'est ordinairement le droit (Trousseau, Féréol). Le palper de la glande montre, surtout au début, un tissu mollasse, mais qui peut devenir assez résistant, et la main, placée sur la glande, ressent un ébranlement par une sorte de susurrus. Quelquefois, l'inspection montre déjà un mouvement pulsatile manifeste, soulevant la glande, dont le tégument se trouve sillonné de veines bleuâtres et gorgées de sang. Ces phénomènes de pulsation ne sont nullement constants; tout peut se borner, pendant le courant de la maladie, à un gonflement de la glande, de même qu'on peut rencontrer une sorte d'*intermittence;* la glande se gonfle et se dégonfle à certaines périodes de la maladie, et, au moment de cet excès de turgescence, elle devient pulsatile.

Le troisième symptôme de la triade est l'*exophthalmos*, qui est ordinairement *double* et se développe, *à la fois*, sur les deux yeux, et à un *égal degré*, quoiqu'il n'est pas rare qu'un côté, et, d'après nos observations, le *côté droit*, soit privilégié, comme précocité de début et comme procidence. Il est tout à fait exceptionnel que, pendant toute la durée de l'affection, un seul œil (et encore, ici, de préférence le droit) soit le siège d'une protrusion. Celle-ci s'effectue presque toujours *directement en avant*, dans le sens de l'axe orbitaire, mais sans qu'il y ait un rapport direct à établir entre le degré de l'exophthalmie et les deux autres symptômes cardinaux. Souvent, tout se borne, même avec les palpitations les plus pénibles, à une légère projection, rappelant les yeux à fleur de tête de certains myopes; par contre, on peut observer des malades chez lesquels l'exophthalmie est portée à un tel degré que, même pendant le sommeil, la cornée reste en grande partie à découvert et que l'on craint, au moindre soulèvement de la paupière supérieure, de voir se produire une luxation du globe oculaire. Notons que, dans ces cas d'exophthalmie excessive, les malades ne semblent pas plus exposés à une issue funeste.

La motilité de l'œil, dans les faibles exophthalmies, ne souffre que fort peu; dans les cas plus accusés, on remarquera que les mouvements sont moins atteints que s'il s'agissait d'une exophthalmie égale, produite par une tumeur. Seulement en haut, la motilité paraît plus particulièrement restreinte. Il est bien entendu que, dans les très hauts degrés d'exorbitisme, les mouvements de latéralité sont aussi notablement réduits. La compression, exercée par les paupières sur les globes oculaires, vient encore contribuer, pour une part, à la réduction de l'arc d'excursion des yeux, ce qui ressort déjà du fait qu'en fermant, si cela est possible, les paupières distendues et sillonnées de veines, on voit le tissu graisseux de l'orbite jaillir, sous forme de bourrelets, dans la région tarso-orbitaire. Un fait à noter, c'est qu'en dépit de l'atteinte des mouvements associés de latéralité, il y a conservation des mouvements de convergence (signe de Stellwag de Carion).

Ce qui frappe l'observateur, même lorsque l'exophthalmie n'est qu'ébauchée, c'est une *rétraction du releveur de la paupière supérieure*, mettant particulièrement à découvert la sclérotique, au-dessus du bord supérieur de la cornée. Cette rétraction, qui n'est pas en relation directe avec le degré de la protrusion, peut, à elle seule, *simuler* une exophthalmie, qui ne s'est pas encore produite, et en signaler les débuts. A cette rétraction du releveur, est en grande partie dû l'étrange aspect que donne, aux malades, l'*écart démesuré de leurs paupières*, écart *permanent* en quelque sorte, car la fermeture rythmique et inconsciente, que nous exécutons un nombre variable de fois par seconde, ne s'opère, ici, que fort rarement. White Cooper avait déjà, parfaitement décrit ce spasme du releveur, dont l'effet, sur des yeux fortement projetés, est que ces organes se trouvent presque dénudés et privés de la protection de la paupière supérieure, celle-ci étant attirée de telle manière, en haut et en arrière, qu'une assez grande étendue de la sclérotique devient visible.

Cette expression d'anxiété et de terreur, que donne cet état à la physionomie du malade, est encore accrue par l'obstacle que cette rétraction palpébrale semble porter à la fonction du droit supérieur. Un signe, que de Graefe a, le premier, signalé, est, en effet, la *disjonction des mouvements de soulèvement de la paupière, avec l'élévation de l'œil, et d'écartement de la paupière inférieure, avec l'abaissement du regard*. Cette suppression du consensus des mouvements palpébraux, avec le déplacement du globe oculaire, n'est nullement en rapport, comme la rétraction du releveur, avec le degré de projection des yeux, qui peu n'être que peu accusé. C'est ainsi qu'on rencontre quelquefois ce signe comme seul symptôme oculaire, dans la maladie de Basedow, ou qu'il se présente sur les deux yeux, lorsqu'un seul se trouve atteint d'exophthalmie.

Un nouveau symptôme serait, d'après M. Otto Becker, les phénomènes pulsatiles des artères de la rétine. Malgré toute l'attention que nous avons apportée à la recherche de ce symptôme, il nous a été impossible d'en constater la présence chez nos malades. En réalité, bien que nous ayons toujours examiné avec le plus grand soin, à l'ophthalmoscope, les personnes atteintes de goitre exophthalmique, ce qui nous a constamment frappé, c'est le peu d'altérations, même circulatoires, que présentent les yeux, et cela en dépit de l'exophthalmie la plus développée. Avec ce fait, concorde aussi parfaitement l'*intégrité de fonction, que tous les observateurs signalent*, et qui serait vraiment peu compatible avec la présence d'un pouls artériel, celui-ci ne se rencontrant guère dans des yeux à vision absolument normale. A part Hutchinson, presque tous les auteurs signalent la découverte de M. Becker, mais personne ne la confirme ; même M. Sattler, qui a certainement examiné nombre de malades, se borne à cette courte remarque : « J'ai pu, moi aussi, confirmer dans trois cas les observations de Becker. » De l'aveu de M. Becker lui-même, il s'agit, dans ses observations, non d'un changement rythmique dans le calibre des vaisseaux, « qui est, en général, peu prononcé », mais de locomotions latérales et d'incurvations en forme d'S. En réalité, tout le phénomène se borne à une simple illusion, qui est produite par le sautillement du reflet des vaisseaux, sous l'influence du déplacement du contenu de l'orbite de la personne examinée, ou de la tête de l'examinateur, fatigué par un examen trop prolongé.

Pour ce qui concerne les autres fonctions de l'œil, principalement l'état des mouvements pupillaires, il n'y a rien de constant à noter, et l'on peut dire qu'en général ces mouvements sont normaux. Il faut aussi indiquer l'intégrité de l'accommodation, à moins que la faiblesse du malade ne soit très accusée, et que la réduction de ses forces musculaires n'agisse, alors, aussi sur son amplitude d'accommodation.

Parmi les *symptômes accessoires*, qui, facilement, font défaut dans le tableau clinique du goitre exophthalmique, nous citerons le *tremblement*, surtout prononcé dans les membres supérieurs, et que Charcot regarde comme un symptôme constant.

Ce tremblement se signale, de préférence, par un mouvement oscillatoire des mains (Marie), qui frappe parfois par son extrême régularité. Une *sensation de chaleur* des plus pénibles, qui ne paraît pas en relation avec l'accélération du pouls et l'intensité des palpitations, doit encore être signalée. Cette sensation, subjective dans la majorité des cas, pourrait, néanmoins, concorder aussi avec une réelle élévation de la température.

Nous mentionnerons aussi l'*excès* ou le *défaut* d'humectation de l'œil. L'excès d'humectation, qui se rencontre surtout dans les cas modérés d'exophthalmie, pourrait peut-être résulter d'une exagération, sous l'afflux plus notable de sang, de la transsudation des liquides intra-oculaires, ayant pour effet de donner à la cornée un brillant excessif, que l'on observe chez certains malades; mais, ce qui est surtout avéré, ce sont les troubles du côté de l'appareil lacrymal. Un *larmoiement* fort gênant est, en effet, assez souvent indiqué, dans des cas où l'exophthalmie se trouve relativement peu accusée. Il peut être attribué à trois causes, qui sont : un véritable excès de sécrétion, par suite d'un afflux excessif du sang vers la glande lacrymale, à l'instar de ce qui a lieu pour le tissu rétro-bulbaire de l'orbite en général; un défaut d'élimination suffisante, résultant de la paresse dans le battement des paupières; enfin, un manque d'action, du côté des fibres du facial, entravant l'évacuation des larmes.

Au contraire, lorsque l'exophthalmie est arrivée à un très haut degré, les malades se plaignent ordinairement d'un défaut d'humectation des yeux. Cette sécheresse peut résulter d'une application trop forte du globe oculaire contre les canaux excréteurs des larmes, ou elle est simplement due au battement insuffisant et incomplet de la paupière supérieure.

Un véritable danger pour la *cornée* peut être la conséquence du manque d'humectation et de protection, d'autant plus qu'il vient s'y adjoindre un *défaut de sensibilité*, qu'on constate, assez fréquemment, dans les hauts degrés d'exophthalmie. C'est à ces causes qu'il faut attribuer les ulcérations destructives de la cornée qui se présentent parfois. Au début, une infiltration indolente, d'aspect laiteux, occupe la portion de la cornée la moins protégée par les paupières, c'est-à-dire le tiers inférieur de cette membrane ; dès que la couche épithéliale s'exfolie, on est exposé à voir survenir une infection, et cela en dépit de l'antisepsie la plus rigoureuse. La panophthalmie peut même terminer ce processus infectieux. Fort heureusement, la tendance à ces graves complications est assez rare; toutefois, il faut noter que les hommes y sont plus exposés que les femmes.

Rappelons encore quelques autres symptômes accessoires, que l'on rencontre dans la maladie de Basedow. La tache cérébrale de Trousseau consiste dans l'apparition d'une rougeur, à la moindre irritation de la peau de la face et surtout du cou. Cette asthénie du système vaso-moteur se révèle d'ailleurs par la rougeur, parfois partielle, de la face, qui survient sous l'influence de la plus légère émotion. Chez les femmes, le goitre exophthalmique se complique aisément de perturbation des fonctions génitales, avec chloro-anémie; de même, elles sont particulièrement exposées à des troubles psychiques, à des attaques d'hystérie, à la chorée. La glycosurie, la polyurie et l'albuminurie, ainsi qu'un certain degré de ptyalisme, viennent aussi, parfois, s'associer au goitre exophthalmique et semblent surtout dépendre de troubles d'innervation.

La *marche* de cette maladie est caractérisée par son irrégularité, en ce qui regarde sa durée et la persistance des divers symptômes. Ainsi, des rémissions ou des exacerbations marquées se présentent souvent, et il peut, alors arriver, qu'elles portent de préférence sur un symptôme. Les exacerbations sont, chez les femmes, incontestablement liées à la période menstruelle. Un autre trait caractéristique de l'affection est qu'elle évolue d'une façon insidieuse. Après un prélude de symptômes dénotant une excitabilité nerveuse particulière, un des premiers tourments, signalés par les malades, sont les palpitations cardiaques, suivies, promptement, d'un excès d'élévation de la paupière supérieure et d'un écart anormal de la fente palpébrale. La protrusion véritable des yeux ne survient qu'après, et ce n'est qu'en dernier lieu que l'on constate l'apparition du goitre. Il est tout à fait exceptionnel que la triade de symptômes se développe brusquement. Cette affection rétrograde, ordinairement, d'une façon analogue à celle qu'elle a suivie, pour se développer, et cette régression se fait aussi, en général, avec beaucoup de lenteur. Charcot a signalé l'influence heureuse que la grossesse peut avoir sur la guérison, observation que Basedow avait, du reste, déjà faite.

La mortalité, dans le goitre exophthalmique, est encore assez considérable; elle peut être évaluée à 10 ou 12 pour 100. La gravité est plus grande chez les hommes que chez les femmes; mais à un âge avancé, le sexe est indifférent. La mort résulte ordinairement d'un épuisement général, avec développement de vices cardiaques, de phénomènes hydropiques et d'altérations vasculaires, entraînant des attaques apoplectiformes. On a aussi vu les malades succomber à la suite d'une gangrène des extrémités, de vastes érysipèles, etc.

Pour ce qui concerne l'*étiologie* de cette maladie si bizarre, il faut noter que ce sont surtout les *femmes* qui sont exposées à la contracter. En général, les femmes sont plus spécialemend atteintes, à partir du moment de la puberté jusqu'à l'âge critique; tandis que, chez les hommes, il est plus fréquent de ne voir éclater cette affection qu'après la trentaine. Un état anémique (chlorotique chez les femmes) précède l'évolution de la maladie, anémie qui est ordinairement la suite de maladies débilitantes, comme le rhumatisme articulaire, des pertes abondantes, des diarrhées persistantes, l'allaitement prolongé, des pertes blanches, l'irrégularité du flux menstruel, etc.; mais, avant tout, il faut signaler *une nutrition défectueuse, sous l'influence d'émotions prolongées*. C'est à ce point de vue étiologique que le terme d'*ataxie* cardio-vasculaire, employé par Féréol, peut se trouver justifié.

Les recherches d'*anatomie pathologique* ont surtout été dirigées, dans ces derniers temps, sur le grand sympathique. Bien qu'un certain nombre d'explorations soient restées négatives, on a trouvé, dans une série de cas, des altérations manifestes du symphatique cervical. Ainsi, on a signalé un épaississement et une rougeur insolites, portant principalement sur le grand sympathique droit et les ganglions inférieurs (Peter et Lancereaux). L'examen histologique démontrait une pullulation du tissu connectif, avec raréfaction des cellules ganglionnaires, parsemées de nombreuses gouttelettes de graisse. Reverdin a vu les altérations atteindre aussi les ganglions moyens; la masse grumeleuse, dont les ganglions se trouvaient comme farcis, leur avait donné l'aspect de glandes lymphatiques, à la première période de la dégénérescence tuberculeuse. Le cordon du sympathique même, ainsi que quelques branches de l'artère thyroïdienne, supérieure et inférieure, se trouvaient épaissis; toutes ces altérations étaient plus prononcées du côté gauche, où s'était montrée presque exclusivement l'exophthalmie. Dans un cas examiné par Virchow, l'épaississement par pullulation du tissu connectif portait, à la fois, sur les ganglions inférieurs et supérieurs. Enfin, on a noté, avec une intégrité parfaite des ganglions supérieurs et moyens, l'atrophie du ganglion inférieur.

Le *cœur* a été trouvé fréquemment dilaté, sans épaississement de ses parois. De même, on a observé la dilatation des gros troncs artériels et des veines jugulaires. De véritables vices cardiaques, ainsi que l'athérome aortique, ont, parfois, aussi été constatés, mais ces altérations ne sont pas liées directement à l'affection qui nous occupe.

C'est la dilatation des vaisseaux et, principalement, des veines, pouvant faire croire à un accroissement du nombre de leurs fines branches, qui constitue presque exclusivement l'altération qu'on rencontre dans la *glande thyroïdienne*, tant à sa surface que dans son épaisseur, altération qui s'efface, en partie, sur le cadavre. Ce n'est que dans les cas anciens, que le tissu connectif hyperplasié se rétracte, devient dur et donne lieu à la formation d'un goitre résistant, criant sous le couteau qui le sectionne. La *dilatation vasculaire* est aussi le facteur principal, sinon exclusif, des altérations qu'on rencontre du côté du tissu graisseux de l'*orbite*, ce qui explique comment, après la mort, l'exophthalmie diminue ou disparaît. L'hypertrophie du tissu graisseux de l'orbite est, d'ailleurs, formellement niée dans un certain nombre d'autopsies.

L'idée que le grand sympathique interviendrait seul, dans le développement du goitre exophthalmique, a été longtemps admise. C'est essentiellement comme conséquence d'une paralysie des nerfs vaso-moteurs et d'une réduction du tonus vasculaire, que se manifesterait la dilatation des vaisseaux, principalement des carotides, des branches thyroïdienne et intra-orbitaires. La tendance particulière à rougir, les sensations circonscrites de chaleur, les transpirations locales plaideraient aussi pour une paralysie du grand sympathique. Mais comment expliquer le signe premier et cardinal de la maladie, les palpitations cardiaques et la fréquence parfois prodigieuse du pouls ? Il est vrai qu'au lieu d'une excitation centrale ou périphérique du grand sympathique, qu'il faudrait invoquer, on peut admettre qu'il s'agit d'un défaut d'action du côté du modérateur des mouvements cardiaques, c'est-à-dire d'un état parétique du nerf vague. M. Jaccoud se tire d'embarras, en attribuant simplement les palpitations à la dilatation vasculaire et à la diminution de la tension artérielle. De même, la rétraction si fréquente de la paupière supérieure exigerait, pour son explication, que l'on fît intervenir une irritation permanente du grand sympathique, provoquant un spasme tonique des fibres de Müller.

M. Sattler, considérant la coïncidence si constante du goitre et de l'exophthalmie, et envisageant, d'autre part, que la section du sympathique cervical n'a jamais entraîné pareils symptômes, suppose une lésion dans un endroit tout à fait circonscrit des centres vaso-moteurs, tel que la moelle allongée, endroit d'où partiraient les nerfs vaso-moteurs de la glande et ceux des vaisseaux orbitaires. Il admet aussi, pour expliquer l'accélération et l'intensité de l'action cardiaque, une lésion circonscrite du centre du nerf vague. Enfin, il rapporte le signe de de Graefe e celui de Stellwag de Carion, à une lésion des centres de coordination, et cette lésion concernerait le centre qui préside aux mouvements réflexes, reliant la rétine et les nerfs sensitifs de la conjonctive et de la cornée, à l'appareil moteur des paupières. Parmi les nombreuses théories émises, celle-ci flatte évidemment le plus ; reste à trouver ces centres et à confirmer leur existence par des expériences physiologiques. Nous devons dire que quelques expérimentateurs (Filehne, Durdufi) y ont déjà réussi en partie.

Le *pronostic* doit se baser sur la manière dont le patient supporte son goitre exophthalmique et sur le contingent de forces, dont il disposait au début de l'affection. Le patient reste-t-il vigoureux, quoique les symptômes cardinaux évoluent assez rapidement et prennent de l'intensité, le pronostic peut être posé comme favorable; mais si, à mesure que les palpitations s'accentuent, le malade maigrit et perd ses forces, une tournure fâcheuse du mal est à redouter. Indubitablement, le pronostic est moins favorable chez les hommes, que chez les femmes, et chez les personnes âgées, que chez les jeunes sujets.

De ce qui précède, la *thérapeutique* peut déjà tirer un enseignement précieux, c'est que l'on doit tout faire pour tonifier les malades. Les fortifiants, le fer, l'arsenic, les préparations de quinquina sont donc, tout d'abord, indiqués. Les préparations de quinine trouveront surtout leur emploi, chez les personnes dont la digestion est défectueuse et qui se trouvent déjà dans un état de faiblesse alarmante.

L'hydrothérapie doit être regardée, ici, comme le moyen souverain. La cure sera commencée par un emmaillotement humide de courte durée (cinq, dix, au maximum quinze minutes), suivi d'un massage avec un drap mouillé tiède. Plus tard, après l'emmaillotement, c'est à une friction avec le drap froid qu'on aura recours, et, même, on pourra arriver, après un certain temps, à l'emmaillotement sec et à l'aspersion du drap (qui sert au massage consécutif) avec de l'eau à la température de 6 à 8 degrés. On s'abstiendra de douches, ainsi que de l'immersion dans la piscine, car les personnes nerveuses et irritables, comme le sont presque toutes celles atteintes de goitre exophthalmique, ne supportent ni douches, ni bains froids, qui accentuent habituellement les palpitations.

On a beaucoup vanté (Aran) l'emploi prolongé de sacs de glace, sur la région du cœur, sur le goitre, ainsi que sur la nuque, et cela, surtout, lorsqu'il s'agissait de combattre des poussées violentes de la maladie, se traduisant par de fortes palpitations, l'augmentation du goitre ou de la saillie oculaire. Nous préférons à pareille application, qui, lorsqu'elle est longtemps prolongée, devient insupportable, la ceinture de Prisnitz, appliquée autour de la région thoracique ou autour du cou.

Le traitement a encore été tourné directement contre les symptômes cardinaux, et l'on a ainsi prescrit, surtout sur le conseil de Trousseau, la digitale et l'iode. L'emploi continu de petites doses de digitale peut avoir un effet palliatif marqué, mais on doit craindre, par l'usage prolongé de l'iodure de potassium, d'amaigrir et d'affaiblir les malades. Les injections sous-dermiques d'ergotinine de Tanret, à la dose de deux à cinq gouttes, ont donné, parfois, des améliorations assez marquées.

Une cure qui jouit, encore actuellement, d'une assez grande vogue est le traitement galvanique de la partie cervicale du sympathique (Benedict). Nous appliquons la méthode de Guttmann, qui consiste à faire passer, pendant quelques minutes, un courant de six à dix éléments, en plaçant l'un des pôles dans la fossette sternocléido-mastoïdienne et l'autre dans la région du cœur, ou au-dessus du goitre, dans la région cervicale, du côté où l'exophthalmos est le plus prononcé. La séance devrait se prolonger d'une demi-heure à plusieurs heures, si l'on faisait usage d'un très faible courant, en fixant une plaque dans la région du ganglion cervical supérieur et l'autre derrière la nuque. Enfin, on pourrait encore faire agir un courant ascendant, en plaçant une électrode dans la région sous-maxillaire et l'autre sur les yeux fermés, ou sur le goitre. On se guidera, pour le choix de ces méthodes, sur la tolérance des malades et les effets obtenus.

D'un effet surprenant, est parfois un changement de résidence, dans le but de placer les malades dans de bonnes conditions hygiéniques et dans un calme moral le plus complet possible. En choisissant un séjour à la campagne, on en profitera pour instituer des cures de lait, d'eaux ferrugineuses à petites doses, ne renfermant pas d'acide carbonique en trop grande quantité.

Pour ce qui concerne le traitement direct du goitre, on ne se déciderait à intervenir que si, par suite des proportions énormes prises par la glande, il y avait menace d'étouffement. Dans ce cas, on devrait préférer, à la trachéotomie, l'extirpation de la glande, qui a donné d'heureux résultats (Tillaux).

Lorsqu'une poussée d'exophthalmie devient un danger pour la cornée, c'est seulement par la tarsorrhaphie que l'on peut espérer le conjurer. Encore faut-il ne pas trop tarder d'exécuter cette opération, que de Graefe a le premier recommandée en pareil cas, pour ne pas voir échouer, par suite de l'excessive pression des globes oculaires contre les paupières, la réunion qu'on veut obtenir. Du reste, nous recommandons, chez tous les malades, la tarsorrhaphie partielle, avec simple avivement du bord intermarginal et conservation des cils, dès que l'exophthalmos, datant depuis un certain temps, ne cède pas aux médications usuelles et occasionne, surtout chez les femmes, une difformité choquante. Nous avons, en effet, la conviction que la compression, exercée par un rapetissement sensible de la fente, a une action favorable pour faire rétrograder la dilatation vasculaire du tissu rétro-bulbaire. Il est bien entendu que les complications cornéennes réclameraient, à défaut de la tarsorrhaphie, un traitement antiseptique énergique, pour éviter l'extension des ulcères et leur perforation, toujours à craindre ici.

ARTICLE XVII

OPÉRATIONS QUI SE PRATIQUENT DANS L'ORBITE

Il a déjà été question de la façon dont il faut procéder à l'ouverture des abcès, dont l'orbite peut être le siège (p. 789); nous n'avons donc à nous occuper ici que de l'énucléation, ainsi que de l'exentération de l'orbite et de l'œil.

L'énucléation a surtout été répandue grâce à Bonnet, qui a nettement posé les principes suivant lesquels elle devait être exécutée. Les instruments, nécesaires pour cette opération, sont : deux élévateurs pleins, ou un écarteur à ressort, une paire de pinces à crochets, un crochet à strabisme et une paire de ciseaux recourbés sur le plat, à pointes émoussées. On peut se passer des cuillères conductrices de de Wells et de Trélat.

Voici comment nous exécutons l'énucléation : après avoir soumis le malade aux inhalations d'éther, on saisit, près de la cornée, un pli de la conjonctive, que l'on incise; puis, soulevant la muqueuse avec la pince, on la sectionne, au moyen de ciseaux dont une branche glisse sur la sclérotique, en suivant très exactement le contour de la cornée. On détache ensuite, très près de la sclérotique, les tendons des muscles droits, saisis avec le crochet. Pour sectionner le nerf optique et les obliques, il est nécessaire de luxer l'œil, ce qu'on obtient aisément, en repoussant l'écarteur dans l'orbite, derrière le globe oculaire. Cette luxation peut aussi être produite au moyen d'une cuillère fendue, qui embrasse le nerf optique, et à l'aide de laquelle on soulève légèrement le globe de l'œil, pour faciliter le passage des ciseaux, qui doivent sectionner le nerf optique tout près de son insertion. Celui-ci coupé, on saisit l'œil entre les doigts, et l'on termine l'opération en détachant les obliques.

Si l'on pratique l'énucléation d'un œil qui renferme une tumeur, il faut porter toute son attention sur la partie du nerf qui adhère au globe détaché, et, si elle présente sur la coupe la moindre altération, on doit, après avoir arrêté l'écoulement sanguin, généralement presque nul, réséquer une nouvelle portion du nerf optique. Une fois l'énucléation terminée, nous plaçons la suture en bourse (voy. fig. 145, p. 240), en passant, sur une forte aiguille, successivement et tout autour de la section conjonctivale, des plis de la muqueuse. Après avoir pratiqué une irrigation prolongée avec une solution de sublimé (à 1/4000e), nous fermons par un nœud la suture, en ayant soin de l'entortiller, tout d'abord, plusieurs fois. Le pansement se fait, ensuite, au moyen du bandeau compressif.

L'exentération de toutes les parties molles contenues dans l'orbite, en y comprenant l'œil, est une opération bien autrement grave, à laquelle on ne doit se décider que lorsqu'une tumeur maligne a pris, dans cette région, un développement considérable et a aboli les fonctions de l'organe visuel. Les instruments nécessaires pour la pratiquer sont : des élévateurs pleins, les crochets à strabisme, des pinces à crochets de Museux, des ciseaux à pointes mousses et courbes sur le plat, un bistouri droit ou courbe.

S'il s'agit, par exemple, d'extirper une tumeur maligne, siégeant tout près de l'œil, ou sur ses enveloppes mêmes, il faut s'attacher à conserver la plus grande partie possible de la conjonctive. On commence l'opération, après avoir écarté les paupières, en dégageant un des muscles, pour passer un crochet à strabisme sous l'œil. Cela fait, on saisit la conjonctive bulbaire, qu'on dégage du globe de l'œil, et, portant les ciseaux courbes, le long de la paroi orbitaire, jusqu'au voisinage du sommet de l'orbite, on détache tout son contenu, en s'efforçant de sectionner aussi rapidement que possible le nerf optique, pour pouvoir luxer l'œil englobé dans les masses dégénérées au moyen des ciseaux, manœuvrés à la manière d'une curette (Louis). La glande lacrymale ne doit être enlevée que lorsqu'on est en droit de soupçonner qu'elle est malade.

Lorsque la dégénérescence a envahi, dans sa totalité, le contenu de l'orbite, qu'il s'est développé, au sein de cette cavité, une tumeur considérable, il faut procéder d'une autre manière, pour l'extirpation de l'œil. On commence, alors, par fendre la commissure externe dans une grande étendue, et l'on tâche, avec les ciseaux et le bistouri, de se frayer un passage le long de la paroi inférieure et externe de l'orbite, de manière à pouvoir introduire le doigt, qui, dans cette région, est toujours le meilleur guide à donner aux instruments, outre que l'on exerce, ainsi, une compression sur les vaisseaux, à mesure qu'on les sectionne. Pour enlever la tumeur dans sa totalité, il est nécessaire de tenir les ciseaux, aussi rigoureusement que possible, adossés aux parois orbitaires. Une spatule mousse peut rendre ici d'excellents services, pour guider les ciseaux et faire basculer la tumeur, une fois qu'on l'a partiellement dégagée de ses adhérences, et pour faciliter la section des parties qui la rattachent encore au sommet de l'orbite.

Le gros de la tumeur enlevé, on explore soigneusement, avec le doigt, la cavité orbitaire, on détache tout ce qui peut être resté de la glande lacrymale et, au besoin, on rugine les os. Dans quelques cas, on peut même être contraint d'enlever une partie de la paroi osseuse, quand le pédicule de la tumeur ne paraît pas s'être insinué vers la voûte de la cavité orbitaire. L'hémorrhagie considérable, à laquelle il faut s'attendre, doit être combattue au moyen d'injections d'eau glacée, par l'introduction de boulettes de charpie, imprégnées de perchlorure de fer, enfin par le tamponnement de l'orbite. On n'aura recours au thermocautère qu'à la dernière extrémité, et en évitant, avec soin, de le porter vers la voûte orbitaire. L'écoulement du sang arrêté, on procède à la réunion de la commissure externe, au moyen de simples sutures, et au tamponnement de l'orbite avec de la gaze phéniquée, qu'on adosse contre les parois orbitaires, en formant ainsi un sac, qu'on remplit de ouate salicylée, trempée dans une solution d'acide borique à 4 pour 100. En coupant à ras, le sac, près des paupières, on peut fermer ces dernières au-dessus de ce tampon.

Nous avons exposé l'exentération complète de l'orbite, avec son périoste, lors du traitement du gliôme de la rétine (p. 619).

L'*exentération oculaire*, réintroduite par Alf. Graefe dans la pratique courante, donne lieu, en général, à des phénomènes irritatifs bien plus prononcés que l'énucléation; mais, sous l'influence d'un emploi rigoureux de l'antisepsie, ils ne sont pas nécessairement constants. Voici comment nous avons coutume de procéder: tout d'abord, nous dégageons la conjonctive autour de la cornée, comme on le pratique dans un cas d'ablation de staphylôme, et nous plaçons la suture en bourse, qu'on écarte largement, pour n'être pas gêné pendant l'excision de la cornée. On fait cette excision, en commençant par traverser la cornée, suivant son méridien horizontal, comme si l'on voulait faire une section de Küchler, mais en ayant soin de laisser inachevé le tiers moyen de la section, de façon à empêcher la détente brusque de l'œil. Par les deux boutonnières ainsi établies, on fait successivement glisser les ciseaux courbes pour dégager exactement toute la cornée transparente, sans empiéter sur la sclérotique. Sur un œil bien cocaïnisé, les premiers temps de l'opération sont absolument indolores; la période douloureuse, qu'on peut éviter par quelques inspirations d'éther, ne commence que lorsqu'on fait glisser la large cuillère plate de Pagenstecher (destinée à l'extraction du cristallin dans sa capsule, voy. fig. 289, p. 533), ou celle bien plus forte encore d'Alf. Graefe, près de l'angle iridien, entre le corps ciliaire et la sclérotique, et que, par un mouvement de circumduction, on pénètre vers le pôle postérieur pour ramener au dehors la choroïde, la rétine, le corps vitré et le cristallin. Un petit tampon de ouate salicylée, fixé dans les mors de la pince à fixation, est promené sur toute la surface de la cavité sclérale, pour s'assurer qu'aucun fragment de la choroïde n'a échappé à la curette. Après une irrigation prolongée de cette cavité, avec la solution de sublimé, on ferme la suture en bourse et on applique le pansement.

Jamais, en adjoignant à cette suture une irrigation soigneuse de la cavité sclérale, nous n'avons observé de suppuration à la suite de l'exentération oculaire, et cela, même lorsque l'opération était pratiquée en pleine panophthalmie. Comme pour l'énucléation, nous hâtons l'emploi de l'œil artificiel (que nous faisons déjà porter le sixième ou le septième jour), pour éviter la rétraction du releveur de la paupière supérieure, qui est à redouter après l'exentération aussi bien qu'après l'énucléation, lorsqu'on retarde trop l'emploi d'une coque d'émail.

L'exentération a eu d'autant plus aisément un moment de vogue, qu'on se rendait bien compte que, dans cette opération, on n'entamait qu'une voie de communication avec la cavité crânienne, celle située autour du nerf optique, tandis qu'on laissait les autres voies lymphatiques intactes et incapables de contaminer les méninges. Mais l'enthousiasme s'est vite refroidi lorsqu'on eut signalé, de divers côtés, l'apparition de l'ophthalmie migratrice, dans des cas où l'on avait pratiqué, quelque temps auparavant, l'exentération. Comme moyen préservatif, cette opération aura donc bien de la peine à remplacer l'énucléation, mais il y a deux cas où nous considérons l'exentération comme absolument indiquée, ce sont: la panophthalmie et la buphthalmie.

Dans les cas de panophthalmie, on hésite toujours à pratiquer l'énucléation; les germes infectieux peuvent, en effet, contaminer les voies lymphatiques qu'on met à jour, et les dix autopsies qui ont été pratiquées, sur les vingt-deux cas de mort, recueillis par Deutschmann, ont clairement démontré que l'énucléation avait engendré une méningite purulente. D'autre part, il faut remarquer que le danger d'une migration le long du nerf optique même n'existe guère, une fois qu'une suppuration intraoculaire s'est franchement établie. Si, enfin, on considère que, contrairement à ce qui se présente pour l'énucléation, l'exentération est rendue particulièrement aisée, dans les cas de suppuration de l'œil, le contenu de la coque scléroticale pouvant alors être extrait en bloc, avec une extrême facilité, on sera amené, à tous les points de vue, à faire choix de l'exentération.

Dans la buphthalmie, où il y a aussi, probablement, interception des voies lymphatiques, les abondantes hémorrhagies que donne l'énucléation, sont insignifiantes si on pratique l'exentération, opération qui s'exécute aussi très aisément, à cause du peu de cohésion de la choroïde avec la sclérotique. Il est vrai que la conservation de la sclérotique, très amincie, ne présente guère d'avantages pour la prothèse, mais c'est la simplicité d'exécution qui doit engager à préférer ici l'exentération.

ARTICLE XVIII

PROTHÈSE OCULAIRE (πρόθεσις, *propositio*).

On n'est que trop porté à regarder l'emploi de l'œil artificiel comme une question de coquetterie. En réalité, la prothèse oculaire peut rendre des services assez sérieux pour mériter une place auprès des opérations de prothèse chirurgicale les plus importantes. Nous lui reconnaissons plusieurs avantages, dont voici les principaux :

1° La pièce artificielle garantit les restes de l'œil des frottements pénibles, que peuvent exercer, sur eux, les paupières renversées en dedans ;

2° Elle facilite l'écoulement naturel des larmes, en régularisant les mouvements des paupières et en empêchant que ce liquide ne stagne dans la poche que forme le cul-de-sac conjonctival, retiré en arrière vers le moignon, poche où les points lacrymaux ne sauraient plonger. Elle prévient ainsi tous les inconvénients liés au larmoiement ;

3° Elle peut débarrasser certains sujets des éblouissements qui leur viennent du passage des rayons lumineux, au travers d'une cicatrice fine et transparente, seul vestige de leur cornée détruite ;

4° Elle facilite les rapports sociaux et rend à bien des gens, en dissimulant une infirmité grave, les moyens d'existence qui leur avaient été retirés.

L'œil artificiel n'est toléré qu'à la condition que l'organe, qu'il doit simuler, ait diminué au moins un peu de volume et que le cul-de-sac conjonctival ait encore une certaine profondeur. Il peut, ainsi, être nécessaire de procéder préalablement à l'ablation de la cornée, en fermant la plaie par une suture conjonctivale en bourse. L'absence complète de l'œil et des parties molles, qui y sont annexées, est une condition très défavorable à la prothèse, mais elle ne la contre-indique pas. La prothèse est bien plus facile et réussit beaucoup mieux après l'exentération de l'œil et l'énucléation, alors que les muscles conservés forment, avec la conjonctive, un petit moignon, ou du moins un plan vertical, contre lequel s'applique l'œil artificiel. La coque d'émail, dans ces conditions, suit, au moins en partie, l'œil sain dans les mouvements qu'il exécute, et cela, grâce aux tiraillements que la conjonctive bulbaire transmet à celle du cul-de-sac et des tarses, contre lesquels la pièce s'applique et frotte.

Pour remédier à l'enfoncement disgracieux de la paupière supérieure, que provoquent, à un degré variable, l'énucléation et même l'exentération, on peut faire usage d'une ligature avec un fil d'argent, que l'on applique immédiatement au-dessous du sourcil, et dans laquelle on comprend un pli cutané assez large, de façon à attirer la paupière en haut. Actuellement, nous préférons l'emploi d'une anse sous-cutanée, reliant l'orbiculaire au muscle frontal.

Le principal obstacle, que peut rencontrer la prothèse oculaire, se manifeste surtout du côté du cul-de-sac conjonctival, qui, en se rétrécissant, finit, parfois, par disparaître en totalité (1). Des brides cicatricielles peuvent s'étendre jusqu'au voisinage du bord libre des paupières et nécessiter l'usage de pièces échancrées. La greffe conjonctivale humaine ou du lapin, et la transplantation de peau de grenouille, nous ont rendu, dans plusieurs cas, le port de l'œil artificiel possible, là où il n'était absolument plus supporté.

Les conditions que l'on réclamera d'une bonne pièce artificielle sont les suivantes: elle ne doit pas avoir des dimensions trop considérables, afin que, pendant les mouvements de latéralité, elle ne puisse blesser le cul-de-sac conjonctival, en le tiraillant. Le bord de la pièce sera très lisse, émoussé et renversé. Son plan postérieur ne doit pas proéminer en arrière, si le moignon, sur lequel il vient s'appliquer, est bombé en avant. Afin de prévenir, du côté de l'orbite et de la fente palpébrale, un rétrécissement fâcheux, on n'hésitera pas à faire porter des yeux artificiels chez les tout jeunes enfants.

La coque d'émail, préalablement humectée d'eau boratée, est introduite en la glissant d'abord sous la paupière supérieure, que l'on soulève de la main gauche, puis, on abaisse la paupière inférieure, pour achever l'introduction. La pièce est enlevée à l'aide d'un petit crochet, en abaissant, d'abord, la paupière inférieure. Pour tenir l'œil artificiel dans un état de propreté satisfaisant et pour lui conserver son brillant, il est indispensable de l'enlever tous les soirs, d'en laver avec un liquide aseptique, au moyen d'un petit tampon de ouate hydrophile, les deux faces et de le conserver, non dans l'eau, comme on le fait communément, mais bien dans du papier de soie désinfecté. Les pièces doivent être renouvelées à peu près tous les ans.

ARTICLE XIX

ANOMALIES CONGÉNITALES DE L'ORBITE

Ces anomalies peuvent se rencontrer simultanément avec d'autres vices de conformation, incompatibles avec l'accomplissement régulier des fonctions vitales; dans les cas où elles constituent de simples difformités, chez des sujets d'ailleurs bien constitués, elles échappent, toutes, aux ressources de l'art, et ne peuvent être, pour le médecin, qu'un objet de curiosité.

Il est facile de prévoir que l'absence, l'arrêt de développement, ou, enfin, l'accroissement excessif d'un ou de plusieurs des os, qui entrent normalement dans la composition de l'orbite, doivent déterminer, dans la forme générale de cette

(1) Les irritations prolongées de la conjonctive, avec rétraction consécutive du cul-de-sac conjonctival, sont surtout dues à un manque complet des conditions de propreté, et elles peuvent être écartées, en recommandant une antisepsie rigoureuse pour le nettoyage et la conservation de la coque d'émail, ainsi que pour le nettoyage de la conjonctive et des paupières.

cavité, les différences les plus bizarres et les plus variées. Si, par exemple, les portions orbitaires du frontal, du maxillaire supérieur et de l'ethmoïde, enfin les os nasaux et lacrymaux, se sont en partie, ou en totalité, arrêtés dans leur développement, les deux orbites se rapprochent à divers degrés. Le dernier terme de cette progression est la fusion des orbites, ou cyclopie. Inversement, lorsque les cellules ethmoïdales se continuent en avant avec des cellules semblables, creusées dans l'extrémité frontale de l'apophyse montante du maxillaire supérieur, et quand cette extrémité est aplatie, ainsi que l'os nasal correspondant, les orbites sont écartées outre mesure. L'épicanthus accompagne souvent cette anomalie du squelette.

Dans d'autres cas, tous les os, qui devaient former les parois latérales de la cavité orbitaire, sont rudimentaires, soit d'un côté seulement (monopsie), soit des deux côtés. Alors, il peut arriver, non seulement que le contenu de l'orbite fasse plus ou moins complètement défaut, mais encore que cette anomalie congénitale soit portée jusqu'à l'absence absolue des cavités orbitaires.

APPAREIL LACRYMAL

ANATOMIE [1] ET PHYSIOLOGIE

L'appareil lacrymal se compose de deux parties, essentiellement distinctes, et que sépare le sac conjonctival : nous avons à envisager, d'un côté, la *glande lacrymale* et ses conduits excréteurs; de l'autre, les voies éliminatrices des larmes, ou *voies lacrymales*.

A. GLANDE LACRYMALE.

La glande lacrymale, de coloration rosée et d'une structure lobulée prononcée, se compose de deux portions, nettement séparées l'une de l'autre, et qui constituent les glandes lacrymales supérieure et inférieure. La *glande lacrymale supérieure*, notablement plus volumineuse, représente un corps ovoïde, à bord antérieur assez tranchant. En moyenne, sa longueur est de 2 centimètres, son épaisseur de 5 millimètres, et sa largeur d'un peu plus de 1 centimètre. Elle est placée dans la *fossa glandulæ lacrymalis* (fig. 404, p. 801), en prenant ainsi une direction un peu oblique en bas et en dehors, et atteint, par son bord antérieur, le rebord orbitaire, où elle touche, immédiatement, l'insertion du *septum orbitale;* du côté médian, elle avoisine le bord du *levator palp. sup.;* du côté latéral, elle s'étend jusqu'à la *sutura zygomatico-frontalis;* enfin, en arrière, elle se cache dans le tissu graisseux de l'orbite. Par sa face inférieure, la glande lacrymale supérieure s'applique sur un fascia, en pont, qui, de la trochlée à la suture zygomatico-frontale, atteint le rebord orbitaire, ce fascia séparant les deux glandes supérieure et inférieure (fig. 527). En dirigeant une section le long du rebord orbitaire, dans l'étendue des limites que nous venons d'indiquer, on atteindra donc forcément la glande, dès qu'on aura sectionné l'insertion du septum. Le tissu connectif, séparant les lobules glandulaires, forme, en se condensant, une mince capsule qui enveloppe la glande, sauf en arrière. De ce feuillet capsulaire, part, en haut, le ligament suspenseur de la glande lacrymale, formé d'un nombre variable de faisceaux qui se rendent au périorbite.

(1) Résumé d'après Merkel (voy. *Traité complet d'ophthalmologie*, p. 1003-1011, t. IV).

La *glande lacrymale inférieure* est plus petite que la supérieure. Elle représente un amas plat de petits lobules, dont le nombre oscille entre quinze et quarante. Elle est recouverte en haut, par le feuillet de fascia déjà signalé (fig. 527). Lorsqu'elle est bien développée, elle dépasse en arrière ce feuillet et se confond, alors, avec la partie postérieure de la glande lacrymale supérieure. Elle repose, par sa face postérieure, directement sur le fornix du sac conjonctival, et son extrémité latérale atteint l'angle palpébral externe.

Les *conduits excréteurs*, qui n'excèdent pas un demi-millimètre, sont pour la portion

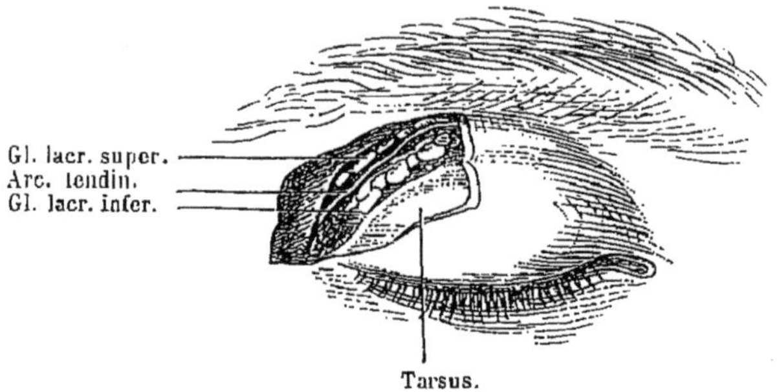

Fig. 527. — Coupe fenêtrée au-dessus de la circonférence du rebord orbitaire. Glandes lacrymales supérieure et inférieure, avec le feuillet de fascia qui les sépare.

supérieure, au nombre de trois à cinq (Sappey). Ils se portent, derrière le feuillet déjà mentionné, dans la région de la glande inférieure, où ils reçoivent un certain nombre de petits conduits de cette dernière, et viennent s'ouvrir, dans le fornix, en une ligne assez régulière, située à une profondeur de 7 à 9 millimètres, à partir de la peau externe. A côté de ces conduits principaux, viennent aboutir çà et là, et en nombre variable, les conduits indépendants de la glande inférieure.

B. VOIES LACRYMALES.

Les voies lacrymales, qui, dans leurs diverses parties, sont d'une largeur variable, se trouvent garnies, à l'intérieur, de parois lisses, normalement dépourvues de valvules. L'entrée, du côté de la conjonctive, est formée par les points lacrymaux et les canalicules ; puis, viennent le sac lacrymal et le canal nasal, que l'on peut comprendre sous le nom de canal naso-lacrymal.

1. Canalicules lacrymaux.

Les *points lacrymaux* sont d'étroites ouvertures cratériformes, placées au sommet de petites élevures coniques, les *papilles lacrymales*. Ces dernières occupent l'angle médian des deux paupières, et on doit les rechercher, précisément, à l'endroit où le feuillet cutané se termine en pointe et où la paupière se recourbe vers la circonférence du lac lacrymal (fig. 528). Les points lacrymaux se trouvent dans la continuation directe de la lèvre interne du bord palpébral, de telle sorte que les papilles et les points regardent en arrière et glissent sur la conjonctive (fig. 529). Lorsque l'œil est ouvert et le regard dirigé directement en avant, les deux points touchent la conjonctive bulbaire, et l'on peut se rendre compte que le supérieur est situé plus du côté du nez que l'inférieur. C'est grâce à leur emplacement, au bord du lac lacrymal et sur la conjonctive, que les points lacrymaux accomplissent leur fonction physiologique. Lorsque les yeux se ferment, les papilles lacrymales se trouvent situées de telle façon, à côté l'une de l'autre, qu'elles se touchent presque, et cela, de manière que l'inférieure occupe le côté latéral de la papille supérieure, qui est juxtaposée à la caroncule (fig. 529).

Les papilles lacrymales se composent, comme les tarses, d'un tissu connectif, serré et dur, ayant pour effet de maintenir béants les points lacrymaux. A cause de leur pauvreté en vaisseaux, qui se rattache à la structure dense des papilles lacrymales, elles sont plus pâles que leur entourage. Les deux papilles lacrymales présentent des différences notables. La papille inférieure est plus courte, plus large et plus ramassée ; son point lacrymal, plus large (jusqu'à 0,3 millimètre). La papille supérieure est plus gracile, plus élevée et porte un point lacrymal plus étroit (0mm,2 à 0mm,25 de diamètre).

Les *canalicules lacrymaux*, qui font suite aux points lacrymaux, sont placés dans le pli cutané qui contourne le lac lacrymal, en le délimitant. Leur parcours est, au début, vertical; après un trajet d'un peu plus de 1 millimètre, ils se recourbent sous un angle droit et se dirigent en sens médian, pour converger graduellement vers l'extrémité de l'angle

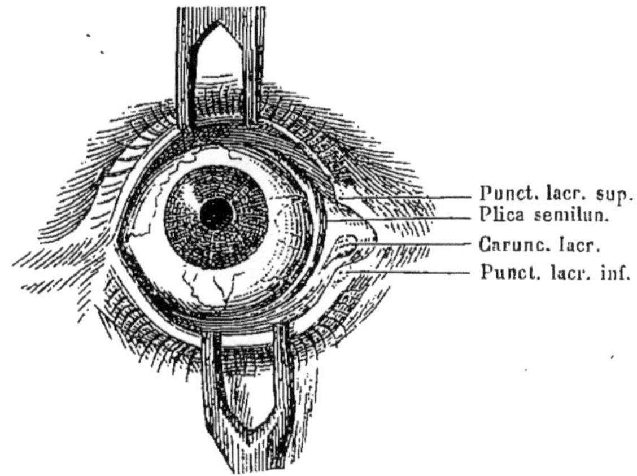

Fig. 528. — Œil ouvert, les paupières écartées par des crochets.

oculaire (fig. 530). Derrière le ligament palpébral médian, les canalicules aboutissent, isolés, dans un espace en diverticule de la paroi du sac lacrymal, ou bien ils se terminent, en se réunissant déjà avant, par un bout court et maigre qui pénètre dans le sac lacrymal. La longueur des canalicules ne dépasse jamais 1 centimètre, souvent elle est moindre.

A leur origine, les canalicules forment un tout petit entonnoir, dans la profondeur duquel se trouve la véritable entrée du canalicule. C'est au fond de cet entonnoir que le

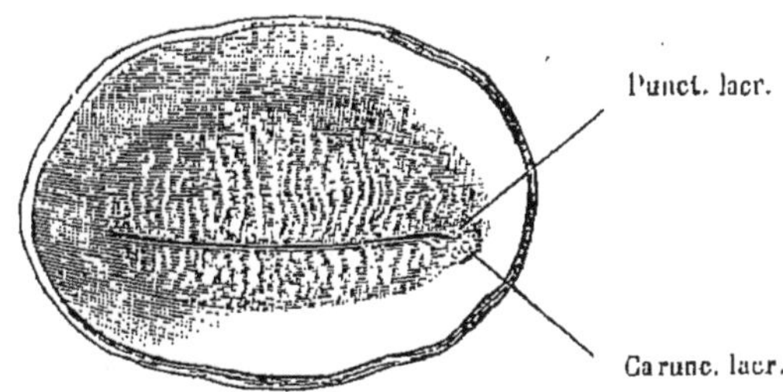

Fig. 529. — Paupières détachées du fornix conjonctival et vues du côté de leur face postérieure.

canalicule présente sa plus grande étroitesse, son diamètre étant, dans ce point, d'un dixième de millimètre. Plus loin le canalicule s'élargit et forme un cul-de-sac, pour prendre sa direction horizontale. Suivant Gerlach, un élargissement fusiforme précéderait ce cul-de-sac, dans le trajet vertical du canalicule (fig. 531). La portion horizontale du canalicule mesure 6 millimètres, verticalement; le conduit se trouvant comprimé d'avant en arrière, du moins sur le cadavre. Les canalicules lacrymaux peuvent être distendus jusqu'à un diamètre de 1mm,5; ce qui, vu la minceur de leurs parois, ne doit pas étonner. L'entrée des canalicules, dans le sac lacrymal, se trouve dans la direction d'une ligne qui diviserait le ligament palpébral; elle n'est pas exactement située du côté latéral du sac, mais bien un peu en arrière. L'incurvation et la direction brisée des canalicules, qui paraissent être très défavorables pour l'introduction des instruments, sont néanmoins de peu d'importance, parce que, grâce à une traction exercée sur la paupière, en sens latéral, le trajet des canalicules, munis de parois flexibles, peut être rendu rectiligne.

La paroi du canalicule se compose d'un épithélium élevé et pavimenteux et d'une propria

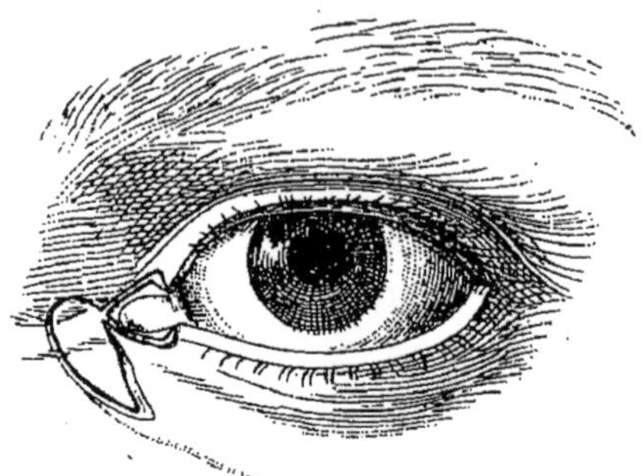

FIG. 530. — Position des conduits lacrymaux et du sac lacrymal, dessinés en bleu, dans la région intacte du grand angle.

ténue, munie de nombreuses fibres élastiques; elle est enveloppée d'un manteau de fibres musculaires, appartenant au *M. palpebralis*, qui, au pied de la papille, forme une sorte de sphincter.

Parmi les variétés que l'on peut rencontrer du côté des canalicules, nous citerons, à part

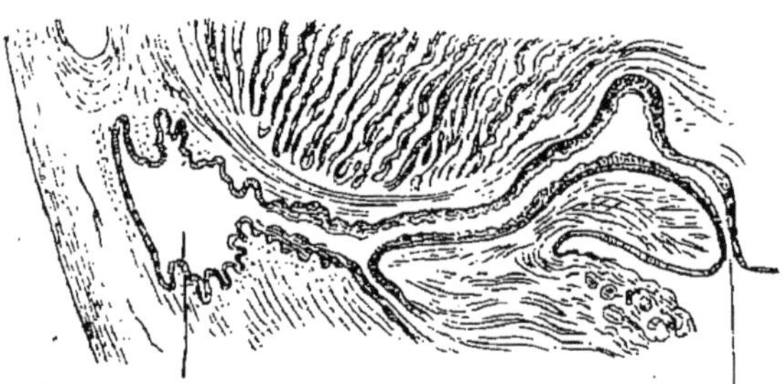

FIG. 531. — Coupe à travers les canalicules lacrymaux, d'après Gerlach.

un développement exagéré, ou, au contraire, un effacement des papilles, l'ouverture du point lacrymal vers le côté postérieur, ou antérieur, de la papille. Il est rare que l'on observe un dédoublement des points lacrymaux et des canalicules, le canal accessoire pouvant, alors, se terminer en cul-de-sac.

2. Sac lacrymal et canal nasal.

On différencie l'espace, dans lequel aboutissent les canalicules lacrymaux, en deux parties : le *sac lacrymal*, qui en représente la partie orbitaire, et le *canal nasal*, qui parcourt un canal osseux et aboutit dans le méat inférieur.

Le parcours du sac lacrymal et du canal nasal, ou du canal naso-lacrymal, en rapport avec la direction du canal osseux et de la *fossa lacrymalis*, peut varier notablement, suivant les individus, et s'écarter d'une quantité différente de la verticale, soit que l'on envisage ce parcours dans le plan frontal, soit qu'on le considère suivant un plan antéro-postérieur. Dans le plan frontal, il faut tenir compte de la configuration du nez, en ce qui concerne l'élévation de son dos et la largeur de son ouverture. Ainsi, sur la figure 532, sont indiqués deux cas extrêmes, choisis parmi un nombre considérable de crânes. Ces deux

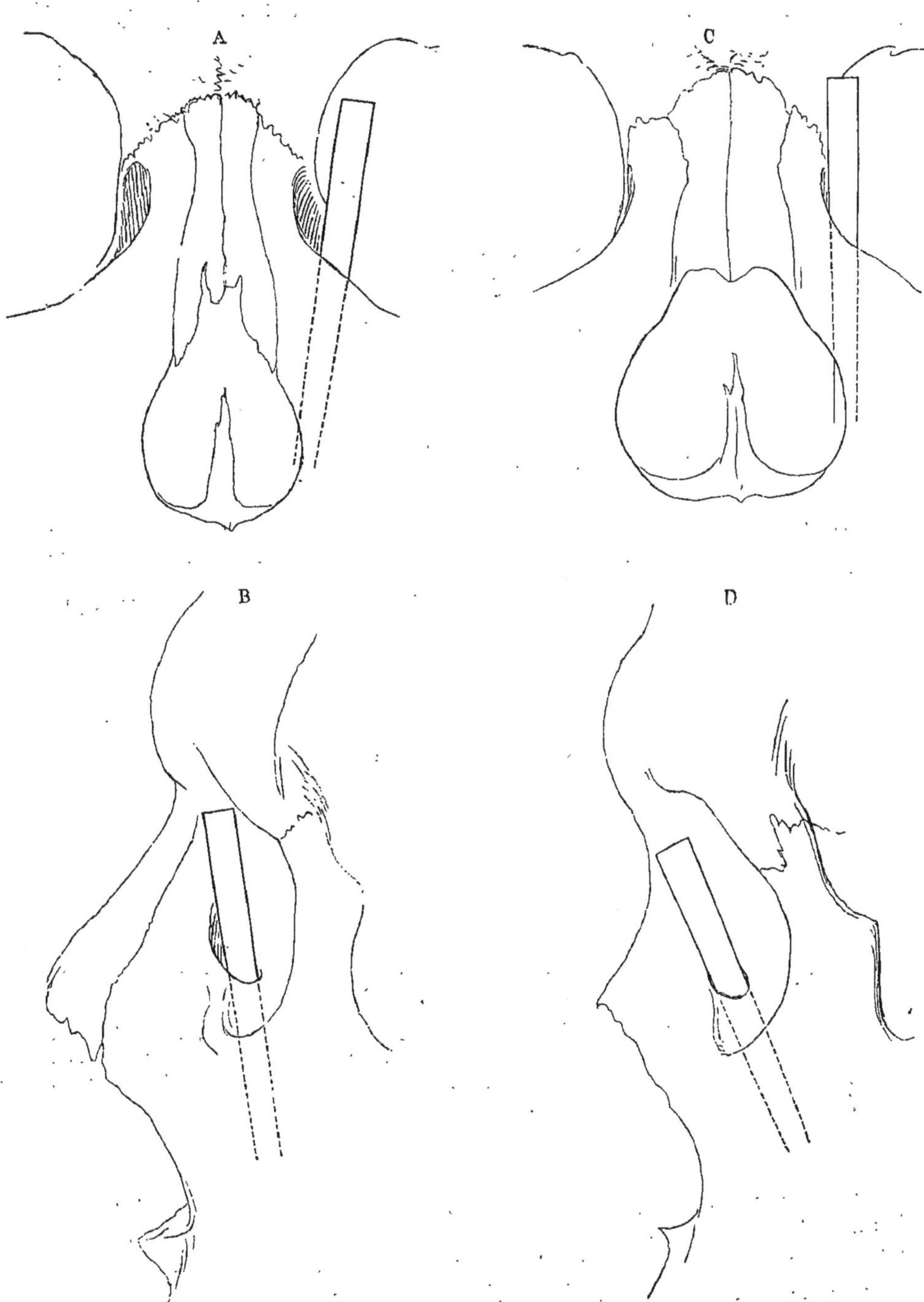

FIG. 532. — Direction du canal lacrymal osseux sur deux crânes, indiquée par de petits rouleaux de papier.

Crâne à ouverture nasale étroite : A, vu de face ; B, vu de profil. — Crâne à ouverture nasale large : C, vu de face ; D, vu de profil.

crânes présentent presque la même largeur de nez, comprise entre les *cristæ lacrym. poster.*, mais l'un est muni d'un dos de nez élevé et d'une ouverture étroite, l'autre d'un dos de nez peu élevé et d'une large ouverture. Dans l'un des cas, le canal se dirige en bas et du côté médian; dans l'autre, il est presque vertical. Pour se renseigner sur le vivant, il faudrait, suivant Arlt, comparer l'écart des ailes du nez à celui de deux points situés au milieu des ligaments palpébraux internes, la déclinaison latérale mesurerait la moitié de la différence. Plus simplement, la direction latérale du canal naso-lacrymal est indiquée par une ligne qui, coupant le milieu du ligament palpébral interne, passe tangentiellement à l'aile du nez.

Quant à l'écart, par rapport à la verticale, que présente, suivant un plan antéro-postérieur, le canal naso-lacrymal, il est tel, que le trajet, suivi par ce canal, correspond à une ligne qui, du milieu de la fossette lacrymale, se dirige en bas et en arrière, pour aboutir à la première molaire. Sur le vivant, on se représenterait cette inclinaison, le sujet étant placé de profil, en faisant partir la ligne du grand angle de l'œil.

Le diamètre du canal naso-lacrymal, garni de ses parties molles, est sensiblement moins grand que celui du canal osseux, attendu qu'ils sont séparés par un grand nombre de larges vaisseaux, pour la plupart veineux, qui rampent dans une couche sous-muqueuse intimement réunie au périoste (fig. 533). La muqueuse même est de structure lymphoïde

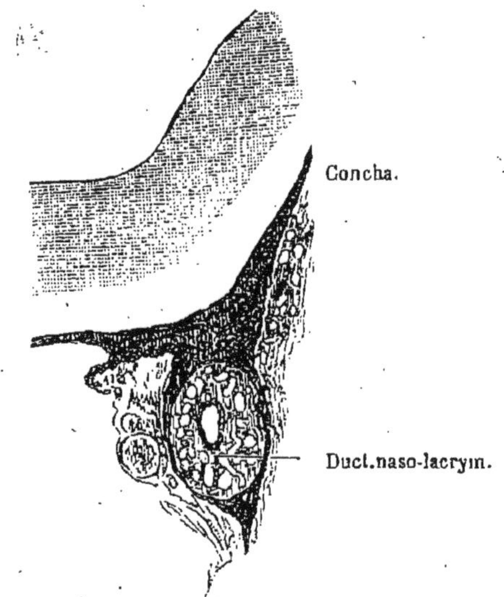

Fig. 533. — Coupe à travers le canal naso-lacrymal, au milieu de sa longueur. Face supérieure de la coupe (grossissement 2).

et garnie, dans toute son étendue, d'un épithélium cylindrique élevé, qui porte, en certains endroits, des cils vibratiles. Dans sa partie supérieure, le canal naso-lacrymal est représenté, à l'état normal, par une fente, dont le diamètre transversal mesure 2 à 3 millimètres (fig. 534). Dans les parties entourées d'os, l'ouverture du canal, en s'écartant, est un peu plus large (fig. 533). Si l'on injecte le canal naso-lacrymal, sous une forte pression, il se dilate, alors, sensiblement, surtout dans sa partie supérieure, où il n'est pas entouré d'os de toutes parts. Le sac lacrymal peut ainsi atteindre un diamètre de 8 millimètres, et le canal, de 4 à $4^{mm},5$.

Pour ce qui concerne, en particulier, l'emplacement du sac lacrymal, celui-ci repose sur la fossette lacrymale et est entouré, dans sa partie supérieure, par le ligament palpébral médian, qui s'étend comme un arc tendineux entre les deux crêtes lacrymales. Son union est plus intime avec la face dorsale des faisceaux antérieurs de ce ligament, qu'avec le faisceau postérieur et l'os, dont il se trouve séparé par de nombreux vaisseaux interposés (fig. 534); son extrémité supérieure en cul-de-sac (*fundus*) est en rapport avec le bord supérieur du ligamen palpébral, ou le dépasse un peu (fig. 535). Entre le bord inférieur du ligament palpébral, fortement tendu, et le commencement du canal osseux, il reste un espace où le sac lacrymal est dépourvu d'une couverture solide, celle-ci étant seulement formée par la peau et quelques fibres faibles de l'orbiculaire. Aussi, sera-ce en ce point qu'une dilatation du sac s'accusera spécialement. C'est encore cette même région que l'on doit choisir pour ouvrir le sac.

Le point où commence le canal osseux est le plus étroit du parcours du canal naso-lacrymal (fig. 535, *). Quant à l'orifice nasal du canal, il présente une conformation variable. Il est très rare qu'il concorde avec la terminaison du canal osseux, en offrant une large ouverture béante. Le plus souvent, le canal court encore obliquement dans la muqueuse, pour se terminer, après un trajet plus ou moins étendu, par une fente de forme ovalaire (fig. 536). Cette fente peut être large et béante, d'autres fois elle est petite et à peine visible.

Comme nous l'avons dit en débutant, les voies lacrymales sont, à proprement parler,

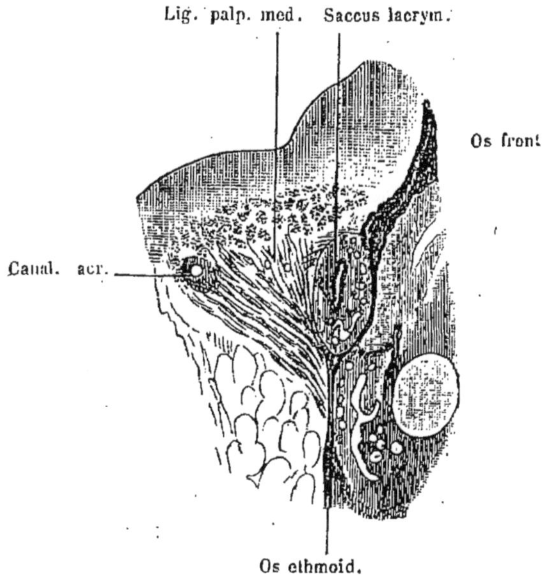

Fig. 534. — Coupe à travers le canal naso-lacrymal, dans sa partie supérieure (grossissement 2).

dépourvues de valvules, et c'est par une erreur d'interprétation qu'on a voulu voir une pareille disposition à l'entrée des canalicules dans le sac (valvule de Rosenmuller), au lieu d'union du sac lacrymal et du canal nasal (valvule de Beraud ou de Krause), enfin, à l'ouverture nasale du canal (valvule de Hasner). C'est tout à fait exceptionnellement que l'on a rencontré, en des points variés du canal, des plis obliques ou circulaires, ces derniers parfois perforés, et même des plis longitudinaux. Comme variété, il faut signaler la présence possible de deux ouvertures du canal nasal, séparées par une petite lamelle osseuse.

Pour ce qui regarde le mode de fonctionnement de l'appareil lacrymal, il y a lieu, suivant le professeur Hencke, de distinguer, dans le transport des larmes, deux actes principaux : 1° la dispersion des larmes dans le sac conjonctival et l'accumulation de l'excès de cette sécrétion, au voisinage des points lacrymaux ; 2° l'introduction des larmes dans le sac lacrymal et leur passage, dans le nez, au travers du canal nasal.

1° L'application du bord libre des paupières contre le globe de l'œil, sous l'action du muscle *lacrymal postérieur*, s'oppose à ce que les larmes s'écoulent en petits ruisseaux et a pour effet de les étaler à la surface de l'œil. L'accumulation des larmes, qui, lorsque l'œil est ouvert, tend à s'opérer dans le repli conjonctival, cesse, dès que survient le clignement et que le cul-de-sac conjonctival se trouve, alors, comprimé. A ce moment, la contraction du muscle *lacrymal antérieur* rapprochant de l'œil, dans tous les sens, la portion cutanée des paupières, les larmes sont chassées vers le seul point où existe un espace libre, c'est-à-dire vers le lac lacrymal. C'est en cet endroit que, pendant le clignement, les larmes, comprimées de tous côtés, se mettent en rapport avec les embouchures des canalicules lacrymaux.

2° L'introduction des larmes dans les conduits et leur évacuation dans le sac sont aussi liées aux mouvements des paupières. Il faut admettre, en effet, que le sac est soumis à des mouvements alternatifs de dilatation et de resserrement, qui ont pour but de favoriser l'admission et l'expulsion des larmes. Actuellement, il ne saurait plus être question des anciennes théories, d'ordre purement physique, d'après lesquelles on assimilait l'appareil d'élimination des larmes à un siphon (J.-L. Petit), ou à un tube rigide, jouissant des propriétés d'aspiration dues à la capillarité (Molinelli, Janin). De même, la raréfaction de l'air dans les fosses nasales, pendant l'inspiration, ne peut être invoquée (Hunauld, Sédillot)

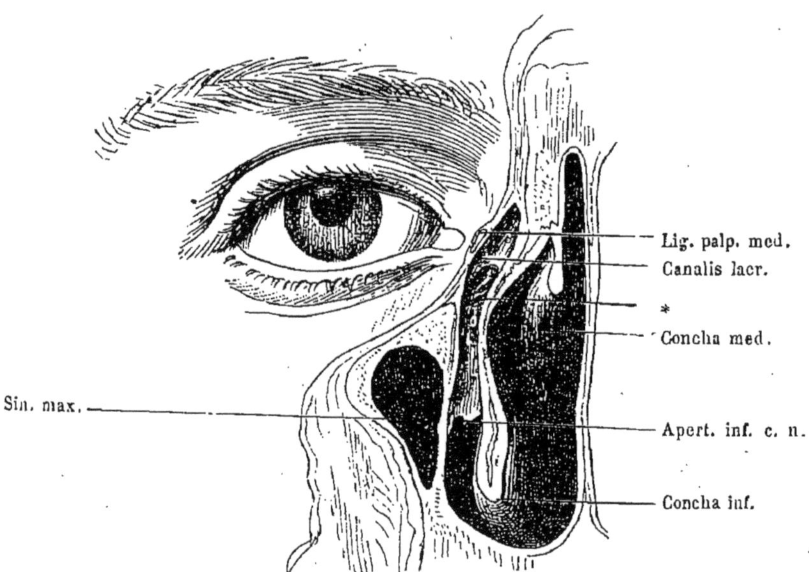

Fig. 535. — Coupe longitudinale à travers le canal naso-lacrymal ; ses rapports avec le sinus maxillaire et les cornets; direction, plis intérieurs et ouverture nasale.

pour expliquer l'appel des larmes, car, dans la plupart des cas, le mode de terminaison du canal nasal s'oppose à pareille aspiration.

Une action musculaire, s'exerçant sur le sac lacrymal, est donc aujourd'hui généralement adoptée. La plupart des auteurs (Richet, Bourjot Saint-Hilaire, Malgaigne, Hyrtl, Roser, A. Schmid, Hencke) pensent que, au moment où les paupières se ferment, lorsque les larmes sont pressées contre les parois du lac lacrymal, le sac se dilate et aspire les larmes; toutefois, pour quelques-uns (Alt, Moll et Weber), le sac éprouverait à ce moment une compression. Dans cette controverse, le moyen le plus simple pour dévoiler la vérité paraît résider dans l'observation des mouvements qui se passent sur une gouttelette suspendue à l'orifice d'une fistule lacrymale, au moment où les paupières se ferment. Cette gouttelette est-elle attirée vers le sac ou chassée au dehors? Le plus grand nombre des observateurs se prononcent pour l'attraction, et, par suite, pour une dilatation du sac. L'expulsion de la gouttelette, qui a aussi été notée parfois, devrait être attribuée à la direction de la fistule et à la compression exercée par ses bords cutanés.

On peut regarder comme établi que la dilatation du sac et l'aspiration des larmes concordent avec l'occlusion des paupières; au contraire, l'ouverture de celles-ci entraîne le resserrement du sac et l'expulsion de son contenu. Le premier groupe de phénomènes est obtenu, grâce au *muscle lacrymal antérieur*, qui joue le principal rôle dans le clignement des paupières. Lorsque ce muscle se contracte et se tend sur la convexité du globe oculaire, il attire, en même temps, *en avant*, le ligament palpébral interne, c'est-à-dire son origine mobile, et, avec lui, toute la paroi antérieure du sac lacrymal, attendu que son insertion fixe, la crête lacrymale antérieure, est située en avant du sac. Le vide qui tend alors à se faire, dans l'intérieur du sac, est comblé par l'afflux des larmes, au travers des conduits; car le repli muqueux valvulaire de l'extrémité du canal nasal s'oppose, de ce côté, à toute aspiration. Quant au resserrement du sac, ayant pour effet de chasser son contenu

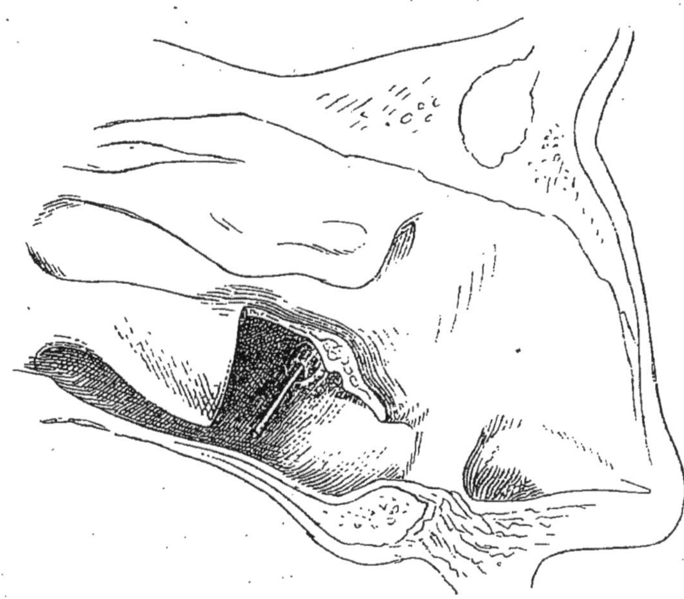

FIG. 536. — Ouverture inférieure du canal nasal, dans lequel on a passé une sonde. La moitié antérieure du cornet inférieur est enlevée.

vers les fosses nasales, il est placé sous la dépendance du *muscle lacrymal postérieur*. Ce muscle ne peut concourir à la dilatation du sac et à l'occlusion des paupières, car, dans cet acte, ses fibres, comme celles du releveur, doivent subir un certain allongement; mais, dès que les paupières s'écartent, il commence à agir, en attirant le ligament palpébral interne vers son insertion fixe, la crête lacrymale postérieure. La paroi antérieure du dôme du sac revient, ainsi, vers l'excavation osseuse qui lui fait face et les larmes sont expulsées. Tandis que le muscle lacrymal postérieur accomplit cette évacuation, celles de ses fibres, qui engainent les conduits, les compriment, de manière à s'opposer à un reflux du côté du lac lacrymal.

MALADIES DE L'APPAREIL LACRYMAL

ARTICLE PREMIER

MALADIES DE LA GLANDE LACRYMALE

I. — Anomalies fonctionnelles de la glande lacrymale.

Tandis que la conjonctive a pour fonction de sécréter un mucus qui lubrifie l'œil, le rôle des larmes est de nettoyer cet organe, de laver la cornée. Il est probable que, dans les conditions physiologiques, autant de larmes sont amenées par l'occlusion des paupières sur le globe oculaire, autant il s'en élimine par l'ouverture de ces voiles membraneux. Nous battons, à notre insu, des paupières, chaque fois que l'irritation produite, par le dépôt, sur la cornée, des corps suspendus dans l'air, nécessite un nettoyage, ou que ce lavage est réclamé par l'élimination des cellules épithéliales, à la surface de la cornée. Tandis que ce clignotement est rare dans un air pur, il s'accélère à mesure que l'air est plus chargé de poussières ; il peut se faire aussi que l'appel de larmes soit plus considérable, que le mouvement répété d'ouverture des paupières peut en éliminer, et qu'alors l'œil pleure. Mais, avant que cet excès de larmes soit déversé en dehors de la fente palpébrale, le nez commence à couler ; de même, un spectateur ému se mouche d'abord fréquemment, avant de ne plus pouvoir retenir ses larmes.

Nous avons vu, dans l'article précédent, qu'il existe deux glandes lacrymales. D'après ce que nous enseignent le fonctionnement normal des yeux, les états pathologiques et l'anatomie comparée, il est à présumer qu'à ces deux glandes sont aussi réservées des attributions différentes. Nous pensons que la *glande orbitaire* sert aux usages d'humectation de l'œil, dans les conditions ordinaires, tandis que la sécrétion de la *glande palpébrale* n'intervient que lorsqu'il y a un clignotement inusité, qu'il s'agit de procéder à un plus ample lavage du globe oculaire, ou que des sollicitations psychiques excitent, non à la simple aspersion du globe par les larmes, mais *à pleurer* véritablement, faculté dont l'homme, seul, a été gratifié parmi les animaux.

Nos connaissances sur les variations, dans la *composition chimique* de la sécrétion des deux glandes, sont encore fort peu avancées, et cela, surtout, parce qu'il n'est guère possible de bien séparer la sécrétion conjonctivale, muqueuse, de celle des larmes. Aussi n'acceptons-nous qu'avec la plus grande réserve les opinions émises jusqu'ici, sur certaines modifications morbides des larmes (1). Si le contact prolongé

(1) De Arlt (*Archiv für Ophthalmologie*, t. II, A. 2, p. 137) a pu recueillir la sécrétion pure de la glande lacrymale, chez un jeune homme atteint d'une fistule de la glande, à la suite d'un lupus, qui avait détruit la conjonctive en majeure partie. Voici les résultats de l'analyse de ce liquide, faite par M. Lerch :

Eau	98.223
Chlorure de sodium	1.257
Albumine	0.504
Parties salines	0.016
Quelques traces de graisse	
	100.000

de sécrétions lacrymales provoque, chez quelques enfants, plutôt que chez d'autres, des excoriations du tégument externe, cela tient, non aux changements de nature du liquide sécrété, mais à ce que la résistance de la couche épidermique et du derme est très variable. Dans quelques formes intenses d'ictère, on a signalé la coloration jaunâtre des larmes. De même, une couleur rouge a été notée dans quelques cas de scorbut; mais, peut-être, faudrait-il rapporter cette coloration à l'extravasation dans le sac conjonctival, d'une petite quantité de sang, provenant de légères excoriations de la muqueuse (Hasner).

Les troubles qu'on signale le plus communément, dans la sécrétion des larmes, portent sur l'*augmentation* ou la *diminution de la quantité de ce liquide, normalement fournie par la glande*, et cela, bien que l'on ne sache encore rien de précis sur la quantité de larmes qui est sécrétée, dans des conditions normales, et sur les écarts physiologiques qui peuvent se présenter.

Lorsque, en dehors de toute incitation morale ou réflexe, il existe une abondance de larmes telle, que les voies naturelles d'élimination deviennent insuffisantes, quoique leur disposition et leur perméabilité n'offrent aucune anomalie, est-on en droit d'affirmer qu'il existe une hypersécrétion lacrymale? Nous ne le croyons pas; car il peut exister, dans le jeu des parties de l'orbiculaire qui président à l'élimination des larmes, des troubles capables d'entraver cette fonction délicate, troubles qui échappent encore à nos moyens d'investigation.

Un fait connu, c'est l'accroissement de volume de la glande palpébrale, qui succède à un larmoiement très prolongé, provoqué par des inflammations chroniques de la cornée ou de la conjonctive, ainsi que de Graefe l'avait déjà observé. Dans ce cas, la moindre traction exercée sur la paupière supérieure, pour la relever, a pour effet de faire saillir la glande; parfois, la glande palpébrale fait même saillie à travers la peau.

On se trouve encore dans l'embarras, lorsqu'il s'agit de constater, d'une manière évidente, une diminution de la sécrétion lacrymale. C'est qu'en effet l'extirpation de la glande lacrymale a démontré que les larmes ne sont pas indispensables aux fonctions de l'œil, et que la sécrétion conjonctivale, unie à la transsudation qui s'opère au travers des membranes de l'œil, joue le rôle principal dans la lubrifaction de cet organe. On comprend donc que de faibles diminutions de la sécrétion lacrymale se soustraient à l'observation et que l'idée de Schmidt, que la xérophthalmie se rapporterait à une oblitération des conduits excréteurs de la glande, soit depuis longtemps abandonnée. D'un autre côté, lorsque la partie du cul-de-sac conjonctival, qui correspond aux conduits excréteurs de la glande, a subi, dans sa totalité, la transformation inodulaire, ce fait rend parfaitement compte de la suppression absolue des larmes; aussi, sommes-nous bien loin de nier qu'à la suite de brûlures étendues, d'une conjonctivite granuleuse généralisée, ou d'une conjonctivite diphthéritique, le *xéroma lacrymal* puisse compléter la xérophthalmie.

II. — Inflammation de la grande lacrymale (dacryoadénite).

Cette inflammation, à l'état *aigu*, paraît d'une rareté extrême, et il est même douteux qu'elle ait réellement occupé le parenchyme glandulaire; on comprend, du reste, combien la confusion doit être facile avec une inflammation du tissu connectif ambiant et même avec celle du périoste sous-jacent.

Les principaux symptômes de l'inflammation aiguë de la glande lacrymale seraient une tuméfaction marquée et une rougeur érysipélateuse intense de la paupière supérieure, localisées principalement vers l'angle supéro-externe, point où l'on constate, au toucher, une vive sensibilité, et au niveau duquel le malade accuse des battements et des douleurs lancinantes. En même temps, se manifestent des troubles généraux, tels qu'une fièvre ardente, de l'anorexie et de l'insomnie. Les auteurs signalent une gangrène partielle de la paupière supérieure, déterminée, d'après eux, par la compression que la glande malade exercerait sur les tissus voisins, gangrène qui, à leur avis, donnerait lieu à l'évacuation des produits fournis par la suppuration. Dans ces cas, il faut le dire, un stylet introduit dans la plaie est toujours tombé sur un os dénudé et couvert d'aspérités. Mais, à côté de ces faits, reposant plus que probablement sur une erreur de diagnostic, il en est d'autres où la suppuration s'est ouvert une voie au dehors, sans avoir été précédée de sphacèle, et où il s'est établi un trajet fistuleux.

Tandis que l'inflammation de la grande lacrymale, en tant que maladie suraiguë, réclame encore, pour être acquise à la science, le contrôle d'observations plus concluantes, l'existence d'une inflammation *chronique* ne laisse aucun doute. Cette dernière forme provoque, non la suppuration, mais une hypergenèse du tissu connectif, qui entre dans la constitution de l'organe affecté, et détermine un engorgement, dont la résolution se fait, en général, avec beaucoup de lenteur. Nous avons eu l'occasion d'observer cette inflammation chronique, portant sur la glande orbitaire, chez des malades qui avaient longtemps souffert de conjonctivites, de kératites pustuleuses, d'iritis, accompagnées d'un larmoiement considérable. De Graefe cite plusieurs cas, dans lesquels, à la suite d'une opération nécessitant l'occlusion de l'œil, il était survenu un gonflement considérable de la glande lacrymale, qu'il attribue à la rétention des larmes.

Les symptômes de la dacryoadénite chronique sont : la tuméfaction de la paupière supérieure, une rougeur de ce voile membraneux, plus prononcée en dehors qu'en dedans, et la difficulté de le soulever en totalité. Parfois, il est possible de sentir directement, en introduisant le petit doigt dans le cul-de-sac, ou après avoir renversé la paupière, la glande orbitaire augmentée de volume.

L'inflammation aiguë de la glande lacrymale, surtout dans les cas où elle reconnaît pour cause une violence, réclame l'emploi énergique des moyens antiphlogistiques, et, dès qu'on a lieu de croire à l'existence d'un abcès, il faut l'ouvrir sans retard. Dans la forme chronique, on aura recours à des frictions résolutives, avec l'onguent mercuriel, ou avec des pommades à base d'iodure de potassium ou de plomb.

III. — Hypertrophie de la glande lacrymale.

Consécutivement à des poussées inflammatoires multipliées, ou même en l'absence de semblables antécédents, on a vu la glande lacrymale s'accroître notablement et constituer une tumeur volumineuse, lobulée, tout à fait indolente, qu'on a dû rapporter à l'hypertrophie du tissu propre de la glande. Dans la plupart des cas, cette hypertrophie a été observée sur de jeunes sujets, et l'évolution complète de la maladie, dont les débuts ont paru, quelquefois, remonter à la vie intra-utérine, a toujours mis plusieurs années à se faire. La glande lacrymale augmente de volume sans causer la moindre gêne, jusqu'au moment où elle acquiert des dimensions telles qu'elle frappe les regards, entrave l'occlusion de l'œil et comprime le globe oculaire, au point de le dévier en bas et en dedans. Dans ces conditions, il se manifeste un ptosis de la paupière supérieure, sous l'influence directe de la compression que le contenu de l'orbite a subie. Jusqu'à présent, d'ailleurs, on n'a pas observé que ces désordres aient été la cause d'un trouble appréciable dans la sécrétion des larmes.

Quand la tumeur atteint un volume tel, qu'elle réclame une intervention urgente, l'extirpation est le seul traitement qui soit rationnellement indiqué; car on ne peut guère compter sur le succès d'une médication résolutive.

IV. — Tumeurs de la glande lacrymale.

Suivant M. Schirmer, il faudrait ranger la plupart des tumeurs de la glande lacrymale (tumeur colloïde, sarcome, myome, fungus medullaris, encéphaloïde, squirrhe) parmi les *adénomes*. Pour d'autres auteurs, ces tumeurs appartiendraient plus généralement au type désigné sous le nom de *cylindrome*. En réalité, on doit jusqu'à plus ample information, suivant la judicieuse remarque de M. Berlin, être très prudent dans le diagnostic des tumeurs de la glande lacrymale, car, pour la plupart des cas décrits comme tels, il reste encore à savoir si réellement le tissu glandulaire propre a pris quelque part à l'évolution de la tumeur même et si ce n'est pas, dans un très grand nombre de cas, le tissu connectif ambiant qui en est le point de départ. C'est donc plutôt dans le but de ne rien omettre que nous énumérons les diverses formes de tumeurs qui suivent.

Les *fibromes* de cette région, d'ailleurs assez rares, n'ont pas été, jusqu'à présent, reconnus comme ayant, d'une manière certaine, pris leur origine dans le tissu cellulaire qui fait partie de la glande lacrymale.

Quant aux *tumeurs fibro-plastiques* de cette glande, peu communes elles-mêmes, c'est surtout à Mackenzie et à Burns que nous devons leur description. Le premier de ces auteurs a décrit une tumeur fibro-plastique de la glande lacrymale, à laquelle il assigne le nom de *chloroma*, à cause de la coloration verdâtre que cette néoplasie présente. Sur la coupe, cette tumeur se montre uniformément ferme, fibrillaire et pauvre en vaisseaux. Elle offre comme caractère essentiel, de même que les autres sarcomes, d'envahir, en se développant énormément, les cavités voisines de celle où elle est née et de se montrer à la fois dans plusieurs régions, affectant de préférence la dure-mère crânienne.

Un cas de M. O. Becker, dans lequel le diagnostic de *cylindrome* fut nettement établi, présente surtout de l'intérêt, par la raison qu'il démontre l'apparition de la tumeur dans le centre même de la glande, tandis que, vers la périphérie, il se rencontrait encore des tubes glandulaires parfaitement conservés. Le point de départ de cette tumeur fut trouvé, aussi bien dans l'épendyme des tubes glandulaires, que dans le tissu ambiant.

Pour ce qui regarde les *tumeurs cancéreuses*, elles n'envahiraient la glande lacrymale qu'après s'être développées, tout d'abord, dans d'autres parties du contenu de l'orbite; mais, dans tous les cas, elles seraient très rares comme tumeurs primitives de la glande.

On prétend avoir trouvé, dans la glande lacrymale, des *kystes* de dimensions différentes et de contenu variable, sur l'origine desquels les opinions des auteurs ne s'accordent guère. La dilatation cystique d'un conduit excréteur de la glande, connue sous le nom de *dacryops*, a été décrite à l'occasion des tumeurs des paupières (p. 47). Nous avons dit, au sujet des kystes folliculaires (p. 822), que leur siège le plus ordinaire est l'angle supéro-externe du bord orbitaire, et nous avons ajouté que ces kystes ont beaucoup de tendance à s'introduire dans l'orbite. On comprend, sans peine, que l'on soit tout disposé à regarder ces kystes, comme nés de la glande lacrymale, lorsqu'ils se sont insinués dans l'épaisseur de cet organe, ou lorsqu'ils s'y sont si étroitement juxtaposés qu'ils en ont déterminé l'atrophie, en le comprimant. Si, dans un cas donné, on avait réellement affaire à un kyste englobé dans la glande lacrymale, ce kyste pourrait se rapporter à la rétention du produit normalement sécrété par la glande, ou à la présence d'un cysticerque ou d'un échinocoque, qu'il faudrait rechercher avec soin. Les hydatides de la glande lacrymale se seraient fait remarquer par un développement extrêmement rapide, la production d'un exorbitisme très considérable et des phénomènes de compression des plus alarmants.

Les *symptômes* des tumeurs de la glande lacrymale se différencient si peu de ceux des tumeurs de l'orbite en général, lorsqu'on les observe après leur entier développement, qu'on n'est ordinairement à même de poser le diagnostic qu'après leur extirpation. Au début, les signes caractéristiques sont : l'évolution prédominante de la tumeur vers le rebord supéro-externe et le déplacement du globe oculaire en bas et en dedans, avec abolition plus ou moins complète de la mobilité en haut et en dehors. Ces tumeurs, qui sont presque toutes très dures, à la palpation, et lobuleuses, surplombent le rebord orbitaire, soulèvent notablement la queue du sourcil et immobilisent les mouvements de relèvement de la paupière supérieure.

V. — Corps étrangers de la glande lacrymale (dacryolithes).

La science ne renferme presque pas d'observations authentiques de corps étrangers, logés dans la glande lacrymale ; ce qui s'explique, en partie, par la mobilité et l'élasticité de cet organe, qui peut ainsi fuir devant le corps vulnérant. Pourtant, Larrey, père, rapporte un cas où la moitié d'une balle, coupée en deux par l'angle externe du rebord orbitaire gauche, avait pénétré dans la glande. On aurait aussi rencontré, dans cet organe, une espèce de filaire (Allessi). Les concrétions calcaires, qui ont été observées dans le tissu de la glande ou dans ses conduits excréteurs, constituent, vu la faible proportion de parties solides que contient la sécrétion lacrymale, des faits exceptionnels. Leur présence détermine des phénomènes d'irritation assez accusés. L'analyse chimique de dacryolithes de la glande a démontré qu'ils étaient presque exclusivement composés de phosphate de chaux.

VI. — Fistules de la glande lacrymale.

Dans un petit nombre d'observations, on a relaté l'existence d'une ouverture très fine, située vers la partie externe de la paupière supérieure, et donnant issue à un liquide, tantôt parfaitement transparent, tantôt mêlé à des globules de pus. La fistule s'était établie, soit consécutivement à l'ouverture d'un abcès développé au voisinage de la glande lacrymale (carie osseuse), soit après un lupus, un traumatisme de ces parties et, surtout, après une opération pratiquée dans la région orbitaire, au voisinage de la queue des sourcils. L'ouverture fistuleuse se trouve ordinairement située dans une sorte de papille calleuse, ou simplement cachée dans un pli de la peau, rougeâtre et excoriée. Elle devient apparente par la saillie d'une gouttelette d'un liquide alcalin, surtout lorsque le sujet pleure et toutes les fois que, sous l'influence d'un grand vent, d'un air froid, d'une irritation extérieure, ou, enfin, d'une émotion morale vive, les larmes sont sécrétées en plus grande abondance qu'à l'état normal. Un crin, introduit dans le trajet fistuleux, se dirige, sous une douce pression, vers la région de la glande orbitaire.

D'ailleurs, que la fistule provienne d'une altération osseuse, ou qu'elle communique avec le tissu glandulaire, elle offre ceci de constant, qu'elle résiste, d'une manière opiniâtre, aux tentatives faites pour l'oblitérer, qu'on se serve, pour cela, de sondes munies de nitrate d'argent fondu, d'aiguilles chauffées au blanc, ou du fil de platine des appareils galvanocaustiques, ou, enfin, d'injections corrosives, poussées dans le trajet fistuleux, préalablement dilaté au moyen d'une corde à boyau (Ad. Schmidt) ou d'une sonde de laminaria.

VII. — Opérations pratiquées sur la glande lacrymale.

Les opérations, qu'on pratique sur la glande lacrymale, ont pour objet l'extirpation partielle ou complète de cet organe; le conseil, qu'a donné M. Szokalski de lier en masse les conduits excréteurs de cette glande, afin d'en provoquer l'atrophie, paraît ne jamais avoir été appliqué sur le vivant et n'être guère exécutable. Quant à l'extirpation de la glande, elle a été pratiquée à deux points de vue tout à fait différents. Il est tout naturel d'enlever cet organe, devenu le siège d'une hypertrophie, gênante pour le malade, ou d'une néoplasie dangereuse pour les fonctions de l'œil correspondant, en agissant comme si l'on avait affaire à une tumeur quelconque de l'orbite. Aussi, les nombreuses opérations de ce genre qui ont été exécutées n'offrent-elles qu'un intérêt médiocre, puisque l'état des parties nécessitait alors l'ablation d'un organe, dont les fonctions propres avaient subi une altération plus ou moins profonde. Mais les conditions sont tout autres lorsqu'on s'applique à extirper plus ou moins complètement la glande saine, dans le but de faire cesser un larmoiement continuel. Ici, l'organe présente, en général, ses dimensions normales et ses fonctions ne sont pas sensiblement troublées. C'est ainsi que P. Bernard proposa, en 1843, l'extirpation de la glande, comme traitement curatif de la fistule lacrymale. Il commença par pratiquer l'ablation d'une partie de cet organe; mais il n'obtint un succès complet que lorsqu'il l'enleva en totalité. Ce chirurgien n'eut tout d'abord qu'un petit nombre d'imitateurs, et ce n'est que dans des temps récents que l'extirpation de la glande lacrymale a été remise en honneur par Z. Laurence, en Angleterre. M. Abadie, en France, s'est efforcé, de son côté, de répandre davantage cette opération.

Les procédés mis en usage, pour l'extirpation de la glande, sont au nombre de trois. Dans le procédé, dit d'Acrel, on incise la paupière supérieure, sur le point le plus saillant de la tumeur que forme la glande altérée, en proportionnant l'incision au volume qu'elle présente. On divise ensuite l'aponévrose tarso-orbitaire, et l'on énuclée la glande, en se servant, autant que possible, des doigts et du manche du scalpel. La tumeur enlevée et l'écoulement du sang arrêté, on réunit au moyen d'une simple suture. Une deuxième manière de procéder consiste à inciser le tégument externe, après avoir attiré fortement la paupière en bas, en portant le couteau dans la peau du sourcil, soigneusement rasée (Halpin). On dégage ensuite la glande autant que possible, et on l'attire à soi, avec une érigne, ou après l'avoir embrassée dans une ligature. Enfin, d'après le conseil de Velpeau, on peut se frayer un passage, pour atteindre la glande, en fendant la commissure externe des paupières jusque vers la tempe, de manière à mettre à découvert les deux tiers externes de la circonférence orbitaire. Dans ces diverses opérations, il est urgent d'affronter, aussi exactement que possible, les lèvres des plaies par lesquelles on a pénétré, à travers le tégument, dans la profondeur de l'orbite. En outre, on mettra toute son attention à éviter la section du releveur de la paupière supérieure, car il en résulterait un ptosis, auquel on ne remédierait que difficilement.

Quoique les moyens antiseptiques et hémostatiques, dont nous disposons actuellement, rendent l'extirpation de la glande lacrymale en quelque sorte inoffensive, une opération aussi radicale ne devait que difficilement être acceptée par les malades, pour remédier à un simple larmoiement. Aussi, avons-nous songé à circonscrire l'extirpation, à la portion palpébrale de la glande, en sectionnant ainsi forcément les conduits excréteurs de la portion orbitaire. Nous avons déja exposé (p. 862) qu'il existe deux glandes lacrymales isolées (1) et qui offrent, en effet, ceci de particulier, que les conduits éliminateurs de la glande orbitaire passent derrière l'arc tendineux, qui sépare les deux glandes, pour arriver à la glande inférieure (fig. 537),

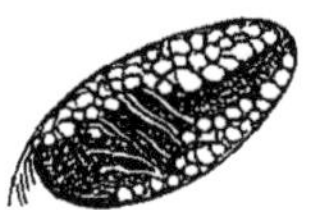

Fig. 537. — Parties palpébrale et orbitaire et conduits excréteurs de la glande lacrymale (Henle).

ces conduits pouvant se terminer isolément, ou prendre un certain nombre de petits conduits de la glande inférieure. Avec l'ablation de la glande des usages extraordinaires (2), on devait donc obtenir, par oblitération cicatricielle, la réduction de la sécrétion orbitaire, ce que Szokalski voulait atteindre en liant en masse les conduits excréteurs de la glande lacrymale. Nos prévisions ont été pleinement justifiées par les faits, lorsqu'on réussit à enlever la totalité de la glande palpébrale et à diviser tous les conduits excréteurs.

(1) M. Tillaux, qui, dans sa thèse de doctorat, *Des conduits excréteurs des glandes sublinguale et lacrymale*, a apporté, comme professeur de la Faculté de Paris, un soin tout particulier dans la recherche de ces conduits, disait déjà en 1862 : « On sait qne la glande lacrymale est divisée en deux portions parfaitement distinctes, quant à leur siège et leurs rapports, l'une, la plus volumineuse, qui forme le corps proprement dit, située dans la cavité de l'orbite ; l'autre, étalée, aplatie, logée dans l'épaisseur de la paupière supérieure, à la partie externe et dans un dédoublement de l'aponévrose orbitaire. » (Consultez aussi page 862 et voyez figure 537.)

(2) La physiologie assimile le mode de fonction de la glande lacrymale, fort peu connu d'ailleurs, à celui de la glande parotidienne, la sécrétion de ces glandes présentant même des analogies au point de vue chimique ; mais elle est absolument muette sur la question de savoir quand l'une ou l'autre des deux glandes fonctionne, ou si elles fonctionnent constamment ensemble. L'anatomie comparée nous apprend que l'homme, seul, possède une glande palpébrale ; les animaux, qui ne pleurent pas, mais larmoient seulement, n'ont qu'une unique glande. Toutefois, chez le chien, le plus affectueux des animaux, l'on rencontre parfois « deux petites glandules, rudiments de la portion palpébrale » (Tillaux). Peut-être ne serait-il pas trop hasardé, en considérant que l'homme, seul, parmi les animaux, peut verser des larmes sous l'influence d'une vive émotion, de penser que la glande lacrymale palpébrale est celle qui intervient dans ce cas, qu'ici, comme pour d'autres glandes, c'est autour des conduits excréteurs que s'effectue la principale sécrétion, et que la glande orbitaire ne sert que pour le simple nettoyage de l'œil. L'anatomie topographique nous dit clairement que, si nous supprimons la glande lacrymale palpébrale, en l'extirpant, nous sectionnons nécessairement, en même temps, à cause de leur juxtaposition au tégument, des conduits excréteurs de la glande orbitaire, qui doit finir par s'atrophier elle aussi, lorsqu'on obtient, ainsi, l'oblitération de tous les conduits excréteurs. C'est ce fait qui m'a paru pouvoir être utilisé pour la thérapeutique.

L'ablation de la glande palpébrale s'exécute de la façon suivante : après une irrigation soigneuse du sac conjonctival, avec une solution de sublimé à 1/4000e, on place un simple écarteur étroit pour relever la paupière supérieure, principalement vers sa partie externe. Si le malade regarde fortement en bas et en dedans, la glande palpébrale fait tout de suite saillie, dès qu'on exerce une légère traction sur la commissure externe, vers la tempe. La glande n'apparaît-elle pas, sous forme

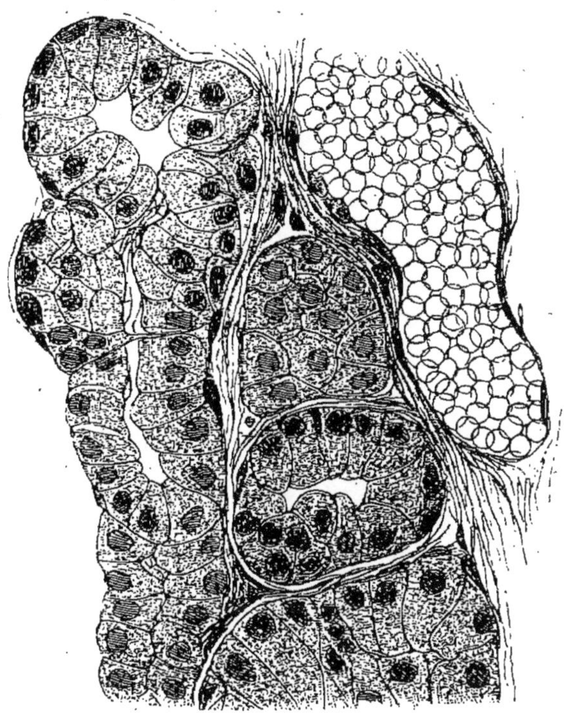

FIG. 538. — Alvéoles de la partie palpébrale de la glande lacrymale, composés de cellules épithéliales, d'une forme normale et à protoplasma granulé (Haensell).

d'une fève aplatie et bosselée, alors, on la fait certainement jaillir, en appliquant la pince à fixation au-dessus du bord supérieur de la cornée et en tirant l'œil en bas et légèrement en dedans. Du reste, c'est dans cette position que l'assistant fixe le globe oculaire, en même temps qu'il tend légèrement la commissure externe. On incise alors la conjonctive au-dessus et au milieu de l'élévation produite par la glande, et on dégage soigneusement, dans son tiers externe, le fornix conjonctival qui adhère solidement à la glande. A mesure que s'effectue ce dégagement, les lobules glandulaires font saillie, et il est très facile, après quelques coups de ciseaux, de détacher la glande. C'est ordinairement avec le dernier coup de ciseaux, qu'on coupe une artériole qui, pendant quelques instants, donne du sang en assez grande quantité. On peut d'ailleurs, pour faire cesser tout de suite cet écoulement, se servir d'une petite pince hémostatique, qu'on laisse en place pendant quelques instants. Le plus souvent, l'hémorrhagie s'arrête instantanément sous la compression ou l'irrigation nouvelle de sublimé, qui termine l'opération.

Lors de nos premières opérations, les parties enlevées ont été remises à

M. Haensell, qui a bien voulu en faire l'examen histologique. Les coupes, représentées figures 538 et 539 démontrent bien qu'on enlève, en réalité, presque exclusivement du tissu glandulaire (probablement légèrement hypertrophié, fig. 239).

Les suites de l'opération sont des plus simples. Les infiltrations sanguines des paupières disparaissent assez rapidement sous le bandeau compressif, que l'on fait porter trois ou quatre jours. Comme la plaie conjonctivale n'est pas réunie, dans le

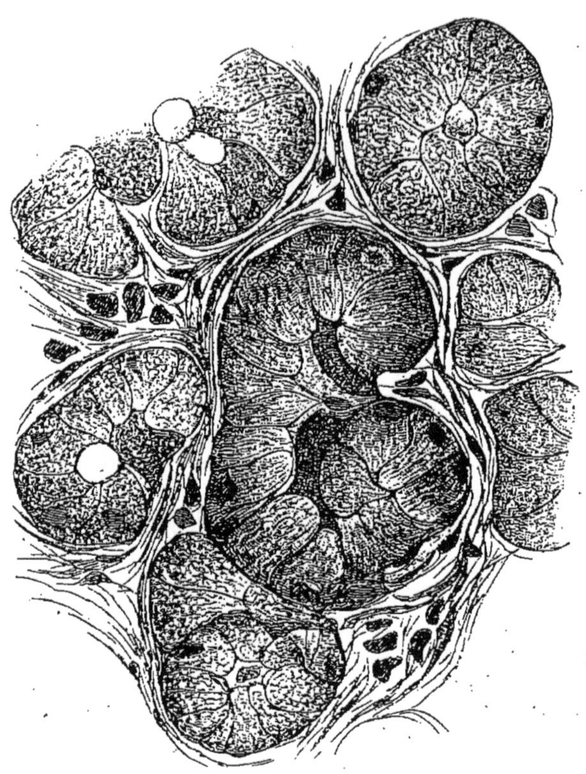

Fig. 539. — Alvéoles irrités de la partie palpébrale de la glande lacrymale (Haensell).

but d'obtenir une rétraction cicatricielle aussi prononcée que possible, l'œil reste, pendant quelques jours, un peu irrité et peut, encore, montrer quelque larmoiement, mais celui-ci disparaît après la cicatrisation complète.

VIII. — Anomalies congénitales de la glande.

Parmi les anomalies congénitales de la glande lacrymale, nous devons surtout signaler l'absence et l'ectopie de cet organe. L'une et l'autre coïncident, presque toujours, avec des vices de conformation de l'orbite et de son contenu. L'absence de la glande concorde, dans la plupart des cas, avec l'anophthalmie, et l'on a vu quelquefois la glande lacrymale occuper l'espace réservé au globe oculaire.

ARTICLE II

MALADIES DES POINTS ET CONDUITS LACRYMAUX

A. *Déviation et oblitération des points lacrymaux.*

Les points lacrymaux (voy. fig. 529 et 530, p. 864 et 865) qui, lorsque les yeux sont ouverts, s'appliquent exactement contre la conjonctive bulbaire, quittent cette position, dès que les paupières se ferment, pour plonger dans le lac lacrymal, c'est-à-dire dans l'étroit espace qui se produit, sous l'action du muscle lacrymal antérieur, dans le grand angle de l'œil. En même temps, les larmes, comprimées en tous sens, affluent dans le lac, et, à mesure qu'elles sont aspirées par la dilatation du sac lacrymal, les points lacrymaux se réappliquen contre la muqueuse du bulbe, par l'effet de la pression atmosphérique. Il faut remarquer que celle-ci s'opposerait toujours à cette tension du muscle, entre son aponévrose d'attache et le sommet de la cornée, si les larmes n'affluaient pas pour combler le vide, que produit le déplacement des extrémités internes des tarses. Comme les larmes, chassées de tous les points de la surface du globe de l'œil, se portent en bas par leur propre poids, elles doivent s'accumuler principalement vers la paupière inférieure, et c'est pour cette raison que l'extrémité interne du tarse inférieur s'éloigne davantage du globe de l'œil. Le point lacrymal inférieur, pendant l'occlusion des paupières, restant plus longtemps éloigné de la conjonctive bulbaire que le supérieur, l'aspiration des larmes doit s'y faire d'une manière beaucoup plus active. Aussi devons-nous, surtout, porter notre attention sur les déplacements de l'orifice du conduit lacrymal inférieur.

Celui-ci peut perdre sa position normale, en déterminant un larmoiement d'intensité variable, sous l'action de trois causes différentes :

1° D'une traction agissant de haut en bas et d'arrière en avant;

2° D'une pression qui exerce ses effets d'arrière en avant;

3° D'un déplacement du globe de l'œil en arrière.

1° Les points lacrymaux peuvent être plus ou moins fortement déviés en avant, par la traction qu'exerce, sur eux, le tégument externe rétracté. Nous avons déjà exposé par quel mécanisme se produit l'*éversion* des points lacrymaux, en traitant de l'eczéma des paupières, de la blépharite et des diverses formes d'ectropion, nous n'avons pas à y revenir.

2° Les causes qui peuvent dévier les points lacrymaux en les repoussant, d'arrière en avant, sont : un gonflement considérable de la muqueuse, en particulier de la caroncule et de la conjonctive qui tapisse l'extrémité interne des fibro-cartilages; puis, le développement de petites tumeurs, de polypes conjonctivaux, de kystes nés au voisinage des points lacrymaux, etc.

3° La déviation des points lacrymaux, qui succède à une atrophie avancée du tissu cellulo-graisseux de l'orbite, est diamétralement opposée à celle que nous venons de signaler. Le bord ciliaire se renversant en dedans, comme il arrive dans l'entropion sénile, le point lacrymal finit par abandonner le globe de l'œil. Par suite de cette *inversion* des points lacrymaux, qui tendent ainsi à cesser de baigner dans le lac lacrymal, l'élimination des larmes peut être entravée, comme dans les cas d'éversion.

Le *traitement* de la déviation des points lacrymaux, principalement de l'inférieur, consiste à transformer le conduit en une sorte de sillon, qu'on étend plus ou moins vers la caroncule (sans toutefois l'atteindre), selon qu'on a à combattre une déviation plus ou moins prononcée. Il est bien entendu qu'on s'abstient de cette petite opération, s'il s'agit d'une cause passagère ou facile à éliminer. L'instrument le plus simple, pour pratiquer l'incision des points lacrymaux, est le couteau boutonné de M. Weber (fig. 540). On en fait glisser le bouton le long de la paroi supérieure du

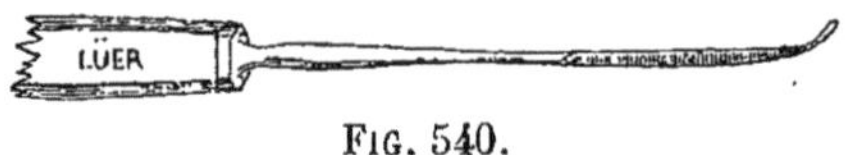

Fig. 540.

conduit inférieur (inversement pour le conduit supérieur), d'autant plus profondément qu'on se propose de fendre le conduit dans une plus grande étendue, et l'on sectionne ce dernier en relevant (ou en abaissant) le manche du couteau. Le tranchant du couteau doit toujours, dans ces mouvements de bascule, être dirigé vers le globe de l'œil, afin que la fente artificielle se trouve tournée dans ce même sens. Si l'on éprouvait quelque difficulté à introduire la pointe mousse du couteau dans l'orifice du conduit, fortement rétréci, on dilaterait préalablement cet orifice, au moyen d'un petit stylet conique, que l'on pousse dans le conduit, jusqu'à une certaine distance, et que l'on fait rouler plusieurs fois entre le pouce et l'index. Pour empêcher la réunion des lèvres de la plaie, il est nécessaire de les écarter une ou deux fois, le lendemain et le surlendemain de cette opération.

La simple transformation du point lacrymal en une fente peut rester inefficace, non à cause d'un léger ectropion, qui a accompagné l'éversion du point lacrymal, mais, surtout, par suite d'un retrait du globe oculaire, consécutif à la diminution du coussinet graisseux de l'orbite. Dans ce cas, on devra chercher à obtenir une coaptation plus exacte de la paupière inférieure avec le globe de l'œil, en exécutant un des procédés opératoires que M. O. Weber a indiqués contre la coaptation vicieuse et le relâchement des paupières (p. 76).

B. *Oblitération des points lacrymaux.*

Elle résulte, le plus souvent, de leur déviation, surtout quand cette dernière est consécutive à la rétraction du derme, par exemple dans la blépharite ciliaire et l'eczéma des paupières. Des plaies, des brûlures, des ulcérations, des pustules varioliques, l'herpès constituent d'autres causes d'oblitération des points lacrymaux. Cet accident survient encore au moment où d'abondantes granulations conjonctivales entrent dans la période de cicatrisation. L'orifice des conduits, surtout le point lacrymal inférieur, se recouvre d'une mince pellicule, composée de cellules épithéliales, qui en dissimule l'emplacement primitif. Enfin, on a signalé l'étroitesse et l'absence congénitales des points lacrymaux, coïncidant, ou non, avec des anomalies semblables des conduits correspondants.

Le *traitement* consistera à rechercher l'embouchure, plus ou moins effacée, du conduit inférieur pour y faire pénétrer, par un mouvement de rotation, une sonde conique, permettant, après dilatation, l'introduction du couteau de Weber avec lequel on fend le conduit. Pour retrouver l'emplacement du point lacrymal, on notera, même si la papille est entièrement affaissée, qu'il persiste encore une tache blanchâtre formée par le tissu peu vasculaire qui entoure l'entrée du conduit. Lorsqu'on n'a pu réussir à rétablir la perméabilité du conduit, ce qui se présente, surtout, si celui-ci est oblitéré dans une certaine longueur, on peut, suivant Jünken, enlever, d'un coup de ciseaux, la portion du bord ciliaire correspondante au point lacrymal et rechercher, dans la plaie, l'ouverture du canalicule. Si l'on est assez heureux pour retrouver le conduit, on l'incisera largement. En réalité, il sera plus simple, dans le cas où le conduit supérieur est resté libre, de le fendre jusqu'à la caroncule et de chercher, en tenant la fente ouverte avec la sonde, à accroître l'activité fonctionnelle de ce canalicule. Ces diverses tentatives restent-elles sans succès, ou les deux conduits lacrymaux sont-ils oblitérés, nous pensons que, sans chercher à rétablir une voie de communication entre le lac et le sac lacrymal, ou à souder les conduits du côté du sac lacrymal (Bowman), il sera beaucoup plus pratique de procéder à l'extirpation de la glande palpébrale.

C. *Obstruction et oblitération des conduits lacrymaux.*

La perméabilité des conduits lacrymaux peut se détruire sous l'influence de quatre causes principales, qui sont : 1° la déviation de ces canalicules ; 2° le gonflement inflammatoire de la muqueuse qui les tapisse ; 3° un travail cicatriciel ; 4° la présence d'un corps étranger dans leur continuité.

1° Les points lacrymaux venant à s'oblitérer, la perméabilité des conduits correspondants peut être détruite dans une étendue variable, à partir de leur orifice. La prompte déviation des paupières, telle que la produit en particulier la rétraction d'une cicatrice, peut encore, en coudant les canalicules et en mettant en contact leurs parois, que ne baignent plus les larmes, amener le même accident.

2° Il est tout naturel que les maladies inflammatoires de la conjonctive gagnent, avec beaucoup de facilité, la muqueuse des conduits lacrymaux et du sac. Cette propagation peut ainsi se produire pour l'ophthalmie granuleuse. Donc, rien de surprenant si les conduits se bouchent, durant la période pendant laquelle ont lieu le gonflement et l'hypertrophie du corps papillaire et l'infiltration lymphoïde de la muqueuse. De petites élevures turgescentes (polypes du conduit) se font même quelquefois jour par le conduit lacrymal dilaté.

3° Si, dans le cours d'une ophthalmie granuleuse, les granulations ont envahi la muqueuse des conduits, cette membrane peut, lorsque survient la période de cicatrisation, se rétracter et revenir sur elle-même, de manière à déterminer l'oblitération du canalicule dans une étendue variable. L'oblitération cicatricielle des conduits lacrymaux est, quelquefois aussi, la conséquence d'une coupure, d'une déchirure (par un cathétérisme maladroit) ou d'une brûlure. L'embouchure des conduits dans le sac s'oblitère encore assez souvent, à la suite d'une inflammation phlegmoneuse.

4° Quant aux corps étrangers qu'on a trouvés dans les conduits, principalement dans l'inférieur, nous citerons, en première ligne, des cils ; des fragments d'épi de blé, des barbes de plume, etc., ont aussi très exceptionnellement été rencontrés. Il est moins rare de voir les conduits obstrués par des concrétions grisâtres ou jaunâtres, s'écrasant sous le doigt ; ces sortes de corps étrangers provoquent du larmoiement et une tuméfaction du canalicule, dont l'orifice extérieur est dilaté, rouge, et laisse suinter, spontanément ou sous l'effort d'une légère compression, une petite quantité de mucus ou de muco-pus. Cohnheim reconnut que ces concrétions étaient constituées par un amas de leptothrix, et il est probable que ce qui a été antérieurement observé, comme concrétions calcaires et pierres lacrymales, se rapporte à cette même origine.

Relativement au traitement, on suivra les données que nous venons d'exposer pour l'oblitération des points lacrymaux. Si l'obstruction, assez circonscrite, siège tout près du sac, on est en droit de diviser la portion rétrécie du canalicule, en poussant, dans la direction du sac, un petit couteau très effilé. Très souvent, on réussira à franchir l'obstacle en se servant simplement de la sonde conique. On s'oppose ensuite, par un sondage prolongé, au rétablissement de l'adhérence des parois, ce qui est surtout à craindre dans les cas où l'obstruction occupait une certaine longueur du canalicule. Si le conduit, en même temps qu'il se trouve oblitéré en partie, est fortement déjeté en dehors, on pourra, suivant Critchett père, exciser une partie de la paroi interne du conduit.

D. *Dilatation, abcès, blessures, fistule des conduits.*

Sauf le cas où la présence d'un corps étranger, d'un dacryolithe, ou d'un amas de leptothrix par exemple, est pour l'un des conduits lacrymaux une cause permanente d'irritation, nous ne connaissons guère de circonstance capable de causer l'inflammation isolée de la muqueuse qui le tapisse, en dehors de l'inflammation du sac ou de la conjonctive. La dilatation d'un canalicule dont le point lacrymal est oblitéré, l'ouverture d'un petit abcès du voisinage dans l'un des conduits, sont des faits tout à fait exceptionnels. Il en est de même des ulcérations des conduits, de la formation d'un abcès dans leur épaisseur et de la production d'un trajet fistuleux spontané ou traumatique.

E. *Anomalies congénitales des points et des conduits lacrymaux.*

L'absence complète des points lacrymaux coïncide, dans la plupart des faits observés, avec l'absence de la glande lacrymale, qui se rencontre dans l'anophthalmie et la cyclopie; ce vice de conformation porte tantôt sur les deux canalicules, tantôt sur un seul. Parfois, on peut avoir l'occasion d'observer l'absence congénitale des points supérieurs seuls ou des deux points à la fois, et même des deux côtés. Une autre anomalie assez rare consiste dans la présence de points et de conduits lacrymaux supplémentaires, pouvant se terminer en cul-de-sac ou aboutir directement dans le sac lacrymal. Le point supplémentaire occupe le même mamelon que le point normal, ou bien on le rencontre à une distance variable de cette proéminence. Citons encore une sorte de sillon, qui est quelquefois visible le long de la paroi supérieure du canalicule inférieur, et qui résulte d'un amincissement très accusé de la paroi supérieure de ce conduit.

ARTICLE III

CATARRHE (BLENNORRHÉE) DU SAC LACRYMAL ET DU CANAL NASAL TUMEUR LACRYMALE SIMPLE, DACRYOCYSTITE

Dans cette affection, nous avons à étudier successivement les symptômes anatomiques et les symptômes subjectifs.

Symptômes anatomiques. — Les symptômes caractéristiques du catarrhe (blennorrhée) du sac lacrymal et du canal nasal sont :

1° L'augmentation morbide de la sécrétion de la muqueuse ;

2° L'épaississement de cette membrane, auquel peut succéder un amincissement atrophique ;

3° La dilatation des parois du sac.

1° La muqueuse des parties qui nous occupent sécrète, à l'état normal, une très petite quantité d'un liquide transparent et filant sous le doigt. Examinée au microscope, cette sécrétion contient toujours quelques cellules épithéliales, provenant de l'épithélium cylindrique de la muqueuse du sac et de celui qui tapisse les glandes en grappe, autrement dit les diverticules folliculaires formés par cette membrane. Lorsque, sous l'influence d'une irritation quelconque, la sécrétion des voies lacrymales augmente, son produit se trouble, par suite de l'accroissement du nombre des cellules épithéliales. Ce trouble augmentant, il se développe des filaments blanchâtres, et le microscope montre que les cellules épithéliales deviennent plus rares, tandis qu'à leur place, apparaissent, en quantité de plus en plus considérable, des cellules qui prennent le caractère de cellules de mucus, avec tendance à s'agglutiner les unes aux autres. Enfin, quand l'intensité de l'irritation portée sur la muqueuse des voies lacrymales s'est accrue, par la décomposition (fermentation) de la sécrétion stagnante, une diapédèse active peut alors être engendrée du côté des vaisseaux de la paroi, et les cellules lymphoïdes peuvent se mélanger, en très grand nombre, à la sécrétion du sac et du canal nasal. Comme les travaux de Sattler l'ont démontré, la sécrétion renferme, à cette époque, un nombre de micro-organismes des plus variés, mais elle conserve toutefois sa réaction alcaline, qui s'accentue encore davantage.

Le nom de *catarrhe*, qu'on donne à ces états inflammatoires plus ou moins aigus, a été choisi pour établir une distinction avec les maladies ulcératives et phlegmoneuses, dont la même muqueuse peut être le siège, et où le produit est, en général, purement purulent, et non plus formé, comme pour le simple catarrhe, par un mélange de cellules épithéliales, de mucus et un nombre relativement restreint de globules de pus. Dans le catarrhe des voies lacrymales, tandis que l'on peut à peine, au début, en comprimant le sac, faire jaillir par les points lacrymaux, s'ils sont restés libres, un liquide légèrement trouble ; on voit, à une époque plus avancée, cette sécrétion devenir plus abondante, le liquide expulsé étant de couleur jaunâtre, très trouble, filant et mélangé de filaments blanchâtres ;

2° Le gonflement de la muqueuse, que provoque le catarrhe des voies lacrymales, s'accompagne d'une forte hypérémie de ses vaisseaux, qui saignent avec la plus grande facilité. Si, au milieu de la période d'état d'un catarrhe aigu très intense, on vient à ouvrir le sac, sa muqueuse offre un aspect tomenteux et présente quelquefois des saillies papilliformes ; en outre, si le gonflement de la muqueuse s'est effectué avec assez de rapidité pour que les parois du sac n'aient pu se dilater graduellement, elle se montre couverte de plis très nombreux, dans lesquels croupit et fermente la sécrétion, qui acquiert ainsi des qualités très irritantes et provoque la suppuration.

3° La distension du sac lacrymal est une conséquence naturelle de la pression que les produits sécrétés et retenus dans cette cavité, par suite du gonflement de la muqueuse, exercent sur ses parois. Il faut aussi noter que les portions du muscle orbiculaire, dont l'effet est de rapprocher les parois du sac (muscle lacrymal postérieur de Henke), se distendent progressivement et perdent tout ressort pour s'opposer à la dilatation. Celle-ci atteint surtout un degré considérable lorsqu'elle peut se faire lentement, sans être interrompue dans ses progrès par des poussées inflammatoires réitérées, qui, gagnant le tissu cellulaire sous-muqueux, y provoquent une inflammation phlegmoneuse.

La dilatation du sac ne se manifeste, d'abord, que par une faible saillie du tégument au-dessous, plus tard aussi au-dessus du ligament palpébral interne. Elle est surtout appréciable au toucher et facile à démontrer lorsque, par une pression douce, il est possible de chasser le contenu du sac, et cette évacuation donne à la pulpe du doigt une sensation d'élasticité et de résistance vaincue. Peu à peu, la distension du sac devient plus facile à apprécier, et les contours de cette cavité se dessinent en relief, lorsque, toutefois, le gonflement inflammatoire des parties voisines ne vient pas les masquer. Le sac dilaté forme alors une *tumeur* de plus en plus gênante pour le malade et d'un aspect choquant; elle atteint, dans quelques cas, le volume d'un œuf de pigeon et peut se creuser, par une compression prolongée, une sorte de loge, dans l'apophyse montante du maxillaire supérieur, et user, par une résorption lente, la crête lacrymale postérieure et les points osseux contigus de la paroi orbitaire, pour s'insinuer entre elle et le globe de l'œil.

Tandis que le sac atteint des proportions si considérables, il s'y opère des changements capitaux. D'abord la muqueuse s'amincit, et de rougeâtre et veloutée qu'elle était, elle devient ardoisée, lisse et parsemée, çà et là, de quelques élevures verruqueuses. D'autre part, sous l'influence de cet amincissement atrophique de la muqueuse, la sécrétion se montre plus fluide, s'éclaircit, ne présente plus, dans sa masse, que quelques rares filaments et prend insensiblement les caractères d'un blanc d'œuf peu consistant. Cette transformation a valu à ces tumeurs les noms d'*hydropisie du sac lacrymal* (Anel) et de *mucocèle du sac* (Mackenzie). Enfin, avec la dilatation du sac, survient un autre phénomène digne de remarque : c'est le rétablissement de la perméabilité du canal nasal. Au début du catarrhe, le gonflement inflammatoire de la muqueuse arrive généralement à obturer le canal, de telle sorte que la pression, qu'on exerce sur le sac, a alors pour effet ordinaire d'en faire jaillir le contenu par les conduits lacrymaux; mais, au fur et à mesure que la muqueuse se dilate en s'amincissant, la perméabilité du canal éliminateur des larmes se rétablit. Si l'on comprime avec le doigt une tumeur lacrymale volumineuse, l'évacuation se fait par le nez, rarement par les conduits; non que ceux-ci aient perdu leur perméabilité, comme on s'en assure facilement au moyen du sondage, mais bien à cause de l'obliquité de leur embouchure dans le sac, effet forcé de la dilatation qu'il a subie.

Symptômes subjectifs. — Le premier symptôme que les malades accusent est, d'ordinaire, un larmoiement, avec lequel on constate quelquefois la présence, dans le grand angle de l'œil, de quelques mucosités mêlées aux larmes. Peu à peu, la région de l'angle interne se gonfle, et, en comprimant le ligament palpébral interne, on fait jaillir, dans le cul-de-sac conjonctival, par l'un ou l'autre des points lacrymaux, ou par les deux à la fois, un mucus plus ou moins abondant. A mesure que la tumeur augmente, qu'il devient plus difficile de la vider par les conduits déviés et que, par la pression, on n'arrive même qu'avec peine à l'évacuer au travers d'un canal dont la muqueuse est gonflée, les malades éprouvent souvent, dans la région orbitaire une sensation pénible de pression et des tiraillements douloureux, causés par la distension des parois du sac. Lorsqu'une fois celui-ci s'est fortement dilaté et que, la muqueuse s'étant affaissée, l'évacuation par le canal nasal est devenue aisée, les malades ne sont guère tourmentés sérieusement, à part le larmoiement, que s'il survient, par suite d'un reflux spontané de la sécrétion dans le sac conjonctival, une irritation de la muqueuse, avec augmentation de la sécrétion des larmes, excoriations du bord ciliaire et blépharites rebelles.

Le catarrhe des voies lacrymales peut *se terminer* de plusieurs [manières différentes. La guérison spontanée a été parfois observée, lorsque la dilatation du sac restait très modérée. Mais cette heureuse issue est presque impossible toutes les fois que la dilatation du sac a été considérable; dans ce cas, s'il existe une irritation permanente de la conjonctive, les malades se trouvent toujours sous le coup d'une complication phlegmoneuse, celle-ci pouvant, il est vrai, déterminer la guérison. Enfin, la conjonctive n'étant le siège d'aucune irritation, la maladie peut durer indéfiniment, sans s'accompagner d'accidents inflammatoires; à moins que ces derniers ne reconnaissent pour cause un arrêt survenu dans l'écoulement des produits de sécrétion, au travers du canal nasal, une dilatation très brusque du sac, etc.

Étiologie. — Le catarrhe des voies lacrymales peut exister à l'état idiopathique; mais il résulte principalement de l'extension d'une phlogose siégeant, primitivement dans la membrane de Schneider, ou dans la conjonctive; enfin, dans des cas rares, il peut être symptomatique d'une maladie du périoste ou des os de la face. Plus rarement, il reconnaît pour cause une contusion directe du sac lacrymal, ou la présence d'un corps étranger dans cette cavité. Quant aux sténoses et atrésies du sac lacrymal, elles sont fort rares et ne doivent pas figurer dans l'étiologie de la dacryocystite catarrhale.

Pour ce qui regarde le rôle de la membrane de Schneider, on conçoit que, si l'embouchure inférieure du canal nasal se trouve obstruée par le gonflement de cette membrane, atteinte d'un catarrhe intense, la muqueuse des voies lacrymales pourra se prendre à son tour de catarrhe, par suite de la rétention des larmes. Ce sont aussi, de préférence, des inflammations de nature infectieuse qui remontent, du nez, vers le canal et le sac lacrymal, et c'est ce qui explique la variété si grande de micro-organismes que l'on rencontre dans la sécrétion inflammatoire du sac lacrymal. Ces éléments infectieux peuvent provoquer, dans les voies lacrymales, des ulcérations superficielles, aboutissant à un rétrécissement concentrique du calibre du canal, de telle sorte que le moindre gonflement amène l'obstruction de ce conduit.

Les inflammations catarrhales de la conjonctive et, au premier rang, celles qui accompagnent les fièvres exanthématiques, ont une tendance marquée à se propager vers les voies lacrymales. Un catarrhe du sac lacrymal peut aussi suivre l'ophthalmie blennorrhagique, mais sans que celle-ci s'étende, pendant sa période d'état, directement au sac lacrymal. Une autre maladie de la conjonctive qui, elle, gagne directement la muqueuse des voies lacrymales, c'est l'ophthalmie granuleuse; elle est alors d'autant plus à redouter, qu'elle devient l'une des causes les plus actives de ces rétrécissements invincibles, contre lesquels la thérapeutique échoue le plus souvent.

Nous devons encore signaler, dans l'étiologie du catarrhe des voies lacrymales, l'*étroitesse exagérée*, mais physiologique, du canal nasal, état qui coïncide ordinairement avec une conformation particulière des os de la face et qui résulte d'un écartement exagéré des yeux, avec aplatissement du dos du nez, ou, au contraire, d'une forte saillie des os propres du nez, jointe à la profondeur du creux sous-orbitaire. C'est vraisemblablement à cette origine qu'il faut rapporter la fréquence des maladies des voies lacrymales chez les israélites. Un fait, que corroborent toutes les statistiques, consiste dans la prédisposition marquée du sexe féminin pour ces mêmes affections, ce qui doit aussi tenir à la conformation des os de la face, de même que la plus grande fréquence de la dacryocystite à gauche, le canal nasal de ce côté semblant d'ordinaire plus étroit.

A peine est-il nécessaire d'ajouter que le catarrhe des voies lacrymales résulte quelquefois d'une obstruction du canal nasal, déterminée par une cause extérieure à ce conduit, soit par une tumeur développée dans les fosses nasales, le pharynx, le sinus maxillaire, soit encore par une fracture, une déviation, une exostose, une carie ou une nécrose des os voisins. La répartition du catarrhe des voies lacrymales, par rapport aux maladies de l'appareil lacrymal, ainsi que la fréquence des maladies de cet appareil, en général, se trouve indiquée dans le tableau ci-joint, dressé par le docteur Esmerian.

20120 Observations, 1230 Cas, 6,1 °/₀. Hommes 470, 2,33 °/₀. Femmes : 760, 3,77 °/₀.

AGE	SIMPLE LARMOIEMENT — Nombre de cas.	Proportion pour cent de cas.	Proportion pour cent de malades.	DACRYOCYSTITE — Nombre de cas.	Proportion pour cent de cas.	Proportion pour cent de malades.	FISTULE LACRYMALE — Nombre de cas.	Proportion pour cent de cas.	Proportion pour cent de malades.	TUMEUR LACRYMALE — Nombre de cas.	Proportion pour cent de cas.	Proportion pour cent de malades.
0 — 1	Hommes 1 ; Femmes 1 } 2	0,08 ; 0,08 } 0,16	0,005 ; 0,005 } 0,01	1 ; 1 } 2	0,08 ; 0,08 } 0,16	0,005 ; 0,005 } 0,01						
1 — 10	15 ; 15 } 30	1,2 ; 1,2 } 2,4	0,07 ; 007 } 0,14	5 ; 2 } 7	0,4 ; 0,16 } 0,56	0,02 ; 0,01 } 0,03	1	0,08	0,005	1	0,08	0,005
10 — 20	40 ; 42 } 82	3,2 ; 3,4 } 6,6	0,2 ; 0,2 } 0,4	9 ; 16 } 25	0,73 ; 1,3 } 2	0,04 ; 0,08 } 0,12				1	0,08	0,005
20 — 30	63 ; 121 } 184	5,1 ; 9,8 } 14,9	0,31 ; 0,6 } 0,91	11 ; 21 } 32	0,9 ; 1,7 } 2,6	0,05 ; 0,1 } 0,15	1 ; 1 } 2	0,08 ; 0,08 } 0,16	0,005 ; 0,005 } 0,01	1 ; 2 } 3	0,08 ; 0,16 } 0,24	0,005 ; 0,01 } 0,014
30 — 40	57 ; 109 } 166	4,6 ; 8,8 } 13,5	0,28 ; 0,54 } 0,82	19 ; 39 } 58	1,54 ; 3,17 } 4,7	0,09 ; 0,19 } 0,28	1 ; 4 } 5	0,08 ; 0,32 } 0,4	0,005 ; 0,02 } 0,024	4 ; 6 } 10	0,32 ; 0,48 } 0,81	0,02 ; 0,03 } 0,05
40 — 50	58 ; 121 } 179	4,7 ; 9,8 } 14,5	0,28 ; 0,6 } 0,89	10 ; 23 } 33	0,81 ; 1,87 } 2,7	0,05 ; 0,11 } 0,16	1 ; 2 } 3	0,08 ; 0,16 } 0,24	0,005 ; 0,01 } 0,014	4	0,32	0,02
50 — 60	78 ; 104 } 182	6,3 ; 8,4 } 14,8	0,38 ; 0,51 } 0,9	12 ; 29 } 41	0,97 ; 2,36 } 3,33	0,06 ; 0,14 } 0,2				2 ; 5 } 7	0,16 ; 0,4 } 0,56	0,01 ; 0,02 } 0,03
60 — 70	50 ; 49 } 99	4,0 ; 4,0 } 8,0	0,24 ; 0,24 } 0,49	6 ; 15 } 21	0,48 ; 1,2 } 1,7	0,03 ; 0,07 } 0,15	1	0,08	0,005	4 ; 3 } 7	0,32 ; 0,24 } 0,57	0,02 ; 0,014 } 0,16
70 — 80	17 ; 19 } 36	1,4 ; 1,5 } 2,9	0,08 ; 0,09 } 0,17	3 ; 3 } 6	0,24 ; 0,24 } 0,48	0,01 ; 0,01 } 0,02						
TOTAL.	379 ; 581 } 960	30,8 ; 47,2 } 78	1,88 ; 2,88 } 4,77	76 ; 149 } 225	6,2 ; 12,1 } 18,3	0,38 ; 0,74 } 1,11	3 ; 9 } 12	0,24 ; 0,73 } 0,97	0,01 ; 0,04 } 0,06	12 ; 21 } 33	0,97 ; 1,7 } 2,7	0,06 ; 0,1 } 0,16

Le *traitement* du catarrhe lacrymal est sujet à des indications très différentes et qui varient avec la période de la maladie, avec les altérations anatomiques qu'elle a déterminées dans la muqueuse et les parois du sac, enfin avec les complications intercurrentes. Quoi qu'il en soit, ce traitement doit remplir, dans tous les cas, trois conditions essentielles :

A. Rétablir la perméabilité des voies lacrymales et prévenir la stagnation des liquides ;

B. Combattre la sécrétion morbide de la muqueuse ;

C. Restituer, autant qu'on le peut, à ces voies, particulièrement au sac, leur configuration primitive.

A. Pour qu'il soit permis d'espérer le rétablissement de la perméabilité, il est bien évidemment nécessaire que l'obstacle existant ne soit pas insurmontable et, par conséquent, ne consiste point dans une destruction étendue de la muqueuse, dans une exostose ou une carie des parois, etc. Quand donc l'obstruction n'est produite, comme dans la plupart des cas, que par le gonflement de la muqueuse, ou même par l'existence concomitante, dans cette membrane, de légères traînées cicatricielles, consécutives à des ulcérations de cause catarrhale, il n'est pas indiqué de recourir à une véritable dilatation du canal, au moyen des sondes, comme le voudrait le principe sur lequel repose, à tort, le mode de traitement de Bowman, mais on doit se proposer de rétablir la continuité d'une colonne liquide entre le lac lacrymal et le canal nasal, sans porter atteinte à la capillarité des voies lacrymales. Aussi doit-on se tenir à des sondages, avec une sonde de petit calibre (n° 2 ou 3 de Bowman), et non procéder à l'introduction de sondes progressivement plus fortes.

L'ouverture du sac, au-dessous du ligament palpébral, est depuis longtemps abandonnée ; actuellement, suivant le judicieux conseil de Bowman, on pratique le sondage à travers les conduits préalablement fendus. Nous avons pour habitude d'attaquer la maladie par le conduit inférieur, lorsqu'il n'existe pas de sécrétion morbide, qu'il ne s'agit, en quelque sorte, que de combattre un simple larmoiement, qui ne nécessite pas une introduction fréquemment répétée de la sonde ; car, à la longue, le sondage pourrait provoquer une obstruction de ce conduit, à son embouchure dans le sac, par suite du tiraillement exercé en ce point, pour ramener la sonde dans la direction du canal nasal. Au contraire, on a recours au sondage à travers le conduit supérieur, chaque fois qu'il s'agit d'une véritable dacryocystite, et qu'on est contraint de répéter pendant longtemps le sondage, infiniment plus facile et, surtout, plus direct par le conduit supérieur. Inversement à ce que nous conseillons pour la section du conduit inférieur, nous fendons le supérieur jusqu'en un point assez rapproché de la caroncule, afin de faciliter l'introduction directe, de haut en bas, de la sonde et de donner un libre écoulement au contenu du sac, au moment de sa compression par l'orbiculaire.

Voici comment on procède à ce sondage, qui ne laisse pas que d'être, dans quelques cas, une manœuvre assez délicate. Après avoir fendu le conduit supérieur, ainsi que nous venons de l'indiquer, on attire la paupière en haut et en dehors, afin de mettre à découvert le conduit fendu, puis on pousse *le long de sa paroi supérieure* la sonde n° 2 ou n° 3 de Bowman, jusqu'à ce qu'on ait atteint la paroi postérieure du sac. En attirant la paupière en haut, il est possible de placer le conduit supérieur presque en ligne droite avec le canal, dans lequel doit pénétrer la sonde. Lorsqu'une fois on a mis cette dernière en contact avec la *paroi postérieure du sac, le long de laquelle elle doit glisser* dans le canal, il faut la maintenir dans cette position. Dans ce but, il faut, en relevant la sonde, l'adosser contre l'os frontal, dans la direction d'une ligne qui, passant vers le milieu du ligament palpébral interne et par l'intervalle compris entre la deuxième incisive supérieure et la dent canine correspondante, irait rejoindre l'arcade sourcilière vers la tête du sourcil. Cette ligne se confond avec le sillon naso-labial, sur lequel, suivant Arlt, on peut aussi se guider. Afin de ne rencontrer aucun obstacle du côté de la saillie frontale, on peut donner à ces sondes d'argent, malléables, une légère courbure. Lorsqu'une fois on a placé la sonde dans la direction qu'elle doit suivre, il ne reste plus qu'à la pousser doucement de haut en bas, en augmentant progressivement la pression, si l'on éprouve quelque résistance, mais en évitant d'imprimer à l'instrument la moindre secousse. La sonde est laissée en place vingt minutes, et les sondages sont répétés chaque jour, pendant quelques semaines, jusqu'à ce que la sécrétion morbide et le larmoiement aient disparu.

Dans les cas heureux où le catarrhe des voies lacrymales est simple et ne se complique pas d'une dilatation marquée du sac, ce mode de traitement en procure généralement la cure radicale. Mais il n'en est plus ainsi quand la sécrétion morbide, très abondante, a fortement dilaté le sac. Alors, on voit parfois le simple sondage de Bowman échouer, tout en constatant qu'il a rétabli l'écoulement des produits morbides dans le nez. Suivant M. Weber, il faudrait rapporter l'inefficacité du traitement à la forme cylindrique des sondes d'argent, à leur trop petit diamètre et à leur défaut d'élasticité; aussi préconise-t-il des bougies élastiques analogues à celles qui sont employées pour l'urèthre. Il est bien entendu que, pour introduire ces bougies, il est indispensable d'ouvrir plus largement le conduit lacrymal supérieur, et même de débrider, en partie, le ligament palpébral interne, de la manière que nous indiquerons en traitant les injections. Lorsque M. Weber ne réussit pas, du premier coup, à introduire la plus fine de ses bougies (qui correspond au n° 5 de Bowman), il se sert préalablement, pour forcer le rétrécissement, d'une sonde métallique biconique, graduée, dont la moitiée la plus forte atteint 3 millimètres de diamètre (voy. fig. 541). Cette méthode brutale d'introduction de fortes sondes a

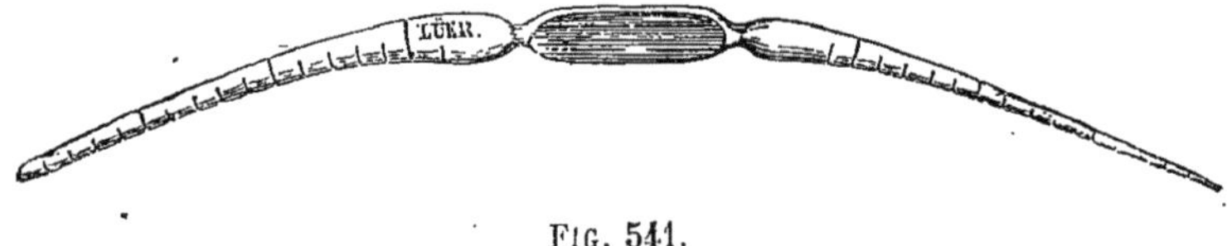

FIG. 541.

paru encore insuffisante à M. Théobald, qui, lui, a fait établir des sondes analogues aux sondes faibles et moyennes de l'urèthre.

Quant à nous, nous croyons *absolument erroné* le principe sur lequel on s'appuie, pour espérer guérir les phlegmasies de la muqueuse des voies lacrymales, par une dilatation forcée et par la compression qu'exercent, sur cette membrane, les sondes exactement moulées sur le canal, telles que de petites tiges de *laminaria*, qui, par suite de leur propriété hygrométrique, se gonflent, lorsqu'elles sont introduites dans le canal nasal. Nous donnons hautement la préférence aux sondes métalliques de faible calibre de Bowman, et cela, d'autant plus volontiers, que l'introduction de ces sondes devient, d'ordinaire, assez facile pour qu'on puisse apprendre aux malades à les passer eux-mêmes.

B. La seconde indication capitale, qui se présente dans le traitement du catarrhe, est de combattre la sécrétion morbide de la muqueuse. Lorsqu'on est appelé à traiter beaucoup de ces affections, on arrive bientôt à reconnaître que, si la dilatation du sac a été poussée au point de former une tumeur, le rétablissement de la perméabilité du canal, par le sondage, n'est pas, comme nous l'avons dit, toujours suivi d'une guérison du catarrhe. La sécrétion persiste et, avec elle, la disposition aux rechutes. Dans ces cas rebelles, une observation attentive nous a prouvé que la dilatation, unie à l'emploi des astringents et des antiseptiques, est d'un effet souverain.

De tout temps on s'est servi, contre les diverses phlegmasies du sac lacrymal et du canal nasal, de topiques astringents ; mais leur mode d'application laissait plus ou moins à désirer. Ainsi, à part l'introduction dans le sac conjonctival de la solution modificatrice, on a injecté celle-ci par le conduit inférieur, avec la seringue d'Anel, ou même par le conduit supérieur, en faisant pénétrer la forte canule conique de cette seringue, assez profondément, dans le sac lacrymal (Weber). Mais un procédé très efficace est celui employé par de Wecker, et qui consiste à faire usage de sondes de Bowman, creusées d'un canal. Une fois introduites, on les adapte, soit au corps d'une seringue, soit à une poire en caoutchouc, soit, mieux encore, au moyen d'un petit ajustage (voy. CD, fig. 542) à un irrigateur. Il suffit

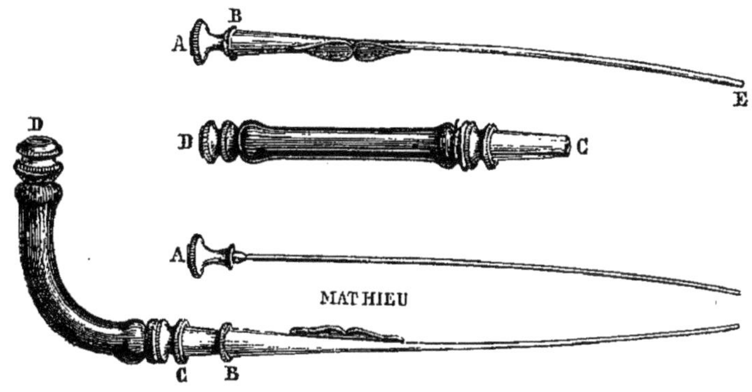

Fig. 542.

de sondes creuses équivalentes, comme épaisseur, aux numéros 2 et 3 de Bowman, et l'on peut les faire simultanément servir (après avoir retiré le mandrin A, fig. 542) et à la prétendue dilatation et aux injections. On fait passer, au travers de ces canules, qu'on peut à volonté pousser jusque dans le nez, un courant d'eau tiède, qui nettoie le canal ; après quoi, l'on injecte une faible solution de sulfate de zinc ou de nitrate d'argent (1 à 2 grammes pour 300), ou simplement les solutions antiseptiques (sublimé, acide borique ou phénique) usitées en ophthalmologie. L'irrigation, que le malade fait lui-même, ayant été, suivant les besoins, plus ou moins prolongée (20-30 minutes), on retire progressivement la sonde, afin d'agir d'une manière uniforme sur tous les points de la muqueuse. Ces injections, très bien supportées par les malades, nous ont servi à enrayer des catarrhes des voies lacrymales pour lesquels nous commencions à désespérer des moyens pacifiques.

C. La dilatation considérable du sac est une des complications les plus fâcheuses du catarrhe et une de celles qui apportent, au traitement, le plus d'entraves. Lorsqu'on a rétabli d'une manière assez satisfaisante la perméabilité du canal nasal, on se sert, pour combattre la dilatation du sac, de trois principaux moyens : les injections et irrigations, l'évacuation répétée du sac, enfin la compression prolongée de cette cavité, au moyen du bandeau compressif.

Pour que l'introduction de la sonde creuse n° 3, à laquelle on devra recourir, soit aussi facile que possible, il est nécessaire de pratiquer, sous la peau, la section partielle du ligament palpébral interne. Dans les cas où cette petite opération est requise, les troubles de l'élimination des larmes sont déjà tels, à cause de la dilatation du sac, qu'on n'a pas à craindre de les accroître par un débridement étendu.

La section sous-cutanée du ligament se pratique de la manière suivante : on fend le conduit supérieur jusque vers la caroncule, puis on fait glisser la pointe mousse du couteau de Weber le long de la paroi postérieure du sac, en arrière du ligament et dans la direction du canal, tout à fait comme on s'y prenait pour ouvrir le sac avec le couteau de Petit. Lorsque plus des deux tiers du petit couteau de Weber ont disparu en arrière du ligament, son tranchant étant tourné en avant, on tend, vers la tempe, la commissure externe et l'on fait basculer d'arrière en avant le manche de l'instrument. Le ligament se trouve ainsi sectionné dans une étendue variable ; la sensation de craquement, qui se transmet aux doigts de l'opérateur, et l'écoulement d'une certaine quantité de sang prouvent, d'une manière irrécusable, que cette section a été bien faite. Pour ce qui regarde les injections ou mieux encore les irrigations, on doit, pendant quelques semaines, les employer chaque jour, en changeant de temps à autre la solution et, au besoin, en élevant modérément la dose du médicament.

C'est ce débridement du ligament palpébral interne que M. Stilling, qui avait eu occasion de voir, à notre clinique, pousser l'introduction du couteau de Weber jusque vers l'extrémité du canal nasal, dans le double but d'opérer une sorte de scarification de la muqueuse et de donner toute certitude sur la section du ligament, a transformé en *stricturotomie*. Comme il fallait, naturellement, aussi un stricturotome, on a adossé deux couteaux de Weber l'un à l'autre et obtenu, ainsi, une plus ample scarification de la muqueuse gonflée du sac et du canal nasal; car à cela se borne « l'opération de Stilling », attendu qu'il n'existe jamais, ou presque jamais, de strictures (1), ainsi que l'ont établi de nombreuses recherches d'anatomie pathologique (Osborne, Bernard, Hasner, Arlt, etc.). Une obturation osseuse, qui est à peu près la seule que l'on pourrait rencontrer, est tout à fait exceptionnelle, dans les maladies des voies lacrymales qui se présentent à nos soins, et encore, dans ce dernier cas, ne pourrait-il être question de stricturotomie. La faveur, dont le débridement excessif, qui constitue l'opération de Stilling, a joui pendant quelque temps, s'explique par la disparition assez rapide des phénomènes inflammatoires, mais ce brutal procédé opératoire expose manifestement à une perturbation définitive et irrémédiable dans la délicate fonction éliminatrice des larmes.

Outre les irrigations quotidiennes, le malade devra lui-même, aussi souvent que possible, procéder, par une douce pression, à une évacuation du sac lacrymal, dès qu'il tend à se remplir, ce que le débridement du ligament palpébral interne

(1) De fait, nous pensons qu'il serait temps d'en finir une bonne fois, avec ces erreurs et de déclarer hautement *que les affections propres de la muqueuse et du tissu sous-muqueux des voies lacrymales, de quelque nature qu'elles soient, n'entraînent jamais, ou presque jamais des rétrécissements ou strictures et que, pour la formation de véritables sténoses, une altération des os est indispensable, altération qui constitue la grande exception, dans les maladies des voies lacrymales qui se présentent à nos soins.* Que même, dans ce dernier genre de maladie, il ne peut être question d'une stricturotomie, cela va sans dire. La seule chose qui ressemble de bien loin à la section d'une sténose, est le débridement de la paroi antérieure du sac lacrymal.

permet d'obtenir aisément. Le rapprochement des parois du sac est, en effet, très efficace pour combattre la dilatation; aussi conseillons-nous, chez les malades que l'on peut surveiller, l'emploi nocturne d'un bandeau compressif, en comblant bien exactement avec de la ouate, disposée sur une rondelle boratée, l'excavation comprise entre l'arcade sourcilière et le dos du nez.

Grâce à ces moyens, nous avons pu éviter l'excision partielle du sac (de Ammon) ou l'éversion temporaire du point lacrymal inférieur, au moyen de la suture de Gaillard (Weber), procédés qui ne sont certainement pas sans désagréments sensibles pour les malades. La faradisation réitérée du muscle orbiculaire peut être tentée pour activer le retour du sac à ses anciennes dimensions. Dans les cas exceptionnels où l'obstacle résulterait d'un rétrécissement osseux du canal nasal, opposant à nos moyens thérapeutiques une barrière infranchissable, il serait indiqué de recourir, sans tarder, à une opération plus radicale, telle que l'ablation de la glande palpébrale.

ARTICLE IV

PHLEGMON DU SAC LACRYMAL. — TUMEUR LACRYMALE ENFLAMMÉE DACRYOCYSTITE PHLEGMONEUSE

Symptômes. — Nous venons de dire que le catarrhe des voies lacrymales a son siège dans la muqueuse et que, lorsqu'il n'est pas compliqué, il fournit de préférence des éléments de mucus. Le phlegmon du sac lacrymal, au contraire, tout en prenant, dans la plupart des cas, son point de départ dans un catarrhe primitivement simple, a pour caractères essentiels d'intéresser à la fois la muqueuse et les tissus ambiants et de se terminer par suppuration. Actuellement que l'on connaît la nature, si essentiellement infectieuse, du contenu d'un sac lacrymal atteint de dacryocystite, on comprendra aisément que, si une intégrité parfaite de la muqueuse n'existe pas, la pénétration, dans le tissu sous-muqueux, de la sécrétion de la dacryocystite entraînera tout de suite une inflammation phlegmoneuse. Cette intégrité peut être abolie par la formation d'ulcérations catarrhales, par la production de fissures, dans un sac brusquement distendu, ainsi que par des traumatismes ayant agi sur le sac enflammé.

C'est ainsi que, dans le cours d'un catarrhe des voies lacrymales, on voit, d'une manière plus ou moins soudaine, le tégument voisin du grand angle de l'œil rougir et se prendre d'une tuméfaction qui se localise, au début, à la région du sac lacrymal. Bientôt il se manifeste dans ces parties un gonflement œdémateux, qui, de même que la rougeur érysipélateuse, s'irradie aux paupières. Le plus souvent, la conjonctive bulbaire participe à la phlegmasie, ce que dénotent un léger chémosis et une faible sécrétion conjonctivale. A cette époque, la maladie porte tous les caractères d'un phlegmon diffus, et la tension, souvent extrême, de la peau dissimule la fluctuation. On peut être alors embarrassé pour savoir si le phlegmon part du sac lacrymal, ou si ce dernier lui est étranger (*anchilops*) ; en effet, il n'est possible ni de déterminer, par la palpation, les limites du sac lacrymal, ni de donner issue, par la pression, à une partie de son contenu. Néanmoins, le diagnostic n'est pas si difficile qu'il pourrait tout d'abord le paraître, car un peu d'attention permet de distinguer sans peine, d'avec le phlegmon du sac, un furoncle du grand angle, et l'anchilops est extrêmement rare (Arlt). D'un autre côté, les renseignements fournis par le malade suffisent ordinairement à dissiper tous les doutes, en apprenant au médecin si la maladie a été précédée, ou non, de simple larmoiement et de catarrhe du sac.

Quelques jours suffisent, le plus souvent, pour que la peau se soulève, à une distance variable, au-dessous du ligament palpébral interne et forme une saillie acuminée qui donne bientôt issue à une quantité assez abondante de pus ou de muco-pus. Généralement, au début, les larmes ne passent pas par l'ouverture fistuleuse, qui s'est ainsi formée, et cela, d'une part, à cause d'un gonflement inflammatoire des parties, d'autre part, à cause de l'inaction des fibres musculaires qui, rampant à la surface antérieure du sac, participent à l'inflammation.

Quelques différences sensibles peuvent se présenter dans l'évacuation spontanée du phlegmon. Ainsi, il arrive que le pus, fourni en majeure partie par le tissu cellulaire sous-muqueux et sous-cutané, fusant au delà de la paroi du sac, il se forme un trajet fistuleux sinueux. D'un autre côté, il peut se faire que le pus, en perforant la muqueuse, longe la paroi osseuse du canal et s'ouvre une voie vers les fosses nasales. Plus rarement encore, on observe l'ouverture de l'abcès dans le nez, par l'os unguis en partie nécrosé, ou dans le sac conjonctival, par un trajet fistuleux qui court dans les parties molles des paupières. Enfin, très exceptionnellement, le pus peut pénétrer dans le tissu graisseux de l'orbite et provoquer un phlegmon orbitaire, qui abolit instantanément la vision.

Lorsqu'une fois le contenu du sac lacrymal et du canal nasal s'est évacué, les douleurs au niveau du grand angle, la fièvre et les symptômes inflammatoires s'apaisent rapidement; l'orifice externe du foyer purulent se ferme, en exposant le malade à une rechute, si l'affection de la muqueuse persiste; ou bien il se transforme en une ouverture fistuleuse, consécutivement à un écoulement prolongé des produits morbides et des larmes. Une destruction variable de la muqueuse, avec formation de tissu cicatriciel, est la conséquence d'une dacryocystite phlegmoneuse ayant amené une perforation de la peau, et cette destruction peut parfois s'étendre plus ou moins au delà de l'ouverture fistuleuse et déterminer même, par exception, l'oblitération du sac. Dans quelques cas, on observe, entre des points opposés du sac, la formation de trabécules et de diverticules qui entravent singulièrement le traitement et retardent la terminaison de l'affection. Si la carie ou la nécrose des os est signalée, dans presque tous les traités, comme une des conséquences des phlegmons du sac lacrymal, c'est qu'on a bien souvent pris pour effet du mal ce qui en est une cause puissante.

Les *causes* du phlegmon du sac lacrymal sont les mêmes que nous avons déjà indiquées pour la dacryocystite simple (voy. p. 886); mais, plus particulièrement encore ici, les inflammations chroniques des fosses nasales, auxquelles participe toujours, jusqu'à une certaine hauteur, le revêtement du canal nasal, doivent être surtout invoquées. Ainsi, dans les diverses formes chroniques d'eczéma (infectieux), il est rare de ne pas voir se former des tumeurs lacrymales, avec phlegmons intercurrents. Les sujets évidemment scrofuleux ou atteints de syphilis constitutionnelle sont, on le comprend aisément, spécialement exposés à la maladie que nous étudions. Une autre cause de phlegmon, bien rare il est vrai, consiste dans l'obstruction plus ou moins complète du canal nasal, déterminée, soit par une carie ou une nécrose des os, soit par la compression qu'exerce la présence d'une tumeur quelconque, située dans le voisinage. La fixité de la muqueuse, près d'un point osseux malade, facilite sa déchirure, lorsque le sac lacrymal se distend.

Le *traitement* du phlegmon du sac lacrymal est entièrement lié à la cause qui lui a donné naissance. Afin d'éviter les répétitions, nous renvoyons à l'article suivant, pour ce qui regarde les cas compliqués de fistule. Nous nous contenterons d'exposer ici les moyens par lesquels on doit procéder à l'ouverture du phlegmon, pour empêcher le pus de fuser et apaiser les douleurs du malade, puis nous ferons connaître les méthodes principalement usitées pour détruire le sac, lorsque, dans des cas exceptionnels, il est bien avéré qu'on ne doit plus espérer le retour de la perméabilité des voies lacrymales et le rétablissement de leurs fonctions.

De Wecker a, le premier, soutenu qu'on doit s'abstenir de porter l'instrument tranchant sur la partie *externe* du sac lacrymal. Non seulement on évitera une plaie de la face, mais encore on arrivera à une résolution bien plus rapide de l'inflammation phlegmoneuse, si l'on procède au débridement du ligament palpébral interne, tel qu'il a été décrit plus haut, tout en ayant soin d'ouvrir un peu largement le conduit lacrymal supérieur. En outre, on évite ainsi de toucher par deux fois au sac, car l'établissement d'une fistule, à la suite de l'incision *externe*, réclame le débridement ultérieur du conduit supérieur et du ligament palpébral interne.

Toutefois, si l'on est forcé, à cause de l'extrême gonflement des parties, de recourir à l'ancienne méthode, ou si, dans un cas particulier, on est décidé à en venir à la destruction ou à l'excision du sac, on procède de la façon suivante. Après avoir tendu le ligament palpébral interne, en attirant faiblement la commissure externe en dehors et en haut, on porte le bistouri droit de Petit au-dessous de ce ligament. Il est indispensable, pour bien introduire le couteau dans la direction du canal, de se guider sur quelques points de repère. Ces points sont, suivant Arlt, le milieu du ligament palpébral interne tendu, la pointe du nez et l'angle de la commissure externe. On obtient, en réunissant ces points, un triangle à peu près isocèle, et la ligne fictive qui en est la médiane représente la direction qu'il faut donner au tranchant du couteau. Celui-ci doit être enfoncé perpendiculairement au tégument, au-dessous du ligament palpébral interne, et, lorsque la pointe a pénétré à 4 millimètres de profondeur, on redresse le manche de l'instrument jusqu'à la rencontre de l'arcade sourcilière et on pousse le bistouri dans le canal, en se guidant sur les repères que nous venons d'indiquer. On devra, en pénétrant dans le sac, éviter de blesser sa paroi postérieure. Si l'on se propose uniquement d'évacuer le contenu du sac, pour procéder ultérieurement au sondage par le conduit supérieur débridé, on doit se contenter d'une ouverture de 6 millimètres; la plaie doit avoir, au contraire, une longueur au moins double (de 15 à 18 millimètres), dans les cas où l'on veut faire suivre l'ouverture du sac de l'oblitération de cette cavité. Alors, on retire le couteau, puis on en retourne le tranchant, et l'on achève l'opération en sectionnant, de bas en haut, le ligament palpébral interne. Dès que le sac a été vidé de son contenu, au moyen de pressions douces, et irrigué abondamment avec la solution de sublimé à 1/4000e, on tient écartées les lèvres de la plaie en y introduisant un drain saupoudré d'iodol, que l'on fixe avec du taffetas d'Angleterre, pansement que l'on doit renouveler chaque jour.

Comme nous l'avons dit plus haut, de Wecker a abandonné l'incision de la paroi antérieure du sac; ce n'est que dans les cas de gonflement externe, ne permettant pas de mettre à jour le point lacrymal supérieur, qu'il se départit de cette règle, et encore se contente-t-il d'une ponction de la partie la plus amincie de la peau, suivie de pansements antiseptiques. Dès que la région du grand angle est dégonflée, il procède alors au débridement du ligament palpébral. De même, de Wecker n'ouvre plus le sac dans l'intention de l'oblitérer ou d'en faire l'excision, même lorsqu'il y a un obstacle osseux insurmontable qui entretient l'inflammation du sac;

il débride alors très largement du côté de la conjonctive, tâche de tarir la sécrétion, par des injections ou irrigations antiseptiques et la compression, et il fait ensuite l'extirpation de la glande lacrymale palpébrale.

Toutefois, quelques confrères pratiquant encore l'oblitération du sac, dans les cas où le rétablissement des fonctions lacrymales est impossible, nous devons donner quelques indications concernant ce genre d'opération. Disons, tout de suite, qu'il n'est pas toujours facile de se renseigner sur la quantité de larmes, que le malade sécrète, et par suite de prévoir quelle sera l'intensité du larmoiement qui succède, presque constamment, à l'oblitération du sac. Pour exécuter avec succès cette opération, qui ne doit être tentée que huit ou quinze jours après l'ouverture du sac, lorsque la suppuration a notablement diminué, il faut entraver d'une manière absolue l'afflux, dans le sac lacrymal, des larmes et des produits de la sécrétion conjonctivale, puis déterminer dans la muqueuse une inflammation suppurative étendue, quoique bornée, autant que possible, à cette membrane et assez limitée pour ne pas provoquer de complications fâcheuses (nécrose des os, cicatrices vicieuses, etc.). En se plaçant à ce point de vue, pour comparer entre elles les différentes méthodes d'oblitération connues, on cesse d'être tourmenté par l'embarras du choix. En effet, ceux des caustiques employés en chirurgie, qui ont le privilège de limiter leur action au point sur lequel ils sont appliqués, sont bien peu nombreux. Au premier rang se place, sans contredit, la chaleur, c'est-à-dire le fer chauffé à blanc (actuellement le thermocautère) et le fil de platine des appareils galvano-caustiques.

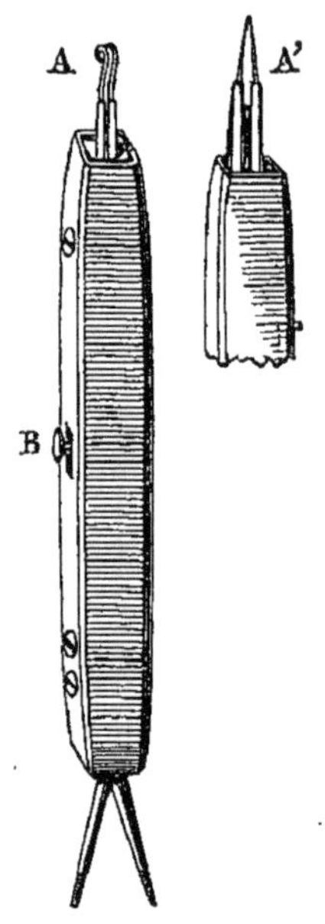

FIG. 543.

La méthode d'oblitération par le thermocautère est certainement une des plus sûres que nous possédions ; mais il faut reconnaître qu'il s'y attache plusieurs inconvénients. Outre la terreur qu'elle inspire aux malades, elle provoque aisément, dans la région du grand angle, une cicatrice des plus disgracieuses. D'un autre côté, si la cautérisation n'a pas été assez énergique, ou n'a pas exactement porté sur l'embouchure des conduits lacrymaux, l'opération échoue aisément. Enfin, l'inflammation du tissu cellulo-graisseux de l'orbite et le phlegmon de l'œil ont, parfois, été mentionnés, lorsque la cautérisation a porté trop profondément et qu'une antisepsie rigoureuse n'a pas été observée, pendant l'élimination de l'eschare.

L'emploi de la galvanocaustique est, sans contredit, préférable, sous bien des rapports, à celui du fer rouge et du thermocautère ; en effet, le rhéophore peut être introduit à froid dans la plaie, et les apprêts de l'opération n'ont, en eux-mêmes, rien d'effrayant pour le malade. Comme le fer rouge, la galvanocaustique a essentiellement pour objet l'oblitération des conduits lacrymaux, soit du côté du sac, soit du côté du bord libre des paupières. Dans le premier cas, après avoir ouvert largement le sac, on maintient cette ouverture béante et l'on recherche l'embouchure interne des conduits, au moyen d'un stylet d'Anel introduit par l'un des points lacrymaux. C'est sur l'orifice, ainsi découvert, qu'il faut porter un cautère, chauffé à blanc, se terminant par un enroulement, en boule, du fil de platine (fig. 543, A). — Après avoir, pendant un instant, tenu le cautère sur cet orifice, on le promène légèrement sur le reste de la muqueuse. On peut encore procéder à l'occlusion des conduits en oblitérant leur orifice palpébral. A cet effet, les deux rhéophores se réunissent (fig. 543, A') à angle très aigu, de manière à former une sorte de stylet, qu'on introduit dans les conduits lacrymaux préalablement dilatés. Cela fait, on ferme le courant, en pressant le bouton B, et l'on cautérise les canalicules jusqu'à 2 ou 3 millimètres de leur orifice externe; puis on agit sur la muqueuse du sac, au moyen du cautère à boule.

L'extirpation du sac lacrymal, dans sa totalité (l'excision partielle a été aussi recommandée, dans les cas d'ectasie excessive du sac), date de Platner (Leipzig, 1724); comme tout mauvais conseil, donné en médecine, elle a été reprise dans ces derniers temps par Berlin. Pour arriver à une excision complète du sac, il faut se frayer un large passage à travers le tégument externe, et la rétraction cicatricielle, qui suit l'opération, ne laisse pas que d'être assez défigurante.

Il faut espérer que l'on abandonnera toutes les méthodes de destruction du sac lacrymal; que, grâce au traitement antiseptique, on arrivera à tarir la sécrétion d'un sac lacrymal, non perméable du côté du nez, en débridant très largement, du côté du sac conjonctival, et en tarissant les larmes par une ablation, absolument inoffensive, de la partie palpébrale de la glande lacrymale (1).

ARTICLE V

FISTULE LACRYMALE. — FISTULE DU SAC LACRYMAL

Il faut entendre, par fistule lacrymale, un ulcère fistuleux du grand angle de l'œil communiquant avec les voies lacrymales (Malgaigne). Les canalicules pouvant aussi, par exception, présenter un trajet fistuleux, il serait plus précis de désigner l'affection, qui nous occupe, sous le nom de fistule du sac lacrymal (Arlt).

Symptômes. — L'orifice fistulaire est toujours situé au-dessous du ligament palpébral interne, et à une distance variable de ce dernier. Suivant que le mal est de date ancienne ou récente, les bords de la fistule sont lisses ou, au contraire, renversés en dehors, garnis de bourgeons charnus et saignant au moindre attouchement, tandis que la peau est, au voisinage, d'une rougeur érysipélateuse. Il est rare qu'on observe, sur le tégument, plusieurs orifices aboutissant isolément dans le sac; lorsqu'ils existent, ils sont généralement rapprochés les uns des autres. Au contraire, le plus souvent, une seule ouverture mène directement dans le sac et aboutit à celui-ci par un trajet assez court. Si les conduits sont perméables, la fistule est presque constamment baignée de larmes, et, par suite, la peau des parties voisines s'irrite et s'excorie très facilement. Lorsque le conduit inférieur est bouché, des croûtes sèches recouvrent la fistule et ne s'en détachent qu'au moment où le sac, distendu outre mesure, se vide au dehors du muco-pus qu'il contient. Lorsque les conduits communiquent librement avec le sac et que le trajet fistuleux n'est pas trop étendu, les larmes, réunies en une gouttelette à l'ouverture de la fistule, rentrent aussitôt que le malade cligne les paupières. Au contraire, la gouttelette réapparaît, et quelquefois est rejetée, au moment où les paupières s'ouvrent. Une sonde explo-

(1) On voit que les cautères, dont nous avons donné le dessin il y a plus de vingt-cinq ans (1re édition du *Grand Traité*, 1863), sont absolument ceux que certains de nos confrères allemands ont publiés depuis, comme nouveaux et de leur invention, pour la cautérisation de la cornée.

ratrice, poussée dans les conduits, peut être amenée au dehors en traversant la fistule; de même, il est souvent aisé de conduire dans le nez, par la fistule et le canal nasal, une sonde du numéro 2 ou 3 de Bowman.

Étiologie. — La fistule lacrymale reconnaît ordinairement pour cause une inflammation phlegmoneuse du sac et, indirectement, un catarrhe des voies lacrymales. Il est extrêmement rare qu'une lésion directe du sac soit l'origine d'une fistule, quoiqu'on ait assez souvent observé, quelquefois sans solution de continuité du tégument externe, des déchirures et des contusions de cette région, compliquées d'emphysème.

Lorsqu'une dacryocystite phlegmoneuse amène la perforation de la peau, elle est d'autant plus sujette à donner naissance à un trajet fistuleux permanent, que le cours des larmes par les conduits et par le canal nasal, ainsi que la contractilité des fibres musculaires qui président à cette fonction, se rétablissent plus rapidement. Si, au contraire, la muqueuse, gonflée d'une manière permanente, obstrue un certain temps le canal et les conduits, le sac, une fois vidé de ses produits inflammatoires, s'affaisse, et les bords de la fistule se rapprochent, en contractant des adhérences ; mais, dès que le sac lacrymal devient, par la rétention de ses produits de sécrétion, le siège d'une nouvelle poussée inflammatoire, il se distend et la perforation se réitère. Tandis que, dans un cas, la fistule peut donner accès dans un sac lacrymal et dans un canal nasal de dimensions presque normales, dans l'autre, le trajet fistuleux aboutit à un sac tantôt fortement rétréci, tantôt irrégulièrement décomposé en plusieurs diverticules.

Parmi les causes les moins fréquentes de fistules lacrymales, nous signalerons la carie et la nécrose des parois osseuses qui avoisinent le sac et le canal. Ces altérations s'observent, ordinairément, chez des sujets atteints de syphilis constitutionnelle, ou chez des scrofuleux, et s'accompagnent fréquemment d'ozène.

La *durée* de la fistule est en rapport intime avec la cause à laquelle elle se rattache ; mais elle peut être modifiée, dans un cas donné, par diverses circonstances. Ainsi, nous avons déjà indiqué plus haut comment la fistule peut se fermer et se rétablir à différentes reprises. Consécutivement aux rechutes, il se fait parfois, dans le sac, un travail cicatriciel assez étendu pour déterminer l'oblitération définitive de la fistule. Mais, si la perméabilité du canal nasal n'est pas entravée, la fistule peut exister des années entières, sans poussée inflammatoire.

Enfin, il arrive que les symptômes du catarrhe s'atténuent, dans le sac et dans le canal nasal, à un tel point que toute irritation disparaît au voisinage de la fistule. Si, dans ces conditions, la fistule ne s'oblitère pas, cela s'explique très bien par l'afflux des liquides auxquels elle donne passage ; mais l'orifice externe de la fistule peut alors se rétrécir tellement, tandis que ses bords se couvrent d'un épiderme d'aspect normal, qu'il deviendrait fort difficile d'apercevoir cette petite ouverture, si, en exerçant une pression modérée sur le sac, il n'était aisé d'en faire suinter une gouttelette d'un liquide parfaitement transparent. Cette espèce de fistule, qui, généralement, s'ouvre dans un sac très peu dilaté, a été désignée sous le nom de *fistule capillaire.*

Le *traitement* de la fistule lacrymale doit tirer ses indications de la cause et des complications du mal. Lorsqu'un malade, atteint de fistule lacrymale, se présente, on doit tout d'abord, par l'examen raisonné des commémoratifs, se renseigner sur la cause qui a donné lieu à l'ouverture fistuleuse. Cela fait, on procède tout de suite au *débridement du ligament palpébral interne*, en fendant le conduit supérieur dans l'étendue de 4 à 5 millimètres ; puis on fait le cathétérisme, au moyen des sondes de Bowman n° 2 ou n° 3, qu'on introduit le long de la paroi du conduit supérieur et vers la paroi postérieure du sac. On relève alors la sonde vers le sourcil, pour la placer dans la direction du canal, où il faut la porter. Si cette manœuvre ne réussit pas, on a recours, pendant quelques jours, à des injections antiseptiques, légèrement astringentes, et à des applications froides, etc. Si, néanmoins, après plusieurs tentatives, on n'arrive pas davantage à pénétrer dans le canal, on peut essayer, exceptionnellement, soit la dilatation forcée, qui sera exposée dans l'article suivant, soit l'oblitération du sac, soit, de préférence, l'extirpation de la glande palpébrale.

Mais, dans le plus grand nombre des cas, les obstacles opposés au cours des larmes sont faciles à vaincre, comme le démontre le passage assez aisé de la sonde, et l'on peut restituer aux parties malades leurs fonctions physiologiques. Nous pratiquons, pendant trois ou quatre semaines, le sondage et les injections, au moyen de nos sondes creuses, jusqu'au moment où toute sécrétion a cessé. On n'a, à notre avis, pas assez fait usage, jusqu'à présent, des *irrigations prolongées* avec des solutions antiseptiques, dont on tire les meilleurs effets. En suivant cette pratique, il n'est nullement besoin de se préoccuper de la fistule même, attendu que *toute fistule lacrymale se ferme spontanément, dans l'espace de quelques jours, lorsqu'on fait communiquer largement le sac lacrymal avec le sac conjonctival, au moyen du débridement.*

Il est, de même, indiqué de recourir au sondage et aux irrigations du sac lacrymal et du canal nasal, par l'ouverture du conduit supérieur amplement débridé, dans les quelques cas rares où les os voisins du sac sont affectés d'une carie, qui entretient la fistule.

Une seule exception à l'aphorisme émis plus haut se présente pour les fistules capillaires, qui se montrent rebelles au traitement habituel. Ici, on doit procéder à l'occlusion de la fistule; mais la paroi antérieure du sac lacrymal a souvent subi un amincissement notable, à l'entour de l'ouverture capillaire, de façon que, si l'on a recours à la galvanocaustique, pour oblitérer ce pertuis presque imperceptible, on n'aboutit, comme il nous est quelquefois arrivé, qu'à agrandir la fistule. Aussi se voit-on forcé de recourir à une excision de la partie amincie de la paroi qui portait l'ouverture capillaire, ou de procéder à une oblitération, par déplacement d'un lambeau cutané du voisinage au-devant du trajet fistuleux (Chassaignac).

ARTICLE VI

OBSTRUCTION ET OBLITÉRATION DU SAC LACRYMAL ET DU CANAL NASAL (CORPS ÉTRANGERS, DACRYOLITHES, RHINOLITHES, HÉMORRHAGIES ET POLYPES DU SAC)

Il est bien rare qu'une blessure des parties molles voisines du grand angle, dans laquelle les os n'ont pas été intéressés, soit le point de départ d'une *occlusion* plus ou moins complète du sac lacrymal et du canal nasal; d'un autre côté, la fracture d'un ou de plusieurs des os de cette région peut obturer ces voies à différents degrés, sans, pour cela, que les parties restées perméables deviennent nécessairement le siège d'une sécrétion morbide. Des rétrécissements invincibles peuvent encore être la conséquence d'exostoses du maxillaire. Il est bien difficile de s'expliquer pour quelle cause, dans un cas donné, le sac conserve toute son intégrité, tandis que, dans d'autres circonstances, cette cavité se dilate considérablement et fournit une grande quantité de muco-pus. Il est probable que les variations physiologiques, auxquelles la sécrétion lacrymale est sujette, et le mode d'application des paupières, vers le grand angle de l'œil, sont pour beaucoup dans l'inconstance des symptômes que nous venons de signaler, à part les infections accidentelles auxquelles la muqueuse du sac lacrymal peut être exposée.

On ne possède qu'un petit nombre d'observations de *corps etrangers* des voies lacrymales. Presque toutes ont trait à des corps étrangers, situés près de l'embouchure inférieure du canal nasal. C'est ainsi qu'on a décrit, sous le nom de rhinolithes, des noyaux de cerise et des grains de succin, qui, par un séjour prolongé dans les fosses nasales, s'étaient incrustés de sels calcaires.

Les dacryolithes, qu'on rencontre dans les canaux excréteurs de la glande lacrymale et dans les conduits lacrymaux, ne s'observent que très exceptionnellement dans le sac lacrymal, où ils entretiennent une irritation qui ne cesse que lorsqu'on en supprime la cause. Les concrétions calcaires, qu'on aurait trouvées dans le canal nasal, ne sont vraisemblablement pas autre chose que des corps étrangers, introduits, par le nez, dans ce canal (rhinolithes).

La perméabilité des voies lacrymales peut encore, dans des cas rares, être interrompue par la présence d'un épanchement sanguin, ainsi que de Graefe en a rapporté deux exemples. Ces *hémorrhagies* résultent, quelquefois, d'un sondage intempestif, principalement si celui-ci est pratiqué à la période aiguë du catarrhe.

Il n'est pas beaucoup plus commun que le cours des liquides soit interrompu, dans les voies lacrymales, par une tumeur développée dans le sac, progressivement distendu. Parmi les tumeurs du sac, on signale, en premier lieu, les *excroissances polypeuses*. Ces dernières, identiques par leur texture avec les polypes muqueux des fosses nasales, sont constituées par une hyperplasie partielle de la portion solide du tissu muqueux (du corps papillaire). Elles ne dépassent presque jamais le volume d'un pois, sont quelquefois au nombre de plusieurs, dans le même sac, et ont l'aspect des excroissances verruqueuses que l'on rencontre dans le catarrhe chronique des voies lacrymales. Ces polypes n'ont encore été vus que concurremment avec un catarrhe du sac et des fosses nasales, auquel ils doivent probablement l'existence. Ils révèlent leur présence en s'opposant à l'évacuation complète du sac, qui donne alors, sous la pression du doigt, la sensation d'élasticité propre au lipome. L'incision du sac permet, seule, un diagnostic sûr; en général, le polype se présente tout de suite dans la plaie, et, après l'avoir extirpé, il est ordinairement nécessaire de procéder à un débridement du ligament palpébral interne et à un traitement prolongé par des irrigations.

Le *traitement* des rétrécissements et de l'obstruction du sac lacrymal et du canal nasal, maladies que nous avons vues se rattacher à des causes si différentes les unes des autres, a été, en majeure partie, exposé dans les articles précédents. Nous nous contenterons de dire, ici, quelques mots de la dilatation forcée. Celle-ci n'a d'application rationnelle que dans les cas où le rétrécissement, qu'il faut vaincre, siège dans la muqueuse elle-même, consécutivement à des inflammations phlegmoneuses ou à une affection granulaire. Même en pareille circonstance, la dilatation du canal nasal n'est indiquée que lorsque le sac n'a pas été rétréci outre mesure, près de son entrée dans le canal nasal.

Lorsqu'on s'est décidé à recourir à cette méthode, on doit ouvrir largement le conduit supérieur, sectionner en partie le ligament palpébral interne (p. 891) et introduire le dilatateur de M. Weber (fig. 541, p. 889). Cet instrument est poussé, par son extrémité la plus mince, le long de la paroi postérieure du sac, dans le canal nasal, dont on cherche à vaincre le rétrécissement, au moyen de pressions douces, et en imprimant à l'instrument de légers mouvements de rotation. Si ces tentatives échouent, au premier abord, il ne faut pas y renoncer avant de les avoir répétées quelques jours après, en les faisant précéder d'irrigations destinées à diminuer le gonflement de la muqueuse. Si l'on a été assez heureux pour porter l'extrémité mince du dilatateur au delà du rétrécissement, on peut, dans la même séance, tenter la même épreuve avec l'autre bout de cette sonde. Lorsqu'on est ainsi parvenu à forcer le rétrécissement, il est nécessaire de recourir, ultérieurement, aux injections et au cathétérisme de Bowman, par la méthode que nous avons exposée en traitant du catarrhe des voies lacrymales.

Il est certain que la dilatation forcée peut, dans quelques cas favorables, compter des succès; mais nous avons la conviction intime que ces bons résultats ne se soutiennent presque jamais d'une manière définitive, à moins que l'on n'apprenne aux malades à se sonder journellement eux-mêmes et à entretenir ainsi la perméabilité du passage qui a été rétabli.

Nous passerons sous silence la perforation de l'os unguis, pratiquée dans le but d'établir, artificiellement, une communication entre le sac lacrymal et les fosses nasales (Archimenes et Paul d'Égine), de même que l'application d'une canule d'argent, laissée à demeure dans le canal nasal (Flaubert, Dupuytren). Ces moyens, dont l'inefficacité est depuis longtemps démontrée, n'ont plus qu'un intérêt historique.

ARTICLE VII

ANOMALIES CONGÉNITALES DU SAC LACRYMAL ET DU CANAL NASAL

Les voies éliminatrices des larmes ne font complètement défaut que lorsqu'il existe des vices de conformation très étendus, qui occupent, soit la cavité orbitaire, soit seulement les parties molles qu'elle contient normalement (cyclopie, anophthalmie). L'absence ou l'obstruction du canal nasal, comme anomalie congénitale isolée, aurait été observée par quelques auteurs (Dupuytren, Jurine). Il existe aussi plusieurs exemples de fistule congénitale du sac lacrymal, qui, le plus souvent, offrait les caractères de la fistule capillaire : le contenu s'en échappait, dès que le sujet venait à pleurer ou à exercer sur le sac lacrymal, une légère pression.

Nous devons encore citer un mode particulier d'embouchure du canal, du côté du nez, dans lequel ce conduit ne traversant pas obliquement la muqueuse du méat inférieur, et cette membrane ne lui fournissant aucun repli valvulaire, il devient possible au malade de remplir d'air son sac lacrymal, en faisant un effort d'expiration, après s'être bouché les narines (Kleeberg).

HISTORIQUE

Actuellement encore, il n'est peut-être pas deux auteurs qui s'accordent, en tout point, sur la nature des maladies des voies lacrymales et sur le traitement qui convient à chacune d'elles. Cette divergence d'opinions, surprenante, au premier abord, pour qui sait de combien d'éléments divers s'est enrichie l'étude de ces affections, s'explique parce que les recherches sur les maladies, des voies lacrymales, après avoir joui autrefois d'une très grande vogue, ont été, depuis que Bowman leur a donné son puissant concours, quelque peu négligées en sorte que la routine a pu régner ici sans partage.

Les anciens, qui ne connaissaient pas l'appareil éliminateur des larmes, regardaient la tumeur lacrymale comme un abcès du grand angle de l'œil, qu'ils nommaient anchilops, et qui, une fois ouvert, se transformait en un ulcère fistuleux, entretenu par la carie de l'os unguis. En dépit de ces erreurs, Celse recommande contre cette maladie l'emploi de l'instrument tranchant et du fer rouge, se faisant ainsi le promoteur de la méthode destructive, retrouvée et vulgarisée à une époque beaucoup plus voisine de la nôtre. Antiles, en observant le larmoiement, et Severus, en remarquant l'embouchure d'un des conduits dans le sac et en conseillant la cautérisation de cet orifice, firent deux découvertes très importantes, mais stériles pour eux-mêmes. On peut en dire autant de Fallope, qui, plus tard (1563), vit très bien les points et les conduits lacrymaux, la collection de pus contenue dans le sac ulcéré, enfin le reflux de ces produits dans le cul-de-sac conjonctival, mais auquel une erreur singulière fit perdre le fruit de ces observations, en lui montrant les larmes comme arrivant à l'œil par les points lacrymaux.

Le premier qui éclaircit la nature véritable de la tumeur lacrymale est G. Ern. Stahl (*Progr. de fistula lacrymali*, Hal., 1702), démontrant, dans une petite brochure, que, ni l'inflammation des parties molles du grand angle, ou de la caroncule, ni une simple fistule ne se produisaient ici, mais bien une inflammation chronique du sac lacrymal, donnant lieu à une sécrétion purulente.

Vers l'année 1717, Maîtrejean conçoit, lui aussi et d'une façon indépendante, une idée très précise des maladies du sac lacrymal. La théorie ingénieuse qu'il en donna fut accueillie avec la faveur qu'elle méritait, et l'on peut dire qu'elle n'a qu'un grand défaut : c'est de prendre l'exception pour la règle et d'attribuer à presque tous les cas d'inflammation du sac une origine qui ne convient qu'au plus petit nombre d'entre eux. Pour lui, la rétention des liquides dans le sac est l'effet de l'obstruction des canaux qui s'y jettent, et ces liquides, composés de larmes et du produit des glandes « répandues dans la muqueuse, irritent cette membrane en « s'échauffant par leur séjour ». La théorie de Maîtrejean trouva, après lui, de chauds défenseurs ; aujourd'hui même, elle compte encore de nombreux partisans et, fût-elle fausse de tout point, il faut reconnaître qu'elle eut le mérite de fournir, dès cette époque, des indications précieuses pour le traitement. C'est surtout Boerhaave qui, en 1751 (*Abhandl. von den Augenkr.*), compulsa les diverses causes d'empêchement pour l'écoulement des larmes et parla de genres variés de *fistules lacrymales*.

Déjà Heister (*De novo methodo sanandi fistulas lacrymales*, Altorf, 1716), au début du siècle dernier, avant Maîtrejean, avait attiré l'attention sur l'obstruction du canal nasal et l'influence que cette obstruction devait avoir pour le traitement rationnel de la tumeur lacrymale.

Quoi qu'en dise Sprengel, qui attribue aux Arabes la compression, les injections, etc., Malgaigne, si compétent dans ces matières, rapporte à Anel, contemporain de Maîtrejean, la première exécution du sondage et des injections, c'est-à-dire des principales méthodes encore usitées par les chirurgiens de notre époque. C'est encore Anel qui, frappé de l'opiniâtreté de certaines tumeurs lacrymales non enflammées ou, comme il le disait, de certaines « hydropisies du sac », les ouvre et en pratique la compression. Le premier sondage d'Anel fut pratiqué sur Fiechi, à Gênes, et le résultat très satisfaisant que donnait l'introduction journalière d'une sonde en os, de la grosseur d'un crin de porc, munie d'un bouton en olive, fut si heureux qu'Anel recommanda tout de suite son procédé (*Nouvelle méthode de guérir les fistules lacrymales*, etc., Turin, 1743) et engagea à faire suivre le sondage d'une injection astringente, au moyen de la seringue qui porte encore actuellement son nom. C'est à partir de ce moment qu'en dépit des difficultés qu'on signala, comme blessures, pouvant être produites par la sonde (Bianchi, *Diss. de ductibus lacrymalibus novis*, Turin, 1715; et Platner, *Diss. de fistula lacrymalis*, Lipsia, 1724), que le sondage fut introduit; mais, loin de le perfectionner, on a laissé passer près d'un siècle et demi pour arriver à la véritable vulgarisation du sondage (Bowman), ainsi qu'à une combinaison rationnelle des sondes et des injections ou irrigations à la fois.

Il y a loin, on le voit, de ces notions scientifiques et pratiques, aux idées grecques plus ou moins altérées qui avaient prévalu jusqu'au seizième siècle, et, s'il est juste d'établir que J.-L. Petit se fit, auprès de ses devanciers, une place des plus honorables par ses travaux originaux (1734-1744), on nous accordera qu'il n'ajouta guère aux faits acquis, en transportant en pleine pathologie des notions de physique pure, c'est-à-dire en comparant les voies lacrymales à un siphon, et pour la forme et pour le mode d'agir. Conséquent avec ses idées, cet éminent chirurgien, pour lequel la dilatation du sac était constamment la suite d'une obstruction de la longue branche du siphon, auquel il assimilait le canal lacrymo-nasal, s'attachait, avant tout, à rétablir la perméabilité des voies éliminatrices des larmes, par le soudage ou par l'ouverture d'un conduit artificiel. Il combattit, en outre, par des moyens analogues, l'oblitération des points lacrymaux; enfin il ouvrit, le premier, le sac lacrymal au-dessous du ligament palpébral interne.

Saint-Yves et Woolhouse, fidèles aux opinions d'Anel, admettent comme lui une tumeur lacrymale simple et une tumeur lacrymale enflammée; le dernier de ces auteurs perfore l'os unguis et place à demeure, dans le canal qu'il ouvre ainsi entre le sac lacrymal et les fosses nasales, une canule à laquelle il attache son nom. Heister popularise leur méthode; mais il modifie le procédé d'Anel en profitant, pour introduire la sonde, de l'ouverture de la fistule. La pratique de Monro ne s'écarte pas sensiblement de celle des hommes célèbres dont les noms précèdent. Anel est leur maître et leur exemple, et ses traditions sont si bien conservées que Platner, tout en regardant l'inflammation comme la cause la plus fréquente des tumeurs lacrymales, et en se plaçant ainsi bien loin du point de vue de ses contemporains, se contente des moyens dont ils se servent et fait un grand usage des injections d'Anel.

Sharp, vers le même temps, se recommande par une observation d'autant plus méritoire, qu'elle attaque de front une opinion universellement accréditée; le premier, en effet, il s'inscrit contre la fréquence de la carie osseuse dans la tumeur lacrymale, et le temps a si bien conservé son avis, qu'on se demande aujourd'hui, pour quelle cause, l'erreur qu'il combattit fut si longtemps une croyance communément répandue.

En résumé, la plupart des chirurgiens de cette époque s'appliquaient, surtout en France, à désobstruer les voies lacrymales; quelques-uns, il est vrai, tentaient, par divers moyens, de modifier la muqueuse enflammée; mais ils trouvèrent peu d'imitateurs. On se servait, pour déboucher le canal lacrymo-nasal, des injections, de la canule à demeure de Woolhouse, des sondes d'argent, enfin du séton de Méjean et de la corde à boyaux de Palluci, qu'il introduisait à travers un fin tube en or jusque dans la narine, dont l'usage, ultérieurement combattu par Louis, fut, plus tard encore, remis en vigueur par Desault, Sabatier, Boyer et Roux, pour tomber définitivement dans l'oubli qu'il mérite. Si ces tentatives ne réussissaient pas à établir la perméabilité des voies lacrymales, on y suppléait en ouvrant un nouveau conduit (La Forest, 1739), muni ou dépourvu d'une canule fixe. Les praticiens, qui voulaient modifier la muqueuse du sac, instituaient, à cet effet, un traitement antiphlogistique local; ils poussaient dans la cavité dilatée des injections astringentes (1), enfin ils l'ouvraient et la remplissaient de charpie pour y déterminer une inflammation salutaire. Ledran insista beaucoup sur les antiphlogistiques; mais il fut plus heureux dans le sage conseil qu'il donna en engageant les personnes, atteintes d'une tumeur lacrymale non enflammée, à la vider plusieurs fois par jour, en la comprimant avec le doigt.

La théorie de l'obstruction était destinée à servir de thème aux combinaisons les plus variées, et tout ne pouvait être dit encore sur une question dont l'élément principal restait toujours à l'état d'hypothèse. De tous ceux qui regardaient la tumeur lacrymale comme le résultat indirect d'un rétrécissement du canal nasal, pas un peut-être, et c'est un fait à remarquer, ne s'était prononcé avec une entière assurance sur la cause première de ce rétrécissement. Janin l'attribua à la contraction spasmodique d'un sphincter propre, dont il plaçait le siège à différentes hauteurs du canal; mais le plus souvent à la partie inférieure du sac. Malgaigne, dans sa belle thèse d'agrégation, manifeste quelque surprise du peu de bruit que souleva la nouvelle interprétation; mais on peut dire, à la décharge du public de ce temps, que la démonstration anatomique du sphincter en question n'est rien moins qu'établie. De plus, Janin prétendait combattre l'irritation de son muscle en instillant dans le cul-de-sac conjonctival des collyres qui de là, pensait-il, étaient aspirés dans le sac par les points lacrymaux ; or, comment admettre ce mode de transport, si l'on songe que tout se passait souvent entre un œil larmoyant et un sac assez fortement distendu par les produits qu'il contenait, pour ne plus admettre une seule goutte de liquide? Quoi qu'il en soit, Janin était doué d'un esprit très ingénieux : comme il avait remarqué que durant l'occlusion des paupières les larmes cessent presque entièrement d'être sécrétées et de pénétrer dans le sac, il en conclut qu'en fermant et en immobilisant, pendant un temps suffisant, les yeux affectés d'une tumeur lacrymale, il permettrait au sac dilaté de revenir sur lui-même et obtiendrait ainsi une guérison complète. Il essaya et réussit.

(1) Ces injections étaient poussées par en haut; parmi les plus originales, il faut citer celle de Blizard *Philos. Transact.*, t. LII, p. 139, 1780) qui injecta du vif-argent dans le sac; Gensoul et Dubois eurent l'idée de dilater le canal par le nez et de pousser les injections par en bas.

Peltier admet toutes les méthodes; mais il juge absurde le traitement qui consiste dans l'excision des points lacrymaux. Il rétablit les canalicules du même nom au moyen d'un stylet pointu dont il traverse les paupières, en suivant la direction du conduit oblitéré, et qu'il pousse jusque dans le sac.

En Angleterre, Pott (1758) montra un grand sens dans l'appréciation et l'ordonnance des faits acquis, et enrichit cette étude de quelques connaissances nouvelles. Les degrés qu'il admit, dans la maladie qui nous occupe, sont : le catarrhe, la tumeur enflammée, enfin la fistule lacrymale avec ou sans carie des os voisins. Il reconnut que cette dernière altération est rare et que le canal nasal est libre, dans bien des cas où l'on échoue à vider complètement le sac lacrymal par la pression.

Presque seul parmi les autres chirurgiens anglais, Bell rendit justice à Pott qu'il imita. Ware n'était pas un créateur; son ouvrage se recommande par les idées saines et les bons conseils dont il est plein; toutefois ces qualités de critique et de composition ne sont, nulle part, plus éclatantes que dans les écrits de Richter (1770). Quand le traitement antiphlogistique, sur lequel ce brillant auteur insista avec une véritable prédilection, ne lui réussissait pas, il ouvrait largement la tumeur lacrymale enflammée et s'efforçait de dessécher le canal. Ainsi que Beer, c'est surtout avec des cordes à boyau qu'il pratiquait la dilatation.

Vers l'année 1801, Scarpa, le célèbre chirurgien de Pavie, inaugura une révolution ; mais on ne saurait lui faire un grand mérite de ses innovations. Pour lui, pas de rétrécissement du canal, pas de sécrétion du sac : les produits inflammatoires qu'on trouve dans les voies lacrymales viennent de la conjonctive des paupières et sont aspirés par les points lacrymaux. Avec ces idées, par une contradiction flagrante, Scarpa recourait aux mêmes moyens thérapeutiques que les défenseurs de l'obstruction.

Depuis cette époque, presque tous les auteurs ont tenté, en France, en Allemagne et en Angleterre, de rendre à l'élément inflammatoire dans les affections des voies lacrymales, l'importance qu'on lui avait jusque-là généralement refusée : Beer et Weller, Mackenzie et S. Cooper, Dupuytren, Bégin, Velpeau et Malgaigne se sont prononcés néanmoins en faveur de cette théorie, contre celle de Maîtrejean et de J.-L. Petit. Nous ne dirons rien des tristes résultats de la canule de Dupuytren (1812) : l'histoire de cette méthode, justement délaissée, ne ferait que consacrer la contradiction qui existait, de son temps, entre les vues théoriques et les moyens de traitement.

Les progrès que l'anatomie des voies lacrymales a faits depuis une quarantaine d'années, grâce surtout aux beaux travaux de Arlt, et la lumière qui en a rejailli sur les connaissances physiologiques, sont assurément pour beaucoup dans les perfectionnements que les moyens thérapeutiques ont subis de nos jours. Parmi ces perfectionnements, les plus remarquables sont certainement ceux que nous devons à Bowman. En admettant qu'une grande partie des causes d'épiphora siège à l'embouchure même des conduits lacrymaux et que, dans le traitement des inflammations des voies lacrymales, la dilatation, par le moyen des sondes d'un certain calibre, jouerait un rôle très important, il érigea en méthode l'introduction des sondes par les conduits, préalablement fendus. Il est vrai que l'idée d'une dilatation progressive par des sondes graduées était erronée et que ceux qui ont voulu renchérir sur cette idée (Weber, Théobald) ont absolument fait fausse route, mais Bowman n'a pas eu un moins grand mérite en faisant abandonner, en grande partie, le sondage par des voies artificiellement produites et en rendant le sondage d'Anel facile et pratique, en lui donnant un accès plus libre, par les orifices des conduits élargis, et en conseillant de se servir de sondes bien plus résistantes et plus aisées à manier que celles dont Anel faisait usage.

Nous pensons avoir, dans le même sens, par l'introduction des sondes creuses, perfectionné les injections, qu'Anel avait déjà introduites dans le traitement des voies lacrymales, et en permettant de leur substituer de véritables irrigations antiseptiques, prolongées pendant un temps assez long pour avoir une réelle action germicide. Cette méthode doit, à notre avis, bénéficier davantage de l'antisepsie qu'elle ne l'a fait jusqu'à présent, et cela d'autant plus que nous savons que toute inflammation catarrhale est provoquée et entretenue par des micro-organismes. C'est donc l'étude de ces organismes, leur action plus ou moins irritante sur la muqueuse et leur destruction par des irrigations antiseptiques, qui donneront à notre méthode une plus-value notable. La méthode antiseptique nous rendra, en outre, moins hésitants pour procéder à des ablations de la glande palpébrale et orbitaire, si l'on a reconnu que le conduit des voies éliminatrices des larmes est impossible à rétablir, ou réclame des soins ou un laps de temps auxquels le malade ne peut pas suffire.

Quoique le traitement des voies lacrymales soit une des branches de l'ophthalmologie où la routine se maintient avec la plus grande ténacité, on peut pourtant dire que, depuis le perfectionnement du sondage et le lavage des voies lacrymales, on a de plus en plus reconnu qu'il s'agissait ici de traiter simplement des affections de la muqueuse du sac, qu'il n'y avait pas lieu à des procédés qui agissent avec brutalité et qu'on pouvait le plus souvent arriver à un *modus vivendi*, ne nécessitant ni destruction, ni extirpation du sac lacrymal. Du reste nous possédons actuellement, dans l'extirpation si facile de la glande lacrymale palpébrale, un moyen des plus efficaces de réduire à volonté la sécrétion des larmes et d'obvier à des états irritatifs des voies éliminatrices des larmes, de la conjonctive et du bord palpébral, dans les cas où un obstacle insurmontable s'oppose au rétablissement de l'action physiologique de l'élimination des larmes.

Disons, en terminant, que le caractère principal des idées qui ont actuellement de plus en plus cours, c'est cet éclectisme en vertu duquel, ayant reconnu que les causes des maladies qui nous occupent sont nombreuses et variées (ne se rapportant souvent qu'à des affections de la muqueuse nasale), on s'attache, avec beaucoup de soin, à les rechercher et à appliquer à chacune d'elles un moyen qui lui convienne. Nous sommes enfin très heureusement délivrés de ces opinions systématiques, ennemies du progrès, qui, pour ranger sous un seul chef toutes les affections lacrymales, se condamnaient ainsi à une méthode unique, presque toujours destructive, c'est-à-dire formellement opposée au but de la chirurgie *conservatrice*. Comme, plus que dans toute autre partie de l'ophthalmologie, la question de l'infection par les micro-organismes les plus variés est résolue, pour la majeure partie des affections des voies lacrymales, c'est aussi du côté d'une antisepsie rationnelle et bien ordonnée que notre attention doit être portée.

EXAMEN DE L'ŒIL

ANOMALIES ET TROUBLES FONCTIONNELS

Nous avons ici à passer successivement en revue les divers modes d'examen et d'exploration de l'œil. En étudiant chacune des fonctions, que comporte une vision normale, nous indiquerons les anomalies et les troubles fonctionnels qui peuvent s'y rapporter. Nous devons, d'abord, nous occuper de la *vision directe*, au point de vue de l'*acuité visuelle*, de la *réfraction*, de l'*accommodation* et de la *perception de la lumière et des couleurs*; puis, de la *vision indirecte*, c'est-à-dire du *champ visuel*. Après ces divers examens *subjectifs*, viendra l'exploration *objective*, que nous fournissent l'*éclairage oblique*, l'*ophthalmoscopie* et la *kératoscopie* par les *images réfléchies* et les *ombres pupillaires*.

ARTICLE PREMIER

ACUITÉ VISUELLE. — SIMULATION. — AMBLYOPIES ET AMAUROSES

Acuité visuelle.

Dans la recherche de l'acuité visuelle, on se propose de représenter par un chiffre l'état de la vision centrale, considérée au point de vue de la perception de la forme.

Cette détermination peut être faite à l'aide de figures variées ; toutefois, chez des sujets qui savent lire, des caractères d'imprimerie devaient naturellement trouver ici leur emploi. On peut faire usage de lettres carrées ou allongées, mais il y a intérêt à ce que ces lettres soient formées d'un trait d'égale épaisseur, sans pleins ni déliés (Snellen), afin que les diverses parties en soient également visibles. On devra aussi, parmi les caractères de l'alphabet, faire choix de lettres ni trop simples, ni trop compliquées, afin qu'elles soient simultanément perçues.

Après avoir tracé, sur un tableau, une série de lettres, remplissant les conditions que nous venons d'énoncer, l'observateur, s'il est doué d'une vision normale, pourra, en recherchant la distance la plus éloignée à laquelle il peut reconnaître ces lettres, obtenir le moyen de constater une acuité visuelle semblable à la sienne, c'est-à-dire normale. Si, à cette première série de lettres, on en adjoint d'autres de hauteur double, triple, quadruple, etc., on aura formé une échelle permettant de constater une réduction de l'acuité visuelle à 1/2, 1/3, 1/4, etc. Tel est le principe sur lequel reposent les échelles propres à mesurer l'acuité visuelle.

Afin d'éliminer toute influence provenant de l'accommodation et d'une anomalie dans la réfraction, il est nécessaire que la détermination de l'acuité visuelle soit faite à une distance éloignée, représentant l'infini (excluant tout effort d'accommodation), et que tout défaut dans la réfraction soit préalablement corrigé à l'aide de verres appropriés.

En général, on a accepté 5 mètres comme distance à laquelle devait être tenu le tableau. Le caractère le plus petit qui peut être lu à cette distance porte le numéro 5. Si l'on fait usage de caractères formés d'un trait épais et uniforme (égyptiennes), ces caractères, pour être aisément perçus à 5 mètres, surtout lorsqu'on se sert de lettres, non pas carrées, mais quelque peu allongées verticalement, doivent mesurer au moins 7 millimètres. Ces caractères apparaissent alors, à cette distance de 5 mètres, à peu près sous un angle de 5′ (exactement, si l'on donne à la lettre une hauteur de $7^{mm},27$). Le plus fin caractère du tableau, c'est-à-dire le numéro 5, étant ainsi obtenu, un caractère double, représentant pour la même distance de 5 mètres, une acuité visuelle, $V = 1/2$, porte le numéro 10, attendu que, vu à 10 mètres, il correspond à $V = 1$. Après une série de types graduellement plus grands, on arrive aux caractères portant le numéro 50 et qui donnent, à 50 mètres, $V = 1$ et, à 5 mètres, l'acuité 1/10, ces lettres, les plus grandes de l'échelle, étant de dimensions dix fois plus élevées que les plus petites, qui représentent la vision que l'on considère comme sensiblement parfaite.

Au lieu d'une série de types d'imprimerie de dimensions variées, on conçoit que, si l'on disposait d'un recul suffisant, l'acuité visuelle pourrait être chiffrée à l'aide de caractères uniques, dont on ferait seulement varier la distance, par rapport à l'observateur. Ainsi, si l'on se servait de lettres qui, à une distance maxima de 20 mètres, correspondent à une vision normale, il est évident qu'un sujet qui ne pourrait reconnaître ces lettres au delà de 15 mètres, n'aurait qu'une acuité visuelle égale à 3/4; si ces lettres n'étaient reconnues qu'à 10 mètres, l'acuité serait 1/2, etc.

Dans les *échelles métriques* (1), on a fait choix de huit séries de types portant les numéros 5, 7,50, 10, 15, 20, 30, 40, 50. Il en résulte que, pour une distance fixe de 5 mètres, on a, suivant le caractère le plus fin qui peut être lu, les acuités 1, 2/3, 1/2, 1/3, 1/4, 1/6, 1/8, 1/10, comme l'indiquent d'ailleurs les chiffres notés à côté

(1) Échelle métrique pour mesurer l'acuité visuelle, le sens chromatique et le sens lumineux, par de Wecker et Masselon, deuxième édition.

de chaque ligne de lettres. Mais on peut, pour arriver à une plus grande approximation, faire varier la distance de l'échelle. Ainsi, le sujet ne peut reconnaître le numéro 20, mais il lit couramment le numéro 30; admettons que l'échelle, d'abord placée à 5 mètres, peut être reculée jusqu'à 6 mètres sans que le numéro 30 cesse d'être lu, l'acuité visuelle sera alors 6/30 ou 1/5.

D'une façon générale, l'acuité visuelle (V) se trouve exprimée par le nombre de mètres (d) qui sépare le sujet du tableau, divisé par le numéro (D) du caractère le plus petit qui peut être lu à cette distance ($V = \frac{d}{D}$).

Donders a fait mesurer, aux divers âges, par un de ses élèves, de Haan, l'acuité visuelle (qui, pour de très jeunes sujets, a été évidemment taxée, arbitrairement, à un chiffre trop peu élevé). D'après ces recherches (1), V est resté intact jusqu'à trente ans; mais, à partir de cet âge, cette valeur va en diminuant d'une manière constante, de façon que, à quatre-vingts ans, elle tomberait à moitié de la vision normale.

Suivant Donders, « la diminution de l'acuité, consécutive aux progrès de l'âge, a des causes de deux ordres : les unes tiennent aux milieux réfringents; les autres

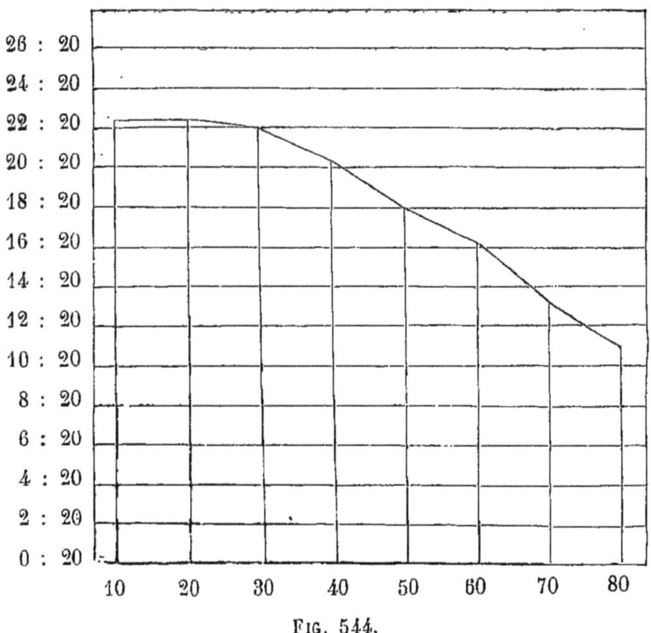

FIG. 544.

à l'appareil du nerf optique. Les premières agissent en diminuant la netteté de l'image, qui se forme sur la couche sensible de la rétine; les autres portent atteinte à la sensibilité et à la conductibilité nerveuses elles-mêmes ».

Si l'on borne exclusivement ses recherches aux cas où le cristallin ne présente

(1) La figure 544 représente ce tableau d'acuité visuelle, suivant l'âge. La longueur des coordonnées indique V, pour l'âge inscrit sous leur extrémité inférieure. Vingt est la moyenne de quinze à vingt-cinq ans; trente, la moyenne de vingt-cinq à trente-cinq, etc. La valeur de V est donnée, à gauche du tableau, par la fraction $\frac{d}{20}$, dans laquelle d représente, en pieds, la distance à laquelle XX peut être lu.

aucun trouble de transparence, en se tenant uniquement à ceux où cet organe, par suite de l'âge avancé, réfléchit seulement davantage la lumière, mais sans séparation de ses secteurs, on peut affirmer que cette décroissance visuelle n'existe guère, et certainement pas dans les proportions indiquées par de Haan. Grâce, surtout, à une correction plus parfaite de l'astigmatisme qu'on ne l'obtenait autrefois, on peut dire qu'il n'est pas rare, actuellement, de rencontrer des vieillards de soixante-dix à quatre-vingts ans avec une acuité parfaite. Pour ce qui concerne la diminution d'impressionnabilité de la rétine (réduction de transparence des couches rétiniennes) et de conductibilité du nerf optique (modification de ses fibres), elle n'existe certainement pas à un degré tel, qu'elle réduirait, vers l'âge de quatre-vingts ans, l'acuité visuelle à la moitié. Nos opérés de cataracte nous en fournissent la preuve; aussi, ici, il n'est nullement exceptionnel de rencontrer des personnes de soixante à quatre-vingts ans avec $V = 1$ ou $\frac{2}{3}$.

Les recherches de la décroissance de V, consécutivement à l'âge, devraient donc être reprises, et cela, d'autant plus, que l'on ferait certes une piètre besogne si, en choisissant des verres correcteurs aux vieillards, on se déclarait satisfait avec des acuités visuelles, telles que les indique le tableau de de Haan. Si une personne de soixante ans ne présente que $V = \frac{4}{5}$ et un vieillard de soixante-dix ans, 5 à 6 dixièmes de vision, personne ne croira sa tâche terminée, en se disant que le sujet a, comme acuité visuelle, ce que son âge lui permet d'avoir, mais on recherchera soigneusement à quoi attribuer cette décroissance inusitée de V.

Nous avons dit plus haut que toute amétropie devait préalablement être corrigée, pour la détermination de l'acuité visuelle. Si les verres correcteurs sont placés à 13 millimètres en avant de la cornée, c'est-à-dire dans le foyer antérieur de l'œil, les images rétiniennes, dans le cas d'amétropie axile, seront égales à celles de l'emmétropie; mais, dans l'amétropie de courbure, les images seront agrandies avec les verres convexes et rapetissées avec les verres concaves, et cela, d'autant plus que ces verres seront plus éloignés de la cornée. Ces différences de grandeur des images, que l'on observe dans l'amétropie de courbure, sont négligées dans la pratique. Quant aux amétropies axiles, 13 millimètres représentant à peu près la distance à laquelle se placent les verres, l'acuité visuelle sera donc absolument comparable à celle que l'on obtient chez l'emmétrope.

Simulation.

Il peut se présenter, dans la pratique, que l'on rencontre des sujets qui, pour des motifs variés, en particulier pour échapper au service militaire, ou même sans raison connue, comme on le voit parfois chez des hystériques, simulent la perte complète ou incomplète de la vision sur un œil. Il est alors nécessaire de recourir à certains modes d'examen pour reconnaître cette supercherie.

Dans le cas de prétendue amaurose complète unilatérale, on examinera d'abord comment la pupille se comporte sous l'influence de la lumière. Si la pupille de l'œil amaurotique ne réagit pas à la lumière, alors qu'elle se contracte sous l'influence de la lumière agissant sur l'autre œil, la sincérité du sujet est probable sans toutefois être certaine. On pourra alors s'adresser à l'action des prismes. Un prisme tenu verticalement devant l'œil déclaré sain, et dont on affecte de vouloir seulement s'occuper, donnera lieu à deux images superposées, si on a affaire à un simulateur. Pour dérouter ce dernier, toujours en défiance, on peut préalablement, après avoir fermé l'œil prétendu perdu, dédoubler les images de l'autre œil, en ne couvrant qu'à moitié la pupille, avec l'arête du prisme, et lui donner ainsi la démonstration qu'il peut voir double d'un seul œil.

Un excellent moyen, non seulement pour reconnaître la simulation de l'amaurose, mais encore pour déterminer l'acuité visuelle de l'œil soi-disant amaurotique, consiste à faire usage des tableaux de lettres colorées sur fond noir de Stilling. Le même procédé permettra aussi, dans les cas où le sujet accuse une diminution de la vue qu'il cherche à exagérer, de préciser dans quelle mesure la vision aura subi un affaiblissement. Feignant de ne mettre nullement en doute la déclaration de la personne soupçonnée de simulation, on lui donne à entendre que l'on veut d'abord examiner son bon œil, et l'on place, devant cet œil, un verre de couleur complémentaire par rapport aux lettres colorées du tableau. Les lettres deviendront noires et se confondront avec le fond du tableau. L'œil recouvert du verre coloré se trouvant ainsi exclu à l'insu du sujet, on pourra, suivant la ligne la plus fine qui a été lue, en déduire l'acuité visuelle de l'autre œil. Toutefois, il faut prendre soin que les lettres, imprimées ou collées sur fond noir, qu'elles soient luisantes ou opaques, ne réfléchissent pas la lumière autrement que le fond, ce qui permettrait à l'œil, recouvert du verre de couleur complémentaire, de distinguer ces lettres en nous induisant nous-même en erreur.

Amblyopies et amauroses.

Si nous ne comprenons dans les amblyopies et amauroses que les cas de pertes partielle ou totale de la vision, qui apparaissent indépendamment de toute altération sensible du fond de l'œil, immédiate ou ultérieure, et qui, en l'absence de toute lésion appréciable, sont aussi susceptibles de disparaître après une durée variable, nous n'aurons à signaler qu'un nombre assez restreint d'affections de ce genre. A mesure que de nouveaux progrès se sont accomplis, en ce qui regarde les examens histologiques et ophthalmoscopiques, telles maladies que l'on classait naguère parmi les amblyopies ont trouvé leur place avec les affections du nerf optique, et le groupe des maladies amaurotiques s'est trouvé très notablement allégé.

Un grand nombre d'amblyopies ont été déclarées dépourvues de lésions ophthalmoscopiques, bien qu'elles soient dues à des troubles trophiques manifestes du nerf optique et de ses centres, uniquement parce que les malades ont été examinés à une époque où ces troubles, même s'ils siégeaient à proximité de l'œil (dans le canal optique), n'avaient pas encore eu le temps de retentir sur la nutrition de la papille. Ainsi, la plupart des amblyopies toxiques se présentent, au début, sans altérations ophthalmoscopiques, et l'atrophie partielle et temporale, ou généralisée, de la papille n'évolue qu'ultérieurement. Un coup de fleuret qui tranche le nerf optique, près de son entrée dans l'orbite, de même que la déchirure du nerf dans le canal optique, à la suite d'une chute, entraînent l'amaurose la plus complète sans traces tout d'abord, de lésions ophthalmoscopiques. L'amblyopie et l'amaurose, à leur début, sont donc, dans la plupart des cas, des affections que l'on avait spirituellement définies, autrefois, en disant que le malade et le médecin ne voyaient rien. A mesure que le temps s'écoule et que la cécité du malade se complète, si elle n'était déjà absolue, le médecin commence à y voir davantage et arrive à pouvoir classer l'affection dans un des groupes des maladies trophiques du nerf optique ou des centres nerveux.

Les diverses formes d'amblyopie et d'amaurose peuvent se rapporter à des causes variées et se grouper, sommairement, de la façon suivante :

1° *Amblyopies toxiques.* — Signalons d'abord les troubles visuels dus à l'*intoxi-*

cation saturnine, et qui consistent en une amblyopie plus ou moins accusée ou, parfois, en une amaurose double. Pendant un accès de colique de plomb, la cécité peut devenir absolue en quelques heures; d'autres fois, l'altération visuelle se développe lentement. On observe parfois encore, dans l'intoxication saturnine, une amblyopie centrale avec tous les signes de la névrite rétro-bulbaire (p. 688). On a aussi cité des cas d'amblyopie résultant de l'emploi de hautes doses d'*opium* ou encore de *salicylate de soude*. L'intoxication *quinique* peut déterminer des troubles visuels plus ou moins accusés, mais, dans ce cas, la papille présente, le plus souvent, les signes de l'atrophie (p. 689). De même, l'abus de l'alcool ne provoque, dans nombre de cas, une altération de la vue que consécutivement à des altérations du nerf optique qui ont été déjà décrites. S'il existe, en réalité, une simple amblyopie alcoolique, ou nicotico-alcoolique, indépendante de toute névrite, ou dégénérescence nerveuse, il faut reconnaître que les troubles fonctionnels ne diffèrent en rien de ceux qui ont été longuement exposés à propos de la symptomatologie de la névrite rétro-bulbaire, à laquelle nous renvoyons le lecteur (p. 695). Il est même à présumer, dans ces cas, que nous voyons le malade à une époque où son mal n'a pas encore pu retentir sur l'image ophthalmoscopique.

A côté de ces amplyopies toxiques, nous rangerons les troubles visuels que l'on peut rencontrer à la suite de certaines altérations du sang, en particulier dans le *diabète*, l'*urémie* et l'*impaludisme*, affections dans lesquelles, en l'absence de toute rétinite hémorrhagique et avec un état sensiblement normal du fond de l'œil, on peut voir apparaître une amblyopie ou une amaurose. Pour ce qui regarde le diabète (voy. p. 689), il faut remarquer que l'on a fréquemment noté la présence de scotomes centraux, analogues à ceux de la névrite alcoolique, en sorte que, dans ces cas, lorsqu'ils sont suivis d'atrophie partielle de la papille, l'affection ne doit pas rentrer dans la simple amblyopie. Après une attaque urémique, on a observé parfois une cécité absolue qui s'est brusquement développée, et cela, avec une intégrité parfaite de l'image ophthalmoscopique. En dépit de l'amaurose, la pupille peut, dans quelques cas, réagir sous l'action de la lumière; mais, s'il persiste même une faible perception de la lumière, la réaction pupillaire subsiste constamment. Comme pour son apparition, la guérison de cette forme d'amaurose peut être assez brusque. Les cas de véritables amblyopies, dues à l'impaludisme, sont rares. C'est surtout dans les fièvres tierces que l'on a rencontré une double amblyopie accompagnant l'accès et disparaissant avec la transpiration. Si l'accès fébrile est très intense, avec délire et coma, comme dans la fièvre pernicieuse, on peut constater alors une amaurose absolue qui persiste quelque temps. Le malade sort du coma complètement aveugle, et la cécité ne disparaît qu'après un quart d'heure ou une heure.

2° *Amblyopies par pertes sanguines.* — A la suite d'*hémorrhagies abondantes*, particulièrement de gastrorrhagies ou d'hémorrhagies intestinales, d'autres fois consécutivement à des métrorrhagies, des épistaxis, des hémoptysies, etc., on peut voir se développer sur les deux yeux, soit immédiatement, soit après quelques jours, une amblyopie d'un degré variable ou même une amaurose complète, avec perte de toute réaction pupillaire à la lumière. Dans les cas favorables, avec absence de lésions du fond de l'œil, le retour de la vue, même s'il existe une amaurose absolue, a lieu après un temps variable, tantôt au bout de quelques jours, tantôt après plusieurs semaines, et il peut ne subsister aucune trace de l'accident.

Il ne faut pas confondre avec ces véritables amblyopies, dans lesquelles l'anémie doit avoir une part importante, les cas plus fréquents où, à la suite d'une perte sanguine abondante, il se produit soit des hémorrhagies dans les gaines du nerf optique et la rétine, soit même une véritable névrite. Ici, l'affection se termine par une atrophie de la papille, avec altération plus ou moins marquée et définitive de la vision.

3° *Amblyopies réflexes.* — On désigne ainsi des amblyopies plus ou moins accusées, allant parfois jusqu'à l'amaurose, que l'on peut attribuer à une excitation prolongée de nerfs variés, en particulier du trijumeau et des nerfs des organes génitaux internes de la femme.

Il est depuis très longtemps connu que les *névralgies dentaires* peuvent, à part la parésie de l'amplitude d'accommodation, être une cause de réduction visuelle et même d'amauroses, qui disparaissent par la simple avulsion de la dent ou des dents douloureuses. L'amblyopie existe seulement du côté où siège la névralgie, ou elle atteint les deux yeux, tout en se montrant plus accusée de ce côté. Des amblyopies réflexes auraient été aussi observées à la suite de névralgies, consécutives à une *cicatrice* comprimant le nerf frontal. Signalons encore les amblyopies résultant de la présence de *vers intestinaux*, et qui guérissent avec l'expulsion de ceux-ci.

Des amblyopies à un degré plus ou moins marqué sont, dans un certain nombre de cas, la conséquence d'affections variées des organes génitaux de la femme (déplacements de la matrice), mais c'est surtout dans l'*hystérie* que les troubles visuels se rencontrent particulièrement. Dans les cas légers, l'amblyopie, variable, est accompagnée d'un rétrécissement concentrique du champ visuel, avec réduction de la sensibilité pour les couleurs, s'accusant surtout à un éclairage peu intense. Lorsque, dans des cas plus graves, de véritables attaques d'hystérie ou d'hystéro-épilepsie s'adjoignent à l'hémianesthésie, on peut voir une achromatopsie complète et même une amaurose absolue. Du côté sain, il existe, alors, constamment un rétrécissement du champ visuel avec dyschromatopsie. Chez ces malades, un ovaire se montre douloureux à la pression, celle-ci pouvant momentanément faire cesser l'attaque (Charcot). Dans l'amblyopie hystérique, il se peut que le rétrécissement du champ visuel rappelle l'hémianopsie, mais la ligne de démarcation est plus ou moins irrégulière. Une amaurose unilatérale se rencontre aussi parfois, mais il faut toujours, dans ce cas, se méfier d'une simulation, à laquelle les hystériques sont particulièrement disposées.

4° *Amblyopies par traumatisme.* — Dans les amblyopies consécutives à une pression ou à un choc, il faut bien distinguer les cas où il s'agit d'un simple ébranlement de la rétine, entraînant un affaiblissement visuel ou une amaurose temporaires, cas qui rentrent seuls dans notre sujet, (voy. *Commotion de la rétine*, p. 622), de ceux où le traumatisme a provoqué une lésion, dont les effets se manifestent tardivement, ou immédiatement, à l'examen ophthalmoscopique, comme l'atrophie de la papille, (par lésion intra-canaliculaire), les ruptures des membranes internes de l'œil, la névrite, cette dernière altération se rencontrant particulièrement à la suite de commotions produites par la foudre.

5° *Amblyopies par défaut d'usage.* — Cette forme d'amblyopie prend son développement, lorsqu'un œil, en voie d'accroissement, se trouve exclu de la vision. C'est ainsi qu'un traumatisme, ayant provoqué, chez de jeunes enfants, une *cataracte*, donnera lieu progressivement à une anesthésie de la rétine, et une opération, trop tardivement pratiquée, laissera subsister une amblyopie plus ou moins accusée. Des enfants, atteints de cataracte congénitale incomplète, se trouveront dans le même cas, si la cataracte se complète de bonne heure. Une *anisométropie* très accusée, et datant du jeune âge, entraînera aussi un certain degré d'amblyopie sur l'œil qui n'a pas été utilisé pour la vision.

Mais c'est surtout sur les yeux affectés de *strabisme* que l'on rencontre l'amblyopie par défaut d'usage. Ici, le fonctionnement de la rétine n'est pas altéré dans toute l'étendue de cette membrane ; la portion, qui, seule, a souffert, est celle qui correspond à la partie du champ visuel commune aux deux yeux et qui comprend la moitié temporale, la macula et une certaine étendue nasale. Ce n'est donc qu'une petite portion rétinienne nasale, portion plus grande dans le cas de strabisme divergent, qui présente un fonctionnement normal. Cette partie périphérique de la rétine, dont le fonctionnement a été respecté, peut, dans les hauts degrés d'amblyopie, montrer une sensibilité très supérieure aux parties centrales, de telle façon que la fixation directe se trouve abolie.

Il faut remarquer que l'affaiblissement visuel, dans un strabisme monolatéral, est d'autant plus marqué que la déviation est apparue à un âge moins avancé. C'est pour cette raison que le strabisme divergent, qui se développe d'ordinaire plus tardivement, porte, en général, une atteinte beaucoup moins accusée à la vision de l'œil dévié, qu'on ne l'observe pour le strabisme convergent. Bien que l'existence d'une défectuosité visuelle (opacité cristallinienne, taie de la cornée) puisse favoriser l'apparition d'un strabisme, une amblyopie congénitale ne saurait nullement donner l'explication des hauts degrés d'anesthésie rétinienne, que l'on peut rencontrer dans le strabisme, et que l'observation attentive des faits montre bien plutôt comme dépendante de l'exclusion. Lorsque la fixation centrale est perdue, on ne peut guère espérer, quoi que l'on fasse, le retour d'une vision quelque peu satisfaisante, comme le prouvent surabondamment les cas où la perte du bon œil a forcé des strabiques à se servir uniquement de l'œil antérieurement dévié. Dans les cas anciens de strabisme, et surtout de strabisme convergent, il n' y a donc pas, en général, à songer à un rétablissement véritable de la vision binoculaire et le but que poursuit l'opération est purement esthétique.

Notons, en terminant, que dans certaines formes d'amblyopie, centrale ou seulement périphérique, chez des sujets nerveux, des hystériques, on peut rencontrer simultanément une *hyperesthésie*, une vive sensibilité à la lumière, accompagnée de contractions cloniques des paupières et de spasme de l'accommodation. Des verres fumés d'une teinte plus ou moins accusée, ou encore des verres jaunes, permettent parfois, dans ces cas, le rétablissement d'une vision normale.

Pour ce qui regarde le *traitement* des amblyopies et amauroses en général, on devra se guider sur l'étiologie, afin de combattre, tout d'abord, la cause qui a provoqué l'affection oculaire. Localement, on s'adressera aux moyens capables de stimuler les fibres nerveuses, injections sous-cutanées de strychnine à la tempe, applications de courants continus à travers les tempes et derrière les oreilles, inhalations de nitrite d'amyle, etc.

ARTICLE II

RÉFRACTION DE L'ŒIL. — EMMÉTROPIE. — HYPERMÉTROPIE. — MYOPIE MYOPIE PROGRESSIVE. — ASTIGMATISME

Réfraction de l'œil.

Dans ce chapitre, nous considérons l'œil à l'état de repos, l'accommodation étant supposée abolie et ne pouvant intervenir pour accroître la force réfringente de l'œil. Cet organe est donc envisagé, ici, comme un appareil d'optique, incapable de se modifier. Dans ces conditions de réfraction *statique*, si nous supposons des rayons parallèles, émanant d'un objet situé à l'infini et pénétrant dans l'œil, il pourra se présenter que ces rayons, en faisant foyer, donnent une image nette de cet objet *sur* la couche sensorielle de la rétine, ou *en arrière* de celle-ci, ou, enfin, *en avant*. Dans le premier cas, on a affaire à l'œil type, l'œil *emmétrope;* dans le second

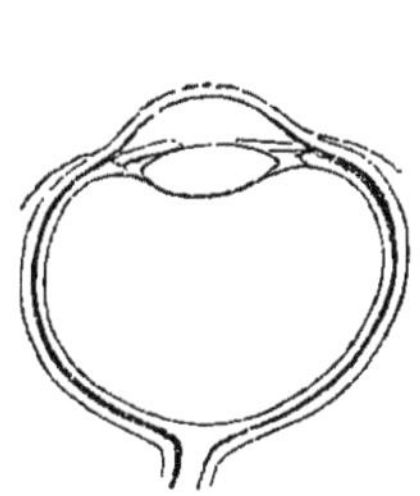

Fig. 545. — Œil emmétrope.

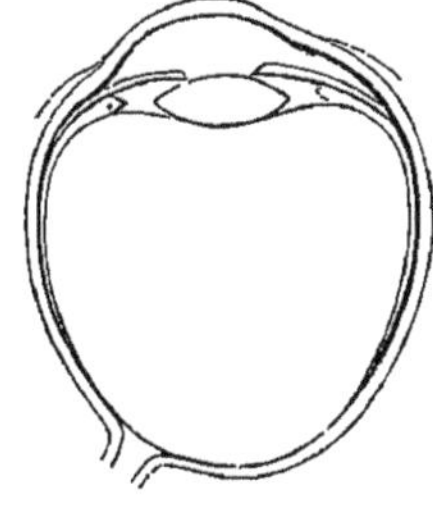

Fig. 546. — Œil myope.

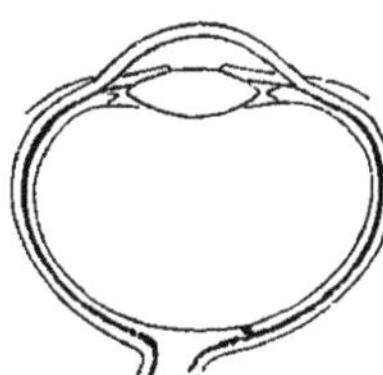

Fig. 547. — Œil hypermétrope.

l'œil est *hypermétrope;* dans le troisième, il est *myope*. Ce sont ces trois conformations de l'œil, représentées figures 545, 546 et 547 (d'après Donders), que nous avons à étudier successivement.

Emmétropie.

L'œil emmétrope (fig. 545) est un œil qui, au repos de son accommodation, se trouve adapté pour des rayons parallèles (φ'' fig. 548). Chez l'emmétrope, le point le

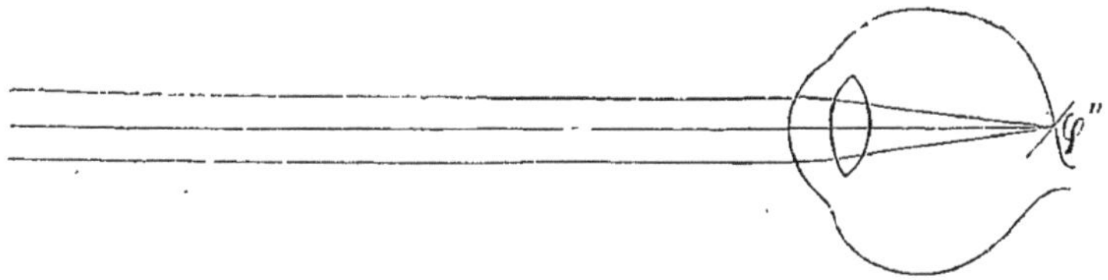

Fig. 548.

plus éloigné de la vision distincte, c'est-à-dire le *punctum remotum*, se trouve ainsi situé à l'infini.

La méthode subjective courante, pour reconnaître le mode de réfraction d'un œil, repose sur l'influence qu'exercent, sur la vue, les verres convexes ou concaves des boîtes d'essai (1). Cette influence est appréciée à l'aide des tableaux d'acuité visuelle, celle-ci étant mesurée simultanément avec la réfraction.

(1) Pour le numérotage de ces verres, on a adopté comme unité de réfringence, ou *dioptrie*, la lentille d'un mètre de foyer, celle-ci portant le n° 1. Les n°s 2, 4, etc., correspondent ainsi à des lentilles de 50, de 25 centimètres de foyer, etc. Grâce à l'adoption du système métrique, les calculs, relatifs à des additions ou soustractions de verres, sont devenus d'une extrême simplicité; tandis qu'autrefois, alors que l'unité était la lentille d'un pouce de foyer, ces mêmes calculs devaient porter sur des fractions. Si, pour simplifier le calcul, on admet que le mètre contient 36 pouces, on peut dire que, dans le nouveau système, le n° 1 équivaut à l'ancien 36; le 2, au 18; le 3, au 12; le 4, au 9; le 5, au 7; le 6 se trouve être commun aux deux systèmes. De même, six dioptries correspondront à un verre d'un foyer de 6 pouces; douze dioptries, de 3 pouces; dix-huit dioptries, de 2 pouces, etc.

Chez l'emmétrope, la vision est constamment troublée lorsqu'on superpose à l'œil un verre convexe; mais, si l'on n'a pas préalablement paralysé l'accommodation, par l'instillation d'un mydriatique puissant, le pouvoir divergent de verres concaves faibles sera aisément compensé par un effort d'accommodation. Il en résulte que, dans les conditions ordinaires d'examen, le sujet disposant de son accommodation, l'emmétrope est celui dont la vision est troublée par l'emploi des verres convexes, alors que les verres concaves faibles ne troublent pas nécessairement la vue, mais, du moins, n'améliorent en rien l'acuité visuelle, des verres concaves forts la diminuant ordinairement.

Hypermétropie.

Pour que des rayons puissent se réunir sur la rétine d'un hypermétrope (fig. 547), qui n'use pas de son accommodation, il faut que ces rayons abordent l'œil en convergeant, car des rayons parallèles se réuniraient au delà de la rétine (en φ'', fig. 549). Un œil hypermétrope est donc adapté pour des rayons convergents. Ces rayons pro-

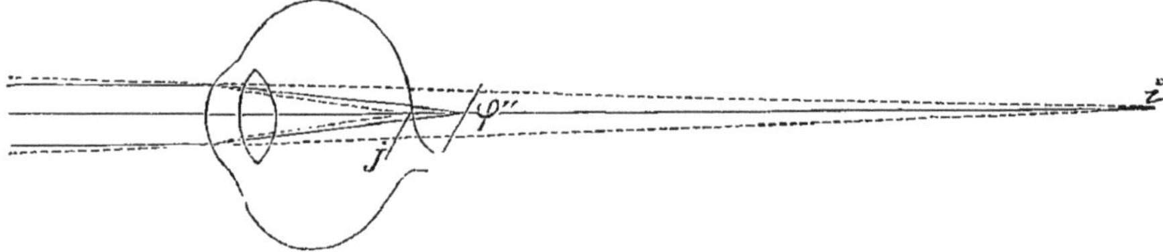

FIG. 549.

longés ne pouvant se réunir que derrière l'œil (*i*, fig. 549), il en résulte que, chez l'hypermétrope, le *punctum remotum* est négatif et se trouve en *arrière* de l'œil, à une distance du centre optique (point nodal) représentée par la longueur focale de la lentille qui corrige l'hypermétropie, c'est-à-dire qui adapte l'œil pour des rayons parallèles, en leur donnant la convergence voulue pour que ces rayons fassent leur foyer sur la rétine (*j*, fig. 549). Chez un hypermétrope de 4 dioptries, le *punctum remotum*, négatif, se trouve ainsi à 25 centimètres du point nodal, soit à 25 centimètres 1/2 environ en arrière de la cornée.

La cause habituelle de l'hypermétropie, s'opposant à ce que des rayons parallèles se réunissent sur la rétine, c'est l'exiguïté de l'axe antéro-postérieur de l'œil, c'est-à-dire l'aplatissement d'avant en arrière de l'organe (fig. 547). Outre cette *hypermétropie axile*, il peut aussi, par exception, se présenter des yeux hypermétropes, dont le défaut de réfringence est la conséquence d'un aplatissement de la cornée, qui présente un rayon de courbure agrandi (*hypermétropie de courbure*).

Une réduction très marquée dans la réfringence d'un œil est encore produite par l'absence du cristallin (aphakie), telle qu'on l'observe, en particulier, après l'extraction de la cataracte. Dans ce cas, la perte de réfringence peut être évaluée à environ 10 dioptries; ou, du moins, elle est habituellement compensée par un verre sphérique convexe + 10.

Grâce au pouvoir accommodateur dont dispose l'œil, l'hypermétropie, si elle n'est pas trop élevée, est corrigée par l'accommodation, et la vision s'exerce avec la même netteté que chez un emmétrope; mais, si on place devant l'œil un verre convexe qui n'excède pas l'hypermétropie, l'accommodation se relâche d'autant, et l'acuité visuelle reste la même qu'antérieurement. Si, au contraire, l'hypermétropie est forte, ou le pouvoir accommodateur faible, une vision nette ne pourra se produire qu'avec le secours d'un verre convexe. Un œil est donc hypermétrope lorsque, expérimentant avec le tableau d'acuité visuelle, on constate que l'interposition devant l'œil d'un verre convexe, si faible qu'il soit, conserve le *même degré* de vision ou donne une *amélioration* de la vue. Le verre convexe *le plus fort* que supporte un œil hypermétrope, tout en maintenant le *maximum* d'acuité visuelle, mesure l'hypermétropie.

Toutefois, il faut noter que, dans les conditions habituelles d'examen, ce procédé de détermination de l'hypermétropie ne révèle pas, si le sujet est jeune et dispose par conséquent d'un pouvoir accommodateur puissant, la totalité de l'hypermétropie, mais seulement l'*hypermétropie manifeste*, attendu que le relâchement de l'accommodation est incomplet. Pour obtenir l'*hypermétropie totale*, il faut de toute nécessité, chez les jeunes sujets, ne procéder à l'examen qu'après des instillations répétées d'un mydriatique très actif. La différence, entre l'hypermétropie totale et l'hypermétropie manifeste, représente l'*hypermétropie latente*.

La nécessité, où se trouvent les hypermétropes, d'user d'une façon exagérée de leur accommodation, entraîne aisément, lorsqu'ils doivent appliquer leurs yeux sur des objets rapprochés, de la fatigue et parfois aussi des maux de tête. Il arrive même que la vision se trouble, après un certain temps d'application, et qu'un repos plus ou moins prolongé est nécessaire avant que la vue recouvre sa netteté. On fera cesser ces symptômes d'*asthénopie accommodative* (1), en prescrivant, pour le travail rapproché, des verres qui correspondent à l'hypermétropie manifeste.

Pour ce qui regarde la vision éloignée, le plus souvent l'accommodation suffit pour corriger l'hypermétropie et donner une bonne vue à distance, mais dans un certain nombre de cas, chez des sujets jeunes, très hypermétropes, et chez toutes les personnes âgées, atteintes d'une hypermétropie, d'un degré même moyen, il sera aussi nécessaire de donner des verres pour loin. On prescrira à cet effet le verre qui fournit, le plus agréablement pour le malade, la meilleure acuité visuelle, et non le verre le plus fort qu'il peut supporter, sans préjudice pour la vision, comme dans la détermination de l'hypermétropie.

Aphakie. — Dans l'*aphakie*, que cet état résulte d'une luxation du cristallin, ou de l'ablation de cet organe cataracté, la détermination de la réfraction se fait de la même façon que chez l'hypermétrope. Si le sujet était antérieurement emmétrope, on trouve, le plus souvent, après tâtonnements, que le verre + 10 est celui qui fournit la meilleure acuité visuelle. Dans le cas où il aurait existé primitivement une hypermétropie, on arriverait nécessairement à un verre plus fort. Lorsqu'il y avait, au contraire, myopie, antérieurement à l'aphakie, on conçoit que le verre convexe, réclamé pour la vision éloignée, sera d'autant plus faible que la myopie était plus forte. Un très haut degré de myopie (à peu près celle que corrige un verre concave de 18 dioptries) peut même se trouver annulé par l'extraction du cristallin, l'opéré devenant alors emmétrope.

Chez les opérés de cataracte, un astigmatisme plus ou moins élevé étant à peu près constant, il y aura avantage à corriger tout d'abord, avant l'essai des verres sphériques, l'astigmatisme, que l'on mesurera objectivement avec l'astigmomètre (voy. plus loin *Kératoscopie*). La détermination subjective de l'astigmatisme, après

(1) Tout en étant, elle aussi, une véritable asthénopie par épuisement musculaire, on l'appelle *accommodative* par opposition à l'*asthénopie musculaire*, due à un défaut d'action des muscles droits internes (voy. p. 764).

recherche du verre sphérique fournissant la meilleure vision, ne donne pas toujours, en effet, un résultat satisfaisant, les réponses de l'opéré étant souvent incertaines, d'une part, à cause du degré élevé de l'astigmatisme, et, d'autre part, parce que la vision, à une époque encore rapprochée de l'opération, n'est habituellement pas assez parfaite pour que l'on puisse compter sur des indications précises.

A mesure qu'on s'éloigne de l'époque où l'opération a été pratiquée, l'astigmatisme opératoire, qui résulte d'un redressement du méridien vertical (extraction pratiquée en haut ou en bas) et d'un excès de courbure équivalent du méridien horizontal, tend à diminuer progressivement sans toutefois disparaître, du moins habituellement. Il sera donc nécessaire, après un certain temps (plusieurs mois), de réviser les lunettes des opérés de cataracte. On trouvera alors que, pour une réduction de *deux* dioptries d'astigmatisme, le verre sphérique devra être accru d'*une* dioptrie; ce qui se comprend aisément si l'on songe que, sur ces deux dioptries d'astigmatisme, une dioptrie revenait au redressement du méridien vertical et une dioptrie à l'excès de courbure du méridien horizontal.

L'accommodation faisant nécessairement défaut dans l'aphakie, on devra, pour la vision rapprochée, prescrire des lunettes représentant la somme du verre qui corrige l'hypermétropie et d'un second verre d'un foyer égal à la distance pour laquelle on veut adapter l'œil. Ainsi un verre + 10 donnant la meilleure acuité visuelle à distance, il faudra, pour permettre l'adaptation de l'œil à $0^m,25$, faire usage de lunettes + 14, un foyer de 25 centimètres correspondant à une lentille de 4 dioptries.

MYOPIE

Les seuls rayons, qu'un œil myope (fig. 546) puisse réunir sur sa rétine, sont ceux qui pénètrent dans cet œil en divergeant, attendu que des rayons parallèles feraient leur foyer trop tôt, c'est-à-dire en avant de la rétine (en φ'', fig. 550). On peut donc dire qu'un œil myope est un œil adapté pour des rayons divergents,

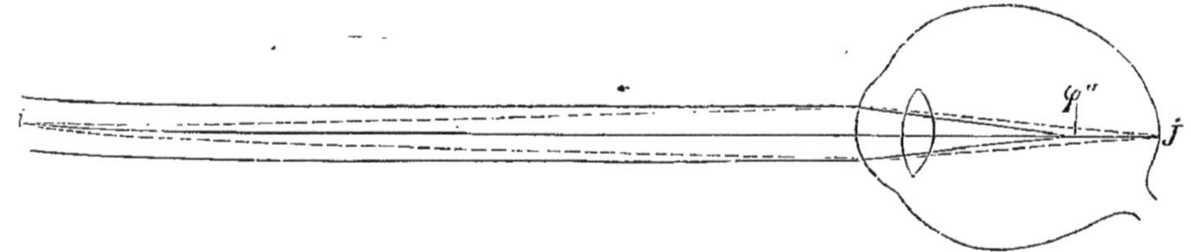

Fig. 550.

autrement dit des rayons émanant d'un point situé en avant de l'œil, à une distance variable (*i*, fig. 550). Le *punctum remotum*, positif, occupe ainsi, *en avant* de l'œil, un point correspondant à la distance focale de la lentille concave qui corrige la myopie, en donnant aux rayons parallèles la divergence nécessaire à leur réunion sur la rétine (*j*, fig. 550). Il en résulte que, chez un myope de cinq dioptries, le *punctum remotum* est situé à 20 centimètres en avant du point nodal, ou à 19 centimètres et demi, à peu près, en avant de la cornée.

Contrairement à ce qui se passe chez l'hypermétrope, la cause ordinaire de la myopie est un excès de longueur de l'axe antéro-postérieur de l'œil (fig. 546). Mais indépendamment de la *myopie axile*, on rencontre parfois une *myopie de courbure*, résultant d'une plus grande convexité de la cornée, dont le rayon est rapetissé. Enfin, la myopie peut encore être la conséquence d'un pouvoir réfringent plus accusé des milieux de l'œil, comme on l'observe, en particulier, lorsque le cristallin commence à subir la transformation cataracteuse.

Il y a myopie chaque fois que l'on constate une amélioration de l'acuité visuelle en superposant à l'œil un verre concave, et le verre concave *le plus faible*, qui fournit la meilleure acuité visuelle, mesure la myopie. Il est nécessaire, dans la détermination de la myopie, de s'en tenir au verre *le plus faible* qui donne la meilleure vue, et cela, à cause de l'intervention de l'accommodation, qui peut annuler l'excès de divergence que donne, aux rayons, un verre excédant la myopie.

Les myopes ont constamment besoin de verres pour voir nettement de loin ; mais, si l'on redoute la progression de la myopie, il sera prudent de ne prescrire que des verres inférieurs à la myopie. Pour la vision rapprochée, des verres concaves ne seront nécessaires que si le *punctum remotum* est inférieur à 33 centimètres, c'est-à-dire si la myopie excède trois dioptries. Dans ce cas, il est de règle de corriger la moitié de la myopie. Toutefois, si l'on voulait adapter un œil myope pour une distance déterminée, la correction devrait être telle qu'on ne laisserait subsister, de la myopie, qu'une partie correspondante à un *punctum remotum* égal à cette distance. Ainsi un myope de cinq dioptries, ayant besoin de voir nettement à 50 centimètres (pour le piano, par exemple), devra porter un — 3. En outre, l'existence d'un strabisme divergent latent, cause si fréquente, chez les myopes, d'*asthénopie musculaire* (p. 764), oblige, pour la vision de près, à faire un usage presque constant de verres prismatiques à base interne, que l'on combine aux verres concaves si ceux-ci doivent être simultanément employés (voy. l'article *Strabisme latent*, p. 764).

Optomètres. — Nous n'avons signalé, comme méthode subjective de détermination de la réfraction, que l'emploi des verres des boîtes d'essai, dont on contrôle l'influence sur le tableau d'acuité visuelle, celle-ci étant simultanément mesurée avec la réfraction. La boîte de verres constitue, en effet, le meilleur *optomètre* dont nous pouvons disposer. On peut seulement reprocher à cette méthode qu'elle entraîne une certaine perte de temps, pour essayer successivement des verres, que l'on change dans la monture d'essai ; en outre, il faut disposer d'un recul d'au moins 5 mètres, pour la distance réclamée par le tableau d'acuité visuelle. Les optomètres, formés, les uns, par une unique lentille convexe, devant laquelle se meut, dans le même tube, l'objet que l'examiné doit voir nettement ; les autres, par une combinaison de verres analogue à la lunette de Galilée ou à la lunette astronomique, présentent certainement des avantages au point de vue de la rapidité de l'examen, mais ils offrent ce grave inconvénient de solliciter la mise en jeu de l'accommodation ; aussi trouve-t-on généralement, avec ces instruments, une réfringence qui dépasse, parfois très notablement, celle de l'œil examiné. Ajoutons encore qu'en général, les optomètres ne sont pas aptes à la mesure de l'acuité visuelle. Malgré ses lenteurs, la méthode, qui repose sur l'essai successif des verres, est donc la seule à laquelle on doit recourir.

MYOPIE PROGRESSIVE

Un degré peu élevé de myopie, ne dépassant pas trois ou quatre dioptries, s'il place le sujet, qui en est atteint, dans un état d'infériorité marquée pour la vision éloignée, en l'obligeant à faire usage de verres s'il veut bien voir, présente du moins cet avantage que la vision rapprochée peut s'exercer avec une faible dépense d'accommodation et sans qu'à un âge avancé les effets de la presbytie se fassent sentir. Au contraire, lorsque la myopie atteint un haut degré, de graves complications (antérieurement étudiées) se montrent aisément dans les parties profondes de l'œil, et ce qui n'était qu'une simple anomalie de réfraction, avantageuse même dans certains cas, devient une maladie redoutable de l'œil.

En général, on ne naît pas myope, mais on apporte en naissant, le plus souvent sous l'influence de l'hérédité, une prédisposition à la myopie. Cette prédisposition consiste en un défaut de résistance de l'enveloppe scléroticale dans la région postérieure de l'œil, jointe à une insertion vicieuse du nerf optique, d'une longueur insuffisante, ayant pour effet de permettre un tiraillement suivi d'une lente distension de cette partie de l'organe, celui-ci tendant à prendre insensiblement, par l'élongation de son axe antéro-postérieur, une forme ovoïde. Les causes occasionnelles qui, grâce à cette disposition congénitale, favorisent le développement de la myopie sont assez nombreuses (voy. *Scléro-choroïdite postérieure*, p. 320).

Il nous faut d'abord signaler l'application prolongée des yeux sur de petits objets, nécessitant des efforts exagérés d'*accommodation*, qui impriment à la choroïde une traction et un déplacement en avant, ce tiraillement étant favorisé par la structure spéciale que prend progressivement, chez le myope, le muscle ciliaire, dans lequel dominent les fibres longitudinales (voy. fig. 153, p. 253). Tout ce qui tend à diminuer la netteté des images, et, par suite, sollicite une vision à une plus courte distance, devient, chez un sujet prédisposé, une cause de développement de la myopie, en l'obligeant à abuser de son muscle accommodateur et en provoquant même un *spasme de l'accommodation*, c'est-à-dire une myopie dynamique qui précède la myopie statique. C'est ainsi que nous devons signaler le défaut d'éclairage, l'application des yeux sur des livres mal imprimés, ou à impression trop fine (les dictionnaires en particulier), les altérations de la cornée, ayant entraîné la formation de taies ou le développement d'un astigmatisme, etc.

Un état congestif de l'œil, provoqué par une mauvaise attitude pendant le travail, lorsque la table trop basse oblige à incliner la tête en avant, surtout si un col trop étroit vient, en outre, contribuer à entraver la circulation, doit aussi être considéré, par suite de l'accroissement de tension intra-oculaire qui en résulte, comme une cause favorisant la distension de l'œil et l'accroissement de la myopie.

Un important facteur, dans le développement de la myopie. résulte des *efforts de convergence*, dont les fâcheux effets se font d'autant plus sentir que la vue est devenue plus courte et que les centres optiques des yeux présentent, entre eux, un plus grand écart, disposition naturellement défavorable pour la convergence. L'action des muscles droits internes, déjà gênée par l'allongement du globe oculaire, devenu moins mobile dans l'orbite, est, en outre, rendue moins efficace par le peu d'étendue de l'angle γ (1), qui chez certains myopes devient même négatif. Dans ces conditions, on conçoit que les droits internes, frappés d'*insuffisance*, devront être soumis à des contractions plus énergiques, que cela n'a lieu dans l'état normal, pour

(1) La figure 551, d'après Donders, représente un œil emmétrope, la figure 552 un œil myope et la figure 553 un œil hypermétrope. « Ces trois figures ont pour objet de montrer la signification de cet angle et, en même temps, la position du centre de mouvement *d*. Toutes trois représentent une section horizontale passant par le nerf optique *n*. I est donc le côté interne de l'œil, et E l'externe : l'axe de la cornée *ga* traverse cette dernière en son milieu, auquel correspond, en réalité, le sommet de l'ellipsoïde cornéen. Par contre, cet axe n'est nullement dirigé sur l'objet fixé, lequel forme image, dans la fossette centrale en *l*, sur la tache jaune. Une ligne droite *ll'*, tirée entre une image rétinienne, située dans la

amener les lignes visuelles à s'entre-croiser sur le point fixé. Or, ces efforts exagérés de convergence, provoquant l'asthénopie musculaire, outre l'inconvénient qu'ils ont de solliciter l'accommodation, ne peuvent s'accomplir qu'en amenant une distension des autres muscles de l'œil et, en particulier, des *droits externes :* il en résultera que l'œil, comprimé entre les muscles qui l'enveloppent, tendra à s'allonger en arrière, c'est-à-dire vers le point où les muscles et la capsule de Tenon ne mettent pas obstacle à son extension. Notons encore que la résistance de cette partie de l'œil va en s'amoindrissant à mesure que la distension s'accuse, attendu que celle-ci a pour effet, en entraînant le nerf optique et en dissociant ses gaines, de disjoindre

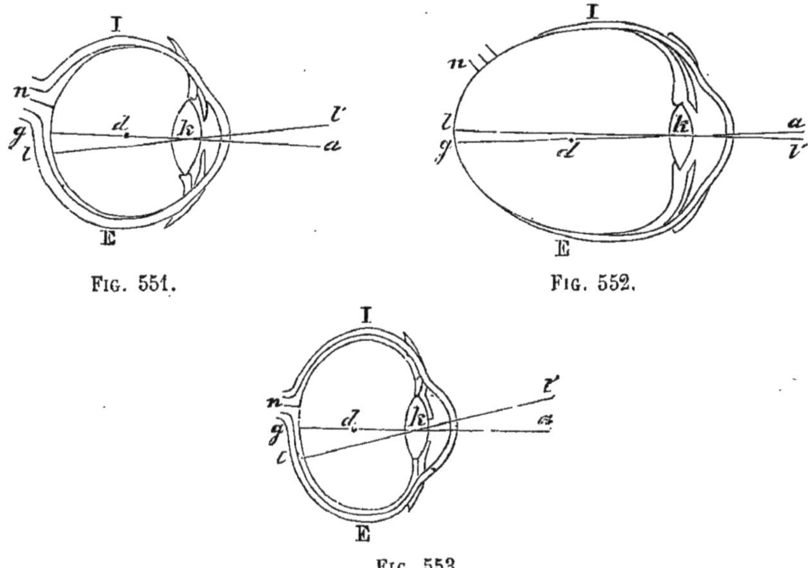

Fig. 551. Fig. 552.

Fig. 553.

les feuillets de la sclérotique entre lesquels vient empiéter l'espace intervaginal (voy. fig. 75, p. 632).

Si nous ne pouvons agir d'une façon directe sur la faiblesse congénitale de l'enveloppe de l'œil, il est du moins en notre pouvoir de combattre les causes occasionnelles qui amènent le développement de la myopie. C'est ainsi que l'on devra veiller à ce que les salles d'école soient amplement éclairées, soit dans la journée, soit le soir. La lumière devra venir du côté gauche, par rapport à l'élève, ou des

fossette centrale, et l'objet correspondant est appelée ligne visuelle, et nous voulons admettre qu'elle coupe l'axe cornéen au point nodal commun *k*. En conséquence, l'angle *l'ka* est compris entre l'axe de la cornée et la ligne de vision, dans le méridien horizontal. Dans le méridien vertical, il est ordinairement beaucoup plus petit ; mais il est sans relation avec l'objet de cette étude. Dans l'œil emmétrope, la ligne de vision traverse la cornée en dedans de l'axe de cette dernière. Ce fait, déjà démontré par Senff, fut vérifié sur un petit nombre d'yeux, par Helmholtz et Knapp. Je l'ai observé constamment sur plus de cinquante yeux. J'avais cependant, à une époque antérieure, constaté que, chez les myopes, l'angle *l'ka* est plus petit que chez les emmétropes et que, dans les plus hauts degrés de myopie, la ligne visuelle peut traverser la cornée même en dehors de l'axe de cette dernière. Je poursuivis, en collaboration avec le docteur Doyer, ces recherches, qui démontrèrent que, dans l'hypermétropie, l'angle *l'ka* est, contrairement à ce que j'avais trouvé pour la myopie, particulièrement grand. »

deux côtés à la fois, afin que la main qui écrit ne fasse pas ombre sur le cahier. Les livres à fins caractères, ou imprimés avec une encre pâle, seront proscrits. Les tables devront être munies de pupitres, placés à une hauteur telle, qu'une distance de 25 à 30 centimètres les sépare des yeux des élèves, alors que ceux-ci se tiennent droits, sans inclinaison marquée de la tête. La circulation de retour de la tête sera laissée libre par l'usage de cols amples, n'exerçant aucune compression sur le cou.

Lorsque, en dépit des précautions énumérées ci-dessus, la myopie fait son apparition, on devra se conformer, pour le choix des verres, aux indications données dans le chapitre précédent. L'accroissement de la myopie est-il rapide ? Il faut, sans hésitation, faire interrompre au jeune myope ses études et le soumettre, pendant deux à trois mois, à une cure d'instillations d'un mydriatique, ayant pour effet de placer, autant que possible, le muscle ciliaire dans un état de repos absolu. Toute insuffisance des muscles droits internes sera combattue par l'usage des verres prismatiques ; mais, si ceux-ci ne réussissent pas à faire disparaître les symptômes de l'asthénopie musculaire, on devra recourir à une ténotomie restreinte (voy. p. 774) ou à l'avancement capsulaire (voy. p. 778). Ces mêmes opérations seront pratiquées d'emblée, chez les myopes présentant une insuffisance marquée des muscles droits internes, lorsque la myopie aura une tendance à faire de rapides progrès.

ASTIGMATISME

Lorsque les surfaces et les milieux de l'œil présentent une parfaite régularité de courbure et de réfringence, on ne peut avoir affaire qu'aux trois états de réfraction précédemment étudiés, mais il peut se présenter qu'un même œil offre, suivant ses méridiens, une réfraction différente : il y a alors *astigmatisme*.

Voici comment le professeur Gavarret (*Bulletin de l'Acad. de méd.*, XXXII, p. 872) a défini d'une façon très lucide ce quatrième type de réfraction :

« Dans un œil normalement constitué, les surfaces de séparation des milieux réfringents sont assez régulières pour que, sans erreur sensible, on puisse les considérer comme des surfaces de révolution autour de l'axe optique. Dès lors la puissance de l'appareil dioptrique est sensiblement la même dans tous les méridiens ; à la distance d'accommodation, un point lumineux donne sur la rétine une image qui se réduit à un point ou du moins à une tache de diffusion *circulaire*, de diamètre excessivement faible, et toute droite tracée sur un plan perpendiculaire à l'axe de l'œil peut être vue *nettement*, quelle que soit sa direction. En résumé, la lumière, dans sa marche à travers les milieux transparents d'un œil normal, obéit aux mêmes lois que dans les appareils, dioptriques ordinaires.

« Les nombreuses mesures exécutées par les physiciens et par les physiologistes nous ont appris que, dans un grand nombre de cas, la courbure des surfaces de séparation des milieux transparents de l'œil varie sensiblement d'un méridien à l'autre, et que ces surfaces ne sont pas centrées sur l'axe optique. Ce vice de conformation de l'œil, cette asymétrie des surfaces réfringentes, par rapport à l'axe optique, d'où résulte une inégale puissance de l'appareil dioptrique dans ses divers méridiens, constitue l'amétropie étudiée, par les auteurs modernes, sous le nom d'*astigmatisme*. On désigne sous la dénomination de *méridiens principaux*, les méridiens auxquels correspondent le *maximum* et le *minimum* de courbure ; l'observation montre que ces méridiens principaux sont sensiblement *perpendiculaires* l'un à l'autre.

« Lorsque l'asymétrie des surfaces réfringentes consiste en ce que la courbure, différente dans les divers méridiens, augmente ou diminue *progressivement* d'un méridien principal à l'autre et reste sensiblement constante dans l'étendue découverte d'un même méridien, on dit que l'astigmatisme est *régulier*. Dans ce cas, l'expérience, d'accord avec, le calcul, prouve que l'amétropie peut être corrigée et qu'il suffit de combattre les effets de l'asymétrie des deux méridiens principaux, pour que la correction soit effectuée dans tous les autres méridiens.

« Lorsque la courbure, restant constante dans l'étendue découverte d'un même méridien, ne varie pas d'un méridien principal à l'autre suivant la loi précédemment énoncée, il n'est pas possible de faire disparaître les troubles de la vision; il en est de même lorsque, congénialement ou par suite d'une maladie de l'œil, la courbure varie dans l'étendue découverte d'un même méridien. Ces amétropies, de causes très diverses, sont connues sous le nom collectif et provisoire d'astigmatisme *irrégulier;* elles sont au-dessus des ressources de l'art et nous n'avons pas à nous en occuper.

« Supposons un point lumineux rayonnant vers un œil astigmate et placé sur son axe, tous les rayons qui se meuvent dans les plans des méridiens principaux viennent former foyer sur l'axe, mais à des distances inégales. Évidemment, le foyer des rayons contenus dans le plan du méridien principal à *maximum* de courbure, est plus *rapproché* que celui des rayons contenus dans le plan du méridien principal à *minimum* de courbure. La distance comprise entre ces deux foyers est nommée l'*intervalle focal*. Quant aux rayons incidents situés en dehors de ces deux plans, ils sont réfractés suivant des droites dont aucune ne rencontre l'axe, mais qui sont assujetties à s'appuyer sur les *lignes focales*, c'est-à-dire sur des lignes perpendiculaires à l'axe, menées par le foyer *antérieur* dans le plan du méridien principal à *minimum* de courbure, et par le foyer *postérieur* dans le plan du méridien principal à *maximum* de courbure; ces *lignes focales* sont nécessairement perpendiculaires l'une à l'autre comme les méridiens principaux eux-mêmes.

« L'image d'un point lumineux n'est donc jamais un point, mais une tache de diffusion qui change de forme et d'étendue suivant la position de la rétine; aux extrémités de l'intervalle focal, cette image est une *droite lumineuse;* pour toute autre position de la rétine, cette image est une *tache lumineuse*, *elliptique ou circulaire*, d'autant plus étendue que la rétine est plus éloignée des extrémités de l'intervalle focal (fig. 554).

« Une ligne droite, pour être vue *nettement*, doit nécessairement être comprise

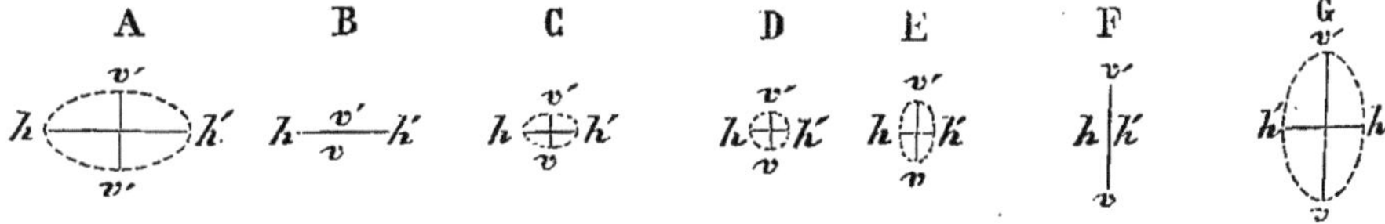

Fig. 554.

dans le plan de l'un des deux méridiens principaux; pour qu'une droite, située dans le plan du méridien principal à *minimum* de courbure, soit vue *nettement*, la rétine doit être au foyer du méridien principal à *maximum* de courbure et réciproquement...

« Pour la commodité du langage, on s'est habitué à dire que l'un des méridiens principaux est vertical et l'autre horizontal; en réalité, dans le plus grand nombre des cas, ces méridiens ne s'éloignent pas beaucoup de cette position, mais le fait est loin d'être constant...

« De ce que nous avons dit de la marche de la lumière dans ce genre d'amétropie, il résulte que :

« 1° Si l'on présente à un astigmate un carton sur lequel sont tracées des lignes noires *en étoile* (fig. 555), les deux lignes perpendiculaires l'une à l'autre et comprises dans les plans des méridiens principaux, pourront *seules* être vues nettement. Suivant l'état de l'accommodation, la vision sera *nette* tantôt pour l'une, tantôt pour l'autre de ces droites, mais *jamais pour les deux à la fois.*

« 2° Si un astigmate regarde un carton blanc sur lequel on a tracé des lignes parallèles, les unes *verticales*, les autres *horizontales* (fig. 556), il pourra voir *nettement*, à volonté et en modifiant son accommodation, les *verticales* ou les *horizontales*, mais sa vision ne sera jamais *nette à la fois* pour les deux systèmes de lignes objectives. »

En résumé, l'astigmatisme est *régulier* si, la réfringence étant la même pour un

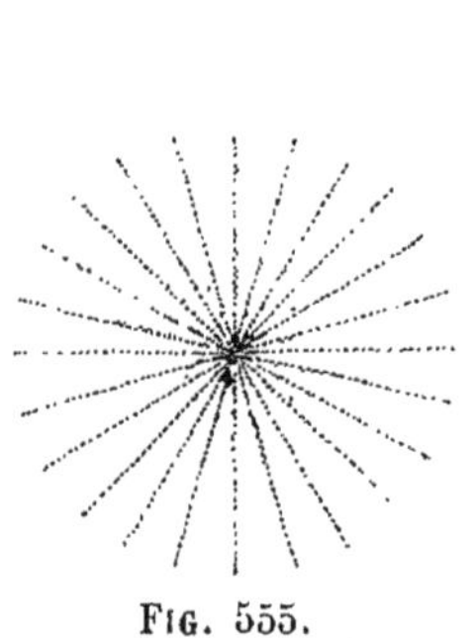

FIG. 555.

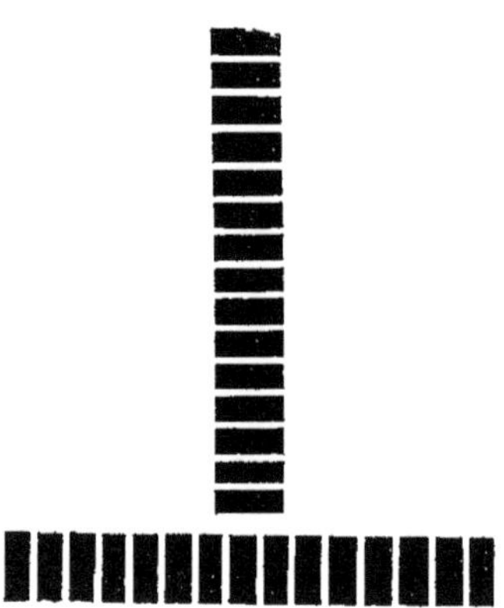

FIG. 556.

méridien pris isolément, la progression ou la décroissance de réfringence est égale d'un méridien à l'autre et s'il existe ainsi deux méridiens extrêmes, perpendiculaires entre eux (*méridiens principaux*), présentant l'un le maximum, l'autre le minimum de réfringence. Dans l'astigmatisme *irrégulier*, les changements de réfringence se font sans ordre déterminé. Tandis que cette dernière forme d'astigmatisme est, en général, acquise et résulte d'anciennes affections de la cornée, ayant, en outre, laissé des défauts de transparence plus ou moins accusés, l'astigmatisme régulier, ordinairement congénital, est en rapport avec un défaut de courbure de la cornée, que transmet à cette membrane une asymétrie de toute la coque de l'œil et même du crâne (de Wecker), défaut qui atteint aussi parfois le cristallin. Toutefois l'asymétrie, que l'on peut rencontrer du côté de la lentille, est plus généralement inverse de celle de la cornée, qu'elle tend à corriger, et résulte d'une contraction inégale du muscle ciliaire ; il s'agit alors, pour le cristallin, d'un astigmatisme dynamique sollicité par l'astigmatisme cornéen, dans le but d'y remédier.

Si, jouissant d'une vue normale (sans astigmatisme), on veut se rendre compte du mode de vision des astigmates et, en même temps, bien comprendre comment on peut corriger cette anomalie de réfraction, on n'a qu'à placer devant l'un de ses yeux, l'autre étant fermé, un *verre cylindrique*, ce genre de verre étant celui que l'on emploie pour la correction de l'astigmatisme, qu'il annule par un mode de réfringence semblable, mais inverse. Prenant, par exemple, un verre cylindrique + 4, dont on dirigera l'axe verticalement, on verra, en jetant un coup d'œil sur la figure formée de rayons, espacés de 15 en 15 degrés, qui sert à l'examen subjectif des astigmates, qu'un seul diamètre reste noir, l'horizontal, tandis que les autres s'effacent d'autant plus qu'on considère une ligne plus voisine de la verticale. Tel est, en effet, l'aspect sous lequel se présente, pour les astigmates, la figure radiaire (fig. 555) que l'on dispose à côté de l'échelle d'acuité visuelle. Après avoir créé artificiellement, dans notre exemple, un astigmatisme, comment celui-ci peut-il être corrigé ? Évidemment, c'est en superposant à notre cylindre + 4, un second cylindre — 4 à axe dirigé dans le même sens, c'est-à-dire verticalement ; à ce moment tous les rayons du cadran apparaissent de nouveau noirs, les deux verres s'étant neutralisés (comme le produit la rotation des deux cylindres mobiles d'égale valeur et de signe contraire qui constituent la *lentille de Stokes*. Ainsi les cylindres correcteurs, dans l'astigmatisme, devront être orientés de telle façon, que leur axe soit perpendiculaire au rayon qui est vu le plus noir, et la correction sera obtenue lorsque, par tâtonnements, on aura trouvé un cylindre qui rende tous les rayons parfaitement noirs.

Ces faits très simples bien connus, on arrivera aisément, pour peu que l'on ait affaire à un sujet attentif, à la détermination subjective de l'astigmatisme (1). La première partie de l'examen se fera comme il a déjà été indiqué, pour reconnaître s'il y a emmétropie ou amétropie. Si l'acuité visuelle, qui se mesure simultanément, ne se montre pas parfaite, il y aura lieu de soupçonner la présence d'un astigmatisme. Laissant alors dans la monture d'essai le verre trouvé, lorsque, dans ce premier examen, une amétropie a été relevée, on s'informera si, sur la figure radiaire, un diamètre se montre plus noir que les autres. La réponse est-elle affirmative, le diagnostic d'astigmatisme est établi. Le patient doit alors préciser quel diamètre lui apparaît avec le plus d'intensité, afin de bien établir l'inclinaison à donner au cylindre correcteur, dont l'axe, comme on le sait, doit être perpendiculaire à la direction indiquée. Celle-ci connue, il ne reste plus qu'à superposer dans la monture d'essai, à double rainure, des cylindres concaves ou convexes, suivant l'inclinaison voulue, jusqu'à ce que tous les rayons se montrent également et parfaitement noirs ; à ce moment, l'astigmatisme sera corrigé et on aura obtenu le maximum d'acuité visuelle.

L'hésitation entre la série concave ou convexe de cylindres ne sera pas de longue durée, car, tandis que l'une tend à corriger l'astigmatisme, c'est-à-dire à rendre les rayons plus égaux, l'autre a un effet inverse. D'ailleurs, si l'on suit exactement, dans la première partie de l'examen, les règles établies pour la correction de l'amétropie, en cherchant, pour la meilleure vision possible, le verre convexe le plus fort, dans le cas d'hypermétropie, et le verre concave le plus faible, dans le cas de myopie, on n'aura guère, dans la seconde, à faire usage que de cylindres concaves. Notons que, pour une exacte détermination de l'astigmatisme, il sera nécessaire, après avoir fait choix du meilleur cylindre, de vérifier à nouveau le verre sphérique, en s'aidant, cette fois, du tableau d'acuité visuelle ; si une modification doit être apportée au verre sphérique, on contrôlera encore une fois le verre cylindrique.

L'astigmatisme peut être *simple*, c'est-à-dire corrigé par un simple cylindre concave ou convexe, l'un des méridiens principaux étant emmétrope et l'autre myope

(1) Pour la détermination objective de l'astigmatisme, nous renvoyons aux articles *Ophthalmoscopie* et *Kératoscopie*.

ou hypermétrope. Il est *composé*, lorsque les deux méridiens principaux sont à la fois myopes ou hypermétropes et qu'un verre sphérique doit être adjoint au cylindre de même signe. Enfin, on a affaire à un astigmatisme *mixte*, si les deux méridiens principaux sont l'un myope et l'autre hypermétrope; c'est ce qui se présente dans les cas où le cylindre étant de signe contraire au verre sphérique, le premier est plus fort que le second. Quelle que soit la variété d'astigmatisme à laquelle on ait affaire, en général on trouve la plus forte réfraction dans le sens vertical et la plus faible dans le sens horizontal. Mais cette règle souffre de nombreuses exceptions, et le méridien le plus réfringent, au lieu d'être vertical, ou, du moins, plus ou moins voisin de la verticale, peut affecter toutes les inclinaisons et se rapprocher de l'horizontale, ou concorder avec cette direction (astigmatisme contraire à la règle).

Quant aux verres à donner aux astigmates, on suit, ici, les règles indiquées pour l'hypermétropie et la myopie; mais, quelle que soit la combinaison prescrite, le cylindre doit toujours s'y retrouver intégralement.

ARTICLE III

ACCOMMODATION. — AMPLITUDE D'ACCOMMODATION. — PRESBYTIE PARALYSIE ET SPASME DE L'ACCOMMODATION

Accommodation.

Après avoir étudié la réfraction de l'œil considéré à l'état de repos, c'est-à-dire la réfraction *statique*, nous devons maintenant envisager cet organe au point de vue du pouvoir qu'il possède, grâce au mécanisme de l'accommodation, d'accroître sa réfringence et d'acquérir, ainsi, une réfraction *dynamique*, semblable à celle qui résulterait de l'addition d'une lentille convexe. Le phénomène de l'accommodation s'accomplit, ainsi que l'a découvert Helmholtz, et comme l'ont confirmé les expériences de Hansen et Vœlckers, par suite de l'action du muscle ciliaire (voy. p. 252), qui, en se contractant, attire son extrémité postérieure vers sa partie antérieure, fixe. Le ligament suspenseur et tenseur du cristallin, la zone de Zinn, se trouve ainsi déplacé en avant, et la lentille, obéissant à l'élasticité de ses fibres, devient plus convexe, surtout à sa surface antérieure.

Cet accroissement de convexité des faces du cristallin est démontré par la comparaison des *images*, dites de *Purkinje* et *Sanson*, pendant le repos de l'œil et pendant l'accommodation. Une bougie placée à côté de l'œil, de façon à former avec la ligne visuelle un angle de 30 degrés environ, donne pour l'observateur, symétriquement placé du côté opposé à la bougie, trois petites images de la flamme qui apparaissent dans la pupille (fig. 557). La plus brillante est celle qui est située du côté de la flamme; elle est la moyenne comme grandeur. Cette image, droite, est fournie par la surface convexe de la cornée. La seconde image, également droite, est moins lumineuse que la première; elle est la plus grande, attendu que la face antérieure du cristallin, qui la produit, est moins convexe que la cornée. Quant à la troisième image, la plus rapprochée de l'observateur, elle est la plus petite et la plus pâle; en outre, elle est renversée, par la raison qu'elle est fournie par la surface postérieure du cristallin. Or, si l'on fait fixer au sujet un objet rapproché, il arrive que l'image de la cornée ne subit aucune variation, tandis que l'image, donnée par la face antérieure du cristallin, se rapetisse et devient plus voisine de celle de la cornée, et que l'image renversée, correspondant à la face cristallinienne postérieure, apparaît un peu plus petite, mais sans subir de modification dans son emplacement. Il faut en conclure que, pendant l'accommodation, la surface antérieure du cristallin s'est portée en avant et est devenue plus convexe, et que la surface postérieure, sans se déplacer, a augmenté légèrement de convexité. L'augmentation de courbure de la face antérieure du cristallin, pendant l'accommodation, fut reconnue, d'abord, par Max Langenbeck, puis confirmée par Donders et Cramer; mais c'est Helmholtz qui trouva que la surface cristallinienne postérieure participait aussi à l'accroissement de convexité du cristallin (1).

(1) Voici comment Donders s'exprime sur ce mécanisme : « En premier lieu, pour ce qui concerne la courbure nous savons que les miroirs convexes produisent en arrière, et les miroirs concaves en avant de la surface réfléchissante, une image diminuée, et que les grandeurs de ces images sont d'autant plus petites que le rayon de courbure est plus court. On peut le voir aisément, en comparant les images réfléchies d'une flamme formées par des lunettes biconvexes, taillées avec des rayons différents. On voit alors une image réfléchie droite, derrière la face antérieure du verre, et une image renversée devant le verre : toutes deux sont d'autant plus petites, que les surfaces du verre employé sont plus convexes. L'image droite postérieure est formée par la réflexion sur la surface antérieure du verre ; l'image renversé, antérieure est formée par la réflexion sur la surface postérieure, ou, pour parler plus correctement, sur la surface concave de l'air contigu à la surface postérieure convexe. Or, la surface antérieure du cristallin agit comme un miroir convexe ; la surface postérieure, ou plutôt la surface antérieure de l'humeur vitrée qui y correspond, représente un miroir concave. Les images réfléchies sont faibles, parce que, la différence entre la réfringence des fluides de l'œil et celle du cristallin étant peu accusée, la réflexion n'est pas considérable. On peut cependant les distinguer facilement lorsqu'on tient une flamme brillante, d'un côté de l'œil, et qu'on regarde dans l'organe, de l'autre côté.

« Si une ligne, menée de la flamme à l'œil, forme un angle d'environ 30 degrés avec l'axe de la vision, et si l'on regarde dans l'œil de l'autre côté, sous un angle également de 30 degrés avec ce même axe, on voit les trois petites images l'une à côté de l'autre dans le plan de la pupille (fig. 557). A, représente leur situation dans l'œil accommodé pour

A

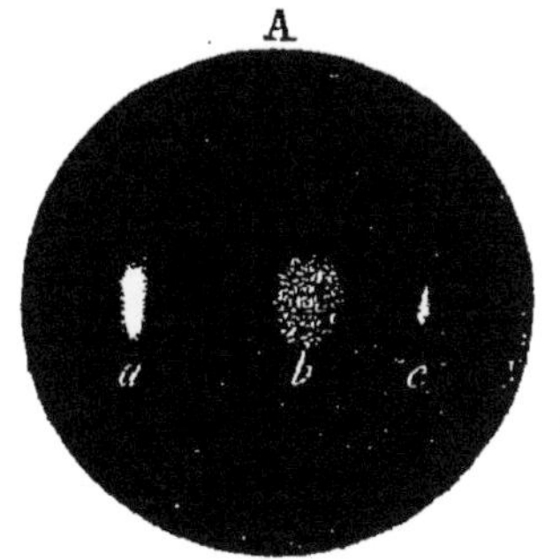

B

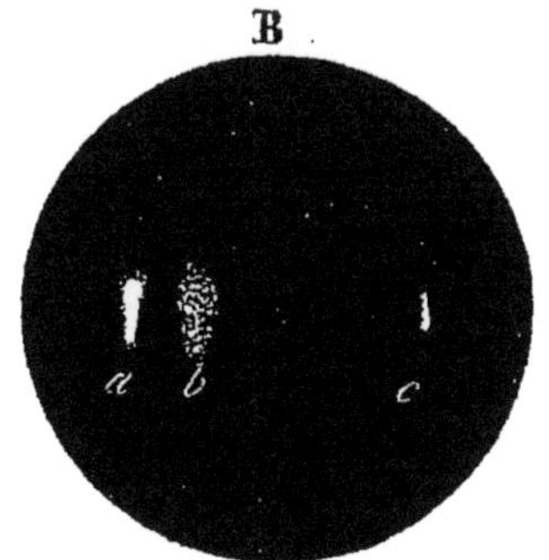

Fig. 557.

les objets éloignés ; B, dans l'œil accommodé pour les objets rapprochés. Dans les deux, *a* est l'image réfléchie de la cornée ; *b*, celle de la surface antérieure, et *c*, celle de la surface postérieure du cristallin. Cramer les examina avec un grossissement de dix ou vingt fois. Il se convainquit ainsi que l'image *b*, réfléchie par la face antérieure du cristallin, est, dans l'accommodation pour les objets repprochés, considérablement plus petite ; il en conclut, avec raison, que la convexité de la facé antérieure du cristallin augmente, et partant que son rayon de courbure diminue. Dans la suite, Helmholtz (*Archiv für Ophthalmologie*, Bd. I, A. 2, S. 1), qui, indépendamment de Langenbeck et Cramer, avait découvert le vrai principe de l'accommodation (*Monatsberichte der Akademie zu Berlin*, febr. 1853, S. 137), établit que la petite image renversée *c*, formée par la réflexion sur la surface de l'humeur vitrée, diminue un peu, non seulement de grandeur apparente, mais de grandeur réelle, dans l'accommodation pour les objets

Amplitude d'accommodation.

L'*amplitude d'accommodation*, c'est-à-dire la somme de réfringence qu'un œil peut se surajouter, en mettant en jeu la totalité de son accommodation, s'exprime

rapprochés, et qu'en conséquence la convexité de la face postérieure du cristallin augmente également, quoique cette augmentation soit très légère.

« Quant au changement de situation des surfaces courbes du cristallin, il peut se déterminer par le changement de place des images réfléchies. Si nous comparons (fig. 557) A et B, nous verrons que, dans B, l'image *b*, réfléchie par la face antérieure du cristallin, est beaucoup plus rapprochée de l'image réfléchie de la cornée *a*, que dans A ; et Cramer en conclut que la face antérieure du cristallin, qui était devenue plus convexe, s'approche aussi de la cornée.

« La figure 558 le montre clairement. AA' est l'axe de la cornée, que nous supposons coïn-

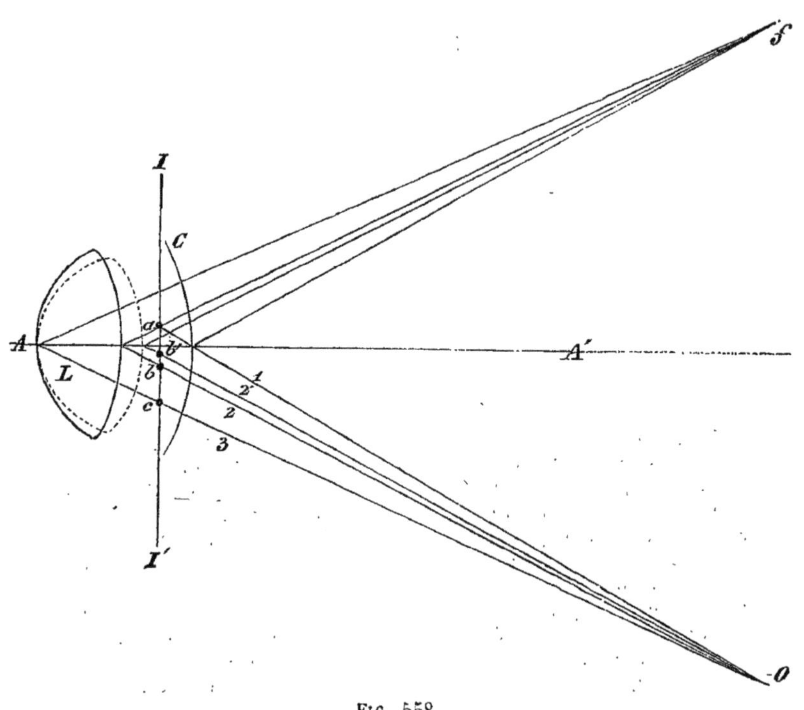

FIG. 558.

cider avec l'axe du cristallin L. Le cristallin a été dessiné sous deux formes : le trait continu représente sa forme dans l'accommodation des objets éloignés ; le trait ponctué, sa forme dans l'accommodation des objets rapprochés. Au point *f* est une lumière ; au point O, l'œil de l'observateur. Les deux points sont disposés de telle sorte que les lignes qui en partent coupent tous les points de l'axe sous des angles semblables.

« Donc les rayons renvoyés par les surfaces réfléchissantes de l'œil observé, aux points où ces surfaces sont coupées par l'axe, arrivent à l'œil de l'observateur.

« On voit, en conséquence, l'image réfléchie de la cornée dans la direction O 1, et (négligeant la réfraction des surfaces situées au-devant) celle de la face antérieure du cristallin dans la direction O 2, celle de la face postérieure dans la direction O 3. Projetées sur le plan I I', elles paraissent l'une à côté de l'autre comme *a*, *b* et *c* (comparez fig. 557, A).

« Si, maintenant, la face antérieure du cristallin avance jusqu'à la ligne ponctuée, la seconde image se voit dans la direction O 2' et se projette sur la surface II', en *b'* ; elle s'est donc par un certain nombre de dioptries, que nous permet de déterminer, connaissant la réfraction statique d'un œil, la recherche de son *punctum proximum*, ou point le plus rapproché pour lequel il peut s'adapter (2).

Le *punctum proximum* se mesure très simplement en recherchant la plus courte distance à laquelle peut être lu un fin caractère (le n° 1 des échelles), ou en se servant d'un petit cadre muni de crins tendus parallèlement (fig. 559) et que l'on rapproche de l'œil tant que ces crins ne se dédoublent pas. Cet instrument est muni d'un ruban, portant une division métrique, et qui sert à mesurer, entre le cadre et l'œil, la distance du *punctum proximum*.

L'œil déployant toute sa force accommodative lorsqu'il s'adapte pour son *punctum proximum*, l'amplitude d'accommodation (A) se trouvera exprimée, chez l'emmétrope, par un nombre de dioptries correspondant à une lentille d'un foyer égal au *punctum proximum :* ainsi un emmétrope, ayant un *punctum proximum* à 20 centimètres, jouira d'une amplitude d'accommodation A = 5. Mais, si le sujet était hypermétrope ou myope, on conçoit qu'il faudrait, à ce chiffre, ajouter l'hypermétropie ou retrancher la myopie. Le *punctum proximum* étant toujours supposé à 20 centimètres, si l'on a affaire à une hypermétropie 2, A ne sera plus 5, mais 7; si, au contraire, il s'agissait d'une myopie 2, A deviendrait 3.

Il ne se présentera de difficultés, pour chiffrer l'amplitude d'accommodation, que dans les cas où celle-ci sera trop faible pour obtenir le *punctum proximum;* il

rapprochée de l'image réfléchie *a* de la cornée (comparez fig. 557, B). De ce changement de position, qu'on peut facilement observer, nous concluons donc que, dans l'accommodation pour les objets rapprochés, la face antérieure du cristallin se rapproche de la cornée. Il est vrai que nous ne voyons pas les images *b* et *b'* exactement dans la direction du point où l'axe coupe la surface du cristallin, les rayons incident et réfléchi étant tous les deux réfractés à la surface antérieure de la cornée; mais, en raison de la symétrie de la cornée, qui ne change pas de forme, de la position symétrique de l'œil O, et de la lumière *f* par rapport à l'axe, les déviations ainsi produites sont égales de chaque côté, et notre précédente conclusion n'en est pas atteinte. Si nous déterminons la direction du rayon de la cornée au point où le rayon réfléchi, sur la surface antérieure du cristallin, pénètre dans la cornée et l'abandonne, nous pouvons, connaissant la distance des images *a* et *b*, *a'* et *b'*, calculer a distance de la surface antérieure du cristallin à la cornée.

« Cramer n'observa pas de déplacement de l'image postérieure. Il en conclut que la situation de la face postérieure du cristallin ne variait pas. Cette conclusion était hasardée, tant que on ignorait le degré d'influence du changement de forme du cristallin, dans l'accommodation, sur la place où apparaît l'image *c*. Maintenant, toutefois, depuis que Helmholtz a démontré, par des recherches mathématiques, qu'à la suite d'une compensation accidentelle, cette influence est nulle ou minime, nous sommes autorisé à conclure, de l'invariabilité de position de l'image *c*, que la position de la surface postérieure du cristallin ne varie pas ou varie peu dans l'accommodation.

« Les changements du système dioptrique, observés pour l'accommodation des objets rapprochés, sont donc les suivants : 1° la surface antérieure du cristallin devient plus convexe et se rapproche de la cornée ; ces deux changements sont très marqués ; 2° la surface postérieure du cristallin devient un peu plus convexe, mais néanmoins reste à peu près à la même distance de la cornée. A part les changements décrits, aucune autre modification n'a lieu, pendant l'accommodation, dans le système dioptrique de l'œil. En premier lieu, Knapp a prouvé que, suivant les sujets, les changements de forme que subit le cristallin sont à peu près suffisants pour rendre compte de leur amplitude d'accommodation. En second lieu, je me suis assuré que, même chez les jeunes sujets, lorsqu'il n'y a plus de cristallin, il n'existe pas la plus petite trace du pouvoir d'accommodation.

(2) La formule donnée par Donders est $\frac{1}{A} = \frac{1}{P} - \frac{1}{R}$. Il suffit de connaître la distance R du point le plus éloigné de la vision distincte (*punctum remotum*) et la distance P du point le plus rapproché (*punctum proximum*), pour en conclure l'amplitude d'accommodation.

faudra alors donner artificiellement à l'œil l'accommodation qui fait défaut, en faisant usage d'une lentille convexe; mais du résultat final on retranchera, bien entendu, la valeur de cette lentille. Ainsi, dans l'exemple choisi plus haut, si on avait dû employer un verre + 3 pour obtenir un *punctum proximum* à 20 centimètres, A ne serait plus que 2 chez notre emmétrope, 4 chez notre hypermétrope et 0 chez notre myope.

Le *punctum proximum* et, par suite, l'amplitude d'accommodation peuvent être mesurés sur un œil isolément, ou sur les deux yeux à la fois, de façon à obtenir l'amplitude *absolue* d'accommodation ou l'amplitude *binoculaire*. On peut encore se proposer de rechercher, bien que l'accommodation soit assez étroitement liée à la convergence des lignes visuelles, dans quelles limites peut varier l'accommodation pour un degré déterminé de convergence : on a alors ce que l'on désigne sous le nom d'amplitude *relative* d'accommodation.

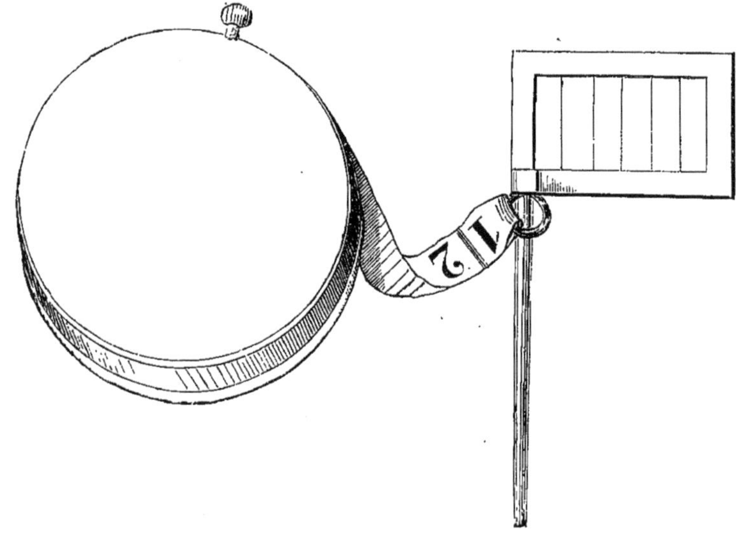

FIG. 559.

Le mécanisme de l'accommodation reposant, en dehors de l'action musculaire, sur l'élasticité du cristallin, on conçoit que, lorsque, avec les progrès de l'âge, cet organe perd sa souplesse, l'amplitude d'accommodation doit décroître progressivement. Cette décroissance du pouvoir accommodateur s'opère avec une certaine régularité, et cela, indépendamment de la conformation de l'œil, et l'on peut, en consultant le tableau suivant, emprunté à Donders, prévoir, pour un âge donné l'amplitude d'accommodation normale :

A 10 ans, A équivaut à	14	dioptries.
— 15 — —	12	—
— 20 — —	10	—
— 25 — —	8,50	—
— 30 — —	7	—
— 35 — —	5,50	—
— 40 — —	4,50	—
— 45 — —	3,50	—
— 50 — —	2,50	—

A 55 ans, A équivaut à	1,75	dioptries.
— 60 — —	1	—
— 65 — —	0,75	—
— 70 — —	0,25	—
— 75 — —	0	—

Grâce à ce tableau, il nous sera toujours possible, dans chaque cas, de nous rendre compte si un œil présente une amplitude d'accommodation normale, même lorsqu'un des deux yeux faisant défaut, une comparaison ne pourra être établie avec un organe sain.

Presbytie.

A mesure que l'on avance en âge et que l'amplitude d'accommodation décroît, c'est-à-dire que le punctum proximum s'éloigne de l'œil, la vision de fins objets devient moins parfaite, puisque ceux-ci, pour être vus distinctement, doivent être tenus moins près de l'œil, en fournissant alors une image plus petite. Pour qu l'application des yeux puisse être soutenue sans fatigue, l'amplitude d'accommodation ne doit même pas être déployée en totalité, mais il est nécessaire qu'une certaine fraction de celle-ci soit gardée en réserve.

Une véritable faiblesse dans la vision rapprochée, ou *presbytie*, apparaît lorsque le punctum proximum s'éloigne au delà de 25 centimètres. Cette faiblesse est tout d'abord minime et ne se révèle, par de la fatigue (asthénopie accommodative), que si, à cause du genre d'occupations du sujet, les yeux doivent être appliqués d'une façon prolongée sur des objets dont la ténuité oblige qu'on les rapproche notablement.

Plus tard, toute application des yeux à petite distance, comme la lecture de caractères ordinaires, devient impossible, sans le secours de verres propres à suppléer au défaut d'accommodation, c'est-à-dire de verres convexes.

Chez l'emmétrope, les effets de la presbytie se font sentir vers quarante-cinq ans, au moment où l'amplitude d'accommodation n'atteint plus que 3,50 dioptries. De même que l'on a pu dresser un tableau d'amplitude d'accommodation pour les divers âges, il a été facile de prévoir quelle quantité de réfringence il faut artificiellement rendre à l'œil, pour remédier à la presbytie croissante avec les années. Les verres, à prescrire aux *emmétropes presbytes*, sont même aisés à tenir en mémoire, si l'on se souvient qu'à quarante-cinq ans on doit donner des lunettes convexes d'une demi-dioptrie, et qu'il est nécessaire d'accroître ces verres d'une demi-dioptrie tous les cinq ans; on a ainsi le tableau suivant :

A 45 ans, A équivaut à	0,50	dioptries.
— 50 — —	1	—
— 55 — —	1,50	—
— 60 — —	2	—
— 65 — —	2,50	—
— 70 — —	3	—
— 75 — —	3,50	—
— 80 — —	4	—
etc.		

Ces chiffres ne sont d'ailleurs qu'approximatifs et les verres doivent être contrôlés avant d'en faire la prescription.

La presbytie dépendant essentiellement de l'emplacement du punctum proximum, on conçoit qu'elle sera très variable suivant la conformation des yeux du presbyte. Les indications du tableau précédent ne se rapportent uniquement qu'à l'emmétrope; mais, dans les cas d'amétropie, on modifiera ces chiffres, chez l'hypermétrope en ajoutant l'hypermétropie, chez le myope, au contraire, en retranchant la myopie. La presbytie n'apparaissant que si le punctum proximum, comme nous l'avons dit plus haut, tombe au delà de 25 centimètres, il en résulte que les myopes ne peuvent devenir presbytes que si leur myopie est inférieure à 4 dioptries. A défaut de toute accommodation, un myope de 4 dioptries se trouvera toujours adapté, en effet, pour une distance de 25 centimètres.

Paralysie et spasme de l'accommodation.

Nous avons déjà, à propos de la mydriase et du myosis (voy. p. 297), donné un résumé anatomique de l'innervation de l'iris et du muscle ciliaire, et indiqué comment un trouble fonctionnel du côté de l'iris peut, dans certains cas, se produire indépendamment de tout retentissement sur le muscle ciliaire. Actuellement, nous n'avons à nous occuper que des troubles concernant le muscle accommodateur.

I. La **paralysie de l'accommodation**, ordinairement, mais non toujours accompagnée de mydriase, se traduit par un éloignement du punctum proximum, qui est plus ou moins accusé suivant le degré de parésie. Si la paralysie est complète, l'œil ne se trouvera plus adapté que par son punctum remotum ; aussi les troubles visuels seront-ils variables suivant la conformation de l'œil affecté. Tandis que, pour l'emmétrope, une vision nette persistera pour les objets éloignés, l'hypermétrope ne verra distinctement à aucune distance. Par contre, un myope, pour peu qu'il présente une myopie assez accusée, 4 dioptries par exemple, ne souffrira que peu d'une paralysie de l'accommodation, même si celle-ci est complète, car son punctum remotum étant très rapproché, à 25 centimètres dans le cas supposé, la vision de près pourra toujours s'exercer sans difficulté marquée, à condition que l'objet soit exactement placé au punctum remotum. La micropsie, dont se plaignent certains malades affectés de parésie de l'accommodation, s'explique par la discordance qui existe entre l'effort et l'effet accommodatif, attendu que la notion de la distance nous est, en partie, fournie par le sentiment de la dépense d'accommodation qui nous est nécessaire pour distinguer un objet, et que celui-ci, se trouvant plus loin que l'effort accommodatif le comporterait, doit apparaître plus petit.

Le diagnostic s'établit aisément, en recherchant l'état de l'amplitude de l'accommodation, suivant les règles indiquées plus haut, et en comparant, dans le cas de paralysie incomplète, le résultat trouvé avec les chiffres indiqués dans le tableau d'amplitude d'accommodation suivant les âges. Si un seul œil est atteint, un excellent point de comparaison nous sera fourni par l'œil sain.

Parmi les causes qui provoquent la paralysie de l'accommodation, il nous faut d'abord signaler l'action des mydriatiques, dont les plus puissants sont la duboisine et l'atropine. La diphthérie est une des causes les plus fréquentes de la paralysie de l'accommodation, qui, alors, atteint presque constamment les deux yeux. Les troubles visuels, auxquels une mydriase n'est pas nécessairement adjointe, apparaissent d'ordinaire pendant la convalescence et sont souvent accompagnés d'une paralysie du voile du palais. La paralysie de l'accommodation peut encore reconnaître pour origine la syphilis ou le rhumatisme ; dans ces cas, elle est ordinairement monolatérale, et l'iris conserve le plus souvent sa motilité.

Le traitement devra d'abord s'adresser à l'affection générale à laquelle on attribue la paralysie de l'accommodation. Chez les syphilitiques, on prescrira les mercuriaux, en frictions ou injections sous-cutanées, et l'iodure de potassium. Dans le rhuma tisme, on aura recours au salicylate de soude ou de lithine. Les convalescents d'angine diphthéritique suivront un régime roboratif, fer, quinquina, etc. Quant au traitement local, il consistera surtout dans l'emploi de l'électricité et des myotiques, ainsi que nous l'avons indiqué au traitement de la mydriase (voy. p. 299).

II. Le **spasme de l'accommodation** a pour effet, sous l'influence de la contraction du muscle ciliaire et de la détente de la zonule qui en résulte, de permettre un accroissement de courbure du cristallin et par suite une augmentation de réfringence de l'œil. Cet état se reconnaîtra aisément en examinant subjectivement la réfraction avant et après atropinisation énergique; ou encore, sans recourir aux mydriatiques, en comparant l'examen subjectif avec l'examen objectif, fourni par l'ophthalmoscope. Toutefois, si le spasme est non *clonique* et seulement sollicité par l'application des yeux, mais *tonique* et permanent, le relâchement de l'accommodation ne se produira pas pendant l'examen ophthalmoscopique, et il faudra nécessairement pour s'éclairer sur la véritable réfraction de l'œil examiné, paralyser préalablement le muscle ciliaire.

Il ne faut pas confondre, chez les jeunes sujets, avec un spasme de l'accommodation, un accroissement de réfringence, qui est physiologique, et qui résulte de la *tonicité* du muscle ciliaire dont les effets se manifestent sur un cristallin souple. C'est à cette influence qu'il faut rapporter l'hypermétropie latente des jeunes hypermétropes; la même cause explique pourquoi, dans les cas de myopie, chez des jeunes gens, nous trouvons une myopie plus faible après atropinisation, comparativement à celle que nous avions obtenue avant l'emploi des mydriatiques. Notons aussi que les emmétropes jeunes sont, en réalité, des hypermétropes à un faible degré, dont l'hypermétropie se révèle à un âge où le cristallin, ayant perdu sa souplesse, n'obéit plus à la simple tonicité musculaire. Ainsi s'explique encore le fait bien connu de la guérison, avec l'âge, de légers degrés de myopie.

A côté de cet état physiologique, il se présente des cas où, sous l'influence d'une application prolongée des yeux, il se manifeste un véritable spasme de l'accommodation, se traduisant par un accroissement de réfringence sensiblement plus élevé, à ce point qu'il n'est pas rare que des sujets, qui, à un examen subjectif, avaient présenté un degré notable de myopie, soient en réalité hypermétropes. En même temps, des phénomènes douloureux s'accusent dans les yeux et la tête, et le travail devient plus ou moins impossible. Pour une raison analogue à celle que nous avons signalée plus haut, les malades accusent parfois de la macropsie.

Dans la myopie, et particulièrement dans la forme progressive, on peut aussi rencontrer un véritable spasme de l'accommodation, donnant lieu à une myopie dynamique notablement plus élevée que la myopie statique. Cet état reconnaît pour cause, dans un certain nombre de cas, une insuffisance marquée des droits internes, l'excès d'impulsion donnée aux droits internes dans la convergence se répercutant sur le muscle ciliaire.

Citons encore le spasme de l'accommodation que l'on voit aisément apparaître, à la suite de traumatismes et de blessures superficielles du globe oculaire, ou même d'inflammations externes variées de cet organe (Samelsohn).

Un certain degré de myosis peut se rencontrer avec le spasme de l'accommodation, mais ces deux états se présentent souvent isolément. On sait que, sous l'influence de l'ésérine, on obtient à la fois un myosis et un spasme accommodatif très accusés, et que ce dernier acquiert particulièrement un haut degré et une durée prolongée, si on a préalablement procédé à une instillation de cocaïne (de Wecker).

Le spasme de l'accommodation se traite par le repos des yeux, auquel on adjoint une cure prolongée avec les mydriatiques. Dans les cas de myopie progressive, on procédera comme nous l'avons indiqué plus haut (voy. p. 919). Si le spasme reconnaissait pour cause une affection du système nerveux central, c'est, bien entendu, de ce côté que devrait surtout être dirigée la médication.

ARTICLE IV

PERCEPTION DE LA LUMIÈRE. — HÉMÉRALOPIE. — NYCTALOPIE

Perception de la lumière.

C'est à la brillante découverte du rouge rétinien, par Boll, et aux travaux de Kühne que nous devons la connaissance de l'action de la lumière sur la rétine. La production des images rétiniennes ne se borne pas à un simple phénomène physique, mais elle s'accompagne d'un acte chimique, entraînant la formation d'une image matérielle, analogue aux images photographiques. La couche dans laquelle se dessinent les images, tracées par la lumière sur la rétine, consiste en une substance rouge (ou plutôt pourpre, suivant Kühne) qui baigne les membres externes des bâtonnets. Sous l'action de la lumière, cette substance, isolée par Kühne, se décolore rapidement, tandis que les parties restées dans l'ombre demeurent colorées; c'est ainsi que Boll a pu, sur des rétines d'animaux, obtenir la reproduction photographique d'une croisée. D'un autre côté, à la faveur de l'obscurité, le pourpre rétinien se reproduit au fur et à mesure de sa destruction, de telle sorte que cette merveilleuse plaque photographique, que porte le fond de l'œil, se reforme sans cesse pour recevoir de nouvelles images. La rénovation du pourpre rétinien doit être rapportée, ainsi que Kühne l'a établi, à l'épithélium pigmenté de la rétine, dont le simple contact, avec une rétine partiellement soulevée, puis décolorée à la lumière, suffit pour la réapparition du rouge, à ce point que la région soumise à l'expérience ne se distingue plus des parties voisines. Cette propriété de la couche épithéliale de reproduire le pourpre rétinien ne cesse pas immédiatement avec la mort, mais persiste tant que subsiste le mouvement nutritif des tissus. Voyons maintenant comment nous pouvons expérimentalement apprécier la sensibilité de l'œil pour la lumière.

Les divers photomètres peuvent être employés à la mesure de la perception lumineuse. Les plus parfaits parmi ces instruments, tels que ceux imaginés par Foerster et par Charpentier, ne peuvent guère trouver place dans un manuel et constituent plutôt des appareils de laboratoire. Parmi les moyens plus simples propres a déterminer la perception de la lumière, nous citerons d'abord les disques rotatifs.

Le *disque de Masson* est formé par une surface blanche sur la périphérie de laquelle est fixé un fragment de secteur noir. La rotation du disque fournit un mélange de blanc et de noir et engendre un gris d'autant plus foncé que le secteur noir est plus grand. On donnera à ce dernier le minimum d'étendue, pour que le gris, que détermine l'appareil en mouvement, puisse être distingué du blanc de la partie centrale du disque, sur laquelle n'empiète pas le secteur noir. L'étendue à donner au fragment de secteur noir sera aisément obtenue, après quelques tâtonnements, en faisant usage du *disque de Maxwell*, que constituent deux pièces, l'une blanche et l'autre noire, cette dernière s'engageant à volonté, plus ou moins, au-dessus de la première, grâce à une incision, suivant un rayon, que présentent les deux pièces. Le chevauchement des disques doit, bien entendu, ne se faire que sur une certaine partie de la périphérie, et le centre doit rester absolument blanc, pour servir de point de comparaison. On obtient, par une rotation rapide de ces instruments, un disque central blanc et une zone périphérique d'un gris variable suivant l'étendue du secteur. D'après Masson, l'étendue minima à donner au secteur noir, pour que la couronne grise puisse encore être distinguée du disque blanc central, serait de 3 degrés, c'est-à-dire 1/120e du blanc.

Bien que la perception de la lumière et celle de la forme des objets ne soient pas dans un rapport constant, et qu'il soit préférable d'explorer ces deux fonctions isolément, on peut cependant, en pratique, utiliser, comme procédé photométrique, la réduction que subit l'acuité visuelle suivant l'abaissement de l'éclairage. On se propose ainsi de rechercher la plus petite différence d'éclairage entre une surface de fond et des lettres, permettant encore la lecture de celles-ci. C'est ainsi que, dans la seconde édition des *Échelles métriques*, nous avons adjoint deux tableaux formés de lettres, noires ou blanches, sur fonds gris d'intensité variable. Nous avons voulu reproduire, sur ces tableaux, ce que l'on obtient lorsque l'on interpose devant un œil des verres fumés plus ou moins foncés, c'est-à-dire lorsque l'on diminue plus ou moins la quantité de lumière pénétrant dans l'œil. La ligne de lettres dont la lecture à 5 mètres, chez un individu doué d'une acuité visuelle normale, représente un sens lumineux intact, a été obtenue en recherchant expérimentalement jusqu'à quel point la différence de coloration des lettres et du fond pouvait être abaissée, sans que ces lettres cessassent d'être reconnues par un bon œil. Ce point de départ obtenu, il a été possible, à l'aide du disque de Maxwell, de déterminer des gris correspondant à une réduction de 1/10e, 2/10e, etc., du sens lumineux (1).

Parmi les affections dans lesquelles on observe un affaiblissement de la sensibilité pour la lumière, nous citerons le décollement de la rétine, le glaucome, au moment où se produit la poussée entraînant l'apparition de l'arc-en-ciel, certaines chorio-rétinites, et, en particulier, la forme spécifique, la dégénérescence pigmentaire de la rétine, enfin l'affection qui, en l'absence de toute lésion appréciable à l'examen ophthalmoscopique, est désignée sous le nom d'héméralopie. Nous n'avons, ici, à nous occuper que de cette dernière affection, c'est-à-dire l'*héméralopie essentielle;* nous ajouterons quelques mots concernant l'état inverse, ou cécité diurne, autrement la *nyctalopie*.

Héméralopie.

L'héméralopie, ou cécité nocturne, consiste en un défaut de vision plus ou moins complet lorsque l'éclairage n'atteint plus qu'une minime intensité. Les héméralopes conservent une vue sensiblement normale à la lumière du jour; mais, dès que survient la nuit, ou même le crépuscule, ils tombent dans une obscurité à peu près absolue et deviennent incapables de se diriger, là où des personnes à vision normale circulent sans difficulté.

Chose remarquable, c'est que si, comme l'a observé Reymond, on examine la vision à une lumière de plus en plus faible, on constate que, chez l'héméralope, l'acuité visuelle reste aussi longtemps normale que pour un œil sain. Mais si, au

(1) Une variante de ce même procédé photométrique peut encore être obtenue en faisant usage, sur fond blanc ou noir, de lettres d'un gris variable. C'est ainsi que M. Parinaud, dans ses échelles publiées tout récemment, s'est servi de caractères gris sur fond noir.

moment où l'acuité visuelle commence à baisser, on diminue davantage la lumière, on voit alors la vision de l'héméralope descendre brusquement et d'une façon tout à fait disproportionnée avec la réduction de l'éclairage. Suivant Reymond, il ne s'agirait pas, chez l'héméralope, d'une torpeur rétinienne, puisque le maximum d'acuité visuelle est obtenu avec un éclairage aussi faible que dans le cas où les yeux sont normaux. Il faudrait considérer l'héméralopie comme un défaut d'adaptation pour les faibles éclairages et comme l'exagération de cet état de cécité temporaire, qui s'observe physiologiquement, lorsque l'on passe brusquement de la vive lumière dans un endroit sombre. Et ce qui semble le démontrer, c'est que les héméralopes ne sont pas gênés le matin, au petit jour, comme ils l'étaient au crépuscule du soir.

Dans l'héméralopie, dépourvue de toute lésion ophthalmoscopique appréciable, le champ visuel présente une étendue normale; mais, comme l'ont signalé Foerster et Reymond, on peut constater au voisinage du point de fixation de petits scotomes. D'autre part, en explorant la région de la macula à un éclairage assez faible pour produire l'amblyopie, on constate fréquemment une zone dans laquelle existe une dyschromatopsie, qui atteint même parfois toute l'étendue du champ visuel (Foerster). Suivant Macé et Nicati, la perception du bleu serait particulièrement atteinte, ce que n'ont pas, toutefois, confirmé les recherches de Charpentier. Notons encore la dilatation des pupilles et leur défaut de réaction, dans les conditions d'éclairage provoquant l'amblyopie.

Au point de vue de l'*étiologie*, nous devons citer, comme cause dominante, l'exposition prolongée des yeux à une vive lumière, dans des endroits découverts et frappés par un grand soleil, que réfléchit un sol privé de verdure ou la surface de la mer. Toutefois, cette influence n'exerce guère ses fâcheux effets que dans les cas où la nutrition générale a souffert, par suite de surmenage ou d'une alimentation insuffisante. C'est ainsi que l'on observe parfois de véritables épidémies d'héméralopie, frappant des corps de troupes, des prisonniers, des matelots, etc. Citons aussi la fréquence de l'héméralopie dans les provinces méridionales de la Russie, à l'époque des jeûnes rigoureux imposés par le carême. Ce qui démontre l'importance de l'état de la nutrition dans le développement de cette affection, c'est que, parmi les militaires, les officiers, mieux nourris, sont en général épargnés.

Suivant Parinaud, l'ictère hépatique se complique souvent d'héméralopie, et cette affection peut même se rencontrer dans des maladies du foie non accompagnées d'ictère, comme Charpentier l'a signalé. On a aussi noté la coïncidence de l'albuminurie et de l'impaludisme. Chez des sujets à constitution très délabrée, on peut observer, conjointement avec l'héméralopie, le xérosis conjonctival (Bitot), complication qui envahit même parfois la cornée (Blessig). Dans un certain nombre de cas, il existerait un lien évident entre ces diverses affections (voy. *Xérosis épithélial*, p. 152).

L'héméralopie simple, ne présentant aucune des complications que nous venons de signaler, est une affection bénigne, dont triomphe assez aisément un *traitement* convenablement dirigé. Celui-ci doit avoir pour but, tout d'abord, le relèvement de la nutrition ordinairement altérée chez ces malades. C'est à ce titre que l'huile de foie de morue, le foie même, donné comme aliment, doivent leurs bons effets dans l'héméralopie. Outre une nourriture fortifiante, on prescrira les préparations de quinquina et les ferrugineux. En second lieu, il importe de protéger les yeux contre un excès de lumière, pour faciliter, comme dans la nyctalopie, la reproduction du pourpre rétinien, dont la formation régulière doit avoir subi une modification dans l'héméralopie essentielle. Chez les malades qui ne peuvent se soumettre au traitement parfaitement rationnel, recommandé par Netter, et qui consiste à se tenir dans une chambre obscure, on recommandera l'usage des lunettes fumées. Enfin, on pourra activer l'heureuse influence d'une bonne hygiène, à l'aide d'injections sous-cutanées de strychnine pratiquées à la tempe, alternativement à droite et à gauche.

Nyctalopie.

En dehors de toute hygiène défectueuse, une longue exposition des yeux à une lumière éclatante, particulièrement à la réverbération de vastes plaines couvertes de neige, peut engendrer un trouble visuel qui, contrairement ce que l'on observe dans l'héméralopie, ne se montre qu'au grand jour et cesse la nuit. Cette nyctalopie, ordinairement accompagnée de myosis, résulte d'une hyperesthésie de la rétine, trop vivement excitée par un excès de lumière, et n'est autre qu'une photophobie essentielle. Une circonstance, qui peut favoriser l'apparition de cette affection, consiste dans un passage brusque, sans transition, d'un endroit sombre à la grande lumière, ainsi que cela se présente pour les mineurs, les prisonniers. Mais c'est surtout chez des voyageurs, ayant fait de longues étapes dans des pays de neige, que l'on a observé la nyctalopie. Une hyperesthésie de la rétine, se traduisant par de la nyctalopie, s'est encore rencontrée chez des personnes ayant directement exposé leurs yeux à l'éclat du soleil, pour suivre les phases d'une éclipse.

Outre cette photophobie persistante, développée à la suite d'une exposition des yeux à une lumière trop éclatante, on rencontre, chez des sujets névropathes, des femmes hystériques, une hyperesthésie rétinienne qui, en dépit d'une exacte correction des anomalies de réfraction qui peuvent se présenter, rend plus ou moins difficile, ou même impossible, toute application des yeux réclamant un éclairage quelque peu accusé. *L'asthénopie rétinienne*, qui résulte de cet état d'hyperesthésie, offre ce caractère que les images des objets fixés s'effacent rapidement, phénomène qui ne se produit, dans l'état physiologique, qu'après la fixation prolongée d'un même objet. L'asthénopie rétinienne peut aussi être accompagnée de l'apparition et de la persistance inusitée des images complémentaires, de façon à produire, avec les images directes, une confusion fort préjudiciable pour la vision.

Le *traitement* par excellence de la nyctalopie, par éblouissement, consiste, comme pour l'héméralopie, à maintenir les malades dans une chambre noire, sans toutefois prolonger outre mesure le séjour dans l'obscurité, qui, à la longue, tendrait à accroître l'hyperesthésie, et en veillant à ce que le retour à la lumière se fasse graduellement. Ceux qui ne pourront être soumis à ce traitement, dont l'inconvénient est d'agir d'une façon fâcheuse sur le moral des patients, devront porter des lunettes fumées à verres bombés. Dans la forme d'hyperesthésie se traduisant par une asthénopie rétinienne, on devra, tout d'abord, conseiller les moyens réclamés par l'état névropathique du sujet, mais, en outre, on aura recours à l'emploi d'un collyre de pilocarpine et de cocaïne, qui souvent donne un soulagement marqué. Les verres fumés seront parfois, dans ce cas, remplacés, avec avantage, par des verres colorés, et l'on a vu des verres jaunes donner les meilleurs effets.

ARTICLE V

PERCEPTION DES COULEURS. — DALTONISME. — ÉRYTHROPSIE

Perception des couleurs.

Bien que le phénomène de la perception des couleurs soit vraisemblablement lié à certaines modifications que doit subir le pourpre rétinien suivant la nature des ondes lumineuses, nous dirons cependant quelques mots de la théorie toute *physique* de la perception des couleurs de Young et Helmholtz, attendu que cette ingénieuse théorie concorde avec nombre de aits observés dans les cas de daltonisme, où elle implique une cécité pour une des couleurs fondamentales. D'après cette théorie, il existerait, dans l'œil humain, trois espèces de fibres donnant, par leur excitation, la sensation du rouge, du vert et du violet ou du bleu. Toutefois, ces diverses fibres seraient, dans tous les cas, simultanément excitées, mais à des degrés différents suivant la longueur d'onde : les unes, les fibres sensibles au rouge, se trouveraient particulièrement impressionnées par les ondes les plus excursives ; les secondes, donnant la sensation du vert, recevraient surtout leur impression des ondes moyennes ; enfin, les dernières, préposées à la sensation du violet, seraient plus spécialement impressionnées par les ondes les moins excursives. La figure 560 montre,

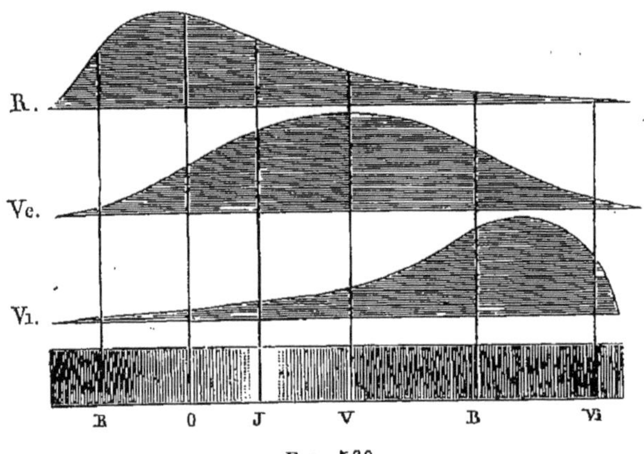

Fig. 560.

pour chacune des couleurs spectrales, dans quelle mesure les fibres du rouge, du vert et du violet se trouvent excitées. La notion de la couleur blanche se produirait par une irritation également intense des trois espèces de fibres admises, et celle de la couleur noire, par l'absence de toute irritation.

Où cette théorie se trouve en défaut, c'est lorsqu'il s'agit d'expliquer les phénomènes de contraste et d'ombres colorées complémentaires. Ici, on en est réduit à invoquer une erreur de notre jugement. Ces mêmes phénomènes, dont l'explication nous échappe dans la théorie de Young-Helmholtz, trouvent, au contraire, aisément leur raison dans la théorie *physiologique* de Hering qui, dans son principe, s'harmonise assez bien avec la découverte de Boll.

Hering, se fondant sur ce fait que tout acte physiologique entraîne une consommation de matière et une régénération de celle-ci, c'est-à-dire une désassimilation et une assimilation, admet une substance visuelle correspondante à chacune des trois paires de couleurs fondamentales suivantes : noir et blanc, rouge et vert, bleu et jaune. De la désassimilation résultent le blanc, le rouge et le jaune; de l'assimilation, le noir, le vert et le bleu.

Pour ce qui regarde la substance visuelle propre au blanc et noir, si la désassimilation est égale à l'assimilation, on a l'impression d'un gris moyen. Ce gris s'éclaircira ou se foncera suivant que la désassimilation ou l'assimilation l'emportera. Toutefois, pour une même excitation lumineuse, on conçoit que les effets devront varier suivant la quantité de substance visuelle disponible : si celle-ci est accumulée en abondance (par suite d'un séjour prolongé dans l'obscurité), il suffira d'une très faible irritation lumineuse pour produire une notable sensation de lumière, et des objets à peine éclairés pourront être distingués. Ce qui fait qu'une grande surface éclairée ne semble pas aussi claire qu'une petite étendue de cette surface limitée par un fond obscur, et rend compte du phénomène de *contraste*, c'est que la désassimilation dans une partie de l'organe visuel accroît, dans le voisinage, l'assimilation. S'agit-il d'une surface blanche encadrée de noir, le renforcement que prennent à la fois le blanc et le noir, c'est-à-dire le *contraste simultané*, s'explique par l'accroissement de l'assimilation d'une part et de l'excitabilité de l'autre. Si, au moment où ce phénomène de contraste est dans tout son éclat, on ferme les yeux, on a alors la sensation d'une image négative. C'est qu'en effet l'assimilation devient prépondérante dans la partie où la substance visuelle a été surtout consommée.

Quant aux deux substances visuelles, dont la consommation ou la régénération engendre les quatre sensations colorées simples, il faut noter que si les deux phénomènes, désassimilation et assimilation, sont égaux, ils s'annulent et aucune sensation de couleur n'est produite. Il y a donc un véritable *antagonisme* entre les couleurs complémentaires. L'expérience du *contraste coloré* démontre comment une unique substance fournit la sensation de deux couleurs, suivant que la désassimilation ou l'assimilation prédomine. Cette expérience est la suivante : de la lumière rouge, par exemple, tombant sur une surface, si on interpose un corps opaque de manière à projeter sur cette surface une ombre, ne recevant que de la lumière blanche, cette ombre prendra une couleur verte. C'est qu'en effet dans la partie correspondante à l'ombre, contrairement à ce qui a lieu pour la partie éclairée, l'assimilation l'emporte sur la désassimilation, et on a la sensation du vert. Les images colorées complémentaires qui se produisent, lorsque, après avoir fixé un objet coloré, on ferme les yeux, trouvent leur explication dans l'assimilation qui devient prépondérante sur la désassimilation.

Les trois substances visuelles peuvent simultanément entrer en jeu pour nous donner la sensation de l'éclairage et des diverses combinaisons colorées. Mais, tandis que le noir et le blanc sont susceptibles de se mélanger entre eux dans des proportions variables, pour former le gris, les couleurs complémentaires, ou antagonistes, ne peuvent se combiner et s'excluent mutuellement.

La forme habituelle de daltonisme serait donc imputable à l'une des deux substances visuelles qui fournissent les sensations colorées, et deux couleurs complémentaires feraient constamment plus ou moins défaut. Dans le procédé de chromatoptométrie par l'emploi des couleurs de polarisation, de Rose, permettant de présenter successivement à l'examiné toutes les couleurs du spectre et, simultanément, la couleur complémentaire, il arrive toujours, en effet, pour le dyschromatope que deux couleurs complémentaires se montrent égales, si elles ont une certaine intensité lumineuse.

Si la simplicité est le propre de la vérité, la théorie proposée par Giraud-Teulon ne manque pas, à ce point de vue, d'être fort séduisante. Ici, il s'agirait tout simplement d'une altération *chimique* du rouge rétinien sous l'influence de la lumière chromatique, altération variable suivant l'ordre de réfrangibilité de l'onde lumineuse. Les éléments tactiles de la rétine, qui plongent dans le rouge rétinien, recevraient une impression qui varierait avec les modifications de cette substance; ce qui est parfaitement acceptable, si l'on considère ce qui se passe pour les nerfs du goût et de l'odorat en particulier. En outre, l'altération, résultant de l'action d'une onde lumineuse, une fois produite sur le rouge rétinien, celui-ci, devenu insensible pour cette onde, conserve toute sa sensibilité pour les autres ondes et devient même plus sensible pour les ondes complémentaires. On voit donc, là encore, la possibilité d'expliquer les phénomènes de contraste. D'après cette théorie, il faudrait admettre que les qualités chimiques du rouge rétinien, chez les dyschromatopes, sont différentes de ce qu'on observe normalement.

On peut procéder à l'exploration du sens chromatique par des moyens variés. Les couleurs les plus pures sont les couleurs spectrales; mais des matières colorées, telles que des laines, des papiers, des verres, peuvent aussi être mises en usage, bien qu'elles ne présentent jamais, quelque soin que l'on apporte à leur choix, une pureté parfaite, ainsi qu'on peut s'en assurer en les étudiant avec un prisme, qui les décompose en un certain nombre de couleurs simples.

Si on a recours aux couleurs spectrales, on constate, dans les cas de daltonisme, que la couleur du spectre, pour laquelle le sujet est aveugle, fait défaut. La cécité porte-t-elle sur le rouge, le spectre est raccourci et ne commence qu'au jaune; s'agit-il d'une couleur située dans la continuité du spectre, une bande sombre remplace la couleur qui n'est pas perçue, mais les extrémités du spectre conservent leur éclat. En outre, tandis que, pour un œil sain, la partie la plus claire du spectre correspond au jaune, il en est autrement dans les cas de daltonisme : ainsi, dans les cas d'achromatopsie pour le rouge, par exemple, la région du bleu vert sera ordinairement indiquée comme la plus claire.

La méthode qui, tout d'abord, paraît la plus simple, pour se renseigner sur l'altération du sens chromatique d'une personne, est celle qui consiste à lui présenter des échantillons de papiers ou de laines colorés, en l'invitant à dénommer la couleur perçue; mais il faut remarquer que cette façon de procéder n'est applicable qu'aux sujets ayant joui, antérieurement, d'une vision normale des couleurs et non à ceux qui, affectés d'un vice chromatique congénital, présentent une vision des couleurs, qui ne concorde pas avec nos appellations.

Dans des conditions physiologiques, l'acuité chromatique pourra être obtenue en recherchant la distance la plus éloignée à laquelle la couleur de petits disques colorés est reconnue. On verra ainsi, que, pour des disques de diamètre égal, le pouvoir de distinction sera différent suivant la couleur employée. Le degré de *saturation* aura aussi une influence marquée, car l'impression que donne une couleur est nécessairement affaiblie si on la mélange de *blanc*. L'addition du *noir*, en agissant sur l'*intensité* d'une couleur, diminuerait aussi sa perceptibilité, mais dans une proportion moindre que le blanc. Pour la même surface colorée, la distance à laquelle la coloration est perçue varie encore suivant que l'œil est reposé ou qu'il a été fatigué par une lumière vive, mais, surtout, suivant que le disque est plus ou moins éclairé. Enfin, des différences très notables se montreront si l'échantillon est placé sur un fond blanc ou noir. Ainsi, pour un *fond noir*, le rouge et le jaune seront perçus à une distance presque double, comparativement au vert et au bleu; pour un *fond blanc*, c'est à peu près l'inverse qui se présentera. Il va sans dire que le pouvoir de distinction subirait aussi une atteinte, si l'œil n'était pas adapté pour la distance à laquelle est placé l'objet de couleur.

Connaissant la distance à laquelle, dans des conditions déterminées, un disque d'une couleur donnée peut être normalement reconnu, il sera aisé, chez un sujet dont la faculté de percevoir cette couleur a été affaiblie, de déduire la réduction de l'acuité chromatique, d'après la réduction de la distance à laquelle ce sujet devra se placer pour percevoir la couleur. Il suffira de se souvenir qu'il ne s'agit plus ici de mesures linéaires, comme pour les lettres qui servent à déterminer l'acuité visuelle, mais de surfaces, de telle façon que, si la réduction de la distance tombe à 1/2, 1/3, etc., l'acuité chromatique ne sera plus que 1/4, 1/9, etc.

Dans les « échelles métriques » nous avons placé un tableau chromométrique établi sur la base suivante : la vision normale des couleurs est reconnue à l'aide d'une série de carrés colorés d'égale étendue (de 1 centimètre de côté), sur fond noir; comme ce tableau doit être tenu à 5 mètres du sujet, les couleurs ont été éclaircies ou foncées, de telle manière que l'extrême distance, à laquelle ces couleurs puissent être reconnues par un œil normal, soit représentée précisément par 5 mètres. Puis des lignes de carrés à surface double, triple, etc., ont été superposées, pour correspondre à une acuité chromatique 1/2, 1/3, etc. Une similitude de perception pour des surfaces colorées d'égale étendue pourrait aussi être obtenue, en superposant à ces couleurs des hachures (ou un quadrillé) noires ou blanches, d'autant plus serrées qu'il s'agit d'une couleur plus aisément perceptible. D'après ce que nous avons dit plus haut, relativement à l'influence du fond sur la perception des couleurs, il y aurait avantage à faire choix d'un fond gris (intermédiaire entre le noir et le blanc); on obtiendrait ainsi plus aisément des couleurs également perceptibles pour la même surface, ce qui est désirable pour établir un tableau chromométrique.

Le disque rotatif de Maxwell (voy. p. 931) peut aussi être utilisé pour l'étude du sens chromatique. En faisant usage d'un disque blanc ou noir dans lequel on insinue un secteur coloré, on obtient, par la rotation du disque, le mélange d'une couleur avec du blanc ou du noir. Après avoir préalablement recherché la plus petite étendue à donner au secteur coloré pour que la couleur puisse être reconnue dans les conditions normales, on pourra se renseigner sur la réduction du sens chromatique d'après l'accroissement d'étendue qu'aura dû prendre ce secteur pour que, dans un cas d'affaiblissement du sens chromatique, la couleur soit perçue.

Cet appareil rotatif nous fournit encore le moyen d'obtenir l'impression simultanée d'un certain nombre de couleurs. Par un mélange, en proportion convenable, des trois couleurs fondamentales, rouge, vert, violet ou bleu, on obtient l'impression du gris. Dans un cas de cécité congénitale pour l'une de ces couleurs (daltonisme), le gris serait obtenu avec les deux autres.

Nous avons déjà dit plus haut que, dans le cas d'anomalie congénitale du sens chromatique, on ne pouvait tirer aucun renseignement précis des réponses des malades lorsqu'on les questionnait sur la couleur de tel ou tel objet. C'est qu'en effet le daltonien, qui ne possède que deux perceptions fondamentales (suivant la théorie de Young-Helmholtz), ne voit aucune couleur de la même manière qu'un sujet à vision normale. Que ce soient les éléments percepteurs du rouge ou du vert qui fassent défaut, ces deux couleurs se montrent semblables et ne diffèrent que par l'intensité lumineuse, aussi le daltonien les désigne-t-il tantôt comme du vert, tantôt comme du rouge, sans que l'on sache pour quelle couleur il est en réalité aveugle. Dans ces conditions, il est nécessaire d'exclure toute dénomination de couleurs et de recourir à la *méthode de Holmgren*, basée sur un classement d'une collection d'écheveaux de laine que l'examiné doit faire, en se guidant sur un échantillon qui lui est préalablement remis.

La première partie de l'examen a pour but de rechercher si le sens chromatique de l'examiné est normal ou vicié, sans se préoccuper du genre d'altération dont il peut être atteint. A cet effet, il faut, suivant Holmgren, donner au patient un échantillon de laine d'un *vert clair* (1) et l'inviter à placer à côté tous les écheveaux qui lui paraissent se rapprocher le plus de cette couleur. Cette première épreuve sera suffisante, si l'on se propose simplement de reconnaître si le sujet est vicié ; car, dans ce cas, il aura fait choix d'écheveaux de couleurs variées ou de *confusion*, outre les écheveaux de nuance verte qu'il aura pu également trier.

Quant au genre d'altération chromatique que présente le sujet reconnu vicié, une seconde expérience, en faisant usage d'un échantillon *pourpre* (rose), permettra de l'établir. Celui qui, à cette nouvelle épreuve, ne prend que des écheveaux de nuance pourpre est incomplètement vicié. Mais si, avec de semblables écheveaux, ou à l'exclusion de ceux-ci, le sujet prend du bleu ou du violet, ou l'un des deux, il y a cécité pour le *rouge ;* si les couleurs de confusion sont le vert et le gris, ou l'un des deux, on a affaire à un aveugle pour le *vert*. La cécité pour le *violet* entraînerait une confusion entre le pourpre, le rouge et l'orangé. Enfin, on conçoit que, dans le cas où toute perception des couleurs ferait défaut, le sujet devrait confondre toutes les nuances possédant la même intensité lumineuse.

Il a déjà été question, dans le courant de cet ouvrage, des troubles relatifs à la perception des couleurs que l'on peut rencontrer dans certaines affections profondes de l'œil, nous avons maintenant à nous occuper des défectuosités congénitales du sens chromatique, états désignés par l'expression générale de *daltonisme,* du nom de Dalton qui ne pouvait distinguer certaines couleurs. Nous dirons aussi quelques mots de la singulière altération chromatique connue sous le nom d'*érythropsie.*

Daltonisme.

Les troubles portant sur la perception des couleurs sont très variés. Il peut se présenter que les couleurs, produisant sur l'œil une impression moins vive, soient simplement perçues avec plus de difficulté qu'on ne l'observe physiologiquement, c'est ce qu'on désigne sous le nom de *dyschromatopsie*. Dans d'autres cas, la cécité est complète et il y a *achromatopsie*. Le plus souvent celle-ci est partielle et ne porte que sur certaines couleurs, en particulier le rouge ou le vert. L'*achromatopsie totale* congénitale est extrêmement rare. De l'absence de toute perception chromatique, il résulte que les couleurs ne se présentent plus que sous l'aspect d'un gris plus ou moins foncé.

Le daltonisme, plus fréquent chez l'homme que chez la femme, est toujours congénital et souvent héréditaire. On rencontre parfois cette anomalie sur plusieurs enfants de la même famille ; ainsi, nous connaissons une famille de dix enfants dans laquelle le septième, le huitième et le neuvième présentaient une achromatopsie congénitale totale. Wilson et Tyndall ont rapporté des faits où le daltonisme s'était développé à la suite de blessures graves de la tête, et il paraît même que la simple commotion de l'œil peut provoquer un daltonisme transitoire. On a même vu (Favre) cette anomalie apparaître consécutivement à des fatigues exagérées ; mais,

(1) Voy. « Échelles métriques » le tableau emprunté à Holmgren.

alors, il suffisait d'un repos de quelques jours pour amener la disparition du trouble chromatique.

Nous avons déjà indiqué plus haut comment les anomalies du sens chromatique pouvaient être reconnues et analysées. A cet égard, on aura surtout recours au spectre solaire, au mélange des couleurs avec le disque de Maxwell et au classement des laines colorées suivant la méthode de Holmgren.

On sait que l'ingestion de la santonine détermine une variété particulière de *daltonisme acquis*, en rendant la rétine insensible aux rayons violets. Le spectre présente une réduction aux dépens de son extrémité violette; mais on peut aussi observer une réduction analogue, quoique beaucoup moindre, du côté de l'extrémité rouge. Les objets perçus apparaissent avec une coloration jaune ou jaune verdâtre; toutefois, au début de l'intoxication, ces mêmes objets présenteraient une coloration violette.

Il est aussi connu que, dans l'ictère, on devient parfois insensible aux rayons violets et qu'on voit les objets en jaune. Or, ce phénomène n'est pas suffisamment expliqué par la teinte que l'ictère communique aux milieux réfringents de l'œil, et Max Schulze se demande si cette anomalie ne tiendrait pas plutôt à une augmentation de coloration survenue dans la tache jaune.

Il arrive assez souvent que des daltoniens n'ont pas conscience de l'anomalie dont ils sont atteints et ne découvrent leur infirmité que par hasard. Il n'en résulte, d'ailleurs, d'autre inconvénient pour eux, que de ne pouvoir embrasser certaines carrières, dans lesquelles une perception exacte des couleurs est indispensable. Mais là où la question prend une gravité exceptionnelle, c'est lorsque des employés de chemin de fer ou des marins, appelés à reconnaître des signaux, le plus souvent verts ou rouges, se trouvent atteints d'une anomalie de la perception chromatique; dans ce cas, une erreur dans l'appréciation des couleurs peut avoir des conséquences désastreuses. Dans ces professions, un examen approfondi du sens chromatique est donc urgent, et encore n'y aura-t-il réellement sécurité que si cet examen est répété à de certains intervalles, un trouble dans la perception des couleurs pouvant survenir à la suite de traumatismes, d'affections du nerf optique variées, en particulier de celles qui résultent de l'intoxication alcoolique.

Malgré les exercices auxquels on peut soumettre les daltoniens en vue de fortifier leur sens chromatique, il est douteux qu'il soit possible d'arriver à un résultat quelque peu satisfaisant. Par contre, l'emploi des verres colorés peut rendre ici de véritables services. A cet égard, nous rappellerons les curieuses recherches de MM. Delbœuf et Spring, relatives à l'emploi de solutions de fuchsine, que l'on interpose devant les yeux, ou suivant M. Javal, de disques de gélatine fuchsinée disposés entre deux verres. Chez un marchand d'étoffes, l'usage de verres rouges rendit un important service en permettant la distinction du bleu et du lilas (Leber). Toutefois, ce n'est qu'après un examen approfondi de chaque cas en particulier, que l'on pourra reconnaître quelle coloration il sera préférable de donner aux verres.

Érythropsie.

Déjà Mackenzie connaissait parfaitement l'altération temporaire et plus ou moins fugace de la vision qui, chez certains opérés de cataracte, leur fait voir tous les objets, principalement ceux qui sont très éclairés, d'une couleur rosée, rougeâtre, violette et parfois même d'un rouge sanguin intense. L'attention sur cette bizarrerie de la vision, sans grande importance et plutôt intéressante à cause des difficultés qu'elle présente comme problème physiologique, n'a été attirée que depuis que Purtscher (*Centralb. f. prakt Augenheilk.*, p. 333, 1881) s'est plus particulièrement occupé de l'érythropsie.

Quoiqu'on ait détaillé à peu près une quarantaine de cas et émis une foule de théories, dont quelques-unes sont aussi surprenantes que l'affection elle-même (en particulier la révélation du pourpre rétinien dans l'érythropsie), on ne possède pas encore actuellement une explication bien satisfaisante de l'affection en question.

Ce qui doit nous intéresser, c'est qu'elle n'est pas exclusivement liée à l'aphakie, qu'elle se rencontre aussi avec un cristallin intact chez des sujets jeunes, qu'ils aient ou non fait usage d'atropine. Il est encore bien établi que l'érythropsie se produit le plus souvent chez des opérés de cataracte, et, principalement, lorsqu'on a eu recours à un procédé combiné avec très large coloboma iridien. Depuis que l'on pratique de nouveau l'extraction simple et que l'on ne fait plus guère qu'une sphinctérectomie, ces observations d'érythropsie sont devenues très rares chez nous.

Un phénomène curieux de l'érythropsie, signalé par quelques auteurs (Purtscher, Szili, Dobrowolsky), c'est que, lorsque les érythropsiques serrent les paupières ou regardent, dans un endroit clos, des objets qui ne sont éclairés que par un faisceau de rayons, ces objets, à leur grand étonnement, leur apparaissent verts.

L'érythropsie se montre brusquement chez les opérés de cataracte, ne dure quelquefois que peu de minutes, mais persiste, parfois aussi, pendant quelques jours, pour réapparaître après une application un peu soutenue ou un séjour prolongé dans un endroit très éclairé (reflet de la neige, de la mer, soleil ardent). Dobrowolsky (*Arch. f. Ophthal.*, XXXIII, 2, p. 215, 1887) a réussi à produire sur lui-même l'érythropsie, en fixant pendant plusieurs secondes avec l'un des yeux, dont la pupille était dilatée au maximum, un nuage vivement éclairé et voisin du soleil, tout en se garantissant avec un écran contre les rayons solaires directs. Cette érythropsie expérimentale persiste quelques minutes, et même un quart d'heure, et ne se produit uniquement que sur l'œil mis en expérience et à pupille dilatée. La même chose s'observe chez des opérés de cataracte double, lorsqu'un seul œil a été ébloui pendant un certain temps.

Dobrowolsky (*loc. cit.*, p. 222) arrive à ces conclusions, qui concordent bien avec ce que la pratique nous enseigne : 1° c'est le maximum de dilatation (ou élargissement traumatique) qui entraîne le phénomène de l'érythropsie, celle-ci ne se produisant, sur un œil à pupille contractée, qu'à la condition que cet œil fixe directement le soleil, et alors le phénomène reste limité au point de fixation ; 2° comme dans les expériences susmentionnées, la couleur qui se produit dans le champ visuel de l'œil atropinisé forme, sur le fond de l'œil, une image négative des rayons lumineux partant du bord du disque solaire. Mackenzie a donc eu complètement raison, en expliquant l'apparition de l'érythropsie par la production d'images complémentaires. Il serait aussi plus juste de remplacer la dénomination d'érythropsie par une autre mieux appropriée, celle, par exemple, de vision violette.

Comme *traitement* de l'érythropsie, nous conseillons, à part l'usage des verres fumés et le séjour dans des pièces assombries, les instillations de pilocarpine deux à trois fois par jour.

ARTICLE VI

CHAMP VISUEL. — HÉMIANOPSIE. — SCOTOME SCINTILLANT

Champ visuel.

Le champ visuel représente toute l'étendue qu'un œil peut embrasser d'un seul regard. Cette étendue est comprise dans un espace conique, dont le sommet correspond à l'œil, et dont la base offre une étendue d'autant plus considérable qu'elle est plus éloignée.

Le procédé le plus simple, pour tracer les limites du champ visuel, consiste dans l'emploi du *campimètre*, introduit dans la pratique par de Wecker. Cet instrument (fig. 561) est essentiellement formé d'un tableau noir solidement fixé sur un pied, permettant de monter et de descendre à volonté le tableau, et d'un appui, sur lequel le patient doit placer le menton, de façon que son œil se trouve à la hauteur du centre du tableau, indiqué par une croix blanche. L'œil, sur lequel on expérimente (l'autre étant fermé), doit constamment fixer la croix, pendant que l'on fait marcher un petit bâton de craie, tenu dans un portecrayon noirci, de la périphérie du tableau vers le centre, jusqu'au moment où le sujet déclare apercevoir le blanc. Ce point, qui indique, pour la direction suivant laquelle on a fait cheminer la craie, la limite du champ visuel, est marqué d'un trait; puis, on recommence pour une autre direction. En procédant ainsi dans divers sens, on obtient une série de points que l'on réunit par un trait continu, représentant la limite du champ visuel.

Il faut remarquer que, dans ce mode d'examen, les parties du tableau, sur lesquelles on explore le champ visuel, se trouvent situées à une distance variable de l'œil, et qui va en augmentant du centre vers la périphérie. Aussi le champ visuel, en se projetant sur le plan formé par le tableau, subit-il une déformation, un étalement, d'autant plus accusés qu'il s'agit de points plus excentriques. Pour remédier à cet inconvénient, il est urgent que le tableau noir porte, pour les directions principales, une division en tangentes (de 5 en 5 degrés), permettant, lors de la transcription du champ visuel sur le papier, la transformation du tracé campimétrique en une exploration semblable à celle qui aurait été faite sur une calotte de sphère, dont l'œil examiné occuperait le centre. Ainsi disposé, le campimètre répond à tous les besoins de la pratique et se prête merveilleusement, dans les cas pathologiques, à la délimitation des champs visuels les plus tourmentés. Il est, sans contredit, infiniment plus maniable, pour le tracé de scotomes peu étendus, que ne l'est le périmètre le plus perfectionné.

Toutefois, on peut encore reprocher à l'emploi du campimètre que, l'objet avec lequel se fait l'exploration (le bâton de craie que l'on promène à la surface du tableau) n'étant pas toujours présenté à une distance égale de l'œil, mais s'en éloignant très notablement vers la périphérie du tableau, l'examen se trouve ainsi pratiqué dans des conditions essentiellement variables, quant à la grandeur de l'objet avec lequel on explore la sensibilité des parties périphériques de la rétine. Il faut noter, cependant, que l'étendue d'un champ visuel ne diffère pas notablement, si on modifie quelque peu la surface de l'objet qui sert à l'exploration. En outre, on peut compenser la diminution de grandeur, consécutive à l'éloignement du bâton de craie, en lui imprimant un petit mouvement d'oscillation. Mais, si l'on veut opérer avec une rigueur absolue, surtout dans un but d'expérimentations physiologiques, on devra recourir au périmètre.

Le *périmètre*, imaginé par Aubert, doit surtout sa vulgarisation à Förster. Cet

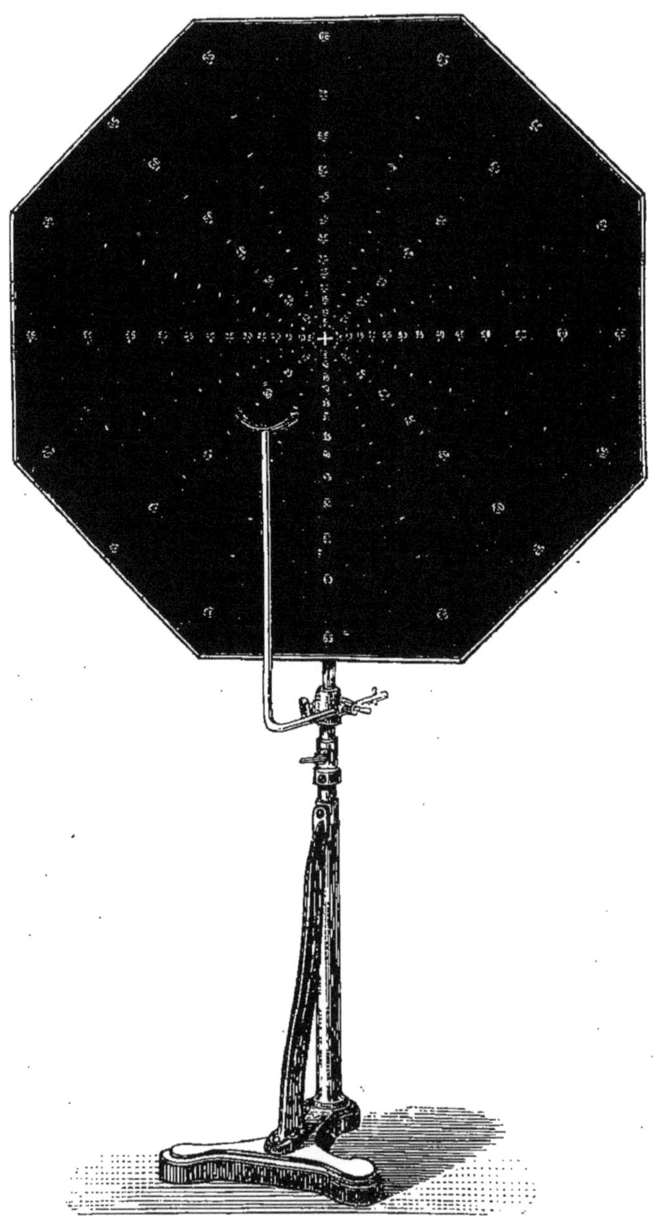

Fig. 561. — Campimètre de Wecker.

instrument (voy. fig. 562), consiste en un demi-cercle métallique, mobile autour de son centre, celui-ci correspondant au zéro de la division en degrés qui s'étend de chaque côté à partir de ce point. Le demi-cercle peut ainsi prendre toutes les nclinaisons que l'on désire lui imprimer. Un cadran, placé derrière l'instrument, indique la position de l'arc. En avant, se trouve un appui qui reçoit le menton du patient dont l'œil se trouve au centre de la demi-sphère engendrée par la rotation de l'arc. Au milieu de celui-ci, c'est-à-dire au zéro, est placé un petit disque blanc, que l'examiné doit constamment fixer avec l'œil sur lequel on expérimente. Un

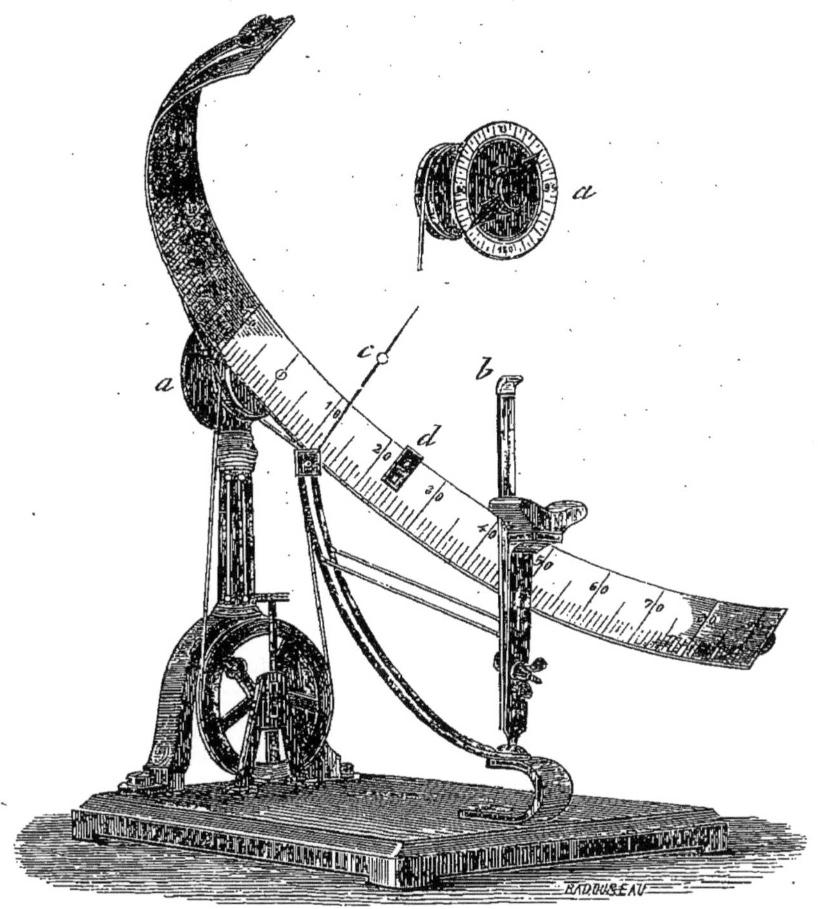

Fig. 562 — Périmètre de Förster.

a, cadran placé derrière l'instrument et indiquant l'inclinaison de l'arc; *b*, pièce mobile s'appuyant sur le bord orbitaire inférieur; *c*, petite sphère d'ivoire, servant de point de fixation dans la détermination du champ visuel; *d*, curseur destiné à la recherche des limites du champ visuel.

autre disque semblable, de 1 centimètre 1/2 de diamètre, et mis en mouvement le long de l'arc, à l'aide d'une corde sans fin, sert, comme il a été indiqué plus haut pour le campimètre, à la recherche des limites du champ visuel, que l'on explore successivement dans des directions variées, de façon à obtenir un nombre de points suffisants pour tracer la courbe du champ visuel. Les périmètres ont été variés à l'infini. Parmi les modifications que l'on a fait subir au modèle primitif, les seules dignes de mention sont la réduction de l'instrument à un quart de cercle, ainsi que l'adjonction d'un appareil enregistreur.

Pour la transcription du champ visuel, que celui-ci ait été déterminé avec le périmètre ou avec le campimètre, on se sert d'un schéma représentant une figure formée de rayons. Le centre correspond au zéro, et les rayons portent, à partir de ce point, des divisions égales figurant les degrés de l'arc périmétrique, que l'on suppose ainsi développé sur un plan. Les limites du champ visuel, trouvées pour chaque direction sont marquées par un point sur le schéma, suivant les rayons correspondants, et les divers points obtenus sont réunis par une courbe continue. Il faut noter que s'il est possible d'étaler sur un plan chaque méridien de la demi-sphère formée par la révolution de l'arc, il n'en est plus de même de cette demi-sphère ; aussi le schéma, employé pour transcrire l'examen, donne-t-il entre les rayons figurant les méridiens, c'est-à-dire dans le sens des cercles, des intervalles trop grands, défaut qui s'accuse d'autant plus que l'on considère des parties plus périphériques. Il n'existe donc de similitude entre le dessin et l'examen que dans la direction des rayons.

Nous ferons encore remarquer, d'ailleurs, que la délimitation d'un champ visuel sur un arc de cercle (ou sur un plan portant une division en tangentes), n'offrirait une exactitude rigoureuse que si la rétine présentait elle-même une surface appartenant à une sphère ; c'est seulement, dans ce cas, qu'un même nombre de divisions périmétriques correspondrait à une étendue égale du fond de l'œil. Or, celui-ci peut se trouver notablement aplati, comme dans les hauts degrés d'hypermétropie, ou très sensiblement distendu, en prenant une conformation ellipsoïde, comme on l'observe dans les fortes myopies. Il sera donc tout naturel, par exemple, qu'en mesurant, sur un arc de cercle, l'intervalle qui sépare la fovea, ou le point de fixation, de la papille, ou de la tache de Mariotte (dont il sera question tout à l'heure), on trouve, dans le cas d'hypermétropie, un nombre de degrés un peu plus considérable que dans le cas de myopie, et cela, sans qu'il y ait aucune conclusion précise à tirer sur l'écartement séparant, en réalité, la papille de la macula dans ces deux conformations d'yeux.

Les dimensions que présente un champ visuel dépendent tout d'abord de l'étendue de la rétine pourvue de sensibilité. La rétine s'étendant, vers la partie antérieure de l'œil, plus du côté interne que du côté externe et, en outre, la sensibilité de cette membrane s'éteignant avant sa terminaison dans cette dernière direction, un champ visuel normal se trouvera toujours moins étendu en dedans qu'en dehors. Bien que les dimensions de l'objet, servant à la détermination du champ visuel, puissent sensiblement varier sans qu'il en résulte une différence notable dans l'étendue du champ visuel, il en est tout autrement de l'intensité de l'éclairage. Un champ visuel mesuré à une fenêtre bien éclairée présentera, surtout dans sa partie externe, une étendue plus considérable que si on procède à l'examen dans une chambre sombre, à la lumière d'une lampe. Tandis que, dans le premier cas, on trouvera du côté externe 90 degrés et plus, la limite, dans le second, ne s'étendra guère au delà de 75 degrés. Afin que les expériences soient comparables entre elles, il sera préférable de procéder à l'examen du champ visuel à la lumière artificielle, en se servant toujours d'une lumière égale.

L'étroitesse de la pupille n'aurait une influence sur les dimensions du champ visuel que si elle était très accusée, et encore le rétrécissement serait-il minime. Dans les conditions habituelles d'examen, le champ visuel se trouve plus ou moins sensiblement entamé par suite de l'obstacle que forment les parties avoisinantes de l'œil, surtout si celui-ci est très enfoncé. C'est particulièrement du côté interne que le nez et sa racine peuvent donner lieu à une certaine réduction des limites du champ visuel. La paupière supérieure et le rebord orbitaire peuvent encore porter atteinte à l'extension du champ visuel en haut. Ces causes d'erreur pourront être à peu près éliminées, si on place le patient de telle façon que la tête soit légèrement dirigée en dedans, et si on a soin de l'engager à bien ouvrir l'œil, lorsqu'on explore le champ visuel en haut.

Quant aux limites normales du champ visuel, mesuré à la lumière artificielle en se servant d'une bonne lampe, elles sont, en chiffres ronds, les suivantes :

En haut	50 degrés.
En dehors	75 —
En bas	65 —
En dedans	60 —

Ces chiffres devront être considérés comme un minimum au-dessous duquel le champ visuel devient pathologique.

Dans l'étendue du champ visuel, on peut pathologiquement rencontrer des lacunes qu'on désigne sous le nom de *scotomes*, et que l'on délimite, avec un objet blanc, de la même façon que l'on obtient les limites du champ visuel. Un scotome peut être *absolu* ou *relatif*, suivant que, dans son étendue, l'insensibilité est complète ou conservée en partie. Dans le premier cas, l'objet blanc disparaît complètement en pénétrant dans le scotome; dans le second, il est partiellement perçu et se montre seulement plus ou moins effacé. Le scotome peut encore être *positif*, s'il est formé par une ombre se projetant à la surface de l'objet interposé devant l'œil; il est *négatif* s'il résulte d'un défaut plus ou moins complet de sensation.

Une lacune très circonscrite existe normalement, pour tout champ visuel, dans le point correspondant à la pénétration du nerf optique dans l'œil, autrement dit à la papille : c'est la *tache aveugle* ou *tache de Mariotte*. Le nerf optique s'implantant dans l'œil en dedans et légèrement en haut, par rapport à la macula, la tache de Mariotte, lorsqu'on explore le champ visuel, doit donc se trouver, relativement au point de fixation, en dehors et quelque peu en bas. D'ordinaire, on la trouve environ à 15 degrés en dehors du point fixé et à 3 degrés au-dessous du méridien horizontal.

Lorsque les milieux de l'œil ont perdu en grande partie leur transparence, comme dans les cas de cataracte complète, il est néanmoins possible de se renseigner sur la sensibilité des parties périphériques de la rétine, en se servant de la flamme d'une bougie pour délimiter le champ visuel. Cette exploration doit constamment être pratiquée avant de soumettre un malade à l'extraction de la cataracte.

Après avoir tracé les limites d'un champ visuel pour le blanc, il importe, pour compléter l'exploration des parties périphériques de la rétine, d'interroger cette membrane au point de vue de la perception des couleurs. En pratique, on se sert de petits disques de papiers colorés de 3 centimètres de diamètre, que l'on rapproche du point de fixation jusqu'à l'endroit précis où la couleur employée es reconnue par le patient. Ce point noté, on recommence l'examen pour des directions variées, de façon à obtenir un nombre de points suffisant, pour tracer la courbe du champ visuel relatif à la couleur dont on a fait usage. On obtient ainsi un tracé à peu près parallèle à la limite du champ visuel pour le blanc et dont l'étendue varie avec la couleur employée. D'ordinaire, cet examen se pratique pour les trois couleurs fondamentales, c'est-à-dire pour le bleu, le rouge et le vert. Le champ visuel le plus étendu est celui du bleu, qui ne présente, par rapport au blanc, qu'un rétrécissement de quelques degrés. Le vert donne le champ visuel le plus circonscrit. Quant au rouge, il est intermédiaire entre le bleu et le vert. Ces examens seront faits à la lumière naturelle et, autant que possible, sous un éclairage identique, en se plaçant près d'une fenêtre tournée au nord. Dans des conditions physiologiques, on trouve d'ordinaire, pour les champs visuels des couleurs, les limites suivantes :

	Bleu.	Rouge.	Vert.
En haut.....	45 degrés.	40 degrés.	35 degrés.
En dehors...	65 —	55 —	45 —
En bas......	60 —	50 —	40 —
En dedans...	55 —	50 —	40 —

Après avoir exploré les limites périphériques du champ visuel pour les couleurs, il peut encore être nécessaire de rechercher si, dans l'étendue du champ visuel, il n'existe pas, pour une couleur donnée, des lacunes ou *scotomes*, qui peuvent être *absolus* ou *relatifs*. La recherche de scotomes centraux pour les couleurs, portant, sur le vert et le rouge, prend une importance toute particulière dans le diagnostic de la névrite toxique. Dans ce cas, le procédé le plus sûr et le plus rapide, pour reconnaître la présence d'un pareil scotome, consiste à faire usage d'une carte percée d'un trou de 1 centimètre de diamètre. Le malade fixant exactement le milieu de ce trou, on fait passer derrière celui-ci un échantillon de papier coloré, vert, par exemple, qui est la couleur pour laquelle se révèle d'abord le scotome central. Dans un cas d'intoxication, la couleur ne sera pas perçue ; mais, si on recommence l'expérience en faisant fixer, non plus le trou, mais un point ou une croix tracée à quelques centimètres du trou, la couleur sera aussitôt reconnue.

En traitant des diverses affections profondes de l'œil, il a déjà été question des altérations variées que peut subir, dans chaque cas, le champ visuel ; il ne nous reste à étudier ici qu'une forme particulière de rétrécissement du champ visuel, dans laquelle la perte d'une moitié de celui-ci constitue le symptôme prédominant de l'affection oculaire : nous voulons parler de l'*hémiopie*, plus clairement désignée sous le nom d'*hémianopsie*. Nous aurons aussi à nous occuper de la forme passagère d'hémianopsie, appelée également *scotome scintillant*.

Hémianopsie.

Cette affection est essentiellement caractérisée par l'abolition de la moitié du champ visuel. L'hémianopsie peut être *homonyme* et porter sur les deux moitiés droites ou gauches des champs visuels, en donnant lieu à une *hémianopsie droite* ou *gauche*. D'autres fois, elle est *croisée*, et ce sont les deux moitiés externes ou internes des champs visuels qui font défaut : il en résulte alors une *hémianopsie temporale* ou *nasale*.

La lésion, qui engendre une semblable affection oculaire frappant les deux yeux, ne peut siéger qu'au delà du point où les fibres nerveuses, sortant du chiasma, constituent chacun des nerfs optiques. Il ne peut donc être question, dans l'hémianopsie, que d'altérations morbides des centres optiques, des bandelettes ou du chiasma. L'ancienne théorie de l'entre-croisement partiel des nerfs optiques (demi-décussation) est celle qui concorde le mieux avec l'observation des faits. Mais ce sont surtout les cas les plus habituels d'hémianopsie homonyme, tels qu'on les observe, en particulier, à la suite d'une apoplexie d'un des hémisphères, qui, par suite du siège connu de la compression, confirment de la façon la plus éclatante l'existence, chez l'homme, de la *demi-décussation* des nerfs dans le chiasma. Car comment pourrait-on concevoir les faits dans lesquels on observe, simultanément avec l'hémianopsie, une hémiplégie du même côté, des paralysies musculaires de l'œil du côté opposé, et souvent aussi des phénomènes d'aphasie, si, comme dans la théorie de la *décussation totale* (Mandelstamm), on devait constamment circonscrire le siège de la compression au voisinage du chiasma, et, ici, à l'angle latéral du côté opposé à l'hémianopsie. Au contraire, dans la forme réellement typique d'hémianopsie, c'est-à-dire la forme homonyme, dans laquelle la moitié interne d'une rétine et la moitié externe de l'autre se trouvent privées de fonctionnement, la demi-décussation donnera facilement la raison pour laquelle l'hémianopsie se présente, simultanément, avec d'autres phénomènes paralytiques, sous l'influence d'une cause unique. En effet, si ce sont, par exemple, les deux moitiés droites des rétines qui sont atteintes, ces moitiés étant fournies, dans la théorie de la demi-décussation, par la bandelette du même côté, on aura ainsi une explication aisée d'une hémianopsie gauche, à délimitation très nette, par une lésion de l'hémisphère droit ou de la bandelette correspondante, lésion se révélant en outre par d'autres accidents simultanément apparus, qui permettront parfois de préciser exactement le siège du mal.

Ce n'est que l'hémianopsie croisée qui oblige à localiser le siège de la compression au voisinage du chiasma, et cela, d'ailleurs, quelque théorie d'entre-croisement des fibres des nerfs optiques que l'on invoque. Dans l'hémianopsie temporale, la forme la moins rare, les deux moitiés internes des rétines se trouvant privées de fonctionnement, la lésion doit occuper l'angle antérieur du chiasma, ce qui a été confirmé dans certains cas par l'autopsie. Reste l'hémianopsie nasale, dont il n'existe que de très rares exemples; ici, il faut admettre, dans la théorie de la semi-décussation, une compression symétrique portant, de chaque côté, sur les parois latérales du chiasma (ainsi que Knapp en a rapporté un exemple); au lieu d'une unique compression dans l'angle postérieur du chiasma, qui, dans la théorie de la décussation complète, expliquerait cette forme exceptionnelle d'hémianopsie. Dans l'hémianopsie croisée, on conçoit que la compression, portant sur une partie du chiasma, n'offrira pas, en général, des limites assez précises pour que la portion de champ visuel persistante représente avec une exactitude parfaite, comme dans l'hémianopsie latérale, une moitié du champ visuel; en outre, l'affection pourra aisément prendre une marche progressive, que l'on n'observe pas dans la forme latérale, et envahir les parties d'abord respectées des champs visuels.

Dans la forme d'*hémianopsie homonyme*, la délimitation du champ visuel, par une ligne sensiblement verticale, ne comprenant pas d'ordinaire le point de fixation, l'acuité visuelle est le plus souvent voisine de la normale, mais elle peut aussi être réduite à 2/3, ou même à 1/2. Dans les parties persistantes des champs visuels, on trouve, pour la perception des couleurs, des limites normales, ce qui concorde d'ailleurs avec l'état stationnaire de l'affection. Celle-ci peut même, par exception, rétrograder complètement, lorsqu'elle est le résultat d'une légère attaque apoplectiforme. Dans quelques cas, rentrant également dans l'hémianopsie latérale, la perte du champ visuel, au lieu d'atteindre une moitié, ne comprend sur chaque œil qu'un secteur de champ visuel, de façon à figurer, en quelque sorte, deux scotomes symétriques. La perte des moitiés droites ou gauches des champs visuels rendra nécessairement l'orientation plus ou moins gênée; mais c'est particulièrement dans l'hémianopsie droite que la malade éprouvera des difficultés pour la lecture, puisqu'on lit de gauche à droite et que, dans les conditions normales, la vision excentrique permet déjà de deviner le mot qui suit celui sur lequel le regard est fixé.

Les signes ophthalmoscopiques, dans cette forme d'hémianopsie, sont négatifs au début; ce n'est qu'à la longue, après des mois, que l'on voit apparaître les signes d'une atrophie partielle des papilles, la décoloration portant surtout sur les moitiés correspondantes au côté anesthésié des rétines, ou s'accusant spécialement sur l'œil situé du même côté où siège la cause de l'hémianopsie, tandis que l'autre se montre presque intact.

L'*hémianopsie temporale*, de même que l'*hémianopsie nasale*, est loin d'offrir une ligne de démarcation aussi régulière que la forme précédente; il s'agit plutôt de lacunes plus ou moins étendues des champs visuels, lacunes dont la symétrie est variable. En outre, les moitiés persistantes des champs visuels peuvent présenter un rétrécissement pour le blanc, et surtout pour les couleurs. Enfin, il faut noter que l'acuité visuelle n'est jamais intacte. D'ordinaire, ces divers troubles se montreront plus accusés sur un œil que sur l'autre. A la longue, le scotome hémianopsique tend, dans la majorité des cas, à envahir tout le champ visuel. Cette tendance résulte de la progression du processus pathologique (tumeurs, méningites, etc.) qui envahit de plus en plus le chiasma, dont une partie circonscrite se trouvait seulement atteinte au début.

Les altérations ophthalmoscopiques se montrent, en général, plus accusées que dans la forme homonyme, et l'on peut voir souvent, avec l'atrophie des papilles, les signes d'une névrite ancienne.

Ce n'est que très exceptionnellement que l'on rencontre des cas dans lesquels les moitiés supérieure ou inférieure des champs visuels font défaut. En général, ces lacunes se rapprochent plus ou moins d'une hémianopsie; mais on peut cependant observer une ligne de démarcation horizontale passant près du point de fixation, avec hémianopsie supérieure et conservation de la vision centrale. Citons encore les cas où une hémianopsie latérale se trouve limitée à un œil, particulièrement à la suite d'une hémorrhagie cérébrale.

Le traitement doit, tout d'abord, s'adresser à la cause présumée de l'affection. Plus tard, lorsque des signes d'atrophie papillaire se manifestent, on aura recours aux moyens conseillés dans les cas d'atrophie du nerf optique.

Hémianopsie temporaire, scotome scintillant, migraine ophthalmique.

Cette affection, désignée aussi sous les noms d'*irisalgie*, d'*amaurose partielle passagère*, etc., se caractérise surtout par une hémianesthésie rétinienne homonyme, précédée le plus souvent d'une hyperesthésie s'accusant par des sensations lumineuses subjectives. Comme pour l'hémianopsie homonyme en général, il faut placer le siège de ces troubles, purement fonctionnels, dans les bandelettes optiques ou les hémisphères cérébraux. Pour certains, il s'agirait d'une anémie cérébrale; pour d'autres, il faudrait rechercher la cause de cette singulière affection, revenant par accès, dans un trouble de l'innervation vasomotrice, ayant pour effet la constriction des parois vasculaires (Dianoux). Telle est d'ailleurs l'explication généralement admise pour la migraine (du Bois-Reymond), symptôme qui complique fréquemment l'hémianopsie scintillante.

Le scotome scintillant s'accuse tout d'abord par l'apparition brusque d'un nuage, occupant une partie circonscrite située dans l'une des moitiés du champ visuel binoculaire. Ce nuage s'étend promptement, et, lorsqu'il arrive à la périphérie du champ visuel, il se produit un scintillement consistant en une vibration lumineuse, qui part de la région du champ visuel primitivement atteinte, pour parcourir toute la partie affectée. Le scintillement prend ainsi une forme en demi-cercle, offrant habituellement des dentelures, des angles qui vibrent tout particulièrement. Le phénomène du scintillement ne se produit pas dans tous les cas, et l'accès peut se borner à l'hémianopsie. En général, le point de fixation est respecté, mais le scotome peut, par exception, gagner tout le champ visuel.

La durée de l'accès est habituellement d'un quart d'heure, ou un peu plus. Le scintillement disparaît d'abord, et la vue se rétablit en commençant habituellement par la région du champ visuel primitivement atteinte. Les accès se répètent à des intervalles plus ou moins éloignés, et il est très exceptionnel qu'il s'en produise plusieurs par jour. C'est la fréquence des accès, assez souvent précédés ou suivis de maux de tête (hémicrânie), qui peut rendre l'affection sérieuse, car il n'en résulte jamais de trouble visuel persistant. L'examen ophthalmoscopique est d'ailleurs négatif dans tous les cas.

La migraine n'est pas la seule complication du scotome scintillant, on peut encore observer une aphasie passagère, la perte de la mémoire, des vertiges, des fourmillements dans les membres ou même une hémiplégie fugace. Tous ces accidents n'ont aucune gravité, s'ils concordent avec un véritable scotome scintillant.

La *migraine ophthalmique* (Piorry, Charcot, Féré) n'est pas nécessairement précédée du scotome scintillant. Cette affection, qui frappe plus spécialement les femmes menant une vie de désœuvrement et de luxe, est souvent annoncée, dans ses atteintes, par une hémianopsie, droite ou gauche, de très courte durée. Tout à coup, ces malades ne voient plus que la moitié du cocher, placé sur le siège de leur voiture, et cet avertissement les engage à rebrousser chemin, afin d'arriver chez elles avant qu'elles soient prises de vomissements. Ceux-ci se renouvellent plusieurs fois et précèdent une migraine hémicrânienne d'une durée de douze à vingt-quatre heures. Ces attaques, qu'elles soient signalées, ou non, par un scotome scintillant, se répètent sans périodicité régulière, de manière que l'hémianopsie très fugace surprend le plus souvent les malades, et c'est ce signe qui, seul, les avertit qu'il leur faut se résigner, pour le reste de la journée, à renoncer à toute sortie ou distraction.

Le *traitement* de ces affections, dont la fréquence a aussi été notée chez les personnes se livrant aux travaux intellectuels, réclame surtout une surveillance de l'hygiène. L'hydrothérapie et les toniques (fer, quinquina) se recommandent particulièrement ici. Un verre de vin généreux ou d'un spiritueux, s'il est pris pendant l'accès du scotome scintillant, peut couper l'attaque, ou du moins l'abréger sensiblement. On a encore vanté, avec raison, les bons effets du bromure de potassium, qu'on prescrira aussi de préférence pour la migraine ophthalmique.

ARTICLE VII

ÉCLAIRAGE OBLIQUE

Par l'éclairage oblique, on se propose surtout d'explorer la partie antérieure de l'œil. Pour ce mode d'examen, on se sert d'une lentille convexe de quinze dioptries, destinée à concentrer les rayons d'une lampe placée à côté de l'œil observé. Le sommet du cône lumineux qui sort de cette lentille est exactement dirigé sur le point qu'on veut examiner. De cette manière, on peut inspecter successivement les différentes couches de la cornée et les plans situés plus profondément, jusqu'à la capsule postérieure du cristallin et même les couches avoisinantes du corps vitré. Tout en éclairant fortement ces parties, on peut s'aider du grossissement considérable que fournit une loupe. Il est bon de comparer les résultats de cet examen direct avec ceux de l'examen ophthalmoscopique, dans lequel les parties sont éclairées par la lumière qui les traverse. Dans certains cas où le corps ciliaire est devenu le siège de tumeurs, l'exploration par l'éclairage oblique peut être portée jusque sur cette région de l'œil. Des épanchements du corps vitré, ayant gagné le voisinage du pôle postérieur du cristallin, peuvent aussi être directement explorés, et il est parfois possible de voir la coloration propre d'un épanchement sanguin.

La *cornée* montre, à l'état normal, quand on l'examine avec l'éclairage latéral, une faible teinte bleuâtre qu'elle doit à ses membranes limitantes antérieure et postérieure. Les opacités, les corps étrangers (1), dont peut être atteinte la cornée, apparaissent avec une grande netteté, et il devient possible de se renseigner exactement sur leur siège, leur étendue et leur structure. Pour que ce mode d'examen fournisse tous les résultats qu'on peut en attendre, il faut que l'observateur donne au cône lumineux qui traverse la cornée une obliquité telle, que le point à éclairer divise exactement ce cône en deux parties d'égale longueur. Pour peu qu'on modifie alors la position du cône lumineux, par rapport à la partie examinée, on affaiblit assez sur ce point l'intensité de l'éclairage pour qu'il devienne facile de se renseigner sur les limites antérieure et postérieure de l'opacité. C'est surtout ici que le grossissement fourni par une loupe, que l'observateur tient de la main gauche, peut rendre des services. On peut même avoir recours à un microscope approprié (voy. p. 209), et il est alors possible, dans les cas où des vaisseaux se sont anormaement développés sur la cornée (pannus), d'étudier la circulation dans ces vaisseaux.

Les *capsules antérieure et postérieure du cristallin* s'accusent à l'éclairage oblique par des reflets distincts. La substance même du cristallin prend à cet examen, principalement vers ses surfaces antérieure et postérieure, une teinte bleuâtre particulière. Ce reflet se montre surtout chez des personnes âgées, et il faut bien se garder de le confondre avec un défaut de transparence. Les véritables opacités cristalliniennes s'accusent, en général, par un dessin mieux circonscrit; ce sont des stries ou des taches, tantôt d'un gris blanchâtre, tantôt jaunâtres ou d'un rouge brun (cataractes noires). L'éclairage latéral permet aisément de reconnaître si les opacités avoisinent le noyau ou occupent les masses corticales, si elles siègent au pôle antérieur ou postérieur, ou si, comme dans la cataracte zonulaire, la couche opaque enveloppe un noyau transparent.

Les déplacements du cristallin (luxations incomplètes) se révèlent à l'éclairage oblique, après dilatation de la pupille, par la présence, au côté opposé à la luxation, d'un espace anomal, d'un noir bien plus pur, placé entre le bord du cristallin et le bord pupillaire. Pour ce qui regarde la détermination des déplacements que le cristallin peut avoir subis, en tournant autour de son axe horizontal, rien ne vaut l'éclairage oblique; car il permet de se renseigner très exactement sur la distance des reflets de la capsule antérieure et postérieure au bord pupillaire ou à la cornée. Grâce au même mode d'examen, on peut encore apercevoir tous les mouvements anormaux du cristallin luxé.

L'observation du *bord pupillaire et de l'iris*, par l'éclairage oblique, est de la plus haute importance : elle permet d'examiner, avec une extrême précision, leur aspect et les moindres mouvements (tremblement) qui s'y opèrent, ainsi que l'immobilité ataxique. L'existence d'une adhérence anormale entre le bord pupillaire et la cristalloïde antérieure (synéchie postérieure) sera aussitôt dévoilée par cette exploration.

(1) On peut, avec très grand avantage, se servir, surtout pour ce qui concerne la cornée (corps étrangers minuscules), de l'éclairage électrique, dont aucune clinique ne saurait se passer actuellement.

ARTICLE VIII.

OPHTHALMOSCOPIE.

Ce mode d'exploration, permettant l'examen des parties profondes de l'œil, ne réclame pas autre chose qu'un réflecteur propre à diriger des rayons lumineux dans

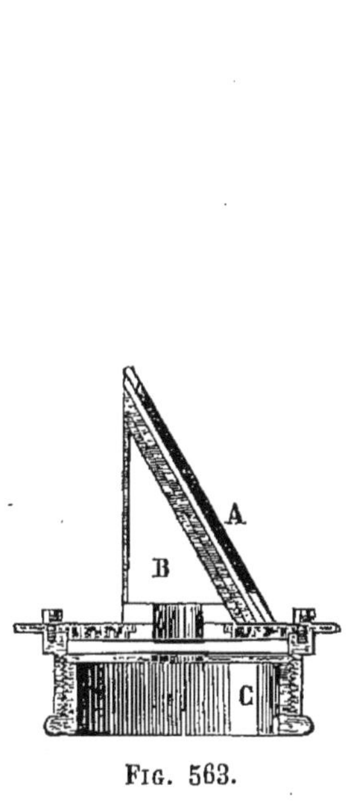

Fig. 563.

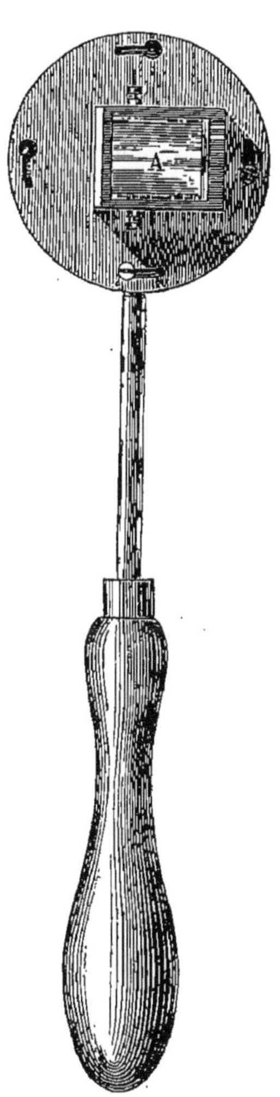

Fig. 564.

l'œil à examiner. Ce but atteint, si l'observateur place son propre œil sur le parcours des rayons renvoyés par les parties éclairées de l'œil observé, il recevra, en s'adaptant pour ces rayons, une image de ces parties. Or, ces rayons sont réfléchis dans la direction du point d'où ils ont été envoyés, de là la nécessité, pour l'observateur, de placer son œil derrière le réflecteur. Telle est la méthode d'exploration imaginée par Helmholtz, en 1851; comme la plupart des grandes découvertes, elle frappe tout d'abord par son extrême simplicité.

Le réflecteur ou *ophthalmoscope*, dont Helmholtz fit usage, se composait de trois plaques de verre superposées, dans le but d'augmenter le pouvoir réfléchissant de l'instrument. Ces plaques (fig. 563) forment l'hypoténuse A d'une boîte, ayant la forme d'un prisme triangulaire rectangle, close de toutes parts et noircie à l'intérieur. La petite face de cette boîte, qui forme avec les plaques un angle de 56 degrés, est percée d'un trou B et adaptée au manche (fig. 563 et fig. 564), de telle sorte que le prisme puisse tourner autour de l'axe optique de l'instrument. Quant au manche, il porte, au voisinage du trou ci-dessus mentionné, une coque C destinée à recevoir l'œil de l'observateur. Entre cette dernière et le prisme, on peut interposer un écran dans lequel sont reçus des verres concaves de différents foyers.

Pour procéder à l'examen ophthalmoscopique, on dispose une lampe vis-à-vis des plaques de verre, au travers desquelles l'observateur regarde, en ayant soin de se tenir le plus près possible de l'œil à observer. La lumière réfléchie par les plaques de verre est renvoyée dans la pupille, qui prend alors une coloration rouge. Interposant ensuite des verres concaves, on tâche d'apercevoir les vaisseaux rétiniens. Ce résultat obtenu, il ne reste plus qu'à choisir entre les verres concaves, de manière à rendre l'image du fond de l'œil aussi nette que possible.

On ne peut méconnaître les avantages de la douce lumière réfléchie par les plaques de Helmholtz, surtout pour ce qui regarde les explorations délicates relatives à l'étude de la circulation et de la coloration de la papille, une quantité considérable de rayons, projetés dans l'œil observé, ayant pour effet de noyer, en quelque sorte, l'image dans un flot de lumière, au grand préjudice des fins détails. En outre, l'observateur n'est pas astreint, avec ces plaques, à diriger son regard par une ouverture étroite, ce qui est encore un notable profit pour la facilité de l'exploration et rend plus aisé le relâchement de son accommodation. C'est pour ne pas renoncer à ces avantages, que de Wecker a fait construire un petit ophthalmoscope qui se réduit au simple réflecteur à plaques de Helmholtz (fig. 381, p. 638). Une rainure a été placée derrière l'instrument, permettant d'y adapter, suivant les cas, les verres des boîtes à lunettes d'essai. Ainsi disposé, ce petit miroir devient un ophthalmoscope à réfraction très complet.

L'ophthalmoscope de Ed. de Jaeger, qui diffère peu de celui de Helmholtz, n'a guère été utilisé cliniquement. De bonne heure on a préféré à ces instruments, lourds, encombrants et peu maniables, des ophthalmoscopes formés d'un simple miroir percé d'un trou au centre et porté sur un manche léger. Toutefois, nous donnons la description de cet instrument (1), parce qu'il a évidemment mis sur la voie des ophthalmoscopes à réfraction, devenus une mine inépuisable pour la fantaisie des inventeurs.

(1) L'ophthalmoscope de Ed. de Jaeger se compose d'un tube court, vissé sur un manche (fig. 565). Le côté qui doit être dirigé vers l'œil observé est coupé par un pan oblique, et l'on peut y ajouter, dans deux coulisses disposées à cet effet, différents réflecteurs. Parmi ces derniers, on compte un anneau muni de trois plaques de verre (Helmholtz) (fig. 566), un anneau muni d'un miroir concave (Ruete) (fig. 567), enfin un tube court (fig. 568) contenant deux lentilles convexes (loupe de Brücke), pour l'éclairage oblique. Derrière le réflecteur qu'on peut, comme nous venons de le voir, choisir à volonté, on place, dans l'extrémité pleine du tube, les verres concaves dont on a besoin; on peut, de plus, superposer au tube, en son milieu, une plaque divisée en carrés numérotés (fig. 569) que l'on peut au besoin faire fixer par l'œil observé. L'usage de cet instrument ressort suffisamment de sa description.

C'est Coccius qui, le premier, se servit, pour l'examen ophthalmoscopique, d'un petit miroir métallique *plan*, percé d'un trou central (voy. fig. 570). Latéralement au miroir, s'articule une lentille convexe (L) de 8 dioptries, que l'on incline à volonté, de façon à faire tomber sur le miroir des rayons convergents. On dispose ainsi, suivant que l'on fait usage ou non de la lentille latérale, d'un miroir réflé-

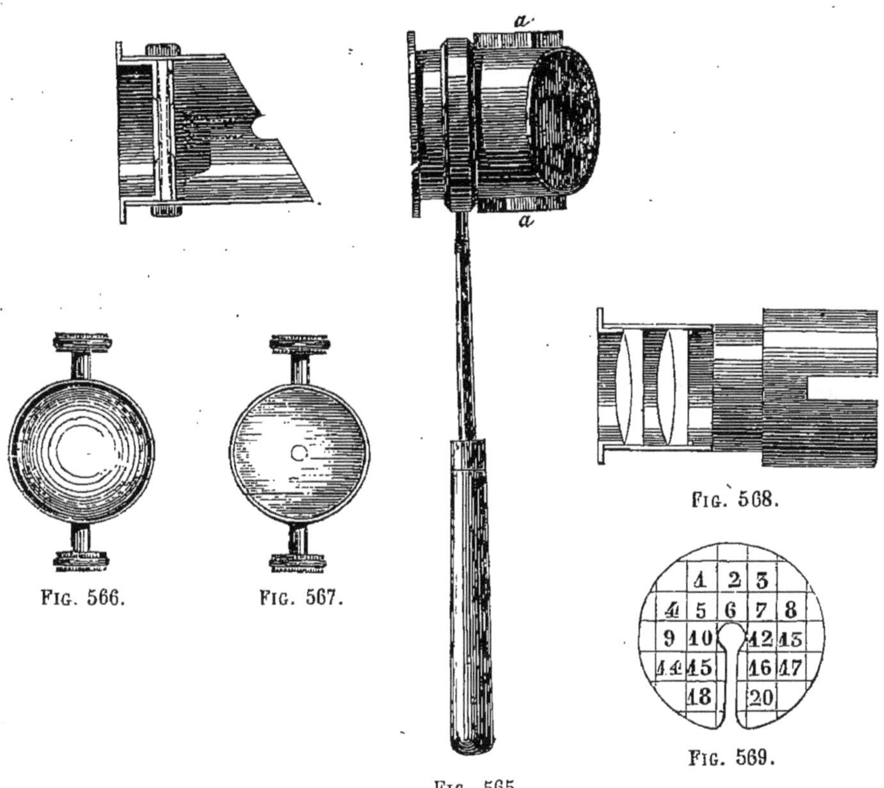

FIG. 566. FIG. 567. FIG. 565. FIG. 568. FIG. 569.

chissant des rayons convergents ou d'un miroir plan, dont l'emploi est si précieux, à cause de son éclairage atténué, pour l'exploration des milieux de l'œil.

Zehender est le premier qui a fait usage d'un miroir *convexe*. Cet ophthalmoscope est assez semblable à celui de Coccius. Le miroir M (fig. 570) a 6 pouces de foyer; la lentille (L), adaptée latéralement, possède un foyer de 3 pouces. Les rayons, qui, grâce à la lentille, arrivent au miroir avec une convergence suffisante pour se réunir, par leurs prolongements, au-devant du foyer virtuel, sont réfléchis dans une direction convergente.

Le premier miroir *concave*, muni d'un trou, a été employé par Ruete (1). On donne généralement aux miroirs concaves un foyer de 25 ou 27 centimètres, et on

(1) Un intérêt historique nous engage à donner en note la description de l'instrument imaginé par Ruete (fig. 571). Un miroir concave (M), de 3 pouces de diamètre et d'un foyer de 10 pouces, est adapté à un support sur lequel il peut se mouvoir dans les deux sens, vertical et horizontal. Au-devant de ce miroir, et rattachés au même support par des pièces mobiles, sont deux lentilles convexes A et B (ou une seule lentille concave). En faisant varier la position relative des lentilles, par rapport à l'œil observé, on agrandit

les tient obliquement pour recevoir et projeter, dans l'œil observé, la lumière d'une lampe disposée latéralement. C'est ce genre de miroir qui, avec celui de Coccius, est le plus employé dans la pratique. Le plus important perfectionnement, qui ait été apporté à ces instruments, a consisté dans l'adjonction d'une roue portant une série de verres de foyers variés, que l'on peut successivement amener, par la rotation de cette roue, derrière le trou du miroir. Les premiers *ophthalmoscopes à réfraction* ont été conçus par Loring et de Wecker. Depuis, il en a été construit un nombre considérable. Tantôt les verres sont disposés sur une unique roue, ou sur des roues de rechange, tantôt les verres se combinent entre eux pour donner, par leur superposition, des séries de verres très complètes.

Pour compléter l'histoire de l'évolution de l'ophthalmoscopie, en ce qui regarde l'instrumentation, nous avons encore à mentionner l'*ophthalmoscope binoculaire* de Giraud-Teulon, et les *autophthalmoscopes :* 1° monoculaire et 2° binoculaire.

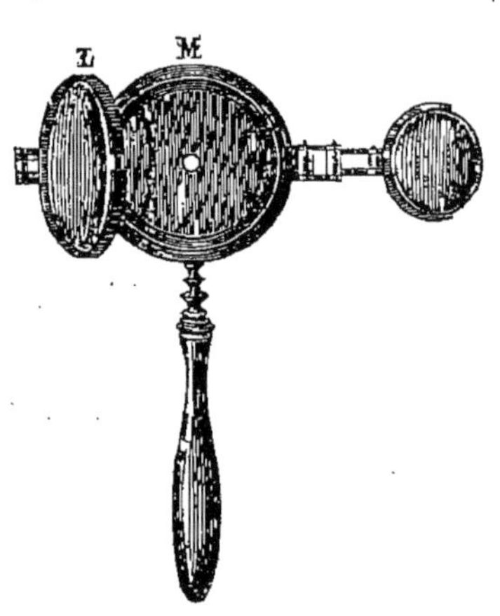

Fig. 570.

L'*ophthalmoscope binoculaire* de Giraud-Teulon (fig. 572) est le seul qui permette de faire l'examen avec les deux yeux à la fois et de profiter de tous les avantages de la vision stéréoscopique. Giraud-Teulon a placé, tout près et en arrière d'un miroir ophthalmoscopique ordinaire (voy. fig. 572), deux prismes rhomboïdaux A et B d'un angle de 45 degrés. Ces deux prismes sont disposés de telle sorte que leurs angles aigus se touchent au milieu du trou du miroir. De cette façon, tout faisceau lumineux parti de l'œil observé est divisé en deux, par les prismes, et réfléchi deux fois par les faces opposées de ces derniers, d'où chaque moitié sort dans une direction parallèle à celle qu'elle avait en émergeant de l'œil. Les rhomboèdres ayant chacun, pour longueur, la moitié de l'écartement des yeux de l'observateur (ce que permet de réaliser toujours la disposition représentée en B et C), chaque point de l'image ophthalmoscopique classique est ainsi dédoublé et représenté en I, I′ dans la position de deux images stéréoscopiques. Deux prismes convergents ou à base extérieure, placés entre les rhomboèdres et les yeux de l'observateur, procurent alors la fusion en une seule, sur la ligne médiane (en *e*, *e′*) des deux images I, I′. L'écartement des rhomboèdres étant réglé sur celui des yeux, l'observateur fait choix des prismes plans ou prismes convexes (qu'on voit représentés dans la figure 572), suivant qu'il a ou n'a pas la faculté d'accommoder à courte distance. Cela posé, le miroir monté sur un axe horizontal, étant aussi mobile sur l'axe vertical, l'examen rentre dans les conditions de l'observation ordinaire.

1° L'*autophthalmoscope monoculaire* de Coccius se résume en un miroir plan perforé. Il faut disposer le miroir de telle façon que la surface réfléchissante soit tournée contre l'œil et tout près de lui. Si l'on fait alors tomber la lumière de la flamme à travers l'ouverture du miroir, en donnant à celui-ci une position telle que

l'image renversée du fond de l'œil ; à moins qu'on ne fasse usage de la lentille concave, en procédant ainsi à un examen à l'image droite. Cet arrangement est évidemment, aussi, le prototype des nombreux ophthalmoscopes fixes qui ont été construits ultérieurement, et qu'on a alors placés dans des tubes (Follin, Liebreich, etc.).

les rayons réfléchis ne retournent pas tous par le trou, mais tombent en partie sur ses bords, ces rayons (parallèles ou légèrement convergents) rencontrent le miroir sous un angle leur permettant d'être perçus par l'œil observé. On aperçoit d'abord une tache rouge, et si l'on s'adapte exactement pour le point le plus éloigné de la vision distincte, on y voit bientôt des vaisseaux rétiniens; enfin, en inclinant convenablement le miroir, la papille elle-même. Il est bien entendu que cet examen ne peut porter sur la macula, attendu que, pour l'éclairer, il est indispensable de fixer la lumière au travers du trou, ce qui s'oppose à la formation d'une image sur

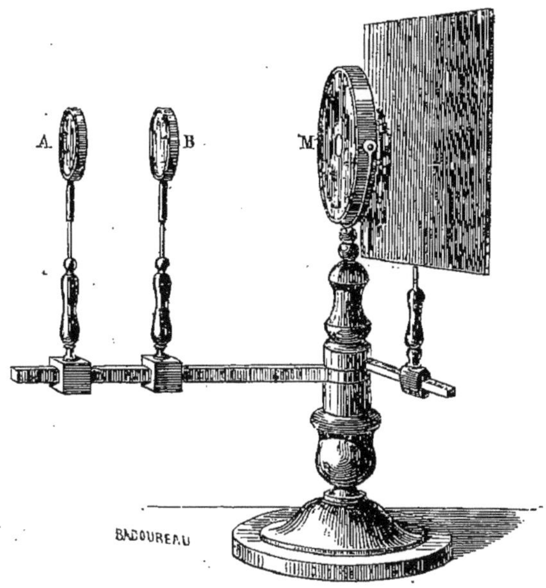

Fig. 571.

le miroir. Pour augmenter l'éclairage, Coccius a ajouté au miroir un tube noirci de 4 pouces de longueur, dans lequel se trouve une lentille de 10 pouces de foyer. Par ce moyen, il arrive à l'œil des rayons convergents et le champ éclairé du fond de l'œil en est agrandi. L'axe du trou du miroir et celui de la lentille, qui n'est découverte que latéralement, doivent nécessairement être dirigés très exactement sur la flamme.

2° L'*autophthalmoscope* de Heymann (fig. 573) permet l'examen de l'œil dans une plus grande étendue et avec un éclairage plus intense. En outre, le fond d'un des yeux est observé avec l'autre œil. Cet appareil est composé de deux tubes A et B d'une longueur de 6 pouces, qui aboutissent dans une boîte C, de forme rhomboïdale. Dans le prolongement de l'axe du tube fixe A, se trouve, au fond de la boîte, un miroir concave perforé, de 30 centimètres de foyer. A l'extrémité du tube mobile B, là où il aboutit dans la boîte, est un prisme triangulaire rectangle dont l'hypoténuse regarde en dehors. En outre, il existe dans le tube fixe une lentille destinée à l'éclairage et à l'examen à l'image renversée, lentille qu'il est possible d'ajuster très exactement au moyen d'une vis. Dans l'autre tube se trouve une lentille analogue, enfin la boîte en contient une troisième, en arrière du prisme, à la moitié de la distance qui sépare celui-ci du miroir.

Si l'on s'éclaire alors un œil avec une flamme, que l'on regarde par le trou du miroir, et si l'on donne à ce dernier, au moyen du pas de vis, une inclinaison telle que les rayons émergeant du fond de l'œil soient dirigés sur le prisme, ils arrivent nécessairement sur l'autre œil. Les verres convexes annexés au prisme, en avant et en arrière, ne servent qu'au grossissement de l'image. A part un certain éblouissement, cet appareil, convenablement disposé, donne du fond de l'œil une image renversée, bien éclairée et agrandie, puisque son diamètre est d'environ 30 millimètres.

De petits miroirs concaves, en verre étamé, conviennent parfaitement pour

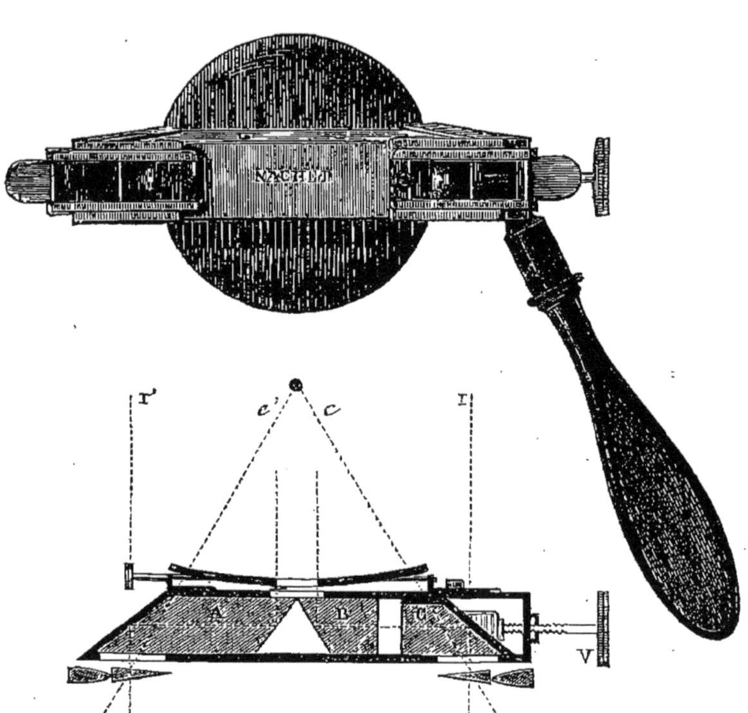

Fig. 572.

l'examen à l'image renversée, qui, comme nous le verrons, se pratique en tenant l'ophthalmoscope à une certaine distance de l'observé et en interposant, sur le parcours des rayons, une loupe. Pour éviter, autant que possible, au malade l'éblouissement désagréable que produirait la projection, dans son œil, d'une trop grande quantité de lumière, qui aurait encore pour inconvénient de provoquer un resserrement marqué de la pupille, il est nécessaire que le diamètre du miroir ne dépasse pas 28 millimètres. Il est aussi avantageux d'avoir, sur le même instrument, un second miroir à éclairage faible, pour l'examen des milieux de l'œil. C'est ainsi que, dans l'ophthalmoscope de M. Panas, il existe deux miroirs, l'un concave, l'autre plan, adossés l'un à l'autre, et dont on peut alternativement faire usage. Nous-même, nous nous servons d'un ophthalmoscope muni de deux miroirs superposés, dont l'inférieur est caché par une plaque métallique noircie, et que l'on retourne à volonté. Ces miroirs de verre étamé ont un foyer de 25 centimètres; mais, tandis que l'un est concave, l'autre est convexe. Ce dernier est préférable au miroir plan, qui donne encore trop de lumière pour la recherche de fines opacités du cristallin ou du corps vitré; il représente un éclairage moyen entre celui que donnent le miroir à plaques et le miroir plan. Le même disque de lentilles correctrices, placé derrière l'instrument, sert pour les deux miroirs.

Pour les démonstrations, on fait usage, dans les cliniques, d'*ophthalmoscopes fixes*. Parmi ces instruments, le plus employé est celui de Liebreich, dans lequel le miroir et la loupe, qui sert à l'examen à l'image renversée, sont placés aux extrémités d'un tube, formé de deux pièces, et qu'une crémaillère permet d'allonger ou de raccourcir suivant les cas, de façon à obtenir une image nette. Dans le même but, on a aussi construit des ophthalmoscopes à plusieurs observateurs (Laurence, de Wecker), dans lesquels une partie des rayons émanant de l'œil observé sont, grâce à l'interposition d'une lame de verre, disposée à 45 degrés, ou d'un prisme, réfléchis perpendiculairement à leur trajet, de façon à pouvoir être reçus par l'œil d'un observateur placé latéralement. De Wecker a pu ainsi faire construire un instrument dans lequel trois observateurs reçoivent la même image. Celle-ci se trouvera nécessairement atténuée par suite de la division des rayons.

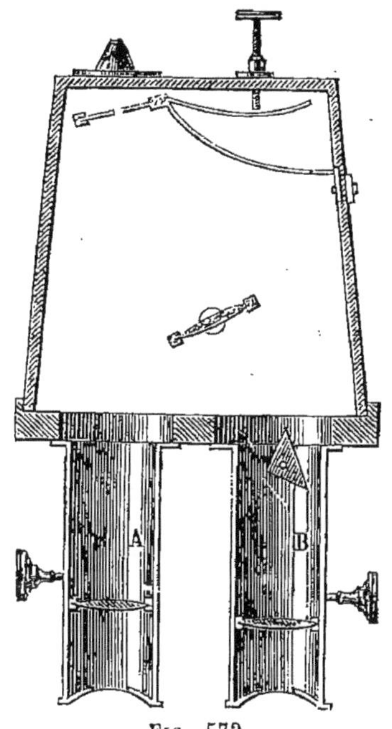

Fig. 573.

Le premier qui s'est servi de prismes, dans la construction des ophthalmoscopes, est M. Ulrich. Ce confrère a utilisé, pour éclairer le fond de l'œil, la réflexion totale de la lumière, réfractée par l'hypoténuse d'un prisme triangulaire rectangle. Il fait tomber la lumière à travers l'une des faces du prisme, sur l'hypoténuse, et de celle-ci, à travers l'autre face, sur l'œil observé. L'image qui est renvoyée de l'œil passe par un second prisme dont l'hypoténuse est à angle droit avec celle du premier, et arrive ensuite à l'œil de l'observateur. M. Meyerstein s'est servi d'un seul prisme, en ayant soin de le percer dans l'hypoténuse, vers le milieu d'un des côtés. De cette manière, il recevait directement les rayons lumineux par cette ouverture. MM. Coccius et Zehender ont adopté des dispositions analogues. Les difficultés que l'examen présente, en pareille circonstence, consistent à déterminer exactement la direction des rayons lumineux, ce qui force à mouvoir en divers sens la source éclairante.

L'examen ophthalmoscopique peut se pratiquer de deux manières : 1° à l'image droite; 2° à l'image renversée. Ces deux modes d'examen doivent être également familiers à l'ophthalmologiste. Le second sert surtout à donner une vue d'ensemble, souvent fort utile pour le diagnostic des maladies profondes de l'œil; quant au premier, il est plus spécialement réservé, à cause du fort grossissement qu'il fournit, à l'étude des fins détails et à la détermination objective de la réfraction.

1° *Examen à l'image droite.*

L'examen à l'image droite, qui se pratique avec le seul miroir, quoique le plus simple en principe, est, cependant celui qui s'acquiert le moins aisément, et cela pour l'unique raison que l'on n'arrive que par un long apprentissage, en dirigeant le regard par une ouverture étroite, telle que la pupille de l'œil observé, à relâcher son accommodation, comme on le ferait pour voir un objet situé au loin. A cause de l'étendue restreinte que présente en général la pupille, il y a nécessité, pour l'observateur, à placer son œil aussi près que possible de l'œil observé, afin d'embrasser ainsi du regard une plus grande surface; toutefois, l'écartement qui sépare l'œil observateur de l'œil observé reste toujours de quelques centimètres, attendu que le miroir, légèrement incliné du côté de la lampe, placée latéralement par rapport à l'examiné, doit recevoir les rayons de celle-ci pour les réfléchir dans l'œil observé, ce qui réclame nécessairement entre les deux yeux un certain intervalle.

En recommandant au sujet de diriger son regard au loin (et quelque peu en dedans si l'exploration doit porter sur la papille), dans le fond de la pièce obscure où se fait l'examen, l'accommodation de l'œil observé se trouve d'ordinaire exclue et l'on n'a affaire qu'à sa réfraction statique. Quant à la façon dont l'œil observateur doit s'adapter pour recevoir une image nette de l'œil observé, elle résulte de la conformation de celui-ci. A cet égard, on se souviendra que l'image de l'œil, éclairé par la lumière que réfléchit le miroir ophthalmoscopique, se forme constamment au *punctum remotum* de cet œil, par la raison que les rayons, renvoyés par les membranes profondes de l'œil, suivent une marche semblable au trajet parcouru par les rayons qui, au repos de l'accommodation, doivent se réunir sur la rétine.

Il en résulte que l'observateur, si on le suppose emmétrope, devra regarder à l'infini, c'est-à-dire relâcher complètement son accommodation, s'il examine un emmétrope; si l'examen porte sur un hypermétrope, dont le *punctum remotum*, négatif, est en arrière, il lui faudra faire une dépense d'accommodation égale à l'hypermétropie; enfin, dans le cas de myopie de l'œil observé, le *punctum, remotum* se trouvant en avant de cet œil, et, par suite, en arrière de l'œil observateur (très rapproché de l'observé), aucune image nette ne pourra être perçue, du moins sans le secours d'un verre négatif égal à la myopie.

L'observateur est-il apte, dans tous les cas, à faire abstraction complète de son accommodation, il lui deviendra possible, en faisant usage d'un ophthalmoscope muni de lentilles correctrices (ophthalmoscope à réfraction), de mesurer objectivement l'hypermétropie et la myopie. Pour cela, il devra, tout en détendant exactement son accommodation, rechercher, dans le cas d'hypermétropie, le verre convexe le plus fort avec lequel il pourra obtenir le maximum de netteté de l'image de l'œil observé, et, dans le cas de myopie, le verre concave le plus faible qui lui permet d'atteindre le même but. On procède donc d'une façon tout à fait analogue à la méthode suivie pour la détermination subjective de la réfraction, avec cette différence que c'est l'observateur qui s'essaye les verres et que la papille de l'observé remplace le tableau d'acuité visuelle. Si l'observateur n'était pas emmétrope, il devrait, bien entendu, défalquer sa réfraction du résultat obtenu.

Une remarque importante doit trouver place ici : c'est que, pour l'exactitude du procédé d'optométrie qui repose sur l'emploi de l'ophthalmoscope à réfraction, on ne doit pas utiliser, si l'on veut éviter de compliquer inutilement la recherche de la réfraction, les verres de ces sortes de miroirs au delà de cinq à six dioptries. En effet, il ne faut pas oublier que les lunettes se portent assez près de l'œil (à 15 millimètres environ), tandis qu'avec le miroir ophthalmoscopique la correction se fait pour une distance notablement plus grande et réclame, suivant qu'il s'agit d'une hypermétropie ou d'une myopie, des verres convexes trop faibles ou des verres concaves trop forts, comparativement à ceux qui seraient nécessaires pour la distance habituelle. Si l'erreur est assez minime pour une anomalie de réfraction de quelques dioptries, il en est tout autrement dans les forts degrés d'amétropie. Dans ce dernier cas, il y aura tout avantage, dès que, dans la recherche de l'amétropie, on aura atteint cinq dioptries avec les verres que l'on fait successivement passer *derrière* le trou du miroir, à placer dans la monture d'essai, *devant l'œil observé*, un verre numéro 5 et à continuer la recherche, en se servant des verres de l'ophthalmoscope qui s'additionnent avec celui de la monture d'essai. Il faut noter que les très hauts degrés d'hypermétropie étant assez rares, on n'aura guère occasion de se servir d'une lentille additionnelle, placée devant l'œil observé, que pour la détermination de la forte myopie, qui, elle, se présente encore assez fréquemment. Ici, outre l'avantage d'une mensuration immédiatement et sensiblement exacte, sans complication de calculs relatifs à la distance à laquelle a lieu l'examen, distance que l'on devrait faire mesurer par un aide, on aura encore ce notable profit que l'image, dans les cas de myopie élevée, sera mieux éclairée que celle que l'on obtient en plaçant derrière l'ophthalmoscope un fort verre concave. Enfin, les ophthalmoscopes à réfraction peuvent être ainsi très notablement simplifiés.

Lorsque l'œil présente une inégalité de réfringence suivant ses divers méridiens, c'est-à-dire qu'il existe un astigmatisme, on conçoit qu'en cherchant à déterminer la réfraction, avec l'ophthalmoscope, on n'arrive jamais à obtenir une égale netteté des diverses parties de la papille et de ses vaisseaux en particulier. C'est ce caractère qui permet de reconnaître, dans un examen à l'image droite, la présence d'un astigmatisme. En procédant, comme nous l'avons indiqué plus haut pour la détermination de l'amétropie, on sera amené à corriger la réfraction pour le méridien le moins réfringent, c'est-à-dire, dans la majorité des cas, le méridien horizontal. Dans ces conditions, les vaisseaux verticaux de la papille apparaîtront seuls nets, tandis que les vaisseaux horizontaux se montreront plus ou moins effacés. Pour la correction de cet astigmatisme, on placera dans la monture d'essai des cylindres concaves à axe perpendiculaire aux vaisseaux qui sont vus les plus nets, c'est-à-dire, dans notre exemple, à axe horizontal, et on augmentera graduellement la force de ces cylindres jusqu'à ce que l'on réussisse à obtenir une image nette dans toutes ses parties. Les ophthalmoscopes à réfraction, munis de verres cylindriques (celui de M. Parent en particulier), permettront une détermination plus rapide de l'astigmatisme, en évitant la perte de temps que nécessitent les changements de cylindres dans la monture d'essai.

Quant au grossissement des parties du fond de l'œil que l'on observe à l'image droite, il ne peut pas être chiffré d'une façon absolue; suivant que l'observateur croit voir cette image à 25 ou 30 centimètres, le grossissement doit être, chez l'emmétrope, évalué à dix-sept ou vingt fois. Chez l'hypermétrope il est moindre, tandis qu'il est plus élevé chez le myope. D'ordinaire le grossissement étant beaucoup plus accusé que si l'on se sert de l'image renversée, on voit quelle importance prend l'examen à l'image droite pour les recherches portant sur les petits détails de l'image ophthalmoscopique. En outre, cette variété dans le grossissement de l'image nous fournit encore un signe pour le diagnostic de l'astigmatisme. La papille prendra en effet, dans ce cas, une forme ovalaire à grand axe dirigé dans le sens du méridien le plus réfringent, c'est-à-dire le plus souvent dans le sens vertical. Il est vrai que la papille n'a pas une forme constante, et que l'on pourrait prendre pour une déformation astigmatique une disposition normale du disque optique même; mais un examen à l'image renversée, qui, dans un cas d'astigmatisme, donnerait précisément (dans les conditions habituelles d'examen à l'image renversée) une déformation inverse, nous renseignera immédiatement sur l'interprétation que nous devons donner à la forme sous laquelle nous apparaît l'image droite (Schweigger).

2° *Examen à l'image renversée.*

L'examen à l'image renversée nous permet d'embrasser d'un seul regard une certaine étendue du fond de l'œil, mais, en général, l'image se présente alors sous un grossissement sensiblement moins élevé que celui fourni par l'image droite. Pour examiner un œil à l'image renversée, l'observateur doit se tenir à 30 centimètres à peu près de l'observé. L'éclairage des parties profondes de l'œil étant obtenu comme nous l'avons indiqué plus haut (voy. *Examen à l'image droite*), on interpose, sur le parcours des rayons renvoyés par cet œil, une loupe, habituellement de quinze à seize dioptries, que l'on tient, de la main gauche, à 6 ou 7 centimètres environ de l'œil observé, en prenant, avec le petit doigt, un point d'appui sur le front du patient. La position la plus avantageuse de la loupe est obtenue lorsque son foyer coïncide avec le plan pupillaire, car, dans ce cas, l'image de la pupille disparaît, et l'on embrasse le plus grand champ d'observation. La loupe, ainsi interposée, réunit les rayons, réfléchis par l'œil observé, à son foyer, si ces rayons émergent parallèlement, c'est-à-dire si l'œil est emmétrope; au delà de son foyer, lorsque ces rayons sortent en divergeant, c'est-à-dire si l'œil est hypermétrope; enfin, en deçà de son foyer dans le cas où ces rayons sont convergents, autrement dit lorsque l'œil est myope. Il se forme donc au foyer de la loupe employée, ou dans son voisinage, une image renversée et réelle pour laquelle l'observateur devra s'adapter. Si l'œil est fortement hypermétrope (par exemple, chez un opéré de cataracte, ou dans un cas de décollement de la rétine), les rayons sortant très divergents, il pourra être avantageux de faire usage d'une loupe à court foyer (de vingt dioptries), afin de permettre la formation de l'image à peu près dans le point habituel. Au contraire, dans les hauts degrés de myopie, il y aura profit, pour une raison analogue, à se servir d'une loupe à foyer plus long (douze dioptries).

Notons que si la myopie est forte, une image renversée peut être obtenue sans l'interposition d'une loupe, l'observateur s'adaptant alors pour le punctum remotum de l'observé, situé, dans le cas, par exemple, d'une myopie 20, à 5 centimètres en avant de l'œil examiné. On conçoit qu'il est ainsi possible de mesurer objectivement la myopie, connaissant le punctum proximum de l'observateur, qui cherche à mettre en jeu toute son accommodation, en se raprochant le plus possible de l'observé. Si l'observateur est apte à relâcher complètement son accommodation, il peut encore, en faisant usage, derrière le trou de son ophthalmoscope, d'un verre d'un foyer déterminé qui l'adapte pour une distance fixe, trouver le punctum remotum et, par suite, la myopie de l'examiné. Mais, dans ce cas, pour être sûr que son accommodation n'intervient pas, l'observateur doit s'éloigner autant que la netteté de l'image reçue le lui permet.

On a aussi utilisé la mensuration de la distance à laquelle se produit l'image, dans l'examen à l'image renversée, comme moyen propre à déterminer la réfraction (Schmidt-Rimpler, Warlomont et Loiseau); mais ce procédé optométrique, qui nécessite un ophthalmoscope *ad hoc*, n'a guère trouvé son emploi dans la pratique courante.

L'image renversée étant réelle, pouvant être reçue sur un écran, elle a une grandeur absolue. Pour un œil emmétrope, et dans les conditions habituelles d'examen, en se servant d'une lentille + 15 diopt., le grossissement est à peu près quatre fois et demie. Mais le grossissement sous lequel apparaîtra l'image, pour l'observateur, dépendra de la distance à laquelle elle est observée ; il sera donc en rapport avec le punctum proximum de l'observateur. L'emploi d'un verre convexe derrière le trou du miroir ophthalmoscopique, en permettant de s'adapter pour un point plus rapproché, fournira un grossissement plus élevé. Celui-ci sera encore influencé d'après la force réfringente de la loupe employée : plus son foyer sera long, plus l'image sera agrandie.

Quant à l'action exercée sur le grossissement de l'image par la conformation de l'œil examiné, elle est variable suivant la distance à laquelle la loupe est tenue par rapport à l'œil observé, sauf pour ce qui regarde l'œil emmétrope qui, fournissant des rayons émergents parallèles, donne une image de grandeur constante. Dans les conditions habituelles où se pratique l'examen, la loupe, dans l'intérêt du plus large champ d'observation possible, est placée de telle façon que son foyer est un peu plus long que la distance qui la sépare de l'œil. Dans ce cas, le grossissement est, par rapport à celui fourni par l'œil emmétrope, plus grand chez l'hypermétrope et plus faible chez le myope ; mais, si on éloigne progressivement la loupe, il arrive un moment où c'est l'effet inverse que l'on observe, après avoir passé par une position intermédiaire de la loupe (dont le foyer concorde alors avec le foyer antérieur de l'œil, situé à 13 millimètres en avant de la cornée) pour laquelle l'influence de l'amétropie (axile) est nulle sur le grossissement.

C'est sur cette variation dans le grossissement des images fournies par les yeux amétropes, suivant la distance à laquelle est tenue la loupe, qu'est basé le procédé de Javal pour le diagnostic de l'astigmatisme. On conçoit qu'en observant la papille pendant que la loupe, d'abord placée très près de l'œil, est ensuite graduellement éloignée, on verra, dans un cas d'astigmatisme, une déformation de l'image qui sera inverse aux extrémités du déplacement imprimé à la loupe. Ainsi une papille, en réalité arrondie, apparaîtra, dans la forme commune d'astigmatisme à méridien horizontal moins réfringent, sous la forme d'un ovale à grand axe horizontal lorsque la loupe est tenue à une courte distance de l'œil, tandis qu'en éloignant le plus possible la loupe, l'image, après avoir été un instant circulaire, deviendra de nouveau ovalaire, mais avec un grand axe vertical.

Nous venons d'étudier l'action, sur l'image ophthalmoscopique, des déplacements d'avant en arrière de la loupe ; voyons maintenant ce qui se passe lorsque l'on déplace celle-ci *latéralement*. Un déplacement latéral de la loupe entraîne dans le même sens l'image, mais d'une quantité variable, suivant la conformation de l'œil observé. Pour apprécier ce *déplacement parallactique de l'image*, on tracera au centre de la loupe un repère, une petite croix, et l'on verra que ce n'est uniquement que chez l'emmétrope que l'image (celle de la papille) suit exactement les déplacements latéraux imprimés à la loupe. Si l'œil observé est amétrope, le déplacement de la loupe et celui de l'image sont inégaux : l'image marche plus vite que la loupe chez l'hypermétrope, tandis que c'est l'inverse que l'on observe chez le myope.

L'étude du déplacement parallactique de l'image a une grande importance pratique ; non seulement elle nous fournit un moyen de reconnaître l'amétropie et même l'astigmatisme, par le déplacement inégal de l'image, lorsque l'on meut la loupe dans le sens des méridiens principaux (procédé de Bravais) ; mais encore elle donne des renseignements précis sur l'emplacement, dans le sens de la profondeur, des parties observées et permet de juger des reliefs. Dans une image ophthalmoscopique, toute partie qui, lors d'un déplacement latéral de la loupe, se meut plus vite que le voisinage, se trouve située, par rapport à celui-ci, dans un plan plus antérieur. C'est ainsi que, dans une excavation glaucomateuse, le déplacement parallactique du bord de la papille est plus accusé que celui du fond, ce dernier donnant même l'illusion d'une marche en sens inverse. Dans un cas de soulèvement de la papille (papillite), ce sont, au contraire, les parties centrales de la papille qui se déplacent davantage. Si, dans un examen à l'image renversée, on rencontre, au fond de l'œil, une tache appartenant à un flocon du corps vitré, l'énorme excursion, que subira l'image de ce flocon au moindre déplacement latéral de la loupe, nous renseignera immédiatement sur la nature de cette tache. De même, c'est par le déplacement parallactique que nous jugerons, en un instant, des sinuosités que forme une rétine décollée.

ARTICLE X

KÉRATOSCOPIE PAR LES IMAGES RÉFLÉCHIES

L'étude des images réfléchies sur la cornée présente un grand intérêt, car elle nous permet de nous renseigner rapidement sur les altérations ou inégalités de courbure que peut présenter cette membrane. Dans l'astigmatisme régulier, la kératoscopie est particulièrement précieuse, attendu qu'elle circonscrit immédiatement la recherche des cylindres correcteurs entre un très petit nombre de verres et qu'elle abrège ainsi très notablement l'examen. Si l'on considère que toute détermination objective de l'astigmatisme doit constamment être contrôlée par un examen subjectif, le seul qui donne le résultat définitif sur lequel on se guide pour la prescription des verres, on conçoit qu'une précision presque absolue dans la mensuration de la cornée, telle que la fournit l'ophthalmomètre si parfait de Javal et Schiötz, ne soit pas indispensable dans la pratique, d'autant plus que la cornée n'est pas seule en cause dans l'astigmatisme et qu'une partie, statique ou dynamique, siège dans le cristallin, tantôt pour accroître, tantôt pour diminuer l'astigmatisme total de l'œil. En résumé, l'examen objectif n'étant que préliminaire et le dernier mot appartenant toujours à l'examen subjectif, nous pensons que la meilleure méthode d'exploration de la cornée, pratiquée dans l'unique but d'arriver à un choix de lunettes aussi parfait que possible, sera celle qui donnera rapidement et simplement une indication, sinon absolument exacte, du moins voisine de l'exactitude. Car à quoi nous servirait une précision mathématique dans la mensuration de la cornée, en admettant qu'elle puisse être atteinte, si les verres à prescrire doivent s'éloigner, parfois assez notablement, des chiffres trouvés objectivement ? A cet égard, nous n'hésitons pas à affirmer que la simple kératoscopie, telle que nous l'indiquerons ci-dessous (et comme elle est du reste adoptée dans nombre de cliniques), répond à tous les besoins de la pratique.

Aux disques de Placido et de Javal, nous avons préféré une figure carrée, dont deux côtés opposés peuvent être rapprochés, en permettant, comme nous le verrons plus loin, de chiffrer l'astigmatisme. Tandis qu'une figure circulaire se réfléchit sur une cornée astigmate suivant une ellipse, un carré donne un reflet rectangulaire, lorsque ses côtés sont parallèles aux méridiens principaux. Le grand axe de l'ellipse et le grand côté du rectangle correspondent au méridien suivant lequel la cornée offre son minimum de courbure (méridien le moins réfringent, d'ordinaire l'horizontal).

Notre astigmomètre, ou kératoscope enregistreur, consiste essentiellement en un carré noir de 20 centimètres de côté, présentant sur ses bords une bandelette blanche de 15 millimètres, et dont le centre est percé d'un trou, pouvant recevoir, à volonté, une lunette propre à grossir l'image cornéenne (1). Sur deux côtés opposés du carré, les bandelettes peuvent, au moyen d'une vis droite et gauche, être rapprochées graduellement (fig. 574 et 575). La même vis met en mouvement un curseur qui se déplace sur une échelle graduée, dont les divisions représentent des dioptries. Enfin le carré peut exécuter, sur son manche, un mouvement de rotation, que mesure un cadran placé, comme l'échelle, derrière l'instrument (fig. 576). L'examen se pratique de la façon suivante :

Le sujet doit être placé près d'une large fenêtre, à laquelle il tourne le dos.

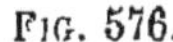
Fig. 576.

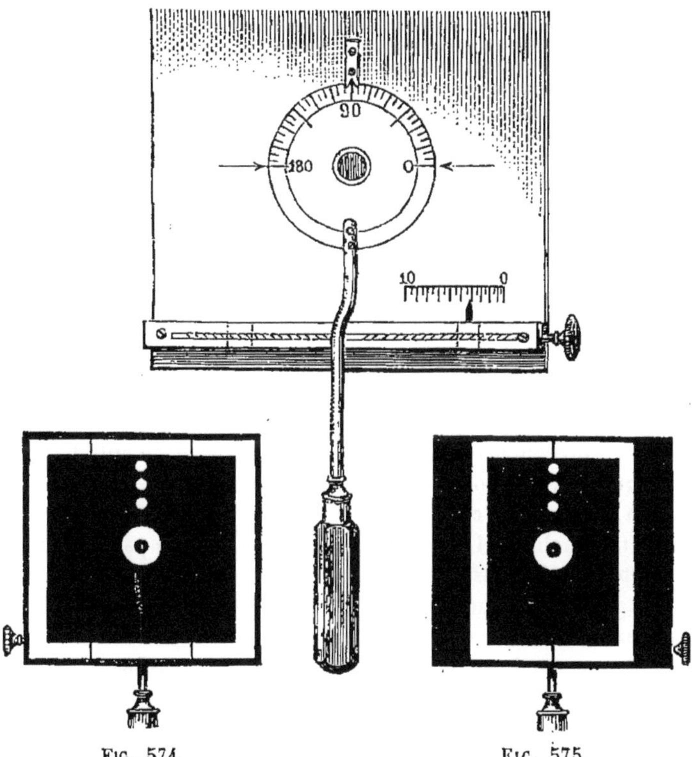

Fig. 574. Fig. 575.

L'astigmomètre, bien éclairé, est tenu verticalement, de façon que son plan soit parallèle à celui de la face du patient, dont le sépare une distance de 25 centimètres environ. En outre, il faut veiller à ce que, la tête étant bien droite, l'œil observé se trouve situé vis-à-vis du trou central de l'instrument qu'il doit fixer, et derrière lequel l'observateur place l'un de ses yeux. En procédant ainsi, on observe, dans un cas normal, que la bandelette blanche, qui borde le carré, se peint sur la cornée suivant un carré exact, et cela, quelque inclinaison que l'on donne au kératoscope; par contre, s'il existe un astigmatisme, l'image cornéenne deviendra un

(1) Nous avons ajouté à l'instrument un secteur de roue portant les verres convexes 1, 2 et 3, que l'observateur peut, à son gré, placer derrière l'ouverture centrale et substituer à la lunette.

rectangle, mais à condition, toutefois, que les côtés du carré de l'instrument soient inclinés suivant les méridiens principaux ; autrement on aurait une figure losangique. Il sera donc nécessaire, chez un astigmate, de tourner la figure carrée jusqu'à ce que les angles deviennent parfaitement droits. On aura à ce moment, sur le cercle divisé, la position des méridiens principaux. L'instrument étant maintenu dans cette situation, on obtiendra la mesure de l'astigmatisme, en déplaçant, à l'aide de la vis, les deux côtés du carré qui fournissent, dans l'image cornéenne, les petits côtés du rectangle ; ceux-ci seront rapprochés de manière à obtenir un carré parfait. Ce résultat acquis, ce sont les bandelettes du kératoscope qui forment une figure rectangulaire, et l'astigmatisme se chiffre par le nombre de dioptries et de fractions de dioptrie que marque l'échelle.

Le degré de l'astigmatisme et les méridiens principaux ainsi déterminés en un instant, il suffit de placer dans la monture d'essai un cylindre égal, convexe, à axe perpendiculaire au grand côté du rectangle, dans le cas d'hypermétropie ; concave, à axe parallèle à ce même côté, dans le cas de myopie, et il ne reste plus qu'à déterminer la réfraction avec un verre sphérique, s'il y a lieu. Un dernier essai avec un ou deux cylindres plus forts ou plus faibles, dont on fera varier quelque peu l'inclinaison, permettra d'obtenir toute l'exactitude désirable.

Cette méthode objective, pour la correction de l'astigmatisme, rend de précieux services, particulièrement chez les opérés de cataracte, où elle nous paraît à peu près indispensable, et chez les enfants, trop jeunes pour donner des réponses exactes.

Dans les formes d'astigmatisme irrégulier, consécutives à d'anciennes affections cornéennes, on conçoit que l'ellipse, que fournit un disque, deviendra plus ou moins irrégulière et que la figure carrée de notre astigmomètre donnera une image très variable, les côtés cessant d'être rectilignes et prenant une forme sinueuse ou brisée par places. Dans de nombreux cas, en dépit de l'irrégularité de l'astigmatisme, il arrivera qu'en faisant tourner le kératoscope carré, on trouvera une position où l'image présentera deux côtés parallèles, et, à défaut du rectangle de l'astigmatisme régulier, on obtiendra du moins une image trapézoïde, dont on pourra égaliser à peu près les côtés, sinon les angles, à l'aide de la vis qui rapproche les deux bandelettes mobiles. L'emploi du cylindre, indiqué par l'échelle, donnera parfois une acuité visuelle inespérée.

Lorsque, dans un cas de leucome central, on se trouve dans l'obligation d'ouvrir, par une sphincterectomie, un chemin excentrique aux rayons, il est important de pouvoir se renseigner sur les parties de la cornée qui, à transparence égale, ont le moins souffert dans leur courbure, afin d'y établir la nouvelle pupille. Pour l'exploration périphérique de la cornée, on utilise les points excentriques, de couleur différente, que porte notre instrument (fig. 574). Le malade, fixant l'un de ces points, on fait exécuter au carré un mouvement de rotation, pendant lequel l'image réfléchie passe successivement par tous les méridiens de la cornée, en dévoilant les altérations de courbure de cette membrane. Plus le point fixé sera éloigné du centre, plus aussi l'exploration portera sur des parties périphériques de la cornée. Il sera ainsi facile, suivant les cas, de faire un choix judicieux de l'emplacement à donner à la pupille artificielle.

Comme application de la kératoscopie, signalons encore l'emploi que nous faisons d'un arc, muni de mires mobiles, pour la mensuration du strabisme (p. 759). Le même arc kératoscopique nous a aussi servi à évaluer la déformation de la cornée dans le kératocone et à mesurer le diamètre de la pupille.

ARTICLE X

KÉRATOSCOPIE PAR LES OMBRES

Lorsque, à l'aide d'un miroir tenu comme pour l'exploration ophthalmoscopique, on fait passer, devant l'œil que l'on se propose d'examiner, le disque lumineux renvoyé par le miroir, auquel on imprime un léger mouvement de rotation alternatif autour de son centre, de façon que le cercle d'éclairage marche tantôt dans un sens, tantôt dans l'autre, il peut se présenter des différences très marquées dans la manière dont la pupille s'éclaire pendant le passage du disque de lumière, projeté par le miroir : ce n'est qu'exceptionnellement que le champ pupillaire s'illumine instantanément, d'un coup, et rentre dans l'obscurité de même, sans qu'il soit possible d'obtenir un éclairage partiel; le plus souvent, la pupille n'apparaît rouge que dans une partie de son étendue, et elle est occupée par une zone d'ombre, ou un croissant obscur, qui, suivant les cas, se déplace dans le *même sens* ou en *sens inverse*, par rapport à la marche imprimée au cercle d'éclairage.

Cette marche de l'ombre, qui, observée sur le même œil, s'exécute en sens différent, suivant que l'on fait usage d'un miroir plan, fournissant des rayons directs, ou d'un miroir concave, donnant lieu à un entre-croisement des rayons qui pénètrent dans l'œil, résulte du mode de réfraction de l'œil observé : elle est *directe*, avec un *miroir plan*, c'est-à-dire de même sens que le déplacement du cercle lumineux, produit par la rotation du miroir, dans les cas d'hypermétropie; et *inverse*, dans les cas de myopie, à condition toutefois que l'observateur soit suffisamment éloigné de l'œil observé (au delà du punctum remotum). Avec un *miroir concave*, on obtient des phénomènes opposés. L'absence d'ombre saisissable, c'est-à-dire l'éclairage brusque, d'un coup, de la totalité du champ pupillaire, démontrerait que l'œil observateur se trouve au *punctum remotum* de l'œil observé. Cet état correspondrait à l'emmétropie, si l'observateur pouvait se placer à une distance assez éloignée (plusieurs mètres) de l'observé.

C'est sur ces principes très simples que repose l'importante découverte de M. Cuignet, successivement étudiée et vulgarisée par MM. Mégnin, Parent et Leroy. Grâce à ce mode d'exploration, l'amétropie peut être déterminée avec une remarquable approximation; il en est de même des inégalités de réfringence que l'œil est susceptible de présenter suivant ses méridiens (astigmatisme), et, ici, ce n'est plus seulement l'asymétrie de la cornée qui est mesurée, mais bien celle de l'ensemble de l'œil. Cette méthode d'optométrie serait certainement la plus parfaite si elle n'était passible d'un défaut assez sérieux, c'est que les changements de verres que l'on doit successivement faire devant l'œil de l'observé, comme nous l'indiquerons plus loin, afin d'étudier à chaque nouveau verre le mode d'éclairage du champ pupillaire, obligent à une dépense de temps souvent plus grande que celle que l'on peut accorder à chaque malade, surtout dans les cliniques. Notons encore que le temps consacré à la détermination objective de la réfraction ne peut, en aucun cas, dispenser d'un examen subjectif.

Quant à l'explication du phénomène de l'ombre pupillaire, elle n'est pas encore complètement élucidée. Pour Cuignet, c'est la cornée, la surface kératique qui est en cause, d'où le nom de *kératoscopie* dont il a fait choix, et qui devrait être plutôt réservé au genre d'exploration qui a fait l'objet du chapitre précédent. Suivant M. Parent, qui a proposé le terme de *rétinoscopie*, l'ombre, observée dans le champ pupillaire, ne serait autre chose que la partie obscure de la rétine entourant la zone éclairée de cette membrane, et cette partie de la rétine, située dans l'ombre, marcherait dans le même sens que l'image rétinienne, la rétine étant vue en image droite ou en image renversée, suivant la réfraction de l'œil. Enfin, d'après M. Leroy, l'ombre pupillaire devrait être envisagée comme l'ombre de la pupille de l'observateur sur la pupille de l'observé, et il conseille la dénomination de *pupillo-skiascopie*. Quoi qu'il en soit de ces recherches théoriques, nous arriverons immédiatement à l'exposé pratique de la méthode d'examen qui nous occupe.

On peut à son gré faire usage d'un miroir plan ou concave. Nous supposerons que l'on a de préférence adopté le miroir concave, que l'on trouve plus communément sous sa main. Un miroir concave de grand diamètre, à large trou central, que recommande M. Parent, sera avantageux pour l'examen. On devra aussi faire choix d'une distance invariable à laquelle on se placera constamment par rapport à l'observé. Pour l'exactitude de l'examen, cette distance ne doit pas être trop rapprochée, et l'on pourra adopter *un mètre*. Les déplacements que l'on fera lentement exécuter au miroir, afin de bien saisir la marche de l'ombre pupillaire, consisteront en mouvements de rotation imprimés, tantôt autour de l'axe vertical de l'instrument, pour explorer le méridien horizontal, tantôt autour de son axe horizontal, si l'attention se porte sur le méridien vertical. L'exploration pourra aussi être dirigée en sens oblique. Un mouvement de circumduction donné au miroir permettrait un examen rapide des divers méridiens. Enfin, l'examen doit se faire dans une chambre obscure, le sujet, séparé par un écran de la lampe placée près de lui, dirigeant son regard au loin. Dans ces conditions d'exploration, l'observateur étant placé à 1 mètre de l'observé et armé d'un miroir concave, auquel il imprime de légers mouvements de rotation, de façon à éclairer la pupille par le passage répété des rayons projetés par le miroir, voici les cas qui peuvent se présenter et les déductions que l'on en doit tirer.

Si la pupille s'éclaire brusquement, sans ombre saisissable, le sujet est myope d'une dioptrie.

Si une ombre se produit dans le champ pupillaire, on doit rechercher si cette ombre marche en sens inverse (a) du déplacement du cercle lumineux, renvoyé par le miroir ou dans le même sens (b).

(a) Dans le premier cas (ombre inverse), le sujet est myope de moins d'une dioptrie, emmétrope, ou hypermétrope. Plaçant, suivant le conseil de M. Leroy, une lentille convexe d'une dioptrie devant l'œil de l'observé, on explorera de nouveau le champ pupillaire. Si toute ombre fait défaut, on a affaire à un emmétrope ; s'il se produit une ombre directe, il y a myopie, et celle-ci est, comme nous l'avons dit, inférieure à une dioptrie. Enfin, l'ombre étant encore inverse, malgré l'interposition du verre + 1, le sujet est hypermétrope.

(b) Dans le second cas (ombre directe), l'observé est myope et sa myopie est supérieure à une dioptrie.

Lorsque l'on a affaire à une hypermétropie ou à une myopie, on remarquera que l'ombre est d'autant plus foncée et plus étroite que l'amétropie est plus élevée. En outre, plus l'amétropie sera accusée, plus le déplacement de l'ombre se fera lentement. Par contre, dans les faibles degrés d'amétropie, on observera une ombre légère marchant rapidement, de telle façon que, chez l'emmétrope (muni d'un verre + 1), l'ombre devient nulle et l'éclairage de la pupille instantané. Pour déterminer le degré de l'amétropie, on doit superposer à l'œil des verres (convexes ou concaves) de plus en plus forts, jusqu'à ce que l'on obtienne un éclairage brusque, sans ombre sensible, du champ pupillaire. Ce résultat acquis, il suffira de diminuer le verre trouvé d'une dioptrie pour obtenir la mesure de l'amétropie. Si c'est le verre + 4 qui a donné la suppression de l'ombre, le sujet a une hypermétropie 3 ; si, au contraire un verre — 4 a eu ce même résultat, il s'agit d'une myopie 5, car — 4 et — 1 donnent — 5.

Lorsqu'il existe une asymétrie de l'œil, le diagnostic en est facile, et la détermination de l'*astigmatisme* ne présente pas plus de difficulté. Un méridien principal est-il myope d'une dioptrie et l'autre myope à un degré plus élevé ou hypermétrope? Tandis que, dans le sens du premier méridien, il y aura absence d'ombre, on observera, dans la direction du second, une ombre directe ou inverse. Si l'on a affaire à un astigmatisme *simple*, myopique ou hypermétrope, on assistera, après interposition d'un verre + 1 devant l'œil examiné, au même phénomène que ci-dessus. Si l'astigmatisme était *mixte*, on verrait alors, dans deux directions diamétralement opposées, l'ombre marcher en sens inverse. Enfin, dans le cas d'astigmatisme *composé*, on observera, bien que l'ombre marche dans le même sens pour toutes les directions, que cette ombre ne présente pas partout la même intensité, la même étendue et la même vitesse. Le méridien suivant lequel cette ombre s'accuse particulièrement, tout en étant plus étroite et en marchant plus lentement, est le méridien principal le plus amétrope, et, pour en trouver la direction, il n'est pas nécessaire de faire mouvoir les rayons, projetés par le miroir, précisément dans ce sens, car cette ombre plus obscure se dessine aussitôt suivant ce méridien principal, bien que le déplacement de la lumière, produit par la rotation du miroir, ne concorde pas absolument avec lui.

L'absence d'astigmatisme se reconnaît à ce que l'emploi d'un seul verre sphérique permet d'obtenir une égale suppression d'ombre pour tous les méridiens. Le seul cas où ce phénomène se présente sans le secours de verres, c'est lorsqu'il existe une myopie d'une dioptrie sans astigmatisme. En dehors de ce cas particulier, des verres sphériques sont constamment nécessaires pour obtenir l'abolition de l'ombre. Si ce résultat ne peut être atteint que dans une seule direction, tandis que dans le sens diamétralement opposé il persiste une ombre directe ou inverse, il existe un astigmatisme dont les deux méridiens principaux se trouvent ainsi dévoilés. On corrigera cet astigmatisme en superposant au verre sphérique, devant l'œil de l'observé, un cylindre à axe dirigé dans le sens du méridien corrigé (ne donnant pas d'ombre saisissable), et ce cylindre sera convexe ou concave, suivant que l'ombre persistante se trouvera inverse ou directe. Le cylindre qui supprimera cette ombre sera le cylindre correcteur, et la combinaison des deux verres devra permettre, pour tous les sens, un éclairage instantané de la pupille, dépourvu de tout phénomène d'ombre sensible. Comme nous l'avons dit plus haut, on devra, pour avoir la mesure de la réfraction de l'œil examiné, diminuer le verre sphérique d'une dioptrie.

Cette méthode d'optométrie est surtout précieuse chez les enfants qui ne peuvent donner de réponses exactes; elle se recommande encore particulièrement comme épreuve de *contrôle* de l'examen subjectif.

FIN

TABLE DES MATIÈRES

TABLE ALPHABÉTIQUE

A

B

C

D

E

F

G

H

I

J

K

L

M

N

O

P

Q

R

S

T

U

V

X

Z

18439. — Imprimeries réunies, A, rue Mignon, 2, Paris

ERRATUM

Page 928, ligne 13 d'en bas, au lieu de : A 45 ans, A équivaut à... 0,50 dioptrie, lisez : A 45 ans, Pr. équivaut à... 0,50 dioptrie.

		NET
AZÉMA. **De l'ulcère de Mozambique,** suivi d'un rapport lu à la Société de chirurgie de Paris par M. Aug. CULLERIER, chirurgien de l'hôpital du Midi. In-8. 1863.	2 fr.	» 25
BADAL, chargé du cours d'ophthalmologie à la Faculté de médecine de Bordeaux, etc. **Clinique ophthalmologique.** 1 vol. in-8 avec 14 figures dans le texte.	4 fr.	1 »
BARELLA. **Clinique médicale des affections du cœur et de l'aorte.** Tome I, 1 vol. in-8. 1874. (Seul paru.)	6 fr.	1 50
BAR, ancien interne des hôpitaux de Paris. **Recherches pour servir à l'histoire de l'hydramnios** (pathogénie). 1 vol. in-8 avec 5 planches. 1881.	5 fr.	» 75
BARIÉ. **Étude sur la ménopause.** 1 vol. in-8. 1877.	4 fr.	» 75
BARTHÉLEMY. **Recherches sur la variole.** 1 vol. in-8. 1883.	5 fr.	1 »
BAUCHET. **Du panaris et des inflammations de la main.** Paris, 1859. 1 vol. in-8, 2e édition revue et augmentée.	3 fr. 50	» 75
BAZIN, médecin de l'hôpital Saint-Louis, etc. **Leçons sur le traitement des maladies chroniques en général, et des affections de la peau en particulier, par l'emploi comparé des eaux minérales, de l'hydrothérapie et des moyens pharmaceutiques,** professées à l'hôpital Saint-Louis par le docteur BAZIN, rédigées et publiées par E. MAUREL, interne des hôpitaux, revues par le professeur. 1 vol. in-8 de 480 pages. 1870.	7 fr.	1 50
BAZIN. **Leçons sur les affections génériques de la peau,** professées à l'hôpital Saint-Louis par le docteur BAZIN, recueillies et publiées par les docteurs BAUDOT et GUÉRARD, revues et approuvées par le professeur. 1862 et 1865. 2 vol. in-8.	11 fr.	4 »
Le tome II se vend séparément.	6 fr.	1 »
BAZIN. **Leçons sur la scrofule** considérée en elle-même et dans ses rapports avec la syphilis, la dartre et l'arthritis. 1 vol. in-8, 2e édition revue et considérablement augmentée. 1861.	7 fr. 50	3 »
BAZIN. **Leçons théoriques et cliniques sur les affections cutanées parasitaires,** professées à l'hôpital Saint-Louis, rédigées et publiées par POUQUET, revues et approuvées par le professeur. 2e édition revue et augmentée. 1 vol. in-8.	5 fr.	1 50
BAZIN. **Leçons théoriques et cliniques sur la syphilis et les syphilides,** professées à l'hôpital Saint-Louis par le docteur BAZIN, publiées par le docteur DUBUC, revues et approuvées par le professeur. 2e édition considérablement augmentée. 1866. 1 vol. in-8.	8 fr.	1 50
BAZIN. **Leçons théoriques et cliniques sur les affections cutanées de nature arthritique et dartreuse,** considérées en elles-mêmes et dans leurs rapports avec les éruptions scrofuleuses, parasitaires et syphilitiques, professées à l'hôpital Saint-Louis par le docteur BAZIN, rédigées et publiées par le docteur Jules BESNIER, revues et approuvées par le professeur. 2e édition revue et augmentée. 1868. 1 vol. in-8.	7 fr.	1 50
BAZIN. **Leçons théoriques et cliniques sur les affections cutanées artificielles et sur la lèpre, les diathèses, le purpura, les difformités de la peau,** etc., professées à l'hôpital Saint-Louis par le docteur BAZIN, recueillies et publiées par le docteur GUÉRARD, revues et approuvées par le professeur. 1862. 1 vol. in-8.	6 fr.	1 50

		NET
BENOIST DE LA GRANDIÈRE. **Notions d'hygiène à l'usage des instituteurs et des élèves des écoles normales primaires.** 4e édition. 1 vol. in-18. 1885.	1 fr. 50	» 50
BÉRENGER-FÉRAUD, médecin en chef de la marine. **Traité clinique des maladies des Européens au Sénégal.** 2 vol. in-8. 1875-78.	16 fr.	4 »
BÉRENGER-FÉRAUD. **De la fièvre jaune à la Martinique** (Antilles françaises). Étude faite dans les hôpitaux militaires de la colonie. 1 vol. in-8. 1879.	7 fr.	1 »
BÉRENGER-FÉRAUD. **De la fièvre dite bilieuse inflammatoire aux Antilles et dans l'Amérique tropicale.** Étude clinique faite dans les hôpitaux militaires de la Martinique. 1 vol. in-8. 1878.	7 fr.	1 »
— **De la fièvre bilieuse mélanurique des pays chauds**, comparée avec la fièvre jaune. Étude clinique faite au Sénégal. 1 vol. in-8 de 442 p. 1874.	7 fr.	1 »
— **De la fièvre jaune au Sénégal.** Étude faite dans les hôpitaux de Saint-Louis et de Gorée. 1 vol. in-8 de 440 pages. 1874.	7 fr.	1 50
BÉRENGER-FÉRAUD. **Traité de l'immobilisation directe des fragments osseux dans les fractures.** 1 vol. in-8 de 768 pages avec 102 fig. dans le texte. 1870.	10 fr.	1 50
— **Traité des fractures non consolidées ou pseudarthroses.** 1 vol. in-8 de 700 pages avec 102 figures dans le texte. 1871.	10 fr.	1 50
BÉRILLON. **Nouveau manuel de la garde-malade, à l'usage des mères de famille, des institutrices, des infirmières**, etc. 1 vol. in-18. 1885.	2 fr.	» 50
BERTHIER, médecin de l'hospice de Bicêtre. **Des névroses menstruelles**, ou la menstruation dans ses rapports avec les maladies nerveuses et mentales. 1 vol. in-8, 296 pages. 1874.	5 fr.	1 »
BERTHIER. **Des névroses diathésiques**, ou les maladies nerveuses dans leurs rapports avec le rhumatisme, la goutte, les dartres, la syphilis, le cancer, la scrofule, etc. 1 vol. in-8 de 244 pages. 1875.	5 fr.	1 »
BERTIN. **Étude clinique de l'emploi et des effets du bain d'air comprimé dans le traitement des maladies de poitrine**, etc. 2e édition. 1 vol. in-8 de 741 pages et 1 planche. 1868.	7 fr. 50	2 »
BERTIN. **Étude critique de l'embolie dans les vaisseaux veineux et artériels.** 1 vol. in-8 de 492 pages. 1869.	8 fr.	2 »
BEZ. **De la contemporanéité des fièvres éruptives** et de leur coexistence avec la fièvre typhoïde chez le même individu. 1 vol. in-8. 1877.	5 fr.	» 75
BILLAUDEAU. **Hygiène populaire.** Conférences faites à la Société d'horticulture et de petite culture de Soissons, à l'usage des ouvriers, des instituteurs et des gens du monde. 1 vol. in-8. 1876.	2 fr.	» 50
BOEHM. **De la thérapeutique de l'œil au moyen de la lumière colorée**, traduit de l'allemand par KLEIN, traducteur de l'*Optique physiologique* de Helmholtz. 1 vol. in-8. 1871.	4 fr.	» 50

	NET
BRUNELLI, professeur libre d'électrothérapie. **Album illustré, représentant la topographie névro-musculaire, ou les points d'élection pour la pratique de la thérapie galvano-faradique.** 1872. 15 fr.	3 »
BOUSSEAU. **Des rétinites secondaires ou symptomatiques.** 1 vol. in-8 avec 4 planches en chromolithographie. 1868. 5 fr.	» 50
BRIÈRE. **Étude clinique et anatomique sur le sarcome de la choroïde** et sur la mélanose intra-oculaire. 1 vol. in-8 de 250 pages et 4 planches. 1874. 5 fr.	» 75
BROCA (Paul), professeur à la Faculté de médecine de Paris, chirurgien des hôpitaux, etc. **Études sur les animaux ressuscitants.** In-8. 1860. 3 fr.	» 50
BURQ. **Du cuivre contre le choléra et la fièvre typhoïde.** Préservation et traitement. 1 vol. in-8. 1884. 4 fr.	» 50
CANTANI, professeur et directeur de clinique médicale à l'Université royale de Naples. **Le diabète sucré et son traitement diététique.** Ouvrage traduit et annoté par le docteur H. CHARVET. 1 vol. in-8 de 467 pages et 3 planches. 1876. 8 fr.	1 50
CARNET. **Traité pratique des maladies des yeux et de la vue.** 3e édition. 1 vol. in-18 avec 40 figures dans le texte. 5 fr.	» 50
CAZENAVE (A.), ancien médecin de l'hôpital Saint-Louis. **Pathologie générale des maladies de la peau.** 1 vol. in-8. 1868. 7 fr.	1 »
CAZENAVE (A.). **Compendium des maladies de la peau et de la syphilis.** 1er et 2e fascicules. 1868-69. 6 fr.	1 »
CAZENAVE (A.). **Les gourmes.** In-8 de 58 pages. 1873. 2 fr.	» 50
CHALLAN DE BELVAL. **Au Tonkin.** 1 vol. in-18. 1886. 1 fr. 50	» 50
CHALOT. **Comparer entre eux les divers moyens de diérèse.** 1 vol. in-8. 1878. 5 fr.	1 »
CHANDELUX. **Des synovites fongueuses articulaires et tendineuses.** 1 vol. in-8. 1883. 5 fr.	» 75
CHANTREUIL, professeur agrégé à la Faculté de médecine de Paris, etc. Clinique d'accouchements. **Leçons faites à l'hôpital des cliniques.** Recueillies par le docteur LORDEREAU. In-8 avec figures dans le texte. 3 fr.	» 50
CHAUVET. **Influence de la syphilis sur les maladies du système nerveux central.** In-8. 1880. 3 fr. 50	» 50
CASTIAUX. **Documents pour servir à l'étude de la méthode aspiratrice.** In-8 de 190 pages et 13 planches. 1873. 3 fr. 50	» 50
CARRIÈRE. **De la tumeur hydatique alvéolaire** (tumeur à échinocoques multiloculaire). In-8 de 190 pages, avec 1 planche en chromolithographie. 1868. 3 fr. 50	» 50
COUSIN. **Du développement et des tumeurs de l'ovaire en particulier, des kystes dermoïdes.** In-8 de 146 pages. 1877. 3 fr. 50	» 50
CUIGNET. **Ophthalmie d'Algérie.** 1 vol. in-8, cart. 1872. 6 fr.	1 50

		NET
COMBES (E.). **De l'état actuel de la médecine et des médecins en France**, avec un plan de réforme complète d'une situation qui blesse à la fois les intérêts de l'État, des médecins et des malades. 1 vol. in-12 de 464 pages. 1869.	4 fr.	1 »
Comptes rendus des séances et Mémoires de la Société de biologie.		
Tomes 4 à 25 (1852 à 1876). Prix de chaque volume.	7 fr.	1 »
Tomes 26 à 33 (1877 à 1881). Prix de chaque volume.	7 fr.	1 50
Tomes 34 et 35 (1882-1883). Prix de chaque volume.	15 fr.	5 »
Conférence médicale de Paris. Discussion sur la variole et la vaccine, par MM. Caffe, Dally, Gallard, Marchal (de Calvi), Lanoix, Tardieu, Revillout, etc. 1 vol. in-8 de 192 pages. 1872.	3 fr. 50	» 50
Congrès médical de France, 4e session tenue à Lyon. — Ce volume renferme les principaux articles suivants : **Des épidémies de variole. Des ambulances en temps de guerre. Des plaies par armes à feu. De la dépopulation en France. Traitement de la syphilis. Enseignement de la médecine et de la pharmacie en France. Des moyens pratiques d'améliorer la situation du médecin**, etc., par les docteurs TEISSIER, Léon LE FORT, OLLIER, DIDAY, TRÉLAT, VERNEUIL, DRYSDALE, etc. 1 fort vol. in-8 de 710 pages. 1873.	9 fr.	2 »
CONSTANS, inspecteur général du service des aliénés. **Relation sur une épidémie d'hystéro-démonopathie** en 1861. 2e édition, in-8 de 130 pages. 1863.	2 fr.	» 50
CORLIEU. **L'ancienne Faculté de médecine de Paris.** 1 volume petit in-8 de 283 pages. 1877.	5 fr.	1 »
COULSON. **La pierre dans la vessie**, avec indications spéciales sur les moyens de la prévenir, ses premiers symptômes, et son traitement par la lithotritie. Traduit de l'anglais par le docteur Henri PICARD. 1 vol. in-8 de 142 pages. 1874.	3 fr.	» 50
CULLERIER, chirurgien de l'hôpital du Midi, etc. **Des affections blennorrhagiques : Leçons cliniques** professées à l'hôpital du Midi, recueillies et publiées par le docteur ROYET, suivies d'un Mémoire thérapeutique, revues et approuvées par le professeur. 1861. 1 vol. in-8 de 248 pages.	4 fr.	» 75
CYR (J.). **Étiologie et pronostic de la glycosurie et du diabète.** 1 vol. in-8. 1879.	3 fr. 50	» 50
DAGRON, médecin en chef, directeur de l'asile des aliénés de Ville-Évrard. **Des aliénés et des asiles d'aliénés.** 1 vol. in-8 en 2 parties, avec un plan de l'asile de Ville-Évrard. 1874.	8 fr.	1 »
DARIN. **Instruction pratique sur les maladies vénériennes à l'usage des gens du monde et de la jeunesse en particulier.** In-18. 1881.	50 c.	» 25
DELAUNAY (G.). **Études de biologie comparée**, basées sur l'évolution organique. 1re partie : **Anatomie.** In-8 de 120 pages. 1878.	2 fr. 50	» 50
DELAUNAY (G.). **Études de biologie comparée**, basées sur la nutrition et l'évolution organique. 2e partie : **Physiologie.** In-8 de 132 pages. 1879.	2 fr. 50	» 50
DELEAU, médecin en chef à la Roquette. **Traité pratique sur les applications du perchlorure de fer en médecine.** 1 vol. in-8 de 272 pages. 1860.	4 fr.	» 50

		NET
DEMANGE. **De l'azoturie.** In-8 de 150 pages. 1878.	3 fr. 50	» 50
DENIS-DUMONT, professeur de clinique chirurgicale, etc. **De la syphilis. — Unité d'origine. — Incurabilité. — Traitement. — Leçons faites à l'Hôtel-Dieu de Caen**, recueillies par M. Lesigne. 1 vol. in-18. 1880.	3 fr. 50	» 75
DESPRÉS (A.). **Traité du diagnostic des maladies chirurgicales** (diagnostic des tumeurs). 1 vol. in-8 de 400 pages avec figures dans le texte. 1868.	6 fr.	1 »
DESPRÉS (A.). **Traité de l'érysipèle.** 1 vol. in-8 de 224 pages. 1862.	3 fr. 50	» 50
DOLBEAU, professeur à la Faculté de médecine de Paris, chirurgien des hôpitaux, etc. **Traité pratique de la pierre dans la vessie.** 1 vol. in-8 de 424 pages avec 14 figures dans le texte. 1864.	7 fr.	1 50
DOLBEAU. **De l'épispadias**, ou fissure uréthrale supérieure, et de son traitement. 1861. In-4 de 35 pages et 44 planches représentant douze sujets.	5 fr.	» 50
DUBOUÉ. **De la physiologie pathologique et du traitement rationnel de la rage. Suite d'études de pathogénie.** 1 vol. in-8. 1879.	5 fr.	1 »
DUBOUÉ. **De quelques principes fondamentaux de la thérapeutique**, applications pratiques, recherches sur les propriétés thérapeutiques du sulfate de quinine, de l'eau froide, de l'arsenic, du seigle ergoté, du tanin et du permanganate de potasse, de la pathogénie des lésions morbides et du traitement rationnel du choléra. In-8 de 150 pages. 1876.	2 fr. 50	» 50
DUMONT (de Monteux), ancien médecin de la maison centrale du Mont Saint-Michel, etc. **Testament médical, philosophique et littéraire.** Ouvrage destiné non seulement aux médecins et aux hommes de lettres, mais encore à toutes les personnes éclairées qui souffrent d'une manière occulte, publié par une commission composée de MM. Davaine, président ; docteurs Blatin, Bourguignon, Cabanellas, Cerise, Foissac, Godin, avocat, baron Larrey, docteur Amédée Latour et docteur Moreau (de Tours). 1 beau vol. in-8 de 636 pages. 1865.	8 fr.	2 »
DUPAU. **De l'intervention chirurgicale dans le cancer du tube digestif, sauf le rectum.** In-8. 1883.	3 fr. 50	» 50
DURET. **Des contre-indications à l'anesthésie chirurgicale.** 1 vol. 1880.	5 fr.	» 75
DURET. **Des variétés rares de la hernie inguinale.** In-8 avec 2 planches. 1883.	4 fr.	» 75
DUFOUR (E.). **De l'encombrement des asiles d'aliénés**, étude sur l'augmentation toujours croissante de la population des asiles d'aliénés ; ses causes, ses inconvénients, et des moyens d'y remédier. In-8 de 107 pages. 1870.	2 fr.	» 50
FANO, professeur agrégé à la Faculté de médecine de Paris. **Traité élémentaire de chirurgie.** 2 forts vol. in-8 avec 307 figures dans le texte. 1869-72.	28 fr.	4 »
FERDAS. **Études de physiologie théologique. Accouplement des sexes et mariages. Accouchement et embryologie selon les théologiens**, précédé d'une Réponse à une lettre de M. Alexandre Dumas fils. 1 joli vol. in-18. 1880.	2 fr.	» 50
FISCHER et BRICHETEAU. **Traitement du croup**, ou angine laryngée diphthéritique. 2e édition, revue et augmentée. In-8 de 120 pages. 1863.	2 fr. 50	» 50

	NET
FLEURY, professeur à l'École de médecine de Bordeaux. **Du dynamisme comparé des hémisphères cérébraux chez l'homme.** 1 vol. in-8 avec 3 planches. 1873. 6 fr.	1 »
FOLLIN. **Leçons sur les principales méthodes de l'exploration de l'œil malade**, et en particulier sur l'application de l'ophthalmoscope au diagnostic des maladies des yeux, rédigées et publiées par Louis THOMAS, interne des hôpitaux, revues et approuvées par le professeur. 1 vol. in-8 de 300 pages avec 70 figures dans le texte. 1863. 7 fr.	2 »
FONSSAGRIVES. **Leçons d'hygiène infantile.** 1 vol. in-8. 1882. 10 fr.	4 »
FORGUE et MAUBRAC. **Des luxations pathologiques ; leur pathogénie.** 1 vol. in-8. 1886. 4 fr.	1 »
FORT. **Pathologie et clinique chirurgicales.** 2e édition corrigée et considérablement augmentée. 2 vol. in-8 avec 542 fig. intercalées dans le texte. 1873. 25 fr.	7 »
FORT. **Traité élémentaire d'histologie.** 2e édition. 1 vol. in-8 avec 522 figures intercalées dans le texte. 1873. 14 fr.	4 »
FORT. **Manuel de pathologie interne**, précédé de la manière d'examiner le malade et de faire les autopsies. 1 vol. in-18 avec figures dans le texte. 6 fr. 50	2 »
FORT. **Des difformités congénitales et acquises des doigts, et des moyens d'y remédier.** 1 vol. in-8 avec 38 figures dans le texte. 1869. 4 fr.	» 50
FORT (J.-A.). **Nuovo Compendio d'anatomia descrittiva**, contenente la descrizione di tutti gli organi, la struttura dei principali tessuti, l'exposizione succinta delle principali regioni e un sunto d'embriologia. Traduzione del dott. C. RUATA. 1 vol. in-32 con 128 figure intercalate nel testo. 1883. 5 fr.	2 »
FOURNIÉ (Édouard), médecin à l'Institut national des sourds-muets. **Application des sciences à la médecine.** 1 vol. in-8 avec 102 figures intercalées dans le texte. 1878. 10 fr.	2 50
FOURNIER. **Fracastor : la syphilis, 1530; le mal français, 1546 ;** traduction et commentaire. 1 vol. in-12 de 210 pages. 1870. 2 fr. 50	1 »
FRIEDREICH. **Traité pratique des maladies du cœur.** Ouvrage traduit de l'allemand par les docteurs DOYON et LORBER. 1 vol. in-8 de 592 pages. 1873. 9 fr.	2 »
GAILLETON. **Traité élémentaire des maladies de la peau.** 1 vol. in-8 de 240 pages. 1874. (Première partie seule parue.) 6 fr.	1 »
GARROD. **La goutte**, sa nature, son traitement, et **le rhumatisme goutteux**, ouvrage traduit par A. OLLIVIER, professeur agrégé à la Faculté de médecine de Paris, et annoté par J.-M. CHARCOT, professeur à la Faculté de médecine de Paris, médecin de l'hospice de la Salpêtrière, etc. 1867. 1 vol. in-8 de 710 pages avec 26 figures intercalées dans le texte. 12 fr.	2 »
GOSSELIN, professeur de clinique chirurgicale à la Faculté de médecine de Paris, etc. **Leçons sur les hernies**, professées à la Faculté de médecine de Paris, recueillies et publiées par le docteur Léon LABBÉ, professeur agrégé, chirurgien du Bureau central. 1 vol. in-8 de 500 pages avec figures dans le texte. 1864. 7 fr.	1 50
GOSSELIN. **Leçons sur les hémorrhoïdes.** 1 vol. in-8. 1866. 3 fr.	» 50

NET

GOUBERT. **De la perceptivité normale et surtout anormale de l'œil pour les couleurs spécialement de l'achromatopsie ou cécité des couleurs.** In-8 de 164 pages. 1867. 3 fr. 50 | » 50

GOUGUENHEIM et LERMOYEZ. **Physiologie de la voix et du chant.** Hygiène du chanteur. 1 vol. in-18 avec figures dans le texte. 1885. 3 fr. | 1 »

GRAEFE (de). **Des paralysies du muscle moteur de l'œil**, traduit de l'allemand par A. SICHEL, revu par le professeur. 1 vol. in-8 de 220 pages. 1870. 3 fr. 50 | » 50

GRANDIÈRE (de la). **De la nostalgie**, ou mal du pays. 1 vol. in-12. 1873. 3 fr. | » 50

GIRAULT. **Conseils aux jeunes mères, aux nourrices et aux sages-femmes** pour éviter la mortalité fréquente chez les enfants en bas âge. 1 vol. in-18. 1882. 1 fr. 25 | » 50

GREGORY. **De la méthode sanglante** dans les rétrécissements de l'urèthre. 1 vol. in-8. 1879. 5 fr. | 1 »

GRENIER. **Étude médico-psychologique du libre arbitre humain.** 3e édition. In-8 de 104 pages. 1868. 2 fr. | » 50

GRENIER. **Du ramollissement sénile du cerveau**, précédé d'une dédicace à Mgr Dupanloup. In-8 de 104 pages. 1868. 2 fr. | » 50

GUBLER, professeur à la Faculté de médecine de Paris, etc. **Leçons de thérapeutique** faites à la Faculté de médecine de Paris, recueillies et publiées par le docteur LEBLANC. 2e édition revue et augmentée. 1 vol. in-8. 1880. 10 fr. | 3 »

GUENEAU DE MUSSY (Noël), médecin honoraire de l'Hôtel-Dieu, etc. **Clinique médicale.** Tome III. **Traité théorique et pratique de la fièvre typhoïde ou dothiénentérique.** 1 vol. in-8. 1884. 13 fr. | 3 »

GUENEAU DE MUSSY (Noël). **Clinique médicale.** Tome IV. 1 vol. in-8 avec figures intercalées dans le texte. 1885. 13 fr. | 3 »

GUENEAU DE MUSSY (Noël). **Causes et traitement de la tuberculisation pulmonaire**; leçons professées à l'Hôtel-Dieu en 1859, recueillies et publiées par le docteur WIELAND, ancien interne des hôpitaux de Paris, revues par le professeur. 1860. In-8. 3 fr. | » 50

GUÉRIN (Alphonse), chirurgien de l'Hôtel-Dieu, etc. **Leçons cliniques sur les maladies des organes génitaux externes de la femme.** Leçons professées à l'hôpital de Lourcine. 1 vol. in-8 de 530 pages. 1864. 7 fr. | 1 50

GUÉRIN (Alphonse). **Clinique des maladies des organes génitaux internes de la femme.** 1 vol. in-8 avec figures dans le texte. 1878. 10 fr. | 2 »

GUICHARD (Ambroise). **Recherches sur les injections utérines en dehors de l'état puerpéral.** Grand in-8 de 184 pages. 1870. 3 fr. 50 | » 50

GUICHET (A.). **Les États-Unis** (*United States America*). Notes sur l'organisation scientifique : les Facultés de médecine, les hôpitaux, la prostitution, l'hygiène, etc. 1 vol. in-18. 1877. 2 fr. 50 | » 50

HAMON DE FRESNAY. **Traité pratique du rétroceps (forceps asymétrique).** 2e édition revue et complétée. 1 vol. in-8 avec fig. 1873. 7 fr. | 1 50

HANDVOGEL. **Aperçu historique de l'origine de la médecine.** In-8 de 75 pages. 1877. 3 fr. | » 50

		NET
HARDY, professeur à la Faculté de médecine de Paris, médecin de l'hôpital Saint-Louis, etc. **Leçons sur les affections dartreuses**, rédigées et publiées par le docteur MOYSANT. 3e édition. 1 vol. in-8. 1868.	4 fr.	1 »
HARLEY. **De l'urine et de ses altérations** pathologiques, étudiées au point de vue de la chimie physiologique et de ses applications au diagnostic et au traitement des maladies générales et locales. Ouvrage traduit de l'anglais par le docteur Hahn. 1 vol. in-12 avec 25 figures dans le texte. 1875.	6 fr.	1 50
HENRIET. **Étude sur le traitement des affections calculeuses chez l'homme par la lithotritie.** In-8 de 155 pages. 1877.	3 fr. 50	» 50
HERMENT (L.). **Aide-mémoire du médecin militaire.** Recueil de notes sur l'hygiène des troupes, les subsistances militaires. 1 vol. in-12 de 550 pages. 1876.	5 fr.	1 »
HERVIEUX, médecin de la Maternité de Paris. **Traité clinique et pratique des maladies puerpérales et des suites de couches.** 1 fort vol. in-8 avec figures dans le texte. 1870.	15 fr.	2 »
HEURTELOUP. **Rétrécissements de l'urèthre.** Guérisons immédiates permanentes, authentiques et nombreuses de cette affection et des blennorrhées invétérées coexistantes obtenues sans l'emploi dangereux des bougies dilatantes. 2e édition. 1 vol. in-8. 1859.	4 fr.	» 50
HEURTELOUP. **De la lithotripsie sans fragments** au moyen des deux procédés de l'extraction immédiate ou de la pulvérisation immédiate des pierres vésicales par les voies naturelles. In-8 avec 2 planches. 1846.	4 fr.	» 50
HEYDENREICH. **Des accidents provoqués par l'éruption de la dent de sagesse.** In-8 de 105 pages. 1878.	2 fr. 50	» 50
Histoire d'un atome de carbone, depuis l'origine des temps jusqu'à ce jour. 1 vol. in-12 de 102 pages. 1864.	1 fr. 25	» 50
HUMBERT. **Des néoplasmes des ganglions lymphatiques.** In-8 de 149 pages. 1878.	4 fr.	» 50
HUTCHINSON, professeur de chirurgie et de pathologie, etc. **Étude clinique sur certaines maladies de l'œil et de l'oreille consécutives à la syphilis héréditaire.** Ouvrage traduit et annoté par le docteur P. HERMET, avec une préface de M. le professeur Alfred FOURNIER. 1 vol. in-8 avec figures dans le texte et 2 planches. 1884.	6 fr.	1 25
JACCOUD. **Traité de pathologie interne.** Appendice aux quatre premières éditions. 1 vol. in-8 avec 4 planches en chromolithographie. 1877.	7 fr.	1 50
JACCOUD. **De l'organisation des Facultés de médecine en Allemagne.** Rapport présenté à Son Excellence le Ministre de l'instruction publique le 6 octobre 1863. 1 vol. in-8 de 175 pages. 1864.	3 fr. 50	» 50
JACCOUD. **La fièvre typhoïde.** Leçon du 18 novembre. In-8. 1883.	1 fr. 50	» 25
JALLET, professeur d'accouchements à l'École de médecine de Poitiers, etc. **Précis d'accouchements à l'usage des étudiants et des sages-femmes.** 1 volume in-18. 1884.	3 fr.	» 75
JARJAVAY. **Recherches anatomiques sur l'urèthre de l'homme.** 1 vol. in-4 avec 7 planches lithographiées. 1856.	8 fr.	1 »

		NET
JOLLY (J.). **Des ruptures utérines pendant le travail de l'accouchement, considérées surtout au point de vue des symptômes et du traitement.** In-8 de 142 pages. 1873.	2 fr. 50	» 50
JOURDANET. **Du Mexique** au point de vue de son influence sur la vie de l'homme. 1 vol. in-8. 1861.	2 fr.	1 »
KUBORN. **Des causes de la mortalité comparée** de la première enfance dans les principaux climats de l'Europe. In-8. 1877.	4 fr. 50	1 »
LABBÉ (Léon), professeur agrégé à la Faculté de médecine de Paris, chirurgien de l'hôpital de la Pitié, etc. **Leçons de clinique chirurgicale** professées à l'hôpital des Cliniques, recueillies, rédigées et publiées par le docteur Emmanuel BOURDON, revues par le professeur. 1 vol. in-8. 1876.	12 fr.	2 »
LABORDE. **Le ramollissement et la congestion du cerveau principalement considérés chez le vieillard.** Étude clinique et pathogénique. 1 vol. in-8 de 420 pages. 1866.	6 fr.	1 50
LABORDE. **De la paralysie** (dite essentielle) **de l'enfance**, des déformations qui en sont la suite, et des moyens d'y remédier. 1 vol. in-8 de 276 pages, accompagné de 2 planches dont une coloriée. 1864.	5 fr.	» 75
LAGRANGE. **Valeur thérapeutique de l'élongation des nerfs.** 1 vol. in-8. 1886.	5 fr.	1 »
LANGLEBERT. **Aphorismes sur les maladies vénériennes**, suivis d'un Formulaire magistral pour le traitement de ces maladies. 1 joli vol. in-32 avec vignettes. 2e édition revue et augmentée. 1875.	3 fr. 50	1 »
LANGLEBERT. **La syphilis dans ses rapports avec le mariage.** 1 vol. in-12 de 332 pages. 1873.	3 fr. 50	1 »
LANGLEBERT. **Nouvelle doctrine syphilographique. — Du chancre** produit par la contagion des accidents secondaires de la syphilis, suivi d'une nouvelle étude sur les moyens préservatifs des maladies vénériennes. 2e édition revue et augmentée du rapport de M. CULLERIER à la Société de chirurgie. In-8. 1862.	2 fr. 50	» 50
LATOUR. **Journal du bombardement de Châtillon** (1871). In-8.	2 fr.	» 25
LAURE. **De la médication diurétique.** In-8 de 120 pages. 1877.	3 fr. 50	» 50
LEBERT, ancien professeur de clinique médicale à Zurich et à Breslau, etc. **Traité clinique et pratique de la phthisie pulmonaire** et des maladies tuberculeuses des divers organes. 1 vol. in-8. 1879.	10 fr.	1 50
LEBLANC. **Essai sur les modifications de la pupille** produites par les agents thérapeutiques. In-8 de 166 pages. 1875.	3 fr. 50	» 50
LE BRET, président de la Société d'hydrologie médicale de Paris, etc. **Manuel médical des eaux minérales.** 1 vol. in-12. 1874. Broché.	5 fr. 50	1 50
LECORCHÉ. **Du diabète sucré chez la femme.** 1 vol. in-8. 1886.	6 fr.	1 50

		NET
LEDOUBLE. **De l'épididymite blennorrhagique** dans les cas de hernie inguinale, de varicocèle ou d'anomalies de l'appareil génital. 1 vol. in-8 avec 3 pl. 1879.	7 fr.	1 »
LEGRAND DU SAULLE. **Étude médico-légale** sur les testaments contestés pour cause de folie. 1 vol. in-8. 1879.	9 fr.	2 50
LEGRAND DU SAULLE. **Étude médico-légale sur l'interdiction des aliénés et sur le conseil judiciaire**, suivie de recherches sur la situation juridique des fous et des incapables à l'époque romaine. 1 vol. in-8. 1881.	8 fr.	2 »
LEGRAND DU SAULLE. **Leçons sur la folie héréditaire**. In-8. 1873.	2 fr. 50	» 50
LEGRAND DU SAULLE. **La folie du doute** (avec délire du toucher). In-8 de 76 pages. 1875.	2 fr. 50	» 50
LEGRAND DU SAULLE. **Étude clinique sur la peur des espaces** (agoraphobie des Allemands). Névrose émotive. In-8 de 76 pages. 1878.	2 fr.	» 50
LEGRAND DU SAULLE. **Les signes physiques des folies raisonnantes** (état mental de Sadon). Étude clinique. In-8 de 80 pages. 1878.	2 fr.	» 50
LEVI, médecin-major de l'armée. **Diagnostic des maladies de l'oreille**. Examen devant les conseils de revision des sujets qui sont ou se prétendent atteints de surdité. In-8 de 100 pages et 3 planches en chromolithographie. 1872.	3 fr. 50	» 50
LEVRAT. **Des embolies veineuses d'origine traumatique**. In-8. 1880.	3 fr. 50	» 50
MALGAIGNE. **Leçons d'orthopédie** professées à la Faculté de médecine de Paris, recueillies par MM. GUYON et PANAS, prosecteurs de la Faculté de médecine de Paris, revues et approuvées par le professeur. 1 vol. in-8 accompagné de 5 planches dessinées par M. LÉVEILLÉ. 1862.	6 fr. 50	1 50
MALLEZ et DELPECH. **Thérapeutique des maladies de l'appareil urinaire**. 1 vol. in-8. 1872.	7 fr. 50	1 50
MARTINEAU, médecin de l'hôpital de Lourcine, etc. **Leçons cliniques sur la blennorrhagie chez la femme**. 1 vol. in-8 avec 4 figures dans le texte. 1885.	4 fr.	1 50
MAURIAC, médecin de l'hôpital du Midi, etc. **De la syphilose pharyngo-nasale**. 1 vol. in-8 de 176 pages. 1877.	4 fr.	1 »
MAURIAC. **Leçons sur l'herpès névralgique des organes génitaux**. In-8 de 112 pages. 1877.	3 fr.	» 75
MAURIAC. **Du psoriasis de la langue et de la muqueuse buccale**. In-8 de 100 pages. 1874.	3 fr.	» 75
MAURIAC. **Mémoire sur les affections syphilitiques précoces du système osseux**. In-8 de 63 pages. 1872.	2 fr. 50	» 50
MAURIAC. **Localisations de la syphilose corticale du cerveau**. Aphasie et hémiplégie droite syphilitiques à forme intermittente. In-8 de 116 pages. 1877.	2 fr. 50	» 50

NET

MAURIAC. **Mémoire sur les ulcérations non virulentes des organes génitaux.** In-8 de 102 pages. 1878. 2 fr. 50 | » 50

— **Diminution des maladies vénériennes** dans la ville de Paris depuis la guerre de 1870-71. 1re leçon. In-8 de 64 pages. 1875. 2 fr. | » 50

— **Diminution des maladies vénériennes** dans la ville de Paris depuis la guerre de 1870-71. 2e leçon. Rareté actuelle du chancre simple. In-8 de 96 pages. 1876. 2 fr. 50 | » 50

MAURIAC. **Mémoire sur le paraphimosis.** In-8 de 48 pages. 1872. 1 fr. 50 | » 25

MAURIAC. **Étude clinique sur l'influence curative de l'érysipèle dans la syphilis.** In-8 de 50 pages. 1873. 1 fr. 50 | » 25

MAURIAC. **Cas de syphilis** gommeuse précoce et réfractaire à l'iodure de potassium. In-8 de 40 pages. 1874. 1 fr. 50 | » 25

MAURIAC. **Leçon sur la balano-posthite** et le phimosis symptomatique des chancres infectants. In-8 de 46 pages. 1875. 1 fr. 50 | » 25

MAURIAC. **Leçon sur les laryngopathies syphilitiques graves compliquées de phlegmon périlaryngien.** In-8 de 30 pages. 1876. 1 fr. 25 | » 25

MAURIAC. **Des synovites tendineuses** symptomatiques de la syphilis et de la blennorrhagie. In-8. 1875. 1 fr. | » 25

— **Du traitement de la syphilis** par les fumigations mercurielles. In-8. 1875. 1 fr. | » 25

MAURIAC. **Contribution à l'étude des amblyopies symptomatiques de la syphilose cérébrale.** In-8. 1878. 75 c. | » 25

MAURIAC. **Étude clinique et critique** sur quelques ulcérations spécifiques de l'aine, et en particulier sur le bubon d'emblée. In-8. 1880. 1 fr. 50 | » 25

MAURIAC (Ch.). **Diagnostic, pronostic et traitement du chancre syphilitique.** In-8. 1881. 2 fr. | » 50

MAURIAC et KRISHABER. **Des laryngopathies** pendant les premières phases de la syphilis. In-8 de 70 pages. 1876. 2 fr. | » 50

MAYOR. **Contribution à l'étude des lésions du rein chez les femmes en couches.** 1 vol. in-8. 1880. 4 fr. | » 50

MERCHIE. **Guerre de 1870-71. Les secours aux blessés après la bataille de Sedan**, avec documents officiels à l'appui. 1 vol. in-8 de 144 pages. 1876. 5 fr. | 1 »

MERCIER (Aug.). **Traitement préservatif et curatif des sédiments de la gravelle, de la pierre urinaire, et de diverses maladies dépendant de la diathèse urique.** 1 vol. in-12 avec fig. dans le texte. 1872. 7 fr. 8 fr. | 1 50

MOILIN. **Médecine physiologique;** maladies des voies respiratoires, maladies des fosses nasales, de la gorge, du larynx et de la poitrine. 1 vol. in-8. 1867. 4 fr. | » 50

	NET
MOILIN. **Leçons de médecine physiologique.** 1 vol. in-8 de 296 p. 1866. 3 fr. 50	» 50
MONCOQ. **Transfusion instantanée du sang.** Solution théorique et pratique de la transfusion médiate et de la transfusion immédiate chez les animaux et chez l'homme. 1 vol. in-8 de 378 pages avec 7 figures dans le texte et 1 planche. 1874. 6 fr.	1 »
MORDRET. **Traité pratique des affections nerveuses et chloro-anémiques** considérées dans les rapports qu'elles ont entre elles. 1 vol. in-8. 1861. 6 fr.	1 »
MOURE. **De la syphilis et de la phthisie laryngée** au point de vue du diagnostic. 1 vol. in-8 avec 2 planches en chromolithographie. 1879. 4 fr.	» 75
MOUTARD-MARTIN, médecin de l'hôpital Beaujon. **La pleurésie purulente et son traitement.** 1 vol. in-8. 1872. 4 fr.	» 75
MURCHISON (C.), professeur de clinique médicale, etc. **Leçons cliniques sur les maladies du foie,** suivies des Leçons sur les troubles fonctionnels du foie, traduites sur la seconde édition, et annotées par le docteur Jules CYR. 1 vol. in-8 avec 46 figures intercalées dans le texte. 1878. 12 fr.	4 »
NÉLATON (Eugène), prosecteur de la Faculté de médecine de Paris. **Mémoire sur une nouvelle espèce de tumeurs bénignes des os, ou tumeurs à myéloplaxes.** 1 vol. grand in-8 de 376 pages et 3 planches coloriées. 1860. 6 fr. 50	1 »
NODET (L.). **Études cliniques et expérimentales** sur les diverses espèces de chancres, et particulièrement sur le chancre mixte, précédées d'une lettre d'introduction par M. le docteur ROLLET, chirurgien en chef de l'Antiquaille de Lyon. 2e édition. 1 vol. in-8 de 149 pages. 1864. 2 fr.	» 50
NONAT, ancien médecin de l'hôpital de la Charité, agrégé libre de la Faculté de Paris. **Traité pratique des maladies de l'utérus, de ses annexes et des organes génito-externes.** 2e édition, revue et augmentée, avec la collaboration du docteur LINAS. 1 fort vol. in-8 avec fig. dans le texte. 1870-74. 18 fr.	2 »
NONAT. **Traité théorique et pratique de la chlorose, avec une étude spéciale sur la chlorose des enfants.** In-8 de 211 pages. 1864. 3 fr. 50	» 50
NOTTA. **Médecins et clients.** 2e édition. 1 vol. in-18 de 188 pages. 1876. 2 fr. 50	» 50
PARROT-LARIVIÈRE, avocat à la cour de Paris, etc. **Code du médecin,** recueil complet de la législation et de la jurisprudence sur la profession, comprenant le service de santé de l'armée et de la marine. 1 vol. in-32 de 320 pages. 1875. 5 fr.	» 50
PELLETAN. **Étude sur les microscopes étrangers.** In-8 avec 43 figures intercalées dans le texte. 1878. 2 fr. 50	» 50
PERRET (S.). **De la septicémie.** In-8. 1880. 4 fr.	» 50
PETIT, sous-bibliothécaire à la Faculté de médecine de Paris, etc. **Traité de la gastrostomie.** Précédé d'une Introduction par M. le professeur VERNEUIL. 1 vol. in-8. 1879. 6 fr.	1 25
PICARD. **Des inflexions de l'utérus à l'état de vacuité.** 1 vol. in-8 de 200 pages avec figures dans le texte. 1862. 3 fr. 50	2 »

NET

PIÉCHAUD. **Que faut-il entendre par l'expression de choc traumatique?** In-8. 1880. 2 fr. 50 | » 50

PIORRY. **Clinique médico-chirurgicale de la ville.** Résumé et exposition de la doctrine et de la nomenclature organo-pathologique; observations et réflexions cliniques. 1 vol. in-8. 1869. 6 fr. | 1 »

PITON. **Étude sur le rhumatisme.** In-8 de 220 pages. 1868. 3 fr. 50 | » 50

PLAITE. **Nouveaux moyens de prophylaxie infaillible très simples et inoffensifs,** applicables chez la femme, au moyen d'un nouvel instrument, contre les maladies vénériennes et contre la syphilis, et explication théorique des formes et des phénomènes de la syphilis par un seul virus agissant comme les ferments. In-8 de 171 pages avec une planche. 1865. 2 fr. 50 | » 50

PUTÉGNAT. **Quelques faits d'obstétricie.** 1 vol. in-8. 1871. 7 fr. | 1 »

RABUTEAU (A.). **Traité élémentaire de chimie médicale.** 1re partie : Chimie minérale. 1 vol. in-8 avec 168 figures intercalées dans le texte. 1878. 11 fr. | » 75

REDON. **Du diabète sucré chez l'enfant.** In-8 de 124 pages. 1877. 3 fr. | » 50

RICHET, professeur à la Faculté de médecine de Paris, chirurgien de l'Hôtel-Dieu, etc. **Leçons cliniques sur les fractures de la jambe,** recueillies et publiées par MM. Garnier et A. Ledouble, revues par le professeur. In-8. 1876. 2 fr. 50 | » 50

RICORD, chirurgien de l'hôpital du Midi, membre de l'Académie de médecine, etc. **Leçons sur le chancre** professées à l'hôpital du Midi, recueillies et publiées par le docteur A. FOURNIER, suivies de notes et pièces justificatives et d'un formulaire spécial. 2e édition, revue et augmentée. 1860. 1 vol. in-8 de 549 pages. 7 fr. | 1 50

RIGAUD (Émile). **Examen clinique de 396 cas de rétrécissement du bassin observés à la Maternité de Paris de 1860 à 1870.** In-8 de 143 p. 1872. 3 fr. | » 50

RIPOLL, professeur de clinique chirurgicale à l'École de médecine de Toulouse, etc. **Contribution à l'étude des hernies étranglées.** 1 vol. in-8. 1878. 4 fr. | » 50

RIZZOLI, chirurgien en chef de l'hôpital major de Bologne, etc. **Clinique chirurgicale.** Mémoires de chirurgie et d'obstétrique. Ouvrage traduit par le docteur ANDREINI. Deuxième tirage augmenté d'un Appendice contenant dix-huit nouveaux mémoires de chirurgie. 1 vol. in-8 avec 121 fig. dans le texte. 1877. 15 fr. | 2 »

RIZZOLI. **Clinique chirurgicale.** Appendice contenant dix-huit nouveaux mémoires de chirurgie. 1 vol. in-8 avec figures intercalées dans le texte. 1877. 3 fr. | » 50

ROSENSTEIN, professeur de clinique médicale à Groningue. **Traité pratique des maladies des reins.** Ouvrage traduit par les docteurs BOTTENTUIT et LABADIE-LAGRAVE. 1 vol. in-8 de 650 pages. 1874. 10 fr. 11 fr. | 1 50

ROUBAUD. **Les eaux minérales dans le traitement des affections utérines.** In-12 de 190 pages. 1870. 2 fr. 50 | » 50

		NET
ROUYER. **Études médicales sur l'ancienne Rome.** Les bains publics de Rome, les magiciennes, les philtres, etc.; l'avortement, les eunuques, l'infibulation, la cosmétique, les parfums, etc. 1 vol. in-8. 1859.	3 fr. 50	1 »
RUSSEL-REYNOLDS. **Leçons cliniques sur l'électrothérapie.** In-8 de 63 pages. 1875.	1 fr. 50	» 50
SAINT-VEL. **Hygiène des Européens dans les climats tropicaux, des créoles et des races colorées dans les pays tempérés.** 1 vol. in-12. 1872.	3 fr.	» 50
SAINT-VEL. **De la douleur physique et morale au point de vue physiologique et pathologique.** 1 vol. in-8. 1884.	3 fr.	» 50
SAPPEY. **Atlas d'anatomie descriptive.** — Ostéologie, arthrologie. 38 pl. gr. in-8 jésus, avec texte explicatif en regard. 1877. Pl. noires.	12 fr. 50	3 »
SAPPEY. **Atlas de anatomia descriptiva.** — Osteologia, artrologia. 38 laminas, gr. in-8 jésus con texto explicativo en frente. 1877. Laminas negras.	15 fr.	2 »
SAPPEY. **Atlante d'anatomia discrittiva.** — Osteologia, artrologia. 38 stampe gr. in-8 jésus, con testo descrittivo in fronte. 1877. Stampe nere.	15 fr.	2 »
SAPPEY. **Atlas of descriptive anatomy.** — First part : Osteology, arthrology. 38 plates. Gr. in-8 jésus, with descriptive text opposite. 1877. Black plates.	15 fr.	2 »
SMITH (C.). **Précis clinique des affections des voies urinaires chez l'homme.** Tome I : **Anatomie, urologie, affections de l'urèthre.** 1 vol. in-8 avec 49 figures intercalées dans le texte. 1880.	10 fr.	3 »
SPERINO, professeur d'ophthalmologie à l'Université de Turin, etc. **Études cliniques sur l'évacuation répétée de l'humeur aqueuse dans les maladies de l'œil.** 1 vol. gr. in-8 de 496 pages. 1862.	6 fr.	1 »
STANESCO. **Recherches cliniques sur les rétrécissements du bassin,** basées sur 414 cas observés à la Clinique d'accouchements de Paris pendant seize ans. In-8 de 120 pages et 16 tableaux. 1869.	4 fr.	» 50
TAMIN-DESPALLES. **Alimentation du cerveau et des nerfs.** 1 vol. in-8 avec 3 planches. 1873. Broché.	7 fr.	1 »
TESTUT. **De la symétrie dans les affections de la peau.** Étude physiologique et clinique sur la solidarité des régions homologues et des organes pairs. 1 vol. in-8. 1877.	7 fr.	1 »
THOMAS, sous-bibliothécaire à la Faculté de médecine de Paris. **Lectures sur l'histoire de la médecine.** 1 vol. in-8. 1885.	4 fr.	1 »
TRIQUET. **Leçons cliniques sur les maladies de l'oreille,** ou Thérapeutique des maladies aiguës et chroniques de l'appareil auditif. 1 vol. in-8 de 439 pages avec figures dans le texte. 1866.	6 fr.	1 50

		NET
TROELTSCH (de). **Traité pratique des maladies de l'oreille**, traduit de l'allemand sur la 4e édition (1868) par les docteurs A. KUHN et D. M. LEVI. 1 vol. in-8 de 560 pages avec figures dans le texte. Broché.	7 fr. 50	3 »
TROUSSEAU, professeur à la Faculté de médecine de Paris, etc. **Conférences sur l'empirisme.** In-8 de 58 pages. 1862.	1 fr. 50	» 25
VELPEAU, professeur de clinique chirurgicale de la Charité. **Leçons sur le diagnostic et le traitement des maladies chirurgicales**, recueillies et rédigées par A. REGNARD, interne des hôpitaux, revues par le prof. In-8 de 60 pages. 1866.	1 fr. 50	» 25
VINAY, médecin des hôpitaux de Lyon, etc. **Des émissions sanguines dans les maladies aiguës.** In-8. 1880.	3 fr. 50	» 50
VIRCHOW, professeur d'anatomie pathologique à la Faculté de médecine de Berlin. **La syphilis constitutionnelle.** Traduit de l'allemand par le docteur Paul PICARD; édition revue, corrigée et considérablement augmentée par le professeur. 1 vol. in-8 avec fig. dans le texte. 1860.	4 fr.	1 »
WARTHA, professeur à l'École polytechnique de Buda-Pesth. **Précis d'analyse qualitative, voie humide et réactions de la flamme.** 1 vol. in-18 avec figures dans le texte et 1 planche. 1877.	1 fr. 50	» 25
WEISS. **De la tolérance des tissus pour les corps étrangers.** In-8. 1880.	4 fr.	» 50
WOILLEZ, médecin honoraire de l'hôpital de la Charité, etc. **Traité théorique et clinique de percussion et d'auscultation**, avec un appendice sur l'inspection, la palpation et la mensuration de la poitrine. 1 vol. in-18 avec 101 fig. intercalées dans le texte. 10 fr. — Cartonné.	11 fr.	2 »
WOILLEZ. **Traité clinique des maladies aiguës des organes respiratoires.** 1 vol. in-8 de 700 pages avec 93 figures intercalées dans le texte. 1871.	13 fr.	2 »

Archives d'ophthalmologie. Recueil publié sous la direction de MM. F. PANAS, E. LANDOLT, A. GAYET et BADAL.		
1881 à 1887. 7 forts vol. avec figures et planches.	140 fr.	70 »
Prix de chaque volume séparément.	10 fr.	
Archives de tocologie, maladies des femmes et des enfants nouveau-nés. Recueil fondé par le docteur J.-A.-H. DEPAUL, professeur de clinique d'accouchements à la Faculté de médecine de Paris. *Rédacteur en chef*, M. AUVARD, accoucheur des hôpitaux.		
1874 à 1887. 14 volumes in-8 avec figures intercalées dans le texte.	252 fr.	100 »

5630. — Imprimeries réunies, rue Mignon, 2, Paris.

www.ingramcontent.com/pod-product-compliance
Ingram Content Group UK Ltd.
Pitfield, Milton Keynes, MK11 3LW, UK
UKHW012136240726
13966UKWH00001B/11

9 782011 754400